国家卫生健康委员会"十三五"规划教材

专科医师核心能力提升导引丛书

供专业学位研究生及专科医师用

临床肿瘤学

Clinical Oncology

第 **2** 版

主　编　赫　捷

副主编　毛友生　于金明　吴一龙　沈　铿　马　骏

人民卫生出版社

·北　京·

图书在版编目（CIP）数据

临床肿瘤学/赫捷主编. —2版. —北京：人民
卫生出版社，2023.6
ISBN 978-7-117-34234-6

Ⅰ. ①临… Ⅱ. ①赫… Ⅲ. ①肿瘤学－教材 Ⅳ.
①R73

中国版本图书馆 CIP 数据核字（2022）第 252095 号

人卫智网	www.ipmph.com	医学教育、学术、考试、健康，购书智慧智能综合服务平台
人卫官网	www.pmph.com	人卫官方资讯发布平台

临床肿瘤学
Linchuang Zhongliuxue
第 2 版

主　　编：赫　捷
出版发行：人民卫生出版社（中继线 010-59780011）
地　　址：北京市朝阳区潘家园南里 19 号
邮　　编：100021
E - mail：pmph @ pmph.com
购书热线：010-59787592　010-59787584　010-65264830
印　　刷：北京盛通印刷股份有限公司
经　　销：新华书店
开　　本：889×1194　1/16　印张：53
字　　数：1496 千字
版　　次：2016 年 3 月第 1 版　　2023 年 6 月第 2 版
印　　次：2023 年 6 月第 1 次印刷
标准书号：ISBN 978-7-117-34234-6
定　　价：298.00 元

打击盗版举报电话：010-59787491　E-mail：WQ @ pmph.com
质量问题联系电话：010-59787234　E-mail：zhiliang @ pmph.com
数字融合服务电话：4001118166　E-mail：zengzhi @ pmph.com

编　　者 <small>（按姓氏笔画排序）</small>

于世英	华中科技大学同济医学院附属同济医院	邵　康	中国医学科学院肿瘤医院
于金明	山东第一医科大学肿瘤医院	邵志敏	复旦大学附属肿瘤医院
马　骏	中山大学附属肿瘤医院	林洪生	中国中医科学院广安门医院
王　俊	北京大学人民医院	尚　红	中国医科大学附属第一医院
王贵齐	中国医学科学院肿瘤医院	季加孚	北京大学肿瘤医院
毛友生	中国医学科学院肿瘤医院	周利群	北京大学第一医院
石汉平	首都医科大学附属北京世纪坛医院	周清华	天津医科大学总医院
冯晓源	复旦大学附属华山医院	郑民华	上海第二医科大学附属瑞金医院
乔友林	中国医学科学院肿瘤医院	赵心明	中国医学科学院肿瘤医院
李兆申	海军军医大学第一附属医院	赵玉沛	北京协和医院
李晔雄	中国医学科学院肿瘤医院	胡　毅	中国人民解放军总医院
杨仁杰	北京大学肿瘤医院	姜文奇	中山大学附属肿瘤医院
吴一龙	广东省人民医院	秦叔逵	中国人民解放军东部战区总医院
何建行	广州医科大学附属第一医院	徐宁志	中国医学科学院肿瘤医院
沈　铿	北京协和医院	徐晓洲	中国医学科学院肿瘤医院
张　力	中山大学附属肿瘤医院	唐平章	中国医学科学院肿瘤医院
张苏展	浙江大学医学院附属第二医院	唐丽丽	北京大学第六医院
张智慧	中国医学科学院肿瘤医院	黄晓军	北京大学人民医院
陈　杰	北京协和医院	游伟程	北京大学肿瘤医院
陈　萌	中国医学科学院肿瘤医院	赫　捷	中国医学科学院肿瘤医院
陈龙奇	四川大学华西医院	樊　嘉	复旦大学附属中山医院
陈忠平	中山大学附属肿瘤医院	潘秦镜	中国医学科学院肿瘤医院

主 编 简 介

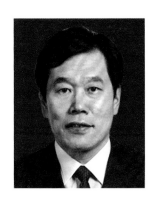

赫捷 医学博士,胸外科主任医师,中国科学院院士,中国国家癌症中心主任,中国医学科学院肿瘤医院院长。中华医学会胸心血管外科学分会主任委员,中国临床肿瘤学会理事长,中国抗癌协会副理事长。

作为课题总负责人或课题指导参与多项肺癌和食管癌临床与基础研究课题,已在国内外杂志发表多篇论文,获多项专利授权,现任多家国内外杂志编委。曾荣获国家科学技术进步奖一等奖。

副主编简介

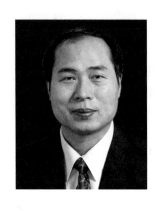

毛友生 医学博士，主任医师，博士生导师，中国医学科学院肿瘤医院胸外科二病区主任。中国抗癌协会食管癌专业委员会主任委员，国际食管疾病学会中国分会主席，国际食管疾病学会和国际抗癌联盟及国际肺癌研究协会会员。《中国肿瘤临床与康复》杂志编委，《中华医学杂志》英文版、《中华外科杂志》《中华肿瘤杂志》等审稿专家。

从事胸部肿瘤外科 30 余年，在肺癌、食管癌、贲门癌及纵隔肿瘤的诊治和胸腔镜微创外科治疗方面临床经验丰富。主持和参与多项肺癌和食管癌临床研究，包括"十一五"和"十二五"国家科技支撑计划课题"非小细胞肺癌规范化多学科综合治疗的多中心协作研究"及"基于网络平台的食管癌规范化综合治疗示范研究"等。在国内外医学杂志上发表文章 60 余篇。

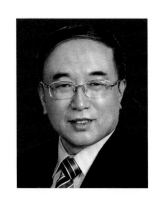

于金明 博士生导师，中国工程院院士，山东省医学科学院名誉院长，山东省肿瘤医院院长，山东省抗癌协会理事长。中国抗癌协会副理事长，中华医学会放射肿瘤学专业委员会名誉主任委员，中国抗癌协会肿瘤放射治疗专业委员会名誉主任委员。荣获山东省劳动模范，全国卫生系统劳动模范，全国五一劳动奖章和全国劳动模范等。山东省泰山学者特聘专家，山东省泰山学者攀登计划专家，全国优秀留学归国人员。

主要从事肿瘤放射治疗研究，其研究成果修改了美国、欧洲、加拿大和中国等多个国家的肿瘤临床治疗指南和规范。获得国家和省部级科技奖 12 项，主持和参与国家"863""十一五""十二五"和国家自然科学基金等项目 20 余项。发表论文 600 余篇，其中 SCI 收录 200 余篇。

副主编简介

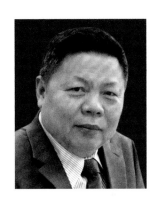

吴一龙 教授,博士生导师,广东省人民医院终身主任,广东省肺癌研究所名誉所长。中国临床肿瘤学会前任理事长,中国胸部肿瘤研究协作组主席,吴阶平医学基金会肿瘤医学部主任委员,国际肺癌研究协会理事会核心成员。国际肺癌研究协会杰出科学奖、吴杨奖获得者,卫生部有突出贡献中青年专家,全国杰出专业技术人才,广东省百名南粤杰出人才。

国际上有影响的肺癌多中心临床试验的主要研究者。被 SCI、EI、Medline 收录的学术论文 200 余篇。作为主编、副主编、编委出版著作 20 余种。拥有发明专利 6 项。获得国家科学技术进步奖二等奖,中华医学科学技术进步奖一等奖,广东省科学技术奖一等奖、二等奖、三等奖,重庆市科学技术进步奖二等奖。

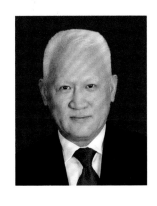

沈铿 教授,博士生导师,中国医学科学院北京协和医院妇产科主任。中华医学会妇产科学分会主任委员,中华医学会妇科肿瘤学分会名誉主任委员,《中华妇产科杂志》副主编,《中华医学杂志》常务编委,《中国实用妇产科杂志》副主编。

长期从事妇科肿瘤的临床与基础研究,发表了相关论文 200 余篇,其中SCI 论文 30 余篇。近年来主要进行妇科肿瘤手术的改进与发展、卵巢癌的分子分型及个体化治疗、妇科恶性肿瘤保留生育功能治疗和子宫颈癌预防及宫颈病变规范化诊治等方面的研究。承担多项国家自然科学基金,卫生部"十年百项"计划项目"子宫颈癌的预防及癌前期病变规范化诊断与治疗的推广"负责人,"十五"国家科技攻关计划项目"妇科疾病现代诊治技术规范化研究"负责人。获得 2012 年全国优秀科技工作者、2013 年首都十大健康卫士、2016 荣耀医者等称号。

副主编简介

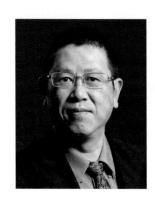

  马骏 教授,博士生导师,中山大学附属肿瘤医院常务副院长。中组部"万人计划"科技创新领军人才,国家百千万人才工程"有突出贡献中青年专家",全国优秀科技工作者,卫生部"有突出贡献中青年专家",美国中华医学基金会(CMB)杰出教授,中国临床肿瘤学会鼻咽癌专家委员会主任委员,中国抗癌协会鼻咽癌专业委员会主任委员。

  致力于鼻咽癌研究 30 余年,成果入选"2012 年国内医学十大新闻事件"、2012 年度"中国高等学校十大科技进展"、2019 年度"中国生命科学十大进展",以第一完成人获得国家科学技术进步奖二等奖,首届全国创新争先奖。

全国高等学校医学研究生"国家级"规划教材
第三轮修订说明

进入新世纪,为了推动研究生教育的改革与发展,加强研究型创新人才培养,人民卫生出版社启动了医学研究生规划教材的组织编写工作,在多次大规模调研、论证的基础上,先后于 2002 年和 2008 年分两批完成了第一轮 50 余种医学研究生规划教材的编写与出版工作。

2014 年,全国高等学校第二轮医学研究生规划教材评审委员会及编写委员会在全面、系统分析第一轮研究生教材的基础上,对这套教材进行了系统规划,进一步确立了以"解决研究生科研和临床中实际遇到的问题"为立足点,以"回顾、现状、展望"为线索,以"培养和启发读者创新思维"为中心的教材编写原则,并成功推出了第二轮(共 70 种)研究生规划教材。

本套教材第三轮修订是在党的十九大精神引领下,对《国家中长期教育改革和发展规划纲要(2010—2020 年)》《国务院办公厅关于深化医教协同进一步推进医学教育改革与发展的意见》,以及《教育部办公厅关于进一步规范和加强研究生培养管理的通知》等文件精神的进一步贯彻与落实,也是在总结前两轮教材经验与教训的基础上,再次大规模调研、论证后的继承与发展。修订过程仍坚持以"培养和启发读者创新思维"为中心的编写原则,通过"整合"和"新增"对教材体系做了进一步完善,对编写思路的贯彻与落实采取了进一步的强化措施。

全国高等学校第三轮医学研究生"国家级"规划教材包括五个系列。①科研公共学科:主要围绕研究生科研中所需要的基本理论知识,以及从最初的科研设计到最终的论文发表的各个环节可能遇到的问题展开;②常用统计软件与技术:介绍了 SAS 统计软件、SPSS 统计软件、分子生物学实验技术、免疫学实验技术等常用的统计软件以及实验技术;③基础前沿与进展:主要包括了基础学科中进展相对活跃的学科;④临床基础与辅助学科:包括了专业学位研究生所需要进一步加强的相关学科内容;⑤临床学科:通过对疾病诊疗历史变迁的点评、当前诊疗中困惑、局限与不足的剖析,以及研究热点与发展趋势探讨,启发和培养临床诊疗中的创新思维。

该套教材中的科研公共学科、常用统计软件与技术学科适用于医学院校各专业的研究生及相应的科研工作者;基础前沿与进展学科主要适用于基础医学和临床医学的研究生及相应的科研工作者;临床基础与辅助学科和临床学科主要适用于专业学位研究生及相应学科的专科医师。

全国高等学校第三轮医学研究生"国家级"规划教材目录

11	SAS 统计软件应用（第 4 版）	主　编	贺　佳			
		副主编	尹　平	石武祥		
12	医学分子生物学实验技术（第 4 版）	主　审	药立波			
		主　编	韩　骅	高国全		
		副主编	李冬民	喻　红		
13	医学免疫学实验技术（第 3 版）	主　编	柳忠辉	吴雄文		
		副主编	王全兴	吴玉章	储以微	崔雪玲
14	组织病理技术（第 2 版）	主　编	步　宏			
		副主编	吴焕文			
15	组织和细胞培养技术（第 4 版）	主　审	章静波			
		主　编	刘玉琴			
16	组织化学与细胞化学技术（第 3 版）	主　编	李　和	周德山		
		副主编	周国民	肖　岚	刘佳梅	孔　力
17	医学分子生物学（第 3 版）	主　审	周春燕	冯作化		
		主　编	张晓伟	史岸冰		
		副主编	何凤田	刘　戟		
18	医学免疫学（第 2 版）	主　编	曹雪涛			
		副主编	于益芝	熊思东		
19	遗传和基因组医学	主　编	张　学			
		副主编	管敏鑫			
20	基础与临床药理学（第 3 版）	主　编	杨宝峰			
		副主编	李　俊	董　志	杨宝学	郭秀丽
21	医学微生物学（第 2 版）	主　编	徐志凯	郭晓奎		
		副主编	江丽芳	范雄林		
22	病理学（第 2 版）	主　编	来茂德	梁智勇		
		副主编	李一雷	田新霞	周　桥	
23	医学细胞生物学（第 4 版）	主　审	杨　恬			
		主　编	安　威	周天华		
		副主编	李　丰	杨　霞	王杨淦	
24	分子毒理学（第 2 版）	主　编	蒋义国	尹立红		
		副主编	骆文静	张正东	夏大静	姚　平
25	医学微生态学（第 2 版）	主　编	李兰娟			
26	临床流行病学（第 5 版）	主　编	黄悦勤			
		副主编	刘爱忠	孙业桓		
27	循证医学（第 2 版）	主　审	李幼平			
		主　编	孙　鑫	杨克虎		

| 28 | 断层影像解剖学 | 主　编 | 刘树伟　张绍祥 |
| | | 副主编 | 赵　斌　徐　飞 |

| 29 | 临床应用解剖学（第2版） | 主　编 | 王海杰 |
| | | 副主编 | 臧卫东　陈　尧 |

30	临床心理学（第2版）	主　审	张亚林
		主　编	李占江
		副主编	王建平　仇剑崟　王　伟　章军建

31	心身医学	主　审	Kurt Fritzsche　吴文源
		主　编	赵旭东
		副主编	孙新宇　林贤浩　魏　镜

| 32 | 医患沟通（第2版） | 主　编 | 尹　梅　王锦帆 |

33	实验诊断学（第2版）	主　审	王兰兰
		主　编	尚　红
		副主编	王传新　徐英春　王　琳　郭晓临

34	核医学（第3版）	主　审	张永学
		主　编	李　方　兰晓莉
		副主编	李亚明　石洪成　张　宏

35	放射诊断学（第2版）	主　审	郭启勇
		主　编	金征宇　王振常
		副主编	王晓明　刘士远　卢光明　宋　彬　李宏军　梁长虹

| 36 | 疾病学基础 | 主　编 | 陈国强　宋尔卫 |
| | | 副主编 | 董　晨　王　韵　易　静　赵世民　周天华 |

| 37 | 临床营养学 | 主　编 | 于健春 |
| | | 副主编 | 李增宁　吴国豪　王新颖　陈　伟 |

| 38 | 临床药物治疗学 | 主　编 | 孙国平 |
| | | 副主编 | 吴德沛　蔡广研　赵荣生　高　建　孙秀兰 |

| 39 | 医学3D打印原理与技术 | 主　编 | 戴尅戎　卢秉恒 |
| | | 副主编 | 王成焘　徐　弢　郝永强　范先群　沈国芳　王金武 |

40	互联网＋医疗健康	主　审	张来武
		主　编	范先群
		副主编	李校堃　郑加麟　胡建中　颜　华

41	呼吸病学（第3版）	主　审	钟南山
		主　编	王　辰　陈荣昌
		副主编	代华平　陈宝元　宋元林

42	消化内科学（第3版）	主　审	樊代明	李兆申		
		主　编	钱家鸣	张澍田		
		副主编	田德安	房静远	李延青	杨　丽

43	心血管内科学（第3版）	主　审	胡大一			
		主　编	韩雅玲	马长生		
		副主编	王建安	方　全	华　伟	张抒扬

| 44 | 血液内科学（第3版） | 主　编 | 黄晓军 | 黄　河 | 胡　豫 | |
| | | 副主编 | 邵宗鸿 | 吴德沛 | 周道斌 | |

45	肾内科学（第3版）	主　审	谌贻璞			
		主　编	余学清	赵明辉		
		副主编	陈江华	李雪梅	蔡广研	刘章锁

| 46 | 内分泌内科学（第3版） | 主　编 | 宁　光 | 邢小平 | | |
| | | 副主编 | 王卫庆 | 童南伟 | 陈　刚 | |

47	风湿免疫内科学（第3版）	主　审	陈顺乐			
		主　编	曾小峰	邹和建		
		副主编	古洁若	黄慈波		

48	急诊医学（第3版）	主　审	黄子通			
		主　编	于学忠	吕传柱		
		副主编	陈玉国	刘　志	曹　钰	

49	神经内科学（第3版）	主　编	刘　鸣	崔丽英	谢　鹏	
		副主编	王拥军	张杰文	王玉平	陈晓春
			吴　波			

| 50 | 精神病学（第3版） | 主　编 | 陆　林 | 马　辛 | | |
| | | 副主编 | 施慎逊 | 许　毅 | 李　涛 | |

| 51 | 感染病学（第3版） | 主　编 | 李兰娟 | 李　刚 | | |
| | | 副主编 | 王贵强 | 宁　琴 | 李用国 | |

| 52 | 肿瘤学（第5版） | 主　编 | 徐瑞华 | 陈国强 | | |
| | | 副主编 | 林东昕 | 吕有勇 | 龚建平 | |

53	老年医学（第3版）	主　审	张　建	范　利	华　琦	
		主　编	刘晓红	陈　彪		
		副主编	齐海梅	胡亦新	岳冀蓉	

| 54 | 临床变态反应学 | 主　编 | 尹　佳 | | | |
| | | 副主编 | 洪建国 | 何韶衡 | 李　楠 | |

55	危重症医学（第3版）	主　审	王　辰	席修明		
		主　编	杜　斌	隆　云		
		副主编	陈德昌	于凯江	詹庆元	许　媛

56	普通外科学（第3版）	主　编　赵玉沛
		副主编　吴文铭　陈规划　刘颖斌　胡三元
57	骨科学（第3版）	主　审　陈安民
		主　编　田　伟
		副主编　翁习生　邵增务　郭　卫　贺西京
58	泌尿外科学（第3版）	主　审　郭应禄
		主　编　金　杰　魏　强
		副主编　王行环　刘继红　王　忠
59	胸心外科学（第2版）	主　编　胡盛寿
		副主编　王　俊　庄　建　刘伦旭　董念国
60	神经外科学（第4版）	主　编　赵继宗
		副主编　王　硕　张建宁　毛　颖
61	血管淋巴管外科学（第3版）	主　编　汪忠镐
		副主编　王深明　陈　忠　谷涌泉　辛世杰
62	整形外科学	主　编　李青峰
63	小儿外科学（第3版）	主　审　王　果
		主　编　冯杰雄　郑　珊
		副主编　张潍平　夏慧敏
64	器官移植学（第2版）	主　审　陈　实
		主　编　刘永锋　郑树森
		副主编　陈忠华　朱继业　郭文治
65	临床肿瘤学（第2版）	主　编　赫　捷
		副主编　毛友生　于金明　吴一龙　沈　铿
		马　骏
66	麻醉学（第2版）	主　编　刘　进　熊利泽
		副主编　黄宇光　邓小明　李文志
67	妇产科学（第3版）	主　审　曹泽毅
		主　编　乔　杰　马　丁
		副主编　朱　兰　王建六　杨慧霞　漆洪波
		曹云霞
68	生殖医学	主　编　黄荷凤　陈子江
		副主编　刘嘉茵　王雁玲　孙　斐　李　蓉
69	儿科学（第2版）	主　编　桂永浩　申昆玲
		副主编　杜立中　罗小平
70	耳鼻咽喉头颈外科学（第3版）	主　审　韩德民
		主　编　孔维佳　吴　皓
		副主编　韩东一　倪　鑫　龚树生　李华伟

71	眼科学（第 3 版）	主　审	崔　浩	黎晓新		
		主　编	王宁利	杨培增		
		副主编	徐国兴	孙兴怀	王雨生	蒋　沁
			刘　平	马建民		
72	灾难医学（第 2 版）	主　审	王一镗			
		主　编	刘中民			
		副主编	田军章	周荣斌	王立祥	
73	康复医学（第 2 版）	主　编	岳寿伟	黄晓琳		
		副主编	毕　胜	杜　青		
74	皮肤性病学（第 2 版）	主　编	张建中	晋红中		
		副主编	高兴华	陆前进	陶　娟	
75	创伤、烧伤与再生医学（第 2 版）	主　审	王正国	盛志勇		
		主　编	付小兵			
		副主编	黄跃生	蒋建新	程　飚	陈振兵
76	运动创伤学	主　编	敖英芳			
		副主编	姜春岩	蒋　青	雷光华	唐康来
77	全科医学	主　审	祝墡珠			
		主　编	王永晨	方力争		
		副主编	方宁远	王留义		
78	罕见病学	主　编	张抒扬	赵玉沛		
		副主编	黄尚志	崔丽英	陈丽萌	
79	临床医学示范案例分析	主　编	胡翙群	李海潮		
		副主编	沈国芳	罗小平	余保平	吴国豪

全国高等学校第三轮医学研究生"国家级"规划教材评审委员会名单

吴文源	吴忠均	吴雄文	邹和建	宋尔卫	张大庆	张永学
张亚林	张抒扬	张建中	张绍祥	张晓伟	张澍田	陈 实
陈 彪	陈平雁	陈荣昌	陈顺乐	范 利	范先群	岳寿伟
金 杰	金征宇	周天华	周春燕	周德山	郑 芳	郑 珊
赵旭东	赵明辉	胡 豫	胡大一	胡翊群	药立波	柳忠辉
祝墡珠	贺 佳	秦 川	敖英芳	晋红中	钱家鸣	徐志凯
徐勇勇	徐瑞华	高国全	郭启勇	郭晓奎	席修明	黄 河
黄子通	黄晓军	黄晓琳	黄悦勤	曹泽毅	龚非力	崔 浩
崔丽英	章静波	梁智勇	谌贻璞	隆 云	蒋义国	韩 骅
曾小峰	谢 鹏	谭 毅	熊利泽	黎晓新	颜 艳	魏 强

前　言

随着我国人民生活水平的不断提高，人民群众对健康生活的渴望和高质量医疗服务的需求不断增加。我国疆域辽阔，人口众多，由于人口老龄化加剧和生活方式的改变、工业发展带来的空气和环境污染，各类肿瘤发病率及死亡率有上升趋势，目前已成为严重危害我国人民健康的重大疾病。因此，未来的肿瘤防治任务繁重，需要培养大量高素质的优秀肿瘤专科人才来满足我国日益增长的肿瘤防治需求。

第1版《临床肿瘤学》内容全面、充实，观点明确，实用性强。由人民卫生出版社出版发行后受到广大医学研究生和肿瘤学领域专科医生的一致好评。第2版《临床肿瘤学》由6名院士领衔，近50名编者是来自目前肿瘤流行病学、病理学、基础研究、内镜诊断、影像诊断、外科治疗、放射治疗、化学治疗、生物免疫治疗、中医中药治疗、心理治疗及营养支持等诸多领域的著名专家。本书归纳了国内外肿瘤领域的发展历程，总结了最新的临床研究成果，系统全面地阐述了高发肿瘤的检查、分期、评估、诊断与治疗原则，强化肿瘤治疗的个体化、规范化的综合治疗理念，通过"循序而渐进，熟读而精思"的方法，启迪学生运用临床思维进行问题的分析与研究，培养他们的理论与实践能力。

第2版《临床肿瘤学》仍分两部分：第一部分为总论，系统地介绍了肿瘤的病因、病理、发生发展过程、流行概况和各种诊断方法、治疗手段及肿瘤的外科治疗、化学治疗、放射治疗、免疫治疗、多学科综合治疗的方法与原则等；增加了临床科研数据库与组织库建设与应用、人工智能在肿瘤临床诊疗中的发展与应用两个新的章节，另外，修订时补充了各类常见肿瘤最新版的TNM分期和重要研究成果，以及大数据、人工智能和免疫治疗等在肿瘤治疗方面的应用与进展。

第二部分为各论，重点系统地介绍了我国目前发病率位于前20位的各系统常见高发肿瘤的病因、病理、诊断、治疗的历史、现状及目前存在的问题和未来研究方向。这次再版修订时补充了目前各类常见肿瘤的诊治进展、最新的国际TNM分期与治疗指南，特别强调了各类常见肿瘤目前仍存在的一些问题、争论与共识及未来研究方向。在强调全面掌握基本知识、基本概念和基本技能的基础上，着重培养学生的科研思维和创新意识，引导学生对未来需要研究的问题产生兴趣。

在肿瘤外科治疗领域，随着麻醉技术、手术设备条件的日臻完善和综合治疗的广泛开展，外科手术不断发展进步，使原来不能进行外科手术治疗的患者经综合治疗后得以根治。近10年来肿瘤微创治疗技术发展迅速，从内镜黏膜下肿瘤切除到各种腔镜外科手术及正在深入研究的机器人手术，实现了以最少创伤达到最大限度切除肿瘤和保留正常组织功能的目的，疗效得以改善，并发症逐年下降。

在放射治疗（放疗）领域，自20世纪50年代制造出钴-60远距离治疗机开始，放射治疗逐渐成为独立的学科。20世纪60年代的电子直线加速器，70年代的镭疗的巴黎系统，80年代的现代近距离治疗，以及近20年来逐渐开展的三维适形放疗、调强放疗、立体定向放疗等放疗新技术使放射治疗更为精准有效。尤其是螺旋断层放射治疗系统的出现，其集调强适形放疗（IMRT）、影像引导调强适形放疗（IGRT）和剂量引导调强适形放疗（DGRT）等技术于一体，实现了直线加速器与螺旋CT的完美结合，在CT引导下360°高效精确照射肿瘤病灶。放疗新技术和新设备的不断涌现，逐步使得放疗的精确性和疗效不断提高，适应证不断扩大，并发症不断降低。

肿瘤化学治疗也称肿瘤内科化疗，从20世纪50年代末合成的环磷酰胺和氟尿嘧啶应用于临床治疗实体肿瘤以来，化疗药物不断推陈出新，70年代合成阿霉素（ADM）和顺铂（DDP），80年代发现合成紫杉类（Taxanes）和伊立替康（CPT 11），使肿瘤治疗药物的选择更加广泛，化疗的疗效也在逐步提高。20世纪90年代分子靶向药物的出现和近几年免疫治疗药物PD-1和PDL-1的成功研制及临床应用，使肿瘤的个体化治疗及综合治疗得到了快速发展，同时也使化疗变得更加有效且相关毒副作用有所减轻。

癌症筛查和早诊早治使肿瘤治疗关口前移，不但延长了患者生存时间，同时也减轻了患者痛苦，改善了患者的生活质量，是未来肿瘤诊治的主要方向。在中晚期肿瘤治疗方面，外科手术、放疗和化疗及免疫治疗等手段的联合应用不但拓展了肿瘤综合治疗的适应证，也明显改善了中晚期肿瘤的治疗效果。

在该书编写和再版修订过程中，所有编者和参编的专家、学者为此付出了艰辛的劳动和心血，无私奉献出他们积累的宝贵经验和研究成果，在此谨向各位编者和参编的专家、学者表示衷心的感谢！

由于时间仓促，书中内容可能有遗漏或不妥之处，诚请各位读者多提宝贵意见和批评指正，以便我们日后予以更正和补充。

赫　捷

2023年2月

目　　录

第一章 肿瘤治疗的历史、现状与展望

第一节 肿瘤历史回顾

一、肿瘤的概念

肿瘤（tumor，neoplasm）是指机体细胞在各种致瘤因素作用下，基因发生了改变，失去对其生长的正常调控，导致局部组织细胞异常增殖所形成的新生物。肿瘤按照其生长方式可分为良性肿瘤和恶性肿瘤。良性肿瘤（benign tumor）通常用词尾加"-oma"表示，如纤维瘤（fibroma）、软骨瘤（chondroma）、腺瘤（adenoma）等；但也有例外，如神经母细胞瘤（neuroblastoma）、黑色素瘤（melanoma）等都是高度恶性的肿瘤。"恶性"是指肿瘤的生长方式与正常细胞在结构及功能方面存在明显差异，呈持续、不受控制且对机体有害的生长方式。通常用"癌"描述这种恶性生长行为。癌，起源于拉丁文"cancer"，原意是指"螃蟹"。系因古人认为晚期恶性肿瘤（malignant tumor）通常形似"螃蟹"，生长如同蟹足向邻近组织伸展侵犯而得名。目前，上皮组织来源的恶性肿瘤称为癌（carcinoma），间叶组织来源的恶性肿瘤则称为肉瘤（sarcoma）。

肿瘤不论是良性还是恶性，也不论是上皮组织来源还是间叶组织来源，本质上都表现为细胞失去控制的异常增殖，这种异常生长的能力除了表现为肿瘤本身的持续生长之外，在恶性肿瘤还表现为对邻近正常组织的侵犯及经血管、淋巴管和体腔转移到身体其他部位，而这往往是致死原因。异常增殖的肿瘤细胞在不同程度上具有与其来源组织和细胞相似的形态和功能，这种相似性亦即肿瘤的分化程度，低分化的肿瘤组织和细胞除了与其来源的正常组织和细胞在形态上存在差异外，还能表现出一些正常组织和细胞所没有的功能，如分泌激素等。

二、肿瘤概念的由来

距今约 3 500 年前古埃及草纸文即有关于体表肿瘤的记载。距今 2 500 年前的首次人体解剖，使对肿瘤的认识可能深入到体内。如古希腊名医希波克拉底（Hippocrates，公元前 460—公元前 377）描述了发生于胃和子宫的恶性肿瘤，称之为"cancer"。距今约 2 000 年前的古罗马医生克劳迪亚斯•盖伦（Claudius Galenus，129—199）提出了对肿瘤新的认识，将肿瘤分类为遵循自然规律的肿瘤、超出自然规律的肿瘤和违反自然规律的肿瘤，后者即现代肿瘤学概念中的各种良/恶性肿瘤。中国早在殷周时代甲骨文上就有"瘤"的病名，《周礼》中将肿瘤称为"肿疡"，至今仍在日本和韩国的汉字中使用。《黄帝内经》将其描述为"肠覃""石瘕""乳岩"等。西汉有文献记载：喦肿也，凸凹起伏如山岩不平者，谓之喦。"喦"与"岩"通用，元代窦汉卿《疮疡经验全书》中描述："捻之内如山岩，故名之，早治得生，迟则内溃肉烂见五脏而死"。"癌"字的出现最早见于北宋 1170 年东轩居士所著《卫济宝书》痈疽五发："一曰癌，二曰瘭，三曰疽，四曰瘤，五曰痈"，但其概念为痈疽，而非肿瘤。"癌"字真正用于指代肿瘤始于约 100 年后杨士瀛著《仁斋直指方》卷二十二："癌者，上高下深，岩穴之状，颗颗累垂，裂如瞽眼，其中带青，由是簇头，各露一舌，毒根深藏，穿孔通里，男则多发于腹，女则多发于乳，或项或肩或臂，外证令人昏迷"。清朝有关癌症病症的阐述越来越多，《疡医证治准绳》书中提到："按之推移得多者，可用取法去之，如推之不动不可取也"，表明当时已知道固定的肿瘤难以手术切除。19 世纪末和 20 世纪初"癌"字用于翻译"cancer"，统指各种恶性肿瘤。《中华大字典》与《辞源》均于 1915 年首次收载该字。

三、肿瘤治疗的历史演变

人类治疗肿瘤的历史非常漫长，纵观不同历史时期肿瘤的治疗方式可看出，当时历史背景下的医学思维或医学模式决定着当时的治疗方式，据此可将肿瘤的治疗方式分为以下 5 个阶段。

（一）神灵主义医学模式下的肿瘤治疗

远古时代，原始的宗教观念占据人们意识形态中的统治地位，一切自然现象都被归结为神驱鬼使；疾病被看作是妖鬼作祟、天谴神责，是邪恶的神灵入侵人体所致。疾病的治疗需求助巫术，请神打鬼、念咒烧符，让巫师驱使邪恶的神灵离开或祈求善良的神灵帮助人们战胜邪恶的神灵。这种原始的医学观念和治病方法被称为巫医模式，也称神灵主义医学模式。这种健康 - 疾病观念出现于 3 800 年前的古巴比伦和亚述时期，在希伯来人中一直延续到 3 000 年前。祈祷和驱邪是当时维护健康、治疗疾病的主要手段。考古学中发现古人类头盖骨上的小洞就是当时巫医使用颅骨环钻术为患者驱除邪魔的证据。这一时期人类对肿瘤知之甚少，对肿瘤的治疗手段极为有限。

（二）自然哲学医学模式下的肿瘤治疗

自然哲学体系中，神灵失去了位置。一切现象都被认为是自然的，而不再被认为由超自然的神灵所操控。自然哲学的观点认为世界是物质的，并将世界归结为某些具体的物质形态如水、火、土、气等，同时认为这些事物是相互联系的。自然哲学医学模式认为，人体的生理病理现象并非孤立，而是与人们的个性性格及生活方式，并与自然环境和社会环境密切相关，因此在疾病诊疗和预防过程中，应综合考虑多种相关因素对疾病发生发展的影响。这种医学思想虽然还属经验医学范畴，但其包含的朴素唯物论与自然辩证法的哲学思想至今仍在对医疗实践活动产生影响。这一时期以源自公元 600 年前古希腊的"四体液"学说和公元 400 年前中国的《黄帝内经》为代表。

被后人称作医学之父的希波克拉底提出，人体主要是由四种被称为"体液"的物质构成，包括血液、黑胆汁、黄胆汁和黏液。这些体液，每一种都有其独特的颜色（红、黑、黄、白）、黏性和基本特质，并分别与四种元素相对应：肝制造的血液（气），肺制造的黏液（水），胆囊制造的黄胆汁（火）和脾制造的黑胆汁（土）。人之所以会生病，是由于四种体液失去了平衡，治病就是要让体液恢复平衡，因此衍生出了放血、发汗、催吐、排泄等疗法。其中处方配制方法与中医相似，主要用草药入药，认为不同的草药有不同的冷 - 热、干 - 湿属性，可以借助它们让体液恢复平衡，处方往往同时用很多味草药，讲究不同草药之间的相互搭配。希波克拉底将肿瘤分成浅表性生长和隐匿性生长两大类，将发生于胃和子宫的恶性肿瘤首次描述为"cancer"，并认为是由体液中的黑胆汁积聚而成。体表肿瘤通过切除或烧灼可望治愈，但身体内部的肿瘤，即所谓隐匿性生长，无药可医，绝对致命，但可用种种姑息的治疗方法以减轻病痛。希波克拉底的体液学说影响极为深远，至公元 160 年前后在罗马行医的克劳迪亚斯·盖伦将这一学说发展到了极致。盖伦认为癌症的幕后元凶是血液、黑胆汁、黄胆汁和黏液四种体液中最恶性、最令人忧心的黑胆汁淤滞所致，因其被困在身体某处无从宣泄，所以凝结成纠缠的肿块。由于体液在体内到处流动，因而癌症可以在身体各部分发生。但最常见的是发生在女性乳腺上的肿瘤，治疗上应从纠正"体液失调"入手。尽管如此，盖伦还是认为，只要能把肿瘤去除，外科还是有效的。

中国最早的医书《灵枢经》认为，肿瘤起因于"营卫不通""寒气客于肠外，与卫气相搏""邪气居其间"。汉代医学家华佗在《中藏经》中认为肿瘤的发病是由脏腑"蓄毒"所生，不单是营卫之气的壅塞所致。隋代巢元方在《诸病源候论》中写道："诸脏受邪，初未能成为积聚，留滞下去，乃成积聚"。之后宋代《圣济总录》中记载的"气血流行不失其常，则形体和平，无或余赘及郁结壅塞，则乘虚投隙，瘤所以生"；《景岳全书》中"凡脾不足及虚弱失调之人多有积聚之病"；《医宗必读》中"积之成也，正气不足，而后邪气踞也"均系类似理论。中医据此理论采用单方或复方、药物或手术、内治或外治等多种方案治疗肿瘤。《晋书》中"初帝目有瘤疾，使医割之"为我国手术治疗肿瘤的最早记载。唐代的《千金要方》《外台秘要》则记载有各种治疗肿瘤的方药。

　　然而，通过比较可发现：中医学的整体观与古希腊医学的整体医学观，《黄帝内经》中的阴阳平衡学说与希波克拉底、盖伦的体液平衡学说，中医五行学说（水、火、木、金、土）与古希腊哲学家恩培多克勒的四元素学说（水、土、气、火），中医学中的"气"或"元气"与恩培多克勒的"元气"或"灵气"，中医学"治病求本""调整阴阳"和"扶正祛邪"的治则治法与古希腊医学"通过改变饮食和环境来控制引起体液失衡的原因而达到恢复健康"的治疗原则都有着惊人的相似之处。四元素学说是古人对世界本源的一个充满臆想的朴素看法，遭到英国化学家罗伯特·波义耳（Robert Boyle，1627—1691）的强烈质疑。

　　体液学说盛行的 1 000 多年时间里，肿瘤治疗以内科为主，人们想尽办法来纠正"体液失调"，应用了各种各样的有机物和无机物，也有植物的提取物和人的排泄物。无机物中砷制剂、锑制剂、汞制剂和铅制剂应用最多，这些药物一般都可引起强烈的消化道反应甚至中毒，但当时认为只有通过这些反应才可以治愈肿瘤。这种以饮食疗法和泻药为主的治癌法，当然难以取得理想效果。所以 14 世纪被认为是英国外科之父的约翰·亨特（John Hunter，1728—1793）便公开宣称，他"没有看到或听说一个人被治愈过"。

　　希波克拉底尤其是盖伦之后，对肿瘤的认识逐渐陷入形而上学、烦琐的哲学争辩之中，至中世纪发展至高峰。这段时间，外科被贬至手术匠的地位，空谈、烦琐论证的学术风气则被推为时尚。这样，肿瘤治疗便以内治为主，并且具有繁、多、怪的特点。中世纪的医学仍停留在经验医学阶段，被称为医学史上最黑暗的时代，肿瘤治疗当然也谈不上发展与进步了。

（三）机械论医学模式下的肿瘤治疗

　　15 世纪欧洲文艺复兴运动带来了工业革命，医学正式成为一个科学门类，从此进入了实验医学时代。这与近代西方自然科学的发展崛起密不可分。1543 年哥白尼的《天体运行论》和维萨里的《人体构造》出版，标志着近代自然科学革命的开始。在力学和天文学等自然科学进步的推动下，机械唯物主义的自然观逐渐成为近代医学的指导思想。这种自然观认为，世界就像一部机器，客观世界的结构和运动过程，以及运行机制与规律，都可用人造机器类比。18 世纪法国医生朱利安·奥夫鲁瓦·德·拉美特利（Julien Offroy De La Mettrie，1709—1751）的著述《人是机器》甚至认为"人是爬行的机器，是一架会自己发动自己的机器"，"疾病是机器某部分故障失灵，需要修补完善"。

　　正是这种机械唯物主义的观点在当时历史环境下促进了自然科学和医学科学的发展。1628 年，威廉·哈维（William Harvey，1578—1657）的著作《心与血的运动》出版，为解剖学和生理学铺平了道路。1675 年列文虎克使用显微镜后，细菌学和病理学等学科开始飞跃，带来了医学模式上的革命。主流社会彻底抛弃了主导西方医学二千多年的体液平衡经验医学模式，"单因单病"和"病在细胞"的生物医学模式开始主导西方医学。观念的改变带来学者们对肿瘤病因探讨的巨大进步。1836 年德国约翰内斯·缪勒（Johannes Muller，1801—1858）指出"癌症是由紊乱的异常细胞所组成"，癌症研究由此步入细胞水平。1858 年细胞病理学奠基人鲁道夫·魏尔啸（Rudolf Virchow，1821—1902）的《细胞病理学》指出"癌是细胞的疾病""机体是一个有序的细胞社会，在发育过程中细胞要服从自然的规律，如有扰乱，就可以产生疾病"，这些观点为临床肿瘤学的发展奠定了基础。然而，由于机械论医学模式忽视了人类机体的生物属性和社会特性，产生了对肿瘤本质认识的片面性和机械性。

　　这一时期，维萨里的解剖、哈维的血液循环奠定了近、现代医学的基础。肿瘤治疗更因显微镜的应用与魏尔啸病理学的建立而获益匪浅。显微镜的应用与魏尔啸病理学对疾病局部的重视，形成这一时期把肿瘤界定为局部性疾病的认识论基础，也是肿瘤外科学得以迅猛发展的基础。可以这样说，假如没有对肿瘤局部改变的认识，便没有 Halsted 的乳腺癌根治术，也就没有以整块切除为特点之一的肿瘤外科学。放射性物质之所以在发现后便能迅速地应用到肿瘤的治疗上，想必也与把肿瘤看成一种局限性疾病的认识观有关。

（四）生物医学模式下的肿瘤治疗

　　随着人类对自然科学认识的提高，在 18 世纪下半叶到 19 世纪，人们开始运用生物医学的观点认识生命、健康与疾病，认为健康是宿主（人体）、环境与病因三者之间的动态平衡，如果这种平衡被破坏，人便会发生疾病。这种以维持生态平衡为核心思想的医学观所形成的医学模式，即生物医学模式。生物医学模式时代，医学渐渐步入理性医学的阶段。由于这一时期自然科学发展迅速，推动了生物科学的进步。解剖学、组织胚胎学、生理学、细菌学、病理学、生物化学、免疫学及遗传学等生物体系相继形成，人们开始从生物学的角度重新认识生命、健康与疾病。同时生物医学与实验医学的发展，尤其是显微技术的发展与基础医学的进步，使人们对疾病的认识深入到细胞的水平，传染性疾病的真正病因得以明确。而许多传染性疾病的特异性病原体的存在使人们形成了单因单果的疾病 - 病因关系模式，认为疾病具有微观的生物学基础，也具有微观的物理与化学基础，因而对疾病的治疗最终都归结为采用物理与化学的方法进行治疗。

这一时期，人类对肿瘤的认识突飞猛进，尤其是在肿瘤发病原因或危险因素领域的探讨。化学致癌、物理致癌、感染致癌等一系列学说相继产生。自此，人类才开始了真正意义上的肿瘤防治。

1761 年 John Hill 出版《对无节制吸烟的警告》一书首次意识到鼻烟这一环境危险因素。1775 年英国伦敦内科医生 Pervivall Pott 发现长期清扫烟囱的男孩容易发生阴囊癌，首次将职业因素与癌症发生联系起来，揭开了人类探索肿瘤病因的序幕，并为此类肿瘤的防治提供了重要线索。19 世纪后半叶德国研究报道：从事苯胺染料工业劳动的工人中膀胱癌发病率异常升高。1918 年日本的 Yamigiwa 和 Ichikawa 从煤焦油中提炼出某些物质并长期涂抹兔耳，持续 1 年后 137 只兔子中 7 只涂过焦油的部位出现肿瘤，成为人为制造肿瘤的先例。1933 年英国的 Cook 等成功地分离出了煤焦油中的致癌成分——苯并芘（benzopyrene）。1941 年美国国立癌症研究所（National Cancer Institute，NCI）总结发表了针对 696 种化学物质的调查结果，其中 169 种可能在动物体导致肿瘤。这些结果为化学致癌学说从理论到实验找到了依据。1969 年国际癌症研究机构认为对人类确有致癌性或可能致癌的物质达 1 000 种以上，这为人类开展有针对性的肿瘤预防提供了具体指导。

物理致癌学说最早来自对长期暴晒的海员皮肤癌发病率增高的观察，但直至 1910 年前后，Marie 和 Clunet 等报告应用大剂量 X 线长期照射诱发大鼠肿瘤才得到确切证据。1928 年，Findlay 等报告用紫外线照射小鼠，成功引发皮肤乳头状瘤和皮肤癌。此后各种放射性同位素如镭、钍的致癌作用相继得到确认。20 世纪 40 年代日本的广岛和长崎市原子弹爆炸后，幸存者中各种癌症、特别是白血病发病率明显增高，进一步成为物理致癌学说的有力依据。

随着显微镜的发明、细胞学说的确立及一些常见人体和动物疾病致病菌的分离，促使人们一度热衷于感染致癌学说，然而直至 20 世纪才取得了突破性的进展。先是于 1908 年，丹麦的两位病理学家 Ellermann 和 Bang 发现一种鸡的白血病能通过无细胞的滤液由病鸡传给健康鸡。两年后，美国病理学家弗朗西斯·佩顿·劳斯（Francis Peyton Rous，1879—1970）证明一种鸡的肉瘤也可以经由无细胞的滤液而移植，后来借助电子显微镜技术证明其病原就是 Rous 肉瘤病毒，从而确立了病毒致癌学说。劳斯也因此在 50 多年后的 1966 年获得了诺贝尔奖。人体肿瘤与病毒的关系则首先在 Epstein-Barr（EB）病毒与 Burkitt 淋巴瘤得到证实，之后还发现该病毒与高发于中国南方及北非地区的鼻咽癌也相关。同时乙型肝炎病毒与原发性肝癌，人乳头瘤病毒与子宫颈癌，人 T 细胞白血病病毒与成年人 T 细胞白血病，人类免疫缺陷病毒与卡波西肉瘤、淋巴瘤、白血病的关系相继确立，为病毒致癌学说奠定了坚实的基础。

20 世纪初期，荷兰植物学家 De Vries 和德国动物学家 Boveri 提出了影响深远的突变学说来解释肿瘤的起源，但还不能从基因水平进行论证。20 世纪 40 年代美国遗传学家 Beadle 和生化学家 Tatum 提出"一种基因一种酶"学说，但还不知基因为何物。虽然早在 1869 年瑞士化学家弗雷德里希·米歇尔（Friedrich Miescher，1844—1895）发现 DNA 并明确了它的一部分性质，但直到 1944 年美国奥斯瓦尔德·西奥多·埃弗里

（Oswald Theodore Avery，877—1955）等才确立 DNA 就是遗传特征的携带者。1953 年美国的詹姆斯·沃森（James Dewey Watson，1928 年至今）和英国的弗朗西斯·哈里·康普顿·克里克（Francis Harry Compton Crick，1916—2004）提出的 DNA 双螺旋模型，为 DNA 复制和遗传持续性提供了分子水平的依据，被认为是 20 世纪人类最伟大的成就之一，不仅开启了分子生物学研究的大门，更使肿瘤学的研究进入到分子肿瘤学的崭新时代。1969 年美国科学家 Huebne 和 Todaro 在美国科学院院刊发表了癌基因（oncogene）假说，数年后第一个病毒癌基因 SRC 被加利福尼亚大学的 Bishop 和 Varmus 从 Rous 肉瘤病毒中成功分离，并且在人和动物的正常细胞中也找到 SRC 基因的存在，并称之为"原癌基因"（proto-oncogene）。Bishop 和 Varmus 也因此获得了诺贝尔奖。截至目前，人类已先后分离了 100 多种癌基因，这些癌基因编码的蛋白大多参与细胞内信号传递通路，有许多本身就具有激酶或转录因子活性，它们在基因水平的突变导致其功能的异常活化，从而促使细胞持续生长和增殖而使细胞发生转化。

但是，癌基因的突变并不能完全解释肿瘤发生发展中的某些肿瘤的遗传倾向、肿瘤细胞中染色体片段的缺失、肿瘤细胞与正常细胞融合后表现为正常表型等现象。1971 年美国费城 Fox Chase 癌症中心的艾乐弗雷德·克努森（Affred G. Knudson，1922—2016）教授在研究遗传性的和非遗传性的视网膜母细胞瘤发病情况后，提出了"两次打击"假说，即在有遗传性的病例，患者出生时就从双亲遗传获得了一个变异的致病基因，在后天成长过程中另一个等位基因再发生变异，这样两次"打击"导致了肿瘤的发生。而非遗传性病例两次变异都在后天逐渐发生，因此发病也较晚。Knudson 把这种类型的肿瘤相关基因称为抗癌基因（anti-oncogene），亦即后来通用的抑癌基因（tumor suppressor gene）。在这种理论指导下，人类第一个抑癌基因——视网膜母细胞瘤的致癌基因 RB 终于在 1986 年被美国麻省总医院的 Dryia 和哈佛大学的 Weinberg 等成功地克隆出来，并由 Lee 等完成了全序列测定。1979 年英国皇家癌症研究所的 Lane 等发现目前人类肿瘤中突变率最高的抑癌基因——p53，在 DNA 修复、细胞凋亡、细胞分化及细胞周期的调控等方面起着非常重要的作用。1983 年被美国的 Levine 等克隆出来。由于突变的 p53 具有协同转化细胞的能力并且在肿瘤组织中的大量积累，而曾被误认为是癌基因。1989 年霍普金斯大学的 Vogelstein 等才真正阐明 p53 是抑癌基因，并被 NCI 的 Li 和 Fraumeni 等证实为一种儿童遗传性多发性肿瘤——Li-Fraumeni 综合征（利 - 弗劳梅尼综合征）的致病基因。1991 年 Vogelstein 的实验室又成功地克隆出家族性大肠多发息肉的致病基因——APC。乳腺癌的第一个易感基因 BRCA-1 也于 1990 年被美国加州大学的 King 首先完成在人类染色体上的定位，并于 1994 年成功克隆。这些抑癌基因也都参与细胞的信号传递系统，在正常情况下对 DNA 的复制、细胞的生长和增殖起着监控作用，它们在基因水平上的突变和因此而导致的其编码蛋白质功能的丧失（与癌基因相反，癌基因的突变是导致其编码的蛋白质功能的异常活跃）是肿瘤细胞生长失控的重要原因。抑癌基因的发现不仅对于阐明一些具有遗传倾向的肿瘤如乳腺癌、大肠癌等的发病机制意义重大，对于认识细胞活动的分子机制也起到了巨大的推动作用。

19 世纪这些来自自然科学领域的巨大成果，直接推动了人类对恶性肿瘤的深入认识，并催生了恶性肿瘤的现代治疗。随着病理学、生物化学、免疫学、细胞生物学、物理新技术、分子生物学和系统生物学等学科的快速发展，临床肿瘤学的研究进程显著加快，并提前进入分子水平的现代临床肿瘤学时代。首先是外科变革之后率先加入对癌症的治疗，不久放射性物质被发现，放射治疗开辟出抗癌治疗的另一途径。而 20 世纪初抗癌药物的使用，使古老的内科治疗焕发出新的活力。由于肿瘤局部治疗方法停滞不前且疗效有限，恶性肿瘤逐渐再次被认为是一种全身性疾病，肿瘤治疗的观念发生了明显的转变，化学治疗在这种情势下得到迅速发展，成为肿瘤治疗研究中极为活跃的领域。至此，手术、放疗、化疗成为恶性肿瘤治疗的三大支柱。肿瘤是以局部表现为主的全身性疾病的性质得到深入认识，使用包括手术、放疗、化疗三种手段在内的多学科手段共同治疗恶性肿瘤的综合治疗（multiple discipline

therapy，combined modality therapy，synthetic therapy）模式逐渐形成。

自 20 世纪 60 年代开始，生命科学互相渗透、互相促进，人类对癌症的分子机制与肿瘤免疫学有了更深层次的认识，一种有别于传统免疫疗法的肿瘤过继性免疫疗法与基因疗法也随之产生，并在此基础上形成了被誉为是继手术、放疗和化疗三大方法之后的第四种肿瘤治疗手段——肿瘤生物治疗。

综上，生物医学模式的出现显著促进了人类对肿瘤本质的深入认识。虽然生物医学模式对现代医学做出了巨大贡献，但是生物医学从纯生物学角度理解疾病和健康，忽视了心理、社会因素对疾病和健康的重要性乃至决定性作用。这也是导致恶性肿瘤在治疗方面难以继续提高的原因。

（五）生物 - 心理 - 社会医学模式下的肿瘤治疗

生物 - 心理 - 社会医学模式由美国罗彻斯特大学精神病和内科学教授恩格尔（George L. Engel，1913—1999）于 1977 年首先提出。恩格尔指出："为了理解疾病的决定因素，以及达到合理的治疗和卫生保健模式，医学模式必须考虑到患者、患者生活的环境以及由社会设计来对付疾病破坏作用的补充系统，即医生的作用和卫生保健制度。"这就是说，人们对健康和疾病的了解不仅仅包括对疾病的生理（生物医学）解释，还包括了解患者（心理因素）、患者所处的环境（自然和社会因素）和帮助治疗疾病的医疗保健体系（社会体系）。这一医学模式对健康与疾病的认识已不再是自然科学的线性因果式，因而有人称之为现代医学模式。对恶性肿瘤而言，其发生发展有生物、心理、社会、生态诸多方面因素，只有使患者处于自然、社会、生理、心理的整体平衡与协调运动中，才能达到真正的治疗。正是这一主线促使恶性肿瘤综合治疗与个体化治疗（personalized therapy）的理念趋于成熟。而循证医学、转化医学、精准医学、人工智能等概念的产生，不仅使恶性肿瘤的诊治方法精彩纷呈，而且更加规范合理。恶性肿瘤的治疗进入快车道。

1986 年，美国食品药品监督管理局（FDA）批准干扰素 -α 上市，成为现代临床应用免疫治疗的标志性事件。同年，全反式维 A 酸在急性早幼粒细胞白血病治疗中取得显著效果，开创了肿瘤诱导分化治疗的先河。1991 年，NCI 将基因治疗（gene therapy）应用于黑色素瘤的治疗中，拉开了肿瘤基因治疗的序幕。1997 年，FDA 批准了全球第一个单克隆抗体药物利妥昔单抗治疗 CD20 阳性的滤泡性淋巴瘤。2001 年，首个酪氨酸激酶抑制剂伊马替尼治疗慢性粒细胞白血病，成为靶向治疗（targeted therapy）临床应用的里程碑。2003 年，蛋白酶体抑制剂硼替佐米获 FDA 批准用于多发性骨髓瘤的治疗。同年，酪氨酸激酶抑制剂吉非替尼用于治疗晚期非小细胞肺癌。2004 年，重组抑癌基因 TP53 腺病毒被中国国家食品药品监督管理局（China Food and Drug Administration，CFDA）批准应用于鼻咽癌的治疗。同年，第一个抗血管生成药物贝伐珠单抗应用于结肠癌的治疗。此后，多靶点激酶抑制剂、去甲基化抑制剂、mTOR（哺乳动物雷帕霉素靶蛋白，mammalian target of rapamycin）通路抑制剂依维莫司等相继应用于临床。2011 年，免疫负调控抑制剂 CTLA-4 单克隆抗体伊匹木单抗（Ipilimumab）用于晚期黑色素瘤的治疗，开启了肿瘤免疫治疗的新时代。2014 年嵌合抗原受体（chimeric antigen receptor，CAR）T 细胞疗法获得 FDA 批准，用于难治复发性急性淋巴细胞白血病和非霍奇金淋巴瘤的治疗。同年，另一类免疫检查点抑制剂程序性死亡受体 -1（program death receptor 1，PD-1）单克隆抗体帕博利珠单抗（pembrolizumab）和纳武利尤单抗（nivolumab）先后用于晚期黑色素瘤的治疗。2015 年，FDA 批准溶瘤病毒疗法用于治疗病灶在皮肤和淋巴结、未能通过手术完全清除的黑色素瘤。2016—2017 年，pembrolizumab 和 nivolumab 被 FDA 批准应用于多种晚期肿瘤的治疗，包括经典霍奇金淋巴瘤、膀胱癌等。

生物治疗是基于肿瘤发病机制和分子特征的治疗，是精准医学（precision medicine）在肿瘤治疗方面的体现。美国"2000 年国际肿瘤生物 / 免疫治疗年会"总结报告所述："生物治疗是目前医疗界知道的唯一一种有望彻底消灭肿瘤细胞的治疗手段，21 世纪是肿瘤生物治疗的时代。"

从以上简略的历史回顾可以看出，肿瘤治疗的每一次突破，都是基于医学及医学相关自然科学所取得的进步的结果。没有文艺复兴运动之后的实验医学，没有麻醉药的发现及李斯特消毒法的诞生，便没有现代肿瘤外科学；没有对放射性物质的物理、化学特性的认识，便没有肿瘤放射学；没有艾利希对化学治疗的研究，便没有肿瘤化学治疗学的出现；没有沃森和克里克的 DNA 双螺旋模型以及免疫学的分子机制、细胞因子的认识，便没有肿瘤的生物治疗。当前只有在医学、分子生物学尤其是系统生物学等诸多领域共同取得突破性进展，才有可能真正攻克肿瘤。

另外，中医中药在肿瘤治疗中发挥辅助作用。中药现代化是当今医学研究的热点，在人类对抗肿瘤的战争中，喜树果、砒霜、薏仁等已经成为抗癌新药开发的原料。一些扶正祛邪的方剂在抗癌治疗中也起一定的辅助作用。

第二节 临床肿瘤学的现状与发展趋势

一、恶性肿瘤流行病学情况

据国际癌症研究机构（IARC）报道，预计 2018 年全球将新增 1 810 万癌症病例，另有 970 万癌症患者死亡。到 21 世纪末，癌症将成为全球头号"杀手"，也是阻碍人类预期寿命延长的最大"拦路虎"。中国癌症发病形势依然严峻，据国家癌症中心报道，2015 年全国新发恶性肿瘤 392.9 万例，发病率为 285.83/10 万，世标发病率为 186.39/10 万；全国恶性肿瘤死亡病例 233.8 万例，死亡率为 170.05/10 万，世标死亡率为 105.84/10 万。肺癌、胃癌、结直肠癌、肝癌、女性乳腺癌、食管癌、甲状腺癌、子宫颈癌、脑瘤和胰腺癌是我国主要的常见恶性肿瘤，约占全部新发病例的 77.00%，肺癌、肝癌、胃癌、食管癌、结直肠癌、胰腺癌、乳腺癌、脑瘤、白血病和淋巴瘤是恶性肿瘤的主要死因，约占全部肿瘤死亡病例的 83.36%。

人口的老龄化、生活节奏及生活方式的改变（如女性的哺乳行为）、饮食结构的变化（如食品的精细化）、各种工业化学物质的应用等，也都在某种程度上影响着肿瘤的发病。通过对保护环境、控制吸烟、加强体育锻炼、调节生活习惯、预防病毒感染（接种乙型肝炎疫苗、HPV 疫苗）等措施进行干预，对许多肿瘤的发生能够起到预防作用，也是当前人类控制肿瘤最为有效的方法。

二、肿瘤基础研究的现状与进展

现代肿瘤学的观点认为，恶性肿瘤是多基因参与、多阶段发生、长时间形成的复杂的病变过程。在环境和 / 或遗传因素作用下，以多种基因（及其产物）异常为实质的一系列分子病理学改变在细胞内发生并累积，而这种变异细胞在逃脱了机体正常监控与清除机制之后过度增殖，逐渐形成用经典方法可观察到的细胞病理学或组织病理学形态改变。近年来肿瘤基础研究进展迅速，带来临床诊断、治疗及预防的巨大进步。

1. 认识到癌症是一种分子网络疾病 人类对肿瘤发病机制的探索经历了漫长的过程，20 世纪后半叶对肿瘤的认识突飞猛进。从过去单一的物理致癌、化学致癌、病毒致癌、突变致癌学说上升到多因素作用、多基因参与、经过多阶段变化累积的综合致癌理论。认识到生物系统中任何基因都不是独立执行功能，而是相互协调、相互补充，作为细胞网络的一环共同完成一定的生物过程。恶性肿瘤实际上就是一种分子网络疾病，因而近年学者们一致提出肿瘤研究要从着重考察单个癌基因 / 抑癌基因作用的依赖性（oncogene addiction）转向基于系统生物学的网络依赖性分析。最成功的例子来源于美国霍普金斯大学 Vogelstein 实验室对结肠癌的研究。该研究发现，在结肠癌发生发展所经历的增生、良性肿瘤、原位癌和浸润癌多步骤过程中，始终贯穿着一系列分子事件的变化，包括 *APC* 基因的遗传突变、*RAS*、*p53*、*DCC* 和 DNA 损伤修复基因的后天突变及 DNA 甲基化状态的改变等，从而构成一个可能由遗传因素、理化因素及感染因素组成的、促使一系列基因发生突变的多因素发病网络。越来越多的证据表明其他肿瘤如肺癌、胃癌、食管癌、乳腺癌、鼻咽癌等与此相似。

2. 基因组学研究进一步促进了人类对肿瘤的深入认识 与 20 世纪 40 年代的原子弹计划及 60 年代的登月计划并称为"20 世纪的人类科学史上三大工程"之一的"人类基因组计划"已经提前完成。研究发现人类基因的数量实际是 30 000 左右。肿瘤领域，全基因组关联分析（genome wide association study，GWAS）发现与肿瘤易感性密切相关的单核苷酸多态性（single nucleotide polymorphism，SNP），为肿瘤发病风险的准确预测及肿瘤的早期发现和早期预防提供依据。新一代测序技术（NGS）催生了"国际肿瘤基因组计划"，解析了肿瘤形成过程中的体细胞突变。2007年英国Sanger研究所将人肺癌、大肠癌、乳腺癌、胃癌、卵巢癌、黑色素瘤等多种癌症组织全基因组中所有激酶基因外显子（518个基因）进行DNA测序，共发现798种突变，并提出著名的突变驱动基因（drive gene）和突变乘客基因（passenger gene）理论。这些发现不仅有利于从分子水平阐明肿瘤形成、进展与转移的机制，更为找到新的药物治疗靶点提供依据。但是，由于肿瘤基因组的不稳定性，要真正找到有价值的"驱动基因"并非易事。近年对乳腺癌、肺癌、肾透明细胞癌、胰腺癌等癌症的全基因组DNA测序或转录组的mRNA深度测序已全面展开。越来越多证据表明：即使病理组织学类型相同的肿瘤，其致病因素和体内突变的基因都不一样，每一个患者的肿瘤都有自己独特的生物特征，这就是肿瘤的异质性（heterogeneity）。肿瘤异质性对于指导个体化治疗意义重大。例如，同为肺腺癌，EGFR基因突变者采用酪氨酸激酶抑制剂治疗效果显著，而EGFR基因无突变者则少有效果。又如，胃肠道间质瘤与白血病，是病理学上完全不同的两类恶性肿瘤，但其基因突变相同，均为CD117突变，据此采用相同的靶向药物已经收到良好效果。研究还发现，肿瘤中基因突变频率有高有低，据此可将突变基因分为两大类，一类为突变频率很高的基因，Vogelstein等以地貌图将其形象比喻为"mountain"（高山），这类基因数量相对较少，常见癌基因和抑癌基因如RAS、AKT和TP53家族等均属此类，是细胞内信息交换和处理的中心，处于枢纽位置，具有重要的生物学意义。另一类基因的突变频率相对较低，通常小于5%，被喻为"hill"（小丘），多数新发现的突变基因属于此类，然而这类低频率突变基因却是构成肿瘤突变谱千差万别的原因所在。

总之，肿瘤患者体内不仅有大量基因突变发生，而且各种突变基因交互作用，构成极其复杂的分子网络系统，说明肿瘤的发生发展不仅是相关基因异常的简单叠加，而是涉及一系列调控细胞生长、分化等通路的基因所构成的网络系统功能异常所致。这种细胞网络的异常程度及复杂性决定了肿瘤的恶性表型和个体差异，也决定了肿瘤治疗方面所存在的困难。如何利用分子网络整体观念指导肿瘤治疗，也是今后肿瘤治疗领域的研究重点之一。

三、肿瘤的诊断与治疗

（一）肿瘤的诊断

肿瘤的诊断对于治疗方案的制定至关重要。传统的肿瘤的诊断依赖于临床表现、影像学、实验室和病理诊断的综合，其中病理诊断最为准确。

肿瘤诊断的进步与医学基础学科、物理及信息技术等密切相关。一个多世纪前，细胞病理学奠定了肿瘤的现代诊断基础。20世纪40年代出现了脱落细胞学，50年代电子显微镜的出现使肿瘤诊断达到亚细胞水平，之后免疫组织化学等进一步提高诊断的准确性。内镜尤其是光纤内镜的发展、X线和对比剂的进步、放射性核素扫描技术、数字减影技术等使肿瘤诊断水平有了实质性提高；60年代免疫学的进展，一些肿瘤特异性抗原如甲胎蛋白、癌胚抗原、糖类抗原19-9、前列腺特异性抗原等分别应用于肝细胞癌、消化道肿瘤、前列腺癌等的诊断。之后计算机与影像技术的结合，出现了CT、PET/CT、超声显像、磁共振成像、数字减影血管造影等，诊断准确性进一步提高，一些直径1cm以下的肿瘤已经不难检出。CT薄层扫描及计算机图像重建、虚拟技术的应用，更使影像学达到模拟类似真实显示的效果。

然而，无论影像学诊断还是病理诊断，都是基于肿瘤形态学的改变。例如病理诊断，是根据显微镜下的组织学和细胞学特征来判断肿瘤的组织起源和分化程度等。临床经常碰到镜下形态十分相似的肿瘤，在预后以及对放化疗的敏感性上存在巨大差异，这就很难用传统的病理组织学分类来解释了。同时，这些依据肿瘤形态学改变进行的检测不可避免地依赖于诊断医师的感官经验，难免存在主观偏差。随着医学科技的快速发展，肿瘤的病理诊断已经进入到分子水平阶段。当今对于肿瘤的诊断不再局限于形态学的层面，已然深入到肿瘤的分子水平。全面掌握这些与临床密切相关的分子生物学特征，就能使临床医生据此做出更加准确的诊断,真正意义上实现对肿瘤患者的精准治疗。

当前各类组学如基因组学、蛋白组学、代谢组学等的建立,以及各种高通量检测技术在肿瘤的诊断中的广泛应用,催生了"分子分型""分子分期""伴随诊断"等概念。肿瘤标志物相关研究如火如荼,在肿瘤的风险预测、筛查、早期发现、临床诊断、疗效评估和预后判断等方面发挥越来越重要的作用。

肿瘤分子分型(molecular classification)是从系统生物学角度,采用现代新型高通量分子分析技术,根据分子遗传学或分子生物学特征,对肿瘤进行分类分型。分子分型利用基因组结构和功能的特征性改变谱型,与肿瘤发生发展过程中展现的生物学行为及临床表型进行相关性分析。以此来发现并鉴定与癌变发生相关的基因(簇)及其产物,与恶性肿瘤演进转归(转移、复发、预后)相关的基因(簇)及其产物,以及与肿瘤药物治疗或放射治疗作用直接相关的靶基因及其产物。分子分型分别涉及 DNA、RNA 和蛋白质水平的改变及其相应的检测分析技术。例如 BRAC1 基因是乳腺癌易感基因,该基因突变可导致发生乳腺癌的风险为 60%~80%,是普通人群风险的 10 倍左右。目前有学者根据乳腺癌患者雌激素受体(ER)、孕激素受体(PR)、HER2 和 Ki-67 指数的高低,分为 5 种分子分型,对临床有一定的指导意义。非小细胞肺癌的分子分型研究也有很大进展,根据 EGFR 基因突变、MET 融合基因和 ALK 融合基因的检测开展的靶向治疗使部分肺癌的治疗效果显著提高。

然而,恶性肿瘤分子分型及分子分期的研究仍处初级阶段,绝大多数研究实际上都是差异分析,而不是真正意义上的"分型"或"分期"。如何发现更多特异性强、灵敏度高的分子标志物,在现有成熟的病理组织学 TNM 分期基础上增加分子分型、分子分期,并据此选择最为恰当的治疗方案,将毒副作用降至最低,使患者最大程度获益,当是现代肿瘤诊断的发展方向。

(二)肿瘤的治疗

传统肿瘤治疗手段主要包括手术、放疗、化疗以及在此基础上形成的综合治疗。肿瘤处于局限的时期应用手术切除;而如果已经播散,则需要进行放化疗。近年来外科手术特别是腔镜手术发展较快,系统生物学的概念日益受到外科界重视,在强调手术根治的同时提倡微创治疗以保持患者的生活质量。放射治疗在机制研究、设备和疗效方面均有明显进步。加速器的全面使用、适形调强放疗技术的广泛开展,质子和重离子治疗技术的应用,使放疗的适应证得以扩大。

现代临床肿瘤学令人鼓舞的现象是将肿瘤分子、受体、信号传导方面的研究与病因学、预防、诊断和治疗等的紧密联系,以及在此基础上产生的个体化治疗策略。临床经常遇到同样期别的患者使用相同的治疗方法疗效却显著不同的情况,这种治疗敏感性的差异可能是由患者肿瘤分子特征不同所引起,当前借助基因组学或蛋白组学的方法已经可以预测肿瘤患者对某种治疗方法的敏感性。随着对肿瘤发病的分子机制包括关键基因、调控分子和受体的认识,针对表皮生长因子受体、血管生成因子受体的单克隆抗体、酪氨酸激酶抑制剂的靶向治疗药物已经应用于临床常见肿瘤的治疗。靶向药物治疗成为现代临床肿瘤学发展最快、效果最突出的治疗方法,其在本质上有别于传统的化学治疗。高选择性、低毒性和疗效显著是其最大特点,在延长患者生存时间和改善生活质量方面也已显现优势。可以说,靶向药物治疗开启了肿瘤治疗的新领域。

随着越来越多的靶向药物进入国际肿瘤学界公认的标准治疗方案和规范,分子靶向治疗已成为现代肿瘤治疗策略中的重要部分,甚至可能取代传统的治疗方法。而随着分子靶向治疗的不断推广和更多靶向药物的不断推出,肿瘤治疗将跨入一个全新的时代。

目前的分子靶向药物也存在局限性,例如靶向药物仅对特定人群有效,价格昂贵,尚难大范围使用,使用过程中容易产生耐药等问题。将来肿瘤治疗的突破还要依赖于更加有效的新型药物的研发和全身系统治疗的成熟。

外科手术后经常出现局部复发或远处转移,因而在外科学领域引入分子生物学的理论和技术无疑会使手术方案更加完善,并降低术后局部复发和转移率。同时根据分子检测结果将手术患者区分为"高危""低危"病例,可减少治疗不足或治疗过度现象的发生。这种优势在放射治疗中同样有所体现。

除了针对肿瘤本身的治疗之外,针对肿瘤干细胞的药物可以用于"序贯治疗"或"鸡尾酒疗法"的组成部分,以期获取对肿瘤生长更彻底的控制。针对肿瘤微环境、免疫系统、内分泌系统的治疗将会越来越受到重视,而生物治疗(包括免疫治疗和基因治疗)近年发展迅速,已有部分免疫治疗药物应用于临床。

第三节 存在问题与展望

肿瘤的发生发展过程是一个非常复杂的过程,肿瘤的诊断与治疗还有许多问题需要研究和突破:如何进一步提高影像学对肿瘤良恶性的判断?如何将功能影像学与疗效判定相结合并指导治疗?如何提前发现组织器官内微小的转移灶?如何高效开发更多能够用于肿瘤个体化诊治的肿瘤标志物?如何延迟或避免靶向治疗中存在的耐药性问题?如何更加精确锁定免疫治疗优势人群?大体可归纳为以下几个方面。

1. 目前真正临床可用的肿瘤标志物不多,转化性研究有待继续加强 尽管目前基础研究发现许多与肿瘤发生发展相关的基因或蛋白表达产物,但在临床真正得到验证并能够指导临床治疗的尚少。近年来推崇的转化医学研究可望加快这一问题的解决。我国人口众多,相应可供研究的肿瘤疾病资源也多,如何充分利用这些肿瘤遗传资源优势,尽快开发出更多肿瘤标志物并通过大规模多中心前瞻性研究进行验证是解决这一难题的关键所在。

2. 分子检测与个体化治疗面临挑战 二代测序等技术的发展使基因检测不再遥不可及,但目前仍然存在检测费用昂贵、耗时、操作相对复杂的不足。而且,对已经检测到的众多基因突变,临床能够应用的靶向药物却并不多。其次,虽然靶向治疗已经成为个别肿瘤的首选治疗方案,但靶向治疗存在适用人群少、部分病例疗效欠佳、治疗后出现耐药等问题。再次,存在靶向治疗如何与传统治疗手段有机结合等问题。近年来免疫治疗在恶性肿瘤治疗中取得突出成就,再次打破现有格局。而肿瘤治疗性疫苗、纳米技术、大数据、人工智能等新技术在肿瘤治疗领域的应用,必将引发对肿瘤治疗现有模式的冲击并可能带来肿瘤治疗的大变革。

3. 综合治疗与个体化治疗需要规范化 目前恶性肿瘤的个体化综合治疗发展迅速,随着各种新理念、新技术的不断涌现,综合治疗的新局面已然浮现。然而,每一种新技术、新方法都存在优缺点,有其特定的适用范围。如何规范化使用这些新技术、新方法,将是未来提高恶性肿瘤综合治疗水平的发展方向。

(赫 捷 邵 康)

参 考 文 献

[1] 郁仁存. 中医肿瘤学(上册). 北京:科学出版社,1983

[2] 曾益新. 肿瘤学. 3版. 北京:人民卫生出版社,2012

[3] 万德森. 健康观与医学模式转变. 社区肿瘤学. 北京:科学出版社,2008

[4] 孙可欣,郑荣寿,张思维,等. 2015年中国分地区恶性肿瘤发病和死亡分析. 中国肿瘤,2019,(1):1-11

[5] 陈万青,李贺,孙可欣,等. 2014年中国恶性肿瘤发病和死亡分析. 中华肿瘤杂志,2018,(1):5-13

[6] 孙燕. 肿瘤治疗的新里程碑:靶向药物治疗. 肿瘤药学,2011,1(1):1-5

[7] 冯林,徐志宁,程书钧. 癌症:一种分子网络疾病. 癌症·畸变·突变,2010,23(1):1-3

[8] 高燕宁. 肿瘤分子分型研究及其对检验医学的启迪. 中华检验医学杂志,2008,31(4):365-368

[9] Vogelstein B,Kinzler KW. The multistep nature of cancer. Trends Genet,1993,9(4):138-141

[10] McKusick VA. HUGO news. The Human Genome Organisation:history,purposes,and membership. Genomics,1989,5(2):385-387

[11] Watson JD. The human genome project:past,present,and future. Science,1990,248(4951):44-49

[12] The HGP:end of phase 1. Nat Genet,2002,30(2):125

[13] International Cancer Genome Consortium，Hudson TJ，Anderson W，et al. International network of cancer genome projects. Nature，2010，464（7291）：993-998

[14] Zeng YX，Zhang XS，Liu Q. Translational medicine promising personalized therapy in oncology. Front Med China，2010，4（4）：351-355

[15] Li J，Qian CN，Zeng YX. Regulatory T cells and EBV associated malignancies. Int Immunopharmacol，2009，9（5）：590-592

[16] Zhang YL，Li J，Mo HY，et al. Different subsets of tumor infiltrating lymphocytes correlate with NPC progression in different ways. Mol Cancer，2010，9：4

[17] Zhang XW，Yan XJ，Zhou ZR，et al. Arsenic trioxide controls the fate of the PML-RARalpha oncoprotein by directly binding PML. Science，2010，328（5975）：240-243

[18] Kawamata H，Tachibana M，Fujimori T，et al. Differentiation-inducing therapy for solid tumors. Curr Pharm Des，2006，12（3）：379-385

[19] Shi H，Huang Y，Zhou H，et al. Nucleolin is a receptor that mediates antiangiogenic and antitumor activity of endostatin. Blood，2007，110（8）：2899-2906

[20] Wei YQ，Wang QR，Zhao X，et al. Immunotherapy of tumors with xenogeneic endothelial cells as a vaccine. Nat Med，2000，6（10）：1160-1166

[21] Zhang M，Tang H，Guo Z，et al. Splenic stroma drives mature dendritic cells to differentiate into regulatory dendritic cells. Nat Immunol，2004，5（11）：1124-1133

[22] Asati V，Mahapatra DK，Bharti SK. K-Ras and its inhibitors towards personalized cancer treatment：Pharmacological and structural perspectives. Eur J Med Chem，2017，125：299-314

[23] Hamid O，Robert C，Daud A，et al. Safety and tumor responses with lambrolizumab（anti-PD-1）in melanoma. N Engl J Med，2013，369（2）：134-144

[24] Mandal R，Chan TA. Personalized Oncology Meets Immunology：The Path toward Precision Immunotherapy. Cancer Discov，2016，6（7）：703-713

[25] Music M，Prassas I，Diamandis EP. Optimizing cancer immunotherapy：Is it time for personalized predictive biomarkers. Crit Rev Clin Lab Sci，2018，55（7）：466-479

[26] Subbiah V，Kurzrock R. Challenging Standard-of-Care Paradigms in the Precision Oncology Era. Trends Cancer，2018，4（2）：101-109

第二章　肿瘤流行病学

随着经济的发展和社会的进步，人类平均寿命延长，疾病谱也发生了巨大变化，多数传染性疾病得到了有效的控制，而慢性疾病如心血管病、恶性肿瘤已成为严重威胁人类健康的重要疾病。近年来，无论在发达国家还是发展中国家，恶性肿瘤的发病和死亡均呈上升趋势。根据国际癌症研究机构（International Agency for Research on Cancer，IARC）报告，2018 年全球新发癌症病例 1 810 万，死亡 960 万，现患 3 255 万，发病及死亡病例与 2012 年相比分别增长了 28.4% 及 14.6%。预测到 2020 年全球将有癌症新发病例 2 000 万，死亡病例将达 1 200 万。

恶性肿瘤是我国首位死因。根据 IARC 报告，2018 年我国新发病例 429 万，死亡 287 万，现患 505 万，发病和死亡病例约占全球的 24% 和 30%。恶性肿瘤导致早死和健康寿命损失，造成生产力下降和社会负担剧增，以人均住院费用 8 万元计，505 万现患恶性肿瘤患者直接住院医疗费用高达 4 040 亿元，间接成本更是难以计数。我国国家癌症中心基于 2000—2011 年全国肿瘤发病登记数据分析显示，我国恶性肿瘤发病呈上升趋势，年龄标化发病率年均增长 2.2%。目前我国常见的胃癌、肝癌和食管癌等发病率居高不下，肺癌、乳腺癌、结肠癌等迅速上升，呈现出发展中国家与发达国家高发癌谱并存的局面，增加了防控的难度。可见，当前肿瘤流行形势十分严峻，已成为全球最大的公共卫生问题。

本章将对肿瘤流行病学发展历史与现状、定义和研究内容，主要恶性肿瘤流行特征和趋势及常用的研究方法等进行重点阐述。

第一节　肿瘤流行病学发展历史与现状

肿瘤流行病学在肿瘤发病因素的确定及预防研究中发挥了重要作用，如在特定人群前瞻性队列中研究个体暴露于不同因素如吸烟、饮酒、职业和生活方式等导致癌症发病风险的不同并确定其关联性，通过干预危险因素降低肿瘤发病或死亡，最终证实其间接或直接因果关系。流行病学研究获得的结果是实验室研究无法实现的，实验室研究常常依赖于动物实验、细胞培养或生化分析得到结果，不能准确反映人类暴露于外部世界的真实条件。肿瘤流行病学通过直接研究人类生存的自然环境，不需要假定不同种属、不同暴露的途径和剂量会产生不同结果，因此，肿瘤流行病学可以准确观察暴露的模式和肿瘤在人群中发生的过程。

肿瘤流行病学的发展经历了漫长过程，是一门既古老又年轻的学科。早在 1700 年 Ramazzini 就观察到修女乳腺癌的发病率高于一般妇女，提示乳腺癌的发病风险与修女的独身生活有关。1775 年，英国医师 Pott 报道了清扫烟窗的儿童阴囊癌的发病率显著高于一般人群，首次发现职业暴露与肿瘤发生有关，在肿瘤流行病学发生史上具有里程碑作用。随后，Henry Butlin 及 Waldron 证实清扫烟窗的童工阴囊癌的发生与是否采取防护措施有关，采取防护措施后阴囊癌的发病率显著下降。

19 世纪人口统计学的发展促进了肿瘤流行病学的快速发展。1915 年 Hoffman 发表的世界癌症死亡统计资料成为世界上最早的比较全面的肿瘤死亡资料，1926 年，在德国 Hamburg 建立了第一个以人群为基础的肿瘤登记处，其中包括癌症发病情况资料。随后至 1955 年，世界上大约有 20 个国家建立了以人群为基础的肿瘤登记机构。

最早开展的肿瘤病例 - 对照研究可追溯到 1920 年 Broders 进行的关于唇部鳞状上皮细胞癌与使用烟斗吸烟的病例 - 对照研究，然而，在这项研究中 Broders 没有描述对照是如何选择的。1926 年，Lane-Claypon 报道了女性生育情况与乳腺癌关系的病例 - 对照研究，在这项研究中 Lane-Claypon 强调了设置对照的重要性并讨论了如何选择对照。随后直至 1950 年以后，相继有多项关于吸烟与肺癌、吸烟饮酒与食管癌、乙型肝炎（乙肝）病毒感染与肝癌等病例 - 对照研究，在试验设计、统计分析方法等方面有了长足的进展。

1954 年开展的两项队列研究是肿瘤流行病学发展史上经典的队列研究。一项是 Doll 和 Hill 在英国注册医师中开展的关于吸烟和肺癌发病关系的研究，为吸烟与肺癌发生相关提供了最具说服力的流行病学证据。另一项是 Case 和 Pearson 在英国化学生产行业开展的膀胱癌危险因素的流行病学调查，揭示了职业暴露与肿瘤的关系。尽管队列研究需要大量的经费和复杂的设计及统计分析的支持，在发展中国家仍相继开展了多项队列研究，其中值得一提的是 1982 年 Geser 等在 42 000 名乌干达儿童中开展的长达 7 年的关于 EB 病毒感染与 Burkitt 淋巴瘤关系的流行病学研究。

随着人们对肿瘤病因认识的逐渐深入，自 20 世纪 70 年代开始，人们针对病因开展了多项以人群为基础的干预研究。如 1971 年 Shapiro 等开展的通过乳腺癌筛查降低乳腺癌发病率的干预研究和 1987 年 Gambia 小组进行的接种乙肝疫苗预防肝癌的研究，另外还有多项营养素干预研究及中国和哥伦比亚开展的抗幽门螺杆菌（*H.pylori*）治疗预防胃癌的干预研究。

虽然传统流行病学的经典研究方法如病例 - 对照研究、队列研究在肿瘤病因学的研究中起到了重要作用，但由于解释复杂因果关系能力有限，制约了其在更深层次的应用。随着现代分子生物学等学科新理论新技术的不断涌现，肿瘤分子流行病学应运而生，其在明确群体水平上危险因素的暴露与肿瘤发生结局之间的关系上显现出独特的作用，对于揭示肿瘤发生多阶段过程中的生物学机制及肿瘤的早期预警和干预意义重大。目前，分子流行病学在肿瘤研究中的应用已经从对单个基因、分子的研究逐步转变到基因间、分子间的联合作用分析，从通路分析发展到全基因组水平的关联研究，微生物组学和代谢组学等各种组学新理论新技术的发展，为更全面更精确地测量环境危险因素的内暴露与外暴露水平，以及更好地评价宿主和遗传因素提供了无限可能。

然而，肿瘤的发生与暴露危险因素的剂量、时间效应以及不同个体的遗传易感性等诸多因素有关，因此，在肿瘤发生不同阶段确定环境与遗传因素的作用、确定间接和直接因果关系、排除混杂因素及最终实现有针对性的预防成为肿瘤流行病学长期而艰巨的任务。

第二节 肿瘤流行病学定义和研究内容

肿瘤流行病学（cancer epidemiology）是流行病学的一个重要分支，是研究恶性肿瘤在人群中的分布及其影响因素、探索病因、制定相应的防治措施并对这些措施加以评价的学科。

肿瘤流行病学的研究内容可归纳为以下几个方面：

1. 掌握恶性肿瘤在不同人群（who）、时间（when）和地区（where）的发病或死亡情况和分布规律。

2. 阐明恶性肿瘤流行的影响因素，包括环境因素、遗传因素及两者的交互作用，探索其发病机制。

3. 制定相应的预防策略和措施，包括消除和避免暴露于致癌因素、针对发病因素进行干预、加强早诊早治及筛查等。

恶性肿瘤在人群中是非随机发生的，不同个体发生肿瘤的概率是不等的，表现出一定的时间、地区和人群分布的特征。由于这种差异的存在，肿瘤流行病学通过比较不同时间、不同地区、不同人群中恶性肿瘤的分布，探索造成这种分布的原因，针对病因制定预防策略并积极采取预防措施，以预防或减少恶性肿瘤对人类健康的危害。

基于恶性肿瘤发病及分布的特征，肿瘤流行病学的研究内容可归纳为：恶性肿瘤在人群中的流行特征及发病过程，包括从致癌因素的暴露到肿瘤的发生、发展，即发病学；恶性肿瘤发生的影响因素，包括环境因素和机体的相互作用，即病因学；恶性肿瘤防治的原则和策略，包括肿瘤的三级预防等。

随着现代流行病学的迅速发展及统计学方法、分子生物学技术的进步，肿瘤流行病学的应用越来越广泛，肿瘤流行病学方法已渗入到医药卫生和公共卫生事业的各个层面。肿瘤流行病学的主要应用范围包括：

（1）肿瘤病因和危险因素的研究：恶性肿瘤的病因复杂，是多种因素交互作用的结果。运用现代流行病学方法，发掘恶性肿瘤的病因和危险因素，并对危险因素加以控制，是肿瘤流行病学的重要用途之一。

（2）肿瘤的预防与控制：肿瘤流行病学的主要研究内容和任务之一是肿瘤预防，肿瘤预防的最终目的是降低恶性肿瘤的发病率和死亡率，提高肿瘤患者的生活质量。肿瘤流行病学在恶性肿瘤的预防与控制方面占有举足轻重的地位，并已取得令人瞩目的成就，如子宫颈癌从病因的明确到积极采取有效地筛查及预防，肿瘤流行病学起了非常重要的作用。

（3）肿瘤的监测：恶性肿瘤的监测是预防和控制恶性肿瘤的重要对策，是贯彻预防为主方针的一项重要措施。恶性肿瘤的监测是指长期、连续、系统地收集恶性肿瘤的动态分布及其影响因素的资料，经过分析将信息上报和反馈，以便及时采取干预措施并评价其效果。

（4）肿瘤防治效果的评价：恶性肿瘤防治效果的最终评价必须通过肿瘤流行病学，如在全社会范围内减少吸烟是否能降低肺癌等恶性肿瘤的发病率，这项卫生措施效果的评价需要采用流行病学分析方法；在社区中实施大规模的营养干预是否能降低恶性肿瘤的发病率，也需要流行病学方法去评价。

第三节　主要恶性肿瘤流行特征和趋势及高危因素的研究

一、全球恶性肿瘤的总体流行趋势

恶性肿瘤目前仍占人类各种死因的第 1 位或第 2 位，每年全世界约有 800 万人死于癌症。根据 IARC 报告，全球 2018 年癌症新发病例为 1 810 万，发病率为 173.0/10 万。肺癌是最常见

的癌症死亡原因，2018 年死亡病例 176 万，占所有癌症死亡的 18.4%，胃癌、肝癌、结直肠癌等也高居前位。根据 IARC 对 2000 年和 2012 年全球肿瘤发病死亡的统计，2000 年全部癌症新发病例 1 010 万，死亡病例 620 万；2012 年新发病例 1 409 万，死亡 820 万，2018 年新发病例 1 810 万，死亡病例 960 万，3 个时期相比，癌症发病和死亡例数呈明显上升趋势。从恶性肿瘤流行趋势分析，1990 年发病前 5 位的是肺癌、胃癌、乳腺癌、结直肠癌和肝癌；死亡前五位的是肺癌、胃癌、结直肠癌、肝癌和乳腺癌。2000 年发病前五位的是肺癌、乳腺癌、结直肠癌、胃癌和肝癌；死亡前 5 位的是肺癌、胃癌、肝癌、结直肠癌和乳腺癌。从恶性肿瘤的发病情况分析，肺癌一直高居前位，乳腺癌和结直肠癌呈明显上升趋势，而胃癌发病率有所下降。根据上述资料预测，2020 年全球恶性肿瘤新发病例将达 2 000 万，死亡病例将达到 1 200 万，成为全球最大的公共卫生问题。

不同国家和地区肿瘤的发病率明显不同，总的恶性肿瘤发病率以北美、澳大利亚 / 新西兰和西欧最高，西非最低。发达国家男性前列腺癌和女性乳腺癌高居首位，肺癌、结直肠癌也在前 5 位之列，而一些发展中国家则以肺癌和消化系统肿瘤为高发癌种。2018 年全球不同性别、不同癌症发病和死亡情况见图 2-1。随着经济的快速发展和人们生活水平的不断提高，发展中国家癌症发病谱正逐渐向发达国家过渡，呈现出发展中国家与发达国家高发癌谱并存的局面。

自 20 世纪 90 年代开始，美国、加拿大、澳大利亚等西方发达国家常见恶性肿瘤的发病和死亡率呈下降趋势，日本也趋于平稳，而发展中国家却上升迅速。进入 20 世纪 90 年代，美国癌症发病率以每年 0.7% 的速度下降，其中包括肺癌、结肠癌和前列腺癌。1991 年至 1995 年间共下降了 2.6%，其中男性下降了 4.3%，女性下降了 1.1%，且以 65 岁以下年龄组下降为主。2000 年美国恶性肿瘤发病率和死亡率上升的势头终于得到了遏制，这主要归功于控制吸烟等预防措施的实施。

二、我国恶性肿瘤的流行趋势

自 20 世纪 70 年代以来，我国恶性肿瘤发病

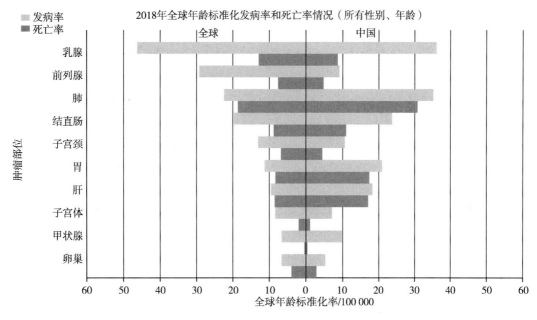

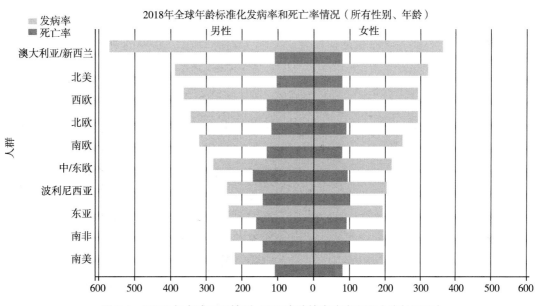

图 2-1 2018 年全球不同性别、不同癌种的发病率和死亡率（IARC）

率和死亡率一直呈上升趋势。20 世纪 70—90 年代的 20 年间，死亡率上升了 29.42%，年龄调整死亡率上升了 11.56%。2015 年国家癌症中心根据全国肿瘤发病登记点数据估算，我国癌症年新发病例约为 429 万，死亡 287 万，在全部死因中居首位，平均每天有 1.2 万人被诊断为癌症，而 7 500 人死于癌症。男性发病前 5 位的恶性肿瘤分别为肺癌、胃癌、食管癌、肝癌、结直肠癌，占全部男性恶性肿瘤构成的 2/3。女性恶性肿瘤发病前 5 位分别为乳腺癌、肺癌、胃癌、结直肠癌和食管癌，占全部女性恶性肿瘤构成的近 60%。从恶性肿瘤流行趋势分析，20 世纪 70 年代死亡率居前 5 位的是胃癌、食管癌、肝癌、肺癌和子宫颈癌；20 世纪 90 年代居前 5 位的是胃癌、肝癌、肺癌、食管癌和结直肠癌；2000 年演变为肺癌、肝癌、胃癌、食管癌和结直肠癌；到 2015 年肺癌仍居恶性肿瘤死因谱第 1 位，胃癌、肝癌、食管癌和结直肠癌分列 2 至 5 位。其中死亡率上升最明显的是肺癌，下降最明显的是子宫颈癌。同时，乳腺癌和结直肠癌的上升趋势亦不容乐观，我国已成为乳腺癌发病率增长最快的国家。据北京市肿瘤登记处提供的数据显示，2008 年北京地区妇女乳腺癌发病率为 70.42/10 万，显著高于 1993—1997 年的平均发病率（33.7/10 万）。

三、主要恶性肿瘤流行特征和趋势

（一）肺癌

在全球，肺癌无论是发病率还是死亡率，均高居首位，而且近年来呈大幅上升趋势。发达国家肺癌发病率较高，其新发病例占全球肺癌发病病例的 60% 左右。2018 年全球肺癌新发病例 209 万，占全部肿瘤新发病例的 11.6%；死亡病例 176 万，占全部肿瘤死亡病例的 18.4%。在美国、英国等国家，自 20 世纪 60 年代开始宣传吸烟的危害，到 20 世纪 90 年代肺癌的发病率和死亡率的上升趋势已被遏止，从 1992 年至 1998 年，美国肺癌的发病率下降了 1.6%。

我国肺癌也是高居首位的恶性肿瘤。肺癌的死亡率由 20 世纪 70 年代的 7.09/10 万上升到 20 世纪 90 年代的 48.76/10 万，增加了 6.8 倍。2018 年我国肺癌新发病例 77.4 万，占全部肿瘤新发病例的 18.1%；死亡病例 69.1 万，占全部肿瘤死亡病例的 24.1%。20 世纪 70 年代我国男性肺癌死亡约 3 万人，如果吸烟率不下降，预计到 2025 年男性肺癌每年将死亡 90 万人，相当于 20 世纪 70 年代的 30 倍。早在 20 世纪 90 年代初，在北京市每年的死亡者中约有 1/4 死于肿瘤，其中的 1/4 死于肺癌。

肺癌的发病存在明显的城乡差别，城市高于农村，且城市越大，肺癌的发病率和死亡率越高，表明吸烟率高、环境污染及职业危害等城市因素起重要作用。

（二）乳腺癌

乳腺癌是女性第 1 位高发的恶性肿瘤，2018 年全球新发病例 209 万，死亡病例 63 万。乳腺癌是发达国家（日本除外）女性最常见的肿瘤。美国女性乳腺癌发病逐年上升，从 1992 年起，美国女性新发乳腺癌病例每年上升 1.2%，到 1998 年以后，女性新发乳腺癌病例以每年 40% 的比例迅速增长。不过令人欣慰的是，乳腺癌死亡率却在逐年下降，生存率不断提高，尤其是 50～64 岁的白人女性乳腺癌的死亡率明显下降，1990～1997 年年均下降 2.2%。

我国属乳腺癌低发区，但却是发病率增长最快的国家，目前从各大城市肿瘤发病资料分析，乳腺癌发病率呈持续上升趋势，在女性多是居首位的恶性肿瘤。天津和上海两地资料显示，1988—1992 年与 1981—1982 年相比，乳腺癌的发病率增加了 35.2%，北京从 1978 年开始，乳腺癌已经成为女性发病率最高的恶性肿瘤，近年来以每年 2.4% 的速度上升，2008 年发病率已经达到 70.42/10 万。

乳腺癌的发病也存在城乡差别，但目前城乡差别在逐年缩小，城市女性乳腺癌发病率的提高和年轻化特点与发达国家呈现出惊人的相似，这说明，乳腺癌的低龄化和扩大化已经在我国初步形成。

（三）结直肠癌

2018 年全球结直肠癌新发病例 185 万，占全部肿瘤新发病例的 10.2%，死亡病例 88 万，占全部肿瘤死亡病例的 9.2%。与大多数肿瘤男性多发不同，结直肠癌是一种男女性发病率比较接近的肿瘤。美国夏威夷的日本裔美国人男性结直肠癌发病率最高，达 37.15/10 万；女性以新西兰最高，达 30.46/10 万。结直肠癌也是发达国家高发而发展中国家发病率上升势头较快的肿瘤，其 5 年相对生存率在 40%～50%，是仅次于乳腺癌的生存率比较高的肿瘤。结直肠癌的发病率和死亡率随时间的推移而发生变化，近几年，总发病率每年以 2% 的速度上升，并且存在明显的地区差异。

我国近几年结直肠癌发病率呈明显上升趋势，此趋势在大中城市较明显。北京、上海的结直肠癌发病率居恶性肿瘤发病的第 3 位，天津居第四位。以上海为例，结直肠癌发病率自 1973 年至 1993 年间增加了 87.0%，平均每年递增 4.2%。随着人们生活方式和饮食结构的改变，结直肠癌的发病率还将进一步升高。

（四）胃癌

胃癌有 2/3 的病例分布在发展中国家，尤以日本、中国及其他东亚国家高发，丹麦、美国、加拿大和新西兰为胃癌低发国家。2018 年全球有 103 万胃癌新发病例，死亡病例 78 万。目前，在世界范围内，胃癌的发病率有明显下降趋势，但死亡率下降并不明显，胃癌仍占各种恶性肿瘤死因的第 2 位。

我国属于胃癌高发国家，死亡率自 1970 年以来变化不大，略有上升。2018 年胃癌新发病例 45.6 万，占全部肿瘤新发病例的 10.6%，发病率位居第 4 位；死亡病例 39.1 万，占全部肿瘤死亡病例的 13.6%，死亡率居第 2 位。在农村胃癌无论发病率还是死亡率均呈现明显上升趋势，根据中国肿瘤登记系统资料，2014 年胃癌发病率农村比城市高 31.98%，死亡率农村比城市高 40.05%。

（五）肝癌

原发性肝癌的发病率在全球范围内差异较大，部分亚洲和非洲等发展中国家最高，其新发病例占全球发病总数的 80% 左右。如莫桑比克男性肝癌发病率为 109.7/10 万，比美国白人高 58 倍。北美、英国和北欧的发病率最低，如挪威肝癌的发病率仅为 0.8/10 万。

我国肝癌的发病率仅次于非洲国家，在亚洲发病率最高，占全球发病总数的 50%。2018 年我国肝癌新发病例 39.3 万，发病率位居第 5 位；死亡病例 36.9 万，死亡率居第 3 位。我国肝癌的分布特点为，东南地区高于西北地区，沿海地区高于内陆地区。例如，根据 20 世纪 70 年代的统计资料，江苏启东地区年平均死亡率为 48.39/10 万。肝癌多见于男性，男女之比为（3～6）:1。可发生于任何年龄，但以中、壮年为多见，40～60 岁占 90%。肝癌与乙肝病毒感染密切相关，其中 60% 以上的肝癌与乙肝病毒感染有关。目前的研究已证实，乙肝疫苗接种能有效地预防乙肝病毒感染，从而对肝癌的预防起重要作用。

（六）食管癌

与其他肿瘤相比，食管癌发病的地理差异更明显。食管癌高发的南非其男性发病率是西非的 30～40 倍，而南非和中国的女性食管癌发病率则比东欧高出 20 倍以上。男性食管癌发病率最高的是南非（主要是黑人，47.0/10 万）和中国（22.1/10 万）。女性食管癌高发区也是南非和中国（均为 12.1/10 万），而欧、美和大洋洲诸国的发病率较低，一般为（2～5）/10 万。

我国食管癌的发病率较高，新发病例数约占全球发病总数的 54%。2018 年我国食管癌新发病例 30.7 万，占全部肿瘤新发病例的 7.2%；死亡病例 28.3 万，占全部肿瘤死亡病例的 9.9%。目前我国仍是食管癌死亡率最高的国家之一，年平均死亡率为 14.59/10 万。近年来，由于肺癌的死亡率显著上升，使食管癌在恶性肿瘤的死亡顺位有所下降。

四、恶性肿瘤危险因素的研究

恶性肿瘤的发生具有多因素的特点，是多种因素共同作用的结果。75%～80% 的人类肿瘤是由包括饮食、生活方式在内的环境因素引起的。致癌的环境因素包括物理、化学及生物因素，其致癌效应依赖于暴露时间、剂量和持续性。除环境因素外，遗传因素在肿瘤的发病中也起重要作用，肿瘤的发生是环境因素和遗传因素共同作用的结果。

（一）生活行为方式

吸烟是肺癌、心血管疾病等世界六大疾病的危险因素，每年导致全球 540 万人和中国 120 万人死亡。吸烟也是最主要的肿瘤环境危险因素，占 30%，是肿瘤死亡的首要原因，这其中 80% 为肺癌。除肺癌外，吸烟还是食管癌等近 10 种肿瘤的确切危险因素，并与多种肿瘤相关。此外，二手烟的暴露造成青少年肺功能损害，并使成人患肺癌的风险提高 20%～30%。

除吸烟外，有报道认为，饮酒与口腔癌、咽喉癌等肿瘤的发病相关，长期饮酒还可导致肝硬化，继而可能与肝癌的发生相关。此外，不合理的膳食结构以及与食物有关的各种致癌因素，大约可以导致 1/3 肿瘤发生。因此，改变不良生活习惯，不吸烟，不饮酒，多吃富含维生素的食物及新鲜蔬菜、水果，少吃腌制、熏制食物，注意饮食结构，避免肥胖等可以明显降低肿瘤的发生。

（二）物理化学因素

目前认为凡是能引起人或动物肿瘤形成的化学物质称为化学致癌物。近年来研究发现，对动物有致癌作用的化学物质达 2 000 多种，其中有些与人类肿瘤的形成有关。

根据化学致癌物的作用方式可将其分为直接致癌物、间接致癌物、促癌物三大类。直接致癌物是指化学物质进入机体后能与体内细胞直接作用，不需代谢活化就能诱导正常细胞的癌变。这类化学致癌物的致癌力较强、致癌作用迅速，如亚硝酰胺类致癌物、致癌性烷化剂等。间接致癌物是指化学物质进入机体后需经过体内氧化酶活化才具有致癌作用的化学致癌物。这类化学致癌物广泛存在于环境中，常见的包括多环芳烃类、芳香胺类、亚硝胺类等。促癌物是指单独作用于机体无致癌作用，但能促进其他致癌物诱发肿瘤形成的一类化学物质。常见的如巴豆油、苯巴比妥等。

物理因素的范围很广，包括各种波段的电磁波、紫外线、热辐射、机械刺激等。电离辐射是最主要的物理性致癌因素，可引起人类的多种肿瘤。此外，紫外线、慢性灼伤、机械性与外伤性刺激等物理因素也与某些肿瘤的发生有关。

（三）感染性因素

目前认为，约 1/6 的全球新发恶性肿瘤可归因于感染因素，其中幽门螺杆菌（*H.pylori*）相关胃癌、乙肝病毒／丙肝病毒（HBV/HCV）相关肝癌和人乳头瘤病毒（HPV）相关子宫颈癌占所有感染相关肿瘤的 95% 以上。感染性病因与吸烟同列为肿瘤的前两位危险因素，1/4 以上的肿瘤归因于感染性病因。由于感染相关肿瘤往往预后较差，对健康危害极大。

大量的流行病学证据表明，幽门螺杆菌感染与胃腺癌的发生密切相关，感染者与非感染者相比，发生胃癌的危险性明显增高，因此，1994 年世界卫生组织（WHO）将其确定为人类 I 类致癌物。幽门螺杆菌感染诱发的炎症反应过程在胃癌的发生过程中起重要作用。在炎症过程中伴随着内源性 NO^-、O^{2-}、OH^- 等自由基的产生，可诱发 DNA 的损伤和细胞恶性转化；炎症过程中的细胞变性坏死可诱发细胞再生，从而具有刺激细胞增殖的作用。此外，感染还能改变机体内局部环境，从而影响致癌物的内源性合成、活化等代谢过程，起到辅助致癌的作用。

HBV 是肝癌最重要的危险因素，我国是肝癌患病大国，每年发病和死亡人数占全球的 50%～60%。通过 HBV 疫苗接种和新生儿计划免疫，使乙型肝炎表面抗原（HBsAg）携带率明显下降，对肝癌预防产生了积极效果。此外，HCV 感染也不容忽视，其传播途径与 HBV 相似，但目前并无有效的 HCV 疫苗。

子宫颈癌为女性主要恶性肿瘤之一，生殖道 HPV 感染是子宫颈癌的主要病因，其中 HPV16、18 型是导致宫颈鳞癌的主要型别。通过注射疫苗、筛查及早诊早治，子宫颈癌有望成为第 1 个全面预防甚至消除的恶性肿瘤。美国 21～65 岁妇女巴氏涂片（Pap Smear）检查受检率达

86.7%，子宫颈癌发病率和死亡率大幅下降。针对 HPV16 和 18 型的疫苗接种已在多数发达国家和部分发展中国家开展。

（四）遗传因素

目前认为，环境因素是肿瘤发生的始动因素，而个人的遗传特征决定肿瘤的易感性。通过对遗传性或家族性肿瘤综合征的研究，人们已经鉴定出一些符合孟德尔遗传的高外显度的肿瘤致病基因，因为这些基因处于癌变通路上，所以其胚细胞突变携带者具有很高的患癌风险。

然而，事实上遗传性肿瘤只占极少部分，大多数常见肿瘤是散发性的而不是家族性的，散发性肿瘤的遗传易感性因素尚没有被完全阐明。近年来，国内外学者对具有低外显度的肿瘤易感基因进行了大量研究，发现一些易感基因多态性与常见的一些散发性肿瘤的发病风险密切相关。

易感基因多态性本质上是染色体 DNA 中核苷酸排列顺序的差异性，在人群中出现的频率不低于 1%，其中单核苷酸多态性（single nucleotide polymorphism，SNP）是最主要的多态形式，是决定个体之间遗传差异的重要物质基础，占所有已知多态性的 90% 以上。目前普遍认为 SNP 研究是人类基因组计划走向应用的重要步骤，这主要是因为 SNP 将提供一个强有力的工具，用于高危个体的发现、疾病相关基因的鉴定、药物的设计以及生物学的基础研究等。大量存在的 SNP 位点，使人们有机会发现与各种疾病、包括肿瘤相关的基因组变异。有些 SNP 并不直接导致基因的表达，但由于它与某些疾病基因相邻，而成为重要的标记。

第四节　描述流行病学研究

肿瘤流行病学通常分为描述流行病学、分析流行病学、实验流行病学及理论流行病学。

描述流行病学（descriptive epidemiology）是描述恶性肿瘤在人群、时间和空间（地区）的频率分布，是开展肿瘤流行病学研究首先采用的方法。资料通常来自肿瘤监测资料或通过专门调查获得的数据资料。描述流行病学是流行病学研究工作的起点，也是其他流行病学研究方法的基础。

描述肿瘤分布常用的指标包括：恶性肿瘤发病率、患病率、死亡率及生存率等，下面分别加以描述。

一、描述恶性肿瘤分布常用的指标

（一）恶性肿瘤发病率

恶性肿瘤发病率（cancer incidence）是指在一定时期内，一定人群中新发恶性肿瘤病例出现的频率。观察时间单位通常以年表示。

发病率 = 一定时期内某人群恶性肿瘤新发病例数 / 同时期该人群人口总数 ×100 000/10 万

发病率可按不同特征（如年龄、性别、种族等）分别计算。由于发病率的水平受很多因素的影响，所以在对比不同资料时，应考虑年龄、性别等的构成，进行发病率的标化。通过比较不同特征人群恶性肿瘤的发病率，可用于病因学的探讨和防治措施的评价。

（二）恶性肿瘤患病率

恶性肿瘤患病率（cancer prevalence），也称现患率或流行率。是指某特定时间内一定人群中恶性肿瘤新旧病例所占比例。患病率可按观察时间的不同分为时点患病率（point prevalence）和期间患病率（period prevalence），时点患病率一般不超过 1 个月，期间患病率通常超过 1 个月。

时点患病率 = 某一时点一定人口中现患恶性肿瘤新旧病例数 / 该时点人口数 ×100 000/10 万

期间患病率 = 某观察期间一定人口中现患恶性肿瘤新旧病例数 / 同期平均人口数 ×100 000/10 万

患病率是横断面研究常用的指标，通常用来反映恶性肿瘤的流行情况及对人群健康的影响程度。患病率可为医疗设施的规划、卫生人力的需要量、医疗费用的投入等提供科学的依据。

（三）恶性肿瘤死亡率

恶性肿瘤死亡率（cancer mortality rate）表示在一定期间内，一定人群中死于恶性肿瘤的频率。

死亡率 = 某期间内恶性肿瘤死亡总数 / 同期平均人口数 ×100 000/10 万

死亡率也可按不同特征（如年龄、性别、种族等）分别计算。对不同地区死亡率进行比较时，需将死亡率进行标化后才可进行比较。对于病死率高的恶性肿瘤，死亡率与发病率十分接近，而且死亡率准确性高于发病率，因此常用作病因探讨的指标。

（四）恶性肿瘤生存率

恶性肿瘤生存率（cancer survival rate），又称存活率，是指接受某种治疗的恶性肿瘤患者，经过若干年（通常为 1、3、5 年）后，尚存活的患者数所占的比例。

生存率 = 随访满 n 年尚存活的病例数 / 开始随访的病例数 ×100%

生存率反映了恶性肿瘤对生命的危害程度，也可用于评价某种治疗的远期疗效。5 年生存率是临床评价肿瘤预后的重要指标。

二、现况研究

现况研究，又称现况调查（prevalence survey）或横断面研究（cross-sectional study），是描述性研究的主要研究类型。通过系统地收集特定时间和特定范围人群中恶性肿瘤的发病、死亡及人口学资料，描述恶性肿瘤以及相关因素在人群中的分布，提供病因线索和病因学假说，作为深入开展病因研究的初步依据。现况研究在研究开始时一般不设对照组，而且时间越集中越好。现况研究仅为确立因果联系提供线索，不能据此作出因果推断。

现况研究的类型包括普查和抽样调查。普查（census）即全面调查，是指在特定时期、特定范围内的全部人群均为研究对象的调查，如阶段性全人口死因调查及特定人群中妇女子宫颈癌的普查等。抽样调查（sampling survey），是相对于普查的一种比较常用的现况研究方法，指通过抽样的方法，对特定时点、特定范围内人群的一个代表性样本进行调查，即通过对样本中研究对象的调查来推断其所在总体的情况。

三、恶性肿瘤的监测

恶性肿瘤监测（cancer surveillance）是预防和控制恶性肿瘤的重要对策，是贯彻预防为主方针的一项重要措施。恶性肿瘤监测是指长期、连续、系统地收集恶性肿瘤的动态分布及其影响因素的资料，经过分析将信息上报和反馈，以便及时采取干预措施并评价其效果。我国目前已有卫生健康委员会（卫健委）建立的监测地区恶性肿瘤发病和死亡监测系统，部分省市建立了恶性肿瘤发病和死亡登记报告制度及阶段性全人口死因调查等,对掌握恶性肿瘤的流行状况和制定预防措施发挥了重要作用。

第五节　分析流行病学研究

分析流行病学是在描述流行病学提供初步病因假说的基础上,采用周密设计,检验或验证描述流行病学研究提出的病因假设。分析流行病学通常包括病例-对照研究及队列研究。

一、病例-对照研究

病例-对照研究(case-control study)是分析流行病学方法中最基本、最常用的研究类型之一。病例-对照研究是以确诊的患有某种疾病(如恶性肿瘤或癌前病变)的患者作为病例,以不患有该病但具有可比性的个体作为对照,通过调查、实验室检查等,比较病例组与对照组各种危险因素的暴露情况,推断出某些暴露因素是否是该疾病的危险因素。病例-对照研究是一种回顾性的、由结果探索病因的研究方法,因此也称为回顾性研究(retrospective study)。由于病例来源不同,病例-对照研究又分为以人群为基础的和以医院为基础的病例-对照研究,前者的外部真实性优于后者。

(一)主要设计类型

病例-对照研究的主要设计类型包括:病例与对照匹配及病例与对照不匹配两种。

1. 病例与对照匹配(matching)　即要求对照在某些因素或特征上与病例保持一致,目的是对两组进行比较时排除混杂因素的干扰。如以年龄作为匹配因素,在分析比较两组资料时,可避免由于两组年龄构成的差别对肿瘤和病因因素关系造成的影响。匹配分为频数匹配和个体匹配。

(1)频数匹配(frequency matching):频数匹配不一定要求病例和对照的绝对数相等,重要的是比例相同。频数匹配首先应当知道或估计出匹配变量每一层的病例数,然后从备选对照中选择对照。

(2)个体匹配(individual matching):以病例和对照个体为单位进行匹配称为个体匹配,其中病例与对照1:1的匹配又称配对(pair matching)。

在病例-对照研究中一旦某种因素作了匹配,将不能再分析该因素与肿瘤的关系,也不能分析它与其他因素的交互作用。因此,应避免将不必要的因素列入匹配而造成匹配过度。

2. 病例与对照不匹配　在设计所规定的病例和对照人群中,分别抽取一定量的研究对象,一般对照数目应等于或多于病例人数。对照选择时没有特殊规定。

(二)衍生的病例-对照研究

衍生的病例-对照研究包括巢式病例-对照研究、病例队列研究等,其中巢式病例-对照研究是肿瘤流行病学研究中经常采用的一种研究方法。

巢式病例-对照研究(nested case-control study)是将传统的病例-对照研究和队列研究结合后形成的一种研究方法,即对一个事先确定好的队列进行随访观察的基础上,再应用病例-对照研究的设计思路进行研究。

巢式病例-对照研究是在某特定队列中进行的,其特点是兼顾了病例-对照研究和队列研究的优点。

(三)统计分析方法

病例-对照研究由于不能计算发病率,所以也不能计算相对危险度。病例-对照研究中表示疾病与暴露之间关联强度的指标为比值比(odds ratio,OR)。OR>1说明暴露与疾病之间为"正"关联,OR<1说明暴露与疾病之间为"负"关联。病例-对照研究资料整理及OR的计算方法见表2-1。

表2-1　病例-对照研究资料整理及统计方法

	病例	对照
暴露	a	b
非暴露	c	d

比值比(OR)=ad/bc

二、队列研究

队列研究(cohort study)也称前瞻性研究(prospective study),是分析流行病学研究中的重要方法之一。它通过收集研究特定人群中与肿瘤发病有关因素的资料,随访观察并比较危险因素暴露状况不同人群的结局,如发病率及死亡率等，探讨危险因素与所观察结局的关系，从而验证病因假说。队列研究与病例-对照研究相比，研究设计是由因及果，检验病因假设的能力优于病例-对照研究，能够确证暴露于疾病的因果关系，因此，队列研究在肿瘤流行病学病因研究中广泛应用。

（一）队列研究的主要研究类型

队列研究是在一个特定人群中选择所需的研究对象，根据待研究的危险因素将研究对象分为暴露组和非暴露组，随访观察一段时间后，比较各组肿瘤发病率或死亡率。队列研究依据研究对象进入队列时间及终止观察的时间不同，分为前瞻性（prospective）队列研究、历史性（historical）队列研究和双向性（ambispective）队列研究。

1. **前瞻性队列研究** 前瞻性队列研究是队列研究的基本形式。研究对象的分组是根据研究对象现时的暴露状况而定的，此时研究的暴露因素对肿瘤发生的影响结局还没有出现，需要前瞻观察一段时间才能得到。

前瞻性队列研究的优点是可以直接获取关于暴露与结局的第一手资料，避免了回顾性偏差和研究者的主观偏差，结果可信。其缺点是所需观察的人群样本大、观察时间长、花费大，因而影响其可行性。

2. **历史性队列研究** 研究对象的分组是根据研究开始时研究者已掌握的有关研究对象在过去某个时点的暴露状况的历史资料作出的，研究开始时研究的结局已经出现。

历史性队列研究尽管收集资料的方法是回顾性的，但其性质仍属前瞻性观察，因此，该方法是一种广受欢迎的快速的队列研究方法，具有省时、省力的特点。其缺点是因资料累积时未受研究者的控制，所以未必符合要求。

3. **双向性队列研究** 双向性队列研究也称混合型队列研究，即在历史性队列研究的基础上，继续前瞻性观察一段时间，它是将前瞻性队列研究与历史性队列研究结合起来的一种设计模式，因此可以弥补各自的不足。

（二）统计分析方法

前瞻性队列研究的最大优点是可以直接计算出研究对象中肿瘤的发病率，因此可以直接计算相对危险度（relative risk，RR）。RR值越大，表明暴露与肿瘤的关联强度越大。前瞻性队列研究资料整理及RR的计算方法见表2-2。

表2-2 前瞻性队列研究资料整理及统计方法

	病例	对照	研究人群
暴露	a	b	a+b
非暴露	c	d	c+d

相对危险度（RR）=$[a/(a+b)]/[c/(c+d)]$

（三）队列研究在肿瘤病因与预防中的应用

队列研究作为传统的分析流行病学研究方法虽然在揭示肿瘤发生机制时存在局限性，但是基于大规模人群队列的研究在一方面为进一步开展分子流行病学分析提供了宝贵的人群基础和生物样本；另一方面，通过长期随访和严谨的调查，可以为发现与环境和生活方式等相关肿瘤危险因素、构建和验证肿瘤风险分级模型提供重要的科学依据。

美国国立卫生研究院退休人员协会饮食与健康队列研究（NIH-AARP diet and health cohort）由美国国立卫生研究院国家癌症研究所自1995年开展，参与者为美国退休人员协会成员，约50万人参与，该研究关注饮食、生活方式与肿瘤的关联性研究。基于该队列，研究者开发出不同的肺癌风险预测模型，为美国的肺癌筛查提供依据；发现长期使用口服避孕药与生活方式因素与卵巢癌风险相关；吸烟、高体重指数（BMI）女性的子宫内膜癌风险降低获益最大；BMI与肺癌的负相关并不完全归因于吸烟，另外中心性肥胖可能有助于识别肺癌高危人群。

欧洲癌症和营养前瞻性调查队列（EPIC）研究是世界上最大的队列研究之一，有10个欧洲国家、50万人参与，随访近15年，EPIC旨在调查饮食、营养状况、生活方式和环境因素以及癌症和其他慢性疾病的关系。基于该队列的研究发现：高循环27-羟基胆固醇与绝经后女性乳腺癌风险降低相关，这为女性乳腺癌预防策略的制定提供了新思路；通过增加在棕榈油酸合成中起作用的新生脂肪的生成可能是乳腺癌发生的相关代谢途径，反式脂肪酸可能特异性地增加ER阴性乳腺癌的风险。

中国慢性病前瞻性研究项目（China Kadoorie Biobank，CKB）是北京大学、中国医学科学院与英国牛津大学联合开展的慢性病国际合作研究项目。项目旨在通过建立中国健康人群队列和基于血液标本的基础健康数据库,从遗传、环境和生活方式等多个层次和水平深入研究危害中国人群健康的各类重大慢性病的主要致病因素、保护性因素、发病机制及流行规律和趋势,为有效地制定我国慢性病预防和控制的策略和措施、开发新的治疗和干预手段,提供中国人群的科学依据。基于该队列的分析表明,糖尿病不仅增加中国成年心脑血管疾病死亡风险,也与肝癌、胰腺癌、女性乳腺癌及生殖系统肿瘤死亡相关;饮用过热茶饮料、过度饮酒以及乙醛脱氢酶2(ALDH2)多态共同增加食管癌发病风险;中国人群中糖尿病患病或高血糖水平与肝癌、结直肠癌发生风险增高显著相关;吸烟以及过度饮酒是胰腺癌发病的独立危险因素;Ⅱ型糖尿病与肝癌、胰腺癌以及女性乳腺癌发病风险显著相关。

第六节 实验流行病学研究

实验流行病学(experimental epidemiology)是指在人群中进行随机分组的试验,是流行病学研究的主要方法之一。由于在研究中施加了人为的干预因素,因此也常被称为干预性研究(intervention study)。

目前关于实验流行病学研究的类型,尚没有统一的分类标准。根据不同研究目的和研究对象,可把实验性研究分为临床试验、现场试验和社区试验。也可以根据干预单位分为临床试验和社区试验,前者是以个体为干预单位,后者是以群体为干预单位。肿瘤流行病学根据研究的特点,通常将实验性研究分为临床试验及现场和社区干预试验,前者是指以患者为研究对象的试验,后者是指对一般人群开展的试验。

一、临床试验

临床试验(clinical trial)是以患者为研究对象的实验研究。临床试验是肿瘤流行病学研究中常用的方法,常用于评价抗肿瘤治疗方案,为肿瘤治疗和预防提供科学依据。

(一)临床试验遵循的原则

临床试验必须是前瞻性的,并在严格的质量控制条件下进行。临床试验设计应遵循以下原则:

1. **随机化** 在分配研究对象时应遵循随机化原则,使两个试验组间影响治疗效果和测量结果的背景资料尽可能相似。

2. **设立对照** 临床试验中常采用标准疗法作对照,即以常规或现行的最好疗法作对照。

3. **盲法** 采用盲法以避免研究者和研究对象的主观因素对研究效果的影响。

4. **多中心研究** 多中心临床试验是指由多名研究者按同一试验方案采用相同的方法同步进行的临床试验。多中心临床试验可避免单一研究机构可能存在的局限性。

5. **符合伦理道德** 符合伦理道德是临床试验的基本前提。

(二)临床试验设计

根据设计方案,可把临床试验分为平行设计、析因设计及序贯设计几种类型。

1. **平行设计(parallel design)** 研究对象被随机分配到两组(或多组),分别接受不同的处理,两组同时开始进行研究,同时分析和比较研究结果。受试者被随机分配到各组的平行对照试验称为随机对照试验(randomized controlled trial, RCT),是应用最广泛的一种类型。

2. **析因设计(factorial design)** 是指将处理因素交叉形成不同的处理组合,并对它们同时进行评价,可以评价不同处理的单独作用和联合应用的交互效应。其优点是可以分析联合作用,不足是设计和分析较复杂。

3. **序贯设计(sequential design)** 是指在试验前不规定样本量,患者按进入的先后用随机化方法分配入实验组和对照组,并随时对结果进行分析,一旦可以判定结果,即可停止试验。其优点是符合临床患者陆续就医的实际情况,节省研究样本数。缺点是不适用于慢性病、病程长的随访研究。

(三)临床试验的3个阶段

1. **Ⅰ期临床试验** Ⅰ期临床试验的目的是确定一个合适的剂量供Ⅱ期临床试验使用。Ⅰ期临床试验是起始的小规模试验,主要是观察药物的安全性,确定用于临床的安全有效剂量,因此主要进行的是临床药代动力学研究,包括患者对药物的最大耐受剂量（MTD）、剂量限制性毒性（DLT）等。研究对象一般为10～30人。

由于Ⅰ期临床试验的研究重点不是抗肿瘤作用，一般选择对常规治疗不再有效、经确诊的晚期癌症患者，但需要一般状况良好，肝、肾、心脏等脏器有正常的功能，以便客观评价药物的毒副作用。

2．Ⅱ期临床试验 Ⅱ期临床试验的目的是找出对该药有效的肿瘤类型，并初步评价药物的疗效，注意观察疗效与剂量及给药方案的关系，进一步评价药物的安全性。研究对象一般100～300人。

Ⅱ期临床试验应该首先在最可能产生疗效的患者中试用，而这些患者通常无其他有效的治疗方案可采用。Ⅱ期临床试验最好是在从未接受过化疗的患者中使用。

3．Ⅲ期临床试验 Ⅲ期临床试验一般也称为随机对照试验（RCT）。其目的是在较大的范围内进一步评价新药的疗效、适应证、不良反应、药物相互作用等，为药政部门批准新药从试生产转为正式生产提供科学依据。研究对象一般为1 000～3 000人。

Ⅲ期临床试验应采用多中心性，入选的患者标准也应具有普遍性，以便推广应用。

二、干预试验

干预试验主要包括现场和社区的干预试验，两者均以自然人群作为研究对象，研究样本大，观察时间长。与临床试验相似，干预试验也是前瞻性研究，也需遵循随机、对照及使用盲法的原则。

干预试验的设计原则如下：

1．人群的选择 干预试验的研究人群应该在试验前确定，要首先确定符合要求的入组和排除标准，才能确定研究人群。研究人群应具有代表性，并能满足研究所需要的样本量，即在一定时期内能产生足够数量的结果使试验组和对照组之间具有统计学差异。

2．干预终点的选择 针对肿瘤进行的干预研究一般均以某种肿瘤的发病和死亡作为研究终点，但也可选择替代性研究终点（中间结局变量），如癌前病变的转变等。选择替代性研究终点可以使观察期限缩短，并可以减少所需的样本量。

3．随机化和双盲法 通过随机化分组，使每个研究对象都有同等的机会被分配到各组，以平衡试验组和对照组的混杂因素，提高两组的可比性。另外，为避免研究对象和研究者主观因素的影响，干预试验一般采用双盲法，即研究者和研究对象均不了解试验分组。

4．研究对象的随访和质量控制 研究对象是否有较好的依从性，对干预试验具有重要影响，良好的依从性是保证获得真实效应的重要条件之一。同时，严格的质量控制也是成功的关键，质量控制主要包括干预药物、受试人群及实验室检测等方面。

第七节 分子流行病学研究

肿瘤分子流行病学（cancer molecular epidemiology）是采用流行病学研究方法，结合肿瘤分子生物学的理论和技术，在有代表性人群中用定性或定量方法研究致癌物在体内接触引起的生物学作用及癌变发生机制。一方面，分子流行病学把群体研究与微观研究有机地结合起来，为肿瘤流行病学研究开辟了一个崭新的领域，另一方面，分子流行病学的发展也给肿瘤流行病学研究带来了生机。

随着分子生物学技术的发展和进步，肿瘤分子流行病学研究的内容和方法也得到了迅速的发展，肿瘤分子流行病学的主要研究内容包括：测量环境及内源性致癌物在体内暴露的剂量；了解致癌物在体内代谢过程的个体差异；确定致癌物与靶器官作用的生物有效剂量；评价个体对致癌物的易感性。通过对肿瘤的启动、促进、转化和发展等各阶段的生物标志物的研究，对肿瘤危险因素进行精确评估。

一、致癌因素与癌变机制

人类肿瘤的发生具有多因素的特点，是多种因素共同作用的结果。致癌的环境因素包括物理、化学及生物因素，其致癌效应依赖于作用的时间、剂量和持续性。除环境因素外，遗传因素在肿瘤的发病中也起重要作用，肿瘤的发生是环境因素和遗传因素共同作用的结果。目前关于致癌的环境因素如何启动癌变过程，如何引起癌基因或抑癌基因的改变，个体的遗传因素在致癌物代谢、激活、与大分子结合及对 DNA 损伤修复能力等方面的作用尚不十分清楚，需要用肿瘤分子流行病学方法去探索、研究。

肿瘤分子流行病学研究中很重要的一部分内容是生物标志物的研究，根据肿瘤发生、发展的生物变化过程，可将生物标志物分为四大类：体内暴露剂量、生物有效剂量、早期生物学反应及遗传易感性标志物。根据研究目的和不同研究类型，选择不同的标志物。目前常用的肿瘤标志物检测包括致癌物及其代谢产物；致癌物与大分子结合造成癌基因、抑癌基因、染色体的改变；微卫星不稳定性；肿瘤易感基因多态性等。此外还有细胞、生化、免疫因子的改变、人类白细胞抗原（HLA）亚型等。通过对肿瘤不同阶段生物标志物的检测，研究多基因的改变与肿瘤发病的关系，探讨基因 - 基因、基因 - 环境等交互作用在肿瘤发病机制中的作用，为高危个体的筛选、开展有针对性的个体化治疗、肿瘤预后的监测等方面提供依据。

二、肿瘤的遗传易感性

易感基因多态性是遗传易感的重要物质基础。基因多态性在本质上是染色体 DNA 中核苷酸排列顺序的差异性，在人群中出现的频率不低于 1%，其中单核苷酸多态性（SNPs）是最主要的多态形式。肿瘤的易感基因在很大程度上决定了个体对肿瘤的易感性。与肿瘤相关的单个基因多态性一般不能引起肿瘤，而是一系列易感基因多态性的共同作用以及环境因素的影响决定了某一个体是否患有肿瘤。研究 SNPs 与肿瘤关联最常用的方法是以人群为基础的关联分析，通过在一定人群中选择病例组和对照组，研究某个等位基因或基因型在病例组或对照组出现的频率，评价其与肿瘤的关联性。

（一）基于候选基因策略的关联研究

根据基因功能选择单个或几个 SNPs 进行关联研究的候选基因策略是既往肿瘤遗传易感性研究的常用方法。采用候选基因策略研究比较多的易感基因包括：代谢酶基因、免疫反应相关基因、DNA 损伤修复基因、细胞生长与增殖相关的癌基因和抑癌基因等。

代谢酶基因多态性对于评价个体对环境致癌因素暴露具有重要意义。环境致癌物大多数是前致癌物，没有直接的致癌作用，前致癌物需经体内代谢活化形成终致癌物。使前致癌物激活的酶为Ⅰ相酶，如细胞色素 P450（CYP）酶系统，使致癌物降解失去致癌活性的酶被称为Ⅱ相酶，如谷胱甘肽转移酶（GST）。研究发现代谢酶基因多态性与多种肿瘤的易感性相关。

免疫反应相关基因多态性可能影响个体对生物致病因素引起的炎症反应的强度以及对肿瘤的易感性，目前研究较多的有白细胞介素 1（IL-1）、IL-8、IL-10 和肿瘤坏死因子 α（TNFα）等基因多态性与肿瘤的易感性。

人类细胞具有一系列 DNA 修复系统，以保护基因组的稳定和完整性，在极其复杂的 DNA 损伤修复体系中，已发现某些基因存在多态性，目前研究比较多的有 5,10- 亚甲基四氢叶酸还原酶（MTHFR），碱基切除修复系统重要基因 X 线修复交叉互补基因 1（XRCC1）、着色性干皮病基因 D（XPD），O^6- 甲基鸟嘌呤 -DNA 甲基转移酶（MGMT），8- 羟基鸟嘌呤 -DNA 糖基化酶（OGG）等，这些功能基因多态性造成个体对 DNA 损伤修复能力存在差异。

肿瘤发生过程中涉及众多癌基因的激活和抑癌基因的失活，相关基因的多态性如果影响到基因表达调控或其产物的功能，就必然会影响到个体对肿瘤的易感性。例如 p53 基因第 72 位密码子基因多态性与许多肿瘤的易感性有关，p21、L-myc 基因多态性与多种肿瘤的发病风险相关。

（二）全基因组关联研究及扩展研究

候选基因策略具有一定的局限性，因为肿瘤是多基因参与的复杂过程，候选基因策略无法观察到因实际上存在的多基因间相互作用产生的结果。全基因组关联分析（genome-wide association study，GWAS）可以在全基因组水平上同时研究几万到几十万甚至几百万个遗传变异并加以分析。近年来，随着高通量技术的迅速发展，GWAS 研究取得了重要进展。例如中国科学家运用 GWAS 对多种肿瘤如肝癌、胃癌、肺癌、食管癌、胰腺癌、前列腺癌等进行研究，发现了多个肿瘤易感基因。GWAS 研究一般所采用的样本量非常大，并要进行多个独立验证，因此既能比较全面地观察全基因组遗传变异，又能有效避免候选基因策略的局限性。

过去十余年间，GWAS 发现了大量与肿瘤等疾病和表型相关的遗传位点。但相较于所消耗的人力、物力和财力，从海量遗传信息中仅仅筛选出少量关联易感性位点，对于疾病遗传易感性的解释能力仍有限。GWAS 采用较为苛刻的显著性水平界值，虽然尽可能地避免了假阳性，却可能忽略潜在的重要位点，导致假阴性。另外，GWAS 常规发现的仍然仅仅是统计学意义上的关联，很可能是其他有真实生物学关联的 SNPs 的替代标志物。因此，寻找确切与疾病存在生物学关联的遗传变异才能在肿瘤遗传易感性研究中去伪存真。随着生物信息学等计算和分析方法学的不断进步，将更好地促进人类对海量遗传信息的挖掘。

在后 GWAS 时代，对 GWAS 数据进行深度分析和挖掘并加以利用转化，对于进一步揭示肿瘤遗传易感性和发生机制具有重要的科学意义。针对 GWAS 有意义的位点进行深度测序，评估基因与肿瘤的关系，以及评估遗传变异对基因表达的影响和寻找表达数量性状基因座（expression quantitative trait loci, eQTL），有助于病因学探讨和潜在生物标志物的识别。通过将 GWAS 数据与公共数据库相结合，充分利用现有的生物信息学工具进行功能编译，也有助于发现潜在的具有统计学和生物学意义的遗传易感性位点。而今单一研究机构已经很难积累足够大样本量的研究对象来满足后 GWAS 时代高通路手段所需的统计学效力，客观上强调多中心和大联盟合作的重要性。

第八节　理论流行病学研究

理论流行病学（theoretical epidemiology）又称数学流行病学或流行病学数学模型（mathematical model of epidemiology），它是基于对某一疾病流行过程和流行规律了解的基础上，研究影响疾病发生、发展和流行的主要因素及其相互作用，并使用不同符号代表有关病因、环境和宿主等各项因素，用数学表达式明确和定量地表达病因、宿主和环境之间构成的疾病流行规律，模拟流行过程，同时以现实资料对模型参数进行恰当的估计、检验和校正，进而在理论上探讨不同防治措施的效应。

一、理论流行病学发展回顾

从发展过程上看，理论流行病学最初的研究集中在传染病流行病学范畴，因此其发展历史一般根据 Bailey 的著作《传染病的数学理论》（*The Mathematical Theory of Infectious Disease*）第 1 版（1957）和第 2 版（1975）的发表时间，人为地划分为 3 个阶段。

自 1906 年至 1940 年以前，为理论流行病学发展的早期，研究以确定性模型为主，采用简单的数学模式。Hamer WH（1906）和 Ross（1911）提出的感染性疾病两因素决定性模型和针对疟疾传播的多因素预测模型是该时期的代表性成果，这也是历史上第一次把数学模型应用于流行病学研究。1928 年，Reed LJ 和 Frost WH 提出了 Reed-Frost 模型，该模型简洁直观，用概率论解决了重复感染问题，首次提出确定性模型（deterministic models）概念，为理论流行病学发展作出了重要贡献。1929 年 Soper 应用化学中的质量反应定律，以差分方程进行迭代运算，构建了麻疹流行的确定性模型。

自 1940 年至 1957 年，是理论流行病学发展的中期，在这一阶段，确定性模型与随机模型同时发展，以确定性模型为主导。Mckendrick AG 和 Kermack（1940）提出的"阈理论"及 Muench 在 1950 年发表的"催化模型在流行病学中的应用"为该阶段的代表性成果。MacDonald 等在 1950 年将随机过程（stochastic process）引入已有的数学模型，发展了 Ross 的学说，建立了疟疾的 Ross-MacDonald 模型。1952 年，Maia 改进了 Reed-Frost 模型，提出了隐性感染者模型。

自 1957 年以后，理论流行病学进入了快速发展期，随着数学、统计学和计算机技术的发展，多种新理论和新模型应用到流行病学研究中，取得了许多成绩。近年来，将广义线性思想和随机过程理论相结合的多状态模型、时间序列模型、高维时空动态趋势模型、马尔科夫模型等在疾病的预测中应用较多。随着对疾病发病影响因素、发病机制和规律以及非线性理论的发展,混沌理论、协同论、灰色模型、人工神经网络、支持向量机等被逐渐应用到疾病预测中。而在应用领域上,也突破了传统的传染病、寄生虫病等疾病,开始在慢性病流行病学、遗传流行病学领域进行探索。1957年,Armitage和Doll从人类癌症的年龄分布上提出了"肿瘤形成的二阶段学说",通过分析年龄组别发病率估计肿瘤发生原因,提出了Armitage-Doll多阶段模型,这是首次提出的非传染病流行病学数学模型。

流行病学数学模型广泛应用于流行病学研究的各个领域,按照模型初值对过程和结局的决定程度可分为确定性模型和随机模型;按照时间连续性可分为离散时间模型和连续时间模型;按照其研究内容、目的、用途大致可分为研究疾病流行特征的模型、用于疾病预测的模型和用于效果评价的数学模型3类。

二、流行病学数学模型的构建

流行病学数学模型是用以反映流行规律性的数学式,它以各种符号代表各项因素,将疾病的规律性用数学式表达出来。区别于一般统计学模型,传统的统计学模型一般不以流行过程的理论为基础,仅对某一事件在特定时间、空间内既往资料进行关联分析,所获得的关系值只具有局部意义,预测精度受既往资料限制。

而流行病学数学模型不仅能概括病因、宿主和环境之间的关系,并能显示其量的动态关系。因此,建模前必须对所要研究的疾病的流行过程理论有深刻的了解,基本掌握与流行有关的各因素及彼此之间的关系,明确建立模型的目的。以实际流行过程资料对模型涉及的参数进行恰当的估计,初步建立一个或数个模型,再将模型计算出的理论曲线与现场资料进行拟合,如果差异甚大,说明理论假设不合理,应修改模型的结构;如果曲线特征相符,只是数量有差异,则可能是参数估计不准确,应调整模型参数值;经反复修正,直至模型所计算出的理论值能够符合实际的流行过程,才可称建模完成。

建立一个流行病学数学模型,通常需经过以下几步:

1. 假设模型所描述疾病的类型条件及特征,如疾病的性质、种类、传播方式及群体状态等。

2. 做出必要的模型假设,确定模型结构中的主要因素,这是建模的出发点和基础。如传染病患者数、易感者数、免疫者数等,数学模型不是包罗万象的描述,而是对流行过程的特征概括,因此与疾病流行有重要关系的因素组成模型的基本结构,而次要因素则可暂不予考虑。

3. 确定流行病学等级状态及不同状态之间的转化关系,即模型的重要参数,一般可以从以往流行过程的经验估计而得。

4. 按照建模目的,根据所做假设,利用所掌握的资料和必要的数学手段,建立初步模型。根据实际流行病学资料分析的经验和/或其他理论,确定模型结构中诸要素的相互关系,组成数学公式。

5. 配合实际资料,酌情修改模型结构,或改变参数估计值,重新拟合,直到接近于实际。

三、肿瘤流行病学数学模型实例

近年来肿瘤流行病学研究不断深入,促进、催生了新的数学理论和方法产生并引入肿瘤流行病学理论研究,如基于Cox模型的多状态生存分析模型、危险状态分析法、"时空聚积性"研究方法、人工神经网络模型等。然而这些模型或方法的研究和应用尚处于起步阶段,多应用于肿瘤危险因素的探索中,而对肿瘤发病机制的阐释、流行动力学描述仍需要继续研究。

Armitage-Doll多阶段模型是目前公认的较为经典的肿瘤模型,该模型利用年龄别发病率的分析来估计肿瘤发生的原因。肿瘤发病率作为年龄的函数,有着4种不同类型,其中3类,发病率随年龄增长而上升。动物实验表明,致癌因子中有始动因子(initiator)与促癌因子(promotor)。始动因子可能只有部分的致癌作用,随后又有促癌因子导致癌的形成。始动因子若同促癌因子先后次序颠倒,不致癌,提示癌变过程有阶段性,各阶段相对固定。于是就产生癌变多阶段的理论,即人体细胞因受各刺激因子作用发生连续多次突变而致癌,突变次数可能因癌种而异。这样,肿瘤的发生率就成了年龄与突变次数的函数。突变是人体多至无穷的细胞中发生的小概率的随机事件,属于Poisson过程。

"一次打击"模型：经受致癌因子单次打击，体细胞发生单次突变即有可能致癌者，属此类型。其发病率随年龄增大而下降。

设：λ 为导致细胞每年发生突变的概率；t 为年龄；p 为出现突变的概率；$p_{(0)}t$ 为到 t 年龄时不出现突变的概率；$P_{(t)}$ 为 t 年龄时发病率。

$$p_{(0)}t=e^{\lambda t}$$

$P_{(t)}=1-p_{(0)}t=1-e^{\lambda t}$，为到 t 年龄时发生一次或一次以上突变的概率，亦即到达 t 年龄时的患病率。

多次打击模型：设每个干细胞每年突变率为 λ，产生癌变需要有单细胞克隆发生多次突变（打击）。于是，$S_{(0)}$ 为易感者比例；$P_{n \cdot \gamma \cdot t}$ 为到 t 年龄时几个干细胞各以 λ（突变率）发生 γ 次突变而致癌的概率，亦即经多次（γ 次）打击后在 t 年龄时的累计患病率。

规定 γ 为相互独立的随机事件；$m=$ 一个干细胞每年发生突变的概率；$mt=$ 到达 t 年龄时发生突变的概率；$(mt)^\gamma=$ 到达 t 年龄时发生 γ 次突变的概率；$L=$ 可能发生突变的干细胞总数；$Lm^\gamma t^\gamma=$ 到达 t 年龄时发生 γ 次突变的细胞数。

$$I_{\gamma \cdot t}=\gamma k_\gamma S_{(0)}e^{-k_\gamma t \gamma}$$
$$P_{n \cdot \gamma \cdot t}=S_{(0)}[1-e^{-Lm^\gamma t^\gamma}]$$

以 k_γ 替代 Lm^γ，则有 $P_{n \cdot \gamma \cdot t}=S_{(0)}[1-e^{-k_\gamma t^\gamma}]$

$$I_{\gamma \cdot t}=dP_{\gamma \cdot t}/dt=\gamma k_\gamma S_{(0)}[1-e^{-k_\gamma t^{\gamma-1}}]$$

Armitage 和 Doll 建立此模型后，对多种肿瘤年龄别死亡率进行拟合检验，发现该模型对胃癌、食管癌、结肠癌、直肠癌和胰腺癌的拟合结果较好。并通过模型阐明，对于许多肿瘤而言，死亡率和年龄进行双对数转换后呈线性关系，随着年龄增长，致癌作用等比例累积。并进一步提出假设，认为双对数转化后年龄与死亡率的回归系数代表"打击"次数或突变次数，然而此假设仍待验证。Armitage-Doll 模型中以死亡率替代发病率，是基于肿瘤患者病死率高的前提，然而随着诊断技术和治疗水平的提高，如乳腺癌等肿瘤的早期诊断率和生存率明显提高，因此模型中以发病率直接带入计算拟合更为精确。同时，很多学者认为肿瘤发病率与年龄的函数关系主要在于暴露时间，因此该模型存在高估暴露的可能，应进行校正；此外，该模型假设规定 0 至 γ 次打击为相互独立的随机事件，不考虑先后顺序，如 γ 次事件彼此不独立或存在时序性，则应调整模型。

第九节　目前存在的问题与未来研究发展方向

随着人们对肿瘤病因的不断认识，战略前移，把重点从治疗转向预防，已成为全球肿瘤研究工作者的共识。无疑，肿瘤的预防将成为肿瘤研究工作的焦点和主流之一。不断探索肿瘤病因、制定合理的预防策略并通过流行病学方法在人群中对实施效果进行评估，肿瘤流行病学将在肿瘤预防中具有不可替代的作用。另外，随着人类基因组计划的完成和后基因组时代的到来，特别是近年来高通量分子生物学技术、组学技术的快速发展，给肿瘤流行病学的发展提供了良好的机遇和空间。流行病学应抓住这个机遇，充分利用人类基因组学研究成果和分子生物学技术，从微观上深入探索环境致病因素和宿主遗传因素的交互作用在肿瘤发生、发展中的作用，从生物学机制上认识肿瘤发生发展的生物学行为，通过群体研究筛选肿瘤生物标志物，在肿瘤预警、早诊、精准预防和个体化治疗等方面发挥重要作用。

20 世纪肿瘤流行病学对恶性肿瘤病因的认识、预防及控制做出了重大贡献，与此同时，流行病学方法本身也有了快速发展。21 世纪面临经济全球化、人口老龄化等问题，肿瘤研究将面临更大的机遇和挑战，同样肿瘤流行病学也将面临许多新的挑战和发展的空间。

肿瘤细胞具有高度异质性，存在复杂的网络系统对细胞进行调控，因此在分子水平上认识肿瘤的本质，还存在相当的难度。在临床实践中，由于发现的肿瘤大多为中晚期，治疗效果差，而且缺乏对治疗效果判断的生物学指标，治疗方案仍有相当的盲目性。这些问题远非短期内能够解决。现在许多有识之士，包括一大批临床医师都感到压力巨大，认识到仅靠治疗是无法减轻肿瘤对人类的危害和所造成的巨大的社会和经济负担。应开展更广泛的跨学科、跨专业合作，基础与临床研究并重，特别是应将肿瘤预防作为肿瘤学科发展的主流。

自 20 世纪 80 年代中后期，美国肿瘤研究进行重大战略转移，加强了以预防为目的的基础性和流行病学研究,并取得了初步成果。在 10 种常见恶性肿瘤中,有 8 种发病率持平或下降,其中男性肺癌发病率和死亡率均呈下降趋势,人类终于看到了围剿肿瘤取得的初步成果和曙光。

毫无疑问,对肿瘤来说,预防胜于治疗。21世纪肿瘤防治研究的焦点应为肿瘤预防。提出这一认识具有充分的理论基础。肿瘤发病趋势的变化与人类生活方式包括饮食、吸烟饮酒、感染等因素的改变直接相关,尤其在发展中国家,由于城市化进程的加快,与饮食习惯密切相关的肿瘤发病率明显上升。现在公认引起人类肿瘤发生的原因中,85% 以上是包括生活方式在内的环境因素,大多数肿瘤的发生是环境致癌因素累积暴露的结果。因此,可通过降低这些危险因素的暴露达到抑制和降低肿瘤发生的目的。大多数起源于上皮的恶性肿瘤发生是多阶段的过程,某些重度的癌前病变可维持相当长的时间而不进展到早期癌或浸润癌。这一生物学特征给予人们对肿瘤加以预防的机会,通过适当手段可阻滞、延缓肿瘤的发生。尽管理论上存在对于肿瘤发生进行控制的可能性,但实现这一目标仍有相当艰难的路程。

首先,我们仍缺乏了解哪些人应作为肿瘤预防的重点人群,如在不同性别、不同年龄阶段开展预防的最佳时间以及相应手段。由于肿瘤的发生是一系列危险因素长期作用的结果,为多因素低剂量暴露,其致癌效应依赖于作用的时间、剂量和持续性。由于变量较多,因此许多危险因素与肿瘤发生的直接或间接因果关系仍不十分明确。此外,在相同性别、年龄组的人群中,即使暴露于相同危险因素的人群发生肿瘤的概率仍有很大差别。如吸烟在人群中暴露比例高达 20%~60%,而肺癌发生仍为小概率事件,说明人类遗传的差异造成对肿瘤的易感性不同。如何区别和明确不同人群遗传差异,确定高危人群,仍然是肿瘤研究领域的重大课题。

自 20 世纪 80 年代起,美国、中国、芬兰、日本等国都相继开展了针对肿瘤病因的一级预防,采用化学干预方法如补充体内维生素 E、维生素 C、β- 胡萝卜素及微量元素等,期望通过干预降低肿瘤或癌前病变的发病。遗憾的是,多数试验结果并不令人鼓舞,这些干预剂与人体长期代谢所需的来自天然食物,如新鲜蔬菜所含的营养素是否具有相同生物学效应,仍然是使研究者困惑不解的问题,甚至重新考虑其方向是否正确。

尽管存在上述诸多问题,我们仍然看到一些干预措施发挥了效应。如一般性的控烟包括提高烟草税,以及公共场所戒烟的宣教和禁烟限制措施,使美国成年男性中吸烟人群的比例由 60% 降至 30%,其结果肺癌自 20 世纪 90 年代中期起开始下降,到 1998 年下降了 1.6‰,虽然下降的比例并不高,但考虑肺癌的高发和上升趋势,这一下降在数学函数模型上标志着开始控制这一趋势的拐点。

随着子宫颈癌病因研究取得的重大突破,子宫颈癌成为全球下降最快的恶性肿瘤。通过采取公共卫生手段进行性教育,降低了人乳头瘤病毒(HPV)的感染,加上简便的巴氏涂片检测可以敏感地筛查出重度宫颈上皮癌前病变和早期癌,并积极进行治疗,使子宫颈癌发病率和死亡率分别下降了 78% 和 79%。乳腺癌虽然仍是占女性肿瘤死因第 1 位的恶性肿瘤,但通过检查手段的改善,如乳腺 B 超、钼钯 X 线检查和乳腺磁共振检查使乳腺癌检测的敏感性和特异性大幅度的提高。开展有组织的乳腺普查使早期癌检出率大大提高,明显改善了患者的生存率并提高了生活质量。中国和哥伦比亚三项干预试验表明,根除幽门螺杆菌(H.pylori)感染后,胃癌及癌前病变明显发生逆转。在中国启东市儿童中接种乙肝疫苗后使乙肝病毒(HBV)感染率降低,预示着肝癌的发病率将明显下降。

可喜的是,近些年相当多国家的政府纷纷认识到恶性肿瘤造成了国家的财政负担,已成为重大公共卫生问题,开始从战略上、政策上、财政上对癌症预防加以支持。美国政府将预防肿瘤发生、或从发生第 1 点或在足够早期阶段加以限制作为未来发展方向,以达到预防的目的。世界卫生组织(WHO)也提出通过合理的生活方式预防肿瘤的 5 条建议。这些对于我国的肿瘤预防具有一定的借鉴意义。

中国政府已组织各方面的专家进行论证,并以国家卫生管理部门名义公布了《中国癌症预防与控制规划纲要(2004—2010)》(卫疾控发[2003]352 号)。为实施上述规划,国家卫生部门组织专家编制了《中国癌症筛查及早诊早治指南》（试行），并建立中国癌症高发区防治现场（试点）。中国抗癌协会以民间组织形式呼吁政府限制焦油含量高的烟草的生产，并将烟税提高 50%，同时在中小学开展培养良好生活方式的健康教育课程。国务院于 2016 年印发的《"健康中国 2030"规划纲要》中指出，针对高发地区重点癌症开展早诊早治工作，推动癌症机会性筛查，到 2030 年使总体癌症 5 年生存率提高 15%。总之，目前从政府到团体、研究人员、公共卫生人员都开始高度重视肿瘤的预防。

随着对肿瘤预防意识的不断提高，人们更加清醒地认识到肿瘤的发生是全身系统性疾病，并与环境因素密切相关。越来越多的从事基础、临床和预防学科的研究者开始密切合作，共同努力，通过预防以达到肿瘤少发易治的目的。早在中国几千年前，《黄帝内经》中就已强调治病上策则为预防的思想，这一哲理至今仍具有深刻内涵。

（潘凯枫　李哲轩　游伟程）

参 考 文 献

[1] International Agency of Research on Cancer. Cancer Epidemiology: Principles and Methods. Lyon: IARC, 1999

[2] Rothman, Kenneth J, Sander Greenland, et al. Modern epidemiology. 3rd ed. Philadelphia: Lippincott Williams & Wilkins, 2008

[3] 游伟程. 医学流行病学. 4 版. 北京：人民卫生出版社，2006

[4] Harris, Timothy JR, McCormick F. The molecular pathology of cancer. Nat Rev Clin Oncol, 2010, 7(5): 251-265

[5] Weitzel JN, Blazer KR, MacDonald DJ, et al. Genetics, genomics, and cancer risk assessment. CA Cancer J Clin, 2011, 61(5): 327-359

[6] IARC Working Group on the Evaluation of Carcinogenic Risks to Humans. Tobacco smoke and involuntary smoking. IARC Monogr Eval Carcinog Risks Hum, 2004, 83: 1-1438

[7] Parkin DM, Ferlay J, Devesa SS. Cancer burden in the year 2000: The global picture. Eur J Cancer, 2001, 37 Suppl 8: S4-S66

[8] 董志伟，乔友林，李连弟，等. 中国癌症控制策略研究报告. 中国肿瘤，2002，11: 250-260

[9] 中国癌症中心，卫生部疾病预防控制局. 2012 中国肿瘤登记年报. 北京：军事医学科学出版社，2012

[10] Engle LJ, Simpson CL, Landers JE. Using high-throughput SNP technologies to study cancer. Oncogene, 2006, 25(11): 1594-1601

[11] Goode EL, Ulrich CM, Potter JD. Polymorphisms in DNA repair genes and associations with cancer risk. Cancer Epidemiol Biomarkers Prev, 2002, 11(12): 1513-1530

[12] Rodriguez-Antona C, Ingelman-Sundberg M. Cytochrome P450 pharmacogenetics and cancer. Oncogene, 2006, 25(11): 1679-1691

[13] Sawyers, Charles L. The cancer biomarker problem. Nature, 2008, 452(7187): 548-552

[14] Wynder EL, Hoffmann D. Smoking and lung cancer: scientific challenges and opportunities. Cancer Res, 1994, 54: 5284-5295

[15] Armitage P, Doll R. Stochastic models for carcinogenesis. Proceedings of the fourth Berkeley symposium on mathematical statistics and probability. Berkeley: University of California Press, 1961, 4(30): 9-38

[16] Armitage P, Doll R. A two-stage theory of carcinogenesis in relation to the age distribution of human cancer. Br J Cancer, 1957, 11(2): 161-169

[17] 姜庆五. 流行病学方法与模型. 上海：复旦大学出版社，2007

[18] Chen W, Zheng R, Baade PD, et al. Cancer statistics in China, 2015. CA Cancer J Clin, 2016, 66(2): 115-132

[19] Bray F, Ferlay J, Soerjomataram I, et al. Global cancer statistics 2018: GLOBOCAN estimates of incidence and mortality worldwide for 36 cancers in 185 countries. CA Cancer J Clin, 2018, 68(6): 394-424

第三章　肿瘤预防与防癌筛查及早诊早治

第一节　常见肿瘤预防及控制策略

肿瘤是可预防的慢性非传染性疾病。吸烟、过量饮酒、慢性感染、职业暴露、环境污染、过度暴露于紫外线、缺少身体活动、超重及肥胖和膳食营养不平衡等84种危险因素是目前国际上公认的、比较明确的致癌危险因素。世界卫生组织"全球抗癌行动计划"明确提出4项策略，即通过控烟、改善饮食、增加体育锻炼、减少酒精摄入、消除工作场所致癌因素、接种乙肝疫苗及人乳头瘤病毒（HPV）疫苗等一级预防策略，将肿瘤的预期死亡人数减少40%；通过开展早期检查、早期诊断和早期治疗等二级预防策略，治疗可治愈的肿瘤，将肿瘤的预期死亡人数再度减少33%；通过推广减轻疼痛和改善生存质量的姑息减症策略（即三级预防策略），减轻晚期患者的痛苦；通过建立全国宏观管理体系，提高监测与评价能力以扩大抗癌效益。

2017年，第70届世界卫生大会通过了癌症决议（WHA 70.12），该项决议敦促会员国："依据现有的资源制定和实施全国、全民（所有年龄段）的癌症控制计划并且尽可能与其他卫生干预措施共同实施"。目前，多个国家在综合评估本国肿瘤的疾病负担，相关肿瘤危险因素的暴露水平，社会经济和医疗保健系统实施的基础上，制订了可持续、发展的癌症控制战略计划。不同国家和地区的高发癌谱不同，应参照国际组织和他国的经验与教训，因地制宜制定适宜本国的肿瘤防控策略。例如，欧美国家建议减少暴露日光时间以预防恶性黑色素瘤与皮肤癌；而我国肝癌、子宫颈癌等疾病负担较重，可通过促进和推广乙肝疫苗、HPV疫苗等免疫接种以及筛查等防控相关癌症。基于我国国情，2015年国家卫生计生委、发展改革委等16个部门联合制定并印发了《中国癌症防治三年行动计划（2015—2017年）》，设立了我国癌症防控的总目标："坚持预防为主、防治结合、中西医并重，加强癌症防控体系建设，提高癌症防控能力，实施癌症综合防控策略和措施，为遏制癌症增长、降低癌症疾病负担奠定基础"。2016年，中共中央、国务院印发了《"健康中国2030"规划纲要》和《中国防治慢性病中长期规划（2017—2025年）》指出，开发癌症高发地区重点癌症筛查适宜技术，开展早期筛查和治疗，结合国家免疫规划政策，加强对癌症高风险人群乙型肝炎、人乳头瘤病毒等疫苗的预防接种。

根据上述目标，我国制定了相应的癌症主要防治策略和措施。

一、建立政府领导、多部门合作、全社会参与的癌症防治工作体制

各部门履行职责，落实综合措施，加强组织领导，完善工作机制。对卫生计生委、发展改革等16个部门进行职责划分、分工明确、落实工作责任，建立国家和省级癌症防治工作领导协调机制，完善政府领导、部门协作，动员全社会、全民参与的防治工作机制，同时对各部门开展考核评估，综合评价癌症防治效果，目的是从多角度、多方位为进一步加强和促进肿瘤的防治奠定基础。

二、加强肿瘤防控体系建设，收集肿瘤相关信息，强化队伍建设，提高服务能力

收集和分析癌症发病率、死亡率和生存率等基本信息，制定、评估癌症防治策略和措施，为癌症防治措施提供科学依据，但是可靠的数据来源、专业的医师队伍水平是肿瘤登记数据的基石，其重点工作包括：

1. 推进国家癌症中心、全国癌症防治协作网

络建设，提高区域癌症防治服务能力。

2. 加强各级疾病预防控制机构、医疗机构、妇幼保健机构、健康教育机构和基层医疗卫生机构等人员培训，完善癌症综合防治网络。

3. 健全肿瘤登记报告制度，实施《肿瘤登记管理办法》，加强肿瘤信息收集工作，扩大肿瘤登记覆盖面，编绘全国癌症地图。

4. 建立医院肿瘤病例信息监测体系，收集癌症临床诊治及预后信息，科学指导癌症规范化诊疗。

三、积极推行癌症防治的有效预防措施，控制主要危险因素

肿瘤防治应积极开展健康教育，提高公众对癌症主要危险因素的知晓率；针对危险因素，制订预防和控制策略和计划，将癌症预防措施纳入慢性非传染性疾病综合干预防控工作中，并认真组织实施。重点工作包括：

1. 制订癌症综合防治相关规范和指南。

2. 履行国际《烟草控制框架公约》，制订并实施国家控制烟草行动计划，将控制烟草作为我国癌症预防与控制的主要策略。

3. 进一步控制乙肝病毒感染，落实新生儿接种乙肝疫苗的规定并扩大其覆盖面，使全程接种率达到85%以上，积极推进HPV疫苗的研发与应用。

4. 向公众宣传"中国居民膳食指南"，调整居民膳食营养结构，倡导健康生活方式，发挥营养干预的综合防病效益。

5. 加强环境保护力度，针对当前影响人体健康的突出环境污染问题，开展综合整治，减少污染物排放。

6. 实施《中华人民共和国职业病防治法》和国家职业卫生标准，改善作业环境，强调个人防护和轮岗作业，降低职业致癌物、电离辐射等风险暴露，加强职业性肿瘤相关标准的制订、修订工作，逐步降低职业危害并减少由此所致的癌症。

四、制订并组织实施重点癌症早期发现、早期诊断及早期治疗，提高诊疗手段

目前我国"重治轻防"的局面正逐步好转，应将癌症的早期发现、早期诊断及早期治疗作为我国提高5年生存率及降低死亡率的主要策略之一，进一步扭转我国医院以治疗中晚期患者为主的状况，提高癌症防治资源的利用效率。重点工作包括：

1. 对公众加强宣传和普及癌症防治的基本知识，尤其是针对癌症预警症状或体征。

2. 对发病率高、筛查手段成熟的食管癌、子宫颈癌等重点癌症，扩大早诊早治项目覆盖面，对筛查手段尚不成熟的重点癌症，优化筛查适宜技术。发挥癌症早诊早治项目试点地区的示范带动作用，探索建立癌症筛查和早诊早治的长效机制，培训相关临床队伍、推广临床诊治技术。

3. 研究并制订加强防癌体检的规范化管理、早诊早治技术指南及相应的管理条例，加强对"防癌体检"的准入管理和监督，避免过度筛查，促进癌症筛查、早诊早治的健康发展。在条件成熟的地区探索建立政府指导、医疗机构实施、健康管理机构参与的防癌体检运行机制。

4. 增强医务人员癌症早诊早治的意识和能力，推广癌症机会性筛查，提高医院就诊患者早诊率。加强医疗卫生机构癌症诊疗能力，加强筛查、诊疗等新技术的推广，个体化、规范化治疗方案及完善相关常见癌症诊疗规范的应用，提高患者生存率和生活质量。

5. 建设癌症康复、姑息治疗和临终关怀机构，建立肿瘤的双向转诊、急慢分治制度；加强癌症患者的康复指导、疼痛管理和心理支持，对晚期患者开展姑息治疗和临终关怀。

第二节 肿瘤的三级预防措施

肿瘤预防（cancer prevention），是指通过降低肿瘤的发病率来降低肿瘤的死亡率，是人类抗癌活动的重要组成部分。具体包括通过远离各种环境致癌危险因素，预防肿瘤发病相关的感染因素、改变不良生活方式、适当的运动、保持精神愉快以及针对极高危人群或者癌前病变采用一定的医疗干预手段来降低肿瘤的发病风险。

恶性肿瘤的发生是机体与外界环境因素长期相互作用的结果。世界卫生组织（WHO）认为通过健康教育计划和通过预防已知的致癌因素，约1/3的癌症是可以预防的。通过普查，早期发现

癌症患者,另外约 1/3 的癌症患者可以得到早期诊断和治疗。还有 1/3 的癌症患者,通过积极治疗,仍可能延长生存时间,提高生活质量。肿瘤预防以降低恶性肿瘤的发病率和死亡率为目标,力求减少恶性肿瘤对国民健康、家庭的危害以及对国家医疗资源的消耗,减轻恶性肿瘤导致的家庭和社会的经济负担。因此,肿瘤预防应该贯穿于日常生活中并长期坚持。自 20 世纪 80 年代初,预防医学和社会医学专家提出了癌症三级预防的概念。

一、一级预防

一级预防(primary prevention),又称病因预防,其目的是防止癌症的发生,是癌症预防的关键。其任务包括对各种癌症病因、致病因素和危险因素采取预防措施,针对化学、物理、生物等具体致癌、促癌因素和体内外致病条件,通过防癌公共卫生宣传和健康教育,采取预防措施,并针对健康机体,加强环境保护、养成健康的生活方式(如适宜饮食、适宜体育运动),提高人群对肿瘤的认识,自觉采取健康的生活方式和卫生习惯,消除肿瘤发病危险因素对人类的作用,提高机体防癌能力,以增进身心健康,防患于未然。

癌症一级预防的方法多样,是一种最节约卫生资源、最有效的预防措施,其中包括通过注射疫苗[如乙肝疫苗预防肝癌,人乳头瘤病毒(HPV)疫苗预防子宫颈癌]预防病毒感染,预防肿瘤;改变不良生活习惯,保持健康生活方式,通过控制烟草摄入量预防肺、咽、喉及食管部肿瘤,也使其他部位如膀胱、胰腺和肾发生肿瘤的危险性降低。此外,按照中国营养学会公布的膳食指南,调整膳食结构,增加膳食纤维的摄入量,减少高脂、高糖饮食的摄入,可预防结肠癌、乳腺癌、食管癌、胃癌和胰腺癌等多种癌症。平衡膳食结构与体力活动、限制大量饮酒、避免紫外线过度照射、避免超重和肥胖、减少接触环境和职业危险因素等均是肿瘤有效的一级预防措施。对于吸烟、环境或职业致癌因素等,我国可通过行政命令和法律条文做出严格规定,保护个人和社会免遭其危害;也可利用电台、电视、报刊等媒体广泛宣传癌症危害,普及癌症防治知识,使公众正确认识癌症,树立癌症可防可治的正确观念,

建立安全健康的生活方式,从而预防癌症的疾病负担。

二、二级预防

二级预防(secondary prevention),也称临床前预防或"三早预防",其目标是防止疾病的发展。针对癌症症状出现以前的那些潜在、隐匿的疾患以及无自觉症状的早期恶性肿瘤患者和易患肿瘤的高危人群、癌前病变者,采取"三早"(早期发现、早期诊断、早期治疗)措施,进行干预阻止或减缓疾病的发展,恢复健康。早发现、早诊断、早治疗是提高癌症治愈率、降低癌症死亡率的关键。人体所患的恶性肿瘤大多数发生在身体易于查出和易于发现的部位,多种肿瘤都可以通过健康体检、肿瘤普查以及定期的随访进而早期发现和治疗癌前病变;教会患者常见肿瘤的自我检查方法,以阻断疾病进程。

对于公众,应宣传教育,使公众识别并重视早期发现肿瘤的十大危险信号.①体表或表浅可触及的肿块逐渐增大;②持续性消化异常,或食后上腹部饱胀感;③吞咽食物时胸骨不适感乃至哽噎感,尤其是来自食管癌高发区或者是食管癌家族史;④持续性咳嗽,痰中带血,对长期吸烟或者肺癌家族史者特别重要;⑤耳鸣、听力减退、鼻出血、鼻咽分泌物带血;⑥月经期外或绝经期后的不规则阴道出血,特别是接触性出血;⑦大便隐血、便血、血尿;⑧久治不愈的溃疡;⑨黑痣、疣短期内增大、色泽加深、脱毛、痒、破溃等症状;⑩原因不明的体重减轻。

此外,早期发现的最主要方法是防癌普查,定期体格检查和自我检查。在癌症最早期,甚至在癌前期阶段应用特殊的检查方法(如用宫颈脱落细胞学筛查子宫颈癌、超声筛查乳腺癌、低剂量螺旋 CT 筛查肺癌等)将其发现,并及时治疗癌前病变,以控制其发展。肿瘤的二级预防不仅能减少治疗费用,避免发展成晚期癌症,而且能显著提高治愈率,降低死亡率。

三、三级预防

三级预防(tertiary prevention),又称临床预防或康复预防。是以防止病情恶化、防止残疾,提高恶性肿瘤治愈率、生存率和生存质量为目标。

其方法是通过多学科综合诊断和治疗，正确选择合理的、规范化诊治方案，为能够治愈的肿瘤患者提供根治性治疗，以达到康复和治愈为目的；为无法治愈的患者提供姑息治疗、止痛疗法和临终关怀，以消除痛苦、恢复体力、延长生存时间、改善生活质量为目的。

对无法治愈的患者的姑息治疗包括：①对疼痛患者进行三阶梯止疼；②给予有效的心理治疗，稳定患者情绪；症状及功能状态的管理；③调节饮食，补充营养；④保持安静，增加睡眠；⑤给予耐心细致的医疗护理，从精神上和身体上安慰患者；⑥与患者及家属建立良好关系，帮助患者及家属正确理解疾病及预后；⑦评估并满足应对的需求（如提供尊严疗法）。

第三节　肿瘤的病因学预防

肿瘤发生的相关危险因素包括遗传和环境因素，其中由遗传因素引起的肿瘤占 2%～5%，而绝大多数肿瘤的发生是由环境因素（或生活方式）引起的。值得强调的是，发展中国家的大多数常见肿瘤都是可以通过不同预防措施来避免的。设立癌症预防的优先策略是需要掌握癌症的疾病负担和主要病因，从而使癌症防治更加有效。在过去 50 年里，由 WHO 国际癌症研究中心（WHO/IARC）主导完成了 84 种人类致癌剂评估报告，使肿瘤主要环境危险因素人群归因危险度的估计成为可能，而人群归因风险的准确估计又为肿瘤预防策略的制订提供了科学依据。

从全球范围来讲，1981 年，英国著名流行病学家多尔（Doll）和皮托（Pito）率先探讨了发达国家常见癌症死亡的人群归因风险或可避免百分比。报告指出，美国等发达国家癌症的发生由遗传等无法避免的原因引起的比重较小，而超过 80% 的癌症死亡是由可避免的生活方式和环境因素所致，其中最主要的可避免原因是吸烟（30%），其次是与饮食习惯有关的生活方式（20%～45%）、各种感染（约 10%）和暴露于职业致癌环境（约 4%），这为人类癌症的预防提供了可信的依据。随后，各国科学家继续对此进行了更深入的探索和分析，分别探讨各国癌症的归因负担。此外，各国科学家也针对各类危险因素，

分别评估其对肿瘤的归因负担。例如，2016 年，由 WHO/IARC 完成的最新有关感染因子引起的肿瘤负担的研究报告显示，按 2012 年国际肿瘤登记数据推算，全球 2 200 万恶性肿瘤新发病例中 15.4% 由可预防或治疗的感染因子引起。其中，欠发达国家由慢性感染引起的肿瘤占 50%，是发达国家（5%）的 10 倍。

中国肿瘤死亡人数占全球肿瘤死亡总数的 27%，中国人群肿瘤危险因素的人群归因危险度的估算，可为全球肿瘤的预防提供宝贵的理论数据。2017 年中国癌症中心对中国人群肿瘤危险因素的归因危险度评估数据显示，我国总癌症死亡中，45.2% 是可以预防和避免的（男性为 51.6%，女性为 34.9%），明显高于相应的全球平均水平（35%），而日本、意大利、英国和澳大利亚各国分别为 46.2%、37.9%、37.1% 和 38.0%。中国居民肿瘤死亡的 29% 由慢性感染引起，其中男性为 32%，女性为 25%。最常见的感染致癌因子是幽门螺杆菌（HP）、乙型或丙型肝炎病毒（HBV 或 HCV）和人乳头瘤病毒（HPV）。与感染相关的胃癌和肝癌的死亡率极高，因此由感染因素造成的中国人群肿瘤死亡负担最为严重。其次为吸烟，其归因危险度为 18.1%，男性和女性分别为 26.4% 和 4.0%，再次为营养膳食、饮酒和暴露于职业和环境致癌物质或场所等。中国肿瘤归因危险度的定量估计，为我国人群的肿瘤防治工作奠定了理论基础。

针对上述危险因素，有以下几种肿瘤常见的一级防控措施：

一、防控慢性感染因子

针对上述主要几种感染因子，可通过推广疫苗预防接种等有效干预措施，减少人群肝炎病毒、幽门螺杆菌（HP）、人乳头瘤病毒（HPV）等感染机会。肝癌是中国人群中最常见的与感染相关的癌症，半数以上的肝癌是由 HBV 慢性感染引起。2017 年，国家癌症中心按 2013 年国家肿瘤登记数据推算我国 HBV 引起的肿瘤是 227 110 例，其人群归因风险值（population attribution fraction，PAF）为 10.3%，其中男性是 168 070 例（12.1%），女性是 59 010 例（7.3%）。因此，肝癌的一级预防主要是预防 HBV 的感染，我国主要

通过对新生儿接种 HBV 疫苗预防其感染,效果显著;幽门螺杆菌可引起胃癌,HP 疫苗是我国独立研发、具有自主知识产权的疫苗,但自 2008 年注册试验成功、获得国家一类新药证书以来,至今未完成产业化生产;人乳头瘤病毒是引起子宫颈癌的必要条件,HPV 疫苗可有效地预防 HPV 感染,2017 年由 HPV 感染引起的女性肿瘤是 26 790 例,其人群归因风险值是 3.3%。截至 2019 年 5 月,我国药品监督管理局已经批准上市的有二价、四价及有条件批准上市的九价 HPV 疫苗和等待批准上市的国产二价疫苗,未来可通过接种预防性 HPV 疫苗和筛查来预防子宫颈癌。我国可进一步推进和完善 HBV 疫苗的接种,进一步加强 HPV 疫苗的接种推广,同时尽快促进 HP 疫苗的产业化生产,有效防控上述三大感染因子。对于其他感染因素,疫苗尚未研制成功,可通过抗生素或其他中西医结合抗炎、抗感染制剂治疗已被感染的人群,同时采取公共卫生措施改善集体和个人卫生状况来降低各种炎症、感染的危害。例如,利用农村地区的改水、改厕工程,加强预防消化道传染病的宣传工作等。未来也需要进一步加强基础研究,继续研发其他相关的预防性疫苗。

二、控烟

我国是世界上最大的烟草生产国和烟草消费国,据 2015 中国成人烟草调查报告统计数据显示,中国 15 岁及以上现在吸烟者为 3.16 亿,吸烟率为 27.7%。可见,我国吸烟问题十分严重,上述吸烟归因危险度评估发现吸烟对癌症的死亡归因百分比为 18.1%,其中男性为 26.4%,女性为 4.0%。吸烟不仅可引起肺癌,并与喉癌、口腔癌、食管癌、膀胱癌、胰腺癌、肾癌、结直肠癌、急性髓系白血病和卵巢黏液性肿瘤等多种癌症的发生有密切关系。同时,吸烟者不仅危害本人健康,也对周围非吸烟者产生严重的危害,即二手烟危害。香烟或烟草在燃烧时会产生大量环境烟草烟雾(ETS),这些烟雾由侧流烟雾和主流烟雾组成,侧流烟雾比主流烟雾中含致癌化合物的水平更高,而侧流烟雾主要为周围非吸烟者被动吸入。例如吸一支香烟,主流烟雾中的强致癌物 N-亚硝胺为 4.1~31.1mg,而侧流烟雾却高达 597~

735mg。据 2017 全球疾病负担研究(GBD2017)报道,2017 年二手烟引起癌症死亡病例为 115 万,肺癌病例为 100 万,女性的被动吸烟不容忽视。Blot 将多项有关被动吸烟与肺癌关系的研究进行了综合分析,发现非吸烟者的妻子因丈夫吸烟而患肺癌的危险性增加 30%(RR=1.30),一些与吸烟者共同生活的女性,患肺癌概率比常人高 6 倍。Hirayama 观察了日本 91 540 不吸烟已婚妇女的死亡情况,发现:丈夫不吸烟的妇女肺癌标化死亡率为 8.7/10 万;丈夫每天吸烟 1~19 支的妇女肺癌标化死亡率为 14/10 万,RR=1.61;丈夫每天吸烟 20 支及以上的妇女肺癌标化死亡率为 18/10 万,RR=2.08。国际肺癌联合会做的一项系统评价结果证实,被动吸烟的人群患肺癌的风险比不吸烟的人群高 1.31 倍;与吸烟者一起生活的从不吸烟的人比没有吸烟的人患肺癌的风险高出 26%~30%,与吸烟者共同生活的女性患肺癌概率比常人高 6 倍,随共同生活时间年限的增加患癌的风险增加,共同生活 40 年以上者 RR=1.7,鳞癌和小细胞肺癌的相对危险度更高。非吸烟女性中,11% 的肺癌死亡归因于被动吸烟。反之,吸烟者戒烟后,其比一般吸烟者(每天 1 包)的死亡率有明显下降。我国青少年遭受二手烟雾的危害较重,据统计 72.9% 的学生在家、室内、室外公共场所以及交通场所暴露于二手烟。因此,防止尝试吸烟和降低吸烟率,减少被动吸烟是我国癌症防控的重点。

世界卫生组织(World Health Organization,WHO)提出最有效的控烟措施为以下 6 种:M,监测烟草流行和预防政策;P,保护人们免受烟草烟雾危害;O,提供戒烟帮助;W,警示烟草危害;E,确保禁止烟草广告、促销和赞助;R,提高烟税。从世界各国的经验来看,立法是控烟的最有效措施。中国作为《烟草控制框架公约》的缔约国正在努力实践这部国际法,2007 年和 2012 年我国卫生部分别发布了《中国控制吸烟报告》和《中国吸烟危害健康报告》,2014 年和 2015 年中国疾病预防控制中心发布《第一次全国青少年烟草调查》和《2015 中国成人烟草调查报告》;2018 年我国北京、天津等 20 个城市制定了地方性控烟立法,明确规定室内公共场所和工作场所禁止吸烟。通过上述一系列措施,降低人群的吸烟率,中国城市人口的肺癌死亡率开始略有下降。

三、调整营养膳食结构

膳食因素致癌的原因包括两方面，一方面是膳食结构不合理，表现为高脂、高能量、少膳食纤维尤其是蔬菜、水果摄入不足，可引起超重、肥胖及微量元素和维生素缺乏；另一方面是食物储存、烹制过程不当，可产生各种生物或化学致癌物。高脂、高能量膳食可增加结直肠癌、乳腺癌和前列腺癌的发病风险；食物中长期缺乏维生素、硒等微量元素的地区，胃癌、食管癌发病率较高。WHO建议每天至少需要摄入600g水果和蔬菜，可以使肺癌、胃癌以及食管癌分别减少12%、19%和20%，并能有效地预防癌症和其他慢性疾病。《中国居民膳食指南》建议人群每天摄入蔬菜300~500g，水果200~350g，才能满足人体对营养素的需求。2017年，国家癌症中心依据2013年肿瘤登记数据推算，我国由于水果、蔬菜摄入不足导致癌症死亡的人群归因风险值是6.9%，其中男性为7.3%，女性为6.3%，提示我国人群中蔬菜水果摄入不足。选择健康食谱，保持营养均衡是预防肿瘤的重要措施。因蔬菜、水果中含有大量的胡萝卜素、红色素、β胡萝卜素、叶酸、叶黄素、黄色素和膳食纤维等，增加新鲜蔬菜和水果的摄入，可降低癌症的发病风险。同时，应适当减少腌制食品、红肉的摄入。此外，我国应进一步加强食品安全管理与监督，加大力度查处食品在生产、加工和销售等环节的污染问题以及食品添加剂的质量问题，提倡选择多样化食品的健康食谱。

四、限制饮酒

饮酒是口腔、咽部、食管、肝、结直肠及女性乳腺癌等癌症高发的危险因素，癌症预防应限制过度饮酒，防止酒精的危害。《中国居民膳食指南》推荐当前不饮酒者，建议以后避免饮酒；对于饮酒者，建议限制酒精的摄入量即儿童少年、孕妇、乳母不应饮酒，成人如饮酒，男性1天饮用酒的酒精量不超过25g，女性不超过15g。我国可加强对过度饮酒危害的宣传和制止，阻断未成年人接触酒精性饮料的渠道，禁止向未成年人出售酒精饮料的立法进程。

《中国防治慢性病中长期规划（2017—2025年）》的目标是：到2020年，慢性病防控环境显著改善，降低因慢性病导致的过早死亡率，力争30~70岁人群因癌症导致的过早死亡率（%）、总体癌症5年生存率（%）、高发地区重点癌种早诊率（%）较2015年降低10%、提高5%和达到55%；到2025年，慢性病危险因素得到有效控制，实现全人群全生命周期健康管理，力争30~70岁人群因癌症导致的过早死亡率（%）、总体癌症5年生存率（%）、高发地区重点癌种早诊率（%）较2015年降低20%、提高10%和达到60%；逐步提高居民健康期望寿命，有效控制慢性病疾病负担，明确提出在人群中开展控烟、控酒、预防接种和推动健康生活方式等相关的策略和措施，以达到降低癌症死亡率，提高生存率的最终目标。

第四节　肿瘤的筛查与早诊早治

筛查（screening）是肿瘤二级预防的方法，通过在特定的高风险人群中筛检癌前病例或早期肿瘤病例，可对癌症进行早期发现，早期诊断和早期治疗。目前通过各项血液检查指标、B超、X线、肛门直肠指检、液基细胞学涂片或HPV筛查、乳腺钼钯摄片等方法对多种肿瘤进行筛查。笔者将目前几种常见肿瘤的筛查方法汇总于表3-1，部分肿瘤目前国际上已有明确的筛查规范，如子宫颈癌，乳腺癌，肺癌；部分肿瘤目前国际上尚无明确的筛查规范，但属于地域性肿瘤，可在高发地区推行筛查方案（如鼻咽癌）。

各种肿瘤的筛查方法效果不同，各有利弊。以子宫颈癌为例，其筛查方法有6种，各有优势和特点，适合不同地区和人群：①巴氏涂片（Pap smear），该方法是发达国家常用的筛查方法，半个多世纪以来为子宫颈癌的防治做出了重要贡献。但是，该方法需要高标准的细胞学检查系统和能准确阅片的高水平细胞学技术人员，而且该方法敏感度较低，常因无法立即得到筛查结果而容易造成大量失访。因此，该技术很难在发展中国家推广和应用。②醋酸染色后肉眼观察法（VIA），该方法价格低廉、设备简单、易于培训、立即出结果，在保证培训和有效质控的前提下，可作为有效的子宫颈癌筛查技术用于发展中国家，因

表 3-1 常见肿瘤的筛查方法一览表

肿瘤	筛查方法	筛查人群及筛查频率
国际已有明确筛查规范		
结直肠癌[a,b]	粪便免疫化学检测、高灵敏度愈创木脂粪便隐血试验(每年) 多靶粪便 DNA 检测(每 3 年) 结肠镜检查(每 10 年) CT 结肠成像检查(每 5 年) 软式乙状结肠镜检查(每 5 年)	45～75 岁人群:根据个体偏好,定期进行粪便或仪器检查 76～85 岁人群:根据个体偏好、预期寿命、健康状况及筛查历史,制定个体化筛查策略 ≥86 岁人群:不建议进行筛查
子宫颈癌[a,b]	细胞学检查(巴氏涂片、薄层液基细胞学)、高危型 HPV DNA 检测、醋酸碘染色肉眼观察	21～29 岁女性:每 3 年进行常规或液体涂片检查 30～65 岁女性:每 5 年进行 1 次 HPV 检测和巴氏涂片检查(首选),或每 3 年单独 1 次巴氏涂片检查(可接受) >65 岁女性:既往 10 年内连续 ≥3 次巴氏涂片检查阴性,或 ≥2 次 HPV 检测和巴氏涂片检查阴性,5 年内检测 1 次后停止筛查 全子宫切除的女性:无须筛查
乳腺癌[a,b]	临床乳房检查(CBE)、乳房自检、乳腺 X 线钼靶摄片(MAM)、磁共振成像(MRI)、乳腺超声检查	40～54 岁女性:每年筛查,40～44 岁开始 ≥55 岁女性:2 年筛查 1 次,或者每年 1 次 预期寿命 ≥10 年且整体健康状况良好,就应该继续筛查
子宫内膜癌[a]	子宫内膜活体检查、阴道超声	绝经期女性:告知子宫内膜癌的风险和症状,强烈建议出现症状立即报告医生
前列腺癌[a]	血清前列腺特异性抗原(PSA)测定、直肠指检、直肠超声检查	≥30 岁男性;预期寿命 ≥10 年的男性,告知前列腺癌筛查相关的益处、风险和不确定性信息之后,与医师共同制定筛查策略
肺癌[a,b]	低剂量螺旋 CT、X 线、痰脱落细胞学检查、生物学标志检测	(55～74 岁)人群:目前吸烟或戒烟不足 15 年;吸烟 ≥30 包 /a;目前仍在吸烟,正在接受循证戒烟咨询;对低剂量螺旋 CT 筛查相关的潜在益处、局限性和危害等信息知情并理解;有条件到较高级别的肺癌筛查和治疗中心进行检查 筛查频率:每年 1 次
国际尚无筛查规范,属我国重点筛查癌种		
食管癌[b]	食管拉网脱落细胞检查、液基细胞学、内镜下碘染色及多点活检	高发地区、高危人群的筛查
胃癌[b]	血清胃蛋白酶原(PG)、胃镜、活检、X 线上消化道造影、气钡双重对比造影	高发地区、高危人群的筛查
肝癌[b]	血清 HBsAg、血清甲胎蛋白(AFP)检查、超声检查	高发地区、高危人群的筛查
鼻咽癌[b]	头颈部检查、EB 病毒壳抗原抗体(EBVCA/IgA)、EB 病毒核抗原抗体(EBNA1/IgA)、鼻咽镜检查、鼻咽活体组织检查	高发地区、高危人群的筛查

注:a. 美国癌症协会(ACS)中有明确筛查规范的肿瘤;b. 中国癌症筛查及早诊早治项目技术方案中确定的重点筛查肿瘤

此 WHO 推荐在经济不发达地区可以采用该法作为子宫颈癌筛查的方法。但该方法主观性强,可重复性差,灵敏度(70.9%)和特异度(74.0%)均相对较低。③薄层液基细胞学技术(LBC),该方法是传统细胞学的改进,不仅提高制片质量而且大大降低了巴氏涂片的不满意率同时加快阅片速度,识别宫颈病理高度病变的灵敏度和特异度分别达到 87.9% 和 94.7%,极大地降低了假阴性率。但是,该方法价格昂贵,对制片设备要求较高且需要高水平的细胞学阅片人员,难以在资源匮乏的地区推广应用。④第二代杂交捕获试验(HC2,Qiagen,Gaithersburg,MD),该方法是第 1 个被批准用于临床子宫颈癌筛查的 HPV DNA 检测技术,1 次可检测 13 种高危型 HPV。操作简单，检测方法统一、标准化，不同实验室结果之间可比性强，重复性好，由仪器判读结果，可避免人为错误。识别子宫颈癌病理 CIN3$^+$ 病变的灵敏度和特异度分别为 97.5% 和 85%。但该方法对实验室设备要求较高、价格昂贵，不适合资源匮乏地区推广使用。⑤cobas 4800 检测技术（Roche Molecular Systems，Pleasanton，CA，USA），该技术分别于 2011 年和 2012 年通过美国食品药品监督管理局（FDA）和中国国家食品药品监督管理局（SFDA）认证，是一种通过 PCR 扩增检测高危型 HPV DNA 的体外检测技术，能够检测 14 种高危型 HPV，并能对 HPV16、18 单独分型。该方法筛查子宫颈癌前病变的准确性与 HC2 相仿，且选用人类基因组作为内对照，能够对采样、检测质量进行全程监测和评估，是目前新兴的用于临床 HPV 检测方法，是目前美国用于子宫颈癌筛查的主要方法。⑥careHPV 检测（Qiagen，Gaithersburg，MD，USA），该方法属于 HPV DNA 快速筛查法，于 2012 年 9 月获得中国 SFDA 批准上市，2013 年 3 月在全球上市。其筛查子宫颈癌前病变的灵敏度和特异度分别是 90.0% 和 84.2%，与 HC2 的准确性相仿。因该方法简单、快速、准确、安全、价廉，有望成为发展中国家可承受的新型子宫颈癌筛查方法。目前认为，薄层液基细胞学联合 HPV DNA 检测是最佳的筛查方法，可显著提高筛查子宫颈高度病变的灵敏度和特异度，大幅度降低假阴性率，可筛查出 98% 以上的宫颈高度病变。但是，该联合筛查方法花费较高，仅适合发达国家或地区，难以在资源匮乏地区开展。

我国于 2005 年对适合全国范围的子宫颈癌筛查项目进行探索，在山西省襄垣县和深圳市分别建立了农村和城市子宫颈癌防治的示范基地，积极探索适合我国国情的子宫颈癌防治实践经验。至 2009 年，我国卫健委和全国妇联通过中央财政转移支付地方的形式开展农村妇女子宫颈癌筛查与早诊早治试点工作，逐渐扩大至全国 31 个省市共 43 个项目点。2009—2011 年，国家启动了公共卫生重大专项——农村妇女"两癌筛查"，子宫颈癌筛查覆盖 221 个县，3 年内为 1 000 万例农村女性免费进行子宫颈癌筛查，2012—2015 年对子宫颈癌的筛查已扩展到每年 1 000 万例。我国"两癌筛查"项目采用的筛查方案是：对 35～64 岁的农村妇女进行宫颈脱落细胞巴氏检查或醋酸染色检查 / 复方碘染色检查（VIA/VILI），结果可疑或异常者转诊阴道镜检查，异常者行组织病理学检查确诊。

对于同一种肿瘤（如子宫颈癌），不同国家和地区的筛查策略也各不相同，应根据本国国情和卫生资源等建立适宜筛查方案。此外，尽管上述多种肿瘤具有较为成熟的筛查方法，并非均适合在人群中开展大范围筛查项目。2002 年 WHO 提出全球抗击癌症的策略，并制定《国家癌症控制项目——政策和管理指南》，为各国提供了全方位肿瘤防控建议和参考，该指南指出了在国家或地区层面进行肿瘤筛查决策需要考虑的基本原则：①筛查的肿瘤应是国家或地区的重要公共卫生问题或重要的健康问题，疾病后果严重；②筛查的疾病自然史清楚，且有明确的、时间足够长、具有可识别的临床前期（preclinical stage）；③具有合乎伦理、顺应性好、安全有效的筛查方法，可发现早期病变，便于干预；④有恰当的方法处理早期疾病状态或对早期病变有行之有效的治疗手段，该方法应符合伦理学、有较高的可接受度，并且具有安全性和有效性；⑤具有行政主管部门或政府强有力的支持，能获得足够资源、政策保障实施以人群为基础的筛查、诊断及治疗；⑥开展筛查、诊断和治疗应促进卫生系统及整个社会的发展，应与初级卫生保健的原则相一致；⑦筛查、诊断及治疗的成本应符合成本效益原则且有保障；疾病的筛查应该是一个持续的过程。

综合考虑确定重点防治疾病的基本原则：①发病率及死亡率高，危害大或是人群的主要死因；②疾病所致经济损失较大及社会影响严重；③病因及相关危险因素比较明确；④具有符合成本 - 效益原则的防治措施。癌症防治的重点应是目前及将来一定时期内危害严重的癌症，同时在防治方面有相应的办法和经验，而且符合成本 - 效益原则。其次，对于那些危害程度虽处于次要地位，但防治措施比较有效、且易于进行大规模实施的癌症亦应给予考虑。据以上原则确定肺癌、肝癌、胃癌、食管癌、结直肠癌、乳腺癌、子宫颈癌及鼻咽癌合计占癌症死因的 75% 以上，构成我国癌症的主要负担。其中，依据 2014 年恶性肿瘤登记资料，肺癌超过癌症总死因的 27%，而且发病率及死亡率增长最为迅速，是我国的第一大癌症，也是癌症防治的重中之重。肝癌、胃癌及食管癌位居我国癌症死因顺序的二至四位，在农村地区危害尤为严重，目前已积累了相当多的防治经验。近十年来结直肠癌的死亡率上升趋势十分明显，其防治可借鉴发达国家在筛查及早诊早治方面所取得的经验。此外，乳腺癌筛查是西方国家乳腺癌死亡率下降的主要措施；鼻咽癌多在我国华南地区发病，早诊早治方面亦有相当的经验；子宫颈癌因其病因清楚（HPV 感染）、筛查及早诊早治有效，具有全面控制的良好前景；因此亦列入防治重点。WHO 推荐依据各国自身经济状况和卫生资源水平，优先开展子宫颈癌筛查方案，同时呼吁各国家、社会组织、团体采取行动计划在 2013—2020 年尽可能预防、控制及消除子宫颈癌及相关疾病；在 2018 年 9 月 27 日联合国大会中各国政府签署"消除或预防慢性非传染性疾病"的协议并努力实施。

癌症的发展相对缓慢耗时，筛查对于肿瘤防治至关重要。肿瘤筛查是 WHO 倡导的肿瘤早诊早治策略中的主要措施。2005 年，WHO 与部分成员国共同制定了"抗击癌症的全球行动计划"，提出国际社会应"开展诊治技术研究并提供技术支持，促进不同国家和地区开展肿瘤早诊、筛查、充分治疗、关怀和姑息治疗的医疗和社会服务"的防控策略。在研发适宜筛查技术的同时，推动国家层面的肿瘤筛查项目发展，还应考虑到其未来应用于人群筛查的有效性和可行性，获得循证医学的相关证据对其进行评价，最后造福百姓，服务健康。

第五节　肿瘤预防方法与效果评价

世界各国的大量研究均已证实，通过有效的一级预防措施，可降低肿瘤的发病率和死亡率，通过早期发现、早期诊断及早期治疗，能有效地提高肿瘤患者的生存率和降低其死亡率。单从疾病防治效果考虑，癌症一级预防措施（如 HPV/HBV 疫苗接种）和二级预防措施（如筛查）已得到广泛认可。但是，效果最好的筛查技术或方案，并不一定是最优的方案。在卫生资源有限的情况下，如何科学确定疫苗接种或者筛查的起始年龄、筛查间隔，如何根据当地卫生资源，选择适宜的筛查方案、技术以及重点干预的癌症，以便使有限的卫生资源得以最大程度的利用，则必须从卫生经济学的角度，分析和比较不同方案间的投入和产出，最终选择既有良好的疾病防治效果，又符合成本效果原则的筛查方案。

癌症预防的经济学估算相对比较困难。因为需要政府投入的费用较大，但短期内不容易显效或者见到成效，需数年甚至数十年后才能评价，以健康人群作为目标人群的一级预防措施更是难以评价。以疫苗免疫接种为例，其卫生经济学评价首先需了解一个国家或地区该目标疾病的流行背景，包括发病率、病死率、人群之间分布、高危人群以及流行型别等资料，在此基础上估算疾病导致的各种社会经济负担。需通过疫苗预防接种的成本效益和效果分析研究，比较在不同地区、不同年龄组、不同疫苗、不同免疫方案、不同高危人群和其他有关参数改变的情况下卫生经济学结果，从中选择符合经济学理论的免疫策略。此外，在疫苗预防接种卫生经济学评价的基础上，需进一步引入卫生政策评价。通过疫苗预防接种卫生政策评价，了解该目标疾病负担对社会生活和经济稳定发展的影响，由此获得国家对疫苗生产企业的优惠政策、疫苗价格、疫苗流通和预防接种的运行机制，以及国家、地方政府和个人在免疫预防工作运行中的责任（承担的费用比例），力求使疫苗预防接种能覆盖全目标人群。

一般来讲，癌症预防措施绩效评价的终点指标是死亡率下降，应以设计盲法、大样本、多中心、随机对照的临床前瞻性研究作为根据；而卫生经济学评价则要求详细计算癌症预防的相关费用及相应的健康收益，分别以成本 - 效果（cost-effectiveness）、成本 - 效用（cost-utility）和成本 - 效益（cost-benefit）表述。成本 - 效果分析中医疗卫生投资的回报用单位货币表示，成本 - 效用分析中医疗卫生投资的回报用效用（质量调整生命年）表示，成本 - 效果分析中医疗卫生投资的回报用效果（如死亡率的降低）表示。成本的准确测量是影响卫生经济学评价结果中至关重要的因素，也是敏感性分析中影响方案选择最直接的因素之一。总的来说，预防成本越低，早期患者治疗成本较晚期患者降低越多，筛查早诊方案的经济学效果越好。WHO 宏观经济和卫生委员会建议，当人均国内生产总值（GDP）投入获取的健康生命年大于 1 时，即认为极具成本 - 效果价值。有学者建议，以早期发现成本系数（EDCI）作为卫生经济学评价的简化指标。其含义为，发现早期病例平均费用与人均 GDP 的比值。影响 EDCI 的主要因素为人均 GDP 和发现早期病例的平均费用，将筛查方案的有效性和社会经济发展水平有机整合在一起，EDCI 越小，筛查花费的成本越小，所获健康收益越大，癌症筛查及早诊早治越具有成本效果。

癌症预防的效果需要数年甚至数十年后才能获得，经济学估算中对于我国癌症早诊早治项目的评价目前通常采取两种形式：第一种是选取癌症防治的中期指标进行绩效评价，如通过"降期效应"观察癌症分期的变化，一般规律是，早期患者增多，继而晚期患者减少，最后死亡率下降。我国早诊早治项目技术方案据此提出筛查检出率、早诊率和治疗率（俗称"三率"）为技术方案的工作目标，同时用于癌症早诊早治各项目点的工作考核。第二种是运用数学模型对癌症预防的远期效果进行测算，如国际上通常运用 Markov 模型，模拟各种筛查方案组和不筛查组的筛查、治疗和转归过程，预测基线队列数十年间累积的死亡数、生命年、质量调整生命年、成本和效益，进行成本效果、成本效用和成本效益分析。

以乙肝疫苗为例，2013 年发表的一篇通过 Markov 模型对我国 1 000 万新生儿乙肝疫苗的免疫接种研究指出，通过免疫接种可使我国 HBV 的感染率降低 76%，节约 10 亿美金的医疗成本。而对于二级预防，因其筛查技术和筛查方案的多样性，同一癌症在不同地区推荐采用的筛查方案也各不相同。即使采用相同的筛查技术进行筛查，其卫生经济学效果也会因筛查间隔、随访策略等的不同而出现较大差异。以子宫颈癌为例，我国有学者分别对农村和城市地区子宫颈癌的不同筛查方法 [醋酸染色 / 碘染色肉眼观察（VIA）、巴氏涂片、简易 HPV DNA 检测（careHPV 检测）、液基细胞学（LBC）、HPV DNA 检测（HC2）和 LBC 联合 HPV DNA 检测]，采用不同筛查间隔（每 1、3 和 5 年筛查 1 次）的生物学和卫生经济学

效果进行评价。结果显示：各种筛查方案均能有效降低子宫颈癌死亡率和增加生命年。筛查频次越高，效果越好。careHPV 检测每 5 年筛查 1 次是成本效果和效益最优的方案，可作为我国城乡地区大范围推广的子宫颈癌筛查方案的最佳选择。经济较好地区也可考虑采用 careHPV 检测每 3 年筛查 1 次。癌症的一级预防和二级预防在竞争卫生资源的分配中，卫生经济学起到不可或缺的重要作用。例如，对于子宫颈癌的一级预防，现有数据表明，每剂 HPV 疫苗的价格以低于 9～14 美元在中国农村上市，其成本效果才会优于独立的筛查方案。可见，不同地区癌症的筛查除了考虑筛查技术的可行性之外，还应综合考虑当地经济情况、卫生资源情况和医务人员技术水平等因素的影响，选取获得最佳效果的筛查方案。

我国的早诊早治示范基地建立于 2004 年，自成立以来发展迅速。2005 年，国家财政部门和卫生部门将癌症早诊早治项目纳入中央补助地方卫生专项资金计划中，并于 2006 年正式实施。至 2018 年 12 月，癌症早诊早治项目涉及五大类癌症（肺癌、乳腺癌、上消化道癌、结直肠癌和肝癌），项目点达到 20 个省份，共覆盖全国 40 个城市，年龄为 60～74 岁；累计筛查人数超过 301 万人次。因此，对早诊早治项目进行合理的绩效评价将对后续项目和政策产生指导作用。总的来讲，就中国目前进行的肿瘤筛查项目来看，子宫颈癌的筛查及早诊早治最为有效、经济上最合算，适宜在全国大范围开展；乳腺癌的筛查及早诊早治的效果相对较好，目前已经在农村地区进行大面积筛查，但是需要进一步探索适合中国人群的乳腺筛查技术；结直肠癌和食管癌的筛查也很有效、合算，适宜在高发地区广泛开展；其余项目则可在高发地区试点开展，继续总结经验，完善技术方案。

此外，癌症早诊筛查方案的卫生经济学结果还受目标人群发病率、筛查参与率、筛查技术、筛查间隔、随访策略、早期治疗的疗效等多种因素的影响。一般而言，目标人群发病率、筛查参与率、筛查技术的灵敏度 / 特异度、早期治疗疗效越高，筛查早诊早治方案的经济学效果越好，而筛查间隔和随访策略对经济学效果的影响在不同癌

症间各有不同。以肝癌筛查为例，在发病率只有（50～80)/10万的女性人群中进行筛查，用于肝癌防治的人均成本超过对照组1倍以上，防治效果不理想，每10万人群中筛查只延长116.7个生命年；同样的筛查在发病率超过300/10万的男性人群中筛查时，用于肝癌防治的人均成本则少于对照组，每10万人群中筛查可延长700多个生命年。

总之，在综合考虑前述多种影响因素的前提下，通过卫生经济学评价，从众多筛查方案中筛选出具有经济效益的方案。而卫生经济学效果最好的方案不一定最优，在进行卫生资源分配时，除考虑成本效果等卫生经济学指标外，还需根据当地的经济水平、卫生服务的公平性和可及性、人群参与支付意愿等因素，在诸多经济学推荐方案中选择适合当地实际情况的、经济高效的筛查方案。

第六节 目前存在问题与展望

我国的肿瘤防治工作虽然取得了一定成果，但防控形势仍甚为严峻。肿瘤负担仍日益加重，仍是造成我国劳动力损失首要的疾病。目前，《中国防治慢性病中长期规划（2017—2025年)》"已制定，坚持政府主导、部门协作、全社会、全民参与的工作方针，倡导"每个人是自己健康第一责任人"的理念，构建自我为主、人际互助、社会支持、政府指导的健康管理模式，将健康教育与健康促进贯穿于全生命周期，推动人人参与、人人尽力、人人享有，采用预防为主、防治结合、重心下移、资源下沉的战略，是我国肿瘤防控的重要指导原则。但是，解决我国日趋严重的癌症问题仍需进一步采取相关措施，需要国家卫生健康委员会同有关部门间分工明确、各负其责、互相协调合作，全民参与，需要长期和艰苦不懈的努力。

1. 从国家层面上应进一步进行相关政策的制订和引导，并制订有效的防治策略和措施，进一步健全肿瘤防控体系。例如可以从加强建设基层医疗机构、广泛筹资、保障基本资金投入以及加快信息化等方面逐渐形成以防控手段多样化、筹资机制长效性、提供高效服务、全程信息可共享为特点的综合防控体系。目前我国肿瘤防控经费不足，通常以项目经费、公益活动等形式支持肿瘤防治，缺乏全民肿瘤防控的经费覆盖、长效

机制保障，我国可能需要进一步合理分配经费和卫生资源，扩大肿瘤防治服务的可及性。

2. 应扩大并培训我国肿瘤防控技术队伍，加强专科医师规范化培训及以肿瘤防控为重点的公共卫生医师培训，在全科医师、住院医师和公共卫生医师规范化培训及继续医学教育中，强化癌症防治内容，逐步提高临床诊治整体水平，提高肿瘤早期诊断率，科学指导癌症规范化诊疗程序，提高肿瘤患者的生存率。

3. 目前我国肿瘤登记事业迅速发展，将肿瘤登记纳入全民健康保障信息化工程建设，逐年扩大肿瘤登记覆盖面，应开展全民监测，提高肿瘤登记工作质量，加强全国癌症信息资源整合收集，支持信息登记系统及癌症数据库的建立；编绘全国癌症地图；同时应加强我国基础数据的信息化程度、准确性和安全性，保护患者隐私和信息安全。

4. 应促进和推广有效的肿瘤一级预防措施，如推进癌症危险因素综合防控如禁烟、减少污染物排放、进一步扩大乙肝疫苗的接种率，强化子宫颈癌疫苗的推广接种，从源头上遏制相关肿瘤。

5. 目前的癌症筛查指南仅限于乳腺癌、子宫颈癌、结直肠癌、肺癌和前列腺癌，需要加大癌症筛查方面的投入，但是现有的筛查手段并不完美，后续研究需要提高现有筛查方法的质量和探索现有6种癌症的新的筛查策略，开发基于风险的高精确筛查策略，进一步扩大和提高筛查项目的覆盖面，制订合理的筛查技术指南，既可以保证规范实施，又能避免过度筛查和治疗，保证筛查的便利性。

6. 我国全民肿瘤防控意识较差，肿瘤的危险因素尚未得到全面、有效的控制，应动员全社会力量，提高全民肿瘤防治相关认知，并多方筹资，继续支持控烟、控制HBV和HPV等病毒感染、控制职业危害，以及推行健康的生活方式等对肿瘤进行一级预防。

7. 逐步扩大癌症等重大疾病基本医保范围，加快实施城乡居民大病保险制度，增加医保相关目录中治疗癌症等重大疾病的药品种类等措施，进一步促进人群肿瘤筛查的积极性，减少癌症筛查的花费。

（余艳琴 乔友林）

参 考 文 献

[1] GBD 2017 Risk Factor Collaborators. Global, regional, and national comparative risk assessment of 84 behavioural, environmental and occupational, and metabolic risks or clusters of risks for 195 countries and territories, 1990-2017: a systematic analysis for the Global Burden of Disease Study 2017. Lancet, 2018, 392 (10159): 1923-1994

[2] Bray F, Ferlay J, Soerjomataram, et al. Global Cancer Statistics 2018: GLOBOCAN Estimates of Incidence and Mortality Worldwide for 36 Cancers in 185 Countries. CA Cancer J Clin, 2018, 68 (6): 394-424

[3] Plummer M, de Martel C, Vignat J. Global burden of cancers attributable to infections in 2012: a synthetic analysis. Lancet Glob Health, 2016, 4 (9): e609-e616

[4] Whiteman DC, Wilson LF. The fractions of cancer attributable to modifiable factors: A global review. Cancer Epidemiol, 2016, 44: 203-221

[5] Islami F, Chen W, Yu XQ, et al. Cancer deaths and cases attributable to lifestyle factors and infections in China, 2013. Ann Oncol, 2017, 28 (10): 2567-2574

[6] Grundy A, Poirier AE, Khandwala F, et al. Cancer incidence attributable to lifestyle and environmental factors in Alberta in 2012: summary of results. CMAJ Open, 2017, 5 (3): E540-E545

[7] Sankaranarayanan R, Esmy PO, Rajkumar R, et al. Effect of visual screening on cervical cancer incidence and mortality in Tamil Nadu, India: a cluster-randomised trial. Lancet, 2007, 370 (9585): 398-406

[8] Belinson J, Qiao YL, Pretorius R, et al. Shanxi Province Cervical Cancer Screening Study: a cross-sectional comparative trial of multiple techniques to detect cervical neoplasia. Gynecol Oncol, 2001, 83 (2): 439-444

[9] Zhao FH, Lin MJ, Chen F, et al. Performance of high-risk human papillomavirus DNA testing as a primary screen for cervical cancer: a pooled analysis of individual patient data from 17 population-based studies from China. Lancet Oncol, 2010, 11 (12): 1160-1171

[10] Chen W, Yu LL, Wang H, et al. Evaluation of cobas 4800 high-risk HPV test as a tool in cervical cancer screening and cytology triage. Zhonghua Zhong Liu Za Zhi, 2012, 34 (7): 543-548

[11] Qiao YL, Sellors JW, Eder PS, et al. A new HPV-DNA test for cervical-cancer screening in developing regions: a cross-sectional study of clinical accuracy in rural China. Lancet Oncol, 2008, 9 (10): 929-936

[12] 董志伟. 中国癌症筛查及早诊早治指南（试行）. 北京: 人民卫生出版社, 2005

[13] 董志伟. 癌症早诊早治项目技术方案（2011 年版）. 北京: 人民卫生出版社, 2011

[14] Arbyn M, de Sanjosé S, Saraiya M, et al. EUROGIN 2011 roadmap on prevention and treatment of HPV-related disease. Int J Cancer, 2012, 131 (9): 1969-1982

[15] WHO. 子宫颈癌综合防治基本实践指南. Geneva: WHO, 2006

[16] Lu SQ, Mcghee SM, Xie X, et al. Economic evaluation of universal newborn hepatitis B vaccination in China. Vaccine, 2013, 31 (14): 1864-1869

[17] Zhao FH, Chen JF, Gao XH, et al. Effectiveness and health economic analysis of strategies on cervical cancer screening and early diagnosis and treatment. Zhonghua Zhong Liu Za Zhi, 2012, 34 (8): 632-636

[18] Canfell K, Shi JF, Lew JB, et al. Prevention of cervical cancer in rural China: evaluation of HPV vaccination and primary HPV screening strategies. Vaccine, 2011, 29 (13): 2487-2494

第四章　肿瘤病因与发生发展

　　肿瘤发生是涉及多种因素多个步骤的病理过程。在致癌因素长期刺激下，正常细胞在体内历经漫长演变进程，最终形成恶性特征的肿瘤细胞/组织。肿瘤的这一生物学特点与一般感染性疾病显著不同。导致肿瘤发生的因素主要有：化学致癌因素、物理致癌因素、生物致癌因素、遗传因素、炎症因素、营养因素以及社会、心理、经济因素等。本章将概述这些因素与肿瘤发生发展的关系。

第一节　化学致癌因素

　　化学致癌因素最早可以追溯到 1761 年，英国伦敦的 Hill 医生通过临床观察，发现鼻腔息肉与鼻烟有关。1775 年，英国 Pott 医生报道清扫烟囱的工人易患阴囊癌。到 19 世纪，人们又发现化合物 2- 萘胺、联苯胺和 4- 氨基联苯可引起人类膀胱癌。1915 年日本学者 Yamagawa 与 Ichikawa 用煤焦油涂抹兔子耳朵诱发了皮肤癌。这些结果加上流行病学资料，进一步证明了 Pott 医生多年前所做的煤烟致癌推断。自从 20 世纪 40 年代以来，已有许多人工合成的、天然存在的化合物以及化学混合物经动物实验或流行病学调查被证明能够致癌。目前普遍认为，凡能引起人或动物形成肿瘤的化学物质，称为化学致癌物。香烟中的许多致癌成分被认为是最重要的化学致癌物。其他的化学致癌物还包括燃烧产物、有机合成产物、某些食物成分、微生物污染产物或食品制备过程产生的物质等。此外，人体本身的某些生理和病理过程如炎症、氧化应激反应、营养和激素失衡以及反复的组织损伤等，也可产生致癌的化学物质。

一、常见的化学致癌物

　　常见的化学致癌物包括多环芳香烃类、芳香胺与偶氮染料和亚硝胺类。多环芳香烃类均含有苯环，可形成三环、四环、五环的结构，致癌作用强，小剂量就能引起局部组织细胞的恶变，如苯并[a]芘、甲基胆蒽、二甲基苯蒽等。这些化学物质广泛存在于外环境中，是煤焦油、烟草燃烧的烟雾、煤烟、工业废气中化学致癌物的主要致癌成分。此外，烤制和熏制的鱼肉也含有苯并[a]芘。芳香胺与偶氮染料是一类含有苯环与氮原子的化学致癌物，主要存在于各种着色剂、防氧化剂、人工合成染料中，这类化合物有较强的致癌作用，如苯胺、二甲基偶氮苯、乙酰氨基芴等。亚硝胺类化合物可分为亚硝酰胺和亚硝胺两类。亚硝酰胺为直接致癌物，物理性质不稳定，体外实验可使细胞发生恶性转化，体内实验可诱发动物多种器官肿瘤，如甲基亚硝基脲、甲基硝基亚硝基胍。亚硝胺类为间接致癌物，需经体内代谢后才有致癌性。亚硝胺类又可分为脂肪簇亚硝胺和环状亚硝胺。较常见的脂肪簇亚硝胺有二甲基亚硝胺、二乙基亚硝胺等；环状亚硝胺有亚硝基哌嗪、亚硝基吗福林等。亚硝胺类化合物在环境中存在的方式有两个显著的特征：一是广泛存在于空气、水、香烟烟雾、熏烤肉类、咸鱼、油煎食品、酸菜中；二是环境中存在很多可以合成致癌性亚硝胺的前身物质，如亚硝酸盐、磷酸盐、二级胺等普遍存在于肉类、蔬菜、谷物、烟草、酒类及鱼类中。亚硝胺前身物质在酸性环境中易于合成亚硝胺，而人的胃液环境为亚硝胺的前身物质合成亚硝胺提供了适宜的环境。碱性环境一般很难合成亚硝胺，但在加入催化剂的条件下（如甲醛、氰化物、细菌或真菌毒素）也可促进亚硝胺的合成。

二、化学致癌物的代谢激活

　　大多数化学致癌物在代谢过程中往往形成具有高度反应活性的代谢产物，而这些产物却具有致癌性。这种形成致癌性产物的生物转化过程称为代谢激活（metabolic activation）。需要经代谢激活后才具有致癌性的化合物称"前致癌物"（procarcinogen），而具有致癌性的代谢产物则称"最终致癌物"（ultimate carcinogen）。前致癌物在代谢激活过程中一般先形成性质较活跃的中间代谢产物，然后再形成最终致癌物，这些中间代谢产物称"近似致癌物"（proximate carcinogen）。还有一些化合物本身具有亲电子性质（如某些烷化剂），在生物体内不经代谢转化即可转变成最终致癌物。

致癌物代谢激活的类型与体内激素代谢以及其他外源性化合物的代谢一样，主要是酶促的氧化还原反应（Ⅰ相代谢）和结合反应（Ⅱ相代谢）。然而，致癌物的代谢途径非常复杂，往往是一种酶可代谢多种致癌物，而一种特定致癌物又可被多种酶代谢；它们之间既有分工又有合作和竞争。另一方面，有些代谢反应可以使致癌物或其被激活的中间产物失去活性，称为代谢去毒（metabolic detoxification）。因此，代谢激活和代谢去毒的能力是决定致癌物作用强度的一个重要因素。此外，特定致癌物的致癌性不但取决于致癌物本身的化学性质，而且还取决于宿主的个体差异。现已知道，大多数致癌物代谢酶具有遗传多态性（genetic polymorphism），从而导致代谢活性水平在个体间存在极大差异；此种遗传多态性已被证明是肿瘤易感性的重要决定因素。

化学致癌物在体内的代谢激活主要通过氧化-还原反应、结合反应和水解反应来实现。

细胞色素 P450（cytochrome P450，CYP）是催化外来化合物和体内激素等氧化-还原反应最重要的代谢系统。CYP 几乎都是膜结合蛋白，定位于内质网上，主要催化氮和碳的氧化反应以及氮和偶氮的还原反应。CYP 代谢过程往往使致癌物激活，形成具有高反应活性的代谢产物，后者或被Ⅱ相代谢系统继续转化，或直接与细胞大分子反应发挥其毒性作用。参与氧化-还原代谢的还有过氧化物酶（peroxidases）等，这些酶在 CYP 活性相对弱的组织中对致癌物代谢激活起重要作用。

结合反应主要由谷胱甘肽 S-转移酶（glutathione S-transferase，GST）、N-乙酰转移酶（N-acetyltransferase，NAT）、尿苷二磷酸葡糖醛酸转移酶（UDP-glucuronyltransferase，UGT）和磺基转移酶（sulfotransferase，SULT）等催化。这些代谢体系都是多酶家族，广泛分布于人体各重要组织和器官。催化结合反应的酶虽可直接以外来化合物为底物，但在多数情况下是以Ⅰ相代谢酶特别是 CYP 的代谢产物为底物。结合反应使外来化合物的亲水性进一步增强从而利于其排出，故结合反应一般是去毒过程。但也有某些结合反应可以大大增加致癌物的反应性从而起到代谢激活的作用。

水解反应主要由环氧化物水化酶（epoxide hydrase，EH）等来催化。广泛分布于人体各种组织的环氧化物水化酶可分为两类，分别由不同的基因编码。其中一类为位于内质网上的膜结合蛋白，称微粒体环氧化物水化酶（microsomal epoxide hydrase，mEH）；另一类存在于细胞质，称可溶性环氧化物水化酶（soluble epoxide hydrase，sEH）。对外源性致癌物代谢而言，mEH 远比 sEH 重要。从代谢转化角度来看，mEH 介导的环氧化物水解是一个去毒过程，然而在某些情况下其作用则与此相反。

三、化学致癌的理论学说

1. 亲电子代谢产物学说　美国科学家 Miller 夫妇于 1969 年发现，致癌物 N-乙酰氨基芴经过生物转化可形成 N-羟基衍生物，后者在 N-羟基上再发生酯化反应生成具有高度反应活性的化合物，可直接与蛋白质和核酸的亲核部位发生反应。尽管化学致癌物的种类不同、结构多样，但其最终致癌物的亲电子性是大多数化学致癌物的共性。Miller 夫妇还证明了最终致癌物的亲电子性可自发地与 DNA 反应而导致 DNA 结构的改变。化学致癌物之所以可诱发肿瘤，也正是因为它们进入细胞后造成 DNA 损伤进而引起肿瘤相关基因结构和功能的改变。

寻找恶性肿瘤发生发展过程中致癌物引发的突变基因与突变位点是研究者多年来的目标所在。目前，虽然已发现了一些肿瘤发生相关的突变基因，但仍无法诠释肿瘤的发病机制。随着新一代测序技术的成熟，从 2005 年起各国科学家先后开展了多种肿瘤的癌症基因组图谱研究，旨在获得关于正常、癌前和恶性细胞最全面的分子学信息，确定所有与癌症的发生、发展相关的基因及其变异，这也标志着恶性肿瘤的体细胞突变进入了基因组时代。

2. 自由基代谢产物学说　另一类具有高度反应活性的中间产物是化学致癌物衍生的自由基。越来越多的实验证据直接或间接地表明，致癌物在酶促和非酶促代谢过程中可产生自由基衍生物。自由基不带电荷但具有非配对的单电子，这种结构在正常体温条件下具有高度的反应活性。自由基学说的提出主要基于以下两点：①在动物致癌实验中发现，与致癌物同时或随后给予抗氧化剂，可抑制其致癌作用；②通过检测化学致癌物与细胞大分子的反应，直接证明其可在体内产生自由基。有研究表明，花生四烯酸和细胞膜不饱和脂肪酸的过氧化均可导致化学致癌物形成自由基中间产物。过氧化途径在化学致癌物激活中的重要性已在许多动物实验中得到证实。众多研究充分表明自由基代谢产物是化学致癌的重要机制之一。

3. DNA 甲基化学说　正常的 DNA 甲基化（methylation）是维持基因正常表达或不表达以及基因组稳定性的重要机制。目前已知，许多人类肿瘤均有 DNA 甲基化异常，即全基因组的低甲基化（hypomethylation）和特定区域的过甲基化（hypermethylation），而去甲基化药物如地西他滨可激活一些沉默的基因，提示甲基化异常可能在肿瘤发生中起着重要作用。许多化学致癌物，包括亚硝胺类、多环芳烃类、芳香胺、黄曲霉毒素 B1 等，均被证明可抑制甲基转移酶催化的脱氧胞嘧啶的甲基化。其机制可能是：①形成致癌物 -DNA 加合物或导致 DNA 单链断裂；②直接灭活或抑制 DNA 甲基转移酶活性。动物实验还表明，DNA 甲基化抑制剂 5- 氮脱氧胞嘧啶（5-aza-2'-deoxycytidine）可诱发小鼠肿瘤或可作为辅助致癌剂增强化学致癌物诱发大鼠肝癌；苯巴比妥诱发啮齿类肝癌的作用机制，部分是由于其可影响甲基化。此外，亚砷酸盐（arsenite）、二氯乙酸和三氯乙酸的致癌作用与其诱发低甲基化上调癌基因 c-Myc 和 c-Jun 表达有密切关系。化学致癌物引起的 DNA 甲基化异常可能是其致癌作用的一个重要机制。目前，随着第二代测序技术的成熟，为揭示甲基化与肿瘤的关系提供了有效手段。

4. 其他学说　除上述学说外，还存在许多其他化学致癌的理论，如化学致癌物与致癌性病毒协同致癌、某些金属和有机金属化合物，其最终致癌物都是与 RNA 共价结合或引起 RNA 损伤，RNA 经反转录导致基因突变或基因表达改变等。1976 年 Sirover 和 Loeb 提出的致癌性金属可与 DNA 聚合酶发生离子反应，导致该酶在受累细胞的 DNA 复制和修复时忠实度降低而产生突变或基因表达改变。还有一种学说是关于类固醇激素和多肽激素，有研究发现这些激素可与 DNA 共价结合或改变 DNA 修复能力，因而在细胞分裂期间由于 DNA 复制错误而产生突变，当突变累积到一定程度即发生癌变。最近几年来，支持激素致癌机制的细胞增殖学说的证据越来越多，而临床上的抗激素治疗又提供了进一步的佐证。

第二节　物理致癌因素

目前为止，已经肯定的物理致癌因素主要有电离辐射、紫外线辐射和一些矿物纤维。这些物质天然而普遍地存在于环境中，原本对人类无害。物理致癌因素主要与某些职业性癌症关系密切，对于人类肿瘤的总负荷而言，其作用可能远小于与生活方式有关的致癌因素。

一、电离辐射

电离辐射（ionizing radiation）作为最主要的物理致癌因素，是指能量大到足以驱逐靶原子或靶分子中的一个或多个轨道电子的辐射。这种辐射的重要特征是可在局部释放出大量能量，导致具有重要生物学作用的化学键断裂。电离辐射可分为电磁辐射和粒子辐射。电磁辐射是以电场和磁场交替振荡的方式传递能量，属于电磁波，如 X 线和 γ 线。粒子分为带电粒子和不带电粒子两种。电子、质子、α 粒子或重离子等属带电粒子，这些粒子可直接电离；而中子属不带电粒子，它通过与原子核反应产生具有电离作用的反冲质子、α 粒子和核碎片。

地球上的生物普遍暴露于且适应于宇宙射线和地球本身放射性的辐射，但核工业和核医学等人为使用的核素却大大增加了辐射强度。与电离辐射有关的肿瘤主要有皮肤、肺、乳腺、骨和甲状腺肿瘤以及白血病。我国云南锡矿矿工肺癌发病率异常增高与氡电离辐射有密切的关系。从1954—1986年登记的1 724个肺癌病例,90%有矿下职业史。病例对照研究发现氡暴露量最高的人群发生肺癌的风险比不接触氡者高9.5倍。对17 143个矿下作业工人的前瞻性队列研究也发现,肺癌发生的相对风险随氡暴露量的增加而呈线性增加。目前,辐射致癌的机制还不十分清楚,普遍认为癌基因活化和肿瘤抑制基因失活可能是各种致癌因素作用的共同途径。电离辐射可强烈诱发染色体丢失和易位,同时也可不同程度地诱发碱基突变,这些DNA损伤均可能是辐射致癌的重要机制。

二、紫外线辐射

100多年前人们就认识到紫外线照射可引起皮肤癌,主要为基底细胞癌(basal cell carcinoma)和鳞状细胞癌(squamous cell carcinoma)。而死亡率较高的恶性黑色素瘤(malignant melanoma)与紫外线辐射(ultraviolet radiation)的关系尚不十分明确,有资料提示此种恶性肿瘤的发生可能与剧烈的日光浴有关。皮肤中的黑色素对紫外线辐射具有屏障作用。在夏威夷的研究表明,白人的发病率是亚洲人发病率的40倍。研究发现,紫外线辐射可诱发DNA产生嘧啶二聚体。正常情况下,细胞内有正常的DNA修复系统可以清除这种嘧啶二聚体。着色性干皮病患者由于缺乏切除嘧啶二聚体的修复酶类,从而无法将其有效清除,导致基因结构改变、DNA修复错误,故其暴露于阳光的皮肤部位发生肿瘤的风险比正常人高数百倍。目前已知,紫外线引起的DNA损伤主要由核苷酸切除修复(nucleotide-excision repair)系统修复。

三、矿物纤维

石棉(asbestos)是一类天然的水合硅酸盐矿物纤维(mineral fiber)。流行病学资料表明,在接触石棉的工人中,最常见的恶性肿瘤是肺癌,其次是恶性间皮瘤,此外,胃肠道肿瘤也有所增加。然而,石棉纤维致癌的机制尚未完全阐明。

动物实验表明,长而细的纤维比短而粗的纤维致癌性强;长度大于8mm直径小于1.5mm且其比值为3:1的纤维具有致癌性。体外实验表明,细胞主要吞噬较长的纤维,短纤维则聚集于细胞表面。石棉主要是通过细胞的吞噬作用进入细胞的,被吞噬的纤维聚集于细胞核周围。如同其他致癌物一样,DNA损伤可能是石棉致癌的主要原因。石棉纤维可诱发培养的动物细胞微核(micronucleus)形成、染色体畸变和恶性转化。然而,大多数致突变实验都没能证实石棉具有致突变性。不过,石棉可诱发人鼠杂交瘤细胞AL的基因大片段缺失。能诱发人及动物细胞染色体畸变为石棉的致癌性提供了证据。此外,石棉中铁离子产生的氧自由基也可导致DNA损伤。

第三节 生物致癌因素

生物致癌因素也是人类肿瘤的主要病因之一,而病毒又被认为是最重要的生物致癌因素之一,其他致癌的生物因素还包括一些细菌和寄生虫。1911年,Peyton Rous(1966年获诺贝尔生理学或医学奖)就证明禽类病毒可致鸡产生肉瘤。目前,已有多种病毒被证明与人类一些肿瘤密切相关。

一、肝炎病毒与肝细胞癌

原发性肝细胞癌(肝癌)是世界范围内最常见的恶性肿瘤之一。在我国,肝癌的发病率和死亡率均居恶性肿瘤排名的第二位。20世纪70年代人们就发现肝癌发病率分布与慢性乙型肝炎病毒(hepatitis B virus,HBV)感染分布相一致,病理学观察也发现肝癌周围的非癌组织常常存在慢性肝炎。Beasley等通过在我国台湾地区的前瞻性流行病学研究追踪了22 000多名健康男性达十多年之久,发现HBV表面抗原(HbsAg)阳性者肝癌的发病率比HBsAg阴性者高近100倍,从而建立了慢性HBV感染与原发性肝细胞癌的因果关系。随后的许多研究均证实了Beasley等的研究结果。

HBV是一种嗜肝DNA病毒,其致癌机制目前还不完全清楚。体外实验表明肝炎病毒感染不能使细胞永生化或恶性转化。因此,目前认为,

HBV 的致癌作用主要是通过炎症反应激发的细胞增生。炎症一方面可使 DNA 复制错误或突变的概率大大增加；另一方面其所招募的激活巨噬细胞含有大量可引起细胞大分子损伤的自由基，从而可能导致肝细胞和病毒 DNA 损伤、染色体异常和基因突变，再经过多阶段过程使受累细胞生长失控，最终发展成肝细胞癌。

此外，HBV 还可能通过更直接的遗传学机制致癌。对嗜肝病毒基因组结构的分析发现，致癌的哺乳动物病毒与不致癌的禽类病毒在结构上有一个显著差异：哺乳动物病毒多携带一个编码小分子调节蛋白的 X 开放读码框，而禽类病毒没有，所以禽类病毒虽可感染自然宿主，但不引起肝细胞癌。HBV 通过改变细胞遗传学而致癌的另一个可能性，是将其 DNA 整合到被感染的细胞基因组。已有研究证实在 HBV 感染的肝癌患者细胞中确实存在 HBV 基因整合，而且所有肿瘤细胞都携带同样的整合体。然而，进一步研究发现，这些整合的基因高度重排，存在多种缺失、插入、重复或其他突变。虽然不排除有的整合体仍然保留编码功能，但病毒的编码区序列均已不复存在。

在肝炎病毒中，丙型肝炎病毒（hepatitis C virus，HCV）也与肝癌有密切关系。HCV 是一种 RNA 病毒，感染易发展为慢性肝炎；若干病例-对照研究报道，HCV 肝炎患者患肝癌的相对风险比正常人高近 20 倍。据估计，全球范围内约有 25% 的肝癌与 HCV 感染有关，特别是在 HBV 感染率较低的国家，大部分肝癌患者存在慢性 HCV 感染。

二、人乳头瘤病毒与肿瘤

人乳头瘤病毒（human papilloma vrius，HPV）为致瘤性 DNA 病毒，已知约有 100 多种，其中 30 多种可感染生殖道。根据其是否诱发恶性肿瘤，将 HPV 分为高危险型（如 HPV-16 和 HPV-18 等）和低危险型（如 HPV-6 和 HPV-11 等）。高危险型 HPV 编码的 E6 和 E7 癌蛋白是导致细胞转化的重要因素。这两个癌蛋白可分别与细胞中的肿瘤抑制蛋白 P53 和 RB 结合。高危险型 HPV 的 E7 蛋白与 RB 蛋白结合使 RB 不能与转录因子 E2F 结合，导致后者激活细胞周期相关基因。然而，

E7 蛋白的这个作用似乎不足以导致细胞永生化或转化。高危型 HPV 的 E6 蛋白与 P53 蛋白结合是其导致细胞永生化和恶性转化的重要机制。E6 蛋白与 P53 蛋白结合需要一种称为 E6 相关蛋白（E6-associated protein）的分子介导。P53 蛋白与 E6 蛋白结合后极易通过泛素化途径而降解。然而，E6 蛋白与 P53 蛋白的结合作用也不能完全解释其永生化和转化细胞的机制，提示还有其他作用通路。

HPV 可引起人的良性肿瘤和恶性肿瘤。良性肿瘤主要是：①上皮良性乳头瘤如寻常疣和扁平疣，致病病毒主要是 HPV-1、HPV-3、HPV-4 和 HPV-7；②黏膜良性肿瘤如女性外阴部尖锐湿疣，致病病毒主要是 HPV-6 和 HPV-11；③纤维乳头瘤如口腔和喉乳头瘤。Harald zur Hausen 于 20 世纪 70 年代首先提出生殖道肿瘤与乳头瘤病毒有关，并于 2008 年获诺贝尔生理医学奖。随后的研究进一步证实宫颈增生的细胞形态改变是由乳头瘤病毒感染所致，且电镜下可观察到增生细胞中存在乳头瘤病毒颗粒。还有研究表明，在子宫颈上皮增生或宫颈上皮内瘤变（cervical intraepithelial neoplasia，CIN）的组织中存在乳头瘤特异性衣壳抗原以及 HPV 的 DNA。这些结果均支持乳头瘤病毒是子宫颈癌的病因。分子流行病学研究进一步表明，HPV 感染显著增加患子宫颈癌的风险，相对风险高达 20～100 倍。此外，大约 80% 的肛门癌和 30% 的外阴、阴道、阴茎和口咽癌都可归因于 HPV。目前还有研究资料表明高危险型 HPV 可能与非小细胞肺癌有关。有关 HPV 疫苗的研究在近 10 年中取得了长足进展，可分为预防性疫苗与治疗性疫苗。预防性疫苗对暴露于 HPV 的高危人群非常有益，可以预防感染和再感染。治疗性疫苗主要是针对感染相关病变细胞中高水平的 E6 及 E7 蛋白，主要目的是诱发产生针对癌蛋白特异的细胞免疫反应，由于肿瘤免疫治疗的复杂性，目前尚无有效的治疗性疫苗问世。

三、Epstein-Barr 病毒与肿瘤

Epstein-Barr 病毒（EBV）是 Epstein、Achong 和 Barr 于 1964 年在培养的 Burkitt 淋巴瘤细胞中发现的。EBV 属疱疹病毒家族，血清学研究发现

人群中 EBV 感染十分普遍，发展中国家的人群往往在儿童期即被感染，而发达国家的人群感染一般推迟到青少年期。原发感染后 EBV 可终生潜伏，并可引起多种急性和慢性疾病。原发性感染引起的疾病主要是急性传染性单核细胞增多症（acute infectious mononucleosis）；潜伏感染所致慢性疾病主要是肿瘤，如 Burkitt 淋巴瘤、霍奇金病、非霍奇金淋巴瘤、免疫抑制相关性平滑肌肉瘤、T 细胞恶性肿瘤、鼻咽癌、口咽鳞状细胞瘤和胃腺癌等。EBV 感染与上述肿瘤的相关性主要是建立在血清学研究和病毒学研究的基础上。血清学研究发现，大多数肿瘤患者的血清中含有高滴度的抗 EBV 抗体。在肿瘤及其转移细胞中可测到 EBV DNA 及其产物，而正常细胞则检测不到病毒的存在。

EBV 致癌的分子机制还没有被完全认识。在体外实验中，EBV 只感染人的 B 淋巴细胞，其原因可能是 B 淋巴细胞表面有大量的糖蛋白 CD21，与 EBV 衣壳糖蛋白有很高的亲和性所致。在体外培养的潜伏感染转化的 B 淋巴细胞中，EBV 表达 6 种潜伏核抗原（latent EBV encoded nuclear antigen，EBNA）、2 种潜伏膜蛋白（latent infection-associated membrane protien，LMP）和 2 种无 polyA 的小 RNA（EBER）。LMP2 在防止细胞裂解维持病毒潜伏感染中发挥重要作用。EBNA 与病毒的转录激活和复制有关。在 EBV 致癌机制中，LMP1 可能是关键基因，它编码的潜伏膜蛋白可使永生化啮齿类成纤维细胞转变成丧失接触抑制、不依赖贴壁或在裸鼠成瘤的细胞。

四、卡波西肉瘤相关疱疹病毒与肿瘤

在人类免疫缺陷病毒（human immunodeficiency virus，HIV）感染的人群中，部分患者继发感染卡波西肉瘤相关疱疹病毒（KSHV，又称 human herpesvirus 8，HHV-8）导致卡波西肉瘤（Kaposi sarcoma），加速、加重获得性免疫缺陷综合征（艾滋病，acquired immune deficiency syndrome，AIDS）的致死率。随着 20 世纪 90 年代"鸡尾酒"疗法问世，艾滋病疗效迅速提升，病死率显著下降。近年来，HIV 病毒感染人群（即 HIV 携带者）的存活率稳定上升，长期存活的 HIV 携带者日益增多。因此，关注 HIV 携带者诱发肿瘤，以及感

染 KSHV 导致卡波西肉瘤刻不容缓。

五、幽门螺杆菌与胃癌

某些细菌感染也可引起人的肿瘤，如幽门螺杆菌感染与胃癌。1983 年澳大利亚科学家 Warren 和 Marshall 首先从胃内分离出一种"未知的弯曲状杆菌"，1989 年正式命名为幽门螺杆菌（Helicobacter pylori，HP）。幽门螺杆菌感染是胃炎和胃溃疡的主要原因，此发现于 2007 年获诺贝尔生理医学奖。幽门螺杆菌为革兰氏阴性杆菌，其感染十分普遍，世界上至少有一半的人胃中存在幽门螺杆菌。感染通常起始于儿童时期，若不进行治疗感染可持续终生。一般来说，发展中国家人群的感染率高于发达国家。

已有一系列研究证据证明幽门螺杆菌与胃癌的关系。首先，幽门螺杆菌可引起慢性浅表性胃炎，特别是肠型胃癌发生过程中的起始事件。其次，流行病学研究表明幽门螺杆菌感染增加胃癌风险。病例 - 对照研究报道幽门螺杆菌血清学阳性者发生胃癌的风险比血清学阴性者高 2～16 倍；在发达国家进行的前瞻性研究发现，幽门螺杆菌感染使患胃癌的风险增加 6 倍，且感染期越长胃癌的发病风险也越高。再次，抗生素治疗可降低胃癌风险。抗幽门螺杆菌的干预实验表明，与服用安慰剂比较，抗生素治疗可增加萎缩性胃炎和肠化生的逆转率。早期胃癌患者经清除幽门螺杆菌治疗后，胃癌复发率降低、萎缩性胃炎进展减慢。最后，幽门螺杆菌可诱发沙土鼠全胃炎，并在 1～2 年内导致 1/3 的动物发生胃萎缩、肠化生和肠型胃腺癌。幽门螺杆菌引起的沙土鼠胃癌形成过程与人的胃癌形成过程十分相似，而且不需要给予其他外源性辅助致癌物即可诱发癌变。

目前已知若干幽门螺杆菌基因与其致癌性有关，其中最重要的可能是 *cag* 基因、*vacA* 基因和 *babA2* 基因。这 3 个基因都具备的幽门螺杆菌菌株是最危险的菌株。目前认为幽门螺杆菌至少可通过 3 个途径引起细胞癌变：①干涉细胞增殖和凋亡。体外实验证明，上皮细胞与幽门螺杆菌共培养可引起细胞周期蛋白 P27 表达下降，使上皮细胞 G1 期阻滞。幽门螺杆菌还可通过诱导胃黏膜 G 细胞产生胃泌素（gastrin），激活

其受体胆囊收缩素（CCK）而刺激细胞增殖。此外，幽门螺杆菌诱导胃上皮细胞凋亡可能是通过其所含的脲酶（urease）。脲酶在体外可与胃上皮细胞表面的 II 类主要组织相容性复合体（major histocompatibility complex）分子结合，引起细胞凋亡。还有研究报道幽门螺杆菌的 vacA 蛋白可插入到线粒体膜，引起细胞色素 C 释放从而激活半胱天冬酶 -3（caspase-3）依赖性细胞死亡信号转导级联。②炎症反应。幽门螺杆菌可诱导前炎性环氧合酶（cyclooxygenase，COX）表达，后者催化合成 E$_2$ 前列腺素（PGE$_2$）抑制细胞凋亡、促进血管生成。此外，幽门螺杆菌还可激活 NF-κB，诱导一氧化氮合酶（nitric oxide synthase，NOS）表达，后者产生的 NO 可在原位合成亚硝胺类致癌物，也可形成氮自由基导致 DNA 和蛋白质损伤。③其他直接作用。幽门螺杆菌感染可直接诱发 BCL-2、p53、c-Myc 等基因的突变，且可能与 DNA 甲基化及部分微 RNA（microRNA）的表达水平异常相关。

第四节 遗传因素

恶性肿瘤的种族分布差异、家族聚集现象、遗传性缺陷易致肿瘤形成等都提示遗传因素在肿瘤发生中起重要作用，而肿瘤流行病学调查、家系分析、细胞遗传学和分子遗传学研究为深入了解肿瘤的遗传机制提供了新的证据。此外，个体的遗传特性在肿瘤的发生和发展过程中同样起着重要作用，是决定肿瘤易感性（susceptibility）的重要因素。

就遗传因素而言，目前认为至少有 3 种机制导致某些个体对肿瘤易感。一是通过遗传获得突变基因，而这种突变基因是癌变通路的关键基因（肿瘤抑制基因和癌基因）。二是通过遗传获得的突变基因使携带者对环境因素作用的敏感性增高，从而导致和加速癌变通路事件的发生和累积（如致癌物代谢和 DNA 修复基因）。三是通过遗传获得突变基因有利于癌变克隆的选择和生长（如一些生长因子基因和免疫监视系统相关基因）。这三种机制都能促使遗传易感的组织更快发生癌变，使易感个体发生肿瘤的风险高和发病早；而非遗传易感的组织的癌变则需要长时间和更多的突变累积。简言之，目前认为与肿瘤易感性有关的遗传因素主要包括一些"癌变通路"关键基因的种系突变（germline mutation）和一些影响个体对环境致癌因素作用的遗传多态性（genetic polymorphism）或遗传变异（genetic variation）。癌变通路关键基因的先天性缺陷往往导致个体出现某种遗传综合征，而遗传多态性则一般不显现疾病表型。

一、基因种系突变

1. 抑癌基因 抑癌基因对细胞生长具有负调节作用，其功能丧失将导致细胞生长失控从而可能形成肿瘤。因抑癌基因种系突变而易患肿瘤的经典例子是成视网膜细胞瘤和 Li-Fraumeni 综合征，其原因分别是 RB 基因和 p53 基因种系突变。对存活的成视网膜细胞瘤患者的随访研究发现，双侧成视网膜细胞瘤患者的子女有 50% 也患该肿瘤，这表明所涉及的 RB 基因符合孟德尔显性遗传定律。1971 年 Knudson 提出了著名的"两次突变"假说来解释遗传性和非遗传性成视网膜细胞瘤的发生。以视网膜母细胞瘤为代表，该假说认为遗传型肿瘤第一次突变发生在生殖细胞，第二次突变发生在体细胞，因此解释了遗传型肿瘤发病年龄早，肿瘤表现为多发性和双侧性；散发型肿瘤的两次突变均发生在体细胞，故肿瘤发病晚，并且多为单发和单侧性。此外，遗传型成视网膜细胞瘤患者发生其他肿瘤，特别是骨肉瘤的风险也大大增高。尽管患其他肿瘤的风险远没有成视网膜细胞瘤那样高，但种系突变的 RB 基因携带者在 40 岁前发生非眼部肿瘤的风险显著高于正常个体。

另一个经典抑癌基因是 p53。该基因种系突变是导致 Li-Fraumeni 家族性癌综合征的主要遗传学基础，而在肿瘤细胞中往往伴随 p53 基因位点的另一个等位基因的再次突变或者丢失。体外实验证实转染野生型 p53 基因的肿瘤细胞，其形态和致癌性均发生改变，证明 p53 具有肿瘤抑制功能。携带杂合型 p53 种系突变的个体患肿瘤的风险非常高，涉及的肿瘤包括各种肉瘤、乳腺癌、脑肿瘤、白血病，以及肺、前列腺、子宫颈等肿瘤。

家族性腺瘤性息肉病（familial adenomatous polyposis，FAP）也是罕见的癌综合征。FAP 患

者到 45 岁时患结肠癌的风险是正常人的 700 倍。研究发现，FAP 与抑癌基因 *APC* 种系突变有关，在遗传性和非遗传性的结肠腺瘤中均可发现 *APC* 基因杂合性丢失。与 *RB* 基因和 *p53* 基因种系突变不同的是 *APC* 种系突变本身不足以导致细胞癌变而只引起癌前病变即多发性息肉病。然而，由于 FAP 患者结肠中腺瘤样息肉可多达数百个，所以发生癌变的概率几乎高达 100%。

与抑癌基因种系突变有关的其他常染色体显性肿瘤易感综合征还有遗传性黑色素瘤、多发性神经纤维瘤病以及肾母细胞瘤（又称维尔姆斯瘤，Wilms tumor）等。然而，上述抑癌基因的种系突变在人群中十分罕见。这些基因种系突变引起的肿瘤对人类健康总负荷来说影响不大，但对携带此种基因的个体和家族的肿瘤风险则非常重要。

2. 癌基因 在肿瘤的发生过程中，原癌基因的功能激活性突变是常见的遗传学改变。如家族性甲状腺髓样癌和多发性内分泌腺瘤Ⅱ型，这两种遗传综合征就与原癌基因 *RET* 种系突变有关。*RET* 原癌基因定位于染色体 10q11.2，编码嵌合型受体性酪氨酸激酶。该基因在肿瘤组织中无杂合性丢失，而存在种系突变。在多发性内分泌肿瘤ⅡA 型和甲状腺髓样癌患者中，此种突变多发生在细胞膜外富含半胱氨酸的编码区；而在多发性内分泌肿瘤ⅡB 型患者中，突变则发生在细胞内酪氨酸激酶编码区。散发性甲状腺髓样癌常有细胞内酪氨酸激酶编码区的体细胞突变。正常的和突变的 *RET* 基因其编码的蛋白质为跨膜受体型酪氨酸激酶，推测可能影响细胞信号转导。该基因突变可能导致酪氨酸激酶稳定表达。家族性甲状腺髓样癌以常染色体显性方式遗传。多发性内分泌肿瘤ⅡA 型患者同时患嗜铬细胞瘤和甲状旁腺功能亢进症的风险极高；而ⅡB 型患者更为严重，除此之外还有骨骼异常、胃肠道神经节瘤和黏膜神经瘤等。Ⅱ型多发性内分泌肿瘤综合征的肿瘤特殊性以及它们与原癌基因 *RET* 的单一关系，提示其癌变的机制不同于抑癌基因突变。

3. DNA 修复基因 研究发现，有些家族聚集性结肠癌不是由 FAP 引起，而是由另一种常染色体显性遗传综合征引起的，被称为遗传性非息肉病性结直肠癌（hereditary nonpolyposis colorectal cancer，HNPCC）。HNPCC 患者在 50 岁前发生结肠癌、子宫内膜癌以及其他胃肠道和泌尿生殖道癌症的风险非常高。微卫星分析表明，HNPCC 患者的肿瘤 DNA 呈现显著的微卫星不稳定性（microsatellite instability），进一步研究发现，此种表型与 DNA 错配修复缺陷有关。涉及的错配修复基因包括 *hMSH2*、*hMLH1*、*hPSM1* 和 *hPSM2*，其中 *hMSH2* 和 *hMLH1* 种系突变所致 HNPCC 约占 90%。体外实验发现，有微卫星不稳定性的癌细胞系错配修复基因突变频率比无微卫星不稳定性的癌细胞系高 100 倍。错配修复缺陷者易患结肠癌的机制，可能与结肠癌发生有关的基因如 *APC*、*RAS* 和 *p53* 突变不能被修复有关。

近几年的研究发现，*BRCA-1* 和 *BRCA-2* 种系突变是家族性乳腺癌的遗传易感因素。*BRCA-1* 种系突变携带者还易患卵巢癌，而 *BRCA-2* 种系突变与男性乳腺癌和胰腺癌有关。据估计，*BRCA-1* 和 *BRCA-2* 种系突变的个体到 75 岁时乳腺癌的发病率为 80%，卵巢癌的发病率为 60%，而胰腺癌和结肠癌的风险增高 3~4 倍。*BRCA-1* 和 *BRCA-2* 具有转录活化功能，同时参与调节细胞增殖和 DNA 损伤修复，提示这两个基因可能有保持基因组稳定性的功能。其他与 DNA 修复缺陷有关的遗传性癌易患综合征列于表 4-1。总的说来，这些遗传性疾病极其罕见，但对阐明 DNA 突变在肿瘤发生中的作用以及 DNA 突变、复制和修复机制则十分重要。此外，许多 DNA 修复缺陷是以常染色体隐性方式遗传的，虽然其隐性综合征表型极其罕见，但杂合状态却较常见，后者对癌症易感性的影响值得重视。例如运动失调性毛细血管扩张症突变基因（ataxia-telangiectasia mutated gene，ATM），杂合子频率可能高达 1%，且杂合子的乳腺癌风险可能比正常人高 5 倍。

二、基因 - 环境交互作用

通过对遗传性癌症和家族性癌症的研究，越来越多的肿瘤相关基因被鉴定出来，其功能丧失使得个体患癌风险明显升高。然而，大多数癌症都是散发的而不是家族遗传的。对整个人群来说，由罕见的遗传病带来的癌症只占一小部分，而至少 80% 以上的人类癌症是由环境因素引起的。但是，肿瘤在人群中的分布具有显著的不均

表 4-1　与 DNA 修复基因或基因组不稳定性相关的遗传性肿瘤易感综合征

遗传因素	染色体	基因	肿瘤类型
遗传性非息肉病性结直肠癌（HNPCC）	2p16	MSH2	结肠癌、子宫内膜癌、其他胃肠道肿瘤、卵巢肿瘤、泌尿生殖道肿瘤等
	3p21	MLH1	
	2q31-33	PMS1	
	7p22	PMS2	
家族性乳腺/卵巢癌	17q21	BRCA-1	乳腺癌、卵巢癌
	13q14	BRCA-2	
Muir-Torre 综合征	2p16	MSH2	结肠癌、内膜癌、其他胃肠道肿瘤、卵巢肿瘤、泌尿生殖道肿瘤、皮脂腺瘤
	3p21	MLH1	
运动失调性毛细血管扩张症（ataxia-telangiectasia）	11q22-23	ATM	淋巴瘤、白血病、霍奇金病和脑、胃、卵巢或其他上皮肿瘤
Bloom 综合征	15q26.1	BLM	白血病、淋巴瘤、胃肠道、皮肤及其他上皮肿瘤
Fanconi 贫血	9q22.3		白血病、肝肿瘤、雄激素治疗后脑瘤、妇科肿瘤、胃肠道肿瘤
	20q		
着色性干皮病		XPA~XPG	皮肤基底细胞和鳞状细胞癌、黑色素瘤、舌鳞状细胞癌

一性，即便是同样暴露于特定致癌物，有些人发病而另一些人则不发病。例如吸烟与肺癌，吸烟是肺癌的病因，但在正常生命期发生肺癌的吸烟者却少于 20%。这些事实提示，大多数常见肿瘤归因于基因-环境相互作用。

目前认为，基因组遗传变异在肿瘤发生发展的基因-环境相互作用中扮演重要角色，一些携带变异基因的人对环境中的致癌因素格外敏感从而易患癌症。单核苷酸多态性（single nucleotide polymorphisms，SNPs）是基因组中最丰富的遗传变异，其定义为单个碱基的变异在人群中出现的频率大于 1%，它与种系突变在概念上的区别在于后者在人群中出现的频率远远小于 1%。一般来说，种系突变存在于引起稀有遗传性疾病的基因编码序列，而 SNPs 存在于整个基因组且出现的频率平均约每 1 000 个碱基对有 1 个。SNPs 与肿瘤发生发展的关系，是近 20 多年来肿瘤病因学研究领域最受关注的科学问题之一。随着人类基因组计划（human genome project）和国际单体型图计划（International HapMap Project）的不断进展，近年来此领域研究取得了重大成绩。

下面以吸烟与肺癌发病病因为例，主要从致癌物代谢基因的变异、DNA 修复基因多态性以及全基因组关联研究三个方面来介绍基因-环境交互作用与肿瘤发生的关系。

1. 致癌物代谢基因变异与肺癌易感性　细胞色素 P450（cytochrome P450，CYP）可催化香烟中多环芳烃类、亚硝胺和芳香胺的氧化代谢，使之形成可与靶细胞 DNA 共价结合的代谢产物。如 CYP1A1 可催化香烟和其他环境中广泛存在的致癌物多环芳烃类和芳香胺类的氧化代谢，使之具有致突变性和致癌性；而其表达和活性又受基因变异的影响，所以它与吸烟相关性癌症特别是肺癌的关系受到高度重视。在日本人中进行的大多数研究表明，CYP1A1 基因变异与肺癌尤其是肺鳞癌的风险增高显著相关，但与肺腺癌不相关。Shi 等对 1989—2006 年于中国人群中进行的 46 项 CYP1A1 多态性与肺癌风险的关联研究进行了荟萃分析，表明 CYP1A1 基因多态性与中国人肺癌风险增高显著相关。特别重要的是，有研究表明 CYP1A1 基因的两个变异与吸烟有明显的基因-环境相互作用，提示 CYP1A1 基因变异是中国人吸烟相关性肺癌的遗传易感因素。其他比较重要的 CYP 还有 CYP2A6 和 CYP2A13，这两个基因产物代谢激活若干亚硝胺类致癌物，尤其是香烟特异性亚硝胺，4-甲基亚硝基-1-3-吡啶基-1-丁酮（NNK）和 N-亚硝基去甲烟碱/尼古丁（NNN），以及一些食物中广泛存在的 N-二甲基亚硝胺和 N-二乙基亚硝胺。CYP2A6 还参与尼古丁的氧化代谢，而尼古丁是导致并维持吸烟依赖性的主要成分。CYP2A6 基因变异频率有显著的人种差异，日本人中 CYP2A6 基因缺失频率较高，而其他变异基因型则少见。鉴于 CYP2A6 在代谢香烟特异性亚硝胺和尼古丁中的重要性，它与吸烟行为以及吸烟相关性肿瘤发生的关系受到了重视。*CYP2A13* 基因第 5 外显子的 C → T 变异导致该基因产物的活性显著降低。病例 - 对照研究表明，该基因遗传变异与肺癌腺癌风险降低相关，但与其他亚型的肺癌无相关性；分层分析表明该基因变异降低肺腺癌风险且只限于轻度吸烟人群。

此外，报道较多的还有谷胱甘肽 S- 转移酶（glutathione S-transferase，GST）家族的基因变异同样与肺癌的易感性有关联。

2. DNA 修复基因多态性与肺癌易感性 DNA 修复能力具有明显的个体差异，癌症患者的 DNA 修复能力通常低于正常人群的平均水平，因此，DNA 修复能力差异是决定癌症遗传易感性的另一重要因素。人类细胞具有一系列 DNA 修复系统，以防御体内和体外因素引起的不同类型的 DNA 损伤，保护基因组的完整性和稳定性。这些系统包括碱基切除修复（base-excision repair，BER）、核苷酸切除修复（nucleotide-excision repair，NER）、同源重组（homologous recombination）、错配修复（mismatch repair）等以及一些特异的修复机制。那么，如果组成该系统的基因发生变异从而对个体的 DNA 修复功能造成影响，那么这种高频率的变异对整个人群的负荷就影响相当大。在 DNA 修复系统中，NER 可能是最重要的修复系统。如参与 NER 的着色性干皮病基因 D（xeroderma pigmentosum complementary group D，*XPD*）基因突变可导致着色性干皮病、Cockayne 综合征和毛发营养不良综合征，其中着色性干皮病对日光诱发的皮肤癌易感性比正常人高数百倍，其他内脏肿瘤的易感性也明显增高。有关肺癌患者和正常对照 XPD Asp312Asn 和 Lys751Gln 多态性对 BPDE-DNA 加合物修复能力的研究表明在肺癌患者中多态性等位基因的修复能力显著低于野生基因型，但在正常对照中的差异无显著性；且携带 312Asn/Asn 和 751Gln/Gln 基因型个体对皮肤中紫外线引起的环丁烷嘧啶二聚体的修复能力较野生型基因型低约 50%，提示 *XPD* 多态性与 NER 能力降低相关。此外，关于 *XPD* 基因型以及不同基因型与吸烟交互作用对北京地区人群肺癌发病风险的研究也表明该基因的这两个遗传变异与肺鳞癌的易感

性相关，且此种风险增高与累计吸烟量有关，但与肺腺癌以及其他组织学类型的肺癌易感性无关，提示 *XPD* 基因型是吸烟相关性肺鳞癌风险的控制因素。

此外，BER 系统中的 X 线交叉互补修复基因 1（X-ray cross-complementing group 1，*XRCC1*）基因变异也被证明与人类肺癌易感性相关，如 Arg399Gln 和 Arg194Trp 等。

引人关注的还有，近年来在临床上取得重大突破的肿瘤免疫治疗方法［2018 年美国科学家 James P. Allison 和日本科学家本庶佑（Tasuku Honjo）获诺贝尔生理学或医学奖］，如 PD-1 抗体等，也与肿瘤患者体内基因突变（尤其是 DNA 修复基因）多寡（即所谓"肿瘤突变负荷"）密切相关。

3. 全基因组关联分析与肺癌易感性 全基因组关联分析（genome-wide association study，GWAS）是基于连锁不平衡（linkage disequilibrium）原理同时选择全基因组范围内数百万个 SNPs，应用高通量基因分型平台进行检测，以寻找与疾病或性状关联的基因及其遗传变异。GWAS 分析策略不仅克服了之前只分析某个或某少数几个基因的单个或几个 SNPs 所进行的关联分析的局限性；而且其后期独立验证实验在全面观察全基因组遗传变异的基础上还能避免出现高假阳性的局限性。近年来的一系列肿瘤全基因组关联研究结果揭示或新发现了多种特定肿瘤的易感基因和变异位点。如 2008 年所报道的 3 项在不同人群中进行的肺癌 GWAS，共同发现染色体 15q25 区域存在肺癌易感基因，该区域位于尼古丁乙酰胆碱受体基因 *CHRNA3*、*CHRNB4* 和 *CHRNA5*，提示这些易感基因可能与吸烟引起的肺癌或吸烟行为相关。这个发现在随后的一些独立研究中得到充分的验证。GWAS 的诞生对肿瘤易感性研究起了巨大的推动作用。然而 GWAS 也有缺点：第一，挑选的标签 SNPs 均为高频率的变异，频率较低的 SNPs 的作用无法探查。第二，虽然能发现新的基因或位点，但位于基因"荒漠"区的相关 SNPs 缺乏有效的生物学支持。第三，目前的研究策略尚无法分析基因 - 环境和基因 - 基因之间的交互作用。

因此，以肺癌为例可以看出肿瘤不仅归因于环境因素（如吸烟等），个体的遗传易感性因素也

是导致肿瘤发生的重要原因。

总之，遗传因素，尤其是基因突变，在肿瘤发生发展中的作用获得越来越多的验证。随着基因组学技术飞速发展和不断完善，新近还发现，特定的基因突变出现在特定的组织/器官中，即基因突变的组织特异性，是肿瘤的一个普遍规律，而不仅仅是个别的特例。

第五节　炎症因素

尽管 Rudolf Virchow 于 1863 年就发现粒细胞在肿瘤组织中浸润，然而，直到近十年来才陆续有明确的证据证实炎症在肿瘤发生过程中所起的关键性作用。炎症过程是肿瘤发生的一个重要因素，而化学和物理因素以及自身免疫和不知原因的炎症反应，特别是由于感染引起的慢性炎症可明显地增加恶性肿瘤发生的机会。据统计，高达 20% 的肿瘤与慢性感染相关，如：人乳头瘤病毒（HPV）感染与阴茎癌、外阴癌和子宫颈癌，EB病毒感染与鼻咽癌，幽门螺杆菌（HP）感染与相关性胃炎和胃癌，HBV 或 HCV 感染与肝炎和肝细胞癌等。炎症的促肿瘤作用可以主要归纳为：一是炎症反应影响宿主对肿瘤的免疫反应；二是炎症微环境可增加基因突变，诱导 DNA 损伤和基因组不稳定性，以及通过免疫介导来促进肿瘤的发生；三是炎症可影响表观遗传机制。

一、炎症类型

一些感染或自身免疫性疾病所引起的慢性炎症可通过诱导致癌基因突变、基因组不稳定、肿瘤早期进展和新血管生成等作用来促进肿瘤的发生、发展。长期暴露于环境中的刺激性物质或肥胖也可能导致轻度炎症，并通过上述机制同样可促进肿瘤的发生。肿瘤相关性炎症与肿瘤的发展是齐头并进的。炎症反应还可通过促进新生血管的形成、肿瘤进展和转移扩散、引起机体局部免疫抑制，进一步增强基因组不稳定性。此外，肿瘤治疗也可以触发炎症反应，所造成的创伤、坏死和组织损伤，又可刺激肿瘤的重新崛起和治疗耐受。然而，在某些情况下，治疗所引发的炎症又可增强抗原呈递、免疫介导从而消除肿瘤。

在肿瘤发生之前，感染所引起的炎症反应是宿主对外来物的正常防御，其目的是清除病原。如持续 HPV 感染与胃癌和 MALT 淋巴瘤（mucosa-associated lymphoid tissue lymphoma）；HBV 或 HCV 感染与肝细胞癌；血吸虫（Schistosoma）感染与膀胱癌；拟杆菌属（Bacteroides species）与结肠癌等。然而，当致瘤性病原体破坏宿主的正常免疫，并在宿主体内持续感染便可引发慢性炎症。19 世纪 90 年代 Coley 发现由特定微生物制剂诱导的急性炎症可治疗肿瘤。Coley 的炎症杀伤肿瘤理论在很长一段时间里占有主导地位。诱导急性炎症至今仍被用于膀胱癌的治疗，尽管其具体机制还不清楚。另一种慢性炎症是肿瘤发生之前由于免疫失调和自身免疫造成的。如炎症性肠病（inflammatory bowel disease，IBD），其大大增加了大肠癌的发病风险。当然，并非所有的慢性炎症性疾病其患癌风险均增加，如类风湿关节炎或银屑病。

环境暴露也可引起慢性炎症。吸烟和某些刺激物可诱发慢性阻塞性肺疾病，其具有较高的肺癌风险。石棉或二氧化硅吸入会引起肺癌，却不致突变。这类物质可影响炎症小体产生 pro-interleukin-1B（IL-1B 前体）引发炎症，从而介导其致瘤性。肥胖也可导致慢性炎症，使患癌风险增加约 1.6 倍，如肥胖促进肝癌。此外，还有研究表明 DNA 损伤和细胞衰老的累积也可以引起慢性炎症进而促进肿瘤。

此外，肿瘤的发展过程也伴随着炎症反应，而此类型炎症不同于上述炎症。大多数情况下，实体恶性肿瘤均可引发内在的炎症反应，从而建立一个促瘤微环境。肿瘤细胞的自发增殖、某些癌基因如 RAS、c-Myc 等启动转录程序后通过招募白细胞、肿瘤的趋化因子和细胞因子的表达、诱导血管生成等最终导致肿瘤微环境的重塑。再者，所有的实体恶性肿瘤长到一定程度，当血液不能为瘤体提供充足的氧气和养分时，就会引起肿瘤内部的细胞坏死，释放前炎症因子，如 IL-1 和 HMGB1，后续的炎症反应又可进一步促进血管新生，继而为存活的肿瘤细胞继续输送生长因子。

某些肿瘤还能够主动分泌一些分子来促进炎症，如肺癌可分泌细胞外基质成分的多功能蛋白聚糖，并通过 Toll 样受体 2 激活巨噬细胞来进一步促进炎症反应。这就意味着肿瘤是个不愈合的伤口，此概念最早由 Dvorak 于 1986 年提出。这种类型的炎症在很大程度上颠覆了伤口愈合和组织再生反应。Sieweke 和 Guerra 等人的研究发现癌基因 v-Src、K-Ras 都无法在成年动物诱发癌症，除非伴有损伤和随后的组织再生。可见，炎症在肿瘤发生过程中具有重要作用。

肿瘤治疗也可以引起肿瘤相关炎症反应。放疗和化疗均会造成肿瘤细胞和周围组织的坏死，细胞和组织的坏死又反过来触发类似于伤口愈合的炎症反应。目前，肿瘤治疗所引起炎症，其结果是有争议的，一方面认为它有促进肿瘤的功能，类似肿瘤快速增长所伴随的坏死；另一方面认为它可以增强肿瘤抗原的交叉呈递并诱导抗肿瘤免疫反应。

二、肿瘤微环境

实体肿瘤处在一个极其复杂的环境之中，称为肿瘤微环境（tumor microenvironment）。肿瘤微环境是指肿瘤在生长过程中，与肿瘤发生和转移相关的局部稳态环境，包含先天免疫细胞（巨噬细胞、中性粒细胞、肥大细胞、髓源抑制细胞、树突状细胞、自然杀伤细胞）、获得性免疫细胞（T 和 B 淋巴细胞）、肿瘤细胞和其周围的基质（成纤维细胞、内皮细胞、外膜细胞和间质细胞）。这些不同的细胞通过直接接触或所产生的细胞因子和趋化因子相互沟通，再以自分泌和旁分泌的方式来控制肿瘤的生长。根据肿瘤微环境中存在的免疫介质、不同类型细胞的丰度、激活状态来决定该炎症反应到底是促肿瘤效应还是抗肿瘤免疫。然而，这种平衡更加倾向于促肿瘤作用。由于在肿瘤早期发生阶段是很难评估免疫和炎症的作用，那么更合理的说法便是在肿瘤进展的不同阶段，炎症所引起的促肿瘤作用和抗肿瘤免疫作用是共存的。

肿瘤微环境中最常见的免疫细胞是肿瘤相关巨噬细胞（tumor-associated macrophages，TAMs）和 T 细胞。TAMs 的功能是促进肿瘤生长、新生血管形成、侵袭和转移。肿瘤组织中 TAMs 的含量越高预后越差。成熟的 T 细胞基于所表达的 T 细胞受体（TCRs）可分为两类：γδ 型和 αβ 型。αβ 型 T 细胞根据其效应又可分为 CD8$^+$ 毒性 T 细胞

（CTLs）和 CD4$^+$ 辅助性 T 细胞（Th）。Th 细胞包括 Th1，Th2，Th17 细胞、调节性 T 细胞（Treg）以及自然杀伤细胞（NK cell）。T 细胞根据其效应子来发挥具体的肿瘤抑制和促进作用。在浸润性肠癌、黑色素瘤、多发性骨髓瘤和胰腺癌中，CTL 和 Th1 细胞的数目与患者生存呈正相关。相反，T 细胞不足或功能缺陷可使实验动物更容易自发癌变或发生化学致癌。有研究表明，在许多实体瘤中发现的 T 细胞亚群参与促进肿瘤生长、进展或转移，包括 CD8$^+$T 细胞、产生 IFNγ 的 Th1 细胞、Th2 细胞和 Th17 细胞。迄今为止，唯一没有促肿瘤作用的就是 NK 细胞。类似于 TAMs，T 细胞的促肿瘤作用需要细胞因子介导，而其抗肿瘤作用需要细胞因子介导和细胞毒性机制。

Treg 细胞则可以通过抑制抗肿瘤免疫反应来促进肿瘤的发生，在某些情况下，其可凭借自己的能力来抑制肿瘤的促炎作用从而达到抗肿瘤的效果。有研究表明，在淋巴细胞浸润的乳腺癌组织中，高比率的 CD4$^+$/CD8$^+$ 和 Th2/Th1 细胞是预后不良的指标。Th2CD4$^+$ T 细胞通过驯化 TAMs 来产生促血管生成因子和促转移因子来刺激乳腺癌的进展和转移。在结肠炎相关癌症（colitis-associated cancer，CAC）中，浸润的 T 细胞也发挥促肿瘤功能。但是，相同的 T 细胞亚群如何在不同的癌症中发挥着抗肿瘤或者促肿瘤功能，其机制至今仍未知。这也可能是未来免疫治疗取得成功的关键所在。

以肿瘤微环境中的细胞因子和趋化因子来评价其促进或抑制肿瘤发生、发展的作用可能比特定的免疫细胞含量更中肯。因为不管其来源如何，最终的抗肿瘤[IL-12、肿瘤坏死因子相关凋亡诱导配体（TRAIL）、γ 干扰素（IFN-γ）]或促肿瘤作用（IL-6、IL-17、IL-23）都将通过各种下游效应来调控免疫和炎症环境，如 NF-κB、AP-1、信号转导及转录活化因子（STAT）、Sma 和 Mad 相关蛋白（Smad）以及 caspases。此外，还有一些细胞因子对肿瘤细胞的生长和存活有直接效应，如 TRAIL、Fas 配体（FasL）、TNF-α、表皮生长因子受体（EGFR）配体、TGF-β、IL-6 等。

TAMs 是炎症和肿瘤中细胞因子的最重要来源之一。根据激活途径的不同，TAMs 可分为经典激活的 M1 型和替代性激活的 M2 型。M1 型

巨噬细胞可被 IFNγ 和微生物产物激活，表达高水平的 TNF-α、IL-1、IL-6、IL-12、IL-23 等促炎性细胞因子和用于抗原递呈的 MHC 分子，以及诱导一氧化氮合酶产生 NO 来杀死病原体和引发机体的抗肿瘤免疫反应。与此相反，M2 型巨噬细胞的激活需要细胞因子 IL-4、IL-10 和 IL-13 的诱导，表达低水平的 MHC Ⅱ类分子和 IL-12，但高表达抗炎细胞因子 IL-10、清道夫受体 A 和精氨酸酶。大多数 TAMs 细胞被认为具有 M2 表现，能够促进肿瘤血管生成和组织重塑。然而，大多数被证实有促进肿瘤的细胞因子却是 M1 型细胞因子，M2 型细胞因子如 IL-10 在大肠癌患者中起到肿瘤抑制的作用。此外，与 Th1 和 Th2 细胞不同，M1 和 M2 巨噬细胞具有可塑性，其表型取决于基因表达而不是决定于分化状态和谱系选择。

其他免疫细胞如树突状细胞、肥大细胞、B 淋巴细胞、NK 细胞、中性粒细胞等也影响肿瘤的发生。中性粒细胞的促肿瘤和杀肿瘤功能取决于其分化状态和 TGF-β 的作用；而 B 淋巴细胞和肥大细胞在免疫介导的肿瘤生长过程中有着重要贡献；巨噬细胞和树突状细胞在抗原呈递、T 细胞的活化、细胞因子产生和免疫抑制等方面均发挥着重要的抗肿瘤作用。

三、炎症促进肿瘤发生的机制

肿瘤发生是一个漫长的过程，在大多数情况下，许多癌症的发生需要至少 4 或 5 个突变。有学说认为，炎性微环境不仅可以促进突变细胞的增殖，还可以进一步增加其突变率。激活的炎症细胞是活性氧（ROS）和活性氮中间体（RNI）的来源，进而诱导 DNA 损伤和基因组不稳定性。目前尚不清楚由中性粒细胞或巨噬细胞（主要是急性炎症期间）所产生和释放的 ROS 和 RNI 是否能够通过细胞外基质的扩散进入上皮细胞，再穿过细胞质进入细胞核，最终作用于 DNA。另外，炎性细胞可利用细胞因子如 TNF-α 来刺激邻近上皮细胞的 ROS 积累。这些研究进一步肯定了免疫介导机制是引发肿瘤的关键推动力。p53 基因突变在肿瘤细胞和 CAC 炎性上皮细胞中都能被检测到，表明慢性炎症可致基因组变化。葡聚糖硫酸钠（DSS）刺激可引起结肠慢性炎症、结肠腺瘤，然而 DSS 本身并不是一个强致癌物。可见，

炎性微环境在肿瘤发生过程中的推动作用。

炎症诱发的突变也可导致错配修复基因的失活或抑制。ROS 可导致错配修复酶的直接氧化失活。一旦错配修复系统崩溃，炎症的诱突变作用进一步放大，重要的抑癌基因如 TGFBR2 和 Bax 等被失活。另外，炎症还可上调胞嘧啶核苷脱氨酶（AID）的表达。AID 催化 DNA 胞嘧啶脱氨酶，参与体细胞高度突变和免疫球蛋白的转换重组。除了 B 细胞，AID 在许多不同起源的肿瘤中都存在过表达，其表达依赖于 NF-κB 或 TGF-β。AID 诱导的基因组不稳定性和增加突变概率易发生在 DNA 双链断裂的接合过程，且易于在重要的癌基因如 c-Myc、TP53 和 Bcl-6 中引入突变。已有研究表明，AID 的异常表达有助于形成淋巴瘤、胃癌和肝癌。

Edwards 等人发现 Gia2 基因敲除小鼠可自发形成结肠炎症和肿瘤，肠上皮细胞通过表观遗传调控作用于 Mlh1 的启动子区从而选择性地抑制错配修复基因 Mlh1 和 Pms2 的表达。其他的研究结果也提示表观遗传学机制伴随肿瘤发生，如 microRNA 的转录后调控和 DNA 甲基化使得抑癌基因 INK4A 和 APC 的失活。De Santa 等人的研究发现 JmjC 结合域蛋白 Jmjd3 是巨噬细胞在细菌产物和炎性因子所诱导表达的一个 H3K27me 去甲基化酶。Jmjd3 结合多梳家族蛋白（polycomb group，PcG）并调节其 H3K27me3 水平和转录活性，进而将炎症与表观重编程联系了起来。Hahn 等人研究发现在 Gpx1/2 基因敲除小鼠中，炎症诱导 DNA 甲基转移酶（DNMT）依赖的 DNA 甲基化并使一些多梳家族蛋白靶基因沉默，且其中一些基因的甲基化在人类结肠癌中也存在。这些研究都表明炎症引起的表观遗传机制实际上在肿瘤发起阶段发挥着重要作用。

另一种机制即炎症通过产生生长因子和细胞因子来赋予肿瘤祖细胞干细胞样表型或刺激干细胞扩张，从而扩大环境致癌物质的作用。有研究分别表明 STAT3 不仅参与干细胞重编程还参与干细胞的更新；NF-κB 可以增强结肠隐窝的 Wnt/β-catenin 信号通路；在炎性相关胃癌中，TNF-α 能够促进 β-catenin 的入核。

炎症促进肿瘤发生并不是单行道。有研究表明，DNA 损伤可以导致炎症从而促进

肿瘤发生。最好的例子就是二乙基亚硝胺（diethylnitrosamine，DEN）诱导肝细胞癌的模型，DNA 损伤所引起细胞坏死引发炎症反应来促进肿瘤的发展。此外，一些癌蛋白如 RAS、MYC、RET 等激活下游信号通路从而产生促炎细胞因子和趋化因子（如 IL-6、IL-8、IL-1β、CCL2、CCL20）。Strid 等人发现遗传毒性应激（genotoxic stress）可以诱导 NKG2D 家族成员的表达，而 NKG2D 家族成员又可成为 NK 细胞和 γδT 细胞受体的配体来清除细胞或引起局部炎性反应。

免疫／炎症细胞所产生的促炎因子，如 IL-1、IL-6、TNF-α 等能激活 NF-κB、STAT3 和 AP1。NF-κB、STAT3 和 AP1 作为重要的转录因子，其活化与肿瘤的生存、增殖、侵袭、血管生成和转移均相关。可见，免疫／炎症细胞所产生的细胞因子是一个重要的促肿瘤机制，为恶性细胞连续供应其生长和生存所需的信号刺激。在大多数情况下，促肿瘤细胞因子以旁分泌的方式分泌，然而，也有几种类型的肿瘤细胞可以自分泌所需的细胞因子，包括 IL-6，以求达到同样的效果。

第六节　营养因素

食物不仅是人体与外界环境的媒介，而且还是机体内环境代谢的物质基础。有些食物成分进入人体后经代谢活化后可转变为致癌物或者促癌物，从而增加人体的患肿瘤风险；而另一些食物成分又具有一定的抗癌功效，能减少人体患肿瘤的风险度。大量的研究表明，饮食在癌症的发生、发展过程中起着重要的作用。约 30% 男性肿瘤和 60% 女性肿瘤的发生与营养因素密切相关。其中，关系最为密切的肿瘤是消化道肿瘤，如胃癌、食管癌和结直肠癌，其次是乳腺癌。本章节我们将从两个方面来介绍营养与肿瘤间的关系：一是食物营养成分与肿瘤发生；二是食物营养成分的抗癌作用。

一、食物营养成分与肿瘤发生

自 20 世纪 30 年代以来，人们发现食物中天然存在的部分化学物质或加工过程中的添加剂具有明显的致癌作用，如生物碱、多环芳烃类化合物和 N-亚硝基化合物等。此外，食物中的一些营养成分也能调控化学物的致癌作用，如维生素 A 可控制多环芳烃类化合物所引起的上皮细胞癌；核黄素可抑制偶氮染料所诱发的肝癌。

近一个世纪以来，不少研究和流行病学调查陆续表明饮食习惯与多种肿瘤的发生有一定的关系，如高脂肪酸、高胆固醇饮食以及饮酒可增加肺癌的发病风险；进食高盐饮食、熏烤和腌制食物均可增加胃癌的发病率；食物中的黄曲霉毒素可诱发肝癌；重度饮酒可使肝癌的发病风险增加 4 倍；胆固醇的摄入增加可提高直肠癌的发病风险；以及高脂肪和饱和脂肪酸的摄入能增加乳腺癌的发病率等。

二、食物营养成分的抗癌作用

要想从营养角度来降低癌症的危险性，首先应考虑推荐什么样的食物，然后才能强调食物的各种成分，因为人们吃的是食物，而不是单一的营养成分。

完整的谷物可降低胃癌和结肠癌的危险性，而精制的谷物缺乏外层的纤维素和维生素，可促进慢性疾病和癌症的发展。纤维素可促进肠道的蠕动。大量的流行病学调查证实膳食纤维具有抗直肠癌的作用。此外，高膳食纤维还可以降低胰腺癌、乳腺癌的发病风险。

蔬菜、水果中富含丰富的维生素、矿物质和其他生物活性物质，多食蔬菜和水果可以明显降低多种癌症的发病率。近年来蔬菜、水果的抗癌作用已越来越被人们重视。其所含的胡萝卜素和维生素 C 具有抗氧化作用，可降低胆固醇的氧化；植物固醇能抑制胆固醇的吸收，降低血清胆固醇浓度；此外，蔬菜和水果还含有较高的叶酸和少量植物异黄酮，可发挥抗癌作用。

肉类在癌症发生发展中的作用往往由对素食人群的研究而得知。素食者的癌症死亡率低，约为肉食者癌症死亡率的 56%，且素食者的直肠癌、乳腺癌的发病率很低。肉类的摄入增加可导致大肠致癌物如亚硝基化合物的增加。

豆类含有较多的纤维素，摄入豆类可降低胃癌、胰腺癌、直肠癌、乳腺癌的发病风险。有研究表明大豆可通过影响 FOX 家族基因的表达，从而可有效预防雄鼠发生前列腺癌。

维生素与肿瘤的发生关系比较密切。流行病

学调查表明食物中的胡萝卜素含量可减少某些肿瘤的危险性。有研究表明类胡萝卜素的摄入可降低肺癌、食管癌、胃癌、直肠癌、结肠癌、乳腺癌和子宫癌发病的危险性。有研究已证实 β- 胡萝卜素和番茄红素有抗肿瘤的作用，β- 胡萝卜素在体内转化为维生素 A，可直接拮抗或阻断致癌物的癌变过程；参与生长因子的合成，增强机体的免疫力；其代谢产物又可直接调控细胞的分化和繁殖；此外，β- 胡萝卜素还具有自由基的淬灭剂或捕获剂功能，减少自由基对 DNA 的损伤等。维生素 C 作为强抗氧化物质，参与机体的生理氧化过程，是机体代谢不可缺少的物质。维生素 C 最明显的抗癌作用是降低胃癌的危险性，其次还能降低鼻咽癌、口腔癌、食管癌、肺癌、胰腺癌和子宫癌的发病风险。流行病学资料显示我国食管癌高发地区普遍缺少新鲜水果和蔬菜。在食管癌高发区使用维生素 C 可阻止食管上皮细胞增生转化为癌。此外，维生素 C 摄入增加，喉癌和子宫颈癌发病的危险性也降低。维生素 E 的作用主要是抗氧化，其也可阻断致癌性亚硝基化合物形成的能力，因而也具有防癌的作用。B 族维生素可影响机体的免疫功能和正常代谢，也必将影响肿瘤的发生。

Mason 等人的研究表明亚麻油（flaxseed）可以降低乳腺癌的发生，亚麻油可降低绝经后乳腺癌患者和动物模型的 HER2 的表达水平。此外，亚麻油还可增强无胸腺小鼠对曲妥珠单抗（trastuzumab）的有效性。

微量元素与癌症的发生、发展及预防间的关系日益受到关注，其中关于硒的研究最多。硒作为人体必需的一种微量元素，参与众多生理过程。流行病学研究结果显示低血清硒与多种肿瘤的发生及死亡风险呈现显著相关性，而补充硒则能降低癌症的发生风险。还有研究表明，硒对多种肿瘤具有一定的预防和治疗作用。例如，中国医学科学院肿瘤医院流行病学团队和美国国家癌症研究所（NCI）在河南林县联合开展的调查发现，血清硒水平与食管癌及胃癌的发生风险和死亡率呈负相关，并且硒化合物能够逆转食管鳞癌的轻度不典型增生。流行病学和人群营养干预研究表明硒具有抗食管鳞癌的作用。体外或动物模型实验进一步表明，硒具有抗肿瘤功效。

其他食物成分，如姜黄素、大蒜素、d- 苎烯、黄酮类化合物等也均被报道具有抗癌作用。

国内外学者普遍认为某些营养素的缺乏、过多或不平衡与肿瘤的发生有着重要的关系。食物中的碳水化合物、脂肪和蛋白质是人体热能的主要来源，又被称为产热营养素。过多的能量摄入会导致超重与肥胖。肥胖又可引起炎症，动物实验还表明肥胖可增加老鼠结肠癌、肝癌的发病风险。可见，合理的膳食结构及饮食习惯在维护健康和预防疾病发生方面具有重要作用。合理膳食的基本要求包括热能与营养素足够，各营养素间平衡；食物储存、加工烹调合理等。

第七节 社会心理、经济因素

随着医学模式从单一的生物医学模式向生物 - 心理 - 社会医学模式的转换，使得人们开始关注社会经济、生活习惯、个性、情绪等心理社会因素的影响。现代医学认为恶性肿瘤是一种心身疾病，生活事件、个性特征等社会心理因素在肿瘤发病中的作用不容忽视。

社会心理因素长期被怀疑对人体健康有重要影响。然而，流行病学关于心理压力与乳腺癌之间关系的研究却得出不一致的结果。一些研究表明，抑郁和缺乏社会支持可能是乳腺癌发病的危险因素；而另一些报告却说社会压力和乳腺癌发病无任何联系。所有这些研究共同的缺点就是没有测量个人对压力的生理反应。下丘脑 - 垂体 - 肾上腺轴（HPA 轴）刺激糖皮质激素和肾上腺素的释放，是一种重要的应激活化系统。HPA 轴是人们了解压力对健康的影响的关注焦点，能够广泛影响生理过程，包括免疫功能。在自然情况下，HPA 轴激活多为个体在面对挑战时准备"战斗或逃跑"，但是，HPA 轴也可以在无挑战状况下习惯性激活，这种习惯性激活可能对人类健康导致有害影响。焦虑、抑郁、人际冲突的社会心理压力均可以激活 HPA 轴，引起糖皮质激素和肾上腺素的释放。

不同个体在紧张的情况下的生理反应不同。生活压力事件并非简单地被译成生理信号，这也可部分解释为什么流行病学研究压力和乳腺癌发病之间的关系会产生不同的结果。尽管已有研究证明 HPA 激活可影响癌生物学，但却很少有研究能建立其与肿瘤发生或发展的具体分子机制。尽管如此，大多数学者认为应激的负性生活事件通过 HPA 轴引起血液中糖皮质激素的升高、交感神经系统以及各种肽类物质和细胞因子活性改变、降低自然杀伤细胞等，使自身抵抗癌症的免疫系统功能低下，并增加一切致癌因素发挥作用的可能性，导致某些细胞发生癌变连续反应，最终有可能在某一局部器官发生肿瘤。

近几十年来国内外学者的研究还发现情绪与肿瘤的发病有关。如焦虑可降低人体的免疫功能；抑郁症患者的 NK 细胞水平可能升高等。此外，也有研究表明乳腺癌的发生与抑郁情绪、情感障碍有高度相关性，患者发病前有强烈的负性情绪出现。此外，某些个性特征也被认为是恶性肿瘤的易患因素，如所谓的 C 型人格。

除了上述社会心理因素外，经济因素与肿瘤的发生也有一定关系。社会心理学家的调查报告显示，农村人口的抑郁症发生率明显高于城镇人口，原因主要有两个方面，一方面是经济收入较差，对生活水准、医疗保健和疾病预防方面的关注也较差；另一方面是文化素质较低，遇到困难挫折时易产生负面情绪，不能有效、及时地排解。有研究表明我国一些地区农民的生活还不富裕，农村家庭矛盾时有发生，尤其老年人要承受各种生活压力，他们逐渐丧失了劳动力、无可靠经济来源、疾病困扰、社会地位低下，更易形成心理障碍，使得这些人群成为肿瘤的高危人群。

第八节　肿瘤多阶段发生发展过程

无论是自然还是实验条件，绝大多数肿瘤的发生都是受多因素作用，表现为多阶段的复杂过程。目前认为肿瘤的发生与发展过程大致可分为启动、促进、进展和转移等多个阶段。癌变多阶段在实验性肿瘤演变过程中已得到肿瘤病理水平的证实。在实验动物化学致癌模型中，致癌物与促癌物的协同作用模拟人类肿瘤（如结肠癌）发生进程所经历的增生、良性肿瘤、原位癌、浸润癌等一系列序贯性变化，为癌变的多阶段性提供了绝佳的实验证据。

体外细胞转化实验表明，在绝大多数情况

下单个癌基因并不足以引起细胞恶性转化，必须有另外一个癌基因协同作用才行。如 H-Ras 不能有效转化大鼠成纤维细胞，但如果把 H-Ras 和 c-Myc 一起导入成纤维细胞后就促使其恶性转化。目前，已有二十多对能够协同作用的癌基因，为了解癌变多阶段分子基础提供了依据。1987 年 Sinn 等以小鼠乳腺肿瘤病毒 MMLV 作为调控序列，分别构建 MMLV-c-Myc 和 MMLV-Ras 转基因小鼠，结果显示 MMLV-Ras 转基因鼠发生乳腺肿瘤的时间较 MMLV-c-Myc 转基因鼠早；当上述两种转基因鼠交配所得的 F1 小鼠，其乳腺肿瘤发生速度大大高于单一携带 Ras 和 c-Myc 的转基因小鼠。转基因动物模型的出现又为癌基因协同效应提供了体内证据。

人类结肠肿瘤的发生发展过程具有很明显的形态学时相，因而是人们理解肿瘤发病多阶段的一个重要的模型。正常的结肠黏膜最初由上皮增生发展为良性腺瘤 I、II、III 级，再经腺癌发展成为转移癌。美国科学家 Vogelstein 等研究了无癌变和有癌变的腺瘤以及结肠癌标本中抑癌基因与癌基因的变化，发现腺瘤中有 Ras 基因突变和抑癌基因 APC 及 DCC 丢失，在癌中有 Ras 基因突变以及 APC、DCC 与 p53 丢失。结肠肿瘤的发生似乎是由于抑癌基因 APC 的杂合性缺失而开始的，APC 的缺失可发生在生殖细胞或体细胞，导致逐渐增大的良性腺瘤。在良性腺瘤中常会有一个细胞发生 Ras 基因突变而导致进一步的克隆性发展。随后发生的抑癌基因 DCC 与 p53 缺失促进了从良性到恶性的发展过程。从腺瘤到癌的演变过程还伴有 DNA 损伤修复基因的突变以及 DNA 甲基化状态的改变，因此，结肠癌变的过程是一个多基因参与、多步骤的过程。

目前，人们已经普遍接受了肿瘤多阶段发病进程的理论，同时，对多种恶性肿瘤的多阶段病变过程有了充分的认识。

第九节　目前存在问题与展望

肿瘤发生是涉及多基因多步骤的病理过程。如前所述，致癌因素众多，如化学物质、物理因素、感染原、遗传、慢性炎症、营养以及社会心理、经济条件等。可见，致癌病因极其复杂。人类通常暴露于外界环境，所接触的致癌因素又不单一，更增加了肿瘤发病的复杂性和不确定性。面临如此巨大的挑战，2017 年，Vogelstein 等提出肿瘤发生与组织干细胞的分裂频率、体细胞随机突变并蓄积等密切相关的观点，引发轰动一时的肿瘤发生是否源于"厄运"(bad luck)的大讨论。所以，我们必须清醒地认识到，迄今，肿瘤发生的确切病因和病理进程还远远没有被解析，仍有待于全面、深入、细致地持续挖掘和诠释。

近年来，随着人类肠道微生物基因组领域的研究迅猛发展和海量数据的逐渐积累，目前，可将人类肠道菌群分为三种类型。如同血型一样，这些肠道菌群类型已经成为人类的生物学特征之一。越来越多的研究表明，肠道菌群的差异除了与肿瘤发病相关外，还与肥胖、糖尿病、心血管疾病的发生密切相关。

总而言之，肿瘤发病病因的全面透彻的阐明尚需时日，任重道远。

（徐宁志　刘　梅）

参 考 文 献

[1] 曾益新. 肿瘤学. 3 版. 北京：人民卫生出版社，2012

[2] Guengerich FP. Metabolism of chemical carcinogens. Carcinogenesis，2000，21（3）：345-351

[3] Watson RE，Goodman JI. Epigenetics and DNA methylation come of age in toxicology. Toxicol Sci，2002，67（1）：11-16

[4] Tomasetti C，Li L，Vogelstein B. Stem cell divisions，somatic mutations，cancer etiology，and cancer prevention. Science，2017，355（6331）：1330-1334

[5] zur Hausen H. Viruses in human cancer. Eur J Cancer，1999，35（8）：1174-1181

[6] Beasley RP，Huang LY，Lin C，et al. Hepatocellular carcinoma and HBV：a prospective study of 22 707 men in Taiwan. Lancet，1981，2（8256）：1129-1133

[7] Zhang X，Zhang H，Ye L. Effects of hepatitis B virus X protein on the development of liver cancer. J Lab Clin Med，2006，147（2）：58-66

[8] Pattle SB，Farrell PJ. The role of Epstein-Barr virus in cancer. Expert Opin Biol Ther，2006，6（11）：1193-1205

[9] IARC. IARC Monographs on the Evaluation of Carcinogenic Risks to Humans. Lyon：IARC，1994

[10] Haigis KM，Cichowski K，Elledge SJ. Tissue-specificity in cancer：The rule，not the exception. Science，2019，363（6432）：1150-1151

[11] Elinav E，Nowarski R，Thaiss CA，et al. Inflammation-induced cancer：crosstalk between tumours，immune cells and microorganisms. Nat Rev Cancer，2013，13（11）：759-771

[12] Olson OC，Quail DF，Joyce JA. Obesity and the tumor microenvironment. Science，2017，358（6367）：1130-1131

[13] Trainor BC，Sweeney C，Cardiff R. Isolating the effects of social interactions on cancer biology. Cancer Prev Res（Phila），2009，2（10）：843-846

[14] Almeida A，Mitchell AL，Boland M，et al. A new genomic blueprint of the human gut microbiota. Nature，2019，568（7753）：499-504

第五章 肿瘤病理学诊断历史与现状

第一节 病理 TNM 分期的历史、现状及展望

TNM 评价系统是现在临床应用最为广泛的肿瘤分期分级系统,最先是由 Pierre Denoix 教授在 1943—1952 年于 Gustave-Roussy 提出,随后国际抗癌联盟(UICC)成立了一个由 Denoix 教授领导的专门部门来撰写临床肿瘤分级系统,而后这个专门部门拟定的 UICC 临床预后因素系统逐渐演变成了现在大家所熟知的 TNM 分期系统。TNM 分期最早公开发行出版是 1968 年,第 1 版被定义为"口袋册",1974 年发布第 2 版,1982 年 UICC 发行了第 3 版的 TNM 分期手册和第 1 版的 TNM 图谱和图文指南。在 UICC 拟定 TNM 分期的同时,国际妇产科联盟(FIGO)也发行了一套用于妇产科肿瘤的 FIGO 分期系统。随后美国癌症联合会(AJCC)公开发行各个系统肿瘤的 TNM 分期。大约在 1987 年,UICC 和 AJCC 的 TNM 分期统一成现在我们使用的 TNM 分期系统。随后在 1998 年,UICC 开始发行 TNM 分期的互动光盘,2002 年发布了移动终端版,2003 年开始发布在线版本。

至今 UICC 发行的 TNM 分期已经修订到了第 8 版。在过去的 50 年中,对于肿瘤的诊断、治疗以及预后研究的不断深入使得我们对于肿瘤的了解日益加深,相应的 TNM 分期系统也一直在不断完善。AJCC 于 1977 年发布时的名称为 *Manual for Staging of Cancer*,其中只包含了 20 章,全书仅 170 余页。随后发布的第 2 版迅速扩展为 43 章,约 250 页。以后的每一版都进行了非常重要的修订,其中最重要的除了解剖学部分,一些预后及肿瘤相关因素被逐渐加入了 TNM 分期系统。病理 TNM 分期(pathologic TNM stage,

pTNM)越来越重要,pTNM 指应用病理学所见的证据对肿瘤进行分期分级的体系。例如组织学评分被加入了软组织肿瘤、骨肿瘤及前列腺肿瘤的分期系统中,像 Gleason 评分在前列腺的 TNM 分期中起到非常重要的作用。另如甲状腺乳头状癌中 45 岁以下无论 TN 如何,只要是 M_0 即为 I 期。血清标志物也加入了睾丸和滋养细胞肿瘤的分期系统中。

每一版的 TNM 分期都根据临床的进展和专家共识进行了修改。第 7 版 TNM 分期与第 6 版相比也发生了很多的变化,第 7 版第 1 次将评价建议用于 TNM 分期系统中,引入了解剖学分组及预后分组的概念。在新近引入的关于 UICC 的评价建议部分,国际肺癌研究协会(IALSC)专家共识中对于肺癌诊断的分期引入了 TNM 分期就是很好的例证。除了专家共识外,经由 AJCC、UICC 及 TNM 分期专家委员会审核通过的单篇的与 TNM 相关的文献观点也被引入了 TNM 分期。第 7 版包括 9 种新的肿瘤分类:即上呼吸道的黑色素瘤、胃及食管交界处癌、胃肠道间质瘤、阑尾癌、胃肠胰神经内分泌肿瘤、肝内胆管细胞癌、梅克尔细胞癌、子宫肉瘤及肾上腺皮质肿瘤。同时食管、胃、肺、皮肤、外阴及前列腺几个器官的分期也进行了较大的调整。而在新进的 TNM 分期中,最重要的改变之一是关于 MX(无法评价是否有远处转移)的定义。很多情况下,MX 在分期中建议不继续使用,如果只是凭借临床的查体或者临床医生经验所定义的转移是不适用于肿瘤的 TNM 分期的。如果病理医师在病理检查中没有确切的临床资料来定义转移的时候,MX 不应出现在 pTNM 分期中,pMX 不存在,而除了尸检外的其他病理标本也不应有 pM_0 这个分期。pM_1 的定义仅见于在活检或者手术标本中见到了明确的镜下肿瘤转移。而 cM_1 是指由影像学或者其

他检测明确存在肿瘤远处转移的情况，例如经过CT发现的结肠癌肝转移。但是如果 cM_1 的情况（例如有影像学证明的肝转移）进行了活检，活检的病理标本阴性，那么在 TNM 分期中即定义为 cM_0，依然没有 pM_0 这个分期。

在最近一版也就是第8版的 TNM 分期中，各个章节又发生了很多的变化，首先是 AJCC 的编者委员会明显扩展，第7版时为6名成员，而到了第8版，扩展为19名成员，前瞻性的创建了多学科的专家小组，将外科肿瘤专家、内科肿瘤专家、放射肿瘤专家、解剖和分子病理专家等多学科的专家均纳入到制定分类的编委中。新版中的变化是从结构、过程、标准到一系列的电子应用蓝图的内容管理等多方面的，但是肿瘤病理诊断的最终目的是患者能够受益，AJCC 的分期最主要的作用是指导临床诊疗。

最近10年，随着分子生物学和基因研究的迅猛发展，发现越来越多肿瘤的预后与基因遗传异常相关，同时越来越多的研究证明基因突变的不同直接导致肿瘤患者的治疗疗效迥异。然而，很多早期的研究结论被随后的独立实验或者研究推翻，同时一些特定人群或特定地区的实验结果也无法推广至全球范围使用。我们回顾 TNM 的发展历史可以看到，从每一次的修订到真正实施到临床工作中的周期是6～8年，这样的周期使得我们对于 TNM 的发展有一个明确的展望，保证了 TNM 加入的内容是经过考量的。平均的时间是5.7年，而2017年版第8版的分期囊括了1 044页，512个图表，不仅发行了纸质版，而且发行了配备相应电子图表和公式的电子版。每个章节均广泛地概述了影像指标在分期中的应用，应用循证医学（evidence-based medicine，EBM）统计学核心组制定证据等级标准，使关键信息更加透明，循证医学的进展充分体现了新的肿瘤分期的系统和标准中。

第二节　肿瘤病理学诊断分类方法及应用

一、形态病理学诊断

近年来，随着病理学学科的发展，其研究手段已远远超越了传统的经典形态观察，而采用了许多新方法、新技术，从而使诊断工作水平得到了进一步的提升，但形态学方法仍然是基本的观察诊断方法。

1. 组织病理学诊断　活检的组织病理学诊断一般过程是肉眼观察送检的标本→取材→制片→在光学显微镜下观察。通过对病变组织及细胞形态的分析、识别，再结合肉眼观察及分析临床相关资料，做出各种疾病的诊断。但对一些疑难、罕见病例，还需要在上述的常规检查基础上，再通过组织化学、免疫组织化学、电子显微镜或分子生物学等技术进行辅助诊断。

（1）大体检查处理：主要运用肉眼或辅之以放大镜、量尺、各种衡器等，对标本及其病变性状（大小、形态、色泽、重量、表面及切面状态、病灶特征及坚硬度等）进行细致的观察和检测。这种方法简便易行，有经验的病理及临床工作者往往能借大体观察而确定或大致确定诊断或病变性质（如肿瘤的良恶性等）。主要的流程如下：

固定：绝大多数的情况下，10%中性缓冲福尔马林溶液是最常用也是最经济的选择。手术切除后不久（<30分钟）标本就应该开始固定，固定时间需足够但不应过度，一般建议不超过48小时。福尔马林溶液应尽量保持纯净（浓度8%～12%），量要足够充足（固定液容积至少为组织体积的10倍）。其他常用的固定液有：Zenker固定液、Bouin固定液、Carnoy固定液等。最有效的方法是针对有需要特定技术的标本，建议用特定的溶液和方法处理组织。

照相：大体照片是病变大体特征最好的永久记录。尽量拍摄标本病变最具有特征性的切面，背景应整洁干净，需要标明尺寸时要有直尺。构图需适中，突出病变是第一要务，同时可以将部分正常结构作为病变的参照包括在照片中。

取材：多数实体组织的标本应切成边长10～15mm，厚2～3mm的薄片，有极向的脏器一般需要做全层检查，并包埋切面。对于取材的部位和数量，应以病理医生的诊断经验来决定，对于肿瘤的性质、部位、毗邻关系、切缘都需要在取材中体现。

（2）镜下组织学观察：将病变组织制成厚约数微米的切片，经不同方法染色后用显微镜观察其细微病变，从而千百倍地提高了肉眼观察的分辨能力，加深了对疾病和病变的认识，是最常用的观察、研究疾病的手段之一。同时，由于各种疾病和病变本身往往具有一定程度的组织形态特征，故常可借助组织学观察来诊断疾病。传统的镜下观察往往立足于病理医师的经验积累，但是由于标本的局限、经验的不足，病理诊断在做出大部分明确诊断的同时，有时可能不能做出明确诊断，而只能如实描述镜下所见，供临床医师综合临床、病理、影像等情况统筹考虑。

2. 细胞病理学诊断　运用采集器采集病变部位脱落的细胞，或用空针穿刺吸取病变部位的组织、细胞，或由体腔积液中分离所含病变细胞，制成细胞学涂片，作显微镜检查，了解其病变特征。此法常用于某些肿瘤（如肺癌、子宫颈癌、乳腺癌等）和其他疾病的早期诊断。由具有经验的病理医师参与的诊断细胞学，可靠性非常高。但限于取材的局限性和准确性，有时诊断难免受到一定的限制。所以对于多数脏器，在进行决定性的治疗之前，尽量通过常规活检证实细胞学的阳性诊断。

主要的细胞学技术有：

（1）传统巴氏涂片：巴氏涂片的细胞学诊断是大家熟知的，它始于希腊医生 Papanicolaou（巴氏）对阴道细胞学的研究。传统的巴氏涂片技术被世界医学界沿用了近 50 年。在妇科宫颈细胞学检查中，该技术可在一张涂片上同时作滴虫、真菌、纤毛菌、淋病奈瑟菌、核异质细胞及癌细胞等 7 项检查，但相当一部分假阴性与涂片质量不高有关。所以在发达国家和地区，传统巴氏涂片技术及分类法渐被现代细胞学新技术和 Bethesda 系统（The Bethesda System，TBS）分类法所代替。

（2）膜式薄层细胞学技术：膜式薄层细胞学技术是利用计算机控制的自动化技术制备薄层细胞涂片，国内称之为液基薄层细胞学检查（thinprep cytology test，TCT）技术。此法可代替传统巴氏涂片，使宫颈上皮低度病变和高度病变的检出率有了明显提高。该技术的涂片去掉了杂质，没有了复杂背景，细胞层薄而均匀，明显地改进了标本涂片的质量，也使阅片者更容易观察，增强了细胞学诊断的可靠性。膜式薄层细胞学技术还可以用于非妇科标本如尿、痰、体腔渗液、支气管冲洗液、食管拉网标本，以及细针穿刺的标本检测等，并已取得了较好的成果。膜式薄层细胞学技术主要工作程序是：①标本采集，临床医生把采集器上的细胞直接插入装有细胞保存液的标本瓶中，标本瓶送至病理科；②自动制片，在瓶内自动搅拌，再通过高精密度过滤膜过滤后，最终于玻璃片上形成一个直径 2cm 的细胞薄层。然后人工巴氏染色、封片，由细胞学专家用肉眼在显微镜下阅片，按 TBS 的规则做出诊断报告。

（3）液基离心沉淀式薄层细胞学技术：液基离心沉淀式薄层细胞学技术代表性的产品是 AutoCyte prep，可称之为"离心沉淀技术"。其细胞采集和保存过程与 TCT 基本一样，略有不同的是经过震荡使采集器上的细胞进入瓶内液体中，在此后的制片过程中则采用了完全不同于 TCT 的技术。液基离心沉淀式薄层细胞学技术的主要工作程序是：①自动化移液及梯度离心，除去样本中的非诊断性细胞碎屑、黏液、炎症细胞和红细胞，使有诊断价值的细胞富集于试管底部；②自动制片及染色，自动将沉降收集的上皮细胞于载玻片上制成直径 1.3cm 的细胞薄层，并直接进行自动染色。

二、免疫病理学诊断

免疫病理学诊断主要指用免疫组织化学染色或免疫细胞化学染色进行病理的辅助诊断，是一种利用抗原-抗体特异性结合在组织或细胞中、在光学显微镜水平原位显示特定抗原的方法，由于原理相同，通常统称为免疫组化。

1. 免疫组化的发展历史　在过去的几十年中，还没有其他任何一种方法像免疫组化那样深刻地影响了病理诊断学。免疫组化的发展是伴随着酶技术、抗体制备技术以及抗原修复技术的发展而逐步发展的，其应用范围也在不断扩大。

免疫组化技术始于 20 世纪 40 年代，当时采用免疫荧光的方法进行小范围的应用。20 世纪六七十年代，Avrameas 和 Nakane 发明的酶标（辣根过氧化物酶）技术首次使免疫组化呈现出光学显微镜下可见的、稳定的颜色，从而摆脱了荧光技术的诸多限制。之后过氧化物酶技术的不断发展大大增强了其敏感性，从而可以观察到组织中含量更低的抗原。由最初的简单一步直接结合法陆续发展出多种多步骤显色技术，包括过氧化物 - 抗过氧化物法（PAP 法）、亲和素 - 生物素法（ABC 法）以及生物素 - 链霉素法（BSA 法），后来又发明了多种信号放大的方法（如酪胺盐法），直至目前更为先进的高度敏感的基于多聚体的显色系统。上述方法极大地提高了免疫组化的敏感性，使之可以检测组织中极微量的特定蛋白。

最初免疫组化只能应用于冷冻切片组织中，当其扩展至日常工作应用的甲醛固定、石蜡包埋（FFPE）组织中时，免疫组化才具有了对临床病理诊断的革命性的影响。1974 年牛津大学的 Taylor 和 Burns 进行了开创性工作，他们发现至少在 FFPE 组织中显示几项免疫组化指标是可行的。这些初步研究鼓舞更多的病理学家投入其中，逐步提高了免疫组化在 FFPE 组织中的染色质量，并尝试探索应用了越来越多种类的抗体，使免疫组化成为能够在日常 FFPE 组织中应用最广泛、最稳定的辅助诊断手段。

FFPE 组织存在抗原丢失 / 遮蔽的缺点，早期能在其中实际应用的免疫组化抗体种类很少。为解决这一难题，众多研究者在这方面做了诸多尝试。酶消化技术是 Huang 等于 1975 年提出的，以解决在甲醛固定过程中因蛋白结构改变而"遮蔽"抗原表位的问题。然而随着广泛应用，该方法被证明对很多种抗原都没有起到改善作用。另外的不足之处是，酶消化技术很难控制特定组织进行多种不同抗体染色时的最佳消化条件。在 Fraekel-Conrat 及其同事的一系列生化研究的基础上，Shi 等在 1991 年发展出一种被称为抗原修复（AR）的技术方法。相对酶消化技术而言，AR 方法要简单得多，它只需要在免疫组化染色之前对常规 FFPE 组织切片进行高温加热（如利用微波炉等）即可。之后发表的 100 多篇相关研究文章都证实，AR 方法更有效、更简便，明显增强了 FFPE 组织中免疫组化的染色强度，并具有很好的重复性和可信度。此后 AR 方法经历了多种改进，主要集中在改进所用的具有毒性的金属盐缓冲溶液方面。目前 AR 方法在全世界范围内得到广泛应用，使越来越多种类的抗体能够稳定地应用于 FFPE 组织中，促使免疫组化在日常病理诊断工作中获得更加广泛的应用。

与此同时，在寻找更为优良的固定剂（甲醛代替物）方面也进行了很多努力。目前已找到一些能够更完整保存组织抗原性且能较好保存组织形态特征的固定剂，只是价格不菲。考虑到目前在 FFPE 组织中能够使用绝大多数市售抗体，因而暂时没有必要替换掉日常广泛应用的甲醛（福尔马林）固定液。即便在一些发达国家经济上可以支撑更换为更有优势的、价格昂贵的新型固定液，但放眼全球来讲还很难实现。另外，如果保存的形态特征与传统的甲醛固定方法不一致，也将导致临床诊断工作中出现额外的问题。在可预见的将来我们恐怕都还要使用甲醛固定液。

抗体的优劣在免疫组化中占有极其重要的位置。自免疫组化技术诞生的那一天起，就一直在努力改进抗体制备技术、提高抗体质量。一开始都是利用注射免疫原的方式获得多克隆抗体。杂交瘤技术的出现，使研究者可以较方便地收获大量的、高度特异性的单克隆抗体，较多克隆抗体具有更好的特异性，明显地降低了背景着色，极大地助推了免疫组化的发展。早期单克隆抗体都来源于小鼠，后来慢慢发展出大鼠和兔单克隆抗体，增多了单克隆抗体的种属性，更重要的是兔单克隆抗体具有更强的亲和性，进一步提高了免疫组化染色质量。

以上种种技术方法上的不断改进使免疫组化于 20 世纪 90 年代后应用范围不断扩大，染色质量不断提高，成为当今病理诊断，特别是肿瘤病理诊断工作中的重要辅助手段。目前，在日常临床病理诊断工作中使用一种或同时使用几种免疫组化抗体染色是很普遍的事情，尤其是在肿瘤诊断和分类方面更是不可或缺。更值得指出的是，目前的临床病理诊断工作中部分免疫组化项目按照相应标准进行半定量分析的结果也可以用来作为指导治疗和提示预后的指标。

2. 应用免疫组化的注意事项　在日常病理诊断工作中应用免疫组化需要正确判定，注意排除各种干扰，从而避免误诊。免疫组化假阴性结果可以发生在以下情况：

（1）抗体错误、变性或浓度错误。

（2）抗原因自溶或弥散而丢失。该因素对某些抗原（如Ⅷ因子相关抗原）影响较大。值得指出的是，组织固定后仍有抗原的持续丢失，所以不宜用固定时间过长的组织进行免疫组化染色。

（3）组织中抗原水平过低（无论是表达过低或过度丢失），低于目前技术能检测到的水平。

鉴于以上原因，即便是在有良好质控的条件下，免疫组化结果阴性也不能完全除外某项诊断，特别是当临床情况和形态特征强烈支持某项诊断时。

工作中同样需要当心更容易导致误诊的假阳性结果，可以发生在以下情况：

（1）抗原抗体间的交叉反应。

（2）抗体与组织的非特异性结合。

（3）组织中存在内源性过氧化物酶（与免疫组化染色中采用的显色体系有关）。

（4）肿瘤中混杂有正常组织。该现象也存在于 HE 染色切片中，不过在免疫组化中由于高度敏感性而放大了很多。一个例子就是软组织肿瘤中会裹挟部分横纹肌，当 desmin（结蛋白）、myoglobin（肌红蛋白）等阳性时容易误诊为横纹肌肉瘤。另一个例子就是胸腺的霍奇金淋巴瘤或大细胞淋巴瘤时其内夹杂的 keratin（角蛋白）阳性胸腺上皮细胞会导致恶性胸腺瘤的诊断。

该现象也会在决定内分泌肿瘤是否具有多种激素分泌时造成困难。在临床病理诊断中，大部分胰腺内分泌肿瘤显示多种激素阳性反应，但这些激素中可能只有一种是肿瘤细胞分泌的。肿瘤组织裹挟有部分正常细胞就成为一个非常可行的解释。

（5）被破坏的正常细胞释放的抗原被肿瘤细胞非特异性吸收。

对免疫组化结果的判定也随着在病理诊断学实践中应用经验的不断总结以及相关知识的积累而在持续改进。最初对免疫组化结果的判读都是以染色的结果直接进行阴性（无着色）或阳性（着色）判定。后来出于定量、半定量的需要，依据着色细胞数量和强度进行了不同的分级判定，如 Her2 的免疫组化结果按照 0、1+、2+ 以及 3+ 分别进行判定。最近经与分子生物学知识和临床预后资料相互参照，对免疫组化染色结果的判读也随之有了新思路，即与分子改变和临床预后相结合来综合判定。如卵巢浆液性癌中，免疫组化 P53 的强着色（>75% 的肿瘤细胞核弥漫均一的强着色，对应引起 P53 过表达的突变）或无着色（对应引起 P53 去表达的突变）均提示 P53 突变，该

类患者预后要差；而斑片状或弥漫的浅着色则对应野生状态 P53 的背景式表达，该类患者预后要好。因而在判读 P53 免疫组化结果时将前两种情况统一判读为阳性，后一种情况判读为阴性。同时在各系统疾病中也分别有相应免疫组化应用经验的总结，以更合理有效地利用这一手段。

3. 免疫组化的新进展及未来发展方向 随着免疫组化日益广泛的应用，越来越多的病理实验室开展该项工作，以及临床对定量、半定量分析结果的强烈需求，有必要保证各实验室之间免疫组化结果的重复性，即免疫组化的质量控制或标准化成为日益重要的内容。近年免疫组化自动染色机也逐渐成为大型病理实验室的标准配置。

近年也出现了不少新技术，如纳米技术在免疫组化中的应用、多光谱显像技术（multispectral imaging），使长时、稳定的实现多色免疫组化成为可能。快速免疫组化技术（全过程<7 分钟）的发展，能够协助病理学家于术中冷冻过程中进行快速评估，对需要保留器官的手术进行前哨淋巴结等评估时具有重要的意义。组织芯片技术的应用可以在几十、上百甚至上千块组织中同时进行免疫组化染色。但此技术也有其弱点，如果单点组织直径过小，可能会失去代表性，以及发生免疫组化染色中常见的"边缘效应"。我们倾向于组织直径不小于 3mm，以使结果更可信。

免疫组化未来的发展方向将密切结合临床需要，逐步识别更多种类乃至细胞内全部蛋白分子，并实现自动化、标准化、定量化，使蛋白表达与各种分子指标、临床要素密切结合，为患者提供更全面的诊断、治疗以及评估预后的可信指标。

三、细胞遗传学诊断

细胞遗传学应用研究已经有着很长时间的历史，随着新的手段和技术的发展，在临床诊疗过程中的作用越来越重要。早在 19 世纪末，Flemming（1882）首次描述了人类肿瘤细胞有丝分裂染色体的形态，Hanseman（1891）在人类睾丸切片上观察到有 18、28 和 40 条不等的染色体。Painter 教授（1921）首先提出人类细胞染色体为 46 条，后（1923）又将人类染色体数字推定为 48 条，其中 23 对为常染色体，1 对为性染色体，X 和

Y，这个数字一直被沿用到 1956 年。而人们认为外表正常的人体细胞的染色体数目可以不同，这造成了人们对人类本身染色体数目的变化很不重视，这样在很长的时间内细胞遗传学的研究没有很大的发展。

1956 年是在细胞遗传学发展史上非常重要的一年，庄有兴（Tjio）和 A.Levan 发表《人类染色体数目》，明确了人类的染色体数目为 46 条；同年，Ford 和 Hamerton 在人睾丸活检材料中，报告了人类雄性单倍体细胞为 23 条染色体。自此后，细胞遗传学迅速发展，应用染色体技术来分析临床病因不明的病例发现很多先天性及遗传性疾病。同时，染色体研究中的技术发展也出现了重大的革新，例如人类外周血培养技术的成功、秋水仙素的应用、细胞固定和制片技术的革新等。Lejeune（1959）在巴黎首次报道了一个唐氏综合征的先天愚型患儿，从而第 1 次找到了这类疾病的病因，作为人类临床医学首例染色体病例揭开了医学细胞遗传学的序幕。同一年，性腺发育不全和先天性小睾丸症分别被发现，而 Nowell 等在美国费城发现一例慢性粒细胞白血病（CML）患者外周血中有一小的近端着丝粒染色体，这就是现在临床中的 ph 标记染色体（费城染色体）。1959—1969 年，常规的 Giemsa 染色技术先后发现 100 多种染色体异常，随着越来越多的染色体异常被发现，很多疾病的病因变得有迹可循。1960 年，第一届国际细胞遗传学会议在美国丹佛（Denver）召开，通过了现在称为"丹佛体制"的《人类有丝分裂染色体标准命名体制》，为细胞遗传学的后续发展奠定了基础。1966 年的第三届国际细胞遗传学会议上又提出了《人类染色体组和畸变速记符号的标准命名体制》，规定了 p 是短臂，q 为长臂，t 为易位等，使得染色体异常的记录和研究规范化。随后各种染色体数目异常的诊断在各个研究中心中不断得到令人瞩目的成果。而除了染色体数目异常，染色体结构异常的诊断和技术发展使得细胞遗传学对医学的发展起到了前所未有的促进作用。1968 年 Caspersson 等应用荧光染料氮芥喹吖因在植物细胞染色体上呈现出明暗相间的荧光条纹，当把这个技术应用到人类染色体时，发现常染色体及 X、Y 均具有特定的条带。而后涌现的各种显带技术将染色体结构区

分得非常清楚，染色体结构异常综合征被揭示出来。研究者们还发现了等臂、易位、倒位、缺失等染色体异常，甚至于证实了过去一直认为是 21 号染色体的唐氏综合征（先天愚型）其实病变定位于 22 号染色体。显带技术大大加速了细胞遗传学的发展步伐，为了适应研究需要，人类遗传学的标准和命名规范越来越受到大家的重视。在 1971 年巴黎会议制定了对染色体的区和带的基本鉴定体制，开创了用带的组成来描述重排和变异的方法。在 1978 年出版了《人类细胞遗传学命名法国际体制》，缩写 ISCN（1978），建立了人类遗传学命名的完整体系。同时，Yunis 等采用甲氨蝶呤建立了高分辨染色体显带技术（HRC），从而使得以前很多显带技术无法鉴定的微小变异展现在人们面前，1980 年巴黎会议制定了高分辨染色体带（ISCN，1981）文件。高分辨染色体显带技术及由此兴起的微细胞遗传学大大促进了现代细胞遗传学的发展。

在 20 世纪 60 年代，随着世界医学细胞遗传学的发展，我国的细胞遗传学研究工作也开始建设发展。20 世纪 60 年代初，在北京协和医院成立了医学遗传学研究室，逐渐在全国进行了各种染色体嵌合体和染色体相关异常的研究工作，虽然在随后的异常历史年代有所停滞，但是这开启了我国的细胞遗传学的序幕。1984 年在哈尔滨成功召开了我国的人类高分辨染色体显带技术（HRC）会议，此后，对于我国高发的鼻咽癌、食管癌、肝癌等疾病的细胞遗传学研究不断有很多的科技成果及文献报道。我国的人类细胞遗传学研究现正不断地追赶国际先进水平。

在现阶段，细胞遗传学主要应用于肿瘤相关病因及治疗研究、遗传性疾病的诊断及产前筛查、理化因素引起染色体变异的水平测定等方面。

1. 肿瘤的病因及治疗研究 目前，肿瘤的定义为单克隆性增殖的新生物，故而几乎所有的肿瘤都有和染色体相关的遗传学改变。而肿瘤相关应用中最多的，同时也是最早应用细胞遗传学诊断的即为血液系统相关肿瘤。自 Nowell 和 HungerFord 发现了 CML 患者的 Ph 染色体（费城染色体）以来，在许多的血液系统肿瘤中都发现了相应的染色体改变，如缺失、重复和易位等。

例如 53%～85% 的急性髓细胞性白血病（AML）可以检测出克隆性染色体异常，迄今为止已经报道了 200 余种 AML 的染色体畸变，包括相互易位、倒位、插入、不平衡易位、等臂染色体、单体和三体等。AML 的染色体畸变以染色体易位最为多见，其中 t（8；21）、t（15；17）、inv（16）和 t（11q23）4 种易位出现频率较高，且具有特别的预后意义，在 WHO 的 AML 分型体系中将其列为"具有重现性染色体重排的 AML"。大量的临床研究表明染色体核型是 AML 重要的独立预后因素。几乎所有大宗的 AML 细胞遗传学研究都证实 t（15；17）AML 具有很好的预后，治愈率高；而 t（8；21）、inv（16）/t（16；16）AML 预后相对良好；但是 inv（3）/t（3；3）、-7 和复杂异常核型［累及 3 条或 5 条以上染色体异常，但不包括含 t（15；17）、t（8；21）、inv（16）/t（16；16）、t（9；11）在内的异常核型］AML 者预后差。对于急性淋巴细胞白血病（ALL），细胞遗传学改变已成为最重要的预后判断指标。约 2/3 的成人急性淋巴细胞白血病（ALL）患者具有克隆性染色体异常。在儿童，ALL 染色体异常检出率达到 90% 以上，其中约 30% 表现为超二倍体，10% 为亚二倍体。染色体数目 51～68 的超二倍体是早前 B-ALL 最常见的染色体异常，占儿童 ALL 的 25%～30%，成人发生率的 12%。t（1；19）（q23；p13）是儿童 B-ALL 常规显带技术检出率最高的易位，这些特征性的染色体改变都已经成为 ALL 治疗和诊断过程中的独立预后因素。而在急性淋巴细胞白血病中的 T-ALL，约占儿童 ALL 的 15%，成人的 25%，T 系的 ALL 细胞遗传学分析显示大多数的 T-ALL 表现为正常染色体核型，25%～50% 具有重现性染色体易位，大约 5% 的病例具有四倍体异常，而大多数的遗传学异常以转录因子的过表达为主要特征。在多发性骨髓瘤（MM）的诊断中，常规染色体核型分析（CC）显示 2/3 的 MM 表现为正常核型，仅 1/3 的 MM 患者具有异常染色体核型，且多为复杂异常核型。常规细胞遗传学对 MM 异常克隆检出率低的原因有以下几方面：①由于骨髓瘤细胞增殖能力低，体外增殖时中期分裂少，大多数 MM 患者其正常核型不是来源于骨髓瘤细胞，而是来源于正常造血细胞；②对于小的染色体中间缺失或部分基因组获得，还有涉及端粒

断裂点的易位，由于技术的空间分辨率有限导致很容易被忽略。研究表明，经 CC 分析为异常核型的 MM 患者，尤其是具有 del（13）和 / 或亚二倍体的 MM 患者预后不良。在很多其他的肿瘤中，染色体易位和缺失所致的基因重排和丢失也是肿瘤发生的要分子机制。这使得细胞遗传学在实体肿瘤和软组织肿瘤研究中具有了重要作用和特殊意义。在实性乳头状肾细胞癌中，3 号、7 号、17 号染色体扩增均有大宗报道，而在经典型肾细胞癌中，在 2004 版的 WHO 中单独提出了 Xp11.2 易位相关性肾癌的诊断，根据细胞遗传学的定义这一类的肾癌有 Xp11.2 的不同易位，导致 *TFE3* 基因融合。诊断这一类肾癌，除了形态学特征外，必须有细胞遗传学 Xp11.2 易位的证据。软组织肿瘤因为形态相似，诊断困难，细胞遗传学的作用在诊断中越来越重要。例如 Ewing 肉瘤 / 原发性神经外胚层瘤在儿童和青少年的软组织肿瘤中居于第 2 位。其特征性异常表现为 *EWS* 或 *FUS* 基因与转录因子 ETS 家族的某一基因发生融合（发生融合的 ETS 家族包括 FLI1、ETV1、FEV、ETV4 和 ERG）。在 85%～90% 的病例中可以检测到 t（11；22）（q24；q12）染色体易位以及由此而产生的 EWS-FLI1 融合基因。黏液性脂肪肉瘤和圆形细胞性脂肪肉瘤曾经是脂肪肉瘤的两个不同的亚型，现在 WHO 分类把它们归于一类，因为它们都有 t（12；16）（q13；p11）或 t（12；22）（q13；q12）易位。这些细胞遗传学中的发现使得我们对于实体肿瘤的认识向前迈进了很多。

2. 遗传学疾病的诊断及产前筛查　我国从 20 世纪 70 年代末期开展羊水细胞染色体核型分析，20 世纪 90 年代初开展早孕期经腹绒毛活检（CVS）以及绒毛细胞染色体核型分析，20 世纪 90 年代末以来，我国各大医疗机构陆续开展了中孕期母亲血清学筛查工作，对 35 岁以下，孕 15～20 周的单胎孕妇进行中孕期母亲血清学的产前筛查，并对高危孕妇进行羊膜腔穿刺、羊水细胞培养和染色体核型分析。应用产前细胞遗传学诊断，在降低出生缺陷的发生率上起到了一定的作用。羊水细胞培养是一项成熟的，常规的实验室技术。自 2010 年 12 月底开始，卫生行政部门强制执行《胎儿常见染色体异常与开放性神经管缺陷的产前筛查与诊断技术标准》，明确指出：对于

培养瓶法进行羊水细胞培养应计数分别来自至少 2 个独立培养系统中的 20 个细胞，分析 5 个细胞，核型分析 2 个细胞；对于原位法进行羊水细胞培养则推荐应计数分别来自至少 2 个独立培养系统中的 15 个集落中的 15 个细胞，分析 5 个细胞，核型分析 2 个细胞。关于染色体分辨率的问题，则要求所分析的染色体分辨率应达到 320 条带的水平。

目前的细胞遗传学诊断主要应用在染色体病的诊断中，同时一些染色体不稳定性疾病如 Bloom 综合征、Fanconi 贫血和共济失调性毛细血管扩张性综合征以及少数遗传性肿瘤等，细胞遗传学技术对它们也起着重要的诊断及辅助诊断作用。目前已知的染色体病约有 300 种以上，大致每 120 个活体新生儿中就有 1 个伴有染色体异常，其中半数显示染色体缺陷所致的表型异常。染色体不分离导致三体或者单体，染色体不分离若发生于受孕前生殖细胞减数分裂时常产生完全型的三体或单体；若发生于受孕后胚胎早期细胞有丝分裂时则导致嵌合型核型。前者症状典型而严重，后者症状轻而不典型。许多染色体异常常导致流产。其中一些患儿虽可出生和生存，但常伴有严重的智力发育障碍和体格发育缺陷。常见的染色体病的特征细胞遗传学改变包括常染色体病和性染色体相关疾病。

（1）常见的常染色体病

1）唐氏综合征：该综合征又称 21 三体综合征或先天愚型，为最常见的染色体病，其发生率为 1/660 个新生儿。年龄超过 35 岁的高龄孕妇分娩该综合征患儿的风险增高。细胞遗传学检测，多数病例显示 47，+21 核型，只有 1%～2% 为 47，+21/46 嵌合型或 46，der（14；21）（q10；q10），+21 核型。

2）Edwards 综合征：该综合征又称 18 三体综合征，是仅次于唐氏综合征的第 2 个常见的常染色体异常，其发生率约为 1/3 000 活体新生儿。50% 的 Edwards 综合征患儿可生存 2 个月，5%～10% 生存 1 年。细胞遗传学检测揭示 95% 患儿为 47，+18 核型，少数为易位所致 18 部分三体，其症状不如完全型 18 三体典型。

3）Patau 综合征：该综合征又称 13 三体综合征，其发生率为 1/10 000 新生儿。患儿常由于严重体格发育障碍而于出生后 1 个月内死亡。细胞遗传学检测多数核型显示 47，+13 核型，少数为 47，+13/46 嵌合型或 13 部分三体。

（2）常见的性染色体相关疾病

1）克氏综合征：该综合征又称先天性睾丸发育不全综合征，其发生率为 1/1 100。常导致患者不育。25% 患者有智力障碍。细胞遗传学检测揭示 80% 患者为 47，XXY 核型，20% 患者为其他异常，包括 XXXY、XXXXY 或 XXY/XY 嵌合型，但后者甚少见。

2）Turner 综合征：该综合征又称卵巢发育不全综合征，其发生率约为 1/5 000。患者超声波检查显示卵巢呈索条状。细胞遗传学检测大多显示 45，X 核型，少数为 45，X/46，XX 嵌合型。

3）脆性 X 综合征：是由于脱氧核苷酸三联序列（CGG）串联重复，导致拷贝数增加从而诱发 X 染色体长臂（Xq27.1）的脆性位点并影响 FMR1 基因的转录。脆性 X 综合征发生率在男性群体中为 1/1 250，在女性群体中为 1/2 100。该病属于 X 连锁显性遗传，男女均可发病，但以男性为多见，占智力低下男性患者中的 2%～9%，仅次于唐氏综合征；女性多为携带者。外周血应用低叶酸培养基如 M199 培养后制备染色体可见 X 染色体脆性位点（FraX），若 FraX>4%，则有助于该综合征的诊断。现可用 PCR 技术进行确诊。

（3）常见的染色体不稳定综合征大都是由 DNA 修复过程中起重要作用的一些酶的基因突变所致，常伴有染色体断裂率和畸变率的增加。

1）Bloom 综合征：是由于位于 15 号染色体长臂的 BLM 基因突变所致，属于常染色体隐性遗传，发生率约 2/100 000 新生儿。外周血染色体分析可见染色体断裂、三射体、四射体。特别是累及同源染色体的四射体。最具诊断价值的是姐妹染色单体交换（SCE）显著增加（100～160 个 SCE/ 每个分裂相。正常人不超过 10 个 SCE/ 每个分裂相）。

2）Fanconi 贫血：为常染色体隐性遗传病，其发生率为 10/10 万～50/10 万。约 20% 患者可发生急性髓细胞性白血病（AML）或其他肿瘤。因临床症状多不典型，故常难以诊断。外周血染色体分析可见染色体断裂、三倍体和环状染色体等改变。患者细胞对 DNA 交联剂如丝裂霉素 C

（MMC）和双环氧丁烷（DEB）高度敏感，因此，现一致认为该病的诊断需依赖 MMC 或 DEB 诱导的染色体断裂率检测。

3）毛细血管扩张性共济失调综合征：该综合征为常染色体隐性遗传病。其发生率为 1/100 000～2.5/100 000 新生儿，主要由于位于 11q22-23 的 ATM 基因突变所致。细胞遗传学检测显示染色体断裂率增加，10% 患者有涉及 7 号和 14 号染色体的平衡易位。

近年来，染色体病因其异常的多样性，临床涉及面广，危害严重而日益受到人们的重视。对临床常见的智力低下，原发、继发闭经，性发育异常，男、女性不育症，尤其是儿童常见的疝气、隐睾、尿道下裂等患者，常规进行染色体检查对临床的正确诊断和治疗具有重要的意义。我国现阶段的产前筛查技术和手段也越来越多地为临床治疗和优生优育提供了条件。

四、分子病理学诊断

分子病理学是在蛋白质和核酸水平，应用分子生物学技术研究疾病发生发展过程的病理学的一个分支学科。是在研究生命现象的分子基础上，探索疾病状态及其愈合过程中出现的细胞生物学和分子生物学现象。随着现阶段的分子生物学的蓬勃发展，新的技术和方法不断涌现，分子生物学及其相关技术的应用越来越广泛，使我们能够解释很多以前无法解释的病理现象，并能够深入的了解很多疾病的发生发展过程。

由于 DNA 双链螺旋结构的确定，限制性内切酶的发现，PCR 技术的普遍应用，使得 DNA 检测、mRNA 的检测、单基因的检测成为现实。应用近年来发展的 DNA 芯片技术，甚至可以将人体内上万的基因全部密集排布，同时检测人类不同时期、不同细胞、不同组织及不同疾病诱发因素作用所引起的基因时空表达谱。从而使得分子生物学方法广泛应用于病因诊断、发病机制研究、药物筛选、疾病治疗及治疗后反应等各个方面。

在肿瘤分子病理学诊断中，近年来的研究热点主要是各个癌基因、抑癌基因及基因水平上的肿瘤分子机制。肿瘤中很多的基因都是细胞中固有的，在正常情况下称为原癌基因，参与细胞增殖与分化的调控，当其结构和功能发生变异，并具有使细胞发生恶性转化的作用时，才称为癌基因。原癌基因活化的方式主要有点突变、DNA 扩增、基因甲基化和过量表达等。其中点突变指癌基因在特定位置发生某个核苷酸的改变，使相应蛋白质的一个氨基酸改变，继而改变蛋白质的空间构型和生物学功能。基因的点突变是导致癌基因活化的主要方式。DNA 扩增为癌基因活化的另一种主要方式，基因扩增和过量表达的后果均可影响细胞的正常生理功能。肿瘤细胞 DNA 的扩增区中可能含有数个细胞癌基因，这些癌基因的表达常因 DNA 扩增而受到活化。基因的转录在细胞核内进行，为 DNA → mRNA 的过程，翻译在细胞质内进行，为 mRNA → 蛋白质的过程，而基因表达包括基因的转录和翻译及其调控，当特定基因的表达过程受到影响时，其所引起的下游变化就会引起细胞的增殖和分化的变化，参与控制细胞的生理功能改变。癌基因表达水平的改变是细胞癌变的重要因素之一，无论是基因的量变还是质变，都受到体内外多因素的调节。基因甲基化状态的改变可以导致基因结构和功能的异常，被认为是细胞癌变过程中重要的一步。DNA 的甲基化状态与基因的转录活性呈负相关，而最重要的甲基化碱基是胞嘧啶。近年来，人们通过对甲基化的研究发现，甲基化状态的改变与基因点突变、基因缺失和基因表达异常的发生有着密切的关系，甲基化水平与肿瘤的生物学特性也密切相关，癌基因 DNA 甲基化水平越低，其肿瘤浸润能力越强，临床分期也越晚；反之，抑癌基因的甲基化水平越高，组织越容易发生癌变。

我们介绍几种研究相对较多的癌基因和抑癌基因。

1. 癌基因

（1）ras 基因：ras 基因在肿瘤研究中很早被发现，现阶段的研究中，10%～15% 的肿瘤中有 ras 基因的突变，其中 K-ras 的基因突变最为常见。除了 K-ras，ras 基因还有 H-ras 和 N-ras。K-ras 的点突变主要集中在第 12 位密码子，少数肿瘤中也有第 13 及 61 位密码子点突变，现阶段的研究中，约 50% 的结肠癌、90% 或以上的胰腺癌及约 30% 的肿瘤中有 K-ras 的突变。相比之下，肿瘤中的 H-ras 和 N-ras 突变则少的多，H-ras

突变在膀胱癌中发现的相对较多，而 *N-ras* 突变在急性非淋巴细胞性白血病（ANLL）中发现的相对较多。

（2）*myc* 基因：*myc* 基因在人类肿瘤中的活化方式首先见于 Burkitt 淋巴瘤，是 8 号染色体上的 *myc* 基因或其相邻区域与 14 号染色体的免疫球蛋白重链基因融合而被活化，从而影响下游重要基因的表达。作为一种细胞癌基因，*myc* 基因也有三种不同的类型，即 *c-myc*、*N-myc* 和 *L-myc*。其中在 Burkitt 淋巴瘤中的为 *c-myc*，神经母细胞瘤中则为 *N-myc*。现阶段的研究发现不同的 *myc* 基因调控的下游基因可能不同，从而表现为 *c-myc* 基因的遗传学表现常常比 *N-myc* 和 *L-myc* 基因的改变更显著。

（3）*HER2* 基因：*HER2* 基因即人类表皮生长因子受体 2 基因，定位于染色体 17q12.21.32，编码一种跨膜酪氨酸激酶受体（HER2、HER2/neu 或 c-erbB-2），该受体蛋白与 EGFR 家族成员及其配体之间相互作用，通过细胞间的信号传导，调节细胞生长、生存、分化和增殖。研究表明，25%～30% 的浸润性乳腺癌和约 80% 乳腺导管内癌患者有 *HER2* 基因扩增或蛋白过表达，这些患者一般预后不佳、内分泌治疗和常规化疗反应差，但对针对其基因改变的靶向治疗可有一定疗效。

（4）*Bcl-2* 基因：*Bcl-2* 基因定位于 18q21，编码分子量约 25kD 的细胞内蛋白，位于核膜、部分内质网和线粒体外膜上。*Bcl-2* 作为一种重要的凋亡调控基因，它不仅能够抑制细胞凋亡、延长细胞寿命，而且参与细胞增殖的调控。此外，*Bcl-2* 在肿瘤的形成及肿瘤多药耐药的形成中也起着重要的作用。目前，许多研究发现多种肿瘤如滤泡性淋巴瘤、乳腺癌、肝癌、肺癌等都存在 *Bcl-2* 的高水平表达。

2. 常见抑癌基因

（1）*Rb* 基因：视网膜母细胞瘤基因（retinoblastoma gene，Rb）是第 1 个被克隆的，也是最为重要的肿瘤抑制基因之一。*Rb* 基因转录产物约 4.7kb，表达产物为 928 个氨基酸组成的蛋白质，分子量约 105kD，称为 P105-Rb。Rb 蛋白分布于核内，是一类 DNA 结合蛋白。Rb 蛋白的磷酸化/去磷酸化是其调节细胞生长分化的主要形式，在细胞周期的 G0、G1 期，它表现为去磷酸化，在 G1、S、M 期则处于磷酸化状态。调节 Rb 功能最重要的磷酸化事件在 G1/S 期的交界处，磷酸化可使 Rb 与细胞内蛋白形成复合物的能力丧失。*Rb* 基因的异常主要表现为等位基因纯合子缺失、杂合子丢失和基因突变。*Rb* 基因的异常在多种肿瘤中广泛存在，除了视网膜母细胞瘤的高频率的杂合子丢失外，在肺癌、乳腺癌、骨肉瘤及软组织肉瘤中都发现了 *Rb* 基因突变，为 15%～50%。通过免疫组化研究也发现多种人体肿瘤中有 Rb 蛋白的异常表达。

（2）*p53* 基因：*p53* 基因是基因研究中最为广泛深入的肿瘤基因，在人类 50% 以上的肿瘤组织中均发现了 *p53* 基因的突变，这是肿瘤中最常见的遗传学改变，说明该基因的改变很可能是人类肿瘤发生的主要发病因素。*p53* 基因突变后，由于其空间构象发生改变，失去了对细胞生长、凋亡和 DNA 修复的调控作用，*p53* 基因由抑癌基因转变为癌基因。*p53* 介导的细胞信号转导途径在调节细胞正常生命活动中起重要作用，它与细胞内其他信号转导通路间的联系十分复杂，其中 *p53* 参与调控的基因已超过 160 种。*p53* 基因位于人类染色体 17q13.1，含 11 个外显子，其转录翻译编码的野生型 P53 蛋白由 393 个氨基酸残基组成，包含多个功能域。近年来的研究发现，几乎在各种不同类型的肿瘤中均发现了 *p53* 基因的突变，其频率可达 50%～60%，突变的形式也可表现为点突变、缺失突变、插入突变、移码突变和基因重排等，现在文献报道的存在 *p53* 突变的肿瘤包括胃癌、结直肠癌、膀胱癌、乳腺癌、肺癌、肝癌、前列腺癌、胶质细胞瘤、软组织肿瘤和淋巴造血肿瘤等。

（3）*PTEN* 基因：人 *PTEN* 基因是 1997 年发现的抑癌基因，定位于 10q23 染色体，又称 *MACC1* 基因和 *TEP1* 基因。*PTEN* 基因主要通过其脂质磷酸酶及蛋白磷酸酶活性，抑制 PIP3/AKT 途径和 MAPK 信号级联途径发挥抑制肿瘤作用，对细胞生长、增殖及黏附、迁移等产生影响。在人类肿瘤中 PTEN 基因是继 *p53* 基因之后发现的第 2 个突变率最高的基因。其突变失活与人类多种肿瘤的发生、发展密切相关，如乳腺癌、肝癌、肺癌、子宫内膜癌（EC）等，但突变率以

EC 最高，据 Mutter 等报道突变率最高可达 83%。*PTEN* 基因的失活包括基因缺失、基因突变、启动子区域的甲基化和 mRNA 或蛋白表达降低或不表达等方式。*PTEN* 基因甲基化是 PTEN 基因在转录水平调控的另一种异常形式。结合 *PTEN* 基因的结构来看，其 5' 端存在有许多 CpG 岛结构，这为 *PTEN* 基因甲基化创造了条件，因此 *PTEN* 基因有可能由于启动子区域的甲基化导致 *PTEN* 基因失活致使蛋白表达缺失或是减少。*PTEN* 基因不仅与散发性肿瘤发生发展密切相关，还与遗传因素有关的肿瘤的发生有非常密切的关系。近来的研究发现，几乎所有的具有遗传倾向的 Cowden 病（表现为全身多发性错构瘤综合征）均存在 *PTEN* 基因的杂合子丢失，其中约 80% 的患者同时存在基因点突变。

（4）*BRCA* 基因：*BRCA* 基因发现于 1994 年，称为家族性乳腺癌和卵巢癌相关的易感基因（breast and ovarian cancer susceptibility gene 1，BRCA-1），此基因的发现在乳腺癌研究中具有里程碑性的意义。*BRCA-1* 基因定位于 17q21，全长约 100kb，含 23 个外显子，22 个内含子，外显子 11 较长。通过 PCR 技术和 cDNA 多克隆杂交选择序列分析，构建了全长的 cDNA 文库后，又克隆了位于 13q12 的 *BRCA-2* 和随后发现的 *BRCA-3* 基因。它们均有 DNA 结合结构域，可作为转录因子对相应的基因转录起调控作用，在 DNA 损伤修复中发挥作用。目前研究最多的是 *BRCA-1* 和 *BRCA-2*，两者都是抑癌基因，呈常染色体显性遗传，在家族性乳腺癌的发病中起着非常重要的作用。欧美国家的家系研究结果显示，*BRCA-1* 基因具有突变热点区域（外显子 2、5、11、16、20）；国内的研究显示，*BRCA-1* 基因突变率与国外相比较低或接近，而 *BRCA-2* 突变率则较高。有 *BRCA* 基因突变的乳腺癌生物学特性主要表现在：患者发病年龄较小、双侧乳腺癌发病率高、可伴有其他肿瘤、肿瘤易扩散等。

在肿瘤的发生发展过程中，还存在端粒酶、微卫星不稳定性及特殊细胞因子等多因素的调控机制，尤其在肿瘤的转移、浸润和相关周围组织的血管间质变化等的机制研究都是当前的热点。分子病理学诊断通过微观的视角，应用蛋白检测、DNA 及 mRNA 检测等手段，从基因水平研究肿瘤的发生发展过程、细胞凋亡、肿瘤转移及浸润的分子机制，为肿瘤的分子诊断、临床肿瘤预后判断和个体化治疗方案选择、预见性治疗提供依据，使肿瘤病理的研究进入全新的发展阶段。

第三节　肿瘤病理学诊断存在问题与未来研究发展方向

一、肿瘤病理学诊断中出现医疗差错（malpractice）是至关重要的问题

肿瘤病理学诊断在肿瘤的临床治疗中具有至关重要的地位。无论是对于肿瘤的组织学分类、病理学 TNM 分期判定还是外科手术标本切缘情况都需要病理医师做出准确、清晰的诊断。目前无论在国内外，病理诊断的差错都是难以完全避免的。据国外文献报道，经过第二位病理医师对全部的或随机抽取 2% 的病例进行复核，病理诊断显著性差错的发生率为 0.26%~1.2%。既包括由于假阳性病理诊断造成患者不应有的治疗以及所带来的心身损害，也包括由于假阴性造成患者病情延误，错过更好的治疗时机。部分误诊病例会引起投诉甚至法律纠纷。

究其原因，病理诊断差错的根源无非来自主观因素和客观因素两个方面。

首先，在病理诊断中病理医师是核心，其主观因素在病理诊断过程中起着关键作用，病理诊断差错多数来自病理医师本身也不言而喻。对于病理医师和技师的认证、培训以及继续教育都必须达到规范化、系统化和法制化。临床医学的毕业生只有经过了病理医师学会认证的临床病理医师培训基地全程培训后，通过了诊断病理职业认证考试后才有资格进行病理诊断。同时各级医疗机构的病理科可以根据自身情况、聘用合乎实际需求的具有专业资格的病理医师、技师和医学辅助人员。诊断病理学虽已经发展了 200 余年，但是仍然充满活力，新技术、新方法以及对于疾病本身认知都在飞速更新。只有与时俱进、不断更新知识，才能跟上病理学发展的脚步，才能更好、更快的为患者服务。所以，无论是初出茅庐的住院医师还是肩负重任的主治医师，甚至是身为学术翘楚的资深病理科主任医师都需要不断进行职

业继续教育。否则,各位病理工作者将无法跟上病理学科发展的步伐。

随着医院的发展,将由传统上以不同的业务类型为标准划分科室,转变为以患者和疾病为中心,以某种疾病或某类疾病为依据划分为专病多专业诊治中心,比如乳腺疾病诊治中心、胰腺疾病诊治中心、头颈部疾病诊治中心等。这就要求病理科实现亚专业化。在国内外某些大医院的病理科已经开始实现亚专业化建设,把病理诊断按照不同的亚专业特点分为呼吸、消化、妇产科、泌尿男性生殖、骨及软组织、淋巴造血、神经、细胞学以及分子病理等亚专业,由专门的病理医师分别进行诊断。只有实现亚专业化,才能集中精力、有针对性的深入研究各亚专业的前沿问题,才能更多的与相应亚专业的临床医生进行交流沟通,了解更多的临床信息和需求。病理诊断亚专业的设置会使得各专业疾病的诊断风险降低;同时在遇到复杂疑难病例时,各个亚专业病理医生的科内会诊也会降低医疗风险。当然,在手术中的冷冻病理诊断不可能要求各亚专业的医生同时来值班。这就要求病理医师在精于本亚专业的同时,也要保证拥有完成日常冷冻诊断的业务能力,对于非亚专业的病理诊断知识不能荒疏。继续教育和科内会诊都是对于亚专业化的有益补充。

在强调提高病理医师自身素质的同时,提高相关临床医生专业素质也不容忽视。对于诊断病理学科专业的理解水平直接关系到临床医生送检病理标本的质量好坏和对于病理报告解读的水平高低。所以,病理科医师在与临床医生进行充分沟通的过程中,必须担负起对于临床医生进行继续教育的任务。

临床医生面临的首要临床病理问题是该不该术中送检和该如何送检。比如,在术中冷冻诊断的标本送检,就必须严格送检指征,所有无关手术方式选择、术前可以得到明确病理诊断或术中无法得到明确诊断的送检都应该尽量避免。例如,常见的甲状腺和乳腺肿物的病理诊断常常可以通过术前的穿刺得到较为满意的诊断,而无须进行术中冷冻诊断;皮肤表面的肿物,往往可以在门诊手术室进行切除后做常规石蜡包埋切片诊断,而没有必要在术中等待结果;胃肠道、呼吸

道以及泌尿道内镜得到的标本往往比较少,一旦进行冷冻诊断,剩余组织过少无法完成随后的石蜡诊断;质地太硬的组织如骨组织和脂肪组织,由于无法完成冷冻制片,也不能送术中诊断;临床初步诊断为淋巴瘤的肿物,在术中冷冻制片往往无法得到令人满意的切片,也无法进行免疫组化分型,术中冷冻往往不能得到明确诊断。反之,所有适于冷冻制片的、能改变手术术式的并且无法在术前进行活检诊断的病理标本都应该送冷冻诊断,比如手术切缘是否存在肿瘤;部分手术只有在术中才能得到准确的 TNM 分期,比如 Whipple 手术中如果冷冻病理证实胰腺癌的组织超出了胰腺,就需要终止手术。如果临床医生不知道以上原则,无目的、无条件的随意送检,既增加了大量的术中诊断工作量,又降低了冷冻切片质量,明显提高了术中冷冻的诊断风险。事实上,不必要的术中冷冻送检是普遍存在的,据国外文献报道在密歇根大学医学院有 5% 的冷冻送检是模棱两可或不合适的。外科医师在送检不必要的冷冻标本的时候,病理医师需要制止。有时候,术中冷冻诊断完全是为了减轻患者对自身疾病的忧虑。在一项多中心的研究中显示,有 8% 的术中冷冻诊断都是此原因,由于国内特殊的医疗环境和医患关系,可能实际不当送检要远高于此。

对于送检标本的处理也需要专业化、标准化,比如外科手术标本的标识和分离就很重要。很多标本是可以通过解剖结构来区分部位的,比如乳腺根治标本的乳头和腋窝组织、肾脏根治标本的肾上腺和肾门组织等,但是还有很多手术标本不具有明确解剖标识、需要送检手术医生在标本上通过诸如系线、在申请单上绘图等方法进行标识。还有很多标本部位需要放入单独的容器内送检,不能混合送检;比如各个不同部位的可疑组织、各个分组的淋巴结组织和各个不同的切缘等。外科医师还必须根据送检的时限进行必要的标本处理,如果脏器标本需要超过半小时而不能送达病理医师手中,就必须切开固定或 4℃ 低温保存,否则标本会发生自溶而无法诊断。

对于肿瘤病理诊断报告的解读是临床医生的基本功,必须掌握好,并且和病理医师进行良好的交流。病理诊断术语的更新必须在临床、病理

双方达成一致的基础上进行。比如，低度恶性潜能的尿路上皮肿瘤就是从原来诊断低级别移行细胞癌的病例中分离出来的，原来的细支气管肺泡癌已经不再使用而代以相关形态的腺癌诊断。如果临床医生对于新的疾病名称尚不能准确掌握，病理医师就必须在与对方进行交流后确信对方已经理解后方可更新诊断方式。对于由于各种原因造成的描述性、建议性诊断，对其解读需要病理 - 临床双方达成默契，而不能断章取义或主观臆断，否则极可能带来治疗灾难。在术中冷冻诊断时，临床医生必须清楚其局限性，不应过度依赖，而必须将其结果作为一项辅助信息并结合所有临床资料一起综合考虑。比如，甲状腺的滤泡性肿瘤由于必须进行充分的取材后检查其包膜血管侵犯情况后，才能判定其良恶性；而在术中无法进行足够的取材，只能在术中诊断为滤泡性肿瘤，必须等到石蜡切片才能做出明确诊断。对于临床 - 病理不符的诊断报告需要双方进行沟通，共同找到问题的所在，避免误诊误治。在病理医师发现了和先前诊断有明显改变，比如石蜡诊断与术中诊断不符或后送标本的诊断与先送的不符的时候，就应该尽快通知临床医生，尽可能降低由此带来的损失。

以下列举了一些病理医师减少发生诊断错误的方法。

（1）在诊断前，病理医师必须仔细了解临床病史、患者年龄、病变部位以及大体所见是否与诊断吻合。

（2）病理医师必须了解在做出诊断以后，临床上继续进行治疗的具体措施及其后果。

（3）病理医师必须避免在临床医生和其他人员的催促下匆忙进行诊断。

（4）如果病理医师在诊断中有所保留，则需要在诊断中说明需要进行适当的随访和额外的诊断性研究工作——强调临床病理相互沟通的重要性。

（5）在做出诊断以前，病理医师可以把已经获得该病例的诊断要点（特别是显微镜下所见）列举出来。

（6）把一些临床医生可能不熟悉的名词及缩写进行解释，比如 ADH（非典型导管上皮增生）、DCIS（导管原位癌）、CIS（原位癌）等。

（7）在人员数量许可的情况下，所有诊断为恶性的病例都建议由第二个病理医师来复核。

（8）如果在做出诊断的时候没有十足的把握，应该把所有可能的鉴别诊断都列举出来，这就告诉临床医生病理医师都曾经考虑过什么；同时也避免由于临床医生没有及时告诉病理医师一些补充的临床信息而造成误诊。

（9）当缺乏临床信息的时候，需要在诊断后注明诊断时未获得临床信息。

（10）在没有能力得到明确的最终诊断时，应该寻求会诊，并先初步做出描述性诊断。

（11）采用标准化的诊断报告格式，这样既有利于临床医生快速了解病理诊断概貌，同时也帮助病理医师避免遗漏一些不太引人注目的肿瘤病理特征。

（12）在正式发出报告以前，病理医师必须再次核对文字，防止书写错误。

在强调主观因素的同时，客观因素也常常影响病理诊断的正确率。首先是偶然误差。这和病理标本类型、病理诊断医师状况等因素无关，也是不可预计无法避免的误差，我们对此无能为力，只能尽量降低发生误差后对患者的损害。组织病理学本身对于千变万化的疾病的判断能力是有限的，并非所有的疾病都能够通过组织病理学得到准确诊断。近年来飞速发展的分子遗传学技术在诊断病理学领域里广泛应用，为病理学开辟崭新的道路，今后非形态学诊断所占比重将越来越大，对于与肿瘤预后相关、药物敏感性相关的各种分子的检测也将逐步深入。

虽计算机辅助病理诊断方兴未艾，但至今为止，病理诊断还必须依靠人类脑力完成，这就受到人力的客观限制。病理医师在诊断过程中受到身体健康情况、心理因素、工作环境等影响。通过提供舒适的工作环境，可以提高病理医师身心的健康水平，减少诊断差错。目前，国内的大多数病理医师每天都在高强度、高负荷的诊断任务压力下工作，没有及时得到减压；对于病理诊断而言，实在是巨大的潜在风险。

曾有说法"很多病理诊断疑难病例都是来自标本处理不当和制片质量低劣"。所以，对于病理技术工作的质量认证和质量控制是做好病理诊断工作的基础。从肿瘤病理标本的预处理、储藏、试剂器材准备、切开固定、照相、描写、取材、脱水、染色、制片等一系列的工作都必须在可控的标准化实验室由经认证的专业人员完成。

免疫组织化学作为病理诊断的重要辅助方法，已经发展了70余年，逐渐在肿瘤病理的诊断与鉴别诊断工作中成为不可或缺的重要部分。特别是在近20年，以下的4个革新成为免疫组织化学持续发展的基石：①单克隆抗体的发现可以显著的提高诊断特异性；②采用热修复和蛋白酶消化修复抗原，将免疫组织化学方法扩展到石蜡包埋的手术标本；③采用敏感性更高的二抗系统，可以在甲醛固定的标本中检测到微量的蛋白质，而且背景染色很低；④自动免疫组织化学染色机的发明使得每天可以在同一间实验室里完成几百张免疫组织化学切片，而且可重复性高。目前，已经有成熟的商业软件可以为病理免疫组化图像或数字化切片进行定量分析，比如ER、PR、Ki-67和HER-2等。在不久的将来，数字病理必将把免疫组织化学带到一个崭新的高度。由于各地发展不均衡，免疫组织化学切片的质量良莠不齐。加强地区性乃至全国性的免疫组织化学质量控制工作十分重要。

目前，在病理诊断的实际工作中最主要的矛盾是病理诊断的人员不能满足医疗任务的需求，而病理收费低廉是其中的核心问题。如果保持目前的低收费水平，仅凭病理医师的专业道德和专业素养是不能满足患者需求的；提高国内病理诊断水平更无从谈起。我们建议在提高收费的同时加强病理诊断的专业监管和质量控制是病理诊断发展的必由之路。另外，为了改善我国病理诊断发展的不均衡性，就必须加强对偏远地区及医疗欠发达地区的病理诊断的资金投入、人员培训以及远程病理诊断中心的建设。我们相信通过广大病理工作者的共同努力，加强病理诊断医师的专业化培训、亚专业化建设以及人员梯队建设，必将提高诊断的准确性和实用性，更好地为患者服务。

二、肿瘤病理诊断的信息系统发展现况及展望

近年来，在计算机软硬件不断发展的条件下，实验室信息系统（laboratory information system，LIS）有了长足的进步。在 LIS 自身以及 LIS 相关的工作流程里发生了许多革新。解剖病理学实验室信息系统（anatomic pathology laboratory information system，APLIS）传统上被定义为用来管理实验室工作流程、打印诊断报告、记账等工作的单机复合型软件。然而，相关技术的不断引入，比如：数字化图像技术、全切片图像技术（whole slide imaging）、语音识别技术、远程病理学、概要式报告、互联网技术等，使得 LIS 的功能不断丰富，成为基于互联网 / 局域网的多机联网应用软件。病理诊断信息必须准确、及时、简洁地进行传递，报告必须在保护好患者隐私的前提下仅为必需者所获得。病理诊断报告作为医学资源和法律文书，必须常年保管好，必须不能任意修改，除非病理医师在原诊断之后加入补充报告。由于病理医师必须对收到的标本的诊断全面负责，所以 LIS 在病理报告的输入、储存、显示和检索各个环节都是至关重要的。

针对 APLIS 的软件已经发展了近20年；时至今日，我们已经拥有了较为成熟的市场，可以为各种需求提供 LIS 解决方案。APLIS 既可以作为 LIS 或医院信息系统（HIS）的一部分，也可以独立出来成为单独软件包，后者由于是针对病理诊断医师的需求，可以更好地满足实际工作。APLIS 的软件构架也从客户 / 服务器（C/S）构架逐步转变成为浏览器 / 服务器（B/S）构架，这样转变会使软件应用与客户机软硬件的关系减少，更多地依靠强大的服务器和更为宽广通常的网络，大大降低了客户机的成本和部署、维护成本。

病理数字图像主要有4种来源：解剖、大体、显微镜和切片扫描。这些图像有许多临床应用，包括在病理诊断报告中显示病变、在会议或其他演示、在质量保证工作中以及为了教学目的建立少见病例的档案信息。这些图像也可以在互联网或局域网上发布。研究显示通过互联网的病理医师的专业继续教育中的应用不断增加。这些图像可以通过网上发布而被用于教学讨论、出版物以及医学会议中。

随着视频显微镜和数字图像技术的发展，允许光学显微镜检查和诊断在远程完成——远程病理学。目前存在3种方式：动态、静态和混合，每种都有其优缺点。动态系统是基于远程控制

的显微镜：在传输实时显微镜图像的同时允许远程调节显微镜的切片位置、聚焦情况和物镜变焦倍率。其优点显而易见，动态系统具有巨大的灵活性，允许会诊专家仔细观察全部切片的任何位置的任何放大倍率下的图像。其缺点就是实时图像传输带来的巨大网络带宽需求以及远程显微镜的操控延迟带来的使用不便。而静态远程病理由申请方病理医师采集静态图像，然后传输给会诊专家方，其主要的缺点是失去了对显微镜的控制，专家方必须依赖于申请方把满足诊断的全部代表病变的图像都进行了采集，难免有所缺失或出现人为的选择性偏倚。其优点也显而易见，通用性强，无须远程显微镜，占用带宽小，费用低；在远程病理诊断的初期使用者较多。混合系统是结合了前面两种系统的一些优点，既可以远程控制显微镜又可以采集传输高分辨率静态图像。本系统比动态系统减少了带宽需求，又提供了高质量的诊断用图像，同时可以进行报告传输和医疗信息记录和保存。今后远程病理的发展方向：①采取开放的标准允许在不同系统之间运行；②把远程病理与APLIS进行整合，使图像的存储、传输报告、记账收费都更加方便；③把全切片数字化（WSI）或称为数字化切片引入远程病理。实际上后者在国内外已经有了许多成功的例子，国内已经有商业运营的远程病理就是基于数字化切片的多专家远程病理系统。WSI技术在远程病理的应用中还存在一些问题：①WSI制作成本较高，一台数字化切片设备动辄上百万人民币，门槛较高不利于老少边穷地区开展；②WSI对于切片质量要求较高，一些质控不佳的病理科所制作的切片将无法数字化；③WSI数据量较大，存储和传输都需要较高的成本，在网络条件不佳的地区也无法使用；④WSI目前与院内LIS还不能紧密联接，医学诊断信息尚无法直接共享。

语音识别技术可以在个人计算机上通过软件实现口述录入直接把语音转化为文字信息。现在在美国已经有许多病理科在日常诊断工作中应用语音识别技术。间断语音系统需要每个单词稍停顿，而连续语音系统不需要停顿而使新用户更加方便。有语音识别软件的大公司有IBM、Lernout and Hauspie、Dragon以及Phillips公司。这些语音识别供应商可以和APLIS供应商一起合作，改善识别率、提高易用性、拓宽应用功能；比如可以合作开发雇员模板，可以方便录入结构化数据。语音识别技术不但可以降低人员成本，还可以减少中间环节，提高诊断效率。但是，目前汉语语音识别技术还不成熟，无法满足商业应用。我们期待着更加强大的汉语语音识别软件诞生。

由于不同的病理医师采用各不相同的报告风格来描述病理表现，使得传统的描述性诊断报告的格式也是自由多样的。但是这种多样性经常会造成主要诊断信息的遗漏，诸如切缘或淋巴结是否有病变。概要式报告可以部分或全部替代传统的自由样式报告，通过统一表格的标准化信息选择式录入，保证了病理医师将全部信息写入诊断报告中。结构化数据提供了另一种方法，也可以达到特殊的需求。通过使用模板，可以使概要式报告满足数据要求。最根本的要求就是文本数据拆成许多较小的文本单元输入，而不采用较大的。这种模式可以增强数据查询、自动分析、决策支持以及产生预定义评价的能力。有些LIS提供商已有概要式报告的软件工具。这些系统工具远远没有达到全部潜能，仍然有着广泛的发展前景。有此系统，我们将有能力通过APLIS方便查询诸如"去年我们医院有哪些前列腺导管癌根治术的病例，位于前列腺内，但有区域淋巴结转移""最近5年我们医院有哪些前列腺腺癌根治术的病例，切缘阳性但未侵及精囊腺"等。APLIS还可以根据概要式选择诊断信息，基于文献、肿瘤的分期、分型自动产生相应的评论信息，加入诊断之后，极大地丰富了诊断内容和可操作性。

LIS随着诊断病理学而飞速发展，特别是在分子病理学和流式细胞学这种特殊实验室更是如此。信息技术的发展导致了更高速计算机的出现和对实验室工作流程的更深入整合。供应商寻求更好的满足用户需求：记账收费需求（自动编号），内部工作流程需求（语音识别、模板），临床服务需求（自动发放报告、内嵌图像报告），学术需求（基于网页的教学数据库）等。所有APLIS的功能进展都必须以病理医师的需求为中心，病理医师必须成为信息管理的领导者，才能使APLIS更为有效地为患者的诊治服务。

三、分子诊断在肿瘤病理学诊断、个体化医疗中的应用

外科病理医师的任务就是通过命名来诊断出患者的疾病，并将此疾病同其他疾病区分开，指出可能发生的自然病程，指导治疗并且预测可能的结果。病理学诊断的基础是目测观察组织内部的细胞水平的形态；传统的显微镜模式就是观察甲醛固定、石蜡包埋、进行苏木素 - 伊红染色的组织切片。我们观察传统切片时要清楚，实际上化学染料要和细胞内成百上千的分子发生反应，包括蛋白质、DNA、RNA、脂质等。而分子生物学在外科病理学中的应用将深刻改变疾病诊断的方式。临床越来越要求病理医师利用更小的标本得到更详细的诊断，某位患者目前患某种疾病的概率，提供有用的临床预后信息，并能检测患者疾病的复发情况。随着近年来针对特殊通路或特殊蛋白质的靶向药物的发展，病理医师又被要求通过组织标本检测这些分子以明确应该采取何种治疗方案最为合适。近 20 年来分子生物学技术的飞速发展，为我们提供了充足的工具来迎接上述挑战。虽然甲醛固定的标本也能进行许多研究，但还是最好采用冷冻新鲜组织，因为从中提取的核酸更适于进行分子检测。推荐在组织离体后立即在液氮、异戊烷或干冰中冷冻。如果达不到上述要求，也可以在普通冰块上保存组织。已经有研究比较上述几种快速冻存组织的运输方法。通过多靶点的实时定量 PCR 检测，放在冰块上的组织在几个小时内其 RNA 还能保持稳定。提取 DNA 的组织最好保存在 -70℃，如果做不到，那至少也得在 -20℃才能满足多数检测的要求。目前，越来越多的传统固定标本被要求进行分子检测。大量研究已经探讨了最佳的满足提取 DNA 或 RNA 进行 PCR 分析的保存条件。总体来说，中性缓冲甲醛溶液固定、石蜡包埋的组织可用于原位杂交、PCR 检测 DNA 和 RNA，其最佳的固定时间应小于 24 小时。这样，至少能够得到大于 100～200 个碱基对的 DNA 或 RNA，通常较大的片段可被扩增。乙醇固定石蜡包埋的组织经常可以提取出更加优质的 DNA 和 RNA，可惜的是其组织学形态较差。

传统的细胞遗传学仅能应用于可诱导分裂的细胞，这是个极大的限制条件，特别是对于实体肿瘤的研究。荧光原位杂交（fluorescence in situ hybridization, FISH）是直接在保持结构的细胞中观察特殊 DNA 序列的强有力方法。这种技术既适用于细胞标本，又适用于石蜡包埋的标本。组织切片或细胞涂片先要经过蛋白酶处理，从 DNA 上去除组蛋白和其他蛋白质。然后，细胞内的 DNA 先变性，再与含有特殊基因序列的探针进行杂交。目标 DNA 可以通过观察紧密绑缚在探针上的荧光标记物，通过不同染色的荧光标记物可以在同一张切片观察不同的探针。探针可以检测重要的染色体改变，包括染色体缺失、获得、基因扩增以及特殊的染色体异位。标记染色体着丝粒的高度重复性的 α- 卫星 DNA 的探针可以确定标记染色体并检测染色体数量的异常。评价扩增，比如乳腺癌的 *HER2/neu* 基因以及神经母细胞瘤的 *N-myc* 基因，同时加入标记了同一条染色体上的着丝粒的探针。计算两种信号的比值就可以评价该基因是否发生扩增。实体肿瘤和血液系统肿瘤的特殊染色体易位也可以采用 FISH 方法在细胞分裂间期进行检测。另外一个常见的检测基因"分离"探针的例子，是分别用不同染色的探针标记该基因的近端和远端，比如 *EWS* 基因。正常的细胞两个信号彼此非常接近；但当发生染色体重排的时候，两者距离明显增大。这项技术既不需要体外培养，又可用于甲醛固定的组织，并可在同一份标本中检测多种异位，因此对日常诊断非常有用。分离探针特别适于检测核型复杂或者断点分布在较长范围内的标本。然而，仅采用一组探针无法确定易位的意义，因为在许多肿瘤中都可能存在靶基因的重排，最终结果必须和相关的临床组织病理学信息进行综合分析。

非小细胞肺癌（NSCLC）的个体化治疗是目前肿瘤研究领域的热点之一，以 *EGFR* 基因突变和 *ALK* 基因重排为主要的分子生物学特征，NSCLC 对酪氨酸激酶抑制剂（tyrosine kinase inhibitor, TKI）有良好的反应性，而 *EGFR* 基因突变和 *ALK* 基因重排也是筛选 TKIs 治疗对象和预测治疗反应性的最有价值的指标。近年来，欧美国家先后公布了 EGFR 突变检测的共识，我国也于 2011 年达成了 EGFR 突变检测的专家共识。以 EGFR 为分子靶点的治疗方案，目前有两种，

一种是 EGFR-TKIs，如吉非替尼和厄洛替尼；另一种是西妥昔单抗（爱必妥）。EGFR 的 19 号外显子（E19）和 21 号外显子（E21）的突变型 NSCLC 对 EGFR-TKIs 有较好的反应性，但是对西妥昔单抗治疗缺乏反应性。因此，检测 EGFR 突变的主要目的是筛选 EGFR-TKIs 的治疗对象。EGFR 的突变主要发生在 18～21 号外显子（E18～E21），包括 3 种突变形式：E19 框内缺失，E20 插入突变以及 E18～E21 的单核苷酸替代突变，其中 E19（746～750）缺失和 E21 的点突变（L858R）占全部突变的 90% 左右。不同点突变的生物学意义不同，E19 缺失和 E21 的点突变预示着患者对 EGFR-TKIs 治疗有良好的反应性；E20 点突变（T790M）是形成 EGFR-TKIs 耐药的重要机制之一，而其他少见突变形式的临床意义还有待进一步验证。同一外显子不同位点突变的治疗反应性也不同，如 E21 发生在 L858R 突变的患者要比发生在 G719S 突变的反应性高。EGFR 突变的检测方法已经公布在《中国非小细胞肺癌患者表皮生长因子受体基因突变检测专家共识》中，对各种检测方法都有较为详细的介绍。目前国内很多病理科实验室已开展包括基因测序、扩增受阻突变系统（amplification refractory mutation system，ARMS）和免疫组化方法检测 EGFR 突变。其中基因测序是最常用的方法，可以发现所有的突变，包括一些新的少见突变形式，不足之处在于敏感性较低，对标本中的肿瘤细胞比例要求不低于 50%。ARMS 法比直接测序的敏感性有所提高，不足之处在于只能检测已知突变类型，如果检测的突变位点较多，则需要较多引物，随着引物数目的增加，出现非特异结合的概率也相应增加；目前商用试剂盒能检测的突变类型有 29 种。而免疫组化方法可通过抗体检测突变产生的特异性蛋白抗原。目前有两种，一种是检测 E19 746～750 缺失（6B6，CST 公司）；另一种是检测 E21 L858R 点突变（43B2，CST 公司）。这两种突变占 EGFR 全部突变的 90% 左右，是预测大部分病例 EGFR-TKIs 反应性的最有价值的指标。因此，今后如果增加抗体的数目，也不失为一种有效的检测方法。

2007 年 Soda 等人首次发表，在 NSCLC 中存在 EML4-ALK 融合基因。此后国内外学者对于 ALK 基因重排在 NSCLC 的发病机制、临床病理特征、检测方法以及靶向药物治疗等方面进行了广泛而深入的研究。2011 年 8 月，美国食品药品监督管理局（FDA）批准了克唑替尼（crizotinib）用于治疗 EML4-ALK 融合基因表达的晚期 NSCLC 患者。约 5% 的患者存在 EML4-ALK 融合基因，多见于年轻的、不吸烟的患者，与种族和性别无关，与 EGFR 突变的人群不同。一般来说，EML4-ALK 融合基因与 EGFR 突变是互相排斥的，仅有 1% 的 NSCLC 两种改变同时存在。美国 FDA 批准采用 Vysis LSI ALK 双色探针检测 ALK 融合基因，分别在 ALK 基因的 3' 端和 5' 端标记红色和绿色荧光信号，如果 ALK 基因为野生型，在红色和绿色信号形成融合（黄色）信号；如果 ALK 发生重排，则形成两种杂交信号形式：一种是出现红色和绿色信号分离，占 ALK 重排病例的 70%，一种是仅有红色（3'）信号，占 ALK 重排病例的 30%。目前，大多数实验室采用的阳性标准是：至少观察 4 个以上的视野（不少于 60 个肿瘤细胞），当 >15% 的肿瘤细胞 ALK 位点表现为以下信号时为 ALK 重排阳性：①1 个融合信号 +1 红色信号 +1 个绿色信号；②1 个融合信号 +1 个单独的红色信号。除了采用 FISH 方法，还可以应用 PCR+ 测序或免疫组织化学的方法检测 ALK 重排。前者由于对标本及实验室有较高的要求，不易推广；后者由于免疫组织化学的影响因素较多，虽然在临床上广泛应用，但是无法达到 FISH 检测的精度和可信性。

分子生物学技术在今后日常手术标本和细胞学标本中的应用必将越来越广泛。对此，病理医师起到十分重要且不可替代的作用。分子生物学无疑从根本上扩展了我们对于疾病发病机制的理解。虽然，潜在的分子改变可能成为疾病起决定意义的特征，而临床特点、发病部位以及传统的形态学依旧是疾病关键的特征。把分子生物学异常和这些传统诊断分类进行整合将是今后最为热门的研究领域。然而，在诊断病理学中如何应用分子生物学技术还有一些需解决的关键性问题，比如：试剂、方法和报告的标准化、检测的可靠性、质量控制、检测的可重复性（特别是在实验室之间的）等。我们对于人类疾病的分子生物学机制的理解是与时俱进的。但是，解剖病理医师不会即刻改变我们以往基于仔细观察病理形态得出的疾病分类。传统的 HE 切片所反映的正是由于病灶的全部基因改变所整合出的形态学改变,而人脑则是强大的图像分析器。至少在今后很长的

一段时间里,在日常诊断病理工作中训练有素的病理医师的眼睛是不可替代的,分子标记物检测可起到重要的辅助作用。

(陈 杰 赵大春)

参 考 文 献

[1] Gospodarowiez M, Benedet L, Hutter RV, et al. History and international developments in cancer staging. Cancer Pre Control, 1998, 2(6): 262-268

[2] Greene FL, Page DL, Fleming ID, et al. AJCC cancer staging manual. 6th ed. New York: Springer, 2002

[3] Odicino F, Pecorelli S, Zigliani L, et al. History of the FIGO cancer staging system. Int J Gynecol Obstet, 2008, 101(2): 205-210

[4] Burke HB, Henson DE. The American Joint Committee on Cancer. Criteria for prognostic factors and for an enhanced prognostic system. Cancer, 1993, 72(10): 3131-3135

[5] Burke HB. Outcome Prediction and the Future of the TNM Staging System. J Natl Cancer Inst, 2004, 96 (19): 1408-1409

[6] Edge SB, Compton CC. The American Joint Committee on Cancer: the 7th Edition of the AJCC Cancer Staging Mannual and the Future of TNM. Ann Surg Oncol, 2010, 17(6): 1471-1474

[7] Edge SB, Byrd DR, Compton CC, et al. AJCC cancer staging manual. 7th ed. New York: Springer, 2010

[8] Amin MB, Edge S, Greene F, et al. AJCC cancer staging manual.8th ed. New York,: Springer, 2017

[9] Adsay NV, Basturk O, Saka B. Pathologic staging of tumors: pitfalls and opportunities for improvements. Semin Diagn Pathol, 2012, 29(3): 103-108

[10] Ioachim HL. Tissue culture of human tumors. Its use and prospects. Pathol Annu, 1970, 5: 217-256

[11] Lage JM, Bagg A. Hydatidiform moles: DNA flow cytometry, image analysis and selected topics in molecular biology. Histopathology, 1996, 28(4): 379-382

[12] Wilbur DC, Cibas Es. Merritt S. Thinprep processor: clinical trials demonstrates an increased detection rete of abnormal cervical cytologic specimens. Am J Clin Pathol, 1994, 101(2): 209-214

[13] Dabbs MD, David J. Diagnostic Immunohistochem-

istry: Theranostic and Genomic Applications, Expert Consult: Online and Print. 3rd ed. Atlanta: Elsevier, 2010

[14] Watson K, Wang C, Yilmaz A, et al. Use of immunohistochemistry in routine workup of prostate needle biopsies: a tertiary academic institution experience. Arch Pathol Lab Med, 2013, 137(4): 541-545

[15] Rosai J. Rosai and Ackerman's Surgical Pathology. 10th ed. St.Louis: Mosby, 2011

[16] Soslow RA, Tornos C. Diagnostic Pathology of Ovarian Tumors. New York: Springer, 2011

[17] CalyDde N, Viana A, Rapoport A, et al. Indications and pitfalls of immunohistochemistry in head and neck cancer. Braz J Otorhinolaryngol, 2013, 79(1): 75-81

[18] Dupré MP, Courtade-Saidi M. Immunocytochemistry as an adjunct to diagnostic cytology. Ann Pathol, 2012, 32(6): 433-437

[19] Lejeune J, Levan A, Book JA, et al. A proposed standard system of nomenclature of human mitotic chromosomes (Denver, Colorado). The Lancet, 1960, 275 (7133): 1063-1065

[20] Shaffer LG, Slovak ML, Campbell LJ. An International System of Human Cytogenetic Nomenclature (2009). Basel: S. Karger AG, 2009

[21] Shaffer LG. An International System of Human Cytogenetic Nomenclature (cytogenetic & Genome Research). Basel: S. Karger AG, 2005

[22] Mròzek K, Heerema NA, BIoomfield CD. Cytogeneties in acute leukemia. Blood Rev, 2004, 18(2): 1115-1136

[23] Harris NL, Jaffe ES, Dieblod J, et al. World health organization classification of neoplastic disease of the hematopoietic and lymphoid tissues: Report of the clinical advisory committee meeting—Airlie House, Virginia, November 1997. J Clin Oncol, 1999, 17(2): 3385-3849

[24] Arcasoy MO, Chao NJ. T-cell-mediated purered-cell

aplasia in systemic lupus erythematosus: response to cyclosporin A and mycophenolate mofetil. Am J Hematol, 2005, 78(2): 161-163

[25] Tricot G, Sawyer J, Jagannath S, et al. Unique role of cytogenetics in the prognosis of patients with myeloma receiving high—dose therapy and utotransplants. J Clin Oncol, 1997, 15(7): 2659-2666

[26] 边旭明, 戚庆伟. 我国产前细胞遗传学诊断的现状与对策. 中华妇产科杂志, 2011, 46(9): 641-643

[27] Mckusick VA. Mendelian inheritance in man. 12th ed. Baltimore: Johns Hopkins University Press, 1998

[28] Kaneko H, Isogai K, Fukao T, et al. Relatively common mutations of the Bloom syndrome gene in the Japanese population. Int J Mol Med, 2004, 14(3): 439-442

[29] DeVita VT, Hellman S, Rosenberg S. Principles of Oncology. 5th ed. Philadelphia: Lippincott-Raven Publisher, 1997

[30] Cotran RS, Kumar V, Collins T. Robbins Pathologic Basis of Disease. 6th ed. Philadelphia: WB Saunder Company, 1999

[31] Velho S, Haigis KM. Regulation of homeostasis and oncogenesis in the intestinal epithelium by Ras. Exp Cell Res, 2011, 317(19): 2732-2739

[32] Bolocan A, Ion D, Ciocan DN, et al. Prognostic and predictive factors in colorectal cancer. Chirurgia (Bucur), 2012, 107(5): 555-563

[33] Taub R, Kirsch I, Morton C, et al. Translocation of the c-myc gene into the immunoglobulin heavy chain locus in human Burkitt lymphoma and murine plasmacytoma cells. Proc Natl Acad Sci U S A, 1982, 79(24): 7837-7841

[34] Sahin AA. Biologic and clinical significance of ERBB2/neu(cerbB-2)in breast cancer. Adv Anat Pathol, 2000, 7(3): 158-166

[35] Bartel DP. MicroRNAs: genomics, biogenesis, mechanism, and function. Cell, 2004, 116: 281-297

[36] Miyashita T, Reed JC. BCL-2 oncoprotein blocks chemotherapy induced apoptosis in a human leukemia cell line. Blood, 1993, 81(1): 1512-1571

[37] Attardi LD, Sage J. RB goes mitochondrial. Genes Dev, 2013, 27(9): 975-979

[38] Sage J. The retinoblastoma tumor suppressor and stem cell biology. Biosci Rep, 2012, 32(4): 361-374

[39] Bálint EE, Vousden KH. Activation and activities of the p53 tumor suppressor protein. Br J Cancer, 2001, 85(12): 1813-1823

[40] Mirzayans R, Andrais B, Scott A, et al. New insights into p53 signaling and cancer cell response to DNA damage: implications for cancer therapy. J Biomed Biotechnol, 2012, 2012: 170-325

[41] Ali IU, Schriml LM, Dean M. Mutational spectra of PTEN/MMAC1 gene: a tumor suppressor with lipid phosphatase activity. J Natl Cancer Inst, 1999, 91(22): 1922-1932

[42] Mutter GL, Lin MC, Fitzgerald JT, et al. Altered PTEN expression as a diagnostic marker for the earliest endometrial precancers. Natl Cancer Inst, 2000, 92(11): 924-930

[43] Hlobilková A, Knillová J, Bártek J, et al. The mechanism of action of the tumour suppressor gene PTEN. Biomed Pap Med Fac Univ Palacky Olomouc Czech Repub, 2003, 147(1): 19-25

[44] Heisey RE, Carroll JC, Warner E, et al. Hereditary breast cancer. Identifying and managing BRCA1 and BRCA2 carriers. Can Fam Physician, 1999, 45: 114-124

[45] Fan S, Wang J, Yuan R, et al. BRCAl inhibition of estrogen receptor signaling in trandected cells. Science, 1999, 284(541 8): 1354-1356

[46] 南燕, 周婕, 赵林, 等. 219例中国汉族遗传性乳腺癌患者 BRCAl 和 BRCA2 突变的研究. 中国癌症杂志, 2008, 18(5): 370-374

[47] Lynch HT, Albano WA, Banes BS, et al. Genetic predisposition to breast cancer. Cancer, 1984, 53(3): 612-617

[48] Safrin R, Bark C. Surgical pathology signout: Routine review of every case by a second pathologist. Am J Surg Pathol, 1994, 17(11): 1190-1192

[49] Ramsey A, Gallagher P. Local audit of surgical pathology: 18 months experience of peer review-based quality assessment in an English teaching hospital. Am J Surg Pathol, 1992, 16(5): 476-482

[50] Lind A, Bewtra C, Healy J, et al. Prospective peer review in surgical pathology. Am J Clin Pathol, 1995, 104(5): 560-566

[51] Renshaw A, Young M, Jiroutek M. How many cases need to be reviewed to compare performance in surgical pathology. Am J Clin Pathol, 2003, 119(3): 388-391

[52] Weiss SW, Willis J, Jansen J, et al. Frozen section

consultation: Utilization patterns and knowledge base of surgical faculty at a university hospital. Am J Clin Pathol, 1995, 104 (3): 294-298

[53] Zarbo RJ, Schmidt WA, Bachner P, et al. Indications and immediate patient outcomes of pathology intraoperative consultations. Arch Pathol Lab Med, 1996, 120 (1): 19-25

[54] Rashbass J. The impact of information technology on histopathology. Histopathology, 2000, 36 (1): 1-7

[55] Becich MJ. Information management. Moving from test results to clinical information. Clin Leadersh Manag Rev, 2004, 14 (6): 296-300

[56] Becich MJ, Gilbertson JR, Gupta D, et al. Pathology and patient safety: The critical role of pathology informatics in error reduction and quality initiatives. Clin Lab Med, 2004, 24 (4): 913-943

[57] Aller R, Carey K. Anatomic pathology computer systems. CAP Today, 1999, 13 (3): 70-72

[58] Aller R. Linking software making gains and foraying into new domains. CAP Today, 2005, 19 (5): 29-30

[59] Talmon G, Abrahams NA. The Internet for pathologists: A simple schema for evaluating pathology-related Web sites and a catalog of sites useful for practicing pathologists. Arch Pathol Lab Med, 2005, 129 (6): 742-746

[60] Henricks WH, Roumina K, Skilton BE, et al. The utility and cost effectiveness of voice recognition technology in surgical pathology. Mod Pathol, 2002, 15 (5): 565-571

[61] Patel AA, Kajdacsy-Balla A, Berman JJ, et al. The development of common data elements for a multi-institute prostate cancer tissue bank: The Cooperative Prostate Cancer Tissue Resource (CPCTR) experience. BMC Cancer, 2005, 5: 108

[62] Micke P, Ohshima M, Tahmasebpoor S, et al. Biobanking of fresh frozen tissue: RNA is stable in nonfixed surgical specimens. Lab Invest, 2006, 86 (2): 202-211

[63] 中国非小细胞肺癌患者表皮生长因子受体基因突变检测专家组. 中国非小细胞肺癌患者表皮生长因子受体基因突变检测专家共识. 中华病理学杂志, 2011, 40: 700-702

[64] Soda M, Choi YL, Enomoto M, et al. Identification of the transforming EML4-ALK fusion gene in non-small-cell lung cancer. Nature, 2007, 448 (7153): 561-566

第六章 肿瘤影像学检查与诊断

医学影像学是一门以成像技术为基础，为疾病诊断、治疗效果判断等提供依据的学科，是由成像技术和临床问题共同驱动的学科。随着科学技术和临床医学的快速发展，医学影像技术发展迅速。肿瘤影像学作为其重要组成部分，已成为肿瘤筛查、诊断、分期和疗效评估的最主要手段。肿瘤影像学检查依据成像技术分为 X 线检查、CT 检查、MRI 检查、超声检查、PET/CT 检查和核医学显像。本章分述其发展历史（产生）、现状，包括检查分类、适应证、禁忌证和注意事项、此项检查优缺点评价与应用范围等，以及探讨存在问题并展望其未来研究方向。第七节讲述主要肿瘤的影像学检查优选流程和原则。

第一节 X 线检查

一、X 线的产生

1895 年 11 月 8 日伦琴在进行实验研究中发现了一种人眼看不见、但能穿透物体、使荧光物质发光的射线，以"X"将其命名，称为 X 射线。X 射线的发现在人类历史上具有极其重要的意义，它为自然科学和医学开辟了一条崭新的道路，伦琴因此获得 1901 年诺贝尔物理学奖。

二、X 线成像的现状

（一）X 线检查分类

X 线检查分为常规 X 线检查和特殊 X 线检查。常规 X 线检查包括透视和摄片，是 X 线检查中最基本和应用最广泛的检查方法。特殊 X 线检查包括特殊摄影（体层摄影、高千伏摄影、软 X 线摄影等）和造影检查。

1. **透视** 是一种简便易行的影像学检查方法，适合于人体天然对比好的部位，如胸部、腹部等。透视可转动患者体位进行多角度观察，除观察其形态变化外，可观察器官的动态活动，但透视不能留下永久记录以供随访或复查比较。而且各种造影检查和介入操作也常需要在透视下进行。此外需要注意的是，透视的射线剂量较大，不提倡做体检或筛查。

2. **摄片** 是最常用与最基本的 X 线检查手段（图 6-1），应用范围广泛，射线剂量较小，可做永久性资料保存。但其检查范围受胶片大小限制，不能观察器官的运动功能。

3. **体层摄影** 是通过特殊的装置和操作显示某一特定层面的影像，而不属于该选定层面的结构则被模糊。体层摄影被用来显示重叠较多和位置较深的病变，如气管肿瘤所在平面的气管结构图像。随着 CT 重建技术的出现和发展，临床上体层摄影已经很少应用。

4. **高千伏摄影** 是指摄影时用高于 120kV 的管电压产生穿透力较强的 X 射线，获得在较小密度值范围内显示层次丰富的密度影像照片的检查方法。由于其穿透力强，可以显示致密结构中被遮蔽的病变。主要用于尘肺疾病的评价。

5. **软 X 线摄影** 是指摄影时用低于 40kV 的管电压所产生的 X 射线，由于该射线的能量低、穿透能力较弱，故称为"软 X 线"。临床上主要用于乳腺、咽喉侧位等部位的检查。

6. **造影检查** 对于缺乏自然对比的结构或器官，将高 / 低于该结构或器官的物质引入器官内或其周围间隙，使其产生对比显影的过程即为造影检查。如胃肠钡气双重造影（图 6-2），血管造影等检查。造影检查极大拓宽了 X 线检查的范围。

（二）数字 X 线成像

X 线成像最重要的进展就是数字 X 线成像的出现，数字 X 线成像包括计算机 X 线摄

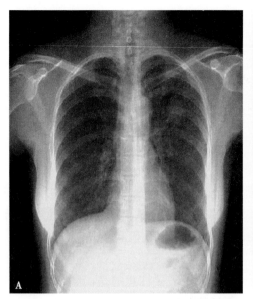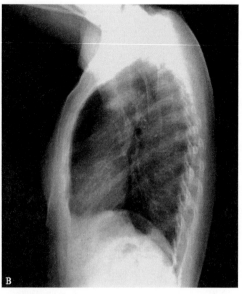

图 6-1 胸部正侧位片

A、B. 左肺上叶前段分叶状肿物，边缘见多发毛刺及条索影，牵拉局部肋胸膜，诊断左肺上叶癌

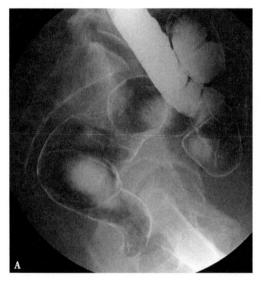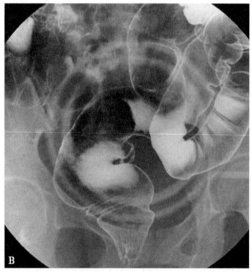

图 6-2 结直肠气钡双重对比造影侧位片、仰卧位片

A、B. 直肠上段不规则充盈缺损影，局部肠腔狭窄，病变与邻近正常肠管分界清晰

影（computed radiography，CR）、数字 X 线摄影（digital radiography，DR）、数字减影血管造影（digital subtraction angiography，DSA）等。

1. CR　CR 是 X 线平片数字化比较成熟的技术，目前已在国内外广泛应用。CR 系统是使用可记录并由激光读出 X 线成像信息的成像板（imaging plate，IP）作为载体，以 X 线曝光及信息读出处理，形成数字或平片影像。CR 系统实现常规 X 线摄影信息数字化，使常规 X 线摄影的模拟信息直接转换为数字信息；能提高图像的分辨、显示能力，突破常规 X 线摄影技术的固有局限性；可采用计算机技术，实施各种图像后处理功能，增加显示信息的层次；CR 系统获得的数字化信息可传输给图像存储与传输系统。CR 的主要不足是空间分辨率低与时间分辨率较差。随着 DR 技术的发展和普及，CR 将以其便捷性的优点逐渐主要应用于急诊医学。

2. DR　DR 是在 X 线电视系统的基础上，利用计算机数字化处理，使模拟视频信号经过采样、模/数转换后直接进入计算机中进行存储和分析。X线数字图像的空间分辨率高、动态范围大，其影像可以观察对比度低于 1%、直径大于 2mm 的物体，在患者身上测量到的表面 X线剂量只有常规摄影的 1/10。量子检出率（detective quantum efficiency，DQE）可达 60% 以上。X线信息数字化后可用计算机进行处理。通过改善影像的细节、降低图像噪声、调整灰阶及对比度，并可进行影像放大、数字减影等处理，显示出未经处理的影像中所看不到的特征信息。借助于人工智能等技术对影像作定量分析和特征提取，可进行计算机辅助诊断。

3. DSA　DSA 的成像是由 X线发生器产生的 X线穿透人体组织，产生不同程度衰减后形成 X线图像，这些图像经过影像增强器转换为视频影像，然后经电子摄像机变为电子信号，最后经对数增幅、模/数转换、对比度增强和减影处理，产生 DSA 图像。DSA 比常规血管造影所用对比剂量更少，有较高的密度分辨率和对比分辨率，对全身各部位血管性病变的诊断和介入治疗发挥着重要的作用，对指导肿瘤的经血管化疗栓塞有很大的帮助。

发现 X线、进行常规 X线摄片和诊断已历经 100 多年，随着计算机技术的飞速发展，近几年，常规 X线已逐步从模拟模式发展为数字模式，正从胶片向通过医用显示器数字阅片转化，数字图像具有较高分辨率，图像锐利度好，细节显示清楚；放射剂量小，曝光宽，容度大，并可根据临床需要进行各种图像后处理（包括双能量减影摄片等）等优点，还可实现放射科无胶片化，通过 PACS 和 HIS 科室之间、医院之间数字化快捷实时调阅，提高了准确性，节约物质成本和时间成本，也便于会诊与教学。

三、X线成像展望

数字化是 X线成像发展的必然趋势，众多国际及国内医疗设备公司正在对数字化 X线医疗设备大力研发及大胆创新；低剂量亦是未来 X线成像发展的必然要求，随着影像探测器新材质的开发使用及高频高压发生器等的新技术的应用，医用 X线成像将大大降低辐射剂量，有效减少 X线对人体的辐射伤害；由于常规 X成像是重叠成像，部分小病灶易被掩盖显示不清，其应用有

逐渐减少的趋势；随着宽带网络的应用及远程影像学的普及，医学图像更加清楚，图像传输更加快捷，医学影像的网络化不仅使得疑难病例的全球会诊成为可能，也使得影像学科医生移动办公（在家或旅途中）成为现实；近几年随着大数据医疗时代的到来，人工智能技术的应用，有利于提高基层医院 X线片诊断的准确性，同时降低影像科医生的工作量，这也将成为智能精准医疗应用在影像诊断中所迈出的第一步。

（车树楠　刘　侃　赵心明）

第二节　CT检查

计算机体层成像（computed tomography，CT）是 X线被发现以来在应用方面的一次革命性拓展。于 20 世纪 70 年代发展起来的 CT 成像技术，其主要特点是断层成像和数字影像，并可用 CT 值反映人体组织密度。CT 图像的密度分辨力高，获得的横断面图像没有邻近组织的干扰，经过数据的后处理，可以得到各种效果的图像，且 CT 开创了数字成像方式提供优质断层解剖图像的先河，对医学影像学的发展起到了举足轻重的作用。

一、CT 的发展历史

1972 年，英国工程师亨斯菲尔德（G.N.Hounsfield）在英国放射学年会上宣布世界上第 1 台用于颅脑影像检查的 CT 设备研制成功，并在 1979 年与南非核物理学家 Cormack 共同获得诺贝尔生理学医学奖，为了表达对该科学家的敬意，后人将 Hounsfield 名字作为 CT 值单位。

1974 年，美国 George Town 医学中心的工程师 Ledley 设计出全身 CT 扫描机，让 CT 检查从颅脑扩展到全身。

1983 年，美国 Douglas boyd 博士开发出超高速扫描的第 5 代 CT——电子束 CT，并应用于临床，使扫描速度提高到以毫秒为单位，为心脏、大血管及冠状动脉疾病的检查提供了有力的武器。

1989 年，螺旋扫描技术问世，由传统二维（轴面）采样的 CT 扫描模式发展为三维（容积）采样，不仅大大地缩短了患者检查时间，而且实现了各

种真正三维重建图像（如 CTA、内镜技术等），从而进一步充实、丰富和提高了 CT 机的应用。

1992 年，以色列 ELSCINT 公司研制成功双层螺旋 CT，开创了多层螺旋扫描的先河。1998 年，4 层螺旋 CT 的问世将扫描速度提高到 0.5 秒 / 图；2001 年，16 层螺旋 CT 研制成功，扫描一圈可获得 16 层 0.5～2mm 层厚的原始图像，每圈扫描速度也进一步提高到 0.4 秒；2003 年 64 层 CT 也已经应用于临床，2007 年，Toshiba 的 320 层 CT 开始装机正式进入临床。

二、CT 的现状

CT 扫描是 X 线检查的一种特殊形式，用 X 线对检查部位进行扫描，检测到的信号经电子计算机处理，形成检查部位的横断面图像。CT 以横断面体层成像为主，不受层面上下组织的干扰；同时，由于密度分辨力显著提高，能分辨出

0.1%～0.5% X 线衰减系数的差异，比传统的 X 线检查密度分辨力高 10～20 倍；还能以 CT 值（CT 值是以水为 0HU 的 X 线吸收系数的相对值）作定量分析。CT 在医学影像诊断中占重要地位，特别是在颅脑、胸部、腹部的肝、胆、胰和后腹膜腔、肾、肾上腺等病变的影像诊断占主导地位。

（一）CT 检查的分类

CT 检查有 3 种方式（图 6-3）：一是平扫，即常规检查；二是增强扫描，从静脉注入水溶性有机碘进行扫描，增加病变与周围结构的密度差使病变显示更清楚，通过多时相动态扫描显示病变的血流动力学变化特征以诊断病变；三是造影扫描，向器官或组织注入对比剂或空气再进行扫描。

（二）CT 检查适应证

1. 神经系统病变 颅脑外伤、脑梗塞、脑肿瘤、炎症、先天畸形等，属于常规和首选检查方

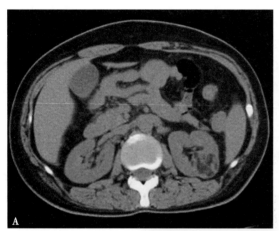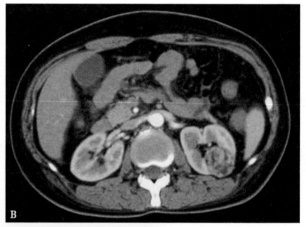
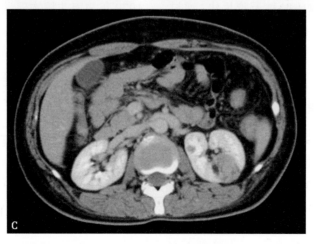

图 6-3 左肾癌平扫与增强图像

A. CT 平扫图像示左肾中部背侧软组织肿物影，内见不规则低密度灶；B. CT 增强扫描动脉期图像示肿物强化明显；C. CT 增强扫描静脉期图像示肿物强化程度低于肾实质

法，可清楚显示脑挫裂伤、急性脑内血肿、硬膜外及硬膜下血肿、颅面骨骨折、颅内金属异物等。CT 诊断急性脑血管疾病如高血压脑出血、蛛网膜下腔出血、脑动脉瘤及动静脉畸形破裂出血、脑梗塞等有很高价值，急性出血可考虑作为首选检查，急性脑梗塞特别是发病 6 小时内者，CT 不如 MRI 敏感。

2. **胸部病变** 对于显示肺部病变有非常满意的效果，对肺部创伤、感染性病变、肿瘤等均有很高的诊断价值。对于纵隔内的肿物、淋巴结以及胸膜病变等的显示也令人满意，可以显示肺内团块与纵隔关系等。

3. **腹部器官** 对于实质性器官肝脏、胆囊、脾脏、胰腺、肾脏、肾上腺等器官显示清晰，对于肿瘤、感染及创伤能准确地显示解剖部位并清晰的显示病变程度，对病变分期等有较高价值，对腹内肿块的诊断与鉴别诊断价值较大。

4. **盆腔脏器** 盆腔器官之间有丰富的脂肪间隔，能准确地显示肿瘤对邻近组织的侵犯，因此 CT 已成为卵巢、子宫、膀胱、精囊腺、前列腺和直肠肿瘤等的诊断、临床分期和放射治疗方案设计的重要依据。

5. **骨与关节**

（1）骨、肌肉内细小病变，X 线平片检查中常被骨皮质遮盖不能显示。

（2）结构复杂的骨、关节，如脊椎、胸锁关节等。

（3）X 线可疑病变，如关节面细小骨折、软组织脓肿、髓内骨肿瘤造成的骨皮质破坏。

（4）对骨破坏区内部及周围结构的显示，如破坏区内的死骨、钙化、骨化以及破坏区周围骨质增生、软组织脓肿、肿物内部情况及肿瘤向软组织浸润的情况等显示明显优于常规 X 线平片。

（5）对于关节软骨、韧带、半月板、滑膜等则以行 MRI 检查为宜。

（三）CT 检查禁忌证

1. 病情严重难以配合者。

2. 严重心、肝、肾功能衰竭。

3. 孕妇和其他不宜接触 X 射线病员（如再生障碍性贫血等）。

4. 含碘对比剂过敏者不能做增强检查。

（四）CT 检查注意事项

1. 病员检查前由 CT 室工作人员核对 CT 检查申请单，了解病情，明确检查目的和要求，对检查目的要求不清的申请单，需要请临床申请医生核准确认。

2. 病员应尽可能详细提供既往疾患、手术史、外伤及过敏史，确认没有上述禁忌证，以保障检查安全性。

3. 所有 CT 检查应尽可能除去检查部位体表金属及高密度物品，清洁污染物，以避免造成伪影干扰。

4. 检查中病员不得随意运动，若有不适，可和工作人员联系。

5. 腹部检查前 1 周内不服重金属药物，如 1 周内曾进行过胃肠道钡剂造影者，则于检查前先行腹部透视，确认腹腔内无钡剂残留（因病情需要需尽早检查病员，视情况可适当使用缓泻剂加速钡剂排出后检查）。

6. 腹部检查前至少禁食 4 小时，其中胃肠道检查应于检查前一天晚饭后开始禁食，盆腔检查应适当留尿使膀胱充盈，肠道检查病员应预先做肠道准备，防止粪便干扰。

7. 对婴幼儿、外伤、意识不清及躁动不安的患者，应由临床医师给予相应处理，根据情况可给以适当的镇静剂，在能配合的情况下进行检查。

8. 造影增强检查患者应有家属陪同，在听取 CT 室医师讲解相关注意事项及可能的副反应后在知情同意书上签字同意后方可进行检查；检查后患者留观 15 分钟，以观察有无迟发过敏反应。

9. 危重病员应有临床医护人员及家属陪同观察，以便应急处理。

（五）CT 检查的优缺点

CT 检查具有如下优点：

1. CT 为无创性检查，检查方便、迅速，易为患者接受。

2. 有很高的密度分辨力，密度相差 5～6HU 的不同组织能被区分。能测出各种组织的 CT 值。

3. CT 空间分辨率高，图像清晰，解剖关系明确。

4. CT 能提供没有组织重叠的横断面图像，并可进行冠状位和矢状位图像的重建，以及包括血管重建的三维重建（图 6-4）。

5. 用对比剂进行增强扫描，不仅提高了病变的发现率，而且一部分能做定性诊断。

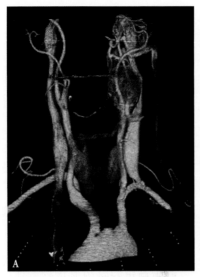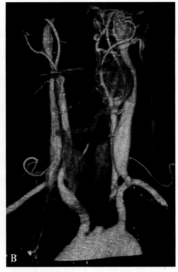

图6-4 左侧颈动脉体瘤血管重建图像
A、B. 示双侧颈部血管及左侧颈总动脉分叉处"鸟巢样"瘤体

虽然CT扫描发现病变的敏感性极高，但在定性诊断上仍有很大的局限性。由于CT机测定的是物理参数，即人体组织对X线的衰减值或物理密度，医生就是根据正常组织和异常组织呈现的衰减值差异作为诊断的依据，如果衰减值无差异，再大的肿瘤也难以鉴别。可见由于CT扫描的局限性，只有与其他设备、其他诊断手段相配合，才能充分发挥其作用。

三、CT技术展望

随着多排螺旋CT技术的发展，能谱CT成为CT技术研究的最新发展方向。能谱CT除了可以获得常规扫描图像外，还可在不增加辐射剂量的基础上提供更多有用信息，从形态和功能变化两个层面对疾病的发生、发展和预后进行评估和监测。

2005年，西门子公司推出了双源CT（dual source CT，DSCT），使时间分辨力成倍提高。所谓"双能量"成像，即利用两个X射线球管之间X线能量的不同来获得一组能量不同、解剖相同的图像，这种配对的"双能量"图像可用于能量分析、能量减影等，以进一步区分组织间的差异，为CT检查开创了一条新路。2008年，GE公司推出单源双能CT，通过宝石探测器和电压瞬切技术实现原始数据空间内的能谱成像。2014年，GE公司推出了Revolution CT，实现主机多通道重建，成为能谱临床化的坚实基础。

能谱CT可应用于病变内成分的无创性分析，通过对同一部位高低两种能量的采样，并充分利用能谱CT重建技术，在不增加辐射剂量的前提下提高信噪比，从而实现对病变内部化学成分的判断和分析。总之，能谱CT利用不同的X线谱和某些化学元素的特性，监测全身各个系统形态和功能的改变，在成像方面显示出巨大优势。

CT技术的未来发展，超宽探测器甚至平板探测器的发展是一个方向，它利于采集更大范围的容积信息以及提高采集速度，但它也将在一定程度上限制图像分辨力的进一步提高，层数的进一步增加给临床带来的意义可能也越来越有限。相反CT功能的发展可能是下阶段研究的重点，突出器官与疾病特异性功能的趋势已经凸显，如某公司产品的"四引擎技术"：神经CT引擎、心脏CT引擎、肿瘤CT引擎和急症CT引擎，均是以器官或疾病为主线，把一系列相关技术融入一套完整的诊断方案中，一次采集到所有有助于诊断的尽可能完整的信息。最终，根据患者的具体情况，建立个性化、前瞻性的诊疗方案，将针对性的临床应用、有效的辐射剂量控制、便捷的工作流程和科学的质量管理与质量控制有机整合起来的放射学个性化医疗方案将是未来发展的另一体现。

（李　琳　包　丹　罗德红）

第三节　MRI 检查

一、磁共振成像的发展历史

磁共振成像（magnetic resonance imaging，MRI）亦称核磁共振成像（nuclear magnetic resonance imaging，NMRI）是基于核磁共振现象的一种成像技术。核磁共振是一种核物理现象，1946 年分别由美国的 Bloch 和 Purcell 领导的研究小组同时独立发现并应用于波谱学研究。此后十余年，核磁共振主要用于探索物质的化学结构。20 世纪 70 年代初，由于美国人 Lauterbur 和英国人 Mansfield 在核磁共振成像领域取得的突破性进展，使核磁共振成像进入了临床诊断和医学研究。

核磁共振应用于临床以来，为了与影像医学中放射性核素检查相区别，消除该检查的电离辐射之嫌，故改名为磁共振成像。虽然磁共振成像临床应用时间较其他影像学技术晚，但其发展速度在各种影像检查技术中却最为迅速，对临床工作也显示出越来越大的推动与支持作用。

二、磁共振成像的现状

（一）磁共振设备的工作原理及其基本组成

磁共振成像完全不同于传统的 X 线成像和 CT，它是一种生物磁自旋成像技术，人体内的氢原子在外加的强磁场内受到射频脉冲的激发，产生核磁共振现象，经过空间编码技术，用探测器检测并接收以电磁波形式释放出的核磁共振信号，输入计算机后，经过数据处理转换，最后将人体各组织的形态显示为图像用作医学诊断。

一般的医用磁共振成像仪通常由主磁体、梯度系统、射频系统、计算机系统及其他辅助设备 5 部分构成。

1. 主磁体是磁共振设备最重要的部件，其作用是产生一个均匀而稳定的静磁场，使进入其中的人体氢原子核被磁化形成磁化矢量，该磁化矢量在受射频脉冲激励时即发出磁共振信号。主磁体的性能将直接影响磁共振图像的质量。

根据磁场的产生方式可将主磁体分为永磁型与电磁型，永磁型主磁体一般由多个永磁材料制成的磁块拼接形成，电磁型主磁体是由线圈绕制而成，根据绕制线圈的材料不同又可分为常导磁体与超导磁体。电磁型主磁体是根据电流产生磁场的原理设计的，常导磁体的线圈导线由普通导电材料绕制，通常由铜或铝线制作，由于耗电量大，对电源稳定性要求高等缺点，目前已经基本被超导磁体取代。超导磁体的线圈导线由超导材料绕制，通常由铌钛合金制作，此类物质的电阻具有在接近绝对零度超低温下急剧下降为零的性质，所以在很小的截面可流过巨大的电流且不产生热量，而且通电后导线内的电流持续存在，能产生稳定的磁场。

场强的单位为特斯拉（Tesla，T）。用于医学成像的磁共振设备主磁体的磁场强度通常在 0.02～3T 范围，一般把磁场强度在 0.5T 以下的磁共振设备称为低场强磁共振；磁场强度在 0.5～1.0T 的称为中场强磁共振；磁场强度在 1.0～2.0T 的称为高场强磁共振；磁场强度大于 2.0T 的称为超高场强磁共振。

目前，低场强的磁共振设备一般使用永磁型磁体。因为永磁型磁体虽然场强较低，磁场均匀度欠佳，对磁体间的温度稳定性要求亦很高，但永磁型磁体结构简单，价格低廉，开放式结构使检查者更为舒适，能耗低，维护费用低。高场和超高场强的磁共振设备一般使用超导型磁体。因为超导型磁体易产生高磁场，磁场稳定性及均匀性高，但超导型磁体工艺复杂，造价高，需定期补给液氦，维护费用相对高。

高场强的磁共振设备具有如下优点：能提高图像的信噪比，能缩短磁共振信号采集时间，能提高磁共振波谱（magnetic resonance spectroscopy，MRS）对代谢产物的分辨力，亦能使脂肪饱和技术容易实现，能使脑功能成像的信号变化更明显。但高场强磁共振设备亦存在一些问题，如设备结构复杂，价格昂贵，噪声增加，人体内射频脉冲能量的蓄积明显增大，各种伪影增加明显。

2. 梯度系统主要由梯度发生器产生梯度电流，经放大后由驱动电路传送至线圈产生梯度磁场，用于产生磁共振信号的空间编码。

3. 射频系统主要由射频发生器产生所需的

射频脉冲电流,送至射频发射线圈产生射频脉冲,激发人体内氢原子核产生磁共振信号并由接收线圈接收处理。

4. 计算机将采集得到的数据进行图像重建,并将图像数据送至监视器进行显示。计算机还对整个系统的运行进行控制与协调,使之产生高质量的磁共振图像。

5. 辅助系统包括检查床及定位系统,液氦及水冷却系统,空调系统,生理监控仪器等。

(二)磁共振检查的适应证

氢质子在体内分布极为广泛,故磁共振能在体内任意部位成像。由于磁共振成像的特点决定了该检查尤其适合于中枢神经系统、心脏及大血管系统、肌肉关节系统,也适合于纵隔、腹盆腔实质脏器(图6-5)、乳腺等部位的肿瘤及非肿瘤性病变,随着新技术的应用,其临床应用范围仍在进一步拓展。

(三)磁共振检查的禁忌证及注意事项

1. **体内人工植入物** 体内人工植入物如内支架、血管夹、人工瓣膜、静脉滤器、内固定器、人工关节、节育器等,如为铁磁性,则无法行 MRI 检查;若为不锈钢或钛合金材质,则可行 MRI 检查。

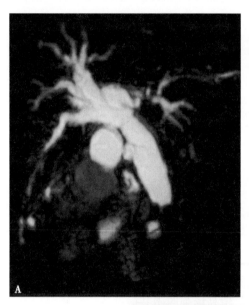
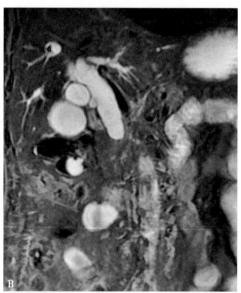
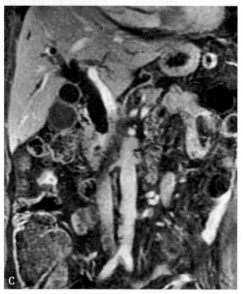

图6-5 胆总管下段癌

A~C. MRCP(A)、T_2WI 脂肪抑制(B)及增强(C)示胆总管下段狭窄,肝内胆管扩张,梗阻局部管壁内软组织影,增强后有强化

无法明确植入物材质者，不可贸然行 MRI 检查。

2. 体内金属异物 体内金属异物者（特别是眼球内铁磁性异物）则不宜行 MRI 检查。

3. 心脏起搏器 由于主磁场及射频脉冲都会对传统心脏起搏器的工作产生干扰，严重者可引起心律失常或组织烧伤，故安装传统心脏起搏器者不能接受 MRI 检查。但随着磁共振兼容性心脏起搏器的出现，这一问题得到了有效解决，在患者行 1.5T 及以下场强的 MRI 检查时，将起搏器调整为 MRI 模式，即可进行全身任何部位的磁共振扫描，基本不会对起搏器功能造成影响，更不会导致严重不良事件。

4. 监护仪器和呼吸机 普通监护仪器和呼吸机由于易受磁场干扰甚至会引起危险而不能在磁共振磁体室中使用。

5. 铁磁性物质的抛射 铁磁性物质受主磁场吸引，可高速向磁体抛射，引起人员或设备的损坏。因此，在进入扫描室前，医护人员及患者均应将铁磁性物质去除。

此外，和 CT 一样，幽闭恐惧症者亦难以完成 MRI 检查；亦有人主张怀孕 3 个月内的孕妇不宜从事 MRI 工作或接受 MRI 检查。

（四）磁共振成像的优缺点

磁共振设备与其他影像设备相比较具有明显的优势：无电离辐射危害，用于激励的射频脉冲为短波或超短波的电磁波，经计算其容积功耗低于推荐的非电离辐射的安全标准，是一种对人体安全的检查方法；能多方位成像，在无须搬动患者的前提下能实现横断、冠状、矢状及任意方位的断层成像；多参数成像，具有纵向弛豫时间 T_1、横向弛豫时间 T_2、质子密度等成像的组织参数，能提供解剖之外的生理、生化等诊断信息；软组织对比分辨力高，图像对比度高；不使用对比剂可无创性显示心脏及大血管结构；成像无骨伪影干扰，可清晰显示后颅窝结构。

当然，磁共振的临床应用亦有其局限性。和其他影像设备比较，扫描速度慢是其主要缺点，因此，不适合危重症患者及运动性器官的成像；对钙化灶及骨皮质显示不敏感，因此，在发现此类病变及定性诊断方面有一定限制；另外，MRI 检查禁忌证多、图像易受多种伪影的干扰亦影响了其应用范围。

三、磁共振成像展望

磁共振成像的出现堪称医学影像学的一场革命，作为一种先进的成像方法，磁共振成像技术发展飞快，高性能梯度磁场、相控阵线圈及快速成像序列、并行成像技术、压缩感知技术、人工智能等的发展使得磁共振成像的时间在缩短、图像质量在提高、应用范围也在不断拓展。常规磁共振平扫和增强扫描已经能够很好地帮助肿瘤诊断。随着磁共振成像技术的发展，特别是功能磁共振成像如血氧水平依赖磁共振成像（blood oxygenation level dependent，BOLD）、磁共振波谱（magnetic resonance spectroscopy，MRS）、弥散张量成像（diffusion tensor imaging，DTI）以及灌注加权成像（perfusion weighted imaging，PWI）等技术的发展，磁共振对肿瘤的诊断、鉴别及对肿瘤周围重要结构、功能的评估展现出重要的意义，我们不仅可以判断肿瘤的位置和性质，同时也可以对肿瘤的代谢、生长以及肿瘤引起的功能障碍进行影像学的定量、定性分析；不仅可以为外科手术计划提供直观的影像学指导，也可以对术后、放疗、化疗后的疗效和康复进行影像学前瞻性评估与指导。

（刘 侃 欧阳汉）

第四节 超声检查

一、超声检查发展历史

超声波是指频率超过人耳听觉范围（20～20 000Hz）的高频声波，即振动频率 >20 000Hz 的机械振动波。超声诊断学是指向人体发射超声波，并利用其在人体器官、组织传播过程中，由于声波的透射、反射、折射、衍射、衰减、吸收而产生各种信息，将这些信息接收、放大、处理形成波型、曲线、图像或频谱，借此进行疾病诊断的方法学。

1942 年德国 Dussik 将超声仪器应用于脑肿瘤诊断。20 世纪 50 年代国内外采用 A 型超声仪及 B 型超声仪开展了广泛的临床应用。20 世纪 70 年代实时灰阶超声出现，是超声诊断技术的一次重大突破，因为它不仅可以获得层次清晰的人体组织器官的断层声像图,而且能显示心脏、大血管等许多器官的动态图像。随后,多普勒超声的应用也逐渐成熟,多普勒频谱能检测多项血流动力学参数。彩色多普勒血流成像(color Doppler flow imaging,CDFI)能直观地显示心脏和血管内的血流方向和速度,并能显示组织内的血流分布情况。20世纪80到90年代以来超声造影、弹性成像和三维超声等技术相继问世,使超声诊断技术更加多样化。

二、超声检查现状

(一)检查分类

1. **二维声像图**　现代超声诊断仪应用回声原理,由超声诊断仪的探头向人体发射超声波,超声波进入体内,在不同声阻抗组织中进行传播,并有超声波反射回来,由探头接收反射的回波信号,经过信号放大和信息处理,以不同灰度的光点来显示不同强弱回声而形成的所扫查组织器官的灰阶断层图像(图6-6)是超声检查的成像基础。

2. **频谱多普勒**　多普勒效应是指振动源与接受体之间存在相对运动时,所接受的振动频率发生改变的物理现象。频谱多普勒是利用多普勒效应,提取多普勒频移(Doppler shift)信号,并用快速傅立叶变换(fast Fourier transform,FFT)技术进行处理,最后以频谱形式显示血流速度、方向等信息的超声诊断技术(图6-7)。

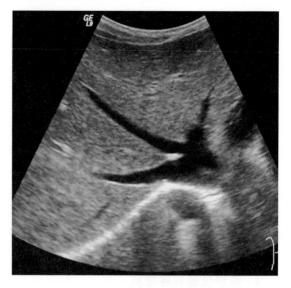

图6-6　肝脏二维超声声像图

多普勒效应中多普勒频移与血流速度、振动源频率(探头频率)的关系如下:

$$f_d = 2V\mathrm{Cos}\theta f_0/C$$

式中 f_d = 频移;V = 血流速度;C = 人体内声速(1 540m/s);f_0 = 探头频率,$\mathrm{Cos}\theta$ = 声束与血流方向的夹角余弦值。

测得了多普勒频移就可用上述公式,求得血流速度:

$$V = f_d C/2f_0\mathrm{Cos}\theta$$

3. **彩色多普勒**　彩色多普勒血流成像(color Doppler flow imaging,CDFI)是使用一种运动目标显示器,计算出血流中红细胞的动态信息,根

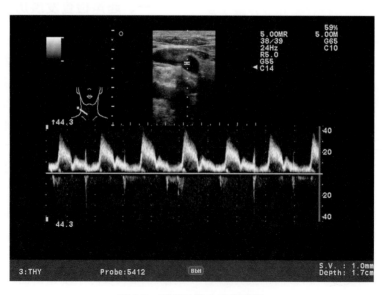

图6-7　颈总动脉血流频谱图

据红细胞移动的方向、速度、分散情况，调配红蓝绿三基色，变化其亮度，表现红细胞的运动信息，并将彩色血流信号显示在二维灰阶图像的相应区域内，可以显示血流分布及方向。常规把迎着换能器方向（即入射声束方向）而来的血流显示为红色，远离换能器（入射声束）而去的血流显示为蓝色。血流速度快，彩色显示亮而色淡；血流速度慢，彩色显示暗而色深（图6-8）。

4. **彩色多普勒能量图（color Doppler energy，CDE）** 彩色多普勒能量图利用血流中红细胞散射的能量总积分，采用颜色编码显示红细胞能量，彩色亮度表示多普勒能量的大小，血流信号显示与血流方向无关。

5. **三维超声成像** 三维超声成像为20世纪90年代面世的新方法，三维超声成像是在二维超声的基础上，用机械的或电子的方法，甚或手动的方法采集立体的回声数据，用计算机加以重建显示。其显示方式有：表面三维显示，透视三维显示，血管树三维显示等。

6. **超声造影** 超声造影采用声学对比剂，如声诺维（六氟化硫微泡）等，通过静脉注入超声对比剂，采集对比剂微泡的信号进行成像，从而实时动态观察组织器官及肿瘤的血流灌注情况。

7. **弹性成像** 弹性成像是一种对生物组织弹性（或硬度）特征成像的新技术。目前主要有两种成像技术，一是应变力弹性成像技术，其原理是：组织被压缩时，组织内所有的点都会产生

一个纵向（压缩方向）的应变，如果组织内部弹性系数分布不均匀，组织内的应变分布也会有所差异。通过收集被测体的某时间段内的信号，利用自相关技术（combined autocorrelation method，CAM），对压缩前、后的射频信号进行分析，估计组织内部不同位置的位移，计算出组织内部的应变分布情况，从而反映正常组织和病变组织的弹性差异。一是剪切波弹性成像技术，其原理是声波在传播途径中会产生声辐射力，该力可作用于该处粒子产生横向振动而产生一种横向的剪切波，剪切波在不同组织内传播速度与组织弹性模量相关，因此可通过检测组织剪切波速度差异来反映组织硬度差异。

8. **腔内超声** 采用特殊探头，将探头送进空腔脏器内对邻近的深部组织器官进行扫查，如经阴道、直肠、食管超声等，用于观察女性盆腔、男性前列腺、纵隔等部位的肿瘤。

（二）超声检查的应用现状

超声检查在肿瘤影像诊断实际应用中具有很多优势：无放射性损伤，连续、重复检查对受检者和操作者都是安全的；无创伤，易被患者接受；取得的信息量丰富，具有灰阶的切面图像，层次清楚，接近于解剖真实结构；对活动的界面能动态实时显示，便于动态观察；能发挥管腔造影功能，无须任何对比剂的情况下便能显示管腔结构，如腹腔内大血管及肝内门静脉、肝静脉和胆总管等；对小病灶有良好的显示能力，实质脏器内2～3mm

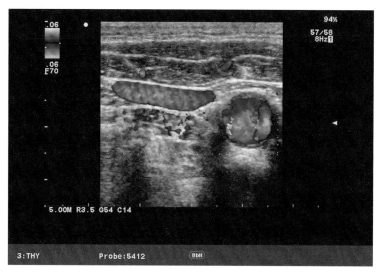

图6-8　颈总动脉和颈内静脉彩色多普勒血流图

的囊性或实性病灶已能清晰显示；能自如地取得各种方位的切面图像，并能根据图像显示的结构和特点对病灶进行定位；能及时取得结果并可反复多次进行动态观察，对危重患者可行床边检查，几乎没有绝对禁忌证；与其他影像学诊断技术相比，检查费用低，仪器普及范围广，在肿瘤诊断中有重要地位。

浅表器官肿瘤如甲状腺、腮腺、颌下腺、乳腺，阴囊等部位肿瘤，由于高频浅表探头分辨率高，所以超声检查较 MRI 和 CT 更能显示肿瘤的内部细节及血流、血供情况，是这些部位肿瘤的首选影像检查方法之一。其中甲状腺和乳腺肿瘤超声检查，由于良、恶性病变在超声声像图上分别有着较为特征性的表现，所以诊断准确率较高，对甲状腺癌的诊断准确率可达 72%～97%，对于甲状腺微小乳头状癌，超声可以检出其内的微小钙化，边缘的微分叶及内部血流信号，诊断准确率高于 CT；乳腺癌的超声诊断，准确率可以达到 89%～98%，对于致密型乳腺，哺乳期乳腺，青年女性乳腺，超声对乳腺病灶的检出及诊断要优于乳腺钼靶相。因此在浅表器官肿瘤的影像诊断中，超声有着非常重要的应用。

超声检查也是肝脏、胆囊、胰腺、脾脏、肾脏、子宫、卵巢等腹部和盆腔脏器肿瘤首选检查方法之一，不仅能检出肿瘤，还能显示肿瘤血供情况；超声检查还是肝脏、肾脏等部位癌症大规模人群筛查的主要方法；近年来，由于超声对比剂的发展，超声造影技术的进步，弥补了常规超声缺乏对比剂，不能观察肿瘤血流灌注的不足，使超声对肝脏、肾脏等部位肿瘤的诊断准确率大大提高。超声引导下穿刺更是取得这些部位肿瘤病理诊断的有效、微创的方法，广泛应用于肿瘤诊断中。此外，术中超声的应用能够发现术前难以发现的微小病灶，或者术中不能触摸到的病灶，使手术的精确性和有效性显著提高。超声引导下肿瘤消融术可用于肝脏、肾脏、甲状腺等部位肿瘤的局部治疗。

（三）超声检查的发展与展望

在过去半个世纪，超声医学发展非常迅速，随着声学理论研究的深入，仪器性能和检查方法有很大改进，从早期的 A 型、M 型、B 型二维超声，演进到动态、实时三维超声、甚至四维超声，

由黑白灰阶图像发展到彩色血流和彩色组织多普勒成像，声学造影发展到实时灌注成像。同时由于计算机技术的发展，数字成像速度加快，超声图像清晰度和分辨率有很大提高，使得超声诊断水平也日益提高。未来超声成像技术会向着更加多元化的方向发展，如弹性成像技术，除了传统的静态 / 准静态弹性成像、声弹性成像，目前，声辐射力弹性成像的研究也是热点，预计将在肿瘤的早期检测及热疗的监测中发挥作用；超声对比剂也向着分子影像方向发展，会在分子水平为肿瘤早期诊断、精准治疗提供帮助；同时，随着通信技术、计算机技术的发展，远程超声医学图像工作站将成为重要角色，以实现远程会诊及相关医疗信息的共享。随着计算机辅助诊断技术的进步，人工智能也将在超声诊断中发挥作用。

（陈　宇　牛丽娟）

第五节　PET/CT 检查

一、PET/CT 检查的发展历史

正电子发射计算机体层成像（positron emission tomography/computed tomography，PET/CT）是在 PET 的基础上发展而来的。PET 是 20 世纪 70 年代发展起来的一项医学影像技术，它利用正电子核素显像剂进行成像。正电子核素（如氟[^{18}F]、碳[^{11}C]、氮[^{13}N]、氧[^{15}O]等）标记的显像剂注入人体后参与人体组织细胞代谢，或与受体、酶进行特异性的结合。这些正电子核素显像剂中的正电子和人体内的负电子结合发生湮灭辐射作用，生成一对方向相反、能量相等（511kev）的两个 γ 光子。PET 采用符合探测技术，能够探测到这一对光子，获得机体内正电子显像剂分布的图像，从而反映机体组织的功能代谢、受体或酶活性的信息。以往的 PET 受其探测原理及探测技术的限制，图像分辨率相对 CT 及 MRI 而言略差，单独使用所获得的信息量较小，使其应用受到了很大的限制。而 PET/CT 将 PET 和 CT 成像技术有机结合在一起，进行同机图像融合，一次扫描能够获得病变的解剖形态、功能代谢、受体、酶或基因表达等信息，对大多数肿瘤性疾病具有高敏感性、高特异性及高准确性的特点，是一种

安全、无创伤的影像检查技术。第一台 PET/CT 于 1999 年在北美放射学年会上首次展出。目前，已经广泛应用于肿瘤的早期诊断、临床分期和疗效评价中。近年来随着 PET 探测器的不断改进及新重建算法的应用，其分辨率得到了极大的提升，可达到 2～3mm，扩大了 PET/CT 在临床上的应用。

^{18}F- 氟代脱氧葡萄糖（fluorine 18-fluorodeoxyglucose，^{18}F-FDG）是临床上最常用的正电子显像剂。它是一种葡萄糖类似物，可以通过细胞膜上的葡萄糖转运蛋白（glucose transporter，GLUT）进入细胞内，在胞质内经己糖激酶催化生成 6- 磷酸 -^{8}F-FDG，但该产物不能被葡萄糖 -6- 磷酸酯酶继续催化生成 ^{18}F- 葡萄糖 -1，6- 二磷酸，因而滞留在细胞胞内显像。细胞对 ^{18}F-FDG 的摄取量与其葡萄糖代谢率呈正比。恶性肿瘤糖分解代谢旺盛，细胞的己糖激酶活性较高，细胞膜上的 GLUT 表达增高，从而对 ^{18}F-FDG 的摄取增加，与正常组织产生对比反差，这就是 ^{18}F-FDG PET/CT 鉴别病变良恶性的基本原理。

二、PET/CT 检查的现状

PET/CT 目前主要应用于肿瘤、神经系统疾病和心血管系统疾病。神经系统疾病方面，PET/CT 主要用于癫痫病灶的定位，在老年痴呆、心理学和认知功能领域也有一定的作用。心血管系统疾病方面，PET/CT 则主要用于心肌功能的评价。无论在临床实践中，还是在科研活动中，肿瘤疾病都是 PET/CT 应用最为广泛的领域。本章节主要讨论 PET/CT 检查在肿瘤诊治中的应用。

（一）PET/CT 检查的适应证

PET/CT 在肿瘤诊治中主要应用于以下方面：

1. 肿瘤的早期诊断和良恶性鉴别。
2. 肿瘤的精确临床分期和再分期。
3. 寻找肿瘤原发灶，判断有无转移。
4. 肿瘤疗效评估与预测，制定个体化治疗方案。
5. 早期发现肿瘤复发和转移。
6. 制订放疗计划，指导精确放疗。
7. 指导肿瘤活检。
8. 用于肿瘤高危人群筛查。
9. 肿瘤的基础性研究。

（二）PET/CT 检查的禁忌证和注意事项

一般来说，PET/CT 检查没有绝对的禁忌证。根据所用的机型新旧，PET/CT 全身检查需要患者在狭小的半封闭空间内平卧 10～30 分钟，因此幽闭恐惧症患者及不能耐受平卧 10～30 分钟者无法完成此项检查。糖尿病患者需要把血糖控制在正常范围内，否则将影响检查的效果。孕妇和哺乳期妇女原则上避免进行 PET/CT 检查，如果病情确实需要，检查医师应详细向患者说明对胎儿的可能的影响。哺乳期妇女在注射显像剂后 24 小时内应避免哺乳。患者在注射显像剂后 24 小时内应远离婴幼儿。

（三）PET/CT 检查的优缺点及应用范围

目前临床上使用最广泛的显像剂是 ^{18}F-FDG，它是葡萄糖的类似物，能够反映组织器官和病灶的葡萄糖代谢水平。因此，^{18}F-FDG PET/CT 有其自身的优势，也存在着一定的不足。

1. 定性诊断方面　恶性肿瘤组织的代谢水平通常比正常组织要高，在 PET/CT 图像上表现为 ^{18}F-FDG 的高摄取，据此可以鉴别肿瘤的良恶性。由于 ^{18}F-FDG 是非特异性肿瘤显像剂，会出现假阳性和假阴性的情况。假阳性主要见于活动性炎症和肉芽肿，这就需要有经验的医师结合临床资料作出判断。假阴性主要是由于病变太小（<1cm 左右）、病变肿瘤细胞含量太少、低代谢肿瘤和肿瘤分化较高所致，如分化较好的肺腺癌和肝细胞肝癌、早期或较小的甲状腺乳头状癌、胃肠及肺的黏液腺癌、胃印戒细胞癌、类癌、肾透明细胞癌等。因此，如果有条件的话，可以联合使用其他类型的 PET 显像剂，作为 ^{18}F-FDG 的有益补充，以克服 ^{18}F-FDG 单一显像剂的局限性，提高肿瘤诊断的准确性。

2. 分期方面　PET/CT 可以发现肿瘤的淋巴结转移和远处转移（图 6-9、图 6-10）。一些转移灶由传统影像学检查未能发现，或者难以定性，而代谢显像则有助于明确病灶的性质，从而作出准确的分期。研究表明，合理应用 PET/CT 检查，约有 10%～40% 的肿瘤患者的分期得到了调整，从而为正确的治疗决策奠定基础。

3. 原发灶的寻找方面　临床上不乏发现转移灶，而原发灶不明的肿瘤患者。在其他检查无法找到原发灶的情况下，PET/CT 能够发现其中

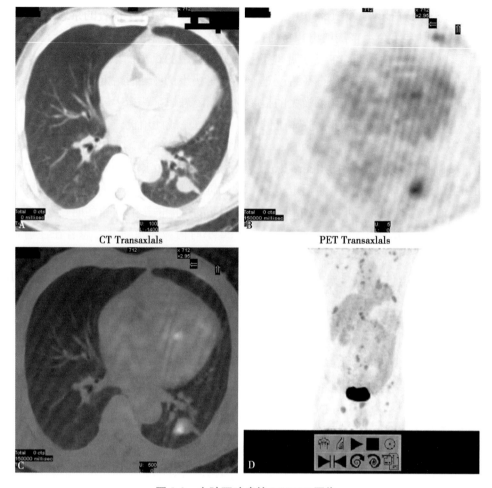

CT Transaxlals

PET Transaxlals

图6-9 左肺下叶癌的PET/CT图像
A. CT横断面图像示左肺下叶结节；B. PET横断面图像示左肺下叶高代谢病灶；C. 横断面融合图像示左肺下叶结节高代谢；D. PET正面最大密度投影示全身多发高代谢病灶（转移）

一部分（6%～55%）原发肿瘤，最多见于腺癌，其次是未分化癌和鳞癌。不过，仍有部分患者无法找到原发灶，即使尸检也不能发现。

4. 疗效监测方面 根据治疗前后病灶对显像剂摄取水平的变化，PET/CT可以监测治疗效果，这在判断化疗效果，尤其是术前的新辅助化疗效果上有很大的帮助。由于代谢变化较形态学变化出现得更早，因此PET/CT能够早期判断化疗是否有效，从而为后续治疗手段的调整提供依据。靶向治疗同样如此，相应的多种特异性显像剂正在进行临床研究。目前，国际上已开始应用基于PET/CT检查的疗效评价标准，如针对实体瘤的PERCIST（PET Response Criteria in Solid Tumors）标准、针对淋巴瘤的Deauville标准等。近年来，继放化疗和靶向治疗后出现的新型治疗方法——免疫治疗也取得突破性进展，但传统的疗效评价标准已不足以反映病灶的治疗情况，免疫治疗相关疗效标准（immune-related response criteria，irRC）、实体肿瘤免疫相关疗效评价标准（immune-related response evaluation criteria in solid tumor，irRECIST）等相继诞生，但由于疾病假性进展、疾病超进展等应答模式的存在，免疫治疗相关疗效标准还面临许多问题与挑战，还急需更多的临床研究。

5. 复发病灶的检出与再分期方面 一些肿瘤患者在治疗后随访过程中出现肿瘤指标的持续升高，但常规影像学检查却没有阳性发现。而PET/CT可以发现很大一部分复发及转移病灶（如脏器浆膜面、肌肉、骨髓等转移），并为再分期和后续治疗提供许多有价值的信息。

6. 放疗计划的制订方面 PET/CT能够根据代谢水平的不同，对肿瘤组织的不同部分及其周围组织加以区分，从而实现对肿瘤生物靶区的精确定位，以更好地进行适形调强放疗，在消灭

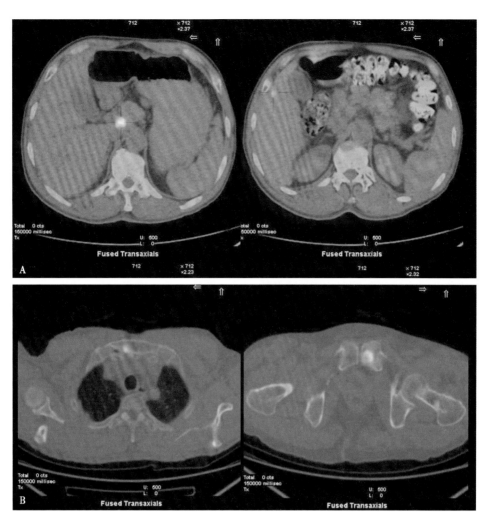

图 6-10 横断面融合图像

与图 6-9 为同一患者；A. 肝转移病灶；B. 骨转移病灶

肿瘤组织的同时，最大限度地保护正常组织。近十余年来精确放疗技术发展迅速，三维适形放射治疗（three-dimensional conformal radiotherapy，3D-CRT）和调强放射治疗（intensive modulated radiotherapy，IMRT）逐渐取代常规放疗。临床对靶体积勾画的精确性要求也越来越高，精确的靶体积不仅能给予肿瘤区域更高的剂量，还能减少照射区域，从而降低治疗并发症的发生，更好地保护正常组织。PET/CT 能够根据代谢水平的不同，对肿瘤组织的不同区域及其周围组织加以区分，从而实现对肿瘤生物靶区的精确定位。研究显示应用 PET/CT 融合图像勾画靶区，可提高25%～50% 患者靶区界定的准确性，缩小靶区体积，减少周围正常组织或重要器官的受照剂量。

三、PET/CT 展望

从 PET/CT 的原理可以看出，显像剂的特性决定了 PET/CT 的检查效果。对于肿瘤的诊治来说，理想的显像剂应当能够被肿瘤组织大量摄取，而不被或很少被正常组织摄取。目前临床上最常使用的显像剂 ^{18}F-FDG 离这种要求尚有一定的距离，并且对不同种类的肿瘤其显像效果也有区别。其他一些类型的正电子显像剂目前仍然在进行临床或实验室研究。根据显像原理的不同，正电子显像剂大致可以分为以下几大类：代谢显像剂、受体显像剂、乏氧及新生血管显像剂、细胞凋亡显像剂、基因及反义核苷酸显像剂等。标记这些显像剂的放射性核素主要为 ^{18}F 或 ^{11}C。

1. **代谢显像剂** 大多数肿瘤组织的代谢比正常组织活跃，因此代谢所需的葡萄糖、氨基酸、核苷酸等都可以作为显像剂的候选材料。FDG反映的是葡萄糖的代谢。反映氨基酸类代谢的PET 显像剂有很多，蛋氨酸、亮氨酸、酪氨酸、苯丙氨酸、多巴谷氨酸等均可选用。核苷酸代谢方面，较常用的为胸腺嘧啶和尿嘧啶。此外，乙酸和胆碱在人体内有着自身的代谢途径，也可以用于显像。

2. 受体显像剂 肿瘤细胞可能特异性地表达某些受体，而针对这些受体的抗体则有望成为特异性的显像剂。例如某些神经内分泌肿瘤，如甲状腺髓样癌、异位嗜铬细胞瘤、胰岛素瘤等表达生长抑素受体，生长抑素类似物奥曲肽就可以作为这些肿瘤的显像剂。部分乳腺癌表达雌激素受体，雌激素就可以作为这部分乳腺癌的显像剂。此外，双氢睾酮对前列腺癌的显像、肾上腺素对嗜铬细胞瘤的显像等均有报道。值得注意的是，一方面，随着分子生物学的发展，越来越多的肿瘤特异性受体正在被发现；另一方面，随着靶向治疗的进展，已经有人在尝试将靶向药物直接改造成显像剂进行显像。因此，受体显像剂的前景相当广阔，也是 PET/CT 显像剂的一个重要发展方向。

3. 乏氧及新生血管显像剂 肿瘤组织生长迅速，因此部分组织会处于乏氧状态，并会促进新生血管的生成。MISO（米索硝唑，misonidazole）是一种硝基咪唑化合物，能够选择性地与肿瘤乏氧细胞结合。RGD（精氨酰 - 甘氨酰 - 天冬氨酸，Arg-Gly-Asp）是一种小分子三肽，能够选择性地与新生血管内皮细胞上的整合素结合。它们都可以用于肿瘤显像。

4. 细胞凋亡显像剂 在正常细胞中，磷脂酰丝氨酸只分布在细胞膜脂质双层的内侧，细胞发生凋亡早期，膜磷脂酰丝氨酸由脂膜内侧翻向外侧。Annexin Ⅴ是一种磷脂结合蛋白，与磷脂酰丝氨酸有高度亲和力，能够通过细胞外侧暴露的磷脂酰丝氨酸与凋亡早期细胞的细胞膜结合。因此，基于 Annexin Ⅴ 的显像剂能够早期发现细胞凋亡，在评价肿瘤放疗效果方面有一定的作用。

5. 基因及反义核苷酸显像剂 将功能基因转移至异常细胞而赋予新的功能，再以核素标记来显示其基因表达称为基因表达显像。利用核酸碱基互补原理，用放射性核素标记特定的反义寡核苷酸，与肿瘤的癌基因 mRNA 相结合并显像则称为反义核苷酸显像。这种显像剂特异性好，但在实际应用中仍有许多技术性问题需要克服。

新型显像剂是 PET/CT 的未来，由于不同肿瘤本身具有不同的特点，因此最理想的万能显像剂也许并不存在。将来可能的模式是针对不同类型的肿瘤有各自专门化的显像剂。PET/CT 技术的发展将为肿瘤的诊断和治疗提供更多的帮助。

（张 瀚 刘 瑛 万 欢 吴 宁）

第六节 肿瘤核医学显像

一、核医学发展历史

核医学（nuclear medicine）是应用放射性核素诊断、治疗疾病和进行医学研究的学科。核医学显像是其重要组成部分，是将放射性药物引入体内，通过探测受检者体内发射的 γ 射线进行成像，显示靶器官的功能和代谢等状况，从而达到诊断疾病的目的。

核医学的起源要追溯到 1896 年，法国物理学家贝可勒尔发现铀的放射性，1898 年居里夫妇发现了镭，放射性元素的发现为核医学的产生奠定了基础。后来，由于回旋加速器的研制成功及核反应堆的建成，人工放射性核素能大量生产。现在，有很多放射性核素和核素标记物用于各种不同目的的基础及临床医学研究。核医学仪器也在不断发展，从 1951 年研制出的第一台扫描机发展到 γ 照相机、单光子发射计算机体层显像仪（single photon emission computed tomography，SPECT）、正电子发射体层仪（positron emission tomography，PET）、PET/CT、PET/MRI 等。近年来，随着图像融合技术及分子核医学的兴起，SPECT/CT、PET/CT 的广泛临床应用，PET/MRI 的面世，使肿瘤核医学的发展越来越壮大。

二、核医学显像现状

（一）放射性药物

放射性药物是指含有放射性核素供医学诊断和治疗用的一类特殊药物。根据放射性核素性质的不同，放射性药物又可以分为放射性诊断药物和 / 或放射性治疗药物。本章主要介绍放射性诊断药物。

放射性药物引入体内后，其与器官或组织相互作用，被靶器官或组织吸收、分布、浓聚和排泄，参与靶器官或组织的代谢过程，由于放射性核素能发射出射线，如 γ 射线，因此，利用放射性探测仪器显示核素及其核素标记物在脏器、组织的分布和量变规律，从而达到诊断疾病的目的。核医学诊断和治疗常用的放射性核素有几十种，相应的放射性药物的发展十分迅速。目前，在临床 SPECT 显像中，最常用的是锝[^{99m}Tc]标记的放射性药物。

（二）核医学显像仪器

SPETC/CT、PET/CT、PET/MRI 是核医学目前最先进的仪器。SPECT 在 γ 照相机平面显像基础上应用计算机技术增加断层显像功能，提高了探测灵敏度及定位精确性。SPECT/CT 则实现了功能代谢图像与解剖结构图像的同机融合。PET 及 PET/CT 等肿瘤正电子显像在其他章节介绍。

（三）常见的肿瘤核医学检查

1. 骨显像　目前骨显像最为常用的显像剂为 ^{99m}Tc-亚甲基二磷酸盐（^{99m}Tc-MDP）。主要用于临床有恶性肿瘤病史，早期寻找骨转移灶，治疗后随诊；评价不明原因的骨痛和血清碱性磷酸酶升高；原发性骨肿瘤的患者，评价其他骨骼受累情况以及转移病灶；临床怀疑骨折，而 X 线片阴性的隐匿性骨折；诊断早期骨髓炎；代谢性骨病的诊断；股骨头缺血性骨坏死的早期诊断；关节炎的诊断；骨活检的定位；观察移植骨的血供和存活情况；人工关节置换后随访，鉴别假体松动与感染；骨折愈合评价。

全身骨显像对检出骨转移的灵敏度高，比 X 线提前 3～6 个月甚至更早地发现骨转移，一次扫描可以观察全身骨骼（图 6-11），有助于发现和诊断骨骼系统病变，为临床评估病变程度、观察病变特点、制定最佳治疗方案以及评价疗效和预后提供了影像依据。

全身骨显像检查简便无创，费用低廉，效价比好，已成为临床常规检查方法。不足之处是特异性较低，对不典型骨病灶需要结合其他影像资料进行鉴别诊断。SPECT/CT 能将 ^{99m}Tc-MDP 功能显像与 CT 解剖图像结合，可提高不典型骨病灶的诊断准确率，特别是对在脊柱、颅骨、骨盆等处的病灶有较大帮助。

2. 甲状腺静态显像　常用的显像剂是 ^{99m}TcO$_4^-$ 及放射性 ^{131}I、^{123}I。用于观察甲状腺的位置、形态、大小以及功能状况；异位甲状腺的定位诊断；

甲状腺结节功能的诊断；寻找甲状腺癌转移灶；颈部肿块与甲状腺的关系；^{131}I 治疗前甲状腺重量的测定；甲状腺炎的诊断等。

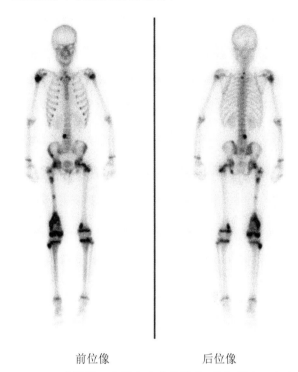

前位像　　　　　后位像

图 6-11　右股骨下段骨肉瘤术前检查，骨扫描发现多发骨转移

^{99m}Tc 的物理特性优于 ^{131}I，其图像质量比 ^{131}I 好，是目前最常用的甲状腺显像剂。但其不能被有机化，因而无法反映甲状腺的碘代谢状况，所以寻找异位甲状腺和甲状腺癌转移灶及 ^{131}I 治疗后肿瘤残留及复发病灶时，仍宜用 ^{131}I 为佳。

3. 肝显像的临床应用

（1）^{99m}Tc-植酸钠肝显像：当肝脏发生病变时，肝脏单核吞噬细胞的吞噬功能减低或丧失，在肝胶体显像图上表现为放射性减低区或缺损区。可用于探测肝占位性病变；肝脏位置、形态、大小以及肝库普弗细胞功能评价；肝外肿块的鉴别诊断，了解腹部肿块与肝脏的关系；术前评估术后肝脏残留功能及手术切除范围的确定等目的。

（2）^{99m}Tc-大颗粒白蛋白（MAA）灌注显像：用于了解肿瘤和肝脏的灌流量；肝外分流是否存在；肺动静脉瘘分流程度；肝动脉灌注显像用于外科切除手术前的病情评价；肝癌选择性内照射治疗（SIRT）前评估。

（3）^{99m}Tc-标记红细胞（RBC）肝血流灌注与肝血池显像：用于肝血管瘤的诊断以及与肝细胞

癌的鉴别；鉴别诊断血供丰富和血流减少的占位性病变；了解肝脏或肝内局部病变的肝动脉血供和门静脉血供。^{99m}Tc-RBC SPECT/CT 显像对一些特殊部位的肝脏血管瘤与肝脏病变的诊断、鉴别诊断方面有一定优势。

4. ¹³¹I 显像 ¹³¹I 显像可用于寻找分化型甲状腺癌转移灶（图 6-12）；探测分化型甲状腺癌转移灶的位置、形态、大小；了解分化型甲状腺癌转移灶有无摄¹³¹I 功能；分化型甲状腺癌¹³¹I 治疗的疗效评估；分化型甲状腺癌¹³¹I 治疗后随访。

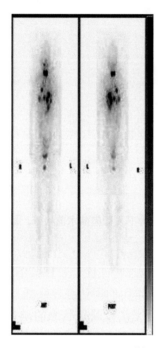

图 6-12　甲状腺乳头状腺癌术后¹³¹I 全身扫描
颈部甲状腺残留部位及甲状腺癌双肺多发转移灶可见¹³¹I 摄取

做¹³¹I 显像时，分化型甲状腺癌患者术后需停甲状腺激素 4～6 周，忌碘 4 周，停甲状腺激素后使促甲状腺激素（TSH）至少达 30mIU/L 才能口服¹³¹I 进行显像。

当正常甲状腺组织不存在时，70%~80% 分化型甲状腺癌转移灶具有摄取¹³¹I 的能力，¹³¹I 诊断分化型甲状腺癌复发转移灶特异性达 99%～100%。SPECT/CT 显像能够弥补¹³¹I SPECT 显像的不足，有利于分化型甲状腺癌残留病灶及转移灶检测及准确定位。

5. ¹²³I 或¹³¹I- 间位碘代苄胍（¹²³I 或¹³¹I-MIBG）显像 用于嗜铬细胞瘤的定位诊断；确定恶性嗜铬细胞瘤转移灶的部位及范围；嗜铬细胞瘤术后

残留病灶或复发病灶的探测；CT 或超声显像有可疑的肾上腺病变，需进一步提供病变性质和功能状态者；恶性嗜铬细胞瘤¹³¹I-MIBG 治疗后随访观察；神经母细胞瘤、副神经节细胞瘤及其转移病灶的辅助诊断。

6. **肿瘤放射免疫显像** 用于靶抗原阳性肿瘤的早期定位、定性诊断；靶抗原阳性肿瘤手术及放疗前病程分期；靶抗原阳性肿瘤复发、转移与残留灶的探测。禁忌证：血清人抗鼠抗体（HAMA）阳性者，对放射性核素标记抗体过敏者。

在放射免疫治疗前先行放射免疫显像更可明确有无病灶和病灶的定位，对进一步的治疗可起指导作用。

7. **肿瘤受体显像** 受体显像已应用于多种肿瘤的诊断、分期、治疗方案选择与预后评价。肿瘤受体显像有多种：如肾上腺素能受体显像，常用的显像剂为¹²³I 或¹³¹I-MIBG；类固醇激素受体显像，常用的显像剂为¹²³I 或¹⁸F-16α- 雌二醇（¹²³I- 或¹⁸F-16α-FES）；神经多肽受体显像，常用的显像剂为¹¹¹In 或^{99m}Tc 标记的奥曲肽；胰岛素受体显像等。其中神经多肽受体显像目前在临床应用较广泛。受体显像是进行受体介导靶向治疗的前提，如类癌、胃肠、胰腺神经内分泌肿瘤的手术切除彻底与否依赖于所有受累病变的全面探测和准确定位，受体显像因其高敏感性常能发现常规影像学上因病灶较小而难以诊断及定位的病变。

8. ⁶⁷Ga **肿瘤显像** 在临床上主要用于淋巴瘤、肺癌、肝癌等肿瘤性病变的诊断与鉴别诊断。

9. ²⁰¹Tl **肿瘤显像** 在临床上主要用于甲状腺及乳腺肿瘤、脑肿瘤、骨与软组织肿瘤等的诊断、有否残留和复发及恶性程度的评估。²⁰¹Tl 显像的优点是不受类固醇、化疗或放疗的影响。

10. ^{99m}Tc- **甲氧基异丁基异腈（**^{99m}Tc-MIBI）**肿瘤显像及**^{99m}Tc- **替曲膦（**^{99m}Tc-tetrofosmin 显像） ^{99m}Tc-MIBI 可用于多种肿瘤显像，甲状旁腺显像、乳腺肿瘤显像、肺部肿瘤显像、脑肿瘤显像等多种肿瘤显像。另外，^{99m}Tc-MIBI 显像还对临床耐药的判定和研究有参考价值。在甲状腺显像中，与¹³¹I 甲状腺显像相比，由于²⁰¹Tl 和^{99m}Tc-MIBI 不受碘和甲状腺素影响，因此无须停甲状腺素即可进行甲状腺显像。

11. **五价锝二巯基丁二酸[** ^{99m}Tc（Ⅴ）-DMSA]

肿瘤显像 ^{99m}Tc（V）-DMSA 是甲状腺髓样癌（MTC）的特异性显像剂。对 MTC 及某些软组织恶性肿瘤的诊断、鉴别，治疗、疗效评估，随访监测等方面有重要意义。

12. 放射性核素肝胆显像剂延迟显像诊断原发性肝癌 放射性药物如 ^{99m}Tc- 亚氨二醋酸类（^{99m}Tc-IDA）和 ^{99m}Tc- 吡哆氨基类（^{99m}Tc-PMT）均为肝胆显像剂，被正常肝组织摄取后，将其排入胆道系统，肝区放射性迅速降低。而肝癌病灶缺乏有效的胆道系统，摄入的放射性肝胆药物无法及时排出，因此，放射性淤滞于病灶局部，形成放射性"热区"。有研究报道 ^{99m}Tc-PMT 诊断肝细胞肝癌的特异性为 97.5%，灵敏度 56.8%。

13. 前哨淋巴结显像 前哨淋巴结（SLN）是指原发肿瘤的第一站引流淋巴结，是肿瘤转移最先累及的淋巴结。检测前哨淋巴结的方法很多，常用有术前放射性核素淋巴显像、术中 γ 探针、术中注射活性蓝染料。联合应用这些技术可提高 SLN 诊断，指导外科进行前哨淋巴结活检，有助于准确分期。目前已广泛用于体表恶性黑色素瘤和乳腺癌的前哨淋巴结检测。也有用于外阴、子宫颈癌、头颈部肿瘤、结肠癌、胰腺癌等的报道。

14. 其他核医学显像 不同的核医学显像项目可对全身多个脏器组织进行显像，同一脏器组织用不同的核医学显像项目，观察的指标不同。肿瘤核医学除了上述介绍的项目，临床上，还会应用很多核素显像项目对脏器及组织进行功能代谢等多方面的评估，如用心脏灌注显像等观察肿瘤放化疗后的心肌情况及心室功能参数，肾动态显像观察分肾功能，肺通气灌注显像观察局部肺组织的通气灌注情况等，详细介绍请见相关的核医学专著。

三、核医学显像展望

核医学显像的发展一是图像融合技术的开发利用，另外是特异性核素显像剂的研究和开发，这些技术的开发利用需要将物理学、化学、生物化学、生物学、临床医学、信息学、计算机科学等相关学科融合到一起。图像融合技术是核医学显像发展的趋势，SPECT/CT、PET/CT 等在临床的广泛应用，降低了单独 SPECT、PET 显像所致的假阳性及假阴性，提高了诊断的灵敏度及特异性，也使临床医生更能读懂核医学图像。同时对核医学显像仪器硬件及软件的研发，进一步提高核医学显像的质量，也是各大医疗设备公司一直努力的方向。研发出更多的特异性肿瘤显像剂，用于多种肿瘤的诊断、分期、再分期、疗效评估一直是核医学致力发展的目标，希望未来通过核医学特异的分子影像手段为肿瘤患者的早期诊断及个体化治疗做出更大的贡献。

（郑 容 魏正茂）

第七节 肿瘤影像学检查优选流程

一、甲状腺癌

（一）影像学检查的方法及价值

甲状腺癌常见的影像学检查方法包括高分辨率超声、CT 扫描、MRI 检查、核素扫描和 PET/CT 等。目前，对于甲状腺病变的定性诊断，高分辨率超声为首选及最佳检查方法。当甲状腺可疑有病变时，首先应用高分辨率超声检查，明确病变性质，如病变较大需观察病变与气管、食管、颈动脉、纵隔等重要结构关系可选用 CT 或 MRI 检查。

1. 超声检查 超声检查具有操作简便、安全无创的特点，高分辨率超声可以检出直径 <2mm 的微小甲状腺结节，高分辨率超声扫描是甲状腺病变的最常用检查方法，也是首选及最重要的影像检查方法。

超声检查可以清晰地显示甲状腺结节的存在与否，结节的位置、数目、大小、囊实性、形态及边界的特征，是否合并钙化灶，结节血供情况及其与周围组织的关系。据文献报道，甲状腺结节恶性征象中特异性较高的为：边缘不规则、微小钙化灶及纵横比 >1。其他的恶性征象还包括：实性低回声结节、晕圈缺如、侵犯至甲状腺外、伴有颈部淋巴结转移征象。

超声检查还可以同时评价颈部有无异常淋巴结及其部位、大小和结构特点等。文献报道甲状腺癌颈部淋巴结常见转移征象包括：内部出现微钙化、囊性变、异常高回声区、周边血流，此外还包括淋巴结呈圆形、边界不规则或模糊、内部回声不均、淋巴门消失或皮髓质分界不清等。

当常规超声检查不能明确诊断结节性质时，利用细针对甲状腺结节进行穿刺，可获得细胞病理学诊断。在超声引导下进行甲状腺穿刺活检可以提高取材的成功率和诊断准确率，并有利于避开重要解剖结构，降低并发症。目前甲状腺细胞病理学诊断报告采用 TBSRTC（The Bethesda System for Reporting Thyriod Cytopathology）报告系统，分为六级：Ⅰ级，不能诊断/不满意；Ⅱ级，良性；Ⅲ级，意义不明的非典型细胞/意义不明的滤泡性病变；Ⅳ级，滤泡性肿瘤/可疑滤泡性肿瘤；Ⅴ级，可疑恶性和Ⅵ级，恶性。

对于甲状腺术后的病例，超声检查可以显示术床区是否存在实性占位及颈部淋巴结是否有恶性表现，但超声检查对术床良性病变和复发病灶的鉴别困难。

随着超声造影技术及超声弹性成像的开展，可作为超声诊断甲状腺癌的补充手段，但不作为常规应用。超声对甲状腺病变范围的探查存在一定局限性，不能明确胸骨后及纵隔内的病变。

2. CT 检查 由于正常甲状腺含碘量高，与周围组织的密度明显不同，CT 平扫即可清楚地显示甲状腺，注射对比剂的增强 CT 检查对比度更好。CT 对甲状腺癌的主要诊断作用在于评价肿瘤的范围、其与周围重要结构（如气管、食管、大血管等）的关系及有无淋巴结转移。CT 检查能够清楚地显示甲状腺的大小、形态、边缘和密度，特别是与周围组织的关系，CT 对中央区淋巴结、上纵隔淋巴结及咽后组淋巴结的观察具有优势，并可对胸骨后甲状腺病变、较大病变及其与周围结构的关系进行观察，可清晰显示各种形态大小的钙化灶，但对于最大径≤5mm 甲状腺结节及弥漫性病变合并结节的观察欠佳。甲状腺癌转移淋巴结好发于气管食管沟、颈静脉链周围及纵隔，淋巴结边缘大多整齐，呈明显强化、略低于或与正常甲状腺密度一致，囊性变、囊壁内明显强化的乳头状结节及细颗粒状钙化为甲状腺乳头状癌转移淋巴结的特征性改变。对于准备进行甲状腺手术治疗的病例，特别是甲状腺再次手术的病例，了解残留甲状腺、评估甲状腺与周围组织的关系，CT 检查亦很有帮助。

3. MRI 检查 MRI 软组织分辨率高，可以任意方位扫描，多参数成像，可用于评价甲状腺癌病变与周围组织的关系、了解颈部淋巴结转移情况及鉴别甲状腺癌术后复发与纤维化。但 MRI 分辨率不如超声，显示钙化不如 CT，MRI 检查时间长，易受呼吸、吞咽和大血管搏动的影响，且颈胸交界处伪影明显，MRI 不作为甲状腺癌的常规检查方法。

4. 核素扫描 甲状腺结节根据核素摄取的不同，可表现为热结节、温结节、凉结节及冷结节。甲状腺癌多表现为冷结节，少数也可呈热或温结节，但冷结节并非都是甲状腺癌，甲状腺囊腺瘤、囊肿等也可以表现为冷结节。由于甲状腺良恶性结节的核素显像表现有很大重叠，且其对<1.0cm 或甲状腺深部的结节显示困难，故核素扫描对甲状腺结节的诊断价值有限，目前不作为常规检查方法。但核素检查对于异位甲状腺判断具有一定的优势，异位甲状腺核素摄取与正常甲状腺组织相仿。

5. PET/CT 检查 不作为甲状腺癌的常规检查方法，仅用于无摄碘功能、常规 I^{131} 全身显像阴性的甲状腺癌、未分化甲状腺癌或髓样癌的治疗前分期及复发转移病灶的寻找和定位。

6. X 线检查 颈部的 X 线检查对于甲状腺癌的诊断意义不大，仅可用于了解气管是否有受压、移位。当甲状腺肿块向胸骨后延伸，形成胸骨后甲状腺肿时，胸部 X 线检查可显示上纵隔影增宽。

（二）影像学检查优选

临床工作中，合理选择恰当的影像学检查方法，不仅能够达到肿瘤定性诊断、分期的目的，还可以节约诊疗费用和医疗资源。根据文献研究结果和本书编者单位的研究结果，推荐如下甲状腺癌影像学检查流程。

1. 治疗前甲状腺癌影像检查优选（图 6-13）。

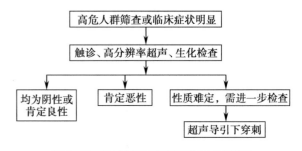

图 6-13 治疗前甲状腺癌影像检查优选

2. 甲状腺癌治疗后影像学随诊优选（图 6-14）。

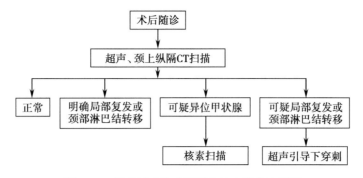

图 6-14 甲状腺癌治疗后影像检查优选流程图

（常　青　牛丽娟）

二、肺癌

（一）影像学检查的方法及价值

1. 胸部 X 线摄影 胸部正侧位 X 线片是胸部肿瘤患者检查中最基本的方法。用于肺癌的常规检查和疗后随诊。

2. CT 检查 胸部 CT 是目前肺癌诊断、分期、疗效评价及治疗后随诊中最重要和最常用的影像检查方法。CT 能够显示 X 线胸片上难以发现的影像信息，可以有效地检出早期肺癌，进一步验证病变所在的部位和累及范围。对于实性结节，为了减低辐射剂量，术前诊断和评估时推荐采用非离子型碘对比剂直接增强扫描，需要平扫数据作为重要参照时，再加扫平扫。肺内亚实性结节特别是纯磨玻璃结节，建议只使用薄层平扫评估。

观察结节 / 肿物的特征时，应常规应用薄层 CT（层厚 1～1.25mm），MPR 可在各方向观察结节的形态，有助于定性诊断。可有选择地使用 CT 三维重建，包括 CT 血管造影（CTA）、表面阴影重建（SSD）、仿真支气管镜（CTVE）和容积重建（VR）。矢状面及冠状面重建有助于评价肿瘤与纵隔、大血管、胸膜和胸壁的关系。沿支气管长轴的斜面重建可以测量气道受侵的长度以及肿瘤与隆嵴的距离。对于<3cm 的周围型肺结节，可使用小视野（FOV 18～25cm）靶重建，有利于病变形态、内部结构和瘤肺界面的显示，为诊断和鉴别诊断提供帮助。肺内小结节的定位对于肺段和楔形切除手术非常重要，薄层 CT 联合 MPR 和最大密度投影（MIP，显示血管）对于多数肺小

结节的定位都可以达到亚段级别。

近年影像组学和人工智能的发展非常迅猛，目前已试用于肺癌的检出、诊断和预后评测，显示出很好的应用前景，未来可能成为辅助影像医生和临床医生的又一影像学利器。

低剂量 CT 对于肺癌筛查的价值已获肯定，国内外也积累了相当丰富的筛查经验，多中心随机对照研究结果已证明低剂量 CT 肺癌筛查与胸部 X 线平片比较可以使肺癌死亡率降低 20.0%，总体死亡率降低 6.7%。

3. MRI 检查 MRI 可以作为 CT 的重要补充，在脑转移、骨转移的评估中有重要的作用。

4. PET/CT 检查 国内尚未作为常规应用，但在肺癌的诊断，特别是分期中发挥着重要的作用。用于肺癌分期，发达国家已将其纳入医保项目。^{18}F-FDG PET/CT 对肺癌的诊断准确性高于常规影像检查方法，能够明显提高肺癌 TNM 分期的准确性。对于疗效评估可以选择应用。对于高度怀疑肿瘤转移而常规影像方法无异常发现的患者，可以选择性使用。

（二）影像学检查优选

在临床工作中，合理选择恰当的影像学检查方法，不仅能达到肿瘤定性诊断、分期的目的，还可节约诊疗费用和医疗资源。根据文献研究结果及本书编者单位多中心研究结果，不同目的的影像学检查流程推荐如下：

1. 肺癌治疗前影像学检查优选（图 6-15）。

2. 胸部低剂量 CT 筛查 随着低剂量 CT（low dose CT，LDCT）肺癌筛查的广泛应用和普及，肺结节的检出率明显增高，相当一部分肺结

节难以确定良恶性，已成为临床诊断、决策、评估和处理实践中的难点。2019 年美国放射学院（ACR）在 2014 年 Lung-RADS 1.0 版本基础上做了修正，颁布了 Lung-RADS 1.1 版本（表 6-1），规范了肺癌高危风险人群的 CT 诊断报告，有助于指导临床决策，减少医疗成本和不必要的后期检查风险，提高筛查的成本效益，最终改善和提高患者的预后。

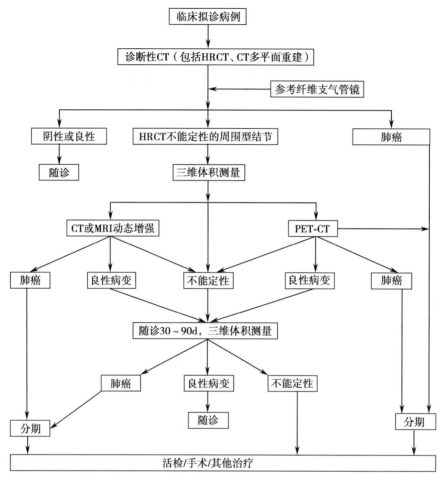

图 6-15 治疗前肺癌影像学检查优选流程图
肺癌治疗前分期均可酌情选用 PET/CT

表 6-1 肺部影像报告和数据系统（Lung-RADS Version 1.1）

分类	分类	分类描述	分类说明	处理原则	恶性概率	预期群体罹患率
0 类	不定类别	——	①需与既往胸部 CT 进行对比；②受检者部分或全肺无法评估	①首诊的肺癌高风险者需行 LDCT 筛查；②对以前进行过胸部 CT 检查的肺癌高风险者，需与先前的胸部 CT 进行对比；③如受检者部分或全肺无法评估，需补充胸部 CT 检查	n/a	1%
1 类	阴性	无肺结节或确定为良性肺结节	①未发现肺结节；②确定良性肺结节：肺结节表现为完全性、中心性、爆米花样和同心环状钙化以及含脂肪成分	每 12 个月行 1 次 LDCT 检查（对于确定良性结节，年度随访的意义不在其本身，而在于发现高危人群的新增结节）	<1%	90%

续表

分类	分类	分类描述	分类说明	处理原则	恶性概率	预期群体罹患率
2 类	良性表现或变化	结节由于直径较小或无生长变化，临床上演变为侵袭性肺癌的可能性低	①<10mm（<523.6mm³）的叶间胸膜结节 ②实性结节：<6mm（<113.1mm³）或新出现的<4mm（<33.5mm³）的实性结节； ③部分实性结节：基线 LDCT 测量其总直径<6mm（<113.1mm³）； ④非实性结节（GGN）：<30mm（<14 137.2mm³），或≥30mm（≥14 137.2mm³）无变化/缓慢生长的非实性结节； ⑤≥3 个月无变化的 3 和 4 类结节	同上		
3 类	可能良性结节	可能良性结节，建议短期随访，包括临床上演变为侵袭性肺癌可能性低的结节	①实性结节：基线测量直径≥6mm 但<8mm（≥113.1mm³ 但<268.1mm³）；或新发实性结节直径达 4mm 但<6mm（达 33.5mm³ 但<113.1mm³）； ②部分实性结节：总直径≥6mm（≥113.1mm³），其内实性成分<6mm（<113.1mm³）；或新发总直径<6mm 的部分实性结节（<113.1mm³）； ③非实性结节：基线 CT 测量直径≥30mm（≥14 137.2mm³）或新发	6 个月后行 LDCT 复查（此类结节可能是良性，也可能转变为恶性。因此，报告中应建议随访时间为 6 个月，而不再是 12 个月。该类患者 CT 复查无变化时应纳入 Lung-RADS 2 类，患者应回归为每 12 个月进行 1 次 LDCT 筛查）	1%~2%	5%
4A 类	可能恶性	此类结节推荐其他临床试验	①实性结节：基线测量直径≥8mm 但<15mm（≥268.1mm³ 但<1 767.1mm³）；或直径增长<8mm（<268.1mm³）；或新发实性结节直径达 6mm 但<8mm（达 113.1mm³ 但<268.1mm³）； ②部分实性结节：总直径≥6mm（≥113.1mm³），其内实性成分≥6mm 但<8mm（≥113.1mm³ 但<268.1mm³）；新发或实性部分增长<4mm（<33.5mm³）； ③支气管内结节	3 个月后 LDCT 复查；存在≥8mm（≥268.1mm³）的实性成分时建议 PET/CT 检查（该类患者 CT 复查无变化时也应纳入 Lung-RADS 2 类，患者应回归为每 12 个月行 1 次 LDCT 筛查）	5%~15%	2%
4B 类	很可能为恶性	此类结节推荐其他临床试验和/或组织活检	①实性结节：直径≥15mm（≥1 767.1mm³），或新发≥8mm（≥268.1mm³），或增长≥8mm（≥268.1mm³）； ②部分实性结节：实性部分≥8mm（≥268.1mm³）；或新发≥4mm（≥33.5mm³），或实性成分增长≥4mm（≥33.5mm³）	胸部 CT 增强或平扫；根据恶性的概率和并发症选择实施 PET/CT 和/或组织活检；存在≥8mm（≥268.1mm³）的实性成分时建议 PET/CT 检查；年度 LDCT 复查新出现肺结节时，建议 1 个月后行 LDCT 复查以排除感染或炎性病变	>15%	2%
4X 类			具有额外特征的 3 或 4 类结节或影像表现增加恶性倾向的结节			

分类	分类	分类描述	分类说明	处理原则	恶性概率	预期群体罹患率
S 类	其他	具有临床意义或潜在临床意义的非肺癌类的发现	如肺气肿、胆结石、乳腺、甲状腺、肾脏或肾上腺肿物等。应结合该类结节的具体影像表现，做出适当的调整，在报告中应基于上述 0~4 分类，修正对该类肺结节的认定	对特殊表现采取相应处理策略	n/a	10%

使用中需注意以下几点：

①筛查阴性：并不能完全排除罹患肺癌的可能性。

②大小：肺结节的大小应在肺窗上测量，测量结节长径和短径且保留至小数点后 1 位，然后报告结节平均径且保留至小数点后 1 位。

③结节大小界值：用于所有基线结节及生长后达到更高界值的结节。

④结节增长：定义为结节直径变化>1.5mm（体积>1.8mm³）。

⑤检查结果分类：每次检查结果应依据肺结节所判定的最高级别按 0~4 类分类。

⑥检查结果调整（S 类）：在检查结果 0~4 类后添加 S。

⑦肺癌诊断：一旦患者被诊断为肺癌，进一步处理（包括其他影像检查，如 PET/CT）的目的是肺癌分期，已不属于肺癌筛查。

⑧临床应用判定：报告结果为 Lung-RADS 1 类和 2 类定义为阴性结果，Lung-RADS 3 类和 4 类定义为阳性结果。

⑨4B 类处理对策：恶性肿瘤的可能性的判断基于患者评估、患者偏好和恶性肿瘤风险，影像学医生可以选用 McWilliams 公式进行评估。

⑩4X 类：这些额外影像征象包括毛刺、磨玻璃结节 1 年内增长 1 倍、肿大的淋巴结等。

⑪实性、边缘光滑，呈椭圆形、扁形或三角形，最大径<10mm（<523.6mm³）叶间胸膜结节应归为 2 类。

⑫随诊≥3 个月无变化的 3 或 4A 类结节，应重新归为 2 类，年度随诊。

⑬LDCT：低剂量胸部 CT。

相较于 Lung-RADS 1.0 版本，Lung-RADS 1.1 版本主要有以下变化：①将结节体积测量值纳入结节分类依据；②报告结节平均径需保留至小数点后 1 位，并非取整数；③将判断非实性结节为 Lung-RADS 2 类的阈值从 20mm 提高至 30mm；④年度 LDCT 复查新出现的肺结节，建议 1 个月后行 LDCT 复查以排除感染或炎性病变，弥补了第一版的漏洞。

（王建卫）

三、食管癌

（一）影像学检查方法和价值

影像学检查不仅能够对食管癌提供明确的诊断，还可以明确肿瘤分期，以帮助临床设计合理的治疗方案及预后评估。X 线、CT、MRI、超声、PET/CT 都可应用于食管癌的检查，其中 X 线食管钡餐造影和胸部 CT 扫描较为常用。

1. 食管钡餐造影检查　随着影像学技术的发展，越来越多的检查方法应用于食管病变的诊断与鉴别，但传统的钡餐造影仍是诊断食管肿瘤一个简便、实用而有效的方法，在临床工作中应予以足够重视。通过观察食管的蠕动情况、充盈缺损的形态、黏膜改变、管壁的舒张性、管腔的狭窄及梗阻程度能够明确病变的解剖部位、范围、性质、程度及其与周围组织、器官的关系，从而有助于临床诊断、分期以及治疗方法的选择。此方法常用于食管疾病的诊断、普查、追踪肿瘤的发展演变过程和治疗后的随访。

造影检查对较为早期肿瘤的诊断仍存在一些困难，部分病变不能发现，或发现异常不能定性。同时，造影检查也不能直接观察食管腔外肿瘤的生长和侵犯情况。

2. CT 检查　胸部 CT 扫描是食管癌诊断、分期的重要影像学检查手段之一，能够显示肿瘤在食管腔内外的生长情况，观察病变与纵隔内组织、器官的关系及肿瘤的外侵程度，以及帮助判断纵隔淋巴结是否转移、发现扫描区域内的其他脏器转移，通过确定肿瘤的临床分期，为决定治疗方案提供依据。同时，CT 扫描对于帮助食管癌鉴别诊断、评估放疗或化疗的疗效等方面具有重要的价值，也是监测手术后或放疗后胸腔内复发或转移的首选检查方法之一。

CT 扫描对食管癌 T_4 期肿瘤的诊断较为可靠，对 $T_1 \sim T_3$ 期的鉴别比较困难，其诊断主要依据是病变处食管壁的厚度。Moss 等指出如食管壁厚度达到 5mm，肿瘤可以侵犯至食管壁的肌层。部分学者认为：病变处食管壁厚 $5 \sim 15mm$ 为 T_1、T_2 期、>15mm 为 T_3 期，其准确率为 59%~64%。

通过观察食管周围脂肪层变化、肿瘤边缘及相邻器官形态等征象，CT 扫描可以对食管癌的外侵（T_4 期）做出判定：如气管（支气管）受侵、主动脉受侵、心包受侵、椎前筋膜受侵。

CT 扫描对食管癌淋巴结转移的判断（N 分期）常常以淋巴结的部位、大小、形态、强化程度等因素来决定。目前，CT 扫描对纵隔淋巴结转移的诊断效果尚不十分理想，有报道其诊断的敏感性为 48%、特异性 90%、准确率 70%。

食管癌其他器官的转移（M 分期），往往具有转移瘤所共有的一些特征性表现，利用 CT 扫描作出明确诊断并不困难。

3. MRI 检查　近年来，随着扫描技术的不断发展和完善，MRI 在临床上的应用也越来越广泛。由于它能够较好地分辨各种组织结构、观察肿瘤的组织学特点，能同时进行三维扫描，因而能很好地显示癌瘤的大小、侵及的范围，可以判定是否侵及邻近组织器官、有无淋巴结及远处转移等。MRI 可以提供食管癌的临床分期信息，可以帮助临床医生选择治疗方法，还可以应用于疗后患者的随诊。

MRI 的优点为食管周围脂肪层显示清晰，能够较清晰地观察肿瘤是否侵犯邻近结构；缺点是空间分辨率较低，扫描时间较长，价格较高。MRI 对食管癌的 TNM 分期诊断指标及效果与 CT 相仿，目前临床的认识程度和应用仍不及 CT 扫描。

4. 超声检查　体部超声难以进行胸段食管的检查，浅表部位超声多使用高频换能器，其空间分辨率可达 2mm，深度可达 5~7cm，可以发现颈部淋巴结转移。腹部检查可观察食管周围或贲门、胃左淋巴结情况，能发现腹膜后淋巴结转移、肝转移等，有助于肿瘤分期。

使用频率 12~20MHz 探头的超声内镜检查（EUS）依据食管壁五层结构的厚度能够探知肿瘤的部位、侵犯深度及与周围组织的关系，是判断肿瘤 T 分期的最好检查方法。EUS 导引下的细针穿刺活检（EUS-FNA）可以发现内镜及活检均呈阴性的黏膜下肿块。EUS 在判断食管癌旁淋巴结转移方面亦具有优势。

EUS 的不足之处为：①对肿瘤侵犯气管显示较差；②不能诊断远处转移。

5. PET/CT 检查　作为功能性检查，PET 常在肿瘤形态、结构改变之前就能发现代谢异常，从而能早期发现肿瘤或治疗后变化，PET 是对 CT、MRI、EUS 等影像检查的有益补充。PET/CT 是 PET 和 CT 的同机融合，可以同时显示病变的形态学特征和代谢功能信息，并有效地弥补各自的不足。

PET 显像对判定肿瘤性质和发现远处转移情况，优于 CT、MRI 等检查，有报道认为 PET 能将 CT 诊断食管癌的准确率由 64% 提高到 82%、能将 CT 分期的准确率提高 14%。

由于 PET 的空间分辨力有限，小于 5mm 的病灶往往不能明确显示，对 T_1 期病变的检出存在一定的局限性，PET/CT 融合图像则在一定的程度上解决了这一问题。发达国家 ^{18}F-FDG PET/CT 已经普遍用于食管癌的术前诊断，它能够明显提高食管癌 TNM 分期的准确性，对于疗效评估也可以选择应用。但 PET/CT 价格较为昂贵，医院及检查普及程度较低。

（二）影像学检查优选

在临床工作中，合理选择恰当的影像学检查方法，不仅能达到肿瘤定性诊断、分期的目的，还可节约诊疗费用和医疗资源。推荐食管癌影像学检查流程如下：

1. 临床疑诊或食管癌高危人群的检查优选（图 6-16）。

2. 治疗后食管癌影像学检查优选（图 6-17）。

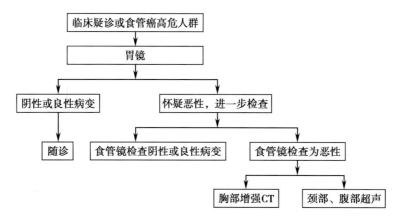

图 6-16　术前食管癌影像检查优选流程图

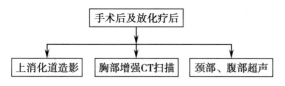

图 6-17　治疗后食管癌影像检查优选流程图

（屈　东）

四、乳腺癌

（一）影像学检查方法和价值

乳腺常见的影像学检查方法包括乳腺 X 线摄影、超声、MRI、PET/CT 及影像检查引导下的穿刺活检等。不同影像学检查方法各具优缺点，对乳腺病灶形态或功能评价各具优势。各种乳腺影像检查方法均需从检查技术及诊断报告两方面进行规范。乳腺影像诊断报告建议采用美国 ACR 制定的乳腺影像报告与数据系统。

1. 乳腺 X 线摄影　常规乳腺 X 线摄影应包括双侧乳腺头尾位（CC 位）和内外侧斜位（MLO 位），必要时可加拍局部加压放大像。该检查是欧美国家乳腺癌筛查和诊断的首选检查方法，广泛应用于 40 岁以上女性的乳腺癌筛查，是迄今为止唯一证明可有效降低乳腺癌死亡率的筛查方法。其主要优势在于对微小钙化检出敏感，能够发现无临床症状、触诊阴性的乳腺癌；局限性在于对致密型乳腺敏感度低。目前全视野数字乳腺 X 线摄影（full field digital mammography，FFDM）已全面取代传统的平片系统，广泛应用于乳腺癌的筛查和诊断。由于受乳腺实质致密及重叠等因素影响，乳腺 X 线摄影存在一定的假

阴性。对致密型乳腺，乳腺 X 线摄影会掩盖小的肿块及降低病变检出的敏感性。数字乳腺体层合成（digital breast tomosynthesis，DBT）是一项新的乳腺 X 线摄影技术，与传统乳腺 X 线摄影技术相比，DBT 采用合成技术获得三维（3D）断层图像，降低腺体组织与病变的重叠，从而提高乳腺肿块的检出率。2011 年 DBT 通过美国食品药品监督管理局（FDA）批准用于乳腺疾病的筛查和诊断，在世界范围内获得了广泛关注。现有研究显示 DBT 可以显著提高乳腺肿块的检出率及诊断准确性，降低诊断的假阴性率，并可降低乳腺癌筛查时的召回率，对乳腺疾病的筛查和诊断具有更大的优势。作为一项新技术，DBT 在临床应用中也存在一些局限性，包括成像时间较长、辐射剂量稍高于传统 X 线成像、费用稍高等。现有技术可利用 DBT 获得的薄层三维（3D）图像重建出类似 FFDM 的二维（2D）图像，以便在维持原有剂量的前提下同时获得 3D 和 2D 图像。研究显示 DBT 3D 与合成 2D 技术联合应用，诊断效能与 DBT 结合 FFDM 相当，高于单独应用 FFDM。DBT 采用断层合成技术，排除了腺体重叠所造成的干扰，提高了非钙化性病变的敏感性和特异性，弥补了乳腺 X 线摄影二维图像在致密型乳腺应用中的局限性，在我国女性乳腺癌筛查和诊断中具有乐观前景和较大潜能。

2. 乳腺超声检查　乳腺超声简便易行，具有安全无创、无辐射、易重复使用、患者易于接受等优点，是我国乳腺疾病的重要影像检查方法，广泛应用于乳腺疾病的筛查、诊断和引导下穿刺

等方面。但超声对微小钙化检出率低，对早期病变、缺乏大体形态学变化的病变，可能产生漏诊。乳腺超声检查的主要适应证包括：①临床出现乳腺相关症状和体征；②其他影像检查发现乳腺异常或诊断困难；③乳腺病变的观察、随访；④乳腺外科术前、术后评估；⑤乳腺植入假体后的评估；⑥超声引导下介入诊断和 / 或治疗；⑦常规体检；⑧乳腺相关区域淋巴结评估。

　　除常规乳腺超声外，乳腺病变还可进行超声造影、超声弹性成像、自动乳腺容积成像（automated breast volume scanner，ABVS）等新技术检查。由于乳腺超声具有操作者依赖性、微小钙化显示不佳等局限性，在乳腺癌筛查中的应用一直存在争论。ABVS 是一项三维超声检查新技术，能够自动进行全乳腺超声断层扫描，标准化存储图像信息，可脱机工作、随时读图、重复性好，克服人为因素，弥补了普通超声不可重复及主观性强的不足。尤其对规范超声检查过程、全面扫查和远程会诊具有较大优势。

　　3. 乳腺 MRI　MRI 具有极好的软组织分辨率和无辐射特点，对乳腺检查有独到的优势。与超声及 X 线相比，动态增强乳腺 MRI 检查不仅能显示病变的形态学、信号强度等特点，还可显示病灶的血流特点，能较客观反映乳腺肿瘤的血供；同时还可进行各种功能成像，多参数 MRI 在乳腺病变有很好的临床应用价值。其不足之处主要在于检查时间较长、需要注射对比剂、对钙化的显示不如乳腺 X 线摄影、费用较高等。

　　MRI 对乳腺癌检出具有较高敏感性，而特异性相对较低。美国国家综合癌症网络（NCCN）乳腺癌诊治指南中对乳腺 MRI 检查做出了较严格的规定，需要使用乳腺专用线圈、具备 MRI 导引下穿刺活检和 / 或定位的能力、有专业的乳腺 MRI 诊断团队。中华医学会放射学分会乳腺学组参考国内外文献，结合我国国情，形成"乳腺 MRI 检查共识"，指出乳腺 MRI 的主要临床应用指针（征）包括：①评估乳腺 X 线摄影或超声上的可疑异常，进行良恶性病变鉴别；②乳腺恶性病变的疗前分期，评估其累及范围、是否存在多灶或多中心肿瘤；③监测新辅助化疗疗效，并指导制定进一步手术方案；④寻找腋窝淋巴结转移

患者的原发病灶；⑤有可疑临床或其他影像怀疑的肿瘤复发征象；⑥评估植入假体患者的假体和检出乳腺可疑病灶；⑦评估肿块切除术后切缘阳性患者的残留病灶；⑧高危人群的乳腺癌筛查；⑨MRI 导引下的穿刺活检。在临床应用时可参考选择。

　　4. 乳腺 PET/CT　FDG PET 显像在评估乳腺癌晚期病变的侵犯范围、判断化疗后疗效、评估预后以及判断保乳术后肿瘤复发与术后改变等方面具有优势。NCCN 的临床实践指南 2010 年将 PET/CT 新增为乳腺癌的影像学备选检查项目。在常规检查结果对分期难以判断或者存在疑问时，PET/CT 可以有效地协助判断，特别是在局部晚期或转移性乳腺癌中。对于新诊断的 I 期或 II 期乳腺癌患者不建议使用 PET/CT。

　　5. 乳腺介入性操作　影像检查发现的临床触诊阴性的微小病灶往往缺乏特征，多数需通过影像导引下穿刺活检才能明确诊断。最常用的影像导引方法为超声及 X 线。超声导引下穿刺活检经济、简便、无辐射，能在实时成像中快速完成，是定位精确的技术，但是它对微小钙化的检出率较低，不能用于微小钙化的定位。微小钙化是乳腺癌的一个重要 X 线征象，乳腺 X 线摄影是检出乳腺钙化最敏感的影像检查方法，对 X 线摄影检出的难以定性的钙化灶，可行 X 线立体定位穿刺活检或金属丝定位手术切取活检。目前我国开展较多的是后者，其主要优点是获得的病理诊断准确、可靠，但创伤较大、费用高；经皮穿刺活检（自动活检枪核芯活检、真空吸引辅助活检）尤其真空吸引辅助活检是重要的乳腺微创活检方法，是影像导引下穿刺活检的发展方向。由于受设备、费用及其他因素的限制，MRI 导引下的乳腺病变穿刺活检目前在我国开展不多，落后于欧美国家。这也使得乳腺 MRI 在我国的临床应用受到限制，很多仅在 MRI 发现的乳腺病灶，难以准确定性，影响了临床进一步的处理和治疗。对于仅在 MRI 发现的可疑病灶，应注意结合 X 线和"第二眼"超声针对性检查，以进一步明确诊断。MRI 导向下针对性"第二眼"超声可以发现多数常规超声漏诊的病灶，有助于在超声引导下定位。

　　6. 乳腺影像报告和数据系统（BI-RADS）美

国放射学院（America College of Radiology，ACR）推出的乳腺影像报告与数据系统（BI-RADS）目前广泛用于乳腺影像检查的评估。其目的一方面是使报告用语标准化，减少影像分析过程中出现的含义混淆，使诊断结果准确、清晰，利于沟通，同时也能够实现对从事乳腺影像的医疗机构的实践效果进行评估和监测。BI-RADS 为乳腺 X 线摄影、超声和 MRI 这 3 种乳腺影像主要检查方法提供了诊断的标准化框架，具体内容体现在各影像检查方法的规范术语和标准化报告模式。

ACR BI-RADS 提出了乳腺影像报告的构成和报告内容的基本原则。乳腺 X 线摄影、乳腺超声及乳腺 MRI 的报告组织方法类似，主要包括：

1. 临床病史的简要陈述 检查适应证。

2. 检查方法的叙述。

3. 与既往检查进行比较。

4. 乳腺实质类型描述。

5. 应用标准描述术语对影像发现进行特征描述。

6. 应用 BI-RADS 总体分类进行最终评估和适当的处理建议：

（1）影像评估不完全。BI-RADS 0 类：评估不完全，需要进一步影像检查。

（2）评估是完全的：最终分类。

BI-RADS 1 类：阴性，建议常规间隔筛查。

BI-RADS 2 类：良性发现，建议常规间隔筛查。

BI-RADS 3 类：可能良性发现，建议短间隔（6 个月）随访。

BI-RADS 4 类：可疑异恶性病变，建议活检。没有典型的乳腺癌影像特征，但具有低度或中度恶性可能性的病变。该类别被广泛应用到需要活检的影像学发现。由于具有 2%～94% 的恶性可能性，乳腺 X 线和超声对本类别的病变按恶性可能大小分为 4A（2%～10%）、4B（10%～50%）、4C（50%～95%）3 个亚类，恶性风险递增。

BI-RADS 5 类：高度可疑恶性病变。具有典型乳腺癌影像表现的病变，恶性可能性大于 95%，建议活检及临床进一步处理。

BI-RADS 6 类：活检证实的恶性病变；此类针对已经活检证实为乳腺癌，在进行外科切除、新辅助化疗之前的病变。

（二）影像学检查优选

乳腺各种影像检查方法各有优缺点，目前尚无一种影像方法可以被取代。临床医师应充分认识到不同影像方法的优势和局限性，并注意在临床实践中扬长避短、联合应用、优势互补，将有助于提高乳腺癌诊断的准确性。影像科在临床实践中逐步建立乳腺综合影像诊断体系，形成一个由乳腺 X 线、超声、MRI、核素显像以及影像导引下穿刺活检等共同组成的乳腺影像诊断团队，将有利于进一步提高乳腺癌的诊断水平。

美国 NCCN 2019 年发布的乳腺癌筛查和诊断临床实践指南提出，对一般健康人群的筛查，推荐 40 岁以上的女性每年进行 1 次乳腺 X 线摄影和临床体检，可以使用 DBT 进行筛查。我国女性乳腺致密型腺体较多，乳腺 X 线摄影是否适用于我国乳腺癌人群筛查目前尚不明确。《中国抗癌协会乳腺癌诊治指南与规范（2017 年版）》提出，对我国 40 岁以上一般人群的机会性筛查，推荐每 1～2 年进行 1 次乳腺 X 线摄影检查，致密型乳腺推荐与超声检查联合。对高危人群提前进行筛查（小于 40 岁），除了每年 1 次乳腺 X 线摄影，还可应用乳腺 MRI 检查。

乳腺 X 线摄影和超声是最常用的两种乳腺影像检查方法，具有很大的互补性，二者联合应用是乳腺影像检查的"黄金组合"。除评估青年妇女（小于 30 岁）或妊娠、哺乳期妇女的乳腺病变首选超声外，临床乳腺检查有异常以及乳腺影像筛查发现的可疑病例，均建议行乳腺 X 线摄影和超声两种检查进行评估。两种检查联合应用可提高乳腺癌诊断的敏感性和阴性预测值。年龄、腺体密度类型均会影响乳腺 X 线诊断的敏感性，对超声诊断敏感性影响不大。对于致密型乳腺，超声诊断敏感性高于 X 线；对于主要表现为钙化的病灶，X 线诊断敏感性显著高于超声。临床触诊阳性的病灶，超声诊断敏感性优于 X 线摄影。

根据文献及本编者单位多中心研究结果，推荐临床有症状乳腺可疑病变影像学检查流程如图 6-18：

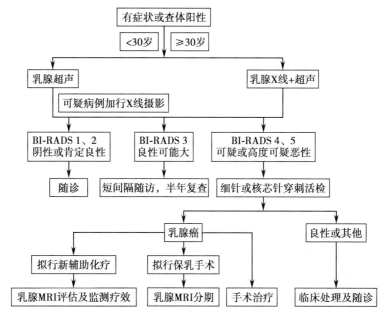

图 6-18 乳腺癌影像检查优选流程图

（李　静　周纯武）

五、肝细胞癌

（一）影像学检查方法和价值

目前，随着影像学技术的不断发展，各种影像检查技术对肝癌的检查敏感性和定性准确性都有提高，肝脏常见的影像学检查方法包括超声、CT、MRI、血管造影等，对于 >3cm 的病灶，各种技术的差异不大，检出率几乎均为 100%，对于小肝癌的检出则相对困难。创伤性检查方法如术中超声、CTHA、CTAP 及碘油 CT 等的检出敏感性很高，均在 90% 以上，但临床应用有严格指征。针对 HCC 高风险人群，如 CT、MRI 或超声造影表现出典型的 HCC 诊断特征，即可以临床确诊 HCC；对于①影像表现高度可疑、但未达到 HCC 诊断标准的患者，以及②影像学符合 HCC 诊断标准，但无 HCC 高风险因素的患者，建议进行活组织检查。

1. 超声检查　肝脏超声检查容易受到腹壁脂肪、肋骨、肠气等的干扰；对位于肝顶部（肝膈下部分），七段、八段和三段的肿瘤常常显示欠佳；严重肝硬化患者肝癌检出的敏感性明显下降；不能单独用来判断肝脏肿瘤的性质。常规超声检查可用于肝脏病变的初筛；超声造影肿瘤病灶的定性准确率与 CT、MRI 扫描无显著性差别，也可以作为确诊 HCC 的方法之一。

2. CT 扫描　肝脏肿瘤的 CT 扫描均应包括平扫加动态增强扫描，动态增强扫描时相包括动脉期、静脉期、延迟期。CT 平扫可以显示病灶的基础信息、肝癌碘油栓塞后随诊以及肝脏背景情况等；增强扫描则通过观察不同时相（动脉期、门静脉期、平衡期、延迟期）病灶类型的血流动力学差异，来诊断病灶的性质；通过扩大病灶与正常肝脏背景的密度差，了解病灶的边缘、数目、分布等特点。同时根据肝脏脉管形态的变化观察病灶的生物学行为，进而帮助正确认识病灶的特点。

3. MRI 扫描　MRI 软组织对比、分辨率高，能多方位成像，通过丰富的技术参数和扫描序列，观察病灶的组织学特点甚至功能特征；通过特异性或非特异性对比剂增强扫描，可进一步提高肿瘤诊断的准确性；通过极佳的软组织显示能力，可以观察、鉴别肝硬化结节、不典型增生结节及小肝癌发生情况。

4. PET/CT　由于在正常肝细胞内，葡萄糖 -6- 磷酸酶降解磷酸化的 FDG，使肝细胞内 FDG 聚集减少，HCC 分化越好，其内葡萄糖 -6- 磷酸酶含量越高，FDG 聚集减少，与正常肝脏背景对比不明显；另外，HCC 细胞表面葡萄糖转运蛋白（GLUT1）表达低于肝内胆管细胞癌和转移性肝癌，对肝内胆管细胞癌、转移性肝癌的检测灵敏度明显高于 HCC，有较高的假阴性。文献报道，47%～64% 的 HCC 摄取 FDG，FDG 摄取程度与 HCC 病理分级和肿瘤内纤维化程度有关，FDG PET 较少应用于 HCC 的检出。乙酸盐类 PET 显像药物（^{11}C-乙酸盐）在诊断 HCC 的灵敏度为 87.3%，尤其适用于高分化 HCC 和直径 2～5cm 的 HCC，但不适用于胆管细胞癌。由于 ^{11}C-乙酸盐显像剂的半衰期非常短，只有具备回旋加速器能够自行制备的单位才能够应用，也限制了 PET 在诊断 HCC 中的应用。

（二）影像学检查优选

在临床工作中，合理选择恰当的影像学检查方法，不仅能达到肿瘤定性诊断、分期的目的，还可节约诊疗费用和医疗资源。根据文献研究结果及本书编者单位多中心研究结果，推荐肝癌影像学检查流程如图 6-19：

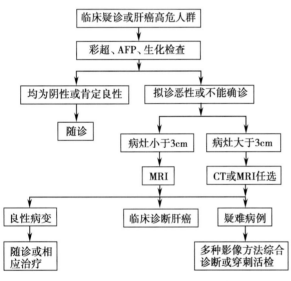

图 6-19 肝癌影像检查优选流程图

（邢古生）

六、胃癌

（一）影像学检查方法及价值

根据国家癌症中心陈万青等的统计，我国 2015 年胃癌发病率和死亡率均居恶性肿瘤的第 2 位，2015 年胃癌新发病例数约 67.9 万人，胃癌死亡病例数约 49.8 万人。在我国，胃癌总体 5 年生存率仅为 26%。

胃癌的影像学检查对于胃癌的早期发现，以及治疗前分型分期、疗效预测及评估、预后判断、治疗后随诊都具有重要意义。胃癌的影像学检查

方法的优选，对临床正确诊断和治疗方法的恰当选择有重要意义。

胃癌的影像学检查方法有：X 线钡餐造影、CT、超声、MRI 等。X 线钡餐造影检查，特别是气钡双重对比造影检查，是诊断胃癌首选和最常用的影像检查方法。多层螺旋 CT 检查及 MRI 检查，在肿瘤的分期、手术的可切除性评估、治疗反应预测以及术后随访等方面发挥着重要作用。内镜超声成像在胃癌浸润深度评估方面的优势已得到广泛的认同。EUS、CT 联合 PET/CT、MRI 及腹腔镜等诊断性检查手段使临床分期有了很大的改进。

1. X 线钡餐检查 特别是上消化道气钡双重对比造影检查是诊断胃癌常用的影像学检查方法，能够定性诊断和直观全面的显示癌灶的位置和范围，清晰的显示胃黏膜面的细节，对确定手术范围和化疗后对比疗效具有重要价值。此外对胃癌术后随诊有重要的价值，术后 3 个月应行上消化道造影对吻合口进行观察作为基线片，以后每 6 个月、1 年进行动态随诊以对病灶复发进行检测。该检查的缺点是辐射剂量较高，且无法观察胃癌对胃壁深度、浆膜面及周围脏器的侵犯。近年来，由于胃镜的普及应用，消化道造影检查的应用逐渐减少。但对于老年人、儿童、脊柱严重畸形者，以及恐胃镜者，胃肠钡餐 X 线检查应是除胃镜外的首选。

2. CT 检查 在胃癌术前分期、疗效评估及随诊中最常用的影像学检查方法，推荐行腹盆腔增强 CT 扫描。CT 的优势在于能判断肿瘤的术前 TNM 分期，首先 T 分期，CT 能显示胃癌组织向腔外累及和浸润的程度，及有无突破浆膜，与邻近脏器的关系，有无直接浸润肝左叶或胰腺。其次 CT 也可显示胃大弯、小弯、腹主动脉旁等区域淋巴结肿大从而判断肿瘤的 N 分期。此外，CT 还可以扫描观察其他脏器如肝、脾、胰和肾上腺的转移从而判断肿瘤的 M 分期；CT 也是诊断腹膜转移的主要手段，文献报道其敏感度为 33%～51%，特异度为 95%～99%，优于超声和 PET/CT 检查。

在术后随诊中，CT 可以对局部吻合口情况、区域淋巴结、远处脏器进行评估，观察肿瘤是否复发及转移。

3. MRI 检查 是胃癌术前分期、疗效评估及随诊中补充性影像学检查方法，推荐对 CT 对比剂过敏者或其他影像学检查怀疑转移者使

用。MRI 对胃肿瘤的诊断价值可体现在：①直接显示器官的冠状、矢状、横断面和任意斜面的图像；②对胃的实性或囊性肿块作诊断和鉴别诊断；③显示胃恶性肿瘤的浸润深度，周围器官侵犯及区域淋巴结转移，对肿瘤的术前分期的价值优于 CT 检查；④对确诊肝脏小病灶是否转移优于 CT。此外，由于功能磁共振成像（fMRI）技术的迅速发展（如弥散加权成像、定量动态增强扫描），MRI 还较多的应用于诊断腹膜转移、治疗反应的预测等方面。但由于 MRI 检查空间分辨率差，成像时间长，成像范围小，对患者呼吸配合的要求较高，限制了其在临床的广泛应用。

4. 超声及超声内镜检查 行胃肿瘤的经腹超声前，患者需喝大量的水排出胃内气体，以较好显示病变。经腹超声具有简便快捷的特点，但同时对操作者依赖性较强，重复性不好，不能直观显示病变及胃全貌，较少用于 T 分期，可用于了解腹盆腔有无远处转移。

EUS 是目前诊断早期胃癌较为准确的影像学检查方法。可用于评估肿瘤浸润深度。EUS 对肿瘤 T 分期和 N 分期的准确度分别达到 65%～92% 和 50%～95%，具体情况视操作而定。然而由于 EUS 探测深度浅，传感器的可视度有限，因此用于评估远处淋巴结转移的准确度并不令人满意。

5. PET/CT 检查 FDG PET/CT 显像已开始应用于胃癌患者的术前分期，它对肿瘤 T 分期的总体准确率约 70%～85%，尤其对 T_3、T_4 期胃癌的准确率可达 95% 以上。在区域淋巴结受累的检测中，PET/CT 的特异性较高，可达 90% 以上，但敏感性较低，约 50% 左右。对胃癌的 M 分期达到 92% 以上，对胃癌 TNM 分期一致性约 80%～90%，但对某些类型肿瘤（如富含黏液的印戒细胞癌、黏液腺癌等）由于黏液丰富，有活性的胃癌细胞所占比例相对较少，其对 FDG 的摄取水平较低，可能导致假阴性。

（二）影像学检查优选

在临床工作中，合理选择恰当的影像学检查方法，不仅能达到肿瘤定性诊断、分期的目的，还可节约诊疗费用和医疗资源。根据文献研究结果及本书编者单位多中心研究结果，推荐胃癌影像学检查流程如图 6-20：

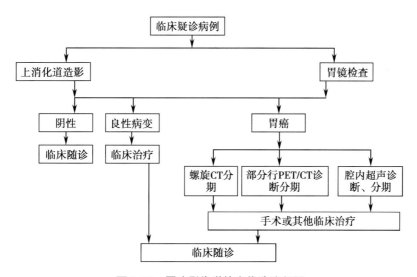

图 6-20 胃癌影像学检查优选流程图

（蒋力明）

七、结直肠癌

（一）影像学检查方法和价值

结直肠肿瘤的影像检查是肿瘤的检出、定位、定性诊断及分期、疗效评估、随诊的重要方法。常和大肠内镜联合应用。结直肠肿瘤的影像诊断方法主要包括：钡灌肠检查、CT 与 CT 结肠内镜（CT colonography，CTC）检查、MRI 与 MR 结肠内镜（MR colonography，MRC）检查。

1. 钡灌肠检查 钡灌肠检查方法包括两种，

一种是单对比造影法，另一种是气钡双重对比造影法。单对比法由于对黏膜破坏及微小病变的敏感性不足，已很少用于临床。目前通常说的钡灌肠检查均指的是气钡双重对比造影法。气钡双重对比造影法可以对全大肠进行评估，被认为是一种安全、准确的全大肠检查方法。1997 年双重对比钡剂灌肠法同时被多中心胃肠协会和美国癌症中心推荐作为结肠癌筛查的一线检查方法。

但随着医学技术的发展，该项检查逐渐暴露出一些问题。首先，钡灌肠检查作为影像学检查，无法像结肠镜那样对病变进行活检或切除。其次，钡灌肠检查和结肠镜检查一样，仅能观察到腔内病变，而无法观察病变侵犯范围及转移情况，因而无法对病变进行准确分期。再有，钡灌肠检查是重叠影像，对小病变的检出率不高。最后，钡灌肠检查对发现特殊部位病变具有一定的局限性，而且其操作技术要求较高、受结肠非肿瘤性病变影响较大等原因都限制了该项检查的进一步应用和发展。在结直肠肿瘤检测和定位诊断方面，目前认为该项检查更适用于 CT 结肠内镜检查的替代检查方法。

2. CT 与 CT 结肠内镜（CT colonography，CTC）检查　目前对于结肠病变患者 CT 检查被认为是一种安全性最高、依从性最好、一次性检查患者受益率最高的检查方法，且具有检查时间短、病变发现敏感性高等优点，而被广泛应用于临床。CT 作为一种断层扫描检查，由于软组织对比度不如 MRI 和内镜超声，对于 T_1 和 T_2 期的肿瘤很难判断，一直以来认为 CT 检查更适用于进展期大肠癌患者的检查。但是随着 CT 结肠内镜技术的出现以及螺旋 CT 重建技术的发展，良好的大肠充气扩张、肠管管壁僵硬程度的判断使 CT 能够对早期大肠癌进行较为精确的诊断，从而使 CT 在大肠肿瘤分期诊断中占有重要位置。腹盆腔 CT 检查联合 CT 结肠内镜检查对于大肠肿瘤患者无论是治疗前的评估还是术后的肿瘤监测均是最重要的检查方法，可以使患者一次性检查获得最大受益，因此该项检查是大肠肿瘤患者中被广泛推荐的影像检查方法。

与钡灌肠检查不同，CTC 检查可以同时观察腔内及腔外病变，可以对结肠病变进行全面、准确的评估。尤其是多层 CT 的问世及图像后处理

技术的进步，CT 检查已经由传统的横断面二维图像，发展为可任意平面的二维成像及多种功用的三维成像方法。CTC 是结合三维医学影像和计算机成像技术的一种仿真影像来模拟结肠镜的影像检查方法。自 1994 年首先报道了数字化三维重建的 CT 仿真内镜技术以来，CT 结肠镜技术已经有了快速的发展。目前多层 CT 可在屏气时完成全部大肠的薄层扫描，计算机图像处理技术可以通过三维仿真内镜技术飞入结肠内部对结肠内壁进行观察，同时对应二维图像，更有利于发现，并观察其密度特征、所在位置及结肠外病变。对于结直肠肿瘤诊断的敏感性和特异性均高于钡灌肠检查，对于大肠癌的诊断的准确率与内镜相仿。并且该项检查可以通过三维重建形成全大肠立体影像图像，把 CT 结肠内镜中腔内发现的病变标注在三维重建后的立体大肠影像中，是目前对结直肠肿瘤的定位诊断中最精确的诊断方法。同时该项检查在检查的安全性、依从性方面均优于普通内镜检查和钡灌肠检查。因此该项检查被推荐为结直肠肿瘤患者的首选影像检查方法。

3. MRI 与 MR 结肠内镜（MR colonography，MRC）检查　MRI 大肠肿瘤的检查目前主要应用于直肠，检查方法包括腔内磁共振检查和体线圈常规磁共振检查。腔内磁共振检查可以清晰地显示直肠壁结构，从而提高了 MRI 对直肠癌肿瘤 T 分期的准确性。但是腔内 MRI 检查仍然存在以下问题：①直肠腔内 MRI 的腔内线圈只能单独使用，而且视野狭小，由于来自线圈的信号在很短距离内明显衰减，致使直肠系膜和盆腔周围结构很难显示。②患者因肿瘤使管腔严重狭窄，而腔内线圈无法放置的情况时有发生；同时加重患者的不适感。③与腔内超声相比，该项检查存在着操作复杂、检查费用高、检查时间长。随着 MRI 分辨率的不断提高与检查技术的进步，腔内线圈目前已逐渐被常规体线圈所替代。

常规体线圈 MRI 检查不仅可以发现结直肠腔内病变，也可以发现腔外情况包括肿瘤侵犯深度、系膜筋膜有无受侵或淋巴结转移等，而这些因素会影响治疗方案的制定。MRI 的软组织对比度明显优于 CT，目前已成为直肠癌局部分期的常规检查手段。

MRC 检查是一种新兴的全结肠检查方法，是

伴随着高场强磁共振及扫描序列不断进步而诞生的一种安全、快速、准确的检查方法。其对大肠肿瘤诊断的准确率与 CT 结肠内镜相仿,而且具有无辐射等优点。但该项检查对影像检查设备和患者检查前准备要求更高,目前还处于临床研究阶段。

4. 超声检查 直肠腔内超声是最方便、快捷、准确的影像学检查方法。但直肠腔内超声的敏感性受肿瘤浸润深度、肿瘤的位置及管腔狭窄程度的影响较大。直肠腔内超声可以很准确地对表浅的直肠肿瘤进行分期,但对于进展期直肠癌其准确率会降低。同时腔内超声受探头的影响对肿瘤位于直肠上段或肠腔明显狭窄的患者,诊断准确率均会显著降低。由此 2005 年美国结直肠外科医师协会直肠癌治疗临床指南认为直肠腔内超声是中低位直肠癌术前分期的有效方法。

5. PET/CT FDG PET 属于功能显像,灵敏度高,能发现病变的早期变化,但由于 FDG PET 分辨率低、消化道对 FDG 摄取等原因,难以对原发直肠癌浸润深度进行准确评价,而不被列为结直肠癌一线检查,主要应用于肿瘤的复发和转移的评估和检测。

(二)影像学检查优选

在临床工作中,合理选择恰当的影像学检查方法,不仅能达到肿瘤定性诊断、分期的目的,还可节约诊疗费用和医疗资源。根据文献研究结果及本著编者单位多中心研究结果,推荐结直肠影像学检查流程如下。

1. 结直肠肿瘤影像学检查优选 所有结直肠肿瘤患者均推荐做内镜检查,内镜检出的大肠肿瘤应对其进行活检或切除。如果内镜无法完成全大肠检查应行 CTC 检查以明确全大肠肿瘤病变,防止多发肿瘤的漏诊。钡灌肠检查可作为 CTC 检查的备选检查方法。而对于内镜无法切除的患者,推荐行腹盆腔增强 CT 及 CTC 检查,该项检查一方面用于肿瘤的分期,另一方面 CT 结肠重建图像对肿瘤的定位精确,有利于进一步治疗方案的选择。

直肠癌患者建议行 MRI 检查,根据具体情况可行腔内超声检查(图 6-21)。

2. 对结直肠癌高危人群的监测筛查优选 结直肠癌的常规监测筛查指标主要包括大便潜血检查、内镜检查。30~40 岁以上具有下消化道出血症状者,既往有大肠癌病史者,大肠腺瘤,血吸虫患者,具有大肠癌或息肉病家族史者,有胆囊或阑尾切除史者,慢性溃疡性结肠炎等的高危人群,推荐每年进行 1 次大便潜血检查。对于便潜血阳性患者应行内镜检查或者低剂量 CTC 检查,

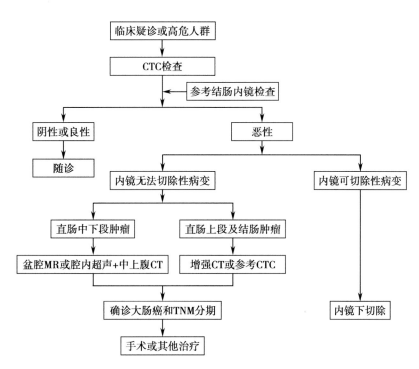

图 6-21 结直肠癌影像学检查优选流程图

以内镜检查为优选。检查结果阴性的患者可继续随诊，每10年做1次全大肠内镜检查或每5年做1次低剂量CTC检查。检查结果阳性的患者，如果病变能够进行内镜下切除，应推荐行内镜切除，对于无法内镜切除的病变应根据进展期大肠癌完善其他检查。钡灌肠检查可作为内镜检查观察不满意且无CT结肠内镜检查技术的备选检查（图6-22）。

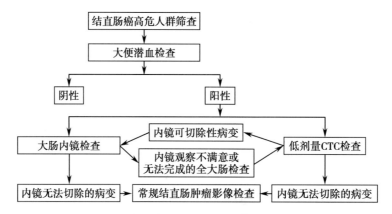

图6-22 结直肠癌高危人群的监测筛查优选流程图

（张红梅 冯晓源）

参 考 文 献

[1] 石木兰. 肿瘤影像学. 北京：科学出版社. 2003

[2] 周纯武. 肿瘤影像诊断图谱. 北京：人民卫生出版社. 2011

[3] 周纯武. 常见恶性肿瘤影像学检查优选指南. 北京：人民卫生出版社. 2012

[4] 周永昌，郭万学. 超声医学. 5版. 北京：科学技术文献出版社. 2007

[5] 屈婉莹. 正电子发射计算机体层摄影-CT及其在肿瘤学中的临床应用. 中华放射学杂志，2005，39（11）：1127-1129

[6] 雷立昌，陈建宇. 能谱CT的临床应用与研究进展. 中国医学影像技术，2013，29（1）：146-149

[7] Le Bihan D. Diffusion, confusion and functional MRI. Neuroimage, 2012, 62（2）: 1131-1136

[8] 唐平章. 美国国立综合癌症网（NCCN）2010年版甲状腺肿瘤治疗指南解读. 中国实用外科杂志，2010，30（10）：856-858

[9] Roti E, Rossi R, Trasforini G, et al. Clinical and histological characteristics of papillary thyroid microcarcinoma: results of a retrospective study in 243 patients. J Clin Endocrinol Metab, 2006, 91（6）: 2171-2178

[10] Zhi XY, Wu YL, Bu H, et al. Lung Cancer Diagnosis and Treatment Expert Panel of the Chinese Ministry of Health. Chinese guidelines on the diagnosis and treatment of primary lung cancer（2011）. J Thorac Dis, 2012, 4（1）: 88-101

[11] 卫生部疾病预防控制局癌症早诊早治项目专家委员会. 癌症早诊早治项目技术方案（2011版）. 北京：人民卫生出版社. 2011

[12] The National Lung Screening Trial Research Team. Reduced Lung-Cancer Mortality with Low-Dose Computed Tomographic screening. N Engl J Med, 2011, 365（5）: 395-409

[13] Hu YH, Zhao W. The effect of angular dose distribution on the detection of microcalcifications in digital breast tomosynthesis. Medical physics, 2011, 38（5）: 2455-2466

[14] Gur D, Abrams GS, Chough DM, et al. Digital breast tomosynthesis: observer performance study. AJR Am J Roentgenol, 2009, 193（2）: 586-591

[15] Diekmann F, Freyer M, Diekmann S, et al. Evaluation of contrast-enhanced digital mammography. Eur J Radiol, 2011, 78（1）: 112-121

[16] Dromain C, Thibault F, Muller S, et al. Dual-energy contrast-enhanced digital mammography: initial clinical

results. Eur Radiol, 2011, 21 (3): 565-574

[17] Bartolotta TV, Ienzi R, Cirino A, et al. Characterisation of indeterminate focal breast lesions on grey-scale ultrasound: role of ultrasound elastography. Radiol Med, 2011, 116 (7): 1027-1038

[18] Gomaa AI, Khan SA, Toledano MB, et al. Hepatocellular carcinoma: epidemiology, risk factors and pathogenesis. World J Gastroenterol, 2008, 14 (27): 4300-4308

[19] Jeong YY, Yim NY, Kang HK. Hepatocellular Carcinoma in the Cirrhotic Liver with Helical CT and MRI: Imaging Spectrum and Pitfalls of Cirrhosis-Related Nodules. AJR Am J Roentgenol, 2005, 185 (4): 1024-1032

[20] Bailey WM, Mazur A, McCotter C, et al. Clinical safety of the ProMRI pacemaker system in patients subjected to thoracic spine and cardiac 1.5-T magnetic resonance imaging scanning conditions. Heart Rhythm, 2016, 13 (2): 464-471

[21] Helyar V, Mohan HK, Barwick T, et al. The added value of multislice SPECT/CT in patients with equivocal bony metastasis from carcinoma of the prostate. Eur J Nucl Med Mol Imaging, 2010, 37 (4): 706-713

[22] Even-Sapir E, Metser U, Mishani E, et al. The detection of bone metastases in patients with high-risk prostate cancer: ^{99m}Tc-MDP Planar bone scintigraphy, single- and multi-field-of-view SPECT, 18F-fluo- ride PET, and 18F-fluoride PET/CT. J Nucl Med, 2006, 47 (2): 287-297

[23] Greene LR, Wilkinson D. The role of general nuclear medicine in breast cancer. J Med Radiat Sci, 2015, 62 (1): 54-65

[24] Ahmed N, Niyaz K, Borakati A, et al. Hybrid SPECT/CT Imaging in the Management of Differentiated Thyroid Carcinoma. Asian Pac J Cancer Prev, 2018, 19 (2): 303-308

[25] Haugen BR, Alexander EK, Bible KC, et al. 2015 American Thyroid Association Management Guidelines for Adult Patients with Thyroid Nodules and Differentiated Thyroid Cancer: The American Thyroid Association Guidelines Task Force on Thyroid Nodules and Differentiated Thyroid Cancer. Thyroid, 2016, 26 (1): 1-133

[26] Nakamoto R, Nakamoto Y, Ishimori T, et al. Clinical Significance of Quantitative ^{123}I-MIBG SPECT/CT Analysis of Pheochromocytoma and Paraganglioma. Clin Nucl Med, 2016, 41 (11): e465-e472

[27] Jing H, Li F, Wang L, et al. Comparison of the ^{68}Ga-DOTATATA PET/CT, FDG PET/CT, and MIBG SPECT/CT in the Evaluation of Suspected Primary Pheochromocytomas and Paragangliomas. Clin Nucl Med, 2017, 42 (7): 525-529

[28] Pappachan JM, Raskauskiene D, Sriraman R, et al. Diagnosis and management of pheochromocytoma: a practical guide to clinicians. Curr Hypertens Rep, 2014, 16 (7): 442

[29] Wong KK, Chondrogiannis S, Fuster D, et al. Additional value of hybrid SPECT/CT systems in neuroendocrine tumors, adrenal tumors, pheochromocytomas and paragangliomas. Rev Esp Med Nucl Imagen Mol, 2017, 36 (2): 103-109

[30] Tichauer KM, Wang Y, Pogue BW, et al. Quantitative in vivo cell-surface receptor imaging in oncology: kinetic modeling and paired-agent principles from nuclear medicine and optical imaging. Phys Med Biol, 2015, 60 (14): R239-R269

[31] Lee L, Ito T, Jensen RT. Imaging of pancreatic neuroendocrine tumors: recent advances, current status, and controversies. Expert Rev Anticancer Ther, 2018, 18 (9): 837-860

[32] Kjaer A, Knigge U. Use of radioactive substances in diagnosis and treatment of neuroendocrine tumors. Scand J Gastroenterol, 2015, 50 (6): 740-747

[33] Luster M, Pfestroff A, Verburg FA. Recent advances in nuclear medicine in endocrine oncology. Curr Opin Oncol, 2017, 29 (1): 1-6

[34] Kim SJ, Lee SW, Jeong SY, et al. Diagnostic Performance of Tc-99m MIBI for Differentiation of Malignant Thyroid Nodules: A Systematic Review and Meta-analysis. Thyroid, 2018, 28 (10): 1339-1348

[35] Campennì A, Giovanella L, Siracusa M, et al. ^{99m}Tc-Methoxy-Isobutyl-Isonitrile Scintigraphy Is a Useful Tool for Assessing the Risk of Malignancy in Thyroid Nodules with Indeterminate Fine-Needle Cytology. Thyroid, 2016, 26 (8): 1101-1109

[36] Giovanella L, Campennì A, Treglia G, et al. Molecular imaging with $^{(99m)}$Tc-MIBI and molecular testing for mutations in differentiating benign from malignant follicular neoplasm: a prospective comparison. Eur J Nucl Med Mol Imaging, 2016, 43 (6): 1018-1026

[37] Alexiou GA, Tsiouris S, Kyritsis AP, et al. ^{99m}Tc-Tetrofosmin SPECT for Glioma Evaluation. Mol Imaging

Biol, 2009, 11 (4): 223

[38] Fuster D, Viñolas N, Mallafré C, et al. Tetrofosmin as predictors of tumour response. Q J Nucl Med, 2003, 47 (1): 58-62

[39] Ahmadzadehfar H, Duan H, Haug AR, et al. The role of SPECT/CT in radioembolization of liver tumours. Eur J Nucl Med Mol Imaging, 2014, 41 Suppl 1: S115-S124

[40] Borrelli P, Donswijk ML, Stokkel MP, et al. Contribution of SPECT/CT for sentinel node localization in patients with ipsilateral breast cancer relapse. Eur J Nucl Med Mol Imaging, 2017, 44 (4): 630-637

[41] Saad ZZ, Omorphos S, Michopoulou S, et al. Investigating the role of SPECT/CT in dynamic sentinel lymph node biopsy for penile cancers. Eur J Nucl Med Mol Imaging, 2017, 44 (7): 1176-1184

[42] Paredes P, Vidal-Sicart S, Campos F, et al. Role of ICG-^{99m}Tc-nanocolloid for sentinel lymph node detection in cervical cancer: a pilot study. Eur J Nucl Med Mol Imaging, 2017, 44 (11): 1853-1861

[43] Bailey DL. Thirty years from now: future physics contributions in nuclear medicine. EJNMMI Phys, 2014, 1 (1): 4

[44] Haugen BR, Alexander EK, Bible KC, et al. 2015 American Thyroid Association Management Guidelines for Adult Patients with Thyroid Nodules and Differentiated Thyroid Cancer: The American Thyroid Association Guidelines Task Force on Thyroid Nodules and Differentiated Thyroid Cancer. Thyroid, 2016, 26 (1): 1-133

[45] Tessler FN, Middleton WD, Grant EG, et al. ACR Thyroid Imaging, Reporting and Data System (TI-RADS): White Paper of the ACR TI-RADS Committee. J Am Coll Radiol, 2017, 14 (5): 587-595

[46] Chen W, Zheng R, Baade PD, et al. Cancer statistics in China, 2015. CA Cancer J Clin, 2016, 66 (2): 115-132

[47] Miller KD, Siegel RL, Lin CC, et al. Cancer treatment and survivorship statistics, 2016. CA Cancer J Clin, 2016, 66 (4): 271-289

[48] Hallinan JT, Venkatesh SK, Peter L, et. CT volumetry for gastric carcinoma: association with TNM stage. Eur Radiol, 2014, 24 (12): 3105-3114

[49] 中国抗癌协会胃癌专业委员会. 胃癌腹膜转移防治中国专家共识. 中华胃肠外科杂志, 2017, 20 (5): 481-490

[50] Huang Z, Xie DH, Guo L, et al. The utility of MRI for pre-operative T and N staging of gastric carcinoma: a systematic review and meta-analysis. Br J Radiol, 2015, 88 (1050): 20140552

[51] American College of Radiology (ACR). Breast imaging reporting and data system. 5th ed. Reston: American college of Radiology, 2013

[52] Hakiml CM, Chough DM, Ganott MA, et al. Digital breast tomosynthesis in the diagnostic environment: a subjective side-by-side review. AJR Am J Roentgenol, 2010, 195: 172-176

[53] Dang PA, Freer PE, Humphery KL, et al. Addition of tomosynthesis to conventional digital mammography: effect on image interpretation time of screening examinations. Radiology, 2014, 270 (1): 49-56

[54] 李二妮, 周纯武, 李静. 乳腺X射线摄影与超声检查1 432例患者前瞻性对照研究. 中华肿瘤防治杂志, 2013, 20 (17): 1347-1351

[55] 中华医学会放射学分会乳腺学组. 乳腺MRI检查共识. 中华放射学杂志, 2014, 48 (9): 723-725

[56] 李静, 柯承露. 乳腺影像检查方法优选及临床应用中需注意的问题. 中华全科医师杂志, 2018, 17 (3): 167-170

[57] 中国抗癌协会乳腺癌专业委员会. 中国抗癌协会乳腺癌诊治指南与规范 (2017版). 中国癌症杂志, 2017, 27 (9): 695-760

[58] Narayan AK, Lopez DB, Kambadakone AR, et al. Nationwide, Longitudinal Trends in CT Colonography Utilization: Cross-Sectional Survey Results From the 2010 and 2015 National Health Interview Survey. J Am Coll Radiol, 2019, 16 (8): 1052-1057

[59] Tang WJ, Nie Z, Fan WL, et al. Diagnostic Value of 128-slice Spiral CT Combined with Virtual Colonoscopy for Colorectal Cancer. Curr Med Sci, 2019, 39 (1): 146-152

[60] van Eeghen EE, Bakker SD, Fransen G, et al. Tumor stage in patients operated for rectal cancer: a comparison of the pre-operative MR and the resection specimen, with specific attention to the effect of neo-adjuvant radiotherapy. J Gastrointest Oncol, 2017, 8 (4): 625-628

[61] Beets-Tan RGH, Lambregts DMJ, Maas M, et al. Magnetic resonance imaging for clinical management of rectal cancer: Updated recommendations from the 2016 European Society of Gastrointestinal and Abdominal Radiology (ESGAR) consensus meeting. Eur Radiol, 2018, 28 (4): 1465-1475

第七章 肿瘤标志物检查

随着人口老龄化、生态环境及生活方式的改变，我国恶性肿瘤的发病率呈逐年上升趋势。恶性肿瘤的早期诊断及定位相对困难，死亡率高，已成为严重威胁健康的最主要的非传染性疾病。近年来，肿瘤标志物（tumor marker，TM）不断被发现，并在临床广泛应用，为肿瘤的筛查、诊断与鉴别诊断、预后评估、疗效与复发监测提供了重要依据。

第一节 肿瘤标志物概述

本节重点介绍肿瘤标志物的概念、分类、临床应用、检测方法及影响因素。

一、肿瘤标志物的概念

肿瘤标志物是指在肿瘤的发生和发展过程中，由肿瘤细胞合成分泌或是由机体对肿瘤细胞反应而产生和/或升高的一类物质。这些物质可存在于肿瘤细胞和组织中，也可进入患者的血液和体液，一般采用生物化学、免疫学及分子生物学等技术对肿瘤标志物进行定性或定量检测，辅助高危人群的筛查、肿瘤的诊断和鉴别诊断、疗效评价、复发监测和预后评估等。

二、常用肿瘤标志物的分类

肿瘤标志物可存在于细胞表面、细胞质、细胞核和细胞外（血液/体液）。根据其特异性和产生的机制、结构和理化性质等特点，习惯上将常用血液和体液肿瘤标志物分为以下8类：

1. **胚胎抗原类** 如甲胎蛋白（α-fetoprotein，AFP）和癌胚抗原（carcinoembryonic antigen，CEA）等从肝癌、结肠癌组织中发现，而胚胎期的肝、胃肠管组织也能合成，并存在于胎儿的血液中，因此称为胚胎抗原。

2. **组织特异性抗原类** 是指仅在某个组织表达，正常情况下表达量较低，当患肿瘤时表达量升高的一类标志物，如前列腺特异性抗原（prostate-specific antigen，PSA）。

3. **糖蛋白抗原类** 是用各种肿瘤细胞株制备单克隆抗体来识别的肿瘤相关抗原，大多是糖蛋白，临床应用较多，如糖类抗原19-9（carbohydrate antigen 19-9，CA19-9）、糖类抗原125（carbohydrate antigen 125，CA125）、糖类抗原15-3（carbohydrate antigen 15-3，CA15-3）及糖类抗原72-4（carbohydrate antigen 72-4，CA72-4）等。

4. **激素类** 正常情况下不产生激素的组织，在恶变时产生一些肽类激素，如绒毛膜细胞癌时人绒毛膜促性腺激素（human chorionic gonadotropin，hCG）升高。

5. **酶和同工酶类** 肿瘤发生时可出现某些酶或同工酶合成增加或活性异常，如神经元特异性烯醇化酶（neuron specific enolase，NSE）、α-L-岩藻糖苷酶（alpha-L-fucosidase，AFU）、前列腺酸性磷酸酶等。

6. **特殊蛋白类** 如β2微球蛋白（β2-microglobulin，β2-MG）、铁蛋白（serum ferritin，SF）在造血系统肿瘤时会升高。本-周蛋白（Bence-Jones'protein）在多发性骨髓瘤时呈阳性。

7. **癌基因产物类** 癌基因的激活和抑癌基因的变异可使正常细胞发生恶变，导致肿瘤发生。如 *ras* 基因蛋白、*myc* 基因蛋白、*p53* 抑癌基因蛋白等。

8. **肿瘤分子标志物** 如易感基因、肿瘤细胞分子靶标和 microRNA、长链非编码 RNA（lncRNA）检测等在不同肿瘤的诊断及预后价值已成为关注的热点。

三、肿瘤标志物的临床应用

现用的肿瘤标志物敏感度和特异性均有限，

在肿瘤早期阳性率低，并且有些肿瘤细胞可产生多种标志物，单一的肿瘤标志物难以准确反映肿瘤的复杂性。科学、合理运用现有肿瘤标志物有助于对肿瘤进行有效的诊断、鉴别诊断、疗效观察、复发监测和预后评价。

（一）肿瘤标志物的临床应用价值

1. 高危人群中恶性肿瘤的筛查 可用于有肿瘤家族史、高危因素和有症状患者的筛查，如：①血清 AFP 联合肝脏超声检查可用于肝细胞癌高危人群的筛查；②PSA 与直肠指检或经直肠超声检查联合应用于无症状的老年男性或前列腺癌高危男性的筛查；③CA125 结合阴道超声检查可应用于有特殊遗传基因突变或卵巢癌家族史的高危人群筛查等。肿瘤标志物应用于高危人群筛查的原则：该肿瘤标志物对早期肿瘤的发现有较高的灵敏度；检测方法灵敏度高、特异性和重复性良好；筛查费用经济、合理；筛查时肿瘤标志物异常升高，但对于无症状和体征者，应复查和随访。

2. 肿瘤的辅助诊断 肿瘤标志物在诊断中的作用取决于其自身的诊断价值，如 AFP 可用于原发性肝癌的初步诊断，前列腺特异性抗原可用于前列腺癌的初步诊断。但目前的肿瘤标志物尚不能代替影像学和病理学检查，只能作为辅助诊断指标。

3. 预后判断 一些肿瘤的预后与治疗前肿瘤标志物的基础水平有一定的关系。通常，基础水平越高，预后可能越差；基础水平正常或仅轻微升高，预示肿瘤患者预后较好。

4. 疗效判断和复发监测 动态测定血清肿瘤标志物是疗效判断和复发监测的重要手段。①治疗后肿瘤标志物下降到参考范围内或治疗前水平的 95%，提示肿瘤治疗有效；②治疗后肿瘤标志物浓度部分下降，但仍持续在正常值以上，提示可能有肿瘤残留和 / 或肿瘤转移；③治疗后肿瘤标志物浓度先下降后又升高，提示肿瘤可能复发或转移。

5. 判断肿瘤大小和临床分期 大多数情况下，肿瘤标志物浓度与肿瘤的大小和临床分期存在一定的关联。但需注意各期肿瘤的肿瘤标志物浓度变化范围较宽，会有相互重叠。

（二）肿瘤标志物的选择和应用原则

1. 合理选择肿瘤标志物联合检测 同一种肿瘤可以表达一种或多种的肿瘤标志物，同一种肿瘤标志物又可以在不同肿瘤中升高。为提高肿瘤标志物的辅助诊断价值和确定何种标志物用于治疗后的随访监测，建议进行肿瘤标志物的联合检测，但联合检测的指标必须经过严格筛选，科学分析；合理组合灵敏度和特异性互补的指标进行联合检测。

2. 治疗前明确肿瘤标志物与肿瘤的关系 建议在首次治疗或首次疗程前检测肿瘤标志物，将其作为后续治疗监测的基础水平，便于治疗后评估肿瘤的消除情况。

3. 合理制定肿瘤复发的监测方案 首先根据治疗前肿瘤标志物水平，合理选择复发监测指标；其次要正确制定复查间隔时间。一般建议，治疗后第 6 周做第 1 次检测，前 3 年内每 3 个月检测 1 次，3～5 年每半年 1 次，5～7 年每年 1 次。必要时随访监测时间应根据特定的肿瘤类型和肿瘤标志物半衰期做出调整，增加（或降低）随访的频率。随访中如发现肿瘤标志物明显升高，应在 1 个月内复测 1 次，连续 2 次升高，可预示复发或转移，此预示常早于临床症状和体征的出现。

4. 注意影响肿瘤标志物浓度变化的病理因素 血液和体液中肿瘤标志物浓度及其变化受许多因素影响，应用肿瘤标志物时，应注意这些影响因素，包括：①产生肿瘤标志物的肿瘤细胞的数量、肿瘤的质量、肿瘤的扩散以及肿瘤的分级；②肿瘤标志物的合成速度；③肿瘤细胞或细胞表面的肿瘤标志物释放速度；④个别肿瘤不携带或不表达肿瘤标志物，则该肿瘤标志物不会升高；⑤非分泌型肿瘤虽然表达肿瘤标志物，但不释放入体液中；⑥如果肿瘤的血液供应较差，到达血液循环的肿瘤标志物较少；⑦肿瘤细胞的坏死程度，如放射治疗致肿瘤细胞溶解可引起肿瘤标志物浓度增加，使肿瘤标志物浓度与肿瘤的大小不成比例；⑧肿瘤细胞的分解和排泄速度，如机体出现排泄障碍，肝、肾功能衰竭。

四、肿瘤标志物检测方法及影响因素

（一）肿瘤标志物的检测方法

常见的肿瘤标志物检测方法有免疫学方法、

蛋白组学技术、分子生物学方法、液体活检等。

免疫学方法包括化学发光免疫分析、电化学发光免疫分析、酶联免疫吸附试验、放射免疫分析等。放射免疫分析是一种传统的检测肿瘤标志物的方法，但存在试剂盒使用寿命短、有放射性污染风险等缺点，目前已逐渐被其他检测方法取代。酶联免疫吸附试验操作简单、费用低，但操作步骤和影响因素较多，灵敏度有待提高。化学发光免疫分析和电化学发光免疫分析是目前常用的肿瘤标志物检测技术，兼具化学发光的高灵敏度和免疫分析的高特异性，检测准确、方便、快速，可进行全自动分析，已被临床实验室广泛应用。

蛋白组学技术以蛋白质为核心，对蛋白质的表达模式和功能模式进行研究。具有高通量、微型化、自动化的优势，为肿瘤标志物的研究提供了良好的平台，但目前检测成本昂贵、对技术人员操作要求高。

分子生物学方法包括聚合酶链反应（polymerase chain reaction，PCR）、荧光原位杂交技术、逆转录 PCR、多种测序技术、生物芯片技术等。分子生物学技术具有高通量、特异性强、敏感性高等优势，但目前检测成本昂贵、检测周期长、对技术人员操作要求高。

液体活检是一种从血液等非实性样本取样，用于诊断和检测肿瘤的方法。液体活检技术主要包括循环肿瘤细胞检测、循环肿瘤 DNA 检测、外泌体检测等。与组织活检相比，液体活检能够早期筛查、检测肿瘤标志物，具有无创、易反复取样、操作简便、可实时监控等优点，但目前成本高、检测标准尚不统一。

（二）肿瘤标志物检测的影响因素

肿瘤标志物检测的影响因素主要包括检验前、检验中和检验后 3 个方面。

1. 检验前影响因素

（1）标本采集和保存：前列腺按摩、穿刺和直肠镜检查后，血液中 PSA 可升高，采血前不应做此类检查；血液标本采集后应及时离心测定，无法立即检测的标本，应根据说明书要求选择正确的保存条件（2~8℃、−20℃、−70℃），冻存标本避免反复冻融；血液标本应避免溶血，如用于 NSE 检测的标本如没有及时分离血清或标本溶血，存

在于红细胞和血小板内的 NSE 漏出，会导致结果升高；标本应避免汗液、唾液、呼吸道分泌物的污染，如标本污染皮屑、唾液会导致鳞状上皮细胞癌抗原（squamous cell carcinoma antigen，SCC）出现假性升高。

（2）某些药物：如丝裂霉素、顺铂等抗肿瘤药可导致 PSA 假性升高，抗雄激素治疗前列腺癌时可抑制 PSA 的产生；一些细胞毒药物治疗肿瘤时，可使 CEA 暂时升高；化疗、麻醉、镇静药物可使肝脏受损而使肝源性 AFP 升高。

（3）生活习惯：约有 33% 的吸烟者血中 CEA 轻度升高。

（4）疾病因素：肝功能异常、胆道梗阻等可引起 CEA、人附睾蛋白 4（humanepididymisprotein4，HE4）浓度升高。肾功能不全时，胃泌素释放肽前体（pro-gastrin-releasing peptide，ProGRP）、HE4、人细胞角蛋白 21-1 片段（cytokeratin 21-1 pieces，CYFRA21-1）、SCC 等出现假性增高。

（5）生物学因素：如月经期间女性 CA125 血清浓度增加 2~3 倍，绝经后女性 CA125 水平下降。

2. 检验中影响因素

（1）嗜异性抗体：如患者因影像学检查或治疗时使用过鼠单克隆抗体，则体内会产生人抗鼠抗体（human anti-mouse antibody，HAMA）干扰检测，出现肿瘤标志物结果增高的假象。对有动物密切接触史者要特别注意嗜异性抗体对检测结果的干扰。

（2）测定方法和试剂：由于肿瘤标志物检测标准化尚未完善，不同生产商的检测试剂和仪器所得到的检测结果目前尚不可互换，在对肿瘤患者长期监测时应尽量使用同一方法、同一仪器和同一厂家试剂盒。

3. 检验后影响因素 当某种肿瘤标志物用于肿瘤患者治疗后监测时，可将初次达到疗效后的肿瘤标志物水平作为其特定的"个体参考值"。这一个体参考值可作为进一步治疗监测时的基础水平。此时，患者肿瘤标志物水平相对于其个体参考值的动态变化意义较大。因此，在治疗监测期将肿瘤标志物与个体参考值水平之间的百分比变化作为诊断标准，比采用已建立的参考范围上限值作为诊断标准更敏感。

第二节　肿瘤标志物研发与应用历史

一、肿瘤标志物的历史

肿瘤标志物一词由 Herberman 于 1978 年首次提出，次年在英国第七届肿瘤发生生物学和医学会议上作为专用术语被大家公认。肿瘤标志物的发现最早可追溯到 1846 年 Bence Jones 从多发性骨髓瘤的患者尿液中发现了本 - 周蛋白，到现在大约有 170 多年的历史。

二、肿瘤标志物研发历程

肿瘤标志物的研究大体经历了三个阶段：

第一个阶段为探索发现阶段，在这段时间里，研究人员从偶然发现某些物质的出现与肿瘤的存在相关开始探索，如 1846 年本 - 周氏蛋白的发现；1928 年 Brown 等报道了促肾上腺皮质激素与肺癌异位内分泌综合征相关等；1930 年 Zondek 发现人绒毛膜促性腺激素与绒毛膜癌等生殖系统恶性肿瘤之间存在一定联系。

第二个阶段为推广应用阶段，此阶段成果主要有 1963 年 Abelev 证实并发现了原发性肝癌标志物甲胎蛋白，1965 年 Gold 和 Freedman 发现了直肠癌标志物癌胚抗原。随着放射免疫分析技术的发明与应用，肿瘤标志物研究得到了迅速的发展。

第三阶段为深入发展阶段，此阶段肿瘤标志物的研究和应用的开创性成果是 1975 年 Kohler 和 Milstein 创造性地运用杂交瘤技术制备单克隆抗体。随后，更多的肿瘤标志物如 CA19-9、CA125、CA15-3、PSA 等相继被发现。

第四阶段为快速发展阶段。1980 年 Weinbery 和 Bishop 发现癌基因，将肿瘤标志物的研究扩展提高到基因水平。

现在，肿瘤标志物研究已经成为与肿瘤学和分子生物学、生物信息学等密切联系的新交叉学科领域。为了最终真正服务于临床诊断治疗，肿瘤标志物的研发一直坚持以提高其特异性和灵敏度作为努力方向。在肿瘤标志物的临床应用中，多倾向于有的放矢的多项肿瘤标志物联合检测。肿瘤标志物作为一种非侵害性的诊断工具，其检测方法、试剂研发及临床应用，均具有广阔的发展前景。

第三节　肿瘤标志物研发与应用现状

一、肿瘤标志物研发现状

（一）筛选鉴定新的肿瘤标志物并应用于临床

筛选鉴定出新的高特异性、高灵敏度的肿瘤标志物，并以此为基础研发新的恶性肿瘤早期诊断试剂盒，不仅是肿瘤临床诊疗的迫切需求，而且也具有重要的社会意义。为了加速新发现的血清肿瘤标志物的临床应用和评估其危险因素，更好地协调和规范血清肿瘤标志物从实验室研究到临床应用的各个阶段，美国国家癌症研究所建立了肿瘤早期诊断研究网络（early detection research network，EDRN），主要由三大部分组成：①生物标志物研发实验室；②生物标志物鉴定实验室；③临床流行病学研究实验室。根据 EDRN 的建议，血清肿瘤标志物的相关研究应分为五个阶段：①临床前探索期，确定方向，以发现新的血清肿瘤标志物；②临床试验和验证期，分析评价标志物对临床疾病的诊断能力；③回顾性纵向研究，探索其发现癌前病变的能力，制定阳性筛选标准；④临床探索期，通过前瞻性研究，探索其发现早期肿瘤患者的能力，观察标志物对临床疾病的阳性检出率及假阳性率；⑤设计前瞻性临床随机试验，对人群进行筛查。EDRN 通过在无症状的群体中确定高灵敏度和高特异性的血清肿瘤标志物，进而追踪至癌前病变以及早期癌变阶段，从而实现以分子为基础的肿瘤预防和检测的研究。EDRN 将血清标志物、组织标志物、基因诊断标志物和表达谱标志物等相互组合成标志物群，可预告肿瘤的易患性。EDRN 的建立能够将高灵敏度和特异性的血清肿瘤标志物应用于临床，对实现肿瘤四级预防的目标有积极的作用。

（二）人类基因组计划为肿瘤标志物研发提供了新的机遇

20 世纪 90 年代后期，随着计算机信息化的飞快发展和人类基因组测序的完成，开发准确、快速、自动化、大量分析和鉴定新基因及其功能技术成为后基因组时代的首要任务，一些重要技术进一步完善，新技术不断涌现，如双向电泳、生物芯片、表面增强激光解吸电离飞行时间质谱、PCR 等，目前，这些技术在筛选和发现新的肿瘤标志物方面均发挥着巨大作用。

二、肿瘤标志物应用现状

以下主要介绍临床常用肿瘤标志物及其主要临床意义。

1. 甲胎蛋白（α-fetoprotein，AFP）及其异质体 AFP 是胎儿发育早期，由肝脏和卵黄囊合成的一种血清糖蛋白。新生儿时期 AFP 很高，到 1 岁时降至 10～20μg/L，在成人血清中含量很低。当肝细胞发生癌变时，血清中 AFP 浓度明显升高，是临床辅助诊断原发性肝细胞癌的重要指标。

（1）血清 AFP 明显升高（≥400μg/L）主要见于原发性肝细胞癌，未经治疗患者早期 AFP 升高缓慢，随着肿瘤的生长速度加快，AFP 迅速升高。但在原发性肝细胞癌晚期，AFP 上升与肿瘤的生长不一定相关，有时反而明显不对称地增高，这是由于肝脏的代谢紊乱所引起。AFP 适用于对患原发性肝细胞癌和胚胎细胞恶性肿瘤的高风险人群进行筛查。尚有 30% 肝癌患者 AFP 不升高，可检测甲胎蛋白异质体以及 α-L- 岩藻糖苷酶、异常凝血酶原等标志物。

（2）睾丸癌、畸胎瘤等生殖腺胚胎性肿瘤以及恶性肿瘤，如胃癌、结直肠癌患者，血清 AFP 也可见升高。

（3）慢性或活动性肝炎、肝硬化等良性肝病，AFP 可出现不同程度升高，多在 20～200μg/L 之间，一般在 2 个月内随病情的好转而逐渐下降。AFP 升高的肝脏疾病患者发展为原发性肝细胞癌的比例较高，且 5 年的预后较差。

（4）妇女妊娠 3 个月后血清 AFP 可见升高，主要来自胎儿。孕妇血清中 AFP 异常升高，应考虑胎儿有神经管缺损畸形的可能。

AFP 异质体：由于糖链结构上的差异，不同来源的 AFP 与小扁豆凝集素（Lens culinaris agglutinin，LCA）的亲和力不同，将 AFP 分为 AFP-L1、AFP-L2 和 AFP-L3。AFP-L1 常见于肝脏良性疾病，AFP-L2 常见于孕妇，AFP-L3 主要

来源于肝癌细胞，也被称为甲胎蛋白异质体。有研究认为 AFP-L3 比 AFP 具有更高的特异性和灵敏度。此外，AFP-L3 与肝功能受损、肿瘤低分化程度及生物学恶性行为相关。AFP 异质体对于有 AFP 升高的原发性肝癌与良性肝病（急慢性肝炎、肝硬化等）有鉴别诊断意义。日本肝病学会（JSH）推荐将 AFP、AFP-L3 和异常凝血酶原（des-gamma-carboxy prothrombin，DCP）同时作为肝癌的筛查指标，建议高危人群每半年进行 1 次超声检查及 AFP/AFP-L3/DCP 检测。AFP-L3 可用于肝癌的辅助预测、诊断及疗效评估。AFP-L3%（AFP-L3 占总 AFP 水平的百分比）对肝细胞癌具有高度特异性，可用于早期预测 AFP 低水平持续阳性人群肝癌的发生。有 34.3% 的微小肝细胞癌患者在确诊前 1 年就出现 AFP-L3% 升高。AFP-L3 检测对预测肝癌复发及预后也有重要的应用价值。

2. 癌胚抗原（carcinoembryonic antigen，CEA） CEA 是一种结构复杂的可溶性糖蛋白，胚胎期主要存在于胎儿的胃肠管、胰腺和肝脏，出生后明显降低，胃肠道恶性肿瘤时可见增高，是一种较广谱的肿瘤标志物。

（1）血清 CEA 升高主要见于结肠癌、直肠癌、乳腺癌、胃癌、肺癌、胰腺癌、转移性肝癌等，恶性肿瘤如甲状腺髓样癌、胆管癌、泌尿系恶性肿瘤等也有不同程度的升高。血清 CEA 连续监测，可用于恶性肿瘤手术后的疗效观察和预后判断，治疗有效时，血清 CEA 浓度下降到参考范围内；若治疗后血清 CEA 仅有部分下降或不下降，表示治疗效果不佳；血清 CEA 持续升高，提示预后不良。

（2）良性疾病如直肠息肉、结肠炎、肠道憩室炎、胰腺炎、肝硬化、肝炎、肺部以及心血管疾病等血清 CEA 也可有不同程度升高。

3. 糖类抗原 125（carbohydrate antigen 125，CA125） CA125 是一种卵巢癌相关抗原，为大分子多聚糖蛋白，存在于上皮性卵巢癌组织和患者血清中，是目前最为常用的检测卵巢癌的肿瘤标志物。

（1）血清 CA125 明显升高主要用于卵巢癌，特别是上皮性卵巢癌的辅助诊断，早期检出率约为 47%，晚期达 80%～90%。血清 CA125 还可

作为绝经后妇女良、恶性盆腔肿瘤的鉴别诊断指标。外科手术或化疗后，卵巢癌患者血 CA125 水平与疾病进程相关性较好，可提示肿瘤的进展或消退。

（2）非卵巢癌的恶性肿瘤也可见血清 CA125 上升，如胰腺癌、肝癌、肺癌、胃肠道癌、子宫和乳腺癌等。

（3）某些良性疾病，如子宫内膜异位症、盆腔炎、卵巢囊肿、胰腺炎、腹膜炎、肝炎、肝硬化等疾病血清 CA125 也可有不同程度升高，需结合临床及检查进行鉴别。

4. 糖类抗原 19-9（carbohydrate antigen 19-9，CA19-9） CA19-9 是一种大分子糖蛋白，存在于正常人的分泌物如唾液、精液、乳汁和消化液中，在胰腺癌时明显升高，是目前临床常用的检测胰腺癌的肿瘤标志物。

（1）血清 CA19-9 水平明显升高见于胰腺癌和胆道恶性肿瘤，可用于这些恶性肿瘤的辅助诊断，但特异性不够高。CA19-9 浓度高低与胰腺癌的大小无关，但高于 10 000U/mL 时，几乎均存在外周转移。3%～7% 的患者不表达 CA19-9，因此这部分患者 CA19-9 检测结果常为阴性。

（2）肝癌、胃癌、结直肠癌时血清 CA19-9 亦可升高。

（3）急性胰腺炎、胆囊炎、胆汁淤积性胆管炎、肝硬化、肝炎等良性疾病时 CA19-9 也有不同程度升高。

5. 糖类抗原 15-3（carbohydrate antigen 15-3，CA15-3） 是一种乳腺癌相关抗原，为大分子糖蛋白，对乳腺癌的治疗效果和病情监测有一定价值。

（1）血清 CA15-3 升高主要见于乳腺癌，但在乳腺癌的早期阳性率低，乳腺癌晚期和转移性乳腺癌阳性率较高，可达 70%～80%，故不宜作为筛查指标。血清 CA15-3 明显升高的乳腺癌患者，其 CA15-3 含量变化与治疗效果密切相关。CA15-3 对乳腺癌诊断的灵敏度与肿瘤的临床分期、肿瘤大小有关。动态测定 CA15-3 有助于早期发现Ⅱ期和Ⅲ期乳腺癌患者的治疗后复发；CA15-3 和 CEA 联合检测可用于转移性乳腺癌患者的病程监测，当 CA15-3 大于 100U/ml 时，可认为有转移性病变。

（2）血清 CA15-3 明显升高还可见于其他恶性肿瘤，如肺癌、卵巢癌、肝癌、子宫颈癌、结肠癌等。

（3）肝脏、胃肠道、肺部、乳腺、卵巢等良性疾病时，血清 CA15-3 也可见轻度升高。

6. 前列腺特异性抗原（prostate-specific antigen，PSA） 是由前列腺上皮细胞合成，具有丝氨酸蛋白酶活性的单链糖蛋白。主要存在于精浆中，参与精液的液化过程。血液循环中 PSA 是游离 PSA（free prostate specific antigen，fPSA）与 α-1- 抗胰凝乳蛋白酶结合的 PSA 之和，也称为总 PSA（total prostate specific antigen，tPSA）。血液中游离 PSA 占血液中总 PSA 的 5%～40%。血清 PSA 联合直肠指检（DRE）可辅助诊断前列腺癌。

（1）血清 PSA 升高主要见于前列腺癌。血清 tPSA>10.0μg/L，对前列腺癌的阳性预测值可高达 40%～50%；当血清 tPSA 在 4.0～10.0μg/L 时，有 25%～30% 为前列腺癌，此时检测 fPSA，可帮助鉴别良性和恶性前列腺疾病，减少不必要的前列腺活检检查。一般直肠指检触及前列腺增大者，若 fPSA/tPSA<0.15 提示前列腺癌的可能性大；若 fPSA/tPSA>0.25 提示前列腺肥大的可能性大。血清 PSA 浓度的高低与前列腺癌临床分期相关，并有助于监测前列腺癌患者对治疗的反应以及监测前列腺癌复发。

（2）血清 PSA 升高亦可见于前列腺增生、前列腺炎、尿路感染。此外，前列腺按摩、前列腺穿刺活检、直肠指检、导尿、膀胱镜检查及射精后血清 PSA 水平均会有不同程度升高。

（3）某些药物会影响血清 PSA 浓度，如应用 5α- 还原酶抑制剂（如非那雄胺、度他雄胺等）6 至 12 个月后，血清 PSA 水平约下降 50%。酮康唑抑制雄激素合成途径，可使血清 PSA 水平降低。某些含有植物雌激素成分的草药也会影响血清 PSA 水平。

7. 神经元特异性烯醇化酶（neuron specific enolase，NSE） NSE 是烯醇化酶的一种同工酶，由中枢或外周神经元以及神经外胚层性肿瘤分泌，在正常人脑组织中含量最高，起源于神经内分泌细胞的肿瘤组织也有异常表达，研究发现小细胞肺癌也是一种能分泌 NSE 的神经内分泌性质的肿瘤，因此，NSE 是诊断小细胞肺癌和神经母细胞瘤的肿瘤标志物。

（1）血清 NSE 是小细胞肺癌的首选标志物之一。小细胞肺癌患者 NSE 水平明显高于肺腺癌、肺鳞癌、大细胞肺癌等非小细胞肺癌，可用于小细胞肺癌和非小细胞肺癌的鉴别诊断。NSE 是小细胞肺癌重要的预后评估指标，血清 NSE 持续升高，提示预后不良；并可用于小细胞肺癌治疗后的疗效监测、随访和复发监测。在化疗后 24～72 小时内可出现 NSE 的短暂性升高（肿瘤的消散现象），化疗开始后 1 周或第 1 轮化疗结束后 NSE 水平出现快速下降，表明化疗有效；若在化疗后 NSE 水平仍持续增高，则提示化疗无应答或疾病进展。

（2）血清 NSE 也是神经母细胞瘤的肿瘤标志物，可作为神经母细胞瘤与肾母细胞瘤的鉴别诊断，前者 NSE 明显升高，后者较少升高。

（3）血清 NSE 升高还可见于神经内分泌细胞肿瘤，如嗜铬细胞瘤、甲状腺髓样癌、黑色素瘤、胰岛细胞瘤、视网膜母细胞瘤。转移性精原细胞瘤。

（4）某些神经系统疾病和肺部疾病，如脑膜炎、肺炎等血清 NSE 也可见升高，但阳性的百分率较低。

8. 胃泌素释放肽前体（pro-gastrin-releasing peptide，ProGRP）　ProGRP 是胃泌素释放肽（GRP）的前体物质。胃泌素释放肽广泛分布于哺乳动物胃肠、肺和神经细胞。小细胞肺癌具有神经内分泌特征，癌细胞能合成和释放 GRP，但由于其在血清中不稳定，易被降解，很难测定其浓度。胃泌素释放肽前体在血液中较为稳定，是检测小细胞肺癌的较好标志物。

（1）血清 ProGRP 是小细胞肺癌的首选标志物之一，并且和小细胞肺癌分期呈正相关，作为单个标志物对小细胞肺癌诊断的特异性优于其他标志物，其水平可用于小细胞肺癌与非小细胞肺癌及良性肺病的鉴别诊断。ProGRP 和 NSE 联合使用时可提高小细胞肺癌检测的阳性率。ProGRP 还是小细胞肺癌的重要预后评估指标，其持续升高，提示预后不良，并可用于治疗后的疗效监测、随访和复发监测，治疗后 ProGRP 浓度明显降低，复发时 ProGRP 浓度升高。

（2）血清 ProGRP 浓度升高还见于某些内分泌细胞肿瘤，如甲状腺髓样癌。

（3）血清 ProGRP 浓度升高也可见于某些良性疾病，如泌尿系统疾病、呼吸系统疾病等。

（4）肾功能不全的患者，血清 ProGRP 浓度和血清肌酐水平明显相关，当 ProGRP 水平升高而与患者临床症状不符时，应检测患者血清肌酐水平，评估患者肾功能状况。

9. 人细胞角蛋白 21-1 片段（cytokeratin 21-1 pieces，CYFRA21-1）　细胞角蛋白是上皮细胞的结构蛋白，遍及人类上皮细胞，目前已发现 20 种不同的细胞角蛋白。借助 2 种单克隆抗体 KS19.1 和 BM19.21，可检测到细胞角蛋白 19 的一个可溶性片段，称为 CYFRA21-1，存在于肺癌、食管癌等上皮起源的肿瘤细胞中，是检测非小细胞肺癌较敏感的标志物。

（1）血清 CYFRA21-1 是非小细胞肺癌的首选标志物之一，特别对于鳞状细胞癌，具有辅助诊断价值。CYFRA21-1 也是非小细胞肺癌重要的预后评估指标，血清 CYFRA21-1 持续升高，提示预后不良，并可用于治疗后的疗效监测、随访和复发监测。联合 CYFRA21-1 和 CEA 可提高对肺腺癌诊断的灵敏度和特异性。

（2）血清 CYFRA21-1 升高也见于其他恶性肿瘤，如膀胱癌、前列腺癌、食管癌、卵巢癌、鼻咽癌和子宫颈癌等。

（3）血清 CYFRA21-1 轻度升高可见于某些良性疾病，如肺部、胃肠道、妇科疾病以及泌尿系统疾病和肾功能不全。

10. 鳞状上皮细胞癌抗原（squamous cell carcinoma antigen，SCC）　SCC 是从子宫颈鳞状细胞癌组织中分离出来的肿瘤相关抗原，为丝氨酸蛋白酶抑制剂家族，是一种糖蛋白，存在于子宫颈、肺、食管、头颈部等鳞状细胞癌的胞质中，用于辅助诊断鳞状细胞癌。

（1）血清 SCC 主要用于辅助诊断鳞状细胞癌。在宫颈鳞状细胞癌、肺鳞状细胞癌患者的血清中会有升高，其浓度随疾病严重程度的增加而增高。血清 SCC 浓度与宫颈鳞状细胞癌的分期、肿瘤大小、肿瘤术后是否有残留、肿瘤复发和进展等相关，因此可用于子宫颈癌的疗效评估、随访和复发监测。

（2）血清 SCC 升高还见于恶性肿瘤，如头颈部上皮细胞癌、食管癌、鼻咽癌、食管癌、皮肤癌等。

（3）血清 SCC 在某些良性疾病，如肝炎、肝硬化、肺炎、肺结核、银屑病、湿疹、肾功能不全时，也可有一定程度的升高。

11. 糖类抗原 72-4（carbohydrate antigen 72-4，CA72-4） CA72-4 是被两种单克隆抗体（CC49 和 B72.3）所定义的肿瘤相关糖蛋白（TAG-72），第 1 种单克隆抗体 CC49 是抗高纯度的 TAG-72 抗体，第 2 种单克隆抗体 B72.3 是抗人转移乳腺癌细胞膜的抗体。CA72-4 是胃肠道肿瘤和卵巢癌的标志物。

（1）血清 CA72-4 是检测胃癌的首选肿瘤标志物，可作为鉴别胃良、恶性肿瘤的参考依据。在良性胃病仅 <1% 患者 CA72-4 升高，而胃癌患者 CA72-4 升高者可达 45.1%。血清 CA72-4 主要在进展期胃癌患者中升高，早期胃癌的患者很少检测到，不宜单独用于早期胃癌的辅助诊断。

（2）血清 CA72-4 明显升高还见于卵巢癌、结肠癌、胰腺癌和非小细胞肺癌等恶性肿瘤。

（3）在胰腺、肝脏、肺、卵巢、乳腺和胃肠道良性疾病中，血清 CA72-4 水平也会升高。

12. 人绒毛膜促性腺激素（human chorionic gonadotropin，hCG） hCG 是胎盘滋养层细胞分泌的一种糖蛋白类激素，有 α、β 两个亚单位，由于 β 亚基决定了激素的免疫学特异性，因此大多数测定均检测 β 亚单位或总 hCG。hCG 是监测早孕的重要指标，正常妇女受孕后 9～13 天 hCG 即有明显升高，妊娠 8～10 周达到高峰，然后下降，维持在较高水平，直至足月分娩，胎儿出生后两周降至正常水平。

（1）血清 hCG 异常升高主要见于女性葡萄胎、绒毛膜癌以及睾丸母细胞瘤、精原细胞瘤、胚胎性肿瘤。睾丸母细胞瘤患者 hCG 应该与 AFP 联合检测，这两种肿瘤标志物都是独立分泌且分别与不同类型肿瘤相关。

（2）血清 hCG 异常升高也可见于胃肠道恶性肿瘤、肝癌、乳腺癌和肺癌等。

（3）血清 hCG 轻度异常见于肝硬化、十二指肠溃疡、炎症等。

13. 人附睾蛋白 4（human epididymis protein4，HE4） HE4 也称乳清酸性蛋白 4- 二硫化物核心结构域 2，是从人附睾上皮克隆出的一种分泌型糖蛋白。血清 HE4 对卵巢癌的诊断特异性显著高于 CA125，是监测上皮性卵巢癌进展及复发的标志物。

（1）血清 HE4 升高主要见于卵巢癌，对卵巢癌的诊断敏感度为 82.5%，特异性为 95%，优于 CA125。在鉴别良、恶性盆腔肿块中具有重要的价。HE4 用于卵巢癌预后判断与术后监测优于 CA125。

（2）血清 HE4 水平与年龄、绝经与否等多种因素有关，绝经后女性 HE4 水平高于绝经前女性。

（3）依据盆腔肿块、患者绝经与否以及血清 HE4 和 CA125 双标志物的水平建立的上皮性卵巢癌预测模型，可用于辅助评估绝经前和绝经后的妇女罹患卵巢癌的风险。

14. 降钙素（calcitonin，CT） CT 是由甲状腺滤泡旁细胞（C 细胞）分泌的一种多肽激素，是维持体内钙磷代谢的重要激素，是诊断和监测甲状腺髓样癌的特异且敏感的肿瘤标志物。

（1）血清 CT 浓度明显升高见于大部分甲状腺髓样癌患者。目前临床常规应用血清 CT 检测联合甲状腺超声检查对甲状腺髓样癌进行筛查和早期诊断。血清 CT 的定期检测，有助于髓样癌患者的疗效评估和病情监测，如治疗后血清 CT 超过正常范围并持续增高，特别是当 CT≥150pg/ml 时，应高度怀疑病情进展或复发。

（2）血清 CT 水平受多种因素影响，能引起血液中钙及二价阳离子（锶、钡和镁）增加的疾病均可以导致血清 CT 浓度升高；胃肠道激素如胃泌素、胰高血糖素等激素分泌增多的疾病也可以引起 CT 水平升高；肾上腺素、生长抑素分泌增多的疾病可以引起 CT 水平降低。

15. 异常凝血酶原（vitamin K absence or antagonist-II，PIVKA-II） 维生素 K 缺乏或拮抗诱导蛋白（PIVKA-II），也称为去 γ- 羧基凝血酶原（DCP），是没有羧化的凝血酶原在 N 端的 10 个谷氨酸残基，因维生素 K 缺乏或者拮抗导致 γ 位碳原子未羧化而缺乏凝血功能而得名，即是由维生素 K 缺乏导致肝细胞产生的异常凝血酶原。首先在肝细胞肝癌患者中发现血清 PIVKA-II 浓度显著升高。其不仅是肝癌的特异性标志物，同时也是肝癌患者预后的预测因子。AFP、AFP-L3%、PIVKA-I（DCP）作为筛查和诊断肝细胞肝癌的重要指标，可提高肝细胞肝癌的早期诊断率。

（1）血清 PIVKA-Ⅱ诊断早期肝细胞肝癌的敏感度和特异性分别是 48%～62% 和 81%～98%。联合 PIVKA-Ⅱ和 AFP 检测可以显著提高肝细胞肝癌的诊断敏感度。但补充维生素 K 可降低血清 PIVKA-Ⅱ水平，削弱其辅助诊断价值。PIVKA-Ⅱ在鉴别肝细胞肝癌与潜在的肝硬化方面优于 AFP，敏感性为 86%，特异性为 93%。

（2）影响血清 PIVKA-Ⅱ浓度的因素较多，如患者维生素 K 缺乏、饮酒或者服用华法林等抗凝剂、凝血功能异常、肝硬化等都可能引起其升高，在临床应用中，要充分考虑到这些因素，避免其对诊断结果造成干扰。

16. α-L-岩藻糖苷酶（alpha-L-fucosidase，AFU） AFU 是一种溶酶体酶，参与含 α-L-岩藻糖的糖脂、糖蛋白、糖苷等糖复合物的水解。可以在健康成人的血清中检测到，在肝细胞肝癌患者中升高。

（1）血清 AFU 是诊断肝癌的标志酶，主要用于原发性肝癌的诊断。血清 AFU 浓度与肿瘤大小或 AFP 水平无关。文献报道，在早期肝细胞肝癌患者中，85% 的患者 AFU 活性增高，比腹部彩超检测出来时间早 6 个月。AFU 在早期发现肝细胞肝癌中的灵敏度和特异性分别为 82% 和 71%。结合 AFU 和 AFP 联合检测将明显提高其对肝细胞肝癌诊断的灵敏度和特异性。

（2）血清 AFU 在糖尿病、胰腺炎、甲状腺功能减退症、非酒精性脂肪肝、先兆子痫、肝炎、牛皮癣和多发性骨髓瘤中也可见升高。妊娠 2～9 个月孕妇血清 AFU 浓度逐渐升高。

17. 其他肿瘤标志物 胃蛋白酶原（pepsinogen，PG）包括胃蛋白酶原Ⅰ（PGⅠ）和胃蛋白酶原Ⅱ（PGⅡ），在胃癌早期筛查中有一定价值，并可作为胃癌术后的监测指标。血清 β2 微球蛋白（β2 microglobulin，β2-MG）是血液系统恶性肿瘤（如多发性骨髓瘤、白血病、淋巴瘤等）诊断、分期和疗效监测的一个重要指标。铁蛋白（serum ferritin，SF）在原发性肝细胞肝癌和白血病的诊断中有一定参考价值等。

第四节 肿瘤标志物研发存在的问题与未来研究方向

肿瘤的早期诊断及预测一直是肿瘤标志物研究者的目标与梦想。但至今为止，人们仍然没有找到可以明确进行肿瘤早期诊断的标志物。实际上"肿瘤早期"的概念较为不清晰，是以肿瘤大小来衡量，还是以肿瘤细胞的出现时间来衡量？目前尚未明确界定。即使有生物学标志物，肿瘤的早期发现还需依赖于影像诊断，因为即使生物学标志物异常，如果影像检查结果为阴性，临床也难以确定诊断。肿瘤标志物的研发与应用，对肿瘤的诊断、疗效观察及复发监测都起到了重要作用。但目前肿瘤标志物的研发和临床应用仍存在诸多问题。

一、理想的肿瘤标志物特点

理想的肿瘤标志物应具备以下条件：①灵敏度高，可使肿瘤被早期发现、早期诊断；②特异性好，能对恶性肿瘤与良性肿瘤进行鉴别；具有器官特异性，能对肿瘤进行器官和组织的定位；③其浓度高低能反映肿瘤大小、范围、分期及病情轻重程度；④可以反映肿瘤的治疗效果；⑤能帮助监测肿瘤的复发；⑥能评估和判断肿瘤的预后及转归。但目前尚无可以完全满足上述条件的理想的肿瘤标志物。

二、肿瘤标志物用于肿瘤诊断中的问题

1. 肿瘤标志物的选择

（1）器官定位：除 AFP、PSA、甲状腺球蛋白（thyroglobulin，TG）等少数肿瘤标志物对器官定位有一定价值外，绝大多数肿瘤标志物的器官和组织特异性不强，因此肿瘤标志物阳性往往不能对肿瘤进行准确定位。

（2）筛查价值：肿瘤在人群中的发病率较低，一般不适用于无症状人群的体检和筛查，以免给就诊者带来较大的精神负担和心理压力。但有些肿瘤标志物，如 AFP、PSA、CA125 等，对于高危人群，如有特定肿瘤家族史、有特定疾病、有症状以及年龄较大者，可考虑作为筛查指标，但应就相应阳性检测结果，向患者做出合理的解释，并

提出继续观察和进一步检查的合理建议。目前在肿瘤标志物的临床实际应用中尚存在着使用不规范、选择不合理和评价不准确等问题急需解决。

2. 肿瘤标志物检测结果的解释　通常某一肿瘤的存在，检测某项或某几项肿瘤标志物时，可能会有以下几种情况：①其阳性结果可能反映某种肿瘤的存在，但需与良性疾病相鉴别；②由于肿瘤尚未达到一定大小，或是非分泌型肿瘤虽然表达肿瘤标志物，但不释放入体液中等原因，其相应标志物检测结果表现为阴性；③目前检测方法、试剂等方面的固有局限性，导致检测结果有假阳性或假阴性。因此，阳性的检测结果并非就说明一定有肿瘤的存在；反之，阴性的检测结果也不能排除肿瘤的可能。因此，对于肿瘤标志物检测结果的解释必须密切结合患者的病史、症状、体征、家族史及其他检查结果等，做出正确的解释，做到必要的连续观察，提出合理的定期复查建议。

3. 肿瘤标志物联合检测的问题　由于大多数肿瘤标志物都缺乏器官特异性，将其用于肿瘤的临床诊断，在特异性上通常都不够高。同一肿瘤可出现多个肿瘤标志物，不同肿瘤亦可出现同一肿瘤标志物，因此，对某一特定肿瘤来说，检测一种肿瘤标志物，通常临床诊断敏感性不高。为提高肿瘤标志物的临床诊断敏感度和特异性，将多种肿瘤标志物联合检测，并结合病史、影像学资料等进行综合判断，为恶性肿瘤的风险评估、治疗监测和预后判断提供了新的手段，如AFP、AFP-L3 和 DCP 三种标志物联合应用可以作为判断肝癌患者预后的良好指标；基于盆腔肿块、患者绝经与否以及血清 HE4 和 CA125 双标志物水平建立的 ROMA 指数用于盆腔肿块良、恶性风险评估等。

三、关于肿瘤标志物检测与检查相结合的问题

肿瘤标志物的应用仍需密切结合临床及检查，即使某项肿瘤标志物阳性，但如果影像检查找不到定位病灶，医生也难以作出明确诊断。临床医师必须根据循证医学的观念，正确认识诊断性试验在治疗中的实用性与价值，避免凭经验选择肿瘤标志物检测项目而导致的盲目性和片

面性，应结合临床实践及肿瘤标志物研发中的实际情况，对血清肿瘤标志物测定及其临床应用进行准确评价。另外，随着大数据在诊疗过程中的广泛应用，基于图像采集（如 CT、MRI 等）和实验室诊断参数（如肿瘤标志物）获得的医疗大数据，建立机器决策算法，这将为患者的诊断提供更加有效的途径，如一项基于人工智能和医学大数据算法的研究显示，通过三种肿瘤标志物（CYFRA21-1、CEA 和 CA125）和 PET/CT 的检测可以将 NSCLC 诊断的准确率提高到 77%。

四、肿瘤标志物检测的标准化问题

肿瘤标志物多为结构较复杂的蛋白或只能通过抗体确定的糖抗原表位，不同试剂生产厂家由于使用的抗体不同，其对同一份标本测定的同一肿瘤标志物的浓度可能会有所差异。提高肿瘤标志物的定量准确性，使不同检测方法和不同厂家试剂盒之间的检测结果可比，不同实验室间肿瘤标志物检测结果一致，即实现肿瘤标志物测量标准化，对临床癌症的诊断和管理具有非常重要的意义。目前肿瘤标志物检测的标准化问题尚未解决，多数肿瘤标志物的临床测量是基于免疫学技术，除少数酶类外均没有高准确性且国际公认的参考方法，是阻碍其测量标准化的主要问题。就目前基于免疫技术的检测方法而言，不仅依赖于研制恰当的能够进行校准的国际标准品和参考试剂，而且还依赖于选择适当的抗体组合，以提高检测方法的准确性，从而确定公认的参考测量方法。目前国际上肿瘤标志物的标准化工作虽已取得一定的进展，但真正实现标准化还任重道远。

五、未来研究方向

（一）肿瘤标志物未来研发方向

研发高灵敏度和高特异性的肿瘤标志物仍是未来的努力方向。新标志物的研发将受益于组学研究的发展，组学研究包括基因组学、表观遗传学、转录组学、蛋白质组学和代谢组学等领域，这些研究为体液和组织中肿瘤标志物的发现开辟了新的途径，提供了良好的平台。例如基因组学通过评估患者个体化的基因表达模式，来帮助确定患者的预后或对靶向药物治疗反应，包括一些microRNA、ctDNA、lncRNA 等新兴指标已被发

现可以作为肿瘤标志物，在疾病诊断和评估治疗预后等方面发挥重要作用。蛋白质组学方法通过研究蛋白质的结构、功能和表达模式，有望发现更有效的用于疾病早期诊断、疗效预测以及复发监测的新的肿瘤标志物。

（二）肿瘤标志物研发所面临的挑战

随着"精准医学"概念的提出，目前肿瘤标志物的研究已经成为与肿瘤学、分子生物学、生物信息学等密切相关的交叉学科。通过多种检测技术和检测方法来探索新型肿瘤标志物，尤其是目前基于高通量组学研究，深入了解肿瘤的发病机制，并不断鉴定出用于临床肿瘤诊断、治疗、监测的新靶标，这也为未来肿瘤标志物的研发提供了更为广阔的平台。然而由于个体的差异、肿瘤的异质性、试剂研制的复杂性，肿瘤标志物的研发尚面临很多困难和挑战，主要表现为：

1. 目前的肿瘤标志物在器官定位、诊断敏感度和特异性方面尚显不足，尤其缺乏具有早期诊断价值的肿瘤标志物，是未来研发的一个挑战。

2. 相同类型的肿瘤在不同患者中的异质性，导致许多基于组学的研究在前期试验阶段表现出了很好的前景，但在临床试验中由于灵敏度较差，无法转化为有效的肿瘤标志物。

3. 如何实现新研发肿瘤标志物的快速、准确检测，尚有许多技术难题需要攻破。

4. 建立国际公认的参考方法，研制标准物质，实现肿瘤标志物检测的标准化，即达到不同检测方法、不同试剂检测结果的一致性，仍面临诸多挑战。

（尚　红　郭晓临）

参 考 文 献

[1] 王鸿利. 实验诊断学. 3 版. 北京：人民卫生出版社，2010

[2] 王鸿利. 实验诊断学（英文版）. 北京：人民卫生出版社，2007

[3] 李金明，刘辉. 临床免疫学检验技术. 北京：人民卫生出版社，2018

[4] 中华人民共和国国家卫生健康委员会. 常用血清肿瘤标志物检测的临床应用和质量管理：WS/T 459—2018.（2018-12-11）[2019-06-01]. http://www.nhc.gov.cn/wjw/s9492/201812/1e4dc74ed7b74f6282777acba036855f.shtml

[5] 中华人民共和国国家卫生健康委员会. 甲状腺癌诊疗规范（2018 年版）：国卫办医函〔2018〕1125 号.（2018-12-21）[2019-06-01]. http://www.nhc.gov.cn/cms-search/xxgk/getManuscriptXxgk.htm？id=b21802b199814ab7b1219b87de0cae51

[6] 中华人民共和国国家卫生健康委员会. 乳腺癌诊疗规范（2018 年版）：国卫办医函〔2018〕1125 号.（2018-12-21）[2019-06-01]. http://www.nhc.gov.cn/cms-search/xxgk/getManuscriptXxgk.htm？id=b21802b199814ab7b1219b87de0cae51

[7] 中华人民共和国国家卫生健康委员会. 胃癌诊疗规范（2018 年版）：国卫办医函〔2018〕1125 号.（2018-12-21）[2019-06-01]. http://www.nhc.gov.cn/cms-search/xxgk/getManuscriptXxgk.htm？id=b21802b199

814ab7b1219b87de0cae51

[8] 中华人民共和国国家卫生健康委员会. 卵巢癌诊疗规范（2018 年版）：国卫办医函〔2018〕1125 号.（2018-12-21）[2019-06-01]. http://www.nhc.gov.cn/cms-search/xxgk/getManuscriptXxgk.htm？id=b21802b199814ab7b1219b87de0cae51

[9] 中华人民共和国国家卫生健康委员会. 前列腺癌诊疗规范（2018 年版）：国卫办医函〔2018〕1125 号.（2018-12-21）[2019-06-01]. http://www.nhc.gov.cn/cms-search/xxgk/getManuscriptXxgk.htm？id=b21802b199814ab7b1219b87de0cae51

[10] 贺宇. 肿瘤标志物临床应用研究现状. 实用医技杂志，2006，13（7）：1205-1206

[11] 赵士艳，聂秀利，杨莉，等. 肿瘤标志物研究进展. 标记免疫分析与临床，2011，18（1）：59-62

[12] 陈国栋. 血清肿瘤标志物研发及临床应用评价新进展. 医学综述，2013，19（4）：632-634

[13] 赵士艳. 肿瘤标志物（TM）在临床中的应用. 复旦学报（医学版），2012，39（2）：194-197

[14] 时瑛. 肿瘤标志物检测技术的研究进展. 新疆医学，2011，41：38-46

[15] 柯念咏. 肿瘤标志物的应用浅析. 中外健康文摘，2012，09（4）：59-60

[16] 周敏，唐良苔. 基于肿瘤相关自身抗体策略的抗原芯片与肿瘤标志物识别. 中华内分泌外科杂志，2012，

6（1）：55-61

[17] 陈荣，刘光辉，周总光. 外周血 microRNA 作为肿瘤标志物的研究进展. 中国普外基础与临床杂志，2012，19（9）：1020-1023

[18] 任若冰，许頨，李亚芬，等. 血清胸苷激酶 1 在乳腺肿瘤中的表达及其临床意义. 中国癌症杂志，2014，24（1）：41-45

[19] 李晓明，汪丽珠，龚国富，等. 胰腺癌患者血清中巨噬细胞因子 -1、糖链抗原 19-9、糖链抗原 242 及癌胚抗原的检测分析. 临床内科杂志，2014，31（1）：31-33

[20] 李衍训. microRNA：胰腺癌早期诊断的潜在标记物. 中国普通外科杂志，2014，23（3）：367-371

[21] 张文超. 联合应用 HE4 和 ROMA 诊断卵巢癌的研究进展. 检验医学与临床，2014，11（4）：518-519

[22] 王运良，李翠，贾喜花，等. 高迁移率族蛋白 A1 在肿瘤发生发展中的作用. 国际肿瘤学杂志，2014，41（1）：14-17

[23] 孙葳，张连海，程晓静，等. 胃癌患者血清内皮细胞特异性分子 -1 水平检测及临床意义. 中华胃肠外科杂志，2014，17（1）：51-55

[24] 中国医师协会检验医师分会妇科肿瘤检验医学专家委员会. 妇科肿瘤标志物应用专家共识. 山东大学学报（医学版），2018，56（10）：3-8

[25] 巩晓瑞，马锐. 肿瘤标志物的临床意义及研究进展. 医学与哲学，2018，39（12B）：48-52

[26] 张颖聪，张泽，于洪伟，等. 肿瘤标志物检测方法研究进展. 检验医学，2018，33（11）

[27] 夏想厚，谷俊朝. 肿瘤标志物研究的历史、现状和趋势. 肿瘤研究与临床，2009，21（12）：793-795

[28] 李东航，姚颐，耿庆，等. 中国临床肿瘤学会肺癌诊疗指南（2018 版）更新解读. 临床外科杂志，2019，27（1）：36-39

[29] 张青云. 肿瘤标志物临床检测技术现状及发展趋势. 中华检验医学杂志，2006，29（7）：585-589

[30] Wang WL，Yang C，Han XL，et al. MicroRNA-23a expression in paraffin-embedded specimen correlates with overall survival of diffuse large B-cell lymphoma. Med Oncol，2014，31（4）：919

[31] González-Márquez R，Llorente JL，Rodrigo JP，et al. SOX2 expression in hypopharyngeal，laryngeal，and sinonasal squamous cell carcinoma. Hum Pathol，2014，45（4）：851-857

[32] Dogeas E，Karagkounis G，Heaphy CM，et al. Alternative lengthening of telomeres predicts site of origin in neuroendocrinetumorliver metastases. J Am Coll Surg，2014，218（4）：628-635

[33] Arfaoui A，Kriaa L，Znaidi N，et al. Over-Expression of Egfr is Closely Correlated to Poor Prognosis in Tunisian Patients with Non-Small Cell Lung Adenocarcinoma. J Immunoassay Immunochem，2014，35（3）：256-268

[34] Karimi-Zarchi M，Baghdadabad A，Baghdadabad MR，et al. Evaluation of serum CA125 level and its relation to surgical，histopathologic and ultrasonographic findings in patients with pelvic mass. Eur J Gynaecol Oncol，2014，35（1）：67-71

[35] Wang C，Ren R，Hu H，et al. MiR-182 is up-regulated and targeting Cebpa in hepatocellular carcinoma. Chin J Cancer Res，2014，26（1）：17-29

[36] Zhang H，Wei Q，Liu R，et al. Overexpression of LAPTM4B-35：A NovelMarkerof Poor Prognosis of Prostate Cancer. PLoS One，2014，9（3）：e91069

[37] Song Y，Luo Q，Long H，et al. Alpha-enolase as a potential cancer prognosticmarkerpromotes cell growth，migration，and invasion in glioma. Mol Cancer，2014，13（1）：65

[38] Kawai T，Enomoto Y，Morikawa T，et al. High expression of heat shock protein 105 predicts a favorable prognosis for patients with urinary bladder cancer treated with radical cystectomy. Mol Clin Oncol，2014，2（1）：38-42

[39] Tomita M，Shimizu T，Ayabe T，et al. Carcinoembryonic antigen level in serum and pleural lavage fluid in non-small cell lung cancer. Thorac Cardiovasc Surg，2010，58（6）：350-353

[40] Malaguarnera G，Giordano M，Paladina I，et al. Serum Markers of Hepatocellular Carcinoma. Dig Dis Sci，2010，55（10）：2744-2755

[41] Fukuoka K，Kuribayashi K，Yamada S，et al. Combined serum mesothelin and carcinoembryonic antigen measurement in the diagnosis of malignant mesothelioma. Mol Clin Oncol，2013，1（6）：942-948

第八章　肿瘤内镜检查及应用

第一节　食管镜/胃镜检查

一、概述

胃镜已经在临床上普遍使用，是对于食管、胃及十二指肠疾病进行诊疗的重要工具。不仅对病变进行直接观察，还可以进行活检获得病理学的诊断。目前胃镜检查及组织病理检查是诊断上消化道癌的"金标准"。其他任何检查方法如上消化道钡剂造影、CT、MRI和胃肠道彩色超声等都不能替代之。

二、胃镜检查历史

1868年德国学者Kussmaul在吞剑师吞剑的启发下研制成第一台硬式胃镜，用燃油灯反射光照明，终因镜管太长无法看清胃腔，实际上未能推广。1932年Sehindler在光学家Wolf协作下研制成半可曲式光学胃镜，其前端30cm一段为可弯曲的软管，管内等距排列26个棱镜，当软管弯曲时图像经物镜传入，通过棱镜折射后再经直的金属导管传到目镜，所以这种半软管-半硬管的胃镜称半可曲式胃镜又称软式胃镜，是胃镜发展史上第一个里程碑。1950年日本学者宇治达郎成功研制胃内照相机，虽然能照相却弥补不了软式胃镜盲区较多，插镜痛苦和易损伤咽部、食管和胃壁的缺点。1958年美国医生Hirschawitz首先研制使用光学纤维胃镜，由于用数万根导光玻璃纤维集束传导图像，内镜镜身在各种弯曲状态下都能清晰地高分辨率地传导图像，从而使几乎所有体内腔隙管道均可由纤维内镜观察，使消化内镜提高到一个新的水平。1983年美国Welch Allyn公司又发明了电子内镜并用于临床，其更高的分辨率及数字化电子胃镜具有影像质量好、屏幕画面大、图像清晰、镜身纤细柔软、操作灵活等优点，有利于诊断和开展各种内镜下治疗，并有影像储存功能，便于会诊及资料保存。为消化内镜开辟了一个崭新的纪元。

三、适应证与禁忌证

（一）适应证

1. 凡有上消化道症状、疑及食管、胃及十二指肠病变临床有不能确诊者。

2. 原因不明的上消化道出血，需进行急诊内镜检查以明确诊断者。

3. 有上消化道症状而其他影像学检查未能发现病变或不能确定病变性质者。

4. 已确诊的上消化道病变如溃疡、萎缩性胃炎等癌前病变，需内镜随访复查者。

5. 上消化道手术后有无法解释的症状者。

6. 健康体检者，尤其是上消化道肿瘤高危人群的普查或筛查。

（二）禁忌证

1. 相对禁忌证

（1）心肺功能不全者。

（2）消化道出血患者，血压未平稳。

（3）高度脊柱畸形，巨大食管或十二指肠憩室者。

2. 绝对禁忌证

（1）严重心、肺疾患，如严重心律失常、心肌梗死急性期、重度心力衰竭、哮喘发作期、呼吸衰竭不能平卧等而无法耐受内镜检查者。

（2）疑及休克等病情危重患者。

（3）严重精神失常不能配合的精神病患者。

（4）口腔及咽喉急性重症炎症内镜不能插入者。

（5）食管及胃的急性炎症，尤其是腐蚀性炎症患者。

（6）胸腹主动脉瘤及脑卒中患者。

（7）烈性传染病患者。

四、胃镜检查的现状

我国是上消化道癌症的高发地区，食管癌的年平均死亡率为1.3/10万～90.9/10万，胃癌全国年平均死亡率约为16/10万。对于进展期的上消化道恶性肿瘤，胃镜检查结合病理活检其诊断的准确率接近100%。但在早癌的检出率方面却远远落后于其他国家。在日本，通过对高危人群的普查，食管早期癌的发现率占80%，早期胃癌的比例为79%，而目前我国门诊患者早期食管癌的检出率仅为5%，大医院早期胃癌的诊断比例也不超过20%。提高早癌的检出率是延长患者生存期甚至治愈癌症的关键，因此如何提高消化道早癌的检出率是我国内镜医师急需解决的难题。因此，中华医学会消化内镜学分会联合中国抗癌协会肿瘤内镜专业委员会，组织全国消化、内镜、病理、外科、肿瘤等多学科专家先后共同制定《中国早期食管癌筛查及内镜诊治专家共识意见（2014年，北京）》及《中国早期胃癌筛查及内镜诊治共识意见（2014年4月）·长沙》，对早期食管癌和早期胃癌的内镜下表现及如何规范化内镜操作进行了详尽阐述，在此不再赘述。

五、胃镜相关新技术

近年来随着现代信息、光电、材料等技术的不断创新，内镜相关的图像强化技术，CCD技术的不断改进，电子内镜也不断改良，内镜又与组织化学、细胞荧光等技术相结合，发展成更新一代的内镜，使人们的观察范围明显扩大，对黏膜的分辨率也越来越高，有能力直接观察到细胞形态和亚细胞水平。从而可以提高食管、胃早癌的检出率。

（一）自体荧光内镜

荧光内镜利用蓝色光（波长为390～440nm）和绿色光（易受血红蛋白影响，波长为540～560nm）增强对肿瘤性病变、炎症性病变、正常组织的识别能力。正常组织与肿瘤组织分子结构不同，它们的荧光光谱特征也不一样，根据测定肿瘤组织与正常组织的荧光发射光谱特征来区分不同的组织类型是自体荧光法诊断恶性肿瘤的理论基础。自体荧光成像技术（autofluorescence imaging，AFI）系统对于辨别早期癌变具有积极意义，目前大多文献报告中，重度不典型增生、早期癌的诊断可靠性高达90%以上，而中晚期癌由于肿瘤组织侵犯深，且常伴有坏死组织、黏液等覆盖表面，干扰自体荧光信息，使诊断可靠性减低，多数假阴性结果都是因为表面覆盖了正常的黏膜。随着影像系统的日益完善，如自体荧光激发光源的优化选择、内镜影像传感器照相机灵敏度的进一步提高，自体荧光内镜成像技术将成为一种普通的辅助诊断工具。

（二）染色内镜技术和电子染色内镜技术

1. 染色内镜 染色内镜（staining endoscopy）是指在内镜常规检查的基础上，辅助使用色素制剂，增加病变与正常组织对比，使病灶的形态、范围更为清晰，从而提高肉眼识别能力，引导活检，提高病变检出率。特别是用于对早期消化道肿瘤和癌前病变的发现（图8-1）。食管常用染色剂为卢戈碘染色，胃内常用染色剂为靛胭脂染色、醋酸染色以及亚甲蓝染色。通过在消化道黏膜喷洒各种染料有助于判断病变的良恶性、能显示普通内镜检查不易发现的病灶，还能观察癌肿病灶浸润范围及深度，从而有助于术前决定采用何种手术方式。

2. 电子染色内镜 电子染色内镜实际上并不是真正的染色，而是根据不同的原理使病变组织和正常组织成像出现差异进行观察。目前比较常用的电子染色方式主要有内镜窄带成像技术（narrow-band imaging，NBI），内镜智能分光比色技术（flexile spectral imaging color enhancement，FICE），i-scan技术以及蓝激光成像技术（blue laser imaging，BLI）等。

（1）内镜窄带成像技术（narrow-band imaging，NBI）：是一种利用窄波光的成像技术，应用特殊的滤光片将普通白色照明光过滤成窄带的蓝光和绿光，利用不同组织结构吸收和散射这种特殊窄光带的差异，能够更清晰地显示出血管和黏膜表面的细微变化，在一定程度上具有与色素内镜类似的效果。NBI同时结合放大内镜检查术（ME）可同时具有放大内镜和色素染色的双重功能，能对黏膜病变表层结构和微血管更清晰的显示（图8-2）。NBI状态下胃黏膜呈现的浅蓝色嵴状结构（light blue

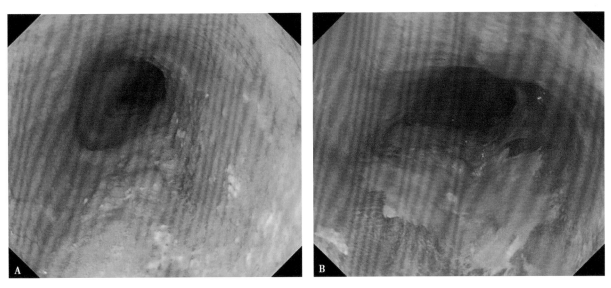

图 8-1　染色内镜在早癌诊断中的作用

A. 常规普通内镜,可见食管局部黏膜糜烂,边界不清;B. 卢戈氏液染色后可清晰判断病变范围

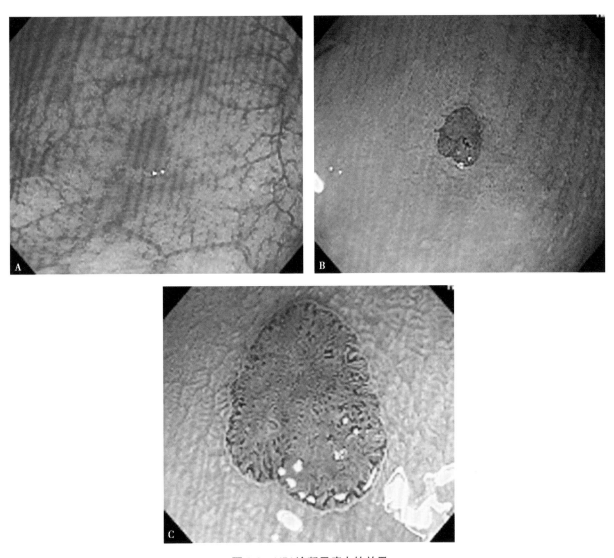

图 8-2　NBI 诊断早癌中的效果

A. 常规内镜下可见一病灶,边界欠清晰;B. NBI 下病灶清晰显示;C. NBI+ 放大内镜清晰显示病灶表面毛细血管及腺体分布

crest,LBC)是肠上皮化生的特征性改变。NBI对胃黏膜肠上皮化生诊断的敏感性和特异性均为89%,特异性为93%。NBI放大内镜对于诊断普通白光内镜难以判断性质的胃小的凹陷性病变的准确率、敏感度、特异度分别为96.6%、95.0%和96.8%。NBI放大内镜鉴别肿瘤和非肿瘤病变的价值明显优于普通白光内镜,而且可以明显减少活检率。NBI-ME也有很多不足之处:①消化道的清洁度对判断结果有影响,故检查前要充分地清洗干净;②黏膜表面出血后影响其观察,故操作中尽量减少出血的发生。

(2)内镜智能分光比色技术(flexile spectral imaging color enhancement,FICE):又称计算机虚拟色素内镜,指将普通的电子胃镜彩色图像经计算机数据处理、分析产生一特定波长的分光图像,采用电子分光技术选用任意波长的红绿蓝三色光组合,根据观察的病变不同设定波长,选定不同的分光图像,再将分光图像还原为FICE图像。FICE主要着眼于观察消化道黏膜表面的微细腺管形态及微血管形态,更易发现扁平病变并观察其黏膜细微结构,并可分别突出显示黏膜或血管的状态,通过观察黏膜及黏膜下血管纹理,推测病变的良恶性及浸润深度,获得与内镜下染色相同的视觉效果,从而进行靶向活检提高早癌的检出率。目前所应用的领域包括两个方面:其一是替代色素内镜用于发现扁平病变并观察其黏膜小凹分型;其二是充分利用FICE技术相对于色素喷洒的优势,通过观察黏膜及黏膜下血管纹理,推测病变的组织类型及浸润深度。这项技术主要着眼于发现一些在普通内镜下难以发现的病灶,如观察消化道黏膜表面的微血管形态及微细腺管形态,从而引导活检更加精确,使消化道肿瘤的早期病变、消化道黏膜的组织学改变及异型增生的诊断大大提高。

(3)智能染色技术(intelligent scan,i-scan):i-scan技术是一个统称,其中包括表面增强(surface enhancement,SE)、对比增强(contrast enhancement,CE)和色调增强(tone enhancement,TE)等多种模式。而TE中还包括(P、V、B、E、G、C)各种智能染色等功能。传统的光学染色功能是利用滤光片,把全光谱的光线滤波为短波长光线,而血红蛋白可以吸收短波长光线,主要用于强调有微血管改变的一些病变。而i-scan的不同之处在于它是通过对白光图像进行后处理来实现光学染色功能。i-scan从白光图像强调(SE、CE)和染色图像强调(TE)两个角度入手,发现肉眼不易发现的微小病变,并对病变进行细致观察。白光图像强调(SE、CE)是从电荷耦合元件(charge-coupled devices,CCD)成像的最小单位——"像素"的亮度方面进行处理,使微小平坦型没有颜色改变的病变暴露无遗,检查时并不改变消化道黏膜原始的色彩,适合用于消化道早期肿瘤的内镜筛查。染色图像强调(TE)是利用分光技术及像素颜色处理两方面进行强调。针对腺管开口与微血管等微细结构分别采用特定波长的光线强调。另外,针对不同部位黏膜的专用模式,除了采用特定波长光线强调微细结构外,主要是根据每个像素点色彩的变化,进行智能分析并确定病变与正常部位微细边界,使病变与正常部位反差对比更加强烈。以上几种模式可单独使用,也可组合在一起使用,给操作者提供更多有价值的诊断信息。

(4)蓝激光成像技术(blue laser imaging,BLI):LASEREO系统由日本富士公司2012年正式推出。该产品有别过去惯用的卤素灯或氙气灯的白色光源,采用激光光源,图像特性具有更加明亮、清晰、层次感的优点,提高了早癌等病变部位的可辨识度,为消化道早癌精确诊疗带来更多可能性。LASEREO系统的激光光源装置搭载了白光用和BLI用两种波长的激光。白光用的激光是通过对荧光体进行白光照射,使其受激励光激发而发光(发射波长的个体差为440～460nm范围内)。BLI用的激光是通过高对比度信号来获取血管表面构造的信息(发射波长的个体差为400～420nm范围内)。通过调节两种激光的发光强度比,对于白光观察与窄带光观察分别给予适当的光照射,并结合图像处理,即可在4种观察模式(白光、BLI、BLI-bright、LCI)之间进行切换观察。BLI仅有410nm窄带广谱,且被血红蛋白吸收,可观察黏膜表面的微血管和微结构,对血管和表面结构对比度强调最明显。适用于近距离加放大观察,早癌病变的精查。由于背景较暗,不适于中远距离的观察。BLI-bright增加了白光用激光的强度,图像明亮度更高,可适合中远距离观察,用于筛查。LCI 激光波长和亮度与 BLI-bright 相同,但主机针对黏膜表面的红色部分进行了强化,使红色的区域更红,白色的区域更白,适用于远距离观察,提高炎症、HP 感染的识别度,可用于早癌筛查。

(三)放大内镜检查术

放大内镜检查术(magnifying endoscopy,ME)是近年来发展出的一项消化内镜新技术,放大内镜又称显微内镜,可将内镜下的物像放大几十倍甚至上百倍,因而可用来观察黏膜的微小早期病变。放大内镜的结构和原理与普通内镜区别不大,关键之处在于其在物镜和内镜前端的电荷耦合元件之间,加装了不同倍数的放大镜头,同时像素更密集,分辨率可达到 0.1mm 的视觉效果。通常采用的放大内镜是焦点调节式的放大电子内镜,采用变焦方法,摄像镜头的一部分可以移动,既能保持相当于普通内镜的远景观察,又能进行放大观察。在变焦时需将镜头贴近黏膜,与黏膜之间的距离必须控制在 2～3mm,对操作者的手法要求相当高。近年来伴随着电子内镜技术的进步,放大内镜在机械性能、放大倍数及图象清晰度等方面均有了很大改进。放大内镜通常可达到 70～140 倍的光学放大效果,接近显微镜的放大效果,可将分辨率较前提高 60%～100%,可区分出 10～71μm 的微小变化,而肉眼的分辨率仅为 125～165μm。放大内镜适用于观察消化道黏膜的细微结构改变,可观察腺体结构的改变

及微血管的变化,对消化道黏膜上皮内瘤变和早期癌变的诊断价值尤高。

单纯的放大内镜观察效果并不理想,因此必须结合染色技术才能使病变显示更清晰。放大内镜结合电子染色技术可以精确地显示黏膜病变,更清晰的观察病变的腺管开口、微血管及病变与周围组织的界线等微细结构。有学者分析放大胃镜联合 FICE 技术诊断早期胃癌的准确度,对在常规内镜检查时发现可疑的微小凹陷病变,则分别用放大胃镜和放大胃镜联合 FICE 进行观察,放大胃镜的敏感度、特异度、准确度分别为 41.2%、94.7% 和 82.4%,放大胃镜联合 FICE 的敏感度、特异度、准确度分别为 86.7%、96.5% 和 91.9%。高分辨率的放大内镜对血管的病变也有较大价值,例如可观察到早期食管癌表面血管结构的变化,从而做到及时诊断。食管黏膜表面由复层鳞状上皮覆盖,在临床当中我们将"上皮乳头内毛细血管袢"称为 intra-epithelial papillary capillary loop(IPCL)。正常的 IPCL 排列整齐、大小一致、分布稀疏,而异常的 IPCL 在放大内镜下观察可出现扩张、扭曲、排列紊乱、大小不一等改变。根据 IPCL 的分类可以判断病变的性质及浸润层次。目前关于 IPCL 的分类有多种标准,其中较为常用的为 2001 年 Inoue 提出的"井上分类"及日本食管学会 2012 年制定的 AB 分型。根据"井上分类",食管 IPCL 形态学改变分为 I 型至 V 型(图 8-3)。I 型至 III 型的 IPCL 大多数与良性病

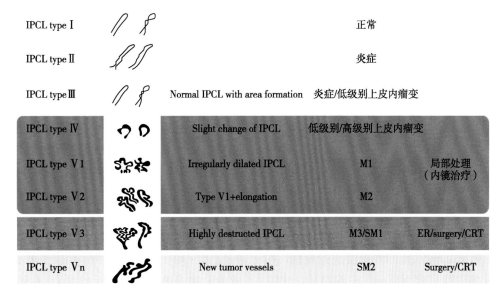

图 8-3 食管黏膜表面微血管变化的 IPCL 井上分类

理相对应。约 50%IPCL Ⅳ型对应于低级别上皮内瘤变（LGIN），其余对应于高级别上皮内瘤变（HGIN）。IPCL Ⅴ型是一种恶性肿瘤分类，共分为 4 个亚型。IPCL Ⅴ1 型对应 M1（黏膜上皮层），IPCL Ⅴ2 型对应 M2（黏膜固有层），IPCL Ⅴ3 型的对应包含 M3（黏膜肌层）与 SM1（黏膜下层浅层），IPCL Ⅴn 型是广泛深度浸润表现，对应 SM2（黏膜下层深层）或更深。AB 分型较井上分型更为简略，A 型对应于炎症或低级别上皮内瘤变，B 型对应于高级别上皮内瘤变或癌，其中 B1 对应于 M1 和 M2，B2 对应于 M3 和 SM1，B3 对应于 SM2 或更深（表 8-1）。因此放大内镜结合电子染色内镜能提高消化道黏膜表面结构的观察水平，有利于对平坦性病变的早期发现和诊断，对判断肿瘤或非肿瘤病变的符合率比普通内镜和染色内镜高，敏感性强，且在操作上简单易行，只需进行模式切换，无须染料，影响因素少，便于推广。

表 8-1 食管黏膜表面微血管变化的 AB 分型

分型	血管形态特点	浸润深度
Type A	血管形态轻微变化	炎症或轻度异型增生
Type B		
B1	血管形态呈迁曲、扩张、口径不同、形态不均匀的襻状异常血管	M1，M2
B2	无法形成襻状的异常血管	M3，SM1
B3	高度迁曲扩张的不规则血管	SM1，SM3

（四）激光扫描共聚焦显微内镜

激光扫描共聚焦显微内镜（laser scanning confocal microendoscopy，LSCM）是由激光扫描共聚焦显微镜整合于传统内镜的头端而成，它是在传统光学显微镜基础上采用共轭聚焦的原理和装置，利用激光作为光源，以及通过针孔的选择和 PMT 的收集，对其所观察到的对象进行数字图像分析处理的一种组合装置。可在整块组织中对显微结构进行观察，能将图像放大 1 000 倍，从而可以在活体中对细胞和亚细胞结构进行观察，如对隐窝结构、黏膜细胞和杯状细胞、上皮内炎性细胞、毛细血管等进行高清晰度观察，还能对表层黏膜细胞 250μm 深度的固有层进行观察，并可将断面影像进行重建而显示其三维结构，对黏膜病变作出即时的组织学诊断，达到光学活检的

目的。该装置为 Pentax 公司生产，目前已有临床研究，其涉足领域包括 Barrett 食管及 Barrett 腺癌、胃癌的筛查与诊断等诸多方面。并且共聚焦内镜与传统组织学检查结果相符率甚高。共聚焦激光显微内镜对 Barrett 食管的诊断有显著的优势，可实时分辨柱状上皮的不同类型、有无肠上皮化生、不典型增生及上皮血管改变，从而进行更精确的靶向活检，大大提高了活检效率。有研究发现诊断 Barret 食管及其瘤样变，敏感性分别为 98.8% 和 91.7%，特异性为 94.4% 和 99.6%。准确率均为 97.5%。共聚焦激光显微内镜也可用于胃癌及癌前状态的诊断。有研究发现共聚焦图像分类诊断肿瘤性病变的敏感性、特异性和准确率分别为 84%、95% 和 80%。但仍存在一定的局限性：①最大深度为 250μm，黏膜下层的粗血管不能观察到；②观察的视野仅有 500μm×500μm，在放大内镜下可以观察到的分化型早期胃癌与正常胃黏膜明显的分界线及胃体黏膜的集合静脉不能观察到；③对于隆起型病变不易对准病变部位，对深层血管网的观察有困难；④易产生伪影影响观察。如何增加共聚焦内镜的扫描深度、增加放大倍数、减少伪影产生、使用的普及成为共聚焦内镜发展的所面临的重要问题。

六、超声内镜

传统意义的消化内镜均以光学成像作为诊疗基础，而超声内镜检查术（endoscopic ultrasonography，EUS）的诞生使内镜医师的视野超越了肉眼的限制、拓展到表层组织以下及消化管腔外。超声内镜将微型高频超声探头安置在内镜顶端，当内镜插入体腔后，通过内镜直接观察腔内的形态，同时又可进行实时超声扫描，以获得管道层次的组织学特征及周围邻近脏器的超声图像，从而进一步提高内镜和超声的诊断水平。由于插入探头接近病变，缩短了声路而降低声衰减，并采用高频技术，可明显提高图像分辨力，发现微小病灶。1980 年，美国的 Di Magno 和 Green 最先报道使用电子线型超声胃镜进行动物实验获得成功。之后，随着超声探头的微型化使得超声内镜的临床应用变成现实。30 年的迅速发展已使之成为一种成熟的内镜诊断技术，一系列 EUS 引导下的治疗技术也日渐丰富。目前，超声内镜已广

泛用于消化道及胆胰病变的诊断及治疗。在上消化道病变的诊断方面，超声内镜可以确定消化道黏膜下肿瘤的起源与性质。超声内镜可将消化道壁分成5层（与其解剖结构相对应），分辨出壁内肿瘤的生长层次，5层结构中任一层次的中断及异常变化可判断肿瘤浸润的深度。对于食管、胃及十二指肠的黏膜下肿瘤，超声内镜是诊断消化道黏膜下肿瘤的"金标准"，可以通过肿瘤起源层次、大小、回声特点等初步判定肿瘤性质，可以鉴别消化道的隆起是否黏膜下肿瘤或壁外病变压迫所致。超声内镜还可以判断消化系肿瘤的侵犯深度，并可较准确地诊断消化道早癌，为早癌的内镜下切除提供保障。对于进展期的消化道癌可进行较准确的术前 TNM 分期，以便于制定手术方案或进行术前新辅助放化疗。超声内镜对于肿瘤浸润深度的判断及壁外淋巴结的肿大诊断较准确，优于腹部 CT 等影像学检查。

七、上消化道肿瘤内镜下治疗进展

近年来，随着消化内镜器械及诊疗技术的迅速发展，早期食管癌及胃癌的发现率和诊断率明显提高，内镜黏膜切除术（endoscopic mucosal resection，EMR），尤其是从 EMR 基础上发展而来的内镜黏膜下剥离术（endoscopic submucosal dissection，ESD）成为消化道早癌治疗的热门课题。大量研究表明，上皮内癌、黏膜内癌是内镜下 EMR、ESD 治疗绝对适应证，并与传统外科手术治疗具有等同临床价值。早期食管癌 ESD 治疗适应证为：无脉管和淋巴结转移，浸润深度为 M1、M2、M3、SM1，对病变大小、侵犯食管周径情况及病变个数无明确限制。而对于适合内镜下切除（EMR 或 ESD）的早期胃癌的标准是：没有淋巴结和血管侵犯，没有溃疡的分化良好的黏膜内癌，无论肿瘤的大小；或伴有溃疡，肿瘤直径 <30mm 的黏膜内癌；或肿瘤直径 <30mm 的侵犯黏膜下层（SM1）癌。但是，由于存在微转移的可能，即使接受了根治性手术的消化道早癌患者，术后转移复发率也有 1.7%～3.4% 不等。由于目前尚没有消化道早癌接受内镜切除后长期生存的资料分析，无法判断内镜切除术，即使是没有淋巴结转移的没有溃疡的黏膜内癌（无论肿瘤大小）的患者，术后复发率是否高于传统的根治性

手术。而且，由于相关诊疗规范的落后，对于采取内镜切除术后复发或转移的患者，如果术前没有完全告知患者风险，有造成医疗纠纷的可能，需要引起临床医生的重视。而对于一些上消化道黏膜下肿瘤如平滑肌瘤、间质瘤、脂肪瘤等则可经黏膜下隧道内镜技术（submucosal tunneling endoscopic technique）将其完整去除，从而避免传统外科手术。

八、展望

发现一例早癌，救人一命，救一个家庭，幸福一家人，要提高早癌检出率，必须采用多种内镜诊疗技术、提高内镜诊疗水平，不断完善和规范内镜操作程序，相信随着人们健康保健意识的提高和内镜技术的发展，一定能够极大地提高我国消化道早癌的诊治水平。

（李兆申　王凯旋）

第二节　支气管镜检查

一、支气管镜检查概述

支气管镜检查是将支气管镜置入气管和支气管以及更远端，能够直接观察气管和支气管腔内的情况，并可根据临床需要进行相应的检查和治疗。支气管镜的发展经历了传统硬质支气管镜、纤维支气管镜和电子支气管镜三个历史阶段。目前除普通支气管镜外，近年来还出现了超细支气管镜、荧光 / 窄带成像支气管镜、超声支气管镜及内科胸腔镜等多种不同类型的内镜。支气管镜检查是拟诊胸部肿瘤患者的常规检查项目，支气管镜检查在明确胸部肿瘤性质、协助判断病变范围、明确胸部肿瘤患者术前分期中发挥了重要作用。

二、支气管镜检查适应证与禁忌证

（一）适应证

1. 不明原因的慢性咳嗽。支气管镜对于诊断支气管结核、异物吸入及气道良、恶性肿瘤等具有重要价值。

2. 不明原因的咯血或痰中带血。尤其是 40 岁以上的患者，持续 1 周以上的咯血或痰中带血。

支气管镜检查有助于明确出血部位和出血原因。

3. 不明原因的局限性哮鸣音。支气管镜有助于查明气道阻塞的原因、部位及性质。

4. 不明原因的声音嘶哑。可能因喉返神经受累引起的声带麻痹和气道内新生物等所致。

5. 痰中发现癌细胞或可疑癌细胞。

6. X 线胸片和 / 或 CT 检查提示肺不张、肺部结节或块影、阻塞性肺炎、炎症不吸收、肺部弥漫性病变、肺门和 / 或纵隔淋巴结肿大、气管支气管狭窄以及原因未明的胸腔积液等异常改变者。

7. 肺部手术前检查，对指导手术切除部位、范围及估计预后有参考价值。

8. 胸部外伤、怀疑有气管支气管裂伤或断裂，支气管镜检查常可明确诊断。

9. 肺或支气管感染性疾病（包括免疫抑制患者支气管肺部感染）的病因学诊断，如通过气管吸引、保护性标本刷或支气管肺泡灌洗获取标本进行培养等。

10. 机械通气时的气道管理。

11. 疑有气管、支气管瘘的确诊。

（二）禁忌证

支气管镜检查禁忌证范围日趋缩小，或仅属于相对禁忌。但在下列情况下行支气管镜检查发生并发症的风险显著高于一般人群，应慎重权衡利弊后再决定是否进行检查。

1. 活动性大咯血。必须要行支气管镜检查时，应在建立人工气道后进行，以降低窒息发生的风险。

2. 严重的高血压及心律失常。

3. 新近发生的心肌梗死或有不稳定心绞痛发作史。

4. 严重心、肺功能障碍。

5. 不能纠正的出血倾向，如凝血功能严重障碍、尿毒症及严重的肺动脉高压等。

6. 严重的上腔静脉阻塞综合征，因纤维支气管镜检查易导致喉头水肿和严重的出血。

7. 疑有主动脉瘤。

8. 全身情况极度衰竭。

三、支气管镜检查现状

（一）普通型支气管镜检查

对于初诊患者一般首先应用普通型支气管镜进行检查，其中部分患者能够明确诊断。普通型支气管镜外径常为 4.9mm，能够进入第 4～7 级支气管，个别情况下甚至能够进入第 8 级支气管。普通型支气管镜下诊断的途径包括黏膜活检、细胞学刷检、支气管肺泡灌洗、经支气管肺活检（transbronchial lung biopsy, TBLB）以及经支气管针吸活检（transbronchial needle aspiration, TBNA）等方法。

（二）超细支气管镜检查

目前临床上常用的超细支气管镜外径仅为 2.8mm，可以观察到第 9 级支气管，并可利用专用的活检钳和细胞刷进行采样。但是由于超细支气管镜（ultrathin bronchoscopy, UB）的活检管道内径仅有 1.2mm，配套活检钳咬取的组织较小，钳取力量较小，对于腔内型病变诊断相对容易，而管壁黏膜下浸润性病变采样相对困难。此外，对于中心气道明显梗阻的病例，可以使用 UB 来观察病变在气道腔内的范围。

（三）特殊光支气管镜检查

1. **自体荧光支气管镜（autofluorescence bronchoscope, AFB）** 荧光支气管镜是在普通电子支气管镜的基础上结合细胞自发性荧光所开发的一种新型的支气管镜。该设备通过激发自身细胞发出荧光，利用正常组织、癌前病变及肿瘤之间自身荧光的差异，提供了一个发现早期肺癌的新方法。正常组织在 AFB 下表现为绿色，而癌组织或癌前病变区域则表现为紫色。这样，借助不同的荧光颜色就可以发现异常或可疑病灶，并可以明确病变部位及其范围（图 8-4）。AFB 敏感性高，但特异性不足，瘢痕组织、部分炎症反应、3 个月内服用视黄酸和致光敏药物（如血卟啉衍生物等）、6 个月内接受过细胞毒性剂的化疗和胸部放疗等都可以出现假阳性的结果。

2. **NBI 支气管镜** NBI 利用滤光器过滤掉内镜光源所发出的红蓝绿光波中的宽带光谱，仅留下窄带光谱。其中波长 390～445nm 的蓝光可被黏膜表层的毛细血管吸收、530～550nm 的绿光可被黏膜深层的毛细血管吸收，能清晰反映支气管壁上的血管变化，以有助于发现起源于支气管黏膜上皮的早期肺癌（图 8-5）。与普通白光支气管镜和 AFB 相比，NBI 支气管镜敏感度略低一些，但特异度更高。

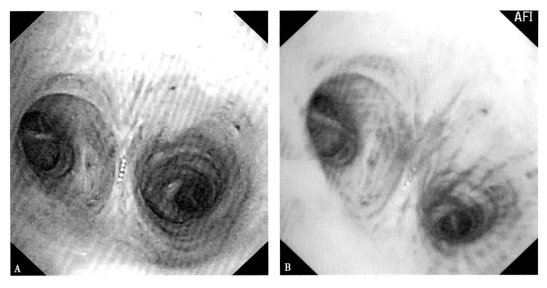

图 8-4　荧光支气管镜表现

A. 普通白光支气管镜可见嵴黏膜充血；B. 荧光支气管镜下充血处黏膜呈紫红色，并且边界清楚，局部活检病理提示为重度不典型增生

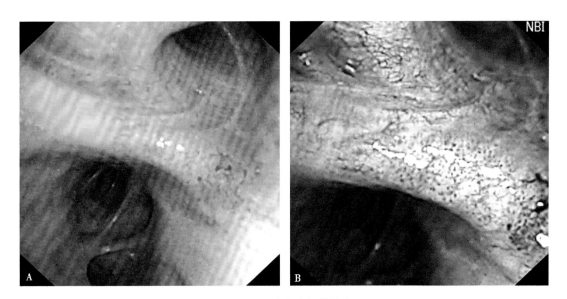

图 8-5　窄带成像支气管镜表现

A. 普通白光支气管镜可见嵴黏膜充血；B. 窄带成像支气管镜下充血处黏膜可见斑点，局部活检病理提示为重度不典型增生

四、支气管镜相关新技术

（一）内科胸腔镜

内科胸腔镜是呼吸系统疾病诊断和治疗不可缺少的手段。其器械灵巧、操作简便、并发症少，最大程度地减少了患者的痛苦，并使医生可在直视下对胸膜腔进行诊断和治疗。内科胸腔镜检查适于：各种原因未明的胸腔积液的诊断；胸膜炎病因的诊断；其他方法无法确定病因的弥漫性或周围型局限性肺病变的诊断；急性脓胸粘连的去除与引流；胸膜粘连术；气胸的治疗。

（二）超声引导下经支气管针吸活检技术

超声引导下经支气管针吸活检（endobronchial ultrasound-guided transbronchial needle aspiration，EBUS-TBNA）技术将内镜医生可观察的范围由原来的气管、支气管腔内进一步延伸到了支气管壁外，目前已成为肺癌术前淋巴结分期的重要手段。目前，EBUS-TBNA 技术公认的适应证包括以下几个方面：①肺内肿瘤的诊断；②原发性肺癌的肺门和/或纵隔淋巴结评估；③原因不明的肺门和/或纵隔肿大淋巴结的诊断（图8-6）；④纵隔肿瘤的诊断。EBUS-TBNA可穿刺的纵隔及肺门淋巴结部位包括1区、2区、3P区、4区、7区、10区、11区及12区淋巴结。纵隔8区、9区、5区及6区淋巴结由于解剖位置的原因，无法行EBUS-TBNA穿刺，可考虑联合食管镜超声引导下穿刺活检，来全面评估纵隔淋巴结情况。

（三）支气管内超声结合引导鞘技术

2004年日本学者Noriaki Kurimoto首次报道了支气管内超声结合引导鞘（endobronchial ultrasound-guide sheath，EBUS-GS）技术诊断肺周围型病变的方法。这项技术由引导鞘覆盖的超声探头先检测到病变部位，然后将探头退出而在原处留置导管鞘，再沿导管鞘进行活检和细胞学刷检（图8-7）。EBUS-GS的要点在于准确定位目标支气管，并且调整合适的位置，使其最大程度接近病变的中心部位。当引导鞘处于病变的中心位置时，镜检阳性率可达80%左右；而引导鞘位于病变一侧时，镜检阳性率仅为50%左右。EBUS-GS是获取肺周围型病变标本的有效方法，甚至对透视下显示不清的病灶也能通过超声探头定位采集到样本。

（四）电磁导航支气管镜

电磁导航支气管镜（electromagnetic navigation bronchoscope，ENB）是2000年后开始使用于临床的肺外周病变经支气管诊断技术。ENB一般

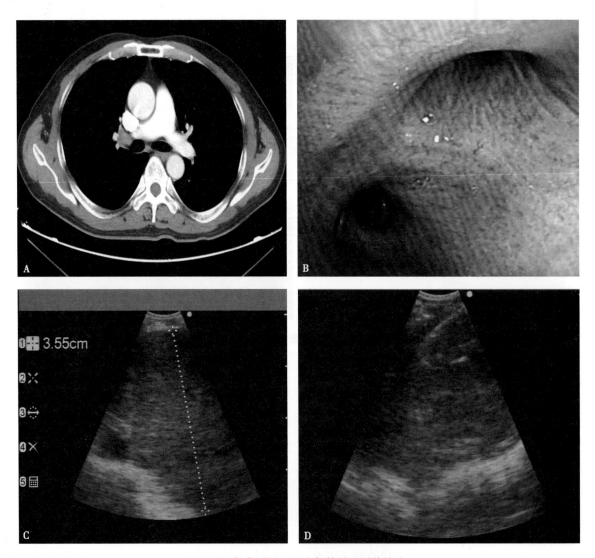

图8-6 超声引导下经支气管针吸活检技术

A. CT示右肺门肿大淋巴结；B. 气管镜可见右肺上叶与中间段支气管间嵴增宽；C. 超声内镜检查示右肺门淋巴结；D. 右肺门淋巴结穿刺中

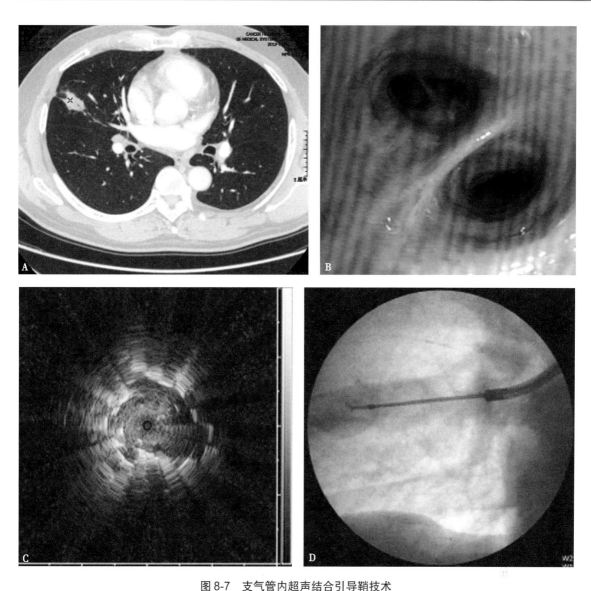

图 8-7　支气管内超声结合引导鞘技术
A. CT 示右肺中叶外周占位；B. 气管镜检查右肺中叶未见异常；C. 超声探头发现右肺中叶病变；D. 导向鞘引导透视下病变活检

利用胸部 CT 图像进行三维重建结构路线图，然后在支气管镜检查过程中携带引导导管达到病变部位。由于引导导管顶端携带有电磁定位传感器，因此可以将病变位置实时地再现到预先生成的肺脏 3D 路线图上，能够实时准确对常规支气管镜无法到达的肺外周病变或纵隔和肺门淋巴结进行定位，又可通过活检通道行 TBLB 或 TBNA 获取病变组织行病理检查。最近研究显示 ENB 诊断恶性病变的敏感性和特异性分别为 69% 和 100%，且具有较低的并发症风险。

五、支气管镜介入治疗技术

呼吸内镜下介入治疗在肿瘤患者多为晚期病变的姑息减症治疗，可根据病变情况、治疗风险等因素选择软式电子支气管镜、硬质支气管镜或软式支气管镜与硬镜结合的方式。呼吸内镜介入治疗所涉及的技术包括：

（一）肿瘤消融技术

1. **热消融**　包括高频电刀、氩离子凝固术、激光、微波等方法。这些方法能有效地灭活或烧灼支气管腔内的肿瘤组织，减轻管壁肿瘤浸润程度，减少瘤负荷，解除气道阻塞。

2. **冷冻**　冷冻手术是利用超低温破坏异常活组织的一种方法，根据焦耳 - 汤姆孙原理，高压 CO_2 气体通过小孔释放、节流膨胀制冷产生低温，最低温度可达 −80℃，在冷冻探针的前段形成一定大小的冰球,可有效杀灭肿瘤。

(二)气道支架植入术

气管支架植入术是在支气管镜等器械的操作下及 X 线监视下,将管状的气管内支撑物送入病变段(狭窄处),支架自展扩张,重建呼吸通道,缓解患者呼吸困难的症状。气管内恶性肿瘤处理原则还是应先采取消融措施,将管腔内可见的肿瘤消除,如热消融、冷冻、光动力治疗、药物注射等,必要时再置入被膜内支架或放射性粒子支架。置入支架最好在消融治疗后 1 周进行,否则大量坏死物质易致支架堵塞。管外型气道狭窄可考虑直接置入支架,然后再结合外放疗或瘤体内植入放/化疗粒子等。对于管外肿块较大、严重气道狭窄的患者,应该选择支撑力大的支架(如 Z 形支架),否则有可能支架置入后不能张开而导致窒息。此类患者亦可考虑气管插管后再做放/化疗等。对管内型和管壁型气道狭窄切忌放置金属裸支架,必要时应放置可回收被膜支架。

(三)球囊扩张技术

属于机械性治疗技术,对病因治疗无效,主要用于良性纤维瘢痕病变导致的狭窄。对恶性病变导致的狭窄,只能作为辅助治疗手段。主要并发症包括病变气道撕裂、管壁出血、正常气道撕裂、气胸等。球囊扩张术方法简单、安全、见效快,不需全麻,不需要特殊设备和复杂技术,可以避免激光治疗等所致的支气管穿孔,相对于外科手术和支架置入等其他方法更加经济、安全、创伤小。因此可作为各种病变所致的良性瘢痕性气管支气管狭窄的首选治疗。其不足之处在于为达到满意效果,时常需反复进行。

(四)光动力学治疗

光动力学治疗(photodynamic therapy,PDT)的适应证包括:

(1)根治性治疗:主要用于早期肺癌和癌前病变,如病变表浅,直径 <1cm;内镜下能看到病灶,且肿瘤所在部位能被光纤对准。无远处血行或淋巴结转移。

(2)姑息性治疗:主要用于晚期肺癌的治疗,先采用消融治疗,去除管腔内肿瘤,疏通气道、改善呼吸功能,然后采用 PDT,消灭残余肿瘤,有些患者可获得病情控制,为外科切除创造条件。

(3)手术、放疗后的局部残留或复发之小病灶。

(4)与激光、电凝、冷冻、放疗、化疗等配合应用。

(五)腔内近距离放射治疗

放射性碘 125 粒子可释放 γ 射线。通常是将放射性粒子捆绑在内支架上,既对狭窄的气管起支撑作用,又对肿瘤进行近距离放疗。亦可在支气管镜直视下将碘 125 粒子植入到无法手术切除的气道周围肿瘤组织或转移的淋巴结内,持续放疗,以达到控制肿瘤生长的目的。

(六)局部药物注射

气管腔内局部药物注射:对明确为恶性气管内肿瘤者,可配合冷冻、热疗,瘤体内注射化疗药,起到协同治疗作用。腔内注射常用的药物有化疗药(顺铂、丝裂霉素、表柔比星)。近期疗效明显,能迅速缓解症状,尤其是对肿瘤造成的管腔阻塞可使瘤体缩小,解除气道阻塞,缓解呼吸困难、肺不张及阻塞性肺炎症状,改善患者生活质量,是对全身化疗效果不佳或不能耐受大剂量持久化疗者,控制原发病灶的手段之一。

六、展望

支气管镜的发展为气道疾病诊断和治疗带来了前所未有的变革,各种创新的支气管检查技术能够使肺癌的诊断水平明显提高,其中 EBUS-GS、ENB 及 UB 适用于外周病变,NBI 和 AFB 可以确定黏膜的病灶;EBUS-TBNA 适用于环支气管周病变的准确定位及取样。在支气管镜诊断技术快速发展的同时,一门涉及呼吸病侵入性诊断和治疗性操作的新兴学科"介入性肺病学(interventional pulmonology)"也应运而生,且发展迅速,已成为临床呼吸病学的重要支柱。

(张 蕾 王贵齐)

第三节 结肠镜检查

一、结肠镜检查概述

结肠镜通过肛门插入,逆行向上可检查到直肠、乙状结肠、降结肠、横结肠、升结肠和盲肠以及回肠末端。目前电子结肠镜图像清晰、镜身柔软,是诊断结直肠及回肠末端黏膜病变的最佳选择。结肠镜可清楚观察到黏膜的细微变化,如炎症、糜烂、溃疡、出血、色素沉着、息肉、癌症、血管瘤、憩室、黏膜下病变等。此外，还可以通过活检明确病变的性质，也可进行息肉和早期癌的切除，在结直肠癌的诊断和治疗中具有不可替代的作用。

二、结肠镜检查的适应证与禁忌证

（一）适应证

1. 原因不明的下消化道出血，包括显性出血和持续性隐性出血。
2. 有下消化道症状，如腹泻、便秘、大便习惯改变、腹痛、腹胀、腹块等需要明确诊断。
3. 钡剂灌肠造影阳性或有可疑病变，不能明确诊断。
4. 低位肠梗阻及腹部包块不能排除肠道疾病者。
5. 大肠炎症性疾病帮助做鉴别诊断或需要确定病变范围、病期、严重程度、追踪癌前期病变的变化。
6. 大肠癌高危人群普查。
7. 大肠息肉和早期癌需在内镜下治疗及随访。
8. 大肠癌术后或放化疗的随访。

（二）禁忌证

1. 肛门、直肠有严重的化脓性炎症或疼痛性病灶，如肛周脓肿、肛裂。
2. 各种急性肠炎、严重的缺血性疾病及放射性结肠炎，如细菌性疾病活动期、溃疡性结肠炎急性期，尤其暴发型者。
3. 妇女妊娠期，曾做过盆腔手术及患盆腔炎者，应严格掌握适应证，慎重进行，妇女月经期一般不宜做检查。
4. 腹膜炎、肠穿孔、腹腔内广泛粘连以及各种原因导致的肠腔狭窄者。
5. 肝硬化腹腔积液、肠系膜炎症、腹部大动脉瘤、肠管高度异常屈曲及癌肿晚期伴有腹腔内广泛转移者。
6. 高龄体弱者以及有严重的心脑血管疾病者，检查时必须慎重。精神病患者不宜施行检查，必要时可在全麻下施行。

三、结肠镜检查前的肠道准备

高质量的肠道准备在结肠镜检查过程中起着重要的作用。肠道准备的质量不仅影响结肠镜的操作过程，还影响大肠息肉和早期大肠癌的检出率。推荐结肠镜前1天进食少渣饮食来替代传统的流质饮食，可在不影响肠道准备质量的基础上，提高患者的耐受性及再次行结肠镜检查的意愿。检查前日晚或检查当日晨进行肠道清洁。目前用于肠道清洁的清肠剂种类繁多，常用的有聚乙二醇电解质散、磷酸钠盐溶液、甘露醇、硫酸镁等药物。聚乙二醇电解质散作为容积性泻剂，通过大量排空消化液来清洗肠道，不会影响肠道的吸收和分泌，从而不会导致水和电解质紊乱，比较安全有效，也是孕妇和婴幼儿肠道准备的首选用药。磷酸钠盐溶液主要成分为磷酸氢二钠和磷酸二氢钠，与聚乙二醇电解质散的肠道准备效果相似，但口服剂量少（1 500ml），患者依从性好，腹胀、恶心和呕吐等胃肠道不良反应小。但磷酸钠盐制剂是高渗性溶液，在肠道准备过程中可伴有体液和电解质紊乱，因此老年人群、慢性肾病、电解质紊乱、心力衰竭、肝硬化或者服用血管紧张素转换酶抑制剂的患者慎用。

四、结肠镜检查技术

（一）普通白光内镜

隆起型早期结肠癌或癌前病变在普通白光内镜下较易识别，但扁平型病变不易被发现，检查时应仔细观察黏膜的细微变化（如局部色泽改变、局部呈结节状粗糙不平、轻微隆起或凹陷、毛细血管网中断或消失、黏膜质脆、易自发出血、肠壁僵硬、蠕动差或消失等），如有异常，可在局部活检明确病灶的性质。

（二）放大内镜

放大结肠镜可将病灶放大100~150倍，能观察结直肠黏膜腺管开口，即隐窝的形态，可在不做黏膜活检的条件下判断病灶的组织学类型，对鉴别肿瘤性和非肿瘤性病变具有重要意义，并可对肿瘤的黏膜下侵犯程度进行较为准确的判断，为病变能否进行内镜下治疗提供依据。放大内镜配合局部喷洒染色剂能够将病变范围及黏膜表面形态突出显示，可提高大肠癌早期诊断的准确性。

（三）电子染色内镜

窄带成像技术（NBI）、智能分光比色技术（FICE）以及i-scan等电子染色系统可通过对不同波长光的切换突出显示黏膜表面结构或微血管形态,清晰观察病变的边界和范围,获得与色素内镜类似的视觉效果。利用电子染色结合放大内镜对黏膜腺管开口及黏膜表面微血管网进行观察,可对早期大肠癌及其癌前病变的病理性质做出实时、准确的判断,为治疗方案的制定提供参考。目前在临床应用最广泛的是 NBI。

(四)超声内镜

超声内镜有助于准确判断早期大肠癌和进展期大肠癌的浸润深度,对大肠癌 T 分期的判断有较高准确性。此外超声内镜也是诊断与鉴别大肠黏膜下病变的最佳检查方法。目前应用的超声内镜有两类:一类是内镜前端安装探头,另一类是通过内镜的活检孔道插入细口径的探头。

五、结肠镜治疗技术

结肠镜下早期大肠癌或癌前病变的治疗方法主要包括常规结肠镜下息肉切除术、内镜黏膜切除术(endoscopic mucosal resection,EMR),内镜黏膜下剥离术(endoscopic submucosa dissection,ESD)。与传统外科手术相比,内镜下切除具有创伤小、并发症少、恢复快、费用低等优点,且疗效相当。原则上,没有淋巴结转移或淋巴结转移风险极低、使用内镜技术可以完整切除、残留和复发风险低的病变均适合进行内镜下切除。

(一)结肠镜下息肉切除术

高频电圈套法息肉切除术是切除大于 5mm 的隆起型病变的常用方法(图 8-8),但对于大于

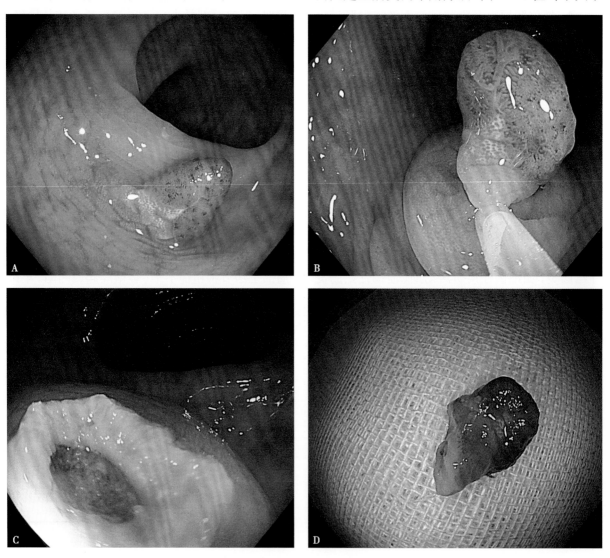

图 8-8 结肠镜下息肉切除术

A. 降结肠可见大小约 7mm 的息肉;B. 内镜下使用圈套器切除;C. 切除后的基底部;D. 切下来的息肉,术后病理:结肠 0-Ⅰs 管状腺瘤,伴低级别上皮内瘤变

1cm 的广基病变有一定的不完全切除率，如怀疑伴绒毛成分、广基锯齿状腺瘤或息肉癌变，应考虑 EMR。

（二）内镜黏膜切除术

内镜黏膜切除术（endoscopic mucosal resection，EMR）指内镜下将黏膜病灶整块或分块切除，适用于胃肠道表浅肿瘤的治疗（图 8-9）。一般采用黏膜下注射 - 切除技术。如果病灶较大，不能一次切除，可采用分片内镜黏膜切除术（piecemeal endoscopic mucosal resection，PEMR），即将病灶分几部分多次切除（图 8-10），但病变残留 / 复发风险增高，术后应密切随访。国内 EMR 治疗平坦型结直肠肿瘤的治愈性切除率超过 90%。

（三）内镜黏膜下剥离术

内镜黏膜下剥离术（endoscopic submucosal dissection，ESD）是在 EMR 基础上发展起来的新技术，对不同部位、大小、浸润深度的病变，在进行黏膜下注射后使用特殊电刀，逐渐分离黏膜层与固有肌层之间的组织，将病变黏膜及黏膜下层完整剥离的方法（图 8-10）。国内结直肠 ESD 的发展不均衡，只有少数大中心能常规开展，整块切除率 85.5%～98.3%，治愈性切除率 83.3%～97.6%。研究报道，结直肠 ESD 相比腹腔镜辅助外科手术疗效相当，而并发症风险更小，相对于常规内镜切除和 EMR，完整切除的优势非常明显（表 8-2）。

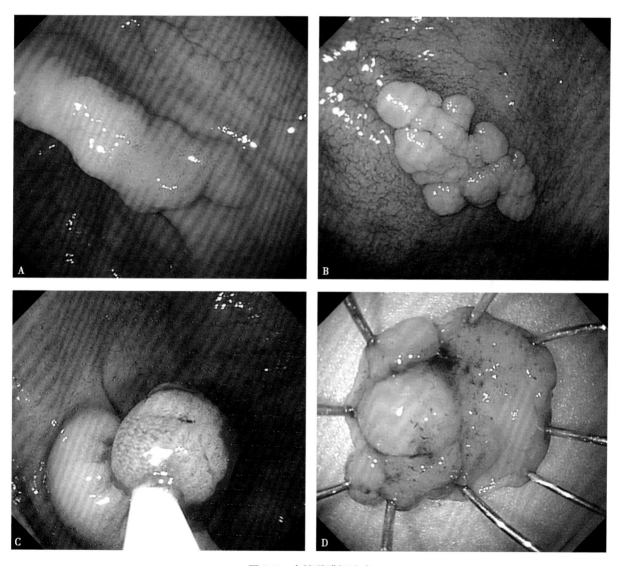

图 8-9　内镜黏膜切除术

A. 回盲部可见侧向发育型肿瘤（1cm×2cm）；B. 靛胭脂染色后表现；C. 使用圈套器切除；D. 内镜下切除的标本。术后病理：结肠 0-Is 管状腺瘤，伴低级别上皮内瘤变，侧切缘及基底切缘均未见肿瘤

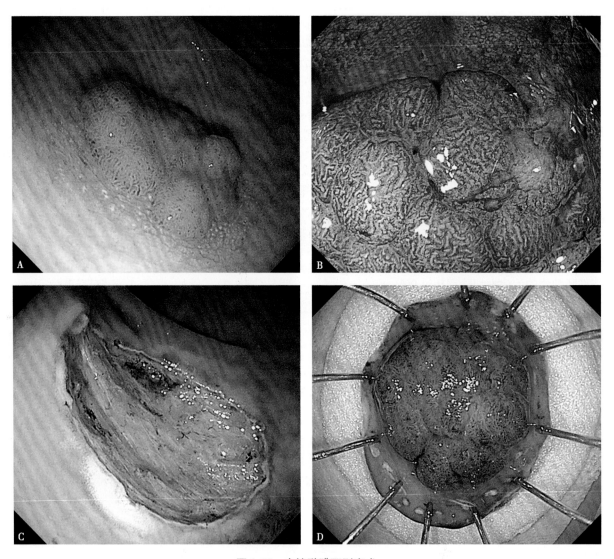

图 8-10　内镜黏膜下剥离术

A. 直肠宽基息肉样病变（3cm×1.5cm），距肛门约 7cm；B. 结晶紫染色后表现；C. 切除后的创面；D. 内镜下切除的标本。术后病理：直肠 0-Ⅰs 管状绒毛状腺瘤，大部分伴低级别上皮内瘤变，局灶伴高级别上皮内瘤变（重度异型增生）。基底切缘及侧切缘未见明显病变

表 8-2　早期结直肠癌及癌前病变内镜切除适应证

术式	适应证
高频电圈套法息肉切除术	5mm 以上的隆起型病变（Ⅰ型）
内镜黏膜切除术（EMR）	（1）5～20mm 的平坦病变
	（2）>10mm 的广基病变怀疑为绒毛状腺瘤或广基锯齿状腺瘤 / 息肉
	（3）可疑高级别上皮内瘤变或黏膜下轻度浸润癌的病变≤20mm，预计 EMR 能完整切除
分片内镜黏膜切除术（PEMR）	（1）20～30mm 的侧向发育型肿瘤（laterally spreading tumor, LST）- 颗粒型可选用 PEMR，如为结节混合型应首先切除最大的结节（如≥10mm）并整块送检
	（2）尚未掌握 ESD 技术的医院，>30mm 的 LST 也可选用 PEMR，但应关注高残留复发风险并密切随访

续表

术式	适应证
内镜黏膜下剥离术（ESD）	（1）符合内镜切除标准但直径>20mm EMR 难以整块切除的病变
	①LST- 非颗粒型>20mm，特别是假凹陷型
	②LST- 颗粒型>30mm
	③腺管开口分型呈 V_1 特征的病变
	④黏膜下轻度浸润癌
	⑤大的凹陷型肿瘤
	⑥大的隆起型病变怀疑癌变
	（2）伴有黏膜下纤维化的黏膜病变
	（3）慢性炎症（如溃疡性结肠炎）伴发的单发局部肿瘤
	（4）内镜切除后局部残留的早期癌

六、展望

结肠镜是诊断结直肠病变最直接的手段，随着结肠镜技术的发展，能够更加增强对结肠黏膜表面病变的观察能力，提高结直肠腺瘤的检出率和内镜下病变性质判断的准确率。另一方面结肠镜也向着舒适化的方向发展，新一代的结肠胶囊内镜、结肠机器人内镜将会陆续进入临床，使人们能够在无痛苦的状态下完成整个结肠的检查。对发现的结肠腺瘤和早期癌，内镜下的治疗技术日益成熟，结肠镜下的治疗将为结直肠外科的微创化发展助力，使患者在结直肠病变的治疗选择上更加丰富。

（窦利州　王贵齐）

第四节　膀胱镜检查

一、膀胱镜的历史与现状

膀胱镜的发展经历了 200 多年的历史。1806 年，Philip Bozzini 利用金属管和蜡烛光照明来观察膀胱，虽然光线暗、视野小，已具有膀胱镜雏形（图 8-11）。1876 年，Max Nitze 将光源加在膀胱镜前端，解决了光源内移的问题，但亮度仍然有限而且是管状视野。1879 年，Joset Leiter 将三棱镜接在 Nitze 膀胱镜的物镜上，通过直角棱镜光学系统，扩大了观察范围，称为 Nitze-Leiter 膀胱镜（图 8-12），标志着膀胱镜正式问世。100 多年以来，尽管膀胱镜不断得到改进，但其原理和结构与 Nitze-Leiter 膀胱镜基本相似。

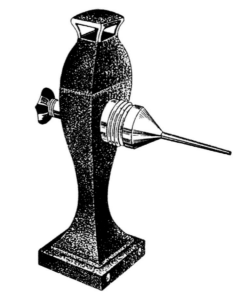

图 8-11　Philip Bozzini 膀胱镜

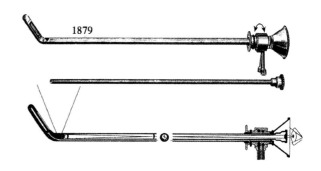

图 8-12　Nitze-Leiter 膀胱镜

近二三十年来，随着医用光学和医用电子学技术的进步，现代膀胱镜有了飞跃发展。主要进展为光源亮度和图像清晰度有了明显改善，管径逐渐缩小而视野不断扩大，可以更换不同角度的观察镜（图 8-13）。另一个突出的进展是出现了可弯曲的纤维膀胱镜（图 8-14）、电子纤维膀胱镜。纤维膀胱镜的出现，大大降低了传统硬性膀胱镜检查对患者造成的痛苦，降低了膀胱镜的并发症。2008 年，发明了窄带成像技术（NBI），利用 415nm 和 540nm 的窄带光作光源，提高对膀胱肿瘤的诊断阳性率。

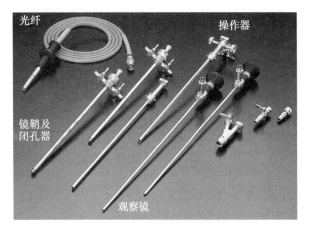

图 8-13　现代膀胱镜

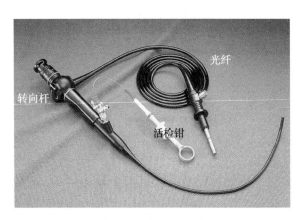

图 8-14　纤维膀胱镜

膀胱镜问世以来，广泛用于下尿路疾病的诊断，包括膀胱肿瘤、结石、前列腺增生、尿道狭窄，以及某些上尿路疾病的诊断。膀胱镜检已成为泌尿外科专科必备的基本操作技术，是各种泌尿外科内腔镜的基础。经尿道电切镜、尿道内切开镜等，都以膀胱镜为基础。此外，内腔镜器械和技术扩展到整个泌尿系统，逐步出现了输尿管镜、经皮肾镜、腹腔镜、纤维输尿管镜等器械和相应手术技术。所以，膀胱镜的问世，奠定了现代泌尿外科内腔镜的基础。

二、膀胱镜的分类、特点及肿瘤表现

1. 硬性膀胱尿道镜　由镜鞘、闭孔器、观察

镜、操作器等部件组成。镜鞘的粗细以 French 型号表示，代表其周长的毫米数，简写为 Fr。成人常用 19～22Fr，小儿用 8～14Fr。观察镜分为 0°、12°、30°、70°、90° 等不同视角（图 8-15）。一般 0° 和 12° 镜用来观察尿道；30° 和 70° 镜用来观察膀胱。

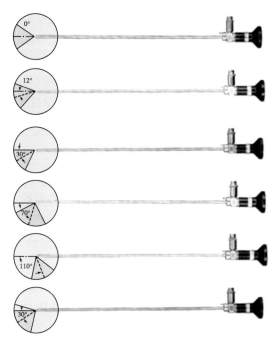

图 8-15　不同视角的膀胱镜

硬性膀胱镜的优点是：①便于操作与定向；②视野大、图像清晰；③操作腔道大，利于各种操作，可同时进行双侧输尿管插管；④冲洗管腔大，可以随时放出膀胱内混浊液体，视野清晰。

常见膀胱肿瘤的膀胱镜表现如下：尿路上皮肿瘤多表现为突出于膀胱黏膜的乳头状或菜花状肿物，外观与其分化程度和浸润深度相关。低恶倾向乳头状瘤，有细蒂，肿瘤呈长绒毛状或水草样，分化良好；有时肿瘤呈内翻性生长，外观呈球形，表面被覆正常光滑黏膜，有很细的蒂（图 8-16）。原位癌（图 8-17），不呈肿瘤样，表现为黏膜粗糙、稍隆起，其黏膜下血管纹理不清。乳头状尿路上皮癌的膀胱镜表现，与其分化程度相关。一般来说，G1 肿瘤（图 8-18），呈乳头状，绒毛较长，肿瘤基底较细，周围黏膜光滑；G3 肿瘤（图 8-19），肿瘤呈团块状或菜花状，基底宽，肿瘤中央或顶部有坏死。肿瘤周围黏膜增厚、皱缩、僵硬、水肿、充血。G2 肿瘤的表现介于二者之间（图 8-20）。

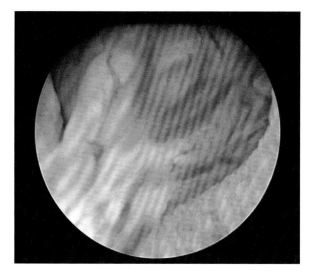

图 8-16 内翻乳头状瘤

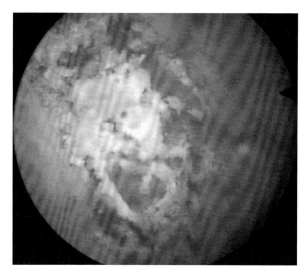

图 8-19 膀胱癌 G3

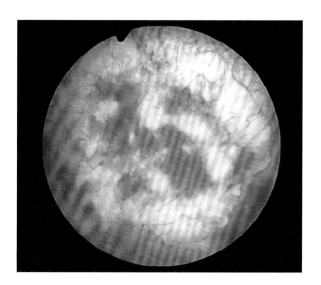

图 8-17 膀胱原位癌

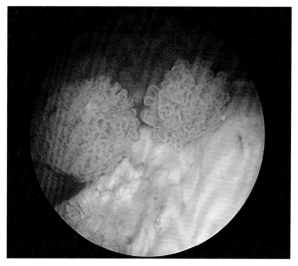

图 8-20 膀胱癌 G2

其他类型的膀胱肿瘤有：鳞状细胞癌（图 8-21），膀胱内常混浊污秽，需大量冲洗才可观察清楚，肿瘤无蒂，呈分叶状，常见溃疡、水肿、出血、坏死。腺癌（图 8-22），肿瘤呈蘑菇状，表面有溃疡，有时可见胶状黏液覆盖，肿瘤蒂宽，向深层侵润。转移癌，见于直肠（图 8-23）、胃、子宫（图 8-24）、前列腺、卵巢等部位肿瘤的转移，一般为膀胱内团块样肿物，可成分叶状，与分化良好的尿路上皮肿瘤的外观明显不同。

非上皮来源的膀胱肿瘤有：平滑肌瘤（图 8-25），表现为膀胱壁的局限性隆起团块，表面光滑，被覆正常膀胱黏膜。血管瘤（图 8-26），表现为血管团块，边界不甚清楚，表面被覆正常膀胱黏膜，但能显露出部分血管。淋巴瘤（图 8-27），

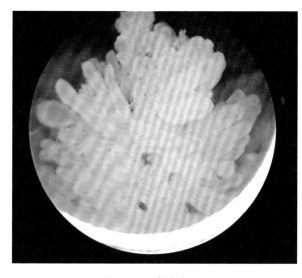

图 8-18 膀胱癌 G1

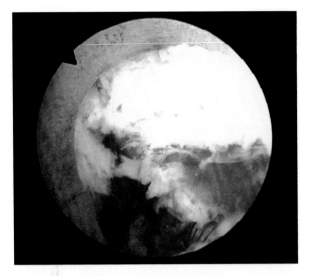

图 8-21 膀胱鳞状细胞癌

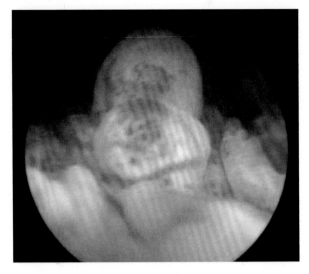

图 8-24 子宫腺癌侵犯膀胱

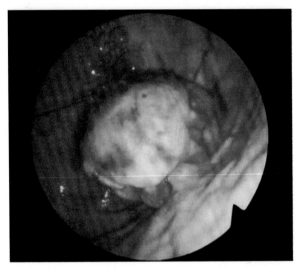

图 8-22 膀胱腺癌

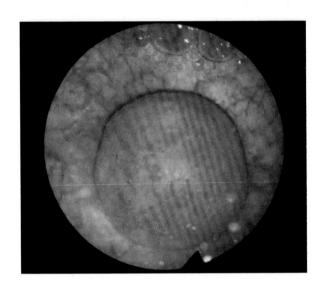

图 8-25 膀胱平滑肌瘤

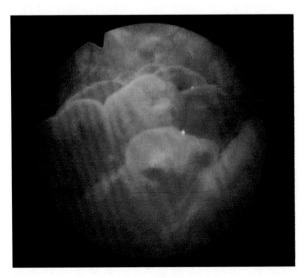

图 8-23 直肠癌侵犯膀胱

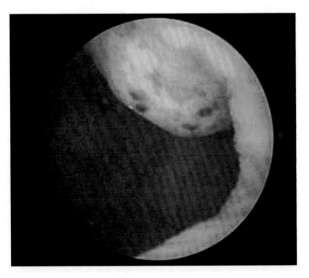

图 8-26 血管瘤

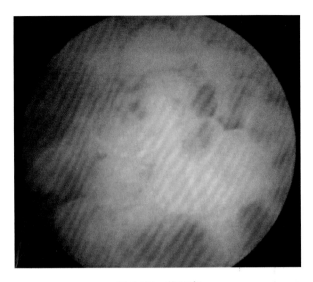

图 8-27　淋巴瘤

来源于黏膜下淋巴滤泡，可见于膀胱任何部位，典型者呈单个外生性结节、半球形隆起，表面黏膜完整，有时可见大块肿瘤，表面多发结节样，颜色暗红及粉红色。

2. 纤维膀胱镜　纤维膀胱镜分为光学纤维镜及电子纤维镜两类。其镜体、操作把手和光导纤维为一体化结构，管径较细，通常的型号为16Fr。其特点是镜体可弯，其前端可通过手柄控制大幅度双向弯曲，观察镜的视角为0°。与硬性膀胱尿道镜相比，软膀胱镜的优点是：①对尿道黏膜的损伤小、痛苦小；②视野没有盲区，可清晰观察膀胱前壁和颈部；③可同时检查尿道和膀胱，而不必更换观察镜；④对于卧床或骨骼系统异常者，不受体位的限制。但是软性膀胱镜也有以下缺点：①视野小、活动度大、定向较困难、需要熟练操作才能掌握；②冲洗速度慢，有出血时观察不满意；③只有一个操作接口，一次只能进行一侧输尿管插管；④造价高、寿命短、患者负担的费用高。电子纤维膀胱镜的图像质量优于光学纤维膀胱镜。

3. 窄带成像技术（narrow-band imaging，NBI）　将普通膀胱镜的白色光源，用光栅调整为415nm 和 540nm 的窄带光，由于这个波段的光可以被血红蛋白吸收，只能穿透黏膜组织，增加了肿瘤与正常膀胱黏膜的对比度。在 NBI 模式下，肿瘤呈现棕色，而血管呈现青色。该技术可以用于硬性膀胱镜和纤维膀胱镜检查中。有研究发现，NBI 技术对于表浅膀胱肿瘤的诊断要比白光膀胱

镜提高 13%。例如，图 8-28 为白光膀胱镜图像，没有见到明显的膀胱肿瘤，而在 NBI 模式下，同一患者同一膀胱部位可见明显的膀胱肿瘤（图 8-29）。

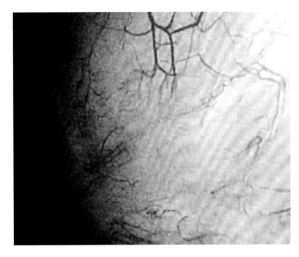

图 8-28　普通光源下膀胱片状小肿瘤表现不清晰

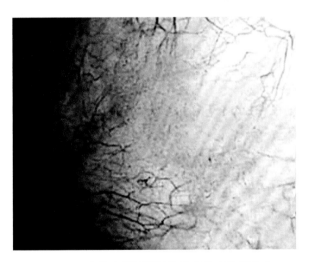

图 8-29　窄带光谱下膀胱片状小肿瘤清晰显现

三、膀胱镜检的适应证、禁忌证及注意事项

（一）适应证

膀胱尿道镜检主要目的是直视下对膀胱和尿道腔内面解剖学和大体病理进行观察，并可获得活检标本进行组织病理学检查；也可以通过输尿管插管留取上尿路尿样、进行逆行造影来了解上尿路病变，从而作出临床诊断。通过膀胱镜还可以对某些尿路疾病进行简单的治疗。由于膀胱镜检是有创操作，应当先进行其他无创检查，具有适应证时再进行膀胱镜检。

1. 诊断方面 病史、体检、实验室检查、影像学检查等仍不能明确诊断的尿道、膀胱及上尿路疾病，包括：

（1）明确外科血尿的出血部位及原因。

（2）诊断膀胱尿道肿瘤，包括肿瘤的部位、数目、大小、外观，并取活检。

（3）膀胱或尿道尿路上皮肿瘤保留膀胱手术后的复查。

（4）诊断膀胱尿道的结石、异物、畸形及尿道狭窄、膀胱瘘等。

（5）了解泌尿系统外疾病对膀胱的影响。

（6）在膀胱镜检同时，通过逆行造影诊断上尿路疾病，包括肿瘤、结石、狭窄等；从上尿路获取尿样进行细胞学、细菌学等检查。

2. 治疗方面

（1）电灼小的膀胱肿瘤。

（2）取出异物、粉碎并取出较小的结石。

（3）通过输尿管导管向肾盂注药治疗乳糜尿。

（4）放置输尿管导管或支架管，以引流尿液、预防和治疗输尿管狭窄等。如治疗肾后性急性梗阻导致的无尿；又如盆腔手术中作为寻找输尿管的标志并防止输尿管损伤、输尿管镜操作后预防狭窄等。

（二）禁忌证

1. 泌尿系统的急性炎症。如急性膀胱炎、尿道炎、前列腺炎、附睾炎等，是绝对禁忌证。

2. 膀胱容量过小。如小于 50ml 则观察不满意，存在膀胱穿孔的危险；结核性膀胱挛缩更容易穿孔，是绝对禁忌证。

3. 尿道狭窄。是造成膀胱镜检失败的主要原因，未考虑到此可能，遇到阻力仍用力，可造成尿道损伤、假道、直肠损伤等；尿道狭窄可行尿道镜检查。

4. 一星期内尽量避免重复膀胱镜检。因为膀胱黏膜充血水肿尚未消退，难反映真实情况。对肿瘤的诊断和输尿管插管不利。

5. 未控制的全身出血性疾病。

6. 女性月经期。

7. 某些原因不能耐受检查者。如体质极度虚弱、精神疾病等。

（三）注意事项

了解病史和膀胱镜检查的目的，除外禁忌证。了解是否有尿道狭窄和前列腺、尿道手术史，若有则需用尿道镜在直视下插管、观察尿道。还需要了解 B 超、静脉肾盂造影、CT 等检查的结果，如怀疑上尿路病变，则在膀胱镜检同时行逆行造影、留取肾盂尿等。如不能除外上尿路病变，应在膀胱镜检之前行 IVP 或 CT 检查，避免患者在膀胱镜检后才发现存在上尿路病变，造成再次膀胱镜行逆行造影的痛苦。

向患者介绍注意事项，解除患者紧张，配合操作。由于是沾染操作，术前可预防性应用抗生素。

四、检查结果优缺点评价与应用范围、存在问题与未来发展研究方向

膀胱镜检查在膀胱肿瘤诊断中具有不可替代的作用。与 B 超、CT 等检查相比，膀胱镜检查准确并且直观，不但可以明确肿瘤的数目、位置、大小、外观，还可以通过活检来明确肿瘤的病理诊断，为制定膀胱肿瘤的治疗方案提供重要的依据。膀胱镜检查可以诊断超声、CT 不能发现的小肿瘤以及部分原位癌等。膀胱镜检查还能对上尿路肿瘤的诊断提供重要线索。因此，膀胱镜检查是泌尿外科的基本操作，得到广泛的应用。

膀胱镜检查也存在一些不足，如对肿瘤的浸润深度即肿瘤分期的判断不够准确。在肿瘤术前临床分期时，需要结合超声和 CT 的结果。膀胱镜下腔内超声有助于膀胱肿瘤的术前分期的判断。

膀胱镜操作可以给患者带来一定痛苦，尤其是男性患者在行硬性膀胱镜检查时比较痛苦，部分患者因为反复膀胱镜检查而造成尿道狭窄等并发症。因此，将来的趋势是纤维膀胱镜必将得到广泛推广，不但大大降低患者的痛苦，而且联合 NBI 技术，可以提高膀胱肿瘤的检出率。

（王 刚 周利群）

第五节 宫腔镜检查

一、概述

宫腔镜检查（hysteroscopy）是用内镜直接观察宫腔内部结构和病变的一种技术，1869 年 Panteleoni 首次把宫腔镜应用于临床，但由于光源

在外，显像不满意。20世纪70年代，随着光学技术的迅速发展，新型光导纤维冷光源、膨宫介质和注入系统、光导介质不断改进，使宫腔镜技术达到新水平，目前宫腔镜已作为妇科诊断和治疗的有效工具，在临床上广为应用。

宫腔镜又分为检查宫腔镜和手术宫腔镜。诊断性宫腔镜分为接触性宫腔镜、显微宫腔镜、纤维宫腔镜和诊断性硬性宫腔镜，其中诊断性硬性宫腔镜应用最多，视野方向有30°斜面的宫腔镜最适合观察子宫腔。

宫腔镜检查不仅能确定病灶存在的部位、大小、外观和范围，且能对病灶表面的组织结构进行细致的观察，并在直视下取材或定位刮宫，大大提高了对宫腔内疾病诊断的准确性，更新、发展并弥补了传统诊疗方法的不足。对于大部分适合作诊断性刮宫的患者，以先作宫腔镜检查明确病灶部位后再作活组织检查或刮宫更为合理、有效。

宫腔镜检查设备包括：照明系统（包括冷光源和光导纤维束）、窥镜、膨宫及灌流系统和电视成像系统。正常状态下，子宫腔前后壁是闭合的。为了在子宫内获得一个全景的视图，必须强制性分离子宫前后壁。肥厚的子宫壁肌层需要用30～40mmHg的压力才能膨胀宫腔并进行宫腔镜检查。膨宫介质兼有膨宫、降温、冲洗血液的三重作用。膨宫液有右旋糖酐、CO_2、生理盐水、5%甘露醇溶液、5%葡萄糖溶液等，宫腔镜检查以5%葡萄糖溶液应用较多。

二、宫腔镜检查适应证

1. **评估不孕症或习惯性流产**　在男女双方全面、系统评估的基础上，探查宫腔内病因并予以矫正，引起不孕原因可能为宫腔粘连、内膜结核、内膜息肉和黏膜下肌瘤、部分胎骨残留；招致流产的原因可能为子宫纵隔、双角子宫、子宫内口松弛等。

2. **诊断难治的反复性子宫出血，已排除恶性疾患**　子宫异常出血，做过诊刮术而未明确诊断或用激素治疗无效者；绝经前后异常子宫出血，诊刮术后仍未能确诊者；宫腔检查可排除宫腔内有无器质性病变，如内膜息肉、黏膜下肌瘤、子宫内膜癌等。

3. **B超、子宫输卵管碘油造影或诊刮检查提示子宫腔有异常或可疑者，可经宫腔镜检查确诊、核实或排除**　Hunter等指出绝经前、围绝经期和用激素替代治疗（HRT）的绝经后妇女子宫内膜厚度 >10mm 者，内膜活检有异常或症状复发者或未用 HRT 的绝经后妇女子宫内膜厚度 ≥5mm 时，均应该做宫腔镜检查。

4. **对早期子宫内膜腺癌的诊断和定位**　子宫内膜癌可疑，特别是经诊刮术未能明确诊断者，可在宫腔镜下给予确诊。并能观察癌的分布及深度，以便决定治疗方案。也有学者认为对疑有早期子宫内膜癌及癌前病变的患者，应用宫腔镜检查、定位活检结合组织病理学评估，有助于早期诊断和及时处理。由于宫腔镜检查有可能导致内膜癌扩散的潜在危险，确诊的内膜癌不建议行宫腔镜检查。

5. 幼女或处女宫颈或阴道病变的诊断也可应用宫腔镜。

6. **宫腔镜治疗前检查**　有助于正确估计手术的可行性并拟定正确的手术方案。

7. 宫腔镜治疗手术后随访。

三、禁忌证

1. **绝对禁忌证**

（1）急性或亚急性生殖道感染者。

（2）严重心、肺、肝、肾等脏器疾患，代谢性酸中毒等难以耐受手术膨宫者。

（3）浸润性子宫颈癌。

（4）生殖道结核，未经适当抗结核治疗者。

（5）膨宫介质过敏者。

2. **相对禁忌证**

（1）活动性子宫出血（少量出血或特殊指征者例外）：大量子宫出血将影响检查效果，并可能增加感染和气体栓塞的危险性。

（2）宫腔过度狭小或宫颈过窄、过硬、瘢痕，不能充分扩张者。

（3）宫颈裂伤或松弛，灌流液大量外漏者。

（4）近期有子宫穿孔或子宫手术史者（6个月内）。

（5）血液病患者。

（6）宫腔深10cm或以上，合并盆腔内较大肿块的患者。

四、诊断性宫腔镜检查技术

1. **麻醉及镇痛** 为减少术中反应，可于术前口服或注射镇痛药或肌内注射阿托品。宫颈管松弛者可不用麻醉，常用的镇痛及麻醉方法有：①宫颈旁神经阻滞麻醉，两侧宫颈旁各注入 1% 普鲁卡因 5～10ml；②宫颈管黏膜表面麻醉，用长棉签浸 2% 利多卡因溶液入宫颈管，上达宫颈内口水平，保留 1～2 分钟。

2. **检查全套器械及其功能是否正常**，包括宫腔镜体，导光光缆，冷光源，持续加压控压膨宫装置。

3. **手术步骤**

（1）受术者于术前排空膀胱，如需与 B 超联合检查，保持膀胱适度充盈。

（2）取膀胱截石位，详细复查子宫位置，大小及附件情况。以 0.5% 碘伏常规消毒外阴、阴道，用宫颈钳挟持宫颈前唇，消毒宫颈管后以探针探明宫腔深度和方向，根据鞘套外径，扩张宫颈，一般使用硬镜需扩张至 4.5～5 号。

（3）液体膨宫需用膨宫液先排空镜鞘与光学镜管间的空气，缓慢置入宫腔镜，打开光源，注入膨宫液，膨宫压力 98～110mmHg（13～15kPa），待宫腔充盈后，视野明亮，可转动镜体并按顺序全面观察。先检查宫底和宫腔前、后、左、右壁，再检查子宫角及输卵管开口，注意宫腔形态，有无子宫内膜异常或占位性病变，必要时取材活检，最后在缓慢退出镜体时，仔细检视宫颈内口和宫颈管。

（4）宫腔镜检查后需要时，取内膜作组织病理学检查。

五、注意事项

1. **术前注意**

（1）检查时间的选择：月经干净后 3～5 天为最佳检查时间，经后至术前避免性生活。对疑有恶性病变出血不止或子宫不规则出血者，可在出血较少情况下进行检查。

（2）术前排除盆腔和阴道炎症。

（3）了解宫颈与宫体的关系：置入宫腔镜前必须了解子宫体位置。当宫颈内口略紧时，可向着宫腔方向略用力置入，而避免盲目进入造成子宫穿孔。

2. **术后处理**

（1）诊断性宫腔镜术后避免性生活及盆浴 2 周。

（2）术后 1～3 天可能会有下腹疼痛，为子宫痉挛收缩所致，必要时可给予解痉镇痛剂。

3. 在将宫腔镜插入宫颈管前必须先排尽接管内及管鞘内的气泡，以免气泡逸入宫腔而干扰检查，防止空气进入血管内。

4. 应避免进行常规的宫颈扩张，因为即使是小心、轻柔的插放宫颈扩张器也会损伤宫颈内膜和子宫内膜。需要扩张宫颈时应适当，宫颈过紧不利于宫腔镜的插入和操作，过松则易使宫颈漏水，影响满意的膨宫和镜检。

5. 任何宫腔内操作均应轻柔、仔细，扩宫颈时持续缓慢，插入深度仅恰超过宫颈内口即可以避免子宫出血影响视野。

6. 疑有宫颈管内病变时，尽量避免扩张宫颈，而应用宫腔镜从宫颈外口起，直视下边观察边推进镜管，以观察整个宫颈管。

7. **宫腔镜用于检查内膜癌时注意事项**

（1）扩张宫颈宜谨慎，以防宫颈裂伤或病灶出血。

（2）应先将病灶表面脓血洗净，才能仔细检视病灶的形态结构细节。

（3）在宫腔内推进或旋转镜体时避免触伤病灶而引起出血。

（4）膨宫压不可太高，以免病灶扩散。

（5）注意病灶是否波及宫颈管。

（6）取材时避免取坏死组织。

六、正常宫腔镜下表现

1. **正常子宫颈管** 为呈圆形或椭圆形管状腔，表面为淡红色的黏膜所覆盖，黏膜皱襞纵行呈嵴沟状但多数光滑。扩张宫颈时可引起颈管损伤，镜下可见创面及出血。

2. **子宫颈内口** 呈圆形或椭圆形，边缘平滑、整齐，偶有轻度不规则者，其内膜较子宫内膜略苍白。

3. **子宫角和输卵管开口** 子宫角在宫腔尚未展开呈较深且暗的漏斗状，完全展开后于其顶端或顶端内侧可见输卵管开口。输卵管开口形态取决于子宫膨胀程度，输卵管开口膨胀良好管口呈圆形或椭圆形，相反可见到收缩呈星状、月牙状或缝隙状。

4. 子宫内膜

（1）生育期子宫内膜：因月经周期变化可分增殖期、分泌期及月经期3类。

1）增殖期内膜：月经的第4天就有约1mm的淡红色内膜覆盖在宫腔内，可见少许血管及点状腺体开口，容易见到输卵管开口，宫底可见小峰。增殖中期内膜渐变成赤红色，腺开口部均等分布，看起来像在内膜中的草莓一样。到增殖后期时草莓样的内膜变肥厚，达4～5mm，凹凸不平。

2）分泌期内膜：分泌中期时内膜肥厚加上水肿变化，呈现息肉状突出，呈淡黄红色、半透明，可透见上皮下血管，腺开口变得不清楚。到分泌后期时，内膜可肥厚到7～8mm，起伏不平，呈白色或黄白透明，白色点状的腺管开口不明显。月经开始前的内膜变得更水肿、肥厚，乳白色的上皮下可见到溢血斑。月经前期子宫内膜间质水肿消退，内膜重趋变薄，表面细微皱襞增多，可伴有散在红色斑块的内膜下小血肿，内膜较脆易出血。

3）月经期内膜：月经期子宫内膜因子宫内膜剥脱，伴有点状出血斑和苔样苍白的剥离面，可见毛糙的血管及腺体残端。

（2）哺乳期内膜：苍白、平整、无光泽、见不到血管走行；另一型内膜呈暗红色，有出血点或出血斑。

（3）绝经期子宫内膜：呈萎缩状，内膜变薄、平滑、黄白色不透明，常可见到溢血斑。

5. 其他

（1）出血：血片、血丝和血块可附着在子宫内膜表面或悬浮于宫腔内，色泽因出血时间长短而异，有鲜红、暗红、紫红、紫黑色不等，可随膨宫液的流动而移位。内膜下的出血点或斑，可散在或融合成片，呈红色或暗红色出血灶，其表面有内膜覆盖，故不随膨宫液的流动而移位。若小静脉或毛细血管活动出血，可看到血液由出血灶缓缓流出。小动脉出血呈波动状。若出血多，即与膨宫液融成红色一片，以致视野模糊不清。

（2）黏液：呈白色絮状，随膨宫液漂动、变形，有时亦可附着于子宫内膜表面，与内膜碎片难以鉴别。

（3）内膜碎片：多部分附着于子宫壁，部分垂落于宫腔内，色苍白或淡红，在膨宫液中形态较黏液强直，可抖动但不移位。

（4）气泡：注水管内未排净的气体进入宫腔，呈微泡聚集于子宫前壁或底部。

七、异常宫腔镜下表现

1. 黏膜下肌瘤　可见半球状隆起，其底部较宽或有蒂，表面浅粉红色或苍白，不漂动。小型肌瘤可见全貌，表面光滑，内膜薄，血管规则，有时表面有散在糜烂面；大型肌瘤可致宫腔狭窄或变形而呈月芽形裂隙。

2. 宫腔息肉　宫腔镜下所见宫腔息肉一般较小而软，呈卵圆形，有蒂色桃红，表面光滑闪光，血管纤细，随膨宫液摆动。

3. 子宫内膜癌　能直接观察病灶大小、生长部位、形态，并可取活组织送病理检查。液体膨宫子宫内膜腺癌病灶呈灰白色，根据不同类型镜下表现有：①息肉型，其形似息肉，但形状不规则有多个突起，表面淡灰色并有异常粗大、粗细不等的异型血管，有时在乳头中能见到中央性血管，血管以薄壁静脉血管为主（区别于黏膜下肌瘤，血供多来源于包膜）；②乳头状癌，有许多树枝状突起，有的融合成线团样，表面血管增生；③结节状癌，此型多见，表面高低不平，血管扩张成盘曲血管丛或有溃疡；④溃疡型癌，表面溃疡感染，质脆，盖以脓液和组织碎屑，有出血；⑤弥漫型癌，病变几乎侵及宫腔内部，表面凹凸不平，脆，有坏死、溃疡和感染，表面遍布不规则血管；⑥癌瘤侵犯宫颈，宫颈内口以下见粗糙，而质脆的赘生组织及非典型性血管；⑦早期内膜腺癌，镜下呈小息肉或结节状，直径2～5mm，只能根据病理确诊。

4. 内膜增生　厚如绒毯状，色较白有绒毛状突起，透明，随膨宫液摆动。

5. 慢性非特异性子宫内膜炎　内膜充血呈绛红或火红色，Cravello等报道似"草莓"样，中间有小白点。上皮下血管网密集增多，表面有轻微皱褶，有时可见出血斑点和活动性出血。

6. 子宫内膜结核　宫腔镜下所见宫腔狭窄，形态不规则，腔内充满黄白色或灰黄色杂乱、质脆的息肉状赘生物，双侧子宫角部被封闭。晚期病例宫腔严重变形、粘连、瘢痕组织坚硬，甚至形成石样钙化块，难以扩张和分离。宫腔镜虽然可以直接发现结核病灶，并做活组织取材检查，但宫腔镜手术操作仍可能使结核扩散。在宫腔镜手术前需排除活动性结核的存在，对于可疑子宫结核者，镜检前后宜酌情及时足量地给予正规系统的抗结核治疗。

7. 胚胎组织残留 呈黄褐色污秽肿瘤样突起，需经病理检查才能证实。

8. 节育环 能见到闪光的银白色金属丝环，置环部位内膜水肿，有淤血或出血。如环嵌顿于肌层，大部分被内膜覆盖。

9. 宫腔粘连 多发生在子宫颈内口处，其次是在子宫前后壁。有的粘连边缘在输卵管口附近像暗礁样凸起，呈纤维条索状，厚薄不一，也可见到新的剥离处有渗血。

10. 早期宫内妊娠 可见白色树枝状绒毛组织，胚囊内有胚胎浮动。

11. 萎缩型内膜 宫腔光滑，内膜薄，腔小，容易见到输卵管开口，可见到斑点状或片状出血瘀斑。

12. 子宫畸形

（1）纵隔子宫：不完全子宫纵隔宫腔镜可见被肌性纵隔分开的 2 个单角形宫腔，宫腔镜从一个宫颈通路可分别进入两腔中，每个腔内都可看到输卵管开口。完全子宫纵隔常会在子宫内口上方、纵隔较薄处发生左右宫腔穿通的情况，为"交通性纵隔子宫"。宫腔镜检查时，只看上方，好像为不完全子宫纵隔，若向下方看则可发现宫颈管内有纵隔。若为双宫颈单宫体纵隔子宫，经阴道见 2 个发育不良的子宫颈，宫腔镜经任一侧宫颈进入宫腔均可见一纵隔分开 2 个单角形宫腔。

（2）宫底部弧形突起：在不完全性纵隔子宫或鞍状子宫时，宫腔镜检查见宫底部呈弧形向宫腔内突出，双侧子宫角部较深，其余宫腔形态正常。

（3）单角子宫：宫腔镜下见宫腔狭小，往往偏于一侧，顶部呈较窄的半球形圆盖状，仅可见到一个子宫角部及一个输卵管开口。若宫腔镜结合超声扫描，单角子宫可以是双宫体，也可以是单宫体。若为双宫体，往往在宫腔较大的一侧可见子宫角和输卵管开口，而宫腔较小的一侧则为残角子宫。

（4）双角子宫：宫腔镜见 2 个单角形宫腔，宫腔狭小，每一单角形宫腔顶端见一输卵管开口。单纯宫腔镜检查不能区分双角子宫和纵隔子宫。

八、并发症

（一）子宫穿孔

子宫穿孔是宫腔镜手术中最常见最严重的并发症之一。子宫穿孔的发生与术者的经验有关，多数穿孔发生在初学阶段，子宫重度屈曲、严重宫腔粘连、既往子宫创伤史、绝经后子宫也容易穿孔。穿孔多发生在子宫底角部、子宫峡部等位置。

子宫穿孔主要表现为宫腔镜下视野变模糊，膨宫压迅速下降，膨宫液自子宫穿孔处迅速进入腹腔，宫腔镜置入深度与术前检查的宫腔深度不符等。若宫腔镜已进入腹腔，则可在直视下见到漂浮的肠管与网膜。

对于子宫底部穿孔患者，因子宫底肌肉肥厚、血管相对较少、出血少，故可用缩宫素及抗生素治疗观察；流入腹腔的灌流液可不作处理或经后穹隆穿刺抽出，一般无严重后果。子宫侧壁及峡部穿孔较危险，因可能伤及子宫血管，应立即开腹探查。穿孔情况不明者，宜行腹腔镜检查，以观察有否出血及其来源。穿孔处出血者，可在腹腔镜下用双极电凝止血，破孔较大者需缝合。子宫穿孔合并腹痛者应及时进行腹腔镜检查。子宫穿孔所致的邻近脏器损伤如肠管、网膜、膀胱损伤，应行腹腔镜或开腹手术，进行相应的修补手术。

（二）心脑综合征

宫腔镜手术时扩张宫颈和膨宫时均可引起迷走神经功能亢进，而出现头晕、胸闷、流汗、脸色苍白、恶心、呕吐、脉搏和心率减慢等症状，称为心脑综合征。因此，在做宫腔镜手术前半小时应肌内注射阿托品 0.5mg，抑制迷走神经功能，避免或减轻心脑综合征的发生。术中一旦发生上述症状，应及时停止手术，吸氧，立即肌内注射阿托品 0.5mg，同时予以对症治疗，待一般情况好转后再继续操作。

（三）静脉气体栓塞

静脉气体栓塞是宫腔镜手术中严重、罕见的并发症，患者死亡率极高。

空气进入心脏的典型征象有呼气末 CO_2 压力突然下降、心动过缓、血氧饱和度下降、心前区听诊闻及大水轮音等。当更多气体进入时，血流阻力增加，导致低氧、发绀、心排出量减少、低血压、呼吸急促，迅速发展为心肺衰竭、心搏骤停而死亡。患者的症状则因发现早晚而各异。表现为气急、胸闷、呛咳和呼吸困难等症状。

怀疑空气栓塞应立即做出反应，停止使用任何注入气体的方法，阻止气体进入，倒转头低臀高位，放置中心静脉压导管，如有心肺衰竭，立即进行心肺复苏，左侧卧，心外按摩可将气泡打碎，迫使空气进入肺循环，恢复心室功能，有时中心静脉导管可放至空气池内尽可能将空气抽出。注入大量生理盐水，促进血液循环；正压给氧或送高压氧舱治疗。

在预防空气栓塞方面应注意排空入水管内的气体，空气栓塞的危险随宫内压力的增加而增加。故术时应选择有效的最小膨宫压力。避免头低臀高位，小心扩张宫颈管，避免损伤和 / 或部分穿入肌壁。宫颈扩张后，不能将宫颈和阴道暴露在空气之中。

（四）盆腔感染

术后感染与操作器械的消毒、患者生殖系统有无感染性疾病、患者的机体抵抗力及预防性抗生素的应用等诸多因素有关。

预防感染包括：严格无菌操作；严格器械消毒；避免在阴道感染、宫颈感染、子宫感染或输卵管炎出现时进行；对于怀疑有慢性盆腔炎、慢性子宫内膜炎的病例预防性应用抗生素。

（五）腹痛

为子宫收缩所致，可予镇痛剂。

（丁西来　沈　铿）

第六节　鼻咽喉镜检查

一、鼻咽喉镜检查概述

鼻咽喉部各解剖部位位置深在，生理结构复杂，不易直接窥及，须利用特殊的检查设备。最早用于鼻咽喉部检查的工具是间接喉镜，以后又相继发明了硬性喉镜（直接喉镜、悬吊喉镜、支撑喉镜、显微喉镜）、动态喉镜以及软性喉镜（纤维

喉镜和电子喉镜）。软性喉镜检查时患者舒适度较高、耐受性较好，能够充分观察到鼻咽喉部等器官的结构和黏膜情况，随着技术的进步，镜身逐渐轻巧、纤细，图像清晰度不断提高，使软性喉镜在鼻咽喉部肿瘤诊断中发挥越来越重要的作用。

二、鼻咽喉镜检查的适应证与禁忌证

（一）适应证

1. **各种症状，明确病因**　咽痛或咽部不适；声嘶、咳痰带血；回抽涕中带血、耳鸣、听力下降；鼻塞、鼻出血、流脓涕、头痛等。

2. 颈部淋巴结转移癌，可疑原发灶来自头颈部，查找原发灶。

3. 可疑鼻咽喉部肿瘤，需要取活检明确诊断。

4. 鼻咽喉部肿瘤治疗效果评价及治疗后随访。

5. 鼻咽喉部异物取出。

6. 间接喉镜检查有困难或观察不满意。

7. 防癌普查（如血清学提示 EB 病毒升高）。

（二）禁忌证

1. 检查不能合作（如年龄过小、精神异常等）。

2. 一般状况不能耐受检查（如严重心脑血管疾病、全身状态极度衰竭、明显出血倾向、血压过高、哮喘发作期等）。

3. 内镜插入困难或易致危险者。

三、鼻咽喉镜检查现状

鼻咽喉镜检查在头颈部肿瘤的诊治过程中发挥重要的作用，主要表现在以下四个方面：

（一）诊断与鉴别诊断良恶性疾病

鼻咽喉镜能够充分观察到口腔、鼻腔、鼻咽、口咽、下咽和喉部等器官的黏膜情况，因此是发现和诊断这些部位病变的重要手段。鼻咽喉镜检查后还可以通过内镜的活检孔道探入活检钳，钳取病变组织做组织病理学检查，明确病变的良恶性。

（二）鼻咽喉部恶性肿瘤的早期发现

早期的鼻咽喉部恶性肿瘤病变较浅表，患者多无典型和明显的症状，这类病变在影像学上很

难显示，常规内镜检查也易漏诊。NBI 内镜在这方面具有独特优势，能够利用短波长的照射光被血红蛋白吸收的特性，将早期癌表面的微血管突出显示为棕褐色的大斑点，有利于发现早期的鼻咽喉部恶性肿瘤（图 8-30）。

（三）鼻咽喉部肿瘤侵犯范围的评估

鼻咽喉镜检查在评估鼻咽喉部恶性肿瘤的 T 分期上具有重要的作用，能够与影像学检查相互补充。如鼻咽癌对后鼻孔侵犯，口咽癌对磨牙后区的侵犯，下咽癌对周围和食管入口的侵犯，喉癌对声门下的侵犯等都要依赖内镜的辅助检查做出判断。另外重要的是鼻咽喉部恶性肿瘤常伴有区域癌变（field cancerization）的现象，常常多个解剖分区同时受累，受累的部位病变又常浅表，影像学检查常易漏诊，精细的鼻咽喉镜检查有助于对病变侵犯范围做出精准评估，制订正确的治疗计划。

（四）治疗后（手术 / 放化疗）的随访

鼻咽喉部恶性肿瘤的治疗以手术和放 / 化疗为主的综合治疗为主，在治疗后的随访中，鼻咽喉镜也起着重要的作用。鼻咽喉镜能够发现肿瘤局部的消退情况以及是否有病变复发，有助于发现早期的复发病灶，并及时进行补充治疗。另外鼻咽喉镜还可以观察到咽喉部的功能情况，如声

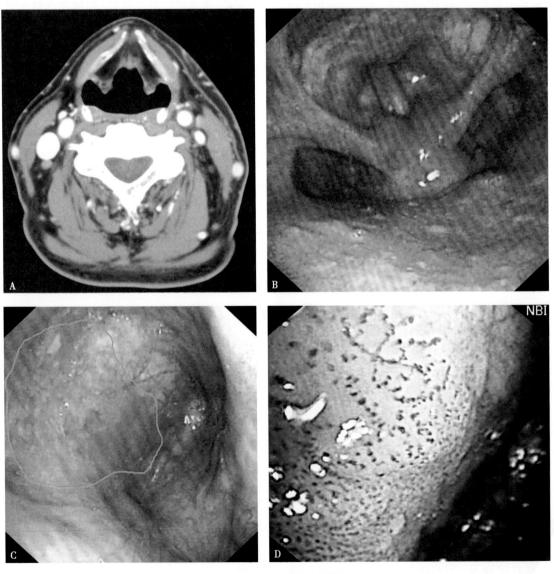

图 8-30 下咽部早期癌内镜下表现

A. 下咽部 CT，双侧梨状窝对称，表面平整；B. 普通白光内镜下双侧梨状窝对称，表面平整；C. 左侧梨状窝贴近观察可见外侧壁局部黏膜充血（绿线标记）；D. NBI 模式下观察可见左侧梨状窝黏膜红区表面微血管扩张成斑点状。左侧梨状窝活检病理：鳞状上皮重度不典型增生 / 原位癌

带的运动、吞咽、黏膜的纤维化等情况，具有不可替代的作用。

四、展望

鼻咽喉镜以高清的图像清晰度、灵活的内镜操作度、便捷的内镜图像存储及报告输出得到了耳鼻喉科医生的认可和赞同。随着科学技术的快速发展，必将推动鼻咽喉镜的不断推陈出新，来满足临床医生的工作需要。新式的鼻咽喉镜将会朝着提高病变检出率、提高病变判断准确率和促进微创治疗的方向发展，将会成为耳鼻喉科医生开展临床工作的重要工具。

（一）诊断方面

加强对黏膜表面的观察是电子内镜发展的重点，其中以 NBI 为代表的特殊光学变化的内镜在鼻咽喉部的应用逐渐增多，提高了头颈部恶性肿瘤的早期诊断水平。另外提高分辨率是鼻咽喉镜需要逐步实现和发展的一个方向，目前消化内镜已有放大内镜和共聚焦内镜，鼻咽喉镜在这方面尚属空白。常规内镜的光学作用只能观察黏膜表面的情况，无法探查到管壁层次结构或黏膜以外的情况，超声内镜检查术（endoscopic ultrasonography，EUS）的出现解决了这个问题，开拓了内镜诊断和治疗的新领域，期待出现管径细小的超声喉镜以便用于鼻咽喉部疾病的诊断上。

（二）治疗方面

鼻咽喉镜下开展的治疗具有简单、方便、微创、费用低等特点，在未来的发展过程中，应推出带活检孔道的纤细高清喉镜，以满足临床上检查及治疗一体化的需要。为了方便门诊和急诊的患者，喉镜的主机、光源及图像显示方面需要进一步简化，以提高电子喉镜整体的便携度，来满足临床上的一些特殊需要。

（倪晓光　王贵齐）

第七节　乳管内视镜检查

乳头溢液（nipple discharge）可分为生理性乳头溢液（physical nipple discharge）和病理性乳头溢液（pathological nipple discharge），病理性乳头溢液是指非生理状况下一侧或双侧、单孔或多孔、持续或间断的浆液性、血性溢液。病理性乳头溢液是女性乳腺疾病患者常见三大症状（乳房肿块、疼痛、溢液）之一，约占门诊就诊女性乳腺疾病患者的 10%，可以由多种乳腺疾病引起，诸如乳腺小叶增生、导管扩张、乳管炎、乳腺囊肿、导管内乳头状瘤及导管内乳头状瘤病，乳腺癌（导管原位癌、浸润性导管癌等），可以是单纯的乳头溢液也可以伴有乳房肿块或疼痛，其中乳腺癌占比为 4%～6%，既往多采用乳头溢液涂片细胞学检查或乳管造影检查，因为其假阴性及假阳性比例较高，不能为临床诊断提供有效帮助，近年临床已很少应用，1988 年由日本 OLYMPUS 公司开发成功的乳管内视镜有效地解决了这一难题，它是通过患者溢液的乳孔置入内视镜，针对乳管内疾病进行的微创检查，不损伤乳腺，患者痛苦小、由检查所致并发症轻微、发生率低，而且具有直视、病变检出率高的特点。

一、乳管内视镜检查方法

乳管内视镜（mammary ductoscopy，MDS）或者称纤维导管内视镜（fiberoptic ductoscopy，FDS）主要由电子摄像头、光导纤维、光源、图像显示设备（显示器）、图像记录及处理设备（照相机、录像机、电脑）构成，按光导纤维可分为硬性、半软性、软性 3 种，最细外径可达 0.5mm，常使用 0.75mm 外径的内视镜，通常使用的镜身长度为 7.0～8.0cm，乳管内视镜的消毒按照国家相关规定采用 2% 戊二醛浸泡 10 小时或环氧乙烷熏蒸 40 分钟，使用前须用灭菌生理盐水或灭菌蒸馏水反复冲洗后方可使用。

目前常用的检查方法：患者取平卧位或侧卧位，术野常规消毒铺孔巾，以直径 0.35～0.75mm 的 Bownmann 探针蘸取利多卡因凝胶，逐次扩张溢液乳管，直至满意为止，取出探针置入内视镜，沿乳管内视镜的导水导气孔，用注射器首先注入少量 1% 利多卡因，然后注入适当消毒灭菌生理盐水并保持一定压力，也可用注气法，保持乳管内一定的张力，以便于观察，置入内视镜后应由置入最深处至开口处，再由开口处至最深处逐级逐分支仔细观察，最后完全退镜后，标出病变乳管体表投影方向，再次消毒后，贴无菌贴膜 24 小时后去除，检查过程中应详细观察并记录以下内容：①溢液的颜色及溢液时间；②溢液乳孔的位置、数量；③进境的体表投影方向和深度；④各级乳管管壁情况，如弹性、光滑度，是否充血、水肿，有无局部溃烂、范围大小；⑤管腔内所见溢液颜色，有无漂浮物、颜色，有无纤维网架等情况；⑥发现的占位病灶数量、大小、形态、连续性、表面性状、颜色、有无出血、与周围管壁的关系、占据管壁范围、占据管腔范围、分级导管位置及体表投影方向；⑦内视镜不能进入或达不到的终末乳导管开口处有无占位病变或血性溢液溢出。

二、乳管内视镜的临床应用

1. 乳腺的解剖结构和乳腺导管的分级记录方法　乳腺导管在组织学与腺泡相通，共同组成腺泡管，向上逐次形成终末导管、分支导管及输乳管，输乳管在近乳头处形成一棱形膨大部分，称为乳管壶腹部，之后开口于乳头。每一个这样的管泡状结构称为腺小叶，许多腺小叶构成这样一种树状的乳腺腺叶，15～20个乳腺腺叶构成乳腺实质（图8-31），根据乳腺的这一基本解剖结构，同时参考日本乳腺导管内视镜协会有关乳腺导管分级记录方法，将乳腺导管分级规定如下：乳头开口至出现第1次分支处，此段定义为主乳管，记录为D0；从第1次分支处至出现第2次分枝处，此段定义为一级乳管，记录为D1；从第2次分支处至出现第3次分枝处，此段定义为二级乳管，记录为D2；以此类推分别定义为三级乳管（D3）；四级乳管（D4）；五级乳管（D5）等（图8-32）。

2. 乳管内视镜检查的适应证　临床上对于病理性乳头溢液的患者均可行乳管内视镜检查，具体适应证有：①病理性异常乳头溢液（包含血性及浆液性溢液）；②乳头溢液细胞学检查：classⅡ以上；③B超检查怀疑导管内乳头状瘤且伴有溢液的；④乳管造影，中断、充盈缺损的；⑤有条件做乳头溢液微量癌胚抗原（CEA）测定的，且测量值在400ng/ml以上者。对于多孔的乳汁样溢液，笔者认为不应作为乳管内视镜检查的适应证。

3. 正常乳腺导管在乳管镜下的表现　正常乳腺导管的管壁光滑、润泽、有弹性、呈现粉红色，似正常胃肠道的色泽，分支处可有2个或多个分支，分支处距次一级分支处距离长短不一，极少数人自主乳管起无分支（图8-33）。

4. 乳腺导管内占位病灶乳管镜下分型及表现　参照消化道内镜对消化道病灶的大体分型，以及乳管镜下乳腺导管内病灶的表现，我们将乳管镜下乳腺导管内病灶大体分为3型：隆起型（单发、多发）；表浅型以及混合型（图8-34）。

隆起型在乳管镜下表现为凸起于管壁表面的病灶，如息肉型（宽蒂、窄蒂）、不规则型，可为单发或沿管壁生长的多发类型，可以在管腔内小范围活动，也可为完全占据管腔，造成管腔闭塞，瘤体表面可以表现为光滑，也有表面出现轻度充血溃烂，镜下颜色多表现为红黄白三色相间或混合，与周围管壁界限明确，多出现在主乳管及Ⅰ级乳管内，多为良性的乳腺导管内乳头状瘤（图8-35）。

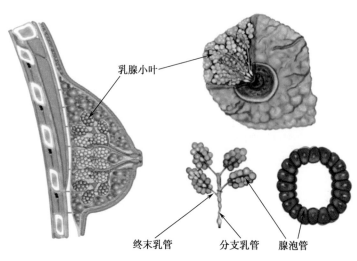

乳腺小叶

终末乳管　　分支乳管　　腺泡管

图8-31　乳腺的解剖结构

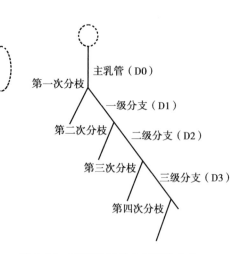

主乳管（D0）

第一次分枝

一级分支（D1）

第二次分枝

二级分支（D2）

第三次分枝

三级分支（D3）

第四次分枝

图8-32　乳腺导管的分级记录方法

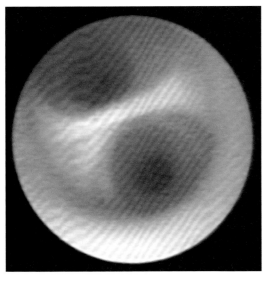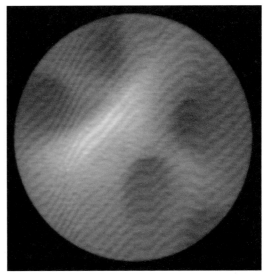

图 8-33 正常乳腺导管的乳管镜下表现

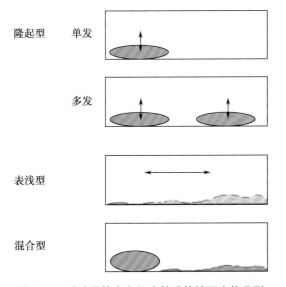

隆起型　单发

　　　　多发

表浅型

混合型

图 8-34 乳腺导管内占位病灶乳管镜下大体分型

浅表型在乳管镜下表现为管壁表面的轻微凸起或凹陷，表面充血溃烂，可覆污苔，与周围管壁界限不清，多位于Ⅰ级乳管以下乳管，出现恶性的比率较隆起型高（图 8-36）。

混合型在乳管镜下表现为隆起型、浅表型混合存在的状态，同样表面充血溃烂，可覆污苔，与周围管壁界限不清，多位于Ⅰ级乳管以下乳管，多为乳腺导管内乳头状瘤病，乳腺导管原位癌的比率增高（图 8-37）。

5. 乳腺导管扩张症及乳管炎的乳管镜下表现 乳腺导管扩张症及乳管炎是乳腺常见的良性疾病，具体病因不清，多表现为一种非细菌性感染，也有个别病例并发细菌感染，病理表现为：导管内有含脱落上皮细胞及脂质分泌物的混合物，

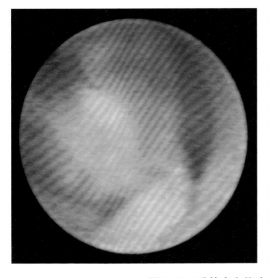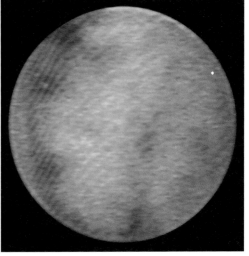

图 8-35 乳管内占位病灶隆起型多发、闭塞型

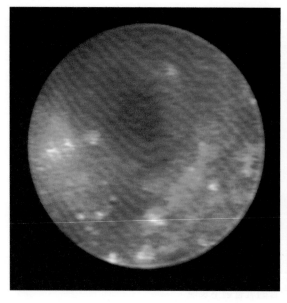
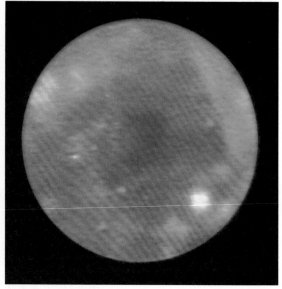

图 8-36　乳管内占位病灶浅表型

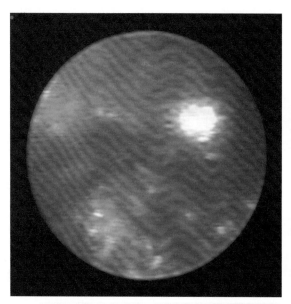
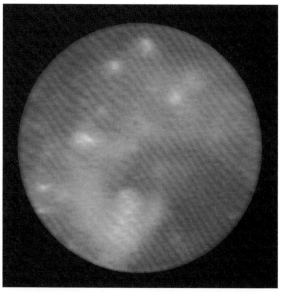

图 8-37　乳管内占位病灶混合型

管壁周围组织纤维化，淋巴细胞浸润等，乳管镜下表现为：乳管管腔增宽，管壁弹性欠缺，管腔内有白色或黄色的块状或絮状漂浮物，局部管壁出现充血、水肿，甚至出现炎症刺激纤维素渗出形成的纤维网架结构（图 8-38）。

三、乳管内视镜定位在乳导管解剖术中的应用

乳管内视镜下发现的乳管内占位病灶多为乳管内乳头状瘤及乳管内乳头状瘤病，只有 4% 左右是乳腺导管原位癌或浸润癌，乳管内乳头状瘤病为乳腺癌的癌前病变，而且目前尚无有效的方法对乳管镜诊断为乳腺癌的病例进行定性诊断，因此对乳管镜发现的乳管内占位病灶行积极的手术治疗（乳腺导管解剖术），对于提高乳腺癌早期诊断率以及预防乳腺癌的发生可能有意义。但是乳管内肿瘤因病灶微小，临床不能触及，辅助检查没有特征性表现，给手术治疗带来很大困难，既往用经溢液乳孔置平头针或注射亚甲蓝的方法，往往造成定位不准确、病理诊断取材困难，切除范围大、损伤大、乳腺局部变形等问题，针对以上问题探索应用乳管内视镜对病灶进行精确定位的方法。

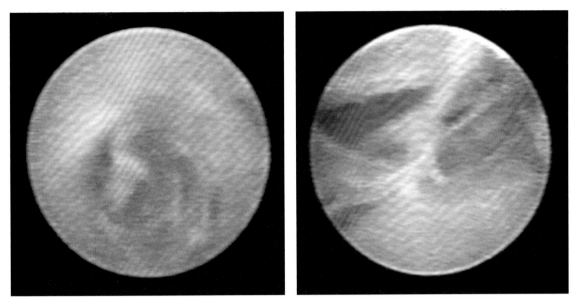

图 8-38　乳管扩张症乳管炎的乳管镜下表现

　　具体方法如下：经乳管内视镜内置倒钩定位导丝，乳管内视镜直视下，至病灶处送出固定，并标记体表投影；手术切口采用乳晕弧形切口或体表投影放射状切口，于乳头侧解剖出病变乳管，结扎并切断主乳管，牵出定位导丝，纺锤形切除病变乳管区域腺叶；冷冻病理检查取材方法，沿定位导丝纵行剖开乳管，于定位导丝倒钩处取材 1～2 处（图 8-39，图 8-40）。

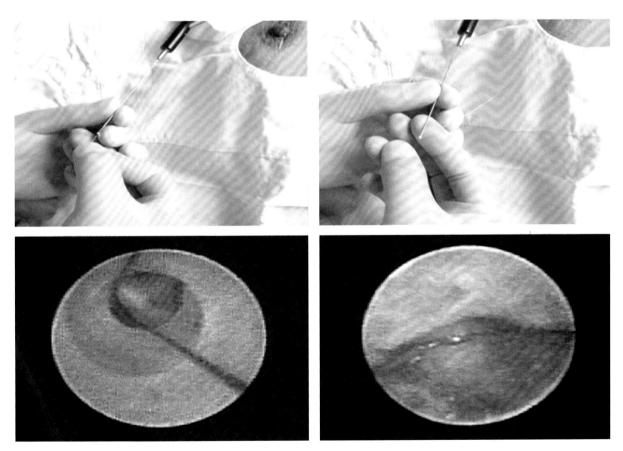

图 8-39　经乳管镜金属丝定位乳腺导管解剖术

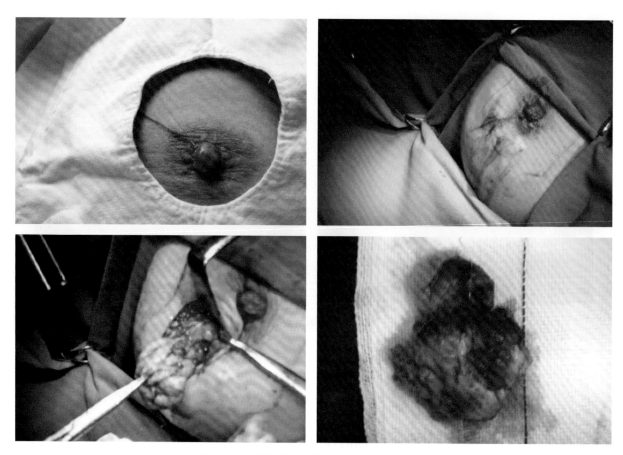

图 8-40　经乳管镜金属丝定位乳腺导管解剖术

通过临床实践证明，乳管内视镜直视下金属线定位引导乳导管解剖手术具有定位精确、创伤小、冷冻病理取材准确、无局部乳腺组织变形等优点，既能提高乳腺导管疾病的诊断率，又能减少乳腺组织损伤，达到微创手术的目的。

四、乳管内视镜检查的并发症及其预防

乳管内视镜检查应属于无创检查，极少出现并发症，常出现的并发症有：局部感染、乳管管壁擦伤、乳管管壁破裂，出现的原因消毒不彻底，以及乳管管壁因炎症、肿瘤侵犯等原因，造成管腔粘连、狭窄、畸变失去正常管腔结构，操作者技术粗糙等。因此应加强无菌操作，强化院内感染管理，对检查医生进行技术培训，避免粗暴操作，对出现炎症的患者可使用抗生素控制感染。

五、存在问题与展望

病理性乳头溢液作为乳腺癌早期诊断的重要线索，一直以来都缺乏有效的检查手段，无论是溢液涂片细胞学检查，以及乳头溢液微量肿瘤标志物（CEA、CA153 等）测定，还是乳管造影检查，都存在假阴性、假阳性以及敏感性不高的问题，乳管内视镜的出现有效地解决了这一问题，它可以对乳管内病灶进行直视下观察，明确了手术适应证，降低了假阴性、假阳性率，提高了检查的敏感性，使一部分因乳管粘连、狭窄、管腔内炎性团块造成的假阳性患者，避免了手术；对提高乳腺癌的早期诊断率提供了有力支持；还可以通过乳管内视镜对病灶部位进行精确定位，提高了手术的准确性，缩小了切除范围，避免了因这一手术所造成的创伤大、局部变形等问题。

但是目前还不能通过乳管内视镜对乳管内病灶进行有效活检，也不能对乳管内良性病灶进行微创切除，今后随着科学的发展技术的进步，有望通过乳管内视镜对乳管内病灶进行有效活检及对良性病灶进行微创切除。

（徐晓洲）

第八节　纵隔镜检查

一、纵隔镜检查历史

颈部纵隔镜检查术（cervical mediastinoscopy，CM）是瑞典医生 Carlens 于 1959 年首先正式介绍用于上纵隔探查和活检的一种手术技术，又称为标准纵隔镜检查术（standard mediastinoscopy，SM）或传统纵隔镜检查术。该方法问世后很快在欧洲大陆推广，后又传播到北美及世界各国，并在北美进一步发展到扩大的颈部纵隔镜检查术（extended cervical mediastinoscopy，ECM）及胸骨旁纵隔镜检查术（parasternal mediastinoscopy，PM）等。20 世纪 90 年代初，随着电视胸腔镜在临床应用上的成功。设计者和医师们开始对传统纵隔镜进行了改进，设计生产出了实用的电视纵隔镜。电视纵隔镜检查术问世，不仅显著扩大了手术者的视野和手术操作的舒适性，而且大大提高了手术野的清晰度，使手术的安全性和活检的准确性有了明显提高，同时极大地方便了术中的整体配合和临床教学。迄今为止，纵隔镜仍是纵隔淋巴结、纵隔肿瘤等疾病诊断以及肺癌术前病理分期的重要检查方法之一。

二、纵隔镜检查术的适应证和禁忌证

（一）适应证

1. 纵隔淋巴结活检　主要用于原发性肺癌、纵隔转移癌、食管癌、头颈部癌、淋巴瘤、炎性和肉芽肿病、结节病、结核病、尘肺等引起的纵隔淋巴结肿大的诊断与鉴别诊断。

2. 纵隔肿瘤、囊肿、异位器官的诊断　包括胸腺瘤、胸腺癌；水囊瘤、间皮囊肿、支气管源囊肿；畸胎瘤；胚胎细胞肿瘤或其他肿瘤；纵隔异位甲状旁腺、异位甲状腺等。

（二）禁忌证

纵隔镜检查术的绝对禁忌证很罕见，主要包括：

1. 严重颈关节炎，颈椎强直不能后仰者。

2. 小儿或身材十分矮小者，其颈纵隔"隧道"不能置入纵隔镜。

3. 气管切开造口者。

4. 一般情况差不能耐受全身麻醉者。

5. 上前纵隔手术后和严重上腔静脉压迫综合征为相对禁忌证。

三、纵隔镜检查术设备和器械

纵隔镜是由类圆柱形金属镜管和相连的纤维光源电缆构成。纵隔镜的分类方法较多，根据其能否连接电视成像系统，可分为传统纵隔镜和电视纵隔镜；根据纵隔镜的直径可分为 10.8mm 镜、11.8mm 镜和 12.8mm 镜等几种；根据纵隔镜镜身的长度，又可分为 9.5cm、14.5cm、16cm 及 18cm 镜。其中较短、较细的纵隔镜适用于儿童和身材较小的患者。目前临床上常用的是 18cm 的传统纵隔镜及 16cm 的电视纵隔镜。电凝吸引器是纵隔镜检查术必不可少的器械。它可在吸净积血、积液的同时完成止血和分离，这对于操作空间狭小的纵隔镜检查术是十分便利和重要的。纵隔镜检查术中常用器械还包括抓钳、分离钳、活检钳和特制注射器等。其中后两者最常用。注射器针头被特殊设计，以便于穿刺用。

四、纵隔镜检查术麻醉和体位

1. 麻醉　一般采用静脉复合全身麻醉，单腔螺纹气管插管，从一侧口角引出。由于纵隔镜检查术安全性高、并发症少，因此有人主张可在局部麻醉（局麻）下完成检查，但考虑到分离气管周围时会刺激气管引起咳嗽，检查操作不便，并可能招致血管的损伤，故采用全麻更为安全。另外，在纵隔镜检查时，由于患者的头面部被铺单覆盖，术者位于患者头部，麻醉师远离术野，普通气管插管易被压折，甚至脱落，且不易及时发现，故应采用带有钢丝内衬的螺纹插管，以免发生气道梗阻的危险。

2. 体位　仰卧位，肩部垫高，头颈过度后仰，以方便操作并使胸段气管上提。一般成人胸段气管长约 6cm，当头部后仰时可使气管上提 1cm，使胸段气管缩短为 5cm，经胸骨切迹上切口，以示指探查或纵隔镜检查胸段气管时容易到达隆嵴部位；同时，这种体位减少了患者下颌对手术操作的影响。消毒铺巾按胸骨正中开胸术的要求进行。将手术床升高到手术者的剑突水平，同时去除麻醉头架等患者头侧一切器械，以留出空间便于术者坐在患者头侧进行手术操作。手术组人员包括术者、助手和器械护士各1名。

五、纵隔镜检查术的基本方法

根据纵隔镜检查术入路及检查部位的不同，其通常可分为标准的颈部纵隔镜检查术和扩大的纵隔镜检查术。其中，扩大的纵隔镜检查术又包括扩大的颈部纵隔镜检查术、胸骨旁纵隔镜检查术以及纵隔镜斜角肌淋巴结活检术。

（一）标准的颈部纵隔镜检查术

标准的颈部纵隔镜检查术是上纵隔淋巴结和肿物活检最常用的方法。主要用于第2、4和7组淋巴结以及气管周围病变的辨认和活检。

手术步骤：

1. 胸骨切迹上一横指做一长3～4cm横切口。

2. 沿颈白线纵向分离颈前肌群至气管前筋膜，用甲状腺拉钩向两侧牵开颈前肌群显露气管。

3. 剪开气管前筋膜，在此筋膜后，用示指紧贴气管前壁及侧壁向下钝性分离气管前血管后间隙，直至隆嵴分叉水平，左右两侧至支气管旁。钝性分离时，注意用手指探查纵隔内解剖结构和病灶的情况，切记勿用暴力强行分离。示指分离过程中，一般可明显感觉到触及气管、主动脉弓、右无名动脉和异常肿块。纵隔淋巴结探查时，应注意有无气管前、气管旁和隆嵴下淋巴结肿大，同时应探查淋巴结与大血管的关系。因静脉在手指探查分离时不易被明确分辨，而且也是最易发生出血意外的部位，术中分离时应特别注意。

4. 血管后隧道钝性分离完成后，沿气管前壁将纵隔镜插入气管前间隙。在直视下用钝头吸引器或小纱球进一步分离扩大该间隙至隆嵴水平；同时顺序观察气管周围、隆嵴下以及左右支气管等部位，仔细辨认正常结构与病变组织。气管软骨环可作为纵隔镜深入的引导标记，不能强行插入未经分离和探查过的区域。

5. 组织活检，是纵隔镜检查术中最重要，也是最危险的步骤。一切操作必须在直视下进行，切忌盲目活检。病变组织的辨认定位需要一定的经验。选定活检部位后，必须先用特制注射器穿刺排除血管后再取活检。

6. 止血。活检完成后，仔细检查整个术野，一般出血点用电凝止血即可；需要注意的是，在进行左侧第四组淋巴结活检时应尽量避免使用电凝，以免损伤喉返神经。银夹以及止血纱布压迫止血仅用于渗血或出血较重的情况下。一般认为，一次出血量充满整个镜管即为大出血。严重的大出血，如无名动脉等大血管破裂，镜下通常不易控制，立即用手指等压迫止血的同时开胸处理。

7. 切口的缝合同甲状腺手术。手术结束后，拔除纵隔镜，缝合切口，一般不需放置引流物。

（二）扩大的颈部纵隔镜检查术

扩大的颈部纵隔镜检查术主要用于常规纵隔镜检查术难以抵达的第5、6组淋巴结活检。适用于左肺上叶肺癌，CT示第5、6组淋巴结肿大的患者。通常先做标准的颈部纵隔镜检查术，若活检为阴性再行扩大的颈部纵隔镜检查术。

手术步骤：

1. 先行标准的颈部纵隔镜探查和活检，具体操作同前。

2. 颈部纵隔镜活检为阴性后，拔除纵隔镜，再次置入示指，于胸骨柄后区可触及斜向右上方走行的无名动脉，顺其下行即可达主动脉。仔细触摸无名动脉及主动脉弓，如发现主动脉钙化或动脉粥样硬化斑块，则为手术禁忌。

3. 经无名动脉三角，以示指尖紧贴主动脉弓表面向前下方分离，于无名静脉后方形成一隧道至第5、6组淋巴结。退出示指后，在钝头吸引器的引导下，沿该隧道放入纵隔镜进行这两组血管前的淋巴结的分离与活检。

（三）胸骨旁纵隔镜检查术

胸骨旁纵隔镜检查术（parasternal mediastinoscopy，PM）又称前侧纵隔镜检查术（anterior mediastinoscopy，AM）主要用于左肺上叶癌第5、6组淋巴结肿大的活检，评估肺门肿瘤的可切除性，穿刺活检失败的前纵隔肿物的活检和上腔静脉阻塞综合征（superior vena canal obstructive syndrome，SVCOS）的诊断。该手术操作简便，安全可靠，可基本替代扩大的颈部纵隔镜检查术。

手术步骤：

1. 通常于第二或第三肋间胸骨旁2cm做一

长 4~5cm 的横切口。为了避免损伤女性患者乳腺组织，也可采用胸骨旁 2cm 的纵切口，沿胸大肌筋膜表面适当游离乳腺并用拉钩与切口垂直拉开皮肤及皮下组织，然后再按下述的横切口方法建立胸骨旁纵隔镜检查隧道。

2．用拉钩沿肋间方向牵开切口，钝锐性分离开胸大肌至肋骨平面，经第二或第三肋间，切断肋间肌和胸横肌，必要时可切除部分第二或第三肋软骨。注意勿损伤与切口呈垂直走行的乳内动脉，避免造成难以控制的出血；必要时可结扎切断该动脉。然后用示指自胸膜外向胸骨后纵深分离，建立胸骨旁纵隔镜检查隧道。

3．用窄的深拉钩将纵隔胸膜推向外侧，从胸膜外已分离的间隙置入纵隔镜，直视下用吸引器头或小纱球进一步游离前纵隔间隙，同时探查第5、6组淋巴结或纵隔肿物，明确活检部位，并以穿刺针穿刺除外血管后，于典型病灶处多点取材送病理。若前纵隔肿物近切口，可直接取活检，一般不放置引流管。肺门肺癌可切除性估计或肺活检以及纵隔肿瘤与胸膜粘连紧密时，则需要进入胸膜腔，手术结束后多需要留置胸腔闭式引流管。

4．若同时进行颈部纵隔镜检查术，则可用双手示指分别从颈部切口和左前胸切口对合探查主动脉旁及主肺动脉窗，有助于发现及鉴别淋巴结肿大和肿瘤固定。

5．活检完成后仔细止血，术后根据肺有无切口决定是否留置胸管。

（四）电视纵隔镜检查术

20 世纪 90 年代初，随着电视胸腔镜手术的临床应用，纵隔镜器械厂家开始设计带镜头的纵隔镜，并将其与电视胸腔镜的摄像、显像系统连接起来，从而产生了电视纵隔镜和电视纵隔镜检查术。电视纵隔镜的操作方法和适应证及禁忌证同传统的纵隔镜检查术基本相同。电视纵隔镜因其在手术的可视性和操作性等方面具有明显的优势，有逐步替代传统纵隔镜的趋势。与传统纵隔镜只有术者一人在单孔视野下操作不同，电视纵隔镜的尾端可连接纤维光缆和摄像头，全体手术人员均可通过监视器看到清晰放大的镜下手术视野及术中操作过程。同时，应用全制式录像机和彩色打印机，可随时完成对手术资料的保存，便于教学和经验交流。

手术步骤：

1．切口同传统纵隔镜检查术，沿气管前间隙置入电视纵隔镜。

2．在监视器下用钝头吸引器或小纱球进一步分离气管前隧道至隆嵴水平，同时顺序观察气管两侧及隆嵴下、左右主支气管旁可疑肿块或肿大淋巴结，通过监视器上清晰放大的纵隔解剖画面，一般很容易识别上腔静脉、奇静脉、右侧主肺动脉及左侧喉返神经等。

3．明确病变或活检部位后，一般先以细针穿刺除外血管后方可活检。此时在助手的有效配合（持镜）下，术者得以用双手进行操作，同时应用电凝吸引器和活检钳，十分便于完成对病变的充分游离、淋巴结的完整摘除以及术中止血等操作。

4．术后严密止血，一般无须留置引流管。

六、术后并发症及其防治

纵隔镜检查术时间短、创伤小，术后处理相对简单，基本同常规全麻颈部甲状腺手术。纵隔镜检查术虽是一种有创检查方法，但只要操作技巧掌握得当，同样具有很高的安全性，据国外大宗临床资料统计，其手术并发症通常不超过 2.5%，死亡率低于 0.5%。

纵隔镜检查术常见并发症包括：

1．**出血** 肿瘤或淋巴结创面及滋养血管出血可用电凝、钳夹或压迫止血，多可获得满意的止血效果；大血管出血则需开胸止血。

2．**喉返神经损伤** 左侧第四组淋巴结活检时少用电凝可预防。

3．**气胸** 通常发生在右侧，胸骨旁纵隔镜检查术尤易发生，术中放引流即可。

4．**气管和支气管损伤** 肿瘤致密粘连或侵犯大气道时应避免用暴力操作。一旦气管或支气管损伤严重需开胸处理。

5．**食管穿孔** 罕见，常发生在隆嵴下淋巴结的过度分离活检。重者需手术修补。

6．**偏瘫** 罕见，常发生在左侧肢体，由于纵隔镜压迫右无名动脉导致右脑缺血。

7．**其他** 乳糜瘘、切口肿瘤种植、切口或纵隔感染、膈神经损伤以及空气栓塞等。

七、纵隔镜检查术的临床应用

纵隔镜检查术虽是已有半个世纪的"老方法"，但因其具有创伤小、操作简便、安全可靠、取材满意等优点，在肺癌术前病理分期中，其敏感性和特异性可分别达到90%以上和100%，在纵隔疑难疾病的诊断中，其准确性也很高。所以，迄今为止，它仍是纵隔疾病诊断和治疗以及肺癌术前病理分期的最重要检查方法之一。

（一）纵隔镜在肺癌分期中的应用

肺癌的准确分期对于治疗方案的选择以及预后的判断具有十分重要的意义。其中，对于可能手术的非小细胞肺癌，术前明确纵隔淋巴结有无转移至关重要。目前针对肺癌的临床N分期（clinical N staging，cN），已有的影像学诊断方法（CT或PET/CT）的准确性难以令人满意，其中尤其是假阳性率较高。因此，对于影像学怀疑纵隔淋巴结转移的肺癌患者，因可能涉及治疗策略的重大改变，需进一步行纵隔淋巴结活检以明确分期决定治疗策略，这已是国内外学术界的共识。这不仅可以使部分假阳性的患者及时接受手术治疗，同时也可避免一些不必要的开胸探查。

目前在确定肺癌纵隔淋巴结是否转移的各种有创检查方法中，纵隔镜检查术因其稳定的高敏感性和特异性，仍是肺癌纵隔淋巴结分期的手段之一。但与其他针吸活检技术相比，纵隔镜检查创伤相对较大，医疗费用高，需要全身麻醉气管插管，可能发生的严重并发症也不容忽视。近年来，随着内镜超声技术的不断发展，超声内镜引导细针穿刺（endoscopic ultrasound-guided fine needle aspiration，EUS-FNA）以及超声引导下经支气管针吸活检（endobronchial ultrasound-guided transbronchial needle aspiration，EBUS-TBNA）在肺癌纵隔淋巴结分期中也具有很高的准确性，并且更加微创安全。由于联合EUS和EBUS几乎可以对纵隔内所有各站淋巴结（除3A、6站外）进行探查活检，并且已有的回顾性临床研究显示，EUS联合EBUS针吸活检在肺癌纵隔淋巴结分期中的敏感性和特异性可以达到93%和97%。因此，有学者认为内镜超声针吸活检技术（EUS-FNA联合EBUS-TBNA）有可能替代纵隔镜等外科分期手段。为了能够回答这一问题并明确内镜

超声技术在肺癌纵隔淋巴结分期中的地位，2010年荷兰学者Annema等在*JAMA*上发表的一项多中心随机对照临床研究，对比了内镜超声技术（EUS-FNA和EBUS-TBNA）联合外科手术分期（纵隔镜等）与纵隔镜检查术在非小细胞肺癌纵隔淋巴结分期中的应用价值。该研究客观地评价了内镜超声技术在肺癌纵隔淋巴结分期中的地位。

该研究结果显示，与纵隔镜检查组相比较，单纯应用内镜超声技术（EUS-FNA和EBUS-TBNA），两组的敏感性（85% *vs.* 79%，p=0.47）和阴性预测价值（85% *vs.* 86%，P>0.99）相似，不必要的开胸手术率相似（12% *vs.* 18%，p=0.22），但内镜超声技术的安全性更高，并发症更少（1% *vs.* 6%，p=0.03）；而内镜超声技术联合外科手术分期（内镜超声检查阴性者进一步接受纵隔镜等检查）则可以明显提高分期的敏感性（94% *vs.* 79%，p=0.02），减少不必要的开胸手术率（7% *vs.* 18%，p=0.22）。

基于上述证据，目前认为内镜超声技术更加微创安全，其在肺癌纵隔淋巴结分期中具有很高的敏感性，应作为一种常规手段应用，可以最大限度地减少外科分期方法的应用，但还无法完全替代外科手段，对于EBUS-TBNA阴性结果但临床强烈怀疑纵隔淋巴结转移的患者需进一步行纵隔镜等外科检查方法加以确认，以期尽可能地减少不必要的开胸手术。

（二）纵隔镜在纵隔疑难疾病诊断中的应用

纵隔气管周围病变因纵隔内结构复杂，组织来源多样，同一病变可能发生于纵隔的不同部位，而同一部位又可能发生多种病变，放射学所提供的影像学诊断信息十分有限。又因其没有腔道与外界相通，常用的内镜方法不能发挥作用，致使纵隔病变常常成为临床诊断上的难点，而不正确的诊断性治疗和不必要的剖胸探查，大大增加了患者的痛苦。

近年来，随着影像学技术的不断发展，胸部CT、MRI及PET/CT广泛应用于临床，虽大大提高了纵隔疾病的检出率，但仍难以取代病理检查确定病变的性质，且单纯依靠影像学诊断误诊率较高。胸部CT或内镜超声引导下的针吸活检术虽可获得细胞学诊断，但由于本身技术的限制，获取标本量相对少，假阴性率较高，尤其是对纵

隔淋巴瘤等的诊断和分期十分困难。电视胸腔镜手术因其视野清晰、创伤性小，近几年来在胸部疾病的诊断治疗上进展很快，它不仅可以对胸内淋巴结进行活检，也可对周围型肺结节以及胸膜、纵隔肿物等病变进行诊断。但就纵隔疑难疾病的诊断和鉴别诊断而言，胸腔镜检查术与纵隔镜检查术比较仍有诸多不足：①操作相对复杂，需全麻双腔气管插管，单肺通气；②检查范围局限于单侧胸膜腔和纵隔；③并发症相对较高。1996 年，Gossot 等对比纵隔镜检查术与胸腔镜检查术对纵隔病变活检的效果，认为两者诊断率无明显区别，但胸腔镜组术后并发症及住院天数明显高于纵隔镜组。由此看来，胸腔镜手术似乎更适合于纵隔镜难以到达或同时需胸膜腔内多处活检的纵隔病变。

总之，对于纵隔疑难疾病，为避免误诊误治给患者带来的危害，指导合理的治疗，应采取一切可能的方法获得明确的病理诊断，纵隔镜检查术在这一方面有其不可替代的优势。大量临床实践证实，纵隔疑难疾病经纵隔镜检查后，确诊率超过 90%。

（三）纵隔镜在胸部疾病治疗中的应用

纵隔镜检查术作为一种诊断性技术已有 50 余年的历史。其间，纵隔镜检查术无论是在手术技巧、操作器械，还是仪器设备等方面都得到了不断的发展和完善。尤其是近年来电视纵隔镜在临床中的应用，不仅大大提高了纵隔镜检查术术野的清晰度、操作的准确性和安全性，同时也显著增加了纵隔镜检查术的适用范围，使得部分纵隔病变在经纵隔镜明确诊断的同时，可经纵隔镜完成对其的手术治疗，如经纵隔镜纵隔囊肿摘除术、纵隔淋巴结切除术以及纵隔脓肿引流术等。此外，还有学者报道，应用电视纵隔镜对全肺切除术后的支气管残端瘘进行修补、辅助食管癌拔脱切除等并取得满意疗效。

（李　运　王　俊）

第九节　胸腔镜检查

一、检查历史

胸外科微创技术最主要是胸壁入路的创伤明

显减少，其中以胸腔镜检查（thoracoscopy）的灵活应用为代表手段。过去的 20 多年中，固态视频系统和微型摄像机的结合及线性切割缝合器等内镜设备为胸外科诊断和治疗开辟了新前景，基于这些进展电视胸腔镜外科手术（video-assisted thoracic surgery，VATS）诞生，术语 VATS 取代 thoracoscopy。表 8-3 列举了胸腔镜技术发展史上的重要事件。把这些历史的片段串联起来，可以看出胸腔镜技术发展有以下特点：①设备上从直接窥视发展到人工光源照明，再到与视频成像技术结合；②应用上从诊断发展到治疗；③技术上由简单到复杂；④学科上同医学、光电、机械等一同发展。

表 8-3　胸腔镜技术发展历史上的重要事件

年代	事件
1910 年	Jacobaeus 描述了第一次胸腔镜检查
1913 年	Jacobaeus 使用胸腔镜松解胸膜粘连
1938 年	Lelong 采用胸腔镜诊断内脏转位，扩大了胸腔镜的用途
1945 年	Isoniazid 发展了胸腔镜治疗肺结核的技术
20 世纪 50 年代	Swierenga 使用胸腔镜检查自发性气胸。Sattler 使用胸腔镜诊断胸腔积液
20 世纪 70 年代	胸腔镜技术逐渐兴盛
20 世纪 90 年代初	电视胸腔镜手术（VATS）
1992 年	Lewis 报道了 VATS 肺叶切除手术
1993 年	Collard 报道了 VATS 辅助食管切除术
1996 年	Keenan 报道了 VATS 肺减容术
1998 年	何建行首先报道了针型胸腔镜诊治胸外科疾病
2002 年	Mel 等人报道了外科机器人辅助肺叶切除术
2006 年	NCCN 指引认可了 VATS 肺癌根治术并列入肺癌切除的标准治疗方式
2011 年	陈晋兴等人报道了非气管插管麻醉的肺叶切除术

与国外相比，我国 VATS 起步并不晚。1993年 1 月第一届胸腔镜手术会议在美国得克萨斯州圣安东尼奥市举办，1994 年 4 月中国人民解放军

总医院和广州医学院第一附属医院相继举办了电视胸腔镜学习班和研讨会，这些学术活动对我国VATS的发展具有深远影响。在《中华外科杂志》的支持下，1995年11月在杭州举行了第二届全国胸腔镜外科学术研讨会和培训班，内容涉及食管、动脉导管未闭及肺叶切除等复杂的胸腔镜手术。1996年11月第三届全国胸腔镜外科学术研讨会在广州举办，内容涉及胸腔镜胸腺切除及肺减容手术等。在引进、学习和发展中，我国几乎与世界同步开展了电视胸腔镜肺叶切除、针型胸腔镜手术、食管切除以及胸腺切除。

二、现状

胸腔镜外科技术发展很快，其应用范围越来越广。1990年以前，胸腔镜主要作为一种诊断手段，随着VATS的出现，逐渐转变为诊断和治疗手段。以下将胸腔镜检查与治疗的现状合并简述。

1. **胸膜疾病方面** 胸膜疾病诸如胸膜恶性肿瘤、乳糜胸、脓胸和血胸是VATS最传统的适应证。VATS胸膜活检术、胸膜剥除术、胸膜固定术，或清除积液积脓，或清除积血、对断裂的肋间动脉或破裂的胸导管进行结扎，已经普遍开展。这些手术技术不复杂，风险相对低，VATS最大程度地降低了手术的创伤，非常适于应用。

2. **肺实质疾病方面** 主要包括单发肺结节、肺楔形切除、肺叶切除、转移瘤切除、气胸、肺减容手术、肺活检及支气管成形手术。

肺活检和肺部分切除是只需要切除小部分肺组织的手术。在肺疾病的外科诊治中，通常这些手术需要切除的组织最小，需要的微创技术难度也最小，目前开展最普及，微创技术的优势也最明显。常见的适用疾病有肺内结节活检，肺弥漫性疾病活检，气胸肺大疱治疗等。传统上此手术需2~3个切口，目前随着器械和技术的发展，手术可以只做1个切口在单通道套管下完成，或是采用更细小的针型胸腔镜，进一步提高了手术的微创性。

解剖式肺叶切除，手术涉及血管及支气管的解剖处理，重点在于如何保证胸腔镜手术操作的可靠与安全。肺癌根治术还需要保证有效的淋巴结清扫。VATS使一些原本肺功能无法耐受传统手术的患者可以接受手术治疗。对于涉及重建

的手术如支气管成形，目前也可以在全胸腔镜下完成。

与传统胸外科手术相比，VATS肺叶切除术具有诸多优点，如围手术期并发症发生率低，胸管停留时间短，术后疼痛减轻，手术的出血量少，术后肺功能更佳等。在2006年以后，基于大量病例统计和长期生存率报告，美国NCCN指南将VATS肺癌根治术列入肺癌切除的标准治疗方式，且建议在老年人和体质较弱者人群使用。

1996年，广州医学院第一附属医院何建行率先开展局麻下VATS诊断技术。伴随着胸外科麻醉管理技术与肺隔离技术的发展与成熟，2004年Pompeo等报道了非气管内插管下胸段硬膜外阻滞行VATS肺肿物楔形切除术。2011年，中国台湾地区台大医院的陈晋兴在国际上首先报道了非气管插管麻醉下肺叶切除术。广州医科大学附属第一医院何建行分别于2011年、2013年及2015年在中国大陆地区率先开展非气管插管麻醉下肺叶切除、袖式肺叶切除、胸腺肿物切除及肺癌根治术，实现非气管插管麻醉下胸外手术全覆盖。VATS时代，硬膜外麻醉与双腔管气管插管全麻各有优点，亦各有不足。更准确地选择适应证，更精准地发挥不同麻醉方式的优势，才能更好地推动各自学科的发展，最终使患者更切实地获益。非气管插管VATS使"无管"（tubeless）胸外成为可能，并成为加速康复外科（ERAS）重要组成部分，2017年第一届中国ERAS & Tubeless研讨会在广州召开。

3. **纵隔疾病方面** VATS在纵隔疾病的应用主要包括纵隔肿物、交感神经链切除、肺癌分期。大部分纵隔的肿瘤和外科疾病都可以用微创手术完成，诸如纵隔异位甲状腺，胸腺囊肿，重症肌无力时切除胸腺，Ⅰ期胸腺瘤等都是微创伤手术的适用对象。微创纵隔手术较多争议之处是采用微创伤手术切除胸腺治疗重症肌无力和Ⅰ期胸腺瘤，其争论点在于对该类患者采用微创外科特别是胸腔镜手术的方式能否完全切除病灶组织。但随着技术的成熟，此争议也日渐减少，VATS全胸腺切除疗效不亚于传统开胸手术。但如果术中发现胸腺瘤具有侵犯邻近组织等恶性征或发现胸腔镜切除胸腺不完全，即应改为胸骨正中切口手术或前外侧切口手术。VATS治疗手汗症安全、有

效且创伤很小，手术成功率近 100%。除此之外，VATS 也可用于胸部恶性肿瘤的分期。

4. 在食管疾病应用方面　目前 VATS 与腹腔镜相结合，其应用范围几乎涵盖了食管疾病的各种外科治疗。在治疗食管的良性疾病中，胸腔镜下实行 Heller 肌层切开术治疗贲门失弛缓症已是安全有效的方法，食管良性肿瘤或食管憩室 VATS 切除术也方便易行，普遍开展。目前使用微创技术治疗食管的恶性疾病也正在逐步扩大应用范围。微创食管切除术与常规开胸手术相比可以减少并发症的发生和缩短术后恢复时间；微创手术尤其适用于老年和低肺功能食管癌患者；但迄今为止，还没有临床随机研究证实微创食管癌切除术比常规手术能改善远期生存率，在食管病变外浸较明显的情况下常规开胸食管癌切除仍然是安全可行的方法。近年来 VATS 和腹腔镜结合用于处理食管癌及重建术也越来越普及。

5. 心包疾病方面　VATS 已用于心包活检和心包积液诊疗。如果怀疑是恶性肿瘤，VATS 可在手术过程中进行活检，以确定渗出的原因。VATS 也应用于上肢静脉阻塞患者心外膜起搏器放置及心脏再同步治疗。另据报道，VATS 房颤消融术已逐步开展，但适应证尚未明确。

6. 远程医疗　手术机器人是近年来微创伤外科器械的进展之一。如果说电视胸腔镜实现了外科手术信息输入端的革命，那么外科机器人的面世则实现了输出端的革命。单纯就微创而言，机器人技术与目前的 VATS 技术并无质的差别。但是，外科机器人技术与远程视像传输技术结合，使得远程手术成为可能。这在一些特殊场合具有非常重要的保障意义，如战场、远洋科考，甚至未来的星际旅行。2001 年 9 月，Marescaux 的手术团队在美国纽约通过观看电视屏幕操纵机械手，远距离（7 000km 外，横跨大西洋）遥控位于法国斯特拉斯堡医院手术室里的 Zeus 外科机器人，为一位 68 岁的患者成功进行了腹腔镜胆囊切除术。微创外科越向前发展，各种技术的相互渗透、相互影响和相互融合也越明显。

三、分类

胸腔镜技术在呼吸内科和胸外科均有应用，彼此各有擅长。依其开展形式有异，操作者不同，可分为内科胸腔镜（medical thoracoscopy，又称 pleuroscopy）和外科胸腔镜（thoracoscopy 或 VATS）。

四、适应证和禁忌证

胸腔镜检查是一项有创性操作，它能直视或直接触摸胸内病灶的变化并可进行病灶活检，以一种可接受的微创方式，为可靠、足量获取病灶组织样本并同时进行治疗提供了新的手段。

1. 适应证
（1）不能明确病因的胸腔积液诊断。
（2）肺癌或胸膜间皮瘤的分期。
（3）肺疾病的活检。
（4）对胸腔积液行胸膜固定治疗。
（5）自发性气胸的局部治疗。
（6）其他，如膈肌、纵隔及心包活检等。

2. 禁忌证
（1）胸腔闭锁，如胸膜广泛胼胝样粘连。
（2）凝血功能障碍。
（3）低氧血症。
（4）严重心血管疾病，如急性心肌梗死和 / 或有严重心律失常等。
（5）严重的肺动脉高压。
（6）持续的不能控制的咳嗽。
（7）极度虚弱者。

五、注意事项

胸腔镜检查的目的多为获取病灶样本，样本不必贪多，可以足够明确病理诊断即可。其操作本身相对简单，并发症较少。可能的并发症有出血，尤其注意操作口的出血和肺切缘内镜切割缝合器不同钉仓结合处的出血。患者如伴随胸膜粘连，此时可能伤及肺而引致漏气，操作之时应小心。术后疼痛也常见，手术结束之时可行各切口的肋间及上下肋间神经封闭，减轻患者手术后的疼痛，便于患者咳嗽咳痰，争取早日拔除胸管。

六、检查结果评价

内科胸腔镜由于技术特点的限制，通常需要直接在胸腔镜下观察到病灶才能进行诸如活检等进一步操作。如果病灶位于肺内，必须通过触摸探查才能确定病灶位置，或者直接钳取病变组织将造成显著出血或者明显的肺漏气,则不适合采用内科胸腔镜进行处理。此时选择外科胸腔镜肺活检,可以很安全地实现获取活检组织的目的。

七、存在问题与未来发展研究方向

经过近20年的实践,虽然电视胸腔镜技术在我国得到了长足的发展,达到了一定的规模。但仍需着眼不足:

1. **规范和培训** 2006年卫生部已经启动了专科技术培训基地资格认证计划,制定一整套规范,对胸腔镜培训基地软硬件资质作出了具体的规定,要求胸外科医生照此规范接受充分的培训,达到规范要求获得资格后方可开展胸腔镜手术。将来,胸腔镜技术会逐渐成为胸外科常规职业训练的一部分,并成为胸外科医生必备标准技术之一。胸腔镜技术的培训也将列为现代胸外科手术技术的必备培训内容之一。

2. **经济成本** 目前总体而言,我国胸腔镜外科手术的住院期间医疗费用比传统手术增加。我国还是发展中国家,如何在不影响微创、安全以及便捷的前提下发展技术而降低成本?只有最终个人负担的胸腔镜手术经济成本真正下降,胸腔镜手术才能得到更广泛的应用。

3. **守成与创新** 外科是飞速发展的技术,新与旧,先进与落后,都是相对的,胸腔镜也不例外。胸腔镜手术目前发展非常迅速,应该清楚地认识到,胸腔镜技术的推广是一个必然的趋势。

4. **大数据的收集整理分析** 中国有着全球最丰富的临床资源,其将为人工智能在生物医学中的应用提供最核心的资源:医学大数据。计算机和互联网给数据的储存、处理和分析带来了前所未有的方便,大量常规收集的数据为循证医学产生证据提供了前所未有的新契机,也成了精准医学赖以发展的重要途径。我国开展微创胸外科手术的医疗单位越来越多,开展的病例数也越来越多。只有整合资源,进行大数据的收集整理分析,才能反映出我国开展微创胸外科手术的现状,并为胸外科循证医学及精准医学提供更多的依据。

(何建行 杨 超)

第十节 腹腔镜检查

一、腹腔镜检查概述

腹腔镜是一种带有微型摄像头的器械,使用冷光源提供照明,将腹腔镜镜头(直径为3~10mm)插入腹腔内,运用数字摄像技术使腹腔镜镜头拍摄到的图像通过光导纤维传导至后级信号处理系统,并且实时显示在专用监视器上。然后医生通过监视器屏幕上所显示患者器官不同角度的图像,对患者的病情进行分析判断,并且可以运用特殊的腹腔镜器械同时进行活检或手术。

腹腔镜技术在开展之初,只是应用于诊断性的腹腔探查术中。1901年德国的Kelling医生利用膀胱镜来观察狗的腹腔脏器,开创了诊断性腹腔镜的先河;1910年Jacobaeus.H.C首次应用了套管穿刺针插入腹壁和通过套管将空气输入腹腔,然后放入膀胱镜进行检查,观察人体腹腔内器官,是腹腔镜检查的雏形;1928年德国的Kalk医生在腹腔镜下进行了肝穿刺,率先开展了腹腔镜下的病理活检;1938年匈牙利的Veress医生发明了弹簧安全气腹针来建立气腹,并一直沿用至今天的腹腔镜手术中;1950年英国的物理学家Hopking发明了柱状透镜,使腹腔镜的光传导损失大大地减小,腹腔镜图像的清晰度大为改观;1984年,开始应用腹腔镜进行胃癌分期的研究,发现诊断性腹腔镜检查能探查原发肿瘤的部位、范围、浸润程度、淋巴结转移、腹腔转移、腹腔积液及邻近组织是否受到侵犯,尤其对发现腹腔内腹膜转移具有非常重要的价值。

对腹部恶性肿瘤患者进行开腹探查明确分期,切除率较低,手术并发症较多,有一定的死亡率,而且患者痛苦大,花费高。即使是术前各种先进的影像学检查认为可以切除的腹部恶性肿瘤,在开腹探查时也有20%~30%因腹腔内隐匿的种植播散,肝及区域性淋巴结转移而失去治愈性切除的机会。腹腔镜探查,特别是联合应用腹腔镜超声诊断技术对于那些临床估计已失去根治机会的中晚期恶性肿瘤患者可以大大减轻患者的创伤和疼痛,在检查腹腔内隐性转移灶方面也独具优势,不仅可以直接进行组织活检大大提高肿瘤分期水平，而且可以选择合适的患者直接实施腹腔镜短路手术、埋置化疗泵之类的姑息性治疗，从而尽可能避免不必要的开腹探查，减少并发症和花费。

现代的诊断性腹腔镜探查技术更具有直观、创伤小、恢复快、准确率较高的优点，能取得与剖腹探查同样的探查效果，其对患者免疫和生理的影响也较开腹手术小。虽然腹腔镜探查可能使患者多耐受一次麻醉、增加了一些医疗花费，但其有助于为患者准确地评估分期、减少不必要的开腹手术，从而减少患者住院日数、降低并发症。对影像学无法明确诊断肿瘤及其局部侵犯情况的，腹腔镜探查是最佳的选择，甚至可以在局麻下用微型镜进行腹腔的检查和肿瘤的活检与分期。

二、腹腔镜检查的适应证与禁忌证

（一）适应证

目前腹部恶性肿瘤包括胃癌、结直肠癌、肝癌、胰腺癌、卵巢癌、淋巴瘤等均已开展腹腔镜探查术。腹腔镜诊断与分期的适应证如下：

1. 肿瘤的定性诊断　肿瘤定性诊断的不同可极大地影响治疗方案的选择。定性诊断可通过腹腔镜下活检加以明确。

2. 恶性肿瘤的分期诊断

（1）在剖腹手术之前，对肿瘤进行准确而全面的评估。

（2）评估肿瘤的局部浸润和远处转移。

（3）对可疑部位进行活检。

（4）腹腔镜超声的应用进一步提高了腹腔镜在腹部肿瘤诊断及分期中的价值。

3. 腹腔镜探查的方法和原则　近年来，对于肿瘤病例的腹腔镜探查，陆续有不少文献总结出步骤和方法，如来自欧洲的专家共识提出腹腔镜探查诊断肿瘤腹腔播散的 5 点要求：①按象限逐个描述病灶，并计算腹腔肿瘤指数（peritoneal carcinoma index，PCI）；②描述是否存在腹水；③拍摄照片或视频；④详细描述小肠及系膜的累及情况；⑤详细描述右侧膈顶的病灶。又如针对胃癌的腹腔镜探查，我国专家近年提出四步法，亦受到关注：第一步，前腹壁及腹腔脏器表面；第二步，盆腔及脏器表面；第三步，肠系膜及根部；

第四步，胃及邻近结构。术后，结合腹膜结节活检和腹腔灌洗液脱落细胞学结果完成准确腹膜转移分期（P 分期）和腹腔游离癌细胞分期（CY 分期），多学科模式下制定新辅助治疗或转化治疗方案。关于 P 分期和 CY 分期，可参考日本胃癌学会制定的《胃癌分期规约》，P 分期包括：PX，有无腹膜转移不明者；P0，无腹膜转移；P1，有腹膜转移。CY 分期包括：CYX，未行腹腔灌洗液细胞学检查；CY0，腹腔灌洗液细胞学检查无癌细胞；CY1，腹腔灌洗液细胞学检查有癌细胞。

4. 肿瘤治疗后的复查　对经手术或化疗后腹部肿瘤患者，腹腔镜检查可行明确其复发、转移、疗效情况。临床上常用于卵巢癌、胰腺癌的手术治疗后复查、肝癌经肝动脉栓塞或化疗后复查等。当然，腹腔镜在肿瘤治疗后复查中的价值尚有争论。首先，手术治疗使腹腔内解剖改变而存在广泛粘连，行腹腔镜检查不仅难度大，而且有一定风险。其次，对结直肠癌、肝癌等有无复发，采用 CEA、AFP 监测更为容易简便。

必须强调的是腹部肿瘤的腹腔镜检查是对其他影像学检查的补充而不是替代，因此，一般应首选其他影像学检查之后再考虑腹腔镜探查。我们也不建议对进展期的患者术前常规行腹腔镜探查，因为常规行腹腔镜探查的受益率低、费用效益比差，鉴于腹腔镜探查的主要价值在于检出以前未查出的转移灶，因此，建议选择性地对进展期 T_3 及 T_4 期的患者应用。

（二）禁忌证

1. 严重心、肺功能障碍。

2. 血流动力学不稳定。

3. 难以纠正的凝血功能障碍。

4. 重度肝功能障碍、肝性脑病前期或大量腹腔积液。

5. 腹壁内、腹腔内严重感染者。

6. 腹部多次手术史，估计腹腔内广泛粘连。

7. 较大的裂孔疝。

8. 横膈破裂。

9. 机械性或麻痹性肠梗阻。

三、注意事项

1. 虽然腹腔镜探查损伤小，患者康复快，但是，必须做好常规的术前准备，特别是腹腔积液患者，最好能在术前控制腹腔积液到中等量，以便于探查。

2. 腹腔内气体不足，影响观察，可从套管之气孔内补注气体。

3. 电凝止血时须准确对准出血部位，凝固电极不可接触镜身，以免发生灼伤。

4. 术后须注意观察血压、脉搏及腹部体征6～12小时。

5. 注意防治并发症

（1）气肿：人工气腹不当可引起皮下气肿、阴囊气肿、气胸、纵隔或颈部气肿，甚至发生脑气栓导致死亡。

（2）气体栓塞：尤其是误入静脉充气时，可能发生该并发症。仔细地检查针尖所在的位置，并且开始时充气流量控制在 1L/min，这样可以降低这个潜在的致死性并发症的发生率（因为 CO_2 在血流中的溶解速度为 1L/min，低于这个流量就不会发生气体栓塞）。如果出现心搏骤停，必须马上停止气腹，患者取右侧卧位，行右心穿刺，进行抢救。

（3）内脏损伤：多因穿刺的方向不对或腹腔有粘连。穿刺前没有排空胃，可能造成胃穿孔，但发生率不高（0.023%）；低于小肠穿孔（0.16%）。尽管小肠和脐粘连时的发生率会高一些，但没有粘连时损伤同样发生。结肠损伤不常见，但因为较晚发现所以后果较严重。套管置入前进行胃肠减压是防止结肠穿孔重要的辅助手段，因为扩张的胃将结肠向尾侧推移至脐。而不加控制的快速用力进针则是造成该并发症的最重要和最危险的因素，应当注意避免。

（4）CO_2 相关并发症：气腹常用的是 CO_2 气体，过多的 CO_2 吸收会导致心律失常的发生。如果腹内气压控制在 15mmHg 以下，就不会造成 CO_2 过度吸收。

（5）大血管损伤：总的发生率为 0.03%～0.09%，大血管位置、患者体位、进针位置、穿刺方向和力度都会影响到血管的损伤。为了避开腹部的血管，穿刺点必须正好在中线上。

四、存在问题

腹腔镜探查诊断术作为有创检查也同样存在下列不足，也使得其在推广应用过程中存在争议，但随着腹腔镜器械和技术的不断发展，这些问题正逐步得到解决：

1. 腹腔镜诊断术是需要在麻醉下进行的创伤性的检查，不论是局部麻醉还是全身麻醉都可能出现相应的麻醉并发症。

2. 由于腹腔镜技术的局限，腹腔镜诊断术对腹腔内深部的病变诊断率偏低，而这正是 B 超、CT、MRI、内镜超声等检查的优势所在，将两者有机地结合可大大提高临床诊断的准确性与特异性。

3. **戳孔肿瘤种植**　早期报道的戳孔种植则更可能是因未严格遵循相应的防范措施所致，随着手术经验的增长，在注意避免器械或标本污染穿刺戳孔后，种植率大大降低。

4. 从技术角度而言，腹腔镜下多凭视觉定位肿瘤，借助器械触觉反馈所提供的信息不如开腹手术，对病灶的判断与估计也不如开腹手术明确，可因局部粘连或肿瘤浸润范围，或术中意外，如大出血、意外损伤而中转开腹。这是目前视觉反馈不能完全代替触觉反馈的现实。

5. 目前我国腹腔镜探查手术的循证医学研究相对薄弱，尚缺乏大宗病例的随机对照试验（RCT）研究，更缺乏多中心协作。

五、发展展望

近来，随着肿瘤个体化治疗的开展，需要对肿瘤进行更精确、全面的腹腔镜评价，更需要对术前肿瘤分期微创技术进行标准化。

1. **高清显示图像的应用**　目前，全球大多数微创外科手术设备厂商的产品中，已经拥有 DVI、HD-SDI 等全高清数字视频输出端口，能以全高清的形式播放整个手术过程，其播放视频所能达到的最高分辨率为 1 920×1 080，即 1 080p 格式。配合使用大尺寸液晶屏幕或是高清投影仪，可以轻松实现几十甚至 100 英寸以上的大画面显示，便于外科医生看清患者体内的每一处细微结构。随着科技的不断发展，更高清晰度的摄像系统将进入市场，如数据 2k、分辨率可达 3 600×2 600 的高清图像。高清图像在腹腔镜技术的应用，将使腹腔镜探查、远程诊断及培训等在更高的影像质量下进行，对腹腔镜探查手术在新时代的推广将起到推波助澜的作用。

2. **迷你腹腔镜手术** 又称微型腹腔镜和针式腹腔镜，是指直径小于 3mm 的腹腔镜及器械，是目前对腹壁切口和损伤最小的手术方式。与传统腹腔镜相比，迷你腹腔镜具有切口和创伤更小，出血、感染、皮下气肿、切口疝等并发症更少等优点。早期的迷你腹腔镜镜头透光度和清晰度较差，所以一般仅仅作为关节镜或内腔镜检查，随着技术的发展和革新，目前镜头的亮度及清晰度比传统技术制成的微型镜头均有大幅度提高，除了手术视野较小外，5mm 腹腔镜也已达 1 080p 水平。因此，将其应用于腹腔镜检查，可提供更清晰的视野，更小的创伤。并可能在探查的基础上进行治疗。目前的迷你腹腔镜外科手术从阑尾切除术、胆囊切除术，一直到肾上腺切除术、脾脏切除术等，已拓展至近十种，此外，胃底折叠术、疝修补术、胰腺假性囊肿引流术以及组织活检术等也有开展，近年来，美国一些经验丰富的腹腔镜结直肠手术中心已开始尝试探索迷你腹腔镜联合内镜治疗早期结直肠的肿瘤。

3. **经自然腔道内镜手术** 经自然腔道内镜手术（natural orifice transluminal endoscopic surgery，NOTES）凭借其更为微创和无瘢痕的优势而日益成为微创外科关注的焦点之一。NOTES 是经身体的自然孔道置入软性内镜，通过其切口经内镜钳道置入操作器械进行消化道壁外手术。在 2009 年第 9 届亚太腹腔镜与内镜大会上，首次将 NOTES 技术用于人类的法国斯特拉斯堡大学医院的学者对 NOTES 技术进行了全面介绍。NOTES 是一项全新的技术，是外科领域的一次革命。尽管该技术目前还多处于实验阶段，但随着技术的进步及设备、器械的改进，NOTES 将很有可能步入临床，走向成熟。毫无疑问，NOTES 技术亦将逐渐应用于腹腔镜探查术中。

4. **单孔腹腔镜技术** 目前临床开展的单孔腹腔镜手术主要是指经脐单孔腹腔镜手术。脐是身体上唯一与生俱来的瘢痕。单孔腹腔镜手术脐部切口长约 10～20mm，因脐部皮肤皱褶可以遮盖切口，从而达到无瘢痕手术的目的，具有令人满意的美容效果。应用单孔腹腔镜技术进行手术探查因其创伤和瘢痕更小，必将越来越多地应用于临床。

随着数字化时代的到来，未来腹腔镜探查将处于完全的数字化与网络化支持之下，临床医师将获取比今天高级得多的 CT 或 MRI 检查的影像资料，并随之传递给模拟器材，检查医生可以清楚地看到患者的身体结构，甚至细胞或分子水平的生理状况。

相信随着腹腔镜技术本身的不断进步与发展，以及各种外部条件的改善与支持，腹腔镜探查及腹腔镜手术必将在今后的一个新时代内获得更好的发展机遇和更广阔的发展前景。

（郑民华　马君俊）

第十一节　内镜检查诊断目前存在的问题与未来研究发展趋势

内镜检查，是通过内镜技术经由人体自然腔道（如消化道、呼吸道、泌尿道和阴道等）或者人为腔道实现的直观检查，可以进行活检取得病理组织学诊断。由于食管癌、胃癌和结直肠癌等消化道肿瘤占了所有肿瘤的半壁江山，因此消化道肿瘤是内镜检查的重要内容，也是内镜检查最活跃的领域。本节重点讲述消化内镜检查。

1805 年，德国医生发明第一根管式内镜起，内镜发展经历了硬式内镜、软式内镜、纤维内镜和电子内镜等阶段。特别是近几十年电子内镜时代，随着信息学、光学、电子学、材料学等学科的发展，消化内镜技术也迅猛发展，已成为消化系统疾病诊疗的重要手段，形成一门全新的学科——消化内镜学。内镜诊断领域，出现了清晰度越来越高的高清内镜、能观察黏膜表面细微结构的放大内镜、显示病变界限更加清楚的色素内镜、能观察管道层次结构的超声内镜，以及能观察黏膜表面细胞结构、放大千倍进行"光学活检"的共聚焦内镜等。

"早期诊断、早期治疗"已经成为肿瘤防控共识，研究发现早期消化道肿瘤可内镜下治疗而避免传统外科手术，患者生活质量获得极大提高且疗效相似。尽管内镜检查技术层出不穷、日趋先进，然而我国对于消化道肿瘤的早期诊断率目前仅 20% 左右，而日本、韩国等发达国家的早期诊断率已达 60%～80%，差距显著。分析原因主要有：一是国民健康宣教不够，内镜检查普及率低，尤其患者接受度高的舒适化内镜检查普及率更低；二是内镜医生对消化道早癌的内镜表现认识不足，注重检查速度及例数，忽视检查质量及效果；三是内镜检查缺口大、各地区不平衡。根据 2012 年由卫健委牵头的全国消化内镜诊疗状况调查可知，2012 年全国共 26 203 名医师从事消化内镜诊疗工作，全年开展消化内镜诊疗例数 2 877 万例，但与西方、日韩等发达国家相比，胃肠镜检查远远不足。特别是在西部等经济欠发达地区，内镜医师和内镜设备不足，严重制约了内镜检查的推广。

内镜检查在肿瘤诊疗中的作用日趋重要，特别是对于消化道肿瘤的筛查、精查显得更为重要。纵观近几年内镜领域出现的临床需求及研究热点，笔者认为，内镜检查研究发展趋势可归纳为以下几点：

1. 加强内镜质控和内镜医师规范化培训，使内镜检查更加规范化、资质化。2017 年由国家卫健委牵头，建立了国家消化内镜质控中心及省市地三级质控体系，动态监测、指导全国各地内镜中心内镜诊疗质量、安全。同年，中国医师协会内镜分会成立了内镜培训学院，由中国工程院李兆申院士担任首任院长，各区域中心陆续成立了内镜培训基地。接受内镜培训的学员经理论和操作考核合格后，颁发证书，方可上岗操作。这一系列举措，保证了内镜检查的质量和安全，提高了肿瘤的早期筛查和早期诊断质量。

2. 镇静/麻醉下内镜检查和胶囊内镜的普及，使内镜检查更加舒适化、人性化。内镜检查会带来一定的不适感和痛苦，常常让患者望而却步。镇静/麻醉下内镜检查可以减轻甚至消除患者的焦虑、不适，可以提高患者的依从性，提高内镜检查质量，在临床中应用已越来越普遍。当然镇静/麻醉下内镜检查存在一定的风险，需要术前麻醉评估、术中监测和术后复苏监护，只有在合适人群中开展、推广。

另一种舒适化检查的工具——胶囊内镜。第一代胶囊内镜是由以色列科学家于 2001 年发明的。患者只需吞一颗大小约 11mm×27mm 胶囊，即可完成食管、胃、小肠和结肠等全消化道检查，检查全面又舒适。2003 年由我国自主研发成功的磁控胶囊内镜可以主动调控胶囊在胃腔运动，更加全面而又准确的检查胃部疾病，实现了早期胃癌筛查，这是胶囊内镜由被动检查到主动检查的飞跃，是胶囊内镜发展史上的里程碑。

3. 人工智能应用于内镜检查，实现内镜检查的智能化。人工智能（artificial intelligence，AI）与基因工程、纳米技术被称为 21 世纪三大尖端技术，近年来逐渐应用于内镜诊断领域，它是借助深度学习（deep learning）、卷积神经网络（convolution neural network，CNN）和大数据等技术手段，辅助内镜医师识别病变，特别是恶性病变。另外，胶囊内镜检查时传输存储的图片多达数万张，人工阅片费时又难以为继，而人工智能则以每秒钟十几张的速度阅片，大大提高了阅片速度，解放了内镜医师。当前，人工智能主要应用于消化内镜领域辅助内镜医师识别消化道恶性病变、检出结肠息肉和胶囊内镜阅片等。

4. 高清、放大和光学对比增强等内镜成像技术的应用，让内镜检查更加精细化。高清内镜（high definition）分辨率高达 100 万像素，能够将黏膜图像放大 30～35 倍。放大内镜的前端有一个光学变焦镜头，可以在不牺牲任何像素和分辨率的情况下将图像进一步放大 1.5 至 150 倍，可以较清楚地显示黏膜微结构和微血管的形态。光学对比增强技术采用不同的光谱选择模式让正常组织与病变组织形成强烈对比，又称为电子染色技术，包括窄带成像技术（NBI）、智能分光比色技术（FICE）、蓝激光成像技术（BLI）和智能染色技术（i-scan）等。这些光学技术的应用，可以更加清楚地显示普通内镜无法显示的黏膜微结构和微血管的形态，提高肿瘤的判别率，让早期肿瘤更加无处藏身。

内镜检查是肿瘤筛查和诊断的重要手段之一，具有影像学等其他诊断无法具备的直观性。特别是在电子内镜时代，各种内镜技术、设备不断发展进步，内镜检查越来越规范化、舒适化、智能化和精细化，肿瘤的诊断率、早诊率会越来越高。

（李兆申　朱春平）

参 考 文 献

[1] Chen W, Zheng R, Baade PD, et al. Cancer statistics in China, 2015. CA Cancer J Clin, 2016, 66(2): 115-132

[2] Wanders LK, East JE, Uitentuis SE, et al. Diagnostic performance of narrowed spectrum endoscopy, autofluorescence imaging, and confocal laser endomicroscopy for optical diagnosis of colonic polyps: a meta-analysis. Lancet Oncol, 2013, 14(13): 1337-1347

[3] Shim CS. Staining in gastrointestinal endoscopy: clinical applications and limitations. Endoscopy, 1999, 31 (6): 487-496

[4] Yoshida T, Inoue H, Usui S, et al. Narrow-band imaging system with magnifying endoscopy for superficial esophageal lesions. Gastrointest Endosc, 2004, 59(2): 288-295

[5] Muto M, Higuchi H, Ezoe Y, et al. Differences of image enhancement in image-enhanced endoscopy: narrow band imaging versus flexible spectral imaging color enhancement. J Gastroenterol, 2011, 46(8): 998-1002

[6] Lipman G, Bisschops R, Sehgal V, et al. Systematic assessment with I-SCAN magnification endoscopy and acetic acid improves dysplasia detection in patients with Barrett's esophagus. Endoscopy, 2017, 49(12): 1219-1228

[7] Kimura-Tsuchiya R, Dohi O, Fujita Y, et al. Magnifying Endoscopy with Blue Laser Imaging Improves the Microstructure Visualization in Early Gastric Cancer: Comparison of Magnifying Endoscopy with Narrow-Band Imaging. Gastroenterol Res Pract, 2017, 2017: 8303046

[8] Inoue H. Endoscopic diagnosis of tissue atypism(EA) in the pharyngeal and esophageal squamous epithelium: IPCL pattern classification and ECA classification. Kyobu Geka, 2007, 60(8 Suppl): 768-775

[9] 中华医学会消化内镜学分会,中国抗癌协会肿瘤内镜专业委员会. 中国早期食管癌筛查及内镜诊治专家共识意见(2014 年,北京). 胃肠病学, 2015, 20 (4): 220-240

[10] 中华医学会消化内镜学分会,中国抗癌协会肿瘤内镜专业委员会. 中国早期胃癌筛查及内镜诊治共识意见(2014 年,长沙). 中国消化杂志, 2014, 34(7): 433-448

[11] Yao K, Anagnostopoulos GK, Ragunath K. Magnifying endoscopy for diagnosing and delineating early gastric cancer. Endoscopy, 2009, 41(5): 462-467

[12] Shinagawa N. A review of existing and new methods of bronchoscopic diagnosis of lung cancer. Respir Investig, 2019, 57(1): 3-8

[13] Fielding D, Kurimoto N. Endobronchial Ultrasound-Guided Transbronchial Needle Aspiration for Diagnosis and Staging of Lung Cancer. Clin Chest Med, 2018, 39 (1): 111-123

[14] Vaidya PJ, Munavvar M, Leuppi JD, et al. Endobronchial ultrasound-guided transbronchial needle aspiration: Safe as it sounds. Respirology, 2017, 22(6): 1093-1101

[15] Andolfi M, Potenza R, Capozzi R, et al. The role of bronchoscopy in the diagnosis of early lung cancer: a review. J Thorac Dis, 2016, 8(11): 3329-3337

[16] Belanger AR, Akulian JA. An update on the role of advanced diagnostic bronchoscopy in the evaluation and staging of lung cancer. Ther Adv Respir Dis, 2017, 11 (5): 211-221

[17] Moore AJ, Mercer RM, Musani AI. Advances in Interventional Pulmonology. Clin Chest Med, 2018, 39(1): 271-280

[18] Dhillon SS, Harris K. Bronchoscopy for the diagnosis of peripheral lung lesions. J Thorac Dis, 2017, 9(Suppl 10): S1047-S1058

[19] Leong S, Shaipanich T, Lam S, et al. Diagnostic bronchoscopy—current and future perspectives. J Thorac Dis, 2013, 5(Suppl 5): S498-510

[20] Folch EE, Pritchett MA, Nead MA, et al. Electromagnetic Navigation Bronchoscopy for Peripheral Pulmonary Lesions: One-Year Results of the Prospective, Multicenter NAVIGATE Study. J Thorac Oncol, 2019, 14(3): 445-458

[21] 孙加源,韩宝惠,陈海泉. 电磁导航支气管镜系统在呼吸系统疾病诊治中的应用现状与展望. 中国癌症杂志, 2015, 25(10): 832-837

[22] 王洪武. 严格掌握气管支架适应证,及时处理并发症. 中华结核和呼吸杂志, 2014, 37(3): 221-222

[23] 金发光. 支气管镜的发展与展望. 现代实用医学, 2012, 24(4): 361-364

[24] 王广发. 肺癌支气管镜早期诊断技术及展望. 中国医学前沿杂志（电子版）, 2017, 9（12）: 1-3

[25] 中华医学会消化内镜学分会, 中国抗癌协会肿瘤内镜学专业委员会. 中国早期结直肠癌筛查及内镜诊治指南（2014, 北京）. 中华医学杂志, 2015, 95（28）: 2235-2252

[26] 中华医学会消化内镜学分会. 中国消化内镜诊疗相关肠道准备指南（草案）. 中华消化内镜杂志, 2013, 30（9）: 481-483

[27] 中华医学会消化内镜学分会. 中国消化内镜诊疗相关肠道准备指南. 中国实用内科杂志, 2013, 33（9）: 705-707

[28] Nguyen DL, Jamal MM, Nguyen ET, et al. Low-residue versus clear liquid diet before colonoscopy: a meta-analysis of randomized, controlled trials. Gastrointest Endosc, 2016, 83（3）: 499-507

[29] Dumoulin FL, Hildenbrand R. Endoscopic resection techniques for colorectal neoplasia: Current developments. World J Gastroenterol, 2019, 25（3）: 300-307

[30] Atkinson NSS, Ket S, Bassett P, et al. Narrow-band Imaging for Detection of Neoplasia at Colonoscopy: a Meta-analysis of Data From Individual Patients in Randomized Controlled Trials. Gastroenterology, 2019, 157（2）: 462-471

[31] Yeung CK, Cheung JL, Sreedhar B. Emerging next-generation robotic colonoscopy systems towards painless colonoscopy. J Dig Dis, 2019, 20（4）: 196-205

[32] Matsuda T, Ono A, Sekiguchi M, et al. Advances in image enhancement in colonoscopy for detection of adenomas. Nat Rev Gastroenterol Hepatol, 2017, 14（5）: 305-314

[33] 郭应禄. 泌尿外科内镜诊断治疗学. 2 版. 北京: 北京大学医学出版社, 2016

[34] Alan J. Campbell-Walsh Urology. 11th ed. Philadelphia: W. B. Saunders Co., 2016

[35] 倪晓光, 王贵齐. 电子喉镜临床应用: 鼻咽喉部肿瘤窄带成像内镜图谱. 北京: 人民卫生出版社, 2015

[36] Ni XG, Wang GQ. The Role of Narrow Band Imaging in Head and Neck Cancers. Curr Oncol Rep, 2016, 18（2）: 10

[37] 倪晓光. 窄带成像内镜在早期下咽癌诊断中的应用. 中华耳鼻咽喉头颈外科杂志, 2016, 51（2）: 104

[38] 倪晓光. 从间接喉镜, 硬性喉镜到未来的喉镜. 国际耳鼻咽喉头颈外科杂志, 2016, 40（4）: 254-255

[39] Kwan V. Advances in gastrointestinal endoscopy. Intern Med J, 2012, 42（2）: 116-126

[40] Sivak MV. Gastrointestinal endoscopy: past and future. Gut, 2006, 55（8）: 1061-1064

[41] Nakamura T, Terano A. Capsule endoscopy: past, present, and future. J Gastroenterol, 2008, 43（2）: 93-99

[42] Ahmad OF, Soares AS, Mazomenos E, et al. Artificial intelligence and computer-aided diagnosis in colonoscopy: current evidence and future directions. Lancet Gastroenterol Hepatol, 2019, 4（1）: 71-80

第九章　肿瘤穿刺细胞学检查与组织活检

第一节　超声引导下肿瘤穿刺活检

一、超声引导下肿瘤穿刺活检的历史

超声引导下肿瘤穿刺活检属于介入性超声，是在超声仪器实时监控引导下对活体组织肿瘤进行穿刺以取得细胞及病理诊断的方法。1961 年，Berlyne 首先用 A 型超声探测仪和普通单声束探头对尸体肾脏进行定位和穿刺，预示超声引导下穿刺的潜在价值。20 世纪 70 年代 B 型超声诊断仪器的出现使得超声导向技术得到了迅猛的发展。自 1972 年 Goldberg 和 Holm 等研制了带有中心孔的穿刺探头，成功地在声像图上同时显示病灶和针尖，使得穿刺针能够在超声引导下安全准确地达到病灶，从此超声引导下肿瘤穿刺活检术广泛应用于临床。肿瘤超声穿刺术已经由开始的超声引导下细针抽吸细胞学检查技术，发展到组织切割针活检技术和自动活检技术。我国超声引导下穿刺活检术始于 20 世纪 80 年代初，经过 30 多年的科研与临床实践，现在技术已经相当成熟。

二、超声引导下肿瘤穿刺活检的现状

随着超声仪器性能的进步和穿刺针具的改进以及操作医生经验的积累，超声引导下肿瘤穿刺活检术已经成为非常成熟和重要的诊断技术。超声引导下针吸细胞学活检对病变的定性诊断价值和细针活检危险性小已被公认；组织学活检更具有明显优点，不仅能明确病变的良恶性，而且可进行病理分类，了解细胞形态、组织结构特征及分化程度。临床进行超声引导下组织学穿刺活检时，可以同时进行细胞学检查。两种检查结果可互相弥补，相互印证，从而使诊断准确率更高。目前肿瘤治疗已经进入循证医学时代，超声引导下

肿瘤穿刺活检使得很多肿瘤疾病能够得到及时明确的诊断，对恶性肿瘤能鉴别原发性或转移性，为患者治疗方式的选择、手术方式的选择以及治疗中治疗后的评价与随访提供了最重要的信息。同时随着肿瘤基因检测诊断的开展及肿瘤分子靶向药物应用于临床，能够帮助治疗前明确诊断的超声引导下肿瘤穿刺活检术就显得格外重要。

超声引导下肿瘤穿刺活检是在实时声像图导向和监视下进行的穿刺，术者可以动态实时观察穿刺针经过人体组织进入肿瘤并且进行活检的整个过程，穿刺过程中可以根据需要和实际情况实时调整针道走行和针尖位置，并能利用最短和创伤最小的途径准确进入穿刺目标。因此超声引导下肿瘤穿刺活检是目前影像学引导下最为安全和简便的肿瘤活检方式。目前超声造影检查也应用于超声引导下肿瘤穿刺活检，通过超声造影可以实时区别肿瘤内部坏死组织和肿瘤组织，引导穿刺针进入瘤体肿瘤组织区域取得标本，进一步提高了肿瘤穿刺活检阳性率。在超声造影模式下对肿瘤活性区域进行精准化穿刺，可以显著提高穿刺活检的取材成功率与准确率，减少穿刺次数，从而减少术后发生的并发症及减轻患者的痛苦。

（一）超声引导下肿瘤细针穿刺活检

1. 适应证　肿瘤细针穿刺操作简单，安全性较高，原则上可以针对全身各种组织器官肿瘤进行穿刺活检（图 9-1）。常用于囊性肿物，富含细胞的组织，重要脏器肿瘤（如眼眶内肿瘤）的诊断，以避免用粗针穿刺引起的并发症。

2. 禁忌证　肿瘤细针穿刺禁忌证较少。主要禁忌是对有凝血功能障碍或穿刺后引起严重并发症的肿瘤患者（如可疑动脉瘤，脏器表面血管瘤等），以及无安全进针路径可能损伤大血管和重要脏器等。对于合并其他严重疾病全身状况衰竭者，应谨慎穿刺。

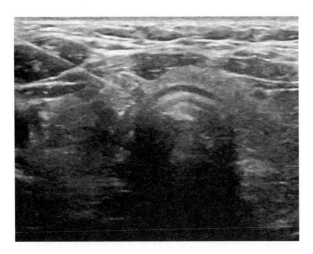

图 9-1 超声引导下细针(22G)甲状腺细胞学穿刺活检

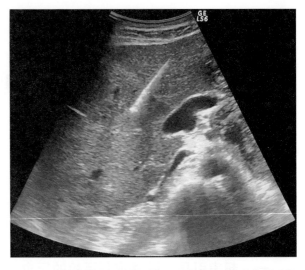

图 9-2 超声引导下粗针(18G)肝脏肿瘤组织学穿刺活检

3. 注意事项

(1)穿刺时幅度过大时,可能使针尖多次脱出肿瘤边缘,可能会引起肿瘤细胞种植播散,应警惕和避免。

(2)穿刺部位肿瘤血供丰富,可能会引起出血和血肿时,如果是浅表肿瘤应立刻加压止血,内脏器官则应密切观察,必要时可用止血药物。

(3)操作过程必须安全、规范、无菌。

(二)超声引导下肿瘤组织穿刺活检

1. 适应证 原则上,凡是超声扫描可以显示的实性肿瘤,可以找到安全进针路径,同时没有穿刺禁忌证者,均可进行超声引导下肿瘤组织穿刺活检(图9-2、图9-3)。

2. 禁忌证 主要禁忌是对有凝血功能障碍或穿刺后引起严重并发症的肿瘤患者(如大出血、穿刺引起肿瘤或者重要脏器破裂、胰瘘等),以及无安全进针路径可能损伤大血管和重要脏器。对于合并其他严重疾病全身状况衰竭者,对于意识控制障碍,不能呼吸配合,应谨慎穿刺。

3. 注意事项

(1)组织活检时,穿刺针如为半自动活检针,则针尖尽量在肿瘤组织内,如为全自动活检针,则穿刺针射程也需控制在肿瘤组织内。

(2)穿刺活检过程中须避开重要脏器和大血管。

(3)穿刺路径选择时,必须灰阶超声和彩色

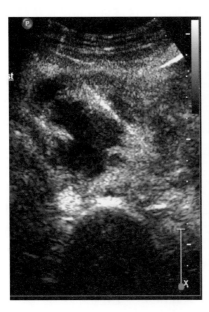

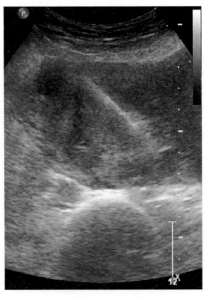

图 9-3 超声造影引导下粗针(18G)胃高危间质瘤组织学穿刺活检

多普勒超声均显示为安全的进针路径。

（4）穿刺过程中需全程实时监控针道和针尖。

（5）穿刺部位肿瘤血供丰富，可能会引起出血和血肿时，如果是浅表肿瘤应立刻加压止血，穿刺结束后，局部继续加压5~10分钟，内脏器官则应密切观察，必要时用止血药物，术后患者须在穿刺室外观察30分钟，超声检查无活动性出血方可离开。

（6）穿刺过程中需严密观察患者自体感觉，密切监测患者心率、血压、呼吸。

（7）操作过程必须安全、规范、无菌。

（8）尽量避免并发症的发生，如果出现并发症需积极处理，并请相关科室会诊共同解决。

（三）超声引导下肿瘤穿刺活检存在的问题和未来发展研究方向

1. 超声引导下肿瘤穿刺活检术成功与否与操作者的经验与熟练程度密切相关，穿刺医生必须经过正规和严格的培训和训练，由简单到复杂。操作者不仅要有很好的超声专业知识，而且还需要有很好的局部解剖知识，同时还必须具有处理严重意外事件的知识和经验以及应急能力。因此操作者需要有全面的知识储备，否则会严重影响穿刺成功率和并发症的处理。目前超声引导下穿刺活检术分为单人操作和双人操作，这两种方式各有特点，不同医院选择方式不同，但对于肿瘤穿刺活检而言，单人操作手和眼的协调性会更好一些；对于深在小病灶或者位置困难病灶，单人操作更精确一些。

2. 超声检查并不能完全区分肿瘤组织和非肿瘤组织，因此超声引导下肿瘤穿刺活检术本身成功，并不意味着所取组织和细胞一定能够得出阳性结果，因此存在假阴性可能。

3. 超声引导下肿瘤穿刺活检术可能会引起针道种植转移。根据文献报道概率为0.003%~5.1%，Adersson等的结论认为细针穿刺发生种植转移的可能性基本上可忽略。Chapoutot等研究提示穿刺后出现种植对患者的预后并没有明显影响。国内王鹏等的结论为种植转移率为0.2%，但对患者预后没有影响。董宝玮等十几年细针穿刺结果，也无一例针道转移。对于肿瘤组织活检引起的针道种植转移，国内外学者均有报道，但转移率高低不尽相同，研究提示活检针型号粗细，

不同穿刺方式均可能影响针道种植率。但是肿瘤的种植转移是一个非常复杂的多环节生物学行为，受诸多相互关联的因素影响，虽然各项研究也确实观察到了沿针道散布的癌细胞巢，但是这些恶性细胞究竟是否或在什么条件下可以发展并最终形成转移病灶，导致之后的针道处肿瘤复发及复发率的高低尚需进一步的研究。

4. 超声造影引导下精准化穿刺为未来发展方向。国内外多项研究表明，超声造影模式下行肿瘤穿刺活检术，可以有效避开肿瘤出血坏死区、局部乏血供区，对肿瘤活性区域进行精准化穿刺，以提高穿刺活检的成功率，降低穿刺活检的假阴性率，减少穿刺取材次数及并发症的发生。Yong Wang等人研究表明超声造影引导下穿刺活检可提高胃肠道间质瘤术前诊断的诊断率及有助于胃肠道间质瘤疗前的危险度评估。对于局部不能行手术切除及已出现转移病灶的胃肠道间质瘤，超声造影引导下穿刺活检是疗前获得明确诊断的首选方法；Jieyu Zhong等人研究认为经淋巴超声造影联合前哨淋巴结细针穿刺是一种创伤小、术前评估腋窝淋巴结状态准确性高的方法。除此之外，超声造影作为一项可以显示病灶内微血管灌注情况的新技术，在指导肝脏、前列腺等部位肿瘤穿刺时可提供更多信息，据有肿瘤临床指导意义和发展前景。

实时超声引导下穿刺相对CT透视引导下穿刺，可使患者和操作者避免X射线辐射，而且与腔镜技术结合可以用于经人体自然腔道进行体内病变的穿刺和活检。这是B超引导穿刺的优势。

（王　勇　牛丽娟）

第二节　CT引导下肿瘤穿刺活检

一、检查历史

经皮穿刺活检术是一种有较长历史的诊断方法，早在1883年Leyden就做了肺炎的诊断性穿刺，开始阶段为盲穿，准确性较低，而并发症较多。之后相继应用了X线透视下穿刺活检、血管造影导引下细针穿刺活检、超声导引下经皮穿刺活检和逆行胰胆管造影导引下穿刺活检等。在CT检查应用于医学临床后不久，1976年Haaga

等首次报道了 CT 引导下经皮穿刺活检,认为此方法比其他影像导引穿刺具有更高的准确性,从此开创了 CT 引导下介入技术,奠定了 CT 在介入放射学中的重要地位。我国于 1985 年由张雪哲教授首先将 CT 引导下经皮穿刺应用于临床,随着该技术的应用和推广,几乎可以从任何部位、器官取得细胞学和 / 或组织病理学标本。

二、检查现状

在过去的 30 余年中,CT 引导下穿刺活检已经成为临床广泛应用的重要诊断手段,尤其是在其他影像导引设备(如超声、X 线透视)无法到达的部位,其发挥着不可替代的作用。CT 作为引导工具已经应用于多种介入手术,经过 30 余年的发展,CT 引导下穿刺几乎可以应用于全身任何部位、器官;随着放射介入技术应用的深入,影像引导方法的优选越来越受到医务工作者的重视。在 1994 年第 18 届放射学国际会议(ICR)的报告中,提出了不同脏器的影像导引选择方案。适合 CT 导引穿刺的脏器有颈部软组织、肺、纵隔、胸膜、肝脏、脾脏、胰腺、肾脏、肾上腺、肠系膜肿物、骨骼四肢、脊柱;适合超声引导穿刺的脏器有甲状腺、浅表淋巴结或软组织、乳腺、肝脏、脾脏、肾脏、肾上腺、肠系膜肿物。

螺旋 CT 已经在临床上全面取代传统 CT,所以螺旋 CT 引导下穿刺已经成为目前的常规方案,其大大缩短穿刺检查的时间,降低了并发症的风险。另一方面随着高速多层螺旋 CT 的快速图像重建技术应用,使得 CT 透视(CT fluoroscopy)引导法备受重视,CT 透视不仅可以提高穿刺准确性,还可以缩短检查时间。但是此法大大地增加了术者和患者的辐射剂量,其应用受到一定限制。目前仍以序贯 CT 扫描引导为主要 CT 引导方式。

在活检取材的方法选择上,粗针的切割活检术(punch biopsy 或 core biopsy)已经逐渐超出经皮细针抽吸活检术(percutaneous fine needle aspiration biopsy,PFNAB 或 FNA),成为 CT 引导下穿刺活检的首选方法。

三、检查分类

按穿刺针的粗细和取得穿刺标本类型的不同,CT 引导下穿刺活检方法分为以下几种类型:CT 引导下穿刺抽吸活检术、切割活检术和钻取活检术。

经皮细针抽吸活检术是以细针(≤20G)获取抽吸物,通常能提供足够的样本通过细胞学分析证实或排除恶性病变,在大多数情况下,由于样本量不足,难以做出组织病理学诊断。经皮细针抽吸活检术适用于已知原发肿瘤,但临床怀疑合并肝脏或淋巴结转移的穿刺活检;如果原发肿瘤不明,一般认为经皮细针抽吸活检术是难以满足需要的。细针活检使用 20～25G 针(小号)进行,常见的针尖设计有:针尖可为锐利斜面(如 Chiba 针);针尖可成 45° 斜向切割面(如 Turner 针);三叉型针尖(如 Franseen 针);近针尖处有槽型侧孔(如 Westcott 针);针尖具有切割槽(如 E-Z-EM 针)。

切割活检术即可使用与活检枪结合的弹簧触发式切割针(Tru-Cut),也可使用手动触发式切割针。这项技术可以提供结构完整的组织条,便于准确的组织学诊断和免疫组化分析。与细针抽吸活检术相比,粗针定义为 14～19G 的大号针(图 9-4),且通常与弹簧触发式 Tru-Cut 装置组合使用,可用于原发肿瘤不明确的患者活检。Anderson 等对 182 例患者的 195 个肺结节进行经皮抽吸活检和粗针切割活检以比较诊断准确性,发现切割活检术准确性明显高于经皮细针抽吸活检术(93% vs. 78%),并据此认为在没有专业的细胞病理学专家时,多数放射科应将切割活检术作为首选技术。

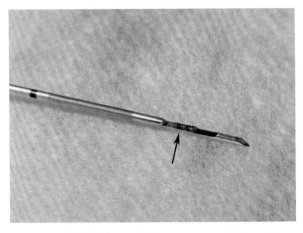

图 9-4　弹簧触发式切割活检针(18G)穿刺活检后针槽内的组织条(黑箭头)

CT引导下经皮骨活检适用于原发骨肿瘤和骨转移瘤，与MRI相比，CT费用低廉，且医院普及率较高，多数骨活检是在CT导引下完成的。经皮细针抽吸活检在骨肿瘤中通常受限，而粗针活检的准确率可达68%～100%，但对于年轻患者皮质下病变或存在硬化边的可疑病灶，单独使用切割活检针难以通过骨皮质。螺纹钻取型17G针到大口径8G针可用于脊柱硬化型或成骨性骨质病变的活检，其优点在于可尽可能多的采集标本，以使标本量满足病理检查过程中的脱钙需要，对于硬化性骨质病变通常使用11G骨活检针。

四、检查适应证

（一）CT引导下胸部穿刺活检适应证

1. 肺内孤立性、周围型病变，支气管镜检查无能为力（图9-5）。

2. 肺内多发病变诊断困难者。

3. 纵隔良恶性肿瘤难以鉴别者。

4. 胸膜及胸壁肿物。

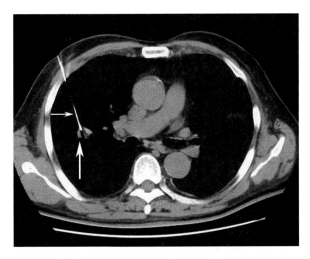

图9-5　横轴位CT平扫示穿刺针（白细箭，18G）穿刺右肺上叶结节（白粗箭）

（二）CT引导下腹部穿刺活检适应证

1. 肝脏局灶性或弥漫型结节、肿物。

2. 肝脏脓肿、炎症的确诊及取标本做细菌培养者。

3. 胰腺肿物定性诊断。

4. 脾脏肿物良恶性鉴别。

5. 脾脏穿刺以便进行血液病的诊断和分型。

6. 肾上腺腺瘤与癌的鉴别。

7. 肾上腺无功能性肿瘤。

8. 腹腔肿物。

9. 腹膜后淋巴结。

（三）CT引导下肌肉骨骼穿刺活检适应证

1. 原发软组织及骨骼肿瘤。

2. 原发骨肿瘤与继发骨肿瘤鉴别。

3. 原发灶不明的骨转移瘤。

4. 骨肿瘤与炎性病变鉴别。

5. 内分泌代谢性病变。

（四）CT引导下穿刺活检适应证的掌握

乳腺、甲状腺等浅表器官以及浅表淋巴结和软组织更适合超声引导下穿刺或直接在触诊下进行穿刺，没有必要使用CT引导进行穿刺。腹腔实质脏器如肝脏、脾脏等，CT引导下穿刺并没有比超声引导下穿刺显示出更多的优势，而超声可以进行实时引导，且无辐射，更适合腹部实质脏器的穿刺活检。由于出血和定性困难，肾脏肿物穿刺活检较少，而临床上肾脏穿刺活检主要适用于肾病的诊断。胰腺穿刺活检多数情况下选择经皮细针抽吸活检。大部分脏器的囊性病变可以进行穿刺，但多数目的在于介入硬化治疗，而单纯活检意义不大；穿刺活检难以对单纯囊肿与其他囊性病变，甚至恶性囊性病变做出准确的鉴别诊断。

（五）检查禁忌证

1. CT引导下穿刺活检一般禁忌证

（1）出血倾向者。

（2）无法配合穿刺检查的患者。

（3）严重恶病质患者。

（4）疑似血管性病变患者。

（5）没有安全的穿刺进针路径。

2. CT引导下穿刺活检在各部位不同的禁忌证　在肺、纵隔、胸膜穿刺活检中严重肺气肿（肺大疱）、肺纤维化、肺心病是禁忌证。急性腹膜炎是腹腔脏器穿刺活检的禁忌证。包虫囊肿是穿刺的相对禁忌证，多数是行经皮穿刺硬化治疗，而不行单纯穿刺活检，且硬化治疗仅对少量子囊为Ⅰ、Ⅱ型和部分Ⅲ型囊肿有效。

（六）检查注意事项

1. 术前准备和术后处理　术前应充分复习CT资料（术前2周内的CT），以评价穿刺的可行性及风险，确定穿刺路径，不建议在第一次做诊断 CT 的同时行穿刺活检。增强 CT 是十分必要的参考依据，这不仅可以更为清晰地显示病变及病变与血管的关系，同时也可以发现血管性病变，避免穿刺危险的发生。术前要向患者解释手术的过程与可能的并发症，并取得患者的知情同意。术前应检查患者凝血指标及血小板，如果患者使用抑制血小板聚集的非甾体抗炎药（如阿司匹林），应在停药后 7 天以上进行活检。

CT 引导下穿刺活检后，患者应观察 1 小时，观察生命体征。对于高危患者可适当增加观察时间。肺活检患者穿刺后建议穿刺点朝下静卧 2 小时，术后 2 和 4 小时行胸部立位正位（后前位）摄影以排除迟发性气胸。如果患者术后 2 小时的立位胸部 X 线摄影提示少量气胸，应在 4 小时后再次行胸部 X 线摄影观察，对于一侧肺压缩超过 30% 的严重气胸应行抽吸或胸腔插管治疗。嘱患者注意保护穿刺点，24 小时内不能洗澡。

2. CT 引导下穿刺活检的风险和并发症 一般并发症包括局麻药所致的药物反应、神经损伤所致的麻木或麻痹、感染、脓肿、败血症、死亡。胸部穿刺相关并发症包括气胸（图 9-6）、空气进入肺静脉所致的体循环梗死。腹部穿刺相关并发症包括气胸（上腹部）、实质脏器损伤、实质脏器动静脉瘘、肠管损伤、腹膜炎。骨穿刺相关并发症包括骨折和骨髓炎。肺部穿刺气胸的发生率达 16%～44.6%，活检后气胸发生率为 30%；穿刺咯血的发生率达 1.7%～7%。腹部经皮细针活检的并发症发生率非常低，使用 Tru-Cut 粗针活检中死亡、严重出血、气胸、胆汁性腹膜炎等发生率是 0.003%～0.009%，高于细针穿刺的 0.001%。胰腺病变的细针穿刺有时需要途经其他器官，如肝脏、脾脏、胃肠道等，文献数据表明，该操作也是安全的。而针道种植转移，多数学者认为其在细针穿刺活检中发生率非常低，可以忽略，而在粗针穿刺活检中发生率是 1%～5%。

3. CT 引导下穿刺的放射防护 CT 引导下穿刺操作有两种 CT 成像模式：一帧一帧交替采集成像的序贯模式和在整个过程中连续扫描的 CT 透视模式，后者会产生更高的辐射剂量。因为病变的同一层面在穿刺过程中被反复扫描，使患者皮肤的剂量可能很高；在透视模式下放射学医生的手部皮肤受到直接照射，辐射剂量也是很

高。为降低这种辐射剂量水平，CT 引导下穿刺通常将管电流从 205mA 降至 50mA，只要其图像质量能够满足穿刺定位操作的需要即可，甚至一些术者可以在 10mA 下穿刺。

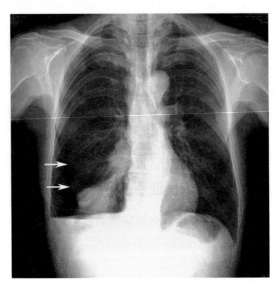

图 9-6　CT 引导下穿刺活检后 2 小时复查立位胸正位片示右侧液气胸
可见气胸线（白箭）和液平（穿刺前已经有右侧胸腔积液）

（七）检查结果评价与应用范围

1. 检查结果的评价 CT 引导下经皮抽吸活检和切割活检总体并发症发生率都较低，其成功率取决于病变大小、活检脏器、影像设备、病理或细胞学专家的经验，但更重要的是术者的技能。经皮细针抽吸活检术对于肺内病变诊断的准确性为 93%，而部分学者报道对于直径 1.0cm 以下的病变准确性低于 75%；使用 CT 透视减少操作时间，但对 1.0cm 以下病变并未提高准确性。Assaad 等在 157 次纵隔经皮细针抽吸活检中 82% 的患者获得足够的细胞学标本，78% 的患者与随后的组织学诊断一致。肝脏 CT 引导下经皮细针抽吸活检的准确性 97%。部分学者认为粗针切割活检对肺内病变诊断准确率为 93%，高于经皮细针抽吸活检的 78%，部分学者认为两者准确性相仿。Stattaus 等对 50 例肝脏小病灶进行粗针穿刺活检，准确性是 89.5%。

2. 检查应用范围 各种影像导引的穿刺技术各有优缺点，其优选方案参见 2.2 检查现状，但总的来说 CT 引导下穿刺活检在胸部病变（包括肺、纵隔及胸膜）及骨骼病变上有更明显的优势。

因为切割活检的结果较细针抽吸活检结果更好，多数情况下，粗针切割活检术被作为首选穿刺技术。

3. 存在问题与未来发展研究方向　从经皮穿刺活检出现之初就一直存在着两个问题：准确性和并发症。随着影像导引设备的应用，穿刺的准确性明显的提高而并发症也显著下降，但这仍难以满足临床工作的需要，解决这两个问题，尤其是解决准确性问题也是未来发展研究的主要方向。

影响 CT 引导下穿刺活检准确性的主要因素包括病变的清晰显示、穿刺进针角度的控制、患者呼吸的配合、标本取材是否充分（例如逐渐增多的标本基因检测需求）。针对这些方面已经开展了不同方法学和技术的研究。在病变清晰显示方面，对于肺部病变一般不成问题，但对于较小的肝脏结节穿刺时的 CT 平扫就难以清晰显示。在穿刺进针角度的控制方面近年来做了不少尝试与创新，从最开始时的依靠医生经验控制角度，之后使用 CT 透视，近来计算机辅助导航技术越来越受到重视。但使用 CT 透视虽然能减少操作时间，但对 1.0cm 以下病变，并未提高其准确性。而导航技术目前价格昂贵，仍主要应用于介入治疗手术，少有用于穿刺活检，导航技术虽然可以模拟任意角度引导穿刺，但仍有 1～2mm 的误差。患者的呼吸配合一直就是一个医生难以控制的问题，之前多是采取患者呼气末屏气来保持患者的呼吸幅度一致。近来出现了多摄像头监控配合腹带的呼吸监控系统，动态监控患者呼吸状态，在呼吸幅度与定位计划时一致时提示医师，以保证计划时与穿刺进针时患者的呼吸幅度一致。但是这项技术还属于尝试阶段，其效果还不确定。无论穿刺进针有多么准确，足够的标本取材最终决定着整个穿刺活检的准确性。随着免疫组化分析、基因检测需求的增加，对穿刺取材标本量的需要也大大增加。切割活检可以提供组织标本，16G 或更粗的粗针穿刺标本可以满足上述需要，但对于 CT 引导下穿刺优势最大的肺部病变，只能采用 18G 或更细的穿刺针，所以难以一次取得更多的标本；而类似的真空辅助活检系统已经应用于乳腺的连续活检，但还未应用于肺部。故目前在肺部穿刺中还难以获得更多的组织标本。

CT 引导下穿刺活检整体并发症发病率是较低的，严重并发症很少发生。但在穿刺过程中常见并发症的发生是难免的，这一方面需要术者在穿刺前对患者情况及风险做全面评估，同时要做好穿刺后的观察和并发症处理的准备。由于多数 CT 引导下穿刺活检术是在门诊完成的，而多数放射科既没有独立的病房也没有独立处置这些并发症的能力，所以相关科室的积极配合在并发症处理上十分重要。总之，CT 引导下穿刺活检已经成为肿瘤诊治中不可或缺的方法，随着更多新技术的应用，会进一步提高穿刺的准确性、降低并发症，使其在肿瘤诊治中发挥更大作用。

（赵燕风）

第三节　体表淋巴结穿刺细胞学检查

体表淋巴结穿刺细胞学检查（fine-needle aspiration cytology of lymph nodes）已有一百多年的历史。早在 1904 年，英国外科医生 Greig 和 Gray 就通过淋巴结穿刺标本查找锥虫。而淋巴结穿刺细胞学检查始于 1930 年，美国医生 Martin 和 Ellis 应用该技术发现了转移癌。此后，瑞典医生在该领域积累了丰富的经验。自 20 世纪 70 年代穿刺细胞学检查已成为欧美国家临床常规检查淋巴结肿大的手段。20 世纪 80 年代淋巴结穿刺细胞学检查也开始在我国广泛应用。

一、体表淋巴结穿刺细胞学检查的适用范围

正常淋巴结的直径仅约 1mm，感染、自身免疫疾病或肿瘤均可引起淋巴结肿大。淋巴结的穿刺细胞学检查主要用于以下方面：

（1）诊断各种非特异性或特异性炎症，如急性炎症、淋巴结反应性增生、结核等。

（2）诊断淋巴结转移癌，并可初步分型，能为发现原发灶提供方向，并有利于对病变正确分期与治疗。

（3）识别绝大多数霍奇金淋巴瘤和非霍奇金淋巴瘤，为淋巴结活检提供依据。

二、体表淋巴结穿刺操作及标本制作

体表淋巴结穿刺是通过针头切割及负压吸引的作用获取标本，又称针吸。通常采用 10ml 注

射器及 7 号或 8 号针头（对应的国外规格分别为 22G 和 21G，针的外径分别为 7mm 和 8mm）。穿刺时需消毒皮肤、拧紧针头，用手固定肿物后，将针刺入，回拉针栓（1～2cm），针筒保持无气（负压）状态抽吸。穿刺过程中可根据肿瘤大小，在皮下转换 1～4 个方向刺入肿物抽吸。抽吸完成后消除负压，拔出针头，然后将吸出物推到载玻片上，进行手工涂片。或将吸出物洗入细胞保存液，选用特定液基制片机制做液基薄层涂片。涂片经 95% 乙醇固定，巴氏或 HE 染色后光学显微镜下观察。如需 Diff-Quik 或 MGG 染色，应将涂片空气晾干固定后进行。亦可将吸出物用甲醛固定，制作细胞块切片。除光学显微镜检查外，标本亦可用作免疫细胞化学和 / 或分子细胞病理学检查。

三、体表淋巴结穿刺细胞学检查的禁忌证及并发症

禁忌证极少。有严重出血倾向患者，可疑包囊虫病患者及怀疑颈动脉体瘤患者不宜穿刺。并发症也极少，最常见的是局部皮肤淤血，偶尔可出现小血肿，但均可自行吸收。有极少数患者在穿刺时因过度紧张导致头晕甚至晕厥。偶有报道瘦弱患者行锁骨上或腋下淋巴结穿刺后出现气胸，行颈部穿刺后出现喉返神经损伤。

四、正常淋巴结的主要细胞类型及形态特征

正常淋巴结中 95% 是淋巴细胞，此外还有组织细胞、浆细胞、树突和指突网状细胞等。

1. **淋巴细胞** 绝大多数是成熟小淋巴细胞（60%～90%）。成熟小淋巴细胞直径变化在 4～12μm（因染色和固定方法的不同而有差别），平均直径 8μm，细胞圆形，核圆形、深染如墨滴，核膜光滑，胞质少。滤泡中心细胞是转化的、不成熟的淋巴细胞，细胞可以小或大，核膜可以光滑或不规则，其中包括大、小裂细胞和大、小无裂细胞。大、小裂细胞又称中心细胞，核折叠、有裂隙、或呈角状，染色质颗粒粗，核仁不明显、位于核边缘。大裂细胞核拉长、大于组织细胞核。大无裂细胞又称中心母细胞，核圆形，核膜光滑或轻微不规则，常有 1～3 个显著的核仁位于核的边缘，嗜碱性胞质环绕胞核。小无裂细胞又称淋巴

母细胞，核圆形、大小相似于组织细胞核，染色质细，核仁不明显或看不到核仁，胞质很少。免疫母细胞是大的淋巴细胞，B 免疫母细胞来自滤泡中心细胞，有特征性的大圆形核，有显著的中位大核仁和丰富的相似于浆细胞样胞质；T 免疫母细胞细胞核膜非常不规则（曲核），两个或更多核仁、位于核边缘，胞质可多或少。小淋巴细胞、滤泡中心细胞和免疫母细胞在穿刺涂片中表现的多样性反映了正常淋巴细胞成熟过程的变化。

2. **组织细胞** 单个散在或形成松散的细胞群，核圆形、卵圆形或豆形，细颗粒状染色质，有 1 个或多个小的、不明显的核仁，胞质丰富、染色苍白、泡沫状或颗粒状，胞界不清。组织细胞常吞噬坏死细胞碎片，含吞噬细胞碎片的组织细胞量的多少与细胞核分裂活动有关。

3. **浆细胞及浆细胞样细胞** 浆细胞体积稍大于成熟淋巴细胞，核圆形，偏位，染色质凝集呈车轮状，无核仁，有核周晕，胞质较丰富。浆细胞样细胞大小及形态与浆细胞相似，但核染色质无车轮状表现，无核周晕。

4. **网状细胞** 树突网状细胞大，胞质丰富、淡染、有长的突起，细胞边界不清，核圆形、卵圆形，染色质疏松，有小核仁。指突网状细胞似类上皮细胞，胞核扭曲，胞质内可有黑色素颗粒。

此外，在淋巴结穿刺涂片中还可见到淋巴小体。淋巴小体是淋巴组织的标志，来自淋巴细胞的胞质碎片，呈圆形小球状，直径可以从 2μm 到整个淋巴细胞大小，巴氏染色常表现为灰白色或蓝灰色，免疫细胞化学检测表达白细胞共同抗原。

五、常见淋巴结病变的细胞学诊断

（一）非肿瘤性淋巴结肿大

非肿瘤性淋巴结肿大原因很多，可以由各种病原体感染引起，如细菌、病毒、原虫等，亦可由免疫性或理化性刺激引起，如类风湿病、淋巴管造影、药物等。以下介绍常见病变及其细胞病理变化：

1. **急性淋巴结炎** 急性淋巴结炎临床上常表现为淋巴结肿大，疼痛及触痛，表面皮肤发红、发热等。局部区域淋巴结的急性炎症常与引流器官的炎症有关，如头颈部急性淋巴结炎常与牙齿、扁桃体的感染或局部伤口感染有关。病变早

期，穿刺涂片主要表现为混合的淋巴细胞和中性粒细胞。随病变进展、脓液形成，穿刺涂片主要表现为中性粒细胞及细胞坏死碎屑。恢复期涂片中会出现中性粒细胞，浆细胞以及含有吞噬物的组织细胞（图9-7）。

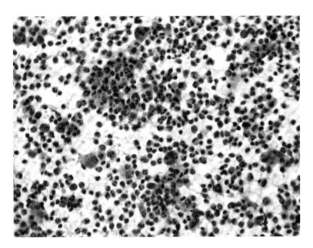

图9-7　急性淋巴结炎恢复期涂片

2. 组织细胞性坏死性淋巴结炎　又称为亚急性坏死性淋巴结炎或 Kikuchi 病，以年轻女性发病居多，病变常累及颈部淋巴结，肿大淋巴结直径多在 2cm 左右，可伴有发热。病程长短不一，一般 2～3 个月自愈，亦有反复发热病程迁延达 1 年以上者。穿刺涂片中见较多坏死物及核碎片、吞噬细胞碎片的单核及多核组织细胞、泡沫细胞、成熟淋巴细胞及转化淋巴细胞。

3. 慢性淋巴结炎　慢性淋巴结炎是最常见的淋巴结病变，通常指淋巴结非特异性炎症及炎性增生性病变，又称反应性增生，其中包括滤泡增生型、副皮质增生型、窦组织细胞增生型和混合型。最常累及颈部、腋下和腹股沟淋巴结。患者可以有或无急性炎症病史，受累淋巴结直径常小于 3cm，但在儿童患者肿大淋巴结直径可以超出此范围。滤泡增生型患者穿刺涂片中细胞量丰富，各种类型的淋巴细胞混合存在，以成熟的小淋巴细胞为主伴有不同转化阶段的淋巴细胞，如核裂细胞、无核裂细胞、免疫母细胞、浆细胞，及有吞噬功能的组织细胞（图9-8）。副皮质增生型患者涂片中细胞多形性明显，可见小和大的淋巴细胞、免疫母细胞及浆细胞样细胞和浆细胞混合。在一些病例嗜酸性细胞和／或组织细胞（包括含有吞噬颗粒的组织细胞）很显著。窦组织细

胞增生型患者涂片中组织细胞明显增多、单个散在或形成松散的细胞片，成熟和不成熟的小淋巴细胞形态相对单一，此外还可见到增生的血管内皮细胞和浆细胞。

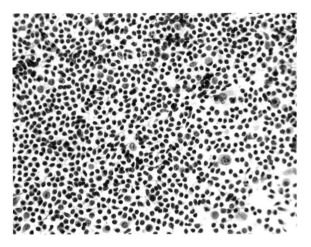

图9-8　滤泡增生型慢性淋巴结炎穿刺涂片

4. 肉芽肿性淋巴结炎　肉芽肿性淋巴结炎不仅可见于感染性疾病，如结核、非典型分枝杆菌、梅毒、麻风和真菌感染等，还可见于非感染性疾病，如结节病、异物反应等。其组织学特征是有肉芽肿形成，细胞学涂片中可见类上皮细胞、多核巨细胞、炎性细胞。

肉芽肿性淋巴结炎中最常见的是结核性淋巴结炎，受累淋巴结直径可达 10cm 以上，可有融合，常无红、肿、热、痛症状。穿刺涂片诊断结核的主要依据是见到干酪样坏死物、类上皮细胞、多核巨组织细胞（图9-9）。如上述成分中缺乏干酪样坏死物，不能确定诊断，需与其他肉芽肿性炎症鉴别。

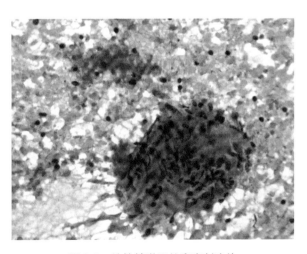

图9-9　结核性淋巴结炎穿刺涂片

（二）淋巴瘤

淋巴瘤种类繁多，总体可分为霍奇金淋巴瘤和非霍奇金淋巴瘤两大类，这两类肿瘤又可分出多种亚型，这些亚型不仅在组织病理学上有明显不同，其临床治疗和预后也有显著差异。穿刺细胞学明确诊断淋巴瘤并区分其亚型有困难，穿刺诊断的价值在于获得信息，确定是否是淋巴瘤，从而根据临床需要采取进一步措施。同时，穿刺亦可获取标本用于临床研究，如流式细胞化学、免疫细胞化学、分子细胞病理学等，任何可用组织学标本研究的技术均可用于穿刺细胞学标本研究。

1. **非霍奇金淋巴瘤（non-Hodgkin lymphoma，NHL）** 多发生于浅表淋巴结，以颈部淋巴结最多见，并可累及纵隔、肠系膜和腹膜后等深部淋巴结，1/3 NHL 发生于结外淋巴组织。病变可以从一个或一组淋巴结开始，逐渐侵犯其他淋巴结，也可开始即为多中心发生。20%～30% 的患者伴有发热、体重减轻、盗汗等全身症状。

WHO 关于 NHL 分类繁多，从细胞来源上可分为 B 细胞 NHL 和 T 细胞 NHL，二者又可分出许多亚型。B 细胞 NHL 约占 NHL 的四分之三，明显多于 T 细胞 NHL。虽然 NHL 细胞形态与淋巴结中相应的正常淋巴细胞相似，但瘤细胞体积较大、核异型性较明显，病理性核分裂象易见。T 细胞 NHL 显示较明显的多形性，核膜不规则，可见曲核，染色质粉尘状，核仁常不明显，非肿瘤成分（嗜酸性粒细胞、浆细胞和上皮样组织细胞等）常混杂在肿瘤细胞中。与 T 细胞 NHL 相比，B 细胞 NHL 形态较单一，除核裂细胞外，均为圆形或卵圆形，核膜较厚，染色质颗粒较粗，核仁常较明显。免疫细胞化学检测常是识别 B 细胞 NHL 和 T 细胞 NHL 的重要方法之一，B 细胞 NHL 表达 B 细胞相关抗原，如 CD19、CD20、CD22、CD24、CD45RA、CD45RB、CD79α、Pax5 等，T 细胞 NHL 表达 T 细胞相关抗原 CD2、CD3、CD4、CD5、CD7、CD8、CD45RO 等。NHL 穿刺涂片的共同特点是多量形态相对单一类型（或有限类型）的淋巴源细胞弥散分布，缺乏或仅见少量成熟小淋巴细胞（图 9-10），涂片背景中常有淋巴小体。淋巴细胞的大小和细胞核的形态（如胞核是否有裂隙、有突起、凹陷或扭曲等）是诊断 NHL 及其

分类的主要依据。例如小细胞性 NHL 细胞近似于成熟小淋巴细胞，但细胞略大，核染色质颗粒显现且不规则、不像成熟小淋巴细胞的墨滴状核。有的小细胞性 NHL 细胞可见核仁，核型亦可不规则，可有裂隙（小裂细胞）或扭曲（T 小淋巴细胞）。中等大的和大的 NHL 细胞的恶性特征较易辨认，细胞类型可以是淋巴母细胞、大核裂细胞、无核裂细胞、免疫母细胞等。在 NHL，瘤细胞克隆性增生，细胞成熟受阻，不会出现多种细胞类型，成熟小淋巴细胞少见，细胞坏死较常见。总之任何淋巴结穿刺涂片失去了以成熟小淋巴细胞占优势的特点都应怀疑恶性，而包括成熟及各转化阶段多种类型淋巴细胞混杂出现提示良性改变。

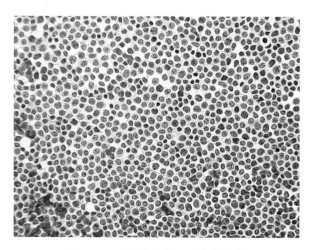

图 9-10　非霍奇金淋巴瘤穿刺涂片

2. **霍奇金淋巴瘤（Hodgkin lymphoma，HL）**

常以无痛性淋巴结肿大为首发症状，起始于颈部浅表淋巴结或纵隔淋巴结者多见，起始于腹腔淋巴结者很少见，几乎无起始于结外淋巴组织者。患者可伴有低热、消瘦、盗汗、乏力等全身症状。组织学将 HL 分为结节性淋巴细胞为主型和经典型，经典型 HL 又分为 4 型：淋巴细胞优势型，结节硬化型，混合型，淋巴细胞消减型。

细胞学诊断主要基于识别各种类型的肿瘤细胞，即里-施细胞（Reed-Sternberg，RS）细胞及其变异型细胞。典型的 RS 细胞体积大，圆形、卵圆形或不规则形，大小差异明显，直径可变化在 10～300μm，平均直径 40～70μm，双核、双叶核或多核、多叶核，染色质粗而不规则，核膜厚。各

核内或核叶内有一个包涵体样的巨大核仁，大小相似于或大于红细胞，核仁周围常有空晕围绕。胞质无明显特征，可以多或少、脆弱或致密，巴氏染色常显示为灰色。变异型 RS 细胞主要有 5 种类型：①霍奇金细胞，相似于典型的 RS 细胞，但仅有 1 个圆形核，又称单核 RS 细胞。此类细胞核仁明显，但较典型 RS 细胞的核仁小，易与反应性免疫母细胞混淆。②腔隙型 RS 细胞，是结节硬化型 HL 的特征细胞。细胞较大，大小变化在 15～200μm。但核小于典型 RS 细胞，可以单核、多核或多叶核，核扭曲折叠，染色质颗粒状，常有多个显著核仁，核仁小于典型 RS 细胞，胞质丰富、染色苍白乃至透亮。③L/H 型 RS 细胞，即淋巴/组织细胞优势型 RS 细胞，细胞主要见于淋巴细胞优势型 HL。细胞大小在 15～100μm，细胞核扭曲、分叶、空泡状，与爆玉米花相似，核仁小或不明显，胞质多或少、染色苍白。④多形性 RS 细胞，细胞大小差异大（15～300μm）、畸形，核仁大或巨大。多见于淋巴细胞消减型 HL。⑤固缩型 RS 细胞，核固缩退变、染色如墨状，核仁不明显。此型 RS 细胞常伴同 L/H 型 RS 细胞存在，可以辅助诊断淋巴细胞优势型 HL。在 HL 很少有单一类型的 RS 细胞，常是某一型 HL 以某一型 RS 细胞为主伴有 1 到 2 型以上其他型 RS 细胞。涂片背景中细胞多样，相似于淋巴结反应性增生：有一定量的成熟小淋巴细胞、转化淋巴细胞、组织细胞、嗜酸性粒细胞等（图 9-11）。典型 RS 细胞结合涂片背景，可以诊断 HL。变异型 RS 细胞可以提示 HL 诊断并有助于 HL 分型。

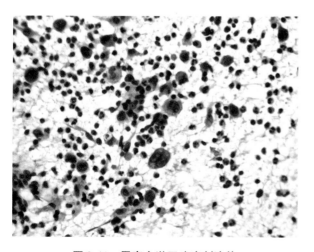

图 9-11 霍奇金淋巴瘤穿刺涂片

（三）淋巴结转移性恶性肿瘤

淋巴结穿刺细胞学是诊断淋巴结转移性恶性肿瘤的最有效方法之一，诊断的关键在于发现淋巴结中的外来细胞。其阳性发现不但有利于寻找原发灶也有利于肿瘤临床分期。转移至体表淋巴结的部位及其常见的原发灶见表 9-1。淋巴结转移恶性肿瘤以转移癌最为多见，转移癌常形成黏附的细胞群，常会有特殊的排列形式和形态特征。如鳞癌细胞胞质可以角化，细胞可以排列成铺路石样（图 9-12）；腺癌细胞胞质可以有黏液分泌，细胞可以排列呈乳头状、腺泡状（图 9-13）；小细胞癌细胞小，常有椒盐样染色质颗粒，细胞常镶嵌排列。在转移癌涂片背景中淋巴小体常较淋巴瘤少见，如果癌细胞侵犯整个淋巴结就会无淋巴小体出现。分化差的癌常需免疫细胞化学辅助鉴别诊断，例如怀疑为鳞癌可选用抗体 p63、p40、CK5/6 等，怀疑为小细胞癌可选用抗体突触小泡蛋白（synaptophysin）、CD56、嗜铬粒蛋白 A（chromogranin A）等进行免疫细胞化学标记。免疫细胞化学标记亦可辅助寻找原发灶，例如淋巴结转移腺癌如果怀疑为肺来源，可选用抗体 TTF-1 和 Napsin A，如果怀疑为乳腺来源可选用抗体 GATA3、GCDFP15 等标记。对于免疫细胞化学无法判断来源的病例，还可以通过肿瘤基因表达谱的分析协助判断。基因表达谱的分析方法有多种，其中商品化的检测方法有 CancerTYPE ID（检测 92 个基因）、Tissue of Origin Test（检测 1 550 个基因）和 miRview mets（检测 48 个基因）。

表 9-1 体表淋巴结转移部位及常见的原发灶

淋巴结转移部位	常见的原发灶
颈部淋巴结	口腔、喉、鼻咽、甲状腺和面部皮肤
锁骨上淋巴结	乳腺、肺、食管、胃肠道、泌尿系统、生殖系统，其中左侧锁骨上转移性腺癌多来自胃肠道等腹腔器官
腋窝淋巴结	乳腺、肺
腹股沟淋巴结	下肢、直肠、肛门和生殖器官

恶性黑色素瘤的淋巴结转移亦较为常见，穿刺细胞学涂片特点是恶性肿瘤细胞内见到黑色素颗粒，但对于无色素型黑色素瘤需借助免疫细胞化学辅助诊断（图 9-14）。其他肉瘤较少淋巴结转

移，转移者细胞排列形式与癌不同，常不形成黏附的细胞群，但是分型诊断仍需借助免疫细胞化学标记。

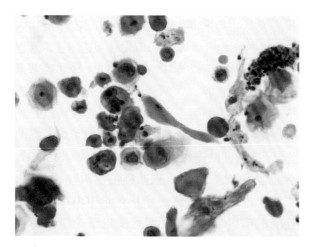

图 9-12 鳞癌淋巴结转移穿刺涂片

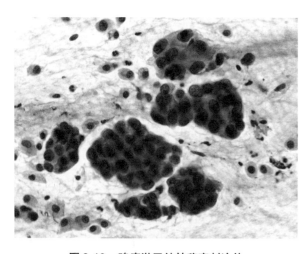

图 9-13 腺癌淋巴结转移穿刺涂片

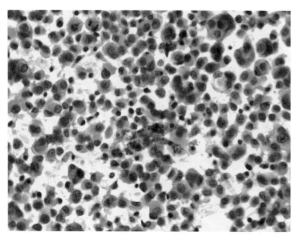

图 9-14 恶性黑色素瘤淋巴结穿刺涂片

六、淋巴结穿刺细胞学评价

1. 优势 操作简便，不需要麻醉及特殊设备，可由细胞学医生独立完成。创伤甚小或无创伤，不留瘢痕。检查快速，可重复进行操作，必要时 1 小时内可完成诊断。诊断准确率高，尤其是对淋巴结转移癌。对于淋巴结转移癌在细胞量充足的情况下可通过免疫细胞化学准确分型并完成靶向药物的基因检测，为临床治疗提供精准依据。

2. 局限性 影响准确性的因素较多，如：淋巴结的大小、部位、病变的病理类型，工作人员的技术水平等。由于穿刺标本几乎缺乏组织结构，因此对某些肿瘤尤其是淋巴瘤诊断和分类不如组织活检准确。

七、展望

随着分子检测技术的发展，微量细胞样本的多基因检测已不是幻想。淋巴结穿刺细胞学标本不但可用于分子检测，为细胞学精准诊断提供依据，还可用于靶向治疗相关基因检测、肿瘤耐药相关基因研究，为精准治疗提供更多依据。

（潘秦镜 郭会芹）

第四节 开胸活检术

开胸活检术（open thoracotomy biopsy）是指通过开胸手术获取组织标本进行诊断的方法，是确诊胸部肿瘤的重要方法之一。但是，随着影像学诊断技术的提高，经皮细针穿刺活检的广泛开展，尤其是近年来支气管/食管超声内镜引导下穿刺、电视胸腔镜以及纵隔镜外科的发展，开胸活检的手术适应证逐渐减少。但是作为胸部疾病的可靠确诊手段，临床上仍不能被完全替代。开胸活检术根据胸部疾病的部位可分为：纵隔肿物活检、肺病变活检以及胸膜病变活检。

一、纵隔肿物活检

纵隔可分为前、中、后纵隔，纵隔肿物活检主要根据病变位置、手术目的来确定手术入路。纵隔肿物活检最常见为前纵隔肿物活检，在前胸做小切口显露部分前纵隔，直接观察纵隔病变情况和肺门淋巴结是否肿大，并可切取组织供病理组织学检查。纵隔肿物活检有时也用于判定肺部疾病累及纵隔的情况。术前应根据病变位置而采用胸骨旁小切口、前外侧小切口或后外侧小切口，其中以左侧或右侧胸骨旁小切口最为常用。根据病变部位高低不同可以采用第2、第3或第4肋间切口。

手术步骤：在局部麻醉或全身麻醉下于第2肋间内侧行小切口或在软骨膜下切除第3肋骨，经肋软骨床切口游离、结扎胸廓内血管，将胸膜推向外侧，即可显露前纵隔。经纵隔切开可较好地显露隆嵴下方的前纵隔及肺门区，可对肺癌纵隔淋巴结进行活检，确定 N 分期。有时纵隔切开活检可以与纵隔镜检查同时应用。

纵隔淋巴结活检及肺癌活检分期多由纵隔镜、胸腔镜完成，经典的纵隔肿物活检术主要用于前纵隔肿物活检。前纵隔肿物的胸骨旁小切口活检术与纵隔镜、胸腔镜活检术相比具有以下优势：①创伤与纵隔镜相当，比胸腔镜小；②距离病变近，比胸腔镜、纵隔镜活检更直接、更确切；③较少引起肿瘤胸膜播散。

二、肺组织病变活检

对于性质不明的肺部局限性病灶或弥散、多发病变，切取组织做病理切片检查可以明确诊断，确定病理类型进行下一步治疗。

1. 适应证 ①严重的胸膜腔粘连，胸腔镜无法进入者；②肺部病变较小，胸腔镜下不易触摸定位者；③肺内孤立病灶，希望明确诊断后立即行根治切除而又不适合在胸腔镜下完成切除者。

（1）麻醉与体位：采用双腔气管插管全身麻醉，体位主要有两种：①标准侧卧位，同标准后外侧切口体位；②斜侧卧位，使用一软枕垫于术侧，抬高30°以便操作。若双侧同时活检可取仰卧位。

（2）手术步骤

1）切口：多采用第5肋间或第6肋间侧切口或后外侧小切口，一般长约5cm，逐层切开皮肤、皮下组织、胸壁肌层，再沿第6或7肋骨上缘，切开肋间肌进入胸腔。

2）活检：使用胸腔撑开器牵开肋间4～5cm，直视下观察病变肺组织，于病变边缘用两把大弯钳楔形钳夹切除病变肺组织，用刀片沿大弯钳切去要取材的肺标本，用小针带1号丝线"U"字套叠缝合或用血管缝合线（3-0）连续缝合肺断面。也可使用直线切割缝合器（GIA）和直线闭合器（TA）进行机械切除。活检标本应包括明显病变肺组织和相对正常肺组织，以便病理医生了解病变发展动态过程，可增加诊断准确率。

3）关胸：检查有无活动性出血，生理盐水冲洗，在第8肋间放置闭式引流管，逐层关胸。

2. 禁忌证
（1）凝血功能障碍有出血倾向者。
（2）心肺功能太差，不能耐受开胸手术者。

3. 注意事项 切除活检的切口须仔细设计，以适合再次扩大手术之需要。

开胸探查术虽然术后早期伤口疼痛会给患者带来痛苦，但开胸探查仍是诊断和治疗胸腔内疾病的常用方法，有些患者尽管术前接受了各种检查，病变性质仍不能明确，或肺部疾病达到了开胸探查的指征，也可实行胸腔探查术，术中取肺组织活检，冷冻切片，诊断明确后再决定切除范围，如证实为肺癌，应视情况做相应肺组织切除。

三、胸膜病变活检

胸膜活检（pleura biopsy）是对原因不明的胸膜疾患有用的检查手段。

胸膜活检可获得小片胸膜病变组织，以便进行病理组织学和微生物学检查，对渗出性胸腔积液的病因诊断意义很大。胸腔积液的常见原因为结核性胸膜炎和各种胸膜转移性肿瘤，通过胸膜活检可以发现结核性肉芽肿病变或明确肿瘤性质。胸膜间皮瘤有时也可通过胸膜活检而得到确诊。结缔组织病所致胸腔积液患者，通过胸膜活检可能发现相应的改变。淀粉样变患者胸膜活检也可发现特异改变。对于恶性肿瘤和感染性疾病，胸腔穿刺联合胸膜活检，诊断价值明显优于单独胸腔穿刺抽液检查。

胸膜活检方法有经胸壁针刺胸膜活检、经胸腔镜胸膜活检和开胸胸膜活检3种，以前者最常用。开胸胸膜活检较前两者由于创伤较大，给患者带来较大痛苦，所以只有在使用前两者后仍无法明确诊断时才建议使用。体位及切口的选择见肺组织活检。

综上所述，开胸活检由于创伤大，对心肺功能有一定影响，已逐渐被胸腔镜、纵隔镜及穿刺活检取代，但对于以上方法仍无法明确诊断者，开胸活检仍是必要的、可靠的诊断手段。

（邵　康）

第五节　开腹肿瘤活检

一、开腹肿瘤活检历史及现状概述

活体组织检查，即用局部切取、钳取、细针吸取、搔刮和摘取等手术方法，从患者活体获取病变组织进行病理检查。活检的意义在于：①由于组织新鲜，能基本保存病变的真相，有利于及时、准确地对患者做出疾病的病理诊断，并为指导治疗、估计预后提供依据；②需要时还可在手术进行中做冷冻切片快速诊断，可在20分钟内确定病变性质，发出诊断报告，协助临床选择手术治疗方案；③在疾病观察或治疗过程中，定期活检可了解病变发展情况或判断疗效；④新鲜组织还有利于采用一些新的研究方法，如免疫组织化学、电镜观察和组织培养等对疾病进行更深入的研究。因此，活检是目前研究和诊断疾病广为采用的方法，特别是对肿瘤良、恶性的诊断上具有十分重要的意义。

简言之，开腹肿瘤活检（open laparotomy biopsy）是随着西方外科的发展以及对肿瘤疾病的认识而发展的。公元前2800年的埃及纸草文即有记载皮肤"溃疡"、乳房、女性生殖器官敷药治疗，可能是恶性肿瘤。希波克拉底《文集》载有皮肤、乳房、子宫及内脏恶性肿瘤，称为"karcinos"，拉丁文意为"硬性"（scirrhus）。古罗马帝国时代修道士医生创造恶性肿瘤手术切断火灼止血技术，可视为手术切除肿瘤开端。随后的文艺复兴及19世纪，对恶性肿瘤的认识获得了极大发展，外科学家们开始提出了相对较系统的命名和分类方法；20世纪初国际肿瘤学界正式提出恶性肿瘤TNM分级法。同时，诊断技术也随之发展，1878年柏林大学妇科医师C.Ruge和J.Veit提出子宫颈癌手术前应做活组织检查。20世纪20年代美国纽约市立肿瘤医院病理学尤因教授认为活组织检查可导致肿瘤播散，因此极力反对；同

为该院的肿瘤外科专家Hayes Martin创立针吸细胞学检查方法。1916年希腊学者巴帕尼克罗创立脱落细胞学检查方法。其后，随着现代外科学的建立，开腹肿瘤活检成为恶性肿瘤诊断的一种方法。

尽管现代化的影像学诊断手段发展日新月异，但腹腔内恶性肿瘤的评估经常不够充分，非手术方法尚不能发现肝或腹膜表面继发的微小种植癌，而且对评估肿瘤对邻近组织或大血管的侵犯经常不甚明确。影像学诊断方法多不能进行组织学诊断或准确地评价淋巴结转移情况。开腹肿瘤活检需要根据肿瘤的性质、生长部位和术前影像学的定位诊断，选择显露充分并便于延长的腹部切口。开腹后需先探查正常的脏器，以确定有无肉眼可见恶性肿瘤转移病灶。同时，需要注意对活检后切口和创面的处理，肝脏组织块切取活检者，如创面较大，有可能出血或发生胆漏，应放置引流。有腹腔积液患者的切口应仔细缝合，防止腹腔积液渗漏。以胃癌患者为例，切开腹膜后，注意腹腔有无渗液并注意其性状。先探查肝脏有无转移性结节病灶，胆囊是否正常，肝、十二指肠韧带内有无肿大的淋巴结，质地如何。然后检查脾脏、脾门有无肿大淋巴结，沿十二指肠空肠曲向下触摸整个小肠、回盲肠、升结肠、横结肠、降结肠、乙状结肠到直肠及盆腔。女性患者要检查子宫及附件，有无肿物及转移结节。最后进行胃的检查，弄清肿瘤侵犯的部位、肿块的大小，沿胃大、小弯进行检查有无肿物及转移淋巴结。若病变在胃后壁，应将胃结肠韧带切开，检查胃后壁与胰腺有无粘连，对探查的结果进行综合分析，确定切除肿瘤活检部位，力争尽可能少侵扰肿瘤组织，保护好周围正常组织，防止医源性播散，同时尽可能做到减少对可能的再次手术的干扰。

二、开腹肿瘤活检的分类

常用的开腹活检分为以下3类：①穿刺针活检，经常用于肝脏病变的活检，也用于胰、脾或腹腔占位性病变的活检。用活检套管针进行穿刺，进针后退出针芯，经套管针插入活检针，刺入病灶2～3cm，将穿刺针旋转360°后缓慢退针。将标本从穿刺针内取出送活检，活检完成后应观察

有无活动性出血，如有出血应电凝止血，直至满意。②小块组织活检，适用于肝脏或者腹腔脏器表面的病灶，可用活检钳直接咬取一块组织取出。活检后取标本部位应电凝止血。③腹部包块的活检，凡能获得良好暴露的腹部包块均可取病理标本。但技术上有一定难度，例如胰腺占位性病变活检，需要打开胃结肠韧带，进入小网膜囊；包块的显露有时要进行一些操作，如粘连分离、血管的钳夹切断及结扎止血。

三、开腹肿瘤活检的适应证及禁忌证

开腹肿瘤活检是一种有创性检查，有一定的风险和痛苦，因此应在所有无创性检查、实验性诊断完成之后仍不能明确诊断，而开腹活检有可能获得诊断时，才考虑应用。当不管是否存在远隔转移都要施行手术的病例，如肿瘤造成出血、梗阻而需要手术时，开腹肿瘤活检没有必要。一般认为，开腹肿瘤活检的适应证为：①原因不明的腹腔积液患者需要鉴别腹腔积液性质时，特别是结核、恶性肿瘤或慢性肝病的鉴别；②肝脏结节的鉴别诊断，特别是肝硬化结节与肝细胞肝癌的鉴别，影像学诊断常难以定论时；③恶性肿瘤患者临床已怀疑有转移但是影像学检查结果为阴性时；④影响诊断提示腹腔内占位病变而其性质难以确定时；⑤妇科病变需要明确诊断时；⑥消化道恶性肿瘤的范围，有无腹膜、肝脏、网膜的转移灶。

关于腹部恶性肿瘤第一次开腹活检术后再次剖腹探查问题，近年来多不主张定期（术后6个月至1年）再次探查。当前影像学检查技术突飞猛进，已基本能满足定期随诊的需要，故不宜把剖腹手术作为随诊的手段。当出现复发或转移的临床征象时，进行再次剖腹探查活检可能是有益的。但当肿瘤已有广泛的播散或因周身情况衰弱不能再耐受手术时，禁忌再次探查活检。再次探查时，有时发现并非肿瘤复发而是手术后的其他病变，如吻合口狭窄、溃疡等；也可能是同一个患者发生的另外一个原发肿瘤，将第二个原发肿瘤误认为是第一个的肿瘤复发。这种情况在大肠癌较多见。还值得强调的是，出现局部复发或转移病灶，并不一定意味着病情已经发展到无法治疗的晚期，有时进行局部切除可延长患者的生存时间。对不能切除的复发肿瘤患者，可做姑息性旁路手术来减轻梗阻症状，并可根据疾病的进展情况来确定采用姑息性放疗或化疗，使患者及家属增强战胜疾病的信心。

同时，我们还需充分认识到开腹肿瘤活检是一个手术操作，其风险性与其他手术并无二致，不可简单视其为一种病理诊断方式，因此，开腹手术的禁忌证也同样适用于开腹肿瘤活检，比如：①严重的冠心病、充血性心力衰竭、心律失常等心功能不良，难以耐受手术者；②凝血机制障碍，有出血倾向而未能矫正者；③多次腹部手术史，考虑腹腔严重粘连，脏器被掩蔽，使活检无法进行；④其他还包括已确定行开腹手术可减轻或治愈疾病、腹壁感染，以及已明确可行确定性手术切除肿瘤患者或患者不同意行开腹活检者。

四、开腹肿瘤活检的优势

开腹肿瘤活检有以下优点：①可在直视下进行，比在CT或体外超声引导下穿刺活检更为准确、方便；②可结合病变的病理形态进行诊断，从而提高诊断率；③可在直视下发现穿刺部位副损伤或出血，并予以处理，因此更加安全；④对肝脏进行穿刺活检时如有腹腔积液，B超或者CT引导下穿刺活检时因肝脏在水中漂浮移动而使定位穿刺难以进行，开腹可控制肝脏的移动，容易成功。

五、开腹肿瘤活检存在的问题及发展方向

然而，不容回避的是，开腹肿瘤活检作为一种诊断方式的同时，其本质也是一种手术，因此创伤较大，必然就有着其固有的不足，如增加了患者的痛苦和经济负担、恶性肿瘤激惹后加速生长和转移的风险、切口种植的风险、术后相关并发症如出血、感染等。因此，随着近年来腹腔镜技术及微创外科的发展，临床已较少开展开腹肿瘤活检。腹腔镜较开腹肿瘤活检敏感性高、手术创伤小且患者恢复较快。目前，腹腔镜探查加肿瘤活检一般与常规影像学检查联合应用，以鉴别良恶性肿瘤并确定其在腹腔和盆腔中是否有转移；同时还可以辅助判定肿瘤能否切除，如肝癌（原发或者继发）、胰腺癌、胃癌和远端食管癌等。

（郑民华　马君俊）

参 考 文 献

[1] Rana C, Krishnani N, Kumari N. Ultrasound-guided fine needle aspiration cytology of gallbladder lesions: a study of 596 cases. Cytopathology, 2016, 27(6): 398-406

[2] Han F, Xu M, Xie T, et al. Efficacy of ultrasound-guided core needle biopsy in cervical lymphadenopathy: A retrospective study of 6 695 cases. European Radiology, 2018, 28(5): 1809-1817

[3] Goldberg BB, Pollack HM. Ultrasonic aspiration transducer. Radiology, 1972, 102(1): 187-189

[4] Holm HH, Kristen JK, Rasmussen SN, et al. Ultrasound as a guide in percutaneous puncture technique. Ultrasonics, 1972, 10(2): 83-86

[5] 张华斌, 张武, 贾建文, 等. 3 560 例超声引导自动活检的回顾性分析. 中国医学影像学技术, 2001, 17(3): 291-293

[6] Smith EH. Complications of percutaneous abdominal fine-needle biopsy.Radiology, 1991, 178(1): 253-258

[7] Takamori R, Wong LL, Dang C, et al. Needle-tract implantation from hepatocellular cancer: is needle biopsy of the liver always necessary. Liver Transpl, 2000, 6(1): 67-72

[8] Adersson R, Andre-Sandberg A, Lundstedt C, et al. Implantation metastases from gastrointestinal cancer after percutaneous puncture or drainage. Eur J SURG, 1996, 162(7): 551-554

[9] Chapoutot C, Permey P, Fabre D, et al. Need-tract seeding after ultrasound-guided puncture of hepatocellular carcinoma. A study of 150 patients. Gastroentrrol Clin Biol, 1999, 23(5): 552-556

[10] Ng KK, Poon RT, Lo CM, et al. Impact of preoperative fine-needle aspiration cytologic examination on clinical outcome in patients with hepatocellular carcinoma in a tertiary referral center. Arch Surg, 2004, 139(2): 193-200

[11] 王鹏, 刘鲁明, 孟志强, 等. 2528 例原发性肝癌细针穿刺细胞学检查及其并发症. 中华肝脏病杂志, 2007, 15(10): 758-762

[12] Grabau DA, Andersen JA, Graversen HP, et al. Needle biopsy of breast cancer. Appearance of tumour cells along the needle track. Eur J Surg Oncol, 1993, 19(2): 192-194

[13] Stolier A, Skinner J, Levine EA. A prospective study of seeding of the skin after core biopsy of the Breast. Am J Surg, 2000, 180(2): 104-107

[14] Diaz LK, Wiley EL, Venta LA. Are malignant cells displaced by large-gauge needle core biopsy of the breast. AJR Am J Roentgenol, 1999, 173(5): 1303-1313

[15] Balasubramanian I, Fleming CA, Corrigan MA, et al. Meta-analysis of the diagnostic accuracy of ultrasound-guided fine-needle aspiration and core needle biopsy in diagnosing axillary lymph node metastasis. Br J Surg, 2018, 105(10): 1244-1253

[16] Chen AM, Haffty BG, Lee CH. local recurrence of breast cancer after breast conservation therapy in patients examined by means of stereotactic core-needle biopsy. Radiology, 2002, 225(3): 707-712

[17] Kim JS, Won HJ, Lee SJ, et al. Utility and Safety of Repeated Ultrasound-Guided Core Needle Biopsy of Focal Liver Masses. J Ultrasound Med, 2018, 37(2): 447-452

[18] Jieyu Zhong, Dengsheng Sun, Wei W, et al. Contrast-Enhanced Ultrasound-Guided Fine-Needle Aspiration for Sentinel Lymph Node Biopsy in Early-Stage Breast Cancer. Ultrasound Med Biol, 2018, 44(7): 1371-1378

[19] Alvarez-Sánchez MV, Napoléon B. Contrast-enhanced harmonic endoscopic ultrasound imaging: basic principles, present situationand future perspectives. World J Gastroenterol, 2014, 20(42): 15549-15563

[20] Ning-Yi Cui, Jun-Ying Liu, Yong Wang, et al. Contrast enhanced ultrasound guided biopsy shows higher positive sampling rate than conventional ultrasound guided biopsy for gastrointestinal stromal tumors diagnosis. Translation Cancer Reseaserch, 2016, 5(2): 152-159

[21] Anderson JM, Murchison J. Patel D. CT-guided lung biopsy: factors influencing diagnostic yield and complication rate. Clin Radiol, 2003, 58(10): 791-797

[22] Zhao Y, Wang X, Wang Y, et al. Logistic regression analysis and a risk prediction model of pneumothorax after CT-guided needle biopsy. J Thorac Dis, 2017, 9(11): 4750-4757

[23] Piccinino F, Sagnelli E, Pasquale G, et al. Complica-

tions following percutaneous liver biopsy. A multicentre retrospective study on 68,276 biopsies. J Hepatol, 1986, 2(2): 165-173

[24] Koss LG. Koss' diagnostic cytology and its histopathologic bases. 5th ed. Philadelphia: Lippincott Williams & Wilkins, 2005

[25] Ensani F, Mehravaran S, Irvanlou G, et al. Fine-needle aspiration cytology and flow cytometric immunophenotyping in diagnosis and classification of non-Hodgkin lymphoma in comparison to histopathology. Diagn Cytopathol, 2012, 40(4): 305-310

[26] Paro MM, Siftar Z, Kardum-Skelin I, et al. Flow cytometry immunophenotyping (FCI) of fine needle aspirates (FNAs) of lymph nodes. Coll Antropol, 2010, 34(2): 359-365

[27] 吴秉铨, 刘彦仿. 免疫组织化学病理诊断. 北京: 北京科学技术出版社, 2007

[28] Doxtader EE, Chute DJ. Evaluation of Carcinoma of Unknown Primary on Cytologic Specimens. Surg Pathol Clin, 2018, 11(3): 545-562

[29] Ming J, Wakely PE Jr. Lymph node cytopathology: Essential ancillary studies as applied to lymphoproliferative neoplasms. Cancer Cytopathol, 2018, 126(Suppl 8): 615-626

[30] Berlyne GM. Ultrasound in renal biopsy: an aid to determination of kidney position. Lancet, 1961, 2: 750-751

[31] Hoorntje LE. Tumour cell displacement after 14G breast biopsy. EJSO, 2004, 30: 520-525

[32] Roussel F, Dalion J. The risk of tumoural seeding needle biopsies Acta cytol, 1989, 33: 936-939

[33] Haaga JR, Alfidi RJ. Precise biopsy localization by computer tomography. Radiology, 1976, 118: 603-607

[34] Haaga JR. Interventional ct: 30 years' experience. Eur Radiol, 2005, 15(Suppl 4): 116-120

[35] Bickels J, Jelinek JS, Shmookler BM, et al. Biopsy of musculoskeletal tumors. Current concepts. Clin Orthop Relat Res, 1999, 368: 212-219

[36] Kabaalioglu A, Ceken K, Alimoglu E, et al. Percutaneous imaging-guided treatment of hydatid liver cysts: Do long-term results make it a first choice. Eur J Radiol, 2006, 59: 65-73

[37] Charig MJ, Phillips AJ. CT-guided cutting needle biopsy of lung lesions--safety and efficacy of an outpatient service. Clin Radiol, 2000, 55: 964-969

[38] Arslan S, Yilmaz A, Bayramgurler B, et al. Ct- guided transthoracic fine needle aspiration of pulmonary lesions: Accuracy and complications in 294 patients. Med Sci Monit, 2002, 8: 493-497

[39] Llovet JM, Vilana R, Bru C, et al. Increased risk of tumor seeding after percutaneous radiofrequency ablation for single hepatocellular carcinoma. Hepatology, 2001, 33: 1124-1129

[40] Paulson EK, Sheafor DH, Enterline DS, et al. Ct fluoroscopy-guided interventional procedures: Techniques and radiation dose to radiologists. Radiology, 2001, 220: 161-167

[41] Swischuk JL, Castaneda F, Patel JC, et al. Percutaneous transthoracic needle biopsy of the lung: Review of 612 lesions. J Vasc Interv Radiol, 1998, 9: 347-352

[42] Laurent F, Latrabe V, Vergier B, et al. Ct-guided transthoracic needle biopsy of pulmonary nodules smaller than 20 mm: Results with an automated 20-gauge coaxial cutting needle. Clin Radiol, 2000, 55: 281-287

[43] Irie T, Kajitani M, Matsueda K, et al. Biopsy of lung nodules with use of i-i device under intermittent ct fluoroscopic guidance: Preliminary clinical study. J Vasc Interv Radiol, 2001, 12: 215-219

[44] Assaad MW, Pantanowitz L, Otis CN. Diagnostic accuracy of image-guided percutaneous fine needle aspiration biopsy of the mediastinum. Diagn Cytopathol, 2007, 35: 705-709

[45] Luning M, Schmeisser B, Wolff H, et al. Analysis of the results of 96 ct-guided fine needle biopsies of liver masses. Rofo, 1984, 141: 267-275

[46] Stattaus J, Kuhl H, Hauth EA, et al. Liver biopsy under guidance of multislice computed tomography: Comparison of 16g and 18g biopsy needles. Radiologe, 2007, 47: 430-438

[47] Bale R, Widmann G. Navigated ct-guided interventions. Minim Invasive Ther Allied Technol, 2007, 16: 196-204

[48] 赵锡江, 张熙曾. 机械性胸部肿瘤外科手术. 天津: 天津科技翻译出版公司, 2006

[49] 吴阶平, 裘法祖. 黄家驷外科学. 5版. 北京: 人民卫生出版社, 1992

[50] Georgiadou SP, Sampsonas FL, Rice D, et al. Open-lung biopsy in patients with undiagnosed lung lesions referred at a tertiary cancer center is safe and reveals noncancerous, noninfectious entities as the most

common diagnoses. Eur J Clin Microbiol Infect Dis, 2013, 32(1): 101-105

[51] 孙玉鄂. 手术学全集胸外科手术学. 2 版. 北京: 人民军医出版社, 2004

[52] Mordechai R, Kramer MD. The Role of Open Lung Biopsy in the Management and Outcome of Patients With Diffuse Lung Disease. Ann Thorac Surg, 1998, 65(1): 198-202

[53] Nomori H, Horio H. Analysis of small peripheral lung cancer diagnosed by open lung or thoracoscopic biopsy. Nihon Kyobu Geka Gakkai Zasshi, 1997, 45(2): 146-148

[54] Erb CT, Johnson KM, Kim AW. Rare pleural tumors. Clin Chest Med, 2013, 34(1): 113-136

[55] Kao SC, Yan TD, Lee K, et al. Accuracy of diagnostic biopsy for the histological subtype of malignant pleural mesothelioma. J Thorac Oncol, 2011, 6(3): 602-605

[56] Attanoos RL, Gibbs AR. The comparative accuracy of different pleural biopsy techniques in the diagnosis of malignant mesothelioma. Histopathology, 2008, 53(3): 340-344

[57] 陈明斋. 外科学简史. 上海: 上海科学技术出版社, 2001

[58] 封国生. 肿瘤外科学. 北京: 人民卫生出版社, 2007

[59] 郝敏, 马兴久. 普通外科疾病现代诊断与治疗. 济南: 山东科学技术出版社, 2001

[60] Karl A.Zucker. 腹腔镜外科学. 胡三元, 译. 济南: 山东科学技术出版社, 2006

第十章　肿瘤脱落细胞学检查

脱落细胞学有着悠久的历史，由于其简单、快捷、方便，在肿瘤的防治，尤其是早期诊断中起着举足轻重的作用。脱落细胞学的诊断主要依据细胞本身形态的变化，对癌症及癌前病变作出诊断。与组织病理诊断相比，其最大的优势是非侵伤性或小侵伤性，所以常作为初检手段。其次是脱落细胞学针对的是整个器官的癌变区域的取样，而非像组织活检那样只能针对某一病变位点取样。再者脱落细胞得到的是完整的细胞，而非病理细胞切片所得的细胞片段。这在分子表达及表型的定量分析中具有优势。而其最大的缺陷是缺乏组织细胞结构。在针对癌症分型或区分原位癌与浸润癌有一定的困难。

脱落细胞在人类与癌症斗争中最成功的典范是宫颈脱落细胞学。由于其广泛的开展和应用，使得子宫颈癌发病率和死亡率在西方国家有明显的降低，成为罕见的癌症。我国 20 世纪 70 年代创造发明的食管拉网的应用也对食管癌的普查起了重大的作用。本章节将对目前临床常用的脱落细胞学进行简单介绍。

第一节　宫颈涂片细胞学检查（巴氏检查）

一、历史

宫颈巴氏细胞学的发展经历了一个漫长的历程。早在 1928 年的 Michigan Betterment Conference，Dr.George Papanicolaou 发表了有关"新癌症诊断"的文献，最早提出了宫颈涂片可发现癌细胞的概念。然而他的观点并未产生太大的影响。因为当时子宫颈癌的诊断还是主要依赖于组织学的检查。同时，阴道镜检查的概念也刚刚建立。其实在同一时期，罗马尼亚的病理学家

Babe's 也提出了宫颈涂片可检出癌细胞的概念，但当时病理界的焦点仍是在活检及组织学上，对细胞学似乎没有兴趣。

直到 1941 年，这种状况才有所改变。Papanicolaon 与他的妇科同事 Traut 一起先后发表了两篇有关宫颈细胞诊断子宫颈癌前病变的文章，这两篇文章对子宫颈癌前病变形态学的描述堪称经典。当时对早期癌病变特别是原位癌的概念亦已建立。这样，巴氏细胞学对子宫颈癌的预防意义才被广为接受。其真正的推广及广泛应用是在 50 年代后开始。宫颈巴氏细胞学也为其他器官的脱落细胞学建立了理论基础。

在人类对癌症斗争的历史中，宫颈脱落细胞学的贡献可以说是巨大的。可以毫不夸张地说，宫颈巴氏细胞学，结合相应的阴道镜检查及治疗是迄今为止最有效控制癌症发生的典范。其成功的精髓在于发现早期癌前病变，结合相应的有效治疗，使病变不至于进一步发展，甚至能逆转至正常的状态。以美国为例，20 世纪 30 年代子宫颈癌是引起妇女死亡的最常见原因；而今天，它已经排在 10 名以外。根据 2017 年国家癌症中心发布的数据显示，当今的中国子宫颈癌仍然是引起妇女死亡的常见原因，排在恶性肿瘤的前 10 名。2018 年全球癌症统计显示，中国女性的子宫颈癌位居女性恶性肿瘤的第 6 位。

二、现状

在未开展宫颈巴氏细胞学普查的国家，子宫颈癌是常见的妇科肿瘤，而在普查的国家，子宫颈癌的发病率及死亡率则非常低。全美的每年子宫颈癌新发 11 000 例，死亡 3 670 例。然而，全世界子宫颈癌每年发病超过 59 万，有 288 000 人死亡；仅次于乳腺癌死亡人数。在美国近 3 年来，将近 90% 的妇女做过此检查。在许多发展中国

家，少于 5% 的妇女做过巴氏检查。

单次巴氏涂片检查（Papanicolaou test，PAP test）普查对子宫颈癌及癌前病变的检测敏感度为 50% 左右（30%～80%），特异度在 95% 以上（86%～100%）。对于浸润性癌的诊断敏感性变化也很大，这可能与取样误差或实验室误差有关。而细胞学对子宫颈癌假阳性发生率较低，一般为 5% 以下。近年来，有关宫颈细胞学或 HPV 检测作为子宫颈癌普查的首选手段争议较大。目前普遍认为两者结合最为有效，因细胞学虽敏感性低，但特异性好，而 HPV 检测则相反，大量的 HPV 阳性结果不仅降低了普查效率，也带来了社会问题。液基细胞学以及电脑控制的自动筛查系统也开始被广泛地应用在宫颈片检查中。目前被广泛接受的液基细胞包括 ThinPrep 和 Surepath，相应的两种自动筛选系统为 Focal Point slide Profilter（FPSP）系统和 ThinPrep Imaging System（TIS）。这两个系统均已被美国 FDA 批准使用。但是，两者均可出现假阴性误诊病例。

三、分类

根据细胞学处理方法，检查标本可分为两类：

1. 直接涂片 所取标本直接涂在玻片上，然后用 95% 乙醇固定，巴氏染色后，读片筛查。方法简单易行。但该方法存在诸多缺陷，如血多、干燥、不稳定、细胞分布不均，而且在制备过程中会有细胞损伤从而影响诊断。

2. 液基细胞学 将标本置于特定的保存液里，用不同的方法制成液基片后，行染色检查（目前常用的有 ThinPrep 和 Surepath 两种）。和传统的涂片法相比，液基细胞不仅对细胞形态的分析带来质的飞跃，从而增加了诊断的效率和准确性，也是有其他的优势，如液基片还可以重复制作，甚至可以制成细胞蜡块。液基法增加了轻、重度鳞状上皮异型化生的检出率。标本还可以用于人类乳头瘤病毒检验（HPV）、衣原体、淋病奈瑟菌的检测。此外，液基片还可以用于自动筛查仪器，以节约镜下读片时间。但是费用相对较高。

四、适应证

子宫颈癌涂片筛查的指导原则各国有所不同。美国癌症协会（American Cancer Society）推荐如下标准：

1. 巴氏检查应在妇女年满 21 岁以后实施。

2. 在 30 岁之前，可用传统涂片法，每年检查 1 次；或用液基法，每 2 年检查 1 次。

3. 在 30 岁或以后，如果已有连续至少 3 次的巴氏检查正常结果，以后可以每 2～3 年做 1 次检查（涂片或液基法）。或者，每 3 年做 1 次检查合并 HPV 的检测。

4. 65～70 岁或以上妇女，如果已有连续至少 3 次的巴氏检查正常结果；并且在过去 10 年里没有异常检查结果的，可以停止宫颈检查。

5. 全子宫切除的妇女，如果没有重度鳞状上皮异型变或者子宫颈癌及子宫已烯雌酚暴露史，可以选择停止筛查。

妇女如有子宫颈癌病史，及子宫已烯雌酚暴露史和免疫功能低下，如器官移植、化疗、长期皮质激素应用，或者 HPV 检验阳性，可以增加筛查次数。

五、取样和注意事项

为取得最理想的标本，必须遵循临床和实验标准机构的标准。即：

1. 取样应从月经来的第 1 天算起，2 周后进行，以防过多血液掩盖异常发现。

2. 取样前 48 小时内，不要用阴道药物，阴道避孕药和阴道冲洗。

3. 取样前晚不宜性交。

4. 应用没有润滑剂的器械取样。必要时仅用温水湿润的器械。

5. 过多的黏液和其他分泌物，在取样时应用血管钳夹纱布轻轻擦去。

6. 取样应在醋酸或碘类消毒前进行。

7. 最理想的标本应包括子宫颈内膜和子宫颈阴道部的细胞。

六、检查结果评价

标准化诊断报告系统（Bethesda system）对于宫颈细胞学及子宫颈癌筛查的标准统一和规范化有着非常重要的意义。其于 1989 年首次成型。经 1991 年、2001 年和 2014 年 3 次修订。包括标本满意度（adequacy）的标准和分类诊断以及 HPV 感染等。

1. 正常表层鳞状上皮细胞 胞质红染呈多边形，核小于5~7μm，染色质浓集呈固缩状。核质比为1:10。中层细胞：胞质淡蓝色或粉色呈多边形，核较表层细胞大10~12μm，染色质较疏松（图10-1）。核质比为1:5。基底旁层细胞：呈圆形、椭圆形及舟状；胞质蓝染，核8~13μm。核质比为1:2。基底层细胞：8~10μm多呈圆形，很少呈椭圆形；胞质少深蓝色，核7~9μm。通常宫颈涂片中很少有基底层细胞，仅见于宫颈有严重外伤时。

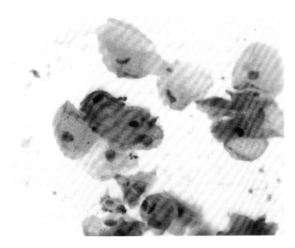

图10-1 宫颈液基片显示表层和中层鳞状上皮细胞
表层细胞胞质红染呈多边形，核小，核质比为1:10，染色质浓集呈固缩状。中层细胞胞质略呈嗜碱性，多边形，核较表层细胞大，核质比为1:5

2. 鳞状上皮细胞异型病变 鳞状上皮异型病变有高低度之分，是浸润性鳞状上皮癌的癌前病变。一项综合分析报告指出，大约50%的低级别鳞状上皮内病变（low-grade squamous intraepithelial lesion，LGSIL）可在2年内自行消退，2年内发展成为浸润性鳞状上皮癌的可能性为0.15%。而高级别鳞状上皮内病变（high-grade squamous intraepithelial lesion，HGSIL）的2年退化率为35%，有1.4%的病变发展成为浸润癌。

LGSIL约占全部PAP检查的2%。如上所述，少于1%的LGSIL患者可发展为浸润癌，而21%左右可发展为HGSIL。高、低风险型HPV均可导致此细胞变化。有报告指出，18%的LGSIL患者，在组织活检中发现了高度异型变细胞。最典型的细胞学变化为HPV引起的典型细胞空洞状胞质改变（koilocyte）以及相应的核变

化，包括细胞核增大、核膜不规则、核深染、无核仁及角化胞质（图10-2）。

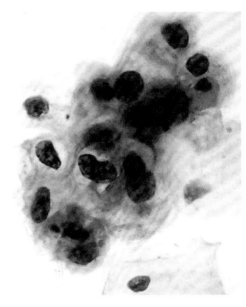

图10-2 LGSIL宫颈涂片
可见核增大，核质比例正常或轻度增加（<1:2）。核有不同程度深染，伴有大小、数量和形状的变化。可见双核和多核细胞。核染色质均匀分布，粗颗粒状，有的染色质呈煤球样或浓缩不透明。没有明显核仁。核膜轻度不规则

根据美国阴道镜和宫颈病例协会（American society for colpos copy and cervical pathology，ASCCP）的处理原则，对PAP检查结果为LGSIL的患者，应立即进行子宫阴道镜活检（colposcopy）。如果活检没有发现高度细胞异型病变，可在随后6个月和2个月时复查细胞学；或者仅在12个月时进行HPV检验。随访时，如果细胞学发现了细胞不典型增生（atypical squamous cells of unknown significance，ASCUS）或LGSIL，或者高风险型HPV阳性，则要重复子宫阴道镜活检。如果细胞学复查和HPV检验均为阴性，则只进行前述例行PAP检查。如果子宫阴道镜活检发现高度异型变细胞，则按高度异型变处理。

青春期女性由于LGSIL的退化率高，主张12个月后复查细胞学。如果发现高度异型细胞或以上病变，或者在24个月复查时发现ASCUS或以上病变，应做子宫阴道镜活检。绝经期妇女，虽然可以立即进行子宫阴道镜活检，但一般主张6个月和12个月后复查细胞学或进行HPV检测。如果发现有ASCUS或以上病变，或者高风险型

HPV 阳性,则做子宫阴道镜活检。怀孕妇女一般应在生育 6 周后进行子宫阴道镜活检。任何细胞异型病变,在切除和电灼术之前,必须有子宫阴道镜活检,以证实诊断。

HGSIL 大约占全部 PAP 检查的 0.5%,97% 合并高风险型 HPV 阳性。如果不治疗,转为浸润癌的风险较高。在细胞学检查中,HGSIL 的定义除了相应的核形态变化外,主要是核质比例增高(一般超过 1∶1)。细胞可排列成融合型片状,或单个散在,数量相对少;核增大,明显不规则及深染,染色质粗大;也可有角化胞质(图 10-3)。

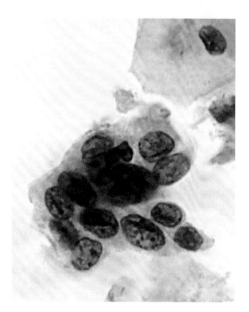

图 10-3 HGSIL 宫颈涂片
可见散在单个细胞,核增大,染色质呈粗颗粒状,分布均匀,没有核仁。核膜轮廓不规则。胞质减少,核质比例明显增高(≥1∶1)

处理较低度异型变要更为积极。通常应实施电灼或手术切除。另外有相对缓和的替代方法,即结合阴道镜和子宫颈管内膜活检来决定是否实施切除术。如果阴道镜子宫颈管内膜活检为高度异型变,则进行手术切除(excision)或表层移除(ablation)。如果阴道镜子宫颈管内膜活检没有发现异型变或者仅有低度异型变,可进行诊断性切除,或者每 6 个月进行子宫阴道镜合并细胞学检查。青春期女性适用此替代方法。如果连续 24 个月高异型病变细胞学没有被组织活检证实,则应该进行诊断性切除如子宫颈 LEEP(超高频电波刀)CONE(锥形)切除手术。另外,如果阴道镜活检无明确满意的结果,而子宫颈管内膜评估出

现异型变,同样要做诊断性切除。怀孕妇女如果有细胞学高度异型病变,应由有经验的医生做阴道镜活检,不能进行宫颈内膜刮除术(curettage)。如果怀疑是浸润性癌,则要实施诊断性切除。如果细胞学高度异型变始终没有被组织活检证实,最迟应在产后 6 个月内进行子宫阴道镜和细胞学复查。

3. 鳞状细胞癌 鳞状细胞癌是宫颈最常见的恶性肿瘤,约占 75%。在世界范围内,高风险型 HPV16 引起 50%~60% 的病例,而 HPV18 则占另外 10%~15% 的病例。鳞状细胞癌可有分化好的角化型和分化差的非角化型。细胞学变化除了高度异型细胞的变化外,还有明显而大的核仁,染色质分布不规则,较深或角化的胞质;长形,或蝌蚪状角化细胞及包含血液和坏死组织的背景(图 10-4)。

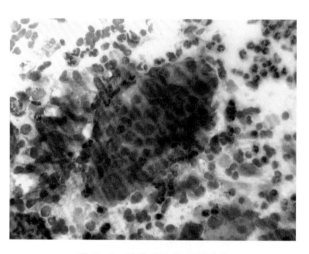

图 10-4 鳞状细胞癌宫颈涂片
可见单个和成簇细胞,有明显的异型性,核染色质呈粗块状,分布很不均匀,有时可以看到明显核仁。背景可见坏死性碎屑,陈旧血及炎症细胞

4. 非(不)典型鳞状细胞(atypical squamous cell,ASC) 2001 年版的标准化诊断报告系统(Bethesda system)保留了这一不确定的,介于完全良性,反应性变化和异型性病变之间的诊断。如果去除此诊断,将可能导致 LGSIL 诊断率的增加,而减少了 HGSIL 的诊断率。有报告显示,组织活检发现 10%~20% 的 ASC 诊断患者有高度异型变细胞。ASC 诊断应不超过全部 PAP 检查的 5%,与细胞异型病变的比例不宜超过 3∶1。2003 年美国病例学会调查显示,大多数病理室的 ASC 为 4%,而 ASC 和 LGSIL+HGSIL 的比例

为 1:4。ASC 的细胞学变化非常多样化。可有细胞核增大，相对不规则，染色质相对深染。也可见胞质有类似空洞样改变。通常 ASC 细胞量不多。还有非（不）典型性的不全角化细胞（atypical parakeratosis）和不典型性修复性变化（atypical repair），以及萎缩性的非典型细胞等。

2001 年版的 Bethesda 系统新增了不典型鳞状上皮细胞病变不能排除高度异型细胞变化的存在（ASC-H）。和一般 ASC 相比，它（ASC-H）更能预测组织活检时高度异型病变的存在（50% *vs.* 7%）。因此，对此类患者的临床处理，与 LGSIL 一样应进行子宫阴道镜活检。

对于一般 ASC 患者，一般建议进一步检测 HPV。如果高风险型 HPV 阳性，可进行阴道镜活检；如果阴性，则进入正常随访程序。当然，也可以复查细胞学代替 HPV 检测。要有连续 2 次细胞学阴性结果，患者才能进入正常随访程序。一旦细胞学复查发现 ASC 或更严重的病变，则要进行阴道镜活检；如果阴道镜活检为阴性，患者返回每年的正常筛查。对于青春期妇女来说，只复查细胞学。对于怀孕妇女，处理和正常检查程序无区别；如果需要，阴道镜检查必须在产后 6 个月以后进行。近几年，临床上已经在 mRNA 水平检测 HPV 病毒，主要是检测病毒与宿主细胞的整合，这样大大减少了 HPV 检测结果的假阳性率。

5. 宫颈柱状上皮（腺上皮）异常（原位癌和子宫颈腺癌）　宫颈原位腺癌（adenocarcinoma *in situ*, AIS）是宫颈浸润性腺癌的前体，和鳞状上皮异型病变和鳞状上皮癌一样，高风险型 HPV16 和 18 也被发现和两者发病密切相关。AIS 和宫颈腺癌的发病率近期有增加的趋势。1973 年是每 10 万人中有 0.02 万例；而到了 1995 年，上升为每 10 万人中有 0.61 万例。平均每年递增 12.25%。但与高度异型鳞状上皮细胞发病率相比，仅为五十分之一。

PAP 检查对于 AIS 诊断敏感性存在一定缺陷，大约为 50%。这与病变位置深和高在子宫颈管内难于取样，以及组织细胞学变化有时和反应性变化，良性增生等难以区别有关。到目前为止，PAP 检查并没有减低浸润型宫颈腺癌的发病率。AIS 的主要细胞学变化为拥挤、深染的腺型细胞群，可呈条块状或玫瑰花状排列；胞核排列紊乱或排列成密集羽毛状，核突出于细胞群边

缘；胞质少；有时也可见分裂相细胞。一旦细胞学诊断为 AIS，应做阴道镜和子宫颈内膜活检。如有不明原因的出血存在，还应包括子宫内膜活检。如果检查没有发现浸润性病变，可做诊断性切除术，取得整块标本以利最后确诊。

子宫颈腺癌（endocervical adenocarcinoma）在美国约占子宫颈癌的 15%。40% 的病例 HPV16 阳性；30% 为 HPV18 阳性。大约 93% 的患者有细胞学阳性或可疑阳性的检查结果。细胞学表现为片状排列的癌细胞有大圆核及明显的核仁；丰富的胞质；以及坏死组织和血液混合的背景（图 10-5）。

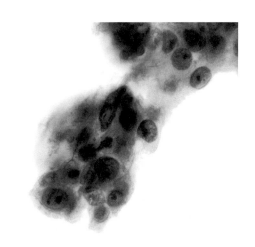

图 10-5　子宫颈腺癌宫颈涂片
明显异常细胞，细胞呈片状分布，细胞间界限不清。核明显增大、核多形性、染色质分布不均，可见巨大核仁

6. 子宫内膜癌　主要发生于绝经期妇女，PAP 检查主要是针对子宫颈病变，并不是用于诊断子宫内膜病变的。但有时细胞学也会筛查到脱落的子宫内膜来源的肿瘤细胞。大约 38%～90% 的患者 PAP 检查可见到非典型异型细胞，可疑癌细胞或者肿瘤细胞。主要细胞学可见结合紧密，常呈三维结构或者呈乳头状排列的肿瘤细胞，肿瘤细胞呈圆形、核大、深染、核仁明显；或多或少的空泡状胞质。有时有中性白细胞混在胞质里。

非典型腺细胞（atypical glandular cell, AGC）主要是针对有不典型的"腺"细胞但有不足以诊断为 AIS 和腺癌（宫颈或子宫内膜来源）。其实由于病变类型分布的原因，大部分的（约 75% 左右）AGC 最后确认为鳞状上皮细胞病变。AGC 的诊断率为 0.2%～0.3%；30% 的 AGC 患者存在明显

的病变。细胞学诊断 AGC 的患者要进行阴道镜和子宫颈内膜活检，以及 HPV 检验。如果患者大于 35 岁有原因不明的阴道出血和怀疑有子宫内膜细胞病变，还要做子宫内膜活检。当阴道镜活检未发现肿瘤细胞时，可重复细胞学检查或再加上 HPV 检测。细胞学检查怀疑有肿瘤存在时，应做诊断性切除。

7. 子宫颈癌及癌前病变与人类乳头瘤病毒（HPV）感染的关系 HPV 与子宫颈癌及癌前病变密切相关。但 HPV 感染是必要因素，而非充分因素；因为大部分感染 HPV 的妇女即使不治疗，也不会进展为癌。HPV 病毒致癌机制主要是通过其产物 E6 与 E7。E6 和 P53（肿瘤抑制蛋白）结合，阻碍了细胞自然死亡过程；E7 和 pRB（视母细胞肿瘤抑制蛋白）结合，导致无序的细胞生长。可感染妇女生殖道的 HPV 病毒超过 100 种。其中只有一部分可导致子宫颈癌。根据病毒是否可以从癌症里检测出作为指标，HPV 病毒可被分为低风险型和高风险型两类。低风险型包括 6、11、40、43、53、54、57 和 66；高风险型包括 16、18、31、33、35、39、45、51、52、56、58、59 和 68 等。在不同的国家 HPV 感染的型别不同，中国最常见的 HPV 感染型别为 16、18、58、52、33，这 5 种型别导致中国 93% 的子宫颈癌。HPV16 和 HPV18 是最常见的高风险型。针对高风险型 HPV 和子宫颈癌发生的密切关系，目前，有 2 种 HPV 疫苗用于子宫颈癌的预防，一种疫苗是 Glaxosmithkline 公司制造的 Cervarix，可以产生抗 HPV16、18 的抗体。另一种是 Merck 公司生产的 Gardasil，不但针对 HPV16、18，还可以预防 HPV6、11 的感染。两者均能有效地预防由常见 HPV 引起的高度异型细胞病变，而无明显的副作用。但是，它们并不能预防占 30% 的由其他高风险型 HPV 引起的病变，且预防的期限不明确，对已经存在的 HPV 感染无效，价格也不菲。

七、存在问题

传统宫颈巴氏细胞检查本身并非完美无缺。其中原因包括取样偏差，传统形态学本身的主观性与局限性，再加上中国普遍对细胞学的不重视，致使细胞学专业医师的匮乏，以及是否正确及时的临床随访等。有些癌症类型，如宫颈腺癌，在诊断上有一定的难度。另外，也可能有一些癌症由于其发展过程极快而漏诊。据此，新技术的开展及应用包括液基细胞学（liquid-based cytology）、HPV 检测等，一定程度上弥补了宫颈细胞普查的敏感度不足的缺陷，但也增加了费用。近年来，随着 HPV 预防性疫苗的开展及有效性的验证，使大众对宫颈细胞学的未来应用产生了一定的疑问。但由于这些预防性疫苗本身对已经感染了 HPV 的女性并无明显的作用，同时其高昂的价格也限制了在发展中国家，亦即宫颈发病最高，最需要普查的地区的应用。所以在相当长的时间内，宫颈细胞学仍是有一定的意义及价值。

八、发展方向

妇科宫颈涂片检查（巴氏检验，PAP test），HPV 检测，结合组织学检查对于妇女子宫颈癌前病变及癌症的预防，诊断已经显示了非常重要的作用。在接种疫苗后时代，这种筛选方法将继续被应用，并可能会进一步延长筛检间隔。目前，相关领域的研究发现许多与蛋白表达和细胞周期调节相关的分子标记物。这些标记物常常在高风险 HPV 病毒中高表达。E6 与 E7 对于 HPV 病毒的致癌作用是非常关键的，目前检测 E6/E7 mRNA 的试剂盒已经商品化，可以帮助鉴定妇女是否有癌变的高风险性。P16 基因的过度表达已经在异常细胞学检查中发挥重要作用，特别是在那些 ASC-US、ASC-H 或 LSIL 的细胞学诊断。此外，高风险病变与浸润癌有着相似的基因表达谱。因此，分子生物学技术包括 DNA 微阵列分析、表型遗传如 DNA 甲基化分析、microRNA 分析、蛋白图谱分析及细胞内分子表型的定量分析等，可能会有助于进一步对 HR-HPV 阳性患者发展成浸润癌的风险进行分层。随着现代分子生物学技术的发展，新的筛查方法可能会进一步补充传统的细胞学检查。这将更加有效地指导临床医生早期发现，早期治疗。

第二节 呼吸道细胞学检查

一、历史

呼吸道的脱落细胞学检查对于临床诊断呼吸

系统的恶性肿瘤及其他疾病发挥了非常重要的作用。早在古希腊时期，痰液分析就已经作为一项医学检验方法。Hippocrate 用痰液检查来诊断肺部疾病，如肺结核。1845 年脱落细胞学被首次用来研究呼吸道细胞结构。支气管镜于 1898 年用于诊断呼吸系统疾病。直到 1918 年，细胞学才取得了初步相对明显的诊断肺部疾病的效果。但是，从真正意义上来说，到了 20 世纪 50 到 60 年代，随着纤维支气管镜和细针穿刺的应用，直接取样方法诞生了，从此，肺部细胞学有了极大的发展。中国是在 20 世纪 90 年代末期和 21 世纪初期，随着纤维支气管镜和镜下导引的细针穿刺技术的应用，直接取样方法逐渐取代脱落细胞学方法。

二、现状

由于细胞学的检测损伤很小甚至无损伤，其诊断周期很短，所以临床应用一直很广。尤其伴随着胸部影像技术的改善，对于细胞学检查诊断肺部疾病的需求也在不断增加。细胞学检查也不是仅限于细胞涂片。标本也可以制成液基薄片及细胞块石蜡切片，从而可以结合形态学、免疫组化染色来对肿瘤进行细致判别和分型。近年来，因为有效靶向治疗药物已广泛用于临床，逐渐进入一线治疗中，需要细胞学不仅对癌症的分类（尤其是区分鳞癌与腺癌）要求更加准确，而且细胞学标本还需要进行分子生物学的检测，例如：*EGFR* 和 *K-ras* 基因突变、*ALK* 的基因融合分析等。所以，呼吸道细胞学的诊断需要形态学、免疫组化及分子生物学检测的相互结合。

三、分类及应用

呼吸系统细胞学检查方法包括了痰液检查、支气管标本检查（包括刷取、冲洗和支气管肺泡灌洗）、经支气管的细针穿刺和经皮肤的细针穿刺。一般而言，痰液检查和支气管表面刷取，冲洗（bronchial brushing and washing）适用于中央型的肿瘤；而支气管肺泡灌洗（bronchoalveolar lavage）和细针穿刺（fine needle aspiration）对周围型的肿瘤更敏感。下面，我们对这几种常用的细胞学检查方法进行讨论。

1. 痰液检查　痰细胞学是一项简单易行的方法。对于无症状的癌症患者，其敏感度非常低，并不能降低这一组人群的死亡率。目前主要用于有症状患者的检查（如血痰），而不能用于人群癌症的筛查。随着纤维支气管镜和细针穿刺检查的普及，痰液细胞检查已经明显减少。

为提高诊断率，以多次、多天和清晨自主深咳嗽取得的痰液送检为宜。如有需要，也可用生理盐水等诱导排痰，可提高肺癌的诊断率。所谓多次检查，以 3～5 次为宜。诊断的敏感性可从单次检查的 42% 提高到 5 次检查的 91%。诊断的特异性较高，可达 96%～99%；阳性和阴性诊断的预测值分别为 100% 和 15%。诊断恶性肿瘤的敏感性和肿瘤部位密切相关，中央型为 46%～77%，周围型则为 31%～46%。痰液检查对于区别小细胞和非小细胞癌相当有意义。阴性的检查结果并不能排除肿瘤存在。

适宜诊断的痰液标本必须含有丰富的肺单核吞噬细胞。这表明采集到了包括细支气管和肺泡内的深咳痰液标本。痰液可直接涂片，也可用 Saccomanno 法处理黏液后涂片。也可制成液基片和细胞蜡块。如果当时条件不允许，患者可直接咳痰在 70% 的乙醇里，送医院检查。

2. 支气管细胞标本检查　19 世纪 60 年代，纤维支气管镜的发明大大地改善了呼吸道细胞取样的条件。今天，运用此技术，几乎可以采集到呼吸道任何部位的细胞标本。其检查指征为，胸部 X 线和 CT 检查有可疑发现（包括肺肿块和迁延存在的渗出阴影）；痰液细胞学异常；临床出现持续咳嗽、咯血、支气管阻塞症状；支气管扩张；局部哮鸣音等。检查本身的副作用非常少，主要包括支气管喉痉挛、干扰心脏传导系统功能、惊厥、缺氧和败血症等。严重和轻微并发症的发生率分别为 0.5% 和 0.8%。通过纤维支气管镜可以进行支气管表面细胞刷取、支气管表面冲洗和小支气管肺泡的灌洗取样。

一般而言，虽然支气管表面刷取（brushing）和冲洗（washing）有助于周围型病变的诊断，但是主要还是着眼于诊断中央型病变，取样应以表面细胞刷取为主。如果同时要进行活检，也要在活检前完成刷取，以防血液稀释了标本。支气管冲洗可作为表面刷取取样的一种补充，特别是在纤维支气管镜不能触及的部位，冲洗的作用更为明显。一般用 3～5ml 的无菌平衡盐溶液，反复冲洗及回收、送检。刷取和冲洗所得到的标本可直接涂片，离心后涂片，制成液基片或细胞蜡块等。和痰液相比，刷取和冲洗可获得更多的诊断细胞，细胞形态也保持得更好。

判定所取标本是否具有诊断意义，必须把临床病史和标本呈现的细胞病理变化结合起来综合考虑。通常，标本必须包含大量的、细胞结构保持完好的、有纤毛的呼吸道柱状上皮细胞。或者，发现肿瘤细胞或致病的病原体。统计结果显示，支气管刷取取样的诊断敏感性平均为65.9%（30%～97.7%）。在诊断明显可见的病变时，支气管冲洗并不能提高诊断敏感性。诊断的敏感性还受操作者的经验、肿瘤的部位、大小和肿瘤细胞类型的影响。对于中央型肿瘤或肿块大于 4cm者，其敏感度可达 80%。不同细胞类型的肿瘤诊断敏感性，从高到低依次为，鳞状上皮细胞癌、小细胞癌、腺癌、大细胞癌和转移性癌。诊断的特异性高，很少有假阳性发生。

3. 支气管肺泡灌洗　临床上，选择支气管冲洗还是支气管肺泡灌洗（bronchoalveolar lavage）取决于病变的检查部位。灌洗可以到达肺的最边缘结构。相对来说，冲洗通常用于较中央的、可见的病变。支气管肺泡灌洗常用于诊断免疫功能低下患者的机会致病菌感染，也可用于肿瘤的诊断。肿瘤诊断的敏感性为35%～70%。和支气管刷取法相比，其诊断的敏感性和肿瘤部位及类型相关性比较低。如果结合穿刺，敏感性可提高至70%。对多中心性和浸润性肿瘤，如支气管肺泡癌的诊断敏感性也较高。通常，将纤维支气管镜固定在尽可能远端的一小段小支气管单位里。然后用温热的生理盐水或平衡盐溶液小量（aliquot）反复灌洗，可用高达 100～300ml 的液体。回收的液体标本，可离心后涂片，也可制成细胞蜡块；或送微生物学、分子生物学及细胞分类等检查。就细胞学检查而言，吞噬细胞的存在是决定标本是否适宜诊断的主要指标。

4. 经支气管细针穿刺检查　又称 Wang 氏细针穿刺，是通过纤维支气管镜送出的一个灵活套管来完成。主要用于原发性肺病变的诊断和通过穿刺纵隔淋巴结来对肺癌分期。可有效地鉴别诊断肺小细胞癌和非小细胞癌。单独穿刺的诊断敏

感性为56%，特异性为74%。如果结合表面细胞刷取和冲洗，其敏感性可达到 72%；诊断的阳性预测值是 100%；阴性预测值为 53%～70%。穿刺的并发症少见，有支气管出血等。禁忌证包括凝血功能低下、呼吸道衰竭和持续不止的咳嗽。

5. 经皮细针肺穿刺检查　在 CT 或超声的引导下，经皮细针肺穿刺检查被广泛地应用在临床上以诊断肺癌。它简单易行，可得出快速诊断，且死亡率也很低。并可减少高达 50% 的不必要的手术。一项来自许多个不同机构的研究数据表明，它的诊断敏感度为 89%；如果有病理医生给予现场即时评估，其敏感性可达 99%。这表明假阴性和采样误差有明显关系。诊断的特异性为 96%；阳性预测价值是 98%，而阴性预测价值为 70%；假阳性率为 0.85%，假阴性率是 8%。和粗针穿刺（core biopsy）所取的小片组织相比，粗针穿刺并没有明显的优势。细针穿刺最常见的并发症是气胸，与穿刺部位和次数有关，为 21%～34%；其中约 10% 的患者需要在肋间插入引流管治疗。另外少见的并发症有一过性咯血、血胸、空气栓塞、心包出血、肿瘤播散和死亡。相对禁忌证包括慢性阻塞性肺疾病（COPD）、肺气肿、久咳难止、抗凝治疗、严重肺高压、心脏疾病等。特别是要注意包虫囊肿的存在。大约有超 95% 以上的患者，细针穿刺可有效地区分小细胞癌和非小细胞癌。穿刺取得的标本可直接涂片检查，也可制成细胞蜡块或液基片。有必要的话，可送微生物检查及流式细胞学检查和免疫组化检查。

四、常见肿瘤类型

肺癌是当今世界上最常见的恶性肿瘤。包括鳞状上皮癌、腺癌、神经内分泌癌（包括小细胞癌和类癌）、大细胞癌和其他少见的肿瘤，如腺鳞癌、肉瘤样癌、唾液腺型癌、肉瘤、淋巴增生性疾病等，以及转移性肿瘤。

1. 鳞癌　通常呈中央型生长，最常见的症状是血痰，另外可有阻塞性肺炎和肺空洞样改变。常由痰液检查或支气管细胞学检查发现。可分为角化型、非角化型及基底细胞型。角化型的细胞学特征性改变为有角质生成呈无序排列，细胞出现多形性变化；核深染，异型明显，缺乏核仁；角化的胞质可多可少。和角化型比较，非角化型鳞

癌缺乏角质生成，偶有角化型细胞；细胞排列相对有序，核质比例高；染色质粗深并有明显核仁；胞质深。有时要和腺癌鉴别。基底细胞型非常少见。多发生于消化道和呼吸道的共同通道。细胞小，排列拥挤，核质比例高；核深染，偶有核仁；胞质少。主要和小细胞癌鉴别。

2. **腺癌**　通常呈周围性生长。目前，是最常见的肺癌，女性和非吸烟患者增加。EGFR 基因突变腺癌患者，对 RTK 小分子抑制剂非常敏感。X 线片可见单个致密的肿块或多发弥漫浸润性改变。支气管细胞学检查要优于痰液检查。粗略地可分为支气管型和支气管肺泡型。支气管型腺癌细胞呈三维立体结构，紧密排列；可呈片状、条状或乳头状；也可为腺泡状排列；癌细胞一般较大，为柱状或立方状；核大，核膜不规则，染色质相对细致，核仁粗大；胞质色偏淡，均匀，也可含小泡和黏液大泡。支气管肺泡型的细胞变化和支气管型有重叠，有时难以鉴别。典型的变化是丰富的立方形癌细胞，细胞大小相对均匀，核异型性相对较小，可有核切迹和核内包涵体，染色质细致及出现核仁。由于此诊断称谓可导致一些理论上的误解，故美国胸腔协会，国际肺脏研究会和欧洲呼吸道协会建议停用支气管肺泡癌（bronchoalveolar carcinoma，BAC）的诊断。目前，腺癌可分为原位腺癌（AIS）和微小浸润癌腺癌（minimally invasive adenocarcinoma，MIA）及浸润性腺癌。以往的 BAC 如果按组织学亚型分类，可归类于伏壁样生长型（lepidic form，大多是以往的混合形态非黏液型 BAC）或黏液腺癌（以往的黏液性 BAC）。

3. **小细胞癌**　恶性程度很高，占肺癌的 20%～25%。男性和吸烟者多。通常在明确诊断时已经丧失了手术机会；5 年生存率小于 10%。一般为中央型，发生在支气管，迅速广泛转移。痰液和支气管刷取及冲洗均可发现癌细胞。整体的细胞学诊断和组织学诊断的相关性大于 95%。癌细胞呈多形性，大小为淋巴细胞的 1～2 倍。细胞核不规则，排列拥挤或呈链状，相互挤压而出现核边缘切迹；核深染，核仁不明显；胞质少而细致；可有细胞分裂相；背景里包含坏死、退化物质及组织破碎的絮状结构。

4. **大细胞癌**　是未分化的非小细胞癌，约占肺癌的 9%。以周围型多见。细胞学检查对于确定癌细胞的存在并不难。但是，如果要确诊为大细胞癌，则要先排除鳞癌、腺癌、小细胞癌和神经内分泌癌等。癌细胞常融合成大片组织结构，细胞核拥挤或重叠；胞质无黏液结构和角化素生成；核大，不规则，染色质粗黑，有明显核仁；常见细胞分裂相。

5. **类癌**　典型的肺类癌占肺肿瘤的 2%～3%。各年龄段均可发生。多发于大支气管，可能来源于 Kulchilsky 细胞或其前体。由于此中央型肿瘤常发生在黏膜下，痰液检查常为阴性。典型的类癌毒性低，可手术介入治疗，5 年生存率达 90%～98%。即使是非典型性类癌，5 年生存率也达 61%～73%。典型的类癌细胞相互类似，排列松散，相对有序；也可有类似玫瑰花状结构；相似的圆形或椭圆形的核常常位于细胞一侧；染色质呈细腻的颗粒状分布；胞质也可以有琥珀状颗粒；无细胞分裂相，背景一般也洁净。

此外，在细胞学诊断过程中，我们也会碰到良性原发性肿瘤；例如肺错构瘤、炎性肌成纤维细胞瘤、支气管内颗粒细胞瘤等，需要和恶性肿瘤鉴别。

五、存在问题

总体来讲，呼吸道细胞学的主要局限性还是在于有时受取材标本的原因，会出现假阴性；同时由于无组织学结构，部分标本很难确定良恶性。在患者有肿块的情况下，这样的误诊有 15% 左右。最常见的假阴性是取样误差，其次是病理医生无法确认肿瘤细胞，尤其在肿瘤细胞很少，背景有明显炎症细胞或血液成分干扰的标本。严重的非典型修复性细胞会被误认为是肿瘤细胞。在脱落细胞学检查中，低度恶性的腺癌很难识别，来源于原位腺癌细胞甚至可以与吞噬细胞相混淆。标本制备过程中的人工假象有时也会影响诊断。此外，细胞学标本本身无法区分原位癌或浸润癌。有时细胞数量太少，细胞形态不典型时无法进行分型，又没有足够的细胞进行免疫组化染色，将很难进一步对肿瘤作组织学分类。

六、发展方向

目前还没有一项有效的细胞学筛选方法用来

普查呼吸道恶性肿瘤。越来越多的肿瘤分子标记物不断地被发现，这些标记物可以辅助明确诊断。随着分子生物学及基因组学的迅猛发展，呼吸道肿瘤的分类越来越细致。简单的非小细胞肺癌及小细胞肺癌的诊断已远远不能满足临床的需求。除了形态学和免疫组化染色外，进一步分子生物学的检测都是必不可少的。所有对于病理医生来说，除了用有限的标本做出正确诊断外，还要尽可能保留足够的标本进行分子生物学的检测，以准确地指导临床治疗。这也要求在细胞形态学的基础上，病理医生还要与相关科室医生进行沟通以做出正确判断。

第三节　尿液细胞学

一、历史

尿液检查是最古老的医学检查方法之一。早在 1500 年，就有人用观察尿液来判断糖尿病的存在。20 世纪 40 年代，George Papanicolaou 和 VF Marshall 介绍了用检查尿液来诊断和随访膀胱癌。促使了尿液细胞学检查的普及。而在 20 世纪 60 年代，Leopold Koss 等总结了尿上皮肿瘤的组织和细胞学特征，奠定了尿液细胞学诊断的基础。

二、现状

我国的尿液细胞学在老一辈专家的倡导下，曾经在 20 世纪 70 到 80 年代开展得很好。但是，由于各种原因近期尿液细胞学开展得很少。尿液细胞学检查是一项简单、安全、经济的诊断移行上皮癌的方法。主要用于有症状（血尿等）患者的初步诊断；高风险而无临床症状患者的筛选，如工业化学、金属物接触者，吸烟者和寄生虫感染者等以及泌尿道肿瘤患者的随访。不仅对膀胱癌，而且对于其他泌尿道移行上皮癌包括肾盂、输尿管及尿道的检测均有帮助。

三、检查指征及标本处理

最常见的临床指征是血尿（包括肉眼和镜下）。另外，膀胱癌还可以有类似膀胱炎的症状，如尿频、尿急、尿痛。

尿液标本包括普通正常排尿液（voided urine）、经导尿管收集的尿液（catheterized urine）、膀胱冲洗液（bladder washing）、上泌尿道（输尿管和肾盂）冲洗和细胞刷取液（upper tract washing and brushing）、输尿管 - 回肠尿液（ileal conduit）。正常排尿液应避免早起的第 1 次晨尿，因为此标本多含退化的上皮细胞；应该采集晨尿后 3～4 小时后的第 2 次尿液。一般需 25～100ml。对于女性来说，采取中段尿可以减少生殖道细胞的污染。而对于尿上皮数量来说，初段、中段和末段尿并无明显差别。数天内最多可送检 3 次，80% 的肿瘤可在首次尿检中诊断。主动排尿液标本涵盖了从肾盂到尿道的整个泌尿道黏膜系统，容易取得且无创伤，细胞也没有受到器械检查等人为因素的影响。但是，相对来说细胞量少，常有退行性变化和生殖道细胞污染的可能。

尿液收集袋内的尿液不应该送检。它通常在室温下暴露了数小时，细胞退化明显。

新鲜的、经导尿管收集的标本通常含细胞较多，无污染。但有继发泌尿道感染的风险，因为它是一项创伤性的手段。细胞还会受到机械刺激而呈现反应性变化，乳头状结构增加，进而影响诊断的准确性。

膀胱冲洗液最大的优点是含细胞量多，且退行性变化少。但范围仅限膀胱。有 7%～13% 的患者膀胱肿瘤冲洗液阴性，而同时进行的、在膀胱镜检查之前的主动排尿液则发现了肿瘤细胞。

一旦怀疑有输尿管和肾盂的病变，应做冲洗、刷取或活检。最常用的方法是镜下直接冲洗。刷取标本的诊断敏感性和特异性均不理想。目前，活检的运用频率增加了。

当膀胱癌切除以后，回肠和输尿管形成尿液通路。通常标本含有大量退化的肠上皮细胞。值得注意的是，有膀胱癌病史的患者，其肾和输尿管肿瘤的患病概率也增加了。

新鲜尿液如果在 12 小时内送检，不需要加任何固定液。如果在 24 小时内送检，则应贮存于 4℃ 的冰箱里。超过 24 小时，则可加 50%～70% 的等量乙醇固定，防止细胞退化。处理标本的方法包括离心后直接涂片、细胞离心机制片、液基细胞学、膜制片法（要有相当经验）等。目前，比较常规的方法是液基细胞学。一般在 95% 乙醇固定后，用巴氏染色后读片。

四、尿路上皮癌的诊断

整体上，尿路上皮癌（urothelial carcinoma，UC）的细胞学诊断敏感性为 10%～75%；诊断特异性为 95%～100%。诊断敏感性的高低和一些因素有关：首先，如果把可疑病例计算成阳性病例，则可提升到 37%～89%。另外，多次尿液检查也可提高诊断敏感性；因此，临床推荐每个患者做 3 次检查。更重要的是如下所述：诊断敏感性的高低和肿瘤恶性程度的高低有明显的正相关；而放疗和化疗会降低细胞学诊断的敏感性。有报告显示，假阳性为 1.3%～15%。多与膀胱结石、HPV 病毒感染以及化疗有关；也和反应性和退化性变化、良性前列腺增生、前列腺炎和假性乳头状结构有关。因此，在确定具体治疗方案以前，阳性细胞学患者一定要有组织学确诊。值得一提的是，有时候细胞学阳性的病例没有被膀胱镜下的组织学活检证实，这并不代表细胞学假阳性。不少病例是由于细胞学比膀胱镜检查涵盖更广泛的黏膜范围；还有可能是黏膜病变本身范围小，难以被膀胱镜发现；再者，有些原位癌已有大量的癌细胞脱落了，活检反而没有足够的诊断细胞存留。不少细胞学阳性患者经过数年，才被组织活检证实癌症的存在。综上所述，对细胞学阳性的患者，一定要长期随访。

大多数（至少 80%～90%）的泌尿道恶性肿瘤来自尿上皮细胞，包括乳头状病变和扁平病变，乳头状约占 75%。膀胱癌最常见，是肾盂、输尿管和尿道的 10～20 倍，尿路上皮癌在泌尿道中可呈多中心发生，基因变化也包括了多个不同的染色体。

尿路上皮癌从组织类型可分为扁平病变和乳头状病变两类而细胞学可分为低度和高度恶性两种。两种尿路上皮癌的分子机制是有区别的（图 10-6）。

就细胞学诊断的意义而言，其对高度恶性的尿路上皮癌（high grade UC）的诊断非常有帮助；诊断敏感性达 79%，特异性 95%。尤其是原位癌（carcinoma in situ），虽然在生物学上尚属癌前病变，但因其潜在的浸润能力，常应把它作为高度病变来处理。膀胱镜检查常不能诊断原位癌而尿液细胞学检查可以弥补此缺陷。高度恶性的尿上皮浸润癌（包括原位癌）的细胞大，异型明显；核质比例增加，核明显深染，染色质粗大，核仁明显和膜不规则；背景包含坏死组织、血细胞及炎症细胞。原位癌多背景清晰。单个存在的异型细胞有时候也要和多瘤病毒感染的尿上皮鉴别。

低度恶性的尿路上皮癌（low grade UC）以乳头状病变为多，常易复发。因病变细胞和结构常常接近"正常"细胞组织，形态学上有时和良性乳头状病变难以区别，造成诊断上的困难。一般来

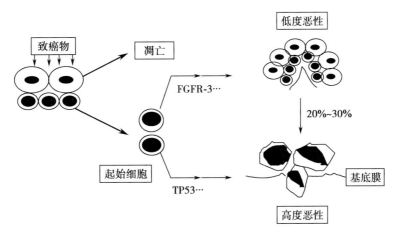

图 10-6 膀胱癌的可能分子机制
致癌物的刺激可能会导致膀胱上皮细胞的凋亡；也可能会导致细胞的转化，起始细胞经 FGFR3 途径发展成原发低度恶性上皮癌，其中 20%～30% 的低度恶性肿瘤会进一步发展至高度恶性上皮癌。另一方面，起始细胞也可能经 *p53* 突变途径发展成原发高度恶性上皮癌

说,癌症标本细胞学检查,常见细胞量多,呈现散在片状或乳头状排列;细胞拥挤,核紊乱重叠。核膜不规则;胞质深染均匀。单个的癌细胞的核质比例增加,核多位于细胞一侧,核仁不明显。对诊断低恶性程度的尿路上皮癌来说,最主要的细胞学特征是核质比例高,核膜不规则和深染、均匀的胞质,大约占 50% 的病例。诊断敏感性仅为 30%,特异性为 80%。因此,膀胱镜检查作为补充,对诊断低恶性程度的乳头状病变十分重要。它可较容易地发现病变所在,并取样活检。相反,在诊断高恶性程度的扁平、结节状病变,细胞学则有更高的诊断实用性(图 10-7)。

为了提高尿细胞学报告的诊断重复性和便于临床医生对患者的管理,2016 年出版了巴黎尿细胞学报告系统。这个系统的新理念是尿细胞学就是全部关于检测高级别尿路上皮癌(HGUC)的。下面就分别介绍此报告系统的分级。

Ⅰ　满意度(adequacy):诊断 UC 尿标本满意度评价包括 4 个标本特征,收集方法、细胞数量、标本体积和细胞形态特征。其中,细胞形态最为重要,如果有任何非典型细胞、可疑恶性或恶性细胞都被作为满意标本。否则,自然尿标本至少 >30ml,才可能是满意标本。保存完好、观察清晰的尿路上皮细胞小于 10 个 /10HPF,判读为不满意标本。被过量的润滑剂、血、炎细胞遮盖的样本判读为不满意标本。

Ⅱ　未见高级别尿路上皮癌(negative for HGUC):阴性。尿样本中存在以下任何一项可能被认为是阴性。

1. 良性 / 反应性尿路上皮、鳞状上皮细胞或腺细胞。

2. 良性尿路上皮组织碎片、尿路上皮细胞片或细胞簇。

3. 尿路结石相关的细胞改变。

4. 病毒感染的细胞(如多瘤病毒感染)。

5. 治疗后反应,包括尿路上皮细胞的反应。

这个诊断级别包括“不除外低级别尿路上皮癌”,如果细胞的“非典型”是由结石、治疗反应引起,应该归为阴性。

Ⅲ　非典型尿路上皮细胞(atypical urothelial cell,AUC),AUC 诊断标准:

1. 主要标准　非表面非退变的尿路上皮细胞,核质比 >0.5(必需)。

2. 次要标准(至少满足 1 条):

(1)染色质增多(与伞细胞和中层鳞状细胞核相比)。

(2)不规则的、块状、簇状染色质。

(3)不规则的核膜(染色质边集或核轮廓不规则)。

本级别的诊断率为 2%～31%。

Ⅳ　可疑高级别尿路上皮癌(suspicious for high-grade urothelial carcinoma)。

1. 可疑诊断标准　非表面非退变的尿路上皮细胞,核质比增加至少为 0.5～0.7(必需的诊断标准)。中 - 重度的染色质增多(与伞细胞和中层鳞状细胞核相比)(必需的诊断标准),并且满足以下二者之一:不规则的簇状染色质,明显的不规则的核膜。

2. “可疑”UC 和确定　“阳性”在细胞数量上的界值为 >10 个细胞,认为在临床观点上是合理的。

Ⅴ　高级别尿路上皮癌(high-grade urothelial carcinoma,HGUC):尿细胞学诊断 HGUC 比 LGUN 更加敏感,对低级别的敏感性在 10%～43.6%,而 HGUC 可达到 50%～85%,特异性 26.3%～88%。值得注意的是尿细胞学不能区分浸润性 UC、非浸润性 UC 及原位癌(CIS)。CIS 背景,没有血,有足够多的炎细胞及细胞碎片。

大多数实验室报道的恶性率较低,为 1.7%～5.8%,并且膀胱灌洗和上尿路导尿较自然尿恶性率高。HGUC 诊断标准:

1. 细胞量　至少 5～10 个不正常细胞。

2. 核质比 >0.7 或更高,中 - 重度核染色质增加,核膜明显不规则和粗块状或簇状的染色质。

其他显著的细胞形态特征:细胞多形性、显著的细胞大小和形态的改变,胞质缺乏、苍白或致密,突出的核仁、核分裂、坏死碎片、炎症。

Ⅵ　低级别尿路上皮肿瘤(low-grade urothelial neoplasia,LGUN),LGUN 包括以下低级别乳头状尿路上皮肿瘤:尿路上皮乳头状瘤、低度恶性潜能尿路上皮乳头状肿瘤(PUNLMP)、低级别尿路上皮乳头状癌(LGPUC)、平坦型低级别尿路上皮内肿瘤。

细胞学诊断标准:不论是自然尿还是留置导尿,有三维细胞乳头团(定义为:核拥挤重叠的细

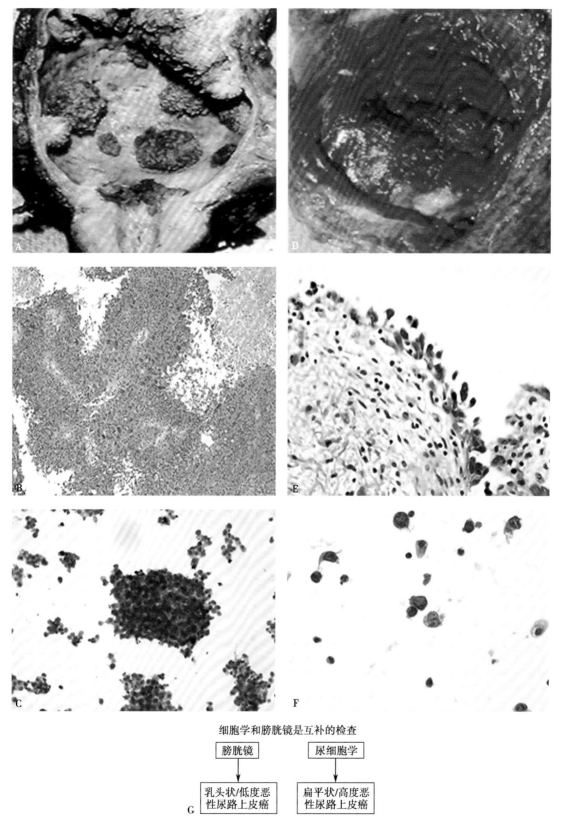

图 10-7　不同检查方式下的尿路上皮癌

乳头状尿路上皮癌(A)可见明显的乳头状病变,在膀胱镜下较容易被发现。显微镜下(B)可见乳头状结构,细胞有明显异型性。尿细胞学检查(C)可见单个或成簇的肿瘤细胞。然而,扁平尿路上皮原位癌(D)则没有明显肿物,所以膀胱镜下很难确定癌病灶。由于癌细胞经常脱落,组织活检(E)可能只见很少的原位癌细胞。在这种情况下,细胞学检查(F)非常有帮助,可见单个的明显异型性肿瘤细胞。所以细胞学和膀胱镜检查是互补的(G)

胞形成乳头结构，含有毛细血管的纤维血管轴心）。

Ⅶ　其他原发或转移的恶性肿瘤或其他并病变。上皮性恶性肿瘤：鳞癌、腺癌、神经内分泌肿瘤。非上皮性恶性肿瘤：肉瘤、淋巴造血系统恶性肿瘤。

Ⅷ　尿细胞学的辅助研究：辅助检测项目包括 UroVysion FISH（荧光原位杂交）、ImmunoCyt、BTA stat（膀胱肿瘤抗原）、NMP22（核基质蛋白22）等。根据具体情况使用辅助检测可能会提供帮助：AUC。

Ⅹ　细胞学制片技术：目前在尿细胞学中应用最多的是 ThinPrep（57.4%），其次是 Cytospin（45.5%）

恶性风险与临床管理见表10-1。

尿液细胞学对于发现肾细胞癌和前列腺癌的效果不可靠。肾癌细胞在尿液里出现往往在病情晚期。癌细胞常常呈退行性变化，难以诊断。典型癌细胞为单个或小组状排列，有圆形或椭圆形大核，位于细胞一侧，核深染，有明显核仁；胞质透明或颗粒状。前列腺癌也是如此。多在晚期时，尿液中才出现癌细胞。可见小片状或腺泡样结构里有相对异型性小的细胞。细胞小，核圆，核质比例增加。最特征性的发现是大的、偶发或多个，或不规则的核仁。Wilms 瘤（肾母细胞瘤）是儿童最常见的肾恶性肿瘤。偶尔癌细胞会出现在尿液里，通常细胞小，单个或成簇，椭圆形或梭形核；胞质缺如或非常少；染色质呈现细颗粒状。

五、目前进展

膀胱癌的诊断主要依赖膀胱镜结合尿细胞学检查。两者互补性明显，前者对乳头状病变能直观检出；而后者对扁平病变，尤其是原位癌诊断效果明显。但膀胱镜检查毕竟有一定的损伤性，而尿细胞学对低度病变的诊断有局限性。因此，有许多其他非创伤性试验正在被用来改善细胞学对尿路上皮癌的诊断率，特别是对低恶性程度的尿路上皮癌；以及预测疾病的预后，并减少对膀胱镜的依赖。用 FISH 技术（UroVysion）发现细胞基因异常（图 10-8）。ImmunoCyt（或 uCyt）是把细胞学和免疫荧光显微镜结合，以发现癌细胞相关的黏液和癌胚抗原，可用来随访患者及对血尿患者的筛查，但其对低度乳头状病变的效果不佳；诊断敏感性为 60%～90%，特异性为 70%～90%。另外，还有流式细胞仪检查，膀胱肿瘤抗原、Cytokeratin20、核基质蛋白（NMPs）、端粒酶检查（telomerase）、游离 DNA 检查等。表 10-2 中显示的是近年来一些辅助检测 UC 的方法的敏感性和特异性，到目前为止，尚未发现最理想的辅助检测 UC 的方法，但对于细胞学不明确的病例可以根据需求选择辅助检测，可对患者的临床管理提供帮助。

总之，尿细胞学在膀胱癌的诊断和处理及随访中起着重要作用。其主要的贡献在于对高度恶性膀胱癌的诊断敏感性和特异性，这也弥补了膀胱镜

表 10-1　恶性风险与临床管理

分类	恶性风险	管理
不满意标本 / 不能诊断	?（<5%）	重复细胞学，如果临床怀疑增加在 3 个月内做膀胱镜检查
阴性（negative for HGUC）	0～10%	需要临床随诊
非典型尿路上皮细胞（AUC）	8%～35%	需要临床随诊。使用辅助检测
可疑高级别尿路上皮癌（SHGUC）	50%～90%	更加激进地随诊、膀胱镜、活检、分期
高级别尿路上皮癌（HGUC）	>90%	更加激进地随诊、膀胱镜、活检、分期
低级别尿路上皮肿瘤（LGUN）	≤10%	需要活检进一步评估级别和分期
其他恶性	>90%	更加激进地随诊、膀胱镜、活检、分期

表 10-2　尿路上皮癌常见辅助检测方法的敏感性和特异性

	FISH (UroVysion)	ImmunoCyt（膀胱癌免疫荧光试剂盒）联合细胞学	端粒酶	成纤维细胞生长因子受体	膀胱肿瘤抗原（BTA）	NMP22
敏感性	70%～80%	80%～85%	70%～100%	39%～78%	50%（对 LGUC）	34.6%～100%
特异性	80%～85%	30%～40%	60%～70%	96%～100%	更低	49.5%～65%

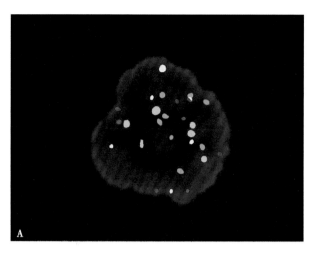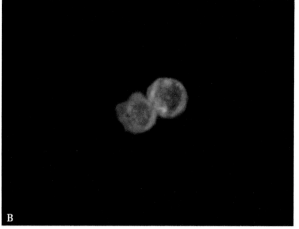

图 10-8　尿路上皮癌用 FISH 技术发现细胞基因异常

A. 尿路上皮癌 UroVysion FISH 的结果图：正常细胞可见 CEP3- 红、CEP-7 绿、CEP17- 浅蓝及 LSI9p21- 金黄各一对。在这个异常的细胞中，可见 CEP3- 红、CEP-7 绿、CEP17- 浅蓝及 LSI9p21- 金黄染色体非整倍大量扩增；B. uCyt 技术显示荧光标记的肿瘤细胞

对扁平类型膀胱癌尤其是原位癌的诊断困难。尿细胞学检查对于检测和监测尿路上皮肿瘤是一种非常有效的方法，因此应该得到广泛的应用。

第四节　体腔积液细胞学

人体主要有 3 个体腔，即胸腔、心包腔和腹腔。均由单层扁平间皮细胞组成的浆膜覆盖。正常情况下，这些腔隙是闭锁的，并含有少量清晰水样的浆液，为 7～16ml。作为润滑液，它可以缓解肺呼吸运动、心脏跳动和胃肠蠕动的摩擦。临床上，将积液分为漏出液和渗出液两类。漏出液的产生是由于血管静水压和渗透压的不平衡所致。通常由充血性心力衰竭，肝硬化和肾病综合征引起。其乳酸脱氢酶（LDH）和蛋白质浓度均减少。渗出液的形成是由于间皮细胞的损伤。可由恶性肿瘤、炎症、红斑狼疮、类风湿性胸膜炎、肺栓塞以及创伤引起。通常其乳酸脱氢酶（LDH）和蛋白质浓度均高。大约 5% 的病例为漏出液。因此，细胞学诊断恶性肿瘤主要与渗出液有关。体腔积液的恶性肿瘤以转移性癌（尤其是腺癌）为主，其次是淋巴造血系统的肿瘤及恶性间皮瘤等。

一、历史

大约在 19 世纪中叶，人们就已经应用光学显微镜对浆液性渗出液进行了研究。在 1845 年，Hermann Lebert 被公认为第一个报告了渗出液中

的癌细胞。随着免疫细胞化学染色和细胞浓缩收集技术被广泛应用于积液检查中，体腔细胞检查对辅助患者的诊断，肿瘤的分期和管理显示出了重要作用。尤其在妇科肿瘤中，美国艾奥瓦州的 Keettel 与 Elkins 用生理盐水冲洗腹腔来检查卵巢癌的腹腔扩散。直到今天，这一方法还被广泛应用于肿瘤的分期。

二、现状

今天，体腔液细胞学（fluid cytology）检查对于恶性体腔积液的诊断是一种常规有效的诊断工具。标本的制备已从直接涂片发展到液基细胞学，标本还可制备成细胞蜡块用于免疫细胞化学的检测，也用于流式细胞术和分子生物学的研究。

三、检查指征

体腔过量的积液是最常见的检查指征。影像学检查可以诊断少量的浆液增加。一般来说，临床上可检测到的浆液量，胸腔为 300ml；腹腔为 500ml 以上。

四、标本采集和处理

体腔积液可通过局部麻醉下的体腔穿刺（胸腔、腹腔和心包腔）取得，也可在手术中吸取。对于女性患者来说，经阴道的后穹隆穿刺也可获得腹腔积液标本。值得注意的是，一次胸腔积液穿

刺，不得超过 1 500ml。因为过量穿刺可能引起肺扩张以后的肺水肿。相反，腹腔积液穿刺无此顾虑。体液标本应当收集到含有抗凝剂的瓶中，以肝素为例，每毫升体液加入 3 个单位肝素。体液标本应尽快送检，如果条件不允许，可冷藏（4℃）标本（过夜，甚至过 1 个周末），细胞形态及免疫组化活性（antigenicity）并无影响。

细胞学检查至少需要 30～50ml 液体标本。大容量的过滤筛检送检标本并不能增加诊断敏感性。最多可反复检测标本 3 次，以达到诊断恶性肿瘤的最佳效果。3 次检测的诊断敏感性可达到 70%～80%。标本离心以后取得的沉淀物质可直接涂片染色检查；也可制成液基薄片、细胞离心片（cyto-spin cyto-centrifuge）和过滤片（filter preparation），剩余的标本制成细胞蜡块（cell block）。如有必要也可将标本送流式细胞仪检查，以排除淋巴造血系统的恶性肿瘤。在染色过程中，空气固定干燥片（air-dry slide）用 Romanowshy 法染色；而 95% 乙醇固定湿片，则用巴氏染色。两者在诊断中可相辅相成。

五、诊断与鉴别诊断

整体来说，细胞学诊断恶性渗出液的敏感性为 58%～71%。而诊断恶性病变的特异性相当高，仅有 1% 的假阳性。假阳性的主要原因是间皮细胞的非典型异常变化；在儿童，良性淋巴细胞可能会误诊为淋巴瘤或神经母细胞瘤。与随机的组织活检相比，细胞学诊断恶性渗出液更为敏感（74% vs. 45%）。主要是因为渗出液往往由恶性肿瘤引起，而更具代表性。除了形态学诊断以外，免疫组化在诊断和鉴别诊断上起了明显的辅助作用。研究显示，单一涂片检查恶性肿瘤的诊断率为 67%，而同时应用细胞蜡块加上免疫组化可使诊断准确率增加到 83%～85%。

恶性渗出液的发病率仅次于心力衰竭引起的积液，是很常见的。一旦出现了体腔积液，对于肿瘤患者来说，是一个不良的预后指标。一般来说，浆液里出现了恶性细胞，无论数量多少，均预后不良；甚至临床上怀疑的恶性积液检查没有发现恶性细胞，预后也不佳。有恶性胸腔积液或腹腔积液的患者，平均中位生存时间是 6 个月。在成人，最常见的病因是肺癌，乳腺癌，卵巢癌和消化道肿瘤；而在儿童，以淋巴造血系统的恶性肿瘤（lymphorecticular malignancy）为多，以及儿童易患的小蓝细胞肿瘤（small blue cell tumor）：神经母细胞瘤、肾母细胞瘤、肝母细胞瘤和横纹肌肉瘤。当然，原发性恶性间皮瘤和肉瘤、黑色素瘤等其他肿瘤均可引起体腔积液。

在诊断恶性积液时，无论原发性还是转移性肿瘤，细胞学主要是发现肿瘤细胞。但有时会非常困难。例如，间皮瘤本身细胞变化有时不明显，低恶性程度的卵巢浆液性肿瘤，乳腺小叶癌等，其细胞变化有时和间皮细胞或组织吞噬细胞相似。单独依靠细胞形态学，有时很难做出明确诊断。

1. **原发性浆膜肿瘤** 不常见。虽然 1767 年 Joseph Lieutaud 首次提及胸膜恶性肿瘤，而直到 1908 年，J G Adami 才首次明确应用了间皮瘤一词。恶性间皮瘤可引起大约 2% 的恶性积液。其多发于胸膜，与石棉吸入有关。此病潜伏期很长，平均可达 30～40 年。大部分间皮瘤分化良好。有时肿瘤细胞和良性间皮细胞可以很相似，而引起诊断困难。细胞学检查往往是第 1 个检查手段，要结合病史、临床表现、影像学检查及免疫组化等做出综合判断。细胞学的整体诊断敏感性为 32%，特异性接近 100%，胸膜切除活检是最后的确诊手段。常见的细胞学表现是大量的球形或乳头状排列的细胞团，呈桑葚胚状，可有分支；细胞含圆形核及明显的大核仁；胞质深染，边缘有变浅的环带。一般来说，恶性细胞的体积要大于正常细胞。胞质也相对较多，故核质比例可显正常。也可见到细胞间空白区类似天窗结构。少量病例，恶性细胞可呈现单个散在的排列，对于这些恶性细胞散在的病例，即使用免疫组化或分子诊断也较困难。上皮膜抗原（epithelial membrane antigen，EMA）、Desmin、Glut-1、BAP1、P53 等的免疫标记对间皮瘤和反应性间皮的鉴别有一定价值。另外，细胞基因分析也有较高的诊断敏感性和特异性，通常用 FISH 方法检测 1p、3p、6p、9p 及 22q 的缺失。

2. **原发性积液淋巴瘤（ primary effusion lymphoma ）** 也可发生在胸腔、腹腔和心包腔。它是液状恶性肿瘤，没有肿块。没有淋巴结病变和器官肿大。它是 B 淋巴细胞的一种亚型，罕见。和人类疱疹病毒 8 型（human herpes virus 8, HHV-8）有关，并常合并 EB 病毒感染。生存时间一般少于 6 个月。典型的细胞学表现为散在大细胞，圆形或不规则形细胞核，核仁明显；在 Romanwosky 染色时可有较多量的胞质。免疫组化可用以和其他淋巴瘤鉴别。

3. 转移性肿瘤　在积液中最为常见。其中腺癌比鳞癌和小细胞癌多见。

（1）腺癌的细胞学特征比较明显，包括三维球状结构和单个恶性细胞，核仁明显，核增大，深染；空泡状胞质；胃肠和乳腺癌还可见印戒（signet ring）细胞；大肠癌可有深染的长形细胞核呈栅栏状或腺泡状排列；透明细胞型肾癌和女性生殖系统肿瘤细胞可有丰富透明的空泡状胞质和大细胞出现明显核仁；转移性前列腺癌有单个或相对有机排列的细胞群，含有明显核仁；黏液性肿瘤则含大量的黏液而细胞量可很少。腺癌有时和恶性间皮瘤难以区别。遇到可疑病例，可用特殊染色和免疫组化标记检查。如黏液卡红、Moc-31、Ber-Ep4、CD15、B72.3、TTF-1 等可在腺癌中阳性。而 Calretinin、D2-40、CK5/6 和 WT1 在恶性间皮瘤中表达。应用电镜也可以帮助区分两者，是一项可靠的方法。转移性腺癌原发灶的判断也是细胞学诊断的重要内容，常见的器官特异性抗体有：肺腺癌的 TTF-1、NapsinA；卵巢癌和肾癌的 PAX2、PAX8；消化道肿瘤的 CDX2；乳腺癌和尿路上皮癌的 GATA3 等。

（2）鳞癌在积液里出现较少，只占全部恶性积液的 5%，而且大多数发生在胸腔积液。常见的原始病灶包括肺、头颈部、食管、妇女生殖道和皮肤。细胞学可分为角化和非角化型，积液中以非角化型为多。典型的角化型癌可见角化的胞质，非常异形的核及珍珠型环状结构（pearls）。而非角化型癌则可出现大片类似球状三维结构和单个异形细胞；由于胞质深染，有时还出现分化差的类空泡样改变，要与腺癌鉴别。有时也要与间皮瘤鉴别。

（3）小细胞癌大部分发生在肺，少数发生在皮肤（如 Merkel 细胞癌）和胃肠道。积液的发生率少于 3%。细胞呈片状或链状结构，细胞大小约为小淋巴细胞的 2～3 倍；胞质少，核深染而不规则，核可相互包绕镶嵌；染色质呈细腻颗粒状。

有时要和淋巴瘤鉴别，TTF-1 检测可做初步判断。积液中的小细胞癌有时会出现明显的核仁与较为丰富的胞质，与经典的小细胞癌形态有所不同，神经内分泌标记有助诊断。另外 CK7 和 CK20 也可用来鉴别 Merkel 细胞癌和肺小细胞癌。

（4）黑色素瘤大部分发生在皮肤，罕见的病例来自眼球；有 5% 的病例缺乏原发灶。故有时候此肿瘤细胞出现在积液里时，会与间皮瘤混淆。当然如果有棕黄色颗粒出现在胞质里，则对诊断很有帮助。S-100 和 HMB-45 为阳性反应，而广谱 CK 为阴性。

（5）非霍奇金淋巴瘤：10%～15% 的恶性积液可由淋巴瘤引起，特别是在少年儿童病患。大多数患者在积液形成以前已经确诊了。其主要细胞学表现为大量单一散在的淋巴细胞。有些肿瘤缺少细胞连接，在积液以单一散在的形式出现，在这种情况下，淋巴瘤可能会与之混淆。免疫组化检查可以帮助鉴别诊断；如 CD45（leukocyte common antigen）、角蛋白（keratin protein）、Calretinin、WT-1、S-100、HMB-45 等。

（6）霍奇金淋巴瘤：较少侵犯浆膜，一般在恶性积液里并不常见。不会是病变的初期表现。典型的表现为 RS 细胞（Reed-Sternberg 细胞，即单个或多个大核细胞含有巨大的、类似包涵体的核仁）。即使没有发现 RS 细胞，可如果有病史而且出现了炎性积液，也不能完全排除浆膜侵犯。

（7）多发性骨髓瘤：少见，有时会由于肿瘤细胞直接腐蚀了肋骨而引起浆膜病变。典型变化为核位于胞质一侧，并有核周围清晰区带。免疫组化检查有助确诊。

（8）急慢性白血病：偶然可侵犯浆膜。主要表现为原始母细胞（blast）的出现，如果标本同时含有大量的红细胞，一定要排除血液与积液交叉污染的可能性。

（9）肉瘤：非常少见。在疾病的末期可出现。由于原发病变不同，故细胞学表现也各异。有梭形细胞的肉瘤，如平滑肌肉瘤、关节囊肉瘤和神经鞘膜肉瘤等；也可有小圆细胞肉瘤，如 Ewing 肉瘤、原始神经外胚叶肿瘤（PNET）、神经母细胞瘤等。免疫组化有助确诊。

其他还有生殖细胞肿瘤，包括睾丸、卵巢、Yolk 囊、绒毛膜等。也是疾病末期的表现，要结合临床和免疫组化来诊断。

六、发展方向

体腔渗出液细胞学检查结合免疫组化分析对于诊断肿瘤，特别是转移性的肿瘤以及处理有着非常重要的意义。在临床上是一项常用的检查方法。继续寻找更具代表性的肿瘤标记物和肿瘤基因缺陷分析，结合细胞学检查，以提高肿瘤的诊断敏感性和特异性。同时，纳米技术（纳米细胞学）也可用来鉴定肿瘤细胞；其利用原子探针（atomic probe）检测细胞表面张力变化，来确定体液里早期肿瘤细胞变化的存在。另外，最新报道，利用生物工程技术的自动微量体液系统（automated microfluidic system）可从新鲜体液标本里分离出更多的肿瘤细胞，可进一步进行免疫组化检查和靶向治疗试验。

第五节　印片细胞学

一、历史

印片细胞学（imprint cytology）是利用玻片轻轻按压组织条块，然后风干或者用 95% 乙醇固定玻片，用 Romansky 染色（Qiff-Quick）或巴氏、HE 染色后，在光学显微镜下做出细胞学初步诊断的一种方法。

其在标准的病理教科书中有详细叙述。1927 年 Dudgeon 和 Patrick，1958 年 Bamforth 和 Osborn 在文章里叙述了利用印片细胞学检查来快速诊断肿瘤。病理医生也常常把印片细胞学称为接触玻片法（touch preparation）。

二、现状

印片细胞学是一种快速、简单、经济的诊断技术，适用于各级医院，尤其是基层单位，不需特殊设备；有经验的医师做细胞学诊断时可为临床提供可靠的依据，在某些情况下恶性肿瘤的阳性细胞学诊断具有与手术活检同样的重要性。另外，印片细胞还可用于辅助的免疫组化染色和分子生物学的检测。目前，在粗针穿刺时，印片细胞学被广泛地用于所得肿瘤组织的诊断满意度的判断。

三、指征

由于组织冷冻后会引起细胞形态改变，冷冻切片中出现许多人为的假象，但印片的细胞学检查由于固定及时，没有冷冻所引起的形态改变，提高诊断准确率。例如：印片细胞学可以很好地保持细胞形态特征及部分组织结构，在诊断乳头状甲状腺癌时，印片细胞学可以更好地显示细胞核的包涵体结构。印片细胞学也可用于术中确定乳腺癌切除的阳性边缘，腋窝前哨淋巴结转移情况以及术中子宫内膜癌盆腔淋巴结转移的确定。此外，印片细胞学在卵巢肿瘤、消化道肿瘤/疾病、软组织肿瘤的诊断中也发挥重要作用。在神经外科领域中，在诊断颅脑肿瘤时，立体定向活检诊断技术具有定位准确、损伤小的优点，特别是在 CT、MRI 的引导下更安全可靠。随着颅脑立体定向活检技术应用的推广，以及为了进一步提高颅脑肿瘤术中快速诊断的准确率，印片细胞学诊断技术越来越具有重要的实用价值。随着分子免疫组化及分子生物学技术的广泛应用，印片细胞学也用于免疫组化染色或者分子生物学的检测，并且与手术后组织病理学结果比较符合率极高，在 FISH 的检测中也有很重要的作用，可以帮助病理医生对肿瘤做更准确的分类。

四、注意事项

印片要点：实性包块印片应选取病变典型、质嫩及脆弱部位印片，病变区较小可适当多做几张印片，以防止细胞过少或出现假阴性结果，同时，这些印片可用于免疫组化或细胞遗传学的检测。囊性包块印片时应先放掉囊液，选取囊壁较厚、病变典型，或有乳头的位置，如标本有囊液或出血，可先用干纱布将液体擦干，然后再作印片，尽可能避开出血、坏死及脂肪组织较多的区域。操作要轻柔，避免挤压以防损伤细胞形态；印片要均匀，厚薄适度，太厚（细胞堆叠），细胞过少，均影响诊断。另外，及时正确地固定可以保持细胞自然形态、防止细胞自溶。印片固定时间不可过长或过短，时间过长容易导致细胞核过度收缩，核染变深，核内染色质浓缩不清晰；时间太短容易使细胞肿胀变大，影响诊断。

五、局限性

印片细胞检查带有经验性、主观性，难免有假阳性或假阴性病例，在炎症及中至重度非典型增生引起细胞核异质性改变时，单靠细胞学可能会误诊为恶性，造成假阳性诊断，反之对异型性较小的有些分化程度较高肿瘤如高分化癌，小细胞恶性肿瘤印片细胞有可能误诊为良性，出现假阴性诊断，又因印片细胞不能观察组织结构、对肿瘤细胞浸润范围以及是否为多发性病变，肿瘤的分型、分类有一定困难，印片细胞学检查只能用于定性诊断。

六、发展方向

利用其简便易行的特点，在手术中积极开展此项检查，配合冷冻切片，以提高诊断的敏感性和特异性。在活检组织块较小的情况下，细胞印片还可用于免疫组化及分子生物学的检测。印片细胞学在临床诊断中将继续发挥重要作用，具有广阔的发展前景。

（英　勇　莫志成　饶建宇
张智慧　郭会芹　赵　焕）

参 考 文 献

[1] Traut HF，Papanicolaou GN. Cancer of the Uterus: The Vaginal Smear in Its Diagnosis. Cal West Med，1943，59（2）：121-122

[2] Papanicolaou GN，Traut HF. The diagnostic value of vaginal smears in carcinoma of the uterus. 1941. Arch Pathol Lab Med，1997，121（3）：211-224

[3] Janicek MF，Averette HE. Cervical cancer: prevention，diagnosis，and therapeutics. CA Cancer J Clin，2001，51（2）：92-114

[4] Jemal A，Siegel R，Xu J，et al. Cancer statistics，2010. CA Cancer J Clin，2010，60（5）：277-300

[5] Pisani P，Parkin DM，Ferlay J. Estimates of the worldwide mortality from eighteen major cancers in 1985. Implications for prevention and projections of future burden. Int J Cancer，1993，55（6）：891-903

[6] Saslow D，Castle PE，Cox JT，et al. American Cancer Society Guideline for human papillomavirus（HPV）vaccine use to prevent cervical cancer and its precursors. CA Cancer J Clin，2007，57（1）：7-28

[7] Nanda K，McCrory DC，Myers ER，et al. Accuracy of the Papanicolaou test in screening for and follow-up of cervical cytologic abnormalities: a systematic review. Ann Intern Med，2000，132（10）：810-819

[8] Attwood ME，Woodman CB，Luesley D，et al. Previous cytology in patients with invasive carcinoma of the cervix. Acta Cytol，1985，29（2）：108-110

[9] van der Graaf Y，Vooijs GP，Gaillard HL，et al. Screening errors in cervical cytologic screening. Acta Cytol，1987，31（4）：434-438

[10] Mount S，Harmon M，Eltabbakh G，et al. False positive diagnosis in conventional and liquid-based cervical specimens. Acta Cytol，2004，48（3）：363-371

[11] Levine PH，Elgert PA，Mittal K. False-positive squamous cell carcinoma in cervical smears: cytologic-histologic correlation in 19 cases. Diagn Cytopathol，2003，28（1）：23-27

[12] Cengel KA，Day SJ，Davis-Devine S，et al. Effectiveness of the SurePath liquid-based Pap test in automated screening and in detection of HSIL. Diagn Cytopathol，2003，29（5）：250-255

[13] Biscotti CV，Dawson AE，Dziura B，et al. Assisted primary screening using the automated ThinPrep Imaging System. Am J Clin Pathol，2005，123（2）：281-287

[14] Diaz-Rosario LA，Kabawat SE. Cell block preparation by inverted filter sedimentation is useful in the differential diagnosis of atypical glandular cells of undetermined significance in ThinPrep specimens. Cancer，2000，90（5）：265-272

[15] Keyhani-Rofagha S，Vesey-Shecket M. Diagnostic value，feasibility，and validity of preparing cell blocks from fluid-based gynecologic cytology specimens. Cancer，2002，96（4）：204-209

[16] Davey E，Barratt A，Irwig L，et al. Effect of study design and quality on unsatisfactory rates，cytology classifications，and accuracy in liquid-based versus conventional cervical cytology: a systematic review. Lancet，2006，367（9505）：122-132

[17] Smith RA，Cokkinides V，Eyre HJ. American Cancer

Society guidelines for the early detection of cancer, 2006. CA Cancer J Clin, 2006, 56 (1): 11-25, quiz 49-50

[18] Solomon D, Davey D, Kurman R, et al. The 2001 Bethesda System: terminology for reporting results of cervical cytology. JAMA, 2002, 287 (16): 2114-2119

[19] Solomon DNR. The Bethesda System for Reporting Cervical Cytology: Definitions, Criteria, and Explanatory Notes. 2nd ed. New York: Springer, 2004

[20] Melnikow J, Nuovo J, Willan AR, et al. Natural history of cervical squamous intraepithelial lesions: a meta-analysis. Obstet Gynecol, 1998, 92 (4 Pt 2): 727-735

[21] Davey DD, Neal MH, Wilbur DC, et al., Bethesda 2001 implementation and reporting rates: 2003 practices of participants in the College of American Pathologists Interlaboratory Comparison Program in Cervicovaginal Cytology. Arch Pathol Lab Med, 2004, 128 (11): 1224-1229

[22] Jones BA, Novis DA. Cervical biopsy-cytology correlation. A College of American Pathologists Q-Probes study of 22 439 correlations in 348 laboratories. Arch Pathol Lab Med, 1996, 120 (6): 523-531

[23] Wright TC Jr, Massad LS, Dunton CJ, et al. 2006 consensus guidelines for the management of women with abnormal cervical cancer screening tests. Am J Obstet Gynecol, 2007, 197 (4): 346-355

[24] Solomon D, Schiffman M, Tarone R. Comparison of three management strategies for patients with atypical squamous cells of undetermined significance: baseline results from a randomized trial. J Natl Cancer Inst, 2001, 93 (4): 293-299

[25] Wright TC Jr, Massad LS, Dunton CJ, et al. 2006 consensus guidelines for the management of women with cervical intraepithelial neoplasia or adenocarcinoma in situ. Am J Obstet Gynecol, 2007, 197 (4): 340-345

[26] Wang SS, Sherman ME, Hildesheim A, et al. Cervical adenocarcinoma and squamous cell carcinoma incidence trends among white women and black women in the United States for 1976-2000. Cancer, 2004, 100 (5): 1035-1044

[27] Clifford GM, Smith JS, Plummer M, et al. Human papillomavirus types in invasIVe cervical cancer worldwide: a meta-analysis. Br J Cancer, 2003, 88 (1): 63-73

[28] Pitman MB, Cibas ES, Powers CN, et al. Reducing or eliminating use of the category of atypical squamous cells of undetermined significance decreases the diagnostic accuracy of the Papanicolaou smear. Cancer,

2002, 96 (3): 128-134

[29] Kunnan RJSD. The Bethesda System for Repomng Cervical/Vaginal Cytologic Diagnoses: Definitions, Criteria, and Explanatory Notes for Terminology and Specimen Adequacy. New York: Springer-Verlag, 1994

[30] Sherman ME, Castle PE, Solomon D. Cervical cytology of atypical squamous cells-cannot exclude high-grade squamous intraepithelial lesion (ASC-H): characteristics and histologic outcomes. Cancer, 2006, 108 (5): 298-305

[31] Boon ME, Baak JP, Kurver PJ, et al. Adenocarcinoma in situ of the cervix: an underdiagnosed lesion. Cancer, 1981, 48 (3): 768-773

[32] Plaxe S.C, S.L. Saltzstein Estimation of the duration of the preclinical phase of cervical adenocarcinoma suggests that there is ample opportunity for screening. Gynecol Oncol, 1999, 75 (1): 55-61

[33] Renshaw AA, Schulte MA, Plott E, et al. Cytologic features of high-grade squamous intraepithelial lesion in ThinPrep Papanicolaou test slides: comparison of cases that performed poorly with those that performed well in the College of American Pathologists Interlaboratory Comparison Program in Cervicovaginal Cytology. Arch Pathol Lab Med, 2004, 128 (7): 746-748

[34] Boon ME, de Graaff Guilloud JC, Kok LP. Efficacy of screening for cervical squamous and adenocarcinoma. The Dutch experience. Cancer, 1987, 59 (4): 862-866

[35] Teshima S, Mitsuhida N, Ando M. Determination of alpha-amylase in biological fluids using a new substrate (beta-2-chloro-4-nitrophenyl-maltopentaoside). Clin Chim Acta, 1985, 150 (3): 165-174

[36] Wells M, Brown L.J. Glandular lesions of the uterine cervix: the present state of our knowledge. Histopathology, 1986, 10 (8): 777-792

[37] Shin CH, Schorge JO, Lee KR. Cytologic and biopsy findings leading to conization in adenocarcinoma in situ of the cervix. Obstet Gynecol, 2002, 100 (2): 271-276

[38] Austin RM. Human papillomavirus reporting: minimizing patient and laboratory risk. Arch Pathol Lab Med, 2003, 127 (8): 973-977

[39] Austin RM. Public expectations, achievable cervical screening sensitivity, and the standard of practice. Cancer, 2003, 99 (1): 1-3

[40] Austin RM. Computer-assisted Papanicolaou imaging: another valuable tool in the challenge of Papanicolaou test screening for glandular neoplasia. Cancer Cyto-

pathol，2010，118（2）：65-67

[41] Biscotti CV，Hart WR. Apoptotic bodies：a consistent morphologic feature of endocervical adenocarcinoma in situ. Am J Surg Pathol，1998，22（4）：434-439

[42] Castellsagu X，Daz M，de Sanjos S，et al. Worldwide human papillomavirus etiology of cervical adenocarcinoma and its cofactors：implications for screening and prevention. J Natl Cancer Inst，2006，98（5）：303-315

[43] Sasagawa M，Nishino K，Honma S，et al. Origin of adenocarcinoma cells observed on cervical cytology. Acta Cytol，2003，47（3）：410-414

[44] Zhou J，Tomashefski Jr JF，Khiyami A. ThinPrep Pap tests in patients with endometrial cancer：a histo-cytological correlation. Diagn Cytopathol，2007，35（7）：448-453

[45] Thrall M，Kjeldahl K，Gulbahce HE，et al. Liquid-based Papanicolaou test（SurePath）interpretations before histologic diagnosis of endometrial hyperplasias and carcinomas：study of 272 cases classified by the 2001 Bethesda system. Cancer，2007，111（4）：217-223

[46] Schnatz PF，Guile M，O'Sullivan DM，et al. Clinical significance of atypical glandular cells on cervical cytology. Obstet Gynecol，2006，107（3）：701-708

[47] Gornall RJ，Singh N，Noble W，et al. Glandular abnormalities on cervical smear：a study to compare the accuracy of cytological diagnosis with underlying pathology. Eur J Gynaecol Oncol，2000，21（1）：49-52

[48] Bose S，Kannan V，Kline TS. Abnormal endocervical cells. Really abnormal？ Really endocervical？ Am J Clin Pathol，1994，101（6）：708-713

[49] Dyson N，Howley PM，Münger K，et al. The human papilloma virus-16 E7 oncoprotein is able to bind to the retinoblastoma gene product. Science，1989，243（4893）：934-937

[50] Matlashewski G，Schneider J，Banks L，et al. Human papillomavirus type 16 DNA cooperates with activated ras in transforming primary cells. EMBO J，1987，6（6）：1741-1746

[51] McCance DJ，Kopan R，Fuchs E，et al. Human papillomavirus type 16 alters human epithelial cell differentiation in vitro. Proc Natl Acad Sci U S A，1988，85（19）：7169-7173

[52] Schiffman M，Castle PE，Jeronimo J，et al. Human papillomavirus and cervical cancer. Lancet，2007，370（9590）：890-907

[53] Thomison J. 3rd，Thomas LK，Shroyer KR. Human papillomavirus：molecular and cytologic/histologic aspects related to cervical intraepithelial neoplasia and carcinoma. Hum Pathol，2008，39（2）：154-166

[54] Cutts FT，Franceschi S，Goldie S，et al. Human papillomavirus and HPV vaccines：a review. Bull World Health Organ，2007，85（9）：719-726

[55] Garland SM，Hernandez-Avila M，Wheeler CM，et al. Quadrivalent vaccine against human papillomavirus to prevent anogenital diseases. N Engl J Med，2007，356（19）：1928-1943

[56] Cuzick J，Mayrand MH，Ronco G，et al. Chapter 10：New dimensions in cervical cancer screening. Vaccine，2006，24 Suppl 3：S3，90-97

[57] Reuschenbach M，Clad A，von Knebel Doeberitz C，et al. Performance of p16INK4a-cytology，HPV mRNA，and HPV DNA testing to identify high grade cervical dysplasia in women with abnormal screening results. Gynecol Oncol，2010，119（1）：98-105

[58] Erin EM，Barnes PJ，Hansel TT. Optimizing sputum methodology. Clin Exp Allergy，2002，32（5）：653-657

[59] Finlayson R. The vicissitudes of sputum cytology. Med Hist，1958，2（1）：24-35

[60] Johnston WW FW. Diagnostic Respiratory Cytopathology. New York：Masson Publishing，1979

[61] El-Bayoumi E，Silvestri GA. Bronchoscopy for the diagnosis and staging of lung cancer. Semin Respir Crit Care Med，2008，29（3）：261-270

[62] Linder J. Lung cancer cytology. Something old，something new. Am J Clin Pathol，2000，114（2）：169-171

[63] Dahlgren S SB. Transthoracic Needle Biopsy. Chicago：Year Book Medical Publishers，1966，

[64] Humphrey LL，Teutsch S，Johnson M. Lung cancer screening with sputum cytologic examination，chest radiography，and computed tomography：an update for the U.S. Preventive Services Task Force. Ann Intern Med，2004，140（9）：740-753

[65] Khajotia RR，Mohn A，Pokieser L，et al. Induced sputum and cytological diagnosis of lung cancer. Lancet，1991，338（8773）：976-977

[66] Erozan YS，Frost JK. Cytopathologic diagnosis of cancer in pulmonary material：a critical histopathologic correlation. Acta Cytol，1970，14（9）：560-565

[67] Fraire AE，Underwood RD，McLarty JW，et al. Conventional respiratory cytology versus fine needle aspiration cytology in the diagnosis of lung cancer. Acta

Cytol，1991，35（4）：385-388

[68] Rosenthal DL. Cytopathology of pulmonary disease. Monogr Clin Cytol，1988，11：1-237

[69] Sing A，Freudenberg N，Kortsik C，et al. Comparison of the sensitivity of sputum and brush cytology in the diagnosis of lung carcinomas. Acta Cytol，1997，41（2）：399-408

[70] Ng AB，Horak GC. Factors significant in the diagnostic accuracy of lung cytology in bronchial washing and sputum samples. II. Sputum samples. Acta Cytol，1983，27（4）：397-402

[71] Liang XM. Accuracy of cytologic diagnosis and cytotyping of sputum in primary lung cancer: analysis of 161 cases. J Surg Oncol，1989，40（2）：107-111

[72] Pue CA，Pacht ER. Complications of fiberoptic bronchoscopy at a university hospital. Chest，1995，107（2）：430-432

[73] Chopra SK，Genovesi MG，Simmons DH，et al. Fiberoptic bronchoscopy in the diagnosis of lung cancer comparison of pre-and post-bronchoscopy sputa, washings, bruchings and biopsies. Acta Cytol，1977，21（4）：524-527

[74] Genoe GA. Diagnosis of bronchogenic carcinoma by means of bronchial brushing combined with bronchography. Am J Roentgenol Radium Ther Nucl Med，1974，120（1）：139-144

[75] Solomon DA，Solliday NH，Gracey DR. Cytology in fiberoptic bronchoscopy. Comparison of bronchial brushing, washing and post-bronchoscopy sputum. Chest，1974，65（6）：616-619

[76] Zaharopoulos P，Wong JY，Stewart GD. Cytomorphology of the variants of small-cell carcinoma of the lung. Acta Cytol，1982，26（6）：800-808

[77] Govert JA，Kopita JM，Matchar D，et al. Cost-effectiveness of collecting routine cytologic specimens during fiberoptic bronchoscopy for endoscopically visible lung tumor. Chest，1996，109（2）：451-456

[78] Karahalli E，Yilmaz A，Türker H，et al. Usefulness of various diagnostic techniques during fiberoptic bronchoscopy for endoscopically visible lung cancer: should cytologic examinations be performed routinely？ Respiration，2001，68（6）：611-614

[79] Savage C，Morrison RJ，Zwischenberger JB. Bronchoscopic diagnosis and staging of lung cancer. Chest Surg Clin N Am，2001，11（4）：701-721

[80] Baaklini WA，Reinoso MA，Gorin AB，et al. Diagnostic yield of fiberoptic bronchoscopy in evaluating solitary pulmonary nodules. Chest，2000，117（4）：1049-1054

[81] Bibbo M，Fennessy JJ，Lu CT，et al. Bronchial brushing technique for the cytologic diagnosis of peripheral lung lesions. A review of 693 cases. Acta Cytol，1973，17（3）：245-251

[82] Ehya H，Young NA. Cytologic approach to tumors of the tracheobronchial tree. Chest Surg Clin N Am，2003，13（1）：41-62

[83] Pirozynski M. Bronchoalveolar lavage in the diagnosis of peripheral, primary lung cancer. Chest，1992，102（2）：372-374

[84] Rennard SI. Bronchoalveolar lavage in the diagnosis of cancer. Lung，1990，168 Suppl：1035-1040

[85] Lam B，Wong MP，Ooi C，et al. Diagnostic yield of bronchoscopic sampling methods in bronchial carcinoma. Respirology，2000，5（3）：265-270

[86] Linder J，Radio SJ，Robbins RA，et al. Bronchoalveolar lavage in the cytologic diagnosis of carcinoma of the lung. Acta Cytol，1987，31（6）：796-801

[87] Semenzato G，Poletti V. Bronchoalveolar lavage in lung cancer. Respiration，1992，59（Suppl 1）：44-46

[88] Herth FJ，Becker HD，Ernst A. Ultrasound-guided transbronchial needle aspiration: an experience in 242 patients. Chest，2003，123（2）：604-607

[89] Herth FJ，Eberhardt R，Vilmann P，et al. Real-time endobronchial ultrasound guided transbronchial needle aspiration for sampling mediastinal lymph nodes. Thorax，2006，61（9）：795-798

[90] Yasufuku K，Chiyo M，Koh E，et al. Endobronchial ultrasound guided transbronchial needle aspiration for staging of lung cancer. Lung Cancer，2005，50（3）：347-354

[91] Bhat N，Bhagat P，Pearlman ES，et al. Transbronchial needle aspiration biopsy in the diagnosis of pulmonary neoplasms. Diagn Cytopathol，1990，6（1）：14-17

[92] Zakowski MF，Gatscha RM，Zaman MB. Negative predictive value of pulmonary fine needle aspiration cytology. Acta Cytol，1992，36（3）：283-286

[93] Rosenthal DL，Wallace JM. Fine needle aspiration of pulmonary lesions via fiberoptic bronchoscopy. Acta Cytol，1984，28（3）：203-210

[94] Westcott JL，Rao N，Colley DP. Transthoracic needle biopsy of small pulmonary nodules. Radiology，1997，202（1）：97-103

[95] Zarbo RJ. Interinstitutional assessment of colorectal

carcinoma surgical pathology report adequacy. A College of American Pathologists Q-Probes study of practice patterns from 532 laboratories and 15,940 reports. Arch Pathol Lab Med, 1992, 116(11): 1113-1119

[96] Yazdi HM, MacDonald LL, Hickey NM. Thoracic fine needle aspiration biopsy versus fine needle cutting biopsy. A comparative study of 40 patients. Acta Cytol, 1988, 32(5): 635-640

[97] Arakawa H, Nakajima Y, Kurihara Y, et al. CT-guided transthoracic needle biopsy: a comparison between automated biopsy gun and fine needle aspiration. Clin Radiol, 1996, 51(7): 503-506

[98] Diacon AH, Theron J, Schubert P, et al. Ultrasound-assisted transthoracic biopsy: fine-needle aspiration or cutting-needle biopsy? Eur Respir J, 2007, 29(2): 357-362

[99] Greif J, Marmur S, Schwarz Y, et al. Percutaneous core cutting needle biopsy compared with fine-needle aspiration in the diagnosis of peripheral lung malignant lesions: results in 156 patients. Cancer, 1998, 84(3): 144-147

[100] Austin JH, Cohen MB. Value of having a cytopathologist present during percutaneous fine-needle aspiration biopsy of lung: report of 55 cancer patients and metaanalysis of the literature. AJR Am J Roentgenol, 1993, 160(1): 175-177

[101] Sacchini V, Galimberti V, Marchini S, et al. Percutaneous transthoracic needle aspiration biopsy: a case report of implantation metastasis. Eur J Surg Oncol, 1989, 15(2): 179-183

[102] Agarwal PK, Husain N, Singh BN. Cytologic findings in aspirated hydatid fluid. Acta Cytol, 1989, 33(5): 652-654

[103] Cristallini EG, Ascani S, Farabi R, et al. Fine needle aspiration biopsy in the diagnosis of intrathoracic masses. Acta Cytol, 1992, 36(3): 416-422

[104] Wain SL, Kier R, Vollmer RT, et al. Basaloid-squamous carcinoma of the tongue, hypopharynx, and larynx: report of 10 cases. Hum Pathol, 1986, 17(11): 1158-1166

[105] Auerbach O, Garfinkel L, Parks VR. Histologic type of lung cancer in relation to smoking habits, year of diagnosis and sites of metastases. Chest, 1975, 67(4): 382-387

[106] Greulich H, Chen TH, Feng W, et al. Oncogenic transformation by inhibitor-sensitive and -resistant EGFR mutants. PLoS Med, 2005, 2(11): e313

[107] Travis WD, Brambilla E, Noguchi M, et al. International Association for the Study of Lung Cancer/American Thoracic Society/European Respiratory Society: international multidisciplinary classification of lung adenocarcinoma: executive summary. Proc Am Thorac Soc, 2011, 8(5): 381-385

[108] Renshaw AA, Voytek TM, Haja J, et al. Distinguishing small cell carcinoma from non-small cell carcinoma of the lung: correlating cytologic features and performance in the College of American Pathologists Non-Gynecologic Cytology Program. Arch Pathol Lab Med, 2005, 129(5): 619-623

[109] Johnston WW, Bossen EH. Ten years of respiratory cytopathology at Duke University Medical Center. II. The cytopathologic diagnosis of lung cancer during the years 1970 to 1974, with a comparison between cytopathology and histopathology in the typing of lung cancer. Acta Cytol, 1981, 25(5): 499-505

[110] Lange E, Hoeg K. Cytologic typing of lung cancer. Acta Cytol, 1972, 16(4): 327-330

[111] Travis WD, B.E.M.-H.H.H.C.e. World Health Organization Classification of Tumours. Pathology and Genetics of Tumours of the Lung, Pleura, Thymus and Heart. Lyon: IARC Press, 2004

[112] Raab SS, Meier FA, Zarbo RJ, et al. The "Big Dog" effect: variability assessing the causes of error in diagnoses of patients with lung cancer. J Clin Oncol, 2006, 24(18): 2808-2814

[113] Idowu MO, Powers CN. Lung cancer cytology: potential pitfalls and mimics - a review. Int J Clin Exp Pathol, 2010, 3(4): 367-385

[114] Alberti S, Spadella CT, Francischone TR, et al. Exfoliative cytology of the oral mucosa in type II diabetic patients: morphology and cytomorphometry. J Oral Pathol Med, 2003, 32(9): 538-543

[115] Papanicolaou GN, Marshall VF. Urine Sediment Smears as a Diagnostic Procedure in Cancers of the Urinary Tract. Science, 1945, 101(2629): 519-520

[116] Koss LG, Melamed MR, Kelly E. Further cytologic and histologic studies of bladder lesions in workers exposed to para-aminodiphenyl: progress report. J Natl Cancer Inst, 1969, 43(1): 233-243

[117] Melamed MR KL, Ricci A. Cytohistological observations on developing carcinoma of the urinary bladder in man. Cancer, 1960, 13: 67-74

[118] Sharma AK. Urinary cytology: simple screening proce-

dure for lymphadenopathy. Urology, 1991, 38(4): 394

[119] Murphy WM. Current status of urinary cytology in the evaluation of bladder neoplasms. Hum Pathol, 1990, 21(9): 886-896

[120] Rife CC, Farrow GM, Utz DC. Urine cytology of transitional cell neoplasms. Urol Clin North Am, 1979, 6(3): 599-612

[121] Layfield LJ, Elsheikh TM, Fili A, et al. Review of the state of the art and recommendations of the Papanicolaou Society of Cytopathology for urinary cytology procedures and reporting: the Papanicolaou Society of Cytopathology Practice Guidelines Task Force. Diagn Cytopathol, 2004, 30(1): 24-30

[122] Morse N, Melamed MR. Differential counts of cell populations in urinary sediment smears from patients with primary epidermoid carcinoma of bladder. Acta Cytol, 1974, 18(4): 312-315

[123] Hastie KJ, Ahmad R, Moisey CU. Fractionated urinary cytology in the follow-up of bladder cancer. Br J Urol, 1990, 66(1): 40-41

[124] Mungan NA, Kulacoglu S, Basar M, et al. Can sensitivity of voided urinary cytology or bladder wash cytology be improved by the use of different urinary portions? Urol Int, 1999, 62(4): 209-212

[125] Koss LG, Deitch D, Ramanathan R, et al. Diagnostic value of cytology of voided urine. Acta Cytol, 1985, 29(5): 810-816

[126] Ellwein LB. Bladder cancer screening: lessons from a biologically based model of bladder cancer progression and therapeutic intervention. J Occup Med, 1990, 32(9): 806-811

[127] Farrow GM. Urine cytology in the detection of bladder cancer: a critical approach. J Occup Med, 1990, 32(9): 817-821

[128] Murphy WM, Crabtree WN, Jukkola AF, et al. The diagnostic value of urine versus bladder washing in patients with bladder cancer. J Urol, 1981, 126(3): 320-322

[129] Dodd LG, Johnston WW, Robertson CN, et al. Endoscopic brush cytology of the upper urinary tract. Evaluation of its efficacy and potential limitations in diagnosis. Acta Cytol, 1997, 41(2): 377-384

[130] Wolinska WH, Melamed MR. Urinary conduit cytology. Cancer, 1973, 32(4): 1000-1006

[131] Bassi P, De Marco V, De Lisa A, et al. Non-invasive diagnostic tests for bladder cancer: a review of the literature. Urol Int, 2005, 75(3): 193-200

[132] Lokeshwar VB, Habuchi T, Grossman HB, et al. Bladder tumor markers beyond cytology: International Consensus Panel on bladder tumor markers. Urology, 2005, 66(6 Suppl 1): 35-63

[133] Wiener HG, Vooijs GP, van't Hof-Grootenboer B. Accuracy of urinary cytology in the diagnosis of primary and recurrent bladder cancer. Acta Cytol, 1993, 37(2): 163-169

[134] Badalament RA, Hermansen DK, Kimmel M, et al. The sensitivity of bladder wash flow cytometry, bladder wash cytology, and voided cytology in the detection of bladder carcinoma. Cancer, 1987, 60(7): 1423-1427

[135] Foot NC, Papanicolaou GN, Holmquist ND, et al. Exfoliative cytology of urinary sediments: a review of 2, 829 cases. Cancer, 1958, 11(1): 127-137

[136] Park CH, Britsch C, Uson AC, et al., Reliability of positive exfoliative cytologic study of the urine in urinary tract malignancy. J Urol, 1969, 102(1): 91-92

[137] Bastacky S, Ibrahim S, Wilczynski SP, et al. The accuracy of urinary cytology in daily practice. Cancer, 1999, 87(3): 118-128

[138] Halling KC, King W, Sokolova IA, et al. A comparison of cytology and fluorescence in situ hybridization for the detection of urothelial carcinoma. J Urol, 2000, 164(5): 1768-1775

[139] Curr JL, Wojcik EM. The effects of the current World Health Organization/International Society of Urologic Pathologists bladder neoplasm classification system on urine cytology results. Cancer, 2002, 96(3): 140-145

[140] Allegra SR, Broderick PA, Corvese NL. Cytologic and histogenetic observations in well differentiated transitional cell carcinoma of bladder. J Urol, 1972, 107(5): 777-782

[141] Loening S, Narayana A, Yoder L, et al. Longitudinal study of bladder cancer with cytology and biopsy. Br J Urol, 1978, 50(7): 496-501

[142] Umiker W. Accuracy of cytologic diagnosis of cancer of the urinary tract. Acta Cytol, 1964, 8: 186-193

[143] Beyer-Boon ME, de Voogt HJ, van der Velde EA, et al. The efficacy of urinary cytology in the detection of urothelial tumours. Sensitivity and specificity of urinary cytology. Urol Res, 1978, 6(1): 3-12

[144] Frable WJ, Paxson L, Barksdale JA, et al. Current

practice of urinary bladder cytology. Cancer Res，1977，37（8 Pt 2）：2800-2805

[145] Maier U，Simak R，Neuhold N. The clinical value of urinary cytology：12 years of experience with 615 patients. J Clin Pathol，1995，48（4）：314-317

[146] reichborn-Kjennerud S，Hoeg K. The value of urine cytology in the diagnosis of recurrent bladder tumors. A preliminary report. Acta Cytol，1972，16（3）：269-272

[147] Brown FM. Urine cytology. It is still the gold standard for screening？ Urol Clin North Am，2000，27（1）：25-37

[148] Broderick PA，Allegra SR，Corvese N. Primary malignant melanoma of the esophagus: a case report. Acta Cytol，1972 16（2）：159-164

[149] Ro JY，Staerkel GA，Ayala AG. Cytologic and histologic features of superficial bladder cancer. Urol Clin North Am，1992，19（3）：435-453

[150] Heney NM，Szyfelbein WM，Daly JJ，et al. Positive urinary cytology in patients without evident tumor. J Urol，1977，117（2）：223-224

[151] Kern WH. The elusive "false-positive" sputum and urine cytology. Acta Cytol，1990，34（4）：587-588

[152] Murphy WM. Falsely positive urinary cytology：pathologist's error or preclinical cancer？ J Urol，1977，118（5）：811-813

[153] Schwalb DM，Herr HW，Fair WR. The management of clinically unconfirmed positive urinary cytology. J Urol，1993，150（6）：1751-1756

[154] Young RH，Zukerberg LR. Microcystic transitional cell carcinomas of the urinary bladder. A report of four cases. Am J Clin Pathol，1991，96（5）：635-639

[155] Koss LG，Tiamson EM，Robbins MA. Mapping cancerous and precancerous bladder changes. A study of the urothelium in ten surgically removed bladders. JAMA，1974，227（3）：281-286

[156] Koss LG. Mapping of the urinary bladder: its impact on the concepts of bladder cancer. Hum Pathol，1979，10（5）：533-548

[157] Tut VM，Hildreth AJ，Kumar M，et al. Does voided urine cytology have biological significance？ Br J Urol，1998，82（5）：655-659

[158] Hughes JH，Raab SS，Cohen MB. The cytologic diagnosis of low-grade transitional cell carcinoma. Am J Clin Pathol，2000，114 Suppl: S59-S67

[159] Murphy WM，Soloway MS，Jukkola AF，et al. Urinary cytology and bladder cancer. The cellular features of transitional cell neoplasms. Cancer，1984，53（7）：1555-1565

[160] Raab SS，Lenel JC，Cohen MB. Low grade transitional cell carcinoma of the bladder. Cytologic diagnosis by key features as identified by logistic regression analysis.Cancer，1994，74（5）：1621-1626

[161] Matzkin H，Moinuddin SM，Soloway MS. Value of urine cytology versus bladder washing in bladder cancer. Urology，1992，39（3）：201-203

[162] Farrow GM. Compendium on Diagnostic Cytology，7th ed. Chicago：Urine cytology of transitional cell carcinoma: Diagnostic efficacy，1992

[163] Farrow GM，Utz DC，Rife CC，et al. Clinical observations on sixty-nine cases of in situ carcinoma of the urinary bladder. Cancer Res，1977，37（8 Pt 2）：2794-2798

[164] Piscioli F，Detassis C，Polla E，et al. Cytologic presentation of renal adenocarcinoma in urinary sediment. Acta Cytol，1983，27（4）：383-390

[165] Meisels A. Cytology of Carcinoma of the Kidney. Acta Cytol，1963，7: 239-244

[166] Bardales RH，Pitman MB，Stanley MW，et al. Urine cytology of primary and secondary urinary bladder adenocarcinoma. Cancer，1998，84（6）：335-343

[167] Varma VA，Fekete PS，Franks MJ，et al. Cytologic features of prostatic adenocarcinoma in urine: a clinicopathologic and immunocytochemical study. Diagn Cytopathol，1988，4（4）：300-305

[168] Rupp M，O'Hara B，McCullough L，et al. Prostatic carcinoma cells in urine specimens. Cytopathology，1994，5（3）：164-170

[169] Koss LG. Diagnostic Cytology of the Urinary Tract. Philadelphia: Lippincott-Raven，1996

[170] Boon ME，van Keep JP，Kok LP. Polyomavirus infection versus high-grade bladder carcinoma. The importance of cytologic and comparative morphometric studies of plastic-embedded voided urine sediments. Acta Cytol，1989，33（6）：887-893

[171] Ross JS，Cohen MB. Ancillary methods for the detection of recurrent urothelial neoplasia. Cancer，2000，90（2）：75-86

[172] Messing EM. Performance of urine test in patients monitored for recurrence of bladder cancer: a multicenter study in the United States. J Urol，2005. 174（4 Pt 1）：p. 1238-1241

[173] Halling KC. Vysis UroVysion for the detection of urothelial carcinoma. Expert Rev Mol Diagn, 2003, 3 (4): 507-519

[174] Sullivan PS, Nooraie F, Sanchez H, et al. Comparison of ImmunoCyt, UroVysion, and urine cytology in detection of recurrent urothelial carcinoma: a "split-sample" study. Cancer, 2009, 117 (3): 167-173

[175] Froudarakis ME. Diagnostic work-up of pleural effusions. Respiration, 2008, 75 (1): 4-13

[176] Assi Z, Caruso JL, Herndon J, et al. Cytologically proved malignant pleural effusions: distribution of transudates and exudates. Chest, 1998, 113 (5): 1302-1304

[177] Ashchi M, Golish J, Eng P, et al. Transudative malignant pleural effusions: prevalence and mechanisms. South Med J, 1998, 91 (1): 23-26

[178] Thomsen TW, DeLaPena J, Setnik GS. Videos in clinical medicine. Thoracentesis. N Engl J Med, 2006, 355 (15): e16

[179] Bedrossian CW. Special stains, the old and the new: the impact of immunocytochemistry in effusion cytology. Diagn Cytopathol, 1998, 18 (2): 141-149

[180] Zemansky AP. The examination of fluids for tumor cells: an analysis of 113 cases checked against subsequent examination of tissue. Am J Med Sci, 1928, 175: 489-504

[181] Keettel WC, Elkins HG. Experience with radioactive colloidal gold in the treatment of ovarian carcinoma. Am J Obstet Gynecol, 1956, 71 (3): 553-568

[182] Filie AC, Copel C, Wilder AM, et al. Individual specimen triage of effusion samples: an improvement in the standard of practice, or a waste of resources? Diagn Cytopathol, 2000, 22 (1): 7-10

[183] Davidson, B. Malignant effusions: from diagnosis to biology. Diagn Cytopathol, 2004, 31 (4): 246-254

[184] Covey AM. Management of malignant pleural effusions and ascites. J Support Oncol, 2005, 3 (2): 169-173, 176

[185] Manosca F, Schinstine M, Fetsch PA, et al. Diagnostic effects of prolonged storage on fresh effusion samples. Diagn Cytopathol, 2007, 35 (1): 6-11

[186] Walshe AD, Douglas JG, Kerr KM, et al. An audit of the clinical investigation of pleural effusion. Thorax, 1992, 47 (9): 734-737

[187] Sallach SM, Sallach JA, Vasquez E, et al. Volume of pleural fluid required for diagnosis of pleural malignancy. Chest, 2002, 122 (6): 1913-1917

[188] Salyer WR, Eggleston JC, Erozan YS. Efficacy of pleural needle biopsy and pleural fluid cytopathology in the diagnosis of malignant neoplasm involving the pleura. Chest, 1975, 67 (5): 536-539

[189] Venrick MG, Sidawy MK. Cytologic evaluation of serous effusions. Processing techniques and optimal number of smears for routine preparation. Am J Clin Pathol, 1993, 99 (2): 182-186

[190] Light RW. Useful tests on the pleural fluid in the management of patients with pleural effusions. Curr Opin Pulm Med, 1999, 5 (4): 245-249

[191] Yang GC, Papellas J, Wu HC, et al. Application of Ultrafast Papanicolaou stain to body fluid cytology. Acta Cytol, 2001, 45 (2): 180-185

[192] Starr RL, Sherman ME. The value of multiple preparations in the diagnosis of malignant pleural effusions. A cost-benefit analysis. Acta Cytol, 1991, 35 (5): 533-537

[193] Fetsch PA, Simsir A, Brosky K, et al. Comparison of three commonly used cytologic preparations in effusion immunocytochemistry. Diagn Cytopathol, 2002, 26 (1): 61-66

[194] Spriggs A.l, Boddington MM. Atlas of serous fluid cytopathology• A guide to cells of pleural, pericardial, peritoneal and hydrocele fluids. Dordrecht, The Netherlands: Kluwer Academic Publishers, 1989

[195] Nance KV, Shermer RW, Askin FB. Diagnostic efficacy of pleural biopsy as compared with that of pleural fluid examination. Mod Pathol, 1991, 4 (3): 320-324

[196] Motherby H, Nadjari B, Friegel P, et al. Diagnostic accuracy of effusion cytology. Diagn Cytopathol, 1999, 20 (6): 350-357

[197] Kutty CP, Remeniuk E, Varkey B. Malignant-appearing cells in pleural effusion due to pancreatitis: case report and literature review. Acta Cytol, 1981, 25 (4): 412-416

[198] Hallman JR, Geisinger KR. Cytology of fluids from pleural, peritoneal and pericardial cavities in children. A comprehensive survey. Acta Cytol, 1994, 38 (2): 209-217

[199] Esteban JM, Yokota S, Husain S, et al. Immunocytochemical profile of benign and carcinomatous effusions. A practical approach to difficult diagnosis. Am J Clin Pathol, 1990, 94 (6): 698-705

[200] Peterson JT, Greenberg Jr SD, Buffler PA. Non-asbestos-related malignant mesothelioma. A review. Cancer, 1984, 54 (5): 951-960

[201] Towers KJ, Melamed MR. Absence of prognostic features in the cytology of effusions due to mammary cancer. Acta Cytol, 1979, 23 (1): 30-34

[202] Decker DA, Dines DE, Payne WS, et al. The significance of a cytologically negative pleural effusion in bronchogenic carcinoma. Chest, 1978, 74 (6): 640-642

[203] Demmy TL, Dunn KB. Surgical and nonsurgical therapy for lung metastasis: indications and outcomes. Surg Oncol Clin N Am, 2007, 16 (3): 579-605

[204] Sahn SA. Malignancy metastatic to the pleura. Clin Chest Med, 1998, 19 (2): 351-361

[205] Helson L, Krochmal P, Hajdu SI. Diagnostic value of cytologic specimens obtained from children with cancer. Ann Clin Lab Sci, 1975, 5 (4): 294-297

[206] Ehya H. The cytologic diagnosis of mesothelioma. Semin Diagn Pathol, 1986, 3 (3): 196-203

[207] Monaco SE, Dabbs DJ, Kanbour-Shakir A. Pleomorphic lobular carcinoma in pleural fluid: diagnostic pitfall for atypical mesothelial cells. Diagn Cytopathol, 2008, 36 (9): 657-661

[208] Wang NS. Pleural mesothelioma: an approach to diagnostic problems. Respirology, 1996, 1 (4): 259-271

[209] Renshaw AA, Dean BR, Antman KH, et al. The role of cytologic evaluation of pleural fluid in the diagnosis of malignant mesothelioma. Chest, 1997, 111 (1): 106-109

[210] Kho-Duffin J, Tao LC, Cramer H, et al. Cytologic diagnosis of malignant mesothelioma, with particular emphasis on the epithelial noncohesive cell type. Diagn Cytopathol, 1999, 20 (2): 57-62

[211] Henderson DW, Shilkin KB, Langlois SLP, et al. Malignant Mesothelioma. New York: hemisphere Publishing Corp, 1992

[212] Granados R, Cibas ES, Fletcher JA. Cytogenetic analysis of effusions from malignant mesothelioma. A diagnostic adjunct to cytology. Acta Cytol, 1994, 38 (5): 711-717

[213] Wakely PE, Menezes Jr G, Nuovo GJ. Primary effusion lymphoma: cytopathologic diagnosis using in situ molecular genetic analysis for human herpesvirus 8. Mod Pathol, 2002, 15 (9): 944-950

[214] Ansari MQ, Dawson DB, Nador R, et al. Primary body cavity-based AIDS-related lymphomas. Am J Clin Pathol, 1996, 105 (2): 221-229

[215] Ordonez NG. What are the current best immunohistochemical markers for the diagnosis of epithelioid mesothelioma? A review and update. Hum Pathol, 2007, 38 (1): 1-16

[216] Whitaker D. The cytology of malignant mesothelioma. Cytopathology, 2000, 11 (3): 139-151

[217] Ferrer J, Rold NJ, Teixidor J, et al. Predictors of pleural malignancy in patients with pleural effusion undergoing thoracoscopy. Chest, 2005, 127 (3): 1017-1022

[218] Johnston WW. The malignant pleural effusion. A review of cytopathologic diagnoses of 584 specimens from 472 consecutive patients. Cancer, 1985, 56 (4): 905-909

[219] Hoda RS, Cangiarella J, Koss LG. Metastatic squamous-cell carcinoma in pericardial effusion: report of four cases, two with cardiac tamponade. Diagn Cytopathol, 1998, 18 (6): 422-424

[220] Smith-Purslow MJ, Kini SR, Naylor B. Cells of squamous cell carcinoma in pleural, peritoneal and pericardial fluids. Origin and morphology. Acta Cytol, 1989, 33 (2): 245-253

[221] Payne MM, Rader AE, McCarthy DM, et al. Merkel cell carcinoma in a malignant pleural effusion: case report. Cytojournal, 2004, 1 (1): 5

[222] Yamaguchi T, Imamura Y, Nakayama K, Kawada T, et al. Paranuclear blue inclusions of small cell carcinoma of the stomach: report of a case with cytologic presentation in peritoneal washings. Acta Cytol, 2005, 49 (2): 207-212

[223] Das DK. Serous effusions in malignant lymphomas: a review. Diagn Cytopathol, 2006, 34 (5): 335-347

[224] Sears D, Hajdu SI. The cytologic diagnosis of malignant neoplasms in pleural and peritoneal effusions. Acta Cytol, 1987, 31 (2): 85-97

[225] Cross SE, Jin YS, Rao J, et al. Nanomechanical analysis of cells from cancer patients. Nat Nanotechnol, 2007, 2 (12): 780-783

[226] Che J, Mach AJ, Go DE, et al. Microfluidic purification and concentration of malignant pleural effusions for improved molecular and cytomorphological diagnostics. PLoS One, 2013, 8 (10): e78194

[227] Schmidt WA. Principles and techniques of surgical pathology. Reading, MA: Addison-Wesley, 1983

[228] Dudgeon LS. A new method for the rapid microscopical diagnosis of tumours: With an account of 200 cases so examined. British Journal of Surgery, 1927, 15 (58): 250-261

[229] Bamforth J, Osborn GR. Diagnosis from cells. J Clin

Pathol, 1958, 11(6): 473-482

[230] Kim K, Phillips ER, Paolino M. Intraoperative imprint cytology: its significance as a diagnostic adjunct. Diagn Cytopathol, 1990, 6(5): 304-307

[231] Hasenburg A, Ledet SC, Ardaman T, et al. Evaluation of lymph nodes in squamous cell carcinoma of the cervix: touch imprint cytology versus frozen section histology. Int J Gynecol Cancer, 1999, 9(4): 337-341

[232] Taneri F, Poyraz A, Salman B, et al. Using imprint and frozen sections in determining the surgical strategies for thyroid pathologies. Endocr Regul, 2001, 35(2): 71-74

[233] Valdes EK, Boolbol SK, Cohen JM, et al. Intra-operative touch preparation cytology; does it have a role in re-excision lumpectomy? Ann Surg Oncol, 2007, 14(3): 1045-1050

[234] Veneti S, Ioannidou-Mouzaka L, Toufexi H, et al. Imprint cytology. A rapid, reliable method of diagnosing breast malignancy. Acta Cytol, 1996, 40(4): 649-652

[235] Lieske B, Ravichandran D, Wright D. Role of fine-needle aspiration cytology and core biopsy in the preoperative diagnosis of screen-detected breast carcinoma. Br J Cancer, 2006, 95(1): 62-66

[236] Corsi F, Sorrentino L, Bossi D, et al. Preoperative localization and surgical margins in conservative breast surgery. Int J Surg Oncol, 2013, 2013: 793-819

[237] Ballester M, Dubernard G, Bats AS, et al. Comparison of diagnostic accuracy of frozen section with imprint cytology for intraoperative examination of sentinel lymph node in early-stage endometrial cancer: results of Senti-Endo study. Ann Surg Oncol, 2012, 19(11): 3515-3521

[238] Abe A, Sugiyama Y, Furuta R, et al. Usefulness of intraoperative imprint cytology in ovarian germ cell tumors. Acta Cytol, 2013, 57(2): 171-176

[239] Mariappan MR, Fadare O, Jain D, et al. Diagnostic intraoperative imprint cytology of a solid pseudopapillary tumor of the pancreas. Diagn Cytopathol, 2005, 32(6): 351-352

[240] Laforga J.B. Cytologic imprints in intraoperative consultations for gastric heterotopic pancreas. Acta Cytol, 2003, 47(5): 945-946

[241] Ashford RU, Scolyer RA, McCarthy SW, et al. The role of intra-operative pathological evaluation in the management of musculoskeletal tumours. Recent Results Cancer Res, 2009, 179: 11-24

[242] Sharma N, Misra V, Singh PA, et al. Comparative efficacy of imprint and squash cytology in diagnosing lesions of the central nervous system. Asian Pac J Cancer Prev, 2011, 12(7): 1693-1696

[243] Siddiqui MT, Mahon BM, Cochran E, et al. Cytologic features of meningiomas on crush preparations: a review. Diagn Cytopathol, 2008, 36(4): 202-206

[244] Salem AA, Douglas-Jones AG, Sweetland HM, et al. Intraoperative evaluation of axillary sentinel lymph nodes using touch imprint cytology and immunohistochemistry. Part II. Results. Eur J Surg Oncol, 2006, 32(5): 484-487

[245] Dogan S, Becker JC, Rekhtman N, et al. Use of touch imprint cytology as a simple method to enrich tumor cells for molecular analysis. Cancer Cytopathol, 2013, 121(7): 354-360

[246] Harden MV, Newton LA, Lloyd RC, et al. Olfactory imprinting is correlated with changes in gene expression in the olfactory epithelia of the zebrafish. J Neurobiol, 2006, 66(13): 1452-1466

[247] Tamiolakis D, Papadopoulos N, Venizelos I, et al. Loss of chromosome 1 in myxopapillary ependymoma suggests a region out of chromosome 22 as critical for tumour biology: a FISH analysis of four cases on touch imprint smears. Cytopathology, 2006, 17(4): 199-204

[248] Suen KC, Wood WS, Syed AA, et al. Role of imprint cytology in intraoperative diagnosis: value and limitations. J Clin Pathol, 1978, 31(4): 328-337

[249] 陈万青, 李贺, 孙可欣, 等. 2014年中国恶性肿瘤发病和死亡分析. 中华肿瘤杂志, 2018, 40(1): 5-13

[250] 张智慧, 赵琳琳, 郭会芹, 等. 乳腺癌核芯针穿刺印片与组织学诊断的比较研究. 中华肿瘤杂志, 2010, 32(12): 921-926

[251] Xing J, Reynolds JP. Diagnostic Advances in Urine Cytology. Surg Pathol Clin, 2018, 11(3): 601-610

[252] Segal A, Sterrett GF, et al. A diagnosis of malignant pleural mesothelioma can be made by effusion cytology: results of a 20 year audit. Pathology, 2013, 45: 44-48

[253] Pang C, Ma H, Qin J, et al. Pleural effusion as a substitute for tumor tissue in detecting EGFR/ALK mutations in non-small cell lung cancer: A systematic review and meta-analysis. Medicine(Baltimore), 2019, 98: e15450

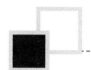

第十一章 治疗前肿瘤状况评估

第一节 肿瘤评估方法的历史和发展

人类发现肿瘤这一疾病已有 3 000 年以上历史。直到 19 世纪应用显微镜后，才逐渐有了肿瘤病理学的初步概念，建立了认识肿瘤学的初步框架。20 世纪以来，由于自然科学的发展、基础理论研究与新技术的应用，肿瘤学研究有了长足的进步。早期临床上对肿瘤的治疗前评估手段甚少，临床医生仅能根据有限的临床信息对患者进行诊断和综合判定。临床诊断技术的发展与进步，使其成为对肿瘤治疗前评估的有力手段，肿瘤评估的发展史，可以说就是诊断技术的进步史。

组织病理学是现代临床肿瘤学的诊断基础，19 世纪中期，德国病理学家魏尔啸（R. Virchow）认为细胞的结构改变和功能障碍是肿瘤疾病的基础，奠定了细胞病理学科的理论基础。20 世纪 40 年代出现了脱落细胞学，20 世纪 50 年代以后，由于电子显微镜技术、细胞生物学、免疫学、分子生物学和组织化学技术的兴起，肿瘤病理学已达到亚细胞水平。自 1895 年伦琴发现了 X 射线以来，萌生了现代医学影像学的基础，更随着 20 世纪中后期计算机技术的迅猛发展，肿瘤影像学也由较原始的成像技术，发展到今天的依靠计算机处理成像的各类项目，包括计算机体层成像（computerized tomography，CT）、磁共振成像（magnetic resonance imaging，MRI）、B 超、数字减影血管造影（digital subtraction angiography，DSA）和正电子发射体层成像（positron emission tomography，PET）等，使肿瘤诊断进入"亚临床诊断"水平，尤其是 PET 技术，将肿瘤细胞生物代谢功能与形态通过计算机处理融合，达到有机统一，使肿瘤影像学再跃上一个新台阶——功能

影像学。1848 年 Henry Bence-Jone 在多发性骨髓瘤患者尿液中发现了一种特异性蛋白，后被命名为 Bence-Jone 蛋白，自此，临床上开始了针对恶性肿瘤引起体内生物成分中某些含量异常或出现新的成分的检测，即肿瘤标志物的检测。美国科学家 Bergstyandh 和 Czar 于 1956 年发现了甲胎蛋白（alpha-fetoprotein，AFP），次年癌胚抗原（carcinoembryonic antigen，CEA）被 Gold 和 Freeman 在人结肠组织中发现，以及以后较为广泛应用的糖抗原系列如 CA19-9、CA125 等，都成为了肿瘤学中经典的肿瘤标志物。1979 年英国第七届肿瘤发生生物学和医学会议正式提出"肿瘤标志物（tumor marker）"一词，肿瘤标志物不仅可用于肿瘤的诊断与评估，还可用于肿瘤治疗效果的评估与预后监测。20 世纪 50 年代后期，纤维内镜开始应用于临床，经过半个世纪的发展，内镜技术为肿瘤诊断，甚至治疗都带来了突破性进展，无论是内镜可触及的检查部位还是深度均有了长足发展。同时将超声技术应用于内镜，两者结合，使肿瘤病变部位及累及的深度定位定性诊断更加精确，建立在内镜超声引导基础上的穿刺活检，更是为获取病理诊断提供了巨大帮助。

在过去的数十年里，肿瘤的诊断技术有了很大的发展，包括肿瘤标志物、功能磁共振成像（fMRI）、正电子发射体层成像（PET）和肿瘤分子病理诊断等，使得肿瘤的诊断变得更精准，并向个体化的诊断发展。诊断技术的巨大进步，帮助临床医生实现了对肿瘤信息的尽可能掌握，结合各类诊断标准和评估体系，实现对肿瘤的综合评估。

一方面，诊断技术的发展为获取肿瘤信息带来了技术革命，另一方面，基于所掌握的肿瘤临床指标，逐渐建立起了针对肿瘤本身的评估体系，主要包括两点，即明确诊断与肿瘤分期，分期

是诊断的更高境界。肿瘤分期建立在人们对肿瘤生长进展的认识之上，在过去的时间里，肿瘤分期系统不断发展，随着对肿瘤更深入的了解，分期系统将会继续优化完善。肿瘤分期（staging）是一个评价恶性肿瘤进展程度的过程，根据个体内原发肿瘤以及播散程度来描述恶性肿瘤的严重程度和受累范围，了解疾病的程度，可以帮助医生制订相应的治疗计划并且了解疾病的预后和转归。同时肿瘤分期也为医生在讨论患者病情、比较治疗效果提供了一种通用的语言。另外详细地了解疾病的分期信息也有助于为患者制订更为针对性的临床试验方案。实体肿瘤 TNM 分期系统是目前国际上应用最为广泛的分期系统，最早由 Pierre Denoix 于 20 世纪 40 年代开始提出，后经美国癌症联合委员会（American Joint Committee on Cancer，AJCC）和国际抗癌联盟（International Union Against Cancer，UICC）逐步开始建立国际性的分期标准，并于 1977 年正式出版了第 1 版《恶性肿瘤 TNM 分类法》手册，涵盖了临床上绝大部分肿瘤，并定期修改完善，已经成为临床医生和医学科学工作者对于恶性肿瘤进行分期的标准方法，目前临床最新版的 TNM 分期为 2018 年出版的第 8 版国际 TNM 分期标准。在新版分期标准中，AJCC 已提出了从基于患者群体（population-based）向个体化（personalized）的思路转变，这也是目前肿瘤评估模式的一个方向。

基于统一分期标准的肿瘤评估，对于临床诊疗而言，具有以下主要意义：①利于医生对患者的病情程度和预后判断；②有助于对患者的个体化治疗；③对于患者临床病理信息的纳入、比较、分析，有一个统一的标准；④对不同医疗中心的临床研究和诊疗方案的发展而言，统一的肿瘤分期标准是一个基础的共同工具。

第二节 不同类型的 TNM 分期评估

一、TNM 肿瘤分期系统

TNM 肿瘤分期是目前国际上应用最为广泛的肿瘤分期系统，是一种典型的解剖学分期，该分期系统由美国癌症联合会（AJCC）和国际抗癌联盟（UICC）共同制定并定期修改完善。TNM

分期通过标准化的指标分析，为临床医师提供了一个较为科学、完善的肿瘤分期评价体系。TNM 分期主要包括原发肿瘤大小和范围（tumor，T）、区域淋巴结受累情况（nodes，N）、远处转移（metastasis，M）指标，其他一些非普遍性的指标近年来也逐渐纳入了 TNM 分期系统，如食管癌的病理类型（鳞癌/腺癌）、分化程度（高/中/低/未分化）、肿瘤位置（上/中/下段）等指标纳入了新版食管癌 TNM 分期。简略言之，对大多数实体肿瘤而言，TNM 分期在各个阶段的基本定义见表 11-1。

表 11-1 T 分期（反映原发肿瘤大小和侵犯程度）

Tx	原发部位肿瘤无法评价
T_0	无原发肿瘤证据
Tis	原位癌
$T_1 \sim T_4$	不同大小或侵犯程度的原发肿瘤
N 分期（反映区域淋巴结受累情况）	
Nx	区域淋巴结受累情况无法评价
N_0	无区域淋巴结受累
$N_1 \sim N_3$	不同程度的区域淋巴结受累
M 分期（反映肿瘤的远处器官转移情况）	
M_0	无远处器官转移
M_1	有远处器官转移

注：M_1 可用下列标准进一步细化指示远处转移的器官：

肺：PUL；骨髓：MAR；骨：OSS；胸膜：PLE；肝脏：HEP；腹膜：PER；脑：BRA；远处皮肤：SKI；远处淋巴结：LYM；肾上腺：ADR；其他：OTH

具体到每一类型实体肿瘤，其都有各自的 TNM 分期标准，所以不同 TNM 的等级在不同肿瘤中并不代表同一含义，一旦 TNM 各自分期明确，即可综合判定出总体的临床分期（如Ⅰ，Ⅱ，Ⅲ，Ⅳ），也有某一综合分期出现亚分期的情况，如ⅢA、ⅢB 等，综合分期等级越高，预示着肿瘤越晚。如果需要对每一项目进一步分类，则可采用亚组细分法（如 T_{1a}、T_{1b}）。需要注意的是，对于 Tx 和 Nx 的分期，仅限于实在无法获取肿瘤信息、无法评估的情况下，应尽量谨慎使用。

二、肿瘤分期系统的不同适用类型

肿瘤主要有两种类型分期系统：临床分期和病理分期。在 TNM 分期系统中，分别在分期前冠以小写字母 "c" 和 "p"（如 $cT_3N_1M_0$、$pT_2N_0M_0$），两者在具体参数指标上定义基本相同。

1. 临床分期（clinical staging） 肿瘤临床分期包括在治疗（手术、放疗、化疗）之前，或在初次诊断 4 个月，或更短的时间窗内，通过病史、查体、影像学检查、病灶病理活检等临床手段得到肿瘤分期的信息。

单纯依靠查体一般可能会低估肿瘤的严重程度，或无法获取准确的肿瘤信息。因此实体肿瘤临床 TNM 分期会更依赖于影像学检查。借助于影像学检查结果，可判断肿瘤位置、大小、与周围正常解剖结构的关系，并判断有无淋巴结受累或远处转移。除了肿瘤专业医生外，对影像科医师的读片和报告也提出了要求，北美放射学会（Radiological Society of North America，RSNA）对肿瘤影像学提出了标准化的术语和报告结构格式。此外，影像科还承担起影像引导下的穿刺活检或手术定位（如肺部小结节的手术前定位）。在肿瘤的整个治疗过程之中，影像学检查对评估肿瘤变化和治疗反应也具有重要地位。

对于所有初诊的肿瘤患者，均应进行 cTNM 分期的评估，主要有两方面意义，对于患者选择合适的初始治疗方案至关重要，以及有助于在手术与非手术患者之间进行横向比较。

2. 病理分期（pathologic staging） 仅限于接受手术切除或手术探查肿瘤侵犯程度的患者，通过术后病理学的全面评估与诊断，判定肿瘤的分期，同时常常也需要参考临床分期（查体、影像学结果）以及术中发现等指标。病理分期是肿瘤诊断的"金标准"，此处需要注意排除术前接受新辅助放化疗的患者，其术后病理分期不能算作严格意义上的反映肿瘤初次诊断的状态。

临床分期是在手术切除肿瘤标本前，采用所有可以得到的指标进行分期，包括通过查体、影像学检查、内镜等方式获取的肿瘤信息；而病理分期在考虑临床分期的指标基础之上，增加了最重要的对手术切除肿瘤标本的病理学评估，实体肿瘤准确的 pTNM 分期有赖于肿瘤侵犯程度、淋巴结转移、远处转移情况等信息的获取，而手术切除和术后病理评估是目前唯一能获取上述完整信息的途径。由于不同的信息来源，临床分期与病理分期之间存在着差异，病理分期因为能获取直接对肿瘤本身和侵犯转移程度的病理学检验，常被认为更为"精确"或"真实"，相比之下，临床分期的指标则来自对患者体内肿瘤的间接观察，除了可能的病理类型或分化程度可通过内镜活检等手段获取外，无更多的病理诊断信息。尽管如此，两个分期概念应是相互补充，因为并非每一例肿瘤患者均有机会行外科根治切除，这意味着不是每一例患者均能得到明确的病理分期。另外，部分患者在手术切除前，可能接受了术前放化疗，造成瘤体缩小，若根据此时手术切除标本进行病理分期评估，会引起对肿瘤真实分期的低估。肿瘤不同类型 TNM 分期比较见表 11-2。

表 11-2 肿瘤不同类型 TNM 分期比较

TNM 分期	适用标准	数据来源	主要用途
临床分期（cTNM）	所有确诊恶性肿瘤的治疗前患者	症状、查体、影像学检查、内镜、原发肿瘤活检、淋巴结穿刺 / 切除活检、手术探查（未切除）、远处转移部位的活检、其他相关检查	1. 评价预后 2. 指导治疗 3. 人群间比较
病理分期（pTNM）	手术切除作为首选治疗的患者	术中发现、手术切除标本的病理学诊断	1. 更准确的预后评价 2. 指导进一步治疗
治疗后分期（ycTNM 或 ypTNM）	系统治疗和 / 或放疗作为首选治疗的患者	yc，系统治疗和 / 或放疗后，或新辅助治疗后手术前的评估；yp，新辅助治疗后手术后的病理评估	1. 决定进一步治疗 2. 评估对治疗的反应
复发分期（rTNM）	在无瘤期后出现的肿瘤复发；或肿瘤进展考虑进一步治疗	rc，肿瘤复发的临床分期；rp，肿瘤复发的病理分期	指导治疗
尸检分期（aTNM）	患者死亡前未怀疑肿瘤	尸检时获取的病理指标	明确之前未诊断的肿瘤分期

第三节 肿瘤治疗前评估流程

肿瘤患者治疗前，至少要求评估肿瘤本身的程度与生物学行为，以及患者相关的指标两个方面。

一、肿瘤分期系统的基本要素

对所有的肿瘤而言，其都有对应的分期系统，临床医师据此描述肿瘤的范围和进展程度，其分期的主要基本要素包括：

1. 肿瘤的原发部位和数量。

2. 肿瘤的大小和侵犯程度。在空腔脏器上皮肿瘤中（食管、小肠、膀胱等），需考虑脏器壁的侵犯深度；比如，肿瘤的大小评判在乳腺癌中具有重要预后意义，但在结直肠癌中肿瘤大小不考虑有预后意义，反而是侵犯深度和范围。

3. 淋巴结侵犯（是否已侵及原发肿瘤的区域淋巴结）。

4. 是否存在远处器官转移。

某些肿瘤在制定分期时，除了上述的原发肿瘤、区域淋巴结、远处转移3项指标，其他还可能会影响肿瘤分期的指标包括：

（1）分化程度：分化程度反映肿瘤组织与原发正常组织的相似程度，常代表着肿瘤的恶性程度，通过病理学检测得出。一般分为：Gx——不能判定分化程度，G1——高分化，G2——中分化，G3——低分化，G4——未分化。

（2）病理类型：同一部位的肿瘤可能会具有不同的组织学类型，不同组织学类型的肿瘤在治疗方案和预后上存在差异，影响肿瘤分期。以食管癌为例，其包括鳞状细胞癌和腺癌两大病理类型，新版的食管癌TNM分期系统最大变化之一即是按照此两大病理类型建立不同的分期标准，两者之间差异明显。

（3）肿瘤位置：某些肿瘤所处位置能影响患者预后，故也纳入了肿瘤分期系统，同样是食管癌，病灶可位于上段、中段或下段，肿瘤位置的不同成为了分期的重要指标之一。

（4）分子生物学标记：以前列腺癌为例，前列腺特异性抗原（prostate specific antigen，PSA）的表达水平被纳入了肿瘤的分期标准。然而，目前已经命名的肿瘤标志物达100多种，主要包括血清/血浆肿瘤标志和组织细胞肿瘤标志，按生化性质分类包括蛋白质、糖类、酶类、激素、癌基因与抑癌基因产物等，已发现的大部分肿瘤标志物都因其特异性和/或灵敏性不高而在应用中受限，肿瘤标志物联合检测和临床肿瘤标志物的综合评价一定程度上可弥补肿瘤标志物单方面评价的不足，这也许是未来肿瘤标志物研究的方向。

除此之外，尚有一些临床病理指标可用于参考进行肿瘤分期的评估或描述，如淋巴管侵犯（Lx，L0，L1）、切除后残存阳性（Rx，R0～R2，其中R1表示镜下阳性，R2表示肉眼可见阳性）、静脉血管侵犯（Vx，V0～V2）等。进一步细分TNM分期，前缀不同的小写字母代表不同的含义，除了cTNM和pTNM，还有a（尸检分期）、y（治疗后分期）、r（复发性肿瘤）等。

二、肿瘤分期涉及的临床内容

临床医师需要综合肿瘤相关的信息，判定出肿瘤的分期（表11-3），这些信息依靠不同的获取手段，包括：

1. **体格检查** 体格检查可以为我们提供有一些价值的肿瘤范围线索，如肿瘤的位置、大小，体表淋巴结是否侵犯，以及远处器官有无转移，这些指标在一定程度上可以通过常规查体获取。例如在消化道肿瘤的分期中，直肠的肛门指诊就是一项非常重要的物理检查手段，对于直肠癌或是肛管肿瘤可能提供很多有关原发肿瘤的相关信息。对于胃癌病例特别是女性患者，可能提供有关于盆腔受累的重要信息。

2. **影像学** 通过影像学技术提供的直观图像，能进一步明确患者体内的肿瘤位置、大小、淋巴结或远处器官受累情况。影像学检查在确定临床分期中起着至关重要的作用，是决定肿瘤分期的重要检查方法。随着医学科技进展，大量先进技术应用于影像学检查中。目前主要用于肿瘤分期的手段包括X线检查、B超、MRI、CT、内镜检查（endoscopy）以及近年来广泛应用的PET检查。在空腔脏器中，内镜超声对于评估肿瘤侵犯深度、范围和淋巴结转移情况有较高的诊断价值，内镜超声引导下的穿刺活检可进一步在病理性质层面对肿瘤和淋巴结予以明确。

3. **实验室检查** 实验室检查包括对血液、尿液以及其他体液或离体组织的检查,亦能提供肿瘤相关的信息,特别是一些具有高特异性的肿瘤相关标志物的检测。

4. **病理学报告** 通过在内镜下直接观察与钳取组织活检、穿刺活检、甚至完整切除肿瘤,进一步完成病理学诊断,临床医师可获取肿瘤大小、肿瘤生长情况、细胞类型、分化程度等信息,有助于明确肿瘤的病理学诊断,对肿瘤分期意义重大。

5. **手术发现** 肿瘤手术所见亦能帮助确定分期,如肿瘤大小、外观、淋巴结有无肿大、器官受累情况等。在某些时候,术中观察更为重要,如术中发现食管癌侵犯胸膜(T_{4a}),但术后肿瘤病理报告常只报告肿瘤侵犯食管外膜(T_3),此时需以术中所见为准,判定为 T_{4a} 期。手术记录有助于了解术中的具体发现,如肿瘤的大小、外观,并且可以和影像学等检查互为参考。

6. **术后完整的病理报告** 如前文所述,pTNM 分期有赖于手术切除原发肿瘤,获取淋巴结的受累情况,进而提供完整、准确的病理分期信息。

表 11-3 原发肿瘤的治疗前 cTNM 分期评估细则

cTNM 分期	评估内容	评估细则
	肿瘤大小和范围	依赖于查体、影像学检查、内镜、活检、手术探查等。应尽量采用最精准的肿瘤大小数据
	手术探查	依赖于术中未切除肿瘤的观察测量,以及术中的病理活检(亦适用于 pT)
cT	同时原发肿瘤(前缀 m-)	同一器官的多发肿瘤,例如,$pT_3(4)N_0M_0$,4 表示肿瘤数目。一般情况下,m-前缀应用于多发浸润癌,不适用与原位癌
	直接侵犯邻近器官	直接侵犯邻近器官,归类于 T 分期,不适用远处转移 M 分期。例如,结肠癌直接侵犯邻近肝脏,食管癌直接侵犯邻近肺叶等
	未知原发肿瘤部位	如果没有原发肿瘤证据,或者原发部位未知,cT 分期则主要依赖于临床推断
	Tis	主要依赖于活检检查结果,以确定 Tis
	Any T	Any T 包括了除 Tis 以外的所有 T 分期,包括 Tx 和 T_0
	淋巴结状态	主要依赖于查体和影像学检查
	罕见转移的淋巴结状态	某些肿瘤,淋巴结转移较为罕见。例如,骨与软组织肉瘤,$cT_1cN_0cM_0$
	N 分期的显微评估	依赖于细针穿刺抽吸术(fine needle aspiration,FNA)活检、淋巴结有创或切除活检、前哨淋巴结活检等(亦适用于 pT)
cN	前哨淋巴结(sentinel lymph node,SLN)	前哨淋巴结(SLN),是直接接受原发肿瘤传入淋巴引流的区域淋巴结,可通过淋巴结现象或肿瘤周围注射显影剂予以识别。可通过穿刺活检明确前哨淋巴结的病理性质,标示为例如 $cN_1(sn)$
	淋巴结外侵犯(extranodal extension,ENE)	淋巴结外侵犯定义为淋巴结转移突破了淋巴结包膜,侵犯结外邻近组织,此种情况仍按 N 分期,不属于远处转移 M 分期。例如,食管鳞癌胃左动脉淋巴结转移融合,侵犯了胃小弯,仍属于 N 分期,不属于远处器官转移
	Any N	Any N 包括了所有的 N 分期,包括 Nx 和 N_0
	无 / 有远处转移(cM_0/cM_1)	依赖于症状、查体和影像学检查,必要时有手术探查或内镜检查评估
	病理远处转移(pM)	依赖于远处转移病灶的细胞学、穿刺活检、切除活检等
	多发远处转移	肿瘤转移到双侧对称器官仍被认为是一处器官转移,例如,直肠癌转移到双肺,认为是一处远处转移器官
cM	pM_1,临床和病理分期兼用	患者可能存在下列情况,远处器官转移有病理确诊 pM_1,同时只有 cT 和 cN 分期,例如 $cT_3cN_1pM_1$-cⅣ,或 $cT_3cN_1pM_1$-pⅣ
	循环肿瘤细胞(circulating tumor cell,CTC)	如果患者在外周血液中发现了循环肿瘤细胞,标示为 $cM_0(i+)$
	肿瘤直接侵犯器官不属于 M 分期	原发肿瘤直接侵犯,或转移淋巴结侵犯相邻器官,不属于远处器官转移。例如,结肠癌直接侵犯肝脏,属于 pT_4 和 cM_0

三、肿瘤的综合分期

一旦 T、N、M 确定了各自的赋值，依据具体肿瘤 TNM 分期对应的综合分期(stage grouping)，便可得出肿瘤的综合分期阶段，大体上讲，肿瘤的综合分期可采用罗马数字系统表示，采用罗马数字Ⅰ、Ⅱ、Ⅲ、Ⅳ期(加上 0 期)来描述肿瘤的整体进展程度。具体的 TNM 分期和综合分期，需参考具体肿瘤的各自诊治标准。

0 期：原位癌。

Ⅰ期：肿瘤局限于原发部位，若瘤体较小，一般均可以被外科切除。

Ⅱ期：肿瘤处于局部晚期状态，Ⅱ期肿瘤一般可采取化疗、放疗或者手术治疗。

Ⅲ期：肿瘤亦处于局部晚期状态，Ⅲ期肿瘤一般可采取化疗、放疗或者手术治疗。评价肿瘤处于Ⅱ期还是Ⅲ期，要结合肿瘤的具体类型。

Ⅳ期：肿瘤一般发生了远处器官转移。

四、特殊情况的肿瘤分期评估

1. 同时多发肿瘤　在同一器官的多发肿瘤，诊断时间间隔小于 4 个月，若具有相同的组织学类型，选取最高 T 分期的肿瘤用于分期，并在后用括号表示肿瘤数量，如：$T_2(m)$，$T_2(5)$，m 表示多发(multiple)，5 表示肿瘤数量为 5 个。在人体对称器官(乳腺、肺、肾等)出现的双侧同原发肿瘤，被认为是相互独立的。

2. 异时多发肿瘤　在同一器官或其他器官继发的多发肿瘤，诊断时间间隔大于 4 个月。TNM 分期按照新的肿瘤进行分期，且一般不适用 yTNM 分期表示。

3. 未知原发部位的肿瘤　如果不能确定肿瘤的原发部位或无原发肿瘤证据，则以 T_0 表示。例如，一患者病理确诊腋窝淋巴结转移性腺癌，且病理类型与乳腺癌一致，但未发现明显的原发乳腺癌证据，此时可以分期诊断为乳腺癌，$T_0N_1M_0$。

五、肿瘤疗效评估

临床上评价肿瘤治疗效果最重要的一点就是对肿瘤负荷变化的评估：瘤体缩小(目标疗效)和病情恶化在临床试验中都是有意义的判断终点。世界卫生组织(WHO)于 1979 年颁布了实体瘤的疗效评价标准，该标准以完全缓解(complete response，CR)、部分缓解(partial response，PR)、稳定(stable disease，SD)、无变化(no change，NC)及进展(progressive disease，PD)为分级标准。在进一步的临床应用中，由于该标准没有对需要测量及需要进行评价的病灶作统一的规定，未明确规定所应测量的最小病灶的大小，及所应测量病灶的数量，对恶化(PD)疗效评价标准对多发肿瘤患者而言未明确规定是评价主要病灶还是全部肿瘤病灶，对已广泛应用的检查结果如 CT 和 MRI 并未提及，因此，造成各研究组之间疗效评价存在差异而难以比较，可能导致下结论时出现偏差或导致不正确的结论。由于 WHO 实体瘤的近期疗效评价标准运用上的不足，1998 年，欧洲癌症研究与治疗组织(EORTC)、美国国立癌症研究所(NCI)及加拿大国立癌症研究所召开专题会议，确立了新的实体肿瘤临床疗效评价标准(response evaluation criteria in solid tumors，RECIST)，并于 2000 年正式出版，该标准摒弃了可评估病灶的说法，将所有病灶分为可测量与不可测量两种情况，对 PD 的定义更为严格，以肿瘤的最长径评价肿瘤大小，因而相比 WHO 标准更具有操作性和实用性，详见表 11-4。

表 11-4　WHO 与 RECIST 肿瘤疗效评估标准

反应等级	WHO 标准(病灶体积)	RECIST 标准(肿瘤最长径)
CR	病灶消失，至少 4 周	病灶消失，至少 4 周
PR	减少 50%，至少 4 周	减少 30%，至少 4 周
SD	未达到 PR 或 PD 标准	未达到 PR 或 PD 标准
PD	增加 25%，在病灶进展之前未达到 CR、PR 或 SD	增加 20%，在病灶进展之前未达到 CR、PR 或 SD

注：CR，完全缓解；PR，部分缓解；SD，稳定；PD，进展

第四节　肿瘤评估的重要性

从疾病诊断和治疗要求的角度讲，仅仅简单的肿瘤诊断目前已无法满足临床需要，对肿瘤的综合评估，尤其是基于肿瘤分期的判断是治疗前的主要临床内容。临床医师通过病史采集、全面体检、必要的实验室检查、影像学检查和其他手

段对患者进行全面的评价，同时对患者重要脏器功能、心理精神状态进行评估，综合参考，制订合理的诊疗计划。而其中准确的肿瘤分期至关重要，关系着治疗方式的选择，特别是术前分期或放化疗前分期，计划手术方式、手术范围或放化疗方案等，因此，错误的分期可能会导致不合理的治疗方案（表 11-5）。

表 11-5　肿瘤分期的目的和重要性

肿瘤分期描述了肿瘤的进展范围和严重程度
帮助医师制订治疗方案
帮助评价治疗方案
预测患者的长期生存
促进不同医疗科研中心间的信息交流
判定不同分期和治疗方法的预后

1. **指导制订治疗计划**　临床分期往往是在医生在对于患者在接受治疗前、进行诊断时所做出的。病变局限的恶性肿瘤患者，生存时间显然高于病变超出原发器官者，不同的 TNM 分期是决定治疗强度的主要依据，准确的术前临床分期也有助于选择合适的患者接受术前新辅助治疗，避免过度治疗或是治疗不足的情况。

2. **在一定程度上判断预后**　肿瘤诊断时所处的分期，不仅反映了肿瘤的范围，而且反映了肿瘤的类型，在一定程度上可代表着并可预测肿瘤的自然进展情况，从而判断预后。

3. **有助于评价疗效**　肿瘤的分期对预后有重大影响，如果治疗前未能确定肿瘤的分期，则必将影响治疗后对某种治疗方案的效果评价。

4. **有助于临床试验的开展**　临床试验中，TNM 分期是患者入组的基本标准，只有依据统一的分期标准，才能将患者平衡分配到试验组与对照组，避免选择偏倚。

5. **利于信息交流**　基于统一原则和标准的 TNM 分期系统，提供了一种准确的、可被全球医师认可的共同语言，在此平台之上，临床医师可以方便地进行学术交流，促进肿瘤学的科学研究。

第五节　存在问题与未来研究方向

经典 TNM 分期是典型的解剖分期，但其发展和改进将是一个长期的过程。大体上，AJCC TNM 分期标准的修改周期为 5~7 年，这个周期保证了分期标准的临床使用反馈、新证据的分析、比较、讨论等所需的足够时间。每一版分期标准的修改，都是依赖于不断更新的循证医学证据，所发现的可影响肿瘤患者预后的临床、病理、生物学指标。从新版 TNM 分期中一些新指标的加入，我们可以预测将来还会有更多的指标，包括更多"非解剖"的指标纳入。

此外，如何提高治疗前 cTNM 分期与 pTNM 分期的相符性，提高治疗前肿瘤临床分期评估的准确性，一直是临床科研的主要目标。表 11-4 中列举的肿瘤分期目的，也始终是临床分期系统不断改进完善的出发点和落脚点。笔者认为，肿瘤治疗前评估在未来的研究前景有：

1. 影像学诊断技术在目前基础之上，将继续深入地将功能成像与形态现象结合，逐步地将影像学间接显示方式过渡到直接显示，实现"影像病理诊断"。如在 cTNM 分期中，根据影像学判定淋巴结是否受累，具体达到何种标准（体积、密度）能判定淋巴结转移，如何做到与术后病理诊断结果相符，还需要更多的研究。

2. 利用分子生物学技术，在基因层面发现新的肿瘤标志物，从微观层面的基因组学技术、蛋白组学技术、代谢组学技术，发现突破性的肿瘤标志物，其准确性可以接近于临床分期。理想的肿瘤标志物应具备以下特征：较高的敏感性和特异性、易于检出、良好的指示性、有效用于评估肿瘤进展和治疗反应、可靠的预测性。目前一些新的更为敏感的检测手段也开始逐渐应用于肿瘤的分期系统，例如，鸟苷酸环化酶 C（guanylyl cyclase C，GCC）的 mRNA 检测，GCC 的 mRNA 正常情况下仅表达于肠道上皮的腔内侧，通过 RT-PCR 技术，可以较高的精确度检测出其他组织中的 GCC mRNA 表达，即意味着结直肠癌的远处转移。对此类依靠组织特异性蛋白的检测原理，进行肿瘤远处转移的筛查或排除，在其他肿瘤中具有研究价值和应用前景。

3. 肿瘤病理学目前已在亚细胞水平，未来将会更为深入，并可产生新的肿瘤病理亚专业。

4. 依赖于光学电子技术、材料学、计算机处理技术的发展，内镜技术仍将继续完善功能，并不断增加新的适用范围，达到更多的人体部位。更小、更灵活的设备也会减少患者承受的不适。

5. 随着诊断方法的进步，对恶性肿瘤的诊断、临床分期、疗效判定等标准亦会不断改进，增加目前未知的新指标，基于肿瘤的基因 - 蛋白 - 细胞 - 临床生物学行为建立更符合肿瘤本质特点的综合评估体系。

（陈龙奇 王文凭）

参 考 文 献

[1] Amin MB. AJCC Cancer Staging Manual.8th ed. Chicago: Springer, 2017

[2] Chagpar AB. How Can the AJCC Staging System Be Improved? Curr Breast Cancer Rep, 2011, 3: 104-108

第十二章　肿瘤患者综合治疗前检查与风险评估

肿瘤患者术前评估包括肿瘤病期的评估与治疗前风险评估两大部分。术前分期评估是治疗各种胸部恶性肿瘤的基础，是制订各种治疗方案的主要依据。术前重要器官功能和风险评估是顺利完成各项治疗和避免严重并发症发生的重要措施。

Pierre Denoix 于 20 世纪 40 年代开始提出实体肿瘤 TNM 分期概念，后经国际抗癌联盟（International Union Against Cancer，UICC）和美国癌症联合委员会（American Joint Committee on Cancer，AJCC）讨论后逐步建立起国际性的实体肿瘤的 TNM 分期标准，并于 1968 年正式出版了第 1 版《恶性肿瘤 TNM 分类法》手册。目前已经成为临床医生和医学科学工作者对于恶性肿瘤进行分期的标准方法。2018 年 1 月开始实行第 8 版国际 TNM 分期标准。术前分期检查与评估在前述章节中已有详细叙述，因此，本章不再赘述。

术前重要器官功能的评估是肿瘤患者治疗的先决条件。如果患者重要器官功能障碍或受损，则不能耐受相应治疗，如果勉强接受治疗，有些患者可能会出现严重并发症甚至死亡。因此，术前重要器官功能检查与治疗风险的评估与术前肿瘤分期同样重要而不容忽视。术前重要器官功能检查主要包括心、肺、肝、脑、肾及各项血液生化指标和凝血功能等检查项目。现代影像学技术、实验室体液检测技术、内镜技术等是目前评估重要器官结构和功能的重要方法。

现代医学影像的基础来自 1895 年伦琴对 X 射线的发现，最初的影像技术只是一个平面各器官组织重叠的技术，因此分辨率差。20 世纪 70 年代由于计算机技术的迅猛发展，肿瘤影像学检查与计算机技术相结合，逐步发展出计算机体层成像（CT）、磁共振成像（MRI）、B 超、数字减影血管造影（DSA）和正电子发射体层成像（PET）等，使肿瘤诊断技术由平面重叠影像过渡到切面影像和动态显示成像及三维重建成像等，这样更清晰地显示出肿瘤与周围组织和器官的关系。近年人工智能的迅猛发展为现有的各项影像诊断提供了更精准的发展空间。比如人工智能与 CT 影像结合对于肺内小结节的诊断更加精准和高效，其准确性超过富有经验的临床医师。其三维成像技术可以清晰显示肿瘤结节与周围组织结构如血管、支气管的比邻关系。有利于术前手术方案的制定和术中的实施。PET 使肿瘤影像学进入到功能影像学和分子影像学时代。从而使良、恶性诊断的准确性大大提高，也使手术切除可能性判断和风险判断的准确性大大提高。

20 世纪 50 年代后期，纤维内镜开始应用于临床，目前内镜技术与影像技术成为肿瘤诊断的主力军。同时腔镜技术结合电子显示技术逐步用于内镜的诊断和治疗。20 世纪 80 年代国外开发出超声内镜，用于消化道病变的探测和分期，并结合穿刺技术进行消化道病变的诊断和分期。2002 年日本开发出超声引导下经支气管针吸活检（endobronchial ultrasound-guided transbronchial needle aspiration，EBUS-TBNA），并于同年成功地完成了世界上第 1 例纵隔淋巴结 EBUS-TBNA 穿刺术。这些技术的出现为诊断肿瘤分期评估提供了更有效的手段。上述简单的历史回顾可以看出医学的进步与其他学科的进步息息相关，医学与其他学科如计算机、电子信息、高能物理、分子生物等学科的融合和在交叉学科领域的研究为医学仪器设备和诊断治疗技术的开发和进步提供了基础，也容易结出硕果。

第一节　肿瘤患者术前检查与结果判断

肿瘤患者术前检查除对患者的肿瘤病变进行分期评估外，也包含了对手术风险的评估。术前重要器官功能的详细检查是手术风险评估的基础，因此，没有详尽的术前检查就不可能有适当的术前风险评估。肿瘤患者术前检查内容通常包括：实验室常规检查（血常规、尿常规和大便常规）和血液生化检查（肝肾功能全项、出/凝血项目、肿瘤标志物等）；影像学检查（脑 MRI、颈胸腹部 CT、骨扫描、腹部 B 超等）；内镜检查（各种内镜如气管镜、食管镜、结直肠镜、宫腔镜等）；心肺功能检查（心电图、常规肺功能、运动心肺功能等）等几大类。具体方法与选择详见诊断与分期各章节。术前检查的主要目的一是为了解患者胸部肿瘤的病情严重程度如何，另外一个重要目的是全面了解患者的心、肺、肝、脑、肾等器官功能的状况及营养状况，评估患者是否有条件接受相关治疗和治疗的风险。

一、实验室常规检查

实验室检查包括血常规、尿常规、大便常规和大便潜血检查等。通过这些检查发现患者血、尿和大便是否有任何异常。常见的异常包括贫血、白细胞降低或升高、血小板降低、尿糖阳性、酮体阳性、血尿、大便潜血阳性等。通过这些异常发现相关器官的疾病，术前对于这些疾病或异常通常需要药物治疗或补充不足成分后才能考虑手术。

二、血液生化检查

血液生化检查包括肝肾功能全项检查、凝血项目检查、肿瘤标志物检查、肝炎抗原抗体系列检查，梅毒和艾滋病病毒抗体检查等。常见的异常结果有肝功能异常[谷丙转氨酶（ALT）、谷草转氨酶（AST）、碱性磷酸酶等增高，总胆红素和直接及间接胆红素增高，白蛋白和总蛋白降低]；乙型肝炎抗原和抗体阳性["大三阳"（乙型肝炎表面抗原、乙型肝炎 e 抗原（HBeAg）、乙型肝炎核心抗体）、"小三阳"（乙型肝炎表面抗原、乙型肝炎 e 抗体、乙型肝炎核心抗体）]或丙型肝炎抗体阳性或梅毒抗体阳性等；肾功能异常[血尿素氮（blood urea nitrogen，BUN）、血肌酐（serum creatinine，Scr）升高]；多项凝血指标异常；相关肿瘤标志物增高等。肝功能异常围手术期需要用保肝药物进行保肝治疗并避免应用损害肝功能的药物。肝炎抗原抗体阳性需要结合肝功能状况来评估，如果患者虽为"大三阳""小三阳"或丙肝抗体阳性，但肝功能正常，B 超未显示肝硬化迹象，无须特需处理即可正常手术。但应做好围手

术期防护。肾功能异常围手术期需要尽量避免应用损害肾功能的药物，以及围手术期低血压导致肾功能进一步受损。凝血指标异常依据异常的指标不同需要补充新鲜血浆、血小板或纤维蛋白原或相关其他凝血因子等。当发现凝血指标异常后，要询问患者是否服用抗凝药物（如阿司匹林、硫酸氢氯吡格雷、华法林等）或活血化瘀的中药（丹参等）。一般术前需要停用药物 1~2 周后复查指标正常方可手术。肿瘤患者可以表现为高凝状态，对于这类患者，虽然术前指标在正常范围，但若术中发现患者有高凝倾向，术后需要及时应用抗凝药物如参芎葡萄糖注射液或低分子量肝素来预防术后肺动脉栓塞。肿瘤患者中只有部分患者检查肿瘤标记物阳性，肿瘤标记物值的高低常常反映出病期的早晚和恶性程度的高低。两项相关肿瘤标志物同时升高或单项达正常值 2 倍以上提示恶性胸部肿瘤的可能性非常大，且预后可能不佳。虽然肿瘤标志物并没有列入分期范围，但其与期别有明显相关性，肿瘤恶性程度越大，期别越晚；肿瘤越大，转移越多；肿瘤标志物阳性率越高，且超越正常值越多。

三、心功能检查

心肺功能评估是肿瘤患者接受治疗前最重要的器官功能评估项目，尤其对于将要接受手术治疗或术前/术后放化疗等综合治疗的患者尤为重要。心肺功能检查包括静态心电图、平板运动心电图、超声心动图、放射性核素心室造影、心导管心室造影、冠状动脉造影；常规通气与弥散肺功能检查、运动心肺功能试验（附加十二导联心电图）、登楼梯试验等检查。常见心电图异常为心律失常（房性期前收缩、室性期前收缩、房室传导阻滞）、心肌缺血改变（T 波上抬）、陈旧性心肌梗死异常 Q 波；常见超声心动图、放射性核素心室造影、心导管心室造影异常为心室或心房扩大或心室肥厚或瓣膜关闭不全等导致心脏功能下降，常表现为左室射血分数<40%。患者活动能力受限。冠脉造影异常表现为管状动脉狭窄，当其狭窄程度<50% 时无须任何处理估计能耐受手术治疗，当其狭窄程度>70% 时，术前可能需要放置管状动脉支架后再考虑手术治疗。

四、肺功能检查

肺功能的评价手段包括静态和动态两种手段。

静态的检查手段包括屏气试验、肺通气功能和弥散功能、血气分析等检查。动态的检查手段包括简单登楼梯试验、运动心肺功能检测等。静态检查手段只能反映非负荷状态下的肺功能状况，而不能反映在负荷状态下的肺功能和代偿状况。因此，一般情况下，如果患者既往健康，无重要器官疾病史，做常规静态肺功能评价即可。轻中度异常指肺活量百分率（VC%）为60%～80%，第一秒用力呼气量（FEV1）为1.2～2.0L，第一秒用力呼气量占用力肺活量百分率（FEV1%）为40%～70%，肺一氧化碳弥散量百分率（DLCO%）为40%～70%，重度肺功能异常者为VC%<60%，FEV1<1.0L，FEV1%<40%，DLCO%<40%，对这类患者一般不建议开胸手术或行微创手术治疗。对于心肺功能较差的患者，术前可以加做运动心肺功能检查如简单的登楼试验或标准的运动心肺功能检查。如果患者能在1～2分钟内连续登楼到3层以上，一般可以耐受肺叶切除或一切口开胸食管手术。若能在1～2分钟内连续登楼到5层，一般可以耐受全肺切除手术。简便的登楼试验可以粗略反映心肺功能状况，但不能准确客观测量心肺功能的状况和提供较多的科学指标。因此，有条件的情况下，还应该加做运动心肺功能检查来科学评价。运动心肺功能指标中VO₂max/（kg·min）>20ml为正常，15～19.9ml为轻中度异常；10～14.9ml为中重度异常。轻中度异常或正常情况下可以考虑进行开胸手术治疗，而重度异常情况下一般不考虑开胸手术治疗。

五、影像学检查

目前用于肿瘤诊断与分期的检查手段包括：普通X线片、钡剂造影（食管钡餐造影、钡灌肠等）、CT扫描、B超、全身骨扫描、MRI、PET/CT等。这些检查主要用于肿瘤的TNM分期，具体选择与异常现象的判断详见相关章节。这些检查结果与手术风险评估判断也有一定的关系，其主要用于判断手术切除可能性和术中风险大小，病变越早，外侵不明显时手术切除可能性越大，手术风险越小；病变越大，外侵越严重手术切除可能性越小，手术切除手术风险越大。当肿瘤累及重要器官与组织时如大血管、气管、胃肠道等或侵及范围广泛，术中风险较大，若曾接受手术、放疗或化疗等治疗后再治疗的风险会加大。

六、内镜检查与穿刺

术前常规内镜检查包括鼻咽镜、喉镜、气管镜、食管镜、肠镜、膀胱镜、宫腔镜等经自然腔道进入体内器官内部进行检查，其目的主要用于肿瘤的诊断分期和治疗。与手术风险评估有一定关系，其主要评估病变的早晚、管腔阻塞程度、手术的难易程度等。具体选择和判断详见相关章节。

第二节 术前检查与风险评估筛查流程

术前风险评估应该从患者的病史询问开始，通过询问患者的症状不适、既往病史、接受过何种治疗等了解患者的疾病状况、身体一般状况、重要器官的功能状况，依据这些情况来初步判断患者的病情和重要器官所需要的检查及可能需要的特殊检查。图12-1为患者风险评估和筛查的基本流程。

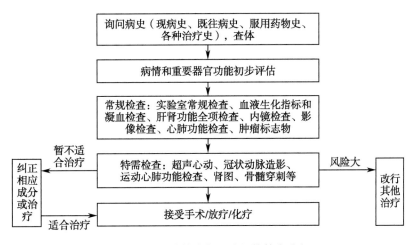

图12-1 术前检查与风险评估筛查流程

第三节　术前风险评估

目前肿瘤患者的三大基本治疗手段为手术、放疗、化疗。无论接受何种治疗，心、肺、肝、脑、肾等重要器官的功能评估都非常重要。治疗的术前风险评估是手术前的重要一环，没有好的风险评估，便没有顺利的围手术期康复过程。胸部肿瘤患者在经过前述的检查与分期评估后，基本可以确定患者是否有手术适应证，但患者能否耐受手术，仍需要进一步全面对患者的心、肺、肝、脑、肾等重要器官功能状况、营养状况和出/凝血功能状况进行评估。其中最重要的为心肺功能评估。

术前风险评估应从患者的既往病史开始，如患者有或合并以下病史，则需更加关注患者的心肺功能评估结果：慢性呼吸道疾病史（慢性支气管炎、肺气肿、肺心病、哮喘等）；心脏病史（3个月内心绞痛、6个月内心肌梗死、既往心力衰竭史、严重心律失常史）；慢性肝炎、肝硬化史；肾炎病史，各种原因导致肾功能不全病史等；3个月脑出血或脑梗死病史；严重高血压；糖尿病史；严重胸部外伤史；胸膜炎病史；开胸手术史；胸部放、化疗史等。另外，胸部肿瘤患者尤其是食管癌患者还需要特别关注其进食状况和体重减轻的严重程度，也就是营养状况的评估。

一、心血管疾病风险评估

心功能的评价手段有主观症状、体征、静态心电图、平板运动心电图、运动心肺功能试验（附加十二导联心电图）、超声心动图、放射性核素心室造影、MRI、心导管心室造影等。冠心病患者心功能的全面评估应从患者的病史和日常生活活动状况开始评估，如果患者的心功能属于Ⅰ～Ⅱ级，一般的日常活动后不出现心绞痛，这类患者一般能耐受手术。如果患者日常活动后出现可疑心绞痛症状或心功能不属于Ⅰ/Ⅱ级，则需要进一步进行上述检查以明确病情严重程度。重者则需要做冠状动脉造影评估是否需要放置冠状动脉支架或冠状动脉搭桥手术后再择期手术。如患者近期有心肌梗死病史，一般应选择在3～6个月后手术治疗比较安全。相对紧急的手术也至少选择在

4～6周后进行，否则风险很大。下列患者术后出现心肌梗死的风险较大：新近（4周内）出现的心绞痛或发作频繁或持续时间较长；既往有多次心肌梗死或左心衰竭史；检查发现心胸比例>0.55；左室射血分数<0.4。这些患者需要进一步检查评估和内科治疗，或放置冠状动脉支架或冠状动脉搭桥手术后再择期手术。一般冠状动脉搭桥手术后1个月并恢复日常活动后手术风险较少。

高血压分为轻、中、重3种情况，轻度高血压（140～159/90～99mmHg）；中度高血压（160～179/100～109mmHg）；重度高血压（≥180/110mmHg）。轻中度高血压在药物的治疗后能将血压控制在正常范围内，不伴有心、脑、肝、肾等器官器质性病变的患者手术风险较少。重度高血压伴有心、脑、肝、肾等器官的器质性病变者（如眼底血管硬化、肾功能损害、肝硬化、脑出血等），术中术后出现心脑血管并发症的风险较大。

对于瓣膜性心脏病术前要通过病史和心功能评价来判断手术风险，病史长、伴有心律失常、既往有心力衰竭史者，手术后出现心力衰竭、心内膜炎、心律失常和血栓的风险较大。一般术前心功能属于Ⅰ～Ⅱ级，可完成一般的日常活动者估计可耐受手术治疗。其他较重的患者则需要进一步检查和内科治疗后再评估能否手术治疗。严重心律失常者需要恰当处理以减少手术风险：严重窦性心动过速（心率>160次/min）需纠正其潜在的病因（如缺氧、心力衰竭等）、Ⅱ度Ⅱ型或Ⅲ度房室传导阻滞、三束支传导阻滞、病态窦房结综合征和阿-斯（Adams-Stokes）综合征病症者，术前最好放置临时心脏起搏器。严重室上性心律失常和室性心律失常（每分钟超过5次以上），术前需应用药物予以控制以减少手术风险。当阵发性心律失常导致心室率超过160次/min或心房颤动导致心室率>100次/min时，会导致心室充盈和排空状况不佳，从而导致心功能下降，因此也需要及时处理，控制心室率在80～100次/min为宜。

二、呼吸道疾病风险评估

呼吸道疾病风险评估也要从询问病史开始，主要包括既往有无慢性呼吸道疾病史如哮喘、慢

性支气管炎、肺气肿、肺心病、肺结核、胸膜炎等；胸部外伤手术史；放、化疗史等。然后通过查体检查患者有无桶状胸、胸廓畸形、脊柱畸形、胸部外伤和手术瘢痕等，再结合患者的日常活动状况、胸片、CT 检查及肺功能检查报告判断患者肺功能状况如何。

肺功能的评价手段包括静态和动态两种手段。静态的检查手段包括屏气试验、肺通气功能和弥散功能、血气分析等检查。动态的检查手段包括简单登楼试验、运动心肺功能检测等。静态检查手段只能反映非负荷状态下的肺功能状况，而不能反映在负荷状态下的肺功能和代偿状况。因此，一般情况下，如果患者既往健康，无重要器官疾病史，做常规静态肺功能评价即可。如果肺通气功能正常（VC%>80%、FEV1>2.0L、FEV1%>70%、DLCO%>70%），一般可以耐受任何类型的胸部大手术。轻中度异常时（VC% 为 60%～80%，FEV1 为 1.2-2.0L，FEV1% 为 40%～70%，DLCO% 为 40%～70%），要根据患者的具体情况具体分析决定，这类患者一般可耐受开胸肺叶切除和食管手术，但可能不能承受并发症的打击。重度肺功能异常者（VC%<60%、FEV1<1.0L、FEV1%<40%、DLCO%<40%），一般不建议开胸手术或行非开胸手术或微创手术等。

如静态肺功能检查有问题或患者既往有慢性心肺疾病史如哮喘、慢性支气管炎、肺气肿、肺心病、肺结核、胸膜炎、心肌炎、风湿性心脏病、冠心病、心肌梗死、心力衰竭史等；胸部外伤手术史；放、化疗史等则需要做进一步地检查和评估，可加做运动心肺功能检查或简单的登楼试验（没有条件的情况下）。如果患者能在 1～2 分钟内连续爬楼到 3 层以上，一般可以耐受肺叶切除或一切口开胸食管手术。一旦有任何并发症发生如术后血气胸、乳糜胸、吻合口瘘等，则有可能导致呼吸衰竭。若能在 1～2 分钟内连续爬楼到 5 层，可以耐受全肺切除或开胸三切口食管手术。虽简便的登楼试验可以粗略反映心肺功能状况，但并没有一系列些指标来准确客观测量心肺功能的状况。因此，难以科学准确地评价患者的心肺功能和预测术后的风险。有条件的情况下，还应该加做运动心肺功能检查来科学评价。

运动心肺功能指标中 VO$_2$max/(kg•min)>20ml

为正常，15～19.9ml 为轻中度异常；10～14.9ml 为中重度异常。研究显示其与 FEV1 具有显著相关性。较多文献报道 VO$_2$max/(kg•min)>20ml 可耐受全肺切除或三切口食管手术，15～19.9ml 可耐受肺叶切除或一切口开胸食管手术，10～14.9ml 最好选择微创肺叶或楔形切除或微创食管手术或非开胸食管剥脱手术。当 VO$_2$max<10ml/(kg•min)不能耐任何开胸手术。

三、肝脏功能的评估

通常情况下，轻度的肝功能受损，一般均能耐受胸部手术，肝功能全项检查的各项指标中包括胆红素代谢，蛋白质合成代谢，脂肪分解代谢等数项指标。但目前公认有使用价值的肝功能评估为 Child-Pugh 修正标准和 Pugh 异常积分用于预后判断。当积分为 5～6 分时，手术风险性小；当积分为 8～9 分时，手术风险为中等；当积分为 10～15 分时，手术风险性大（表 12-1）。

表 12-1　肝功能损伤的 Child-Pugh 改良分级法

临床生化指标	1 分	2 分	3 分
肝性脑病 / 级	无	1～2	3～4
腹水	无	轻度	中、重度
总胆红素 /（μmol/L）	<34	34～51	>51
白蛋白 /（g/L）	>35	28～35	<28
凝血酶原时间 /s	<4	4～6	>6

胸部手术对肝脏没有直接的损伤，但是围手术期的用药，术中的失血或长时间低血压可导致肝脏功能受损，因此在肝功能不好的情况下，术中、术后要避免应用损害肝功能的药物，避免长时间低血压和严重失血情况发生。另外，肝功能受损的患者通常有轻度凝血功能障碍和低蛋白情况，术后可以考虑应用新鲜血浆和白蛋白来适当补充以减少并发症的发生。中度以上的肝功能受损，建议请相应专业的专家进一步检查与评价以确定能否手术治疗。

四、肾功能的评估

用于肾功能检查的项目包括尿常规（尿比重、尿蛋白、尿糖等）、肾功能全项（BUN、Cr、Cr 清除率等）。肾功能不全分为 3 期：代偿期、失代偿期、衰竭期。①肾功能不全代偿期：肾小球滤过率（glomerular filtration rate，GFR）降低，（内生）肌酐清除率（creatinine clearance rate，Ccr）>50ml/min；血肌酐（Scr）≤178μmol/L；血尿素氮（BUN）≤9mmol/L；一般无肾功能不全临床症状。②肾功能不全失代偿期（氮质血症期）：Ccr 25~50ml/min；Scr>178μmol/L；BUN>9mmol/L；出现轻微肾功能不全症状：乏力、恶心、食欲减退、贫血等。③肾功能衰竭期（尿毒症期）Ccr<25ml/min；Scr>445μmol/L；BUN>20mmol/L；出现水、电解质、酸碱平衡紊乱和明显的各系统症状。当 Ccr<10ml/min 时，则称为尿毒症终末期。目前按照美国的慢性肾脏病（CKD）分期，共分为 CKD 1~5 期。分期标准按照肾小球滤过率（GFR）的损害程度，GFR 值越高代表肾脏清除毒素的效果越好。具体的分期标准如下：

1 期，GFR 基本正常，伴肾脏损害，GFR>90。

2 期，轻度 GFR 下降，伴肾脏损害，GFR 为 60~89。

3 期，中度 GFR 下降，GFR 为 30~59。

4 期，重度 GFR 下降，GFR 为 15~29。

5 期，肾衰竭，GFR<15 或透析。

对于轻度肾功能受损，一般可耐受较大胸部手术，但对于中、重度以上的肾功能受损者，建议请相关专业医师会诊与评价以确定能否手术治疗。对于肾功能受损者，术中低血压和失血过多会造成肾功能障碍，因此围手术期处理和用药要谨慎。术后要严密监测尿量、尿比重变化及血BUN 和 Cr 等的变化，并做好透析的准备。

五、凝血系统功能评估

患者入院采集病史时一定要注意患者既往是否有经常性皮肤瘀斑史、刷牙出血史，血液系统疾病史如贫血、白细胞或血小板降低等，服用抗凝药物史、既往放化疗病史，既往手术出血情况等。这些疾病和病史有可能会影响患者的出、凝血功能和检查结果。如有上述病史，需要进一步进行相关检查如骨髓穿刺、血友病指标等检查。如有服用抗凝药物者需停用抗凝药物 1 周或 2 周后复查出、凝血功能指标恢复正常后方可手术。如有血小板降低或凝血因子缺乏，应补充相应成分血后方可手术。而且术后也要有及时和必要补充以防止术后出血过量。

六、营养状况评估

营养状况对患者术后康复是非常重要的影响因素，但往往并没有受到足够重视。2002 年，欧洲肠外肠内营养学会（European society for parenteral and enteral nutrition，ESPEN）推出了营养风险筛查（NRS2002）作为评估住院患者是否存在营养风险的工具，这是国际上第 1 个采用循证医学依据开发的营养风险筛查工具，它采用了相对简单易用的原则，从 3 个维度即营养状况受损评分（0~3 分）：包括 BMI、近期体重及进食变化；疾病严重程度评分（0~3 分）和年龄（≥70 岁加 1 分）进行评估，3 项评分之和为营养风险筛查总分。NRS 总分≥3 即提示患者存在营养不足/营养风险，应结合临床制订患者营养支持计划。NRS2002 也为中华医学会肠外肠内营养学分会所推荐应用作为判断患者是否需要营养支持的工具。

加强术前营养状况评估和必要的营养支持有利于手术后康复。一般胸部肿瘤患者如果能进半流食，且消瘦不明显，患者的营养状况应基本维持在正常水平。如果患者只能进流食且时间长达 2 周以上，则患者体重会有所下降，营养状况会受明显影响。如患者体重下降在 5kg 以上，提示营养状况差，且预示病期较晚，预后不良。对于进食状况不佳的患者术前应适当补充各种营养物质，包括水、电解质、糖、微量元素、多种水溶性和脂溶性维生素、各种氨基酸和脂肪乳等。通过肠内或/和肠外营养支持一段时间后再手术有利于围手术期康复。尤其对于术前有严重营养不良和放/化疗后的患者，一定要重视围手术期营养支持。可以通过放置十二指肠营养管鼻饲或经空肠造瘘管进行管饲各种营养液。

第四节　存在问题与未来研究方向

既往经验显示术前评估存在的问题是检查过度或检查不足或对检查结果没有进行详细分析和评估，对术中、术后风险估计不当，导致术中遇到困难而没有做好预案及相应准备，增加手术风险，对重要器官功能或隐患评估不足会增加麻醉和术后康复过程中的风险。

随着科技的不断发展,检查设备和仪器将越来越先进,检查的项目会越来越多,检查的结果将越来越全面细致,对重要器官如心、肺、肝、脑、肾的功能评估将更加可靠和全面。但是无论仪器多么先进,检查项目再多、再细致,风险评估也需要我们从询问病史开始,如心脏病、高血压、糖尿病、哮喘、肺气肿、心肌梗死、脑梗死、肝炎、肾炎、化疗、放疗、手术、外伤等,找出我们要评估的重点。否则,检查将无的放矢、浪费时间和增加患者经济负担。当患者检查结果回报后应及时综合分析,评估重要器官的功能和可能发生的术中与术后风险,做好预案与准备,把风险降至最低。未来需要研究的问题包括术前功能检查结果与手术风险关系,术前检查项目如何合理设计和建立筛查评估流程,为每一个病种设计出相应的检查项目和评估流程,以节省医患双方的时间和提高效率,同时也将风险降至最低。

另外一个值得重视的领域将是医学与其他科学相融合的交叉学科研究,比如医学与物理学融合开发新的诊断和治疗的仪器设备,医学与化学融合开发出新药物和新的检测方法,医学与信息学融合开发出更先进的信息收集和管理技术等非常值得重视,必将出现各种突破和结出硕果。

(毛友生 王帅博 袁立功)

参 考 文 献

[1] 毛友生,张德超,赵晓航,等. 食管癌患者血清 CEA、SCC 和 Cyfra21-1 含量检测和临床意义. 中华肿瘤杂志,2003,25(5):457-460

[2] 陈秉学,许梅曦,李伟,等. 术前评估与术前准备. // 胸科麻醉学. 郑州:郑州大学出版社,2002

[3] 董静思,毛友生. 常规肺功能与心肺运动功能检测在胸外科领域的应用. 中国肿瘤临床与康复,2012,19(2):183-186

[4] 毛友生,张德超,张汝刚,等. 食管癌和贲门癌患者术后呼吸衰竭的原因分析及防治. 中华肿瘤杂志,2005,27(12):753-756

[5] Datta D,Lahiri B. Preoperative evaluation of patients undergoing lung resection surgery. Chest,2003,123(6):2096-2103

[6] Toker A,Ziyade S,Bayrak Y,et al. Prediction of cardiopulmonary morbidity after resection for lung cancer:stair climbing test complications after lung cancer surgery. Thorac Cardiovasc Surg,2007;55(4):253-256

[7] Mao YS,He J,Yan SP,et al. Cardiopulmonary exercise testing in the evaluation of high risk patients with lung cancer. Chin Med J(Engl),2010;123(21):3089-3094

[8] Brunelli A,Belardinelli R,Refai M,et al. Peak oxygen consumption during cardiopulmonary exercise test improves risk stratification in candidates to major lung resection. Chest,2009;135(5):1260-1267

[9] 吴肇汉. 外科病人的营养代谢. // 吴在德,吴肇汉. 外科学. 北京:人民卫生出版社,2008:137-143

[10] Mountain CF. Revisions in the international system for staging lung cancer. Chest,1997,111(6):1710-1717

[11] Cetinkaya E,TurnaA,Yildiz P,et al. Comparison of clinical and surgical-pathologic staging of the patients with non-small cell lung carcinoma. Eur J Cardiothorac Surg,2002,22(6):1000-1005

[12] 黄国俊,张德超,毛友生,等. 肺癌的临床分期与外科病理 TNM 分期比较. 中华肿瘤杂志,2005,27(9):551-553

[13] Kondrup J,Allison SP,Elia M,et al. ESPEN Guidelines for Nutrition Screening 2002. Clin Nutr,2003,22(4):415-421

第十三章　肿瘤外科治疗总论

近年来，肿瘤在化疗、放疗、生物免疫治疗等诸多领域取得长足进步，但对多数局限于原发部位的肿瘤而言，外科仍是最为有效的治疗方法。不仅如此，外科还在肿瘤预防、明确病理诊断、缓解症状、延长患者生存时间以及提高生活质量等方面发挥重要作用。由于外科通常最先接诊患者，同时在获得组织病理标本等方面具有优势，因而在肿瘤患者整体治疗计划、治疗方案的制订以及肿瘤患者的全程管理中占有重要地位，在组织肿瘤多学科治疗中常常承担主导地位。

第一节　肿瘤外科治疗历史与现状

外科是治疗肿瘤的最古老方法。从古埃及公元前 1600 年的记载中有手术治疗癌症的最早记录。希波克拉底时代，建立了肿瘤的基本概念，但同时也认为晚期恶性肿瘤难以治愈，反对手术治疗。2 世纪，盖伦对肿瘤进行了分类描述，认为肿瘤是一种由黑胆汁过量造成的一种全身性疾病，手术治疗往往加速患者的死亡。这个结论在欧洲持续主导长达 1 500 多年。我国古代在《三国志·华佗传》《晋书》中亦有类似外科治疗肿瘤的记载。然而，无论国内国外，受当时历史条件所限，这一时期肿瘤外科治疗尚处萌芽阶段，其治疗仅局限于四肢、乳房及其他体表肿瘤的简单切除或烧灼。直到 18 世纪，随着病理解剖学等学科的发展，学者们逐渐认识到肿瘤发生远处转移前存在局部生长阶段，有些恶性肿瘤造成患者死亡可为局部浸润性生长所致。这为外科治疗肿瘤提供了理论依据。

肿瘤的外科治疗真正始于 1809 年，美国肯塔基州丹维尔市的伊夫莱姆·麦克道尔（Ephraim McDowell，1771—1830 年）医生在无麻醉状态下为一女性患者成功切除 10.2kg 重卵巢肿瘤，使其术后生存 30 年。之后，直到 1846 年美国麻省

总医院首次使用全身乙醚麻醉，1867 年 Joseph Lister 发明抗菌法，正是这两大成就才使"无痛"与"无菌"情况下施行手术成为可能，从而真正促进了现代外科学以及肿瘤外科学的诞生，揭开了肿瘤外科发展的序幕。乙醚麻醉应用前 10 年，美国麻省总医院才实施各类手术 385 台，而之后 10 年手术量超 2 万台。19 世纪中后叶，奥地利的西奥多·比尔罗特（Theodor Billroth，1829—1894 年）及其瑞士籍学生科克尔（Theodor Kocher，1841—1917 年）对肿瘤外科做出巨大贡献。先是比尔罗特在 1860—1890 年间首次实施胃切除术、喉切除术和食管切除术，为胃癌、喉癌、食管癌根治性切除开辟了新途径，被誉为"现代胃肠外科之父"；随后科克尔由于在甲状腺生理及外科方面的杰出贡献，于 1909 年成为第一个被授予诺贝尔奖的外科医师。1890 年肿瘤外科史上另一著名人物霍尔斯特德（William Steward Halsted，1852—1922 年），根据肿瘤解剖及生理学特点制定了将肿瘤所在器官连同区域淋巴结一并切除的"*en bloc* Resections"原则（即整块切除原则），为现代肿瘤外科规范手术奠定了基础，是一具有划时代意义的事件。按此原则设计的乳腺癌根治术，即 Halsted 术式，得到当时外科界的普遍认可与接受。之后，在 Halsted 原则的指导下，肿瘤外科蓬勃发展。各种肿瘤根治术相继产生：前列腺癌根治术（Young，1904 年）、子宫颈癌根治性切除术（Wertheim，1906 年）、颈淋巴结根治性切除术（Crile，1906）、经腹会阴直肠切除术（Miles，1908 年）、支气管肺癌左全肺切除术（Graham，1933 年）、胰十二指肠切除术（Whipple，1935 年）、肾上腺切除治疗晚期前列腺癌（Huggins，1945 年）、规则性肝切除术治疗肝癌（Lortat Jacob，1952 年）。至 20 世纪 60 年代，肿瘤外科领域出现超根治术理念，更加强调根治，手术切除范围不断扩大。然而实践证明，

由于手术创伤过大，忽略了对人体器官和功能的保存。术后并发症多，不但未提高生存率，而且还严重降低了生活质量，因而这种术式逐渐被淘汰。1987年，法国的Mouret医生完成了世界上第1例电视腹腔镜胆囊切除术，标志着腹腔镜外科革命的开始。此后腔镜手术雨后春笋般发展，至1994年Gagner等首次报道腹腔镜胰十二指肠切除术（laparoscopic pancreaticoduodenectomy，LPD），经与开腹手术相比发现微创手术在肿瘤根治性、消化道重建等方面安全可行，且在近远期疗效方面与开腹手术类似。为进一步减少手术切口瘢痕等创伤，经脐单孔腹腔镜外科（transumbilical endoscopic surgery，TES）又称锁孔外科（keyhole surgery）、经自然腔道内镜手术（natural orifice transluminal endoscopic surgery，NOTES）应运而生，虽然有待完善，但已显示强大生命力。1997年，达•芬奇手术机器人在美国诞生，2000年被美国FDA批准应用于临床（表13-1）。

表13-1 肿瘤外科及其相关技术发展简史

时间/a	报道者	内容
1809	McDowell	巨大卵巢肿瘤切除
1846	Warren	乙醚麻醉
1867	Lister	消炎抗菌药物的临床应用
1860—1890	Billroth	胃切除、喉切除、食管切除
1878	Volkmann	直肠癌切除
1880	Kocher	甲状腺切除
1890	Halsted	乳腺癌根治术
1891	Lücke	肝恶性肿瘤切除
1896	Beatson	卵巢切除治疗晚期乳腺癌
1904	Young	前列腺癌根治术
1906	Wertheim	子宫颈癌根治术
1908	Miles	经腹会阴直肠切除术
1912	Martin	脊髓侧束切断止痛
1910~1930	Cushing	脑肿瘤手术
1913	Torek	胸段食管癌切除
1927	Divis	肺转移灶切除
1933	Graham	全肺切除术
1935	Whipple	胰十二指肠切除术
1945	Huggins	肾上腺切除治疗晚期前列腺癌
1952	Lortat-Jacob	规则性肝切除术
1963	Starzl	肝移植术
1987	Philippe Mouret	腹腔镜下胆囊切除术

20世纪末21世纪初，消化道内镜在消化道早期癌的诊治方面也取得突破性进展。主要包括经肛门内镜微创手术（transanal endoscopic microsurgery，TEM）、内镜黏膜切除术（endoscopic mucosal resection，EMR）、内镜黏膜下剥离术（endoscopic submucosal dissection，ESD）、内镜黏膜下挖除术（endoscopic submucosal excavation，ESE）、隧道法内镜黏膜肿物切除术（submucosal tunnel endoscopic resection，STER）、内镜全层切除术（endoscopic full-thick resection，EFTR）等。

综上可以看出，随着对肿瘤各种生物学行为认识的提高以及各类治疗技术的不断改进，肿瘤外科已由单纯以解剖学为基础、主张扩大切除肿瘤的单一治疗理念向保全功能、注重患者生活质量的综合治疗理念转变，外科成为综合治疗的重要组成部分。而近半个世纪以来，随着显微外科、微创外科和器官移植等技术的不断创新，肿瘤外科有了更进一步发展。

第二节 肿瘤外科治疗的生物学原理

肿瘤外科学是建立在解剖学、病理学、病理生理学、免疫学、细胞生物学、分子生物学等几乎全部医学学科的基础之上，其发展与这些学科的发展息息相关。只有全面深入了解肿瘤发生发展的生物学特性，才能正确认识肿瘤外科在肿瘤治疗中的作用和地位。肿瘤外科治疗是目前首选的局部治疗手段，其作用在良性肿瘤和尚未转移的恶性肿瘤中疗效最佳。良性肿瘤因以局部膨胀性生长为主，一般无侵袭和转移，因而单纯外科治疗就能治愈。而恶性肿瘤，生物学特性是侵袭性生长和容易转移，因此分期较晚的患者难以经外科治愈。原因在于术后局部复发或远处转移。少数恶性肿瘤即使早期施行根治术，术后也有复发或转移现象。

癌细胞的生物学特性包括生长的自主性（autonomy）、可移植性（transplantability）、侵袭性和转移性（invasiveness and metastasis）、去分化或异常分化（dedifferentiation）等，其中以侵袭性和转移性最为关键，也是恶性肿瘤的重要标志。肿瘤的发展是一个漫长过程，不同阶段具有不同的生物学特性，外科治疗的效果在各阶段也不同。如手术切除癌前病变预防癌症发生，切除原位癌达到治愈，但临床常见肿瘤确诊时多数已达侵袭期或播散期，此时淋巴结转移和血行转移机会增多，治疗后多数死于侵袭和转移。侵袭为转移的前奏，转移是侵袭的延续和发展。不同肿瘤的生物学行为不同，手术作为局部治疗的一种，其治疗范围有限，必须根据不同的生物学行为制定不同的术式。有些肿瘤倾向于淋巴结转移，手术应包括原发灶和区域淋巴结的切除；有些肿瘤倾向血行转移，如小细胞肺癌，即使再扩大手术切除范围，也难达到根治效果，因此需要强调多学科综合治疗（multiple disciplinary therapy）。

另外，患者本身的免疫防御机制在肿瘤发生发展过程中也起重要作用。恶性肿瘤在发展过程中常常造成机体免疫功能的下降，而手术切除肿瘤可使受损的免疫机能得到一定程度的恢复。所以，无论是在选择治疗方案或设计外科手术切除范围时，都要注意保护机体免疫功能。以外科手术为例，手术将局部肿瘤及其区域淋巴结切除，取得即时效果，但并不是手术范围越大越好，盲目扩大手术范围增加机体创伤，反而会降低机体免疫功能，易致肿瘤复发转移。乳腺癌的手术演变就说明了这个道理。开始人们以为扩大手术范围可以提高疗效，一度推崇扩大根治术，但结果未能改善预后，所以近年来手术范围逐渐缩小。

随着肿瘤分子生物学的发展以及各类高通量检测技术的提高，人们对肿瘤的本质认识更加深入，尤其是对肿瘤的异质性的认识，使病理诊断能够达到分子水平。"分子分期""分子分型"和影像引导手术已经在临床得到初步应用，从而使当今肿瘤外科手术设计更加科学准确。

第三节　肿瘤外科治疗原则

外科治疗是最早和最主要的肿瘤治疗手段，至今仍是大多数实体肿瘤首选的，甚至是一些肿瘤（大多数良性肿瘤和低度恶性肿瘤）唯一的治疗措施。其疗效远远优于单纯的放疗和化疗。外科治疗是早中期肿瘤主要的治疗手段，同时它也参与一些中晚期肿瘤的综合治疗，可以说外科治疗在肿瘤治疗中具有十分重要的地位。

一、良性肿瘤的外科治疗原则

良性肿瘤以局部膨胀性生长为主，其边界清楚，多数有完整的包膜，不会发生淋巴结和血行侵袭和转移，其治疗以手术为主，一般手术切除即可治愈。手术原则是完整切除肿瘤，包括肿瘤包膜及周围少量正常组织，禁忌行肿瘤部分切除术。例如乳腺纤维腺瘤，需作乳腺区段切除；软组织纤维瘤应完整切除带有包膜的瘤体；卵巢囊肿则作单侧卵巢切除，并避免术中囊肿破裂；有些生长部位特殊的良性肿瘤，如发生于脑部的神经纤维瘤、神经鞘瘤、脑膜瘤、垂体瘤等，无法大范围切除时，只能行肿瘤剥离或姑息性切除术。

必须强调，切除的肿瘤标本必须送病理组织学检查以进一步明确病理性质，避免将恶性肿瘤误诊为良性肿瘤而丧失根治机会。一旦病理证实为恶性肿瘤，则必须按恶性肿瘤治疗原则处理。对一些良性肿瘤有可能发生恶性变或交界性肿瘤，切除范围亦应相应扩大。

二、恶性肿瘤的外科治疗原则

1. 术前明确诊断，严格按照肿瘤分期制定外科治疗方案的原则　恶性肿瘤外科治疗中所采用的各种根治术对机体的损伤较大，故在确定采用外科治疗前必须明确诊断与分期。肿瘤的病理组织学类型、临床或病理分期是制定恶性肿瘤外科治疗方案最重要的依据。一般原则是：较早期恶性肿瘤，实施根治术或扩大切除术；局部晚期恶性肿瘤，估计难以切除的局部病变，先行术前化疗 / 放疗或化放疗，即新辅助治疗（neoadjuvant therapy），待肿瘤缩小或降期后再行手术；术后病理证实有癌残留或多个淋巴结转移者，还需术后辅助治疗。晚期恶性肿瘤尤其是合并恶病质者则禁忌手术。

（1）病理诊断与分期：病理组织学诊断是确诊恶性肿瘤诊断的"金标准"，肿瘤外科手术，特别是大手术或易致残手术，术前必须有病理诊断，以免误诊误治，给患者带来严重后果。恶性肿瘤的外科治疗往往创伤大，致残率较高。例如乳腺癌根治术后失去整个乳房、全喉切除术后不能发音且终生气管造口、直肠癌经腹会阴切除术后失去肛门而要终生肠造口、骨肉瘤截肢术后不能步行、子宫颈癌根治术后不能生育等。因此，术前有明确病理组织学诊断非常重要。临床常通过支气管镜、胃镜、肠镜等的活检可获取组织，从而做出病理组织学诊断。然而，有些病例术前难以取得病理诊断，应在术中进行快速冰冻切片病理检查。同样是恶性肿瘤，由于病理分类不同，生物行为也不同，采用术式也会有所区别。例如胃平滑肌肉瘤仅作扩大切除术，不必作淋巴结清扫。但胃癌则应同时进行第一、二站至第三、四站淋巴结清扫。又如局限于黏膜下层以内的早期食管癌可在胃镜（超声内镜）下完成切除，而肿瘤浸润范围超过者则需外科手术或放化疗治疗。宫颈原位癌仅作宫颈锥形切除可以达到治愈目的，但浸润癌则需作全子宫附件切除加淋巴结清扫。由此可见，病理诊断对制定肿瘤外科治疗方案至关重要。

（2）临床诊断和分期：临床诊断和分期对肿瘤外科治疗实施同样十分重要。病理诊断与分期是恶性肿瘤诊断的"金标准"，但术前往往难以获得。临床诊断与分期则通过 CT、B 超、磁共振、骨扫描、PET/CT 等手段，了解肿瘤所在部位、大小、外侵程度、有无远处转移等情况，对于全面掌握患者全身及局部病灶情况，制定科学规范的外科治疗方案意义重大。例如，通过胃镜活检已经明确诊断胃腺癌，临床还需要进行全身检查了解有无远处转移。如果患者已有锁骨上淋巴结肿大、盆底有种植结节或肝、肺有转移，则均属晚期，不可手术切除。目前常用的分期方法是国际抗癌联盟制定的 TNM 国际分期法，个别癌瘤如大肠癌习惯应用 Dukes 分期法。

恶性肿瘤治疗方案是否正确，直接影响治疗效果和预后。如果将一个可以完整手术切除的恶性肿瘤仅作剥离术，其术野的肿瘤播散及局部复发将会使患者失去治愈的机会。如果对一个全身情况较差又有多器官转移的晚期癌瘤患者施行局部切除，不仅不会治愈患者，反而会增加患者的痛苦，甚至使病情恶化。因此，临床医生必须全面客观认识外科治疗在肿瘤整个治疗方案中的作用及地位。

2. 全面考虑，选择合理术式的原则 一旦确定治疗方案为手术治疗，则随后手术术式的选择

至关重要。临床一定要根据患者全身情况，通盘考虑，选择恰当的手术方式。切忌不顾后果，随意试行不成熟或无把握的新术式。例如乳腺癌选用 Halsted 术（霍尔斯特德根治术）、改良根治术还是区段切除；中下段直肠癌手术，该选择保留肛门的 Dixon 手术（直肠低位前切除术）还是切除肛门的 Miles 手术；喉癌手术采用半喉切除亦或全喉切除；肺癌手术采用全肺切除亦或袖状肺叶切除，是常规开胸手术还是胸腔镜微创手术；阴茎癌手术是否同时进行腹股沟淋巴结清扫；肝癌手术采用不规则楔形切除还是肝叶切除等，均是临床每天都要面对的问题。如何正确选择手术术式需遵循如下原则：

（1）根据肿瘤生物学特性选择术式：表皮或黏膜癌常伴有淋巴结转移，故手术时要将区域淋巴结清除（原位癌除外）；肉瘤易局部复发而很少发生淋巴结转移，所以应进行扩大切除术而不必行常规区域淋巴结清扫；食管癌、大肠癌等有多中心起源的特点，其切除范围应尽量扩大；原发肌肉肉瘤或软组织肉瘤侵犯肌肉时，肿瘤易沿肌间隙扩散，应将肌肉连同筋膜从起点到止点全部切除；低位直肠癌有逆行浸润的可能，浸润范围尚未定论，一般远端切除距离肿瘤不应小于 3cm，必要时只能进行 Miles 手术。

（2）根据患者年龄、全身状况和伴随疾病选择术式：罹患恶性肿瘤的患者以中老年为多，年龄不是手术的绝对禁忌证，但高龄患者合并症多，手术危险性相对较大，需更加慎重对待。重要器官如心、肺、肝、肾功能需特别注意，如其功能严重不全甚至衰竭则难以承受手术的打击。此外，老年人常伴有高血压、冠心病、糖尿病等，会影响手术的实施，应做好术前治疗并按控制的情况选择术式。一般而言，年龄过大、全身情况过差者不宜手术，个别患者通过积极处理全身情况得到改善者可考虑手术，但恶病质的患者应视为手术禁忌。此外，选择术式时还应考虑到术者的手术技巧和经验、麻醉和手术室设备等各种因素，条件不成熟不要勉强施行手术。

（3）保证足够的切除范围，力争手术治愈：迄今，对大多数实体瘤而言手术切除的治愈希望最大，术式不宜过于保守。切除范围应遵照"两个最大"的原则，即最大限度切除肿瘤和最大限度

保护器官和机体的正常功能。当保留正常组织过少严重影响功能，甚至危及生命时，必须缩小切除范围。例如肺癌患者行肺叶切除可以彻底切除肿瘤就无须行全肺切除；必须行全肺切除才能清除全部肿瘤，但对侧肺功能差，难以代偿时，则只能放弃全肺切除。又如肝癌伴有中度以上的肝硬化，切除肝脏不宜超过 50%，否则术后会发生肝功能衰竭，危及生命。有时，术式在手术探查后才能最后抉择，必要时还需进行冰冻切片检查帮助决定手术范围。

（4）防止医源性播散：肿瘤外科除了要遵循一般外科的无菌操作、术野暴露充分、避免损伤需保留正常组织等原则外，还要求有严格的无瘤观念。由于癌瘤细胞可因手术操作而脱落播散，引起术后转移或复发，所以施行肿瘤外科手术必须注意以下几点，以免医源性播散。

1）探查由远及近，动作轻柔：上腹部肿瘤应先探查盆底，然后逐步向上腹部探查，最后才探查肿瘤，下腹部肿瘤探查顺序则相反。其他部位肿瘤亦应如此，先探查远处，最后才探查肿瘤。这样可尽量避免将肿瘤细胞带至其他部位。探查动作必须轻柔，切忌大力挤压，以免癌栓脱落播散。

2）不接触隔离技术（no-touch isolation technique）：对已有破溃的体表肿瘤或已侵犯浆膜表面的内脏肿瘤，应先用纱布覆盖、包裹，避免肿瘤细胞脱落、种植。肠道肿瘤在术时应将肿瘤远近两端的肠管用布带结扎并在瘤段肠腔内注入抗癌药物（如氟尿嘧啶），以期减少肿瘤的播散和提高治疗效果。

3）先阻断结扎肿瘤部位输出静脉，然后结扎处理动脉。如此可减少术中癌细胞进入循环的可能性，减少血行转移机会。

4）尽量锐性分离：少用钝性分离，以减少挤压肿瘤，减少肿瘤播散的机会。

5）先清扫远处淋巴结，然后清扫邻近淋巴结：即先从远处开始解剖，堵住癌细胞从淋巴结或血行播散的可能。

6）遵循连续整块切除的原则：施行根治性手术时切忌将肿瘤和淋巴结分块切出。

7）肿瘤切除后的冲洗：肿瘤切除后应更换手套，创面用大量无菌蒸馏水或特定药物冲洗，以清洗或杀灭可能脱落的肿瘤细胞。

第四节 肿瘤外科手术种类与作用

一、预防性手术

预防性手术特指对于有潜在恶性趋向的疾病和癌前病变进行相应的切除术，以防止癌症发生。临床常采用的手术有：先天性多发性结肠息肉进行全结肠切除术，溃疡性结肠炎患者进行结肠切除术，隐睾或睾丸下降不良进行睾丸复位术，口腔、外阴白斑患者进行白斑切除术，易摩擦部位的黑痣切除术，重度乳腺小叶增生伴有乳腺癌高危因素者进行乳房切除术。此外，成人的声带乳头状瘤、膀胱乳头状瘤、卵巢皮样囊肿、甲状腺瘤、大肠腺瘤等均有潜在恶变趋势，应进行预防性切除术。

二、诊断性手术

1. 细针穿刺抽吸术（fine needle aspiration，FNA） 即应用细针头对可疑肿块穿刺，将吸取物进行细胞学检查。方法简单易行，诊断准确率因操作技术、病理医生经验和肿块所在部位而异，一般在 80% 左右。本方法存在一定的假阴性及假阳性，发生针道播散的概率极低。

2. 粗针穿刺活检（needle biopsy） 一般在局部麻醉下应用较粗针头或特殊的穿刺针头，对可疑肿块进行穿刺并获得少许组织作病理切片检查。该法诊断准确率高，但由于粗针穿刺活检有造成创伤出血，甚或引起癌细胞播散、针道转移等潜在风险，因此务必严格掌握适应证。个别肿瘤如恶性淋巴瘤，粗针穿刺标本仍分型困难，因而更适合切取活检。

3. 咬取活检（biting biopsy） 一般用于表浅的肿块，用活检钳咬取少许组织作病理组织学检查。适用于鼻咽部、呼吸道、胃肠、宫颈等部位的肿物活检。有时也可用于深部组织如纵隔肿瘤的诊断。诊断准确率高。但咬取时应注意咬取部位的选择和防止咬取后大出血。

4. 切取活检（incisional biopsy） 常在局部麻醉下，切取一小块肿瘤组织作病理检查以明确诊断。有时在探查术中，因肿块巨大或侵及周围器官无法切除，为了明确其病理性质，也常作切取活检。施行切取活检时必须注意手术切口及进入途径，要考虑到活检切口及进入间隙必须在以后手术切除时能一并切除，不要造成肿瘤的播散。切取活检与第 2 次手术切除间隔的时间应越短越好，最好是在准备彻底切除情况下行冰冻切片检查。

5. 切除活检（excisional biopsy）　在可能的情况下，可以切除整个肿瘤送病理检查以明确诊断。切除活检的诊断准确率最高，病理检查结果若为良性，则不必再进行第 2 次手术；若为恶性，则继续行根治性切除手术。由于切除活检常在麻醉下进行，切口较大，因此切除活检手术切口的选择必须考虑到可能行第 2 次手术的可能，同时也需十分注意不要污染手术创面，以免造成肿瘤接种。

诊断性手术的最终目的均是为了获得肿瘤的病理组织学诊断，但在操作过程中一定要防止医源性播散。如临床拟诊为黑色素瘤时，则不应进行针穿、咬取或切取活检，而应该在做好彻底切除准备的前提下作切除活检。此外，还应注意活检切口与进路必须在下一次手术时能整块切除，既避免给下次手术造成麻烦，又可以防止切口种植。

三、治愈性手术

治愈性手术是以彻底切除肿瘤为目的，是各类实体肿瘤局部治疗主要治疗手段之一。凡肿瘤局限于原发部位和邻近区域淋巴结，或肿瘤虽已侵犯邻近脏器但尚能与原发灶整块切除者，皆应施行治愈性手术。治愈性手术是指切缘在肉眼和显微镜下无肿瘤残留。

治愈性手术对上皮来源的肿瘤而言为根治性手术（radical resection）。所谓根治性手术是指肿瘤所在器官的大部分或全部连同区域淋巴结作整块切除，若肿瘤侵犯其他脏器，则受侵器官亦应部分或全部切除。例如贲门癌侵及胰尾时，尚需切除胰尾。随着对肿瘤生物学特性认识的深入，许多肿瘤的治疗方式已经发生改变，如早期乳腺癌采用保乳的治疗方式同样可达到根治性切除目的。

治愈性手术对肉瘤而言称为广泛切除术（extensional resection）。所谓广泛切除术是指广泛整块切除肉瘤所在组织的全部或大部分以及部分邻近深层软组织。例如，肢体的横纹肌肉瘤因肉瘤易沿肌间隙扩散，应将受累肌肉的起止点及其深层筋膜一并切除，有时尚需将一组肌肉全部切除。若为骨肉瘤常需超关节截肢。

四、姑息性手术

晚期癌瘤已失去手术治愈的机会，但在许多情况下，为减轻症状、保护机体功能、延长患者生存，或为下一步其他治疗创造条件所采取手术切除。姑息性手术包括减瘤手术和减状手术。减瘤手术（debulking operation）是指对肿瘤原发灶或其转移灶行大部分或部分切除，肉眼尚可见肿瘤残留。切除目的在于为后续治疗创造条件，如巨大卵巢癌、软组织肉瘤等无法完整切除时行减瘤手术，术后再添加放疗或化疗。减状手术指肿瘤不能切除而仅仅解除肿瘤引起的症状。例如晚期消化道肿瘤，为了解除梗阻，临床上常进行食管胃吻合、胃空肠吻合、胆囊空肠吻合等转流术。

五、探查性手术

探查性手术目的一是明确诊断；二是了解肿瘤范围并争取肿瘤切除；三是早期发现复发以便及时进行切除术，即所谓二次探查术。所以它不同于上述的诊断性手术。探查性手术往往是做好大手术的准备，一旦探查明确诊断而又能彻底切除时，及时进行肿瘤的治愈性手术，所以术前准备要充分，术中备好冰冻切片检查。探查时动作轻柔、细致解剖，也应遵循由远及近和不接触隔离技术的原则。目前随着影像诊断学的发展，术前对肿瘤可切除性判定的准确性显著提高，因而此类手术数量呈下降趋势。

六、辅助性手术

为了配合其他治疗，需要进行辅助性手术，例如喉癌放疗，为了防止放疗中呼吸困难，有时需进行放疗前气管切开术；直肠癌放疗有时亦需先进行人工肛门术，以免放疗中肠梗阻；乳腺癌和前列腺癌内分泌治疗常需进行去势手术。此外，各部位晚期癌局部灌注化疗时常需进行动脉插管术。

七、重建与康复手术

为了提高肿瘤患者的生存质量，重建和康复手术越来越受到重视。由于外科技术，特别是显微外科技术的进步，使肿瘤切除后的器官重建有很大的发展。头面部肿瘤切除术后常用血管皮瓣进行修复取得成功。舌再造术、口颊和口底重建使患者生活质量大大提高。乳腺癌根治术后乳房重建、巨大胸壁、腹壁肿瘤切除后胸壁重建、腹壁重建等。

八、远处转移癌和复发性癌切除术

远处转移癌属于晚期癌瘤，手术难以治愈，但临床上确有部分转移癌患者手术后获得长期生存，因而对转移癌手术不能一概否定。有研究发现，孤立性肺、肝、脑、骨转移，施行切除术后能够延长患者生存。肺癌肺转移术后 5 年生存率为 15%～44%；肝转移癌术后 5 年生存率为 20%～50%；肺癌脑转移术后 5 年生存率为 13% 左右。转移癌是否选择手术治疗需根据原发性肿瘤的生物学特征以及原发肿瘤经手术或其他治疗后的效果来决定，手术适应证包括：①原发灶控制良好；②肿瘤转移灶为单发；③无其他转移灶；④除手术外无其他有效的治疗方法；⑤患者一般情况良好，能耐受手术。

复发性癌治疗效果差，但通过术前新辅助治疗仍可获得较好疗效。例如皮肤隆起性纤维肉瘤，术后反复复发，但反复切除，也获得延长生存的效果；肢体黑色素瘤术后复发可以截肢，挽救部分患者生命；直肠癌保肛手术后复发可再进行 Miles 手术。总体看来，转移癌和复发癌手术效果较差，因而必须配合其他治疗。

九、肿瘤外科急症手术

肿瘤本身或其转移灶可引起出血、空腔脏器穿孔、梗阻、严重感染等急症，因其可导致病情突然恶化，甚至危及患者生命，因而需要外科手术紧急处理。这些常见的急症有憋气、呼吸困难、出血、消化道梗阻、空腔脏器穿孔、破裂以及肿瘤引起的继发感染等。例如甲状腺癌、喉癌侵犯压迫气管导致憋气呼吸困难时需紧急气管切开；气管肿瘤堵塞气道导致呼吸困难时需紧急切除肿瘤；肺癌合并大量咯血、全肺不张合并感染等情况时需急诊行手术切除；胃肠道肿瘤合并穿孔、出血、梗阻时也需及时处理，对部分不能耐受一期切除的患者，可先行造瘘术以减轻症状，待情况好转后再进行根治性手术；一些颅内肿瘤或脑转移瘤引起颅内压增高威胁生命时，可考虑急诊行颅骨开窗减压术以解除紧急状况。

第五节　肿瘤微创外科治疗进展与评价

肿瘤微创外科（minimally invasive surgery）的问世和发展有赖于以下两个方面进步：一是肿瘤生物学研究的深入带来的手术治疗理念与手术适应证的改变；二是材料与工程技术发明所带来的医疗器械改进。微创并不仅是技术的提高，更多是一种治疗理念的升级。这种理念的根本在于确保手术安全和治疗效果不变或提高的前提下，最大限度减少创伤。

肿瘤的发生是一个多步骤过程，至少可粗略分为癌前期、早期、中期、晚期。在不同的肿瘤发展阶段，其临床生物学行为是完全不同的。以食管肿瘤为例，其癌前病变，如重度不典型增生，大多会发展成食管鳞癌，是必须切除的，但这一时期的肿瘤，不存在转移和浸润；早期食管鳞癌如局限在食管黏膜层，也很少有转移发生，因此适合内镜下黏膜切除；而食管中、晚期肿瘤，区域淋巴结的转移已不再少见，只能选择胸腔镜/腹腔镜下食管肿瘤切除或开放手术切除；晚期食管癌不仅存在区域淋巴结转移，还往往伴有血行转移和邻近脏器或组织浸润，不适合行根治性手术切除，只适合放疗/化疗。因此，如果对上述各期肿瘤采用同一手术方式切除，显然是不合理的，临床肿瘤生物学行为的区分，为肿瘤外科治疗的多元化选择提供了科学依据。

外科手术大多有着三个基本的过程：显露（exposure）、分离（dissection）、重建（re-establishment）。以消化道外科为例，传统意义上的显露需要足够大的切口；分离则是在钳、剪、刀、线下的组织剥离和切除；重建是在针线下进行的器官生理通道再连接和建立。随着材料科学、光学、电子学、制造工艺等多个工程技术科学的发明和进步，使得传统的外科手术发生着巨大的变化。这些进步，使得消化道重建不再是一针一线地缝合，而是以吻合器、闭合器、切割缝合器的多样组合来完成；分离也不再是一钳一剪一结扎地进行，而是在超声刀或电刀下的分离，使出血减少；显露已不再仅仅依赖大的手术切口，而可以靠腔镜来完成手术野的显露。这样，手术的三个基本步骤在工程技术科学进步的影响下，发生了历史性的变化。

正是肿瘤生物学理论的进步和工程技术上的进步，使得肿瘤外科得以进入了微创外科领域。以食管肿瘤为例，对于癌前期病变（如重度不典型增生或原位癌），通过内镜进行 EMR 或 ESD 即可达到治疗目的；而对于早期、中期肿瘤可行胸腹腔镜下的食管癌切除与重建术；而对于分期偏晚者则多主张常规开胸食管癌根治术。

目前微创外科发展迅速，内腔镜在肿瘤性疾病的应用已从单纯的肿瘤诊断扩展到筛查、早期干预、分期以及手术治疗等诸多领域。内镜下的消化道、泌尿道等早期病变的切除已经成熟，在晚期恶性肿瘤的姑息治疗中也起到了一定作用。腹腔镜胆囊切除已经取代几乎全部的胆囊切除手术，而胸腔镜、腹腔镜在肺癌、结直肠癌、肾癌等各种肿瘤的外科治疗中应用越来越多，技术越来越成熟。总体看，微创治疗效果与常规开放性手术相当，但患者住院时间明显缩短，近、远期生存质量显著提高。近年来，利用人体自然腔道如食管、肛门、阴道等开展经自然腔道内镜手术（natural orifice transluminal endoscopic surgery，NOTES）。

另外，计算机辅助的手术系统（computer-assisted surgery systems），俗称机器人手术，使外科医师离开了传统意义上的手术台，使用专门的操作控制台、专门的腔内手术器械，通过遥控完成手术操作。其良好的暴露视野和精巧的手术器械使手术更加简单易行，创伤较小，这种新颖的手术系统可能会引起肿瘤外科的进一步变化，但因其设备和维修费用昂贵，普及困难，对手术团队的技术也提出了更高的要求。

第六节　外科治疗在恶性肿瘤综合治疗中的地位

手术、放疗与化疗构成恶性肿瘤综合治疗的三大基石。总体看来，三种治疗手段各有千秋，在肿瘤治疗学中都有无法替代的地位。特别是当代各个专业的肿瘤学家对各种治疗方法的完善，更加把三种方法有机地结合在肿瘤的治疗上，形成了现今肿瘤治疗学中缺一不可的格局。尽管细胞分子生物学和生物工程学的发展造就了不少新的治疗手段，如生物治疗、分子靶向治疗等，可谓前途无量，但这些手段目前均涵盖在手术、放疗和化疗三大传统治疗方式的框架之内，仍在不断完善中。

对大部分恶性可切除的实体肿瘤而言，手术对局部的治疗效果既优于同是局部治疗手段的放射治疗，更优于化学治疗。例如最常见的呼吸系统与消化系统恶性肿瘤，外科手术所取得的 5 年生存率达 30% 左右，而放射治疗的 5 年生存率少有超过 15%，化学治疗几乎没有 5 年生存率的报道。这种疗效的差异今后可能还会持续一段时间。因此，目前对局限性可切除实体肿瘤仍然采纳以外科手术为主的治疗方法。但是，近年来随着放射治疗技术的提高，放射治疗的效果也较前有了明显提高，对部分不能耐受手术的非小细胞肺癌患者，单纯接受放射治疗也有获得长期生存的报道。另外不同类型的肿瘤，由于生物学特性不同，适合采用的治疗方法也有不同，如巨大中心型小细胞肺癌需全肺切除方可切除时，则选择化放疗为主。因此，在设计恶性肿瘤的治疗方案时，必须充分考虑手术治疗在整体治疗方案中的地位与作用，合理应用。

另外，要看到外科治疗存在的不足与缺陷。虽然肿瘤外科正在向微创化、精准化发展，但外科治疗毕竟是有创性操作，不可避免对患者机体功能带来一定程度的损伤。同时，外科治疗是局部治疗，除早期癌可达到根治效果以外，大部分肿瘤手术前或手术后，需配合放疗、化疗等综合治疗手段。如肺癌、食管癌、结直肠癌、胰腺癌、乳腺癌等通过术前化疗，使肿瘤缩小或降期后再手术，可明显提高疗效，增加 R0 切除率，部分不可切除者变为可切除。

总之，迄今外科手术在肿瘤治疗中仍占有极其重要地位，但单靠手术治愈肿瘤的观念已经过时。历经一个多世纪的变革，肿瘤外科治疗日趋成熟，已然由扩大切除的肿瘤外科向保存组织功能、适度根治的肿瘤外科发展。肿瘤外科医生应该掌握更多肿瘤生物学知识，熟悉机体免疫防御机制，了解相关学科的进展，结合患者具体情况，制定出合理的综合治疗方案，更好地发挥外科手术在肿瘤治疗中的作用。

第七节 肿瘤外科存在的问题与未来发展方向

传统的肿瘤外科是以解剖学、组织学、病理学为基础，通过各种物理诊断、影像学检查、内镜检查以及组织活检等手段，明确诊断、确定病变范围与期别，在此基础上制定手术方案，确定切除范围以及是否进行综合治疗。然而，近20年来随着肿瘤的生物学、遗传学、免疫学、分子生物学等学科的发展，学者们普遍认识到传统检测手段所存在的不足，从分子水平进行对肿瘤的异质性进行分析不仅能够弥补传统检测手段存在的不足，而且还可能为开展肿瘤的个体化外科治疗开辟新途径。肿瘤外科历经一个多世纪的变革，治疗方法日趋成熟，加之治疗新设备、新技术以及新型抗癌药物的不断涌现，传统肿瘤外科治疗已由起初扩大切除的肿瘤外科转向更加注重保存组织及功能、更加强调综合治疗与个体化治疗，并向微创化、精准化发展的现代肿瘤外科方向前行。各类虚拟技术、3D成像、机器人手术等正以加倍速度进入临床试验。

一、肿瘤外科治疗向细胞分子水平迈进

19世纪Billroth手术成功，使外科技术能从体表深入到体腔，外科病理学问世又使得外科理论从大体形态深入到组织形态学、细胞形态学水平；20世纪中叶开展体外循环和脏器移植使外科治疗几乎达到无所不能的境界；20世纪后期出现腔镜外科（或称微创外科），理论上兴起了外科细胞分子生物学（molecular cell biology in surgery，MCBS）。后者以肿瘤为首要研究对象，以分子机制阐明肿瘤发生发展的规律，并试图用分子手段去诊断、预测、治疗肿瘤，于是出现分子诊断、分子指征、分子预后、分子治疗（如基因治疗）的概念。肿瘤外科治疗中，分子分期、分子分型、分子预后已具有临床实用意义。

首先，分子水平的相关检测弥补当前国际TNM分期存在的不足。例如病理为Ⅰ期的早期肺癌，通过分子水平检测可能发现新的微转移证据，改变了原来的临床病理分期。这种用分子生物学的技术（如RT-PCR）去确定用常规方法不能发现的淋巴结转移、血行转移、骨髓转移，进行精确肿瘤分期的方法称为"分子分期（molecular staging）"。分子分期对于准确了解患者病情和个体化治疗意义重大，对外科治疗也必将带来新的研究思路。其次，通过分子检测可能为肿瘤临床切除范围提出新的参考依据。如Brennan等通过PCR技术检测手术切除的头颈鳞癌标本中切缘组织P53突变情况，随访发现切缘P53阳性的患者复发率明显高于阴性者。这种通过分子生物学方法判断手术切缘组织中可能存在隐匿癌灶，判断肿瘤浸润的边界的方法称之为"分子定界"。另外，可通过对影响肿瘤患者预后相关的一些肿瘤分子标志物的检测，提高对肿瘤恶性程度、肿瘤转移复发风险的预测。这种"分子预后"的检测方法有望提高常规病理组织学检查对预后判断的准确性。

二、肿瘤外科治疗兼顾根治与功能，注重提高生活质量

外科治疗肿瘤，先是由于切除范围太小，术后肿瘤复发多，5年生存率低；后来手术范围越来越大，结果又导致患者器官功能丧失，生活质量下降。在乳腺癌和直肠癌手术治疗发展历程中表现尤为突出。100多年前乳腺癌的外科治疗只是肿瘤挖除、部分乳腺切除和全乳腺切除，结果复发甚多。1894年Halsted报道了乳腺癌根治术，此后乳腺癌的外科治疗经历了根治术、扩大根治术、改良根治术、保留乳房手术四大历程，但乳腺癌外科手术的治疗方式一直是临床外科医生争论和研究的热点。20世纪80年代以后，乳腺癌的外科治疗进入了以乳腺癌生物学特性指导乳腺癌手术方式的时代，乳腺癌的外科治疗模式较以前

有了明显改变，由于大量的临床和实验室研究的资料使经典的 Halsted 理论受到前所未有的挑战，Fisher 的乳腺癌生物学理论逐步为人们所接受。综合治疗受到重视，患者对生活质量要求不断提高，既要求治愈肿瘤又要保持身体外形美观，各种式并存、治愈与生活质量兼顾的个体化的乳腺癌治疗模式业已形成。同样，直肠癌的手术治疗也经历了局部切除、肠段切除和直肠切除阶段，由于手术失败率比较高，至 1908 年 Miles 报道了经腹会阴联合切除直肠的根治术，使治愈率大大提高，但是永久性人工肛门带来生活上不便。究竟手术切除范围要多大？肿瘤远端直肠应切除多少？邻近淋巴结是否要一律清除？研究表明，切除的根治性、肛门功能的保留和生活质量的提高均需兼顾。

三、强调综合治疗

尽管外科治疗在肿瘤治疗中占有极为重要地位，甚至是部分实体肿瘤的唯一治愈手段。但对多数中晚期恶性肿瘤而言，外科治疗仅是综合治疗中的一个组成部分，单纯外科手术难以取得理想效果。外科医生越来越体会到"一把刀"不能治愈癌症，必须联合使用其他疗法，才能获得良好效果，如局部进展期乳腺癌（Ⅲ期乳腺癌）单纯手术 5 年生存率仅 10%～20%，而综合治疗则可达到 30%～50%。又如结直肠癌，经过半个世纪的探索，公认氟尿嘧啶（5-FU）加甲酰四氢叶酸（leucoverin）的方案为 Duke B 期和 Duke C 期结直肠癌术后标准辅助治疗方案，使术后生存率有了显著提高。近年新药如奥沙利铂（oxaliplatin）、伊立替康（irinotecan）、卡培他滨（capecitabine）和靶向药物（贝伐珠单抗、西妥昔单抗等）问世，使结直肠癌化疗效果更进一步提高。目前，靶向治疗、免疫治疗等作为综合治疗的一部分，在恶性黑色素瘤、脑肿瘤、肺癌、大肠癌等肿瘤的治疗中已显示出生机，引发肿瘤学家高度重视。这些研究作为精准医学时代取得的重大突破，使肿瘤综合治疗的手段异彩纷呈。今后如何将这些手段与外科治疗有机组合必定成为研究的热点。

另外，由基因治疗引入"分子外科（molecular surgery）"的新概念。Roth 认为，人们可以在分子水平通过基因操作（如基因置换、基因修正、基因修饰、基因抑制、基因封闭等）来预防、诊断和治疗肿瘤，达到外科治疗的目的，这种有别于传统手术刀的治疗方法可称为"分子外科"。

（赫 捷 邵 康）

参 考 文 献

[1] Smith SC，Baras AS，Dancik G，et al. A 20-gene model for molecular nodal staging of bladder cancer: development and prospective assessment. Lancet Oncol，2011，12(2)：137-143

[2] Cady B. Basic principles in surgical oncology. Arch Surg，1997，132(4)：338-346

[3] Caldas C. Molecular staging of cancer: is it time？Lancet，1997，350(9073)：231

[4] Brennan JA，Mao L，Hruban RH，et al. Molecular assessment of histopathological staging in squamous-cell carcinoma of the head and neck. N Engl J Med，1995，332(7)：429-435

[5] Macdonald JS，Astrow AB. Adjuvant therapy of colon cancer. Semin Oncol，2001，28(1)：30-40

[6] Wolmark N，Colangelo L，Wieand S. National Surgical Adjuvant Breast and Bowel Project trials in colon cancer. Semin Oncol，2001，28(1 Suppl 1)：9-13

[7] Roth JA. Molecular surgery for cancer. Arch Surg，1992，127(11)：1298-1302

[8] Chang J，Rattner DW. History of Minimally Invasive Surgical Oncology. Surg Oncol Clin N Am，2019，28(1)：1-9

[9] Murphy JE，Wo JY，Ryan DP，et al. Total Neoadjuvant Therapy With FOLFIRINOX Followed by Individualized Chemoradiotherapy for Borderline Resectable Pancreatic Adenocarcinoma: A Phase 2 Clinical Trial. JAMA Oncol，2018，4(7)：963-969

[10] Blumenthal GM，Bunn PA Jr，Chaft JE，et al. Current Status and Future Perspectives on Neoadjuvant Therapy in Lung Cancer. J Thorac Oncol，2018，13(12)：1818-1831

[11] Vyfhuis M，Burrows WM，Bhooshan N，et al. Implications of Pathologic Complete Response Beyond Medi-

astinal Nodal Clearance With High-Dose Neoadjuvant Chemoradiation Therapy in Locally Advanced, Non-Small Cell Lung Cancer. Int J Radiat Oncol Biol Phys, 2018, 101(2): 445-452

[12] Sparano JA. Neoadjuvant Systemic Therapy for Breast Cancer: Searching for More Effectively Curative Therapies. JAMA Oncol, 2018, 4(3): 293-295

[13] Smith JJ, Strombom P, Chow OS, et al. Assessment of a Watch-and-Wait Strategy for Rectal Cancer in Patients With a Complete Response After Neoadjuvant Therapy. JAMA Oncol, 2019, 5(4): e185896

[14] Cercek A, Roxburgh C, Strombom P, et al. Adoption of Total Neoadjuvant Therapy for Locally Advanced Rectal Cancer. JAMA Oncol, 2018, 4(6): e180071

[15] Prowell TM, Beaver JA, Pazdur R. Residual Disease after Neoadjuvant Therapy - Developing Drugs for High-Risk Early Breast Cancer. N Engl J Med, 2019, 380(7): 612-615

[16] Ascierto PA, Eggermont A. Neoadjuvant therapy in melanoma: the next step. Lancet Oncol, 2018, 19(2): 151-153

[17] Helmink B, Wargo JA. Neoadjuvant therapy for melanoma: is it ready for prime time. Lancet Oncol, 2019, 20(7): 892-894

[18] Gemenetzis G, Groot VP, Blair AB, et al. Survival in locally advanced pancreatic cancer after neoadjuvant therapy and surgical resection. Ann Surg, 2019, 270(2): 340-347

[19] McKean MA, Amaria RN. Multidisciplinary treatment strategies in high-risk resectable melanoma: Role of adjuvant and neoadjuvant therapy. Cancer Treat Rev, 2018, 70: 144-153

第十四章 肿瘤化疗总论

肿瘤的化学治疗是恶性肿瘤治疗的三大主要手段之一,是临床肿瘤学的核心要素。因其强调全身治疗而有别于外科手术和放射治疗。肿瘤化疗的历史很短,迄今只有70年的历史,但却是临床肿瘤学中发展最迅速的学科。尤其是近30年来,随着肿瘤分子生物学和遗传学研究的不断深入,肿瘤转化性研究的兴起和临床研究的进步,有效的抗肿瘤新药和新的治疗理念不断进入临床,显著提高了抗肿瘤治疗的效果,也提升了化疗在肿瘤综合治疗中的地位。目前临床上应用的抗肿瘤药物、防治抗肿瘤药物不良反应的药物以及镇痛和改善生活质量的药物已经超过100种,大量的药物正在进行临床研究,每年都有新药被批准用于临床,造福癌症患者。

第一节 化疗的历史、现状

1943年,耶鲁大学的Gilman等首先将氮芥(nitrogen mustard,NH$_2$)应用于淋巴瘤的治疗,揭开了现代肿瘤化疗的序幕。另一项突破性的发展是1948年Farber等成功应用叶酸类似物甲氨蝶呤(methotrexate,MTX)治疗小儿急性淋巴细胞白血病获得缓解,这是药物治愈癌症的第一个范例。1952年Elion和Hitchings发现了巯嘌呤(6-mercaptopurine,6-MP)的抗癌作用,并因此获得了1988年的诺贝尔生理学或医学奖。1957年Arnold和Duschinsky分别合成了环磷酰胺(cyclophosphamide,CTX)和氟尿嘧啶(fluorouracil),这两种药物具有广谱的抗肿瘤作用,至今仍然是治疗很多肿瘤的基本和核心药物。20世纪70年代初,顺铂(cisplatin,DDP)和多柔比星(adriamycin,ADM)的问世使得一部分血液系统和实体肿瘤药物治疗的效果有了提高。睾丸生殖细胞肿瘤、滋养叶细胞肿瘤和儿童白血病等恶性肿瘤治愈率的大幅度提高,改变了传统上人们对药物治疗肿瘤的看法,认识到化学药物已经可以根治肿瘤,而不仅仅是一种姑息治疗的手段。

20世纪80到90年代,肿瘤的化学治疗进入了快速发展期。新一代化疗药物,如紫杉醇、多西他赛、拓扑替康、伊立替康、长春瑞滨、吉西他滨和奥沙利铂等抗肿瘤新药进入临床,突破了晚期非小细胞肺癌和晚期结直肠癌既往药物治疗效果不佳的瓶颈,也为晚期乳腺癌患者提供更多的治疗选择。与此同时,5-羟色胺(serotonin,5-HT)受体拮抗药和重组人粒细胞集落刺激因子(recombinant human granulocyte colony-stimulating factor,rhG-CSF)等药物的问世,使恶心、呕吐和粒细胞减少等化疗的不良反应得到了有效控制,大幅度提高了化疗的耐受性和依从性。世界卫生组织(WHO)癌症三阶梯镇痛治疗原则的建立和实施,使晚期癌症患者的生活质量得到了显著改善。近年来,随着分子靶向药物和以免疫检查点抑制剂为代表的新型免疫治疗药物的出现,更为肿瘤的内科治疗带来了新的突破。

目前,已有不少癌症有可能通过化疗治愈,约占全部癌症患者的5%,如绒毛膜上皮癌、儿童急性淋巴细胞白血病、霍奇金病、非霍奇金淋巴瘤、睾丸生殖细胞瘤、卵巢癌、儿童肾母细胞瘤、胚胎性横纹肌肉瘤、尤因肉瘤、神经母细胞瘤和小细胞肺癌等。另有部分癌症,化疗虽然不能治愈,但可延长生存时间,如多发性骨髓瘤、慢性淋巴细胞白血病、慢性粒细胞白血病、低度恶性非霍奇金淋巴瘤等。近30年来发现,在手术后应用化疗(辅助化疗)由于控制了亚临床微小病灶,能使部分癌症如乳腺癌、骨肉瘤、结直肠癌和胃癌的治愈率有所提高;而且,术前化疗(新辅助化疗)可增加晚期非小细胞肺癌、头颈部肿瘤、卵巢癌等多种实体肿瘤的手术切除机会，同时对减少手术损伤、尽量保存机体的功能起到了一定的作用。随着化疗的不断发展，能用化疗治愈或延长生命的恶性肿瘤会越来越多，化疗在癌症治疗中的作用也将越来越大。

第二节　化疗的生物学与药学原理

一、细胞周期动力学与化疗药物

与正常体细胞相同，肿瘤细胞由 1 个细胞分裂成 2 个子代细胞所经历的规律性过程称为细胞周期（cell cycle），这一过程始于一次有丝分裂结束时，直至下一次有丝分裂结束。经历 1 个细胞周期所需的时间称为细胞周期时间。细胞周期时间短的肿瘤，单位时间内肿瘤细胞分裂的次数更多。有丝分裂后产生的子代细胞，经过长短不一的间歇期，也称 DNA 合成前期（G_1 期），进入 DNA 合成期（S 期），完成 DNA 合成倍增后，再经短暂的休止期，也称 DNA 合成后期（G_2 期），细胞再进行有丝分裂（M 期）。有时细胞 G_1 期明显延长，细胞长期处于静止的非增殖状态，常称为 G_0 期。G_0 期的细胞与 G_1 期的细胞的区别是对正常启动 DNA 合成的信号无反应。但是，处于 G_0 期的细胞并非死细胞，它们继续合成 DNA 和蛋白质，还可以完成某一特殊细胞类型的分化功能。这些细胞可以作为储备细胞，一旦有合适的条件，即可重新进入增殖细胞群中并补充到组织中（图 14-1）。

多数临床上常用的化疗药物均直接影响

DNA 的合成或功能，不同的抗癌药物可有不同的作用机制。有些药物主要作用系阻碍 DNA 的生物合成，仅作用于细胞增殖的 S 期，称 S 期特异性药物，如 MTX、氟尿嘧啶、6-MP 和阿糖胞苷（cytarabine，Ara-C）等。也有些药物主要损伤纺锤体，使丝状分裂停滞于分裂中期（M 期），如长春碱（VLB）、长春新碱（VCR）、长春地辛（VDS）和紫杉醇（taxol）等，这些药物称为 M 期特异性药物。S 期和 M 期特异性药物均作用于某一特定的时相，故通称为周期特异性药物。而直接破坏或损伤 DNA 的药物，如烷化剂、丙卡巴肼、顺铂、亚硝脲类等，则不论细胞处于哪个时相，包括 G_0 期的细胞，均可起杀伤作用，称为周期非特异性药物。

周期非特异性药物对肿瘤细胞的杀伤力一般较周期特异性药物强，且随着药物浓度的升高，对肿瘤细胞的杀伤作用越明显，特别是此类药物对 G_0 期的细胞亦有作用，故对增殖比率（generation fraction，GF）低的肿瘤也有作用。因此，其在实体瘤常规化疗和超大剂量化疗的方案组成中必不可少。而周期特异性药物仅对某一时相的细胞有杀伤作用，故其作用较弱，单独使用难以达到彻底的抗肿瘤效果。

二、肿瘤细胞增殖动力学与化学治疗

了解肿瘤细胞增殖动力学对指导肿瘤化学治疗有很大的意义（图 14-2）。肿瘤细胞在相当时间内是指数性生长的。除个别肿瘤外，一般一个肿瘤细胞经 30 次倍增（分裂增殖），细胞数可达 10^9，可形成约 1g 的肿瘤（直径约 1cm），成为临床可诊

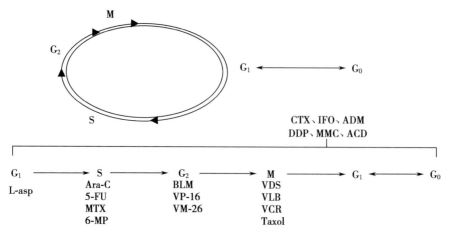

图 14-1　化疗药物与细胞增殖周期

断的肿瘤病灶。这一过程约数月至数年,视不同肿瘤细胞增殖的速度(倍增时间的长短)不同而定。如再经 10 次倍增,肿瘤细胞负荷可达 10^{12},约相当于 1kg 重量的肿瘤组织,这时多数患者会致命。故若能在肿瘤早期给予有效的根治性治疗,则治愈肿瘤的希望越大。

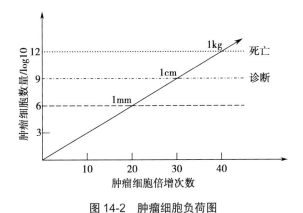

图 14-2　肿瘤细胞负荷图

多数常用的化疗药物剂量与肿瘤细胞的存活呈线性关系(图 14-3)。抗癌药物杀灭肿瘤细胞遵循"一级动力学(first order kinetics)"的规律,即一定量的抗癌药物杀灭一定比率而非固定数量的恶性细胞。这意味着每次化疗只能杀伤一定比例而不是相同数量的肿瘤细胞,需用多疗程才能尽可能杀灭肿瘤。如果 1 个周期药物治疗能将肿瘤细胞数目由 10^6 减少到 10^4,则同样的治疗能够使肿瘤负荷从 10^5 减少到 10^3。这就是 Log-kill 模型(对数杀伤模型),由 20 世纪 60 年代 Skipper 等建立,意义重大,影响深远。当肿瘤负荷大时,同样的治疗后肿瘤细胞减少的绝对数多,这可以解释一些临床现象。例如,1 个周期化疗能使淋巴瘤患者较大的肿瘤负荷显著减少,症状改善明显。但随后肿瘤缩小的速度减慢,可能引起患者的担忧。研究同样表明,对数杀伤的比例与药物的剂量相关。

Log-kill 模型对于化疗的合理应用有着重要意义:①由于对数杀伤的比例与药物的剂量相关,治疗时采用足够的剂量是十分重要的。可以尝试通过提高剂量来提高疗效,如重组人粒细胞集落刺激因子支持下的高强度化疗和造血干细胞支持下的高剂量化疗。②根治肿瘤需要多个周期的化疗。如前所述,1 个细胞也能不断增殖,最终引起患者死亡。因此,理论上化疗必须杀灭最后 1 个肿瘤细胞才能达到根治。由于化疗对正常细胞也有较大毒性,使用化疗药物后需等待药物对正常组织的毒性恢复后才能再次给药。而肿瘤细胞在间歇期会增加,加大了治疗的难度。假设 1 个周期化疗能使肿瘤细胞数量由 10^{11} 减少到 10^8,化疗间歇期肿瘤细胞又由 10^8 增殖到 10^9,则经过 1 个周期后肿瘤细胞数将减少 2 个对数级。这样,在经过 6 个周期化疗后,肿瘤细胞数减少 12 个对数级,仍存活的肿瘤细胞数为 $10^{11} \times (10^{-12})$,此时可达到根治。③化疗需要足够的疗程。$10^9$ 个肿瘤细胞采用上述治疗方案,至少需要 10 个对数级的数量减少,即 5 个周期。同样,治疗使肿瘤负荷缩小到 10^9 以下时,临床上就检测不到肿瘤,此时称为完全缓解,但完全缓解残存的肿瘤细胞仍可导致复发,仍然需要继续治疗数个周期,才可能根治,这是白血病和淋巴瘤患者需要维持治疗或巩固治疗的依据所在。

实验数据和临床观察表明,多数人类肿瘤的生长并不符合指数生长模型,而符合 Gompertzian 生长曲线(图 14-4)。这一曲线的起始端近于指数增长,但随着时间推移和细胞数量的增加,其生长分数减小,倍增时间变长,最终细胞数量达到平台。对于某些肿瘤,达到平台的理论细胞数高于致患者死亡的数量,此时在患者身上观察不到平台期。

在 Gompertzian 生长曲线的起始端,肿瘤体积小,虽然生长分数高,肿瘤倍增时间短,但肿瘤细胞绝对量增加较少;在曲线的中部,尽管总的细胞数和生长分数都不是最大的,但是它们的乘积达到最大,因此肿瘤数量增长的绝对值最大;在曲线的末端,肿瘤细胞数量很大,但生长分数很小,肿瘤倍增时间逐渐延长,侵袭性生长变得

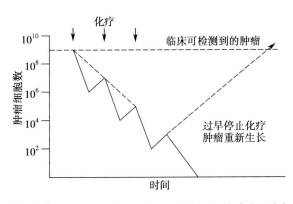

图 14-3　Log-kill 模型(化疗杀伤恒定比例的肿瘤细胞)

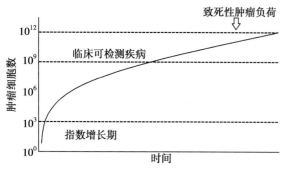

图 14-4 Gompertzian 生长曲线

越来越慢。在 Gompertzian 模型中，肿瘤细胞的生长速度与肿瘤负荷相关。当有效治疗（包括手术）使肿瘤负荷减小后，肿瘤细胞的生长反而会加速，主要原因是此时 G_0 期癌细胞恢复进入分裂增殖周期，瘤体倍增时间大为缩短，此时也正是化疗药物发挥作用的好时刻。否则待肿瘤发展到一定程度，癌细胞增殖比例缩小，将贻误治疗时机。故手术后应尽快开始化疗，有事半功倍的效果。

上述动力学模型对于我们理解肿瘤生长规律和探索有效治疗方案具有重要意义，但并未涵盖所有肿瘤的生长特性，也不能指导所有药物的使用。例如，生物治疗不是成比例杀伤肿瘤细胞，而是定量杀伤。这样，如果残留的细胞数量较少，则可以通过免疫治疗提高抗肿瘤效应，达到治愈。另外，分子靶向药物可以通过信号调控使得细胞稳定，不一定需要杀灭肿瘤细胞，这为肿瘤细胞增殖动力学研究提出了新的课题。细胞毒药物的作用机制可能也不仅限于对细胞的杀灭作用，实验表明多柔比星可以上调肿瘤细胞的表皮生长因子受体。曲妥珠单抗是抗 HER-2 的单克隆抗体，与多种化疗药物有协同作用，提示化疗的作用和 HER-2 的信号调控可能存在共同通路。细胞毒类药物的调控效应对细胞增殖动力学研究提出了新的挑战，而细胞毒药物和分子靶向药物各自调控效应的相互作用对细胞增殖动力学的影响也是具有重要临床意义的新问题。

第三节　化疗药物种类、研发历史与临床应用

以往多将化疗药物分为烷化剂、抗代谢药、抗生素、植物药、杂类药和激素六大类。结合细胞增殖动力学概念又可分为细胞周期特异性和非特异性药物。近年来，国内外多主张按其作用机制和作用点，从分子水平大致将抗肿瘤药物分为以下 9 类。

一、直接与 DNA 结合，阻止 DNA 复制的药物

包括各种烷化剂、丝裂霉素、博来霉素、达卡巴嗪、顺铂、卡铂、喜树碱及其衍生物。本类药物基本上属于细胞周期非特异性化疗药。

烷化剂能与瘤细胞的 DNA 组成部分，特别是核酸鸟嘌呤中的 N7 位、腺嘌呤的 N1 或 N3 位、胞嘧啶的 N1 位或磷酸的羟基起化学作用。DNA、RNA 和蛋白质（包括各种酶）分子中的羟基、巯基、氨基、羧基和磷酸基等亲核基团很容易与烷化剂起反应。应用烷化剂后，药物中所含烃基即替代生物大分子中的氢并结合到细胞的这些化合物上，它与 DNA 结合的方式有 3 种：①联结同一螺旋核苷酸链上的 2 点；②联结双螺旋上 2 条互补链上的 2 点（即分子内联结，又称交叉联结）；③联结 2 个 DNA 双螺旋分子上的各 1 点，即所谓分子间联结。三者中尤以交叉联结最为重要，它既妨碍复制，又使整个细胞增殖过程中止。直接与 DNA 共价结合从而严重破坏 DNA 是此类药物的主要作用机制，而其对 RNA 的作用较弱，仅为对 DNA 作用的 $1/50 \sim 1/10$。

环磷酰胺类药物在人体内未经肝细胞微粒体氧化酶系和细胞色素 P450 激活前几乎无烷化剂活性，所以又称潜伏型氮芥。它在氧化激活前对人体组织无直接破坏作用，故可产生细胞内外有效血浓度的差异而具较高的器官特异性。在活化开环后一方面放出烷化作用很强的氯乙基磷酸胺，另一方面则同时释放丙烯醛，后者被认为是一种强烈的膀胱刺激剂从而可导致出血性膀胱炎，但在一次剂量小于 1g 时，血尿等症状临床上并不多见，用药时多饮水或用利尿药可减少此并发症的发生。异环磷酰胺（ifosfamide）是环磷酰胺的异构体，前者的 1 个氯乙基连接在唑磷酰胺环上，这一改变提高了它的水溶性，降低了与肝酶系的亲和力，因此其活化速度减慢，血药高峰浓度较低，血浆半衰期为 12.5 小时，一次用量为环磷酰胺的 $4 \sim 5$ 倍，但因其血尿毒性明显，所以

要与解毒药美司钠（mesna，巯乙磺酸钠）同用，其用量为异环磷酰胺的1/5。

亚硝脲类包括卡莫司汀（carmustine，BCNU）、司莫司汀（semustine，Me-CCNU）、洛莫司汀（lomustine，CCNU）等。它们大多为脂溶性并于口服后较好地为胃肠道吸收，最大特点是能透过血脑屏障。卡莫司汀静脉用药后数分钟，脑脊液药物浓度可达血药浓度的15%～30%，6小时后甚至可达60%～70%，因此对脑瘤和癌症脑转移有一定疗效。洛莫司汀对某些恶性淋巴瘤疗效较为突出，此类药物的主要毒性是明显而持久的骨髓抑制，如洛莫司汀的代谢产物仍具抗癌活性，且易与血浆蛋白结合而有明显的肠肝循环，故其所含氯乙烷基的半衰期可长达72小时，因此这类药物的骨髓抑制往往延迟发生，除白细胞下降外，常可同时伴显著的血小板下降。

此外，美法仑（苯丙氨酸氮芥）是以苯丙氨酸为载体的烷化剂，它对多发性骨髓瘤有良效。我国自20世纪60年代开始，先后合成了同类药N-氮甲、甲氧芳芥、异芳芥（betamerphalan）、邻脂苯芥（ocaphane）和硝卡芥（nitrocaphane）等，并发现N-氮甲对睾丸精原细胞瘤有突出疗效。硝卡芥浆膜腔内注射对癌性积液有较好疗效。

丝裂霉素是与DNA共价结合的多功能烷化剂抗生素，它在被还原为氢化苯醌后发挥烷化作用，它与DNA形成交叉联结的结合点主要在鸟嘌呤的N7。此外，它还能使DNA断裂和解聚，从而严重抑制瘤细胞的复制功能，并与核糖核蛋白体、tRNA和蛋白质结合使染色体断裂而抑制有丝分裂。本药虽是细胞周期非特异性化疗药，对 G_0 期细胞也有杀伤作用，但对 G_1 后期和S早期细胞最为敏感，而对 G_2 期细胞最不敏感。明显的骨髓抑制甚至血小板持续下降或全血细胞下降为丝裂霉素的主要毒副反应，当连续应用到总剂量达80～100mg后，往往不可避免地出现程度不一的粒细胞减少。

铂类药物中的顺铂和卡铂能使氯解离后与DNA双链上的鸟嘌呤、腺嘌呤和胞嘧啶形成交叉联结，或与DNA双链架桥结合，从而直接破坏DNA。它对RNA和蛋白质合成的抑制则较弱，但也能抑制瘤细胞的有丝分裂，所以是一种抗癌谱广而作用强的周期非特异性化疗药物。顺铂和卡铂对原发性支气管肺癌（包括小细胞肺癌和非小细胞肺癌）、卵巢癌、鼻咽癌、睾丸癌、头颈部恶性肿瘤、膀胱癌和食管癌等有突出疗效。顺铂的主要毒性为急性呕吐、肾毒性和耳毒性，其独特优点是几乎不出现骨髓抑制；卡铂对胃肠道和肾的损害明显轻于顺铂，而起骨髓抑制作用则大大超过顺铂，甚至可出现明显的血小板下降。第3代铂类药物奥沙利铂也已问世并广泛应用于临床，对肠癌和胃癌有效。

一些能与DNA结合的生物碱如托泊替康、伊立替康、羟喜树碱也有烷化作用，可以抑制拓扑异构酶Ⅰ的作用。喜树碱应用后经肾以原形排除，易产生血尿。替莫唑胺（temozolomide）属咪唑并四嗪类烷化剂，其代谢产物5-氨基咪唑-4-甲酰胺和甲肼起细胞毒作用。适应证包括脑胶质瘤和黑色素瘤。

二、阻止核酸生物合成的药物

阻止核酸生物合成的药物主要影响肿瘤细胞的酶系，使DNA和RNA的前体物合成受阻，从而抑制DNA或RNA形成。主要包括甲氨蝶呤、氟尿嘧啶、6-巯基嘌呤、羟基脲和阿糖胞苷等，它们主要作用于S期细胞，属抗代谢类化疗药，为周期特异性抗癌药。从药理学来看，每种药物抑制靶酶的机制已很清楚，因此可利用这些知识进行联合化疗并解除其毒副作用。但从分子生物学的角度来看，它们在生物大分子上的具体作用位点尚未完全阐明，这与迄今各种酶的立体化学结构等尚未彻底明确有关。这些药物在影响肿瘤细胞核酸合成时，对体内快速增殖的更新型细胞也有抑制作用，因此，骨髓抑制几乎是其共性。

按此类药物作用于不同靶酶和其所致的生物药理变化可分为下列五大类：

1. 甲氨蝶呤（MTX） 其作用原理是抑制二氢叶酸还原酶，阻止四氢叶酸的生成，进而影响胸腺嘧啶脱氧核苷酸的生成，从而使DNA合成受阻。当用大量MTX（血浓度>10^{-7}/M）时，对嘌呤核苷酸合成也有影响。研究发现阻止DNA生物合成所需的有效血浓度为≥10^{-8}/M；而阻止RNA则需 10^{-7}/M或更大血浓度。由于瘤细胞在增殖过程中特别需要嘌呤核苷酸，对嘌呤缺乏仅能耐受18小时左右；而正常人体细胞利用嘌呤的功能则远较瘤细胞为强，因此多年前即已倡议大剂量 MTX（一次量>1g，一般用 3～10g）静脉滴注，在开始用药 4～8 小时后用亚叶酸钙（calcium folinate，CF，甲酰四氢叶酸钙）或甲基四氢叶酸来解救正常细胞的方案。大剂量 MTX 主要用于骨肉瘤、某些恶性淋巴瘤和白血病等。在应用时一定要多次进行血药浓度测定，并在用药前测定肝、肾功能，在用药时和其前后需予以水化、碱化并用利尿剂。所用 MTX 量的大小、静脉滴注时间的长短、开始用 CF 等药解救的迟早均与疗效和毒性相关：静脉滴注时间越长毒性越大；开始用 CF 越迟毒性越大；有胸腹腔等积液时也会增加大剂量 MTX 治疗的毒性。理论上滴注大剂量 MTX 后 18～24 小时予以 CF 解救最为理想，所用 CF 剂量悬殊颇大，一般常用量为每次 9～12mg，每 4～6 小时 1 次，共用 10～12 次，国内常用肌内注射或静脉滴注，国外也有建议口服者。

一般剂量的 MTX 常用于乳腺癌、恶性淋巴瘤和绒毛膜上皮癌等。培美曲塞（pemetrexed）是一种多靶点抗叶酸药。通过抑制胸苷酸合成酶、二氢叶酸还原酶和甘氨酸核糖苷甲酰基转移酶，干扰细胞复制过程中叶酸依赖性代谢而起作用。目前培美曲塞已用于临床，对治疗间皮瘤有特效，也被批准二线治疗晚期非小细胞肺癌。

2. 氟尿嘧啶（fluorouracil，5-Fu） 其作用是先在体内转变为氟尿嘧啶核苷和脱氧氟尿嘧啶核苷，然后发挥其强有力的、对胸腺嘧啶核苷酸合成酶的抑制作用，从而使 DNA 合成受阻。氟尿嘧啶除常用静推或静脉滴注给药外，其针剂也可口服。此外，口服氟尿嘧啶制剂有替加氟（tegafur）、双嘧氟啶（tegadifur，FD-1）等，更有新的衍化物如卡莫氟（carmofur）、去氧氟尿苷、卡培他滨（希罗达）和 S-1（替加氟＋奥替拉西＋吉美嘧啶）。总的来说，口服氟尿嘧啶制剂后的生物利用度变化较大而不恒定，疗效以缓慢静脉滴注为最佳。氟尿嘧啶是近半世纪来在消化系统恶性肿瘤和乳腺癌中最常用的化疗药，也可用于动脉内注射和腔内化疗。卡培他滨本身无细胞毒性，在肝脏和肿瘤组织内通过酸酯酶转化为 5′- 脱氧 -5- 氟胞苷，再通过胞苷脱氨酶转化为 5′- 脱氧 -5- 氟尿苷，在肿瘤细胞内的肿瘤相关性血管因子胸苷磷酸化作用下转化成氟尿嘧啶而起作用。

3. 阿糖胞苷（Ara-C） 本药在体内经脱氧胞苷激酶催化磷酸化后成为磷酸阿糖胞苷，从而抑制 DNA 聚合酶。由于 Ara-C 易在肝脏受脱氧胞苷脱氧酶作用而变为无抗癌活性的阿糖尿苷，所以不易在体内保持一定的有效血浓度。此外，本药可掺入到 DNA 和 RNA 中，影响 DNA 和组蛋白的合成；并可抑制核糖核苷酸二磷酸还原酶；但一般认为 DNA 聚合酶的抑制是本药的主要作用机制。Ara-C 多用于急性白血病，偶亦用于恶性淋巴瘤的联合化疗。近年来有倡议用大剂量 Ara-C（>1g/ 次）治疗者，但有较明显的神经毒性。吉西他滨（gemcitabine）是胞嘧啶核苷衍生物。进入体内后脱氧胞嘧啶激酶活化，经胞嘧啶核苷脱氧酶代谢，代谢产物吉西他滨二磷酸和吉西他滨三磷酸都有抗癌活性。吉西他滨还能够抑制核苷酸还原酶，使细胞内脱氧核苷三磷酸酯减少。此外，它可抑制脱氧胞嘧啶脱氧酶，减少细胞内代谢物的降解，有自增效作用。已证实吉西他滨对胰腺癌和非小细胞癌有效，在头颈部鳞癌、膀胱癌、乳腺癌非霍奇金恶性淋巴瘤中亦见到疗效。氟达拉滨具有与 Ara-C 相似的抗癌机制，已证实在滤泡型淋巴瘤中有效。

4. 巯嘌呤（6-MP）和硫鸟嘌呤（6-TG） 本类药属抑制嘌呤合成的抗代谢周期特异性化疗药，化学结构分别酷似次黄嘌呤和鸟嘌呤，所以能竞争性地抑制次黄嘌呤和鸟嘌呤的转变过程。6-MP 进入体内后，必须由磷酸核糖转移酶转变为巯基嘌呤核糖核苷酸后才具有抗癌活性，它还能够抑制辅酶 I 的合成，并阻止脱氧腺苷三磷酸（dATP）和脱氧鸟苷三磷酸（dGTP）的生物合成。此类药除抑制 DNA 合成外，对 RNA 也有较轻的抑制作用，对 S 期细胞最为敏感。此外，6-TG 经代谢为脱氧核糖三磷酸后，能掺入 DNA 内从而进一步抑制核酸的生物合成，而 6-MP 则无此作用。6-MP 和 6-TG 有交叉耐药性。这两种药与 Ara-C 合用，可提高疗效。两药除适用于急性淋巴细胞白血病、非淋巴细胞白血病和慢性粒细胞白血病的急变外，6-MP 在国内首先用于绒毛膜上皮癌和恶性葡萄胎获良好效果。两药都是口服药，吸收良好，且可用于某些恶性淋巴瘤。

5. 羟基脲 属核苷二磷酸还原酶抑制剂，它能阻抑胞苷酸还原成脱氧胞苷酸，因此能选择性地抑制 DNA，但对 RNA 和蛋白质合成却无抑制作用。羟基脲是主要作用于 S 期的周期特异性口服化疗药，并能使部分细胞阻滞在 G_1/S 期边缘，所以可使肿瘤细胞部分同步化或作为放射增敏药使用。本品主要适用于慢性粒细胞白血病及其急变和真性红细胞增多症。胍唑、肌苷二醛和腺苷二醛均为同类药物。

此外，主要用于卵巢癌的六甲蜜胺（altretamine），其化学结构虽与烷化剂三乙烯三聚氰胺类似，但其作用机制不同于烷化剂，且与后者无交叉耐受性，此药作用更像抗代谢化疗药，它能抑制 DNA、RNA 和蛋白质的合成。

门冬酰胺酶（L-asparaginase）是主要用于各种类型白血病特别是急性淋巴细胞白血病的化疗药，能够将血清中的门冬酰胺水解为门冬氨酸和氨，而门冬酰胺是细胞合成蛋白质及增殖生长所必需的氨基酸。正常细胞有自身合成门冬酰胺的功能，而白血病等的肿瘤细胞则无此功能，因而当用本品使门冬酰胺急剧缺失时，肿瘤细胞既不能从血中取得足够门冬酰胺，亦不能自身合成，故其蛋白质合成障碍，增殖受抑制，细胞大量破坏而不能生长、存活。临床上常与甲氨蝶呤、阿糖胞苷等合用以缓解急性淋巴细胞白血病等，其缺点是单独应用时缓解期短，且易出现轻重不一甚至致死性过敏反应。

三、影响转录的化疗药物

此类药物的主要药理作用是插入 DNA 双螺旋与其形成非共价结合，从而干扰 DNA 上的遗传信息转录到依赖 DNA 的 mRNA 上，导致模板功能受到损害、转录受阻。大多抗癌抗生素均属此类，为周期非特异性化疗药。

1. 放线菌素 D　自 20 世纪 50 年代德国学者发现放线菌素 C 有抑瘤作用后，我国随即发现了放线菌素 K1 和 K2，经系统研究证实 K2 即是国外的放线菌素 D。本药能选择性地分布于细胞核中，与 DNA 结合，抑制以 DNA 为模板的 RNA 多聚酶，从而抑制 RNA 合成，结合方式可能是嵌入 DNA 的碱基对之间，而其肽链则位于 DNA 双螺旋的小沟内。本品选择性地与鸟嘌呤结合，但不能阻止 DNA 的复制，它对 G_1 期前半段最为敏感，对 G_1 和 S 期也有作用，属周期非特异性化疗药。放线菌素 D 对肾母细胞瘤［维尔姆斯瘤（Wilms tumor）］最为敏感，也可与氟尿嘧啶等合用治疗绒癌和恶性葡萄胎，对睾丸癌、尤因肉瘤和肉瘤以及恶性淋巴瘤等都有一定的疗效。

2. 蒽环类抗生素　主要包括柔红霉素、多柔比星、表柔比星（epirubicin 或 4′-epidoxorubicin）、米托蒽醌（mitoxantrone）、伊达比星（idarubicin）和吡柔比星（perarubicin）等。它们除抑制 DNA 依赖性 RNA 多聚酶外，还可在代谢过程中产生游离基，后者与氧作用产生超氧基。由于细胞膜和 DNA 对超氧基非常敏感，所以最易受超氧基作用而导致严重损伤。本类药物均属周期非特异性抗癌化疗药，但对 G_2 和 S 期细胞最为敏感，并能阻止 G_2 期细胞进入 M 期。这些药物中的氨基葡萄糖能促使药物进入细胞，特别是心肌细胞，因此柔红霉素和多柔比星都有明显的心肌毒性，而米托蒽醌因不含有氨基糖，所以其心毒性较低。表柔比星是多柔比星的主体异构体，即是多柔比星氨基糖部分中 C4 羟基的反式构型。它在体内清除较快而其毒性则较多柔比星低，这可能与在体内约 1/3 的表柔比星醇和葡萄糖醛酸结合后排出有关。表柔比星的肝清除量较高，肝动脉给药后，其血浆清除率也较静脉给药高，因此适用于肝动脉插管化疗。膀胱内灌注后很少经膀胱壁吸收，至少约 80% 的药物可在膀胱或尿中检测到，因此也常用于膀胱癌的局部灌注。伊达比星是 20 世纪 90 年代推出的治疗白血病的多柔比星衍化物，能口服并吸收良好是其特点。吡柔比星（perarubicin）虽毒副反应小，但临床疗效似乎较为逊色。自柔红霉素问世并用于治疗各种类型的白血病有效以来，多柔比星的发现更使多种实体瘤的化疗效果进一步提高，因它抗瘤谱广而抗癌活性强。近年来，试图降低多柔比星心脏毒性提高靶向性的清蛋白包裹多柔比星和脂质体包裹多柔比星都已问世，并在临床得到了应用。

米托胍腙（mitoguazone）具嵌入 DNA 的作用，也属于影响转录过程的化疗药物，主要用于急性粒细胞白血病或慢性髓细胞性白血病的急变，对食管癌与其他化疗药合用也有一定疗效。

3. 博来霉素（平阳霉素）　是一种糖肽类抗生素，其作用机制主要是引起 DNA 单链和双链的断裂，并出现染色体丢失和断裂，但它并不引起 RNA 链断裂，它使 DNA 断裂的机制是由于博来霉素与其所含铁的复合物嵌入 DNA 所致，此复合物可进一步形成超氧基或羟自由基。这类药物的主要优点是基本上并不抑制人体造血和免疫功能。本药对头颈部鳞癌、鼻咽癌、睾丸癌、恶性淋巴瘤、子宫颈癌、阴茎癌、外阴癌和食管鳞癌等有一定疗效。值得一提的是本药对约 1% 的淋巴瘤患者会产生过敏反应，有时很严重，甚至引起过敏性休克乃至死亡。肺纤维化是限制它长期应用的毒副反应，特别是总累积剂量达 300～500mg 后。

四、影响微管蛋白和有丝分裂的药物

主要包括长春碱类、鬼臼毒素类和紫杉醇类等植物药。

1. **长春碱类** 长春碱（vinblastine，VLB）和长春新碱（vincristine，VCR）结构仅在 N1 位置上有所不同，前者有 CH₃ 基，而后者具 CHO 基。长春地辛（vindesine，VDS）是由长春碱在 C23 位上的羧甲基经氨解而成。长春瑞滨（vinorelbine，NVB）则是 5'- 去甲脱氢长春碱。经过这些改变，4 种药的抗瘤谱、毒副反应和抗癌活性即有了明显差异。这类药的主要作用机制是在受体部位与纺锤线微小管蛋白的结合，形成高度规则的结晶体从而影响微管蛋白装配，使有丝分裂停留在中期。此外，它们也可抑制 tRNA 与核糖体的结合。长春新碱主要用于急性白血病、慢性白血病、恶性淋巴瘤和肾母细胞瘤；长春碱则用于淋巴瘤（特别是霍奇金病）、睾丸癌等。由于长春新碱的骨髓抑制很轻，所以临床应用较广，往往是多种联合化疗中的组成部分，其主要毒性为末梢神经损害。长春碱有中等程度的骨髓抑制。长春地辛主要毒副反应为较明显的胃肠道反应和骨髓抑制。而合成的长春瑞滨（vinorelbine）则对非小细胞肺癌、乳腺癌有效。

2. **鬼臼毒类药** 包括依托泊苷（etoposide，VP-16，鬼臼乙叉苷或足叶乙苷）和替尼泊苷（teniposide，鬼臼甲叉苷，鬼臼噻吩苷或 VM-26），两者都是鬼臼毒素的半合成化疗药，主要作用于 S 后期和 G₂ 前期细胞，使有丝分裂明显受到抑制。它还能与拓扑异构酶 II 可逆性结合，从而引起 DNA 单链和双链断裂，并能阻抑细胞内线粒体的呼吸作用和 DNA 的复制。总之，它是一种周期特异性化疗药，大多应用于各种不同类型的支气管肺癌、恶性淋巴瘤、急性白血病、睾丸癌和部分胃肠道恶性肿瘤。依托泊苷由于能透过血脑脊液屏障，所以也可用于脑瘤和转移性脑癌的综合治疗。

3. **紫杉醇** 从植物紫杉（taxinol）中提炼所得，现已有两大类半合成药在国内外供临床应用：第一类为紫杉醇（paclitaxel），第二类为多西紫杉醇（docetaxel）。它们能促进微管蛋白形成微管并抑制后者的解聚，从而增进微管的双聚体装配，阻止其多聚化，最终导致纺锤体异常而抑制有丝分裂。紫杉醇的抗癌谱广，可用于卵巢癌、乳腺癌、非小细胞肺癌、头颈部癌、胃癌和黑色素瘤等。可予静脉滴注（3 小时或 24 小时内完成），近来在国外也试用于卵巢癌的腹腔内化疗。本药主要毒副反应为过敏（约有 2% 的患者可能发生过敏反应，有的甚至导致死亡），因此在用药前 12 小时和 6 小时即应开始口服地塞米松 20mg/ 次，并同时服用苯海拉明和西咪替丁等。多西紫杉醇主要用于乳腺癌、非小细胞肺癌、前列腺癌和胃癌等，其常见毒副反应为过敏和水钠潴留，因此在用药前 1 天即应开始口服地塞米松 7.5mg/ 次，每天 2 次，共 3 天。中重度骨髓抑制是紫杉醇的剂量限制性毒性。

4. **喜树碱类** 托泊替康、伊立替康、羟喜树碱为拓扑异构酶 I 抑制剂，与拓扑异构酶 I 形成复合体，阻止 DNA 复制。羟喜树碱常用于膀胱内灌注，伊立替康可用于肠癌、小细胞肺癌和胃癌等，有明显的骨髓抑制和胃肠道反应，延迟性腹泻常是临床应用时值得注意的毒副反应。

五、影响核糖体功能，阻止蛋白质合成的药物

以三尖杉酯碱类植物药为代表，它能抑制蛋白质合成的起始阶段，使核糖体分解并释出新生肽链，但不能阻止 mRNA 和 tRNA 与核糖体的结合。这类药可使核 DNA 和胞质 RNA 减少、多聚核糖体解聚，并抑制有丝分裂。它对各期细胞都敏感，因此属周期非特异性化疗药。临床上主要用于白血病，特别是急性髓细胞性白血病。

六、影响细胞膜的药物

凝集素（lectin）中的伴刀豆凝集素 A（Con A）和植物凝集素（PHA）等可以和细胞膜上的糖蛋白受体结合，从而影响瘤细胞的 DNA 合成。其主要作用机制是它们与受体结合时发生重新排列和浓缩等拓扑变化，然后发生凝集反应，阻止瘤细胞分裂。正常细胞中的这种细胞膜受体大多处于隐蔽状态；而瘤细胞膜则由于流动性改变而使受体扩散加快，因此易于与这些凝集素结合。

现已肯定 Con A 与一般抗癌化疗药合用可增加肿瘤细胞对周期特异性药物的敏感性，并能改善宿主的免疫和抗感染功能，临床上可用于结直肠癌、乳腺癌和成骨肉瘤等，但需注意可能产生的局部和过敏反应。

维生素 A（包括视黄醇、视黄醛和视黄酸）的诱导分化作用，大多认为也与生物膜通透性和电荷改变等有关。此外，它作为糖基转移酶的载体，直接参与膜蛋白及脂质的糖基化反应。膜上的糖蛋白和糖脂分子可作为细胞识别受体和接受细胞增殖和分化信号的重要成分。全反式维 A 酸和 HMBA（hexamethylene bisacetamide）已在国内外先后用于早幼粒细胞白血病和急性粒细胞白血病。柔红霉素和多柔比星最敏感的靶点也是细胞的生物膜，它们除对细胞膜有影响外，对线粒体、溶酶体和内质网等细胞器内膜结构也因膜上磷脂结构的激活而起作用。这些蒽环类抗生素还可改变膜的电位及流动性、糖蛋白和糖脂的成分，抑制 ATP 酶，并增强 PHA 与肿瘤细胞的结合，由此可见很多抗肿瘤化疗药的作用机制是综合而多方面的。

秋水仙碱、喜树碱（包括羟喜树碱）等都能改变膜电荷、降低膜对氨基酸和核苷的转运速度。由于瘤细胞摄取外源性核苷对其合成 DNA 和 RNA 十分重要，所以抗癌药对生物膜上转运系统的影响，可能是抑制 DNA 合成的重要环节。

七、诱导细胞凋亡的药物

应用三氧化二砷来治疗早幼粒细胞白血病在我国东北地区和上海市已获成功。据实验报告，其主要作用机制为促使白血病细胞的凋亡（apoptosis）。

八、激素类

主要通过调节内分泌来治疗肿瘤，包括雌激素类、抗雌激素类、孕激素类、雄激素类、抗雄激素类（氟他胺）、肾上腺皮质激素、抗肾上腺皮质激素（包括氯苯二氯乙烷和氨鲁米特）等。

1. **他莫昔芬（三苯氧胺，tamoxifen，TAM）**　具明显的抗雌激素作用，但它本身也有轻微雌激素样作用。它的抗癌作用主要为下列 3 个方面：①抑制瘤组织中的雌激素受体与雌激素的结合；②降低血中催乳素水平，抑制肿瘤组织内催乳素受体活性；③抑制卵巢合成雌二醇，导致卵巢切除样作用从而使肿瘤退缩。可用于绝经前后乳腺癌患者的内分泌治疗。氟维司群（fulvestrant）是一种新型的雌激素拮抗剂，可用于绝经后晚期乳腺癌患者。

2. **芳香化酶抑制剂（氨鲁米特、福美坦、依西美坦、来曲唑和阿那曲唑）**　人体内的雄激素可通过芳香化酶芳香化成为雌激素，绝经期前妇女的雌激素主要来自卵巢，而绝经期后妇女的雌激素主要由肾上腺的雄激素经芳香化酶转化而来，通过对芳香化酶的抑制，可减少体内雌激素水平，从而抑制肿瘤生长。本类药物主要用于绝经后乳腺癌患者。

3. **孕激素类（如甲羟孕酮和甲地孕酮）**　孕激素类通过反馈抑制垂体促性腺激素的分泌，抑制卵巢滤泡，减少雌激素的产生。此类药物还作用于雌激素受体，干扰其与雌激素结合，抑制肿瘤细胞；此外，还能够拮抗糖皮质激素受体。

4. **肾上腺糖皮质激素**　其作用机制为：①大剂量时可抑制核酸代谢，并在翻译水平抑制蛋白质合成；②抑制有丝分裂；③加强糖原异生、抑制肿瘤对葡萄糖的摄取，降低氧化代谢和无氧糖酵解，从而使肿瘤细胞和淋巴细胞的能量明显减少；④促使氧化磷酸化作用脱节，抑制 ATP 高能磷酸键形成以及细胞色素酶系的活性。

5. **抗雄激素类（如氟他胺）**　抗雄激素类与雄性激素竞争雄激素受体，并与后者结合，进入细胞核，与核蛋白结合，抑制雄激素依赖的前列腺癌。

6. **LHRH（促黄体素释放激素）激动剂/拮抗剂（戈舍瑞林、亮丙瑞林）**　LHRH 激动剂/拮抗剂能抑制垂体生成和促性腺激素的释放,并进一步抑制卵巢和睾丸对促性腺激素的反应,从而减少雌二醇和睾酮的生成。

7. 甲状腺素 已常规地长期应用于甲状腺癌(特别是乳头状甲状腺癌和甲状腺滤泡癌)术后患者。

8. 雌激素和抗雄激素类药对前列腺癌有肯定疗效,国产溴醋己烷雌酚对某些前列腺癌效果显著,副反应轻,有时可获长期缓解,效果似胜于一般化疗。

九、抗肿瘤靶点治疗

1. 单克隆抗体

(1)利妥昔单抗(rituximab,美罗华):是鼠和人嵌合的单克隆抗体,该抗体与纵贯细胞膜的 CD20 抗原特异性结合。后者位于前 B 细胞和成熟 B 淋巴细胞,不存在于造血干细胞、祖 B 细胞、正常血浆细胞或其他正常组织。95% 以上的 B 淋巴细胞型非霍奇金淋巴瘤中表达 CD20 抗原。利妥昔单抗与 B 淋巴细胞上的 CD20 结合,引起 B 淋巴细胞溶解的免疫反应。细胞溶解的机制包括补体依赖的细胞毒性(CDC)和抗体依赖细胞介导的细胞毒作用(ADCC)。体外研究证明,利妥昔单抗可使耐药的淋巴瘤细胞敏感。适用于复发或化疗抵抗性 B 淋巴细胞型的非霍奇金淋巴瘤。目前已有多项国际多中心Ⅲ期临床试验结果支持利妥昔单抗联合化疗是治疗 CD20 阳性 B 细胞淋巴瘤的一线方案。

(2)曲妥珠单抗(trastuzumab,赫赛汀):是一种重组 DNA 衍生的人源化 IgG 型单克隆抗体,它选择性地作用于人表皮生长因子受体(HER-2)的细胞外部位。*HER-2* 原癌基因或 *C-erbB-2* 编码单一的受体样跨膜蛋白,分子量 185kDa,其结构与表皮生长因子受体相似。在原发性乳腺癌患者中有 25%~30% 患者 HER-2 过度表达。研究表明,HER-2 过度表达的肿瘤恶性程度高,容易转移和复发,对一些化疗药物耐药,无病生存期较无过度表达的患者短。曲妥珠单抗在体外及动物实验中均显示可抑制 HER-2 过度表达的肿瘤细胞的增殖。另外,曲妥珠单抗是 ADCC 的潜在介质。在体外研究中,曲妥珠单抗介导的 ADCC 被证明在 HER-2 过度表达的癌细胞中比 HER-2 非过度表达的癌细胞中更优先产生。曲妥珠单抗联合化疗相对于单用化疗,不仅显示了在 HER-2 阳性的晚期乳腺癌中的益处,也减少了术后辅助化疗的不良事件发生率(如复发、第二原发肿瘤和复发相关死亡),提高了总生存率。

(3)西妥昔单抗(cetuximab,erbitux,爱必妥):是 FDA 批准的第 1 个用于治疗晚期大肠癌的单克隆抗体。是一种人和鼠的 EGFR 单克隆抗体的嵌合体,由鼠抗 EGFR 抗体可变区和人 IgG 的重链和轻链的恒定区组成,西妥昔单抗竞争性地抑制 EGF 及其他配体的结合,阻断了受体相关酶的磷酸化,进而抑制细胞生长,诱导细胞凋亡,减少基质金属蛋白酶和血管表皮生长因子(VEGF)的生成。体外实验和动物实验显示西妥昔单抗可抑制过度表达 EGFR 的肿瘤细胞的生长。在西妥昔单抗单药或者联合伊立替康治疗 EGFR 阳性、伊立替康耐药的晚期大肠癌患者的对照研究中,联合应用伊立替康和西妥昔单抗,可得到近 23% 的有效率。在细胞毒药物耐药的患者中,联合靶向治疗药物,能够逆转耐药,改变肿瘤细胞对药物的敏感性。西妥昔单抗单药可用于不能耐受伊立替康化疗的转移性结肠癌。此外,西妥昔单抗对复发或转移性头颈部肿瘤有一定的疗效。

(4)贝伐珠单抗(bevacizumab,avastin):于 2004 年 2 月被美国 FDA 批准,用于晚期大肠癌的一线治疗,它是一种重组的人源化 IgG 单克隆抗体,可与血管内皮生长因子(VEGF)结合,阻止 VEGF 与其受体作用,从而减少微血管生长,抑制肿瘤转移。贝伐珠单抗可联合化疗用于晚期大肠癌的一线治疗。在紫杉醇联合卡铂的基础上加用贝伐珠单抗可用于晚期非鳞癌的非小细胞肺癌患者的一线治疗。

(5)其他单克隆抗体:目前也有报道 CD52 单抗(alemtuzumab)用于治疗复发难治性的外周 T 细胞淋巴瘤;CD33 单抗(gemtuzumab)用于治疗急性髓细胞性白血病。

2. 信号传导抑制剂 目前信号传导通路研究中最引人注目的当属针对受体型酪氨酸激酶通路的靶向药物,这方面的治疗策略包括针对胞外受体的单克隆抗体和阻断胞内酪氨酸激酶的抑制剂。已在临床得到广泛应用的有:

（1）伊马替尼（imatinib，glivec，格列卫）：是一种合成的苯氨嘧啶衍生物，属于蛋白酪氨酸激酶的抑制剂。在体内外均可在细胞水平上抑制 Bcr-Abl 酪氨酸激酶，能选择性抑制 Bcr-Abl 阳性细胞系、费城染色体（Philadelphia chromosome，Ph 染色体）阳性的慢性粒细胞白血病和急性淋巴细胞白血病患者新鲜细胞的增殖和诱导其凋亡。此外，伊马替尼还可抑制血小板衍化生长因子（PDGF）受体、干细胞因子（SCF）和 c-Kit 受体的酪氨酸激酶，从而抑制由 PDG 和干细胞因子介导的细胞行为。主要用于治疗慢性粒细胞白血病和胃肠道间质瘤。

（2）吉非替尼（gefitinib，iressa，易瑞沙）：是苯胺喹唑啉化合物。是一种选择性表皮生长因子受体（EGFR）酪氨酸激酶抑制剂，该酶在非小细胞肺癌、头颈部鳞癌、结直肠癌、胰腺癌、乳腺癌、肾癌和脑胶质瘤等实体瘤都有不同程度的表达。吉非替尼广泛抑制移植于裸鼠的人肿瘤细胞的生长，并可抑制其血管生成。在体外，可增加人肿瘤细胞衍生系的凋亡，并抑制血管生成因子的侵入和分泌。临床应用中发现对不吸烟的亚洲女性肺腺癌和肺泡细胞癌疗效好，进一步的分子研究显示，这部分患者的 *EGFR* 突变率较高。另外在动物试验或体外研究中已证实，吉非替尼可提高化疗、放疗及激素治疗的抗肿瘤活性。吉非替尼常用于 EGFR 突变的局部晚期或转移性肺腺癌的治疗。

（3）厄洛替尼（erlotinib，tarceva）：是一种 I 型表皮生长因子受体酪氨酸激酶抑制剂。可选择性地直接抑制 EGFR 酪氨酸激酶，并减少 EGFR 的自身磷酸化作用，导致细胞停止生长而凋亡。在非小细胞肺癌患者中，进行 *EGFR* 基因检测能较好地预示厄洛替尼治疗的有效性。厄洛替尼用于局部晚期或转移肺腺癌的治疗。

（4）索拉非尼（sorafenib）：是口服的多重激酶抑制剂，能抑制丝氨酸 / 苏氨酸激酶 Raf-1、VEGFR、PDGFR、FLT-3 和 c-kit 等多种受体的酪氨酸激酶，从而抑制肿瘤细胞生长和血管生成。动物移植模型显示索拉非尼对结肠癌、非小细胞肺癌、乳腺癌、黑色素瘤、胰腺癌、白血病、卵巢癌、小鼠肾细胞癌等有抗癌活性。动物试验中还发现索拉非尼与紫杉醇、伊立替康、吉西他滨、顺铂等化疗药物联合应用可增效，但不增加副反应。索拉非尼主要用于晚期复发转移的肾癌和肝癌的治疗。

（5）舒尼替尼（sunitinib，sutent）：是一种具有高度选择性的酪氨酸激酶抑制剂，能抑制 VEGF-R2、-R3 和 -R1 以及血小板衍生生长因子（PDGFR-β）、KIT、FLT-3 和 RET 酪氨酸激酶活性。它于 2006 年 1 月被美国 FDA 批准上市，用于伊马替尼治疗失败或不能耐受伊马替尼毒副反应的胃肠道间质肿瘤和晚期肾癌的治疗。

（6）拉帕替尼（lapatinib）：也是一种口服酪氨酸激酶抑制剂，它能阻断 HER-2 和 EGFR 的同源二聚体或异二聚体。在蒽环类，紫杉类或赫赛汀治疗失败的转移性乳腺癌患者中，拉帕替尼联合卡培他滨比单用卡培他滨能明显延长患者的疾病进展时间（time to progression，TTP）和无进展生存时间（progression free survival，PFS）。

（7）尼洛替尼（nilotinib）：是治疗伊马替尼耐药的慢性粒细胞白血病（CML）的新药。CML 大多数具有特征性的染色体变异（费城染色体），融合基因产生的异常蛋白 BCR-ABL 导致 ABL 酪氨酸激酶处于持续活化状态，而伊马替尼作为 ABL 激酶的抑制剂，可以对 CML 患者起到分子水平的治疗，但有部分患者会复发，这部分患者的复发可能与 BCR-ABL 激酶功能区域的突变有关，这些突变引起 ABL 化学结构的改变，使伊马替尼无法与之紧密结合。为解决这一问题，随之对伊马替尼进行了化学修饰，设计生产了尼洛替尼，使之能与 ABL 激酶更为紧密地结合。

（8）达沙替尼（dasatinib）：也是治疗伊马替尼耐药的慢性粒细胞白血病（CML）的新药。是 SRC 家族（一个蛋白酪氨酸激酶家族，在多条信号通路中起信号传导作用）的抑制剂，通过完全不同的途径逆转伊马替尼耐药。其设计是基于 SRC 抑制剂既能抑制野生型的 ABL 激酶，也能抑制伊马替尼耐药的突变激酶。

（9）替西罗莫司（temsirolimus，CCI-779）：是另一种人源激酶的抑制剂。它通过与 FKBP12（FK506 结合蛋白 12）结合形成复合体，阻断 mTOR（一种丝氨酸 / 苏氨酸蛋白激酶）的活性，来抑制信号传导途径，使细胞静止于 G_1 期，从而抑制细胞增殖。替西罗莫司在一线高危肾癌中较干扰素明显延长了生存期。此外,替西罗莫司治疗恶性淋巴瘤的临床试验也正在进行中。

3. **泛素蛋白酶体抑制剂**　尽管基因治疗在体内试验的进程有些缓慢,但蛋白酶体抑制剂从蛋白质的水平开辟了一条新的抗肿瘤途径。

硼替佐米(bortezomib):通过抑制蛋白酶体对一系列蛋白[如 P53 蛋白、NFκB 和 CDK 抑制蛋白如 P21、P27]的降解发挥抗肿瘤作用。硼替佐米已被美国 FDA 和欧洲批准用于复发或难治性多发性骨髓瘤。目前关于硼替佐米一线治疗多发性骨髓瘤的临床试验和硼替佐米治疗惰性、侵袭性恶性淋巴瘤的临床试验正在进行中。

4. **抑制新生血管形成**　目前大致有两类药物。一类为直接作用的血管生成抑制剂。大多为普遍存在于人体内的内源性分子物,无细胞毒性,也无免疫源性,能与放化疗起协同作用,且不易产生抗药性,代表药物有血管抑制素(angiostatin)、血管内皮抑制素(endostatin)、血小板应答蛋白 1(TSP-1)、沙利度胺(thalidomide)和来那度胺(lenalidomide)等。另一类为间接作用的抑制剂,包括多种血管内皮生长因子受体(VEGFR)、血小板衍生生长因子受体(PDGFR)和胎盘生长因子(PLGF)的抑制剂。代表药物有贝伐珠单抗、索拉非尼、舒尼替尼、阿帕替尼、安罗替尼和仑伐替尼等。

(1)重组人血管内皮抑制素(recombinant human endostatin):血管内皮抑制素在人体中天然存在,但含量低。血管内皮抑制素是由大肠埃希菌高效表达并经修饰的重组基因工程产物,能阻断血管生成。联合长春瑞滨和顺铂治疗非小细胞肺癌,比单用长春瑞滨联合顺铂提高了有效率,并延长了疾病进展时间和总生存时间。

(2)沙利度胺(thalidomide):是一种谷氨酸盐衍生物。具有通过阻断 bFGF 或者 VEGF 的传导抑制新生血管生成的作用,通过共同刺激人类 T 细胞,包括刺激 CD8+ 亚组 T 细胞的增殖,产生直接的细胞毒和调节免疫等作用。此外,沙利度胺还能诱导肿瘤细胞凋亡,已被批准与地塞米松联合治疗多发性骨髓瘤。

(3)受体酪氨酸激酶抑制剂:如索拉非尼、舒

尼替尼、仑伐替尼、瑞戈非尼以及国产药物阿帕替尼、安罗替尼等,都已经获批上市。

此外,一些化疗药物如紫杉醇、长春碱、羟喜树碱和环磷酰胺等也有抗血管生成的作用,尤其是小剂量短间歇(每天、1 周多次或每周)应用时,这种应用被 Hanaham 和 Browder 等人称为节拍性化疗(metronomic chemotherapy)。

5. **细胞分化诱导剂**　三氧化二砷(As₂O₃)对急性早幼粒细胞白血病细胞具有诱导分化,诱导凋亡并能杀灭及抑制其增殖的作用。机制可能是通过干扰巯基酶的活性,调控癌相关基因的表达以及阻抑细胞周期的进程等途径,从而发挥其抗癌的生物学效应。As_2O_3 与全反式维 A 酸(tretinoin)无交叉耐药现象。As_2O_3 对 ATRA 耐药细胞仍有诱导凋亡作用。

全反式维 A 酸有很强的诱导分化肿瘤细胞作用,抑癌的机制是诱导肿瘤细胞分化和凋亡,增加癌细胞对化疗药物的敏感性,促进免疫细胞的增殖,增强免疫细胞对肿瘤细胞的杀灭作用。可用于治疗急性早幼粒细胞白血病和骨髓异常增生症。

6. **其他**　组蛋白脱乙酰酶(histone deacetylase,HDAC)抑制剂酯肽(depsipeptide)已经进入临床试验阶段,对外周 T 细胞淋巴瘤有一定疗效。

单克隆抗体与放射性核素目前也是一个研究热点,已用于临床的有 ¹³¹I 结合 CD20 抗体的托西莫单抗(tositumomab)和 ⁹⁰Y 结合 CD20 抗体的替伊莫单抗(ibritumomab),这两种单克隆抗体都被用于治疗恶性淋巴瘤。

第四节　化疗前患者评估

一、化疗前必须收集的资料

1. **患者的既往史和现病史**　询问现病史时,应注意以下几点:①原发肿瘤和 / 或转移的首发症状,特别注意乏力、发热、瘙痒、盗汗、体重下降、内脏疼痛及骨痛、咳嗽、消化功能紊乱、局部浸润的相应症状以及非特异性综合征等;②最近 3 个月体重的改变;③既往治疗(外科手术、放疗、化疗)和结果。

2. **进行全面的体检**　临床检查应包括:①体

力状态评分（KPS 评分）；②体重和身高（计算体表面积，提供用药剂量的依据）；③原发或转移瘤的大小和范围；④测量所有能测量肿瘤病灶的最长径并记录，不可测量肿瘤病灶也应清楚记录。全面体格检查，特别注意对所有可能发生转移的或功能改变的器官（包括所有可触及的淋巴结、肝、脾、直肠、前列腺等）进行系统的临床检查。

3. 实验室检查　应包括：①血常规检查，血沉、血红蛋白、白细胞分类计数、血小板等；②骨髓检查，在所有白血病、恶性淋巴瘤和其他血液系统肿瘤骨髓涂片和 / 或活检是必要的；对实体瘤，当外周血象不正常时，如贫血、出现幼稚白细胞或幼稚红细胞（包括网织红细胞），或有血小板减少都应做骨髓涂片或活检；③生化检查，尿素氮、血尿酸、肌酐、碱性磷酸酶、谷丙转氨酶、谷草转氨酶、γ- 乙酰转肽酶、凝血常规（注意纤维蛋白原）等；④肿瘤标志物检查；⑤应根据需要对有疑问的临床症状和体征进行进一步实验室检查。

4. 影像学检查　应包括：①胸部 X 线检查；②对容易骨转移的肿瘤（如骨髓瘤、乳腺癌、肺癌、肾上腺癌、甲状腺癌、前列腺癌）和所有可疑有骨转移的骨痛患者应做骨扫描；③怀疑或证实甲状腺癌的患者行甲状腺扫描图、甲状腺彩色超声；④彩超，超声波声像图对评价腹部肿块的大小和范围有帮助；⑤CT，这种放射性技术目前正迅速发展成为检测很多转移瘤（主要是肺、肝和中枢神经系统）的一种精确手段；⑥根据需要进行其他检查（如 MRI、淋巴造影及 PET/CT 等）。

5. 病理诊断　在肿瘤诊断中，病理学诊断是最为可靠的诊断方法，是其他诊断技术所不能替代的。肿瘤病理诊断能明确病变的性质（是否是肿瘤）、判断肿瘤的良 / 恶性、组织学分类、恶性程度分级，是制定治疗方案的依据与分析疗效以及判断肿瘤的预后基础。在开展治疗前，应当想方设法取得明确的病理诊断。白血病、多发性骨髓瘤与其他各种血液系统恶性肿瘤必须得到血液学的确诊；恶性淋巴瘤与其他各种实体瘤必须得到局部组织的病理诊断；在有些情况下脱落细胞学的检查也能帮助明确诊断和指导化疗药物的选择。对于所有病理性发现也应根据需要进行一些特殊检查。

6. 药物基因组学和驱动基因检测　根据具体瘤种决定基因检测和药物基因组学检测，帮助明确驱动基因和分子分型，提供用药参考。

二、TNM 分期

治疗前应该对患者进行准确的 TNM 分期，TNM 分期系统包括：①原发肿瘤的范围（T）；②区域淋巴结情况（N）；③是否出现远处转移（M）。目前常用的分期法是 AJCC/UICC 的 TNM 临床分期。T 表示原发肿瘤，T_0 表示未见原发肿瘤，Tis 表示原位癌（未突破器官组织基底膜），T_1、T_2、T_3、T_4 表示肿瘤的大小和范围，Tx 表示没有最低限度的临床资料判断肿瘤大小。N 表示区域淋巴结，N_0 表示无淋巴结转移，N_1、N_2 和 N_3 表示淋巴结转移程度，Nx 表示对区域淋巴结不能做出估计。

三、机体活动状态评价

治疗前对患者一般在健康状态评价，一般健康状态的一个重要指标是评价活动状态（PS）。活动状态是从患者的体力来了解一般健康状况和对治疗耐受能力的指标。国际常用的有 Karnofsky 活动状态评分表（表 14-1）。如果 Karnofsky 活动状态评分在 40 分以下，治疗反应常不佳，且往往难以耐受化疗反应。美国东部肿瘤协作组（ECOG）则制定了一个较简化的活动状态评分表（表 14-2）。将患者的活动状态分为 0～5 共 6 级。一般认为活动状况 3、4 级的患者不宜进行化疗。

表 14-1　体力状况评分表

体力状况	评分
正常，无症状和体征	100 分
能进行正常活动，有轻微症状和体征	90 分
勉强进行正常活动，有一些症状或体征	80 分
生活能自理，但不能维持正常生活和工作	70 分
生活能大部分自理，但偶尔需要别人帮助	60 分
常需要人照料	50 分
生活不能自理，需要特别照顾和帮助	40 分
生活严重不能自理	30 分
病重，需要住院和积极的支持治疗	20 分
重危，临近死亡	10 分
死亡	0 分

表 14-2 体力状况 ECOG 评分标准

级别	体力状态
0	活动能力完全正常，与起病前活动能力无任何差异
1	能自由走动及从事轻体力活动，包括一般家务或办公室工作，但不能从事较重的体力活动
2	能自由走动及生活自理，但已丧失工作能力，日间不少于一半时间可以起床活动
3	生活仅能部分自理，日间一半以上时间卧床或坐轮椅
4	卧床不起，生活不能自理
5	死亡

四、明确化疗的适应证和禁忌证

1. 化疗的适应证

（1）造血系统疾病，如白血病、多发性骨髓瘤、恶性淋巴瘤等通常以化疗为主要治疗手段，且有望取得较好疗效。

（2）化疗效果较好的某些实体瘤，如绒毛膜上皮细胞癌、恶性葡萄胎、生殖细胞瘤及卵巢肿瘤等。

（3）实体瘤手术切除或局部放疗后的辅助化疗，或手术前的新辅助化疗。

（4）实体瘤已有广泛或远处转移，不适于手术切除或放疗者，或实体瘤手术或放疗后复发或播散者，可考虑姑息性化疗。

（5）癌性体腔积液，包括胸腔、腹腔或心包腔，采用腔内注射化疗药物，常可使积液控制或消失。

（6）肿瘤所致上腔静脉压迫、呼吸道压迫、脊髓压迫或脑转移致颅内压增高，常先用化疗以缩小体积，减轻症状，然后进行放疗。

2. 化疗的禁忌证

（1）妊娠妇女应禁忌化疗。生育年龄的男女，需接受化疗者，应落实避孕措施。

（2）哺乳期妇女，需接受化疗者，应终止哺乳。

（3）合并严重全身疾病，或严重器官功能衰竭者。

（4）KPS 评分极差（小于 40 分者）通常不适宜化疗。

（5）癌症未获病理学或细胞学确诊者。

（6）各脏器及骨髓化疗指标的禁忌证。

不符合下列条件属禁忌证：①外周血，中性粒细胞 $\geqslant 1.5 \times 10^9/L$，血小板（PLT）$\geqslant 80 \times 10^9/L$，血红蛋白（Hb）$\geqslant 90g/L$；②肾功能，$Cr \leqslant 2.5 \times UNL$（正常上限）；③肝功能，胆红素（BIL）$\leqslant 2.0 \times UNL$，$ALT/AST \leqslant 2.5 \times UNL$（肝转移者 ALT 和/或 $AST \leqslant 5 \times UNL$）。

五、化疗的计划和实施

1. 制定化疗策略时需要考虑的三条主要原则

（1）准确详尽地了解患者的病情：包括与患者有关的因素，如年龄、性别、营养状况、活动能力（KPS 评分）、骨髓的储备能力、肺、肾、肝和心脏功能、伴随症、药物代谢可能出现的个体差异；与肿瘤有关的因素，如组织学分型、组织学亚型、分级、原发或转移肿瘤、转移部位、肿瘤大小、渗出物的出现（可能导致药物作用时间延长）。

（2）明确治疗的目的：综合治疗是目前提高癌症治愈率的主要方向，但并不是每一病例均有治愈机会，故应根据目前治疗可达到的效果，确定不同的治疗目的（如根治性化疗、辅助化疗、新辅助化疗、姑息性化疗和研究性化疗）从而制订相应的策略与具体方案。

（3）正确、合理地制订治疗计划和方案：应该根据患者的个体化特点，通过多学科的医生充分讨论协商，制订综合治疗计划。确定使用化疗后，应制订出合理、有计划的具体治疗方案。化疗时必须考虑与方案中细胞毒性药物有关的因素，如药物选择、剂量、途径、安排单药或联合用药、用药的顺序、可能出现的毒性、与其他药物之间可能的相互作用等。

2. 化疗方案的选择

除进行临床试验的病例外，应选用国内外肿瘤化疗界所公认的标准治疗方案。因为标准治疗方案需经过大量临床试验证实疗效。不应该无依据地随意拼凑成自拟的联合化疗方案给患者进行治疗。在使用这些方案时，必须确切地了解正确的剂量、时间安排、疗程、必需的支持治疗等。必须根据患者的活动状况、血象、肝肾功能，并考虑患者的年龄、治疗目标等，对治疗方案中的用药剂量及间隔时间给予适当调整。而且应注意，如果患者合并放疗，可能需要减少化疗剂量。

患者的治疗史对估计本次化疗的疗效及决定用药十分重要。对过去从未用过化疗药物的患者，往往对化疗药物比较敏感，可望取得较好的疗效。此时一般应选用一线标准化疗方案的治疗。治疗后复发或对一线方案已发生抗药的病例，采用二、三线化疗方案，通常只有可能取得短时间的姑息疗效，很少取得长期持续缓解的满意效果。

3. 化疗药物剂量的调整 治疗中密切观察药物的效果与毒性，给予相应的处理。在化疗过程中如出现下列情况之一，必须停药观察和采取必要的治疗措施：①呕吐频繁，影响进食或电解质平衡；②腹泻超过每日5次或出现血性腹泻；③严重的骨髓抑制；④心肌损害；⑤中毒性肝炎；⑥中毒性肾炎；⑦化学性肺炎或肺纤维变。

在化疗过程中凡有下列情况之一者考虑调整药物的种类及剂量：①年老体弱；②以往经过多程化、放疗；③肝肾功能异常；④白细胞、血小板减少或明显贫血；⑤营养不良，血浆蛋白明显减少；⑥肿瘤骨转移；⑦肾上腺皮质功能不全；⑧有发热、感染或其他并发症；⑨心肌病变等。

在化疗方案制订时应考虑某些药物不应该用或只有在一定情况下降低剂量使用（停药或降低首次剂量的25%～30%）：①广泛骨转移或弥漫性骨髓侵犯，所有骨髓毒性药物；②既往强烈的放疗或化疗，所有骨髓毒性药物；③严重营养不良，所有抗肿瘤药物；④肾功能不全，甲氨蝶呤、顺铂；⑤肝功能不全，多柔比星、甲氨蝶呤、放线菌素D、柔红霉素；⑥心功能不全（特别是心律失常），多柔比星、柔红霉素等蒽环类药物。

第五节 化疗的毒副反应与处理方法

目前临床使用的抗癌药物均有不同程度的毒副反应，即药物在杀伤癌细胞的同时，对某些正常的组织和细胞也有一定的损害。药物对肿瘤细胞和正常细胞尚缺乏理想的选择作用，成为化疗限制剂量使用的障碍。

一、近期毒性

抗癌药物的近期毒副反应一般按常见不良反应时间评价标准（CTCAE，3.0版或4.0版）分级。

（一）骨髓抑制

除甾体类激素、博来霉素和门冬酰胺酶外，大多数抗癌药物均有不同程度的骨髓抑制。通常先出现白细胞减少，然后出现血小板降低，一般不会引起严重贫血。蒽环类、氮芥、鬼臼毒素类、异长春碱、长春碱、长春酰胺、达卡巴嗪、洛铂等可引起Ⅲ级以上的毒副反应，亚硝脲类、丝裂霉素和丙卡巴肼等药物可出现严重的延迟性骨髓抑制，洛铂可引起较明显的血小板减少。应用粒细胞-巨噬细胞集落刺激因子（GM-CSF）和粒细胞集落刺激因子（G-CSF）能促进骨髓干细胞的分化和粒细胞的增殖，减轻化疗引起的粒细胞降低程度及缩短粒细胞减少的持续时间，血小板生成素（TPO）可治疗化疗引起的血小板减少。严重的粒细胞、血小板减少可分别输注粒细胞和血小板。偶遇严重的贫血可输红细胞和应用促红细胞生成素（EPO）。

（二）胃肠道反应

恶心和呕吐是抗癌药物引起的最常见毒副反应。顺铂、达卡巴嗪、放线菌素D、氮芥类可引起明显的恶心呕吐，环磷酰胺、亚硝脲、蒽环类、异环磷酰胺、阿糖胞苷等的反应次之，博来霉素、氟尿嘧啶、长春碱和长春新碱等的反应较轻。昂丹司琼、格拉司琼、托烷司琼、多拉司琼、甲氧氯普胺和地塞米松等均有止呕效果，其中5-HT受体拮抗剂的疗效最好，不良反应最轻。

化疗药物会影响增殖活跃的黏膜组织，容易引起口腔炎、唇损害、舌炎、食管炎和口腔溃疡。最常引起黏膜炎的药物包括甲氨蝶呤、放线菌素D、米托蒽醌和氟尿嘧啶等。甲氨蝶呤和氟尿嘧啶引起口腔炎的发生率和严重程度与药物剂量和用法有关。黏膜炎的治疗以局部对症治疗为主。

化疗药物还可以引起腹泻和便秘。常引起腹泻的化疗药包括阿糖胞苷、放线菌素D、氟尿嘧啶、羟基脲、甲氨蝶呤等，其中氟尿嘧啶引起腹泻最常见。持续腹泻需要预防和治疗腹泻引起的并发症，必要时使用止泻药。长春碱类药可影响肠道的运动功能而产生便秘和麻痹性肠梗阻，老年人和长春碱类用量多的患者较易发生。应注意长春新碱的给药剂量，增加食物中的纤维含量和水分，适当使用大便软化剂和轻泻药。

（三）心肺毒性

据文献报告，有很多化疗药可引起肺损害，但临床较常见为博来霉素、白消安、亚硝脲类和丝裂霉素等。除丝裂霉素外，多与药物的使用剂量有关。应用类固醇皮质激素可对减轻肺毒性有一定的帮助。

化疗药物诱发的心脏毒性包括心肌病、严重心律失常、心包炎、心肌缺血和心肌梗死等。蒽环类药是最常引起心脏毒性的化疗药物，心脏毒性是这类药物的剂量限制毒性，尤其是蓄积性心脏毒性。故多柔比星单药使用的累积总剂量应不超过 550mg/m^2，联合化疗多不超过 450mg/m^2；过去接受过放疗，多柔比星的总剂量不应超过 350mg/m^2。化疗药物引起的心脏毒性可应用常规的对症治疗。应用维生素 E、辅酶 Q10 和右丙亚胺等有可能降低蒽环类药物的心脏毒性作用。

（四）肝脏毒性

部分抗癌药物可引起肝脏损害，主要包括肝细胞性功能障碍、药物性肝炎、静脉闭塞性肝病和慢性肝纤维化。容易引起转氨酶异常的药物有门冬酰胺酶、阿糖胞苷、依托泊苷、硫唑嘌呤、6- 羟基嘌呤和大剂量甲氨蝶呤等，其中门冬酰胺酶引起的肝脏功能异常最常见。达卡巴嗪、放线菌素 D 和大剂量环磷酰胺等可引起静脉闭塞性肝病，甲氨蝶呤可引起肝纤维化。化疗药物引起的肝脏毒性应按不同情况对症处理，应用谷胱甘肽、甘草酸制剂等有助于减轻肝脏毒性。

（五）肾和膀胱毒性

大剂量环磷酰胺、异环磷酰胺等可引起出血性膀胱炎，同时应用美司钠可预防出血性膀胱炎的发生。顺铂可损害近曲小管和远曲小管，大剂量使用时应水化和利尿；大剂量甲氨蝶呤从尿排泄可堵塞肾小管，必须同时水化和碱化治疗。丝裂霉素、亚硝脲类和异环磷酰胺等也有肾毒性的报道，使用时应注意。

（六）脱发

脱发是很多化疗药物的常见毒副反应，给患者的心理和身体形象带来不良影响。蒽环类、烷化剂、鬼臼毒素类、长春碱类、紫杉醇、氟尿嘧啶、甲氨蝶呤等均可引起不同程度地脱发。对患者进行一定的心理辅导，有助患者的综合治疗。为

预防脱发，可在化疗时给患者戴上冰帽，使头皮冷却，局部血管痉挛，减少药物到达毛囊而减轻脱发。

（七）局部毒性

很多化疗药如蒽环类、氮芥、长春碱类和丝裂霉素等可引起不同程度的血栓性静脉炎，药物一旦外渗，还可导致局部组织坏死。抗氧化剂二甲基亚砜可中和蒽环类药物产生的自由基；维生素 B$_6$ 局部注射可减轻丝裂霉素外渗引起的组织损伤；对于长春碱类药物外渗，可局部注射透明质酸酶和热敷；硫代硫酸钠可用作氮芥的解毒剂。药物外渗的预防措施最重要。应用中心静脉导管可避免此毒性。

（八）神经毒性

长春碱类药物可引起末梢神经病变，表现为跟腱反射消失、全反射消失、肢端对称性感觉异常、肌无力、垂足和肌萎缩；如自主神经病变可产生便秘、麻痹性肠梗阻、阳痿、尿潴留和体位性低血压；脑神经病变包括视神经病变、复视和面瘫偶然会发生。应停药同时对症治疗。铂类、甲氨蝶呤和氟尿嘧啶偶可引起一些神经毒性，应用时应注意。

（九）过敏性反应

很多抗癌药物可引起过敏反应，但最常见为门冬酰胺酶、紫杉醇和博来霉素。门冬酰胺酶过敏反应的发生率为 10%～20%，皮内试验可产生假阴性和假阳性结果，故每次应用时应做好预防措施，用药后应观察患者 1 小时。过敏反应是紫杉醇主要毒性之一，用紫杉醇前给予皮质类固醇和抗组胺剂可预防或减轻过敏反应发生，已成为常规的治疗前用药。用博来霉素前应用皮质类固醇类激素可预防其过敏反应。

二、远期毒性

化疗药除了产生近期毒性外，还可以引起远期毒性。随着肿瘤化疗疗效的提高，长期生存患者增多，远期毒性将更加受到关注。

（一）致癌作用

现已证实，很多抗癌药特别是烷化剂和亚硝脲类药物，有明显的致癌作用。在用此类药物治疗并获得长期生存的患者中，部分会发生可能与化疗相关的第 2 种恶性肿瘤，主要是急性白血病。

故在为患者，特别是儿童患者选择合理的治疗方案时，应充分考虑此种因素。

（二）不育和致畸

许多化疗药可影响生殖细胞的产生和内分泌功能，产生不育及致畸胎作用。环磷酰胺、苯丁酸氮芥、氮芥、丙卡巴肼和亚硝脲类药物可明显减少睾丸生殖细胞的数量，导致男性不育。特别是联合化疗对精子的影响更显著，如治疗霍奇金病的 MOPP 方案（氮芥、长春新碱、丙卡巴肼、泼尼松）可使近 80% 的患者发生性腺功能障碍，甚至是不可逆的。很多烷化剂也可使女性患者产生永久性卵巢功能障碍和闭经。

第六节　实体瘤的疗效评价标准

一、WHO 疗效评价标准的不足

1979 年，WHO 确定了实体瘤双径测量的疗效评价标准。以二维（双径）测量：以最大径（a）及其最大垂直径（b）的乘积代表肿瘤面积（a×b）ab。现在看来，WHO 的标准存在许多不足，如：没有注明是所有的病灶还是部分病灶；没有界定可测量的最小病灶的大小；判定 PD 的标准不明确（单个病灶还是所有病灶）；过高评定 PD，双径乘积增大 25% 即为 PD，使得一些患者过早失去了治疗机会；对已经广泛应用的检查结果如 CT 或 MRI 并未提及。

二、RECIST1.0 标准

RECIST1.0（response evaluation criteria in solid tumors）首次在 1999 年美国临床肿瘤学会（ASCO）上介绍，并于同年的 *Journal of the National Cancer Institute* 上正式发表。在 WHO 疗效评价标准的基础上进行了必要的修改和补充，采用了简易精确的单径测量代替传统的双径测量方法，保留了 WHO 标准中 CR、PR、SD 和 PD。RECIST 标准以肿瘤直径的变化较 WHO 标准能更好地反映肿瘤细胞数量的变化。简化了测量步骤，减少了误差，重复性更好。RECIST1.0 标准中肿瘤病灶的定义主要有两类：可测量病灶和不可测量病灶。可测量病灶是指至少单径可精确测量，并记录最大径的病灶。病灶最大径需要符合以下条件：常规技术（体格检查、传统 CT、X 线片、MRI）≥2cm，螺旋 CT≥10mm，CT 检查短径≥15mm，可测量的皮肤结节≥10mm 等。不可测量的病灶主要包括：病灶最大径小于可测量病灶规定的大小；骨病灶；膀胱、胆囊病灶；脑脊膜病灶；浆膜腔积液；炎性乳腺癌；皮肤或肺的癌性淋巴管炎；影像学不能证实和评价的腹部肿块；囊性病变等。在进行疗效评估的时候，需要确定哪些病灶是靶病灶，哪些是非靶病灶。一般情况下，所有可测量病灶均为靶病灶，所有靶病灶长度的总和为基线。而不可测量病灶作为非靶病灶，但在研究过程中需对这些病灶的存在 / 消失进行评价和记录。测量时对基线和随访期间的评估需要采用同一种检查手段，建议由同一位医师进行肿瘤的测量。测量肿瘤病灶的数目，首先应代表所有累及的器官，每个脏器最多 2 个，如果有几个脏器同时受累，应选择至少 2～5 个作为评价对象。对临床获得 CR 或 PR 的患者需要 4 周后确认疗效。评价为 SD 的患者应在 6～8 周后重复确认。RECIST1.0 标准在测量靶病灶时，如果治疗后出现坏死、液化的现象，应重新划定经线，尽量避开坏死区域。同时 RECIST1.0 标准在记录完全缓解时，强调非靶病灶消失，并且肿瘤标志物正常。以下列出 WHO 和 RECIST1.0 疗效评价标准的比较（表 14-3）。

表 14-3　实体瘤疗效评价标准 WHO 和 RECIST1.0 比较

疗效	WHO 标准	RECIST1.0 标准
CR	所有病灶消失维持 4 周	所有病灶消失维持 4 周
PR	缩小 50%，维持 4 周	缩小 30%，维持 4 周
SD	非 PR/PD	非 PR/PD
PD	增加 25%（病灶增加前非 CR/PR/SD）	增加 20%（病灶增加前非 CR/PR/SD）

三、RECIST1.1 标准

2009 年，RECIST 修订版首次公布。与 RECIST1.0 版一样，修订版也运用于肿瘤负荷的解剖成像技术进行疗效评估，故称为 1.1 版，而不是 2.0 版。1.1 版以文献为基础，采用了欧洲癌症治疗研究组织（European Organization for Research on Treatment of Cancer，EORTC）实体瘤临床试验数据库中 6 500 例患者，18 000 多处靶病灶的检测数据，因此循证级别更高。主要针对靶病灶的数目、疗效确认的必要性和淋巴结的测量等方面进行了更新。在 RECIST1.1 版中，用于判断疗效的可测量靶病灶数目从最多 10 个、每个器官 5 个改为最多 5 个、每个器官 2 个。PD 的定义为原靶病灶长径总和增加 20% 及其绝对值增加 5mm，出现新病灶也视为 PD。不可测量病灶可以采用一种有用的模拟测试方法，以确定基于不可测量病灶的总肿瘤负荷增加量是否相当于符合 PD 标准的可测量病灶的增幅（肿瘤负荷增加 73% 等于可测量病灶长径总和增加 20%）。例如，胸腔积液从少量增加到大量，癌性淋巴管炎从局部进展到弥漫，或根据临床试验方案足以要求改变治疗方法等。另外，1.1 版将短径 <10mm 的淋巴结视为正常淋巴结而不给予记录和随访，短径 ≥10mm 和 <15mm 的淋巴结视为有病理意义的不可测量非靶病灶。CT 扫描中短径 ≥15mm 的淋巴结可作为有病理意义的可测量靶病灶，在疗效评估时靶病灶总数目可将其包括进去。

四、Choi 标准

随着分子靶向药物的临床应用和研究的不断深入，人们发现以肿瘤形态为基础的 RECIST 标准存在明显的局限性，往往明显低估了患者接受靶向药物治疗后真正的临床获益，不能准确而全面地反映患者的生活质量和生存状态。分子靶向药物不同于传统的细胞毒药物，不是以杀伤肿瘤细胞作为目标，而是以肿瘤细胞膜上或细胞内特异性表达或高表达的大分子作为靶点，特异地作用于肿瘤细胞，阻断其生长、转移或诱导其凋亡，同时对正常细胞的影响相对比较小。典型的例子是伊马替尼治疗晚期胃肠道间质瘤，往往早期体积变化小，而内部组织成分变化大，比如出血、坏死、囊变和钙化等。由于肿瘤内出血和囊变等因素，可能导致某些有效病例在治疗早期，肿瘤的体积不减反而增大。CT 扫描和根据 RECIST 标准评价肿瘤体积大小的变化不能够直接和及时地反映分子靶向药物治疗后肿瘤内部发生的生物学改变，尤其是细胞代谢状态或者活性的改变。

目前分子靶向治疗方兴未艾、发展迅速，新药不断问世，在其他许多肿瘤治疗领域也已经带来了巨大的进步，应用日益广泛。因此，迫切需要在分子靶向治疗的研究和实践中探索建立一个能够客观、准确和比较全面地反映肿瘤治疗效果的新的临床评估标准。M.D.Anderson 癌症中心放射科 Choi 副教授，首先报道了在伊马替尼治疗的 GIST 患者中观察到：CT 的治疗后肿瘤密度的降低与 FDG-PET 扫描的 SUV_{max} 值下降具有显著的相关性；因此，提出了 GIST 新的疗效评估标准——Choi 标准（表 14-4）。

表 14-4　Choi 标准的具体定义

疗效	定义
CR	所有可测量病灶和不可测量病灶消失；无新病灶
PR	CT 提示所有可测量病灶最长径之和缩小 10%，或者肿瘤密度（HU）下降 15%；无新病灶；非可测量病灶无明显进展
SD	不符合 CR、PR 和 PD；肿瘤相关症状无加重
PD	CT 提示所有可测量病灶最长径之和增加 10%，并且 HU 值不符合 PR 标准；出现新病灶；瘤内新生结节或已存在的瘤内结节体积增加

与 RECIST 标准相比，Choi 标准能够更早期、更敏感地评估伊马替尼治疗转移性 GIST 的疗效。在对伊马替尼早期疗效的评估方面，Choi 标准与 FDG-PET 有非常好的一致性。更有效地预测患者的 TTP 和 DSS 等生存指标，在治疗早期按照 Choi 标准区分的疗效良好和疗效不佳患者，远期生存结果（TTP 和 DDS）有显著性差异。Choi 标准的特异性也强，差异性小，可重复性好。近年来的一些临床研究，已经证实了 Choi 标准的重要价值，Choi 标准是在 GIST 治疗中对伊马替尼以及其他分子靶向药物客观疗效进行评估的最优化的标准，应当在临床实践和研究中积极推广，并且扩大病例进一步完善或改进。同时，这一标准对于采用分子靶向药物治疗其他实体肿瘤疗效评价的价值也非常值得进一步探索和借鉴。

五、实体瘤免疫疗效评价标准

以免疫检查点抑制剂为代表的新型肿瘤免疫治疗的出现深刻地改变了肿瘤治疗的临床实践，此类药物已经能够显著改善包括恶性黑色素瘤、肾细胞癌、非小细胞肺癌、头颈部鳞状细胞癌等 20 多种不同类型的癌症患者的预后，肿瘤缓解持续时间长、疾病控制率高，相比传统治疗有助于改善患者的生存期。由于对免疫检查点抑制剂的疗效评估尚没有一个公认有效的临床或分子生物标记，影像学评估仍为接受免疫治疗患者疗效评估的最重要手段。但是，新的免疫疗法被认为会引发不同于传统化疗药物的肿瘤反应模式，包括所谓的"假性进展"；而目前传统的影像学疗效评价标准，即 RECIST 1.1，由于其可能低估免疫治疗的获益，显示出了不足。2009 年，一种二维的疗效评价标准（免疫相关缓解标准，immune-related response criteria，irRC）首先问世。2013 年，专家组对该标准进行简化，形成了 irRECIST（immune-related RECIST）标准。后来，为了统一临床研究中评估免疫治疗疗效的评价标准，RECIST 工作小组出台了全新的标准——《实体瘤免疫疗效评价标准（iRECIST）》，全文于 2017 年 3 月发表于 *the Lancet Oncology*。

与 RECIST 1.1 标准相比，最重要的不同是 iRECIST 标准引入了 iUPD 概念（待证实的疾病进展），之前在 RECIST 1.1 标准中该现象被归入疾病进展（PD）。因此，只要患者临床状况稳定，处方医生在判断 iUPD 后仍可继续现有的治疗。其他变化涉及新病灶的评估，iUPD 后的缓解评估以及如何证实疾病进展。重点在于，临床决策时应该不会用到这些指南，在中后期临床试验中，RECIST 1.1 标准仍然是主要的缓解评估标准，而 iRECIST 标准可以作为次要终点评价标准。此外，iRECIST 标准在早期临床试验中或可被作为主要终点评价标准。更重要的是，在 iRECIST 标准的框架之下，可以形成并建立接受免疫药物治疗的患者数据库，继而有机会深入研究和解决 iRECIST 标准不能回答或带来的新问题。

2018 年 3 月，在 *Journal of Clinical Oncology* 上又公布了另一个评价标准，即 immune-modified RECIST（imRECIST）标准。这个标准最早是在 2016 年美国临床肿瘤学会（ASCO）年会上提出，是基于罗氏公司的 PD-L1 单抗阿替利珠单抗（atezolizumab）的临床试验结果来验证的。imRECIST 标准沿用了将可测量的新病灶纳入总肿瘤负荷的概念和更合理的单径测量法，与传统评价标准相比其最大区别是在评定 PD 时只计算可测量病灶，而不考虑非靶病灶和新病灶在判定 PD 时的价值，这一点和 iRECIST 标准明显不同（表 14-5）。

总而言之，在多种免疫相关疗效评价标准产生的基础上，被传统 RECIST 1.1 标准评定为 PD 的患者不宜轻易终止治疗。但值得提出的是，假性进展是一种例外而非常规性的现象。经典的 RECIST 标准对于评估绝大多数患者的免疫治疗应答和进展仍然是极具实用性且有效的。因此，需要研究者慎重判断患者存在临床获益、疾病状态稳定且药物耐受性良好，以及签署知情同意书的前提下，才可决定进展后继续治疗。若疾病进展迅速或怀疑有超进展，应及早停止治疗，以便患者能够及时换用其他抗肿瘤治疗。

表 14-5　不同疗效评价标准的主要区别

项目	RECIST1.1	irRECIST	iRECIST	imRECIST
疾病进展（PD）	总肿瘤负荷（SLD）较基线或最低值增加≥20%（至少 5mm）；非靶病灶进展；出现新发病灶	SLD 较基线或最低值增加≥20%，非靶病灶明确进展；出现新发病灶	SLD 较基线或最低值增加≥20%，非靶病灶明确进展；出现新发病灶	SLD 较基线或最低值增加≥20%，只计算基线可测量病灶，非靶病灶和新发病灶不纳入考量
新病灶	新病灶出现即为 PD	可测量的新病灶加入 SLD 时，新病灶定义为 irPD	新病灶不加入 SLD 中，新病灶则定义为 iUPD	可测量的新病灶加入 SLD，新病灶不用于定义 PD
确认 PD	不需要	需要，≥4 周；首次评定的 irPD 继续恶化	需要，≥4 周；靶病灶或非靶病灶大小增加；新病灶增加≥5mm；出现另外的新发病灶	需要，≥4 周；若评价为非 PD，更新为非 PD

第七节 化疗在恶性肿瘤综合治疗中的地位

一、在综合治疗中的合理应用

根据肿瘤的综合治疗原则，肿瘤的内科治疗应遵循全面的综合治疗计划，有计划地、合理地在特定阶段进行。内科治疗是全身性治疗手段，而手术和放疗为局部治疗手段。根据肿瘤的病理类型、遗传和细胞分子生物学特征、临床分期、病变范围、发展趋势和患者机体等因素的综合特点，在综合治疗的合适时机采取内科治疗，以达到最好的治疗效果。内科治疗在综合治疗中的作用和应用阶段包括根治性治疗、术前新辅助治疗、术后辅助治疗、同步放化疗和晚期患者的姑息性治疗等。

二、肿瘤内科的治疗水平

肿瘤内科治疗已经从单纯的姑息性治疗手段向根治性治疗过渡，配合综合治疗的其他手段，可以提高近 20 种肿瘤的治愈率，在这些肿瘤的综合治疗中占有相当重要的地位。肿瘤内科治疗水平可分为 4 类：①可根治的肿瘤（治愈率 >30%），主要有滋养细胞肿瘤、睾丸生殖细胞肿瘤、霍奇金淋巴瘤、部分非霍奇金淋巴瘤、儿童急性淋巴细胞白血病、儿童神经母细胞瘤和肾母细胞瘤等；②少数患者可能根治的肿瘤（治愈率 <30%），包括急性粒细胞白血病、成年人急性淋巴细胞白血病、骨肉瘤、小细胞肺癌、乳腺癌和卵巢癌等；③有姑息疗效的肿瘤，包括肾癌、肝癌、黑色素瘤、子宫内膜癌、前列腺癌、慢性白血病、多发性骨髓瘤、头颈部癌和胃肠道肿瘤等；④配合手术或放疗可以提高治愈率的肿瘤，如乳腺癌、大肠癌、骨肉瘤、软组织肿瘤、非小细胞肺癌、视网膜母细胞瘤和神经母细胞瘤等。下面试举出不同肿瘤的内科治疗水平（表 14-6）。

三、肿瘤内科的治疗领域

随着肿瘤内科治疗水平的提高，治疗的领域不断拓宽和发展，大致可以归纳为以下几个方面。

表 14-6 内科治疗可根治或可能根治的肿瘤

肿瘤类型	治疗模式	5 年生存率 /%
儿童急性淋巴细胞白血病	化疗	75~90
成年人急性淋巴细胞白血病	化疗	30~50
急性早幼粒细胞白血病	化疗	70~80
急性粒细胞白血病	化疗	20~40
睾丸生殖细胞肿瘤	化疗 + 手术 ± 放疗	70~80
妊娠性绒毛膜细胞癌	化疗 ± 生物治疗	80~90
霍奇金淋巴瘤	化疗 ± 放疗	70~90
弥漫大 B 细胞淋巴瘤	免疫化疗 ± 放疗	50~60
肾母细胞瘤	化疗 + 手术 ± 放疗	70~90
儿童神经母细胞瘤	化疗 + 手术 ± 放疗	50~80
尤因肉瘤	化疗 + 手术 ± 放疗	50~80
小细胞肺癌	化疗 + 放疗	15~25

1. **根治性治疗** 血液、淋巴和生殖细胞系统肿瘤属于化疗药物高度敏感的肿瘤，部分可以通过药物获得根治，内科治疗在这类肿瘤的综合治疗中占据主要位置。

2. **姑息性治疗** 对于药物治疗无法根治的部分晚期上皮或结缔组织来源的肿瘤，如晚期的乳腺癌、肺癌、大肠癌、胰腺癌、肾癌、恶性黑色素瘤和胃肠间质肿瘤等，内科治疗可以改善生活质量或延长生存期。

3. **辅助治疗** 辅助治疗是指根治术后或根治性放疗后的化疗、内分泌治疗等全身治疗。根治术后或根治性放疗后化疗的优势性在于，手术或放疗可以有效降低体内肿瘤负荷，从而可能降低耐药细胞的发生率，提高化疗敏感性，并达到提高治愈率的目的。已证实在通过辅助化疗可以提高治愈率的肿瘤有乳腺癌、结直肠癌、非小细胞肺癌、卵巢癌和骨肉瘤等。

4. **新辅助治疗** 新辅助治疗是指根治术前或根治性放疗前的化疗等全身治疗。新辅助化疗的作用主要包括：①降低临床分期，提高手术切除率及减少手术损伤，减少根治性放疗照射引起的正常组织损伤；②减少手术过程中肿瘤细胞播散机会；③体内药物敏感试验，为进一步的药物治疗提供重要指导。新辅助化疗策略已广泛地应用于局部晚期乳腺癌、骨肉瘤、头颈部鳞状细胞癌、结直肠癌和胃癌等。除了不可提高局部晚期肿瘤的切除率，新辅助化疗还可以在不影响治愈率的前提下，提高乳腺癌、骨肉瘤和头颈部鳞状细胞癌患者的器官保全率和生活质量。

5. 同步放疗、化疗　同步放疗、化疗是指同时进行化疗和放疗，一方面可以通过化疗药物的增敏作用，提高放疗对肿瘤的局部控制效果，另一方面可以发挥化疗的全身治疗作用，减少远处转移的发生率。通过同步放疗、化疗可以提高疗效的肿瘤主要有小细胞肺癌和头颈部鳞状细胞癌。

6. 支持治疗　肿瘤内科的支持治疗主要包括化疗相关不良反应的预防和处理、肿瘤相关并发症的预防和治疗、镇痛治疗、营养支持和心理治疗等。支持治疗领域的主要进展包括恶心、呕吐的预防性治疗、化疗相关骨髓抑制的造血生长因子治疗、骨转移患者的双膦酸盐治疗以及癌痛患者的三阶梯镇痛治疗等。

7. 控制癌症发生的预防性治疗　针对病因明确的某些恶性肿瘤采取针对病因的干预措施，以阻断癌症的发生，如人乳头瘤病毒（human papilloma virus，HPV）疫苗预防此类病毒的感染，从而阻断子宫颈癌的发生。

第八节　个体化靶向治疗的历史、现状与展望

如何将肿瘤细胞与正常细胞在治疗上区别开来，一直是肿瘤学探索的方向。随着分子生物学技术和细胞遗传学等领域的发展，对肿瘤发生发展的分子机制，包括染色体异常、癌基因扩增、生长因子及其受体的过表达、肿瘤相关信号传导通路的激活等的认识不断深入，越来越多针对不同靶点的分子靶向药物用于肿瘤治疗，迅速扩展着肿瘤药物治疗的领域，推进着肿瘤治疗观念和理论的发展。

一、分子靶向治疗的定义和特点

分子靶向治疗，是针对参与肿瘤发生发展过程的细胞信号传导和其他生物学途径的治疗手段。广义的分子靶点包括参与肿瘤细胞分化、周期、凋亡、迁移、侵袭性行为、淋巴转移、全身转移等多过程，从 DNA 到蛋白/酶水平的任何亚细胞分子。

细胞毒类药物虽然能有效地杀灭肿瘤细胞，但由于针对性不强，会同时损伤机体正常新陈代谢的细胞，由此产生一系列不良反应，而分子靶向治疗可以相对选择性的作用于肿瘤细胞相关的分子，相应减少了不良反应的程度。

二、分子靶向药物的作用机制

靶向药物可以通过多种机制干扰肿瘤细胞的增殖和播散，主要如下：

1. 干扰或阻断与细胞分裂、迁移和细胞外信号转导等参与细胞基本功能调控的信号转导分子，抑制细胞增殖或诱导凋亡。

2. 直接作用于与凋亡相关的分子，诱导肿瘤细胞的凋亡。

3. 通过刺激或激活免疫系统，直接识别和杀伤肿瘤细胞或通过携带毒性物质杀伤肿瘤细胞。

乳腺癌的内分泌治疗应该是最早的靶向治疗，作用的分子靶点就是雌激素受体（estrogen receptor，ER）。正常的乳腺上皮细胞表达 ER，雌激素与 ER 结合后，可以促进乳腺上皮细胞的增殖，阻止这一信号的激活，可以抑制肿瘤的生长。目前已有多种不同作用机制的乳腺癌内分泌治疗药物，包括与 ER 竞争性结合的 ER 拮抗药、抑制雌激素合成的芳香化酶抑制药和破坏细胞内 ER 的 ER 降解药等。如今内分泌治疗已成为乳腺癌术后辅助治疗和晚期姑息治疗的主要治疗选择。

近年来，随着对肿瘤相关信息靶点认识的逐步深入，分子靶向药物有了迅猛的发展。

三、新型分子靶向药物的主要作用靶点

1. 与信号转导相关的酶抑制药　如针对 Bcr-Abl 融合蛋白和 c-kit 激酶的抑制药；EGFR 酪氨酸激酶的抑制药；HER-2 酪氨酸激酶的抑制药、RAF-MERK-ERK 信号转导通路抑制药等。

2. 抗新生血管生成的药物　如抗血管内皮生长因子（vascular endothelial growth factor，VEGF）抗体、VEGF 受体抗体、酪氨酸激酶抑制药和血管内皮抑制素（endostar）等。

3. 单克隆抗体　如针对 B 淋巴细胞表面 CD20 抗原、上皮肿瘤细胞表面 HER-2 抗原和表皮生长因子受体（epithelial growth factor receptor，EGFR）的单克隆抗体等。

4. 泛素 - 蛋白酶体抑制药　如硼替佐米。

5. 作用于细胞周围的药物　如周期蛋白依赖性激酶（cyclin-dependent kinase，CDK）抑制药和有丝分裂中 Aurora 激酶的抑制药等。

6. 其他　蛋白激酶 C 抑制药、组蛋白脱乙酰酶抑制药、法尼基转移酶抑制药和金属蛋白酶抑制药等。

上述分子靶点的分类只是暂时的，随着新靶点的不断发现，必将有更多种类的靶向治疗药物出现。一些靶向药物不仅是单一的作用靶点，而是多靶点同时阻断。如一些多靶点的酪氨酸激酶抑制药，能够同时抑制血小板衍生生长因子受体（platelet derived growth factor，PDGFR）、VEGFR、c-kit FLT3 等，既能抑制肿瘤细胞的增生，又能对抗新生血管的形成，很难将其简单归为哪一类靶向药物。

四、分子靶向药物的分类

靶向药物主要分为两类：小分子化合物和单克隆抗体。小分子药物可以穿透细胞膜，通过与细胞内的靶分子结合发挥作用。多数的单克隆抗体类药物不能穿透细胞膜，而是作用于细胞外或细胞表面的分子，如 VEGF 抗体和 CD20 的单克隆抗体等。

小分子和抗体类药物的研究与发展过程各不相同。小分子药物的研发过程主要是对大量化合物的筛选和优化，首先需要在成千上万种化合物中筛选出与靶分子作用最有效的一种，之后还需要对筛选出的化合物进行化学修饰和再次筛选，最后才有可能进入临床前研究。抗体类药物的诞生是免疫技术和基因工程技术综合发展的结果。最初的抗体是通过用靶分子蛋白免疫动物（通常是小鼠）获得的，但这时的抗体因为是动物源性的，应用于人体后具有较强的免疫原性，容易被人体的免疫机制清除，所以还需要对抗体进行"人源化"以降低其免疫原性。人源化就是通过基因工程技术，尽可能地将非人类抗体的分子结构部分，替换成人类的抗体分子结构的过程。

五、分子靶向药物的疗效

靶向药物的疗效与是否可以准确地识别与肿瘤细胞增殖和生存相关的重要靶点分子密切相关。例如多数慢性粒细胞白血病（chronic myeloid leukemia，CML）的发生与 t（9；22）染色体异位有关，该染色体异位使得位于 9 号染色体上的部分 *ABL* 基因与 22 号染色体上的 *Bcr* 基因融合。*ABL* 基因编码的 Abl 蛋白是一个调控细胞增殖的重要信号分子，*Bcr-Abl* 的基因融合使得具有酪氨酸激酶活性的 Abl 分子处于持续的激活状态，因而导致了粒细胞的持续增殖和 CML 的发生。Bcr-Abl 是关键的细胞癌变分子，小分子靶向药物甲磺酸伊马替尼可以特异性抑制 Bcr-Abl 的酪氨酸激酶活性，所以对 CML 具有显著的疗效，可以使 90% 以上的 CML 患者获得临床上的血液学缓解，60% 达到细胞遗传学缓解。

靶向药物的疗效与肿瘤细胞是否具有相应的靶点有关。比如 EGFR 的酪氨酸激酶抑制药吉非替尼，目前已经成为晚期非小细胞肺癌的主要治疗选择之一。但吉非替尼在存在 EGFR 突变患者中的有效率近 80%，而在无突变患者中的有效率则很低。同样抗血管生成类药物，在血供丰富的肾透明细胞癌、肝细胞癌和甲状腺癌中的疗效更好。

靶向药物是针对靶点的治疗，即使是不同病理类型的肿瘤，只要存在相应的靶点，均可能有效。比如抗 EGFR 的单克隆抗体，已证实在部分头颈鳞状细胞癌、结直肠癌和非小细胞肺癌中均有效，因为 EGFR 在多数上皮来源的肿瘤中均有强弱不同的表达。再例如 Bcr-Abl 酪氨酸激酶抑制药伊马替尼，因同时具有特异性的抑制 c-kit 激酶活性的作用，对于存在 *c-kit* 基因突变所致的 c-kit 激酶异常激活的胃肠间质瘤，治疗有效率可达 50% 以上。而传统的细胞毒类药物对于这类肿瘤基本无效。由此可见，靶向治疗已经使得中医学所说的"异病同治、同病异治、辨证施治"的理论在现代肿瘤治疗学中成为可能，针对特异性靶点的个体化治疗成为未来肿瘤内科治疗的发展方向。

六、分子靶向治疗面临的挑战

靶向治疗作为一种新的治疗手段，使肿瘤的内科治疗有了更多的选择，越来越多的患者从中获益，更使人类对肿瘤的认识上升到了一个新的高度。但是靶向治疗进入临床的时间还较短暂，有很多问题尚待解决。

首先，大多数肿瘤的发生机制复杂，其调控系统是一个复杂的、多因素交叉的网络，仅仅应用针对一两个靶点的药物很难达到根治肿瘤的目的，多数分子靶向药物的有效率也仅为 10% 左右。另外，肿瘤在发生、发展的初期可能源于单一基因突变，随着肿瘤细胞的不断增殖，可能发生新的基因突变并出现耐药。如在伊马替尼治疗胃肠间质瘤 2 年后，大多数患者都会发生耐药，耐药机制可能与 c-kit 或 PDGFR-α 基因的继发性突变有关。

分子靶向药物的研究和开发也存在巨大风险。除去临床前筛选的大量失败，10 个进入临床实验的药物中，大约只有 1 个能最终获得成功。大量的新药终止于 I/II 期临床试验，甚至 III 期临床研究，这就要求进行更充分的临床前和转化性研究，寻找出更有效的生物标志物来预测可能获益的特定人群，减少研发的风险。

靶向治疗推动了肿瘤的个体化治疗，也向人们提出了新的问题，相当部分患者对靶向治疗不敏感，如何选择合适的患者群是目前研究的热点。例如 EGFR 基因突变，尤其是 19 和 21 外显子突变，与吉非替尼的疗效密切相关。而抗 EGFR 的单克隆抗体对于 K-ras 野生型的晚期结肠癌才有效等，充分显示出个体化治疗在分子靶向中的重要性并不亚于靶向治疗药物的研发。这就要求人们在寻找有效的生物标志物、揭示药物确切作用机制的同时，迅速把这些已经发现的研究成果运用到临床实践之中，让真正能够获益的患者接受治疗，不合适的患者接受其他治疗，提高整体治疗水平，合理使用医疗资源。为达到这一目标，建立与之相配套的转化研究和临床分子生物学研究实验室是必须的支撑和保障。

与传统的细胞毒药物相同，分子靶向药物同样存在耐药，需要不断研究克服激发耐药的策略。多靶点药物的使用、靶向治疗药的联合、靶向药物与化疗药物的联合等都有助于克服耐药。靶向药物与化疗药物联合的例子很多，尤其是在单克隆抗体中。而靶向药物自身联合的研究近年来也逐步增加，如在肾细胞癌中联合应用贝伐珠单抗和厄洛替尼的有效率达到 25%，中位至疾病进展时间（time to progression，TTP）超过 12 个月，

是一个比较成功的联合方案。在乳腺癌中曲妥珠单抗联合拉帕替尼也被证实有不错的疗效。

与传统细胞毒药物相比，分子靶向药物的毒性明显减少，表达的方式也不尽相同，但是仍然需要给予高度重视。EGFR 酪氨酸激酶抑制剂、mTOR 抑制剂等都有出现间质性肺炎的报道。其他的不良反应也不容忽视，如高血压、静脉血栓、心脑血管病变、心脏电生理改变和电解质紊乱等。因为靶向治疗的时间历史不长，对其他尚未发现的潜在和长期毒性的了解甚少，但随着疗效的改善，患者生存时间的延长，对长期毒性的研究也势在必行。

第九节 新型免疫治疗

免疫治疗是指应用免疫学原理和方法，提高肿瘤细胞的免疫原性和对效应细胞杀伤的敏感性，激发和增强机体抗肿瘤免疫应答，并应用免疫细胞和效应分子输注入宿主体内，协同机体免疫系统杀伤肿瘤、抑制肿瘤生长。传统肿瘤治疗方法是直接靶向肿瘤本身的疗法，抗肿瘤免疫治疗却是通过恢复或增强自身免疫系统能力来战胜癌症。免疫治疗一直是被寄予希望的治疗方法，2011 年的诺贝尔生理学或医学奖授予了从事肿瘤免疫治疗相关的 3 位科学家，预示免疫治疗在恶性肿瘤治疗领域的广阔前景，而美国 Science 杂志也将癌症免疫治疗列为 2013 年最重大的科学突破。2018 诺贝尔生理学或医学奖更是授予了发现免疫检查点通路（CTLA-4 和 PD-1）并以此开拓新的免疫治疗的 2 位科学家。

在抗肿瘤免疫治疗中，抑制免疫检查点通路被认为是最有前景的治疗方式之一，"免疫逃逸"是肿瘤发生发展的关键机制，特别是 T 淋巴细胞的效应和功能，受到宿主和肿瘤微环境的影响而抑制，因而克服免疫逃逸的根本就是解除 T 淋巴细胞的抑制。免疫检查点抑制剂通过作用于抑制通路中相关靶点（PD-1、PD-L1 和 CTLA-4 等）解除 T 淋巴细胞活性受抑状态，活化后的 T 淋巴细胞能够进攻和消灭肿瘤细胞。靶向 CTLA-4 和 PD-1/PD-L1 轴的免疫检查点抑制剂（immune checkpoint inhibitor，ICI）在多种肿瘤中已经显示出前所未有的临床活性，并迅速改变了医学肿瘤

学实践，业已成为肿瘤治疗的重大策略。

1. 伊匹木单抗（ipilimumab） 伊匹木单抗可与 CTLA-4 结合，进而阻碍 CTLA-4 与配体的相互作用，从而增加 T 淋巴细胞的活化和增殖，最终实现抗肿瘤作用。2011 年，伊匹木单抗获得美国 FDA 批准用于恶性黑色素瘤的治疗，成为全球首个上市的免疫检查点抑制剂。

2. 纳武利尤单抗（nivolumab） 是一种全人源化、抗 PD-1 的 IgG4 单克隆抗体，能选择性阻断 PD-1 和 PD-L1/PD-L2 连接，恢复 T 淋巴细胞针对肿瘤细胞的免疫活性。目前该药已经相继被批准用于黑色素瘤、非小细胞肺癌、霍奇金淋巴瘤、肾癌、头颈癌、转移性尿路上皮癌、肝癌和小细胞肺癌等 10 余种适应证。2018 年 6 月国家药品监督管理局已经批准纳武利尤单抗在我国上市，用于治疗晚期非小细胞肺癌。

3. 帕博利珠单抗（pembrolizumab） 也是一种抗 PD-1 人源化单克隆抗体，转移性黑色素瘤、转移性非小细胞肺癌、复发或转移性头颈部肿瘤、经典型霍奇金淋巴瘤、尿路上皮癌、胃癌和胃食管结合部腺癌、肝癌以及高水平微卫星不稳定性（high microsatellite instability，MSI-H）或错配修复缺陷（deficiency of mismatch repair，dMMR）晚期实体瘤。同样在 2018 年 6 月，国家药监局也已经批准帕博利珠单抗在国内上市，用于恶性黑色素瘤的治疗。

4. PD-L1 单抗 抗 PD-L1 的单克隆抗体可以阻断 PD-1 和 PD-L1 的结合、相互作用，进而恢复 T 淋巴细胞杀伤肿瘤细胞的功能。目前，国外已有阿维鲁单抗（avelumab，Merkel 细胞癌和尿路上皮癌）、阿替利珠单抗（atezolizumab，非小细胞肺癌和尿路上皮癌）和度伐利尤单抗（durvalumab，非小细胞肺癌和尿路上皮癌）获批上市。

5. 国产 PD-1 单抗 截至目前，国产制药公司已有卡瑞利珠单抗、特瑞普利单抗和信迪利单抗 3 种 PD-1 单抗获批上市，适应证分别是霍奇金淋巴瘤、恶性黑色素瘤和霍奇金淋巴瘤；此外，还有多个厂家的多个类似药物正在进行临床研究。

当下，免疫治疗已进入 3.0 时代，向着精确、联合和多样化的方向飞速发展。由于肿瘤逃避免疫应答机制的多样性，结合不同的免疫治疗是一个有吸引力的方法。PD-1 单抗联合 CTLA4 单抗已经在晚期肾癌和恶性黑色素瘤中应用，能够进一步提高疗效，但要警惕不良反应的增加。更为重要的是，免疫治疗与传统的抗肿瘤治疗方法均存在着潜在的协同作用机制。一些化疗药物例如奥沙利铂可以诱导免疫原性的死亡，激活免疫；抗血管治疗能够使血管正常化、重塑肿瘤微环境，从免疫抑制状态向免疫促进状态转换；放疗可以通过扩大 T 淋巴细胞中的免疫库，将 T 淋巴细胞吸引至照射部位，使受照射的细胞更易被 T 淋巴细胞介导的细胞杀伤，从而与免疫治疗药物产生协同作用。以免疫为主的联合治疗已经临床研究中展现出可喜的成果。Keynote-189 研究的结果，证明了免疫疗法联合标准化疗后，相对于单独化疗，能够显著提高非小细胞肺癌患者的总生存率和无进展生存率，死亡风险降低了 51%。在中高危的晚期肾癌上，免疫联合抗血管生成治疗要优于现有的靶向治疗，FDA 已经批准了帕博利珠单抗联合阿昔替尼、阿维鲁单抗联合阿昔替尼用于晚期肾癌的一线治疗。可以预见，以免疫为主联合治疗将会成为未来临床研究的热点，从而更大幅度的提高癌症治疗的效果，造福更多的患者。

第十节 化疗目前存在的问题与未来发展方向

化学治疗的局限性表现在疗效与毒性两个方面。回顾化疗的发展历程，在可治愈的肿瘤中，大部分在数十年前就已确立；而在常见肿瘤的根治性治疗中，化疗虽取得了一定进展，但仍处于从属地位。在毒性方面，以化疗为代表的内科治疗可能引起短期的不适或功能障碍，也可能造成远期不良后果，如第二肿瘤发生、生殖毒性等；无论是近期毒性还是远期毒性，严重时都可能导致患者死亡，并且治疗相关死亡率远远高于普通内科。尽管对于治疗有效的患者来说，如果听任肿瘤进展或复发，其对生活质量的影响往往更为严重，但抗肿瘤治疗本身引起的生活质量下降也是不容忽视的问题。对于晚期肿瘤患者来说，生活质量的下降会削弱生存期延长的意义；而对于根治性治疗来说，由于内科辅助治疗仅有部分患者受益,毒性会减弱患者对治疗的依从性,降低收益/风险比;对于可治愈的患者,生活质量的下降可能是长期困扰他们的问题。

随着肿瘤内科治疗技术的进步,其局限性也在不断得到克服。新的抗肿瘤药物不仅延长了晚期实体瘤患者的生存期,也改变着根治性治疗的结局。常见肿瘤的辅助治疗、新辅助治疗、同步放化疗的目的日益明确,高剂量化疗、剂量密集化疗、持续静脉滴注疗法的疗效提高已经得到证实。长期的经验积累已使我们找到了一些预防药物不良反应的方法,辅助用药提高了患者的耐受性,有利于化疗发挥更好的疗效。肿瘤内科是全身治疗,治疗技术的进展取决于对肿瘤病因和发病机制等相关研究的突破,靶向治疗拓展了肿瘤内科的治疗领域,并且缓解了提高疗效与减少毒性之间的矛盾。

肿瘤的内科治疗必须遵循一定的原则,才能尽可能地提高疗效,减少不良反应,使患者得到更好的治疗。

首先必须强调,基于循证医学的规范化治疗,治疗原则和治疗指南是既往知识和经验的总结,其基础是目前已有的循证医学证据,只有按照已知的最好证据进行规范化治疗,才能期望得到最佳的治疗效果。抗肿瘤内科治疗在多数情况下,适应证的选择、治疗时机的把握、疗程安排、化疗药物及其剂量等,都有一定的原则。给药剂量不足或过早停药难以达到应有的效果,剂量过

大或无休止的治疗非但不能提高疗效,还会带来不必要的不良反应。对于绝大部分肿瘤,初始治疗或辅助治疗都有标准或公认的治疗方案,随意自创方案难以保证疗效。同时,循证医学并不是简单地按图索骥,而是应该结合每位患者的具体情况,寻找最切合该患者病情的相关依据,从而选择最适于该患者的治疗方案,这就是基于循证医学的个体化治疗。而对于目前尚无标准治疗或标准治疗疗效仍不满意的患者,应该鼓励参加临床研究。

治疗规范并不是僵化的体系,往往根据不同的病情分别讨论最佳的治疗方案,即使同样的情况下也可能有多重的治疗方式或化疗方案可供选择,这就是所谓的个体化治疗。个体化治疗的意义在于使最合适的患者得到最合适的治疗,因此其核心内容是治疗在具体的情况下的收益/风险比,而预后判断是重要的一环。例如,只有部分患者能够从辅助治疗中受益,如果我们能预先选择出更可能受益的患者进行治疗,那么在这部分患者中的疗效可以相对提高,同时也可以避免治疗给其他患者带来的不良反应。我们还应注意,个体化并不是随意化,内科治疗的基本原则仍然必须遵循,并且要有充分的理论实践依据支持。因此,个体化治疗实际上是对肿瘤内科医师提出了更高的要求,需要对疾病、患者、治疗三方面有更精准的把握和预测。

（龚新雷　刘秀峰　秦叔逵）

参 考 文 献

[1] 孙燕. 临床肿瘤学高级教程. 北京:人民军医出版社,2011

[2] 曾益新. 肿瘤学. 北京:人民卫生出版社,1999

[3] 孙燕,汤钊猷. UICC临床肿瘤学手册. 北京:人民卫生出版社,2006

[4] 孙燕. 内科肿瘤学. 北京:人民卫生出版社,2001

[5] 陈灏珠,林果为. 实用内科学. 北京:人民卫生出版社,2009

[6] Maloney DG, Grillo-Lpez AJ, White CA, et al. IDEC-C2B8(Rituximab)anti-CD20 monoclonal antibody therapy in patients with relapsed low-grade non-Hodgkin's lymphoma. Blood, 1997, 90(6): 2188-2195

[7] Scott SD. Rituximab: A New Therapeutic Monoclonal Antibody for Non-Hodgkin's Lymphoma. Cancer Pract, 1998, 6(3): 195-197

[8] Plosker GL, Keam SJ. Trastuzumab. Drugs, 2006, 66(4): 449-475

[9] Hudis CA. Trastuzumab—mechanism of action and use in clinical practice. N Engl J Med, 2007, 357(1): 39-51

[10] Higgins MJ, Baselga J. Targeted therapies for breast cancer. J Clin Invest,, 2011, 121(10): 3797-3803

[11] Messersmith WA, Ahnen DJ. Targeting EGFR in colo-rectal cancer. N Engl J Med, 2008, 359(17): 1834-

1836

[12] Bokemeyer C，van Cutsem E，Rougier P，et al. Addition of cetuximab to chemotherapy as first-line treatment for KRAS wild-type metastatic colorectal cancer：Pooled analysis of the CRYSTAL and OPUS randomised clinical trials. Eur J Cancer, 2012, 48（10）：1466-1475

[13] Vermorken JB，Mesia R，Rivera F，et al. Platinum-based chemotherapy plus cetuximab in head and neck cancer. N Engl J Med, 2008, 359（11）：1116-1127

[14] Cohen MH，Gootenberg J，Keegan P，et al. FDA drug approval summary：bevacizumab plus FOLFOX4 as second-line treatment of colorectal cancer. Oncologist, 2007, 12（3）：356-361

[15] Cohen MH，Gootenberg J，Keegan P，et al. FDA drug approval summary：bevacizumab（Avastin）plus carboplatin and paclitaxel as first-line treatment of advanced/metastatic recurrent nonsquamous non-small cell lung cancer. Oncologist, 2007, 12（6）：713-718

[16] Goldman JM，Melo JV. Chronic myeloid leukemia—advances in biology and new approaches to treatment. N Engl J Med, 2003, 349（15）：1451-1464

[17] Demetri GD. Identification and treatment of chemoresistant inoperable or metastatic GIST：experience with the selective tyrosine kinase inhibitor imatinib mesylate （STI571）. Eur J Cancer, 2002, 38 Suppl 5: S52-S59

[18] Reck，Martin. A major step towards individualized therapy of lung cancer with gefitinib: the IPASS trial and beyond. Expert Rev Anticancer Ther, 2010, 10（6）：955-965

[19] Gandhi L，Rodríguez-Abreu D，Gadgeel S，et al. Pembrolizumab plus Chemotherapy in Metastatic Non-Small-Cell Lung Cancer. N Engl J Med, 2018, 378 （22）：2078-2092

[20] Escudier B，Eisen T，Stadler WM，et al. Sorafenib in advanced clear-cell renal-cell carcinoma. N Engl J Med, 2007, 356（2）：125-134

[21] Llovet JM，Ricci S，Mazzaferro V，et al. Sorafenib in advanced hepatocellular carcinoma. N Engl J Med，2008, 359（4）：378-390

[22] Demetri GD，van Oosterom AT，Garrett CR，et al. Efficacy and safety of sunitinib in patients with advanced gastrointestinal stromal tumour after failure of imatinib：a randomised controlled trial. Lancet，2006，368 （9544）：1329-1338

[23] Motzer RJ，Hutson TE，Tomczak P，et al. Overall survival and updated results for sunitinib compared with interferon alfa in patients with metastatic renal cell carcinoma. J Clin Oncol, 2009, 27（22）：3584-3590

[24] Burris HA. Dual kinase inhibition in the treatment of breast cancer: initial experience with the EGFR/ErbB-2 inhibitor lapatinib. Oncologist, 2004，9（Suppl 3）：10-15

[25] Jarkowski A，Sweeney RP. Nilotinib：a new tyrosine kinase inhibitor for the treatment of chronic myelogenous leukemia. Pharmacotherapy, 2008, 28（11）：1374-1382

[26] Talpaz M，Shah NP，Kantarjian H，et al. Dasatinib in imatinib-resistant Philadelphia chromosome-positive leukemias. N Engl J Med, 2006, 354（24）：2531-2541

[27] Hudes G，Carducci M，Tomczak P，et al. Temsirolimus，interferon alfa，or both for advanced renal-cell carcinoma. N Engl J Med, 2007, 356（22）：2271-2281

[28] Seymour L，Bogaerts J，Perrone A，et al. RECIST：guidelines for response criteria for use in trials testing immunotherapeutics. Lancet Oncol, 2017, 18（3）：e143-e152

[29] Hodi FS，Ballinger M，Lyons B，et al. Immune-Modified Response Evaluation Criteria In Solid Tumors （imRECIST）：Refining Guidelines to Assess the Clinical Benefit of Cancer Immunotherapy. J Clin Oncol，2018, 36（9）：850-858

[30] 白日兰，崔久嵬. 实体肿瘤免疫疗效评价标准的研究进展. 中国肿瘤生物治疗杂志, 2018, 28（7）：663-668

[31] Rotte A，Jin JY，Lemaire V. Mechanistic overview of immune checkpoints to support the rational design of their combinations in cancer immunotherapy. Ann Oncol, 2018, 29（1）：71-83

[32] 中国临床肿瘤学会指南工作委员会. 中国临床肿瘤学会肾癌诊疗指南 2019. 北京：人民卫生出版社，2019

第十五章 肿瘤放射治疗总论

第一节 放射治疗的历史回顾

1895年伦琴发现了X线。1896年居里夫妇发现了镭。1899年放射治疗治愈了第1例患者。1913年Coolidge研制成功了X线管。1922年生产了深部X线机，同年在巴黎召开的国际肿瘤大会上Coutard及Hautant报道了放射治疗可治愈喉癌。1934年Coutard提出了常规分割照射，并一直沿用至今。20世纪30年代建立了物理剂量，即伦琴（R）。20世纪50年代制造出了^{60}Co远距离治疗机，放射治疗也逐渐形成了独立的学科。20世纪60年代发明了电子直线加速器。20世纪70年代建立了镭疗的巴黎系统。20世纪80年代发展了现代近距离治疗。20世纪90年代以来陆续开展了立体定向放射治疗、三维适形放射治疗、调强放射治疗、图像引导放射治疗、自适应放射治疗。2018年磁共振引导加速器上市等。最近10余年，质子放射治疗和碳离子放射治疗技术日趋成熟，设备小型化取得重要进展，放射治疗（简称放疗）出现了飞速发展。

在我国，1920年北平协和医院安装了一台浅层X线治疗机。1923年上海法国医院有了200kV深层X线治疗机，协和医院还有了500mg镭及放射性氡发生器。1927年我国第1次有了专业放射物理师。1932年在北京大学附属医院建立了放射治疗科。1949年，全国在北京、上海、广州及沈阳等地约有5家医院拥有放射治疗设备。新中国成立后，放射治疗发展迅速。1986年中华放射肿瘤学会成立，出版了《中华放射肿瘤杂志》。根据2017年全国第八次放射治疗设备与人员调查报告，我国可以开展放射治疗的单位有1 506个，是1986年的6.12倍，其中952家可以开展调强放射治疗。拥有加速器2 028台，放射治疗医生16 301名，物理师3 709名。2016年国内首家质子重离子医院正式开业，2018年国内自主研发的医用重离子加速器在甘肃武威启动临床技术验证。2019年磁共振引导加速器在国内开始临床技术验证。

第二节 放射治疗的物理学基础

一、放射线的产生

原子是构成物质的最小单位，其大小为10^{-10}的数量级。原子由原子核及核外电子组成，原子核带正电，核外电子带负电，两者电量相等，电性相反，原子在整体上表现为电中性。原子核由质子和中子组成，质子带正电，中子不带电，质子与中子的质量近似相等，两者的和称为原子的质量数。

具有特定质子数和中子数的原子的总体称为核素，实验上已发现的核素2 000多种，其中只有近300种是稳定的，不稳定的核素会自发放出射线，转变为另一种核素，这种现象称为放射性，这一过程称为放射性衰变，这些不稳定的核素称为放射性核素。放射性核素发生衰变放出的射线可能有α射线、β射线、γ射线，也可能有正电子、质子、中子等其他粒子。带电粒子（α射线、β射线、正电子、质子等）如果具有足够的能量，与介质相互作用时可能使介质中的外层电子挣脱原子核的束缚，造成原子的电离，这种由带电粒子的作用引起的电离称为直接电离，而相应的辐射（射线）称为直接电离辐射。而不带电粒子（γ射线及X射线）本身虽然不能直接使介质电离，但它们入射到介质中时，会通过与内层电子相互作用将能量传递给电子或与通过与原子核相互作用而产生较高能量的电子，然后上述电子也会引起介质原子的电离,称为间接电离,相应的辐射称为间接电离辐射。电离辐射在与介质的各种作用过程中会将能量授予介质,单位质量的介质中被平均授予的能量称为吸收剂量,其单位为焦耳每千克(J/kg),专用名为戈瑞(Gray 或 Gy),1Gy=1J/kg。在临床上也常用 cGy 作为剂量单位,它与 Gy 的关系是1Gy=100cGy。

二、放射线的基本特性

放射性活度指特定的放射性核素在单位时间内发生衰变的核子数,其国际单位制单位是贝克勒尔(Bq),此外,居里(Ci)也是临床上常用的放射性活度单位。它们两者的关系是:$1Ci=3.7\times10^{10}Bq$。放射源的活度越高说明它在相同的时间内发生的衰变数越多,则通过放射性衰变产生的射线也越多,射线强度也就越高,采用高活度的放射源可以在更短的时间内完成患者治疗。

核素按一定的概率发生衰变,半衰期定义为核素的原子数目(或其放射性活度)衰变为原来的一半所需要的时间。经过 1 个半衰期后,放射性活度衰减到初始值的 1/2,2 个半衰期后衰减到初始值的 1/4,依次类推,在经过 n 个半衰期后衰减到初始值的 $(1/2)^n$。衰变使活度变低,患者治疗时间变长,当患者治疗时间过长而导致放射源不能再继续使用,就需要更换新的放射源,放射源的更换周期通常与元素的半衰期成正比。

在采用 X(γ)射线的放射治疗中,放射源的尺寸通常在毫米的数量级,这个尺寸相比于肿瘤到源的距离来说很小,因而在剂量分析与计算中可将放射源视作点源,认为放射源衰变产生的 X(γ)射线是以放射源为中心向空间各个方向发散的,在距离放射源 r 处的任一点 P 附近的小立体角内,X(γ)射线的能量会均匀分布在 P 点附近的以放射源为中心、以 r 为半径的球面上。随着距离 r 的增加,球面的面积会与 r^2 正比例增加,而射线能量是不变的,因而单位面积上的能量会随 $1/r^2$ 减小,这就是平方反比定律。

X(γ)射线入射到介质中时,射线的光子会以一定的概率与介质发生作用,导致射线强度的衰减,其强度随穿射物质的厚度近似呈指数衰减。半价层指特定 X(γ)射线入射到某种介质时,其强度衰减至一半所经过的介质厚度。如果射线的初始强度是 1,经过 1 个半价层后,强度为 1/2,经过 2 个半价层后,强度为 1/4,依次类推,在经过 n 个半价层后,强度为 $(1/2)^n$。

三、放射治疗的基本手段及设备

目前放射治疗的放射源主要有三类:①放出 α、β、γ 射线的放射性核素;②产生不同能量的 X 射线(电子束)的 X 射线治疗机和各类加速器;③产生质子束、中子束及其他重粒子(粒子质量远大于电子质量)束的各类加速器。这些放射源以两种基本方式进行照射治疗:①位于体外一定距离,集中照射人体某一部位,叫体外远距离照射,简称外照射;②将放射源密封直接放入被治疗的组织内或放入人体天然的空腔内,如舌、鼻咽、食管、宫颈等部位进行照射,叫组织间照射或腔内照射,简称近距离照射。还有一种情形是利用人体某种器官对某种放射性核素的选择性吸收,将该放射性核素通过口服或静脉注射到人体内进行治疗,如用 ^{131}I 治疗甲状腺癌、^{32}P 治疗癌性胸腔积液等,称为内用放射性核素治疗。绝大部分的外照射采用光子线治疗,部分表浅肿瘤采用电子线,带电粒子如质子、重离子近年发展较快,应用逐渐增多。中子治疗应用较少。

近距离照射时放射源贴近肿瘤组织,肿瘤组织可以得到有效的杀伤剂量,而邻近的正常组织由于辐射剂量遵从平方反比定律随距离增加而迅速跌落,受到照射剂量较低。近距离照射一般较少单独使用,多数是作为外照射的辅助治疗手段,用于给予特定部位,如外照射后残存的瘤体以较高的剂量,进而提高肿瘤的局部控制率;也应用于复发肿瘤的再程放疗。目前放射治疗中常用的放射性核素包括 ^{226}Ra、^{60}Co、^{137}Cs、^{192}Ir、^{125}I 等,其中 ^{226}Ra 是早期近距离照射中使用的天然放射性核素,后因防护困难、半衰期过长(1590 年)等因素在医学上被禁用。^{60}Co 源曾经是重要的外照射源,但是相比于目前主流的医用直线加速器而言,剂量率明显过低,存在换源的问题,因而 ^{60}Co 治疗机的数量日趋减少。^{192}Ir 是一种人工放射性核素,普遍用于高剂量率后装机。由于 ^{192}Ir 的半衰期约为 74 天,因而换源周期较短,为解决这一问题,目前市场上已有以 ^{60}Co 作为射线源的后装治疗机出现。

除了利用放射性核素产生的射线外，也可以利用特定的设备（如 X 射线机）产生肿瘤放射治疗用的射线，目前使用的主流设备是医用电子直线加速器，其基本原理是利用微波电场把电子加速到很高的能量，然后用电子束进行肿瘤治疗，或者让电子束轰击特定材料制成的介质（靶）以产生 X 射线，再将 X 射线用于肿瘤治疗。通过控制电场强度，可以得到不同能量（临床常用 4～20MeV）的电子束或 X 线束。

电子束的强度会在通过一定的介质深度后被完全衰减（图 15-1），因而电子束只适用于较浅的偏位肿瘤，4～20MeV 的电子束治疗靶区后缘的深度为 1～6cm。X 射线束在介质中近似按指数衰减，所以肿瘤前面的正常组织接受的剂量总是高于肿瘤本身的剂量，而肿瘤后面的正常组织也必定会接受一定的剂量，采用较高能量的 X 射线可以适当降低肿瘤前面的正常组织的剂量，多年的临床使用经验证明，6MV X 射线可满足约 80%的深部肿瘤要求，而对某些较深部位（如腹部）的肿瘤，使用较高能量的射线（如 16～18MV）仍有一定优点。

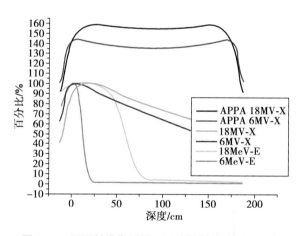

图 15-1 不同射线类型及不同能量射线的剂量特点

为了将剂量更好的集中于肿瘤部位，X 射线放射治疗中通常需要使用多野技术，即用从多个不同角度射入治疗 X 线束，这些线束都在肿瘤部位相交，这样，肿瘤部位的剂量为多个照射野剂量的叠加效果，在每一个入射或出射角度上，正常组织的剂量则仍然近似于各个照射野单独作用的效果，使肿瘤剂量远高于周围正常组织的剂量。图 15-1 给出了用 6MV 和 18MV 的 X 射线进行 2 个照射野对穿照射时的剂量分布［6MV AP-PA（前后 - 后前）及 18MV AP-PA］，从图中可以看出，第 2 个照射野叠加后，表面剂量不再明显高于肿瘤部位的剂量，说明多野的使用可以达到提高肿瘤剂量降低正常组织剂量的效果。

实际的放射治疗中，需要根据肿瘤部位、肿瘤大小及形状、肿瘤周围正常组织的分布情况、正常组织的耐受剂量情况等因素，设计从不同角度入射的多个照射野来获得满足临床要求的剂量分布，如果肿瘤周围的正常组织较少并且这些正常组织的耐受剂量较高，通常 3～5 个照射野可以达到临床可接受的剂量分布。对于更复杂的情况，则需要更多的照射野数目。同时，为更好地保护正常组织，可以采用一定的遮挡物（铅块或多叶准直器）将肿瘤范围外的射线挡住。

四、放射治疗的基本原理

放射治疗时，肿瘤及其周围正常组织总是会同时接受不同剂量的射线照射，动物实验和临床放射治疗的实践表明，肿瘤控制概率和正常组织并发症概率随剂量的变化而变化，如图 15-2 所示。

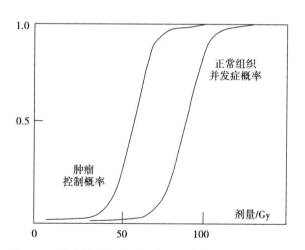

图 15-2 肿瘤控制概率及正常组织并发症概率随剂量值的变化

对于各种不同类型的肿瘤，曲线的斜率、位置可能会有所区别，但曲线的基本形状不随肿瘤的具体参数（期别、种类等）而变化。实验证明，肿瘤治疗剂量若有 10% 的增加，肿瘤控制概率几乎有 5 倍的增加（从 15% 到 75%），所以一个好的治疗，应在不出现正常组织损伤的情况下努力提高肿瘤的治疗剂量。由于肿瘤周围通常是被正常组织所环绕，剂量如果高到一定程度，正常组织的并发症概率会急剧上升。在达到适当的肿瘤控制概率所需的剂量与发生可忍受的正常组织并发症概率剂量两者之间的剂量范围称为治疗窗，该治疗窗的范围限定了放射肿瘤医师制定治疗方案时处方剂量的可选择范围，治疗窗的宽度越大，肿瘤治愈的可能性越大。

放射治疗追求的目标是给予肿瘤很高的治愈剂量同时尽可能降低周围正常组织的剂量。肿瘤致死剂量指放射线使得绝大部分的肿瘤细胞破坏死亡而达到局部治愈的放射线的剂量，不同肿瘤的致死剂量不同。

治疗比指肿瘤周围的正常组织的耐受剂量与肿瘤的致死剂量之比，治疗比小于 1 的肿瘤，实现临床治愈的难度较大。实际放射治疗中为了保护正常组织，通常会采用各种技术提高肿瘤剂量与正常组织剂量之比，以提高肿瘤控制率并降低正常组织损伤率，治疗增益比即是采用某些治疗技术后实际达到的肿瘤控制率与正常组织损伤率之比。具体部位的肿瘤，其治疗比由肿瘤及正常组织的生物学特性所决定，但实际治疗中可通过治疗计划的精心设计改善肿瘤及周围正常组织的受量情况，或通过优化时间剂量因子、使用放射增敏剂等手段提高肿瘤治疗增益比。

五、质量保证与质量控制

放射治疗的质量保证（quality assurance，QA），是指所有必要的计划或系统行为，以提供足够的信心，使产品或服务能够满足给定的质量要求。质量保证就是确保产品或服务与设定的一样，它包括持续评价产品和服务的适当性和有效性，以便在必要时及时采取纠正措施和反馈。放射治疗的质量保证包括必要的计划和行为，通过确认、稽查和评估影响放疗预期应用、规格、生产、验收和使用等质量因素，来确保放射治疗符合预先的设计要求。

质量控制（quality control，QC）是指经过周密计划而采取的一系列必要的措施，以保证放射治疗的整个服务过程中的各个环节按国际标准准确安全地执行，是放射治疗质量保证体系的重要内容。在 FIGO 出版的 17 号报告中，不同放射

治疗中心的Ⅰ期和Ⅱ期子宫颈癌的 5 年存活率的范围分别为 63.8%～94.7% 和 41.03%～78.8%，不同中心的患者生存率存在明显差别的原因是多方面的，其中包括放疗本身的质量、治疗方式的选择与配合、肿瘤分期的标准不一致等。所以放射治疗需要部门间、地区间及国家间的相互协作，通过前瞻性的临床研究及回顾性分析制定统一的"较好的治疗方案"的标准，使治疗达到更高水平。WHO 的调查表明，除制定一致的标准外，还应规定保证治疗"标准"得以严格执行的措施，以减少或消除部门间、地区间及国家间在肿瘤定位、靶区确定、计划设计及计划执行等方面的差错和不确定性，使其保持在 QA 规定的允许限度内。

ICRU 第 24 号报告总结了以往的分析和研究后指出"已有证据证明，对一些类型的肿瘤，原发灶的根治剂量的精确性应好于 5%"。也就是说，如果剂量偏离最佳剂量的 5% 时，就有可能引起原发灶失控或放疗并发症增加。放射治疗包括靶区定义、计划设计、计划执行等各个环节，需要应用模拟定位机（或 CT 模拟定位机）、治疗计划系统和放射治疗机等各种设备和系统，要保证靶区剂量精度，就要保证所有这些设备的工作状态及相关的过程都在 QA 规定的允许限度内，因而除了在设备及系统的购买及验收过程中进行周密、严格的检测，确保设备及系统的所有功能参数都能达到 QA 标准外，更重要的是在系统的使用过程中，负责质量保证的人员（主要是放射治疗物理师）要按照严格的规程对设备进行检测，一旦设备参数超出 QA 规定的允许范围，应立即采取相应措施来保证治疗剂量的误差在许可范围内。

物理师在临床工作中对于设备的质量保证，主要是按照严格的规程对设备的不同参数进行不同频次的检测；并根据检测结果采取必要和适当的措施；以最终保证患者治疗剂量误差在临床可接受范围。不同设备、同一设备的不同特性需要采取不同的检测频次及处理策略，它决定于设备或其部件出现故障的概率及故障发生时造成的后果的严重程度，通常的检测频次包括日检、周检（双周检）、月检、季检、年检以及在每次使用时检测等，基本原则是故障率高且出现故障时造成的后果严重的项目应该给予最高的检测频次。

除了对设备及整个治疗过程进行检查和监测外，QA 还包括对每一个患者治疗数据的检查、验证及对整个治疗过程的监测。

第三节　放射治疗的生物学基础

放射治疗是肿瘤治疗的重要治疗手段之一，放射生物学是放射治疗的理论基础，涉及了肿瘤细胞、肿瘤组织和正常组织对放射治疗的效应，相互关系等方面。放射治疗通过利用肿瘤细胞 / 组织和正常组织对放射治疗效应的差别，采用合理的放射治疗方案达到治疗肿瘤，降低正常组织损伤的目的。

放射生物学在三个层面，从基础知识到具体临床实践，为临床放射治疗学提供理论支持。第一个层面，是基础知识，提出和解释放射效应的基本概念，确定正常组织和肿瘤组织对放射反应的机制和过程，来帮助解释临床上所观察到的现象（如细胞杀灭、肿瘤乏氧、再氧合、DNA 损伤修复机制等基本概念）。第二个层面，提供新的治疗策略。例如在放射治疗开发和设计新的治疗策略上，利用乏氧增敏剂克服乏氧，高传能线密度（LET）射线克服氧效应，改变分割模式（加速分割放疗、超分割放疗）等方法提高放疗疗效。第三个层面，指导临床实践，对某个特定肿瘤提供具体治疗方案：如对某个肿瘤选择何种放射治疗方案提出建议，为不同分割和剂量率方案提供相互比较的计算方法，并对是否和如何使用化疗提供建议。

一、射线与生物体的作用方式

放射治疗的生物效应分为直接作用和间接作用，直接作用主要为对细胞 DNA 的损伤所致，DNA 是关键靶。DNA 双链断裂是细胞致死性损伤。间接作用是指放射线对细胞内的其他原子或分子（特别是水）相互作用，产生自由基，这些自由基可以扩散到足够远，达到并损伤关键靶 DNA。

细胞周期时相和放射敏感性：1 个细胞周期分为 4 个时相，即 G_1 期（DNA 合成前期）、S 期（DNA 合成期）、G_2 期（DNA 合成后期）和 M 期（有丝分裂期），S 期细胞对射线最为抗拒，M 期细胞对射线最敏感。

二、肿瘤细胞存活与肿瘤效应的关系

肿瘤细胞受到射线照射后，部分细胞会出现分裂性死亡，存活的细胞将是影响疗效的细胞。细胞存活反映和推测的是肿瘤控制的效果，是从实验角度评估疗效的良好指标；临床实践必须重视根除这种存活细胞，否则将留下导致复发和转移的隐患。

1. 描述肿瘤细胞放射生物学效应的方法

细胞存活曲线：描述放射线照射剂量与存活细胞分数（surviving fraction）之间相互关系的曲线。受照射后细胞是否保留无限增殖的能力是细胞存活的唯一标准。在离体培养细胞实验体系中，细胞群受照射后，一个存活的细胞可以分裂繁殖成一个细胞群体（>50 个细胞），称为"克隆（clone）"。这种具有生成"克隆"能力的原始存活细胞，称为"克隆源性细胞（clonogenic cell）"。

通常用克隆形成实验来描绘和拟合细胞存活曲线。细胞存活曲线有很多种数学拟合模型，包括：

1）指数存活曲线：对于致密电离辐射（如中子、α 粒子），照射后它们的细胞存活曲线用单靶单击数学模型，在半对数坐标上是一条直线，呈指数型。其特点是只有一个参数，即 D_0 值（为斜率的倒数），通常称为平均致死剂量。平均致死剂量的定义是，平均每靶击中一次所给予的剂量。存活分数（survival fraction, SF）与照射剂量（D）之间的关系以下列公式表示：

$$SF = e^{-\alpha D}（单靶单击模型）或 SF = e^{-D/D_0} = 1/\alpha$$

在 D_0 剂量下，平均每靶被击中 1 次，即 $\alpha D_0 = 1$ 时，$SF = e^{-1} = 0.37$。也就是说，细胞群受 D_0 剂量照射后，实际上只有 63% 的细胞受到致死性击中，而有 37% 的细胞幸免。

2）非指数存活曲线：对稀疏电离辐射（X、γ 射线等），照射后的细胞存活曲线的起始部（低剂量段）在半对数坐标上有一个有限的初斜率。在稍高剂量（肩段），存活曲线出现弯曲，在高剂量存活曲线又趋于直线。解释这个现象有许多数学模型和理论，其中最简单和常用的是多靶单击模型和线性二次模型（L-Q 模型）。

线性二次模型假设：辐射杀灭细胞有两个部

分，一部分与照射剂量成比例，另一部分与照射剂量的平方成比例。据此，细胞存活曲线的表达式为：

$$S = e^{-\alpha D - \beta D^2}$$

S 是照射剂量为 D 时的细胞存活数，α 和 β 是常数。当 $\alpha D = \beta D^2$ 或 $D = \alpha/\beta$ 时，照射剂量与细胞杀灭成比例的部分与照射剂量平方成比例的部分相等。α/β 值通常用来反映组织（肿瘤组织 / 正常）增殖能力和对放射治疗的敏感性，α/β 值大的组织，增殖能力强，对放疗分次大小的敏感性差，通常表现为早反应组织，如肿瘤组织，α/β 通常假设为 10。α/β 值小的组织，对放疗分次大小的敏感性大，通常为晚反应组织，如脊髓，α/β 通常假设为 3。

2. 肿瘤组织剂量 - 效应关系 放射治疗的肿瘤控制率，因肿瘤病理类型以及期别的不同而有很大的差别。如淋巴瘤有较好的放疗可治愈性，而胶质母细胞瘤和骨肉瘤则非常抗拒放射治疗。

放射治疗中的剂量 - 效应关系：在一定的剂量范围内，放射治疗的肿瘤控制率随照射剂量的增加从 0 增至 100%，这就是剂量 - 效应关系。肿瘤控制率的剂量效应关系曲线通常呈 S 形。有 3 种描述和分析放疗中的剂量 - 效应关系的模型，即泊松模型（Poisson model）、逻辑斯谛模型（logistic model）和概率单位模型（probit model）。

剂量效应关系曲线中，用于描述特征性的参数有 TCD50、TCD95。TCD50，即产生 50% 肿瘤控制所需的放疗剂量。TCD95，即产生 95% 肿瘤控制所需的放疗剂量，也即肿瘤控制剂量。

剂量 - 效应曲线中，描述剂量曲线陡度的参数"γn"值。γ 值取决于评价的剂量水平在曲线中所处的位置，在曲线的底部和顶部，γ 值较小。通常指在邻近曲线最陡度的部分（波松模型通常指 γ37，逻辑模型通常用 γ50），1% 的剂量变化所产生的效应变化（γn）。

三、正常组织及器官的放射反应

1. 正常组织的放射生物学效应类型 根据人体组织的生物学特性及对电离辐射的反应，根据对正常组织放射产生效应的方式分为早反应组织和晚反应组织两大类。

早反应组织的特点是细胞更新很快（如皮肤、黏膜、毛囊、造血系统），照射以后损伤很快便会表现出来。损伤之后是以活跃增殖来维持组织中细胞数量的稳定进而使组织损伤得到恢复的，早反应组织的 α/β 比值通常较高。

晚反应组织的特点是细胞群体的更新很慢，增殖层次的细胞在数周甚至 1 年或更长时间也不进行自我更新（如脑干、脊髓、外周神经组织、骨骼、肌肉等），照射以后损伤很晚才会表现出来。晚反应组织的 α/β 比值较低。

2. 影响正常组织放射生物学效应的因素

（1）分次剂量效应：在等效总剂量与分次剂量的关系曲线图上，晚反应组织的曲线比早反应组织陡，早反应组织效应对分次剂量大小变化不敏感，晚反应组织对分次剂量的变化更敏感。加大分次剂量，晚反应组织损伤加重。而分次量大小的改变对早反应组织的损伤影响变化较小（图 15-3）。临床上通常利用早反应组织、晚反应组织对分次剂量大小变化的效用差别，采用改变分割模式的方法来提高疗效。如头颈肿瘤的采用超分割模式，乳腺癌和前列腺癌采用大分割照射模式。

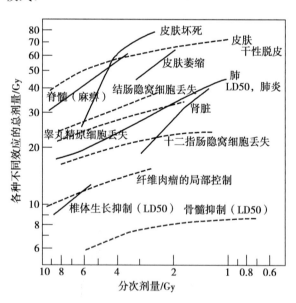

图 15-3　各种正常组织放射生物学效应与分次剂量的关系

（2）总治疗时间：由于晚反应组织更新很慢，在放射治疗期间一般不发生代偿性增殖，对总治疗时间的变化不敏感。缩短总治疗时间，早反应组织损伤加重。肿瘤组织类似于早反应组织，缩短总治疗时间会增加对肿瘤的杀灭。因此在不致引起严重急性反应的情况下，为保证肿瘤控制应尽量缩短总治疗时间。

（3）体积效应：正常组织根据其结构组成形式以及完成组织功能的方式，分为串行组织和并行组织。串行组织结构，一个亚单位的失活便可导致整个器官功能的丧失。这种组织的放射损伤显示了双向效应，有一个阈值剂量，低于阈值剂量保持正常功能，超过阈值剂量功能丧失，如放射性脊髓病。并行组织结构，组织功能影响取决于健全的组织是否能够满足全身整体需要。受照射组织的体积对临床耐受性有重要的决定性，而对每单位体积组织的敏感性影响不大。损伤效应与组织受到的平均剂量以及受到照射的体积大小密切相关（如肾和肺），当进行全肾或全肺照射时，这两个器官对放射非常敏感，而小体积的局部照射却可承受较高的剂量。

四、分次放射治疗的生物学基础

临床放射生物学中的"4Rs"的概念是分次放射治疗的基础，"4Rs"是指：放射损伤的修复（repair of radiation damage）、细胞周期再分布（redistribution within the cell cycle）、氧效应及乏氧细胞的再氧合（the oxygen effect and reoxygenation）以及再群体化（repopulation）。

1. 细胞的放射损伤及修复 DNA是放射线对细胞作用最关键的靶点。DNA链的断裂主要有2种形式，即单链断裂和双链断裂，DNA双链断裂是造成细胞死亡和突变的最关键事件。

（1）细胞的放射损伤分为3类，即亚致死损伤、潜在致死损伤和致死损伤。

1）亚致死损伤是指受照射以后，细胞的部分靶而不是所有靶内所累积的电离事件，通常指DNA的单链断裂。亚致死损伤是一种可修复的放射损伤，对细胞死亡影响不大，但亚致死损伤的修复会增加细胞存活率。

2）潜在致死损伤是指正常状态下应当在照射后死亡的细胞，若在照射后置于适当条件下由于损伤的修复又可存活的现象。但若得不到适宜的环境和条件则将转化为不可逆的损伤使细胞最终丧失分裂能力。

3）致死损伤指受照射后细胞完全丧失了分裂繁殖能力，是一种不可修复、不可逆、不能弥补的损伤。

（2）细胞放射损伤的修复

1）亚致死损伤的修复：指假定将某一单次照射剂量分成间隔一定时间的2次照射时所观察到的存活细胞增加的现象。

亚致死损伤的修复受许多因素影响，主要有：①放射线的性质，低LET射线照射后细胞有亚致死损伤和亚致死损伤的修复，高LET射线照射后细胞没有亚致死损伤因此也没有亚致死损伤的修复；②细胞的氧合状态，处于慢性乏氧环境的细胞比氧合状态好的细胞对亚致死损伤的修复能力差；③细胞群的增殖状态，未增殖的细胞几乎没有亚致死损伤的修复等。在临床非常规分割照射过程中，2次照射之间间隔时间应大于6小时，以利于亚致死损伤完全修复。

2）潜在致死损伤的修复：指照射以后改变细胞的环境条件，因潜在致死损伤的修复或表达而影响既定剂量照射后细胞存活比例的现象。由于在通常情况下这种损伤是潜在致死的，因此可能会引起细胞的死亡。但如果照射后环境改变则会导致细胞存活的增加，这被认为是潜在致死损伤修复的结果。如果照射后把细胞放在平衡盐而不是完全培养基中培养几个小时潜在致死损伤会被修复。

潜在致死损伤修复也和许多因素有关，如高LET射线照射时没有潜在致死损伤的修复。乏氧以及细胞密度接触都是影响潜在致死损伤修复的重要因素。而且潜在致死损伤的修复也与细胞所处的周期时相有关，如果照射后6小时或更长时间细胞没有分裂则会发生潜在致死损伤的修复，这表现为细胞存活增高。

潜在致死损伤修复对临床放射治疗是重要的，即放射敏感的肿瘤潜在致死损伤修复不充分而放射耐受肿瘤具有较为充分的潜在致死损伤修复机制。

2. 细胞周期再分布 分次放射治疗中存在着处于相对放射抗拒时相的细胞向放射敏感时相移动的再分布现象，这有助于提高放射线对肿瘤细胞的杀伤效果；但如果未能进行有效的细胞周期内时相的再分布，则也可能成为放射抗拒的机制之一。

3. 氧效应及乏氧细胞的再氧合 氧在放射线和生物体相互作用中所起的影响，称为氧效应。细胞在乏氧状态对放射线抗拒。乏氧及空气情况下达到相等生物效应所需的照射剂量之比叫作氧增强比,通常用氧增强比来衡量不同射线氧效应的大小。

(1)肿瘤乏氧:血液中的氧气通过肿瘤毛细血管壁,以弥散的方式为肿瘤细胞提供氧气,氧扩散距离为 $100 \sim 180 \mu m$,当肿瘤细胞层的厚度超过氧的有效扩散距离时,细胞将不能存活而出现坏死。处于即将坏死边缘部位的细胞由于弥散距离较大,缺乏氧气供应,成为乏氧细胞,通常,乏氧细胞距离供氧血管的距离为 $150 \sim 180 \mu m$ 的范围。

(2)乏氧细胞的再氧合:如果用大剂量单次照射肿瘤,肿瘤内大多数放射敏感的氧合好的细胞将被杀死,剩下的活细胞是乏氧的。因此,照射后即刻的乏氧分数将会接近100%,然后逐渐下降并接近初始值,这种现象称为再氧合。

再氧合对临床放射治疗具有重要意义,分次照射有利于乏氧细胞的再氧合,因此可采用分次放射治疗的方法使其不断氧合并逐步杀灭之。

4. 再群体化　损伤之后,组织的干细胞在机体调节机制的作用下,增殖、分化、恢复组织原来形态的过程称为再群体化。

五、分次放射治疗的生物学基本原理

分次放射治疗,是将产生某一效应的总剂量分割成一定次数照射的模式,相同累积总剂量的情况下,与单次大剂量相比,分次照射时,射线对正常组织(早反应组织和晚反应组织)以及肿瘤组织的杀伤存在差别。对于肿瘤组织来说,分次照射间,肿瘤细胞通过再氧合和细胞周期再分布,敏感性增加,分次照射有利于提高肿瘤杀灭。尽管肿瘤细胞在分次照射间,存在亚致死损伤和潜在致死损伤的修复,但早反应组织修复的能力强和启动损伤修复的速度都比肿瘤组织快,从分次治疗中获得的损伤修复比肿瘤组织获益大,提高了正常组织的耐受性。而晚反应组织由于对分次敏感性较大,分次治疗使得晚反应组织的损伤减小,提高了晚反应组织的耐受性。分次放射治疗正是利用了早反应组织和晚反应组织以及肿瘤组织对分次剂量的敏感性以及损伤修复能力的差别,累积每一次分次治疗的获益,

从而达到控制肿瘤,同时正常组织能够耐受的目标。

临床上常用的分割模式为 $1.8 \sim 2.0 Gy/F$,称之为常规分割,对某些肿瘤而言,根据肿瘤以及肿瘤周围正常组织的放射敏感性,充分利用它们对分次剂量的敏感性和损伤修复特性,可以设计一些非常规分割模式,来达到提高肿瘤控制同时正常组织能够耐受的目标,常用的非常规分割模式有超分割放射治疗、加速超分割、后程加速超分割、连续加速超分割。

1. L-Q 模型的临床应用　非常规分割放射在临床中的应用,一部分肿瘤获得了局部控制率和生存率的提高,或者是保证疗效和不增加或降低治疗相关毒副作用的前提下,缩短了治疗时间。这些在临床实践中已经得到证实。为了比较和验证不同分割模式对早反应正常组织、晚反应正常组织以及肿瘤组织的效应,需要能够计算和比较不同分割模式的生物学效应的模型。临床放射生物学中最常用的是线性二次模型,即 L-Q 公式。临床上应用 L-Q 等效公式的基本条件如下:①组织的等效曲线是相应靶细胞等效存活率的表达;②放射损伤可分成两个主要类型(能修复及不能修复),而分割照射的保护作用主要来自能修复的损伤;③分次照射的间隔时间必须保证可修复损伤的完全修复;④每次照射所产生的生物效应必须相等;⑤全部照射期间不存在细胞的增殖。

L-Q 模型通过生物等效剂量(biological effective dose, BED)把不同分割模式或者一个治疗方案中不同时间段采用的不同分割模式对不同组织的效应计算出来,与常规分割模式进行比较,用来判断某一种分割模式的优劣。

生物等效剂量,是指分次数无穷多、分次剂量无穷小时产生相等生物效应所需的理论总剂量。BED 的单位是 Gy,代表了整个分次照射或低剂量率连续照射过程中的生物效应剂量。在整个照射过程中,每一部分的 BED 能相加,这样可得到总的生物效应剂量。

临床上最简化的 BED 计算公式为:$BED = n \times d \times [1 + d/(\alpha/\beta)]$,其中 n 为分次照射的次数,d 为分次照射时的单次剂量,α/β 值为相对应组织的估算值,肿瘤组织通常取10,有些肿瘤 α/β 值

相对低，如黑色素瘤（α/β=3）、前列腺癌（α/β 为 1～3）和乳腺癌（α/β=4）。早反应组织通常取 10，晚反应组织如脊髓脑干 α/β 值通常取 3。

不同分割模式所需物理剂量的换算：利用两种分割模式所产生的生物学效应相等来进行换算。$BED_1=BED_2$ 即 $n_1×d_1×[1+d_1/(α/β)]=n_2×d_2×[1+d_2/(α/β)]$，$n_1$，$d_1$ 为第一种分割模式的次数和分次剂量，n_2，d_2 为另一种分割模式的分次数和分次剂量。

2. EQD2（equivalent dose in 2Gy fractions） BED 是生物学剂量，数值上比物理剂量大，临床上对正常组织损伤或者肿瘤控制效应的判断大都是基于常规分割模式条件下，物理剂量所产生的效应。因此，为了便于直观比较，引入 EQD2 的概念，EQD2 表示剂量，这个剂量以 2Gy/次的分割模式给予，它的生物学效应与总剂量为 D_1，分次量为 d_1 的分割模式的生物学效应相等。也就是把非常规分割模式的剂量转换成常规分割模式所需的剂量。

3. 治疗比 放射治疗的目标是追求获得无正常组织并发症条件下的肿瘤组织杀死最大化。为了提高肿瘤治疗疗效，不断有新的治疗方案在临床实践中设计并检验（如同期放化疗）。判断某一种治疗方案是否能够接受，需要就这种方案对正常组织和肿瘤组织的效应进行评估，只有在肿瘤组织获益明显大于正常组织损伤增加，而且这种正常组织损伤增加必须是能够接受的条件下，这种治疗方案才能应用于临床，这就是治疗比的概念。

第四节 放射治疗在恶性肿瘤治疗中的作用

一、放疗或同步放化疗根治的肿瘤

放射治疗是恶性肿瘤的三大治疗手段之一。多数肿瘤需要综合治疗，但有些肿瘤如鼻咽癌、早期喉癌、早期肺癌、肛管癌、前列腺癌、子宫颈癌和部分淋巴瘤等可以通过放疗或同步放化疗达到根治效果（表 15-1）。

表 15-1 放疗或同步放化疗根治的肿瘤

肿瘤类型	分期	治疗原则	疗效（5 年 OS）
鼻咽癌	I～IVA 期	常规放疗	59%～76%
		IMRT	82%～85%
子宫颈癌	IA 期	近距离放疗	95%～100%
	IB1 期	外照射+近距离放疗	85%～90%
	IB2～II期	外照射+近距离放疗+同步化疗	60%～70%
前列腺癌	局限低危组	外照射/粒子植入	>95%（10 年 CSS）
	局限中危组	外照射+短疗程 ADT（4～6 个月）	85%～90%（10 年 CSS）
	局限高危组	外照射+长疗程 ADT（2～3 年）	70%～85%（10 年 CSS）
	区域淋巴结转移	外照射+长期 ADT	35%～60%（10 年）
喉癌	I～II期	放疗	77%～93%
皮肤癌	I～II期	放疗	>80%（5 年 LC）
	III期	放疗	50%（5 年 LC）
NSCLC	I期	SBRT	45%～85%
结外鼻型 NK/T 细胞淋巴瘤	I～II期	放疗或放疗为主的治疗	50%～83%
*经典型 HL	I～II期	STLI	85%～93%（10 年）
NLPHL	I～II期	IFRT	90%～100%（10 年）
MALT 淋巴瘤	I～II期	IFRT	85%～100%
I～II级滤泡淋巴瘤	I～II期	IFRT	50%～65%（10 年）

注：NSCLC，非小细胞肺癌；HL，霍奇金淋巴瘤；MALT，黏膜相关淋巴组织；NLPHL，结节性淋巴细胞为主型霍奇金淋巴瘤；IMRT，调强放疗；IFRT，受累野放疗；SBRT，立体定向体部放疗；STLI，次全淋巴结照射；ADT，雄激素阻断治疗；CSS，肿瘤特异生存率；LC，局部控制率；OS，总生存率

*根据目前研究证据，经典型霍奇金淋巴瘤的标准治疗为短疗程化疗加低剂量受累野放疗

二、肿瘤的术前或术后放(化)疗

对多数肿瘤而言,综合治疗是目前最佳的治疗策略。作为一种有效的局部治疗手段,放射治疗以术后或术前放疗的形式在综合治疗中发挥着重要的作用。所谓"术后",是相对于根治性手术而言的,如果放疗在手术之后进行,就称为术后放疗;在手术之前进行,则称为术前放疗。

(一)术后或术前放疗的价值

在手术基础上加用放疗,其作用主要有以下几方面:

1. 降低局部区域复发风险,并可能改善生存率 对可手术的局部进展期肿瘤,即使接受了根治性的手术治疗,局部复发的风险也往往在20%以上。手术联合放疗可使局部区域复发风险下降至10%甚至更低。如果存在术后切缘不净或肿瘤残存的情况,局部复发风险更高,放疗的作用也就更加重要。通常认为,对多数分期为 $T_{1\sim2}N_0$ 的恶性肿瘤,根治术后复发风险很低,不需考虑术后或术前放疗,而对于 T_3 以上或存在区域淋巴结转移者,制定治疗策略时应当考虑到放射治疗可能提供的局控获益。

放射治疗对局部区域控制率的提高是否能转化成生存上的获益呢?2005年发表的一项乳腺癌荟萃分析认为,局部控制率每提高4%,总生存率即可提高1%。在实际工作中,对不同的肿瘤,术后放疗对生存的作用不尽相同。肿瘤本身的失败模式,以及放射治疗的副反应等,均会产生不同影响。如果肿瘤远处转移风险极高,多数患者术后可能很快就出现血行转移,这时放疗提高局控率对生存的影响就极为有限了。另一方面,放疗副作用对生存的负面影响也可能会掩盖提高局控率所带来的获益。非小细胞肺癌的术后治疗就是一个典型的例子。尽管多项随机对照研究提示,非小细胞肺癌根治术后放疗有助于提高局部控制,1998年发表的一项荟萃分析(PORT研究)却发现,术后放疗并没有提高患者的总生存。相反,在Ⅰ/Ⅱ期或 $N_{0\sim1}$ 的患者中,接受术后放疗反而对生存率产生了不利的影响。普遍认为,该项荟萃分析中纳入的研究多采用陈旧的放疗技术,放疗后心肺毒性较高并进一步引起非肿瘤死亡率增加,是导致患者总生存率下降的重要原因。值

得指出的是,在现代精确放疗的技术条件下,放疗所造成的毒副反应明显减少。因此,不能简单套用既往基于传统放疗技术的循证医学证据,而应当尽可能设计采用现代放疗技术的临床研究,对一些肿瘤的术后放疗价值进行重新评估。

2. 缩小手术范围,保留器官功能;或使肿瘤降期,增加根治性手术的机会 在治愈患者的同时,尽量保存器官功能,提高患者的生存质量,是目前肿瘤治疗的发展方向,放疗在其中起到了重要的作用。在头颈部肿瘤、乳腺癌、软组织肉瘤等肿瘤的治疗中,局限性的手术联合术后放疗,在保留器官功能的同时,可以取得与更大范围的手术相同的局控及长期生存收益。以乳腺癌为例,多项荟萃分析的结果显示,对于早期乳腺癌,保乳手术联合放疗,无论在局部控制还是长期生存率方面,均可获得与根治术相同的疗效,已成为早期乳腺癌的标准治疗手段。同样,在肢体软组织肉瘤中,局部扩大切除术联合术后或术前放疗可以获得与截肢手术相同的疗效,而且保存了肢体功能,明显改善患者生活质量。

(二)术前放疗与术后放疗的比较

术前放疗与术后放疗相比,互有优劣。放疗在手术前进行,有助于缩小肿瘤体积,从而缩小了手术范围,提高了器官功能保全的可能;或将不可切除的肿瘤转化成可切除的肿瘤,提高了手术切除率。术前放疗可以降低肿瘤细胞的活性,减少术中肿瘤细胞播散种植的机会。与术后放疗相比,术前放疗主要包括即将在手术中切除的肿瘤,照射范围相对较小,副反应往往更低。以直肠癌为例,随机研究证实,直肠癌术前放疗的胃肠道反应明显低于术后放疗。主要原因在于,直肠癌术后放疗时,原肿瘤所在区域被小肠所占据,较多体积的小肠被纳入放疗范围内,导致了放射性肠炎发生率的增高。但是,术前放疗缺乏肿瘤准确的病理分期资料,治疗方案几乎完全依赖于影像学检查结果,存在着过度治疗的可能。此外,术前放疗可能会造成术后伤口的愈合延迟。一项针对软组织肉瘤的临床研究显示,与术后放疗相比,接受术前放疗的患者出现了更多的伤口愈合问题(35% *vs.* 17%)。

术后放疗的优势在于,可以获得肿瘤准确的病理分期,避免了过度治疗;术中外科医生可以

对肿瘤位置、与周围器官的关系等做出准确的描述，并通过放置银夹等手段指导术后放疗的具体范围，提高了放疗的准确性；术后放疗还可以杀灭手术时可能残留或种植的亚临床病灶。但是也正因为这样，术后放疗常常需要包括手术床，照射范围相对较大，再加上术后放疗所照射的"瘤床"区常被正常器官所占据，导致了放疗毒性的增加；同时，手术损伤了局部血运，往往造成残留癌细胞乏氧，对放疗的敏感性降低，影响到治疗的疗效。

对于各种具体肿瘤而言，采用术前或术后放疗，应根据肿瘤的位置、生物学特性和现有的循证医学证据进行选择。目前，胃肠道肿瘤，如食管癌、直肠癌、胰腺癌等，多考虑采用术前放疗；肺癌、乳腺癌等，多考虑术后放疗；而在软组织肿瘤、头颈部肿瘤中，术前、术后放疗均有应用。

（三）术后或术前放疗的剂量

术后或术前放疗的主要目的是控制亚临床病灶，多采用常规分割模式（单次剂量 1.8～2.0Gy，1 次 /d），放疗总剂量在 45～54Gy。对术后切缘阳性或局部复发高危区，放疗剂量可以提高到 60～66Gy。如果术后存在肿瘤的明显残存，则放疗剂量通常在 70Gy 甚至更高水平。除常规分割模式外，超分割、加速超分割等治疗模式也较多的应用在了头颈部肿瘤的术后治疗中。大分割放疗是近年来乳腺癌术后放疗的一个研究热点。

（四）术后或术前放疗与手术的时间间隔

对于手术与放疗的时间间隔，术前及术后放疗不尽相同。对术前放疗来说，时间间隔与术前放疗的主要目的有关。如果放疗的主要目的是降低肿瘤细胞活性、减少术中播散，间隔时间可以短些。放疗急性反应消退后即可考虑手术。如直肠癌术前 5Gy×5Gy 短程放疗中，术前放疗和手术的间隔时间仅为 7～10 天。而如果术前放疗的目的在于缩小肿瘤体积，以减少手术范围，那么间隔时间就应当适当延长，使得放疗的疗效能够充分体现。但是，手术也不宜拖延过久，否则放疗区域的纤维化会增加手术难度。一般情况下，放疗与手术的时间间隔多在 4～8 周。

对术后放疗而言，多项随机临床研究显示，手术与术后放疗的时间间隔会对肿瘤的局部控制率产生影响。一项头颈部肿瘤术后放疗的随机

性研究显示，放疗在术后 11 周内完成者，5 年实际局部控制率为 76%，而超过 13 周完成者则仅为 38%，存在明显差异（$p<0.002$），其对应的生存率也显著不同。分析认为，放疗开始时间与手术间隔 6 周以上，是导致局部控制率下降的重要因素。乳腺癌、直肠癌的类似研究也得出了相似的结论。一般来说，建议术后放疗在手术后 4～6 周内或伤口愈合后尽早开始。如果患者术后还需接受术后化疗，术后放化疗的顺序在不同肿瘤中会有差异，有时要在化疗结束后再进行放疗，但通常不建议术后放疗与手术的时间间隔超过半年。如完成全部术后化疗所需时间较长，建议考虑先行放疗或采用"化疗 - 放疗 - 化疗"的"夹心"式疗法。

（五）术后或术前同步放、化疗

如果在术后或术前放疗的同时加用化疗，则被称为术后或术前同步放、化疗。理论上，在放疗同时加用化疗药物，一方面可以起到放疗增敏的作用，进一步提高局部控制率；另一方面可能消灭潜在的远处转移灶，降低远处转移的发生。同时，放、化疗两种治疗同时进行解决了放、化疗时序安排的矛盾，避免了对局部和远处亚临床病灶可能的治疗延迟。随着化疗药物的不断进展，术后或术前同步放、化疗成为肿瘤治疗的一个研究热点。目前，同步放、化疗已被广泛应用于头颈部肿瘤、食管癌、直肠癌及子宫颈癌等肿瘤的术后或术前治疗当中。多项临床研究显示，在上述肿瘤中，同步放、化疗与单纯术后或术前放疗相比，可以进一步提高局部区域控制率及生存率。需要注意的是，在疗效改善的同时，同步放、化疗也明显增加了治疗的毒副反应。如何筛选合适的患者人群，选择合适的化疗药物，以达到疗效和副反应的平衡，是同步放、化疗未来研究的重要方向。

（六）常见肿瘤的术后或术前放（化）疗

术后或术前放（化）疗在肿瘤治疗中的应用非常广泛。简要介绍几种常见肿瘤目前的术后或术前放（化）疗的治疗原则。

1. 头颈部鳞癌 头颈部器官众多，器官功能保全对患者生活质量有着重要影响，手术切除范围相对受限，为了在保证疗效的前提下尽可能保护正常器官功能，头颈部肿瘤常常采用放疗与手

术联合的治疗手段。RTOG 7303 随机研究的结果认为术后放疗在局部控制率上优于术前放疗，故国外多采用术后放疗模式。头颈鳞癌术后放疗指征包括切缘阳性、淋巴结包膜外受侵、病理 $T_{3\sim4}$、淋巴结 $N_{2\sim3}$、脉管瘤栓、神经受侵、Ⅳ～Ⅴ区转移淋巴结等不良因素。而中国医学科学院肿瘤医院根据多年的临床经验，认为在口腔癌、下咽癌、颈段食管癌中，术前放疗联合手术在总生存上明显优于单纯手术或单纯放疗，且能够最大程度地保护正常组织结构，故将计划性术前放疗作为上述肿瘤的首选治疗手段。

近年来，以顺铂为基础的同步放、化疗被广泛应用于头颈部鳞癌的治疗中。一项对 RTOG 9501 及 EROTC 22931 研究结果的联合分析显示，与术后放疗相比，在颈部淋巴结转移≥2 个、淋巴结包膜外受侵或存在切缘阳性的患者中，术后同步放、化疗可以进一步提高局部控制率、无远处转移生存率及总生存率。故同步放化疗已成为这类高危患者的术后标准治疗。

2. **乳腺癌**　对早期乳腺癌，多项荟萃分析显示，保乳手术联合术后放疗可以获得与改良根治术相同的局部控制率及总生存，已成为其标准的治疗手段。对于改良根治术后患者，纳入超过 4 万例患者的 EBCTCG 荟萃分析显示，对于存在腋窝淋巴结转移者，改良根治术后的术后放疗可以使 15 年总生存率提高 4.4%。目前的专家共识认为，对于 $T_{3/4}$ 或腋窝淋巴结≥4 个的乳腺癌患者，改良根治术后即使接受了化疗及内分泌治疗，局部复发风险也在 14%～36% 之间，应行术后放疗；对于 $T_{1/2}$ 且腋窝淋巴结阴性的患者，改良根治术后局部复发风险 <10%，不需行放射治疗；而对于腋窝淋巴结转移 1～3 个的患者，复发风险介于前两种情况之间，目前术后放疗的价值并不肯定，需要开展更多的临床研究。对于需要行术后放疗的乳腺癌，Ⅲ期随机分组研究证实，大分割和常规分割模式取得了相同的疗效，不增加治疗相关毒副作用，节省了总治疗时间，提高了加速器的利用效率。

3. **食管癌**　单纯手术或放射治疗在食管癌中的疗效均不尽人意，使得人们很早就开始探索手术与放疗的综合治疗方案。荟萃分析的结果显示，对于可手术食管癌，术前放疗未能使患者

生存获得显著提高，而术前同步放化疗则可以提高患者的 5 年生存率（OR=1.64）和局部区域控制率（OR=1.38），是目前推荐采用的治疗手段。术后放疗一直被用于改善术后的局部区域控制率，但是否能改善生存则一直存在争议。荟萃分析显示，在单纯手术基础上加入术后放疗，并未能改善食管癌患者的生存率。中国医学科学院肿瘤医院的随机分组研究结论与之类似，但进一步的亚组分析显示，Ⅲ期食管癌患者术后放疗组的 5 年生存率高于单纯手术组（35.1% *vs.* 13.1%，p=0.003），提示术后放疗至少对部分患者可能有益。食管癌术后放疗的价值，仍有待于进一步的研究确认。

4. **直肠癌**　对于可手术的 Ⅱ/Ⅲ 期直肠癌，术前或术后同步放、化疗都是目前的标准治疗。接受术前或术后同步放化疗的直肠癌患者，局部复发率可降低至约 10% 甚至更低。两项对比术前放疗和术前同步放化疗的随机研究显示，在单纯放疗的基础上加入以氟尿嘧啶为基础的同步化疗，可以进一步降低局部复发风险 [（16.5%～17.1%）*vs.*（8.1%～8.7%），p<0.01]，总生存率优于单纯手术患者。而 4 项针对术后同步放、化疗的随机研究从不同侧面得出结论，与单纯手术或术后单纯放疗相比，以氟尿嘧啶为基础的术后同步放、化疗可以降低局部复发风险，提高无病生存率和总生存率。德国 CAO-ARO-094 研究进一步对比了术前及术后同步放、化疗，显示两者总生存率类似，但术前同步放、化疗可以提高局部控制率和保肛率，且急性和长期毒副反应均低于术后同步放化疗。因此，术前同步放、化疗是目前更多推荐的治疗模式。

5. **非小细胞肺癌**　现有的临床证据认为，分期为 $T_{1\sim2}N_{0\sim1}$ 的非小细胞肺癌，不建议行术后放疗，对于术后切缘阳性及肿瘤大体残存者，则应考虑行术后放疗。但可手术的ⅢA 期（N_2）患者术后是否需要术后放疗，仍是一个有争议的问题。

根据 1998 年 PORT 研究亚组分析的结果，术后放疗尽管未对Ⅲ期及 N_2 的患者产生不良的预后影响，也并未改善该组患者的生存。但随着放疗技术的不断改进，术后放疗的心肺毒性明显降低，随后发表的几项大规模回顾性分析发现，可手术的ⅢA 期（N_2）非小细胞肺癌患者，可能从术

后放疗中获益。目前，国内外正在开展现代放疗技术条件下可手术ⅢA（N$_2$）患者术后放疗的随机分组研究，希望能为其治疗策略的选择提供更多的循证医学证据。

6. **软组织肉瘤** 1982 年 NCI 的一项随机分组研究显示，对于高级别的肢体软组织肉瘤，广泛切除术联合术后放疗，可以获得与截肢术相同的局部控制率和总生存。近年来，手术联合放疗已基本取代截肢手术，成为Ⅱ/Ⅲ期肢体软组织肉瘤的首选治疗。在这一治疗模式下，Ⅱ期肢体软组织肉瘤的 5 年局部控制率可达约 90%，总生存可达 80%；Ⅲ期患者的 5 年总生存亦可达到 60%，在保留器官功能的同时获得了极好的疗效。比较术前与术后放疗的随机研究未能发现它们在局部控制率、生存率方面的差异。在治疗并发症方面，两者有所不同。术前放疗后，手术伤口愈合困难的发生率显著高于术后放疗，但术后放疗的晚期纤维化发生率则高于术前放疗。

除上述肿瘤外，术后或术前放疗还被大量应用于中枢神经系统肿瘤、胃癌、前列腺癌、子宫颈癌等其他肿瘤的治疗中。

总之，术后或术前放疗是恶性肿瘤特别是局部晚期肿瘤综合治疗中的一个重要组成部分。它可以在根治性手术的基础上进一步降低局部复发风险，在某些肿瘤中，能够提高长期生存率。放疗与手术联合治疗，可以缩小手术范围，保留了器官功能，从而提高了患者的生存质量。在乳腺癌、直肠癌、头颈部鳞癌等肿瘤中，术后或术前放（化）疗已成为局部晚期肿瘤的标准治疗。而在肺癌、食管癌、胃癌等肿瘤中，术后或术前放（化）疗的疗效尚存在一些争议。如何筛选合适的治疗人群、确定适当的术后放疗靶区、选择最佳的同步化疗药物，以更好地平衡术后或术前放疗的疗效与副反应，取得疗效的最大化，将是我们在今后一段时间内需要研究和解决的问题。

三、肿瘤姑息和肿瘤急诊的放疗

（一）肿瘤的姑息放疗

姑息放疗指对晚期肿瘤转移性病变的放疗。与以治愈为目的的放疗不同，姑息性放疗以减轻症状、改善生活质量为主要目标，应尽量避免治疗本身对患者生活质量的不利影响，故又称为减

症放疗。对骨转移和脑转移的放疗，是临床上常见的姑息治疗手段。

1. **骨转移** 约有 1/4 肿瘤患者会发生骨转移。50%～70% 骨转移患者会出现疼痛、病理性骨折、神经根损伤甚至脊髓压迫等表现，严重影响日常生活。放疗可以有效缓解疼痛、预防骨不良事件的发生、提高生活质量，是骨转移瘤的主要治疗方式。骨转移瘤放疗后疼痛缓解率可以高达 70%～90%。几乎所有的骨转移瘤均可考虑放疗。对部分单发的骨转移瘤，放疗甚至可以达到治愈的目的。而对广泛骨转移的患者，对症状显著的病变进行放疗也可以有效缓解症状。

骨转移放疗的最佳剂量分割模式并不明确。较高的放射剂量有可能提高疼痛的完全缓解率，延长疼痛缓解的维持时间。目前，对预期生存期较长且一般情况良好者，多采用 30Gy/10 次或 40Gy/20 次的放疗方案。而如果患者一般情况欠佳，活动困难，也可给予单次照射 8Gy。

2. **脑转移** 25%～40% 的颅外恶性肿瘤会发生脑转移。一旦发生脑转移，单纯支持治疗患者中位生存只有 1～2 个月。全脑放疗是脑转移患者的常规治疗方式，可将中位生存提高到 4 个月以上。全脑放疗存在多种剂量分割方式。荟萃分析指出，不同剂量分割方式与 30Gy/10 次相比，并未增加治疗获益。目前临床常用的全脑放疗方案为 40Gy/20 次或 30Gy/10 次。

立体定向放射治疗（stereotactic radiotherapy，SRT）是当前的研究热点。多项研究提示，当颅内转移瘤 <4 个时，在全脑放疗的基础上进行 SRT 补量，不但可以增加脑转移瘤的控制率，还能延长患者的生存时间。因此，多项指南将这一治疗方式推荐为颅内单发或少发转移瘤的标准治疗手段。同时，单纯以 SRT 治疗颅内转移瘤，虽然增加了颅内复发的风险，但总生存与联合全脑放疗时类似，且避免了全脑放疗的神经毒性，也被许多放疗学者认可。

近年来，姑息放疗的应用范围不断扩大。利用体部立体定向放射治疗技术治疗肺、肝等部位的转移病灶，在临床上已相当常见。可以预见，随着化疗疗效的提高和精确放疗技术的不断发展，放疗在姑息治疗中必将发挥更加重要的作用。

（二）肿瘤急诊放疗

1. 脊髓压迫症 脊髓压迫症指脊髓受到急性或亚急性压迫后产生的一系列神经压迫症状，严重时可能造成肢体瘫痪。恶性肿瘤或其转移灶是引起脊髓压迫症的重要原因。其临床表现为背部疼痛继以神经功能受损。当出现神经功能受损的表现时，应立即给予糖皮质激素治疗，并尽快行全脊髓 MRI 检查，明确肿瘤部位及压迫程度。鉴于神经功能能否恢复与压迫持续的时间有关，尽快解除对脊髓的压迫，应成为治疗的首要目标。

对于尚无脊椎不稳定性的脊髓压迫症患者，可考虑将放疗作为首选治疗方式。它可以消除骨转移引起的疼痛；控制肿瘤，减少肿瘤对骨质的破坏和对脊髓的压迫，避免了脊髓压迫症的进一步恶化。通常采用常规放疗技术，照射剂量多为 30～50Gy/2～5 周。而对已经出现脊椎不稳定性或神经损伤的患者，则应尽快通过减压手术解除对脊髓的压迫，再辅以术后放疗。

2. 上腔静脉综合征（superior vena cava syndrome, SVCS） SVCS 是由于上腔静脉被压迫或梗阻所产生的急性或亚急性综合征。肺癌、非霍奇金淋巴瘤及纵隔转移性肿瘤是引起 SVCS 的主要原因，其临床特征包括面颈部充血肿胀、颈胸部静脉曲张、轻中度的呼吸困难等。

除少数症状发展迅速、严重呼吸困难，需要立即治疗的情况外，治疗前获取病理诊断对指导治疗非常重要。如为小细胞肺癌或淋巴瘤等化疗敏感肿瘤，可将化疗作为首选的治疗方式。

放疗是非小细胞肺癌导致的 SVCS 的首选的治疗手段。目前常用的放疗方案是，先给予每天 3～4Gy 剂量的放疗，或大野（2Gy）套小野（1Gy）的技术照射 4～5 天，后改为常规放疗至根治剂量。其中，大野的范围包括纵隔、肺门和原发病灶；小野则主要包括上腔静脉周围的肿瘤。这种治疗模式下，SVCS 的缓解率能达到 70% 以上。

第五节 放射治疗的流程和实践

放射治疗是利用放射线如放射性核素产生的 α、β、γ 射线和各类 X 射线治疗机或加速器产生的 X 射线、电子线、质子束及其他粒子束等治疗恶性肿瘤的一种方法。

放射治疗的工作主要由临床医生、物理师和技师协作完成，三者在整个治疗过程中各司其职，共同保证患者得到最佳治疗效果（图 15-4）。

一、患者信息采集

进入放射治疗阶段，患者首先到护士站登记姓名、性别和联系方式等常规信息，拍摄头像照片输入网络系统以方便工作人员对患者的识别，在数据库中建立患者的信息表格。

二、治疗方案确定

相应的主管医生完善患者信息表格的病变信息，如肿瘤类型、分期等，与上级医生讨论每位患者的治疗方案，根据每位患者的临床特征、病理诊断、实验室和影像检查资料、一般情况等，制定合适的个体治疗方案，确定初步的放疗原则，根

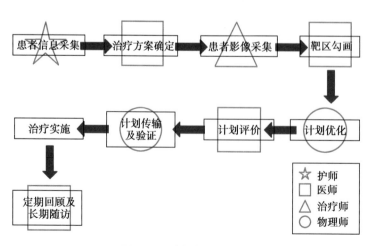

图 15-4 放射治疗流程图

据患者病变及周围正常组织的解剖结构和患者的身体情况选取适合治疗需要且尽量使患者舒适的体位及固定装置完成患者的体位固定，通常采用头颈肩膜、胸腹膜或真空垫实现，如图15-5所示中患者胸部定位采用的白色热塑膜。

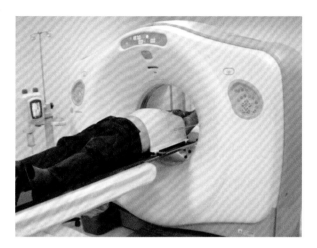

图 15-5　患者 CT 模拟定位

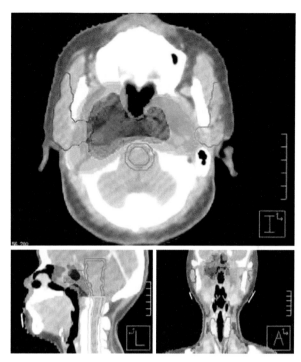

图 15-6　鼻咽癌靶区及重要器官示意图

三、患者影像采集

体位固定完成后，在 CT 模拟机上对患者进行模拟定位，采集患者病变及相关部位的 CT 图像以获取详细的解剖信息。CT 图像采集结束后在 CT 模拟软件上定出靶区中心，或在治疗计划完成后再次进行 CT 扫描，以移动激光灯在患者体表进行标记。如有多种影像手段可选，例如MRI、PET/CT 等功能成像，可采用与 CT 模拟定位相同的体位及固定装置进行成像，获得的影像可与 CT 模拟采集的 CT 图像联合使用以提高靶区勾画的精确性。所有影像传输至放射治疗计划系统备用。

四、靶区勾画

主管医生及上级医生在放射治疗计划系统中，在患者的 CT 图像上进行靶区及重要器官的勾画（图15-6）。可采用 MRI 或 PET 等功能图像进行参考，通过图像配准将模拟 CT 图像与参考图像建立空间转换关系，利用参考图像的功能信息进行靶区及正常组织细节的分辨，如肿瘤与肺不张的区分等。完成靶区及重要器官的勾画后，主管医生给出靶区的处方剂量及正常组织器官的限制剂量。

国际辐射单位与测量委员会（ICRU）在 50 号（1993 年）、62 号（1999 年）、71 号（2004 年）、78 号（2007 年）和 83 号（2010 年）报告对放射治疗计划及报告中所涉及的肿瘤和正常组织器官给出了一系列的定义，并随着放射治疗的发展更新了其中的一些概念。

1. **大体肿瘤区（gross target volume，GTV）**　指大体肿瘤病灶，为一般的诊断手段（包括 CT 和 MRI 等）能够诊断出的、可见的、具有一定形状和大小的恶性病变的范围，包括原发病灶、转移的淋巴结和其他转移的病变。标注应包含 TNM 定义，即原发肿瘤（GTV-T），区域淋巴结（GTV-N）或远地转移（GTV-M）等。

2. **临床靶区（clinical target volume，CTV）**　指按一定的时间剂量模式、给予一定剂量的肿瘤区、亚临床病变区以及肿瘤侵犯可能性超过 5%～10% 的范围。良性肿瘤可能没有 CTV，肿瘤切除术后没有 GTV 只有 CTV，CTV 不包含器官内移动。

3. **内靶区（internal target volume，ITV）**　指在患者坐标系中，正常器官生理运动或治疗中肿瘤退缩、位移而导致临床靶区（CTV）在三维空间上的变异。ITV 范围的确定应使得 CTV 在其内出现的概率最高，以保证 CTV 在分次照射中得到最大可能的处方剂量的照射。

4. 计划靶区(planning target volume, PTV) 指包括临床靶区 CTV 本身、照射中患者器官运动(用 ITV 表示)，和由于日常摆位、治疗中靶区位置和靶区体积变化等因素引起的扩大照射的范围，以确保临床靶区 CTV 得到规定的治疗剂量。当 PTV 与 PRV 重叠时，建立 PTV 亚体积，降低剂量目标，进行剂量优化，报告时应针对全部 PTV。

5. 危及器官(organ at risk, OAR) 指可能在照射野内的重要组织或器官，它们的放射敏感性(耐受剂量)将显著影响治疗方案的设计或靶区处方剂量的大小。人体器官主要分为串型器官和并型器官两种。假设一个器官或组织由许多功能单元组成，串型器官由链状功能单元组成，每个功能单元的功能的完整性直接影响了整个组织或器官的功能，如脊髓等。并型器官的功能单元以并列方式影响组织或器官的功能，只有足够数量的功能单元同时受损，整个组织或器官的功能才可能受损，具有较大的体积效应，如肺等。还有部分串并联混合型器官，如肾等，肾小球是并行器官而远端小管为串型器官。

6. 危及器官的计划体积(planning risk volume, PRV) 与 PTV 类似，治疗过程中 OAR 位置的不确定性和变化也应予以考虑以避免严重并发症，所以 OAR 也应使用与 PTV 类似的原则增加外放区域以补偿此类不确定性和变化，得到的区域即为 PRV。

7. 治疗区(treated volume, TV) 由于治疗技术的限制，接受处方剂量的体积可能大于或小于 PTV，所以 TV 定义为由肿瘤医生认为可以治疗肿瘤并使并发症可以接受的剂量线所包括的体积，推荐使用 D 98%。

8. 其余危及区域(remaining volume at risk, RVR) 患者成像区域内除已勾画的 OAR 和 CTV 外的其余部分定义为 RVR。如果不勾画，可能忽略高剂量区。对评估远期效应的风险如致癌可能有意义，对预期寿命长的年轻患者更为重要。

五、计划优化

物理师根据医生的处方剂量要求，在放射治疗计划系统中对放射治疗计划进行设计，在满足靶区达到处方剂量的同时尽可能降低周围重要器官及正常组织所受到的剂量，在保证治疗效果的同时降低正常组织并发症的概率，提高患者的生存质量。

六、计划评价

计划设计完成后由主管医生及上级医生对计划进行评价，提出整改意见以便物理师继续修改计划直到满足临床要求。定期由主管医生、上级医生和物理师参与查房，对计划进行讨论。

七、计划传输及验证

计划通过后，由物理师传输至数据库中相应患者的信息表格下。适形调强和常规放疗可直接安排治疗，调强放疗需安排计划剂量验证，验证通过后用于实际临床治疗。目前的射线遮挡设备以多叶准直器为主，可按需求自动调节成各种形状。如果采用低熔点铅挡块作为遮挡，则需要提前定制。放射治疗计划需要在治疗前进行验证，验证包括位置验证和剂量验证。位置验证使用二维电子射野影像装置(EPID)及三维扇形束 CT(FBCT)或锥形束 CT(CBCT)，在治疗前对患者进行成像，以确定治疗时体位及体内组织分布与计划采用的 CT 模拟图像是否一致，如不一致则按成像软件给出的误差进行调整，以减少由于位置误差导致的剂量误差。剂量验证主要针对调强、立体定向放疗等复杂照射技术，使用电离室、二维半导体或电离室阵列及胶片进行一维或二维绝对或相对剂量验证，以确定放射治疗计划系统对复杂照射技术剂量计算的准确性。

八、治疗实施

完成治疗前的位置验证和剂量验证，保证误差降到可接受范围后，患者的实际治疗才可以开展。治疗通常由 2~3 名治疗师配合完成，2 名治疗师在治疗室内按照患者体表及体位固定装置上的标记帮助患者重复 CT 模拟定位时的体位，一名治疗师在操作室内调取患者计划及其他治疗所用数据。治疗中通过监视器或其他监测装置密切监测患者情况，如果发现意外情况应立刻中断治疗并采取相应措施，如患者条件允许可继续完成治疗。

九、定期回顾及长期随访

患者治疗开始后，主管医生定期回顾浏览患者的治疗信息，观察患者在疗程中靶区及正常组织的变化，必要时需进行计划调整，以避免由于疗程中患者身体变化导致靶区和重要器官的剂量发生变化，对治疗效果及生活质量造成影响，疗程结束后按照规定的时间对患者进行必要的复诊或电话访视。

第六节　放射治疗新技术及临床应用

放射治疗的理想境界是射线只照射肿瘤本身，而周围的正常组织完全不受到照射。然而，在二维常规放疗时代，通常采用二维图像（正侧位 X 射线片）进行模拟定位，无法获得肿瘤和重要器官的三维信息，医生只能根据以往的经验，基于肿瘤类型和位置决定靶区边界，往往出现外放边界不够或者正常组织受到过多照射的情况，虽然也取得了不错的疗效，但对正常组织的损伤较大。近几十年来，随着计算机软硬件技术的超速发展及各种先进医学影像技术的出现和不断进步，放疗技术得到了迅猛发展，放射肿瘤学已逐步从常规外照射向三维适形放射治疗、调强放射治疗、立体定向放射治疗、图像引导放射治疗等精确放疗发展，朝着放疗的理想目标跨越了一大步。

一、三维适形放射治疗

三维适形放射治疗（three dimentional conformal radition therapy，3D-CRT）技术是放射肿瘤学史上的一次重大变革。三维适形放疗技术的提出与发展得益于计算机技术的迅猛发展和各种先进医学图像设备的出现。与常规放疗不同，三维适形放疗采用 CT 图像重建三维的肿瘤结构和周围正常组织结构，在不同方向设置多个照射野（共面或非共面），并采用适形挡铅或多叶准直器（MLC）使各照射野与靶区形状一致。三维图像技术使得放疗医生可以根据具体患者的肿瘤形状，以及周围正常组织与靶区的关系制定个性化的剂量分布要求。同时，适形放疗采用三维计划系统进行计划设计，利用三维剂量计算模型能够实现放射区域内三维空间里任意点的剂量的计算，从而得到三维体积剂量，并提供剂量体积直方图（DVH），对靶区和重要器官的受照剂量进行有效评估，利于鉴别治疗计划的优劣。适形放疗能够使高剂量区的分布在三维方向上与靶区形状一致，并利用三维计划系统优化照射野入射方向以减少对周围正常组织的照射。研究显示三维放疗能够在提供更好的靶区剂量均匀性的同时减少对正常组织的照射。

二、调强放射治疗

在某些情况下，三维适形放疗不能完全达到在保证靶区剂量的同时还能有效保护其他正常组织。比如肿瘤组织包绕重要器官或正常组织导致靶区呈"中空"状或"马蹄"状，三维适形放疗难以形成适合这些特殊靶区形状的剂量分布。

调强放射治疗（intensity modulated radition therapy，IMRT）是在三维适形放疗的基础上，根据靶区的三维形状及与危及器官的相对位置关系，调整照射野内诸点的剂量输出率，减少通过危及器官的束流通量，增大通过靶区其他部分的束流通量，形成一个经优化的、不均匀的强度分布。其结果是危及器官受高剂量照射的体积有所减少，靶区和危及器官之间的剂量梯度增大，使得靶区获得比三维适形放疗适形度更好的剂量分布。

调强放疗的原理最早由瑞典的医学物理学家 Brahme 及其同事于 1982 年提出。它启发于 CT 成像的逆原理，CT 是利用强度均匀的 X 射线穿过人体后形成的不均匀射线进行反向投影后获得组织图像，而调强放疗是利用设计好的强度不均匀的 X 射线进行入射，以期在靶区获得要求的剂量分布。因此调强放疗是根据预期的靶区剂量分布推算入射束的强度分布，即采用逆向计划设计的方法。在逆向计划设计中，设计者可根据靶区形状及与周边危及器官的相对位置关系手动设定入射束的数目和方向，并设置靶区和危及器官的剂量限值或体积剂量限值；逆向计划设计主要依靠计算机自动优化，优化算法将每一射束分成许多单元射束并反复调整单元射束的权重，直到合成的剂量分布满足靶区和重要器官的限定条件为止。

设计好的强度分布需在治疗机上实施。调强放疗在治疗机上实现的方式有多种,利用物理补偿器、MLC、螺旋式断层技术和电磁扫描技术均可实现调强,其中MLC固定野调强是目前临床应用中最普遍的调强放疗方式。

固定野调强放疗在配备MLC的标准医用直线加速器上实施,通过少数几个固定角度的照射野即可调制出高度适形的剂量分布。MLC调制的方式可以是静态调强,也可以是动态调强。MLC静态调强将照射野的强度分布进行分级,利用多个子野叠加照射,形成要求的剂量分布。其采用分步照射方式,每个子野照射完毕后,照射切断,MLC运动形成下一个子野的形状,再继续照射,直到所有子野照射完毕。MLC动态调强是利用相对叶片之间的相对运动实现对射束的强度调节,MLC运动过程中照射一直处于开启状态,可以节省照射时间。固定野调强技术可以对照射野内各点的输出剂量按要求进行调制,从而获得高度适形的剂量分布,但较长的治疗时间增加了治疗过程中不确定因素的影响,如体位变化、器官运动等。

随着软硬件的发展,一种新型的放疗技术——容积旋转调强已经发展起来。容积旋转调强综合了MLC动态调强和拉弧照射的优点,在整个照射过程中机架连续旋转,MLC不断改变照射野的大小和形状,机架转速、MLC运动速度和剂量率可随时按要求改变,通过单弧或双弧照射,实现不同方向上照射野强度调整。与固定野的MLC动态调强相比,容积旋转调强去除或减少了照射野切换的时间,并且减小了MLC运动的范围,故可大幅减少治疗时间。旋转调强相当于采用了众多的固定野进行照射,虽然每个方向上的强度级数减小了,但通过多角度的强度调节仍能达到固定野调强相同的剂量分布,甚至优于固定野调强。

调强放疗不仅适用于常规放疗和三维适形放疗能够治疗的各种肿瘤,同时能够适用更为复杂的情况,比如位于复杂解剖位置的肿瘤、需要接受高剂量照射的肿瘤以及复发的肿瘤等。鼻咽癌和前列腺癌是调强放疗应用的典型病例。鼻咽癌照射范围大,周边许多危及器官如脊髓、脑干、腮腺、晶状体、视神经、视交叉需给予保护。常规鼻咽癌放疗将肿瘤周围较多的正常组织"卷入"照射野内,造成放射性骨坏死、脑神经损伤、严重口干、听力下降等放疗远期并发症发生,其中放疗后唾液分泌减少出现口干一直是影响患者生活质量的主要问题。应用调强放疗治疗鼻咽癌,在保证放疗剂量的同时,腮腺等正常组织可以得到更好的保护,治疗后口干发生率明显降低。在前列腺癌的放疗中,肿瘤局部控制率与靶区剂量大小有直接关系。由于受正常组织耐受剂量的限制,传统的放疗技术很难将靶区剂量提高至65~70Gy以上,而利用IMRT技术则可以在不明显增加正常组织损伤的前提下将靶区剂量提升到81~86.4Gy。对于乳腺癌、肺癌、食管癌、直肠癌及子宫颈癌等,调强放疗亦能提高靶区的适形度和均匀性,在保证放疗剂量的同时,减轻相应的毒副作用。另外,调强放疗可在一个计划里同时实现大野照射和小野追加剂量的照射,即实现原发灶给予高剂量照射的同时,亚临床病灶或周围扩大区域给予较低剂量的照射;与传统的多阶段计划相比,可节省定位和计划的时间及缩短疗程,对提高肿瘤的局控率以及减少正常组织的放射损伤也有一定的作用。正因为调强放疗拥有常规放疗和三维适形放疗无法比拟的优势,因此已成为目前精确放疗的主要手段。

三、立体定向放射治疗

立体定向放射治疗(stereotactic radiotherapy, SRT)是一种较为特殊的放疗技术,与常规分割治疗不同,它采用精确放疗技术把放射线聚集在肿瘤靶区实施单次或多次大剂量照射,摧毁肿瘤组织以达到类似外科手术切除的效果,故称之为"放射线刀"。用γ射线完成的SRT称为γ刀,而用X线完成的SRT成为X刀。SRT通过多个小野实现三维集束照射,其实现方式可以是多弧非共面旋转照射,也可以是共面或非共面的固定野照射。

单个小野的离轴剂量分布接近高斯分布,照射野内剂量分布不均匀,照射野边缘剂量梯度大。采用多个小野聚焦照射合成的剂量分布高度集中在靶区内,靶周边的正常组织剂量很小。照射野越小、线束越多,剂量分布越集中。高度集中的剂量分布允许采用低分割大剂量照射模式,提高生物等效剂量的同时缩短了治疗疗程，能有效提高肿瘤的局控率。

SRT 概念的提出最初主要针对颅内肿瘤的立体定向放疗。颅内肿瘤的 SRT 常用于脑转移瘤、听神经瘤、垂体瘤、恶性胶质瘤，以及颅内其他良性肿瘤等疾病的治疗。脑转移瘤通常较小，边界清晰，采用 SRT 可以得到很好的剂量分布和控制率，可取得与手术相似的治疗效果。并且，SRT 具有无须开颅，创伤小，一次可治疗多个病灶的优点。此外，SRT 还应用于头颈部肿瘤如鼻咽癌残留或复发的治疗，取得了确切的疗效，是鼻咽部残存病灶治疗的有效手段。鼻咽癌初程放疗后残存病灶采用 SRT 进行推量治疗，其局部控制率达 97%，3 年局部无失败率 94%。近年来，SRT 技术在体部肿瘤治疗上效果显著，受到了广泛关注。为了区别于颅内肿瘤的 SRT，特别提出了体部立体定向放射治疗（stereotactic body radiation therapy，SBRT）的概念。体部立体定向放疗主要用于肺和肝的原发或转移性病变的治疗。近年文献报道的 I 期 NSCLC 患者 SBRT 的疗效优于常规照射，局部控制率在 90% 左右，3 年生存率一般大于 50%。近年 SBRT 治疗早期非小细胞肺癌达到了与手术相媲美的效果。

四、图像引导放射治疗

虽然三维（调强）适形放疗可以产生高度适合靶区形状的剂量分布、立体定向放射治疗可以实现靶区内高度集中的剂量分布，但在实际治疗中，由于摆位误差、不同分次间的靶区移位和变形、同一分次内的器官运动等原因，可能导致靶区偏离计划位置造成漏照，而计划设计时未卷入照射野的危及器官被卷入。

解决这些问题的有效方法是采用图像引导放射治疗（IGRT），将影像设备集成到放射治疗机，在治疗前或治疗中采集患者图像，确定肿瘤和器官的位置及运动，并在必要时采取相应的措施予以校正。

对于分次间的摆位误差和靶区移位：①可采用在线较位，通过电子射野影像系统（EPID）、锥形束 CT 或超声引导的方法，确定患者的摆位误差，实时予以校正；②也可采用自适应放疗技术，根据患者最初数次的摆位误差预估该患者整个疗程的摆位误差，确定个体化的从 CTV 到 PTV 的外放间距。

对于同一分次内靶区的运动：①因呼吸运动造成的靶区运动，可采用呼吸控制技术，如屏气技术和呼吸门控技术减少的靶区运动范围；或采用四维放疗技术，在不同呼吸时相实施相应的放疗计划；②无法预先确定的靶区运动，可采用实时跟踪放疗技术，治疗中监测靶区位置，实时调整射线束或患者身体，以保证照射野始终对准靶区照射。

第七节　现代影像技术在放射治疗中的应用

精确放疗有赖于先进影像技术的应用。CT 和 MRI 能够提供清晰的解剖结构信息，是开展三维适形放疗的前提。四维 CT 扫描技术可实时观察肿瘤运动形态，通过开展四维放疗，解决放疗中因呼吸运动造成靶区运动的问题。同时，功能影像技术的快速发展，为开展生物适形调强放疗提供可能。

一、CT 扫描技术

CT 的发明克服了普通模拟定位机拍摄平片的缺点，能够提供靶区、器官和组织的三维结构信息，极大地提高了肿瘤定位的准确度。目前 CT 图像已成为外照射放疗勾画靶区和设计计划的标准图像，可通过将 CT 值转换为电子密度用于剂量计算。虽然 CT 图像能够提供精细的解剖结构信息，但仍存在如下缺陷：

1. CT 扫描虽然对骨质结构比较敏感，但对软组织的分辨力较差，有时无法清晰显示肿瘤边界。

2. 不能提供生物学信息，无法在分子水平上观察到病变的微观结构和细胞分化程度，难以发现微小及亚临床病灶。

3. 普通螺旋 CT 扫描无法正确反映器官生理运动，如呼吸运动等，导致靶区和组织器官的错位及体积变化。

因此，虽然采用单一的螺旋 CT 扫描可以完成大部分的靶区定位工作，但在某些特殊情况，应结合其他先进的影像技术，如四维 CT 扫描技术、磁共振成像技术及功能影像技术等共同完成对靶区的精确定位。

二、四维CT扫描技术

组织器官的生理运动可导致靶区在定位以及治疗过程中发生位移和形变，包括呼吸运动、心脏和大血管搏动、食管等消化系统器官的蠕动以及放疗过程中肿瘤退缩和形变等，其中以呼吸运动最为显著，是影响精确放疗的重要因素。ICRU 62号报告提出了内靶区（ITV）的概念，定义为正常器官生理运动或治疗中肿瘤退缩、位移而导致临床靶区（CTV）在三维空间上的变异。目前大部分胸腹部放射治疗所用影像是螺旋CT在患者自由呼吸状态下扫描所得，只采集了呼吸周期中某一时刻的信息，不能准确代表患者在接受治疗时靶区及周边组织器官在呼吸周期中的状态。临床的常规解决方法是在CTV的基础上外扩一定的边界以防止靶区因为呼吸运动而被漏照。外扩边界的大小依据群体的统计结果，并不具备个体化。但呼吸运动的个体差异很大，如果靶区运动范围超过外扩边界时会造成部分靶区漏照，肿瘤无法得到有效控制；反之则会使过多的正常组织和器官受到不必要的照射，从而增加正常组织并发症的发生率。因此，准确评价肿瘤运动，确定个体化的ITV是精确放疗的重要环节。

四维CT（4D-CT）扫描是近几年发展起来的一项评价肿瘤和器官运动的新技术，不仅能真实再现肿瘤和器官的解剖结构，而且能反映肿瘤和器官随呼吸运动的变化规律。其确定的靶区包含患者个体化的肿瘤运动信息，可用于个体化放疗计划的设计。

4D-CT扫描过程中可同步记录患者的呼吸周期时相，不仅具有精确的空间和密度分辨能力，而且具有时间分辨能力，可以在呼吸周期各个时相提供三维CT影像。4D-CT扫描与普通螺旋CT扫描类似，只是每个床位的扫描时间增长到1个呼吸周期以上。扫描的同时，患者呼吸信号由1个呼吸监测系统进行记录。根据记录的呼吸信号，利用相关软件对CT资料进行回顾性分类，按一定的时间间隔将每个呼吸周期分为多个呼吸时相，然后按时相对所有CT图像重新进行分组和三维重建，从而得到采集部位在1个呼吸周期的完整运动图像。

4D-CT影像中包含肿瘤运动信息，将所有时相的CT进行融合，并在各时相的CT上分别勾画相应的GTV和CTV，叠加后即可得到个体化的ITV。通过4D-CT确定的个体化ITV包含各呼吸时相肿瘤所处的位置，代表了完整呼吸周期中肿瘤出现的最大范围，能有效减少发生靶区漏照的情况，同时有助于减少靶区外扩边界，降低对正常组织的毒副作用。

三、磁共振成像技术

与CT图像相比，磁共振成像（MRI）技术对软组织有更好的分辨力，肿瘤边界清晰，能够为头颈部、肝脏、前列腺及女性盆腔肿瘤等提供更准确的靶区勾画。研究表明采用CT图像勾画前列腺靶区，特别是前列腺尖端时不同的医生存在巨大差异，可能出现遗漏部分靶区的情况，增加了肿瘤复发概率，而采用MRI图像勾画时大家勾画的结果要一致和准确得多。但MRI图像不能直接用于剂量计算。因此，CT图像仍作为计划设计时剂量计算的主图像，通过CT-MRI融合将MRI勾画的靶区和其他软组织轮廓映射到CT图像上，用于放疗计划设计和剂量评估。综合依据CT和MRI图像，无疑会极大提高定义靶区和危及器官的准确性。

四、功能影像技术

在传统观念中，外照射总是以靶区得到均匀剂量的照射为最佳方案。但研究表明靶区内不同区域癌细胞的放射敏感性并不完全一致，如果整个靶区给予均匀剂量的照射，势必有部分癌细胞因剂量不足而存活下来，成为复发和转移的根源，因此理论上应根据靶区内肿瘤细胞的不同敏感性分别给予不同剂量的照射。根据这一理念，美国MSKCC的Ling教授提出了生物靶区的概念，以区别传统意义上的解剖结构靶区。生物靶区是指治疗靶区内由相关肿瘤生物学因素决定的与靶区其他区域放射敏感性不同的区域。这些因素包括乏氧和血供情况；细胞增殖、凋亡及细胞周期的调控；癌基因及抑制癌基因的改变；浸润及转移性等。

虽然CT、MRI图像能提供详细的解剖数据，但无法提供生物学及生物功能方面的信息，不能用于生物靶区的确定。目前，生物靶区的确定主要依赖于功能影像学的检查，通过 PET、SPECT、MRS 等设备进行肿瘤内癌细胞功能的测定，可全面了解肿瘤和正常组织的功能状态。比如绝大多数肿瘤具有高代谢的特点，^{18}F-FDG-PET 可以反映组织的代谢情况，因此可用于良、恶性肿瘤的诊断并了解其累及范围。研究表明，PET 能够探测到 CT 扫描所不能探测到的病灶信息，有利于发现潜在的远处转移病灶或淋巴结受侵，有利于确定伴有肺不张或阻塞性炎症时的肿瘤范围。PET/CT 能将 PET 的功能影像与 CT 的解剖图像融合在一起，用于放射治疗计划设计。PET/CT 可以提供的信息有肿瘤位置及与周围正常组织的关系、肿瘤细胞的密度、乏氧细胞的空间分布、肿瘤细胞凋亡分布。

基于生物靶区，可开展生物适形调强放疗。生物适形调强放疗的概念是利用先进的调强放疗技术给予靶区非均匀的剂量照射，提高乏氧等射线耐受区的照射剂量，同时降低放射敏感区的剂量，使放疗计划实现最佳化、个体化，在不增加患者正常组织受照剂量的前提下，达到最大的治疗效果。功能影像开创了生物适形的新时代，由物理适形和生物适形紧密结合的多维生物适形调强放疗将成为肿瘤放射治疗的重要方向。

第八节　放射治疗的毒副作用与处理

放射治疗被广泛应用于肿瘤的根治性、辅助性和姑息性治疗中。尽管随着放疗技术、放射诊断影像技术、放疗计划系统的提高，肿瘤的控制率提高，毒副反应下降，但放射治疗的毒副反应仍然是放疗的主要障碍。

放疗的毒副反应一般分为急性毒副反应和晚期毒副反应。急性毒副反应发生在放疗期间或治疗后的短期时间内。晚期毒副反应常发生在放疗后数月或数年。

一、全身性的急性毒副反应与处理

1. **乏力**　可用中药调理。国外推荐用利他林口服治疗。

2. **食欲下降**　可调整饮食，必要时用刺激食欲的药物，如甲地孕酮。

3. **骨髓抑制**　可用食疗和中药调理，必要时用针剂促进血细胞释放。

4. **脱发**　照射野内毛发脱发难以避免，大部分毛发可再生。

二、皮肤的毒副反应与处理

1. **急性反应**
（1）皮肤红斑：要避免刮、抓或太阳直射等。
（2）干燥脱屑：可使用三乙醇胺乳膏等。
（3）湿性脱皮：可用重组人表皮生长因子外用溶液、烧伤膏。类固醇药物可用来治疗皮肤红斑和瘙痒。

2. **晚期反应**　皮肤萎缩、毛细血管扩张症、干燥症和不均匀性色素沉着。主要以对症治疗为主。

三、脊髓的晚期毒副反应与处理

可能出现短暂的、可逆性的脊髓病变［莱尔米特（Lhermitte）征］，可用类固醇激素和神经营养药物治疗。

四、颅脑的毒副反应与处理

1. **急性反应**
（1）可能会有恶心和呕吐症状，可用类固醇激素和甘露醇治疗。
（2）可能出现中耳炎，可用抗生素类的滴耳液。

2. **晚期反应**
（1）可能引起内耳高频听力丧失。可以咨询耳鼻喉专家。
（2）可能出现神经功能衰退，可给予神经营养药物治疗。
（3）可能引起视网膜病变和白内障，视交叉和视神经损伤可引起视力、视野变化。角膜和结膜的急性炎症出现疼痛和畏光，可在眼科专家指导下进行类固醇类激素的治疗。
（4）可能引起下丘脑和垂体轴水平低下，必要时内分泌药物治疗。
（5）可能出现神经精神变化，如学习能力降低、短期记忆缺失和解决问题困难。必要时咨询神经科专家。

五、头颈部的毒副反应与处理

1. 急性反应 急性口腔黏膜炎,建议勤漱口,喷金喉健或重组人表皮生长因子外用溶液,必要时抗感染治疗。

2. 晚期反应

(1) 颌骨坏死,必要时手术。

(2) 口干,多饮水,可使用促进涎腺分泌的药物。

(3) 张口困难,坚持张口练习,必要时行下颌骨松解术。

(4) 甲状腺功能减退,可以服用左甲状腺素做替代治疗。

(5) 软组织纤维化或坏死,可用γ干扰素和活血化瘀中药治疗,必要时手术。

六、胸部的毒副反应与处理

1. 急性反应

(1) 急性放射性食管炎,可配制口服的麻醉剂(包含利多卡因、地塞米松、庆大霉素等),以及黏膜保护剂例如抑酸剂。必要时抗炎加类固醇激素静脉治疗。

(2) 急性气管炎或支气管炎,可用止咳祛痰药物,必要时用桔梗片或可待因镇咳。

(3) 急性放射性肺炎,给予类固醇激素和抗生素的治疗,必要时吸氧,用支气管扩张剂治疗。

2. 晚期反应

(1) 气管软骨软化或狭窄、食管狭窄溃疡或穿孔、先考虑放支架,后酌情手术。

(2) 心包炎和心包积液可给予内科对症治疗。

(3) 肺纤维化以类固醇激素治疗为主。

(4) 臂丛神经病变以神经营养治疗为主。

(5) 肋骨骨折,必要时手术。

七、乳腺的晚期毒副反应与处理

1. 上肢和乳腺水肿、乳腺纤维化、痛性乳腺炎,可给予止痛、活血化瘀、类固醇激素治疗。

2. 臂丛神经损伤、放射性肺炎、肋骨骨折和心脏并发症,参考胸部反应与处理。

八、腹盆腔的毒副反应与处理

1. 急性反应

(1) 胃肠道反应,包括腹泻、腹痛、直肠出血等。

1) 腹泻可用盐酸洛哌丁胺等控制。

2) 直肠炎和直肠不适可用小量氢化可的松灌肠(如直肠泡腾剂、可的松泡腾剂)和含有铋酸盐、苯甲酸苄酯、氧化锌的抗炎栓剂。小量鱼肝油灌肠也有效。

3) 不含脂肪和香辛料的低渣饮食可减轻症状。

(2) 恶心呕吐。可用止吐药物治疗。

(3) 肝肾功能受损,可给予保肝和护肾的药物治疗。

(4) 泌尿生殖道反应

1) 膀胱尿道炎,表现为排尿困难、尿频和夜尿症。可有镜下血尿,甚至肉眼血尿。建议每天摄入液体2 000~2 500ml。发生尿道感染,可用抗生素治疗。

2) 急性放射性阴道炎,可用过氧化氢与水1:5混合液每天冲洗阴道,直至炎症消退。阴道黏膜溃疡可在阴道内局部使用雌激素软膏。较严重的黏膜坏死需每周清创至痊愈。

3) 会阴或臀部皮肤反应,参考皮肤反应与处理。

2. 晚期反应

(1) 直肠阴道瘘或膀胱阴道瘘,必要时手术。严重血尿可在膀胱镜下激光或出血点烧灼治疗,连续冲洗膀胱。

(2) 较罕见的腰骶血管神经丛病变,可对症处理。

(3) 肠梗阻保守治疗无效,可考虑手术。

(4) 阴道狭窄可扩张阴道。

(5) 勃起功能障碍,需要咨询师和心理医师治疗,性伴侣配合或其他措施,药物可用他达拉非、伐地那非、枸橼酸西地那非等。

(6) 不育和性激素分泌功能障碍,酌情对症治疗。

(7) 尿道狭窄。可行扩张术。

九、骨的晚期毒副反应和处理

1. 下颌骨坏死,肋骨骨折必要时手术。

2. 骨盆骨折,以对症治疗为主。

3. 长骨骨折,必要时手术。

4. 儿童生长发育异常,包括骨稳定性下降和不对称生长。

第九节　放射治疗未来发展方向

自 1895 年 X 线被发现并于 1896 年在欧美地区用于治疗肿瘤以来，放射肿瘤学已建立并发展了 100 多年。在此期间，放射治疗技术得到了飞速的发展，在实现提高肿瘤剂量同时减少正常组织受量这一放疗根本目标上取得了很大的突破。但目前离放疗的理想境界还存在一定差距，放射肿瘤学的很多领域仍需探索和研究，肿瘤放射治疗学、物理学和生物学仍将围绕精确定位、精确设计以及精确治疗这一方向发展。

目前，计算机体层成像（CT）和磁共振成像（MRI）可以提供高分辨率的解剖影像用于确定肿瘤和周围正常组织的三维结构信息。但是，肿瘤内部的生长活跃区、坏死区和乏氧区以及肿瘤周围的亚临床病灶，目前的解剖影像还无法提供准确信息。随着功能影像学的发展，如正电子发射计算机体层成像（PET）、单光子发射计算机体层显像（SPECT）、功能磁共振成像（fMRI）、磁共振波谱（MRS），有望在不久的将来能够提供肿瘤和正常组织的生物学信息，为肿瘤的诊断和定位提供新的依据。同时，可利用调强放疗技术，针对肿瘤内不同放射敏感区域照射不同的剂量，从而开展生物调强放疗技术。

近年来，提高剂量计算精度成为精确计划设计的热门研究方向。临床剂量计算除对精度有很高的要求外，对时间效率也有较高的要求。传统剂量算法采用较为简单的数学模型，计算效率高，但计算精度受到一定影响。蒙特卡洛模拟是目前最为精确的剂量计算方法，其通过模拟大量光子事件的能量沉积的物理过程，大幅提高了计算精度，但由于需要大量的计算时间，所以在临床上推广受到一定限制，特别是在繁忙的治疗中心。图形处理器（GPU）计算在最近几年得到了飞速发展，利用 GPU 和 CPU 的并行计算可大幅提高计算效率，有望使得蒙特卡洛模拟在临床剂量计算上被广泛使用。

同一分次中摆位误差和器官运动及不同分次间肿瘤体积变化和患者体重变化导致肿瘤的体积和位置的变化，是精确治疗需要解决的一个难题。摆位误差可以通过图像引导技术予以校正，分次间肿瘤的体积和位置变化可通过开展自适应放疗调整不同分次的治疗计划进行校正，但要校正分次内器官运动特别是呼吸运动导致肿瘤体积和位置的变化则复杂得多。屏气技术和呼吸门控技术都只能在 1 个呼吸周期的某个时段实施照射，因此治疗时间会延长。四维放射治疗技术在影像定位、计划设计和治疗实施阶段均明确考虑解剖结构随时间的变化，但对患者呼吸频率和幅度的稳定性要求较高，治疗过程中呼吸运动并不能严格重复，治疗精度可能受到一定影响。对于不规律的或者其他不能预先确定规律的器官运动，只能采用实时跟踪治疗技术，通过实时调整线束或者患者身体，以保证射线束与运动靶区之间的相对空间位置保持不变。

在放射生物学方面，探讨个体化的肿瘤最佳放疗剂量和分割模式，仍需进一步深入研究。相对于 X 线等常规射线，质子束和重离子束具有布拉格（Bragg）峰，能取得很高的治疗增益比；并且重离子束相对生物效应高，可提高肿瘤内乏氧细胞放射敏感性。如果能进一步缩小医用质子加速器和重离子加速器的体积，并降低制造成本，则此类加速器有望在临床上大力推广。

在放射治疗临床方面，仍需要深入研究放疗与化疗、分子靶向治疗、热疗等相结合的综合治疗，以提高治疗增益和疗效，同时保留器官功能和减轻治疗相关的并发症。

（李晔雄　易俊林　王维虎　于金明）

参 考 文 献

[1] Beaton L，Bandula S，Gaze MN，et al. How rapid advances in imaging are defining the future of precision radiation oncology. Br J Cancer，2019，120（8）：779-790

[2] Franken NA，Oei AL，Kok HP，et al. Cell survival and radiosensitisation：modulation of the linear and

quadratic parameters of the LQ model(Review). Int J Oncol, 2013, 42(5): 1501-1515

[3] Ling CC, Humm J, Larson S, et al. Towards multidi-mensional radiotherapy(MD-CRT): biological imaging and biological conformality. Int J Radiat Oncol Biol Phys, 2000, 47(3): 551-560

[4] Lee AW, Ma BB, Ng WT, et al. Management of Naso-pharyngeal Carcinoma: Current Practice and Future Perspective. J Clin Oncol, 2015; 33(29): 3356-3364

[5] Zapatero A, Guerrero A, Maldonado X, et al. High-dose radiotherapy with short-term or long-term andro-gen deprivation in localised prostate cancer(DART01/05 GICOR): a randomised, controlled, phase 3 trial. Lancet Oncol, 2015; 16(3): 320-327

[6] Li YX, Yao B, Jin J, et al. Radiotherapy as primary treatment for stage IE and IIE nasal natural killer/T-cell lymphoma. J Clin Oncol, 2006, 24(1): 181-189

[7] 李晔雄. 肿瘤放射治疗学. 5 版. 北京: 中国协和医科大学出版社, 2018

[8] PORT Meta-analysis Trialists Group. Postoperative radiotherapy in non-small cell lung cancer: Systematic review and meta-analysis of individual patient data from nine randomised controlled trials. Lancet, 1998, 352 (9124): 257-263

[9] Early Breast Cancer Trialists'Collaborative Group (EBCT-CG), Darby S, McGale P, et al. Effect of radiotherapy after breast-conserving surgery on 10-year recurrence and 15-year breast cancer death: meta-analysis of individual patient data for 10 801 women in 17 randomised trials. Lancet, 2011, 378(9804): 1707-1716

[10] Wang SL, Fang H, Song YW, et al. Hypofraction-ated versus conventional fractionated postmastectomy radiotherapy for patients with high-risk breast cancer: a randomised, non-inferiority, open-label, phase 3 trial. Lancet Oncol, 2019, 20(3): 352-360

[11] Graboyes EM, Kompelli AR, Neskey DM, et al. Asso-ciation of Treatment Delays With Survival for Patients With Head and Neck Cancer: A Systematic Review. JAMA Otolaryngol Head Neck Surg, 2019; 145(2): 166-177

[12] Shi X, Meng X, Sun X, et al. PET/CT imaging-guided dose painting in radiation therapy. Cancer Lett, 2014; 355(2): 169-175

第十六章　肿瘤的个体化规范化综合治疗模式与选择原则

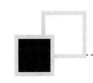

20世纪80年代，随着生物医学模式向生物 - 社会 - 心理医学模式的转变，人们认识到单一治疗手段在恶性肿瘤治疗上存在不足，而合理利用多种治疗手段以取得更加显著的治疗效果的综合治疗理念得到学者们的一致认可。综合治疗又称多学科治疗，即多个学科互相学习、补充、配合以达到更好治疗的目的。

综合治疗是目前恶性肿瘤治疗的基本原则，体现了多学科的协作与补充，代表了当今恶性肿瘤治疗走向规范化的方向。同时，随着生物医学模式向"生物 - 心理 - 社会"的现代医学模式的转变，个体化治疗也备受关注。当前，对肿瘤异质性（heterogeneity）的认识逐渐清晰，对患者个体属性、社会属性和人与环境相互作用等方面的研究不断深入，尤其是高通量分子检测技术的发展和大量靶向药物的推出，使基于分子水平的肿瘤个体化治疗得以成功实施。目前，各类肿瘤规范化治疗的临床指南和方案越来越趋合理，治疗效果也越来越好。个体化规范化综合治疗已成为恶性肿瘤治疗的基本原则。

第一节　肿瘤综合治疗的概念

1976年由孙燕教授主编的《实用肿瘤学》对综合治疗做了如下定义："根据患者的机体状况，肿瘤的病理类型、侵犯范围（病期）和发展趋向，有计划地、合理地应用现有的治疗手段，以期较大幅度地提高治愈率。"这一定义体现了从患者机体和疾病两个方面考虑，且不排斥任何其他有效方法，目的明确为"较大幅度提高治愈率"的治疗理念，对于指导临床实践具有重要意义。但是，随着时代的发展，尤其是生物 - 心理 - 社会医学模式的出现，学者们普遍认识到综合治疗除了达到提高治愈率，延长患者生存时间，还应重视

改善患者的生活质量。因而目前将肿瘤综合治疗的概念定义为：

根据患者的机体状况、心理需求、经济条件，肿瘤的部位、病理类型、侵犯范围（分期）、分子特点和发展趋向，有计划地、合理地应用现有的多学科各种有效治疗手段，以最适当的经济费用取得最好的治疗效果，延长生存时间同时最大限度地改善患者的生活质量。

新的定义除更强调患者自身因素外，还增加了能够进一步反映个体差异的分子指标和能够反应成本效益的卫生经济学理念，而且目的更加具体明确，即不仅提高治疗效果，延长生存时间，而且还要兼顾生活质量，达到延长生存与提高生活质量并重的目的。

第二节　恶性肿瘤综合治疗的原则

肿瘤治疗失败的主要原因是：①局部控制不理想；②肿瘤出现耐药；③肿瘤发生远处转移；④机体免疫功能降低给肿瘤复发转移创造条件。为此，学者们除将手术、放疗和化疗结合使用外，还不断探索新的治疗手段，如生物治疗、免疫治疗、介入治疗、热疗、激光治疗、微波治疗、氩氦刀治疗、粒子植入等。综合治疗实际上就是包括上述在内各种治疗手段的最佳组合，但同时综合治疗也绝非这些治疗手段的简单叠加或轮番使用。使用不当不仅疗效欠佳，甚至还会造成严重不良后果。恶性肿瘤的综合治疗必须遵循以下原则。

一、局部与全身并重的原则

局部治疗的理论基础是肿瘤发生在局部，可侵犯周围组织，也可通过淋巴管、血管或自然腔隙向别处转移。治疗的重点是通过外科手术和 /

或放射治疗控制局部生长和局部扩散特别是局部淋巴结的转移。局部治疗强调局部完全性,力争彻底清除病灶,减少局部复发。全身治疗的理论基础是肿瘤自一开始即为全身性疾病,治疗上更多是针对肿瘤的扩散和转移,强调多疗程、足剂量的药物治疗方法。除个别肿瘤早期通过局部根治性切除可治愈外,多数肿瘤需局部治疗与全身治疗并重。例如非小细胞肺癌,若病变较晚可全身化疗使病变降期或肿瘤潜在转移受控后,再通过手术或局部放射治疗控制原发肿瘤,消除扩散的源头。有时临床解决局部病变较解决全身播散更为急迫,如消化道恶性肿瘤导致出血、肠梗阻等急症情况时,以优先切除病灶,解决局部为主,待全身情况改善后再辅以全身治疗。

二、分期治疗的原则

国际抗癌联盟(Union for International Cancer Control,UICC)制定的"恶性肿瘤 TNM 分类法"是一个不断更新的分期系统。TNM 分期(TNM staging)是当前制定肿瘤综合治疗方案的主要依据,也是用来评估治疗效果和预后判断的重要参考指标。对于早中期肿瘤患者,治疗的目的是根治,此时需综合应用手术、放疗、化疗等治疗手段,尽量达到根治的目的;对于晚期患者,治疗的目的则是控制肿瘤发展,尽量减轻症状,延长生存时间,提高生活质量;对于疾病到达终末期的患者,由于病情已难逆转,多以对症治疗为主,目的在于减轻患者的痛苦。近年来靶向治疗和免疫治疗的进步带来肿瘤综合治疗的新格局,部分靶向治疗或免疫治疗药物已被推荐用于恶性肿瘤的一线治疗。同时,对部分晚期无法耐受常规化疗的患者也因靶向治疗或免疫治疗的副作用小而备受推崇。但是,临床工作中应该认识到,目前建立在原发肿瘤、淋巴结转移和远处转移等指标上的 TNM 分期还存在不足,由于肿瘤生物学特性等问题尚未完全解决,因而单纯依据 TNM 分期制定具体治疗方案还存在不足。

三、生存时间与生活质量并重的原则

无论不断更新的化疗药物、不断改进的放疗设备及放疗技术,还是切除更加彻底、机体功能得以更好保留的外科手术,无不在于追求更长的生存时间和更好的生活质量。随着 CT、MRI、DSA、超声内镜等检查设备的改进和各种导航技术的提高,尤其是材料学的飞速发展,各种导管、穿刺管、支架、放射性粒子、栓塞物质以及物理和化学消融技术(包括射频、微波、激光、高强度聚焦超声、光动力等)相继应用于临床,现代肿瘤微创治疗应运而生。随着高新科技的不断发展和社会医学观念的不断更新,对机体生理功能和免疫功能损伤大的治疗方法将逐渐被无创或微创的治疗方法所取代。以往治疗肿瘤,多片面追求把患者体内肿瘤细胞全部清除干净以致经常出现"生命不息,化疗不止"和"边治疗,边转移"的情况。事实证明,要完全清除体内肿瘤细胞很难。肿瘤治疗能提高患者生存当然是首选,但不能以牺牲其生活质量为代价。实在难以延长生存时间时,应以改善和提高生活质量为主要目的。所以,现在的观点主张"带瘤生存",即机体与肿瘤"和平共处",对部分不可治愈的晚期患者强调姑息治疗,重视临终关怀。2009 年第 45 届美国临床肿瘤学会年会(ASCO 2009)提出的"让患者生存得更长、生活得更好"已经成为当今肿瘤治疗普遍接受的理念。

四、遵照循证医学理论获得最佳诊疗证据支持的原则

循证医学(evidence-based medicine,EBM)的创始人 David Sackett(1934—2015)教授对循证医学的定义为"慎重、准确和明智地应用目前可获取的最佳研究证据,同时结合临床医师个人的专业技能和长期临床经验,考虑患者的价值观和意愿,完美地将三者结合在一起,制定出具体的治疗方案"。显然,现代循证医学要求临床医师既要努力寻找和获取最佳的研究证据,又要结合个人的专业知识包括疾病发生和演变的病理生理学理论以及个人的临床工作经验,结合他人(包括专家)的意见和研究结果;既要遵循医疗实践的规律和需要,又要尊重患者的个人意愿和实际情况,再作出诊断和治疗上的决策。治疗上应该清楚每一种治疗方法对该肿瘤的客观疗效、优势和局限性,综合治疗方案的制定必须建立在循证医学研究的证据支持之上,要有针对性地合理组合,取长补短,形成综合治疗方案,最终达到

真正的安全有效，真正达到提高肿瘤的治愈率和患者生活质量的目的。临床医学已经完成由经验医学向循证医学的转变，肿瘤治疗越来越强调"循证"，越来越走向规范化。但是，当前我国各类恶性肿瘤诊疗指南的建立不够全面、各地肿瘤诊治水平参差不齐，应严格按照循证医学的理论原则，建立并完善我国恶性肿瘤综合治疗方案。当前我国仍有少数医生单纯依赖个人经验，将多种治疗手段随意组合，盲目使用。有人指出这种不按循证医学原则的综合治疗其实就是"综合乱疗"。我国目前在恶性肿瘤方面开展的循证医学研究相对较少，与我国存有大量肿瘤疾病资源的研究优势极为不符。恶性肿瘤研究方面如能充分发挥资源平台优势，严格按照循证医学的要求，加强转化医学研究，必能在短时间内获得高质量研究证据。

五、个体化治疗与适度治疗的原则

尽管各种治疗手段对恶性肿瘤均有一定治疗效果，但越来越多证据显示，对同一分期、同一病理组织学类型的患者，即使采用完全相同的治疗方案，其疗效仍存差异。现已认识到，导致这种个体化差异的根本原因在于存在分子水平上的肿瘤异质性所致。而这种差异可通过基因检测等手段提前检出，检测结果可直接用于指导临床治疗方案的制定。恶性肿瘤个体化治疗正是根据肿瘤患者及肿瘤本身分子生物学特征，制定最佳的治疗方案。不仅能够减少不必要的治疗手段，减轻毒副反应，而且在延长生存及提高生存质量方面发挥优势。个体化治疗是规范化综合治疗的重要组成部分。适度治疗则是相对治疗不足或治疗过度而言。临床治疗过程中，需根据患者的个体状况、疾病进展程度、复发转移风险等各种因素全面考虑，制定恰当的个体化综合治疗方案。例如同病理组织学类型、同期别的非小细胞肺癌患者，临床指南推荐手术治疗，但由于患者心肺功能太差无法耐受手术，则只能选择立体放疗或根据基因检测结果选择靶向治疗。适度治疗不仅是指治疗的方案、强度、剂量适度，而且也指治疗持续的时间适度。能够局部切除达到治疗效果的绝不做扩大切除，如能够行肺袖状切除达到根治的就不做全肺切除，能够保乳手术的不做全乳

切除。放射治疗中的放射强度、放疗次数、化疗方面如化疗药物的剂量、化疗周期等，都要根据患者的具体情况合理制定。临床实践过程中做到适度治疗很难，不仅受人为主观、设备硬件等因素的影响，同时也受对肿瘤认识的不够深入限制。ⅠA期非小细胞肺癌患者按照临床指南单纯手术治疗即可。但临床仍有少部分病例术后发生转移。对这少部分存在复发转移风险的患者，若不做辅助治疗，则"治疗不足"。相反，为防止术后复发转移，一概施行辅助治疗，则多数无高危风险的患者存在"过度治疗"。遗憾的是，目前临床提前准确判定"高危""低危"的手段有限，因而还有待包括分子生物学在内各项检测技术的全面发展与个体化治疗技术的进一步提高。另外，适度治疗还应根据肿瘤发展的规律及患者的身体状态而定。若患者病变很晚，一般情况很差，根本无法耐受化疗时，则应以支持对症处理为妥，以"守"为主，贸然进攻的过度治疗只能带来灾难性后果。

六、遵循费效比最优的原则

每项治疗都应符合成本、效益原则，即无论在治疗效果还是治疗费用上，都应符合以最小的代价取得最大的效果这一要求。医务工作者要随时更新知识，加强学习，杜绝使用已经证实无效、不适当的或可能无益于患者的医疗行为。对患者施行合理的医疗行为，避免医疗资源的浪费。一般来说，成本与效果并重的原则，关键在于对各种治疗方法、各种治疗手段的效果的充分了解。在这一基础上，有几条规律值得遵守：

一是成本最低原则（cost minimization）。假设有多种治疗模式，其临床效果基本是一样的，那么，首选的是经济费用最低的方案。

二是成本效果原则（cost effectiveness）。其基本含义是单位时间内付出的成本应获得一定量的健康效果。当两种方法比较时，以生命年为分母，以成本为分子。以标准方法和新方法成本的差异和标准方法和新方法生命年的差异之比来计算。结果优于标准方法的可选用。

三是成本效用原则（cost utility）。这是一种同时考虑生存时间和生存质量的经济分析方法，其衡量单位是质量调整生命年（quality adjusted life year, QALY）。在成本同样的情况下，选择在预算内能达到最大质量调整生命年的治疗模式。

四是成本效益原则（cost benefit）。用货币为单位进行计算。效益大的首选。

七、中西医结合的原则

中医药在目前的肿瘤综合治疗中处于辅助地位。中医药与手术、放疗、化疗及生物治疗等结合，改善患者机体状况、减轻放化疗毒副反应、提高患者生活质量是其优势所在。

八、肿瘤多学科协作原则

（一）多学科协作人员构成

多学科团队协作（multidisciplinary team, MDT）是实现肿瘤个体化综合治疗的有效形式。其基本组成包括：肿瘤外科医生、肿瘤内科医生、肿瘤放疗科医生、病理科医生、放射科医生、肿瘤基础研究人员（肿瘤生物学和分子生物学研究）、护士、社会工作者等。甚至有人提出需要更多的参与者，诸如心理学家、物理治疗和语言治疗专家等。

结合 Allen S. Lister 等提出肿瘤综合治疗团队组成，现代肿瘤综合治疗组应当包括以下成员（表16-1）。

表 16-1 多学科团队协作（MDT）成员

肿瘤学科医生	非肿瘤学科医生	非医学专业的健康服务提供者
外科医生（普通外科或肿瘤外科）	病理科医生（包括分子病理医生）	社会工作者
		营养学家
肿瘤内科医生 / 小儿肿瘤科医生	内科医生 / 家庭医生	心理学家
	精神病学医生	药剂师
放射治疗科医生	放射诊断科医生	职业 / 物理治疗师
	康复医学医生	语言治疗专家
	麻醉医生	
	护士（肿瘤学科或相关学科）	

（二）肿瘤综合治疗组成员的专业素质要求

临床肿瘤学科专家是肿瘤综合治疗团队的主导成员，包括肿瘤外科专家、肿瘤内科专家和放射治疗科专家。肿瘤学科专家是指经过专门肿瘤学训练，在肿瘤相关的理论及实践方面经过专门训练且有一定经验的人员才能称之为肿瘤学科专家。一个综合医院的外科医师，虽然也可以完成如肺癌、胃癌等的手术治疗，但是，如果没有受过专门的肿瘤学训练，只会切除肿瘤而不了解外科以外的肿瘤处理，就不能称之为肿瘤外科医师。同理，肿瘤内科专家与肿瘤放疗专家也是如此。而作为团队的领导者则应当由针对该肿瘤具有较高学术造诣、具有浓厚兴趣和一定组织才能的临床肿瘤专家才能胜任。

肿瘤学专家在肿瘤患者初始治疗方案的确立上非常关键，是关系肿瘤患者能否获得根治性治疗最重要的一步。可惜临床接受非正规首次治疗的案例时有发生。例如鼻咽癌首选放疗，只有在放疗未控后进行手术解救。但就有报道先行手术治疗，结果治疗失败，造成患者上颌骨坏死，终身残疾。又如鼻腔低分化癌病例，也应首选放疗，但有报道某医师先经侧鼻切开手术，术后未补充放疗，错误地以为手术就可根治，结果术后不久复发，同时出现颅内转移。可见在肿瘤开始治疗之前，治疗组成员一定要将患者的病理类型、肿瘤的侵犯范围、宜采用的最佳治疗方法和最佳治疗顺序等问题展开讨论，全面评估后制定出符合规范化诊治标准的治疗方案。外科一般作为最先诊治肿瘤患者的科室，有着获取患者原始信息和肿瘤标本的得天独厚条件。充分利用这些条件，考虑患者的具体情况，可以为患者提供更科学和更个性化的综合治疗方案。

（三）肿瘤综合治疗的组织形式

自20世纪70年代我国就开展了肿瘤综合治疗模式。实践表明，通过肿瘤综合治疗可使不同科室的医师在同一时间了解患者的全部资料，通过会诊和讨论进一步促进不同学科之间的交流，在治疗前可以更准确地进行分期和临床评估，为患者提供最佳的治疗方案；在治疗过程中可以监测疗效及调整治疗方案，制定合理的术后辅助治疗方案，使患者受益最大。但是由于我国经济发展的地域不平衡性以及医疗资源分配的差异，有些医疗机构没有条件实施 MDT 模式，这就更要求所有参与肿瘤治疗的医生，一定要有综合治疗的理念以免延误患者病情甚至施行错误的治疗。

当前临床医学已从单一的相对独立的分支学科，完成向多学科相互渗透紧密合作的综合模式转变。不仅纵向表现为专业分工的日益精细，同时还横向表现在各学科之间相互联系的不断加强。过去常以各种诊疗方法的不同建立或发展各学科，现已逐渐转变为以某系统或单病种为主组织学科或发展专业。如影像诊断有以各器官或系统组织专业的趋向，改变了以往以放射、CT、MRI、B超等传统的设备为主的专业设置模式，治疗科室也逐渐出现了以单病种组织专业的倾向，如乳癌中心、肺癌中心等。这种将多学科人才重新组合形成团队来处理一种疾病的模式，已成为顺利开展恶性肿瘤综合治疗的重要组织形式。另外，建立国家级癌症中心机构、规范肿瘤专科医师培训制度、制定各类恶性肿瘤的诊疗规范、加强继续教育等工作也非常重要。

第三节 肿瘤综合治疗的生物学基础

预后与疗效预测是恶性肿瘤治疗过程中两个重要参考指标。预后因素是指患者无论接受何种治疗均能代表其临床转归的特征。疗效预测因素则是指接受特定治疗后机体所产生的治疗效应特征。预后因素多用于判定治或不治（预后好则可不必添加治疗，不好则必须添加治疗），而预测因素则用于指导如何治（哪种治疗方法更为有效就用哪种治疗）。沿用至今的恶性肿瘤TNM分期由于其在预后的评估上有很大价值，因而目前已作为制定恶性肿瘤治疗方案（如NCCN恶性肿瘤治疗临床指南）的重要参考依据。然而，以原发肿瘤（T）、局部淋巴结（N）、远处转移（M）三者组合而成的TNM分期是建立在大样本统计学分析基础上的分期系统，是一仍在不断细化和更新的分期系统，本身尚难完全准确反映患者预后情况，更无从达到预测抗癌治疗效果的作用。因此，必须继续细化与补充TNM分期，同时寻找能预测治疗反应的分子标志物进行伴随诊断（companion diagnosis），才有可能最大限度做到"将最好的治疗在最恰当的时机用于最合适的患者"，真正发挥综合治疗与个体化治疗的优势。分子生物学从分子水平探讨肿瘤生物学特性，帮助临床获得能够进行预后评估或疗效预测的特异性肿瘤标志物，因而在恶性肿瘤多学科综合治疗中具有极其重要地位。同分期、同病理组织学类型的肿瘤患者出现预后差异的最根本原因就在于分子生物学水平

上存在肿瘤异质性所导致。这种异质性也是导致当前肿瘤治疗效果出现差异的根本所在。根据肿瘤异质性将肿瘤进行分子水平的亚分类（分子分期、分子分型），在常规病理诊断的基础上补充分子病理诊断，以此为依据，同时结合其他相关影响因素，求同存异，有的放矢，就有可能真正达到个体化治疗的最佳效果。

第四节 恶性肿瘤综合治疗的模式

近年来，随着手术、放疗、化疗及生物治疗等肿瘤治疗手段的不断提高，综合治疗的模式也在不断向前发展。作为肿瘤医生，需要不断学习，更新知识，才能全面了解肿瘤综合治疗最新进展情况。以下就常用的几种综合治疗模式分别予以讨论。

一、辅助放化疗

辅助放化疗即术后放化疗，对于比较局限的肿瘤先行手术切除，然后根据手术及术后病理情况（包括分子病理情况）加用放疗及/或化疗。放疗可以杀灭手术区域内残存的肿瘤细胞与淋巴结内的微小转移灶，因而可以控制手术后的局部复发，减少局部复发的机会以提高生存率。手术与放疗联合治疗恶性肿瘤的典型例子是乳腺癌，术后胸壁放射治疗可以减少局部复发；早期乳腺癌行保乳手术切除后联合放射治疗，其生存率与根治手术相似。

外科手术是一种局部治疗，而化疗则是全身性治疗，两者联合应用可以提高单独应用效果不佳患者的疗效。这就是大多数外科病例术后辅助化疗的理论基础，如乳腺癌、肠癌、非小细胞肺癌的术后辅助化疗。辅助化疗主要用于经手术切除后原发肿瘤及其转移淋巴结等肿瘤病灶确已消除，但仍有高危复发风险的患者，如乳腺癌、结肠癌、非小细胞肺癌等恶性肿瘤，即使成功地切除了原发肿瘤及其区域淋巴结，患者仍有较高的复发风险。评价不同肿瘤复发转移风险的指标不尽一致。一般而言，原发肿瘤的局部侵犯范围、区域淋巴结转移的部位和程度、肿瘤组织细胞的病理形态学特点（包括病理类型、分化程度、核分裂象等）以及肿瘤组织的分子生物学特点等是常用

的判断因素。肿瘤一旦复发，化疗常难以治愈，理论上在肿瘤负荷较小时进行有效的辅助化疗可能更为有效，此时肿瘤细胞对化疗最为敏感是由于肿瘤细胞具有较高的增殖比例以及较短的细胞周期，故此期化疗疗效远较治疗大的静止期肿瘤为佳。

手术与化疗最常用的联合方式是根治性切除术后辅助化疗，研究证实，乳腺癌患者不论是采用根治手术还是保乳手术，术后辅助化疗较单纯手术治疗可以提高治愈率，TNM 分期为 I B 至 III A 期的非小细胞肺癌在根治性切除术后，辅助化疗可以显著提高中位生存时间和五年生存率。

特定肿瘤的辅助化疗方案的选择，是根据所观察到的该方案对同类晚期恶性肿瘤患者的客观有效率所确定的，如选择的化疗方案对晚期恶性肿瘤患者无效，那么期待其在辅助化疗中能有效地预防复发则是不现实的。为证明辅助化疗的有效性，需要在前瞻性的随机对照临床研究中，对比局部治疗后接受辅助化疗的患者（研究组）和局部治疗后未接受辅助化疗的患者（对照组）的总体生存率和无复发生存率，还要对辅助化疗的毒性和花费 - 疗效比值进行评价。迄今为止，已经证实对辅助化疗有效的肿瘤至少包括乳腺癌、结直肠癌、非小细胞肺癌、乳腺癌、骨肉瘤等。

二、新辅助放化疗

新辅助治疗（neoadjuvant therapy）主要是针对手术而言，对于局部肿瘤较大或已有区域性转移的患者可先进行化疗、放疗、放化疗或免疫治疗等，待肿瘤缩小或降期以后再行手术治疗。20世纪 80 年代意大利 Bonadonna 首先提出先期化疗，随后世界各国对乳腺癌、食管癌、胃癌、大肠癌和非小细胞肺癌等开展了随机对照研究。

新辅助治疗的出现是由于认识到原发肿瘤在确诊时已存在远处微小转移灶的可能性。在术前进行新辅助化疗，主要是针对原发肿瘤呈明显局限性，但有可能伴有全身播散的肿瘤患者。与常规术后辅助化疗相比，新辅助化疗有以下优点：①术前新辅助化疗使潜在的微转移灶更早地暴露于化疗的作用之下，理论上是治疗微转移的理想方法。②临床经验表明，对原发肿瘤有效的化疗，对远处转移的亚临床病灶同样有效，反之，若

术前辅助化疗对原发肿瘤无效，则欲根除远处微转移灶的可能性将明显减小，这为我们尽早选择化疗方案提供机会。③有效的术前辅助化疗可使原发肿瘤明显缩小，便于患者局部治疗的个体化。当肿瘤体积缩小，外科手术将更容易进行，并可考虑保全功能的外科手术或以放疗替代手术治疗。术前化疗也可使肿瘤体积缩小，减小手术难度、缩小手术范围、减灭肿瘤细胞活性减少术中播散的机会，提高根治切除的可能性，如有纵隔淋巴结转移的非小细胞肺癌的术前诱导化疗。

术前放疗可以缩小肿瘤体积，使原本不能手术切除的肿瘤变为可以手术切除。另外，术前放疗还达到缩小手术切除范围，从而更好保留器官功能及提高生活质量的目的。如乳腺癌的乳房保留手术、四肢软组织肉瘤的非截肢治疗、低位直肠癌的保留肛门手术等。术前放疗主要用于不能手术切除的肿瘤，以期放疗后肿瘤缩小再行根治性手术，比如局部晚期食管鳞癌。

术前新辅助治疗也确实存在某些潜在的缺点：①采用术前新辅助治疗的患者中，部分患者手术可切除，但可能因为术前治疗无效甚或肿瘤进展而更新丧失肿瘤切除机会。②术前治疗可能改变肿瘤边界或使组织学上阳性的结节转变为阴性结节，从而使肿瘤的病理分期不易评估。而对许多肿瘤而言，不确切的临床分期常使临床医生难以判断患者是否已经治愈，为后续治疗带来不确定性。③如果患者对术前治疗的临床疗效较好，可能误导临床医生采取不适当的保守治疗，或因为术前辅助治疗导致患者的全身情况下降，导致临床医生不得不选择保守的治疗方法。迄今为止，何为最佳新辅助治疗以及新辅助治疗的作用地位还在讨论当中。

三、术中放疗

术中放疗是指是为了保护肿瘤周围有放射敏感的脏器，通过手术将肿瘤与周围脏器隔开，然后用专门的照射仪器进行直接照射，特点是一次可以给予较大剂量的治疗。术中放疗也可作为手术无法切除或切除不完全时的补充治疗手段。

四、化疗与放疗的联合

化疗与放疗联合应用治疗肿瘤的理论基础有

以下几个方面：①利用化学治疗和放射治疗的互补作用，放疗可以控制局部病变而化疗可以控制全身转移病灶，两者联合使用提高治愈率、延长无瘤生存时间。②某些化疗药物可以增加肿瘤细胞对放射治疗的敏感性，两者联合应用时的效果可以表现为相加或协同作用。③消灭化疗耐药细胞株。理论上讲肿瘤细胞最初对化疗都是敏感的，但随着化疗的进行，耐药的细胞株将不断出现并导致全身转移，而放射治疗可以直接、迅速地消灭这类耐药细胞株，降低耐药细胞株远处转移的发生率。④一些对化疗高度敏感的实体肿瘤如淋巴瘤，化疗后常在原发肿瘤部位复发，可能是因为单一疗法很难将原来的巨大肿瘤的残留细胞全部杀灭，而放射治疗可以增加这些特定部位的细胞毒性作用。

化疗和放疗联合应用有多种不同的联合方案：

1. 先放疗后化疗，目的在于迅速控制局部病灶。

2. 先化疗后放疗，化疗用于控制可能的远处转移，放疗用于处理原发肿瘤。

3. 放疗化疗交替进行，可以减轻放疗和化疗的毒性反应。例如头颈部恶性肿瘤的治疗，化疗的毒性主要是全血细胞减少，而放疗的主要毒性是黏膜炎症，患者先接受化疗，在血细胞恢复期进行 1～2 周放疗，当出现黏膜炎症影响继续放疗时，停止放射治疗继续接受另一轮化疗。

4. 同步放化疗，是经过最近 10 余年的临床探索而形成的治疗模式。其理论基础是基于两者的空间协同作用，其前提是放疗能够有效地控制局部和区域病变，化疗能够有效地控制全身亚临床转移灶，从而提高生存率。这种治疗方式在起初开展并不顺利，直到 20 世纪 80 年代，随着新的化疗药物不断涌现和放疗设备、放疗技术的改进，肿瘤化疗与放疗的顺序在不断调整，相继出现了诱导化疗（induction chemotherapy）、新辅助化疗（neoadjuvant chemotherapy）、交替放化疗（alternating chemoradiotherapy）等不同综合治疗形式。总的被称为序贯性放化综合治疗（sequential chemoradiotherapy）。在此基础上开始了对同步放化疗的探讨。同步放化疗的目的：一是应用化疗药物的放射增敏作用增加对局部肿瘤的放疗杀伤作用，同时化疗对远处亚临床转移病灶的杀灭作用；二是放化疗的同时应用，治疗强度提高；三是两种治疗形式在治疗的开始同时介入，对局部病变和远处亚临床转移灶均不存在治疗延迟。目前在头颈部恶性肿瘤、非小细胞肺癌和食管癌应用较多。

五、手术、放疗、化疗三者联合

手术、放疗、化疗三种方法联合越来越多地用于恶性肿瘤的治疗，理论上讲，手术切除了原发肿瘤、邻近组织和区域淋巴结，放射治疗消灭局部的微小转移灶和区域淋巴结转移灶，化疗消灭全身转移灶。三者的安排顺序可以多种多样。食管癌术前同步放化疗，乳腺癌术后放疗与化疗，进展期乳腺癌先化疗、然后手术切除、术后放疗治疗。术前化疗与放疗同时进行，可以改善原发肿瘤的局部控制及全身微转移灶的控制，对诸如食管癌、头颈部肿瘤是一种高效的术前治疗方法。

总之，恶性肿瘤的治疗需要综合考虑，只有在临床数据和各类研究证据不断积累的情况下，才有可能形成最佳综合治疗方案。而随着医学研究的不断发展，新的治疗理念、治疗手段不断融入，最佳综合治疗方案也在不断改进的过程中。

第五节　恶性肿瘤的个体化治疗

肿瘤的个体化治疗其实就是肿瘤综合治疗的一部分，近年来发展迅速，成果卓著。因此本节予以专门论述。

一、个体化治疗概念的由来及发展

个体化治疗是在个体化医学的大背景下产生并发展的。要了解肿瘤的个体化治疗还得从个体化医学的概念谈起。

（一）个体化医学

加拿大籍著名医师 William Osler（1849～1919）早在他生存的那个时代即已预计到"个体化医学"的概念。在他看来，"差异性（variability）是生命的法则，世界上不存在两张完全相同的脸，也不存在两个完全相同的身体，更不存在不正常状态即患病后表现还完全相同的个体"。虽然个体化医学的观念越来越得到学者们认可，但一直缺少"个体化医学"的确切定义。个体化医学的出现与完善经历了漫长的历史时期，但真正走向成熟还是基于分子生物学的快速发展，目前个体化医学涉及疾病的预防、诊断、预后评估及疗效预测等诸多领域。

（二）恶性肿瘤的个体化治疗

恶性肿瘤的个体化治疗作为个体化医学的主要内容，是伴随个体化医学理念的发展，逐渐发展成熟的。纵观近半个世纪以来，恶性肿瘤的治疗一直是以肿瘤的原发部位、病理类型、分化程度、侵犯范围（分期）、临床特点和机体的功能状态等常规指标而定。然而，即使是身体状况和病变特征完全相似的肿瘤患者，对同一治疗方案的效果也存在明显的个体差异，一部分患者的肿瘤得到控制或治愈，另一部分患者的肿瘤治疗无效甚至进展。究其原因，在于癌症是一高度异质性（heterogeneity）的疾病，相同类型和分期的肿瘤无论在遗传学还是表现形式上均存在差异，也即每一患者都有其独特的"指纹（fingerprint）"特征。而当前基于肿瘤来源、组织学和转移属性的肿瘤分类很难体现肿瘤的这些属性，"one fit to all"的医疗行为肯定存在不足。对此，近年来学者们重点从分子生物学的角度来解释这种个体差异现象，认为个体对治疗的不同反应主要源于外界环境因素的改变和机体本身的遗传改变，其中遗传学因素往往呈决定性作用，根据个体的遗传学特征来优化治疗方案的选择，才能获得更好的治疗效果，由此产生了恶性肿瘤个体化治疗的理念。个体化治疗的产生与当今各项分子生物学技术尤其是系统生物学的发展密不可分。

20 世纪 90 年代，随着人类基因组计划的展开和不断深入，个体基因遗传特性与临床疾病表型紧密相连，尤其是单核苷酸多态性在个体药物反应的预测方面的进步，使得基因检测已经从实验室走向临床，基于生物标志物检测结果合理选择治疗方案成为目前个体化治疗的主要依据。2009 年的美国临床学会（ASCO）年会将"个体化肿瘤治疗"作为当年的年会主题，强调了建立在基因检测基础上的个体化治疗。

同时，个体化治疗在肿瘤的综合治疗中也占有越来越重要的地位。当前基于循证医学基础之上的综合治疗，其治疗方案的形成多为基于大规模前瞻性随机对比试验，是证明某种药物、某种疗法有效性和安全性的最可靠证据。是制定个体化治疗方案的重要依据。临床工作中需根据患者临床、病理组织学、分子病理等特征，制定科学、合理的个体化治疗方案。总之，综合治疗与个体化治疗相辅相成，并行不悖。

二、个体化治疗的定义

当前对肿瘤个体化治疗的定义为：根据肿瘤患者的个体遗传基因结构和功能差异，尤其是发生变异的遗传基因信息，因人制宜地优化诊疗措施，提高分子诊断的特异性、疗效和预后预测的准确性，确定最合适的治疗时机、治疗强度、治疗疗程，从而提高治疗效果、延长患者的生存时间，减少不必要的治疗，降低不良反应的发生概率，减少患者调整用药的次数和时间，减轻患者的痛苦和经济负担。

这一定义首先反映了在个体化治疗中对肿瘤异质性认识的有关问题。一是从生物学角度出发，认为同一类型的肿瘤，其实在分子水平上存在许多的差异，因而首先需要提高检测水平，发现有效生物标志物；二是从患者功能状态、心理状况乃至社会影响出发，认为不同患者预期寿命、治疗耐受性、期望的生活质量、患者自己的愿望均有不同，这些因素共同作用于肿瘤，会导致肿瘤生物学表现及对各种治疗反应的差异。因此，只有在充分把握这些异质性的前提下才有可能真正从患者的利益出发，制定符合每一患者的最佳个体化治疗方案。

三、个体化治疗的生物学基础

个体化治疗与当今医学的发展尤其是分子生物学领域所取得的成就密切相关，当前我们已经能够从 DNA、RNA、蛋白质乃至代谢的水平精确而完整地了解肿瘤的性质，能够在治疗前对部分肿瘤识别出对某种特定治疗最为适合个体及人群。分子生物学正从以下几个方面成为恶性肿瘤个体化治疗的生物学基础，促进并推动个体化治疗的发展。

（一）分子生物学理论的完善及分子检测技术的快速发展

基因组学、转录组学、蛋白组学和药物基因

组学已广泛用于个体化治疗的研究,近年来发展起来代谢组学,作为系统生物学的一个新的分支,从生物代谢层面,进一步反映体内生物化学过程和状态的变化,并通过体液代谢指纹图谱变化的原因,阐明药物作用的靶点或受体,指导抗肿瘤细胞药物的个体化治疗,在疗效评价和安全性方面有了更进一步的提高。

(二)诊断学的发展及其在个体化治疗中的作用

目前分子诊断学在肿瘤治疗中的作用日益突出,主要体现在以下几个方面。

1. **在病理组织学分类的基础上对肿瘤进行分子水平分析——分子病理** 随着对肿瘤发病机制的认识深入,越来越多的抗肿瘤药物被开发出来。常规病理检查的相同组织学类型肿瘤由于患者基因型不同或基因表达存在差异,因而所采用的治疗也有不同。因此,确定靶向治疗前预测不同类型抗肿瘤药物疗效的多种分子指标的鉴定极其重要,近年来许多靶向药物的预测指标得到了初步确定。精准医学时代,临床医师充分利用已有的组织资源可获取患者所患肿瘤的 DNA、RNA、mRNA、蛋白等多层面的分子信息,据此就有可能制定出符合每个患者的精确个体化治疗方案。尤其是病理学工作者需要从肿瘤诊断和分型的角度,在提供组织形态学、免疫组化诊断的基础上进一步提供肿瘤分子分型、分子分期的相关信息。今后,一份完整的分子病理报告至少应当包括对肿瘤进展程度的认识、肿瘤侵袭性、预期生存率、导致恶性肿瘤发生的特殊基因以及信号通路异常的信息等。目前这方面的转化性研究成果颇多,例如利用基因芯片检测技术,可以对同为早期肺腺癌患者,根据其基因表达谱的不同而将其分为预后好与不好两组,从而用于指导后续的治疗。又如通过外周血液循环肿瘤细胞检测技术,也能对肺癌进行有无微转移进行分类诊断。再如通过对 SNP 的检测分析可能发现一些影响抗癌药物的肿瘤标志物,由此将肿瘤分为治疗敏感型与治疗抵抗型等等。虽然目前许多成果尚未能完全应用到临床,但其在个体化治疗中的前景已经初步显现。

2. **对肿瘤进行风险评估和预后判断** 预后评估与风险评估是两个不同的概念。预后评估是指肿瘤患者在不接受任何治疗的情况下,疾病自身的转归情况。而风险评估是指对肿瘤进行人为干预如手术、放化疗后发生复发、转移导致预后差别的危险程度评估。目前主要是通过对活检物或外周血标本进行一些肿瘤标志物的检测,然后利用特定软件、数学模型或其他判定系统进行分析预测。检测内容除了蛋白质表达和基因拷贝数量外,还包括基因突变、基因插入、染色体缺失、染色体易位、mRNA 表达、甲基化等多项内容,目前基因芯片、蛋白质芯片、PCR 等检测技术已应用于临床。

3. **指导抗癌新药的研发** 已发现恶性肿瘤的发生更多是由于一组基因所介导的信号通路异常所致,如 *Ras* 和 *Myc* 通路被激活,则选择针对 *Ras* 和 *Myc* 的药物进行治疗。而如果是其他通路则选择针对其他相应通道的药物。由于肿瘤的发病机制极其复杂,是涉及多基因、多通路异常的复杂网络系统,因此在治疗上选择多靶点的药物可能获得更好的治疗效果。

4. **用于指导治疗及预后随访** 目前临床已广泛开展针对表皮生长因子受体(*EGFR*)突变、扩增、蛋白质表达的检测,以便提前预测厄洛替尼(erlotinib)、吉非替尼(gefitinib)等靶向药物是否适合某一非小细胞肺癌患者。通过检测 *RRM1* 和 *ERCC1* 基因表达而预测吉西他滨及铂类药物的治疗敏感性。许多分子生物学的检测结果已用于恶性肿瘤预后评估,可见分子生物学的发展正在对药物研发、肿瘤治疗发挥越来越重要的作用。

(三)分子影像学在个体化治疗中的作用及地位

分子影像学(molecular imaging)是随着医学影像学与分子生物学等学科的发展和相互融合而形成的新兴研究领域。可广义地定义为在细胞和分子水平上对生物进程的体内描述和测量。与一般的临床影像学相比较,它探测的是疾病基础上的分子水平的异常,即从生理、生物化学水平认识疾病,阐明病变组织生物过程的变化、病变细胞基因表达、代谢活性高低、病变细胞是否存活以及细胞内生物活动的状态等,并以影像的形式从分子水平描绘正常及病变组织结构与功能变化信息。目前分子成像方法包括 CT、SPECT、MR、

MR 波谱、正电子发射体层成像（PET）、使用新型对比剂的超声（ultrasound, US），以及其他新的成像方式，如光学成像、电子顺磁成像和增强 MR。其中以 PET、MR 成像研究最多，也最有前途。传统的 CT 和 MRI 等检查均显示的是肿瘤的大体形态，肿瘤治疗后有无缩小一般需要一段时间之后才能检查得到，而新的 MRI 技术、PET-PET/CT 等分子影像则在开始治疗后不久就会显示，如肿瘤组织内药物的分布情况、肿瘤组织内的代谢情况、肿瘤细胞的凋亡情况等均有望通过分子影像技术得以显示。

四、个体化治疗的原则

个体治疗过程中，本身也要遵循一定的原则。第一，个体化治疗强调医务工作者不能眼中只看到"疾病""肿瘤"，而看不到"患者"。要认识到肿瘤的发生是与遗传、环境、营养、免疫等多种因素综合影响的结果，因此应该始终把患者作为治疗的"主体""整体"来看待，治疗方案的制定和实施应随着患者的病情变化及时调整。第二，肿瘤的治疗过程是一个有计划、有步骤、循序渐进的过程，既要根据基于循证医学的普遍原则进行规范化治疗，同时还要考虑到肿瘤的自身特点尤其是分子生物学特征，依据各种临床及实验室化验检测结果，采取针对性治疗。另外还要充分考虑治疗毒副作用给患者所带来的痛苦以及患者在生理、心理、经济等各方面的承受能力，保证患者受益，这就是恶性肿瘤个体化治疗的基本原则。总之，肿瘤的个体化治疗要求在治疗过程中，必须处理好患者与肿瘤、局限与播散、收益与负担这三者之间的关系。

五、个体化治疗的应用及发展

后基因组时代分子生物学技术的突破发展和生物信息学分析技术的出现使人类开始有能力探索肿瘤患者个体及肿瘤本身存在的异质性，在此基础上制定切实有效的个体化治疗方案。例如当前可根据肿瘤标志物的不同将肿瘤分成不同亚型，对不同亚型的肿瘤患者进行预后评估、对疗效甚至治疗相关严重毒性反应进行预测。

临床广泛应用的靶向药物治疗是个体化治疗的典范。吉非替尼是酪氨酸激酶抑制剂，是目前用于肺癌治疗的重要靶向药物，对晚期非小细胞肺癌（non-small cell lung cancer, NSCLC）患者中女性、非吸烟者、腺癌且 EGFR 突变者效果尤为突出。不同地域、不同人种的患者，其 EGFR 突变的特点不同。对 EGFR 突变型肿瘤，吉非替尼的有效率高达 80% 以上，而对无突变的野生型肿瘤上述药物基本无效。因此，2009 年的 NCCN 指南，已将 EGFR 表达和突变的测定纳入常规检测项目，作为吉非替尼靶向治疗适应证选择的指标。根据 EGFR 基因检测的结果，可将吉非替尼作为晚期 NSCLC 的一线治疗方案。西妥昔单抗是表皮生长因子受体（EGFR）的拮抗剂，其与 EGFR 在细胞表面结合，阻断内源性配体与 EGFR 的结合，从而抑制受体蛋白酪氨酸激酶的磷酸化，最终抑制下游信号传导的级联过程，抑制肿瘤生长，70%～80% 结直肠肿瘤过度表达 EGFR，为西妥昔单抗的抗肿瘤生长机制提供了可靠的理论基础。研究表明，西妥昔单抗联合化疗治疗晚期结直肠癌的有效率高于单纯化疗组，即使是二线、三线治疗失败的结直肠癌患者仍能从西妥昔单抗治疗中获益。多项研究表明 K-ras 基因与西妥昔单抗的疗效密切相关，K-gas 基因为野生型的患者疗效明显优于突变型，突变型的患者不能从西妥昔单抗治疗中获益。因此，K-ras 基因已成为选择西妥昔单抗治疗前的标准检测。另外，伊马替尼在胃肠道间质瘤、贝伐珠单抗（bevacezimab）在非小细胞肺癌中均已获得确切证据表明能够延长患者生存。

个体化治疗另一成功范例是近年来取得重大进展的免疫治疗。包括免疫检查点抑制剂、肿瘤疫苗、过继治疗等。在部分患者中已达到延长远期生存的目标，但免疫治疗主要存在的问题是费用昂贵、有效人群的检出不够敏感等。

目前国际上出现的有针对性的靶向治疗所使用的药物大部分是针对一个或数个基因的异常。但个体化治疗不能被简单理解为针对某一基因的治疗，而是针对某一个体的系统性综合治疗。例如同为肺腺癌的不同患者，临床所用化疗方案相同，但从分子水平分析，不同患者的肿瘤可能分别源于许多不同的基因突变或信号传导通路的异常，因而其在转移潜能和治疗反应方面可有较大差异，而针对每一种潜在的基因或通路异常可能需要不同的治疗措施，因此需要研发多种不同的药物，分别针对不同分子异常的人群。

基于以上原因，确定恶性肿瘤个体化治疗的策略是：研发适宜的技术来获取肿瘤患者的标本（活检、淋巴结采样、手术切除获得的肿瘤组织，肿瘤患者的外周血液、皮肤、分泌物等）用于分子生物学分析，然后整合肿瘤患者的临床资料和分子生物学信息，协助诊断、合理选择治疗方法和药物（包括剂量）、判断预后、预测疗效、确定毒副作用的易感性，为每一个患者确定最佳的治疗方案，达到有效、经济和最小的毒副作用的目的。

第六节　肿瘤综合治疗与个体化治疗存在的问题和展望

一、存在的问题

（一）有临床指导价值的肿瘤标志物数量较少

综合治疗中各种手段的合理应用很大程度上依赖于肿瘤标志物所提供的有效信息。近十余年来，随着分子生物学等学科的发展，对癌症生物学特性的认识不断深入。高通量分子水平的检测发现越来越多分子水平的异常表达信息，文献报道有望成为肿瘤标志物的数量呈空前增长态势。但这些文献所报道的潜在肿瘤标志物真正能被临床采用，真正能够用于指导临床治疗的还很有限。

（二）规范化治疗不够完善

除手术、放疗、化疗、生物治疗等主要治癌方法，一些新的手段如高温疗法、电化学疗法等，无疑地增加了人们对付癌症的武器。正确认识这些方法并做出适当的评价，是恶性肿瘤治疗学中极为重要的问题。只有用理性、辩证的观点来评价这些方法，才不致陷入片面、盲目的沼泽之中。遗憾的是，当临床医生对现有治癌手段的局限性感到不满时，新方法的问世极易在少数医生的认识观中形成畸形，从而不加限制不加选择地滥用。不仅可能延误患者根治疾病的机会，甚至造成无可挽回的严重后果。同时，也有不少临床医生在长期的实践中形成了墨守成规的认识观念，不愿去探索新的方法，甚至拒绝新技术、新方法，

这种认识观同样不利于肿瘤多学科综合治疗方法的开展。加强对新方法新技术的规范研究及推广应用，才能促进肿瘤多学科综合治疗。目前，在肿瘤组织中开展一些分子生物学检测和评估患者的基因组信息已经成为肺癌、乳腺癌和结直肠癌等恶性肿瘤标准治疗决策的组成部分。但是个体化治疗领域也面临着许多挑战，如分子靶向治疗的有效人群比率较低，治疗过程中容易产生耐药、容易出现转移等现象。同时，真正有效的分子标志物发现和鉴定困难，有些已经发现的突变缺少对应靶向治疗药物。靶向药物研发滞后，加上机体的自体稳态反馈系统、分子干扰和旁路机制等对治疗结果产生不符合预期效果的影响等，都增加了个体化治疗的难度。我国当前在肿瘤的个体化治疗方面还刚起步，不仅存在机制上不够完善，而且还面临严重的专业人员匮乏。以下方面值得引起重视。

1. **个体化治疗需要规范化**　我国个体化治疗起步较晚，目前尚处探索或发展阶段。许多方面尚未形成共识或缺少指导性文件参考。一方面许多临床病例对照试验结果不一，难以形成共识。另一方面由于人种、个体差异等原因，国外研究结果不一定适合国内人群。因此建立并完善规范化的个体化治疗体系并加强这一领域的临床研究显得尤为重要。

2. **肿瘤专科医师的缺乏**　肿瘤专科医师是主导肿瘤个体化治疗的核心力量，不是所有的医师都能做肿瘤专科医师的工作。例如肿瘤外科医师不仅要掌握外科手术方法，还必须能够熟练运用化疗、放疗、生物治疗等手术以外的治疗方法，并能够根据患者自身情况选择合适的治疗方案。而现在很多医院治疗肿瘤的医师往往就是传统意义上分类的某些专科医师，如消化内科、呼吸内科、泌尿外科等。近年来在综合医院成立的肿瘤科，医师大多以外科为主，没有经过系统的肿瘤学训练，容易忽视手术以外的治疗方法。而恶性肿瘤的综合治疗与个体化治疗方案的确立应由综合治疗团队制定。

3. **个体化综合治疗方案的执行情况需要有效监控**　国家应当成立专门的监控机构，对个体化综合治疗方案的开展情况、各医疗机构在实施过程中应用的合理性、治疗效果的有效性等方面

深入调查,定期总结,才能不断提高。

总之,个体化规范化综合治疗方案的优化,在于集中多学科优势和精华,在于不断探索和发现。虽然任重道远,但前途光明。

二、发展方向

恶性肿瘤多学科综合治疗研究,目前呈现几个趋向:①采用循证医学的基本原则,指导多学科综合治疗的临床研究,并形成了循证肿瘤学的鲜明特色。②分子生物学尤其是系统生物学的进展促进了对肿瘤本质的认识,个体化治疗方案越来越成熟有效。③新技术新方法的应用使综合治疗方案不断完善。如外科手术的精细化和微创化在保证治疗质量的同时,提高了患者的生活质量;新的化疗药物毒性更低,疗效更加可靠;新的放射治疗技术如三维适形治疗、超分割或加速超分割技术在多手段综合治疗中的应用、PD-1 等免疫治疗在部分肿瘤中取得病理完全缓解等。相信随着基础医学和临床医学的不断发展,肿瘤的个体化规范化综合治疗也必将更加成熟。

（赫　捷　邵　康）

参 考 文 献

[1] Abeloff M,Armitage J,Lichter A. Clinical Oncology. New York: Churchill Livingstone,1995

[2] 万德森. 社区肿瘤学. 北京:科学出版社,2008

[3] 孙燕. 内科肿瘤学. 北京:人民卫生出版社,2001

[4] 韩宝惠. 肺癌个体化治疗的新境界:活得更长活得更好——2009 年第 45 届美国临床肿瘤学会年会纪要. 中华结核和呼吸杂志,2009,32:873-875

[5] 李文辉. 从"综合乱疗"到"综合治疗"——我国肿瘤诊治现状与 NCCN 肿瘤规范化指南. 肿瘤预防与治疗,2008,21:113-115

[6] 张国庆. 肿瘤综合治疗过程中的适度与过度. 循证医学,2008,8:374-375

[7] Ou SH,Zell JA,Ziogas A,et al. Prognostic factors for survival of stage I nonsmall cell lung cancer patients: a population-based analysis of 19,702 stage I patients in the California Cancer Registry from 1989 to 2003. Cancer,2007,110(7):1532-1541

[8] Wilson JL,Altman RB. Biomarkers: Delivering on the expectation of molecularly driven,quantitative health. Exp Biol Med(Maywood),2018,243(3):313-322

[9] Sturgeon CM,Duffy MJ,Hofmann BR,et al. National Academy of Clinical Biochemistry Laboratory Medicine Practice Guidelines for use of tumor markers in liver,bladder,cervical,and gastric cancers. Clin Chem,2010,56(6):e1-e48

[10] Yamamoto T. Molecular basis of cancer: oncogenes and tumor suppressor genes. Microbiol Immunol,1993,37(1):11-22

[11] Brady CA,Attardi LD. p53 at a glance. J Cell Sci,2010,123(Pt 15):2527-2532

[12] Rosell R,Monzo M,Pifarre A,et al. Molecular staging of non-small cell lung cancer according to K-ras genotypes. Clin Cancer Res,1996,2(6):1083-1086

[13] Kwiatkowski DJ,Harpole DH Jr,Godleski J,et al. Molecular pathologic substaging in 244 stage I non-small-cell lung cancer patients: clinical implications. J Clin Oncol,1998,16(7):2468-2477

[14] 张天泽,徐光炜. 肿瘤学. 2 版. 天津:天津科学技术出版社,2005

[15] 王绿化. 肿瘤同时放化疗治疗的研究进展. 中国癌症杂志,2006,16:405-408

[16] Hong KW,Oh B. Overview of personalized medicine in the disease genomic era. BMB Rep,2010,43(10):643-648

[17] 曹梦苒,罗荣城. 肿瘤综合治疗中的循证医学和个体化治疗. 肿瘤研究与临床,2008,20:145-147

[18] Paez J G,Janne P A,Lee J C,et al. EGFR mutations in lung cancer: correlation with clinical response to gefitinib therapy. Science,2004,304(5676):1497-1500

[19] Oshita F,Matsukuma S,Yoshihara M,et al. Novel heteroduplex method using small cytology specimens with a remarkably high success rate for analysing EGFR gene mutations with a significant correlation to gefitinib efficacy in non-small-cell lung cancer. Br J Cancer,2006,95(8):1070-1075

[20] Sequist L V,Martins R G,Spigel D,et al. First-line

gefitinib in patients with advanced non-small-cell lung cancer harboring somatic EGFR mutations. J Clin Oncol, 2008, 26 (15): 2442-2449

[21] Bokemeyer C, Bondarenko I, Hartmann JT, et al. Efficacy according to biomarker status of cetuximab plus FOLFOX-4 as first-line treatment for metastatic colorectal cancer: the OPUS study. Ann Oncol, 2011, 22 (7): 1535-1546

[22] Sargent DJ, Kohne CH, Sanoff HK, et al. Pooled safety and efficacy analysis examining the effect of performance status on outcomes in nine first-line treatment trials using individual data from patients with metastatic colorectal cancer. J Clin Oncol, 2009, 27 (12): 1948-1955

[23] Swanton C, Caldas C. Molecular classification of solid tumours: towards pathway-driven therapeutics. Br J Cancer, 2009, 100 (10): 1517-1522

[24] Subbiah V, Kurzrock R. Challenging Standard-of-Care Paradigms in the Precision Oncology Era. Trends Cancer, 2018, 4 (2): 101-109

[25] Mandal R, Chan TA. Personalized Oncology Meets Immunology: The Path toward Precision Immunotherapy. Cancer Discov, 2016, 6 (7): 703-713

[26] Wu D, Wang DC, Cheng Y, et al. Roles of tumor heterogeneity in the development of drug resistance: A call for precision therapy. Semin Cancer Biol, 2017, 42: 13-19

[27] Music M, Prassas I, Diamandis EP. Optimizing cancer immunotherapy: Is it time for personalized predictive biomarkers. Crit Rev Clin Lab Sci, 2018, 55 (7): 466-479

[28] Zhong L, Liu Y, Wang K, et al. Biomarkers: paving stones on the road towards the personalized precision medicine for oral squamous cell carcinoma. BMC Cancer, 2018, 18 (1): 911

第十七章 肿瘤介入治疗学

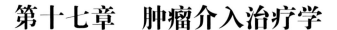

第一节 肿瘤介入治疗的历史——发展回顾与现状

肿瘤介入治疗学（interventional oncology therapeutics）起源于介入放射学（interventional radiology，IR），介入放射学起源于放射学（radiology）。介入放射学起源于 20 世纪 50 年代，1953 年 Seldinger 首创了经皮股动脉穿刺、不锈钢导丝引导插管方法，被称为 Seldinger 技术，该技术建立了经皮穿刺使导管快速进入身体血管的方法，奠定了介入放射学发展的基础，其本人也因此获得诺贝尔生理学或医学奖提名。而介入放射学的真正产生来自 1964 年 Dotter 教授成功采用导丝和同轴导管完成经皮扩张下肢动脉的局限性狭窄；介入放射学一词由美国加利福尼亚大学 Alexander Margulis 在 1967 年提出，被定义为一种透视引导和控制下的操作技术，可用于诊断和治疗。20 世纪七八十年代介入放射学的主要应用领域是经导管途径治疗血管性病变，其中血管成形术、血管内支架技术、经导管栓塞治疗动静脉畸形和出血也是早期探讨的领域。

肿瘤介入治疗学起源于 20 世纪 70 年代末，1979 年日本学者中熊健一郎第 1 次用碘化油栓塞（embolization）治疗肝癌，开创了介入治疗恶性肿瘤的新纪元。20 世纪 80 年代这一技术首先在日本得到应用，并取得了可喜效果，之后很快在世界各地探讨使用，并陆续有大量的报道；80 年代后期肝癌碘化油栓塞治疗在我国得到广泛应用。各种优质栓塞材料陆续在肿瘤的栓塞治疗中探索使用，治疗领域从肝癌扩展到其他的实体瘤如肺癌、肾癌、胃癌、妇科子宫和卵巢肿瘤等。80 年代后期经动脉化疗也成为研究的热点，并且与栓塞联合使用形成所谓的经导管动脉化疗栓塞（transcatheter arterial chemoembolization，TACE）。影像引导下经皮消融技术也在 20 世纪 80 年代开始探索使用，最初局部消融肝肿瘤应用经皮无水乙醇注射（percutaneous ethenol injection，PEI）的化学消融，无水乙醇可产生肿瘤局部凝固性坏死，PEI 的主要局限性是局部消融不彻底。随后其他物理消融技术应运而生。1980 年经皮冷冻消融（cryoablation）技术首先报道治疗肝脏肿瘤，1988 年报道微波（microwave ablation，MVA）凝固灭活肿瘤实验。1990 年意大利学者 Rossi 提出了采用经皮射频消融（radiofrequency ablation，RFA）肝肿瘤的可能性，并于 1993 年首次发表了临床研究。90 年代开始肿瘤的消融技术随着影像引导技术的进步得到了快速发展和广泛应用，后来又出现了激光消融（laser ablation）技术、高强度超声聚焦（high intensity focused ultrasound，HIFU）技术以及正在临床探索使用的不可逆电穿孔（irreversible electroporation，IRE）技术，消融肿瘤涉及肝脏、肾脏、肺脏、肾上腺、前列腺、肌肉骨骼以及其他小器官和淋巴结等组织。

肿瘤介入治疗学在进入 21 世纪后，发展更加成熟，被纳入到肝癌以及多个肿瘤的诊疗规范和指南中，在肿瘤多学科治疗中占有不可或缺的重要地位；成为继肿瘤外科学、肿瘤内科学、肿瘤放射治疗学之后的第四大肿瘤治疗学科，称为肿瘤介入治疗学（interventional oncology therapeutics）。目前肿瘤介入治疗学的进步体现在以下几个方面：

1. 影像引导设备的进步 除了传统 X 线透视和数字减影血管造影机（DSA）作为传统介入放射学影像引导设备，其他多种影像学设备如 US、CT、MRI、内镜、甚至 PET/CT 也陆续成为介入治疗学的引导手段，使影像引导介入操作的准确性大大提高，三维影像引导技术的进步使许多微创技术能够开展，显著拓宽了介入治疗学的种类，提高了疗效，降低了并发症。多种影像学引导下介入的变革，使 20 世纪定义的"透视下进行的诊断和治疗"的介入放射学概念发生了变化，介入放射学又被称为影像引导介入治疗学（image-guided interventional therapeutics）。

2. 肿瘤介入设备和材料的进步 肿瘤栓塞材料品质提升，如栓塞微球表面光滑性、大小均一性、可压缩性、不聚集性、亲水性等特性；载药微球和放射性核素微球的进步。球囊微导管、超细微导管 2.0Fr 甚至 2.0Fr 以下同轴微导管的研发和使用，提升了超超选择精准 TACE 的治疗效果。双球囊导管技术的成熟，使介入经皮肝脏和肢体隔离灌注技术成为可能。各种消融设备越来越完善，多极射频水针克服超声凝固过程中的碳化问题，使单针消融直径明显增加；微波消融设备逐渐成熟，条件更加稳定，研发消融范围接近球形的真圆针；冷冻设备的成熟，研发针体可以加热的氩氦冷冻针，减少冷冻消融的出血；国内研发基于氮气的康博刀联合消融设备，降低治疗的成本的同时，提升单针冷冻消融的直径达到 4～5cm，针体的加热功能减少了出血和针道转移的风险。不可逆电穿孔技术、HIFU 消融设备的进步和成熟等。

3. 肿瘤介入技术的成熟 超超选择 TACE 技术、DEB-TACE 技术、HACI 技术、TARE 技术、隔离肝脏灌注技术、隔离肢体灌注技术、经皮射频消融技术（RFA）、经皮微波消融技术（MWA）、经皮冷冻消融技术（cryoablation）、不可逆性电穿孔技术（IRE）、HIFU 技术、椎体成形术等更加成熟和规范化。

肿瘤并发症的介入治疗技术也是肿瘤介入治疗的重要领域，如椎体转移疼痛的椎体骨水泥成形术；肿瘤合并胆道梗阻的经皮肝穿胆汁引流和胆道支架置入术；肿瘤合并消化道和气道梗阻的支架植入术；肿瘤合并腔静脉综合征的腔静脉支架置入术；肿瘤合并肾积水的经皮肾盂造瘘术和输尿管支架置入术；肿瘤合并深静脉血栓形成的腔静脉滤器置入术和介入接触性溶栓术；肿瘤合并门静脉高压的 TIPS 技术、胃冠状静脉栓塞、脾栓塞术。其提高了晚期恶性肿瘤的生活质量，为其他抗肿瘤治疗赢得时间和机会。

4. 肿瘤介入的学科体系逐渐成熟 规范的肿瘤介入技术、高级别循证医学数据的建立、介入医学指南和共识的建立、介入治疗学相关的病理、生理及其机制的研究和完善，使得肿瘤介入的学科理论逐渐成熟。

综上所述，肿瘤介入治疗作为肿瘤治疗四大临床治疗学科之一，在肿瘤多学科治疗中发挥着越来越重要的作用。

第二节　肿瘤介入治疗的种类与临床应用

现代肿瘤介入治疗学在国际上得到广泛认可，多种介入治疗技术在多个肿瘤病种中已经作为标准治疗技术纳入治疗指南中。肿瘤介入治疗技术的种类繁多，传统可分为血管介入和非血管介入；按照引导设备又分为透视（DSA）、超声、CT、MRI、PET/CT 引导下介入治疗技术；同时又分为治疗肿瘤本身的治疗技术和治疗肿瘤并发症的技术。

本节重点介绍肿瘤介入的常用技术：肿瘤动脉化疗栓塞术、肿瘤动脉灌注化疗术、肿瘤内照射栓塞技术、肿瘤经皮消融术、放射性粒子植入术，以及肿瘤并发症的介入治疗技术：经皮椎体成形术、经皮穿刺引流术、经皮穿刺造瘘术、恶性管腔的梗阻（血管和非血管管腔）支架成形术。

一、肿瘤动脉化疗栓塞术

肿瘤生长依赖于肿瘤的供血系统，而且一般认为肿瘤的供养血管绝大部分都是来自动脉，经肿瘤供血动脉选择性插管栓塞治疗可以导致肿瘤的缺血坏死，这是经动脉栓塞（transcatheter arterial embolization，TAE）或经导管动脉化疗栓塞（transcatheter arterial chemoembolization，TACE）治疗肿瘤的基础。肝脏肿瘤最适合经动脉栓塞或化疗栓塞治疗，主要由于肝脏有双重血供，正常肝组织 75% 由门静脉供血，25% 由肝动脉参与供血，而肝脏肿瘤 95%～99% 由肝动脉供血。

1. 适应证

（1）原发性肝细胞性肝癌。按照 BCLC 分期指南，TACE 治疗 HCC 的绝对适应证为 BCLC B 期肝癌：多结节不能根治性手术切除、无血管侵犯、无肝外转移,肝功能 Child-Pugh A 或 B 级、PS 0 分。其他适应证也包括合并门静脉非主干癌栓、肝外转移比较局限、术后复发不能再手术者、预后高危因素如切缘阳性、脉管癌栓、肿瘤体积大于 5cm、多发结节原发性肝癌的根治性切除术后的辅助治疗。

(2)富血供的肝脏转移性肿瘤,如不能手术切除的神经内分泌癌肝转移、胃肠间质瘤肝转移、胃癌肝转移、结直肠癌肝转移、黑色素瘤肝转移等。

(3)肝脏海绵状血管瘤,主要用于大于 5cm,外生性生长有破裂风险者。

(4)不能手术切除的肾癌姑息性栓塞。

(5)其他肿瘤,如不能手术切除的肺癌、妇科恶性肿瘤。

(6)症状性子宫肌瘤,排除黏膜下、浆膜下肌瘤或特别巨大者。

2. 禁忌证

(1)严重肝功能衰竭,Child-Pugh C 级。

(2)严重心、肺、肾功能衰竭。

(3)严重无法纠正的凝血功能障碍。

(4)门静脉癌栓主干完全阻塞,且无侧支循环建立。

(5)肝脓肿或其他严重感染。

(6)全身已发生广泛转移。

(7)全身情况衰竭者。

(8)肿瘤负荷占全肝 75% 以上者。

(9)合并梗阻性黄疸,总胆红素大于 100μmol/L。

(10)ECOG 评分 2 分及以上。

3. 介入器材 介入器材包括:穿刺针、导管鞘、各种形状造影导管、导丝、2.2～3Fr 同轴微导管系统等(图 17-1、图 17-2)。

4. 肿瘤栓塞材料(图 17-3)

(1)碘化油:严格来讲,碘化油是对比剂,不应该当作栓塞剂使用,因为它不能导致动脉的闭塞;但它可以沉积在肿瘤染色的血管床,所以最早被使用,迄今为止仍广泛认可其疗效。

(2)明胶海绵颗粒:明胶海绵也是最早在肿瘤栓塞中使用的栓塞剂,多数单独使用,也可以配合碘化油加化疗药使用。明胶海绵是中期栓塞剂,其栓塞后可以再疏通,便于再次动脉化疗栓塞治疗。过去多在术中采用明胶海绵片剪切成颗粒使用,现在市场上有不同尺寸预装成瓶的明胶海绵颗粒,从 150μm 到 1 000μm 以上大小不等,方便术中使用。

(3)PVA 颗粒:PVA 是永久性栓塞剂,大小

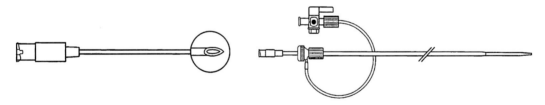

图 17-1 穿刺针和导管鞘

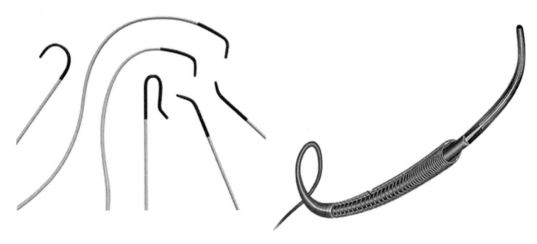

图 17-2 各种类型造影导管和同轴微导管系统

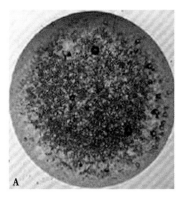
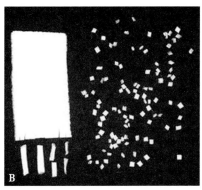
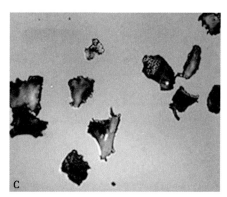
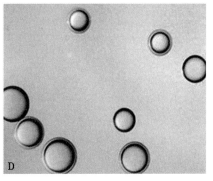
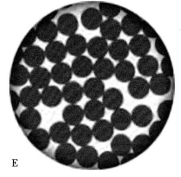

图 17-3 各种肿瘤栓塞材料
A. 化疗药碘化油乳剂；B. 明胶海绵块及颗粒；C. PVA 颗粒；D. 栓塞微球；E. 载药微球

从 90μm 到 1 000μm 不等，PVA 颗粒的缺点是颗粒不规则，影响栓塞的彻底性，但现在也有球形 PVA 颗粒。

（4）栓塞微球：优良的微球体：表面光滑、大小均匀、可压缩、不聚集，具有亲水性、生物相容性和悬浮性等特点。大小从 40μm 到 1 200μm 不等。

（5）载药微球，目前市场上的载药微球主要为多柔比星和伊立替康的微球，大小为 75～150μm、100～300μm 和 300～500μm 不等。

5. 操作技术

（1）Seldinger 穿刺技术：穿刺股动脉，置入动脉鞘。Seldinger 技术的示意图如图 17-4 所示：穿刺针穿入血管，送入导丝，撤出穿刺针，沿导丝送入内置扩张管的导管鞘。

（2）选择性动脉插管术：根据栓塞肿瘤所在器官采用 4Fr 或 5Fr 造影导管行选择性靶器官动脉插管。不同的靶器官血管，选择相应类型造影导管，如 RH 导管、脾动脉导管、胃左动脉导管、Cobra 导管等。将导管送入不同的血管有相应的技术，如透视密切监视下视血管解剖特点进行，可以采用轻拉、慢送、旋转、提插等操作使导管进入选择的靶血管，必要时导管需要成袢后送入靶血管，并有专门的成袢技术，有时需要导丝的配合。

（3）选择性动脉造影技术：造影导管选择到靶器官的血管后，行数字减影血管造影（图 17-5），观察器官的血管解剖、肿瘤供血动脉和肿瘤血管的特点。

（4）微导管超选择性插管及栓塞技术：根据造影导管显示的肿瘤血供情况，一般采用 2.2～3Fr 同轴微导管通过造影导管的引导超选择或者超超选择肿瘤供血分支，再次造影确认为肿瘤供血动脉，进行栓塞治疗（图 17-6）。肝脏肿瘤的栓塞过去经常采用 5Fr 造影导管进行，现在多主张采用 3Fr 以下微导管的超超选择栓塞技术。目前已有基于三维血管造影的计算机自动追踪识别肿瘤供血动脉的技术，有助于术中迅速准确发现肿瘤供血动脉（图 17-7）。

栓塞的肿瘤不同，栓塞材料的不同，栓塞的方法和技术也不同。下面列举国际上认可的部分病种的栓塞方法：

1）传统经导管动脉化疗栓塞（conventional transcatheter arterial chemoembolization，cTACE）：

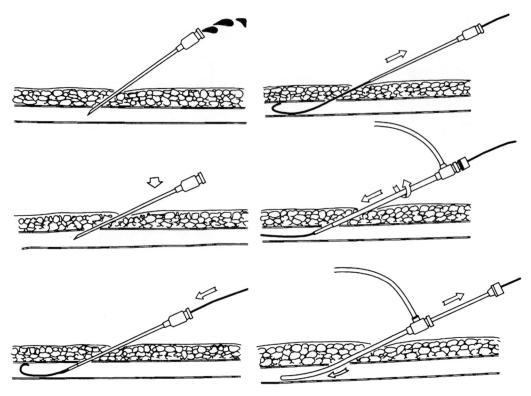

图 17-4 Seldinger 示意图

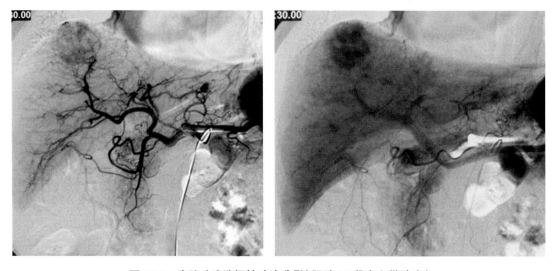

图 17-5 腹腔动脉选择性动脉造影(肝脏 S8 段富血供肿瘤)

cTACE 采用碘化油化疗药乳剂 + 明胶海绵颗粒栓塞方法,该技术应用最早,并至今仍受到学术界广泛认可,方法如下,超选择靶血管后,缓慢推注碘化油和多柔比星(或表柔比星)制成的乳剂,直到肿瘤周边的门静脉分支显影为止,然后推注明胶海绵颗粒阻断肿瘤供血血流。

2)单纯栓塞术(trans arterial embolization, TAE):肝脏富血供恶性肿瘤的单纯栓塞术一般指采用颗粒性栓塞剂的栓塞方法,方法如下,超超选择肿瘤供血动脉后推注栓塞颗粒与对比剂的悬浮液,现在一般 2ml 微球用 10ml 对比剂携带,栓塞微球从最小尺寸的开始,如 40~120μm 或 100~300μm 的三丙烯明胶微球,后采用较大的颗粒如 300~500μm 微球,依次类推,直到血流完全停止。微球栓塞的原则是超超选择肿瘤供血动脉。

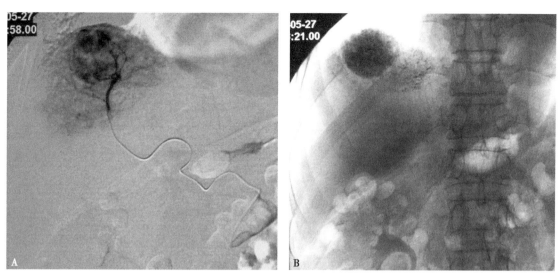

图 17-6　超超选择插管栓塞技术
A. 微导管超超选择 S8 动脉造影确认后栓塞；B. 栓塞后碘化油沉积密实（与图 17-5 同一患者）

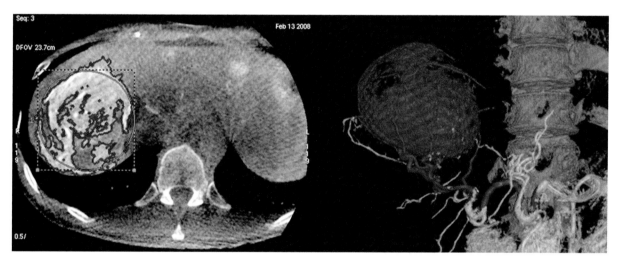

图 17-7　肿瘤供血动脉自动识别技术

3）载药微球化疗栓塞技术（DEB-TACE）：DEB-TACE 采用载药洗脱微球（drug-eluting bead, DEB）。微球大小为 100～300 μm 或 300～500μm，目前预载药物有多柔比星和伊立替康，分别应用于原发性肝癌和结直肠癌肝转移。栓塞方法和栓塞终点与微球的单纯栓塞术相同，也有学者认为 DEB-TACE 不要追求栓塞到血流停止。

4）子宫肌瘤的栓塞术：多采用 4Fr 或 5Fr 子宫动脉导管或 Cobra 导管分别选择双侧子宫动脉，造影确认后进行栓塞。为防止子宫动脉痉挛，提倡先采用 3Fr 微导管进入，保持子宫动脉顺行血流，然后推注栓塞剂，目前国际主流采用

PVA 颗粒或微球，微球一般先采用 300～500μm 大小，应用 2 支后栓塞不理想可以选取较大直径的微球，如 700～900μm 大小。PVA 多采用 300～500μm 大小。栓塞终点以前多认为要达到血流完全滞留为止，现在认为只要达到子宫动脉血流缓慢即可。为了防止栓塞引起的缺血性疼痛，可以在栓塞前注入 1～2ml 利多卡因。

6. 并发症及处理　肝脏肿瘤栓塞和化疗栓塞后并发症发生率大约 4%，主要包括肝功能损伤、肝脏梗死、肝脓肿、胆管炎、胆囊炎、胆囊穿孔、肿瘤破裂出血、非靶器官栓塞如肺栓塞、胃肠道栓塞等。预防和处理措施：超超选择栓塞肿瘤供血动脉，尽量避免非瘤肝组织的损伤；避免误

栓塞导致胃肠道黏膜组织的损伤；对于造影发现较大的动 - 静脉和动 - 门静脉瘘时，避免碘化油或小的颗粒栓塞剂进入门静脉或肝静脉，减少肝脏损伤和肺栓塞的发生；栓塞术前和术后 24 小时内推荐预防应用抗生素，尤其对于外科胰十二指肠切除术后、Oddi 括约肌（奥迪括约肌）切开术后和胆道下端支架置入术后患者，抗生素建议用 3～5 天。

子宫肌瘤和子宫恶性肿瘤栓塞的并发症很少见，主要并发症有误栓塞，发生率极低，有个案报道发生阴唇溃疡、坐骨神经损伤和一侧输尿管远段狭窄；引起卵巢功能异常导致闭经发生率为 2%～15%。

7. 疗效评价 实体瘤的客观疗效评价标准国际公认的有 RECIST、EASL 和 WHO 标准。原发性肝癌的疗效评价标准尤其是动脉栓塞治疗后的疗效评价最近主张多采用 mRECIST 标准，加入评价肿瘤的活性部分。但远期疗效评价还是总生存期（overall survival，OS）和无进展生存期（progressive-free survival，PFS）。

原发性肝癌 cTACE 和 TAE 的客观疗效肯定（图 17-8），文献报道按照 WHO 标准客观反应率为 40%±20%，1 年、2 年、3 年、5 年生存率分别为 62%±20%、42%±17%、30%±15% 和 19%±16%，平均生存期（18±9）个月。最近一项前瞻临床试验显示，选择合适入组患者 TACE 治疗的反应率达 73%，2 年生存率达到 75%。TACE/TAE 治疗对生存获益的影响一直受到争

议，直到 2002 年 2 个临床随机对照研究得出了生存获益的肯定答案。2003 年基于以往随机对照试验的荟萃分析证实传统 TACE 和 TAE 较支持治疗的生存获益明显。但基于 3 个 TACE 和 TAE 对照的 RCT 的荟萃分析显示 TACE 较 TAE 没有生存优势，因此认为 TACE/TAE 的抗肿瘤效果主要来自于栓塞导致的肿瘤缺血。随机对照试验显示 DEB-TACE 较 cTACE 来说，6 个月的客观反应率无差别，但对于分期更晚的患者显示出统计学优势，且肝脏毒性更小；单中心随机对照试验显示 DEB-TACE 较 TAE 没有显示出明显优势。

可切除肝癌的术前动脉化疗栓塞价值由于缺乏有力的循证医学证据不被广泛认可。可切除肝癌术后辅助动脉化疗栓塞可降低术后复发率，延长生存时间，荟萃分析显示 TACE 明显降低术后 1 年复发率（p=0.000 3），因此建议对于高危术后复发（多结节、肿瘤大于 5cm、脉管侵犯）的患者术后行辅助 TACE 术。

文献报道，对于结直肠癌肝转移 TACE 治疗的客观反应率为 14%～76.6%，中位生存期为 7～23 个月。Ⅲ期随机对照研究显示载有伊立替康的 DEB-TACE（DEBIRI）对比基于伊立替康的系统化疗方案 FOLFIRI，中位 OS 22 个月，明显优于系统化疗的 15 个月（p=0.031），中位 PFS 7 个月（DEBIRI）优于系统化疗的 4 个月（FOLFIRI，p=0.006）。

经导管单纯栓塞术应用于类癌、胰岛细胞瘤等神经内分癌的肝转移（图 17-9），客观有效率为

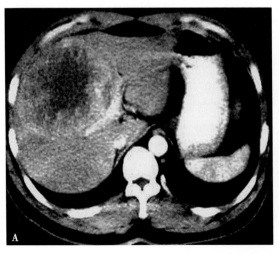
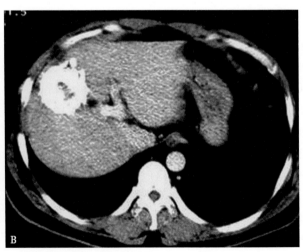

图 17-8 原发性肝癌碘化油 + 明胶海绵颗粒栓塞术
A. 术前 CT 增强可见肝右叶富血供占位；B. 栓塞后 1 年 CT 增强肿瘤无强化

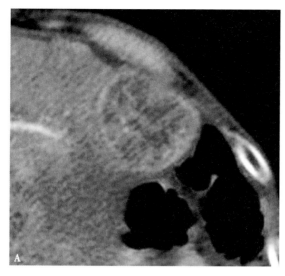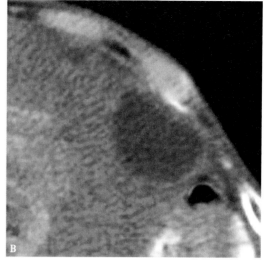

图 17-9　神经内分泌癌肝转移单纯微球栓塞术
A. 术前增强 CT 动脉期可见肝左叶富血供占位；B. 栓塞后 1 个月增强 CT 动脉期肿瘤无强化

70%～80%，并明显改善患者症状。黑色素瘤肝转移，尤其是眼黑色素瘤，动脉化疗栓塞有报道中位生存期 11 个月。

症状性子宫肌瘤栓塞后 81%～94% 经血过多的情况得到改善，64%～96% 肌瘤压迫症状如盆腔疼痛和尿频等症状改善。术后 3～6 个月 MR 检查子宫肌瘤缩小的程度为 20%～73%。

二、肿瘤动脉灌注化疗术

肿瘤经导管动脉灌注化疗（transcatheter arterial chemo-infusion，TACI）应用历史悠久，早在 1950 年 Klopp 等开始尝试将抗肿瘤药注射到肿瘤供血动脉以减少全身不良反应。之后随着介入技术和影像技术的进步，动脉插管和动脉化疗可以到达身体的各个部位，其应用得到广泛重视。

动脉化疗提供了一种肿瘤区域化疗的技术，其理论优势：①因为药物的首过效应；②化疗药物往往具有陡直的量效曲线；③降低血浆蛋白的结合；④肝脏恶性肿瘤最适合行肝动脉灌注化疗（hepatic arterial infusion chemotherapy，HAIC），其理论基础还包括肝脏肿瘤供血基本都来自肝动脉，正常肝组织主要由门静脉供血。

动脉化疗虽然有显著的理论优势，也在多种肿瘤探索过疗效，但由于种种原因，如肿瘤的类别、分化程度、肿瘤血管的多样性、药物的选择差别、动脉给药方式的差异、缺少大样本随机对照

试验等，到目前为止真正普遍采用、广泛认可的领域并不多，除了氟尿嘧啶和氟尿苷也缺少规范化的动脉化疗方案。

1. 适应证

（1）不能切除的肝脏恶性肿瘤，单独使用时多用于缺乏血供的转移性肝癌，如结直肠癌肝转移或黑色素瘤肝转移。

（2）不能手术切除或术后局部复发的妇科肿瘤如子宫内膜癌和子宫颈癌等。

（3）不能手术切除的肺癌。

（4）其他肿瘤如胃癌、胰腺癌、大肠癌、乳腺癌、头颈部肿瘤、肢体肿瘤等。

2. 禁忌证　基本同动脉栓塞术。

3. 化疗药物的选择　一般认为多数经静脉给药的化疗药均可以动脉给药，但动脉化疗药物的选择必须注意以下原则：

（1）需要在体内活化后才能起效的药物不适合动脉灌注，如环磷酰胺。

（2）靶器官毒性大的药物不能经过该器官动脉给药，如甲氨蝶呤肝毒性大，不能经肝动脉给药；博来霉素和平阳霉素的肺毒性大，不能经肺动脉和支气管动脉灌注。

（3）器官首过效应高的化疗药适合作为动脉灌注，如肝动脉灌注常用的药物：表柔比星、丝裂霉素、顺铂、奥沙利铂、氟尿嘧啶、氟尿苷等，其中部分药物肝动脉灌注的药代动力学特点见表 17-1。

表 17-1 肝动脉灌注的药代动力学特征

药物	半衰期	HAI肝脏药物浓度增加倍数
氟尿苷	<10分钟	100～400
氟尿嘧啶	10分钟	5～10
丝裂霉素	<10分钟	6～8
奥沙利铂	15～19小时	4～5

4. 动脉灌注方式和动脉化疗方案 动脉灌注的方式有3种：

（1）一次性快速灌注：多配合栓塞使用或单独采用。这种注射方式不符合化疗药抗肿瘤的生物学原则，抗肿瘤效果有限，尤其不适合细胞周期特异性药物的灌注。

（2）持续灌注：适合细胞周期特异性药物的动脉灌注，如氟尿嘧啶、氟尿苷等。氟尿苷14天持续灌注方案是目前最成熟的方案。

（3）间断灌注：该方法符合抗肿瘤生物学特点，采用不同时间点给药，达到最佳抗肿瘤效果。导管需要长期留置体内。

目前氟尿苷动脉灌注方案相对成熟，氟尿苷剂量 0.12mg/（kg·day），与地塞米松 30mg、肝素 3 000IU 和生理盐水 30ml 充填泵盒，药物持续灌注14天，停14天，每28天重复。

氟尿嘧啶的给药方案文献报道差异较大，建议长时间持续灌注。Ⅱ期临床显示氟尿嘧啶2周2天动脉化疗总剂量为 2 600～3 000mg/m²，安全性良好。

奥沙利铂动脉灌注没有统一方案，Ⅰ期临床试验显示3周方案奥沙利铂动脉灌注的最大耐受剂量为 125mg/（m²·cycle）和 140mg/（m²·cycle）。

其他药物的常用剂量：表柔比星的 50～60mg/m²，顺铂 60～80mg/m²，丝裂霉素 15～20mg/m²。

5. 动脉灌注操作技术 除了外科开腹留置动脉导管外，介入放射学经皮穿刺技术由于其微创的特点成为建立动脉化疗的主要途径。目前经皮穿刺途径的动脉化疗技术有两种：一种是一次性动脉插管灌注技术，多和栓塞配合使用；另一种是动脉药盒留置技术，便于化疗药的持续灌注和间断灌注。动脉化疗药盒置入技术主要用于肝脏和盆腔肿瘤的动脉化疗。

经动脉化疗药盒置入技术可经锁骨下动脉和股动脉穿刺入路，肝动脉化疗留置于肝固有动脉，盆腔恶性肿瘤留置导管于双侧髂内动脉或腹主动脉下端（肾动脉开口以下）。导管近端连接化疗药盒，并埋植于腹股沟上方或锁骨下方的皮肤下。为了减少动脉化疗对胃肠道黏膜损伤，减少留置导管的移位，保证肝内的有效灌注，部分病例在肝动脉留置导管前需要采用弹簧圈封闭其他的胃肠道供血分支，如胃十二指肠动脉、胃右动脉、副胃左动脉等。

6. 并发症及处理 动脉化疗的并发症分为技术相关的并发症和化疗引起的并发症。

动脉化疗药盒置入术的技术并发症有导管移位、肝动脉闭塞、导管打折等，其中导管移位和肝动脉闭塞是主要并发症。

动脉化疗的并发症主要为胃肠道溃疡和胆管炎。胃肠道溃疡多数由于术中未发现和未彻底封闭胃肠道供血分支，进而化疗药灌注胃肠道引起。因此术中造影必须仔细观察，封闭每一支肝动脉发出的胃肠道供血分支。胆管炎多数是氟尿苷（FUDR）动脉化疗的主要并发症，需要动脉同时持续灌注地塞米松以降低胆管毒性。同时动脉化疗也会有一定的肝脏毒性，FUDR 动脉化疗后 42%～70% 会引起氨基转移酶的明显升高，化疗期间要定期监测肝功能指标如氨基转移酶和胆红素水平。

7. 疗效评价 动脉化疗采用和系统化疗相同的评价标准。肝动脉化疗对肝脏原发和转移性恶性肿瘤都有较好的疗效，但应用最广泛、有前瞻性数据支持的多来自结直肠癌肝转移（图 17-10）。动脉化疗在结直肠癌肝转移的术前新辅助、术后辅助化疗、局部进展期的一线化疗和静脉化疗失败后的补救治疗中均发挥重要作用。多个氟尿苷术后辅助动脉化疗的随机对照研究使肝内无病生存率和总生存率分别明显延长了2年和5年。美国纪念斯隆凯特琳癌症中心（MSKCC）的随机对照试验显示动脉化疗组的无病生存时间为31.3个月，相比于系统化疗的17.2个月明显提高。动脉化疗治疗对不可切除肝转移癌的随机对照试验显示，动脉化疗的客观反应率均都较静脉化疗有明显提高，具有统计学意义，但总生存期（OS）延长方面多数没有显示出统计学差异，分析其主要原因是入组患者不够，多数试验的交叉设计，允

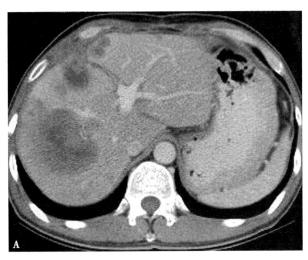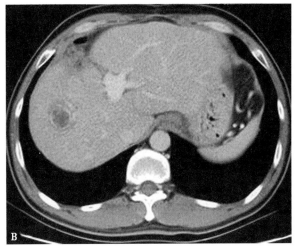

图 17-10 结肠癌肝转移动脉灌注化疗术
A. 结肠癌肝转移全身化疗失败患者，术前 CT 示肝内多发转移；B. 4 周期动脉化疗后复查肝内病变明显缩小

许静脉化疗失败后进入动脉化疗以及肝外转移患者的入组。一个严格无交叉设计的多中心随机对照试验 CALGB 9481，显示动脉化疗的总生存期（OS）为 24.4 个月，较系统化疗 20 个月明显提高（$p=0.003$）。

动脉化疗对于晚期原发性肝癌也具有一定价值，日本国立癌症中心调查报告，476 例接受 HACI 治疗和 1 466 例接受支持治疗的肝癌患者进行倾向性分析显示，动脉化疗明显提高生存时间（分别为 14.0 个月 *vs.* 5.2 个月，$p < 0.000\ 1$）。HACI 治疗合并门静脉癌栓的肝细胞癌患者的安全性和有效性也有多篇文献报道，有文献报道动脉化疗 DDP 和氟尿嘧啶治疗肝癌合并门静脉癌栓的 5 年生存率 11%，中位生存期为 10.2 个月。

北京大学肿瘤医院采用肝动脉泵化疗治疗进展期肝门胆管癌，完成前瞻性 II 期临床研究结果，取得令人鼓舞的治疗效果，客观反应率为 68%，局部控制率为 89%，中位生存期为 20.5 个月，优于目前主流治疗技术。

三、肿瘤内照射栓塞技术

经动脉放射栓塞治疗（trans arterial radio embolization, TARE）主要是指经肝动脉灌注放射性核素标记的栓塞微球实现肿瘤内照射治疗的一种方式，是近年来逐渐发展成熟的一个治疗技术，用以治疗肝脏的原发和转移性恶性肿瘤。其理论基础基于肿瘤主要由肝动脉供血，正常肝组织主要由门静脉供血，微球经动脉灌注可以携带

放射性核素聚集于肿瘤内，保证肿瘤组织的照射剂量，又可避免正常肝组织的照射损伤。

1. **适应证** 用于不能切除的肝脏恶性肿瘤，主要用于结直肠癌肝转移和原发性肝细胞性肝癌；也适合于合并门静脉癌栓但未累及门静脉主干的原发性肝癌。对于结直肠癌肝转移可作为一线治疗，也可以作为化疗失败后的挽救治疗。

2. **禁忌证** 基本同动脉栓塞术。

3. **放射性核素产品** 目前国际上成熟的产品有两种，均为铱-90（^{90}Y）微球。

（1）TheraSphere（MDS Nordion Inc, Kanata, Ontario, Canada），是一种玻璃微球，微球直径（25±10）μm。

（2）SIR-Spheres®（SIRTeX Medical Ltd., Sydney, New South Wales, Australia），是一种树脂微球，微球直径（32±10）μm。

^{90}Y 是纯 β 线发射体，高能量，软组织穿透力浅（平均 2.5mm，最大 11mm），半衰期为 2.67 天。以上两种产品通过 FDA 认证，国内也研发了 ^{90}Y 和 ^{32}P 玻璃微球，但没有得到国际认可。

4. **操作技术**

（1）^{99m}Tc-MAA 显像：经皮肝动脉插管灌注 ^{99m}Tc-MAA 显像模拟 ^{90}Y 微球分布，预测 T/N 比及肝外分流的情况，选择适应证。一般认为肺分流百分比（L%）>15% 或 T/N<2，则不适合治疗。灌注 MAA 前也要栓塞所有肝动脉发出的胃肠道的分支血管及必要的动静脉瘘。

（2）放射性核素栓塞治疗：放射性核素微球

的栓塞，一般不需要行肝动脉超选择插管，如果术前肝功能良好，多数经肝动脉主干栓塞即可，如果肝功能受损，需采用两期治疗，分别治疗肝左叶、右叶，间隔 30～45 天。

5. 并发症及处理

（1）内照射栓塞后综合征。几乎所有患者治疗后均出现不同程度的发热、腹胀、恶心。

（2）肝功能损害，肝硬化较重和门静脉瘤栓患者需警惕肝衰竭的风险。

（3）肝外并发症：放射性肺炎、肺纤维化、胃和十二指肠溃疡出血。MAA 分布显影可基本预测肝外损伤的风险，并排除禁忌证。

6. 治疗效果评价

TARE 在结直肠癌肝转移治疗中用于初始一线治疗和化疗进展的挽救治疗中均取得很好的疾病控制率，分别为 91% 和 79%；中位生存时间为 6.7～17.0 个月。有 2 个随机对照试验，其中一个采用动脉灌注氟尿苷联合 ^{90}Y 和单纯动脉灌注氟尿苷比较，有更高的疾病控制率，分别为 78% 和 59%（$p=0.03$），疾病进展时间（TTP）明显延长，分别为 15.9 个月和 9.7 个月（$p=0.001$）。另一篇报道显示相似的结果，^{90}Y 内照射栓塞联合静脉氟尿嘧啶/亚叶酸钙与单纯静脉氟尿嘧啶/亚叶酸钙一线治疗不可切除肝转移癌，联合治疗组显示 100% 疾病控制率，相比单纯静脉化疗组 60%（$p<0.001$），TTP 分别为 18.6 个月和 3.6 个月（$p<0.000\ 5$），总生存期（OS）分别为 29.4 个月和 12.8 个月（$p=0.02$）。文献报道对于既往治疗失败的以肝转移为主的补救治疗，^{90}Y 微球内照射栓塞与传统 TACE 比较，生存无差异，分别为 6.9 个月和 7.7 个月（$p=0.27$）。

TARE 对原发性肝细胞性肝癌的治疗也有不错的疗效，但显示了很高的治疗反应率，为 38.4%～70%，中位生存期（MST）为 12.5～26.6 个月。有报道 TARE 和 cTACE，TTP 明显延长（$p=0.008$），但 OS 获益无差异（$p=0.097$）。也有文献报道内照射栓塞对中晚期 HCC 与 TACE 联合索拉非尼有较好的反应率和生存获益，尤其适合于门静脉癌栓和 TACE 效果不理想者。但随机对照研究显示，TARE 联合索拉非尼对比单纯索拉非尼，没有显示出明显的生存获益。系统回顾既往临床试验分析，树脂微球的疾病控制率高于玻璃微球分别为 89% *vs.* 78%（$p=0.02$）。

四、肿瘤经皮消融术

肿瘤经皮消融术是借助医学影像技术的引导对肿瘤靶向定位，局部采用物理或化学的方法直接杀灭肿瘤组织治疗手段，主要分为能量消融和化学消融两大类。能量消融包括热消融（thermal ablation）、冷冻消融（cryoablation）和不可逆电穿孔（irreversible electroporation，IRE）。关于热消融的技术比较多，包括射频消融（radiofrequency ablation，RFA）、微波消融（microwave ablation，MWA）、高强度超声聚焦（high intensity focused ultrasound，HIFU）和激光消融（laser ablation）。化学消融以无水乙醇注射治疗（PEI）为主。影像引导手段包括 US、CT、MRI、多种影像融合、内镜和透视监视下等。

1. 适应证

（1）原发性和转移性肝癌：根治性手段通常适用于单发肿瘤，最大径≤5cm；或肿瘤数目≤3 个，且最大直径≤3cm。无血管、胆管和邻近器官侵犯以及远处转移。肝功能分级为 Child-Pugh A 或 B，或经内科护肝治疗达到该标准。对于不能手术切除的直径>5cm 的单发肿瘤，或最大直径>3cm 的多发肿瘤，局部消融可以作为姑息性综合治疗的一部分，经常与肝动脉化疗栓塞联合使用。肝转移癌的适应证与原发肝癌相似，转移癌数目为 4～9 个时，可以分批消融治疗。当肝外转移可以有效治疗时，肝内转移癌可行消融治疗。结直肠癌的肝内多发转移，局部消融经常与化疗或手术切除联合使用。

（2）肺部肿瘤：作为根治手段消融治疗适合于因伴发疾患不能耐受手术切除的非小细胞肺癌和转移性肺癌（转移数目小于 5 个），病变不靠近气管和主支气管。作为姑息手段，消融治疗姑息控制手术或放疗后的局部复发，联合其他抗肿瘤治疗使用，冷冻消融可以缓解累及胸壁或臂丛导致的疼痛。

（3）肾癌：作为根治手段适用于高龄或不能耐受手术的单发小于 4cm 的早期肾癌，或合并肾功能不良，肿瘤不靠近肾盂输尿管。

（4）肌肉骨骼肿瘤：冷冻消融常用于疼痛性骨转移的姑息减瘤止痛，与放疗联合或单独使用。骨样骨瘤的消融。

（5）前列腺癌：冷冻消融和激光消融用于不能耐受手术的前列腺癌或术后复发，无前列腺外转移。

（6）肾上腺肿瘤、纵隔及腹膜后淋巴结等。

2. 禁忌证 严重的、不可纠正的凝血功能障碍和无适当的穿刺入路为绝对禁忌。

相对禁忌：肿瘤巨大或者弥漫型肝癌；合并门静脉主干至二级分支癌栓或肝静脉癌栓、邻近器官侵犯或远处转移；肝脏肿瘤位于肝脏脏面，其中 1/3 以上外裸的肿瘤；肝功能分级为 Child-Pugh C 级；治疗前 1 个月内有食管（胃底）静脉曲张破裂出血；合并活动性感染，尤其是胆管系统炎症等；病变毗邻重要脏器或结构（如主气管、胆管、肠管、肾盂输尿管、神经等），或突出于肝包膜；严重的心肺功能不全；严重肝肾功能不全；大量胸腹水者；恶病质或合并其他严重疾病；意识障碍或不能配合治疗的患者。

3. 消融种类及设备

（1）射频消融（RFA）：射频热消融系统由交流电发生器、电极针及皮肤电极组成，通过患者将电极针与皮肤电极相连，形成一个闭合环路。RFA 治疗是在超声、CT 或其他影像学设备引导下，将射频电极针插入肿瘤内，利用高频交流电对局部组织进行高温热凝固，从而达到杀灭肿瘤的目的（图 17-11）。

（2）微波消融（MWA）：微波消融是微波电极植入瘤体内产生频率大于等于 900MHz 的电磁波形成局部高温迅速使细胞膜脱水和蛋白质变性而发生凝固坏死的肿瘤局部消融治疗技术。使用电磁方法引起肿瘤组织的破坏。当前微波消融术主要使用 915MHz 和 2 450MHz 两种频率。目前所有商用微波消融系统以 915MHz 或 2 450MHz 进行工作。2 450MHz 微波消融系统在临床上最常用。然而微波的能量分布和消融范围同时还受组织电解质特性及微波天线设计的影响。相对于其他消融如射频消融、激光消融等，微波消融的优势在于：受组织炭化影响小；受血流沉积效应影响小；温度上升快，消融时间短；单点消融范围大等。

（3）聚焦超声消融术：高强度超声聚焦（high intensity focused ultrasound, HIFU）是在医学影像的监控下，通过从体外将超声波聚焦于体内的靶组织区域，形成一高强度超声汇聚的焦点，并与靶组织相互作用，产生热效应等，致焦域温度可以达到 60～100℃，瞬时间（1～3 秒）使组织凝固性坏死，而焦点外的组织损伤不显著，通过控制焦点的三维组合运动，最终完成对整块靶组织的消融治疗（图 17-12）。

超声引导下的消融治疗是一种非侵入性消融技术，无须切口及穿刺，超声消融的区域较少受靶组织大小、形状的限制。目前 MRI 引导的 HIFU 治疗因为其引导设备的准确性及治疗技术本身的无创性，很受业内关注。超声消融的适用范围受超声波物理学特性、患者全身状况、病灶的组织学特征和功能状态、病灶的位置、影像监控和超声波通道、患者的需求等诸多因素影响。

（4）冷冻消融（cryoablation）：经皮肿瘤氩氦刀冷冻消融是通过密闭的穿刺针内氩氦气实施对肿瘤局部的冷冻和升温，产生冷冻结晶对肿瘤细胞起直接损伤，诱导细胞凋亡（图 17-13）；冷冻还对血管产生损伤，引起靶区组织内微血管收缩及血流量下降，血流停滞或形成血栓，损伤血管内

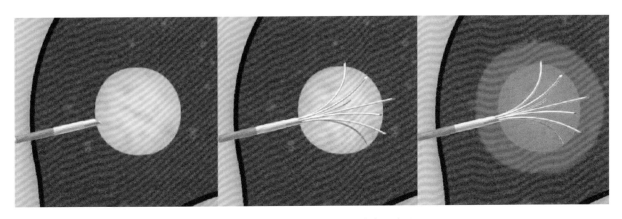

图 17-11 射频热消融治疗肝肿瘤示意图

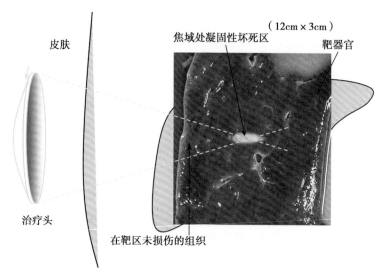

图 17-12　超声聚焦消融治疗原理示意图

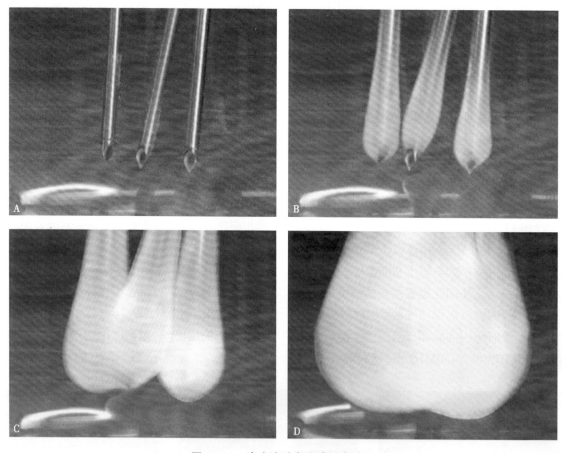

图 17-13　冷冻消融术冰球形成过程

皮细胞；同时肿瘤坏死的脱落抗原物质能增强机体的免疫能力。相对于热消融，冷冻消融的优势在于：疼痛轻；没有电流，装有心脏起搏器的患者可使用；术中更容易实时监测消融的范围，保证消融的质量。

（5）激光消融（laser ablation）：激光消融是通过穿刺针导入体内激光纤维，采用 1 064nm 钕钇铝石榴石（neodymium-yttrium-aluminum-garnet，NdYAG）激光和 830nm 二极管激光引起局部组织温度升高，产生热消融作用的治疗方式。NdYAG

激光有更强的组织穿透能力，但价格昂贵，所以二极管激光更多临床使用。激光束的穿透力与组织的透光性和导热性有关，因此 MRI 引导激光消融，实时观测温度变化很重要，目前热点探讨的应用领域也是 MRI 引导下经会阴的前列腺激光消融，温度观察有助于避免周围重要结构如前列腺尖和直肠的损伤。

（6）不可逆电穿孔技术（irreversible electroporation, IRE）：不可逆电穿孔技术又称纳米刀，是透过非常短但强的电场，使得细胞膜上产生永久纳米孔的一种组织消融技术，其原理主要是利用电脉冲永久损害靶区内细胞膜磷脂双分子层，导致肿瘤细胞死亡（图 17-14）。IRE 不同于射频或微波消融，该技术无热导效应，邻近组织基质如血管、神经或胆道系统不受破坏。这个技术目前正在临床应用初期。

4. 操作技术

（1）制订治疗计划：治疗前，必须充分评估患者的全身状况、病情、肿瘤生物学行为（预测可行性及效果，确定治疗及联合治疗措施、步骤）和影像学检查情况，根据肿瘤的大小、浸润范围、位置等，制订完整的治疗方案和策略，保证足够的安全范围，尽可能获得一次性、适形的完全消融治疗。不同消融手段和消融产品其消融范围和形状不同，单针和多针的使用根据消融范围的不同决定，所以术前计划系统中要根据肿瘤的大小范围和消融手段，确定合理穿刺路径和布针方式。消融范围应该力求包括至少 5mm 的癌旁组织，以

获得"安全边缘"，彻底杀灭肿瘤。对于边界不清晰、形状不规则的浸润型癌或转移癌灶，在邻近的组织及结构条件许可的情况下，建议适当扩大消融范围。

（2）影像导向下消融针的实时导向穿刺：强调选择适合的影像技术引导下进行操作，如表浅部位组织、肝脏、前列腺等可采用超声引导（图 17-15），深部组织和肺部肿瘤等的消融多采用 CT 引导（图 17-16），必要时还可选择 MRI 和 PET/CT 作为影像引导手段。目前，精准多影像融合导航技术对于常规超声显示不清或引导困难病灶的定位发挥着重要作用。超声 CT-MRI-PET/CT 融合成像是将 CT-MRI-PET/CT 的信息输入超声设备，在同一监视器上同时显示超声和 CT-MRI-PET/CT 的图像。由于采用了高精度磁定位系统，术者可随意移动探头更换切面找到微小的或者隐匿的病灶。此技术通过对穿刺角度的追踪定位，极大地避免了损伤血管、胆管等结构，进一步提高了穿刺诊疗的精确性与安全性。此外，引导方式的选择还要根据术者对设备的熟练程度和患者的具体情况确定，MRI 引导还要考虑消融设备的相容性。穿刺针的进入一定在影像监测下按照术前计划进行，并根据术中情况实时调整，一定要避开大血管、神经、肠管、气管支气管等组织，以保证治疗的安全性、准确性和有效性。针对靠近肠管、膈肌、肾盂、胸壁的肿瘤，必要时可采用术前灌注液体或注入气体的方法分离肿瘤和邻近的组织器官，然后再行消融治疗。

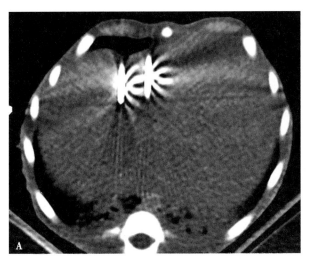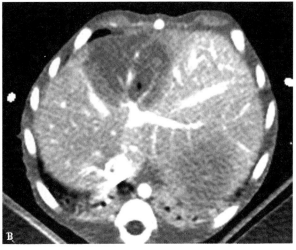

图 17-14　CT 引导下 IRE 消融猪肝的动物实验
A. 治疗中；B. 治疗后

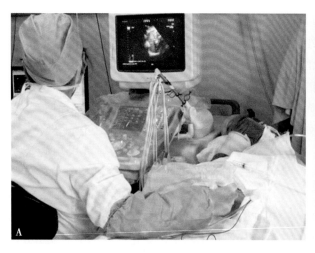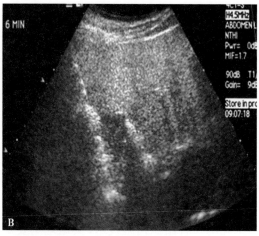

图 17-15　超声引导射频消融肝肿瘤

A. 超声引导下进行操作,并监控治疗过程;B. 超声图像显示 2 根射频针位于肝肿瘤两侧

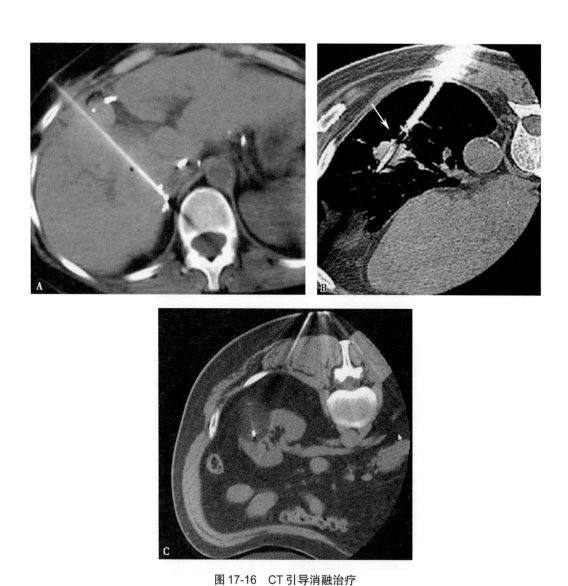

图 17-16　CT 引导消融治疗

A. CT 引导下肝脏 RFA 治疗;B. CT 引导下肺部肿瘤射频消融;C. CT 引导下肾脏肿瘤冷冻消融

（3）肿瘤消融和消融过程的实时监测：不同消融手段的消融过程不同，消融时间不同，达到的消融范围也不同，当然与使用的消融产品种类有关，一般射频和冷冻消融时间较长，微波消融时间较短。具体操作过程按照不同设备说明执行，如术中发现危及重要组织器官的损伤也要及时停止消融。

术中实时监测很重要，主要为了保证肿瘤的准确消融和周围组织的安全性。超声可以实时观测到热消融范围导致局部回声增加，也可以观察到冷冻冰球的范围及后方声影；超声多普勒和超声造影可观察血流及肿瘤血供的变化。CT 和 MRI 对于冷冻消融冰球范围的观察清楚，必要时也可以应用对比剂。MRI 温度敏感序列可准确观察消融术中温度变化及其范围，准确预测消融范围，前列腺的冷冻、激光和 HIFU 消融多采用 MRI 温度监测，可以避免周围组织的损伤。

如采用 CT 引导消融，术后即刻行 CT 平扫（对于肺部肿瘤）或 CT 增强扫描（肝脏和其他部位）确认消融范围。肺部消融后 2 小时后常规行胸片检查排除气胸。

5. 并发症及处理　介入消融治疗的并发症主要有介入性操作引起的机械性损伤以及热消融治疗导致的热损伤两大类。消融治疗的并发症很多，与消融的部位有关，也与术者的操作技术有关，熟练的操作和严格质量控制的消融技术并发症发生率很低。

这里列出以下主要并发症：出血、胆管狭窄、胆管血肿、胆汁瘤、胆囊炎、胆心综合征、肠穿孔、感染、肝脓肿、腹壁脓肿、胸腔积液、血性胸腔积液、脓胸、气胸、针道转移、皮肤烫伤和冻伤、静脉栓塞、肾上腺危象、消融后综合征、肺炎、气管食管瘘、神经损伤、肾盂肾盏损伤、输尿管狭窄、高血压危象、室性心律失常，以及冷休克、阳痿、直肠尿道瘘、尿潴留、尿失禁、性功能障碍等。

以下简要说明消融主要并发症及处理措施。

（1）出血：通常由于热消融电极对血管的直接机械损伤造成，发生率为 0.1%～1.6%，其中死亡率为 0.015%～0.09%[2]。对怀疑出血者进行积极的超声或 CT 检查，小的出血保守治疗多可自愈，严重持续出血需要栓塞治疗或开腹手术止血。

（2）胆系并发症：主要由于机械性损伤或热损伤以及继发感染所致，包括胆管狭窄、胆道感染、胆道出血、胆囊炎、胆汁瘤、胆漏及胆汁性腹膜炎等。发生率较低，为 0.1%～1.0%。

（3）肠穿孔：热消融治疗肝脏肿瘤时，胃肠道穿孔并发症多发生于肿瘤邻近胃肠的患者，文献报道发生率为 0.06%～0.30%，其中以结肠穿孔最常见。处理措施包括严密观察；局部包裹性穿孔可先行保守治疗，无效择期手术修复治疗。

（4）肝脓肿：是热消融治疗后较常见的严重并发症，发生率为 0.14%～2.8%，可引起败血症、感染性休克、多器官衰竭甚至死亡。

（5）针道种植转移发生率各家报道不一，多数研究报道为 0.14%～2.8%。

（6）皮肤烫伤和冻伤多发生于肿瘤浅表的患者；术中注意保护皮肤及影像学术中监测。

（7）消融后综合征包括局部疼痛、发热、恶心等，发生率为 50%～80%，多为肿瘤坏死所致，一般可自愈，必要时积极对症治疗。

（8）冷休克，表现为血小板下降、凝血功能障碍、胸腔积液、急性呼吸窘迫综合征（ARDS）、肌红蛋白尿，死亡率达 18%，主要发生在肝脏冷冻消融，与消融体积有关。

6. 疗效评价　评估局部疗效的规范方法是在消融后 1 个月，之后每 3 个月复查，复查增强 CT/MRI 扫描，以评价消融疗效和复发时间。对于肺内病变，术后 1 个月影像资料为基线资料。疗效分为：①完全消融（complete response，CR），肿瘤所在区域未见强化（图 17-17）；②不完全消融（incomplete response，ICR），肿瘤病灶不规则状强化或结节状强化，提示有肿瘤残留。对治疗后有肿瘤残留者，可以进行再次消融治疗；若 2 次消融后仍有肿瘤残留，则确定为消融治疗失败，应放弃消融疗法，改用其他疗法。

射频消融是治疗原发性肝癌应用最广泛的热消融手段。意大利的 Livraghi 报道的一项多中心前瞻性临床研究证实：射频消融治疗直径 ≤2.0cm 的可切除小肝癌，5 年生存率达到 68.5%，与手术切除相近；而术后并发症只有 1.8%，明显低于手术切除组，因此他们认为射频治疗可作为直径 ≤2.0cm 的小肝癌的一线治疗方法。法国的 Kontchou 报道了射频消融一线治疗 ≤5.0cm 肝

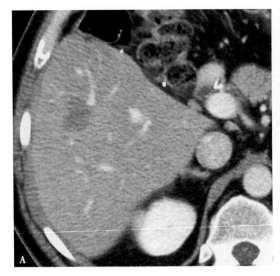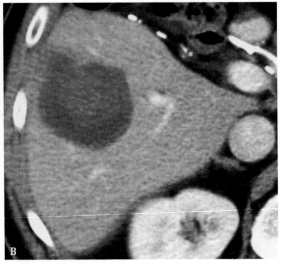

图 17-17 根治性射频消融肝脏肿瘤

A. 肝转移切除术后复发结节；B. 消融后复查 CT 示病变无活性

癌最大宗病例结果显示，治疗后 5 年的生存率、无复发生存率、无瘤生存率分别为 40%、17%、32%，对于可切除肝癌，治疗后的 5 年生存率达到 76%，与手术相近。因此他们认为对于 ≤5.0cm 的肝癌，射频消融是一种安全、有效的一线治疗方案。

与乙醇消融比较，RFA 对 3～5cm 的肿瘤具有根治率高、所需治疗次数少和远期生存率高的显著优势。近年来，RFA 被广泛评价可代替乙醇注射，进行肝肿瘤局部消融。RFA 的治疗效果受邻近血管的影响，被认为是血流的散热（heat-sink）效应带走热量引起。同时消融治疗受治疗部位的影响。

RFA 对数目有限、不能手术切除的肝转移癌的应用价值，主要针对结直肠癌肝转移的患者。两项早期研究表明肝转移癌完全坏死率低于 60%～70%。其后，由于 RFA 技术的发展，局部肿瘤控制成功率得到实质性提高。在两项临床试验中，RFA 能局部灭活 91%～97% 病灶。Solbiati 等报道射频治疗结直肠癌肝脏小转移癌的结果，5 年、7 年、10 年生存率为 47.8%、25.0% 和 18.0%。

射频消融治疗肝外组织肿瘤，如肾、肺、盆腔、颈部肿瘤，效果肯定，并发症低，可以为无法手术切除的肿瘤提供根治或姑息的治疗方法。

最近文献报道超声引导下微波消融肝癌的多中心研究显示，其 1 年、3 年、5 年生存率分别为 91.2%、72.5% 和 59.8%。对于肝转移癌亦有较好的远期疗效，其 1 年、3 年、5 年的累积生存率分别为 40%～91.4%、0～57% 和 14%～32%。

RFA 与 MWA 都是通过热效应使得局部肿瘤组织细胞坏死。MWA 导入的能量可能较大，消融的范围相对更大，并发症的危险性也相应增加，不过两者之间无论是在局部疗效还是生存率方面都无显著差异。消融治疗后应定期观察病灶坏死的情况，如有病灶残留，应积极治疗，提高消融治疗的疗效。

五、放射性粒子植入术

放射性粒子植入治疗技术是一种采用影像学引导手段将放射源植入肿瘤内部实现肿瘤组织内近距离治疗（或内照射治疗）的技术。20 世纪 70 年代，美国纪念斯隆凯特琳癌症中心（MSKCC）首先报道经耻骨后组织间碘粒子种植治疗前列腺癌，并成为早期前列腺癌常规治疗，2001 年王俊杰教授实施了国内首例前列腺癌放射性粒子植入术；该技术也逐渐广泛使用到其他各种实体瘤的治疗。近年来精确的影像引导手段和术前三维计划系统使肿瘤局部达到很高的照射剂量，同时避免周围组织的照射损伤。放射性粒子治疗技术作为一种局部治疗，也是一种姑息性治疗手段，除前列腺癌外，放射性粒子多与其他治疗联合，是其他抗肿瘤治疗的有效补充，在肿瘤的综合治疗中发挥了一定作用。

1. 适应证　各种不能手术切除的恶性实体肿瘤；手术后残留或复发，病灶相对孤立；外放疗后因剂量或组织耐受差而癌灶残留；局部进展期肿瘤难以用其他局部治疗方法处理；晚期转移性肿瘤局部进展引起明显症状的姑息治疗。常见的治疗肿瘤有前列腺癌、肝癌、胰腺癌、肺癌、骨肿瘤、软组织肉瘤、颅内肿瘤、头颈及纵隔腹膜后等淋巴结转移、腹壁胸壁盆腔复发转移等。

2. 禁忌证　恶病质，一般情况差；严重的心肺疾患和糖尿病；空腔脏器慎用。

3. 放射性核素粒子　放射性粒子的种类很多，如 ^{198}Au、^{125}I、^{103}Pd、^{169}Y、^{192}Ir 等，但目前最常使用的是 ^{125}I 放射性粒子，^{125}I 的半衰期为 60 天，光子能量为 27kV。它的最大优势是不需要特殊防护。但是由于其能量低，穿透距离较短，粒子分布不均匀使得治疗体积内的部分区域不能接受足量照射。因此，临床治疗时非常需要精确种植粒子，确保剂量分布均匀。

4. 放射性粒子近距离治疗计划　术前影像学检查，多采用 CT 测定肿瘤体积、确定肿瘤的边缘和周围组织的关系。三维治疗计划系统构建一个三维适形放疗的空间，物理师能够在三维空间上看到肿瘤靶体积、正常组织体积与等剂量表面覆盖情况，注意周围重要器官如脊髓、直肠和膀胱等照射剂量。

通过术前三维计划系统，决定源的总活度和放射性粒子数量，决定粒子在肿瘤靶区内的空间分布、进针点、角度和深度。

5. 放射性粒子置入技术　高品质的影像引导系统是粒子准确置入的关键，如 CT、MRI 和经直肠超声技术。目前常用的影像引导手段为 B 超和 CT；除治疗前列腺癌采用内镜超声和 MRI 外，其他部位的粒子置入多采用 CT 引导。

不论采用何种影像引导，最终要按照计划的剂量分布要求，使粒子均匀分布于靶组织内，并根据术中影像，校正或补充放射性粒子，保证靶区的照射剂量。

6. 并发症及处理　放射性粒子置入术并发症分为两类，一类为短期穿刺相关并发症，另一类为长期放疗相关并发症。

粒子置入穿刺针细，穿刺损伤小，主要有出血、气胸、粒子移位、合并感染等，前列腺癌治疗早期可能出现尿路刺激症状。

放疗相关并发症与置入粒子的部位有关，如直肠炎、肺炎、脊髓损伤、皮肤坏死等，严重时可引起直肠瘘等，放射损伤多可自愈，或对症处理即可，但严重的照射损伤处理非常棘手，因此严格按照术前计划和术中质量系统，避免对周围正常组织过度照射导致损伤。

7. 治疗效果评价　放射性粒子组织内照射有很好的肿瘤局部控制作用。

治疗前列腺癌的报道较多，也最受认可，对于低危患者，5 年无生化复发率为 86%～100%，中危患者报道不一，是否联合外放射也有争议；高危患者通畅联合外放疗和 / 或内分泌治疗，Stock 报道联合治疗患者 5 年 PSA 无进展率为 86%。此外，放射性粒子治疗前列腺癌主要优势之一是保护性功能。

放射性粒子在肝癌、胰腺癌、肺癌、骨肿瘤、头颈部淋巴结转移、盆腔复发肿瘤等治疗的疗效均有报道，由于受术者穿刺置入技术的影响较大，疗效也不同，但多数可以获得 70% 以上的局部控制率，并且起到一定的症状控制作用，提高患者生活质量（图 17-18）。

六、经皮椎体成形术

经皮椎体成形术（percutaneous vertebroplasty，PVP）和经皮椎体后凸成形术（percutaneous kyphoplasty，PKP）是在影像引导下，穿刺针刺入椎体，将骨水泥［聚甲基丙烯酸甲酯，（PMMA）］等注入病变椎体，稳固椎体、缓解疼痛的治疗技术。1987 年，法国医生 Galibert 首次报道椎体成形术，20 世纪 90 年代该技术迅速传到美国，早期主要用于缓解骨质疏松压缩骨折引起的疼痛，有效率为 85%～90%。后来逐渐推广于治疗脊柱血管瘤、骨髓瘤、溶骨性转移瘤和糖皮质激素导致压缩性骨折等。

1. 适应证　包括保守治疗无效的骨质疏松压缩骨折导致的疼痛；良性肿瘤如椎体血管瘤、恶性肿瘤如骨髓瘤、溶骨性转移瘤等引起的疼痛性压缩骨折。

2. 禁忌证　椎体成形术不用于预防骨质疏松压缩骨折。不可纠正的凝血功能障碍和感染视

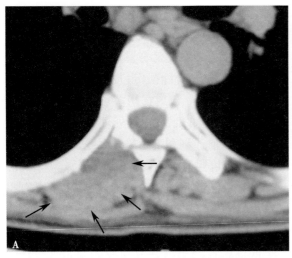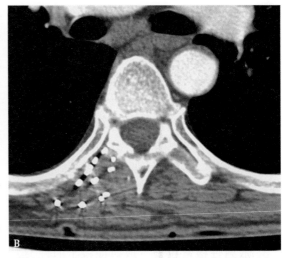

图 17-18 椎体附件转移放射性粒子置入术

A. 胆管癌第 7 胸椎椎体附件转移；B. 放射性粒子置入后 2 个月后复查 CT 示椎体转移性肿块明显萎缩，患者疼痛症状缓解

为禁忌。椎体后缘不完整或肿瘤突入硬脊膜腔为相对禁忌。

3. 穿刺器材 椎体成形术有专门的穿刺套装，穿刺针 10~11G，现在主张用更细的穿刺针 13~15G。PKP 需要专门的球囊。骨水泥的配制：PMMA 使用时加入钽粉或纯硫酸钡（BaSO₄）粉 1~1.5g，以增加其可视性，按粉液比（g/ml）为 3:2 调配。

4. 操作技术 患者局部麻醉，俯卧位。常规消毒、铺无菌巾。引导设备可采用透视、CT 或锥束计算机体层摄影（CBCT）。传统多采用透视技术。穿刺通路多采用经椎弓根入路，上胸段椎体因椎弓根小，可采用经椎旁或肋椎关节入路。颈椎经椎弓根穿刺非常困难，多数经前侧方入路，一般在 CT 引导下避开颈动脉穿刺。穿刺多双侧进行，少数可单侧穿刺完成。皮肤穿刺点和穿刺入路根据术前影像学和术中患者的体位决定。当穿刺针到达椎体前缘，注入牙膏期的骨水泥，水泥注射时要实时透视观察水泥弥散和流向，任何椎体外的渗漏，尤其是流入椎管须立刻停止注入（图 17-19）。每个椎体平均注入骨水泥 3~6ml。PKP 治疗，在注入水泥前行球囊预扩张椎体。近年来也有报道经皮支架成形术（percutaneous stent plasty，PSP）治疗，即在椎体内释放支架后再行水泥注入。

5. 术后并发症及处理 椎体成形术的并发症发生率低，有报道骨质疏松骨折成形术的并发

症发生率在 1% 左右，主要并发症有骨水泥外溢、神经根疼痛、肺栓塞、感染等。

6. 治疗效果评价 椎体成形术增加了椎体稳固性，稳固了骨折的骨小梁，起到明显的止痛作用，报道椎体成形术后疼痛消失或明显缓解率达 90% 以上。疼痛缓解多在术后 4~48 小时内起效，患者生活质量改善明显。对于肿瘤患者，高温骨水泥也有一定灭活椎体肿瘤的作用，但是椎体成形术不能替代抗肿瘤治疗，如有效的区域放疗。一项多中心的随机对照研究显示 PKP 与保守治疗相比能显著改善患者 1 个月的后背疼痛和功能状态（$p<0.0\,001$）。

PKP 在球囊扩张后注入水泥，理论上有助于椎体的高度恢复、降低注入水泥时的压力、减少渗漏和静脉内渗入。PSP 在释放支架后注入水泥，理论上更加有助于上述问题的解决，但还有待于获得临床数据的支持。

七、经皮穿刺引流术

经皮穿刺引流术（percutaneous drainage）是在影像设备的引导下，经皮直接穿刺体内异常积液或积脓并置入引流管进行引流的一种介入治疗技术。主要包括经皮肝穿刺胆汁引流术、胸腹水引流、脏器内和脏器间积液、积脓引流术。随着影像引导技术的进步，CT 引导的普及，穿刺准确性的提高，以及多种类型的经皮大口径引流管使用，引流技术已广泛应用于临床，很大程度上取

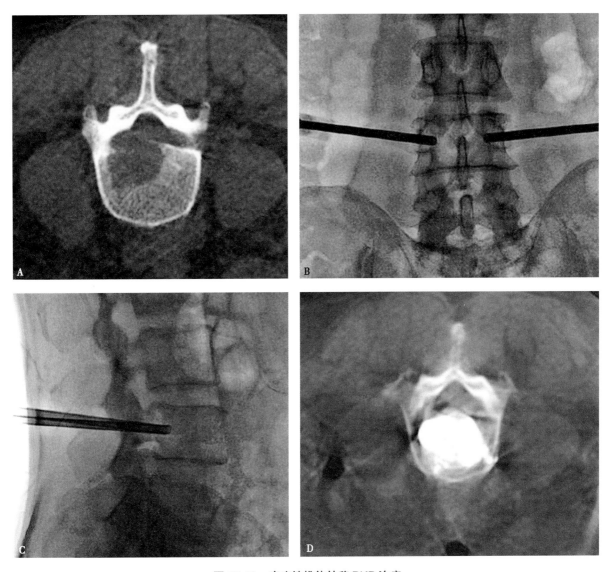

图 17-19　疼痛性椎体转移 PKP 治疗
A. 肺癌患者腰部疼痛，CBCT 示 L₄ 椎体溶骨性骨转移；B、C. 正侧位平片示经 L₄ 双侧椎弓根穿刺建立骨通道，球囊扩张后，注入骨水泥；D. 术后即刻 CBCT 示骨水泥在病变及椎体内弥散良好，患者疼痛明显缓解

代了开腹开胸引流的操作。

1. 适应证　恶性梗阻性黄疸胆道支架置入前和置入后行胆汁引流，不能或不愿行胆道支架者行单纯胆汁引流。恶性胸腔积液、腹水、脏器脓肿和积液如肝、脾、肾脓肿、脏器间积液或积脓，如膈下脓肿、肠间脓肿、肾周脓肿、吻合口脓肿；以及皮下脓肿，肌肉和肌间脓肿。

2. 禁忌证　穿刺引流术是处理肿瘤并发症和外科术后并发症的有效手段，也是最微创的手段，所以所有的禁忌证都是相对的，但是对于合并严重的不可纠正凝血机制异常和严重的心肺疾患、生命体征不稳定、对比剂过敏等要慎行。脓肿的急性期、穿刺皮肤和通道的急性感染时禁忌穿刺。合并大量腹水患者行胆汁穿刺引流前需控制腹水。没有合适的进针通路视为引流禁忌。对于重症和特殊的患者需要介入医生和临床医生仔细权衡置入引流管的利弊，谨慎操作。

3. 引流管器材　多数穿刺器材包括穿刺针、导丝、穿刺套针、金属支撑管、扩张管、引流管等。目前的引流管多采用聚氨酯材料，材料柔软，有很好的抗打折能力，表面有亲水性，多数引流管的头端为多个侧孔、内置线牵拉后固定成猪尾状（图 17-20）。引流管的直径 6～16Fr 不等。恶性胸腔积液的引流也有设计经皮肤隧道带有袖口和防反流瓣膜的引流管。

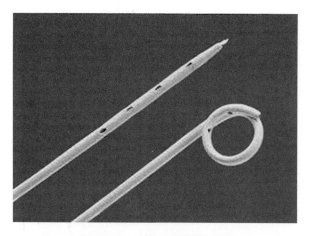

图 17-20 经皮穿刺外引流管

4. 操作技术

（1）经皮经肝胆管引流术（percutaneous biliary drainage，PTBD）：根据临床需要可采用腋中线入路及剑突下入路，右侧胆管穿刺多采用右侧腋中线入路，一般在透视下穿刺，左侧胆管穿刺多采用剑突下入路，一般在透视或 B 超引导下穿刺。穿刺置入引流管有 Seldinger 方法和 Trocar 方法（套管针留置方法）。透视下置入时一般采用

Seldinger 方法如图 17-21。

（2）经皮胸腔积液和腹水的引流术：过去胸腔积液和腹水的穿刺引流采用盲穿的方法，虽然成功率也很高，但有损伤脏器的风险。现代医学认为，胸腹水的穿刺引流需采用超声和透视引导进行，并且对于需要长期和间断引流的胸腔积液和腹水主张置入经过皮下隧道的引流管，减少长期引流导致引流管周围渗出和继发胸腹腔感染的风险，同时减少住院时间。

（3）实质脏器脓肿和积液、脏器间积液或积脓穿刺引流术：引导手段多采用 B 超或 CT；根据积脓或积液的部位，选择合适穿刺入路，一定要避开相邻血管、神经及空腔脏器等（图 17-22）。

5. 术后并发症及处理
PTBD 常见的并发症主要有胆道出血、胆汁漏、胆管感染及导管堵塞、脱位。

脓肿和积液引流管并发症主要有出血、感染、败血症、感染性休克、气胸，穿刺损伤肠管、膀胱、血管、神经等。引流管堵塞引流不畅在脓肿引流、坏死物引流或合并肠瘘的引流时表现最

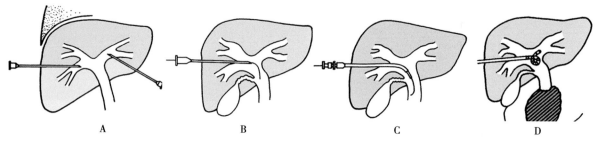

图 17-21 经皮穿刺胆汁外引流术图解

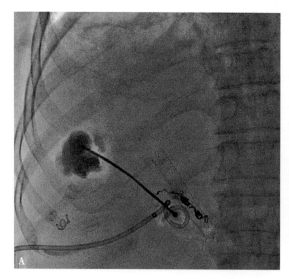
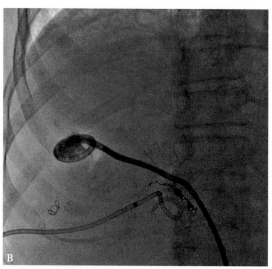

图 17-22 经皮胆汁引流术和肝脓肿穿刺引流术

为突出,因此需要置入大口径的外引流管,并经常冲洗,冲洗液的容量要小于脓肿腔的容量,最好每天冲洗 2～3 次。黏稠的脓液引流效果不佳,建议应用纤维溶解的药物,如 4～6mg 的组织型纤溶酶原激活物溶入 50ml(根据脓肿大小)盐水,封闭 30 分钟后开放引流,每 12 小时 1 次,连续 3 天,然后影像学评价脓肿大小。脓肿充分引流的同时还需要全身应用敏感的抗生素。充分固定引流管避免移位脱落。

6. 治疗效果评价　PTBD 外引流如果可以引流全肝,胆红素一般在 2～4 周降到正常水平,相应的肝功能指标也会逐渐恢复正常。

脓肿引流后实验室指标和症状多数会在 48～72 小时后趋于正常,如无改善,应检查引流管的位置是否仍有没引流到的积液。如果每天引流量减少,实验室检查正常、影像学积液消失、临床症状消失,引流管可拔出。引流失败的原因如下:多个分隔的脓肿、黏稠和机化的脓肿、与肠管相通的脓肿、含有大量坏死物质的脓肿。

八、经皮穿刺造瘘术

经皮造瘘术(percutaneous ostomy)是在影像设备(如 X 线、B 超、CT 等)引导下,经皮穿入空腔脏器并置入引流管或营养管等的一种介入治疗技术。1979 和 1981 年 Ganderer 等和 Preshaw 等先后报道了用内镜及透视下行胃造瘘术。与传统外科手术造瘘术相比,该技术的明显优势是创伤小、置管位置准确、感染、出血等并发症少。目前常用及成熟的造瘘技术主要包括经皮胃造瘘术、胃空肠造瘘术、经皮胆囊造瘘术、经皮肾盂造瘘术及经皮膀胱造瘘术。

1. 适应证

(1)经皮胃造瘘术的适合人群:脑外伤、脑卒中等神经系统疾患影响吞咽功能;头颈部肿瘤和食管癌影响进食;也用于肠道梗阻的减压术。胃空肠造瘘术用于胃轻瘫、胃窦癌、胃出口梗阻和胰腺癌等引起的十二指肠梗阻的患者,在胃减压的同时经过空肠进行饲食。

(2)经皮肾盂造瘘术的适应证:各种原因引起的输尿管完全和不完全梗阻,如尿路梗阻引起氮质血症、尿毒症、电解质紊乱、脓毒血症等严重并发症,需急诊行经皮肾盂造瘘术。顺行性经皮肾盂和输尿管取石术、输尿管球囊扩张术、输尿管内涵管及支架置入术之前需经皮肾盂造瘘术。

(3)胆囊造瘘术的适应证为保守治疗无效的严重胆囊炎症或胆囊穿孔,且症状重不能行手术切除时,也可以作为胆囊结石取石的通路。

(4)膀胱穿刺造瘘术:急性尿潴留后导尿失败,可暂时行耻骨联合上膀胱穿刺术,以减轻患者尿潴留的痛苦。严重的骨盆外伤则需行膀胱穿刺造瘘术;如果尿道梗阻原因不能于短期内解除,也需要行耻骨联合上膀胱穿刺术造瘘术。

2. 禁忌证　胃造瘘术的禁忌证是大量腹水、穿刺处皮肤感染、门静脉高压导致的重度胃底静脉曲张、不能纠正的凝血功能障碍。

其他造瘘术的禁忌证为不能纠正的出、凝血障碍,穿刺处的急性感染,严重的心肺疾患等。

3. 造瘘器材　胃造瘘系统种类很多(图 17-23),早期用 Foley 导管、10～14Fr Cope loop 系统、猪尾导管系统、球囊固定导管、胃造瘘纽扣等。肾盂造瘘用的造瘘管多采用猪尾引流导管。

4. 造瘘技术

(1)胃造瘘技术:术前 12 小时口服稀释钡剂使结肠轮廓显示;术前置入鼻饲管到胃,注入空气使胃扩张。患者仰卧位,在胃内气体充盈好的状态下,透视正位选择胃窦部前壁作为穿刺点,局部消毒铺巾,局麻,在侧位透视下,采用 3～4 个装载 T 形固定器或锚钉的 18G 穿刺分别穿刺胃前壁,固定 T 形固定器;然后采用 18G 穿刺针穿刺固定器中心部位,置入超硬导丝,逐级扩张穿刺道,置入造瘘管,如置入球囊固定的造瘘管,需通过可撕脱的导鞘置入。胃造瘘纽扣的置入同上。

胃空肠造瘘管的置入方法同前,选择的穿刺点要尽量靠近幽门,导丝进入胃内后需要导管和导丝配合进入十二指肠和空肠,最后交换置入双腔的胃空肠造瘘管。

(2)肾盂造瘘术:患者取俯卧位,或患侧抬高 20°～30° 角,消毒铺巾,局麻。穿刺点为右侧取腋后线第 12 肋下方,左侧取腋后线第 11 肋下缘。穿刺肾脏集合系统可以在透视或超声引导下完成。穿刺成功后,引入导丝,置入 Cope 交换系统,交换置入超滑导丝,逐级扩张穿刺道,置入引流管。

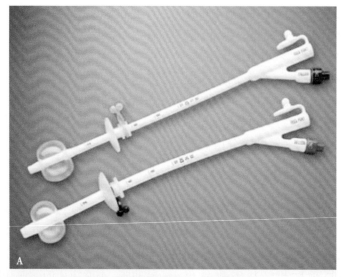

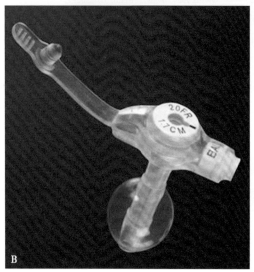
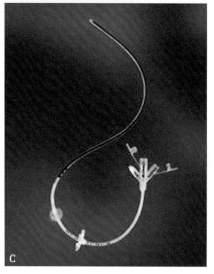

图 17-23　胃造瘘管和造瘘纽扣
A. 胃造瘘管；B. 胃造瘘纽扣；C. 胃空肠造瘘管

5. 术后并发症及处理　胃造瘘管术后 12～24 小时开始进食。主要并发症是造瘘管周围渗出、造瘘管移位、堵塞、皮肤感染、腹膜炎、出血等。

肾盂造瘘管术后止血、抗炎治疗，引流管需每隔 3～4 个月更换 1 次，超过 3 个月容易引起导管堵塞。定期的引流管高流速液体冲洗能开通和预防导管的堵塞。主要并发症包括肾盂输尿管穿孔、血尿、尿路感染、腰痛、异物感、引流管的堵塞等。肾盂穿刺出现血尿多在 1～2 天内自行愈合，持续出血要行栓塞治疗。

6. 治疗效果评价　有对照试验显示造瘘管置入前采用锚钉固定，增加造瘘术成功率，成功率可达 100%。但也有作者认为置入 10Fr 以下的造瘘管不需要提前锚钉固定胃壁。有报道透视下造瘘术成功率高于内镜下置入术（99.2% *vs.* 95.7%），并发症无差异，均明显低于外科造瘘术。造瘘纽扣使用方便，提高患者生活质量。

经皮肾造瘘术后可立刻缓解急性肾积水，腹痛、恶心呕吐等症状明显缓解，24～48 小时后发热和胁腹部疼痛症状即可缓解。肾造瘘术能挽救肾功能。肾功能恢复的平均时间是（7.7±4.1）天。经皮肾造瘘术比外科手术造瘘创伤小，住院时间短，成功率几乎为 100%。

九、恶性梗阻的管腔支架成形术

恶性肿瘤侵犯导致体内管腔的梗阻，包括血管如腔静脉、门静脉，和非血管管腔如胆道、消化道、气道、输尿管等,这些管腔的梗阻均可引起严重的临床症状,甚至危及生命,如气道梗阻可瞬间导致窒息,胆道梗阻很快会导致肝脏衰竭,双侧输尿管梗阻会引起肾后性急性肾衰竭等。对于晚期肿瘤患者合并以上管腔狭窄导致的临床综合征,采用影像引导下、介入微创的方法进行血管和非血管的再成形术可明显改善患者症状、提高生活质量,延长生存期,并且为进一步的抗肿瘤治疗提供机会,是肿瘤综合治疗不可缺少的组成部分。

1. **适应证** 肺癌和其他纵隔肿瘤引起的上腔静脉狭窄或者闭塞;肝癌和其他肿瘤引起的下腔静脉梗阻;胰腺癌、肝癌等引起的门静脉瘤栓和梗阻;肝癌、胰腺癌、胆管癌、其他肿瘤腹膜后转移等导致的胆管狭窄(梗阻性黄疸);消化道肿瘤引起的食管梗阻或食管气管瘘、食管纵隔瘘、胃窦幽门部和十二指肠梗阻、结肠梗阻等;纵隔肿瘤、食管癌和肺癌引起的气管狭窄;腹膜后肿瘤和盆腔肿瘤导致的输尿管狭窄闭塞引起肾积水等。

2. **禁忌证** 不可纠正的凝血功能障碍、严重的心肺脑血管疾患、门静脉广泛的狭窄或瘤栓、下腔静脉内癌栓蔓延至右心房内、胆管的弥漫性狭窄等。

3. **支架种类及其释放系统** 食管支架多为网状编织支架,以自膨式 Wallstent 支架最为常用。用于恶性梗阻的食管支架多为覆膜、双杯口支架。结肠支架多为单杯口网状裸支架,杯口位于上端。

胆管支架为各种网状编织支架与血管支架类似,多为裸支架,也有覆膜支架。支架直径 8~10mm,支架长度 4~8cm。

腔静脉支架可选择 Z-Stent 和 Wallstent 支架。门静脉支架同一般血管支架和胆道支架。输尿管支架多为双猪尾导管支架。

4. **操作技术**

(1)腔静脉支架置入术(图 17-24):经股静脉和/或颈静脉穿刺,插入猪尾导管,行腔静脉单向或双向造影,明确上/下腔静脉阻塞的部位、程度和范围,测量右心房及腔静脉阻塞远端压力。将导丝和导管穿越狭窄段,送入支架输送装置,根据定位标志放置内支架,支架放置后再次给以造影和测压。腔静脉狭窄远段如合并新鲜血栓,一般主张在支架置入前放置滤器或采用溶栓导管行局部接触性溶栓治疗,待新鲜血管溶解后再行支架置入术。

(2)门静脉支架置入术:采用经皮经肝穿刺门静脉分支入路,猪尾导管造影,并通过狭窄远段再次造影,明确狭窄范围,行支架置入术。

(3)胆道支架置入术(图 17-25):前期操作同 PTBD,造影观察狭窄范围,导丝通过狭窄,置入胆道支架,覆盖狭窄全段。

(4)食管支架和胃十二指肠支架置入术(图 17-26):常规咽喉部用 1% 利多卡因或 0.1%

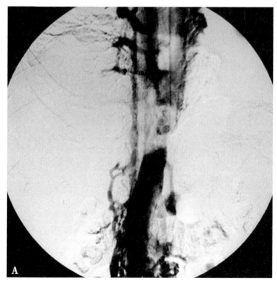
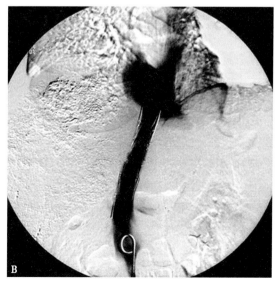

图 17-24 下腔静脉梗阻的支架成形术

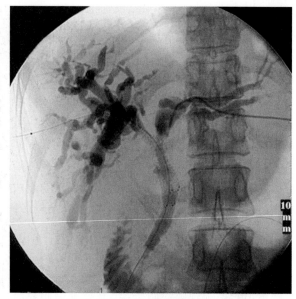

图 17-25　高位胆道梗阻双侧内支架置入术

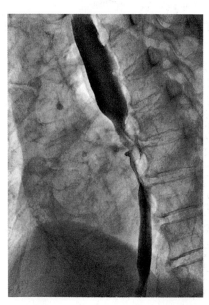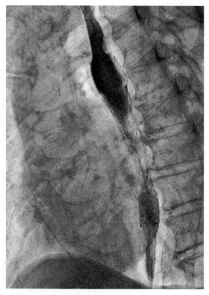

图 17-26　食管癌食管梗阻支架置入术

的卡因行局部喷雾麻醉后，摘下义齿，放置牙托，透视下插入导丝与血管造影导管（常用 cobra、hunter head 导管），参照术前上消化道造影图像，经导管注入对比剂再次造影确定狭窄位置，并在体外相应位置放置不透 X 线的标记，沿导丝送入支架释放系统，准确定位后，透视下缓慢释放支架。合并食管气管瘘呼吸困难的患者，可以同时释放气道支架和食管支架（图 17-27），以封闭瘘口和保证气道和食管的通畅，释放顺序以气道支架释放为先，避免食管支架释放后加重气道梗阻的风险。

（5）气管支架置入术（图 17-28）：摄胸部平片，进一步明确狭窄的部位和与隆起部位的关系；去掉义齿，放上牙托，在导丝引导下将导管和导丝一同送入主气管；撤出导丝，经导管滴入麻药；沿导丝送入支架释放器通过狭窄段，然后快速撤出导丝和扩张器；将支架放入释放鞘并快捷地推送至狭窄段，握住推送杆后撤释放鞘，释放支架。

（6）输尿管支架置入术（图 17-29）：经皮肾盂穿刺，引入超滑导丝，沿导丝置入 7～8F 导管鞘；沿导丝送入单弯或蛇形导管，导管导丝配合通过狭窄段（亲水导丝利于通过狭窄段）；交换置入超

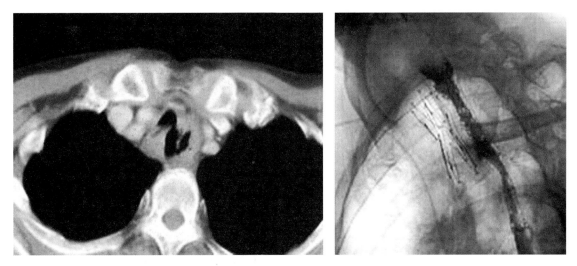

图 17-27　食管气管瘘的食管覆膜支架和气管支架置入术

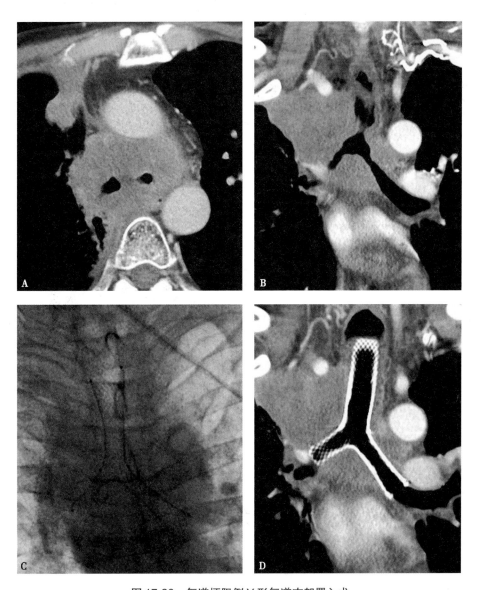

图 17-28　气道梗阻倒 Y 形气道支架置入术

A、B. 胸部 CT 示纵隔型肺癌主气管和双侧主支气管明显包绕狭窄；C. 行倒 Y 形气道支架
置入术后呼吸症状明显缓解；D. 胸部 CT 冠状位重建气管和主支气管通畅

硬导丝,沿交换导丝置入双猪尾状支架(内引流涵管)。尤其患者合并膀胱疾患不能插入膀胱镜行逆行双猪尾支架(内涵管)时,采用顺行置入是必要的选择。

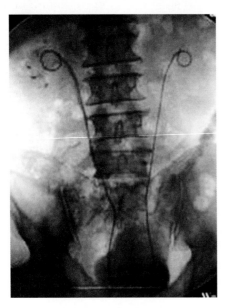

图 17-29　输尿管双猪尾支架置入术

5. **并发症及处理**　主要并发症有出血、局部疼痛、支架再狭窄、支架移位脱落、肠道穿孔等。出血多由于误穿动脉或大血管引起,少量出血可自愈,大量出血需紧急外科手术或动脉栓塞治疗。肿瘤导致管腔狭窄的支架成形术经常引起支架再狭窄,主要由于肿瘤生长进入支架网孔所致,因此对于食管、结肠等部位,主张采用覆膜支架,阻止肿瘤向支架内生长,但覆膜支架的使用也增加了支架移位的发生率,保持支架通畅的关键是后续的有效抗肿瘤治疗,如局部放疗、化疗、动脉化疗/栓塞。局部疼痛多由于支架膨胀刺激所致,多可耐受并于术后 1 周内缓解,少数需要应用止痛治疗。

6. **治疗效果评价**　随着影像引导手段以及支架和介入器械的不断进步,多数管腔成形术的技术成功率都在 95% 以上。

肿瘤患者管腔狭窄支架成形术疗效评价标准多以临床症状改善为主。气管内支架留置术后,患者的临床症状即刻缓解,缺氧状态迅速恢复正常水平,生活质量明显改善。输尿管内涵管支架置入后解决输尿管梗阻的同时,也明显提高患者生活质量。胆道支架置入术后胆红素和肝功能多

在 2～4 周恢复正常,撤出外引流管后患者生活质量提高。各种消化道梗阻支架置入术后解决了患者的进食问题,患者一般情况明显改善,结肠癌急性梗阻的支架置入术缓解了急腹症,为后续手术切除提供条件。上下腔静脉和门静脉支架置入术也明显缓解上下腔静脉淤血和门静脉高压的临床症状,有报道累及双侧头臂静脉的上腔静脉梗阻,支架开通双侧头臂静脉和单侧头臂静脉临床症状改善无差异,因此主张单侧支架置入即可。

总之所有肿瘤导致的血管和非血管管腔成形术均显著改善了晚期肿瘤的临床症状、提高了生活质量,延长了生存时间,也为进一步抗肿瘤治疗提供了机会,是肿瘤多学科综合治疗的主要内容之一。

第三节　介入治疗在恶性肿瘤综合治疗中的作用

现代肿瘤治疗学是多学科综合治疗体系,除传统的三大肿瘤治疗体系肿瘤外科学、肿瘤内科学、肿瘤放射学以外,肿瘤介入(interventional oncology, IO)是近年来发展最为突出、涉及领域最为庞大的肿瘤治疗新技术,成为肿瘤治疗的第四大体系——肿瘤介入治疗学(interventional oncology therapeutics)。

肿瘤介入实际上是多个微创治疗技术的复合治疗学科,现代肿瘤介入引入了 DSA、US、CT、MRI、PET 等多种影像引导手段,拓展了除 TACE 之外如 RFA、MWA、cryoablation、IRE、放射性粒子植入术、椎体成形术等的多种微创治疗技术,意味着介入治疗学科本身在发生着革命性的变化,现代肿瘤介入可以完成外科医生对于部分早期恶性肿瘤患者的根治性治疗;也能很好的发挥肿瘤放化疗失败后的补救治疗作用;同时对内外科医生束手无策的肿瘤晚期合并症的处理上更是发挥至关重要的作用。总之,其渗透到多个肿瘤病种的早、中、晚期各个阶段的治疗,是肿瘤综合治疗多学科治疗中不可或缺的重要组成部分。以下列举其相应领域肿瘤介入治疗发挥的作用。

一、对于早期肿瘤的治疗作用

消融治疗主要包括热消融和冷冻消融。射

频消融和微波消融对于早期原发性肝癌的根治性治疗价值受到广泛认可。意大利的 Livraghi 报道的一项多中心前瞻性临床研究证实：射频消融治疗直径≤2.0cm 的可切除小肝癌生存期与手术切除相近；而术后并发症明显低于手术切除组，因此认为射频治疗可作为直径≤2.0cm 的小肝癌的一线治疗方法。Lencioni 和 Shiina 等报道前瞻性临床研究证实对于单发肿瘤 <5cm，多发不超过 3 个，每个肿瘤 <3cm 的患者，OS 与手术相当。因此他们提议，RFA 对于早期 HCC 的选择病例可以作为一线治疗方法。与射频消融比较，新一代的微波消融可以在短期内产生更大的消融坏死体积，然而两者之间并发症及长期生存率的比较仍需进一步研究。欧洲肝病学会巴塞罗那临床肝癌分期系统（Barcelona Clinic Liver Cancer，BCLC）、美国肝病学会（American Association for the Study of Liver Diseases，AASLD）和亚太肝病学会（Asian-Pacific Association for the Study of the Liver，APASL）已经将手术切除、肝移植和局部消融治疗同列为直径≤3cm、结节数小于 3 个的肝癌的根治性治疗方法（图 17-30）。在我国公布的《原发性肝癌诊疗规范（2017 年版）》中认为，对于直径≤5cm 肝癌，局部消融可作为手术切除之外的另一种治疗选择。另外，消融治疗较外科手术的明显优势是创伤小、术后恢复时间短、手术合并症

小，因此对于合并其他疾患的患者更推荐使用。

TACE 虽然对于早期肝癌也有很高治愈率，但作为姑息性治疗手段，缺少与根治性手术切除的随机对照试验数据，因此目前不建议 TACE 单独应用于早期肝癌，只对于不能和不愿手术切除、消融部位困难的患者选择使用。另外，术前 TACE 对于等待肝源的肝移植患者可减少术后复发的风险。手术切除前的肝动脉造影也有助于发现常规 CT 和增强 MRI 不能发现的隐匿性病变。

介入治疗在早期肝脏肿瘤术后辅助治疗中的作用：①动脉化疗在结直肠癌肝转移术后的辅助治疗作用，多个术后辅助动脉 FUDR 化疗的随机对照研究结果显示明显延长 2 年、5 年的肝内无瘤生存率和总生存率；②原发性肝癌术后动脉化疗栓塞也显示出降低肝脏复发率和延长生存时间的作用，尤其适合于高危复发的患者如肿瘤大于 5cm、多发、切缘阳性、脉管癌栓的患者。

消融治疗对于伴发疾患不能耐受手术切除的非小细胞肺癌和转移性肺癌、单发小于 4cm 的早期肾癌也能提供根治性治疗手段，其与手术切除的对照试验正在探讨中。

二、对于中期肿瘤的治疗作用

对于中期原发性肝细胞肝癌，TACE 和 TAE 的治疗反应率达 70% 以上，被广泛采用也有 30

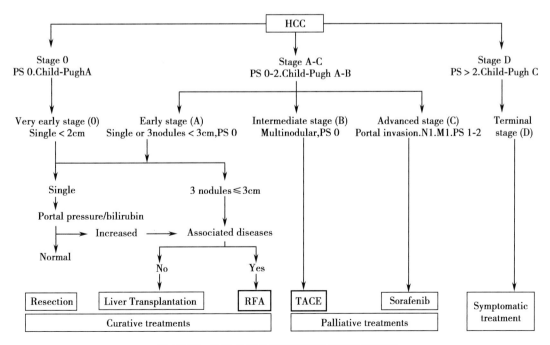

图 17-30　BCLC 原发性肝细胞性肝癌分期指南

年之久，多个随机对照试验和荟萃分析也证实相比支持治疗明显的生存获益；因此目前国际普遍将 TACE 作为中期原发性肝癌（BCLC 分期 B 期）的首选治疗方案（图 17-30），指证包括 Child-Pugh A～B 级、肿瘤大于 3cm，多结节、无脉管癌栓、无淋巴结转移和远处转移，PS 评分 0 分；符合这些标准的患者是 TACE 的绝对适应证。

对于中期较早的原发性肝癌（大于 3cm 但小于 5～6cm）患者，TACE 联合 RFA 的序贯治疗受到认可，先行 TACE，碘化油引起的周围性栓塞使瘤内血供减少，减少"热流失效应"，有利于增大消融范围，减少消融的次数，提高局部控制率和减少复发率。Shibata 等随机对照研究比较了这种联合治疗对于 ≤3.0cm 肝癌的疗效与单纯 RFA 相似，联合治疗不值得推荐。Morimoto 的随机对照研究比较了 TACE 联合 RFA 与 RFA 治疗单个 3.1～5cm 肝癌的疗效，射频治疗次数减少，局部进展率低。Yan 的荟萃分析显示联合治疗的生存获益。因此现在较一致的观点认为 TACE 联合 RFA 较单纯 RFA 能够提高肝癌治疗疗效，特别是对大于 3cm 但小于 5～6cm 和多个病灶的肝癌。另外 TACE 联合 RFA 治疗复发性肝癌，随机对照研究显示对于 ≤5.0cm 复发性肝癌，TACE 联合 RFA 较单纯 RFA 治疗有生存获益，尤其对于 3.1～5.0cm 和复发间隔时间 <1 年的复发性肝癌。

对于大于 5～6cm 的肿瘤一般认为不适合行消融治疗，TACE 和内照射栓塞术是首选方案，除非 TACE 后肿瘤明显缩小，但仍有残留活性不能有效栓塞时，化学消融、物理消融或放射性粒子治疗也可作为补救措施。

对于局部进展期的不可切除肝转移癌动脉化疗栓塞有明显价值。一个严格无交叉设计的多中心 RCT 试验 CALGB 9481，显示动脉化疗的 OS 为 24.4 个月，较系统化疗 20 个月明显提高（$p=0.003$）。

对于其他局部进展期不可切除的其他转移性肝癌如神经内分泌癌肝转移、胃癌肝转移，肺癌、胰腺癌、妇科恶性肿瘤等，经动脉化疗栓塞可明显改善患者生活质量，延长生存时间。

三、对于晚期肿瘤的治疗作用

1. 对于晚期原发性肝癌，如合并脉管癌栓，栓塞治疗联合动脉化疗、内照射栓塞会起到更好的局部控制作用，合并脉管侵犯以及有淋巴结转移和远处转移时，TACE 联合分子靶向药是目前非常值得推荐的方案。

2. **作为化疗的挽救治疗** 动脉 TACE、HACI 或 TARE 可作为全身化疗后失败的肝转移患者挽救治疗，有相当一部分患者可获得再次肿瘤缓解和生活质量改善的机会。

3. **肿瘤晚期的介入姑息减瘤治疗** 晚期患者的介入姑息减瘤术能缓解症状，如神经内分泌癌肝转移、胰腺癌局部进展、肺癌、妇科恶性肿瘤、疼痛性肌肉骨骼转移等，这些减瘤术多通过介入微创的方法完成如消融减瘤、动脉化疗栓塞术、放射性粒子置入术等，大多数晚期癌症患者都是一、二线系统化疗或放疗失败或进展的患者，介入治疗对这些晚期患者仍有较好的局部肿瘤控制作用，改善生活质量。但晚期全身广泛转移的患者则不适合介入治疗。

4. **晚期肿瘤并发症的介入治疗** 也是肿瘤介入治疗的重要领域，如疼痛性椎体转移的椎体成形术可明显缓解疼痛症状；癌症晚期顽固性腰背痛、腹痛的腹腔神经丛阻滞术显著缓解疼痛；肿瘤合并胆道梗阻的经皮肝穿胆汁引流和胆道支架置入术可缓解黄疸，改善肝功能；肿瘤合并气道梗阻的气管内支架留置术后，患者的临床症状即刻缓解，挽救垂危生命；肿瘤合并消化道梗阻的支架植入术解决了患者的进食问题，患者一般情况明显改善；结肠癌急性梗阻的支架置入术缓解了急腹症，为后续手术切除提供条件；肿瘤合并上、下腔静脉回流受阻综合征的腔静脉支架置入术能快速解决肢体浮肿、颜面浮肿、憋气等症状；肿瘤合并肾积水的经皮肾造瘘术和输尿管支架置入术改善症状挽救肾功能；总之所有肿瘤导致的血管和非血管管腔狭窄或闭塞引起的一系列并发症采用介入治疗技术均显著改善了晚期肿瘤患者临床症状、提高了生活质量，延长了生存时间，也为进一步抗肿瘤治疗提供了机会。

四、在外科术后并发症处理中的作用

介入治疗在外科手术并发症的处理中发挥重要作用。

1. **术后出血** 动脉栓塞治疗提供了快捷有

效的方法，避免了再次开腹或开胸；多篇文献证实，动脉栓塞止血对于外伤和医源性出血，已经替代外科止血成为首选治疗，除非是合并开放性创伤或其他急症需要外科处理。

2. 外科术后合并的腹盆腔感染积液或脓肿，经皮穿刺引流术可替代二次开腹引流，减少住院时间，降低住院费用。

3. 术后吻合口狭窄，如食管 - 胃吻合口狭窄、食管 - 空肠吻合口狭窄、胆 - 肠吻合口狭窄、肝移植后门静脉吻合口狭窄等，支架成形术是解决梗阻和缓解梗阻症状的主要手段。

第四节　肿瘤介入治疗存在的问题与未来研究发展方向

肿瘤介入治疗虽然近年来发展迅速，各种治疗新技术也呈现出"百花齐放"的态势，在肿瘤治疗的各个领域发挥了令人瞩目的成绩，但作为一个新兴学科和一门复合学科，在发展过程中面临诸多问题。

一、高级别循证医学数据不足

肿瘤介入治疗技术虽然被认为是微创的、有效的肿瘤治疗手段，但文献数据提供的多为回顾性分析资料，循证医学可信级别低，前瞻性随机对照试验（RCT）提供的Ⅰ类循证医学数据较少，除了 RFA 对于早期原发性肝癌和 TACE 对于中期原发性肝癌的治疗得到Ⅰ类共识外，其他介入治疗Ⅰ类证据不足，因此很难将如此优秀的治疗技术纳入治疗指南中。介入治疗 RCT 很少的原因是多方面的，如治疗效果受术者操作技术影响大、不同地域不同厂家介入产品和器材性能的差异、临床观察终点没有统一共识、介入医生参与操作不能做到双盲对照研究等。尽管如此需要我们不断克服阻力，努力协作，尽量完成高质量的多中心 RCT 研究，以推动该学科被肿瘤学界广泛认可。

二、介入学科建设和培养体系不规范

介入治疗学科是一个新兴学科，涉及医学领域广泛，现代肿瘤介入学实践者需要具备医学影像学、肿瘤内科和肿瘤外科的必要知识，并经过肿瘤介入的规范化培训才能上岗，而目前国家住院医师培养体系中没有介入学科，现从事肿瘤介入的医生中大部分住院医师培训阶段为影像医学，部分为内外科，介入专业上岗培训不规范，影响了介入治疗学作为一种微创精细治疗的学科发展，也影响介入治疗学在现代医学中的地位。介入学科的长期不健全，没有准入制度，导致介入被作为一种治疗技术而被临床各科医生在临床工作中随意使用，进而更加加剧了介入学科内涵的不规范。

在美国介入学科早就作为专科医师培养内容，而最新的美国住院医师培养体系中，介入更是被纳入到了住院医师培养的第一年，贯穿整个住院医师培养过程，这是对新型专业 - 介入学科的认可。而我国急需对介入诊疗学进行规范化准入，建立健全介入学科的住院医师和专科医师培养体系。

三、介入诊疗技术不够规范

肿瘤介入治疗效果受术者操作技术的差异的影响很大，这些操作技术的差异来自于多方面。第一是客观技术标准的差异，比如不同医疗机构、不同术者对于动脉栓塞技术超选择水平、栓塞终点的确定、化疗药物和栓塞剂混悬方法、灌注次序等没有业内统一的标准；化疗栓塞和消融术对于合理选择患者标准差别大，对非常晚期的患者行消融治疗值得商榷；这些都影响了该技术疗效和在肿瘤学界的最终认可度，急需肿瘤介入学科进行规范化建设，统一技术标准，当然准确有效实施该标准也需要从培训时做好。第二是主观操作水平的差异，与操作个人对该技术掌握的熟练程度有关。第三是介入产品器材的差异，比如不同厂家的栓塞材料、不同厂家的器械、消融设备等很大程度上影响了该技术疗效的一致性。

四、多学科协作有待加强

目前肿瘤治疗是多学科综合治疗模式，单一学科治疗模式不能完成对某一肿瘤的全程治疗，各个学科在肿瘤的治疗过程中都有其不可替代性，所以肿瘤在不同的分期和发展过程中会有外科、内科、放疗科、介入科甚至营养科和心理科的参与，北京大学肿瘤医院多学科治疗模式开展多

年，无论从肿瘤治疗的规范化和患者满意度上都提高很大，许多需要行介入治疗的患者会在多学科讨论时推荐到介入治疗科，使患者获得最佳的治疗效果，介入治疗后需要后续治疗的患者我们会在多学科讨论后转到外科或放、化疗科继续治疗。尽管如此，总的说来在国内和国际上，肿瘤介入治疗学与其他临床学科协作明显不足，仍有许多介入技术不为兄弟学科认知或认可。总之，肿瘤的多学科综合治疗是永恒的，多学科协作有待加强。

五、介入学科内部需要有机整合

前面提到介入治疗本身是一门多技术的复合学科，在肿瘤早期、中期、晚期的治疗中均发挥一定的作用，因此需要我们针对不同类型肿瘤和不同肿瘤分期，有机的选择合理的介入治疗技术：比如原发性肝癌，直径≤3cm、结节数小于3个选择消融根治性治疗；对于靠近胆管胆囊、膈肌、肠管，又有手术切除风险的选择TACE治疗；对于大于3cm但小于5～6cm的患者，TACE联合消融的序贯治疗值得推荐；对于大于5～6cm的肿瘤，TACE和TARE是首选方案，TACE后肿瘤明显缩小，但仍有残留活性不能有效栓塞时，化学消融、物理消融或放射性粒子治疗也可作为补救措施；对于晚期原发性肝癌，如果合并脉管癌栓，栓塞治疗联合动脉化疗、内照射栓塞值得推荐；对于肝癌合并下腔静脉梗阻和胆道梗阻的患者可以选择支架置入术缓解梗阻状态后再行TACE治疗；对于肝癌同时合并门静脉高压、胃底食管静脉曲张出血的患者创伤小的介入TIPS和BRTO技术可起到比内科止血更彻底的效果，有利于后续的抗肿瘤治疗。

六、肿瘤介入学科未来研究发展方向

肿瘤介入未来的研究发展方向很多，如多中心随机对照临床试验的开展、循证医学数据的积累；栓塞材料、标记核素及纳米栓塞材料的研发；消融技术的进步，稳定可控消融范围的扩大，各种消融技术的优化配合和选择；肿瘤介入与其他抗肿瘤治疗技术的联合；肿瘤分子影像学技术的进步；影像引导设备的进步和介入器械、材料的不断改进；数字化信息技术在介入治疗学的应用；肿瘤介入治疗学与生物医学、基因组学、免疫学及分子蛋白组学等的交叉合作；肿瘤介入治疗与分子靶向治疗、免疫治疗的联合治疗价值等。肿瘤介入治疗学将在肿瘤多学科治疗发挥越来越重要的作用，受到更多临床医生和患者的认可。

就像每一个新兴学科在发展过程中经常面临的问题一样，肿瘤介入治疗存在着诸多问题需要我们在发展过程中不断完善及改进。肿瘤介入治疗正在世人面前展示着她的卓越风采和不可抵挡的生命力，前景无限美好。

（杨仁杰　王晓东　杨　薇）

参 考 文 献

[1] Seldinger SI. Catheter replacement of the needle in percutaneous arteriography: a new technique. Acta Radiol, 1953, 39(5): 368-376

[2] Dotter CT, Judkins MP. Transluminal treatment of arteriosclerotic obstruction. Description of a new technic and a preliminary report of its application. Circulation, 1964, 30: 654-670

[3] Glenn F, Evans JA, Mujahed Z, et al. Percutaneous transhepatic cholangiography. Ann Surg, 1962, 156: 451-462

[4] Bartley O, Chidekel N. Percutaneous drainage of the renal pelvis for uraemia due to obstructed urinary outflow. Acta Chir Scand, 1965, 129: 443-446

[5] Livraghi T, Festi D, Monti F, et al. US-guided percutaneous alcohol injection of small hepatic and abdominal tumors. Radiology, 1986, 161(2): 309-312

[6] Rossi S, Fornari F, Pathies C, et al. Thermal lesions induced by 480 KHz localized current field in guinea pig and pig liver. Tumori, 1990, 76(1): 54-57

[7] Gaba RC, Lewandowski RJ, Hickey R, et al. Transcatheter Therapy for Hepatic Malignancy: Standardization of Terminology and Reporting Criteria. J Vasc Interv Radiol, 2016, 27(4): 457-473

[8] Kaye EA, Cornelis FH, Petre EN, et al. Volumetric

3D assessment of ablation zones after thermal ablation of colorectal liver metastases to improve prediction of local tumor progression. Eur Radiol, 2019, 29（5）: 2698-2705

[9] Shyn PB, Casadaban LC, Sainani NI, et al. Intraprocedural Ablation Margin Assessment by Using Ammonia Perfusion PET during FDG PET/CT-guided Liver Tumor Ablation: A Pilot Study. Radiology, 2018, 288（1）: 138-145

[10] Kim SM, Shin SS, Lee BC, et al. Imaging evaluation of ablative margin and index tumor immediately after radiofrequency ablation for hepatocellular carcinoma: comparison between multidetector-row CT and MR imaging. Abdom Radiol（NY）, 2017, 42（10）: 2527-2537

[11] Lévi FA, Boige V, Hebbar M, et al. Conversion to resection of liver metastases from colorectal cancer with hepatic artery infusion of combined chemotherapy and systemic cetuximab in multicenter trial OPTILIV. Ann Oncol, 2016, 27（2）: 267-274

[12] Karanicolas PJ, Metrakos P, Chan K, et al. Hepatic arterial infusion pump chemotherapy in the management of colorectal liver metastases: expert consensus statement. Curr Oncol, 2014, 21（1）: e129-136

[13] Kudo M. Systemic Therapy for Hepatocellular Carcinoma: 2017 Update. Oncology, 2017, 93 Suppl 1: 135-146

[14] Gu Y, Srimathveeravalli G, Cai L, et al. Pirfenidone inhibits cryoablation induced local macrophage infiltration along with its associated TGFb1 expression and serum cytokine level in a mouse model. Cryobiology, 2018, 82: 106-111

[15] Marshall RH, Avila EK, Solomon SB, et al. Feasibility of Intraoperative Nerve Monitoring in Preventing Thermal Damage to the "Nerve at Risk" During Image-Guided Ablation of Tumors. Cardiovasc Intervent Radiol, 2016, 39（6）: 875-884

[16] Golberg A, Yarmush ML. Nonthermal irreversible electroporation: fundamentals, applications, and challenges. IEEE Trans Biomed Eng, 2013, 60（3）: 707-714

[17] Miyahara K, Nouso K, Yamamoto K. Chemotherapy for advanced hepatocellular carcinoma in the sorafenib age. World J Gastroenterol, 2014, 20（15）: 4151-4159

[18] Wang X, Hu J. Jaundice Constrain or Indication? Response. Radiology, 2017, 283（1）: 309

[19] Boehm LM, Jayakrishnan TT, Miura JT, et al. Comparative effectiveness of hepatic artery based therapies for unresectable intrahepatic cholangiocarcinoma. J Surg Oncol, 2015, 111（2）: 213-220

[20] Wang X, Hu J, Cao G, et al. Phase Ⅱ Study of Hepatic Arterial Infusion Chemotherapy with Oxaliplatin and 5-Fluorouracil for Advanced Perihilar Cholangiocarcinoma. Radiology, 2017, 283（2）: 580-589

[21] Paik WH, Park YS, Hwang JH, et al. Palliative treatment with self-expandable metallic stents in patients with advanced type Ⅲ or Ⅳ hilar cholangiocarcinoma: a percutaneous versus endoscopic approach. Gastrointest Endosc, 2009, 69（1）: 55-62

[22] Tal AO, Vermehren J, Friedrich-Rust M, et al. Intraductal endoscopic radiofrequency ablation for the treatment of hilar non-resectable malignant bile duct obstruction. World J Gastrointest Endosc, 2014, 6（1）: 13-19

第十八章　肿瘤内分泌治疗

第一节　肿瘤内分泌治疗历史与现状

肿瘤的内分泌治疗有很长的历史。1895 年 Beatson 采用卵巢切除术使 3 例晚期及复发性乳腺癌得到了控制，从而引起了人们的重视和兴趣，并推测性激素在治疗中起决定性作用，这可视为内分泌治疗的开始。1900 年报道了对 54 例进展期乳腺癌患者行卵巢切除术，约 1/3 患者获得了缓解；1939 年 Loeser 描述了雄激素对乳腺癌转移病例的治疗作用。这些治疗的成功，使人们逐渐了解到激素对原发于激素敏感器官的肿瘤能产生有益的影响，从而开创了肿瘤的内分泌治疗。1941 年 Huggins 等又报道采用睾丸切除术和 / 或口服己烯雌酚对晚期前列腺癌具有显著的治疗效果，开创了前列腺癌内分泌治疗的先河。20 世纪 50 年代初期，应用乙烯雌酚治疗肺癌获得了与氮芥相似的缓解作用；应用大剂量可的松治疗急性淋巴细胞白血病使 60% 患者病情缓解。20 世纪 60 年代中期，应用大剂量黄体酮治疗晚期子宫内膜癌也获得了满意的疗效。虽然在开展激素治疗恶性肿瘤的早期阶段，当时的技术水平尚不能将激素从血液中检测出来，不了解其治疗机制，但人们已意识到激素与肿瘤的发生发展有密切的关系。直至 20 世纪 60 年代发现了第一个激素受体——雌激素受体后，才使人们明确了激素与肿瘤的相互关系，揭示了肿瘤内分泌治疗的机制，并为治疗的选择提供了理论导向，为内分泌治疗奠定了理论基础，使肿瘤的内分泌治疗发生了重大的突破性进展，成为激素依赖性肿瘤综合治疗的重要组成部分，有力地推动了肿瘤综合治疗的发展。

最近几十年来，肿瘤内分泌治疗的研究十分活跃，激素治疗机制的深入研究，已经使得内分泌治疗的实施得以准确地选择有效病例。新的激素药物和内分泌治疗新方法的引入，使得内分泌治疗的毒性大大减低。内分泌与细胞毒药物的联合应用明显地改善了疗效和生存期。近年来国内已开展雌激素受体（estrogen receptor，ER）及孕激素受体（progesterone receptor，PR）的测定，用于选择合适的治疗对象，进一步提高疗效。临床中也常用激素治疗恶性肿瘤患者的一些并发症状，如颅高压、癌性发热、食欲缺乏及体重减轻等；也常用于治疗放射性肺炎和化疗引起的毒性反应。

第二节　肿瘤内分泌治疗分类与作用机制

以往对激素依赖性肿瘤的内分泌治疗主要采用去势的方法，即将产生致癌激素的分泌器官切除或破坏，如卵巢切除治疗乳腺癌、睾丸切除治疗前列腺癌。目前，随着各种激素和激素样物质或化学药物的发现和应用，单纯的去势治疗已被激素阻断的综合方式所代替。

一、根据治疗性质分类

1. 外科内分泌治疗　又称消除性内分泌疗法，是传统的内分泌治疗方法，主要有三种手术方式：①性腺切除术，如卵巢切除术、睾丸切除术。性腺的手术切除可迅速降低体内性激素的水平，阻断性激素对激素依赖性肿瘤的促生作用，成为内分泌治疗的基础；②肾上腺切除术，去势后的患者和绝经的妇女，虽然消除了卵巢或睾丸的性激素分泌，但肾上腺皮质网状带的性激素合成和分泌增加，所以对去势后患者症状缓解但又复发或加重者，可以考虑行肾上腺切除术；③垂体切除术，垂体切除可使 ACTH 水平降低，从而减少肾上腺皮质性激素的合成与分泌。

2. 内科内分泌治疗 又称外加性内分泌疗法，即使用某种激素的抑制剂来减少该激素的合成和/或分泌，或用该激素的拮抗剂与其激素受体竞争性结合，阻碍该激素与靶细胞上的受体结合，从而降低体内该激素的水平或阻断其生物学效应的发挥，延缓肿瘤的生长，促使瘤体缩小，达到治疗的目的。

3. 化学内分泌治疗 是将化疗与内分泌治疗有机地结合而序贯用药，用激素来抑制对激素敏感的那部分癌细胞，而对激素不敏感的癌细胞则通过化学药物来抑制。但对该疗法的应用仍存有争议，因为如何合理地将化疗与内分泌治疗有机地联合应用以提高治疗效果还有待进一步深入研究。

二、根据治疗目的分类

1. 缓解治疗 对晚期或已转移的激素依赖性恶性肿瘤患者，可通过内分泌治疗以延缓肿瘤生长，减轻临床症状，延长患者生命，改善生存质量。

2. 辅助治疗 对已行根治手术或放疗后的激素依赖性恶性肿瘤患者，为了清除残留的癌细胞及降低肿瘤复发转移的风险而进行的内分泌治疗，能有效地提高患者的生存率，降低复发率。

3. 新辅助治疗 对部分激素依赖性恶性肿瘤患者在手术前先给予内分泌治疗，以缩小肿瘤体积，降低肿瘤分期，使患者能更适合接受治愈性治疗，如根治手术或根治性放疗。

三、根据治疗方式分类

1. 去势治疗 是内分泌治疗的基础，被称为内分泌治疗的"金标准"。去势治疗包括三种方法：①手术去势，即手术切除性腺，如卵巢切除、睾丸切除；②药物去势，采用促黄体生成素释放激素类似物（LH-RHa）来抑制下丘脑-垂体-性腺（肾上腺）轴的作用，达到降低体内性激素的目的；③放射去势，采用放射线破坏脑垂体或性腺，以抑制性腺功能，从而降低或消除体内性激素的水平，达到预期的治疗目的。

2. 抗激素治疗 用雄激素对抗雌激素，或用雌激素对抗雄激素，或用激素拮抗剂来阻断该激素的生物学效应。

3. 全激素阻断治疗 是将去势治疗与抗激素治疗联合应用的治疗方法。

第三节 肿瘤内分泌治疗在临床的应用

一、乳腺癌的内分泌治疗

乳腺癌具有不同程度的激素依赖性，其中对雌激素的依赖性最大，消除或抑制雌激素的作用，可抑制肿瘤的生长。内分泌治疗的作用主要是抑制癌细胞增殖或对复发乳腺癌起缓解作用。它受诸多因素影响，如癌组织 ER 和 PR 的状态、肿瘤的组织学分类、有无转移以及患者的年龄和绝经情况等。乳腺癌内分泌治疗的特点是通过调控影响肿瘤生长的雌激素，矫正癌细胞的生长和增殖，治疗毒副反应少而轻，易于长期辅助治疗和巩固治疗；内分泌治疗不会影响人体免疫系统；在靶细胞的任何时期都起作用，能延长肿瘤复发时间；对 ER 阳性的患者疗效与化疗相当；提高患者的生活质量；一些新药较以往药物毒副反应更轻，疗效更好。治疗方法已如前述。

1. 外科内分泌治疗 卵巢切除去势的优点是彻底阻断卵巢来源的雌激素，缺点是手术创伤及不可逆性。放疗去势的缺点是所需时间较长，阻断卵巢功能可能不完全，也有可能造成邻近器官的放射损伤，药物去势具有手术切除卵巢同样的疗效，而且更安全，克服了手术和放疗去势的缺点，符合保证疗效和提高生活质量的科学人文相结合的现代治疗原则，更能为年轻患者所接受。

2. 内科内分泌治疗 包括外加性（激素疗法）和消除性内分泌治疗（药物去势）。外加性内分泌治疗基本药物分为：抗雌激素制剂（anti-estrogen preparation，AEP）、芳香化酶抑制剂（aromatase inhibitors，AI）、促黄体生成素释放激素类似物（LH-RHa）和孕激素类。

（1）抗雌激素制剂：AEP 有非甾体类和甾体类两种类型。非甾体类 AEP 具有组织选择性抗雌激素作用，又称选择性雌激素受体调节剂（selective estrogen receptor modulators，SERMs），常用的有他莫昔芬（tamoxifen，TAM）、托瑞米芬（toremifene，TOR）、屈洛昔芬（droloxifene）和雷洛昔芬（raloxifene）等。代表药物是 TAM，TAM是应用最早、最广泛的 SERMs，是目前各期乳腺癌首选的一线辅助治疗用药，也是高危健康妇女乳腺癌的预防药物。TAM 通过与雌二醇竞争性结合 ER，抑制雌激素活性而抑制癌细胞增殖。对于 ER/PR 阳性的患者，手术后口服 TAM 5 年，其复发率和死亡率分别下降 47% 和 26%，对侧乳腺癌发生率下降 37%~47%，10 年 DFS 提高 5.6%。长期服用 TAM 的子宫内膜癌的发生率为 0.1%~0.2%，因此需每年至少行超声检查 1 次，当子宫内膜厚度 >5~8mm 时应做内膜活检。甾体类 SERMs 代表药物是氟维司群（fulvestrant），它是纯抗雌激素药物，作用机制是抑制 ER 的二聚体化使雌激素失活。对 TAM 耐受者有效，早在 2000 年被美国 FDA 批准用于曾接受过 TAM 治疗的 ER 阳性绝经后转移性乳腺癌的治疗。

（2）芳香化酶抑制剂：芳香化酶抑制剂是通过抑制芳香化酶的合成及其活性，阻断卵巢以外的组织雄烯二酮及睾酮经芳香化作用转化成雌激素，达到抑制乳腺癌细胞生长，治疗肿瘤的目的，又称"药物性肾上腺切除"。芳香化酶抑制剂仅适用于绝经后激素依赖性乳腺癌，对 TAM 耐药的患者仍有效（30%），易于耐受，适用于一般情况较差的晚期患者。另外，由于特异性、高活性芳香化酶存在于癌组织中，故 AI 可发挥局部直接作用，也可用于新辅助治疗。

芳香化酶抑制剂也分为两类：非甾体类药物和甾体类药物。非甾体类药物是通过与亚铁血红素中的铁原子结合，和内源性底物竞争芳香化酶的活性位点，从而可逆性地抑制酶活性。代表药物有第一代的氨鲁米特（aminoglutethimide，AG）、第二代的法罗唑（fadrozole）、第三代的阿那曲唑（anastrozole）和来曲唑（letrozole）；甾体类药物主要与芳香化酶内源性作用底物雄烯二酮和睾酮结构相似，可作为假底物竞争占领酶的活性位点，并以共价键形式与其不可逆结合，形成中间产物，引起永久性的酶灭活，从而抑制雌激素的合成。代表药物有第一代的睾内酯（testolactone）、第二代的福美坦（formestane）、第三代的依西美坦（exemestane）。20 世纪 90 年代研制的高选择性第三代 AI 由于副作用较少，没有抑制肾上腺皮质激素和醛固酮的作用，近年来成为人们研究的热点并在临床广泛应用。

（3）促黄体生成素释放激素类似物：LH-RHa

是通过负反馈调节作用于下丘脑，抑制下丘脑产生促性腺激素释放激素（GnRH/LH-RH），竞争性与垂体细胞膜的 GnRH 受体或 LH-RH 受体结合，阻止垂体产生 FSH 和 LH，从而减少卵巢分泌雌激素。代表药物是戈舍瑞林（goserelin），可代替卵巢切除术，治疗绝经前复发转移乳腺癌，适用于卵巢功能完好的绝经前患者。

（4）孕激素：其作用机制主要是通过改变身体内分泌环境，经负反馈作用抑制垂体产生 LH 和 ACTH，或通过孕激素受体作用于乳腺癌细胞。常用药物包括甲羟孕酮（MPA）和甲地孕酮（MA）。

3. 新辅助内分泌治疗　新辅助内分泌治疗是绝经后激素受体阳性患者术前治疗的一种选择，适合不宜化疗的老年患者。新辅助内分泌治疗肿瘤缩小后，再考虑手术切除。术前内分泌治疗有效的患者，术后可采用同样的药物作为术后辅助内分泌治疗。有关来曲唑的 P024 临床研究结果表明，第三代芳香化酶抑制剂来曲唑对绝经后患者新辅助治疗疗效优于 TAM，可以提高有效率，增加保乳机会。

4. 早期乳腺癌术后辅助内分泌治疗　绝经前激素受体阳性患者的术后辅助内分泌治疗可以选择：①先用 TAM 2~3 年，如进入绝经后可以改换芳香化酶抑制剂；②如果 TAM 2~3 年后依然未绝经，可继续使用 TAM 至 5 年，如 5 年后进入绝经，再用 5 年来曲唑作为后续强化治疗；③对部分不适合用 TAM 治疗或有高危复发转移因素的绝经前患者，可以考虑在卵巢去势后使用芳香化酶抑制剂作为辅助治疗。绝经后激素受体阳性患者可选择：①术后 5 年阿那曲唑或来曲唑；②TAM 5 年后，后续强化使用来曲唑 5 年；③各种原因不能承受芳香化酶抑制剂治疗的患者，仍然可以用 TAM 5 年。一般认为辅助内分泌治疗开始的时间为化疗结束后，不宜与化疗同时进行。基于芳香化酶抑制剂在绝经后辅助治疗中疗效的优势，以及卵巢去势联合芳香化酶抑制剂在绝经前晚期乳腺癌治疗中的疗效，医生在临床实践中，可以根据患者的具体情况和个人意愿，酌情使用。

5. 复发转移性乳腺癌内分泌治疗　治疗目的是改善患者生活质量，延长生存期。是否选择内分泌治疗，要考虑肿瘤组织的激素受体状况（ER/PR）、年龄、月经状态以及疾病进展程度等因素。疾病进展迅速的复发转移患者应首选化疗，进展缓慢的激素依赖性乳腺癌可以首选内分泌治疗。对于绝经后复发转移乳腺癌，一线内分泌治疗首选第三代芳香化酶抑制剂；若芳香化酶抑制剂治疗失败，可考虑化疗。绝经前复发转移乳腺癌患者可首选化疗，如化疗失败或疾病适合或需要内分泌治疗时，可以采取药物性卵巢去势联合芳香化酶抑制剂。适合继续内分泌治疗时，可以选择孕激素、雌激素受体调节剂氟维司群，以及其他芳香化酶抑制剂。基于目前第三代芳香化酶抑制剂之间是否存在交叉耐药尚无定论，当某一芳香化酶抑制剂治疗失败后，选择另一个第三代芳香化酶抑制剂时应慎重。目前不主张复发转移性乳腺癌化疗与内分泌治疗同时进行，主要原因有三：①两者合用疗效并不增加；②内分泌治疗使细胞停在 G_1 期；③疗效难以判断。

二、前列腺癌的内分泌治疗

前列腺是一种雄激素依赖性器官，大多数前列腺癌的生长依赖于雄激素的刺激，减少或拮抗体内雄激素可明显抑制前列腺癌细胞的生长。雄激素阻断治疗前列腺癌主要通过以下途径达到减少雄激素的目的：①抑制垂体促性腺激素的释放从而抑制睾酮的产生；②双侧睾丸切除，去除睾酮产生的源头；③直接抑制类固醇的合成，减少睾酮的生成；④竞争性抑制靶组织中雄激素的作用。

1. 治疗方法 主要有睾丸切除术、雌激素、LH-RH 类似物（LH-RHa）、抗雄激素制剂、直接抑制雄激素合成的药物、5α- 还原酶抑制剂和最大雄激素阻断（maximum androgen blockade，MAB）。

（1）睾丸切除术：切除双侧睾丸，可去除体内绝大多数雄激素。但睾丸切除后可刺激肾上腺皮质网状带增生，使肾上腺雄激素分泌增加，故睾丸切除常与其他疗法联合应用。

（2）雌激素：雌激素可通过下丘脑 - 垂体 - 性腺轴的反馈作用抑制腺垂体释放黄体生成素（LH），从而减少睾酮的合成，使前列腺上皮细胞萎缩凋亡。常用药物有己烯雌酚和聚磷酸雌二醇，但因大剂量雌激素的心血管毒副作用，临床应用受到限制。

（3）LH-RHa：LH-RHa 的作用机制是①开始时促进 LH 和 FSH 分泌，直至 LH 和 FSH 耗竭，最终睾酮浓度下降到去势水平；②降低靶细胞促性腺

激素受体的敏感性而产生直接作用；③人工合成的 LH-RHa 与垂体亲和力强，长期大剂量使用 LH-RHa 可造成垂体促性腺激素耗竭，使 LH-RH 调节功能下降，从而起到选择性药物垂体切除的效果。临床上常用的药物有戈舍瑞林和亮丙瑞林。

（4）抗雄激素制剂：与内源性雄激素竞争性结合靶器官上的受体位点，抑制双氢睾酮进入细胞核，阻断雄激素对前列腺的作用。主要药物包括类固醇和非类固醇类抗雄激素制剂两大类。前者以醋酸甲地孕酮为代表，后者主要有比卡鲁胺（bicalutamide）和氟他胺（flutamide），新一代的非类固醇类抗雄激素制剂还有恩扎卢胺和阿帕他胺，使得疗效进一步提高。

（5）直接抑制雄激素合成的药物：主要包括咪唑衍生物及氨基哌酮类药物，如氨鲁米特、酮康唑等，由于疗效有限，不良反应大，临床现已较少应用。2011 年，FDA 批准了新型雄激素合成抑制剂醋酸阿比特龙用于转移性前列腺癌的治疗。

（6）5α- 还原酶抑制剂：选择性抑制 5α- 还原酶，从而阻断睾酮转化为活性更强的双氢睾酮。常用药物为非那雄胺片。

（7）最大雄激素阻断（MAB）：MAB 是指应用手术和药物治疗，以去除或阻断睾丸来源和肾上腺来源的雄激素。常用的方法为去势加抗雄激素治疗。

2. 前列腺癌内分泌治疗的适应证 ①晚期前列腺癌，包括 T_3、N_1 与 M_1 期肿瘤；②根治术后出现 PSA 进行性升高以及局部复发和远处转移的情况；③T_2、T_3 期拟行根治手术或其他可治愈性治疗如放疗，为减轻肿瘤体积，可行新辅助内分泌治疗（NHT）。

3. 前列腺癌内分泌治疗的方法

（1）新辅助内分泌治疗：约 50% 的前列腺癌患者的临床分期可能被低估，使得手术切缘阳性率增高。为减少肿瘤体积，降低临床分期，减少前列腺肿瘤切缘阳性率，减少淋巴结浸润，降低局部复发率和延长无 PSA 复发者的生存率及肿瘤特异性生存率，可以采用新辅助内分泌治疗，一般应用 LH-RHa 和抗雄激素的联合治疗。新辅助治疗时间早期标准是 3 个月，有研究提示长于 3 个月可能有更好的结果。

（2）辅助内分泌治疗：对局限性前列腺癌放疗前、期间或之后进行的内分泌治疗称为辅助内分

泌治疗。目的是减少局部复发的危险，提高肿瘤控制率。研究显示，放疗之前、期间进行雄激素抑制，可以延长无复发生存期，之后进行雄激素抑制可以提高总生存率。但目前最佳的用药方案以及用药时间尚未确定。针对前列腺切除术后高危患者，术后组织学证实有淋巴结转移或局部晚期的患者也需进行术后辅助内分泌治疗，可以延长无 PSA 复发的生存期，降低远处转移和肿瘤特异性死亡率。

（3）间歇性雄激素阻断（IAB）：IAB 指患者接受内分泌治疗（LH-RHa）到睾酮下降至去势水平、PSA 降到正常水平以下停止治疗，而后根据肿瘤进一步发展情况（如 PSA 升高等），开始下一个治疗周期，如此反复。

适应证为：①临床局限性前列腺癌（$T_1 \sim T_3$ 期）和局部治疗后无症状但 PSA 升高者；②部分晚期及转移患者也可应用。禁忌证为：①症状明显和病变发展迅速者；②内分泌治疗失败，出现雄激素非依赖性者。

三、子宫内膜癌的内分泌治疗

子宫内膜癌被认为是雌激素依赖性肿瘤，因而，抗雌激素治疗和化疗一样可作为姑息治疗的措施之一目前内分泌治疗主要作为晚期、复发及要求保留生育能力的早期子宫内膜癌的治疗手段，约 1/3 晚期或复发子宫内膜癌患者对孕激素制剂有效，尤其对肺转移者效果最好。另外对分化良好、PR 阳性者疗效好，对远处转移者疗效优于盆腔复发。目前治疗时间尚无统一看法，但至少用药 1 年以上。

1. 孕激素治疗 常用药物为甲羟孕酮（MPA）、甲地孕酮等。作用机制为抗雌激素作用，可直接作用于癌细胞使之分化成熟，最后使癌细胞萎缩，有效率为 30%～40%。对于年轻患者（50 岁以下）、肿瘤复发时间较晚、高度分化的肿瘤以及转移局限于肺部的患者效果较好。Benraad 等报道单用孕激素治疗激素依赖性的子宫内膜癌，平均缓解期为 14 个月，平均生存期为 2～3 年。测定癌组织孕激素受体对是否采取孕激素治疗有指导作用，受体含量高者孕激素治疗后肿瘤缩小率可达 70%～100%。

2. 他莫昔芬治疗 TAM 是一种雌激素拮抗剂，可以使组织对雌激素反应能力降低，且能刺激 RP 产生。适用于原发肿瘤为 ER 阳性的复发病例，或 MPA 治疗失败的患者。Quinn 等应用 TAM 治疗 49 例晚期和复发性子宫内膜癌，缓解率大于 20%，其中 6 例 CR，4 例 PR，平均生存期为 34 个月，而对照组仅为 6 个月。

3. 与其他治疗的联合 有学者认为化疗加顺序激素治疗，如卡铂 +MPA-TAM 对晚期、复发的子宫内膜癌治疗显示出较好的前景。Huber 等发现 MPA 对子宫内膜癌细胞有放射增敏作用，机制可能是延长了对放射敏感的 G_2 期，提示晚期复发患者放疗期间可联合孕激素治疗。

四、其他肿瘤的内分泌治疗

1. 甲状腺癌 促甲状腺素（thyroid stimulating hormone，TSH）是一种甲状腺癌的致癌因子，可刺激分化性甲状腺癌生长。全甲状腺切除患者要终生服用甲状腺素，作为功能抑制治疗和替代治疗，以防止甲状腺功能减退和抑制 TSH 的功能。剂量根据临床表现、血浆甲状腺素（T4）和 TSH 水平调节。对不能手术的乳头状腺癌也可用甲状腺素行抑制治疗，反馈抑制 TSH 对癌细胞的促进作用。

2. 卵巢癌 卵巢癌组织存在黄体素受体，而且该组织具有与黄体素释放激素的结合部位。有人认为黄体素受体可能是通过黄体素释放激素的协同作用抑制肿瘤生长，其作用机制是通过抑制促性腺激素来实现的。因此，利用黄体素释放激素制剂治疗难以耐受化疗或化疗后复发的卵巢癌患者尤为适宜。

3. 造血系统肿瘤 在慢性淋巴细胞性白血病和各种恶性淋巴瘤的化疗方案中常规加用肾上腺皮质激素，取得满意的临床效果。肾上腺皮质激素能溶解淋巴组织，减少体内肿瘤负荷，且不抑制骨髓功能，常用药物为泼尼松和泼尼松龙。

4. 其他肿瘤 近年的研究资料表明，多种瘤组织均可检出不同的激素受体，如肾及肾癌组织含有雄激素受体（AR）和 PR；肝癌组织存在 AR；胃癌组织存在 PR；约 12% 的恶性黑色素瘤患者 PR 阳性。多个器官的恶性肿瘤组织有潜在的内分泌治疗可能，已有报道胃癌术后化疗辅以 TAM，患者生存率有所提高，特别是 ER 阳性组。

五、内分泌治疗药物的副作用

常见内分泌治疗的副作用如表 18-1 所示。

表 18-1 常见内分泌治疗的副作用

内分泌治疗药物	副作用
雄激素	女性男性化
雌激素	恶心、呕吐、水潴留、高钙血症、乳晕加深、子宫出血、男性女性化、心血管以外发生率增加
孕激素	较少发生，大剂量 MPA 能引起水潴留、体重增加、库欣综合征、高血压和血栓性静脉炎
雌激素拮抗剂	偶见恶心、呕吐、颜面潮红、外阴瘙痒、阴道流血、TAM 大剂量长期应用可引起白内障和严重的消化道症状
雄激素拮抗剂	同孕激素
甲状腺素	过量可出现甲亢症状
肾上腺皮质激素	激素诱发的糖尿病、肌肉萎缩、骨质疏松、皮肤改变、水潴留、低血钾、红细胞增多、胃肠道溃疡、高血压、焦虑等

六、内分泌治疗的注意事项

内分泌治疗是一种姑息性治疗，一般认为对肿瘤细胞的生长只有抑制作用而不起直接杀死作用。内分泌治疗对缓解症状效果肯定，但何时开始尚有争议。随着新药的大量研发和应用，外科内分泌治疗有被内科内分泌治疗取代的趋势。内分泌治疗在乳腺癌、前列腺癌、子宫内膜癌等肿瘤的治疗中占重要地位。内分泌治疗期间应注意药物的适应证和副作用，根据个体的情况灵活选择。糖皮质激素作用广泛，其受体存在于人体内的一切有核细胞中。除抗炎作用，可使肾上腺不同程度萎缩，即"药物性肾上腺切除术"，可在治疗中应用。内分泌治疗与化疗联用，在某些肿瘤中效果肯定。注意内分泌治疗药物本身一般不提倡联合应用，多为一种无效改用另一种。

第四节　内分泌治疗的研究与未来研究发展方向

在肿瘤内分泌治疗学上，第一，是内分泌治疗的机制不断认识和完善。第二，内分泌治疗的地位不断提高，如在乳腺癌和前列腺癌的治疗中占主导地位。第三，新的、特异性强、毒副作用小的第二代、第三代治疗用药陆续问世，毒性反应降低，疗效进一步提高。第四，新辅助治疗是在肿瘤内分泌治疗上的重大突破，激素依赖性肿瘤的新辅助治疗目的是使原发肿瘤及转移淋巴结降期，以便患者更适合接受根治性的手术或放射治疗，从而达到改善患者的预后及生存质量的目的。它的问世不仅扩大了内分泌治疗的适应证，也相应地扩大了根治手术的应用范围及治疗效果，代表了未来的研究方向。

（龚新雷　刘秀峰　秦叔逵）

参 考 文 献

[1] 孙燕. 临床肿瘤学高级教程（上、下册）. 北京：人民军医出版社，2011

[2] 曾益新. 肿瘤学. 北京：人民卫生出版社，1999

[3] R.E Pollock. UICC 临床肿瘤学手册. 8 版. 孙燕，汤钊猷，译. 北京：人民卫生出版社，2006

[4] 孙燕. 内科肿瘤学. 北京：人民卫生出版社，2001

[5] 陈灏珠，林果为. 实用内科学. 13 版. 北京：人民卫生出版社，2009

[6] Early Breast Cancer Trialists' Group. Tamoxifen for early breast cancer: an overview of the randomized trails. Lancet，1998，351（9114）：1451-1467

[7] Ellis MJ，Ma C. Letrozole in the neoadjuvant setting: the P 024 trail. Breast Cancer Res Treat，2007，105（suppl 1）：33-43

[8] Benraad TJ，Friberg LG，Koenders AJM，et al. Do Estrogen and Progesterone Receptors（E2R and PR）in Metastasizing Endometrial Cancers Predict the Response to gestagen therapy？ Acta Obstet Gynecol Scand，1980，59（2）：155-159

[9] Quinn MA，Campbell JJ. Tamoxifen therapy in advanced/recurrent endometrial carcinoma. Gynecol Oncol，1989，32（1）：1-3

[10] 中国抗癌协会泌尿男生殖系肿瘤专业委员会. 2018 版转移性前列腺癌诊治中国专家共识. 中华外科杂志，2018，56（9）：646-652

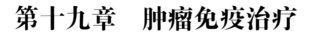

第十九章 肿瘤免疫治疗

第一节 肿瘤免疫治疗的历史、发展回顾与现状

肿瘤免疫治疗（tumor immunotherapy）始于 100 多年前，早在 1863 年，人们发现在肿瘤组织中存在淋巴细胞浸润；1893 年，威廉·科莱（William Coley）等发现应用链球菌和金黄色葡萄球菌毒素能够控制某些癌症的生长，后来将这种毒素称为 Coley 毒素；1909 年 Ehrilch 指出机体具有保护自己、抵抗癌变细胞的能力，并建立了肿瘤免疫的概念。现代肿瘤免疫治疗概念的建立始于 1953 年，动物肿瘤特异性移植的发现诞生了肿瘤免疫学。20 世纪 70 年代后期大量非特异性生物制剂的临床应用奠定了人类肿瘤免疫治疗的科学基础。1975 年 Kohler 和 Milestein 首用 B 淋巴细胞杂交瘤技术制备出单克隆抗体，它对肿瘤指导诊断及治疗产生巨大影响。80 年代伴随生物学和生物工程技术的发展，重组细胞因子的问世，促进了自体细胞毒性 T 淋巴细胞（cytotoxic T lymphocyte，CTL）过继免疫治疗（adoptive immunotherapy）的开展。1985 年，美国国家癌症研究委员会将癌症的免疫疗法确立为继外科手术、放射疗法和化学治疗之后的第四种治疗方法。20 世纪 80 年代后期，随着体外细胞培养技术的成熟应用，特异性的淋巴因子激活的杀伤细胞（lymphokine activated killer cell，LAK cell）和肿瘤浸润淋巴细胞（tumor infiltrating lymphocyte，TIL）等迅速在临床得以应用，结合化学治疗及放射治疗手段，明显改善了临床肿瘤患者的疗效。直到 90 年代，Boon 等的特异性 CTL 克隆筛选鉴定了肿瘤靶细胞抗原，弄清了肿瘤特异性抗原（tumor specific antigen，TSA）的本质，为肿瘤特异性免疫治疗奠定了基础。1990 年，Rosenberg 等

首次在晚期癌症患者中利用反转录病毒载体基因转移技术，将编码肿瘤坏死因子的 TIL 用于治疗晚期癌症。2002 年利用非清髓化疗联合过继 T 淋巴细胞治疗肿瘤的研究被报道；2009 年人 HPV 四价疫苗被批准上市；2010 年，第一个树突型治疗性肿瘤疫苗 sipuleucel-T（商品名为 provenge）被批准上市，适应证为晚期去势治疗无效的前列腺癌；2011 年全人源化 CTLA-4 阻断性单克隆抗体——伊匹木单抗被批准上市，适应证为晚期黑色素瘤；2014 年始，PD-1 阻断性抗体 nivolumab 率先在 2014 年获批晚期黑色素瘤的一线治疗，随后多个抗 PD-1/PD-L1 抗体在多种恶性肿瘤中展现出良好的效果并进入临床应用。近 10 年来，随着对机体抗肿瘤免疫应答的深入了解，以及对肿瘤免疫逃逸机制和肿瘤微环境的深入认识，肿瘤免疫疗法进入快速发展时期。肿瘤疫苗、TIL 过继治疗、免疫检查点抗体以及肿瘤嵌合抗原受体修饰的 T 淋巴细胞（chimeric antigen receptor modified T cell，CAR-T）、T 淋巴细胞受体修饰的 T 淋巴细胞（T cell receptor modified T cell，TCR-T）、肿瘤新抗原等免疫治疗方法已成为当今肿瘤治疗中最有潜力的技术手段。

第二节 肿瘤免疫治疗的基本原理

Dunn 等于 2002 年首次提出"肿瘤免疫编辑（cancer immunoediting）"学说，认为免疫系统和肿瘤细胞之间的相互作用分为 3 个阶段，即清除（elimination）、均衡（equilibrium）和逃逸（escape），又称肿瘤免疫编辑"3 个 E"。免疫清除是指机体免疫系统识别恶变的肿瘤细胞，并且通过多种途径杀伤肿瘤细胞的过程。如果该阶段免疫系统成功地清除了生长中的肿瘤细胞，则免疫编辑就此结束，而不需进入免疫均衡和免疫逃逸过程。在

肿瘤发生的早期，如果机体免疫系统不能完全清除肿瘤细胞，免疫系统将赋予肿瘤以新的免疫特性，如肿瘤细胞免疫原性改变，产生低免疫原性肿瘤变异体，很难被免疫系统识别，这一过程称为"免疫塑型（immunologic sculpting）"。免疫系统对肿瘤细胞实施免疫选择压力，使弱免疫原性肿瘤细胞得以存活。这种弱免疫原性肿瘤细胞和免疫系统之间的相持阶段，即免疫均衡。免疫均衡可能是免疫编辑过程中历时最长的阶段，在人类可达数十年之久。免疫选择压力筛出的新肿瘤细胞变异体能够抵抗免疫清除，跨过平衡期的免疫抑制作用，从而不断增殖形成临床上可以检测到的肿瘤，即免疫逃逸。免疫编辑学说较全面和系统地描述了免疫系统和肿瘤细胞间的复杂关系，不仅具有重要的理论意义，而且为肿瘤免疫治疗提供了策略。

免疫系统对肿瘤存在特异性和非特异性的免疫应答，涉及多种免疫细胞及其分泌的产物，包括细胞毒性 T 淋巴细胞（CTL）、自然杀伤细胞（NK 细胞）、单核巨噬细胞、抗体介导的体液免疫及补体、各种细胞因子的抗肿瘤作用，它们相互调节和影响，完成对于肿瘤的免疫监视作用，在肿瘤免疫过程中，T 淋巴细胞的免疫功能起关键作用。但是尽管人体存在这些免疫监视功能，肿瘤仍然可以在体内发生、发展，其免疫逃逸机制可能包括以下几个方面。

一、肿瘤抗原及抗原加工能力的改变

大多数肿瘤抗原免疫原性很弱，不能诱发有效的抗肿瘤免疫应答。另外，肿瘤还可以通过抗原调变、抗原覆盖等作用机制逃避或降低免疫系统的作用。"抗原调变（antigen modulation）"是指宿主对肿瘤抗原的免疫应答导致肿瘤细胞表面抗原减少或丢失，从而肿瘤细胞不被免疫系统识别，得以逃避宿主的免疫攻击。抗原调变这一现象在生长快速的肿瘤普遍存在。抗原调变可由于细胞内化作用或抗原抗体复合物脱落所致。这种肿瘤细胞表面抗原丢失仅反映肿瘤细胞表型的改变，经调变的细胞再次进入原宿主，抗原将重新诱发抗体产生。已知病毒可以通过抗原调变逃避抗体和 T 淋巴细胞的识别，肿瘤细胞也能经此途径逃避 T 淋巴细胞的识别。其机制有多种，包括改变 MHC 分子和抗原肽间的相互作用、影响 TCR 对 MHC 分子抗原肽复合物的识别等。一些非主要肿瘤抗原发生调变，对于肿瘤的逃逸也起着重要作用。某些非补体固定的抗肿瘤抗体可保护肿瘤细胞免受补体激活抗体的溶瘤作用。实验证明，当 CTL 识别的肿瘤抗原被封闭后，则有利于肿瘤的生长和转移。目前对抗体诱发的抗原调变报道较多，但 T 淋巴细胞免疫应答引起的细胞抗原调变尚未明确。另外，在肿瘤细胞某一抗原并非肿瘤细胞生长所必需，则该抗原表达阴性的克隆获得生长优势，这一现象称为免疫选择（immunoselection）。

"抗原覆盖"指肿瘤表面抗原可能被某些物质所覆盖，如肿瘤细胞高水平的唾液黏多糖或表达肿瘤激活的凝集分子，这两种成分均可覆盖肿瘤抗原，因而不能被宿主的淋巴细胞所识别。肿瘤抗原还可以经糖基化等方式隐藏，这一过程称为抗原遮蔽（masking）。有时抗肿瘤抗体与肿瘤细胞表面的抗原结合，不仅未能激发免疫应答，反而对肿瘤细胞起到了"保护伞"的作用，即通常所说的"封闭抗体"。诸多研究结果表明，荷瘤动物和肿瘤患者血清，含有起免疫抑制作用的可溶性物质，这些物质能阻止免疫细胞对肿瘤的杀伤作用，抑制淋巴细胞对有丝分裂原的增殖反应，从而对肿瘤的生长具有促进作用。这些因子主要分为两大类，一类为封闭因子，另一类为血清急性期反应蛋白和正常血清免疫抑制因子。封闭因子的本质一般认为可能有三种：①封闭抗体，可附于肿瘤细胞表面，遮蔽肿瘤表面抗原；②可溶性抗原，可封闭效应细胞的抗原受体；③肿瘤抗原抗体复合物，可经抗体与肿瘤表面相关抗原结合封闭肿瘤细胞；亦可经抗体的 Fc 段与 CTL、NK 等细胞的 Fc 受体结合，阻断这些细胞对肿瘤细胞的攻击。此外，血清急性期反应蛋白和正常血清免疫抑制因子也参与介导了荷瘤动物和肿瘤患者体内的肿瘤非特异性免疫抑制。

近来有研究发现，某些肿瘤细胞不能将 MHC- I 类分子从胞质内质网转移到细胞表面。这些肿瘤细胞的 LMP-1、LMP-2、TAP-1、TAP-2 四种抗原加工和提呈所必需蛋白的 mRNA 表达也较低，其确切的缺陷机制还不清楚，提示肿瘤细胞抗原加工能力的下调，不能将特异性抗原提呈给宿主 T 淋巴细胞可能是其逃避免疫监视机制之一。

二、MHC 分子表达异常

小鼠和人类的 MHC 从功能上都分为 I、II、III 类基因,在免疫应答过程中具有控制同种移植排斥反应、免疫应答、补体生成等复杂的功能,特别是 MHC-I 类分子是 CTL 细胞功能所依赖的。多数肿瘤细胞表面 MHC-I 类分子表达下降或缺如。人类肿瘤 MHC 分子的丢失,包括 MHC 分子完全丢失、单倍型丢失、某一位点丢失及 MHC 等位基因丢失等。MHC 类抗原表达下降的程度与肿瘤的恶性程度及转移呈正相关。MHC-I 类分子表达明显减少或丢失,致使 CTL 不能识别肿瘤细胞上的抗原,特别是那些维持某种肿瘤恶性表型的肿瘤特异抗原,从而肿瘤细胞得以逃避宿主的免疫攻击。在小鼠和人类肿瘤均已发现有 MHC-I 类抗原缺失的例子,若将 MHC-I 类基因转染肿瘤细胞株,则后者的成瘤性及转移率即减低或消失。某些病毒可下调 MHC-I 类抗原的表达,并且病毒抗原可与一些肽链组装,从而阻断其向 CTL 的呈递。在研究人转移性黑色素瘤、乳腺癌及结肠癌的 MHC-I 类抗原表达时发现,这些肿瘤均有 MHC-I 类抗原下调。许多肿瘤,如恶性黑色素瘤、结直肠癌、乳腺癌、胃癌、卵巢癌、绒毛膜细胞癌、前列腺癌和膀胱癌等细胞系中检测出异常 HLA 抗原表达。HLA-I 类抗原减少或消失的肿瘤患者预后较差,而且转移率较高。此外,不同的肿瘤有各自特定的 HLA-I 类分子等位基因的丢失,而不是所有的 HLA-I 类分子基因缺失。由于 MHC-I 类分子在抗原呈递和 NK 细胞功能调节中的作用,迄今为止,认为其表达的变化与肿瘤免疫逃逸关系密切。临床研究表明 MHC-I 类分子表达下调普遍存在于人类肿瘤,该变化为 T 淋巴细胞对肿瘤细胞免疫选择的结果。

三、免疫抑制因子

研究表明,肿瘤细胞自身可产生、释放一系列抑制性因子直接参与宿主的免疫抑制,且抑制物具有异质性,包括抑制性细胞因子如转化生长因子 -β(transforming growth factor-β,TGF-β)、前列腺素(prostaglandin,PG)、白细胞介素 -10(interleukin-10,IL-10)、白细胞介素 -4(interleukin-4,IL-4)、血管内皮生长因子(vascular endothelial growth factor,VEGF)等,可抑制 T 淋巴细胞的分化,促进 Th1/Th2 平衡向 Th2 漂移,并下调 T 淋巴细胞黏附和 / 或共刺激分子的表达,诱导对肿瘤特异性 CTL 的耐受。这些抑制物积累聚集于肿瘤局部,形成一个较强的免疫抑制微环境,使进入其中的免疫细胞失活。

1. TGF-β TGF-β 具有较强的负性免疫调节作用,许多肿瘤如黑色素瘤、卵巢癌可通过产生释放该细胞因子而抑制机体的免疫。TGF-β 可抑制机体多种抗肿瘤效应,如抑制淋巴细胞产生 IL-2,阻碍 NK 细胞和 CTL 的诱导和成熟;抑制由 IFN-γ 诱导的巨噬细胞对肿瘤的杀伤活性。此外,体内外研究发现 CD4+ 辅助性 T 细胞(helper T cell,Th cell)往往易受 TGF-β 的影响,当用抗 TGF-β 单抗中和该因子后,可恢复 CD4+Th 细胞介导的 CTL 激活。另外有报道 TGF-β 可通过降低肿瘤细胞表面 MHC-II 类抗原的表达来调节机体对肿瘤的免疫应答,还可刺激单核细胞及成纤维细胞等释放具有免疫刺激活性的 PGE$_2$。

2. IL-10 IL-10 是另一种重要的负性免疫调节细胞因子,在许多肿瘤细胞中能够检测出 IL-10 的表达,早期肿瘤中由肿瘤浸润淋巴细胞(TIL)及肿瘤细胞产生,晚期则主要由肿瘤细胞产生,IL-10 可阻抑抗原递呈细胞(antigen presenting cell,APC)在肿瘤组织的浸润、分化、成熟及对抗原的趋化反应,诱导其表面 HLA-2 类分子,CD80、CD86、CD40、CD54 低表达或不表达,直接或通过功能缺陷型 APC 使 CTL 处于免疫无能状态,而这种无能 T 细胞又能产生 TGF-β,加重免疫抑制状态直接或通过抑制 APC 的抗原递呈和辅助信号传递功能而间接抑制 Th1 细胞的活化和 Th1 类细胞因子的产生,下调 IFN-γ 的产生,诱导 Th0 向 Th2 转化。同时 IL-10 抑制树突状细胞(DC)产生 Th1 细胞分化所必需的细胞因子 IL-12,并且抑制 DC 的刺激潜能,促进耐受性 DC 的生成从而抑制 Th1 细胞分化,降低 DC 细胞的抗肿瘤能力。在单核细胞存在的前提下,IL-10 可直接抑制 T 淋巴细胞的增殖和细胞素的产生;通过抑制 Th1、CD8+T 淋巴细胞、NK 细胞产生 IFN-γ 来间接抑制 NK 细胞的活性及干扰巨噬细胞的活化；此外，荷瘤宿主体内的 T 淋巴细胞和巨噬细胞较正常宿主的淋巴细胞对 IL-10 的抑制作用更为敏感。

3. IL-4　IL-4 主要来源于肿瘤细胞、浸润的 CD8+T 淋巴细胞，IL-4 可抑制 Th1 型免疫应答，介导 Th2 型细胞的发育。IL-4 是促使肿瘤细胞产生 IL-10 的启动因子之一，IL-10 又可促进形成新的 Th2 型 TIL，后者再促进 IL-10 的产生，从而形成 TIL-IL-4-IL-10 的恶性反馈循环作用，使机体陷入肿瘤免疫抑制状态。

4. PGE₂　研究表明，荷瘤宿主免疫功能低下与前列腺素有着密切关系。PGE₂ 是公认与荷瘤机体的免疫抑制相关的一种前列腺素。PGE₂ 不仅可抑制淋巴细胞产生细胞因子及对丝裂原的增殖反应，降低 NK 细胞和巨噬细胞对肿瘤的细胞毒作用，还可抑制 CTL 和 LAK 细胞的诱导成熟。许多癌症患者血清中 PGE₂ 水平明显增高。其升高程度与免疫抑制呈正相关。一般 PGE₂ 主要由癌症患者血中的单核细胞和巨噬细胞产生。但有资料显示，许多肿瘤细胞合成 PGE₂ 比相应正常组织高几倍甚至几十倍，如头颈部的鳞状细胞癌、部分肺癌等，均可产生高水平的 PGE₂。

5. VEGF　VEGF 可由大多数肿瘤细胞产生，能促进肿瘤血管的生成。它对 CD34+ 造血干细胞向 DC 的分化具有强烈的抑制作用，从而进一步影响特异性 CTL 的扩增，以使肿瘤逃避免疫系统的监视。许多进展期肿瘤组织 DC 功能下降，可能是由于 VEGF 抑制了 NF-κB 而发挥阻碍 DC 的作用。VEGF 可通过抑制 DC 等抗原递呈细胞的分化，进一步影响细胞毒性 T 淋巴细胞的扩增、活化及肿瘤细胞对其杀伤作用的敏感性。

6. 肿瘤细胞代谢产物　肿瘤细胞的某些代谢产物如腺苷也具有免疫抑制活性，它们能够在肿瘤局部阻止免疫细胞对肿瘤的杀伤。此外，研究者们还从多种肿瘤细胞及其培养上清液中提取出具有免疫抑制活性的多肽物质，如原发性肝癌分泌的甲胎蛋白，而更多的是一些结构和生物学功能还不太清楚的物质。尽管目前对这些物质的结构功能了解不详，不同肿瘤产生的物质各有其生化特性，但它们在某些免疫生物学特性上有许多相似之处，如这些物质均可抑制淋巴细胞受丝裂原或 IL-2 刺激后的 DNA 和蛋白质的合成、抑

制同种异体细胞诱导的 CTL 活性、抑制 NK 细胞活性等。另外，这些物质多具有糖蛋白的特性，可以被洗脱，当在细胞培养早期加入时可产生最大抑制效应。

四、Fas/FasL 在肿瘤免疫逃逸中的作用

表达 FasL 的肿瘤细胞能诱导表达 Fas 的淋巴细胞发生凋亡，而由于瘤细胞本身 Fas 表达的下调，使淋巴细胞促肿瘤细胞凋亡的作用处于弱势，此为肿瘤逃避机体监视而生长和转移的又一机制，尤其是膜型 FasL，而可溶性 FasL 在肿瘤免疫逃逸中的作用则较弱。正常情况下，活化 T 淋巴细胞以外泌体形式分泌的 FasL 与肿瘤细胞表面的死亡受体 Fas 结合可以启动肿瘤细胞的死亡程序以杀伤肿瘤细胞。然而多种不同的实体肿瘤都能表达 FasL，肿瘤细胞也可以释放其膜性物质模拟外泌体分泌，其中包含有肿瘤细胞异常表达 FasL 及其他抑制 T 淋巴细胞活化信号的物质，使肿瘤细胞具有向 Fas 阳性效应 T 细胞传递死亡信号的能力，导致活性淋巴细胞的凋亡，而且 FasL 阳性肿瘤细胞在体外即可杀死 Fas 阳性 T 淋巴细胞。

五、黏附分子及协同刺激分子的缺乏

黏附分子及协同刺激分子在肿瘤逃逸免疫攻击方面亦具有一定的作用。如某些黏附分子表达异常可使肿瘤细胞逃避 T 淋巴细胞的免疫监视。肿瘤细胞表面的黏附分子/共刺激分子的表达缺陷，使得 T 淋巴细胞活化过程中缺乏第二信号而不能被有效激活，不能激发起有效的抗肿瘤免疫应答，而某些负向调控的共刺激分子则升高。以下情况均有助于肿瘤细胞逃避免疫监视作用：①某些淋巴瘤细胞表面不表达或低表达淋巴细胞功能相关抗原（LFA-1）；②某些伯基特（Burkitt）淋巴瘤细胞不表达细胞间的黏附分子 1（ICAM-1）或 LFA-3，或表达抗淋巴细胞黏附的分子，如 mucins，结果导致了这些淋巴瘤细胞刺激自体或同种异体 T 淋巴细胞应答的能力降低，从而逃逸免疫监视作用。协同刺激分子是激发有效的细胞免疫应答所必需。很多具有正常免疫力的宿主并不能有效清除体内的高免疫原性肿瘤，可能是由于肿瘤细胞缺乏 T 淋巴细胞活化的共刺激信号。

B7 分子家族及其配基 CD28/CTLA-4 在协同刺激信号的传递中起重要作用，而肿瘤细胞常常缺失 B7 这一类共刺激分子，从而使 T 淋巴细胞不能有效地对肿瘤产生免疫应答。但如果给该肿瘤细胞转染 B7 基因（*CD80* 或 *CD86*）后，则可有效地激发 T 淋巴细胞介导的抗肿瘤免疫。

六、抑制性免疫细胞

现已鉴定出多种具有免疫抑制功能的淋巴细胞群，主要包括调节性 T 细胞（regulatory T cell，Treg）、肿瘤相关巨噬细胞（tumor-associated macrophage，TAM）和髓源性抑制细胞（myeloid-derived suppressor cell，MDSC）。

1. **调节性 T 细胞（Treg）** Treg 是具有能识别靶细胞 MHC 分子所提呈 TCR- 自身抗原肽，并能发挥一定的免疫抑制功能的 T 淋巴细胞。其在维持机体的自身免疫耐受方面发挥着重要的作用，它作为一种专职的调节性 T 细胞亚群，主要的功能在于防止自身反应性 T 细胞的活化，并抑制其效应功能，从而维持自身免疫耐受。目前 Treg 主要指特异表达 Foxp3 转录因子，具有 CD4$^+$CD25$^+$Foxp3$^+$ 表型的淋巴细胞亚群。此外，Tr1 和 Th3 等细胞也具有调节功能。大量研究证实 Treg 在肿瘤免疫逃避中发挥重要作用，与肿瘤的发生发展、肿瘤治疗以及肿瘤预后密切相关。研究发现，包括乳腺癌、卵巢癌、胃癌、肺癌、淋巴瘤、黑色素瘤及肝癌等各种肿瘤患者的外周血或肿瘤组织中 Treg 的数量增加；肿瘤治疗，包括化疗、放疗、手术等治疗前后 Treg 细胞的数量和功能的变化以及随访资料均提示，Treg 细胞数量及功能的增高往往预后不良。动物及临床试验表明直接清除 Treg 或抑制其功能能够增强肿瘤患者抗肿瘤免疫应答。Treg 主要通过以下机制抑制抗肿瘤免疫：通过细胞 - 细胞之间的直接接触抑制机制；Treg 细胞分泌各种免疫抑制因子，如 IL-10、TGF-β 等发挥免疫抑制功能。随着对 Treg 细胞研究的不断深入，以 Treg 细胞为靶点的新型抗肿瘤免疫调控治疗策略已成为肿瘤学领域的研究热点。

2. **肿瘤相关巨噬细胞（TAM）** 在肿瘤细胞的诱导下，起源于骨髓的白细胞可分化形成具有独特表型的巨噬细胞，这些巨噬细胞可促进肿瘤细胞的增殖、抑制 T 细胞和自然杀伤细胞（natural killer cell，NK cell）的抗肿瘤活性，这些细胞被称为肿瘤相关巨噬细胞。在某些情况下 TAM 可构成实体瘤细胞群体的 50%～80%，这种 TAM 的广泛浸润与多种肿瘤的不良预后相关。许多研究表明，TAM 可表达多种刺激肿瘤细胞增殖和存活的细胞因子，包括上皮生长因子（epidermal growth factor，EGF）、血小板衍生生长因子（platelet derived growth factor，PDGF）、TGF-β、肝细胞生长因子（hepatocyte growth factor，HGF）、上皮生长因子受体（epidermal growth factor receptor，EGFR）家族的配体及碱性成纤维细胞生长因子（basic fibroblast growth factor，bFGF）。在不同的肿瘤中，TAM 通过分泌这些物质有效刺激肿瘤细胞增殖。原发肿瘤中大量的 TAM 与多种类型肿瘤早期转移有关。实验研究发现，多种肿瘤组织中的 TAM 可合成一系列尿激酶（urokinase，uPA），这种酶参与肿瘤细胞外基质的降解、促进肿瘤血管形成、肿瘤侵袭及浸润。对从乳腺癌细胞中分离的 TAM 的研究分析表明 TGF 通过蛋白酶 C 依赖的机制增强 TAM 中 uPA mRNA 的稳定性及刺激 uPA 转录。有报道 TAM 是浸润性肿瘤如乳腺癌、膀胱癌及卵巢癌基质金属蛋白酶（MMP）的主要来源，推测 TAM 可能协同肿瘤上皮细胞及基质细胞共同增强肿瘤转移的潜能。

3. **髓源性抑制细胞（MDSC）** MDSC 来源于骨髓祖细胞和未成熟髓细胞。正常情况下，该群细胞可以分化为 DC、巨噬细胞和 / 或粒细胞。但在某些病理情况下，如肿瘤、炎症、外伤及自身免疫疾病，均可以检测到 MDSC 体内的扩增尤其在荷瘤小鼠的脾脏、血液及肿瘤组织和肿瘤患者的外周血及肿瘤组织中 MDSC 数量和比例均有大幅度的增加，贯穿肿瘤发生的整个过程，且与肿瘤的大小和恶性程度有一定的相关性。小鼠中 MDSC 表达髓系分化抗原 Gr-1 和 CD11b 分子；另外，CD80、CD115（M-CSFR 或 CSF 1R）及 CD124（IL-4R）等其他表面标志也用来鉴定 MDSC 中不同亚群。目前，已经在部分实体肿瘤患者中发现具有 MDSC 特征的细胞。在转移性肾细胞癌、头颈部鳞状细胞癌、非小细胞肺癌及乳腺癌患者中都发现具有 MDSC 特征的细胞。通常具有 CD11b⁺CD33⁺CD14⁻HLA⁻DR⁻表型，但也可表达 CD15 及其他表面分子。肿瘤组织中多种因子导致 MDSC 扩增和激活。肿瘤细胞分泌的多种细胞因子如 COX-2、PEG、CSF、M-CSF、GM-CSF、IL-6 或 VEGF 等能够作用于髓样前体细胞，进而抑制髓样前体细胞向成熟髓样细胞分化从而扩增 MDSC，扩增的 MDSC 在活化 T 淋巴细胞及肿瘤基质细胞产生的多种细胞因子如 IFN-γ、TGF-β、IL-4、IL-13 或 TLR 配体等作用下，激活 JAK1/3-STAT6、JAK1-STAT1 及 MyD88-NF-κB 等信号通路，促进下游介质产生从而发挥免疫抑制功能。MDSC 通过多种机制发挥肿瘤免疫抑制功能。研究表明 MDSC 的抑制功能与左旋精氨酸（L-ARG）的代谢密切相关；MDSC 表达 L-ARG 的代谢酶可诱导一氧化氮合酶 iNOS，分解 L-ARG 产生一氧化氮（nitric oxide，NO）及精氨酸酶 -1，高活性的精氨酸酶 -1 能够分解代谢 L-ARG，减少肿瘤微环境中 L-ARG 的可利用性，L-ARG 的缺乏通过减少 CD3ζ 链表达及阻止细胞周期相关蛋白 Cyclin D3 及 CDK4 上调等机制抑制 T 淋巴细胞增殖；而 iNOS 分解 L-ARG 产生的 NO 通过抑制 T 淋巴细胞中 JAK3 和 STAT5 功能、抑制 MHC-Ⅱ分子表达及诱导 T 淋巴细胞凋亡等机制抑制 T 淋巴细胞功能。其次，ROS 在 MDSC 的功能中也起重要作用，肿瘤中多种细胞因子如 IL-3、IL-6、IL-10、GM-CSF、TGF-β 及 PDGF 等可诱导 MDSC 产生 ROS。此外，过氧亚硝酸盐（peroxynitrite）也是 MDSC 抑制 T 淋巴细胞功能的重要介质。过氧亚硝酸盐是机体内最强的氧化剂之一，它能够诱导半胱氨酸、甲硫氨酸、色氨酸及酪氨酸硝基化和亚硝基化；在 MDSC 和炎症细胞聚集位点过氧亚硝酸盐水平增加，导致 T 淋巴细胞受体及 CD8 分子硝基化，从而改变了 T 淋巴细胞受体的结合功能，进而导致 T 淋巴细胞对特异抗原刺激不应答。

以上所述肿瘤发生、发展中涉及的免疫逃逸机制为肿瘤的免疫治疗提供了全新的靶点和方向，阐明肿瘤免疫逃逸的机制有利于设计相应的治疗方案，使肿瘤被免疫系统重新识别和清除。如果肿瘤已发生免疫逃逸，可以通过逆转其逃逸机制来提高机体的抗瘤效应，使肿瘤逐渐成为一种可以控制的慢性疾病。当然，肿瘤与免疫系统的关系未完全清楚，免疫系统抗肿瘤的机制还有待进一步研究。

第三节 肿瘤免疫治疗的种类及其临床应用

肿瘤免疫治疗是除手术、放化疗外重要的治疗手段。肿瘤免疫治疗主要由 3 大部分组成：①非特异性免疫治疗（nonspecific immune therapy），主要是指使用 IL-2 及干扰素等细胞因子，激活或促进患者免疫细胞杀伤功能；②主动特异性免疫治疗（active specific immunotherapy），主要是使用自身肿瘤细胞、肿瘤蛋白、肿瘤抗原肽或广泛肿瘤载体制成肿瘤疫苗免疫患者，激活自体免疫，增强抗肿瘤效应；③被动性免疫治疗（passive immunotherapy），包括过继性细胞免疫治疗以及单克隆抗体治疗。

一、非特异性免疫治疗

尽管特异性免疫治疗是未来的发展方向，但仍有相当长的一段路需要走。若干研究结果表明，抗肿瘤治疗并不需要绝对特异性。由于肿瘤患者大多免疫功能低下，体内免疫抑制因子增多以及 IL-2、TNF 和 IFN 等免疫活性因子产生减少，因此增强患者免疫功能仍有必要。某些生物制品、化学药物、中草药等非特异性地增强机体的免疫功能，激发免疫系统的免疫效应，修饰免疫应答，从而非特异性地增强机体对肿瘤的免疫排斥能力，达到治疗肿瘤的目的。

1. 细胞因子 细胞因子由 T 淋巴细胞、巨噬细胞、树突状细胞和其他免疫细胞分泌，目前用于肿瘤治疗的细胞因子主要包括 IL-2、IFN-γ 和 TNF 等。但是众多临床结果证实，使用任何一种细胞因子的治疗方案均不理想。细胞因子的抑制、免疫调节网络的紊乱，可能与肿瘤的形成与发展有关。因此，若能合理联合应用 IL-2、TNF、IFN 等来改善患者的细胞免疫状态，增强抗肿瘤作用以及因减少单一细胞因子用量所带来的副作用的减轻，将会取得较好的抗肿瘤效果。国内多家临床报道的结果也表明，合理联合应用细胞因子较单用细胞因子的效果好。目前临床上细胞因子的抗肿瘤免疫治疗见表 19-1。

表 19-1　细胞因子的肿瘤免疫治疗

细胞因子	主要生物学作用	肿瘤类型
IL-2	刺激 T 淋巴细胞增殖，增强 T 淋巴细胞杀伤作用，刺激单核细胞杀伤肿瘤，扩增激活 LAK 细胞和 TIL	转移性肾细胞癌、胃癌、神经母细胞瘤、黑色素瘤
IL-12	刺激抗原激活的 T 淋巴细胞增殖，协同 IL-2 诱导 CTL，增强 NK 细胞毒效应，刺激淋巴细胞分泌 IFN-γ	肺癌、肾细胞癌、黑色素瘤、头颈部鳞癌
GM-CSF	诱导 TNF-α、IFN-α 和其他集落刺激因子的表达，协同其他细胞因子提高单克隆抗体或肿瘤疫苗的疗效，刺激造血细胞增殖，减轻放化疗毒副作用	肺癌、乳腺癌、结肠癌、淋巴瘤等
IFNs	抑制肿瘤细胞增殖，直接杀伤肿瘤细胞，增加肿瘤细胞 MHC-Ⅰ 和 MHC-Ⅱ 抗原表达，增强巨噬细胞、NK 细胞、T 淋巴细胞、B 淋巴细胞的抗肿瘤活性等	白血病、淋巴瘤、多发性骨髓瘤、黑色素瘤、肾细胞癌、肺癌、膀胱癌等
TNF	通过巨噬细胞、NK 细胞、CTL、LAK 细胞的毒性作用杀伤或抑制肿瘤细胞增殖，促进炎症反应，诱导内皮细胞组织因子表达，协同 IFN-γ 的作用	皮肤恶性肿瘤、黑色素瘤、卡波西肉瘤、肝癌等

2. 非特异性主动免疫调节剂　这些物质的作用机制还未能被完全了解。它们具有激活诸如 NK 细胞及巨噬细胞以及多克隆淋巴细胞催化剂的功能。目前主要包括：①微生物及其产物，卡介苗（BCG）可活化巨噬细胞，促进 IL-1、IL-2、TNF 等多种细胞因子的产生增强 NK 细胞的活性。其有效成分是细胞壁成分、胞壁酰二肽。短小棒状杆菌是一种革兰氏阳性小型棒状杆菌，是较强的免疫刺激剂，能明显增强巨噬细胞的细胞毒活性。临床多与其他 BRM 联合应用或与化疗联合应用。溶链菌（OK432）是目前治疗效果较为肯定的免疫刺激剂，国产 OK432 制剂——注射用 A 群链球菌也已进入临床应用阶段。高聚金葡素是高效低毒金黄色葡萄球菌的提取物，是一种具有显著抗癌作用的新型生物反应调节剂。高聚金葡素的作用机制主要是刺激 T 淋巴细胞增殖，在激活细胞免疫的同时，也激活体液免疫反应。临床上主要与化疗结合治疗恶性肿瘤及腹腔积液。②胸腺肽，胸腺肽具有促进淋巴细胞分化成熟，提高外周血淋巴细胞 E 玫瑰花结水平，调节免疫功能作用，激活巨噬细胞，提高补体 C3/溶菌酶和调理素水平等多重功效。临床上用于治疗各种原发性或继发性 T 细胞缺陷病、某些自身免疫性疾病、各种细胞免疫功能低下的疾病及肿瘤的辅助治疗。③中草药提取物，许多活性多糖和皂苷，如枸杞多糖、黄芪多糖、人参皂苷等都具有免疫调节作用，在一定的剂量范围之内，能增强机体的非特异性免疫功能，促进某些细胞因子的分泌，活化免疫细胞，增强机体的抵抗能力等。因此肿瘤放化疗或介入治疗的同时，加入非特异性的免疫治疗制剂以提高疗效，改善机体免疫状态和生存质量，在现阶段不失为提高疗效的可行手段。

二、肿瘤疫苗

肿瘤疫苗是通过机体识别肿瘤特异性抗原（tumor specific antigen, TSA）或肿瘤相关抗原（tumor associated antigen, TAA），从而激活抗原提呈细胞，引起抗原特异免疫反应来杀伤肿瘤。根据肿瘤疫苗的用途可将其分为预防性疫苗和治疗性疫苗两大类。根据肿瘤疫苗的来源可将其分为肿瘤细胞疫苗、以树突状细胞（dendritic cell, DC）为基础的疫苗、多肽疫苗以及核酸疫苗等。另外，肿瘤疫苗的理想免疫途径目前尚未确定，各项临床试验正在对不同的肿瘤抗原、不同的免疫途径（皮内、皮下、淋巴内）和不同佐剂的免疫效率进行评价。至今，已有相当多的肿瘤疫苗试验能在患者体内检测出有意义的免疫应答。

1. 多肽疫苗　由于一个多肽疫苗可能具有几个 T 淋巴细胞表位，覆盖了大范围的主要组织相容性复合体（major histocompatibility complex, MHC）的种类，则很可能成功地诱导多克隆的 T 淋巴细胞反应。同时，在免疫过程中采用佐剂如 QS21、弗氏不完全佐剂（incomplete Freund's adjuvant, FIA）可增强抗原肽的特异免疫反应，采用 GM-CSF、IL-2 和 IL-12 等细胞因子可加强疫苗的疗效，因为它们促进抗原递呈或增强疫苗诱导 T 淋巴细胞反应的效应。很多肿瘤抗原的多肽疫苗正在进行临床试验，如癌/睾丸抗原（cancer/

testis antigen，CT antigen）、MAGE-3、NY-ESO-1、黑色素细胞分化抗原 MelanA/MART1、gpI00、tyrosinase、p53 抗原和 HER-2/neu 抗原等。

2. 重组病毒疫苗　重组病毒包括痘苗病毒、腺病毒、单纯疱疹病毒、反转录病毒和鸟痘病毒等，在动物实验中已经取得了较为理想的效果。在临床试验中通常采用可以表达肿瘤抗原，如癌胚抗原、前列腺特异抗原的重组病毒，有些还合用共刺激分子或细胞因子。初步结果显示重组病毒疫苗在人体中是安全的，且可打破人体对自身的或弱免疫原性肿瘤抗原的免疫耐受。

3. 基因工程疫苗　肌内注射裸 DNA 表达质粒也可激发免疫反应，其机制在于 DNA 疫苗能够通过内源性途径将肿瘤抗原基因导入树突状细胞（dendritic cell，DC），然后递呈给引流淋巴结的细胞毒性 T 淋巴细胞，或导入其他细胞后被 DC 交叉递呈。这种用编码肿瘤抗原的 DNA 进行直接接种的方法操作简单，产品费用低。与重组病毒疫苗相比，可避免病毒载体表位的竞争、病毒载体产生免疫反应导致的免疫效率降低以及与活病毒相关的潜在危险等。在 DNA 编码的抗原蛋白中融合细胞因子如 GM-CSF 或异种免疫球蛋白的恒定区，或已知的高免疫原性携带蛋白如破伤风毒素的 c 片段可提高疫苗的效价。

4. 肿瘤细胞疫苗　肿瘤细胞本身不能在患者体内产生足够的免疫反应，将细胞因子或共刺激分子基因导入作为疫苗的肿瘤细胞基因组，这样可产生一个微环境状态从而克服它的无反应性。其中最重要的细胞因子是 GM-CSF，它能够通过诱导 DC 的成熟，加强体内的抗原递呈。目前患者自身肿瘤细胞转染 GM-CSF 作为疫苗进入了 I/II 期临床试验，用于治疗恶性黑色素瘤、肾癌、前列腺癌，并已成功产生了针对肿瘤的特异性免疫应答。不过，制作这种疫苗过程烦琐、费时且难度较大。将肿瘤细胞与抗原提呈细胞体外融合是一种较成熟肿瘤疫苗制备方法，该方法已经在肾癌、黑色素瘤、肝癌等患者中进行了 II 期临床试验，取得了良好的效果。

另外，也有研究采用异基因肿瘤细胞作为疫苗，用于治疗的肿瘤细胞在体外建立细胞株，经过基因修饰后作为单独的制剂使用。近几年这方面的临床研究较为活跃，一项 III 期临床试验采用自身肿瘤细胞导入卡介苗基因，治疗术后的 II 期和 III 期结肠癌患者，经过 6～7 年的随访后，虽然肿瘤没有明显缩小，但发生了免疫应答的患者无病生存期和总生存期都有所增加。

5. 树突状细胞疫苗　DC 在体外用肿瘤抗原冲击后制备的疫苗也已进入临床试验。用于冲击 DC 的肿瘤抗原包括肿瘤抗原多肽、肿瘤抗原蛋白、肿瘤细胞裂解产物或肿瘤来源的 RNA。其他方法包括表达肿瘤抗原的病毒载体转染 DC 或整个肿瘤细胞与 DC 融合。2010 年，第一个树突型治疗性肿瘤疫苗 sipuleucel-T（商品名为 provenge）被 FDA 批准上市，用于治疗晚期去势治疗无效的前列腺癌。我国首个自主研发的针对 CEA 阳性大肠癌肝转移的肿瘤 DC 疫苗自 2002 年开始进入临床试验，目前正在进行晚期大肠癌的 III 期临床研究。然而，由于 DC 疫苗靶点 TAA 可同时存在于肿瘤细胞和机体自身细胞中，多数疫苗因免疫耐受而疗效不佳。因此，寻找和鉴定理想的肿瘤抗原 TSA 或 TAA 一直是限制肿瘤疫苗应用的巨大挑战。

6. 肿瘤新生抗原　二代测序（next-generation sequencing，NGS）的发展为肿瘤特异性抗原的筛选带来了技术上的突破。2013 年，Rosenberg 团队率先通过使用 NGS 技术和构建算法模型准确表征肿瘤细胞的 DNA 和 RNA，进而找出可能引起免疫细胞识别的肿瘤突变，合成新生抗原多肽。最近的 2 项 I 期临床研究发现，针对肿瘤突变的特异性抗原多肽疫苗均激发了黑色素瘤患者体内 $CD8^+$ T 淋巴细胞和 $CD4^+$ T 淋巴细胞的免疫应答，使肿瘤缩小或消失。

总体来说，肿瘤疫苗的基础研究和临床应用仍存在很大挑战，主要包括：①多数肿瘤疫苗临床疗效不佳，抗原特异性 T 淋巴细胞的比例与治疗效果不相符；②肿瘤疫苗制备过程复杂程度高，个体之间重复率差；③缺乏全面、客观的评估疗效的方法；④新抗原疫苗制备时间长。因此，肿瘤疫苗的使用还存在很多理论和技术方面的障碍，需要在今后的实践中探索解决。

三、肿瘤过继性细胞免疫治疗

肿瘤过继性细胞免疫治疗是免疫疗法的一种，通过对自体免疫细胞进行体外激活和扩增，然后将其重新回输肿瘤患者体内，并辅以合适的生长因子，促使其在体内发挥杀伤肿瘤细胞的作用。自 1985 年 Rosenberg 等首次应用过继性细胞免疫治疗黑色素瘤以来，肿瘤过继性细胞免疫治疗虽有进展，但一直成效不佳。而在我国，1990 年左右曾一度兴起应用淋巴因子激活的杀伤细胞（lymphokine activated killer cell, LAK cell）治疗肿瘤的热潮，但终因该方法涉及大剂量 IL-2 的使用，毒性较大，且临床疗效不明确，逐渐退出临床治疗，目前仅有少数单位继续应用。近年来，肿瘤过继性细胞免疫治疗取得长足进步，Rosenberg 利用 TIL 细胞治疗黑色素瘤获得令人振奋的效果；国内越来越多的单位开展细胞因子诱导杀伤细胞（cytokine induced killer cell, CIK cell）的肿瘤治疗，并获得了可喜的治疗效果。目前肿瘤过继性细胞免疫治疗主要包括以下几种。

1. 自然杀伤细胞（NK） NK 细胞（natural killer cell）又称自然杀伤细胞，属于大颗粒淋巴细胞，来源于骨髓，占外周血淋巴细胞总数的 5%～10%，是机体重要的免疫细胞，具有广谱抗肿瘤细胞作用，其不依赖于抗原刺激作用就可以非特异性杀伤肿瘤细胞和病毒感染的靶细胞。体外研究表明，细胞因子诱导的 NK 细胞是一种高细胞毒活性的免疫效应细胞；临床数据显示 NK 细胞过继免疫治疗恶性肿瘤具有良好的应用前景，对肺癌、肝癌、卵巢癌、食管癌、结肠癌、胃癌、子宫颈癌、骨癌等均有一定效果。

由于 NK 细胞在人体内的含量极少，NK 疗法是采用特殊的培养方法，把癌患者本身的 NK 细胞在体外培养增殖，使细胞数目扩大数千倍且细胞毒活性极大增强，再通过静脉回输给肿瘤患者，是一种简单有效、安全又积极的主动抗肿瘤疗法。

2. 抗原致敏的树突状细胞（DC） 树突状细胞（dendritic cells, DC）是正常人体内存在的一类具有强大的抗原提呈功能的特殊细胞，被喻为机体免疫的"天然佐剂"。它能够主动摄取、加工和呈递抗原，刺激体内的初始 T 细胞活化，是机体免疫应答的"启动者"；此外 DC 还可以通过直接或间接方式促进 B 细胞的活化与增殖，调控体液免疫应答；刺激记忆 T 细胞活化从而诱导再次免疫应答；与 NK 相互作用影响非特异性的、天然

的免疫应答。因此，DC 是机体内免疫应答反应的"始作俑者"。DC 处于肿瘤免疫的关键环节，能摄取和加工处理肿瘤抗原并调动机体的主动特异性抗肿瘤免疫反应，从而杀伤肿瘤细胞。

抗原致敏的人树突状细胞是一种已成功应用于抗肿瘤治疗的细胞制品。利用从患者自体外周血中分离的单核细胞，在体外特定条件下诱导成为具有强大抗原提呈功能的 DC，再经自体肿瘤抗原致敏后回输至患者体内，携带肿瘤抗原的 DC 会将抗原信息提呈给特异性 T 细胞并使之活化，从而诱导机体产生大量具有特异性细胞毒性功能的 T 细胞，对肿瘤细胞具有特异性杀伤作用，尤其对黑色素瘤、肾细胞癌、前列腺癌、结直肠癌、乳腺癌、肝癌、胃癌、肺癌等有较好疗效。

3. 细胞因子诱导的杀伤细胞（CIK） CIK 细胞是一种多细胞因子诱导的杀伤细胞（cytokine induced killer cell, CIK），主要以 CD3、CD56 双阳性细胞为主要效应细胞。CIK 细胞是由美国斯坦福大学的 Schmidt Wolf 等于 1991 年率先发现的，通过分离获取患者或其直系亲属外周血单个核细胞，在多种细胞因子的诱导下，体外扩增出大量具有高度抗肿瘤活性的免疫杀伤细胞，再回输到患者体内治疗肿瘤。临床研究表明，多数肿瘤患者进行手术、放疗或化疗后，体内仍然有残余的肿瘤细胞，这些肿瘤细胞就成为日后肿瘤复发的根源。CIK 细胞疗法在清除残留的微小肿瘤病灶方面有着绝对的优势，常用于手术、放疗和化疗后的辅助疗法，也可用于治疗无法接受常规治疗的肿瘤患者，特别是针对应用常规治疗方法均无法控制病情的肿瘤患者，有助于改善其生存质量和延长生存时间。尽管 CIK 在肿瘤治疗方面有一定的疗效，但是由于肿瘤细胞 MHC 表达水平较低，CIK 细胞受 MHC 限制的影响，总体疗效不佳。

4. 肿瘤浸润淋巴细胞（TIL） TIL 细胞（tumor infiltrating lymphocyte, TIL）是从肿瘤组织中分离出的浸润淋巴细胞。1986 年 Rosenberg 等从小鼠肿瘤中分离出浸润淋巴细胞，将它在体外用白细胞介素 -2（IL-2）扩增到一定数量后，重新输回到长瘤的小鼠后，能有效地控制肝、肺转移灶的生长，甚至可使有些小鼠的转移灶和原发灶的肿瘤完全消退。如把 TIL 细胞回输到体内血液及肿瘤

中可以存留达 2 个月之久, 因此它有着巨大的潜在治疗价值。TIL 已应用于临床, 主要治疗皮肤、肾、肺、头颈部、肝、卵巢部位的原发或继发肿瘤。Rosenberg 对 20 例恶性黑色素瘤患者先使用 CTX 化疗, 然后用患者自体 TIL 和 IL-2 治疗, 结果有 60 例的患者获得明显的疗效, 发生在肺、肝、肾、皮肤和皮下部位的癌肿均可缩小, 并维持达 2~13 个月。

TIL 细胞表型具有异质性。一般来说, TIL 中绝大多数细胞 CD3 阳性。不同肿瘤来源的 TIL 细胞中, $CD4^+T$ 细胞、$CD8^+T$ 细胞的比例有差异。大多数情况下以 $CD8^+T$ 细胞为主。相对于其他免疫细胞疗法, TIL 可靶向多种癌症抗原。经过几百例患者的临床验证, 在子宫颈癌、黑色素瘤等实体瘤的有效率超过 50%。TIL 制备过程比较复杂, 它包括从患者身上收集组织样本, 然后将其送到一个 GMP 标准的制备车间, 分离出免疫细胞并将其扩增到数十亿个细胞。TIL 的整个制备生产周期约 22 天。

5. 嵌合抗原受体 T 细胞（CAR-T） 嵌合抗原受体 T 细胞（chimeric antigen receptor T cell, CAR-T）疗法是通过构建特异性嵌合抗原受体（chimeric antigen receptor, CAR）, 经基因转导使 T 淋巴细胞表达 CAR, 然后将这些细胞进行体外扩增, 继而回输给患者进行治疗。CAR-T 通过其表达的 CAR 能特异性地识别靶抗原并杀伤肿瘤细胞, 是近年来发展最快的免疫细胞治疗。

（1）CAR 的结构: CAR 是靶向肿瘤表面抗原分子的重组受体, 其结构主要包括胞外抗原结合域、跨膜区和胞内信号区 3 个部分, 对每个区域的不同设计影响 CAR-T 细胞功能的发挥。

1）胞外抗原结合域: 胞外区源于单链抗体 ScFv, 由轻链和重链共同组成, 负责抗原的识别。这种识别本质上是抗体与抗原的特异性结合, 不需要依赖于 MHC 的递呈, 有效避免了肿瘤细胞 MHC 表达下调这一免疫逃逸机制。CAR 不仅能够识别肽类抗原, 还能识别糖类和糖脂类抗原, 更加广谱地杀伤肿瘤细胞。目前已设计出的 ScFv 可识别抗原包括 CD19、CD20、GPC3、mesolin、Her2/neu、GD2、PSMA 及 RORI 等, 分别针对急性 B 淋巴细胞白血病、淋巴瘤、肝癌、胰腺癌、间皮瘤、乳腺癌、胃肠道肿瘤等。

2）跨膜区: 跨膜区连接胞内区和胞外区, 一般由二聚体膜蛋白组成, 将 CAR 结构锚定于 T 细胞膜上。跨膜区的不同设计影响导入的 CAR 基因的表达能力。有文献证实包含 CD28 的 TM 区的 CAR 表达能力最强, 其次是包含 OX40 的 CAR, 而包含 CD3ζ 的 CAR 表达能力最差。目前设计用于 CAR 的 TM 区主要包括 H2-Kb、CD4、CD7、CD8、CD28 等。

3）胞内信号域: 胞内信号域采用免疫受体酪氨酸激活基序（immunereceptor tyrosine-based activation motif, ITAM）, 通常是 TCRζ（CD3ζ）或 FcRγ, 当胞外区 ScFv 与其识别的抗原结合时, 就会向胞内传导 TCR 样信号。根据胞内区结构不同, 可将 CAR-T 分为 4 代。

4）CAR 结构变迁: 根据胞内区结构不同, CAR 结构经历了从第一代到第四代, 甚至第五代的变迁（图 19-1）。

第一代 CAR 只有一个胞内信号组分, 主要是 CD3ζ 或 FcRγ。当第一代 CAR 受到特异性抗原识别并激发后, 可为 T 细胞提供活化信号, 并通过胞内结构域传导该信号, 引起细胞的活化, 表现为 CAR 依赖的细胞活化及细胞杀伤作用, 分泌穿孔蛋白、颗粒酶及细胞因子, 协同作用杀死肿瘤细胞。然而第一代 CAR 只能引起短暂地激活 T 细胞和分泌较低水平的细胞因子, 不能提供长时间的 T 细胞扩增信号和持续的体内抗肿瘤效应。

为了解决这个问题, 从第二代 CAR 开始引入了共刺激分子信号序列（costimulatory molecule, CM）, 如 CD28、CD137（4-1BB）。与第一代 CAR 相比, 第二代 CAR 含有一个活化结构域和一个共刺激区域, 在保持抗原特异性一致的情况下, 增强了 T 细胞增殖和细胞因子分泌的功能。

第三代 CAR 在前一版本上升级, 胞内部分则由活化结构域和多重共刺激区域组成, 具有 3 个胞内信号域, 其中包括 2 个串联的共刺激域 CD28、4-1BB 或 OX40 和 1 个 CD3ζ。这些结构域的增加不仅能够加强 CAR-T 细胞特异性识别肿瘤抗原及结合等能力, 更能够显著扩大由胞外区传递的细胞信号, 引起下级细胞杀伤作用的级联放大, 抗肿瘤能力更强。

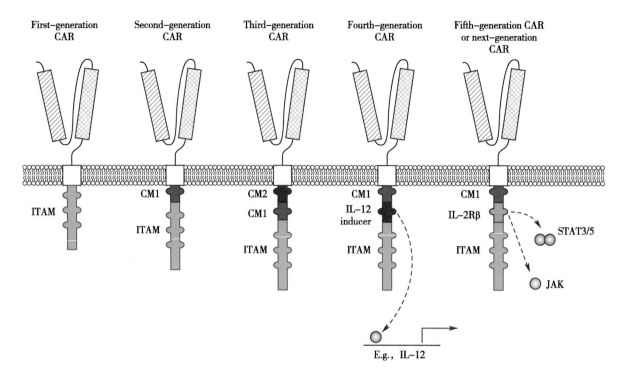

图 19-1　CAR 结构变迁

　　第四代或者第五代 CAR 是最近出现的新型 CAR，又称 TRUCKs（fourth-generation CAR T-cells redirected for universal cytokine killing）。它的结构与前 3 代不同，引入促炎症细胞因子（如 IL-12）和共刺激配体（4-1BBL 和 CD40L），可以在具有免疫抑制性的肿瘤微环境中通过释放促炎性因子，招募并活化更多的免疫细胞而引起更为广泛的抗肿瘤免疫效应。同时，第四代 CAR 的出现可使患者免受回输前预处理治疗（如全身照射或大剂量化疗）的不良反应，减少回输细胞总量，拓宽了 CAR-T 细胞的临床应用范围。

　　（2）CAR-T 技术的优势：总的来说，从原理、结构和制作工艺上，目前的 CAR-T 都比 TIL 和 TCR 更有优势。

　　1）CAR-T 细胞不受 MHC 限制，是抗原与抗体的特异性识别，能够更加有效地杀伤具备抗原特异性的肿瘤细胞。而 TIL 和 TCR 均只能识别 MHC 提呈的抗原，可能因肿瘤细胞下调或突变其 MHC 分子而逃避免疫监视，临床上有一定局限性。

　　2）CAR-T 细胞疗法使用剂量比 TIL 和 TCR-T 下降了 2～3 个数量级。由于 CAR-T 细胞治疗靶点明确，具有高度识别肿瘤表面抗原的特异性，同时克服了 MHC 限制性，因而在同样的治疗效果下，CAR-T 疗法的单次输注细胞数量远远少于 TCR-T 和 TIL。

　　3）CAR-T 细胞疗法所需时间更短。由于同等治疗效果下 CAR-T 所需细胞数量更少，因而 CAR-T 培养 T 细胞所需时间最短。体外培育周期缩短至 2 周，大幅节约了时间成本。

　　4）CAR 不仅能够识别肽类抗原，还能识别糖类和糖脂类抗原，扩大了肿瘤抗原靶点范围。除了不受 MHC 限制，CAR-T 疗法也不受肿瘤细胞的蛋白质抗原限制，CAR-T 可以利用肿瘤细胞的糖脂类非蛋白质抗原，更能够多维度识别抗原。

　　5）CAR-T 具有一定的广谱可复制性。由于某些位点会在多种肿瘤细胞中表达，如 EGFR，针对这种抗原的 *CAR* 基因一旦构建完成，便可以被广泛利用。

　　6）CAR-T 细胞具有免疫记忆功能，能够长期在体内存活。这对预防肿瘤复发具有重要临床意义。

　　（3）CAR-T 技术的风险

　　1）脱靶效应：脱靶效应是所有过继性细胞免疫治疗的共性问题，它的概念要和正常组织毒性区别。正常组织毒性指基因修饰 T 细胞对同样表达其靶点的正常组织的毒性。脱靶效应是指基因修饰 T 细胞对不表达这些靶分子的正常组织或器官的毒性。

如何鉴定出肿瘤细胞上合适的免疫原性的靶点，从而使得 CAR-T 细胞只攻击肿瘤细胞而不损伤正常组织，是 CAR-T 发展的关键。有一种做法是，通过设计多个抗原复合的 CAR 结构，识别抗原组合，能够提高杀伤的特异性。

2）细胞因子风暴：当 CAR-T 细胞被回输至体内，细胞治疗过程中会释放的大量细胞因子，包括 IL-6、TNFα 和 IFNγ，这些炎性介质促发急性炎症反应诱导上皮及组织损伤，导致微血管渗漏等机体多种免疫炎症反应，称为细胞因子风暴（cytokine release syndrome，CRS）。CRS 发生于超过半数的 CAR-T 受试者，是最常见的不良反应之一。

CRS 可发生于细胞输注后 2～3 周，常见症状为发热、寒战、疲劳、低血压、恶心、头痛、心动过速、呼吸困难，以及心、肝、肾功能异常等。

CRS 的发生于 CAR 的结构、肿瘤负荷及类型以及患者基因多态性相关，可通过设计安全的 CAR 并严格限制每次输注的细胞数量来降低发生风险。或者可导入一个安全开关控制基因，如可诱导的 caspase-9，当此基因被某种可溶性的因子诱导表达时，可引起 CAR-T 细胞凋亡，有助于降低细胞的毒性反应。并且，当 CRS 发生后，也可利用托珠单抗等药物进行治疗和控制。

3）神经毒性：多项临床试验曾报道包括脑梗死、谵妄、意识不清、抽搐、神经麻痹、视野缺损、共济失调、言语障碍在内的多种神经系统异常症状。神经毒性已成为 CAR-T 治疗过程中的主要生命威胁事件，其发生机制仍有待探索。

4）其他毒副作用：CAR-T 尚有某些其他的毒副作用，如出 / 凝血功能障碍、B 细胞发育不良等。其中凝血功能障碍主要表现为散在瘀斑和瘀点、血栓形成及实验室指标异常，如血小板减少、D- 二聚体升高、纤维蛋白原降低、纤维蛋白降解产物升高、活化部分凝血活酶时间延长等。B 细胞发育不良则主要是因为针对肿瘤细胞的靶点（如 CD19）同样表达于正常 B 细胞表面，从而 CAR-T 细胞在清除肿瘤细胞的同时也会杀灭正常 B 细胞。且 CAR-T 细胞可在体内长期存续和发挥作用，因此患者体内可长期缺乏正常 B 细胞，造成丙种球蛋白低下，易形成感染。因此患者需要适当补充丙种球蛋白提高免疫力作为预防措施。

（4）CAR-T 应用的国内外现状：CAR-T 目前较为成熟的应用还是在血液肿瘤方面，尤其是 B 系白血病和非霍奇金淋巴瘤治疗领域。2017 年 8 月 30 日，诺华的 CAR-T 产品成为 FDA 批准的首款基因疗法，也是全球范围内批准的首款 CAR-T 疗法，用于治疗儿童和年轻成人（2～25 岁）的复发性 / 难治性急性淋巴细胞白血病。2017 年 10 月 18 日，Kite 的产品成为批准的第二款 CAR-T 疗法，用于治疗罹患特定类型的弥漫大 B 细胞淋巴瘤（DLBCL）成人患者，也是首款获批用于治疗 NHL 的基因疗法。然而在髓系白血病，包括 AML 和 CML、骨髓瘤、霍奇金淋巴瘤，及实体瘤，如结直肠癌、肺癌、肝癌等方面，研发还较为早期，存在未来被应用的无限可能。

目前，国内仍未有 CAR-T 产品获得上市批准。但我国在 CAR-T 领域注册的临床试验数目超过美国。截止至 2018 年 7 月 25 日，国家药品监督管理局药品审评中心（CDE）受理的 CAR-T 产品 IND 申报共有 24 个，目前已有 8 个获得临床试验批件。随着中国产业政策和资本的推动，结合中国丰富的临床资源库，我们很有可能在 CAR-T 肿瘤治疗领域相较于欧美国家实现弯道超车。

6. 重组 T 细胞受体修饰的 T 细胞（TCR-T） TCR-T 和 CAR-T 疗法都对患者自身的 T 细胞在体外进行改造，然后将它们注回患者体内杀伤肿瘤的免疫细胞疗法，但是它们识别抗原的机制截然不同。TCRs 利用 α 肽链和 β 肽链构成的异元二聚体（heterodimer）来识别由主要组织相容性复合体（MHC）呈现在细胞表面的多肽片段。而 CARs 则利用能够与特定抗原结合的抗体片段来识别肿瘤细胞表面的抗原。因为 MHC 分子能够呈现从细胞表面和细胞内蛋白中获得的肽链，TCRs 与 CARs 相比，能够靶向更多种抗原。在治疗实体瘤方面，TCR 疗法可能比 CAR 疗法更有优势。

TCR 疗法的概念其实早于 CARs 产生。1986 年，在巴塞尔免疫研究所（Basel Institute for Immunology）工作的 Michael Steinmetz 博士第一

次将 1 个 T 细胞的 *TCR* 基因转移到另一个 T 细胞中,从而赋予第二个 T 细胞相同的抗原特异性。这是当今 *TCR* 基因疗法的祖先。2004 年,Rosenberg 博士的团队启动了第一个 TCR 基因疗法的临床试验,接受治疗的 15 名黑色素瘤患者中有两位肿瘤达到完全缓解。这些患者自身的 T 细胞在体外得到扩增,并且在细胞中表达了对 MART-1 抗原具有特异性的 TCRs。

目前对 TCR 疗法来说最关键的问题是选择哪种与肿瘤相关的抗原作为靶点。它们可以被分为 3 大类:过度表达的自身抗原、癌睾丸抗原和新抗原。目前限制这一疗法的两大阻碍是 TCR 克隆和病毒载体的构建和验证。TCR 克隆过程通常需要 6~8 周才能完成,而在 GMP 环境下构建病毒载体并且对其进行安全性检测需要花费 6 个月的时间,在这期间患者的癌症将继续恶化。

June 教授认为 CAR 和 TCR 疗法最终都将对实体瘤产生作用,而且 CARs 和 TCRs 应该合并成为组合疗法,因为肿瘤对这两种疗法产生抗性的方法截然不同。肿瘤通过丢失 MHC 来逃避 TCRs,而对 CAR-T 细胞的逃逸是通过丢失靶向抗原来完成。肿瘤细胞不太可能同时产生两种抗性,因此 CAR-TCR 组合疗法能够将其消灭。目前基因修饰 T 细胞肿瘤免疫治疗正在进行多项临床试验,前期结果令人振奋,相信随着研究的不断深入,基因修饰 T 细胞会给肿瘤治疗带来新的希望。

四、抗肿瘤单克隆抗体

单克隆抗体识别的许多肿瘤抗原不仅表达于肿瘤细胞表面,还表达于健康成人的至少一种正常细胞。作为靶向治疗的最佳抗原应稳定、均一地表达于肿瘤细胞表面,而在正常组织表面的表达可以忽略,很少或没有可溶形式的抗原(以免抗体清除过快),单克隆抗体容易接近。肿瘤相关抗原是一群变化纷繁复杂的分子,多数并不知其确切的功能。

抗体可以通过 ADCC 效应聚集和活化宿主的效应细胞,通过 CDC 效应、通过阻断受体配体的相互作用以及诱导细胞凋亡杀伤肿瘤细胞。部分未标记的抗体自身并不能诱导肿瘤细胞死亡,但可以运载放射性核素、毒素、药物、酶等至肿瘤局部将细胞毒性的物质特异靶向于肿瘤细胞可使肿瘤局部达到高浓度,而没有系统应用带来的剂量限制性的副作用。在 1997 年和 1998 年美国 FDA 分别通过了用于临床肿瘤治疗的两个单克隆抗体——rituximab(利妥昔单抗)和 trastuzumab(曲妥珠单抗)。目前单克隆抗体已在肺癌、乳腺癌、结直肠癌、淋巴瘤、头颈部肿瘤等得到广泛应用。近年正在积极研究中的抗体治疗是双特异性抗体,如将抗肿瘤的单克隆抗体与抗免疫效应细胞表面分子的抗体结合起来,可增加免疫效应细胞的激活或对肿瘤细胞的杀伤。目前应用于临床的单克隆抗体药物主要有以下几种。

1. rituximab rituximab 是美国 FDA 于 1997 年 11 月份批准的首个抗肿瘤单克隆抗体,用于复发性、难治性低分化 B 细胞淋巴瘤。rituximab 是嵌合 IgG_1 抗体,靶抗原是 CD20,表达于正常的 B 细胞淋巴瘤细胞表面,rituximab 通过 CDC 及 ADCC 杀伤肿瘤细胞,还可以直接诱导肿瘤细胞凋亡。

2. ^{90}Y-ibritumomab tiuxetan ^{90}Y-ibritumomab tiuxetan(替伊莫单抗)是放射性核素 ^{90}Y 与小鼠 CD20 单抗(ibritumomab 或 2B8)的结合物,螯合剂 tiuxetan 用于结合放射性核素 ^{90}Y。FDA 于 2002 年快速批准该药物以满足临床治疗复发性、难治性低分化滤泡淋巴瘤或转化的 B 淋巴细胞性非霍奇金淋巴瘤,这也是 FDA 批准的第一个用于肿瘤免疫治疗的放射性靶向单克隆抗体。

3. ^{131}I-tositumomab ^{131}I-tositumomab(托西莫单抗)是由鼠源抗 CD20 单抗 B1 标记 ^{131}I 获得,^{131}I 价廉、易获取、标记方便,可用于影像诊断及治疗。美国 FDA 于 2003 年 6 月批准 ^{131}I-tositumomab 用于治疗化疗后复发 rituximab 难治性滤泡状非霍奇金淋巴瘤(伴有或不伴有高度恶性转化)。在一个多中心的研究中,^{131}I-tositumomab 治疗了 60 例难治性低度或转化的低度淋巴瘤患者,65% 的患者显效,20% 的患者获得完全缓解,中位缓解时间为 6.5 个月。

4. trastuzumab trastuzumab(曲妥珠单抗,赫赛汀)是美国 FDA 批准的第一个用于实体瘤的单克隆抗体。trastuzumab 为靶向结合 HER-2 或 ERBB2 的人 IgG_1 类单克隆抗体。HER-2 是一种酪氨酸激酶受体。约在 30% 乳腺癌及其他肿瘤包括非小细胞肺癌、卵巢癌及前列腺癌等表达。该受体的表达与不良预后相关。trastuzumab 与 HER-2 高亲和力结合，导致受体的内化，阻断信号传导。在体外，trastuzumab 还可以介导 ADCC 效应。HER-2 高表达的肿瘤患者（免疫组织化学检测为 +++ 或 FISH 阳性）trastuzumab 治疗取得较好的疗效。

5. gemtuzumab ozogamicin　gemtuzumab ozogamicin（吉妥珠单抗，麦罗塔）是偶联化疗药物刺孢霉素并靶向结合 CD33 的人源化单克隆抗体。80% 急性髓性白血病患者的髓系未成熟细胞表达 CD33，在成熟的造血祖细胞表面也表达，但健康的干细胞不表达。gemtuzumab ozogamicin 是由 calicheamicin（刺孢霉素）通过连接片段与抗 CD33 单抗偶联构成。该药物与 CD33 结合后被细胞迅速内化，在溶酶体的酸性 pH 条件下释放出活性药物。calicheamicin 是一种可以裂解双链 DNA 的有效的抗癌抗生素。美国 FDA 基于 II 期临床的试验结果于 2000 年 5 月批准 gemtuzumab ozogamicin，用于治疗 60 岁以上的 CD33 阳性的 AML 首次复发但又不适于其他细胞毒性治疗的患者。

6. alemtuzumab　alemtuzumab（阿仑单抗）是清除淋巴细胞的人源化单克隆抗体，用于治疗慢性淋巴细胞性白血病。alemtuzumab 靶向结合 CD52，后者为高表达于正常的 T 淋巴细胞、B 淋巴细胞以及恶性淋巴细胞表面的糖蛋白，但在造血干细胞表面不表达。美国 FDA 于 2001 年批准 alemtuzumab 用于烷化剂及氟达拉滨（fludarabine）治疗失败的慢性淋巴细胞白血病患者。

7. cetuximab　cetuximab（西妥昔单抗）是嵌合的 IgG$_1$ 单克隆抗体，可与内源性的配体竞争结合 EGFR 的胞外区。抗原抗体结合后的复合物内化，而并不活化内在的酪氨酸激酶活性，同时下调了细胞表面的受体。因此，这一信号转导通路被阻断，从而抑制肿瘤的生长并导致肿瘤细胞凋亡。还有一些其他的机制包括抑制血管生成因子的产生，介导 ADCC 效应以及与放疗及化疗的协同作用。

8. 贝伐珠单抗（avastin）　VEGF 可以结合于表达在血管内皮细胞表面的受体 VEGFR，从而刺激新生血管生成，增强肿瘤血供，促进肿瘤生长。贝伐珠单抗是由 Genentech 公司研制的一种人源化的抗 VEGFA 单克隆抗体，为 IgG$_1$ 亚型，用于治疗乳腺癌、非小细胞肺癌及转移性结直肠癌等。

五、肿瘤免疫检查点抑制剂

与化疗、放疗、靶向治疗等常规治疗方法直接作用于肿瘤细胞不同，免疫检查点抑制剂是通过阻断肿瘤微环境中免疫检查点通路，激发肿瘤特异性 T 淋巴细胞功能，从而改善内源性抗肿瘤免疫，达到抗肿瘤效果。其中研究最多的也是最成熟的是细胞毒性 T 细胞相关抗原 4（cytotoxic T lymphocyte associated antigen-4，CTLA-4）和程序性死亡蛋白 -1（programmed death-1，PD-1）。近年来，免疫检查点抑制剂已成为肿瘤治疗领域的一大热点，由于其抗肿瘤的疗效持久、适用性广，目前已成为最有发展前景和治疗价值的肿瘤免疫治疗策略。

（一）CTLA-4 抗体

细胞毒性 T 细胞相关抗原 4（cytotoxic T lymphocyte associated antigen-4，CTLA-4）又名 CD152，是由 *CTLA-4* 基因编码的异种跨膜蛋白，表达于活化的 CD4$^+$ 和 CD8$^+$ 的 T 淋巴细胞，与 T 淋巴细胞表面的协同刺激分子受体（CD28）具有高度同源性。CTLA-4 和 CD28 均为免疫球蛋白超家族成员，两者与相同的配体 CD86（B7-2）和 CD80（B7-1）结合。CTLA-4 免疫调控功能的关键体现在控制 CD4$^+$FoxP3$^-$、CD8$^+$ 的 T 淋巴细胞以及调节性 T 细胞（Treg）。CTLA-4 能够中止激活的 T 淋巴细胞反应以及介导 Treg 的抑制功能。目前研究表明，CTLA-4 抑制 T 淋巴细胞反应主要通过两种途径：一种是通过与 CD28 竞争性结合 B7 或者招募磷酸酶到 CTLA-4 的胞内结构域，从而降低 T 细胞受体（T cell receptor，TCR）和 CD28 的信号；另一种是降低 CD80 和 CD86 在抗原提呈细胞（antigen presenting cell，APC）中的表达水平，或者通过胞吞作用将它们从 APC 移除，从而减少 CD28 参与激活 T 淋巴细胞。此外，CTLA-4 还会介导树突细胞结合 CD80/CD86 并诱导色氨酸降解酶 IDO 的表达，从而导致 TCR 信号的抑制。CTLA-4 抗体通过结合 CTLA-4 来抑制 Treg，从而激活 TCR 信号。

1. ipilimumab（yervoy，伊匹木单抗） ipilimumab 是一种抗 CTLA-4 的全人源单克隆抗体。它可阻断 CTLA-4 与 B7 结合，阻止抑制信号的产生，从而引起 T 淋巴细胞的激活和增殖、肿瘤淋巴细胞的浸润。ipilimumab 可延长晚期黑色素瘤患者总生存期，对 10%~20% 的患者的效果持久。ipilimumab 于 2011 年 3 月被 FDA 批准用于治疗不可切除或转移性黑色素瘤的初治患者或未化疗患者，同年 7 月被欧盟委员会批准用于未经治疗的晚期黑色素瘤患者。

2. tremelimumab（曲美莫单抗） tremelimumab 也是一种抗 CTLA-4 的全人源化单克隆抗体，目前仍在临床试验阶段。

（二）PD-1/PD-L1 抗体

程序性死亡蛋白 -1（programmed death-1，PD-1）主要表达于活化的 T 淋巴细胞、B 淋巴细胞及巨噬细胞表面，是另一种重要的免疫抑制跨膜蛋白，为 CD28 超家族成员，其最初是从凋亡的小鼠 T 淋巴细胞杂交瘤 2B4.11 中克隆出来的。PD-1 有两个配体，PD-L1（又叫 CD274 或 B7-H1）和 PD-L2（又叫 CD273 或 B7-DC）。PD-L1 比 PD-L2 表达更为广泛，主要在造血和非造血细胞（包括上皮细胞、血管上皮细胞、基质细胞等）中，由前炎症细胞因子（proinflammatory cytokine），包括 I 型和 II 型干扰素、TNF-α 以及 VEGF 诱导表达。正常情况下可传递抑制性信号，防止 T 淋巴细胞活化，进而避免免疫损伤。在肿瘤微环境中，肿瘤细胞能够表达 PD-L1 或 PD-L2。这两个配体与 PD-1 结合会导致 PD-1 胞内结构域的酪氨酸磷酸化，并招募酪氨酸激酶 SHP-2，从而减少 TCR 信号通路的磷酸化，降低 TCR 通路下游的激活信号以及 T 细胞的激活和细胞因子的生成，进而帮助肿瘤细胞免疫逃逸。因此，PD-1/PD-L1 抗体可以通过阻断 PD-1 和 PD-L1/2 结合，解除 PD-L1/PD-1 介导的免疫应答抑制，使耗竭的 T 淋巴细胞重新恢复活性，从而恢复机体的抗肿瘤免疫应答。

1. pembrolizumab（keytruda，帕博利珠单抗） pembrolizumab 是一种抗 PD-1 的人源化单克隆抗体（IgG₄ 亚型）。2014 年 9 月被美国 FDA 批准用于治疗晚期黑色素瘤，是 FDA 批准的首款抗 PD-1 疗法。目前该抗体已被美国 FDA 批准用于 13 个适应证，用于治疗黑色素瘤、非小细胞肺癌、头颈部鳞状细胞癌、经典型霍奇金淋巴瘤、尿路上皮癌、微卫星不稳定性高或错配修复缺陷的实体瘤患者、胃癌等。2018 年 7 月 pembrolizumab 获批在我国上市，用于治疗局部晚期或转移性黑色素瘤。2018 年 8 月获批在我国用于治疗非小细胞肺癌。

2. nivolumab（opdivo，纳武利尤单抗） nivolumab 是一种抗 PD-1 的全人源单克隆抗体（IgG4 亚型）。2014 年 12 月被美国 FDA 批准用于治疗黑色素瘤，2015 年 3 月被批准用于治疗含铂方案化疗后进展的转移性鳞状非小细胞肺癌。目前已在美国批准用于治疗 15 个适应证，包括黑色素瘤、肾癌、淋巴瘤、肝癌、尿路上皮癌、结肠癌、头颈鳞癌等。2018 年 6 月中国药监局批准 nivolumab 用于治疗表皮生长因子受体（EGFR）基因突变阴性和间变性淋巴瘤激酶（ALK）阴性、既往接受过含铂方案化疗后疾病进展或不可耐受的局部晚期或转移性非小细胞肺癌（NSCLC）患者。

3. cemiplimab（libtayo，西米替利单抗） cemiplimab 是一种抗 PD-1 全人源单克隆抗体（IgG₄ 亚型）。美国 FDA 于 2018 年 9 月批准其用于治疗不适合治愈性手术或治愈性放射治疗的转移性皮肤鳞状细胞癌或局部晚期转移性皮肤鳞状细胞癌患者。

4. atezolizumab（tecentriq，阿替利珠单抗） atezolizumab 是一种抗 PD-L1 的全人源单克隆抗体（IgG₁ 亚型）。2016 年 5 月 FDA 批准其用于局部晚期或转移性尿路上皮癌患者的二线治疗，同年 9 月批准其用于治疗在含铂化疗期间或无效之后的转移性非小细胞肺癌。2019 年 3 月，FDA 批准 atezolizumab 联合白蛋白紫杉醇用于治疗 PD-L1 阳性无法切除的局部晚期或转移性三阴性乳腺癌患者的一线治疗，并批准 atezolizumab 联合化疗（卡铂和依托泊苷），用于一线治疗广泛期小细胞肺癌。

5. avelumab（bavencio，阿维鲁单抗） avelumab 是一种抗 PD-L1 的全人源单克隆抗体（IgG₁ 亚型）。2017 年 3 月 FDA 批准其用于一线治疗转移性 Merkel 细胞瘤成人和 12 岁以上儿童，同年 5 月批准其用于一线或二线局部晚期或转移性尿路上皮癌的治疗。2019 年 5 月,FDA 批准 avelumab 与阿昔替尼联用用于晚期肾细胞癌患者的一线治疗。

6. durvalumab(imfinzi, 度伐利尤单抗) durvalumab 是一种抗 PD-L1 的全人源单克隆抗体（IgG_1 亚型）。2017 年 1 月 FDA 批准其用于治疗不可手术且在化疗和放疗后进展的 Ⅲ 期 NSCLC 治疗。

7. 国产 PD-1 抗体 主要有 JS001（toripalimab, 特瑞普利单抗）、IBI308（sintilimab, 信迪利单抗）、SHR-1210（camrelizumab, 卡瑞利珠单抗）、BGB-A317（tislelizumab, 替雷利珠单抗）等。JS001、SHR-1210、BGB-A317 均是抗 PD-1 的人源化 IgG_4 单抗, IBI308 是全人源 IgG_4 单抗。2018 年 12 月, JS001 正式获批用于既往标准治疗失败的晚期黑色素瘤,成为国内首个获批上市的国产 PD-1 抗体。IBI308 和 SHR-1210 已获批用于治疗至少经过二线系统化疗的复发或难治性经典型霍奇金淋巴瘤。NSCLC、肝细胞癌、食管鳞状细胞癌等癌种的临床研究正在进行中。

（三）二代免疫检查点抑制剂

1. 结合 FcγR 的抗 PD-1/PD-L1 抗体 免疫调节性抗体消灭肿瘤的作用机制之一是 ADCC 作用,而 ADCC 依赖表达 FcγR 的细胞。对于一些高肿瘤负荷的患者,若表达 FcγR 的效应细胞耗竭或 FcγR 对效应细胞抑制,抗体药物可能无效。二代免疫检查点抑制剂既能与巨噬细胞上的 FcγR 结合通过 ADCC 杀灭肿瘤细胞,又能携带肿瘤抗原与树突状细胞（dendritic cell, DC）上的 FcγR 结合,通过 DC 抗原提呈启动 T 淋巴细胞的抗肿瘤记忆功能。目前,包含 IgG Fc 和 IgG Fc 域的抗 CD20 抗体及结合竞争性 FcγR 的抗人 CD40 抗体等在抗肿瘤方面的活性已得到初步验证。未来结合 FcγR 的抗 PD-1/PD-L1 抗体可能成为二代免疫检查点抑制剂的研究和发展方向。

2. 双免疫检查点抗体 联合刺激性免疫检查点和抑制性免疫检查点的双抗体,可以实现肿瘤免疫清除"放手刹"和"踩油门"的作用。抑制性受体信号调节蛋白 α（signal regulatory protein α, SIRPα）是一个髓系特异性免疫检查点,与肿瘤细胞上的 CD47 结合,可以抑制巨噬细胞的吞噬功能。CD47/SIRPα 检查点抑制剂可以阻断 CD47/SIRPα 信号轴,增强抗原提呈细胞功能同时促进获得性 T 细胞介导的抗肿瘤免疫过程。此外,相关研究发现抗 CD47/SIRPα 双抗体及联合抑制 C5a/C5aR1 和 PD-1,其抗肿瘤活性均较一代免疫调节抗体显著提高。

3. 小分子免疫检查点抑制剂 小分子免疫检查点抑制剂除了能与多个免疫检查点蛋白结合,同时也克服了生物大分子组织通透性差、过高亲和力限制其到达肿瘤深部发挥作用及体内半衰期较长而增加的毒性风险。例如,小分子抑制剂 CA-170 是通过从 PD-1 的抗原决定簇互补区出发,分解其与 PD-L1 接触部分并构建了一个肽库,从而筛选出具有高亲和性的靶点阻断分子,通过拟肽策略改造得到先导化合物,并优化获得的口服制剂。此外,PD-1 转录的关键调节蛋白糖原合成酶激酶 3α/β 的小分子抑制剂可以减少 PD-1 的转录,同时增强 $CD8^+T$ 细胞的功能。现有报道的小分子抑制剂还有 BMS-1001、BMS-1166、2,6- 二取代甲苯型免疫调节剂和苯磺酰胺类化合物等,大多处于临床前研究阶段。

4. PD-1/PD-L1 抗体偶联药物 PD-1/PD-L1 抗体偶联化学药物、分子靶向药物或细胞周期治疗药物,可以同时发挥免疫治疗和联合药物治疗的效果。目前有研究报道,通过药物诱导 DNA 合成压力,产生实体瘤类似 DNA 错配修复表型,可以增强免疫检查点抑制剂的疗效。此外,在乳腺癌等实体瘤小鼠模型中,细胞周期素依赖激酶 4/6 抑制剂不仅能诱导肿瘤细胞周期阻滞,也能调节 PD-L1 蛋白的稳定性进而促进抗肿瘤免疫。

免疫检查点抑制剂在临床上的成功使癌症的免疫治疗焕发了新生命。以 PD-1/PD-L1 为代表的肿瘤免疫检查点抑制剂在多种肿瘤治疗中显示了较好的疗效,为特定人群提供比以往更优的治疗方案,但此类药物也存在整体有效率不高,单药客观反应率多在 20%～30%,单药用于一线治疗还有待研究等问题。基于这些局限性,联合疗法成为探索的热点,通过与其他疗法的联合使用提高疗效,同时改变一线治疗格局。但肿瘤联合治疗也存在联合时序、剂量优化、药物经济学、副作用等问题,未来对免疫治疗机制更精确的理解以及对临床疗效预测的生物标志物更好的识别或是联合治疗发展的关键。

六、针对抑制性细胞的免疫治疗

1. 针对调节性T细胞(Treg)治疗肿瘤的策略　调节性T细胞(regulatory T cell, Treg)是体内一群重要的免疫抑制细胞,尤其是在肿瘤患者中该群细胞的比例或数量往往增多,因此推测剔除患者体内的Treg有望改善患者的抗肿瘤免疫功能。最早开展的也是此类临床项目,但随后的临床研究效果较预期的疗效有很大的差别。进一步研究发现,短期内剔除肿瘤患者体内的Treg能在一定程度上改善患者的抗肿瘤免疫力,但患者体内的Treg水平会很快恢复,这是影响疗效的重要原因。据此,2006年后有学者提出靶向Treg治疗肿瘤的思路应从"剔除"转变为"控制",即控制体内的Treg产生和功能,且如果能将靶向Treg的疗法和其他肿瘤生物治疗的方法联合,有可能产生更好的疗效。近年来,靶向Treg的疗法趋于多元化,往往将靶向Treg疗法和其他生物治疗的方法联合应用。

目前采用的非特异性清除Treg的方法有多种,其中CD25单克隆抗体主要用于动物实验,2000年Fass等发明了IL-2和白喉毒素的融合蛋白,后获美国FDA批准用于CD25$^+$的T淋巴细胞瘤和白血病,该融合蛋白能被CD25$^+$T淋巴细胞内化而清除该细胞,也有学者将其应用于肺癌、乳腺癌、卵巢癌、肾癌等的治疗,均发现能有效减少体内Treg的数量。除上述疗法外,还提出了多种清除Treg的思路,如用Foxp3 mRNA转染的树突状细胞(DC)、针对CD25的免疫毒素等。

2. 针对肿瘤相关巨噬细胞(TAM)的抗肿瘤策略　在动物实验模型中,清除肿瘤相关巨噬细胞(TAM)能够显著抑制肿瘤的进展,氯屈膦酸二钠(clodronate disodium)介导的TAM剔除显著抑制小鼠F9畸胎癌和人类A673横纹肌肉瘤异种移植物的肿瘤血管生成。也有研究发现,在肿瘤进展过程中将TAM表型从M2转换到M1能够显著增强抗肿瘤免疫。例如,联合应用CpG和IL-10受体的抗体能使TAM完成从M2到M1的转换,激发机体的抗肿瘤免疫效应。

3. 针对骨髓源性抑制性细胞(MDSC)的肿瘤免疫治疗　有研究表明肿瘤患者或荷瘤小鼠体内给予治疗剂量的全反式维A酸(ATRA),能够显著降低体内的MDSC的数量,发现ATRA能够诱导MDSC分化为树突状细胞和巨噬细胞。联合应用ATRA和肿瘤疫苗,能够显著降低MDSC的数量,增加肿瘤特异性的T淋巴细胞反应,可明显延长肿瘤疫苗的抗瘤效应。

肿瘤衍生性因子(tumor-derived factors, TDFs)是诱导MDSC扩增的主要因素。近期研究发现,通过阻断SCF与其受体KIT的结合,可降低MDSC的扩增和肿瘤血管形成。应用VEGF特异性阻断性抗体如贝伐珠单抗(bevacizumab)治疗转移性肾细胞癌患者,也发现显著降低患者外周血中CD11b$^+$VEGFR1$^+$MDSC亚群的数量。舒尼替尼是受体酪氨酸酶抑制剂,作用于PDGFR、VEGFR和c-kit信号通路,在小鼠肿瘤模型中,舒尼替尼可以减少MDSC和Treg的数量。抗GR1抗体能够删除荷瘤小鼠体内的MDSC,减缓肿瘤的生长、改善小鼠的生存。研究发现,应用某些化疗药物,如吉西他滨、氟尿嘧啶、多西紫杉醇等能够直接剔除MDSC或者诱导MDSC凋亡。

第四节　肿瘤免疫治疗存在的问题与未来研究发展方向

尽管目前肿瘤免疫机制的研究在不断深入发展,肿瘤免疫治疗也方兴未艾,而且在某些疾病和治疗手段上获得了突破性进展,但仍存在许多问题和挑战。对于肿瘤免疫调节的重要环节及免疫调节网络作用机制还知之甚少,通过动物肿瘤模型预测免疫治疗在人体的疗效存在局限性,需重新认识肿瘤免疫治疗中的个体化和特异性问题,肿瘤局部微环境对于免疫治疗的抵抗作用机制还需要进一步研究,免疫治疗的疗效不够确切,尚需进一步提高;同时临床试验审批时间长,免疫治疗价格较高,都阻碍了其大规模推广应用;而且由于缺乏合理有效的肿瘤免疫治疗的疗效评价系统,用传统的评价体系如WHO或RECIST(response evaluation criteria in solid tumor)标准去评价其疗效,并不能确切地认识和评价其治疗效果,因此急需建立肿瘤免疫治疗评估体系。此外,目前尚未有特异或精准的生物学标志物用于免疫治疗的疗效预测,因此极大限制了免疫治疗在临床中的应用。

以往肿瘤的免疫治疗多侧重于诱导肿瘤细胞死亡和促进肿瘤抗原呈递，近来人们开始更多地关注肿瘤免疫逃逸，如何寻找更加有效的肿瘤免疫检查点，设计更加有效的抗实体瘤细胞免疫

疗法、如何将有效的抗肿瘤免疫治疗与传统的手术、放疗和化疗结合，如何建立合理有效的肿瘤免疫治疗评价体系，相信这些问题在不久的将来都会得到解决。

（樊克兴 胡 毅 郭亚军）

参 考 文 献

[1] 汤钊猷. 现代肿瘤学. 上海：复旦大学出版社, 2011

[2] 毛建平, 陈立军. 临床肿瘤免疫治疗进展. 国际药学研究杂志, 2013, 40：127-136

[3] Goel S, Decristo MJ, Watt AC, et al. CDK4/6 inhibition triggers anti-tumour immunity. Nature, 2017, 548 (7668)：471-475

[4] 唐劲天, 郭亚军, 顾晋, 等. 临床肿瘤学概论. 北京：清华大学出版社, 2011

[5] Coley WB.The treatment of malignant tumors by repeated inoculations of erysipelas：With a report of ten original cases. Clin Orthop Relat Res, 1991, 262：3-11

[6] Bronte V, Mocellin S. Suppressive influences in the immune response to cancer.J Immunother, 2009, 32 (1)：1-11

[7] Burnet FM.The concept of immunological surveillance. Prog Exp Tumor Res, 1970, 13：1-27

[8] Turtle CJ, Hudecek M, Jensen MC, et al.Engineered T cells for anti-cancer therapy.Curr Opin Immunol, 2012, 24 (5)：633-639

[9] Dougan M, Dranoff G. Immune therapy for cancer. Annu Rev Immunol, 2009, 27：83-117

[10] Di Santo JP. Natural killer cells: diversity in search of a niche. Nat Immunol, 2008, 9 (5)：473-475

[11] Dunn GP, Old LJ, Schreiber RD. The immunobiology of cancer immunosurveillance and immunoediting. Immunity, 2004, 21 (2)：137-148

[12] Dunn GP, Bruce AT, Ikede H, et al. Cancer immunoediting：from immunosurveillance to tumor escape. Nat Immunol, 2003, 3 (11)：991-998

[13] Fox BA, Schendel DJ, Butterfield LH, et al. Defining the critical hurdles in cancer immunotherapy.J Transl Med, 2011, 9 (1)：214

[14] Gabrilovich DI, Nagaraj S. Myeloid-derived suppressor cells as regulators of the immune system.Nat Rev Immunol, 2009, 9 (3)：162-174

[15] Golovina TN, Vonderheide RH.Regulatory T cells：overcoming suppression of T-cell immunity.Cancer J, 2010, 16 (4)：342-347

[16] Hodi FS, O'Day SJ, McDermott DF, et al. Improved survival with ipilimumab in patients with metastatic melanoma.N Engl J Med, 2010, 363 (8)：711-723

[17] Mellman I, Coukos G, Dranoff G. Cancer immunotherapy comes of age. Nature, 2011, 480 (7378)：22-29

[18] Jiang J, Wu C, Lu B. Cytokine-induced killer cells promote antitumor immunity.J Transl Med, 2013, 11：83

[19] Leonie EP, Subhra M, Martin K, et al. Dendritic cell-based nanovaccines for cancer immunotherapy.Curr Opin Immunol, 2013, 25 (3)：389-395

[20] Postow M, Callahan MK, Wolchok JD.Beyond cancer vaccines: a reason for future optimism with immunomodulatory therapy.Cancer J, 2011, 17 (5)：372-378

[21] Oldham RK, Dillman RO. Monoclonal antibodies in cancer therapy: 25 years of progress.J Clin Oncol, 2008, 26 (11)：1774-1777

[22] Olivera JF.Cancer Immunology.N Engl J Med, 2008, 358 (25)：2704-2715

[23] Rachel LS, Nina B. Dendritic cell immunotherapy.Ann N Y Acad Sci, 2013, 1284：31-45

[24] Rosenberg SA, Etifo NP, Ang JC, et al.Adoptive cell transfer: a clinical path to effective cancer immunotherapy. Nature Rev Cancer, 2008, 8 (4)：299-308

[25] Porter DL, Levine BL, Kalos M, et al.Chimeric antigen receptor-modified T cells in chronic lymphoid leukemia. N Engl J Med, 2011, 365 (8)：725-733

[26] Grupp SA, Kalos M, Barrett D, et al. Chimeric antigen receptor-modified T cells for acute lymphoid leukemia. N Engl J Med, 2013, 368 (16)：1509-1518

[27] Tristen SP, Steven AR, Richard AM. Treating Cancer with Genetically Engineered T Cells. Trends Biotechnol, 2011, 29 (11)：550-557

[28] Weiner LM, Surana R, Wang S. Monoclonal antibodies: versatile platforms for cancer immunotherapy. Nature Rev Immunology, 2010, 10(5): 317-327

[29] Wolchok JD, Hoos A, O'Day S, et al. Guidelines for the evaluation of immune therapy activity in solid tumors: Immune-related response criteria. Clin Cancer Res, 2009, 15(23): 7412-7420

[30] Ottaviano M, De Placido S, Ascierto PA. Recent success and limitations of immune checkpoint inhibitors for cancer: a lesson from melanoma. Virchows Arch, 2019, 474(4): 421-432

[31] Nie J, Wang C, Liu Y, et al. Addition of Low-Dose Decitabine to Anti-PD-1 Antibody Camrelizumab in Relapsed/Refractory Classical Hodgkin Lymphoma. J Clin Oncol, 2019, 37(17): 1479-1489

[32] Li B, Xu L, Tao F, et al. Simultaneous exposure to FcγR and FcαR on monocytes and macrophages enhances antitumor activity in vivo. Oncotarget, 2017, 8(24): 39356-39366

[33] You L, Wang J, Zhang F, et al. Potential fourmiRNA signature associated with T stage and prognosis of patients with pancreatic ductal adenocarcinoma identified by coexpression analysis. Mol Med Rep, 2019, 19(1): 441-451

[34] Matlung H L, Szilagyi K, Barclay N A, et al. The CD47-SIRPalpha signaling axis as an innate immune checkpoint in cancer. Immunol Rev, 2017, 276(1): 145-164

[35] Ring N G, Herndler-Brandstetter D, Weiskopf K, et al. Anti-SIRPalpha antibody immunotherapy enhances neutrophil and macrophage antitumor activity. Proc Natl Acad Sci U S A, 2017, 114(49): E10578-E10585

[36] Ajona D, Ortiz-Espinosa S, Moreno H, et al. A Combined PD-1/C5a Blockade Synergistically Protects against Lung Cancer Growth and Metastasis. Cancer Discov, 2017, 7(7): 694-703

[37] Weinmann H. Cancer Immunotherapy: Selected Targets and Small-Molecule Modulators. ChemMed Chem, 2016, 11(5): 450-466

[38] Taylor A, Rothstein D, Rudd CE. Small-Molecule Inhibition of PD-1 Transcription Is an Effective Alternative to Antibody Blockade in Cancer Therapy. Cancer Res, 2018, 78(3): 706-717

[39] Skalniak L, Zak KM, Guzik K, et al. Small-molecule inhibitors of PD-1/PD-L1 immune checkpoint alleviate the PD-L1-induced exhaustion of T-cells. Oncotarget, 2017, 8(42): 72167-72181

[40] Fernández A. Engineering Tumor Hypersusceptibility to Checkpoint Immunotherapy. Trends Cancer, 2017, 3(10): 675-677

第二十章　肿瘤的中医中药治疗

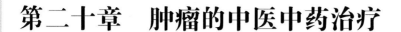

第一节　中医药的历史发展回顾与现状

我国传统中医药对肿瘤的防治渊源，上自远古，下至今朝，可谓历史悠久。正是由于继承和发扬中医两千多年来同肿瘤做斗争的临床经验和理论知识，才逐步形成和建立了今天的中医肿瘤防治体系，提高了肿瘤疾病防治水平，促进了中医学术理论的发展与提高。

中医肿瘤防治方法起源于先秦时代，早在公元前 16 世纪至公元前 11 世纪，殷商时代的殷墟甲骨文中就有关于"瘤"的病名记载。而在先秦时代的《周礼》中就提到有"疡医"并详细记载了肿疡的治疗方法，如"祝""劀""杀"等。不过这时对肿瘤的认识较为肤浅。

从先秦到两汉，是中医学发展较快、成就较大的一个重要时期。《黄帝内经》《难经》等医学经典著作的相继问世，确立了中医认识疾病的生理病理、诊断治疗、预防养生的一套基本理论，使人们对肿瘤的认识由实践经验上升到理论的高度。如关于肿瘤的形成，《内经》载曰："喜怒不适……寒温不对，邪气胜之，积聚已留"。而对于肿瘤的病机，则有："石瘕生于胞中，寒气客于子门，子门闭塞，气不得通，恶血当泻不泻，衃以留止，日以益大"，说明寒气和瘀血是石瘕形成的主要病理因素。而且《黄帝内经》对肿瘤的演变过程也有系统描述，《灵枢·百病始生》记载"虚邪之中人也，始于皮肤……留而不去，则传舍于络脉，在络之时……留而不去，传舍于经……留而不去，传舍于输……传舍于肠胃……传舍于胃肠之外，募原之间，留著于脉，稽留而不去，息而成积。"认为肿瘤与人体其他疾病一样，由表及里，居留日久，息而成积，可发生在任何部分。而且《黄帝内经》

对于肿瘤的治疗原则也多有论述"大积大聚，其可犯也，衰其大半而止，过者死"，尽管未能明确提出肿瘤疾病应该以扶正为主的治疗原则，但也强调了治疗应有度，中病即止，不宜攻伐太过的治疗原则。《难经》在《黄帝内经》理论的基础上，对积证和聚证明确了定义，并提供了鉴别方法，"积者，阴气也；聚者，阳气也。故阴沉而伏，阳浮而动。气之所积名曰积，气之所聚名曰聚。故积者，五脏所生；聚者，六腑所成也。"而且，《难经》还提出了五脏积的概念，进一步强调了肿瘤疾病形成与五脏的关系。中医基础理论的出现，为中医治疗肿瘤扶正培本、清热解毒、活血化瘀等学术思想的确立奠定了坚实可靠的理论与证治基础，该时期可视为中医肿瘤学术思想的萌芽时期。

汉唐时期，是中医肿瘤学术思想初步形成的时期。病因学、诊断学、方剂学以及不少临床医学相继问世，对基础理论的研究、病因证候学的探索、古医籍的整理和注释都取得了突出的成就，从不同角度发展了中医理论。其中，东汉《伤寒杂病论》为中医临床诊治奠基性著作，该书将经络学说、脏腑理论等与临床实践相结合，首创六经辨证和脏腑辨证，建立了较为完整的理法方药辨治体系，并突出提出扶正祛邪的学术思想，"四季脾王不受邪""五脏元真通畅，人即安和"，阐述了胃气在疾病发生过程中的重要性。而且，该书注重整体观念，"夫病痼疾，加以卒病，当先治其卒病，后乃治其痼疾"，提示我们在肿瘤治疗过程中，要着眼于人体，不能只盯着肿瘤的大小而忽略整个身体状况。《伤寒杂病论》在给我们留下诸多指导思想的同时，还为后世留下了桃仁承气汤、下瘀血汤、大黄䗪虫丸、桂枝茯苓丸等多种著名的方剂，至今仍广泛用于肝癌、胰腺癌、胃癌、子宫颈癌等恶性肿瘤的治疗。隋代《诸病源候论》作为为我国第一部证候学专著，详细记述并分类了肿瘤的病证，使人们更深入的认识了积聚、癥瘕、妇科肿瘤等疾病。这个时代，病源证候、证方归类以及五脏分证等方面渐趋系统化、条理化、专科化，促进了中医治疗肿瘤系统理论的发展。

宋金元时期，中医肿瘤学术思想逐步成熟。该时期，学术思想活跃，学术争鸣风气极盛，宋代朝廷成立了"御药院""尚药局""惠民局""广惠局"等机构，都属于国家统一管理药品的职能部门。宋代太医局编写并出版的《太平惠民和剂局方》，汇总了宋代以前中医对有关肿瘤方面的认识概括和研究成果，书中认为，虚劳积聚的发生是由于阴阳虚损，血气凝涩，以致经络不通所致。"夫虚劳积聚者，脏腑之病也……虚劳之人，阴阳气伤损，血气凝涩不宣通于经络，故成积聚于内也"，提示治疗上应该调和阴阳，补虚活血为主，从侧面体现出治疗肿瘤扶正培本的重要性。同时，该时期涌现出的代表医家"金元四大家"刘河间、张从正、李东垣、朱震亨，他们的学术思想对肿瘤证治也起到了很大影响。寒凉派刘河间主张火热致病说，为肿瘤的清热解毒治疗提供了依据。攻下派张从正认为"病之一物，非人身素有之也，或自外而入，或由内而生……速攻可也，速去之可也"，为临床使用以毒攻毒、破坚散结等方药的使用提供思路。补土派李东垣，认为内伤疾病的形成是脾胃受损、耗伤元气的结果，癌症患者多为老年人，脾胃虚弱居多，加之肿瘤恶性消耗，补脾胃后天之本显得尤为重要，这对延缓病程，提高生存率，为患者争取到更多治疗时机是非常有益的。养阴派朱震亨倡导阳有余，阴不足理论，强调保存阴精，勿动"相火"，并提出了阴虚火盛补肾阴的治疗方法。宋金元时期医家对肿瘤的认识以及肿瘤证治体系逐渐完善。

明清时期，中医肿瘤学术思想深入发展。该时期，著名医家大量涌现，不少医家对各种肿瘤进行了精辟的论述和阐发，各自从不同角度探索肿瘤的病因病机，诊治方法。《景岳全书》是张景岳一生临证经验及其前代名医经验总结，其立论、治法、制方皆有独到之处，对肿瘤的治疗更是达到了一个新的高度—扶正祛邪，标本兼治。"脾肾不足及虚弱失调之人，多有积聚之病""积聚渐

久，元气日虚……只宜专培脾胃以固其本"等论述，对临床治疗肿瘤起到了较大的指导作用。而且，该书从导引、灸法、汤药、丸药、膏方等多种治疗方法上均有不同程度论述，极大丰富了中医肿瘤的方法学内涵。清代，随着实践经验的不断积累，诸多医家对肿瘤认识的更加深入，这一时期的文献，各系统的恶性肿瘤均可见到记载。除了前朝文献中常见的乳岩、噎膈、反胃等，对阴菌、肾岩翻花、脏毒、喉菌等泌尿生殖、五官科恶性肿瘤均有详细描述。明代医家李中梓所著《医宗必读》，倡导内外相因肿瘤说并创立攻补兼施治疗肿瘤原则，在此原则基础上创制中阴阳攻积丸、噎膈散、肥气丸等经典中医肿瘤方剂。清代名医王清任认为肿瘤应从瘀论治，"气无形不能结块，结块者必有形之血也"，主张肿块的形成为有形之血瘀滞，为后世以活血化瘀方法治疗肿瘤提供依据。清代医家叶天士，在前人经验基础上进一步发展创立"养胃阴"学说，为扶正培本治疗肿瘤学术思想提供创新思路。

到新中国成立以后，由于政府的重视、支持，加之政治经济的发展，中医学也有了较快较深入的发展。特别是在肿瘤的治疗上，由于发病人数逐年增加，中医也逐渐显示出一定优势，临床科研机构相继成立，临床科研工作逐渐开展，并不断取得新成果。总结前人经验，结合现代医学手段，肿瘤专家们提出了扶正培本法、活血化瘀法、清热解毒法、以毒攻毒法、软坚散结法等治疗肿瘤的方法，而其中以扶正培本法应用推广最为广泛，早在19世纪60年代，以余桂清为代表的名老中医就开始了扶正培本的临床与实验研究，研究证实扶正补虚中药具有：①改善症状，提高疗效，延长生存期；②减轻放化疗毒副反应；③提高机体免疫力；④治疗癌前病变；⑤提高机体免疫力；⑥促进骨髓造血功能；⑦抑癌抗癌作用。并研制出一批新药。随后经过朴炳奎、刘嘉湘、周岱翰等几代人的努力，"扶正培本"理论不断得到完善，随着科技的发展，医学方法的进步，林洪生主任在"扶正培本"理论基础上，汲取百家所长，凝练出更符合中医治疗肿瘤特点的"固本清源"理论，一方面要固护机体"正气"，提高患者的防病抗病能力；另一方面祛除肿瘤发生、发展的致病因素，从源头上控制形成肿瘤的"邪毒"。并历经20余

载，在"扶正固本""固本清源"理论的指导下，整合全国中医肿瘤优势力量，开展循证医学研究，证实了中医药治疗肿瘤的有效性，共收集 2 606 例非小细胞肺癌患者的临床数据，得出中医药参与的综合治疗：①延长晚期患者的中位生存期 3.47 个月，将晚期非小细胞肺癌患者的中位生存期由单纯西医治疗的 13.13 个月延长到 16.60 个月；疾病进展时间由单纯西医治疗的 6.22 个月延长到 7.27 个月，延长时间为 1.05 个月。②降低术后复发转移率 6%，将术后非小细胞肺癌的 2 年复发转移率从 24% 降低到了 18%。③减少放化疗不良反应，将化疗引起的骨髓抑制发生率降低了 31.85%；食欲下降发生率降低了 16.49%；恶心呕吐发生率降低了 49.09%；化疗所致手足综合征症状缓解率较西医常规治疗提高 43.86%；放疗引起的皮肤损伤有效率较西医常规治疗提高了 25.06%。④提高生存质量，恶性肿瘤患者生活质量量表（FACT-L4.0）的生理状况、社会 / 家庭状况、情感状况、功能状况明显改善，总积分改善了 15.5%，肺癌相关临床症状明显改善，总积分降低了 44.5%。中医治疗肿瘤有效性成果研究得到了国内和国际的认可，并于 2016 年获得国家科技进步二等奖。在我国，中医药防治肿瘤已经成为与手术、放疗、化疗并列的治疗肿瘤综合方案的重要组成部分，并快速发展。

第二节　中医药治疗肿瘤的药学原理

现代的中药防治肿瘤不仅局限在理论及临床应用上，随着现代科学技术的进步，越来越多的现代技术应用于中医药防治肿瘤机制的研究中，使得中医药防治肿瘤作用的机制得到进一步阐明。大量基础实验结果表明，中药是通过对"种子 - 肿瘤细胞"和"土壤 - 肿瘤微环境"的多个环节起到抑制恶性肿瘤的作用。

一、直接杀灭和抑制肿瘤细胞

有些中药对肿瘤细胞具有直接杀灭和抑制生长的作用。实验研究发现半枝莲醇提物对体内移植的小鼠肉瘤株 S-180 和小鼠肝癌细胞株 H22 具有抑制肿瘤增殖活性作用；从半枝莲中分离出的 E-1-（4- 羟基苯基）- 丁 -1- 烯 -3- 酮体外实验对 K562 白血病细胞具有较强的细胞毒性。体内试验证明中药蛇莓对小鼠接种肉瘤 S-180、肝细胞瘤 H22 和未分化肉瘤（S37）有明显的抑制作用，体外试验同样证明蛇莓对人体肝癌（7721 肝癌细胞）和胃癌（7901 胃癌细胞）有显著杀伤作用。中药蛇六谷的主要成分甘聚糖能有效干扰癌细胞的代谢功能，而且药敏试验表明其对胃癌和结肠癌细胞有较强的敏感性；此外，冬凌草、大黄、茯苓、人参、三七皂苷、藤黄等中药提取物可通过细胞毒作用损伤肿瘤细胞的 DNA 而发挥抗肿瘤作用。

二、诱导肿瘤细胞凋亡

有些中药是通过诱导肿瘤细胞凋亡而发挥治疗肿瘤的作用，研究发现中药土贝母制剂对体外培养的人肾颗粒细胞癌细胞系 GRC-1 和裸鼠移植性人肾透明细胞癌 RLC-310 的生长具有抑制作用，并可诱导癌细胞凋亡；天花粉提取物可引起瘤细胞 G_0、G_1 期细胞增加，S 期细胞减少，呈现 G_0、G_1 期阻滞现象，诱导瘤细胞凋亡。还有研究表明，在体肿瘤所产生的自发性凋亡与浸润于肿瘤组织内部的巨噬细胞释放的 TNF 有关，而中药提取物云芝多糖、香菇多糖、虫草多糖均能诱生 TNF，十全大补汤、小柴胡汤等方剂及柴胡、当归、川芎、桂枝、茯苓等中药亦均可诱生 TNF，提高 TNF 活性，从而诱导肿瘤细胞发生凋亡。此外，黄芪、当归、枸杞子、党参、五味子、芍药、黄芩、生地黄、甘草、茯苓、猪苓等可通过诱生 IL-2 和 IFN，介导肿瘤细胞发生凋亡。

三、抑制多药耐药

多药耐药是临床上肿瘤治疗失败的主要原因之一。现代研究表明，中药具有较好的抑制多药耐药的作用，不少学者从中医药的优势中寻找肿瘤多药耐药逆转剂，如浙贝母碱、粉防己碱、苦参碱、蝙蝠葛碱、莲心碱、川芎碱、丹皮粉等。研究发现浙贝母碱可以提高肿瘤细胞内的抗癌药物浓度从而逆转急性白血病多药耐药；补骨脂提取物（R3）可逆转 MCF/ADR 细胞的多药耐药；中药苦参提取物苦参碱能够降低糖黏蛋白 P170 和肺耐药蛋白（LRP）表达，抑制化疗药物经跨膜蛋白和胞吐途径排出细胞，抑制 TOPO Ⅱ 活性，降低其对耐药细胞 DNA 的修复能力，从而干预肿瘤获得性多药耐药的产生。

四、抑制肿瘤新生血管

肿瘤新生血管的形成决定了肿瘤拥有无限增殖的能力，所以如何抑制肿瘤的新生血管形成也是治疗肿瘤的一个重要切入点。研究表明，有些中药可以抑制肿瘤的血管生成，在肝癌细胞系（HepG2、SMMC-7721、H22）和人脐静脉内皮细胞的小鼠异种移植模型中，吴茱萸碱通过降低 β-catenin 水平，可下调 VEGF 的表达。黄连水性提取物通过增加对肝癌细胞中真核细胞延长因子 2 的磷酸化来阻断其活性，减少 VEGF 新生蛋白的合成，从而明显抑制 VEGF 的分泌；且真核细胞延长因子 2 的活性恢复，可使 VEGF 表达恢复。还有对双氢青蒿素的研究发现，中、高剂量组的大鼠肿瘤组织 VEGF 以及血清 VEGF、VEGFR-2、甲胎蛋白的表达均明显降低。同时有研究发现人参提取物人参皂苷 -Rg3 可通过抑制肿瘤的新生血管形成而抑制 Lewis 肺癌的生长；去甲斑蝥素在防治肝癌的研究中证实其抗肿瘤作用与其抑制肿瘤血管形成有关；所以以上这些药物均具有抑制肿瘤血管生成的作用，进而干预了肿瘤的发生发展。中医药抑制肿瘤新生血管生成是中医药防治肿瘤的一个重要研究方向。

五、促进肿瘤细胞分化

诱导癌细胞分化是肿瘤生物学中一个重要的研究领域。癌细胞在诱导分化因子的作用下，其恶性表型受到控制，甚至可逆转为正常细胞的基因表型，恢复某些正常功能。诱导分化剂在改变肿瘤生物学行为方面的研究已逐渐受到重视，而寻找高效低毒的诱导分化剂已成为肿瘤治疗的重要策略之一。研究发现具有促进肿瘤细胞分化作用的中药有葛根、乳香、人参、丹参、红豆杉、苦参、熊胆、巴豆、猪胆汁、灵芝等。

六、调节肿瘤免疫微环境

扶正类中药大多对肿瘤患者的免疫功能具有提升改善作用，研究证实部分中医药可以使巨噬细胞吞噬率显著提高；IgG、IgA 含量升高；促进干扰素的产生；增强淋巴细胞的功能等，改善免疫微环境，通过对"土壤"的改善，进而防治肿瘤。常见具有调节机体免疫功能的中药有黄芪、猪苓、灵芝、人参、北五味子、女贞子、附子、破故纸、枸杞、肉苁蓉、黄精、锁阳、冬虫夏草等。

七、调节肿瘤炎性微环境

当机体受到损伤或病原体入侵时，免疫系统被激活并诱导产生大量的炎症细胞，分泌多种细胞因子并在局部形成引发肿瘤炎性微环境。肿瘤炎性微环境与促进新生血管形成、诱导干细胞增殖分化等关系密切。研究发现多种中药提取物如槐树碱、去氧胆酸、丹参酮ⅡA、苦参碱等均具有调节肿瘤炎性微环境的作用，中医可以通过改善肿瘤赖以生存的炎性土壤，起到防治肿瘤发生发展的作用。

除上述的作用机制外，中药还具有抗微管作用，抑制拓扑异构酶和细胞端粒酶活性，干扰和拮抗促癌剂的作用，调整凝血机制，减轻血液高凝状态，以及调节神经内分泌功能等作用。说明中医药是从多方面、多角度、多靶点达到防治肿瘤的目的。

第三节 中医药治疗肿瘤的临床应用原则

中医学认为，肿瘤是全身疾病的局部反应。其发生、发展是内因和外因多种因素综合作用的结果。内因主要是气血阴阳、脏腑功能失调，外因则与六淫外邪及疫疠邪毒等天时、地理、环境、理化因素和饮食因素等密切相关。在多种病因综合作用下，逐渐导致机体阴阳失调，脏腑功能低下，气机受阻，经络气血水液运行障碍，血行不畅停而成瘀，水湿不能气化聚而成痰，引起局部痰、瘀、毒等相互交结，日久形成肿瘤。因此，中医认为恶性肿瘤的基本病理变化为"虚""毒""瘀"，正气亏虚是根本，癌毒蕴结是关键，肿瘤属本虚标实之证，所以在治疗上应该结合脏腑、八纲、气血津液等辨证方法，权衡病情轻重缓急，确定治疗方法。

中医药治疗肿瘤，是在整体观念、辨证论治原则指导下的个体化治疗，遵循中医药治疗疾病的总原则，即治病求本，扶正祛邪，调整阴阳，标本缓急、同病异治、异病同治，因人、因时、因地制宜等，同时由于肿瘤发病和变化非常复杂，寒热虚实错综，所以，肿瘤病的中医药治疗还有独特的优势和特色。现在中医药治疗肿瘤普遍遵循的原则有：第一，辨证论治是中医药治疗恶性肿瘤的根本原则；第二，恶性肿瘤基本病因病机是本虚标实，故扶正祛邪是治疗恶性肿瘤的基本治则。临床上应仔细分析正邪两方消长盛衰的情况，决定扶正与祛邪的主次先后；第三，辨证与辨病相结合，首先根据临床特点及影像学、细胞学检查结果以明确恶性肿瘤诊断，以及明确病理类型和临床分期，然后把中医望、闻、问、切四诊结合在一起，综合分析，辨明证型，辨证施治，同时加用现代药理研究有明确治癌作用的中药成分，在辨病的基础上进行中医辨证，在辨证的基础上辨病用药，辨病与辨证相结合，取长补短，有利于制定合理的中西医结合的治疗方案。

目前，中医药治疗恶性肿瘤已经基本达成共识的治则治法可以归纳总结为扶正培本法、活血化瘀法、清热解毒法、软坚散结法、化痰祛湿法、以毒攻毒法六种。

一、扶正培本法

扶正培本法又称扶正固本法，是扶助正气、培植本源的治疗法则。中医认为，肿瘤的形成、生长过程是一个机体内部邪正斗争消长的过程，肿瘤的形成是正气先虚，然后客邪留滞，引起一系列病变的结果。经曰"正气存内，邪不可干""邪之所凑，其气必虚"。在肿瘤患者中，绝大多数患者属本虚标实之候，故治之大法，当以扶正培本、抗癌祛邪为务，扶正与驱邪又当依证辨证应用。一般而言，肿瘤早期尚小，机体正气尚盛，多属正盛邪轻之候，治当以攻为主，或兼以扶正，或先攻后补，即祛邪以扶正之法；肿瘤中期正气多已受损，但正尚能与邪抗争，治当攻补兼施；肿瘤晚期多正气衰弱，正虚邪盛，治当以扶正为主，或兼以驱邪，或先补后攻，即扶正以祛邪。补虚扶正能预防肿瘤的发生和发展，所以扶持正气、固本培元的治法是治疗肿瘤的根本大法之一。

扶正培本治则所属治法较多，包括益气健脾、滋阴补血、养阴生津、温肾壮阳等，目的皆在于增强机体抗病、防病及适应能力。常用的扶正培本中草药主要有益气健脾的黄芪、党参、人参、白术、山药等；补血养血的当归、熟地黄、阿胶、鸡血藤等；补肾益精的鹿茸、补骨脂、菟丝子、肉苁蓉等；以及养阴润燥的天冬、麦冬、生地、花粉、女贞子、旱莲草等。常用于扶正培本经典方剂有四君子汤、八珍汤、十全大补汤、六味地黄汤、归脾汤等。近年来，经过剂型改革，不同给药方式的扶正培本新药业不断涌现，如健脾益肾颗粒、生血丸、黄芪注射液、参芪注射液等。

二、活血化瘀法

血瘀是恶性肿瘤常见的病理因素之一。历代医家也多指出癥积、石瘕、痃癖、噎膈以及肚腹结块等均与血瘀有关。肿瘤患者在临床上与血瘀有关的症状和体征有：体内或体表肿块经久不消，坚硬如石或凹凸不平；唇舌青紫或舌体、舌边及舌下有青紫斑点或静脉曲张；皮肤黯黑、有斑块、粗糙，肌肤甲错；局部疼痛，痛有定处，日轻夜重；脉涩滞等。有以上症状之一者可认为有血瘀之证。

目前活血化瘀法广泛应用于肿瘤临床。诸多专家学者就活血化瘀法开展了大量的临床和实验研究。多数研究表明，肿瘤患者血瘀证与血液流变学改变存在很大相关性。认为肿瘤患者血液流变学变化特征是血液呈高黏滞状态，出现"浓、粘、凝、聚"改变，与中医血瘀证出现的疼痛、积块、拒按、脉络异常、舌质紫暗或青紫、瘀斑、脉涩等密切相关。而在临床合理应用活血化瘀药物，并在此基础上配合其他疗法，可以控制肿瘤，并抑制肿瘤的转移。

临床上常用的活血化瘀中草药有三棱、莪术、三七、川芎、赤芍、全蝎、当归、桃仁、红花、蒲黄、水蛭、血竭等。古代流传至今仍用于肿瘤临床治疗的活血化瘀方剂有大黄䗪虫丸、大黄牡丹汤、少腹逐瘀汤、桂枝茯苓丸、鳖甲煎丸等。同样，也有大量具有活血化瘀作用的现代中成药在肿瘤临床上得到广泛应用，如复方斑蝥胶囊、金龙胶囊、榄香烯注射液等。并提醒注意，在应用活血药的同时应注意有无出血倾向。

三、清热解毒法

清热解毒法是以寒凉药物为主，治疗热毒的

方法。热毒是恶性肿瘤的主要病因之一，恶性肿瘤患者常有邪热瘀毒蕴结体内，临床上表现为邪热壅盛。中、晚期患者在病情不断发展时，常有发热、疼痛、肿块增大、局部灼热疼痛、口渴、便秘、黄苔、舌质红绛、脉数等热性证候，应以清热解毒药治疗。清热解毒药能控制和消除肿瘤周围的炎症和感染，在恶性肿瘤某一阶段起到一定程度的控制肿瘤发展的作用，同时大量筛选出的有效抗肿瘤中草药的药性作用大多属于清热解毒药的范围，所以清热解毒法是恶性肿瘤最常用的治疗法则之一。

清热解毒药在治疗中起到祛除病因和调整机体抗病能力的双重作用。故在治疗肿瘤中重视清热解毒药的应用和突出清热解毒法也是防治肿瘤转变恶化发展的关键。现代研究表明，炎症和感染往往是促进肿瘤发展和病情恶化的因素之一，清热解毒药能控制和消除肿瘤周围的炎症和感染，所以能减轻症状，在恶性肿瘤某一阶段起到一定程度的控制肿瘤发展的作用；同时这些年来，筛选出来的大量有抗肿瘤作用的中药多属于清热解毒药的范围，所以清热解毒法是恶性肿瘤最常用的治法之一。

但需注意的是，虽然清热解毒法是治疗肿瘤的常用之法，但终属攻邪治疗的范畴，切不可不分虚实而妄投。因热邪虽易伤津劫液，但寒凉之药用之过早或过量，亦或恶邪不解，或损伤脾胃之弊，所以应根据患者的热势轻重和体质的强弱投以适量的药量。

常用清热解毒药物有白花蛇舌草、蒲公英、土茯苓、败酱草、半边莲、金银花、连翘、天葵子、半枝莲、山豆根、紫草、七叶一枝花、野菊花等。常用清热解毒的有效方剂有小金丹、犀黄丸、梅花点舌丹、冰硼散、六神丸、如意金黄散、安宫牛黄丸、片仔癀等。由于清热解毒药抗肿瘤的独特药理作用，所以此类中药新药更是在临床上得到了充分应用，如苦参注射液、消癌平注射液、华蟾素注射液等。

四、软坚散结法

对肿瘤的治疗，多用软坚散结法。凡能使肿块软化、消散的药物称软坚散结药。根据中医药理论及经验，一般认为味咸中药能够软化坚块。

至于散结则常通过治疗产生聚结的病因而达到散结的目的，如清热散结药治热结、解毒散结药治毒结、化痰散结药治痰结、理气散结药治气结、化瘀散坚药治血结、消导散结药治食结等。本法药物现已普遍使用于肿瘤临床，与其他疗法相结合，可增强消瘤除邪的效果。

病理及超微结构观察表明，散结药对肿瘤细胞具有较强的杀伤破坏作用，直接作用于细胞膜结构，使细胞膜溶解破裂。如僵蚕对 S180 有抑制作用，并可在体外抑制人肝癌细胞；牡蛎、海藻的提取物对肿瘤细胞有抑制作用等。

软坚散结法适用于无名肿毒、不痒不痛、痰核瘰疬、乳腺包块、喘咳痰鸣、脉滑苔腻、舌质晦暗等症，在使用散结软坚药时，必须根据患者不同的病因、不同的症状和兼症以及个体差异等不同情况，恰当地选择应用。

常用的软坚散结药物有鳖甲、莪术、海藻、八月札、瓜蒌、地龙、牡蛎、土鳖、昆布等。

五、化痰祛湿法

肿瘤之成因除了气滞和血瘀两大重要因素外，还有痰凝和湿聚，表现为气机阻滞、痰湿凝滞、血凝瘀滞，故对某些肿瘤或肿瘤发展的某些阶段，治疗当以化痰祛湿为主，处方用药、审因论治，凡有痰湿凝聚征象者皆可用之。痰湿既是病理产物，又为继发性致病因素，痰凝湿聚成核成块，不痛不痒，经久不消，逐渐增大增多，多系痰核所致，治宜化痰散结。化痰祛湿法为肿瘤的常用治法之一，根据证之夹杂轻重，又常与理气、清热、软坚、通络、健脾、利水等法相合而用。

经现代实验研究及药物筛选，进一步证明了一些化痰、祛湿中药本身就有抗肿瘤作用，如瓜蒌、白术均具有抗肿瘤作用，天花粉对 S180（肿瘤细胞）有明显抑制作用，生薏苡仁对艾氏腹水癌有抑制作用，猪苓多糖对提高化疗的抗肿瘤效果有明显作用等。所以，结合辨证论治原则，合理运用化痰和祛湿法，将能提高肿瘤治疗效果。

常用的化痰祛湿中草药有瓜蒌、皂角刺、山慈菇、贝母、海浮石、杏仁、苍术、厚朴、泽泻、猪苓、防己等。

六、以毒攻毒法

以毒攻毒法是指用具有毒性的中药对抗邪毒的方法。肿瘤的病因之一即为邪毒，癌症之成不论是由于气滞血瘀，或痰凝湿聚，或热毒内蕴，或正气亏虚，久之均能瘀积邪毒。邪毒与正气相搏，表现为肿瘤患者的各种证候。但是，尽管病情变化错综复杂，邪毒结于病体却是本病根本之一。

使用本法者，应注意"无使过之，伤其正也"。一般说来，因为肿瘤善药难以取效，故许多人求之于有毒之利。通过实践，一部分以毒攻毒的药物也确有攻坚蚀疮、破瘀散结、消肿除痛之效。而实验研究证明，这些药物大多对癌细胞有直接的细胞毒作用，证明确系以毒攻毒效果。过去，一些有毒之品多作局部外用，但逐步掌握了它的适应证和用法用量后还是可以内服的，如将有毒的蟾蜍制成注射液静脉注射，有毒的雄黄、钩吻等都已应用于肿瘤治疗。

以毒攻毒法应该与药物的毒副反应相区别，例如，通常量的无毒药物，有时用极大量也能变成有毒的了。如马兜铃，一般用 10～15g，无任何反应，如加至 30～45g，则出现过心律不齐；这里并不是以毒攻毒，而是中毒反应。另外，一些以毒攻毒药物的特点是有效剂量与中毒剂量很接近，因此，必须慎重地掌握有效剂量，并适可而止，即中医所谓将邪毒衰其大半之后，断之使用小毒或无毒药物以扶正祛邪，逐步消灭残余之癌细胞。

现代医学研究已经证实有毒中药在肿瘤治疗中的确切疗效，如大毒中药砒霜治疗邪毒深重的急性早幼粒细胞白血病，取得国际公认的领先疗效，并在分子生物学水平上阐明"以毒攻毒"法对肿瘤细胞有诱导分化和促使细胞凋亡的作用。

上述诸法为治疗肿瘤的常用治疗大法，但在肿瘤的防治中，以辨证论治最为重要，不可中西医对号入座。临证时必须四诊合参，辨证论治，综合运用上述诸法来进行治疗。

第四节　分阶段规范化中西医结合治疗是中医药治疗肿瘤的必由之路

中医药治疗与西医治疗手段综合应用的目的是：①围手术期，术前以补气养血、健脾益气、滋补肝肾为主，以促进康复；术后以益气、活血、解毒为主，以提高免疫功能，减少复发转移。②放化疗期的中医扶正用药，放疗期间以益气养阴、活血解毒为主，以减少放疗毒性，提高放疗完成率，提高放疗疗效；化疗期间以益气养血、健脾和胃为主，以减少化疗毒性，提高化疗完成率，提高化疗疗效。③辨证论治以配合其他西医治疗手段，减轻不良反应，提高完成率。④肿瘤缓解期或稳定期以益气活血解毒为主结合辨证论治，以提高免疫功能，抑制肿瘤发展，预防复发转移。⑤不适宜手术、放化疗和晚期肿瘤患者，以益气养血、解毒散结为主结合辨证论治，以抑制肿瘤生长，减轻症状，提高生存质量，延长生存时间。各期治疗过程中，均须结合患者病情和机体状况辨证论治，或以扶正为主，或以祛邪为主，或扶正祛邪兼顾，或两者交替进行。

一、中医配合外科手术治疗

手术治疗是肿瘤治疗中最基本的方法之一，大部分的肿瘤以手术为首选治疗方法。但只有在肿瘤尚局限于原发部位及区域淋巴结时才有效，并可以达到手术治愈的目的。恶性肿瘤手术的特点不同于一般手术，恶性肿瘤可有局部扩散及远处转移，手术的操作不当，便可以造成肿瘤的播散。

恶性肿瘤的外科治疗创伤大，致残率高。因此，临床诊断和分期以及病理诊断是肿瘤外科治疗实施的重要前提，同时应结合患者的体质状况。选择合理术式的一般原则是：早期肿瘤实施根治术或广泛切除术；局部晚期肿瘤估计难以切除的局部病变，先进行术前化疗或放疗，待肿瘤缩小后再行手术；术后病理证实有癌残留或多个淋巴结转移者，再进行术后辅助治疗。

而中医药与手术的结合主要有两种方式，即手术前中药治疗和手术后中药治疗。

1. 术前——补气养血、健脾益气、滋补肝肾　术前治疗应以调整患者的阴阳气血、脏腑功能等为首要。尽量使患者最大限度的恢复接近"阴平阳秘"状态，使之能顺利完成手术，较少的损耗人体正气，防止癌细胞进一步扩散转移，早日进行其他的综合治疗。

术前的扶正治疗，在中西医结合治疗中占有

很重要的地位。大多为补气养血、健脾益气、滋补肝肾的药物，如四君子汤、保元汤、八珍汤、十全大补汤、六味地黄汤或者结合中医辨证施治加以调理，许多等待手术的肿瘤患者都可接受这样的治疗以改善患者的一般状态。

2. 术后——补气养血、健脾和胃 肿瘤患者手术后的中医药治疗，是目前最常用的综合治疗措施之一。手术切除对肿瘤患者是一种有效的治疗手段，但是也给患者带来了一定的损耗。患者新近失血，外创伐气，多有神疲乏力、面白少华、食欲减退、创口疼痛结疤、组织割除、舌淡、脉细等表现。中医认为，手术大都耗气伤血，手术后多表现为气血双亏或气阴两伤，或脾胃失调等证候，如果产生了手术后并发症，则可能出现更为复杂的证候。这时，消极的等待它自然恢复和积极采取一些促使组织修复、调整机体功能的治疗措施，将给患者带来不同的后果。大量临床实践表明，肿瘤患者在手术后积极配合——补气养血、健脾和胃等为治法的中医药治疗，有助于机体的康复，同时对于手术后进行必要的放疗、化疗做好条件上的准备是很有益的。

二、中医配合放化疗的扶正治疗

放化疗是现代医学治疗肿瘤的重要手段。放疗和化疗是利用现代医学的物理或化学手段杀伤肿瘤细胞，但因缺少靶向性，往往会对正常机体造成不定程度的损伤，进而导致出现诸多不良反应，降低患者生活质量，严重者甚至影响正常治疗。大量临床研究证实中医药的介入，可以在一定程度上降低放化疗的毒副反应，改善临床症状，提高生活质量，保证放化疗的顺利进行，进而提高临床疗效。

1. 中医配合放疗——养阴生津、活血解毒、凉补气血 放射治疗是治疗肿瘤的重要手段之一。放射治疗应明确诊断，确定肿瘤部位，以达到既对肿瘤部位的充分照射，又最大限度地保护正常组织器官。但是，放射治疗只是对照射野内的肿瘤细胞局部控制和杀灭，对于亚临床病灶无法达到治疗的目的，同时治疗中还会引起一系列局部和全身的副反应。因此，如能在放疗的同时应用中医药，可以从全身与局部进行治疗。临床实践证明，中医药在这方面能取得较好的疗效。

中医药治疗与放疗结合的方法和目的有几种，一是增强对放射线的敏感性，增强局部效果；二是防治和减轻放疗的毒副反应和后遗症；三是放疗后巩固疗效，防止复发和转移，提高远期生存率。

第一，在抗肿瘤药物中一些化疗药物被认为有"放射增敏剂"作用，如氟尿嘧啶及其衍生物氟尿苷、甲氨蝶呤、长春碱、放线菌素D、博来霉素，以及维生素K的衍生物等。现在发现中医药配合放疗也有此类作用，主要是依照患者的正邪盛衰情况，以及放疗中出现的毒副反应，通过辨证分析制定相应的治则。

第二，放射线治疗对肿瘤细胞及正常组织细胞均同时产生生物效应和破坏作用，产生全身和局部副反应。中医认为，放射线的杀伤作用是一种"火热毒邪"，火热灼津，阴伤气耗，气血双亏，同时热伤血络，瘀滞血脉，瘀毒内结。因此，放疗所致的不良反应主要表现为热毒伤阴、瘀毒化热、气血亏虚等证，在治疗方面多以养阴生津、活血解毒、凉补气血为主。

第三，放疗后的中医药治疗，一方面治疗放疗副反应，防止后遗症产生，更为重要的是防止局部复发和远处转移，改善患者的生存质量，提高长期生存率。在辨病的前提下，辨证论治，除进行全身整体调节治疗外，还要考虑到癌毒之邪未尽这一类恶性肿瘤的疾病特点，做到在辨证论治组方选药时，选择既符合辨证论治，又具有治疗肿瘤作用的药物，以长期巩固疗效。

2. 中医配合化疗——健脾和胃、益气养血、滋补肝肾 应用化疗药物治疗恶性肿瘤已有半个多世纪的历史，随着新药不断涌现，对原有药物进行重新评价，发掘现有药物的潜力，以及用药方法的改进，化学治疗已成为与手术和放射治疗并重的恶性肿瘤的三大主要治疗手段之一，能明显缓解症状和延长患者的生存期。但是，由于耐药及化疗的毒副反应等因素的存在，影响了化疗疗效的提高，中西结合化疗在增效减毒及防治毒副反应方面发挥了积极作用。

几乎所有的化疗药物都有不同程度的毒副作用，主要表现在骨髓造血功能的抑制、消化道反应、免疫功能低下等，有些还会导致心脏、肾脏、肝脏以及神经组织的损害，临床多见面色苍白、疲乏无力、精神萎靡、食欲不振、恶心呕吐、心悸失眠等症状。中医认为以上表现是脾胃失和、气血亏虚、肝肾不足的症候。中药通过健脾和胃、益气养血、滋补肝肾之大法，使患者反应症状减轻。由于化疗药物能伤气耗血阴、损伤脾胃、累及肝肾，所以要针对各种化疗药物引起的不同反应，再予以辨证施治，常能减轻毒副反应使化疗得以顺利进行。如大部分化疗药物都能引起不同程度的恶心、呕吐，有些导致腹泻等消化道反应，祖国医学认为呕吐乃胃气不降、气逆于上所致，不外乎与脾胃虚弱、情志失调、痰浊有关，治疗多以健脾和胃、舒肝理气、温化痰饮为主；腹泻乃脾虚湿盛所致，与脾胃虚弱、肝木乘土、感受外邪有关，治疗多以健脾利湿、柔肝扶脾、祛风散寒为主，疗效也较确切。如骨髓抑制主要指白细胞下降，血小板减少及贫血等症，临床主要表现为面色萎黄或苍白、唇甲色淡、疲乏无力、头晕眼花、心悸失眠、手足麻木等症，在中医学属于血虚证的范畴，治疗以补血为要。同时针对脾胃亏虚，予以健脾和胃为法；针对精、气、津的不足给予填精、补气、生津为治；针对血瘀内停、新血不生，予以活血化瘀以生血。再如皮疹、红斑、皮肤色素沉着及脱发等，多因毒热伤阴，阴血不能润养肌肤，中医治疗以益气健脾、养血生发、滋养肝肾为主。其他如心脏损害，中医学属于心悸、怔忡的范畴，多由心虚胆怯、心血亏虚、心气不足、肝肾阴虚、痰饮内停、血脉伤阻所致，治疗以益气养心、滋养肝肾、理气化痰为主；肝功能损害，中医学属于胁痛、黄疸等范畴，治疗多以疏肝理气、祛瘀通络、清热利湿、养阴柔肝为法；一过性肾损害，中医辨证多属于膀胱湿热、肝郁气滞、中气不足、肾阴阳两虚，以清热利湿、疏肝解郁、健脾益肾为主。

三、中医配合其他治疗

随着现代科学技术的发展，科学工作者们对癌症的认识逐渐深入，癌症的治疗方法也日趋完善。除三大传统疗法以外的新的治疗方法正在推广应用，如分子靶向治疗、内分泌治疗、免疫治疗，以及冷冻、激光、介入、超声聚焦刀、电化学治疗等。中医药辨证论治配合应用，临床收到良好的效果。

分子靶向治疗是近年来肿瘤治疗领域中的研究热点，已在胃肠间质瘤、淋巴瘤、乳腺癌、结直肠癌、非小细胞肺癌等治疗中显示出高效、低毒等特点。尽管靶向药物相比放化疗毒副作用小，但仍有毒副作用，因此，也同样有必要联合中药以预防和减轻其毒副作用。靶向药与放化疗的毒副作用有相似之处，具体方法可以互相参照。

内分泌治疗肿瘤有激素治疗和内分泌腺切除疗法两种。现在临床上经常应用激素治疗的肿瘤有乳腺癌、前列腺癌、子宫内膜腺癌、甲状腺癌、恶性淋巴瘤、急性粒细胞白血病、肾癌等。中医药辨证论治与内分泌治疗配合应用，可从多环节、多靶点防治内分泌治疗的相关不良反应。以乳腺癌的内分泌治疗为例，中医认为乳腺癌坏死内外二因导致"气血瘀滞，痰浊结聚，邪毒蕴结，气血亏损"的结果。而内分泌治疗又使得机体肾精亏虚、肝郁气滞，出现五心烦热、盗汗、腰膝酸痛、头晕健忘等肾虚之候，以及烦躁易怒、郁郁寡欢、失眠多梦等肝郁之状。故而临床用药时，应以滋阴清热、调补肝肾为大法。再以前列腺癌为例，前列腺癌在传统医学中属"癃闭""血淋"等范畴，常见的内分泌治疗副作用包括性欲降低、勃起功能障碍、阵发性潮热、乳房胀痛及女性化以及长期处于低雄激素状态下所导致的骨密度下降、贫血等，中医认为多与肝肾相关，辨证多属肝郁气滞、肝肾阴虚，故予以疏肝理气、滋补肝肾等治法，可改善患者上述临床症状。

免疫治疗恶性肿瘤中的一部分是冀图通过调动机体内部防御系统功能，达到阻止肿瘤生长或扩散的目的，这一点与中医治疗时的扶正作用相类似。中医治疗肿瘤以扶正固本，祛邪清源为基本原则。在某种意义上说，扶正可以祛邪，祛邪可以扶正，扶正的基本作用就是提高或调整人体的免疫功能（包括特异性和非特异性免疫功能），扶助和增强免疫防御系统，以抵抗病邪的侵袭，防止疾病的发生，祛邪的基本作用就是祛除致病性抗原和消除异常的免疫反应，使疾病不致发生和发展。近年来大量研究证明，中医药对机体免疫反应的作用是多方面的，根据其作用方式和作用部位不同，中医药对免疫反应的作用可以分为免疫促进、免疫抑制、免疫调节以及抗过敏介质等几类。临床应用时，应该按中医理论辨证论治的原则来使用这些药物。不论是用现代免疫治疗或中药免疫治疗，两者均要相辅相成，相得益彰，以提高免疫治疗的抗肿瘤效果。因为免疫治疗如PD-1/PD-L1等，其推广应用仍处在起步阶段，如何深入挖掘中医药与其联合的切入点，有待进一步研究。

四、肿瘤缓解期或稳定期，中医药预防复发转移

肿瘤经过根治术和放化疗等西医规范化治疗后，肿瘤患者进入疾病缓解期或相对稳定期，西医一般建议患者定期复查，但这段时间往往缺乏确切有效的抗复发转移的治疗手段或药物。但实际上体内仍有可能存在微小的肿瘤病灶，即中医所谓的"余邪"。如果不充分治疗，有可能成为"燎原"的"星星之火"，是肿瘤复发转移的根源所在。一贯强调"以人为本""整体观念"的中医疗法，在防范复发、转移方面起到了延长生存期、提高生活质量的作用。

中医学认为癌症的复发转移，原自"伏邪""余毒"。正如《瘟疫论·下卷·劳复食复自复》中所说"若无故自发者，以伏邪未尽"。《医宗必读·积聚》云："正气与邪气，势不两立。若低昂然，一胜则一负，邪气日昌，正气日削，不攻去之，丧亡从及矣"，提示"正不抑邪"是癌症复发转移的关键。"养正积自除""祛邪助瘤消"，对提高治疗效果、防止复发转移有非常积极的作用。因此，临床治疗上提倡扶正与祛邪并举，以益气活血解毒为主结合辨证论治，共同抵抗肿瘤的复发转移。

五、应用中医药缓解、减轻症状，提高生活质量

随着医学模式的改变，人们对于生存的概念，从追求生存的数量进而追求生存的质量。因此，对于恶性肿瘤的治疗，人们的观念也发生了改变，从过去的追求无瘤生存转为重视患者的生活质量，以机体的反应性来指导治疗措施的实施。对于不适宜手术、放化疗和晚期肿瘤患者，中医药以益气养血、解毒散结为主结合辨证论治，能够减轻患者的临床症状。例如养心、安神、疏肝的中药可以调节患者的精神状态、改善睡

眠、减少抑郁症的发生；活血、通络、行气的中药具有止痛效果；益气健脾的中药可增进食欲，缓解消化道的症状；益气养血中药有保护骨髓，提高血细胞的功能等。同时，通过各种中医治疗，不仅可以减轻肿瘤患者的症状，稳定瘤体，而且可以提高患者的生活质量，延长生存时间，这也是中医药的优势。

综上所述，中医对恶性肿瘤的治疗遵循着"早诊早治，既病防变""辨证论治，三因制宜""中西结合，综合治疗""以人为本，身心兼顾"的原则；采用外治、内治等多种方法，以扶正祛邪为根本大法。在中西医结合的综合治疗方案中，中医与不同西医治疗相互配合，起到减毒、增效、维稳之功。近年来随着研究的不断发展，中医在肿瘤综合治疗中越来越显示出较大的作用和强大的生命力，为国内外肿瘤学者所瞩目。所以，我们应充分理解中医个体化、动态化、人文化的特点，发挥中医药的优势，使其在肿瘤的防治中起到更重要的作用。

第五节 中医药在肿瘤康复中的应用

中医肿瘤康复医学是以中医理论为基础，通过各种治疗手段，使肿瘤患者最大限度地恢复健康，回归社会，享受生活。它以整体观念为基本思想，以阴阳五行为理论依据，以脏腑经络为理论核心，以辨证康复为学术特色，以提高患者生存质量为目的。中医肿瘤康复治疗的临床应用范围广泛，包括采用中医中药、心理干预、饮食调养、运动疗法等综合康复手段针对各阶段各病种恶性肿瘤开展术后康复、放化疗期间康复、长期巩固治疗与康复等。其康复形式归纳为：与手术、放疗、化疗配合治疗；术后及放疗、化疗后的康复治疗；防止复发、转移的巩固治疗等。

中医肿瘤学认为健康的概念是指对立统一的阴阳双方，处于相对动态平衡的状态，即所谓"阴平阳秘"。阴阳失调所导致的偏盛偏衰，是病理变化的基本规律。其病因学强调正气虚损为发病的内因，邪气为发病的外因，通过邪正交争的矛盾运动，邪盛正衰而发生肿瘤。肿瘤的病机主要责之"正虚邪实"，即正气亏虚是病机根本，肿瘤患者普遍存在虚损的现象，因此，"扶助正气"应

贯穿肿瘤康复治疗的全过程，即所谓"养正积自消"。中医肿瘤康复治疗强调补其不足，调整阴阳，以平为期，因此"扶正"法指导下的滋补治疗原则应贯穿肿瘤康复始终，如温阳、益气、养血、滋阴，并根据脏腑虚实和病位所处，进行辨证调补。此外，中医肿瘤康复与七情、饮食、劳逸也密切相关。突然、强烈或长期的情感刺激、饮食不节、劳逸过度，均能使脏腑气机紊乱，从而引发疾病。因此，除了补养药物以外，七情、饮食、劳逸的调节和运动康复也是中医肿瘤康复的重要内容。

一、中医肿瘤康复医学的理论基础

中医肿瘤康复医学是以中医基础理论中的整体观念为基础，强调康复的整体性和辨证康复的理念，最终达到未病先防和已病防变的目的，"扶正"治疗应贯穿康复的始终。

1. 整体康复 整体康复的理论基础是中医的整体观念，强调人体自身的整体性，人与自然界的统一性，和人与社会的适应性。

（1）人体自身的整体性：中医学认为，人体是一个以心为主宰，以五脏为中心，通过经络系统把五脏六腑、五官九窍、四肢百骸联系成为协调、统一的整体。这一思想对中医肿瘤康复具有指导意义。五脏之中，心为"君主之官"。《素问·灵兰秘典论》："主明则下安"，"主不明则十二官危"，即心的功能正常与否，直接关系到其他脏腑的安危。按中医学观点，心主神明，既有精神、意志、思维活动功能，同时它又可因过度的情志波动而患病。正如《灵枢·口问》说："心者，五脏六腑之主也。故悲哀忧愁则心动，心动则五脏六腑皆摇。"由此可见，关于精神因素与疾病的关系，中国传统医学曾有其独特的阐释。中医学认为，喜怒忧思悲恐惊，七情过激，均可致病。而脏腑之间，又相互影响，如肝出现"肝火"，可传入心，而见心肝火旺，烦躁易怒；传入肺，即肝火犯肺，而见胁痛咯血；亦可传入胃，即肝火犯胃，而见脘痛泛酸。甚至呕血。中医康复治疗学应注意整体调养，如反对过分安逸，强调四肢要适当运动：因脾主四肢，四肢活动能加快脾的运化，使水谷精微得以很好地吸收，进而化生气血，营养全身。以上说明了脏腑与情志、形体之间相互影响、协调

统一的整体性，也决定了中医康复应从机体的整体观入手的必然性。

（2）人与自然界的统一性：春暖、夏热、秋凉、冬寒是自然界生、长、收、藏阴阳变化的体现，人与天地相参应，人类在长期的进化过程中，也形成了与自然界同步的阴阳变化规律，从而保证机体内环境的协调稳定。因此康复治疗必须充分利用四时正常气候，促进和维护身体健康。《素问·生气通天论》提出"四时养生"法，认为"但因循四时气序，养生调节之宜，不妄作劳，起居有节，则生气不竭，永葆康宁"。中医学认为人与天地相应，不是消极的、被动的，而是积极的、主动的。人类不仅能主动的适应自然环境、而且能改造自然环境，以有利于人体的生存和健康。如《寿亲养老新书》所述："栖息之室，必常洁雅，夏则虚敞，冬则温密"。可见，天人相应整体观，是康复医学的基础理论之一。临床医生应注意结合四时气候的变化，进行有针对性的康复指导，引导患者养生康复合于自然之道。

（3）人与社会的适应性：人是集自然、社会、思维属性为一体的生物，是社会的组成部分。人能影响社会，社会的变动对人也产生影响。社会环境包括个人在社会中的地位、职业、经济状况、文化程度、语言行为、与亲友或同事等的人际关系，以及整个社会能为康复医疗提供的条件和帮助等方面。个人地位的高下、经济状况贫富的变化、个人欲望的满足与否，以及人际之间的关系，都直接影响着人体精神活动，产生喜、怒、哀、乐等情志变化，进而影响脏腑气血的生理功能及病理变化。《素问·疏五过论》指出："圣人之治病也，……从容人事，以明经道，贵贱贫富，各异品理"；《素问·著至教论》强调："而道上知天文，下知地理，中通人事"，都要求医生在诊治患者时要注意观察社会因素的作用，在康复医疗中尤应当重视。因此，在肿瘤康复综合治疗中，应适当采用心理社会干预法，其目标是改善癌症患者在人际交往中的适应不良，减轻焦虑和担忧，帮助澄清错误的观念和思维方式，减少孤独无助和被人忽视的感觉，克服无助感和绝望感，激发起对生活更美好的渴望和责任感。

2. 辨证康复 辨证康复理念是中医学辨证论治特点在中医肿瘤康复学中的具体体现。辨证

是决定康复的前提和依据，康复则是根据辨证的结果，确定相应的康复原则和方法。根据临床辨证结果，确定相应的康复医疗原则，并选择适当的康复方法促使患者康复的思想称为辨证康复观。它包括病同证异康复亦异、病异证同康复亦同等内容。同一种疾病，由于患者体质的差别，致病因素、季节、地区以及疾病阶段、治疗手段等因素的不同，可产生不同的病机变化，从而出现不同的证候。临证康复时就应辨别不同证候，确定适当的康复原则，选择有效的康复方法。如乳腺癌患者，有的以脾肾亏虚为主，有的以气血亏损为主，有的表现为肝气郁结，有的则兼有痰凝、湿浊、血瘀，即使同一患者，在不同的治疗阶段和不同的季节，也会表现出不同的病症。所以需要根据个人情况进行个体化的辨证康复。

3. 未病先防，已病防变 中医肿瘤学对癌症的康复遵照"未病先防，已病防变"的原则。《素问·四气调神大论》说："圣人不治已病治未病，不治已乱治未乱""夫病已成而后药之，乱已成而后治之，譬尤渴而凿井，斗而铸锥，不亦晚乎"；《素问·刺法论》说："小金丹……服十粒，无疫干也。"如病已成，则根据中医疾病传变理论，包括病位传变、寒热传变、虚实传变，进行预防性康复工作。根据人体"五脏相通，移皆有次，五脏有病，则各传其所胜"，《金匮要略》提出："见肝之病，知肝传脾，当先实脾"，这一理论对肝癌患者改善脾胃运化功能、提高抗病能力、提高生活质量、延长生存期、促进康复有重大意义。《诸病源候论》曰："复者，谓复病如初也。"临床上肿瘤的复发、转移往往成为肿瘤患者症状加重、生存质量恶化的转折点。因此，根据肿瘤的转移、复发的病性特点，在中医肿瘤康复学中，强调将"未病先防，已病防变"的原则贯穿到综合康复方法中，除了应用中医药辨证治疗以外，还可采用健康教育、生活指导、随访督导等方法，使癌症患者在康复过程中积极采用中医药、运动、养生、饮食、情志调理等方法预防疾病复发转移。

二、中医肿瘤康复治疗的原则和方法

中医肿瘤康复治疗是运用中医药减轻和消除患者形神功能障碍，促进其身心康复的方法。《素问·异法方宜论》云："圣人杂合以治，各得其所

宜。"采用多种康复手段进行的综合康复治疗体现了"杂合以治"的原则方法。癌症是多因素致病，具有病情慢性化、多样化、复杂化的特点，因而越来越显示出中医"杂合以治"的优势。肿瘤患者的发病以正虚为本，邪实为标。进入康复期后，正虚往往长期存在，患者大多表现为乏力、神疲、食欲不振、睡眠失调，或因脏腑虚损，功能失调，因虚致实，而兼见痰湿、瘀血、热毒、寒凝等证。故"扶正"仍是中医肿瘤康复的治疗大法，以"扶正"为立法之本，通过辨证论治，采用中药补养、形神调摄、饮食调养等方法，逐步促进患者的身心康复。近10年来，林洪生主任对于中医肿瘤康复理论及方法展开了系列研究，在梳理前人经验，并结合中医肿瘤临床康养特点的基础上，总结提出中医肿瘤"五养"理论，即心理调养、运动调养、饮食调养、功能调养、膏方调养，并用循证医学的方法说明"五养"中医肿瘤康复理论的有效性，"五养"理论指导下的具体康复方法包括中药膏方康复治疗、针灸推拿康复治疗、食疗康复治疗、心理康复治疗、传统体育康复治疗、自然沐浴康复治疗等。

肿瘤康复是肿瘤患者在整个医疗过程中不可或缺的一个重要环节，对于巩固疗效，减少癌症复发与转移，提高患者生活质量和延长生命都具有举足轻重的作用。因此，我们应抱着对患者高度负责的精神，以当代最先进、科学、全面的康复理念，扎实、有效的康复手段，使患者获得最佳康复效果。这是一项系统工程，需要临床医生、针灸师、心理师、营养师、体能指导师、患者和家属密切配合，还牵涉到政府支持、社区、康复社团、慈善机构等部门的互动与协调。只有各方思想重视、紧密联系、规范操作，才能使肿瘤康复取得理想的效果。

第六节　肿瘤中药新药临床试验

我国在肿瘤的防治上有不同于世界其他国家的优势，中西医结合，中西医并举是其特点。据《中国药学年鉴》及《中国新药杂志》记载，目前每年有100多种中药新药获得批准文号，成为正规合法的新药投放市场。我国是天然药物大国，并有悠久的使用中医中药历史，在从中药材提取抗

肿瘤活性成分，以及利用中医理论研制抗肿瘤中药复方方面有非常丰富的经验。临床上恶性肿瘤中成药的使用很普遍，抗癌中成药在中医肿瘤临床中占有重要地位，它具有中医药治疗肿瘤的一些优点，如注重整体、攻补兼施、副作用小，患者容易接受，对减轻临床症状及控制肿瘤发挥了良好的作用，同时还有用量小、疗效稳定、服用简单、携带方便等优点。目前几十种中成药的问世极大丰富了治疗肿瘤疾病的方法和手段。

历史上有些新药因为在广泛使用前对其安全性和有效性的认识不足，致使很多人受到无法挽回的损害乃至失去了生命。在新药发展中所经历的沉痛教训，使人们逐步认识到在一个新药上市前，必须经过科学地规范的药品临床试验，以充分证明其安全性和有效性，这对保障人民生命健康是至关重要的。开展肿瘤中药新药临床试验为肿瘤中成药的合理及广泛使用提供了可能。近年来肿瘤发病率逐年上升，已经成为我国的第一大疾病，由于早期发现十分困难，中晚期尚无有效的治疗方法，我国的防癌形势相当严峻。不仅消耗大量的医疗资源，而且造成严重的经济负担和社会问题。肿瘤中药新药的研发是中药新药研发中的热点。我国政府出台了一系列倾斜性政策促进中药现代化、产业化，肿瘤中药新药研究所投入的人才、技术和资金不断加强，也是国家"十一五"和"十二五"期间科技项目重点资助方向。这些因素将推动肿瘤中药新药的研发，未来抗肿瘤中成药可能成为抗肿瘤药物市场的主角。肿瘤中药新药临床试验是新药研发中的核心部分，现结合中医药治疗肿瘤新药研发的历史、现状与展望进行总结探讨。

一、肿瘤中药新药的发展历程

追溯和回顾抗肿瘤中药新药的发展历程，从临床应用价值角度评价，一般认为其发展主要经历如下几个阶段，从 20 世纪五六十年代的抗癌，到 20 世纪七八十年代的扶正、20 世纪 90 年代的抗复发转移，到现阶段以提高肿瘤患者生存质量，以延长生存期的终点指标评价中药有效性。

1. 从新药临床设计角度来看 经历了试验目的不清、中药综合评价缺少统一的指标、病例数统计学依据不足、适应证范围和病种不明确等

的摸索阶段，目前在抗肿瘤中药新药临床试验的设计和实施过程中已经努力解决这些问题，并进行技术方面的探讨，客观地说，抗肿瘤中药新药临床试验的设计及实施水平已经有了长足的进步。

2. 从新药研发的品种来看 20 世纪 80 年代末至 90 年代初，以抗肿瘤药物研发为主。而随着化疗药物、生物靶向治疗药物和高效化疗辅助药物的出现，从 20 世纪 90 年代中期开始中医肿瘤临床专家、新药研发人员，逐渐认识到肿瘤客观缓解率不是中成药抗肿瘤的优势之所在，而减毒增效、稳定瘤体、改善患者生活质量是中医优势之所在，所以肿瘤新药研发主要集中在减毒增效药方面，不同阶段试验目的的变迁，也体现了回归实际中药治疗肿瘤临床优势的趋势。

二、肿瘤中药新药的发展现状

1. 逐渐遵循循证医学的原则 临床设计一般呈多中心随机对照、单盲试验，1999 年国家药品监督管理局发布了《药品临床试验管理规范》，新药临床试验迈入了法制化和规范化，至 2000 年左右开始化疗辅助用药的中药新药临床试验基本上采用加载试验设计方法，在抗肿瘤化疗药基础治疗上，采用随机区组、双盲安慰剂对照方法。盲法和安慰剂的使用，减少了试验的偏倚，大大提高了试验的客观性和科学性，但是中药安慰剂的实施也确实存在实际操作上的困难，如安慰剂的制作较困难，临床知情同意书的签署也存在一定的难度。

2. 临床试验设计多采用病证结合的模式 在肿瘤中药新药的临床试验中，由于肿瘤疾病的自身特点，多采用病证结合的模式，由于恶性肿瘤的西医诊断及疗效评价标准明确而清晰，因此在中药新药临床试验中一直被采用。而肿瘤中医证候诊断和疗效标准多参照国家卫生部门 1993 年 8 月颁布的《中药新药临床研究指导原则》、国家技术监督部门 1996 年发布的《中医病证分类与代码》、1997 年颁布的《中医临床诊疗术语证候部分》、国家中医药管理部门司 1997 年公布的《中医病证诊断疗效标准》等制定。在病证结合模式下，中医症状积分半定量化，基本符合中医辨证论治和异病同治的思想，针对性加强。

3. 疗效指标的选择逐渐体现中医药临床优势与特点 在目前试行的《中药新药临床研究指导原则》的第九章肿瘤部分，将中医药治疗肿瘤的疗效评价重点分为三个层次：抗肿瘤中药和放化疗增效药的评价应以瘤体变化为主要疗效指标；放化疗减毒药要以放化疗对人体造成的损伤为主要疗效指标；晚期肿瘤患者用药应强调综合评价，主要应依靠结局性指标，如生存质量、生存期、生存率等，这基本上符合中医药临床的优势与特点。

三、中药新药研发思路

根据目前药物理论基础和新药研发思路，分为以下三种情况：

1. 按照传统中医药理论和思维方式研发的中药 这类品种研发思路的特点是保持和突出了中医药的特色。是按照中医理论组方用药的复方制剂，而复方是中药的精髓，是最能体现中医用药特色和优势。多数原方或处方中药有多年的临床应用历史，用药方案已初步确定，对处方的耐受性已有一定的认识，此种类型进行临床研究需要验证中医理论指导的临床疗效和安全性。

2. 以现代医学理论为指导的理论体系的研究思路 即目前申报归属注册一类及五类的有效成分、有效部位及其制剂。该类品种多是通过采用现代提取、分离、纯化技术，从中药材中提取分离有效成分或者有效部位，其立题思路几乎脱离了传统中医理论体系的指导，研制的产品大多不具有中药的内涵。因来源于基础研究的试验筛选过程，因此临床前药效学评价是确定能否进行临床研究的关键环节。有效部位制剂一般经特殊工艺提取富集了某类物质，大部分无临床应用经验，对剂量、给药方案等均较少认识，对毒性的认识已不能用其来源的传统药材来推论。临床研究需要进行人体耐受性、剂量研究、有效性的探索和确证，证候的探索性研究和安全性研究。有效成分制剂是经特殊工艺提取富集了某种单体成分，纯度高于60%，基本不能用中医理论指导用药，一般无临床用药经验，对用法用量、耐受性无认识，从研究的目的看，在于增强作用强度，集中作用靶点，因此，有必要明确该物质在体内的吸收、分布、代谢、排泄等过程。临床研究需要进行

人体吸收、分布、代谢、排泄规律，耐受性研究、剂量研究、有效性的探索和确证和安全性研究，必要时进行药物相互作用研究等。

3. 中西医理论相结合的研究思路，既遵循了传统医药的理论体系，又应用了现代医药理论进行研发。研制的品种为中药（复方或单味中药）加化学药组成的中西复方，或许以后此方法也可以成为新药开发的一种思路。

四、中药新药与西药新药研制的区别

1. 立项基础不同 中药新药来源于临床经验，在进入法定的中药新药临床试验之前，不少中药新药的处方已经过人体应用，这种有限的、不确定的人体应用经验，可为临床试验设计提供基本的参考资料。而西药新药通常是经过药理实验筛选发现，化学药物的开发立项大多根植于实验室研究。

2. 医学理论体系不同 中药新药临床试验的基础医学理论体系，体现了从整体出发的"辨证论治"思想。与现代医学理论体系不同，在证候诊断、证候疗效判定方面标准化、客观化、规范化程度上，有待于进一步提高。如观测指标很多事定性的，多属受试的自我感受。而西药新药临床试验的基础医学理论体系，是现代医药学理论体系，在疾病的病因病理、诊断标准和检测指标、检验方法等方面有比较一致的标准和规范。如观测指标很多是计量分析。

3. 研究内容和方法不同 西药新药的化学成分，可测得需要浓度，因此可进行生物利用度及药代动力学研究。西药新药在疾病的诊断标准上，常常明确一致，易于临床试验的标准化。而中药新药除特殊情况（如单一成分）可测得血药浓度，复方研究进行药代动力学研究非常困难。在证候诊断学方面，临床证候的复杂性和中药组方的多样性，造成了临床试验的合理性和标准化、客观化、规范化不相一致，如中药新药在证候诊断上，自觉症状、定性指标等。在剂型和使用剂量等方面，制作合格的安慰剂、设盲等都需要我们进一步探讨完善。

4. 疗效评价不同 在评价西药新药的疗效方面，通常存在"金标准"。而重要新药的疗效评价目前尚缺乏统一的标准，如证候疗效评价。中

医药重视通过脏腑、经络、气血整体功能的调节，建立机体内环境的稳态，维持机体功能活动的秩序，从而提高机体对外环境的适应力。因此疗效的评价指标，需要有中医自己的特色，而不能完全按照现代医学新药的疗效评价方法，我们应该借助现代科技方法，充分结合中医临床疗效发挥特点，建立符合中医自身特色优势的疗效评价体系，并获得国际国内的认可，推动中医药临床新药研究的发展。

五、肿瘤中药新药临床试验的特点

中药新药的临床研究与中医药学自身发展和特点是分不开的，肿瘤中药新药临床试验应符合中药新药临床试验的特点。中医临床实践经历了临床个案总结、经验总结、临床回顾总结、临床对照试验、临床随机对照试验等发展过程。

1. 病证结合模式　回顾过去二十余年完成临床试验申报生产的品种，肿瘤中药新药临床试验绝大多数是采用病证结合的方式进行。中医证候是其特色，病症结合，量化分级，病证结合模式成为近年来中药新药有效性评价中最常规的设计方式与方法。而现代医学的病与中医证的"一病一证"结合模式是最具可操作性的模式，其优势是在与一病一证使中药新药临床试验科学性、可量化性、易于评价和规范，易于指导临床用药。国家相关的法规和技术要求的陆续出台在推动病证结合方面起到了十分重要的作用。肿瘤中药新药临床试验疾病主要集中在肺癌、消化道肿瘤、乳腺癌、妇科肿瘤等常见肿瘤，证型也主要集中在气虚、脾肾两虚等常见肿瘤证型上。目前评估病证结合的临床试验模式对中药新药的研发整体趋势有一定影响。

在2002年出版的《中药新药临床研究指导原则（试行）》中有这样的表述："病证结合时中医临床诊疗的基本模式。……无论适应病症以病为主体或对症处理的中药新药，在临床研究过程中都必须妥善处理好证与病的关系。只有这样，才能科学地评价其安全性与有效性"。书中还指出"对于以病统证的新药研究对象，应采用辨病和辨证相结合的方法，在明确疾病诊断的前提下，结合新药功能主治，选择适应证候。对于以证统病的新药研究对象，应当确定可以反映同一证候特点的不同疾病"。该书所列的中药新药治疗中医证的13个临床指导原则中，所有的纳入病例标准均有疾病诊断标准的相关规定。由此可见，"病证结合"应当是中药新药临床试验的一个显著而最为主要的特点。"以病统证"也好，"以证统病"也好，均属"病证结合"，只是两者在临床试验方案设计及具体实施上有所区别。

2. 多以验证性理念为主进行临床试验　中药新药临床试验是以传统中药复方为主，多属常见适应证，临床试验多采用验证性的理念进行临床试验的设计与实施，这类品种研发思路的特点是保持和突出了中医药的特色，其非临床研究和早期的临床研究部分地被中医理论所代替。已经上市的肿瘤中药新药中主要以三类新药为多。

3. 多种中药的联合疗效特点决定其试验特点　中医药治疗肿瘤与其特色相一致，是在整体观念指导下进行辨证论治，长于调控人体阴阳平衡，扶正固本，增强患者抗病能力和免疫功能，是通过药物君、臣、佐、使的配伍，达到方剂整体的综合效应。临床上中药抗癌作用机制较广，中药单体及单味中药或复方对肿瘤的针对性作用与化学药物相比，其药效都相对复杂，体现为"多组分多效"。多组分多效是目前中医药治疗肿瘤的特点。在肿瘤中药新药临床试验中，如何明确主要疗效及次要疗效指标，在肿瘤中药新药临床疗效评价中，如何建立公认、合理的综合评价标准，仍都是需要我们不断努力的方向。

第七节　肿瘤中药新药疗效评价

临床疗效评价即运用相关理论与方法，研究各种治疗方法和措施，通过科学的科研设计，测量和分析对疗效做出客观的评价。中药新药研究的关键是临床疗效的评价，而疗效评价的关键在于评价方法的科学合理。肿瘤中药新药疗效评价体系是由多个疗效评价指标共同组成的，临床疗效评价结论的真实性和价值，在很大程度上取决于效应指标的选择和确定。疗效评价包括试验药物效应指标变化的评价与疾病综合疗效的评价两个方面。按论证强度，主要效应指标评价优于综合疗效评价，客观指标优于主观症状。主要效应指标反映了试验药物的作用靶点和治疗特点，疗效评价应注重主要效应指标的变化。明确药物的主要效应指标是中药临床研究设计的关键点。

一、疗效评价指标现状

中医药治疗肿瘤的作用在于改善肿瘤患者的临床症状、提高生存质量、稳定瘤体、延长生存期及减轻放化疗的毒副反应。肿瘤中药新药具有效应点广泛、作用强度不大的特点，往往难以确定对疾病的主要效应指标，临床较多地采取综合疗效评价。

目前中医药治疗肿瘤尚未形成统一的疗效评价标准。近年来，诸多中医肿瘤学者对建立中医肿瘤疗效评价体系提出了许多有益的设想与构思，但多基于个人经验。总体趋向为肿瘤的疗效评价体系应是多角度、多层次的，应综合考虑实体瘤的变化、生活质量、生存期等因素。王济民等将瘤体大小变化（50%）+主要症状（40%）+生活质量（10%）作为中医治疗总的疗效标准，将三者分数加权得出最后总分，达到或超150分者为显效，110分以上者为有效，仍为100分者为稳定，<100分者为恶化。林洪生等以主症、肿瘤大小变化KPS评分及体重、免疫指标为指标，每项指标均予量化分级，按明显受益、受益和不受益进行疗效判定，制定了晚期肺癌的综合疗效标准。林丽珠等在多年临床工作中发现，肿瘤的分期不同，治疗的侧重点也应有所区别，因此在"实体瘤中医疗效标准（草案）"中提出早中期总疗效评定标准＝瘤体变化（40%）+临床症状（15%）+体力状况（15%）+生存期（30%）；晚期总疗效评定标准＝瘤体变化（30%）+临床症状（15%）+体力状况（15%）+生存期（40%）。周岱翰等对"中医肿瘤疗效评价系统"在中晚期非小细胞肺癌（NSCLC）中的应用进行了评价。中医疗效评价以总疗效（100%）＝瘤体变化（30%）+临床症状（15%）+体力状况（15%）+生存期（40%）计量，75～100分为显效，50～74分有效，25～49分为稳定，<25分为无效。中医肿瘤疗效评价系统比单纯瘤体缓解率的评价更能反映出中医的疗效，具有进一步研究价值。

目前对肿瘤新药中药的疗效评价方法仍基本沿用2002年的《中药新药临床研究指导原则（试行）》：抗肿瘤中药和放化疗增效药的评价应以瘤体变化为主要疗效指标。放化疗减毒药要以放化疗对人体造成的损伤为主要疗效指标评价。晚期肿瘤患者用药应强调综合评价，主要应依靠结局性指标，如生存质量、生存期、生存率等。目前已完成的肿瘤中药新药临床研究中主要涉及的疗效指标有中医证候、ORR、卡氏评分、体重和免疫功能，暂未涉及有对生存期或时间指标的考察。

二、疗效评价的展望

在生存期和生活质量逐渐成为肿瘤治疗疗效"金标准"的今天，生存期和生活质量也逐渐成为所有肿瘤新药临床疗效评价的"金标准"。目前符合中医药临床优势与特点的有效性指标研究较薄弱，无论是中医证候的确立及评价、还是体重、化疗完成率、免疫功能等疗效指标的选择与评价均多依据专家意见，缺乏与生存质量、生存期等终点的相关性的研究支持。西方肿瘤新药评价策略十分重视对肿瘤新药的时间指标和瘤体应答的效应评价，其中更为重视对总生存期、无疾病进展时间、无病生存期等时间指标的评价。从近年来美国FDA和欧洲药品管理局（EMEA）批准的抗肿瘤新药以及新增适应证的补充申请来看，尽管其试验设计可能有所不同，但主要的上市依据仍不离对时间指标的考察。这些都无不体现其试图通过合理的终点评价来证实疾病获益。由于新药研发和上市的自身特点，对于这些确实能反应中药新药疗效的结局性指标，不仅要观察很长的周期，而且要耗费大量的人力、物力和财力，后期多种治疗手段的共同干预，研究相对困难，新药临床疗效指标中大多为替代指标，终点性指标评价和研究还相当薄弱。为明确替代指标和终点指标之间的关系和正确选择和评价替代指标，应提倡依据较好的近期疗效试验结果批准上市后，对生存期、中位生存期、无病生存期、肿瘤进展时间和生活质量等终点指标进行上市后的再评价和研究。对生存期或时间指标的考察应该成为未来肿瘤中药新药疗效评价非常重要的内容。

由于肿瘤患者的病情复杂，中医药临床治疗又是多部位、多靶点的调节，如何能够体现中医特色，明确临床治疗作用，确立敏感的疗效指标需要更多的临床研究数据支持。因此对于肿瘤中药新药临床试验不可能短时间就有十分完善的指标和评价体系。完善和验证已有的评价指标，修改不敏感、欠合理疗效指标，取消不适宜的疗效指标，在新药临床试验中值得提倡新的有价值和可行性强指标的探索。这些年来随着循证医学工作的普及与加强，随着新药审评的不断完善，疗效评价也在不断填充新的内容，不断提高，逐渐形成更加能够体现中医特色的评价指标和体系。利用现代科学手段，结合自身临床特点，制定更为科学、客观，更能体现中医特色优势的疗效评价体系，并得到国际国内广泛认可，是未来我们需要不断探索不断研究的方向。

第八节　中医药治疗肿瘤存在的问题与未来研究发展方向

中医药在防治肿瘤中有其不可或缺的作用，依旧是肿瘤综合治疗的一个组成部分，正确地认识和评价中医在肿瘤防治中的地位和作用于肿瘤的治疗以及中医药防治肿瘤的创新与发展均至关重要。

一、中医肿瘤研究的方向

1. 基础理论研究应继续深入　中医学中虽然有许多关于肿瘤治疗的内容，但均散在于历代文献中，有待发掘整理，而现代肿瘤学的某种肿瘤，仅仅属于中医学中某种病的范畴，不等同于某种病证，需要进一步整理挖掘；目前的理论研究多集中在一些中医治则或中药的作用方面，这显然是不够的，需要进一步加强。许多基础理论研究亟待进一步深入，如肿瘤治疗中"证"的研究，就是一个值得重视的课题，需要将中医学、西医学及其他自然科学领域（如数学等）等知识融为一体，多学科协同，以丰富"证"的含义，从而提高辨治水平。

2. 抗肿瘤中药的研究应现代化　中医药现代化的首要问题是提高疗效，其中，中药的现代剂型研究是实现中医疗效现代化的一个要素。从中药中提取有效成分，如从砒霜中提取三氧化二砷、从青黛中提取靛玉红、从马蔺甲中提取马蔺甲素、从山慈菇中提取秋水仙胺、从喜树中提取喜树碱等都是很成功的例子。所以，用现代的技术手段探讨中药防治肿瘤的机制，必将为中医药

治疗肿瘤开辟广阔的应用前景。但这方面的研究尚应注意两个问题：一是单药的研究应和复方的研究相结合，单药研究在实验室水平可能更容易出成果，但中医临床是以复方治病为主，所以在进行单药研究的同时，应更加重视复方的研究；二是中药的研究应注重与辨证论治理论相结合，辨证论治是中医治病的理论基础，从提高临床疗效出发，抗肿瘤中药的现代化研究不能弱化中医药辨证论治理论的指导。

3. 临床研究应用加强规范化、系统化　由于中医药治疗疾病的最基本原则是辨证论治，所以导致肿瘤的中医药防治往往个体化现象突出，而规范化不足，具体表现为：①尚缺乏科学的、合理的、具有广泛认可性的符合中医药特点的疗效评价标准；②应继续加强临床设计的严谨性，提高质量控制标准的严格性；③继续加强探索能够科学、系统的反映中医个体诊疗特色和复合干预策略的客观疗效评价方法等。

4. 基础方面中医药疗效机制研究有待深入　①中医药的多靶点效应、主靶点与次靶点的内在联系需要进一步阐明；②中西医结合基础实验需要提高结论重复的可行性；③中医肿瘤基础研究中如何解决宏观辨证体系与现代医学的微观辨证体系、辨证与循证之间的矛盾，应进一步明确；④中医药双向调节的内在有待进一步阐明；⑤中西药之间的相互作用需要进一步明确，如中药与化疗药、生物治疗药物、分子靶向治疗药物之间的配伍禁忌以及效价观察等。

二、中医治疗肿瘤展望

有人预言，21世纪肿瘤防治的中国模式，是根据癌瘤的生物学特性和病程特点，将整合医学的理念和方法引入临床治疗，强调微观与宏观、辨病与辨证，局部与整体、治标与治本、祛邪与扶正相结合，生活方式与生存环境、自主康复与社会援助相结合，制定体现本科优势的客观疗效评价方案，创造优于任何单一疗法或医学体系的新医学模式，提高癌症患者的生活质量和生存时间。所以在未来的肿瘤治疗中，中医治疗必将会在全球性科技竞争中脱颖而出，中西医结合治疗的模式必将为人类健康做出更大的贡献。

1. 中医治疗需要继承、发展和创新　中医在

肿瘤治疗中的有效性是不容质疑的。这些年来，一代又一代人的努力，已经在不断地用科学的方法和数据证实了它的作用。目前中医肿瘤临床和科研虽然取得了不少成果，但是如何更好地传承，更多地挖掘，更深入地探讨和利用，仍需要我们不断努力。随着社会的发展和科技的进步，人们对于肿瘤疾病的认识不断更新，为了满足现代社会对于中医药治疗肿瘤的需求，不断延伸中医理论，创制有效新药，完善治疗方法是中医肿瘤发展和创新、认可和推广的必由之路。

2. 建立健全中西医结合治疗肿瘤的途径和方法

（1）找准中西医结合的切入点：中西医结合的关键是选择好切入点，掌握治疗最佳时机。如化疗前的中医扶正祛邪与西医支持治疗相结合，可以改善临床症状，稳定病情，为实施化疗方案创造有利条件。化疗期间应用中医药治疗可增加化疗药物敏感性，降低不良反应，克服多药耐药，为顺利完成化疗提供支持。化疗后重点应用中医药治疗可全面调整机体免疫功能，提高抗病能力，预防感染，消除残留病灶。总之，中西医结合治疗的最佳切入点和最佳时机要以人为本，体现社会价值，减轻患者与家庭负担，评估经济学指标，为每一位患者提供个体化的综合治疗方法。

（2）宏观与微观相结合：在肿瘤治疗方面，西医强调疾病获得完全缓解，中医则强调整体观念、辨证论治、注重临床症状的改善。中西医结合治疗应尽可能实现宏观与微观相结合。在评估微观指标的基础上，注重宏观症状的改善，特别是在疗效评估方面要高度重视临床证候学指标的参与。未来很有可能，根据中医药疗效特色优势，选择现代科学认可的技术手段，建立出符合中医药疗效规律的、科学客观的、能够得到学界广泛认可的中医或中西医疗效评价体系。

（3）建立新理论体系：由于中、西医理论体系不同，对病因病理、治疗机制等理论认识尚有些不同的表达。但临床实际中，病因病理、治疗机制方面，中、西医之间有许多相似之处，可以相互借鉴和融合。如西医遗传病因与中医先天因素有可能紧密联系起来，西医药物因素与中医饮食不节应结合起来阐述等。但是由于主观或客观原因，这些该结合的地方未能实现很好地结合。中西医结合治疗不仅仅是中医与西医治疗相加，重要的是从西医微观数字变化角度解释中医宏观化现象，从宏观化现象观察微观指标变化，从发展、创新角度建立中西医结合治疗的新理论体系。

当然要实现上述几点并非轻而易举，但是大量的中西医结合实践已经证明也并非高不可攀。以姑息治疗为例。WHO 1990 年将姑息处理定义为："对于不能治愈患者的积极整体照顾，包括疼痛和其他症状的控制，并着重解决患者心理学、社会学和心灵方面的问题。姑息处理的目标是使患者和家属得到最好的生活质量。在疾病的早期姑息处理的很多内容可以和抗癌治疗同时进行。"以后 WHO 又进一步将此定义补充解释为："姑息处理是把生死看作人生的自然过程，既不促进也不需后延，控制疼痛和其他给患者带来痛苦的症状，加入心理和心灵方面的照顾，提供支持，使患者可能生活到死亡来临；在整个过程对患者的家属提供支持使他们能面对现实和与亲人死别。"不难看出姑息治疗包含整体治疗，与中医的整体观念，辨证论治不谋而合。所以在发展中医的同时，要找准中西医结合的切入点，并深入细致地开展研究，宏观与微观相结合，争取创立新的理论体系，为中医药防治肿瘤的发展与创新和肿瘤的中西医结合治疗创造良好的发展条件。

（林洪生　王学谦）

参 考 文 献

[1] 钱伯文. 肿瘤的辨证论治. 上海：上海科技出版社，1980

[2] 郁仁存. 中医肿瘤学（上册）. 北京：科学出版社，1997

[3] 李岩. 肿瘤临证备要. 北京：人民卫生出版社，1989

[4] 李佩文. 肿瘤学. 北京：中国中医药出版社，1996

[5] 张代钊. 张代钊治癌经验辑要. 北京：中国医药科技出版社，2001

[6] 李忠. 肿瘤. 北京：人民卫生出版社，2002

[7] 周岱翰. 临床中医肿瘤学. 北京：人民卫生出版社，2003

[8] 潘明继. 癌症扶正培本治疗学. 上海：复旦大学出版社，2003

[9] 张代钊. 中西医结合治疗放化疗毒副反应. 北京：人民卫生出版社，2000

[10] 林洪生. 中国癌症研究进展（九卷）——中医药防治肿瘤. 北京：北京大学医学出版社，2008

[11] 林洪生. 恶性肿瘤中医诊疗指南. 北京：人民卫生出版社，2014

[12] 陈四清. 周仲瑛教授从癌毒辨治肿瘤经验. 新中医，2004，36（2）：7-9

[13] 凌昌全. "癌毒"是恶性肿瘤之根本. 中西医结合学报，2008，6（2）：111-114

[14] 王刚，董玫，刘秀书，等. 半枝莲醇提物抗肿瘤活性的研究. 现代中西医结合杂志，2004，13（9）：1141-1142

[15] 段云，刘小平，李秦. 蛇莓抗肿瘤作用研究. 中药药理与临床，1998，14（3）：28-291

[16] 陈培丰. 清热解毒法在恶性肿瘤治疗中的意义和作用机制. 浙江中医学院学报，2001，25（5）：11-121

[17] 李笑弓，南勋义，党建功，等. 中药土贝母对人肾细胞癌影响的实验研究. 中国中西医结合外科杂志，1998，4（2）：100-1031

[18] 王福安，张学庸，黎松. 天花粉毒蛋白免疫毒素对靶细胞凋亡的作用. 中华微生物学和免疫学杂志，1995，15（2）：131-1341

[19] 李贵海，孙附军，王学荣，等. 苦参碱逆转小鼠S2180肿瘤细胞获得性多药耐药基因相关表达产物过度表达的研究. 中药材，2006，29（1）：40-42

[20] 高勇，王杰军，许青，等. 人参皂甙-Rg3抑制肿瘤新生血管形成的研究. 第二军医大学学报，2001，22（1）：40

[21] 莫日根，牛建昭，王继峰，等. 去甲斑蝥素对人脐静脉内皮细胞株的细胞毒作用. 北京中医药大学学报，2001，11（6）：25

[22] 王润田，单保恩，李巧霞，等. 黄芪提取物免疫调节活性的体外实验研究. 中国中西医结合杂志，2002，22（6）：453-456

[23] 陈瑜，沈自尹，陈伟华，等. 补肾与健脾复方调节皮质酮鼠T细胞凋亡的对比研究. 中国中西医结合杂志，2002，22（6）：444-446

[24] 李娆娆，张志杰，王祝举，等. 近60年中药毒副作用及不良反应文献分析. 中国实验方剂学杂志，2010，16（1）5：213-216

[25] 李平，张文生，王飞. 中药研发国内外发展趋势的比较研究. 世界科学技术（中医药现代化），2010，12（4）：623-625

[26] 陈成. 中药毒副作用机理探析. 中国民族民间医药，2010，11（21）：14，20

[27] 杨世雷. 中药毒副作用的常见原因与预防. 光明中医，2011，26（5）：1065

[28] 廖红，孙丽娜，孙萍. 浅析中药毒副作用的表现形式. 医学信息（上旬刊），2011，24（3）：1637-1638

[29] 张小飞. 论中药毒副作用及预防对策. 中国中医药现代远程教育，2012，10（11）：65-66

[30] 任晋生，罗兴洪. 浅谈中药的开发研究. 山西中医学院学报，2006，7（2）：40-41

[31] 李东晓，王岚. 浅谈中医临床控制药物毒副作用的方法. 陕西中医学院学报，2007，30（1）：56-57

[32] 李野，杨悦. 中药研发的路径选择. 中国药房，2005，16（11）：815-881

[33] 李杰，林洪生，侯炜，等. 中医药治疗肿瘤理念及策略. 中国肿瘤，2010，（11）：735-738

[34] 唐武军，王笑民. 郁仁存治疗肿瘤"内虚学说"初探. 北京中医药，2011，（03）：186-188

[35] 林洪生. 应用循证医学方法促进中医肿瘤研究的发展. 中国中西医结合杂志，2003，（08）：614-615

[36] 张英，林洪生，朴炳奎. 肿瘤证型及中药研究中的个体化治疗理念初探. 癌症进展，2010，（03）：215-218

[37] 林洪生，张英. 中医药防治恶性肿瘤回顾与展望. 环球中医药，2009，（05）：321-326

[38] 刘鲁明，陈震，陈培丰. 对活血化瘀中药治疗恶性肿瘤的思考. 中医杂志，2007，（09）：776-779

[39] 凌昌全. 中医药在防治肿瘤中的作用和地位. 中国中西医结合杂志，2007，（05）：390-391

[40] 吴皓，林洪生，裴迎霞，等. 人参皂苷Rg3对荷瘤及环磷酰胺化疗小鼠黏膜免疫力影响. 中国肿瘤，2006，15（6）：360-371

[41] 贾英杰，李小江，毕炜. 中医药对分子靶向治疗的增效减毒作用. 天津中医药，2010，（5）：439-440

[42] 薛暖珠，林丽珠. 中医肿瘤疗效评价标准在晚期非小细胞肺癌的应用. 广州中医药大学学报，2009，26（2）：108-112

[43] 林洪生，李树奇. 中医治疗晚期肺癌的疗效评价方法. 中国肿瘤，2000，9（8）：354-355

[44] 周岱翰，林丽珠，陶志广. 中医肿瘤疗效评价系统在晚期非小细胞肺癌中的应用. 中国肿瘤，2005，14（10）：654-657

[45] 张培彤,于明薇,杨宗艳,等.中晚期非小细胞肺癌中西医疗效评价方法比较研究.中国中西医结合杂志,2010,(7):702-705

[46] 林洪生.应用循证医学方法促进中医肿瘤研究的发展.中国中西医结合杂志,2003,23(8):614-615

[47] 吕爱平,赵静,姜淼.中医证候分类和复杂干预措施是影响中医临床疗效评价的核心问题.中国中西医结合杂志,2011,31(4):449-451

[48] Mellette SJ.论癌症病人的康复.国外医学肿瘤学分册,1993,20(6):366-368

[49] 季建林.癌症康复病人的心理社会干预.中国心理卫生杂志,1999,13(2):83-84

[50] 曾宪妮,邓柏颖.针灸治疗癌症的临床进展.山东中医杂志,2010,29(5):354-357

[51] 李京,黎杏群.中医心理疗法在肿瘤患者康复治疗中的应用.中国现代医学杂志,1998,8(12):65

[52] Clark MM,Novotny PJ,Patten CA,et al. Motivational readiness for physical activity and quality of life in long-term lung cancer survivors. Lung Cancer,2008,611(1):117-122

[53] Stricker CT,Drake D,Hoyer KA,et al. Evidence-based practice for fatigue management in adults with cancer: exercise as an intervention. Oncol Nurs Forum,2004,31(5):963-976

第二十一章 肿瘤疼痛治疗

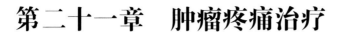

第一节 肿瘤疼痛定义、分类与评估

疼痛是恶性肿瘤患者最常见的症状，也是严重影响恶性肿瘤患者生活质量的最常见原因。恶性肿瘤初诊患者的疼痛发生率约为25%；恶性肿瘤晚期患者的疼痛发生率为60%~80%，其中1/3患者为重度疼痛。恶性肿瘤疼痛，以下简称癌痛，如果得不到缓解，患者将遭受癌痛的极度不适，并且可能引发或加重失眠、焦虑、抑郁、乏力、食欲减退等症状。癌痛持续加重，将严重干扰患者的日常活动、自理能力、交往能力及整体生活质量。

一、癌痛定义

癌痛是指恶性肿瘤、肿瘤相关性病变及抗肿瘤治疗所致的疼痛。国际疼痛研究协会（IASP）对疼痛的定义是：疼痛是一种令人不快的感觉和情绪上的伤害性感受，伴有实质存在或潜在的组织损伤。疼痛是一种主观感受。疼痛感受与躯体、心理、精神、社会及经济等因素相互影响。总体疼痛（total pain）是各种因素所致疼痛，以及疼痛对患者躯体、心理、精神、社会及经济四个层面影响的总称。总体疼痛的概念反映了疼痛的复杂性，也说明处理疼痛需要全方位考量。

癌痛的原因大致可分为以下三类：一是肿瘤相关性疼痛，即肿瘤直接侵犯压迫疼痛敏感组织，如肿瘤侵犯骨、软组织、神经、内脏和血管；二是抗肿瘤治疗相关性疼痛，如手术、创伤性检查操作、放射治疗，化疗所致疼痛；三是因合并症及并发症等非肿瘤因素所致的疼痛。

二、癌痛分类

1. 疼痛按病理生理学机制分为伤害感受性

疼痛和神经病理性疼痛两大类。

（1）伤害感受性疼痛（nociceptive pain）：是因有害刺激作用外周组织伤害感受器，传入神经产生电化学神经脉冲，并将其信号传导到中枢神经系统，从而感知疼痛。向中枢神经系统传递疼痛信息的伤害感受器分为有髓和无髓两类。有髓伤害感受器几乎只对机械刺激产生反应，并迅速经Aλ纤维传导，导致发生尖锐性刺痛。无髓伤害感受器可以感受机械性、热和化学刺激等多种刺激模式，由C纤维慢速传导，形成钝痛、烧灼痛或酸痛。伤害感觉传递过程中，神经多肽、P物质、降钙素基因相关肽、兴奋性氨基酸类谷氨酸和天冬氨酸等物质，参与疼痛信息上行及下行调节。伤害感受性疼痛包括躯体痛和内脏痛。躯体性疼痛常表现为钝痛、锐痛或者压迫性疼痛。内脏痛通常表现为定位不够准确的弥漫性疼痛和绞痛。

（2）神经病理性疼痛（neuropathic pain）：是由于外周神经或中枢神经受损，痛觉传递神经纤维或疼痛中枢产生异常神经冲动所致。神经病理性疼痛的发病机制较复杂。疼痛信号的上行性传导、下行抑制及内源性疼痛调控系统功能障碍，导致中枢疼痛敏化，从而产生痛觉过敏，异常疼痛（非疼痛性刺激造成的疼痛）、自发性疼痛和疼痛持续状态。疼痛敏化过程受多种物质调节，如钾离子、钙离子、腺苷三磷酸、P物质、缓激肽、前列腺素 E_2 等。NMDA 和 AMPA（α-氨基-3-羟基-5-甲基-4-异噁唑丙酸）受体的激活参与疼痛中枢敏化的形成过程。受损组织处的伤害感受器敏化可以导致外周原发性痛觉过敏或疼痛加剧，甚至导致外周继发性痛觉过敏，即超过受损区域外的皮肤痛觉过敏。神经病理性疼痛的临床表现：疼痛性质常描述为刺痛、烧灼样、放电样痛、枪击样疼痛、麻木痛、麻刺痛、枪击样疼痛、幻觉痛、中枢性坠、胀痛；疼痛发作常表现为自发性疼痛、触诱发痛、痛觉过敏或痛觉超敏。

2. 疼痛按发病持续时间分为急性疼痛和慢性疼痛。癌症疼痛大多表现为慢性疼痛。与急性疼痛相比较,慢性疼痛持续时间长,病因不明确,疼痛程度与组织损伤程度可呈分离现象,可伴有痛觉过敏、异常疼痛、常规止痛治疗疗效不佳等特点。慢性疼痛与急性疼痛的发生机制既有共性也有差异。慢性疼痛的发生,除伤害感受性疼痛的基本传导调控过程外,还可表现出不同于急性疼痛的神经病理性疼痛机制,如伤害感受器过度兴奋、受损神经异位电活动、痛觉传导中枢机制敏感性过度增强、离子通道和受体表达异常、中枢神经系统重构等。因此,迁延未控的慢性疼痛,常发展成为神经病理性疼痛。

三、癌痛评估

癌痛评估是合理、有效进行止痛治疗的前提。癌症疼痛评估应当遵循"常规、量化、全面、动态"评估的原则。

(一)常规评估

癌痛常规评估是指医护人员在询问病史时,应常规主动询问癌症患者有无疼痛。对于有疼痛症状的肿瘤患者,应当将疼痛评估列入医护常规监测和记录的内容。疼痛常规评估应分析疼痛的发病原因,有无需要急症处理的疼痛,如病理性骨折、脑转移、感染以及肠梗阻等急症所致的疼痛。

(二)量化评估

癌痛量化评估是指使用疼痛程度评估量表,量化评估患者的疼痛程度。量化评估需要患者自我评估。评估过去 24 小时内最严重、最轻和平均的疼痛程度。癌痛量化评估通常使用数字分级评分法(NRS)、面部表情疼痛评分量表法及语言分级评分法(VRS)三种方法。

1. **数字分级评分法(NRS)** 疼痛程度数字分级法将疼痛程度用 0~10 个数字依次表示,0 表示无疼痛,10 表示最剧烈的疼痛(图 21-1)。由患者自己选择一个最能代表自身疼痛程度的数字,或由医护人员询问患者:你的疼痛有多严重?由医护人员根据患者对疼痛的描述选择相应的数字。

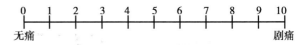

图 21-1 疼痛程度数字评估量表

2. **面部表情疼痛评分量表法** 对于数字表达疼痛程度有困难的患者,可采用面部表情疼痛评分量表(图 21-2)评估疼痛程度。该量表主要适用于表达数字及语言受限的患者,如儿童、老年人、认知功能障碍、语言交流障碍及文化差异或其他因素所致交流障碍的患者。

3. **语言分级评分法(VRS)** 根据患者对疼痛的主诉,将疼痛程度分为轻度疼痛、中度疼痛、重度疼痛三类。疼痛数字分级法所对应的疼痛数字,轻度疼痛为 1~3,中度疼痛 4~6,重度疼痛 7~10。

(1)轻度疼痛:有疼痛但可忍受,生活基本正常,睡眠无干扰。

(2)中度疼痛:疼痛明显,不能忍受,要求服用镇痛药物,睡眠受干扰。

(3)重度疼痛:疼痛剧烈,不能忍受,需要反复用镇痛药物,睡眠严重受干扰,常伴自主神经紊乱或被动体位。

(三)全面评估

癌痛全面评估是指对肿瘤患者的疼痛病情及相关病情进行全面评估。全面评估包括评估疼痛病因及类型(躯体性、内脏性或神经病理性)、疼

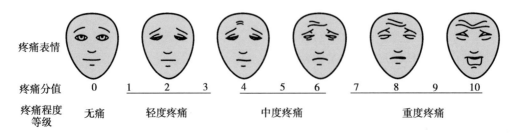

图 21-2 面部表情疼痛评分量表

痛发作情况（疼痛性质、加剧或减轻因素）、止痛治疗情况、重要器官功能情况、心理精神情况、家庭及社会支持情况，以及既往史（如精神病史、药物滥用史）等。

疼痛的多维度评估量表，不仅评估疼痛本身，还能评估疼痛对患者影响。推荐应用"简明疼痛评估量表（BPI）"，评估疼痛及其对患者情绪、睡眠、活动能力、食欲、日常生活、行走能力、与他人交往等生活质量的影响。此外，全面评估还包括充分了解患者和家属对止痛治疗的意愿、期望目标，担心和顾虑，文化禁忌等情况。对于住院的肿瘤患者应该在入院后的 8 小时内完成首次疼痛量化评估，24 小时内完成全面评估。

简明疼痛评估量表（BPI）

患者姓名：病案号：诊断：评估时间：评估医师：

1. 大多数人一生中都有过疼痛经历（如轻微头痛、扭伤后痛、牙痛）。除这些常见的疼痛外，现在您是否还感到有别的类型的疼痛？（1）是（2）否

2. 请您在下图（图 21-3）中标出您的疼痛部位，并在疼痛最剧烈的部位以"X"标出。

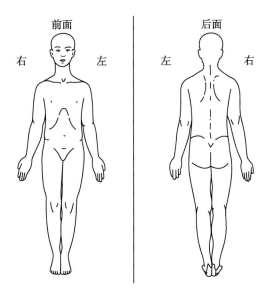

图 21-3　疼痛部位标示图

3. 请选择下面的一个数字，以表示过去 24 小时内您疼痛最剧烈的程度。

（不痛）0　1　2　3　4　5　6　7　8　9　10（最剧烈）

4. 请选择下面的一个数字，以表示过去 24 小时内您疼痛最轻微的程度。

（不痛）0　1　2　3　4　5　6　7　8　9　10（最剧烈）

5. 请选择下面的一个数字，以表示过去 24 小时内您疼痛的平均程度。

（不痛）0　1　2　3　4　5　6　7　8　9　10（最剧烈）

6. 请选择下面的一个数字，以表示您目前的疼痛程度。

（不痛）0　1　2　3　4　5　6　7　8　9　10（最剧烈）

7. 您希望接受何种药物或治疗控制您的疼痛？

8. 在过去的 24 小时内，由于药物或治疗的作用，您的疼痛缓解了多少？请选择下面的一个百分数，以表示疼痛缓解的程度。

（无缓解）0　10%　20%　30%　40%　50%　60%　70%　80%　90%　100%（完全缓解）

9. 请选择下面的一个数字，以表示过去 24 小时内疼痛对您的影响。

（1）对日常生活的影响

（无影响）0　1　2　3　4　5　6　7　8　9　10（完全影响）

（2）对情绪的影响

（无影响）0　1　2　3　4　5　6　7　8　9　10（完全影响）

（3）对行走能力的影响

（无影响）0　1　2　3　4　5　6　7　8　9　10（完全影响）

（4）对日常工作的影响（包括外出工作和家务劳动）

（无影响）0　1　2　3　4　5　6　7　8　9　10（完全影响）

（5）对与他人关系的影响

（无影响）0　1　2　3　4　5　6　7　8　9　10（完全影响）

（6）对睡眠的影响

（无影响）0　1　2　3　4　5　6　7　8　9　10（完全影响）

（7）对生活兴趣的影响

（无影响）0　1　2　3　4　5　6　7　8　9　10（完全影响）

（四）动态评估

癌痛动态评估是指持续、动态评估癌痛患者的疼痛症状变化情况，包括评估疼痛程度、性质变化情况，暴发性疼痛发作情况，疼痛减轻及加重因素，以及止痛治疗的不良反应等。动态评估对于初次用阿片类镇痛药止痛治疗剂量滴定时尤为重要。应当动态评估并记录用药种类及剂量滴定、疼痛程度及病情变化。

第二节 药物止痛治疗

癌痛治疗应当采用综合治疗的原则，根据患者的病情和身体状况，有效应用止痛治疗手段，持续、有效地消除疼痛，预防和控制药物的不良反应，降低疼痛及治疗带来的心理负担，以期最大限度地提高患者生活质量。

癌痛治疗方法包括病因治疗、药物止痛治疗、介入治疗及心理精神支持治疗。针对癌痛病因，如恶性肿瘤，给予手术、放射治疗或化疗等抗肿瘤治疗，可能从根本上解除癌症疼痛。然而，欲通过抗肿瘤治疗达到止痛的目的，大多数患者无法及时和完全缓解疼痛。对于晚期恶性肿瘤的疼痛患者，更是难以通过抗肿瘤治疗缓解疼痛，也难以耐受积极的抗肿瘤治疗。药物止痛治疗是缓解癌痛的基本治疗方法。对于晚期恶性肿瘤的疼痛患者，尤其是终末期患者，药物止痛治疗是他们可能获益，甚至是唯一可能耐受的有效止痛治疗方法。

一、药物止痛治疗的原则

根据世界卫生组织（WHO）癌痛三阶梯止痛治疗指南、各国癌痛治疗指南及中国癌痛诊疗规范，药物止痛治疗基本原则如下：

（一）口服及无创途径给药

对于慢性癌痛，尤其是需要长期止痛治疗的患者，推荐首选口服或无创途径给药，口服是最常用、方便和经济的给药途径。除口服途径给药外，透皮贴剂给药也是常用的无创给药途径。对于不宜口服患者，还可以选择其他无创和微创途径包括经颊黏膜、舌下含片、直肠、皮下注射给药。

（二）按阶梯用药

根据癌症患者的疼痛程度，有针对性地选用不同镇痛强度的止痛药及联合用药方案。

1. 轻度疼痛 推荐选用非甾体抗炎药（NSAID）如对乙酰氨基酚，或该类药与阿片类药物的复方制剂。

2. 中度疼痛 推荐选用弱阿片类药物，如可待因、曲马多。也可根据病情选用强阿片类止痛药。根据病情选择合用非甾体抗炎药。

3. 重度疼痛 推荐选用强阿片类药，如吗啡、芬太尼、羟考酮。根据病情选择合用非甾体抗炎药如对乙酰氨基酚。

在使用阿片类药物的同时，合用非甾体抗炎药如对乙酰氨基酚，可以增强止痛效果，并可减少阿片类药物用量。对于需要长期止痛治疗的轻度和中度疼痛，考虑使用强阿片类药物，可能达到更好的镇痛效果，减少或避免非甾体抗炎药如对乙酰氨基酚长期用药的不良反应。

在使用止痛药的同时联合辅助用药，如三环类抗抑郁药物或抗惊厥类药物，主要用于神经病理性疼痛的治疗。

（三）按时用药

按时用药是指根据止痛药的药物代谢动力学特点，确定给药的间隔时间，并按其规定的间隔时间规律性给予止痛药。按时给药有助于维持稳定、有效的血药浓度。目前，控缓释阿片类止痛药物临床使用日益广泛，强调在按时给予控缓释止痛药的同时，应该备用速释阿片类药物必要时给药，用于个体化滴定剂量或解救暴发性疼痛。

（四）个体化给药

指按照患者病情和癌痛缓解药物剂量，制定个体化用药方案。使用阿片类药物时，由于个体差异，阿片类药物无理想标准用药剂量，应当根据患者的病情，个体化滴定阿片类止痛药用药剂量，以有效安全缓解疼痛。个体化给药还强调个体化联合用药，例如，神经病理性疼痛应考虑联合应用三环类抗抑郁药物或抗惊厥类药物等辅助药物。

（五）注意具体细节

止痛药物治疗应密切观察患者用药后疼痛的缓解情况和药物的不良反应。注意药物联合应用的相互作用，积极预防和处理止痛药物的不良反应，以期提高患者的生活质量。

二、药物选择与使用方法

应当根据癌症患者疼痛的程度、性质、正在接受的治疗、伴随疾病等情况，合理选择止痛药物和辅助药物，个体化调整用药剂量、给药频率，以期获得最佳止痛效果，减少不良反应发生。

（一）非甾体抗炎药

非甾体抗炎药是癌痛治疗的基本药物，常用于缓解轻度疼痛，或与阿片类药物联合用于缓解中、重度疼痛。该类药的作用机制是通过抑制前列腺素等炎性因子合成及活性，发挥其解热止痛及抗炎作用等。非甾体抗炎药与阿片类止痛药相比较，不产生药物依赖性，但其镇痛作用具有剂量极限性（天花板效应）。常用于癌痛治疗的非甾体抗炎药包括布洛芬（ibuprofen）、双氯芬酸（diclofenac）、对乙酰氨基酚（acetaminophen）、吲哚美辛（indomethacin）、塞来昔布（celecoxib）等。非甾体抗炎药的用药剂量见表21-1。

表 21-1　非甾体抗炎药的用药剂量

药物	初始用药量	用药时间	最高限量
阿司匹林	650mg	q4~6h	1 300mg, q6h
对乙酰氨基酚	500mg	q4~6h	4 000mg/d
胆碱三水杨酸镁	500mg	q6h	1 000mg, q6h
布洛芬	400mg	q4~6h	2 400mg/d
双氯芬酸	25mg	q6h	150mg/d
萘普生	250mg	q8~12h	1 250mg/d
吡罗昔康	10mg	q12~24h	20mg/d
塞来昔布	100mg	q24h	400mg/d

注：q4~6h，每 4~6 小时 1 次；q6h，每 6 小时 1 次；q8~12h，每 8~12 小时 1 次；q12~24h，每 12~24 小时 1 次；q24h，每 24 小时 1 次

非甾体抗炎药的常见不良反应：消化性溃疡、消化道出血、血小板功能障碍、肾功能损伤、肝功能损伤等。其不良反应的发生，与用药剂量及使用持续时间相关。非甾体抗炎药的日限制剂量为：布洛芬 2 400mg/d，对乙酰氨基酚 2 000mg/d，塞来昔布 400mg/d。应用非甾体抗炎药，当用药达到一定剂量水平时，增加药物剂量并不能增强其止痛效果，但却会显著增加药物的不良反应风险。因此，如果需要长期使用非甾体抗炎药，或日用剂量已达到限制性用量时，应考虑更换为阿片类止痛药；如为联合用药，则只增加阿片类止痛药用药剂量。

（二）阿片类药物

阿片类镇痛药是中、重度疼痛治疗的首选药物。WHO《国家麻醉药品供应管理平衡原则》提出，尽管治疗癌痛的药物及非药物疗法多种多样，但是在所有止痛治疗方法中，阿片类药是癌痛治疗必不可少的药物。对中度和重度癌痛的止痛治疗，阿片类止痛药具有不可取代的地位。目前，临床上常用于癌痛治疗的阿片类镇痛药包括：吗啡（morphine）、可待因（codeine）、芬太尼（fentanyl）、羟考酮（oxycodone）、曲马多（tramadol）、美沙酮（methadone）、氢吗啡酮（hydromorphone）。短效阿片类药物为吗啡即释片、可待因即释片。长效阿片类药物为吗啡缓释片、羟考酮缓释片、芬太尼透皮贴剂等。美沙酮的代谢半衰期长，因此其普通即释片也具有长效作用。对于慢性癌痛治疗，推荐选择阿片受体激动剂类药物。不推荐将哌替啶、丙氧氨酚、阿片受体混合激动-拮抗剂（如喷他佐辛、纳布啡、布托啡诺、地佐辛）用于癌痛治疗。长期用阿片类止痛药时，首选口服、无创，或微创途径给药。例如，透皮贴剂途径给药、皮下注射给药，或皮下注射自控镇痛给药。

1. 初始用药　阿片类止痛药的疗效及安全性存在较大个体差异，需要逐渐调整剂量，以获得最佳用药剂量。阿片类止痛药的个体化调整过程称为剂量滴定。对于初次使用阿片类药物止痛的患者，按照如下原则进行滴定：使用吗啡即释片进行治疗；根据疼痛程度，拟定初始固定剂量 5~15mg，每 4 小时 1 次；口服用药后疼痛不缓解或缓解不满意，用药 1 小时后根据疼痛程度给予滴定剂量。剂量滴定增加幅度的参考标准见表 21-2。剂量滴定过程中，应密切观察疼痛程度和药物的不良反应。第 1 天治疗结束后，总结用药剂量即计算出次日用药剂量。次日总固定量＝前 24 小时总固定量＋前 24 小时滴定剂量临时用药的总量。然后再将计算所得次日总固定量分 6 次口服，次日用于继续滴定剂量或解救暴发性疼痛的每次用药剂量为前 24 小时总固定量的

10%～20%。依法逐日调整剂量，直到疼痛评分稳定在0～3。如果出现不可控制的不良反应，且疼痛强度<4，应该考虑将用药剂量下调25%，并重新评估病情。

表21-2 剂量滴定增加幅度参考标准

疼痛强度（NRS）	剂量滴定增加幅度
7～10	50%～100%
4～6	25%～50%
2～3	≤25%

对于未曾接受过阿片类药物治疗的中、重度癌痛患者，初始用药推荐选择阿片类止痛药短效制剂，并仔细进行个体化剂量滴定。当阿片类止痛药的用药剂量滴定到理想安全止痛剂量水平时，即可考虑换用等效剂量的长效阿片类止痛药。对于癌痛病情相对稳定的患者，初始用药，也可考虑选择常规剂量的阿片类药物控释剂作为背景给药，在此基础上备用短效阿片类药物，用于剂量滴定和解救暴发性疼痛。

对于已使用阿片类药物治疗疼痛的患者，如果止痛效果不理想，可以根据患者疼痛强度，按照表21-2建议进行剂量滴定。当个体化滴定用药剂量仍不能达到理想镇痛时，应注意进一步分析患者癌痛的性质和原因，如果为神经病理性疼痛，应考虑联合辅助用药。

2. 维持用药 癌痛大多为慢性疼痛，止痛治疗需要长期维持用药。长期维持用药推荐选择长效阿片类药物。应用长效阿片类药物期间，应当备用短效阿片类止痛药。当患者因病情变化，长效止痛药物剂量不足时，或发生暴发性疼痛时，立即给予短效阿片类药物，用于解救治疗及剂量滴定。解救剂量为前24小时用药总量的10%～20%。如果每日短效阿片解救暴发痛的用药次数大于3次，大多提示长效阿片类止痛药的按时用药剂量不足。此时，应该计算前24小时解救用药总量，将其换算成阿片类药长效制剂的按时给药。

不同种类阿片类药物之间轮换的剂量换算，可参照换算系数表（表21-3）。换用另一种阿片类药时，仍然需要仔细观察病情，并个体化滴定用药剂量。

表21-3 阿片类药物剂量换算表

药物	非胃肠给药	口服	等效剂量
吗啡	10mg	30mg	非胃肠道：口服 =1：3
可待因	130mg	200mg	非胃肠道：口服 =1：1.2 吗啡（口服）：可待因（口服）=1：6.5
羟考酮		10mg	吗啡（口服）：羟考酮（口服）=（1.5～2）：1
芬太尼透皮贴剂	25μg/h（透皮吸收）		芬太尼透皮贴剂 μg/h，q72h 剂量 =1/2× 口服吗啡 mg/d 剂量
氢吗啡酮	1.5mg	7.5mg	非胃肠道：口服 =1：5

q72h，每72小时1次

如需减少或停用阿片类药物，则采用逐渐减量法，即先减量30%，2天后再减少25%，直到每天剂量相当于30mg口服吗啡的用药剂量，继续服用2天后即可停药。

3. 不良反应防治 阿片类药的不良反应主要包括便秘、恶心、呕吐、嗜睡、瘙痒、头晕、尿潴留、谵妄、认知障碍、呼吸抑制等。除便秘外，阿片类药物的不良反应大多是暂时性或可耐受的。应该将预防和处理阿片类止痛药不良反应作为止痛治疗计划的重要组成部分。恶心、呕吐、嗜睡、头晕等不良反应，大多出现在未曾使用过阿片类药物患者的用药最初几天。初次用阿片类药物的数天内，可考虑同时给予甲氧氯普胺等止吐药预防恶心、呕吐，如无恶心症状，则可停用止吐药。便秘症状通常会持续发生于阿片类药物止痛治疗全过程，多数患者需要使用缓泻剂防治便秘。出现过度镇静、精神异常等不良反应，需要减少阿片类药物用药剂量。用药过程中，应当注意肾功能不全、高血钙症、代谢异常、合用精神类药物等因素的影响。

（三）辅助用药

辅助镇痛药物包括抗惊厥类药物、抗抑郁类药物、皮质激素、N- 甲基 -D- 天冬氨酸（NMDA）受体拮抗剂和局部麻醉药。辅助药物能够增强阿片类药物止痛效果，或产生直接镇痛作用。辅助用药还用于减少阿片类药物的不良反应，及改善终末期癌症患者的其他症状。辅助药物不能替代阿片类止痛药，常用于辅助治疗神经病理性疼痛、骨痛、内脏痛。辅助用药的种类选择及剂量调整，需要个体化对待。辅助镇痛药的用药剂量及方案尚缺乏标准。建议从低剂量开始，如果未出现明显不良反应，可以间隔3天后滴定用药剂量，注意药物的日限制剂量。

1. 抗抑郁药物　三环类抗抑郁药用于表现为以麻木样痛、灼痛及痛觉异常为特征的神经病理性疼痛。该类药物也可以改善心情、改善睡眠。常用于神经病理性疼痛治疗的抗抑郁药物有阿米替林（amitriptyline）、度洛西汀（duloxetine）、文拉法辛（venlafaxine）等。阿米替林12.5～25mg口服，每晚1次，逐步增至最佳治疗剂量。度洛西汀60mg，每天1次。

2. 抗惊厥类药物　抗惊厥类药物用于疼痛表现以撕裂样痛、放电样痛及烧灼痛、痛觉过敏为特征的神经病理性疼痛。常用于神经病理性疼痛治疗的抗惊厥类药物有卡马西平（carbamazepine）、加巴喷丁（gabapentin）、普瑞巴林（pregabalin）。加巴喷丁100～300mg口服，每天1次，逐步增量至300～600mg，每天3次，最大剂量为3 600mg/d；普瑞巴林75～150mg，每天2～3次，最大剂量600mg/d。

3. 糖皮质激素　糖皮质激素选择性用于晚期癌痛治疗，如脑转移颅内高压头痛，以减轻疼痛，改善食欲与活动能力。不过，糖皮质激素可能只在短期内起作用，而且长期用药存在许多风险。因此，糖皮质激素临床用药一旦症状改善，就应该减量至最低有效用药剂量。

4. 双膦酸盐类药物　双膦酸盐类药物能有效减轻各种肿瘤骨转移所引起的骨疼痛，同时还能明显降低骨转移所致的骨相关事件发生风险。骨相关事件是指骨转移所致的病理性骨折、脊髓压迫、因骨痛加剧需要进行的放射治疗、因骨损伤需要进行的手术治疗、高钙血症、骨疼痛加剧等一系列并发症。用于骨转移治疗的双膦酸盐类药物包括唑来膦酸、帕米膦酸、氯屈膦酸、伊班膦酸。

（四）癌痛药物治疗疗效评价

癌痛治疗疗效评估，依据患者自我评估方法，量化评估疼痛程度。癌痛量化评估方法详见第一节。当晚期癌症的疼痛病因无法根除时，药物止痛治疗需要长期持续，并需要动态评估止痛药疗效。让癌痛患者完全不痛，即疼痛评分0，是理想的药物止痛治疗目标。然而，对于无法根除疼痛病因，而且需要长期用止痛药的癌痛，疼痛控制在患者自我认为可以接受的状况（例如，疼痛程度评分控制在0～3，疼痛发作<3次/d），无明显药物不良反应，也不失为一种现实的理想止痛治疗目标。

第三节　其他止痛疗法

用于癌痛治疗的非药物治疗方法主要有介入止痛治疗、针灸、经皮穴位电刺激等物理治疗、认知-行为训练、社会心理支持治疗等。适当应用非药物疗法，可作为药物止痛治疗的有益补充，与止痛药物治疗联用，可增加止痛治疗的效果。

一、介入止痛治疗

介入止痛治疗是指针对癌痛进行的创伤及微创性干预治疗措施。介入止痛治疗方法包括神经阻滞治疗、神经松解术、经皮椎体成形术、神经损毁性手术、神经刺激疗法、射频消融术等。硬膜外、椎管内、神经丛阻滞等途径给药，可通过单神经阻滞而有效控制癌痛，减轻阿片类药物的胃肠道反应，降低阿片类药物的使用剂量。介入止痛治疗可能获益，但存在潜在损伤风险。介入止痛治疗主要用于全身止痛用药难以缓解、疼痛部位相对较局限，且可能通过区域神经阻滞、阻断或破坏而控制的癌痛患者。破坏性介入止痛治疗手段一般仅用于预计生存时间只有几个月的患者。腹神经丛的破坏性麻醉性阻滞，用于治疗胰腺癌或肿瘤转移至腹膜后区所引起的重度癌性腹痛。如果诊断性阻滞成功，可以采用乙醇或碳酸进行破坏性治疗。经皮椎体成形术是用于治疗骨转移脊柱椎骨骨折的介入性止痛疗法。该疗法将聚甲基丙烯酸甲酯作为骨水泥，高压注入骨椎体中，快速起到固定及缓解疼痛的效果。在进行创伤性介入止痛治疗之前，应当全面评估患者的预期生存时间及体能状况，权衡介入治疗的利与弊。

二、患者及家属宣教随访

癌痛治疗过程中，患者及家属的理解和配合至关重要，应当有针对性地开展止痛知识宣传教育。宣教的重点内容：鼓励患者主动向医护人员说出自己的疼痛；止痛治疗是肿瘤综合治疗的重要部分，忍痛对患者有害无益；绝大多数癌痛可以通过合理止痛治疗而得到有效控制；应当在医师指导下进行止痛治疗，规律用药，不宜自行调整止痛药剂量和止痛方案；吗啡及其同类药物是癌痛治疗的常用药物，在癌痛治疗时应用吗啡类药物引起成瘾的现象极为罕见；应当确保药物安全放置；止痛治疗时要密切观察疗效和药物的不良反应，随时与医务人员沟通，调整治疗目标及治疗措施。

对于接受癌痛规范化治疗的患者进行定期的随访、疼痛评估并记录用药情况，开展患者教育和指导，注重以人文关怀，最大限度满足患者的镇痛需要，保障其获得持续、合理、安全、有效的治疗。

第四节　目前存在问题与未来研究方向

癌痛治疗领域存在的主要问题和未来研究方向，一是癌痛患者未得到足够止痛治疗的现象依然普遍存在，二是难治性癌痛的止痛治疗方法有待进一步提高。

一、普及癌痛规范化诊疗

遵循 WHO 癌症三阶梯止痛治疗原则，可以让 90% 以上癌痛患者的疼痛得到缓解。缓解癌痛及接受姑息治疗是癌症患者的基本人权，也是肿瘤治疗的基本任务之一。尽管如此，即使在经济发达国家，仍有约 50% 的癌痛患者未得到足够的止痛治疗。中国及发展中国家的癌痛治疗不足的情况更为严峻。据国际麻醉药品管理局统计的阿片类止痛药医用消耗量推算，我国 74.3% 的癌痛患者未得到足够的止痛治疗。癌痛规范化诊疗的障碍主要在三个方面。一是医务人员对癌痛治疗专业知识不足和态度保守；二是阿片类镇痛药管理与供应改革政策的推行和执行力度不够；三是患者家属及公众的科普不够，对止痛药"成瘾"恐惧现象普遍存在。癌痛及姑息治疗是癌症综合治疗的重要组成部分。将癌痛治疗知识列入医学教育基本内容，将有助于从起点上改变医务人员对癌痛治疗知识不足，克服癌痛治疗态度保守，尤其是应用阿片类止痛药态度保守的局面。各级医院进一步普及癌痛规范化诊疗，让所有癌痛患者都得到基本止痛治疗，是一项意义重大的艰巨任务。

同时，阿片类药物属于麻醉类药品，部分辅助类镇痛药属于精神类药品，因此，在保证所有癌痛患者得到基本止痛治疗的同时，应严格按照《麻醉药品和精神药品管理条例》和《麻醉药品临床应用指导原则》监管该类药物的使用，防止药物滥用。

二、难治性癌痛研究

临床上难治性癌症疼痛问题包括：癌症疼痛诊断及综合评估、突发或暴发性疼痛、神经病理性疼痛、骨转移疼痛、内脏疼痛、复杂区域性疼痛综合征、儿童癌症疼痛、高龄老年患者癌症疼痛、诊断治疗损伤相关性疼痛、止痛治疗联合用药、止痛治疗不良反应防治、强阿片类止痛药长期大剂量用药、干预性创伤性止痛治疗、癌症疼痛多学科合作、终末期癌痛治疗。解决难治性癌症疼痛问题，不仅需要不断研究和探索，更需要充分运用现有的知识和手段，临床医生通过仔细、耐心工作，个体化分析诊断癌症疼痛及个体化综合止痛治疗，以达到最大程度缓解或减轻患者痛苦的目的。期望有志致力于改变目前中国肿瘤姑息治疗困境的医学研究生，投入癌痛及肿瘤姑息治疗领域研究。

（于世英　张莉红）

参 考 文 献

[1] World Health Organization.Cancer pain relief（2nd ed）with a guide to opioid availability. Geneva: WHO，1996

[2] Cherny NI，Cleary J，Scholten W，et al. The Global Opioid Policy Initiative（GOPI）project to evaluate the availability and accessibility of opioids for the manage-

ment of cancer pain in Africa, Asia, Latin America and the Caribbean, and the Middle East: introduction and methodology. Ann Oncol, 2013, 24 (Suppl 11): xi7-xi13

[3] Hertz SH, Throckmorton DC. US Food and Drug Administration Efforts to Support Pain Management and Opioid Access to Patients With Cancer. J Oncol Pract. 2019, 15 (5): 233-234

[4] 于世英, 刘端琪, 李小梅. 癌症疼痛诊疗指南 (2011 年版). 临床肿瘤学杂志, 2012, 17 (2): 153-158

[5] Wang XS, Mendoza TR, Gao SZ, et al. The Chinese version of the Brief Pain Inventory (BPI-C): its development and use in a study of cancer pain. Pain, 1996, 67 (2-3): 407-416

[6] World Health Organization. Ensuring Balance in National Policies on Controlled Substances: Guidance for Availability and Accessibility of Controlled Medi-cines. Geneva: WHO, 2011

[7] Radbruch L, Payne S, de Lima L, et al. The Lisbon challenge: acknowledging palliative care as a human right. J Palliat Med, 2013, 16 (3): 301-304

[8] Payne S, Chan N, Davies A, et al. Supportive, palliative, and end-of-life care for patients with cancer in Asia: resource-stratified guidelines from the Asian Oncology Summit 2012. Lancet Oncol, 2012, 13 (11): e492-e500

[9] Yu SY, Wang XS, Cheng Y, et al. Special aspects of cancer pain management in a Chinese general hospital. Eur J Pain, 2001, 5 (suppl. A): 15-20

[10] Cherny NI, Baselga J, de Conno F, et al. Formulary availability and regulatory barriers to accessibility of opioids for cancer pain in Europe: a report from the ESMO/EAPC opioid policy initiative. Ann Oncol, 2010, 21 (3): 615-626

第二十二章　肿瘤营养治疗

肿瘤营养疗法（cancer nutrition therapy，CNT）是计划、实施、评价营养干预，以治疗肿瘤及其并发症或身体状况，从而改善肿瘤患者预后的过程，包括营养诊断、营养治疗、疗效评价3个阶段。肿瘤营养疗法是与手术、放疗、化疗等肿瘤基本治疗方法并重的另外一种治疗方法，是肿瘤的基础治疗或一线疗法，它贯穿于肿瘤治疗的全过程，融汇于其他治疗方法之中。营养治疗（nutrition therapy）是在营养支持（nutrition support）的基础上发展起来的，当营养支持不仅是补充营养素不足，而是被赋予治疗营养不良、调节代谢、调理免疫等使命时，营养支持则升华为营养治疗。作为一种治疗手段，肿瘤营养疗法的兴起得益于肿瘤营养学（nutritional oncology）的发展，后者是应用营养学的理论与方法，进行肿瘤预防、治疗及康复的一门新兴交叉学科。它以肿瘤为研究对象，以代谢和营养为研究内容，以肿瘤的营养预防、营养治疗及营养康复为切入点，以降低肿瘤发病率、延长生存时间、提高生活质量为目的。

第一节　基本概念

营养紊乱（nutrition disorder）、营养不良（malnutrition）、恶病质（cachexia）、肌肉减少症（sarcopenia）、体重丢失（weight loss）是肿瘤学及营养学常用的名词，它们既相互独立，又相互联系。

一、营养紊乱

2015年ESPEN专家共识提出了全新的营养紊乱（nutrition disorder）概念，并将营养紊乱分为营养不良（malnutrition）、微量营养素异常（micronutrients abnormality）及营养过剩

（overnutrition）3类（图22-1）。营养紊乱是指营养物质摄入不足、过量或比例异常，与机体的营养需求不协调，从而对细胞、组织、器官的形态、组成、功能及临床结局造成不良影响的综合征，包括营养不足和营养过量2个方面，涉及摄入不足、吸收不良、利用障碍、消耗增加及需求升高5个环节。这个营养紊乱的概念是以前的营养不良概念，把微量营养素异常（不足及过多）、营养过剩从以前的营养不良定义中剥离开来，传统的营养不良定义包括营养不足和营养过剩（图22-2）。

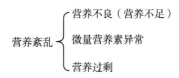

图22-1　营养紊乱的定义

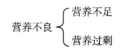

图22-2　传统营养不良的定义

二、营养不良

营养不良（malnutrition）与营养不足（undernutrition）同义，是营养摄入或摄取（吸收）不足导致的人体成分（无脂肪块减少）和体细胞团（body cell mass）改变，进而引起体力和智力下降，疾病临床结局受损的状态。特指三大宏量营养素（碳水化合物、脂肪及蛋白质），即能量或蛋白质摄入不足或吸收障碍造成的营养不足，即通常所称的蛋白质-能量营养不良（protein-energy malnutrition，PEM）。可由饥饿、疾病或衰老单独或联合引起。最新营养不良定义不再包括原来的微量营养素异常（不足或过剩）及营养过剩。根

据是否合并疾病，将营养不良分为疾病相关性营养不良（disease-related malnutrition，DRM）如结核病营养不良和没有疾病的营养不良如饥饿营养不良；根据是否伴有炎症反应，将 DRM 又分为伴有炎症的营养不良如肿瘤营养不良和没有炎症的营养不良如神经性厌食营养不良（图 22-3）。

肿瘤相关性营养不良（cancer-related malnutrition）简称肿瘤营养不良，是一种慢性疾病相关性营养不良（chronic disease-related malnutrition，cDRM），特指肿瘤本身或肿瘤各相关原因如抗肿瘤治疗、肿瘤心理应激导致的营养不足（undernutrition），是一种伴有炎症的营养不良。中国抗癌协会肿瘤营养专业委员会（Chinese Society of Nutritional Oncology，CSNO）对 4 万余例患者的调查数据显示：我国三等甲级医院住院肿瘤患者的中、重度营养不良发病率达 58%，食管癌、胰腺癌、胃癌营养不良发生率最高。其发病情况与肿瘤分期、瘤种、部位密切相关，恶性肿瘤高于良性疾病，实体瘤高于血液肿瘤，消化道肿瘤高于非消化道肿瘤，上消化道肿瘤高于下消化道肿瘤；还具有明显的人口学背景特征，老年人高于非老年人，无医疗保险者高于有医疗保险者，低

教育者高于高教育者。部分肿瘤的营养状况还表现出明显的性别差异、地区差异、职业差异。

营养不良的诊断方法有多种，最为简便的是以体重及体重指数（body mass index，BMI）来诊断营养不良，具体如下：①理想体重，实际体重为理想体重的 90%～109% 为适宜，80%～89% 为轻度营养不良，70%～79% 为中度营养不良，69% 以下为重度营养不良。②BMI，不同种族、不同地区、不同国家的 BMI 诊断标准不尽一致，中国标准如下：<18.5kg/m² 为低体重（营养不良），18.5～23.9kg/m² 为正常，24～27.9kg/m² 为超重，≥28kg/m² 为肥胖。

世界领导人营养不良倡议（the Global Leadership Initiative on Malnutrition，GLIM）提出了一个全新的营养不良诊断方法，新标准包括 3 个表型标准（非自主体重丢失、低 BMI 及肌肉减少）和 2 个病因标准（摄食减少或消化吸收障碍、炎症或疾病负担）。诊断营养不良应该至少具备 1 个表型标准和 1 个病因标准，具体标准见表 22-1：

此外，GLIM 还根据表型标准提出了营养不良分期（级），即 1 期、中度营养不良和 2 期、重度营养不良，见表 22-2。

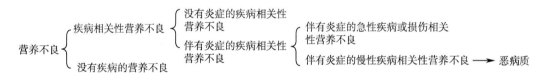

图 22-3　营养不良的分类

表 22-1　GLIM 营养不良诊断标准

表型标准			病因标准	
非自主体重丢失	低 BMI（kg/m²）	肌肉减少	摄食减少或消化吸收障碍	炎症或疾病负担
6 个月内丢失 >5%，或 6 个月以上丢失 >10%	欧美：70 岁以下 <20，或 70 岁以上 <22；亚洲：70 岁以下 <18.5，或 70 岁以上 <20	人体成分分析提示肌肉减少，目前缺乏统一的切点值	摄入量 ≤50% 的能量需求超过 1 周，或任何摄入量减少超过 2 周，或存在任何影响消化吸收的慢性胃肠状况	急性疾病 / 创伤，或慢性疾病如恶性肿瘤、COPD、充血性心力衰竭、慢性肾衰竭或任何伴随慢性或复发性炎症的慢性疾病

表 22-2　GLIM 营养不良分期（级）

	1 期，中度营养不良（至少符合 1 个标准）	2 期，重度营养不良（至少符合 1 个标准）
体重丢失	6 个月内丢失 5%～10%，或 6 个月以上丢失 10%～20%	6 个月内丢失 >10%，或 6 个月以上丢失 >20%
低 BMI	70 岁以下 <20kg/m²，或 70 岁及以上 <22kg/m²	70 岁以下 <18.5kg/m²，或 70 岁及以上 <20kg/m²
肌肉减少	轻至中度减少	重度减少

三、恶病质

恶病质(cachexia)是以骨骼肌量持续下降为特征的多因素综合征,伴随或不伴随脂肪组织减少,不能被常规的营养治疗逆转,最终导致进行性功能障碍。其病理生理特征为摄食减少,代谢异常等因素综合作用引起的蛋白质及能量负平衡。恶病质是营养不良的特殊形式,伴有炎症的慢性疾病相关性营养不良就是恶病质,经常发生于进展期肿瘤患者,也可以见于早期肿瘤患者。

按病因,恶病质可以分为2类:①原发性恶病质,直接由肿瘤本身引起;②继发性恶病质,由营养不良或基础疾病导致。按照病程,恶病质分为3期,即恶病质前期、恶病质期、恶病质难治期,见表22-3。尿液、血浆肌肽、亮氨酸、乙酸苯酯等代谢物组学分析可以很好地诊断有无恶病质及恶病质的分期。

表 22-3　恶病质分期

分期	诊断标准
恶病质前期	体重减轻<5% 厌食和代谢改变
恶病质期	体重减轻>5% 或 BMI<18.5kg/m²(中国人)和体重减轻>2% 或肌肉减少和体重减轻>2% 常常有食物摄入减少/系统性炎症
恶病质难治期	不同程度的恶病质 分解代谢增强、对治疗无反应的癌性疾病 低体能状态评分 预期生存期<3个月

肿瘤恶病质诊断标准为:①无节食条件下,6个月内体重丢失>5%,或②BMI<20kg/m²(欧美人)、BMI<18.5kg/m²(中国人)和任何程度的体重丢失>2%,或③四肢骨骼肌指数(appendicular skeletal muscle index,ASMI)符合肌肉减少症标准(男性<7.26,女性<5.45)和任何程度的体重丢失>2%。体重丢失率及人体成分特别是瘦体组织变化是评价恶病质治疗效果的最佳参数,观察恶病质的治疗效果时,在众多的评价指标中,应该特别关注上述2个参数。此外,体重丢失率、BMI还可以准确预测恶病质患者的生存时间,将

它们分为5个等级,即体重稳定±2.4%及体重丢失2.5%~5.9%、6.0%~10.9%、11.0%~14.9%、≥15.0%;BMI<20.0kg/m²、20.0~21.9kg/m²、22.0~24.9kg/m²、25.0~27.9kg/m²及≥28.0kg/m²。体重稳定者、BMI≥25kg/m²者生存时间最长,体重丢失越多,BMI越低,生存时间越短。

四、肌肉减少症

2010年欧洲老年人肌肉减少症工作组(the European Working Group on Sarcopenia in Older People,EWGSOP)将肌肉减少症(sarcopenia)定义为:进行性、广泛性的骨骼肌质量及力量下降,以及由此导致的身体残疾、生活质量下降和死亡等不良后果的综合征。2019年EWGSOP更新了肌肉减少症的定义:肌肉减少症是一种可能增加跌倒、骨折、身体残疾、死亡不良后果(adverse outcome)可能性的进行性、全身性骨骼肌疾病(skeletal muscle disorder)。肌肉减少症是源于不良肌肉变化(adverse muscle changes)、跨越终身的一种肌肉疾病或肌肉功能不全(muscle failure),常见于老年人,也可以发生于生命早期。与2010年定义相比,2019年定义更加强调肌肉力量或功能,把肌肉力量下降(low muscle strength)看成是更重要的决定因素,取代了2010年的肌肉块(肌肉量)减少(low muscle mass),因为研究发现肌肉力量(muscle strength)比肌肉数量(muscle mass)具有更好的不良预后预测能力。肌肉数量和肌肉质量下降可以诊断肌肉减少症,肌肉力量下降(身体活动能力下降)则是严重肌肉减少症的表现。肌肉质量是指肌肉结构和组成成分的显微镜和肉眼观察到的变化。

肌肉减少症是一种多因素疾病,病因按重要性排列如下:老化、疾病(炎症状况如器官功能障碍、恶性肿瘤、骨关节炎、神经系统疾病)、不活动(久坐行为、体力活动不足)及营养素乱(营养不足、药物相关性厌食、营养过剩)。根据发病原因,肌肉减少症可以分为原发性肌肉减少症及继发性肌肉减少症,前者特指年龄相关性肌肉减少症(老化肌肉减少),后者包括活动、疾病(如肿瘤)及营养相关性肌肉减少症。原发性肌肉减少症并不必然合并营养不良,营养不良患者也不一定存在肌肉减少。肌肉减少症的具体标准见表22-4。

表 22-4　2019 年 EWGSOP 肌肉减少症的诊断标准

符合第 1 条，可以考虑肌肉减少症的诊断，可能是肌肉减少症；第 1 条加上第 2 条中的任何一条，可以确诊为肌肉减少症；符合下面 3 条标准，为严重肌肉减少症

1. 肌肉力量下降
2. 肌肉质量下降或数量减少
3. 身体活动能力下降

肌肉减少症筛查用 SARC-F 问卷或 Ishii 筛查工具；肌肉力量用握力或起坐试验（chair stand/rise test，5 次坐起）；肌肉数量或质量用 DXA 测量四肢骨骼肌块（appendicular skeletal muscle mass，ASMM），或用 BIA 测量全身骨骼肌块（whole-body skeletal muscle mass，SMM）或 ASMM，或用 CT 或 MRI 测量腰椎肌肉横切面面积；身体活动能力用步速测量，或用简易机体功能评估法（short physical performance battery，SPPB）、计时起走试验（timed-up-and-go test，TUG）、400m 步行试验测量。相关切点值见表 22-5。

表 22-5　2019 年 EWGSOP 肌肉减少症的诊断切点值

评估项目	试验	男性	女性
肌肉力量	握力测试	<27kg	<16kg
	起坐试验	起立 5 次 >15s	起立 5 次 >15s
肌肉数量	ASM	<20kg	<15kg
	ASM/ 身高^2	<7.0kg/m^2	<5.5kg/m^2
身体活动能力	步速	≤0.8m/s	
	SPPB	≤8min	
	TUG	≥20s	
	400m 步行试验	不能走完或者≥6min 完成	

营养紊乱、营养不良、恶病质及肌肉减少症四者的关系见图 22-4。

五、体重丢失

体重丢失（weight loss）特指非自主情况下的躯体重量下降，6 个月内体重非主观丢失 >5%（以前为 >2%）定义为体重丢失。肿瘤条件下的体重丢失是非自主性躯体重量减少。体重丢失不仅是营养不良、恶病质的一个重要征象与组成部分，在排除自主性因素如节食、运动、减肥等，良性疾病如糖尿病、甲状腺功能亢进等后，体重丢失还常常提示肿瘤复发与转移。因此，肿瘤患者应该

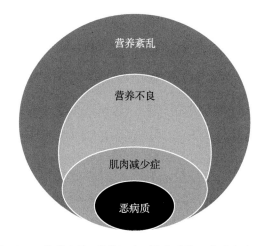

图 22-4　营养紊乱、营养不良、恶病质及肌肉减少症四者的关系

密切而动态地观察自己的体重，每月 1 次、最好每 2 周 1 次定期称量自己的体重并记录。建议早晨起床、排空大小便后，空腹、穿单衣称重。任何时间内的体重丢失超过 5%，均视为异常，3 个月体重丢失 >5% 或任何时间体重丢失 >10% 为营养不良。体重丢失量越大、时间越短，对机体的影响越大。体重丢失率的计算方法为：（原来体重－现在体重）/ 原来体重×100%。

（石汉平）

第二节　肿瘤的代谢特点

物质代谢是一切生命活动的基础和特征，代谢发生改变后，细胞生命活动和表型也将发生改变，因此，旺盛增殖、侵袭和转移等肿瘤恶性表型与肿瘤特定代谢表型密切相关。越来越多研究揭示肿瘤是一种代谢性疾病，在肿瘤发生、发展和转移过程中，肿瘤细胞发生了一系列代谢改变，即肿瘤代谢重编程（metabolic reprogramming）。这些代谢改变包括有氧糖酵解增强，葡萄糖消耗增加，谷氨酰胺摄取和代谢增加，脂类、蛋白质和核苷酸合成加强等，从而有利于肿瘤恶性增殖、侵袭转移和适应不利生存环境。肿瘤细胞异常旺盛代谢而大量消耗营养物质，以及由肿瘤引发全身性慢性炎症和内分泌紊乱等因素常常会引起宿主代谢的相应变化，主要表现为分解代谢增强和合成代谢降低，以及能量消耗增加。正是因为肿瘤代谢和宿主代谢紊乱才导致了肿瘤宿主营养不良的高发生率和不良结局。

近年来许多研究聚焦于从肿瘤代谢来阐明肿瘤发生和发展机制，同时探索靶向不同肿瘤代谢特点或薄弱环节，通过化学小分子、营养素或基因编辑等手段，调节或干预肿瘤细胞和宿主的代谢，以期达到抑制肿瘤生长、改善生活质量、延长生存时间的目标。目前，肿瘤代谢调节治疗已经成为肿瘤治疗的一个新方向。

一、能量代谢

（一）肿瘤细胞

机体的一切生命活动都需要能量来推动，肿瘤细胞也不例外。无限增殖的肿瘤细胞需要更多能量来驱动合成代谢、细胞分裂、侵袭和转移等，所以，总体上说肿瘤细胞能量消耗要远远高于正常细胞，这也是肿瘤宿主常常处于一种慢性消耗性病理状态的主要原因之一。研究发现肿瘤细胞获取能量方式也跟正常细胞有着巨大的差异。在氧供充足条件下正常细胞 90% 以上三磷酸腺苷（adenosine triphosphate，ATP）通过氧化磷酸化获得，而肿瘤细胞即使在氧供充足条件下也进行活跃的糖酵解，其多达 50% 以上 ATP 来自低产能效率的糖酵解。为了区别缺氧条件下的无氧糖酵解，将肿瘤细胞这种有氧条件下的糖酵解称为有氧糖酵解，并命名为瓦尔堡效应（Warburg effect），以纪念这一现象的发现者——德国科学家 Otto Heinrich Warburg。有氧糖酵解是肿瘤细胞能量代谢的重要特征。同时有研究发现肿瘤细胞在能量利用上具有很强的可塑性，大部分肿瘤细胞主要依赖葡萄糖产生能量，但不同类型肿瘤以及在不同条件下（如供血不足和酸中毒）肿瘤细胞可以利用葡萄糖以外的能源分子（乳酸、脂肪酸、氨基酸、酮体和乙酸等）产生的能量。

（二）肿瘤宿主

由于肿瘤能量代谢变化，以及在肿瘤相关的长期慢性炎症和内分泌紊乱等因素影响下，肿瘤宿主的能量代谢也发生很大变化。大部分肿瘤宿主能量消耗是增加的，尤其是能量代谢活跃器官（肝和脑等）发生肿瘤时其能量消耗会非常显著地增高。2016 年 Thi Yen Vi Nguyen 等人对 27 个研究（包括 1 453 名肿瘤患者和 1 145 名正常对照个体）进行的荟萃分析显示，肿瘤宿主静息能量消耗（resting energy expenditure，REE）平均高于正常对照组约 10% 左右，同时发现不同肿瘤宿主 REE 差别很大，如肝癌、头颈部癌、食管癌、胰腺癌和肺癌宿主 REE 增高更显著，而胃癌、肠癌和泌尿系肿瘤宿主 REE 变化不明显。研究发现肿瘤宿主体重丢失明显与高 REE 和炎症等密切相关，因此，正确评估肿瘤宿主能量代谢将有助于临床能量和营养素干预治疗，从而有助于防止体重下降和恶病质等严重营养不良的发生。

二、糖代谢

（一）肿瘤细胞

肿瘤细胞最重要的代谢特征就是葡萄糖的有氧糖酵解，即瓦尔堡效应。大部分肿瘤细胞的糖酵解能力显著增强，最显著的可达正常细胞的 20～30 倍。肿瘤细胞摄取葡萄糖量也明显增加，乳酸产生和释放也增加，而进入线粒体氧化磷酸代谢的葡萄糖比例相对下降。除了有氧糖酵解，肿瘤细胞内另一条重要葡萄糖分解通路——磷酸戊糖通路（pentose phosphate pathway，PPP）也明显增强。通过 PPP，肿瘤细胞获取了重要的合成代谢前体分子核糖和 NADPH，同时也获得了更强的抗氧化能力。肿瘤细胞从瓦尔堡效应中获取多方面的益处，包括在不利环境下快速获能，为增殖性合成获取大量前体分子，微环境酸化而赋予抵抗化疗、抑制免疫功能和促进转移等能力。总之，糖酵解增强与肿瘤生长速度呈正比，与分化程度呈反比，还与肿瘤的侵袭和转移密切相关。

肿瘤细胞糖代谢呈现高度异质性，不同类型肿瘤，以及同一实体瘤内不同部位肿瘤细胞的瓦尔堡效应活跃程度不尽相同，如供氧充足的肿瘤细胞主要以氧化磷酸化方式获取能量，而乏氧区内肿瘤细胞以糖酵解为主，这类细胞的细胞周期常处于停止状态，因而具有抵抗放化疗的能力。另外，还有一些表现出高糖酵解活性的肿瘤并未出现线粒体氧化磷酸化的抑制，而仅仅是葡萄糖代谢进入三羧酸循环（tricarboxylic acid cycle，TCA 循环）和氧化磷酸化流量相对于大幅提高糖酵解程度而言不成比例。这些肿瘤代谢异质性给临床肿瘤治疗带来了严峻的挑战。

肿瘤细胞的瓦尔堡效应不仅成为肿瘤诊断的

重要突破口如 PET/CT，也成为肿瘤代谢调节治疗的一个重要聚焦点。因此，人们提出了靶向肿瘤细胞瓦尔堡效应的相应治疗策略：减少葡萄糖摄入，如 2- 脱氧葡萄糖（2-deoxyglucose，2-DG）和根皮素（phloretin），高脂低碳的生酮疗法；抑制糖酵解和氧化磷酸化，如溴化丙酮酸；促进糖酵解向有氧氧化转变，如二氯乙酸（dichloroacetate，DCA）等。另外，利用某种单糖（如甘露糖）代谢酶（磷酸甘露糖变构酶，phosphomannose isomerase，PMI）缺陷，通过大剂量补充甘露糖导致 6- 磷酸甘露糖堆积反馈抑制葡萄糖酵解和 PPP，从而抑制肿瘤生长。这些靶点的抑制剂在肿瘤细胞和荷瘤动物模型上均能明显抑制肿瘤瓦尔堡效应，从而抑制肿瘤细胞增殖和促进肿瘤细胞凋亡。

（二）肿瘤宿主

与肿瘤细胞高度活跃摄取和分解利用葡萄糖不同，肿瘤宿主表现为一定程度的胰岛素抵抗和葡萄糖利用障碍。大约 30% 的肿瘤患者血糖升高（空腹血糖 >6.1mmol/L），胰岛素敏感性和处理葡萄糖能力降低、糖耐量异常，肿瘤患者葡萄糖摄入诱导胰岛素分泌的幅度减少 40%～50%。同时，肿瘤患者肝脏糖异生能力显著增加，这主要是由于糖异生原料（乳酸、甘油和氨基酸）增加所致。瓦尔堡效应高度活跃的肿瘤会产生较多乳酸并释放入血，导致肿瘤与肝脏之间的乳酸 - 葡萄糖循环增强。与此同时，肿瘤所致炎症、特殊代谢因子[脂肪动员因子（LMF）及蛋白水解诱导因子（PIF）]和内分泌紊乱等因素作用下，宿主脂肪和骨骼肌分解增多，从而释放更多甘油和氨基酸进入肝脏进行糖异生。而肝脏糖异生越强则会消耗更多的能量 ATP，特别是恶病质晚期更加明显，这也是肿瘤患者高能耗消瘦的重要机制之一。

三、蛋白质 / 氨基酸代谢

（一）肿瘤细胞

为了满足细胞不断增殖、生长以及各种功能活动的需要，肿瘤细胞会加强各种蛋白质合成量。荷瘤鼠研究发现肿瘤组织蛋白质合成显著高于其他癌旁组织。人体标记亮氨酸示踪研究发现，注入肿瘤患者体内的亮氨酸 17.2%～33.9%（平均 22.5%）被结肠癌细胞摄取（合成蛋白质），比较而言乳腺癌摄取亮氨酸比例较低，为 5.3%～15.9%，平均 10.3%。由此可见，肿瘤细胞蛋白质合成存在显著的瘤种差异。荷瘤大小也是一个相关因素，如 Morris 7777 肝细胞癌占鼠体重 0.2% 时，可捕获每天动物氮平衡的 2%；当瘤重达体重 8% 时，每天肿瘤氮平衡约占每天食物氮保留的 150%。与此同时，肿瘤细胞会摄取和代谢大量必需和非必需氨基酸，如谷氨酰胺、甲硫氨酸、精氨酸、支链氨基酸、丝氨酸和甘氨酸等。除了满足蛋白质合成之外，还要满足合成各种含氮活性分子（包括碱基、多胺类、磷脂酰胆碱、磷脂酰乙醇胺和肌酸等），回补 TCA 循环中间物和增强抗氧化能力等需要。

肿瘤细胞需要摄取大量谷氨酰胺来满足不断增殖和生长所需，细胞水平研究显示肿瘤细胞谷氨酰胺酶活性显著高于非转化的对照细胞，其摄取和消耗谷氨酰胺量是其他氨基酸的 10 倍左右。这是因为谷氨酰胺是一个双功能分子，既可以提供能量，又为增殖性合成生物大分子（蛋白质、脂类和核苷酸）和谷胱甘肽（glutathione，GSH）等提供前体分子，这些作用大多与线粒体 TCA 循环密切相关。谷氨酰胺通过胞膜和线粒体膜上专一性转运载体，进入线粒体 TCA 循环途径进行代谢，并且可以经 TCA 循环中间物出线粒体参与重要的合成代谢，特别是对于糖酵解中间物大量进入合成代谢而减少进入 TCA 循环，或 TCA 循环酶缺陷的肿瘤细胞，通过谷氨酰胺回补保证了 TCA 循环持续进行，即通过谷氨酰胺 - 谷氨酸 -α 酮戊二酸通路来维持 TCA 循环的正常进行，从而保证了肿瘤细胞能量供应和生物合成。因此，谷氨酰胺及其代谢可能成为肿瘤代谢调节治疗的一个重要靶点。

甲硫氨酸是一个重要的必需氨基酸，除了合成蛋白质所需之外，大量通过甲硫氨酸循环和一碳单位代谢，提供大量甲基用于表观遗传之甲基化修饰和 50 余种重要活性分子（如碱基、胆碱、肉碱、肾上腺素、肌酸等）合成，以及参与促进细胞增殖的多胺（亚精胺和精胺）合成。因此，肿瘤细胞需要消耗大量的甲硫氨酸。研究发现，许多肿瘤细胞甲硫氨酸再利用酶（如甲硫氨酸合酶和亚甲基四氢叶酸还原酶）缺陷或损害导致其高度依赖甲硫氨酸，即在缺乏甲硫氨酸而补充其前体分子同型半胱氨酸条件下是不能存活的，而正常人细胞却能保持生长，即不依赖甲硫氨酸方式生长。研究发现甲硫氨酸缺失可以逆转肿瘤细胞增殖周期失控，使细胞停止在 S 期和 G_2/M 期。还有研究发现缺少甲硫氨酸可引起三阴乳腺癌[雌激素受体（ER）、孕激素受体（PR）及人表皮生长因子受体 2（HER-2）均阴性的乳腺癌]细胞死亡受体 TRAIL-R2 升高，从而提高了靶向抗体治疗敏感性等。由此可见，肿瘤细胞对甲硫氨酸依赖的特点可以用来探索通过营养素干预或靶向甲硫氨酸相关代谢酶等选择性治疗肿瘤。

支链氨基酸（branched-chain amino acid，BCAA）包括亮氨酸、异亮氨酸和缬氨酸，也是必须从食物摄取的必需氨基酸。肿瘤蛋白质合成活性是肿瘤组织利用 BCAA 的主要因素。^{11}C-亮氨酸标记的 PET 显示肿瘤组织高度活跃地摄取 BCAA，如脑肿瘤摄取缬氨酸是正常脑皮质的 22 倍。肿瘤组织 BCAA 氧化与其关键酶支链氨基酸氨基转移酶（branched-chain amino acid transaminase，BCAAT）和支链氨基酸酮酸脱氢酶（branched-chain keto acid dehydrogenase，BCKDH），以及 BCAA 转运载体（L-type amino acid transporters，LAT）密切相关。在一些肿瘤中 BCAAT 是高表达的，可作为肿瘤转移的标志。

丝氨酸和甘氨酸是一类非必需氨基酸，但是参与细胞内许多重要的代谢，除了参与蛋白质合成外，通过一碳单位代谢参与核苷酸合成，还提供还原当量 NADPH 和合成 GSH。因此肿瘤生长需要大量丝氨酸和甘氨酸，同时细胞还可以通过糖酵解中间物进入丝氨酸合成途径（serine synthesis pathway，SSP）合成丝氨酸和甘氨酸，特别是 *Kas* 突变肿瘤如胰腺癌和肠癌等其 SSP 活性很高。尽管可以细胞内合成，但是当食物摄入不足时仍会影响肿瘤生长。2017 年 Oliver D. K. Maddocks 等研究发现饮食中缺失丝氨酸和甘氨酸时会明显抑制小鼠淋巴瘤和肠癌的生长。

越来越多的研究表明，氨基酸供应和代谢对于肿瘤生长影响非常大，许多肿瘤存在着某些氨基酸代谢缺陷和对某些氨基酸高度依赖性可能成为肿瘤代谢调节治疗的重要靶点。

（二）肿瘤宿主

肿瘤患者尤其是晚期患者主要表现为骨骼肌不断降解、瘦体重（lean body mass，LBM）下降、内脏蛋白消耗和低蛋白血症。骨骼肌是机体的蛋白质库，机体 60% 的蛋白质都以各种形式储存于骨骼肌内。骨骼肌消耗是肿瘤患者的一个常见表现和不良结局的标志。当恶病质患者体重下降 30% 时，其骨骼肌蛋白丢失可达 75%，而且单纯补充蛋白质常常难易逆转肌肉消耗。当肌肉消耗累及呼吸肌时，咳痰无力，从而导致坠积性肺炎。与此同时，肝脏急性期反应蛋白合成增加，使机体总蛋白质转化率和净蛋白分解率增加，但白蛋白合成减少。目前认为肿瘤患者骨骼肌不断降解主要机制可能与长期慢性炎症、内分泌紊乱和肿瘤源性蛋白质水解诱导因子（PIF）分泌等密切相关，这些因素一方面激活骨骼肌蛋白质泛素化降解通路，另一方面又抑制了骨骼肌蛋白质合成通路（IGF-1 和 Akt-mTOR 信号通路）活性。因此，对肿瘤抗恶病质骨骼肌降解的治疗措施除了补充足够优质蛋白外，必须要与阻断骨骼肌蛋白质降解通路和激活蛋白质合成通路活性的治疗手段联合应用才能收到较好的疗效。

四、脂类代谢

（一）肿瘤细胞

脂类的重要作用，除了与能量储存和供应密切相关外，还有多方面的重要作用，如细胞膜系统的主要成分，脂类相关信号分子，重要活性分子如前列腺素类、白三烯、胆汁酸等。脂代谢改变不仅会影响细胞膜合成从而影响细胞增殖，还会影响肿瘤细胞某些特性，如细胞黏附和运动，而这些决定了肿瘤细胞的恶性程度和转移能力。肿瘤细胞脂代谢主要表现为脂肪酸从头合成、磷脂和胆固醇合成大大增强，并且这些合成不受食物脂类摄入的影响，同时肿瘤细胞脂肪酸氧化分解代谢是抑制的，这可能与肿瘤细胞不断增殖需要合成大量细胞膜密切相关。当肿瘤体积增大影响血液供应时常常出现缺氧、低 pH 值及缺少营养物质的不利环境，这些不利应激因素作用下的压力细胞会导致脂类代谢和基因表达改变。2016 年 Menard J 等报道，这些压力细胞一方面会进入一种静止期，使得放疗和化疗对其失去作用；另一方面表现为细胞膜上摄取外源性脂类转运载体表达增加，从而不断摄取和积累脂肪滴，表现出类似脂肪细胞表型，这些脂肪滴会不断给压力细胞提供能量，同时脂肪滴会促进癌细胞变得更加具有侵袭和转移能力。该研究提示同脂肪细胞类似的癌细胞往往处于缺氧部位；同时也在某种程度上解释了肥胖个体的肿瘤往往更易发生侵袭和转移的原因。

（二）肿瘤宿主

越来越多的研究证据显示，肥胖以及随之产生的高血脂可能都会促进激素相关肿瘤（卵巢癌、子宫内膜癌）的发展。因此，异常血脂指标可能在评价某些肿瘤类型上是有用的标记。由于肿瘤本身因素，炎症、激素紊乱以及肿瘤治疗等因素会导致肿瘤患者体内脂类代谢明显改变，主要包括脂肪组织分解动员增强，外源脂类利用下降，血浆脂蛋白（乳糜微粒和极低密度脂蛋白）和甘油三酯水平升高。长期代谢改变会导致储存脂肪耗竭，严重时骨骼肌蛋白质分解，结果是整体性消瘦，体重不断下降。许多研究认为脂代谢改变可能与人类和动物各种肿瘤的发展和肿瘤患者的恶病质密切相关，脂代谢改变可能是恶病质的一个重要致病因素。因此，提出抑制脂肪分解可抑制肿瘤生长和恶病质的发生。

肿瘤宿主脂肪分解是一个早期事件，非侵袭性肿瘤、营养摄入没有减少时，其腹膜后储存脂肪即有严重下降。研究发现肿瘤本身和肿瘤相关因素与肿瘤患者早期脂肪分解密切相关，如肿瘤源性脂解促进因子如激素敏感脂肪酶（hormone sensitive lipase、HSL）和脂肪动员因子（lipid-mobilizing factor，LMF/ZAG），还有炎症因子如TNF-α、IL-1和IL-6，以及糖皮质激素等，这些分子在肿瘤早期就存在，并且随着肿瘤进展而越来越严重。

总之，肿瘤代谢紊乱或称肿瘤代谢重编程是肿瘤发生、发展、侵袭和转移的根本原因和基础。因此，纠正或干扰肿瘤代谢为主的肿瘤代谢调节治疗是肿瘤治疗的治本策略之一。肿瘤代谢调节治疗涉及肿瘤和宿主两个方面，具体包括直接纠正肿瘤代谢紊乱或选择性抑制肿瘤代谢，控制由肿瘤引起的慢性炎症状态，纠正激素和相关信号紊乱，以及通过营养素干预来选择性饥饿肿瘤和改善肿瘤患者营养状况等，进一步开展这方面基础和临床探索必将会对肿瘤治疗带来新的希望。

（缪明永　石汉平）

第三节　营养不良的原因与后果

导致肿瘤患者营养不良的原因分为肿瘤本身原因及治疗干扰两个方面，在我国还有另外一个重要原因——营养认知不足。肿瘤患者营养不良发生率高，后果严重。国外文献报道，40%～80%肿瘤患者存在营养不良，20%肿瘤患者直接死于营养不良；多中心、大规模调查发现我国三等甲级医院住院肿瘤患者，中、重度营养不良发生率高达58%。营养不良严重危害患者的治疗反应、生活质量及生存时间。营养不良不仅给患者本人带来不良临床结局，而且造成巨大的社会经济负担。

一、营养不良的原因

导致营养不良的原因众多，如肿瘤的局部作用、代谢异常、抗肿瘤治疗毒副反应及心理障碍等。巨大的能量消耗和低效率的能量利用是肿瘤患者营养不良的重要原因。炎症介质如IL-1、IL-6、TNFα、IFN-γ的作用是其核心病理生理机制。

（一）能量消耗

肿瘤患者静息能量消耗（resting energy expenditure，REE）增加。尽管不同肿瘤患者的REE差异非常大，但是肿瘤患者的平均REE水平与基础能量消耗（basal energy expenditure，BEE）比值>110%，提示肿瘤患者整体上处于高代谢状态。生理条件下，REE升高会自主增加摄食量，以满足机体的能量需求。但是，肿瘤患者REE与摄食量之间的反馈调节机制丧失，摄食量没有随着REE升高而相应增加，或者说没有增加到应有水平，从而造成巨大的能量赤字（energy deficit），进而导致营养不良。

并非所有肿瘤患者的REE都是一致性升高，肿瘤类型似乎是REE的主要决定因素。恶性程度高、分化程度差、分解代谢显著的肿瘤如肺癌其REE增加明显，而恶性程度低、细胞分化好、分解代谢不显著的肿瘤如甲状腺乳头状癌、乳腺癌等 REE 无显著升高。此外，REE 还与体重有关，体重显著下降者、低体重者 REE 显著升高，超重者 REE 显著降低。

（二）肿瘤相关症状

肿瘤患者可出现原发肿瘤、抗肿瘤治疗、伴随疾病或三者共同作用所引起的生理及心理症状，包括早饱、厌食、恶心、呕吐、疼痛、发热、腹泻、便秘、抑郁、焦虑、恐惧、失眠等，其中以食欲下降最为常见，从而直接或间接导致营养物质摄入减少，最终产生营养不良。

上述症状在肿瘤的整个病程中均可出现，早期肿瘤患者即已存在这些症状，一个肿瘤患者常常同时合并多种症状，一个症状可见于多种不同的肿瘤患者。体重明显下降的患者，出现的症状更多。这些症状与营养不良的关系非常明确：症状越多，营养不良越重。

（三）治疗毒副反应

抗肿瘤治疗对机体的影响是营养不良的另外一个重要原因。

几乎所有的化疗药物都可能导致营养相关副作用，化疗最常见的两种急性反应是恶心和呕吐。化疗的毒副反应一般开始于化疗后数小时，化疗后 1~2 天最为突出，化疗后 5~7 天消退。化疗可以直接影响新陈代谢，或因为引起恶心、呕吐、腹泻、味觉改变、食欲减退以及厌食而间接影响营养物质的摄入。

放疗对营养的影响取决于患者状态、肿瘤位置、放射线类型、照射野大小、治疗剂量和持续时间，放射剂量和解剖部位是潜在副作用的决定因素。放疗对营养的影响可以概括为 2 个"远"，即远隔效应与远期效应。远隔效应是指非腹部的放疗可以引起严重的小肠黏膜损伤，影响患者的消化与吸收，导致营养不良。远期效应是指放疗的

毒副反应出现较晚，持续时间较长，可以数月、数年，甚至终身。总体上说，放疗对营养的干扰可能较化疗更大。

手术作为一种创伤，多方面影响营养状况。第一，术前的焦虑、烦躁、恐惧、禁食可能导致营养摄入不足；第二，术中机械性创伤、术后感染、炎症反应可能导致大量炎症介质的分泌，激发机体一系列代谢变化，进而造成营养素的消化、吸收障碍；第三，手术后创伤修复营养物质需求增加、手术后营养补充不足，都可能导致能量赤字，从而引起营养不良。

（四）营养认知不足

营养认知不足是我国肿瘤患者营养不良的主要原因，中国抗癌协会肿瘤营养专业委员会研究发现，100 余家三等甲级医院 1.5 万余例住院肿瘤患者，其中 58% 患者存在中、重度营养不良，71% 患者没有得到任何形式的营养治疗，59% 的营养干预患者的干预手段不规范。2013 年全国 100 余家三级甲等医院、3 千余名医务人员调查发现，肿瘤营养知识及格率只有 35%，优秀率仅为 12%。全国 18 家三级甲等医院、500 余例肿瘤内科患者调查发现，99.6% 患者存在膳食知识误区，认为患病后不可食用某类或全部富含蛋白质的食物，93.0% 的患者未接受过规范的营养教育。某校 800 名医学生调查发现，营养 KAP 总分只有 57。以上研究提示，我国医务人员及肿瘤患者营养知识匮乏、认识不足、行为失范，与发达国家不同，营养认知误区是我国肿瘤患者营养不良的第一原因（图 22-5）。

二、营养不良的后果

营养不良对患者的影响包括生理和心理两个层面。生理层面上，营养不良削弱了机体对病

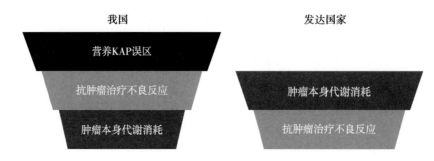

图 22-5　我国、发达国家肿瘤患者营养不良主要原因

原微生物的防御能力，增加了感染风险，延缓了伤口愈合，降低了肠道营养吸收，导致骨骼肌、脂肪及体重的丢失，引起重要生命器官萎缩及功能障碍。研究发现，体重丢失 15% 可以导致呼吸肌肉力量锐减，体重丢失 23% 可以导致体能下降 70%。心理层面上，肌肉力量下降 30%，抑郁发病率升高 30%；营养不良引起乏力、冷漠、厌食，进而延长了疾病恢复时间。总之，营养不良降低了生活质量，增加了医疗费用，削弱了治疗效果，增加了并发症，提高了死亡率，缩短了生存时间。

（一）预后不良

肿瘤患者的体重下降是不良预后的重要预测参数。与静态 BMI 相比，体重的动态变化更有意义。体重下降、营养不良者生存时间显著短于体重稳定、营养良好者；体重下降、营养不良者化疗反应率、体能状态评分低于体重稳定、营养良好者。术前平均预测营养指数（prognostic nutritional index，PNI）低的肿瘤患者（即营养不良）其 5 年生存率显著低于 PNI 高者，说明营养不良显著影响肿瘤患者的预后。营养不良的肿瘤患者预后差，死亡率高。

（二）生活质量低

营养不良的肿瘤患者常常因躯体功能障碍、疲乏、疼痛、恶心、呕吐、呼吸困难、食欲下降等较差的健康状态，减少社会活动，从而明显影响其生活质量。研究发现，体重下降者的生活质量评分明显低于体重无下降者。

（三）治疗反应差

肿瘤相关性营养不良患者免疫功能降低，患者手术后恢复更慢，创口愈合延迟。营养不良患者对放疗、化疗的治疗反应降低，相关毒性并发症增加。体重下降的肿瘤患者尽管接受化疗的剂量更小，但是其剂量相关性毒副反应更加频繁、更加严重，与体重无下降患者相比差异非常显著。营养不良的肿瘤患者化疗、放疗完成率低，不能保质保量如期完成放化疗，常常被迫减量、延期。

（四）并发症增多

与营养良好的患者相比，营养不良患者手术后并发症如肺不张、肺水肿、肺部感染、手术部位感染、尿路感染、伤口裂开、吻合口漏、再次手术等明显增加；营养不良患者的死亡率显著升高，住院时间明显延长。营养不良患者并存疾病增加，更加容易出现精神疾病。营养不良的患者放、化疗毒副反应更多、更严重。

（五）死亡率升高

肿瘤相关性营养不良患者具有更高的死亡率。免疫功能下降、并发症增加、治疗相关毒性增加与生存期缩短密切相关。消瘦的患者有较差的预后，有更为严重的剂量相关性毒性；消瘦与生存期缩短、治疗反应差、生活质量降低、体力状态下降有关。体重下降与更短的总生存率（overall survival，OS）、更差的治疗反应、更差的生活质量、更差的体力状态密切相关。首次治疗时的体重下降是独立的预后预测因素，体重不再继续下降的肿瘤患者其 OS 更长。

（六）医疗费用增加

营养不良的肿瘤患者住院治疗时间延长，住院频次增加，再次入院风险升高，就诊次数增多，营养治疗费用增加，占用医疗资源增加，从而导致医疗费用增加，给患者本人、家庭及国家带来了巨大的社会及经济负担。Philipson TJ 等人的 100 余万住院患者研究发现，口服营养补充可以缩短 2.3 天（21%）的住院时间，节约 21.6% 的医疗费用。

（石汉平）

第四节　营养诊断

要进行合理的营养治疗，首先需要了解患者的营养状况。肿瘤患者的营养状况是基本生命体征，像体温、脉搏、呼吸和血压一样，在入院时要常规进行评估。肿瘤患者营养不良具有鲜明的五大特征，即 REE 长期低度升高、慢性持续性应激、慢性低度不可逆炎症、消耗性代谢紊乱和显著肌肉丢失，与良性疾病营养不良有显著的区别。鉴于此，中国抗癌协会肿瘤营养专业委员会（Chinese Society of Nutritional Oncology，CSNO）及《中国肿瘤营养治疗指南》明确提出，对于肿瘤患者的营养状况及其相关问题要进行三级诊断（three grade diagnosis），即一级诊断（营养筛查）、二级诊断（营养评估）和三级诊断（综合评价），区别于良性疾病的二级诊断（营养筛查、营养评估）（图 22-6）。具体如下：

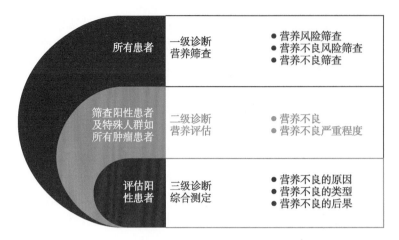

图 22-6　三级营养诊断

一、一级诊断——营养筛查

营养诊断的第一步是营养筛查（nutritional screening），目的是发现风险。

（一）内容与方法

营养筛查包括营养风险筛查、营养不良风险筛查及营养不良筛查三方面内容，对应的方法为：①营养风险筛查，营养风险筛查2002（nutritional risk screening 2002，NRS 2002）。②营养不良风险筛查，方法很多，常用的方法有营养不良通用筛查工具（malnutrition universal screening tool，MUST）、营养不良筛查工具（malnutrition screening tool，MST）、营养风险指数（nutritional risk index，NRI）或简版微型营养评价（mini nutritional assessment-short form，MNA-SF）等；需要说明的是，国际上多数专家认为营养风险与营养不良风险意义相同，主张统一采用营养不良风险这个名词。③营养不良筛查，常用理想体重（ideal body weight，IBW）、体重丢失（weight loss）或 BMI 等。实际临床工作中酌情挑选其中任何一项均可。

（二）适用对象、实施时机与实施人员

营养筛查适用于所有患者，在入院后24小时内进行，由办理入院手续的护士实施。

（三）后续处理

对筛查阳性患者，应该进行营养评估，同时制订人工营养计划或者进行营养教育；对筛查阴性患者，在1个治疗疗程结束后，再次进行营养筛查。但是，对特殊患者如全部恶性肿瘤患者、老年患者（≥65岁）及危重病患者，即使营养筛查阴性，也应该常规进行营养评估，因为营养筛查对这些人群有较高的假阴性。

二、二级诊断——营养评估

通过营养评估（nutritional assessment）将患者分为营养良好、营养不良两类，并判断营养不良的严重程度。

（一）内容与方法

营养评估的方法非常多，争议也非常大，目前国际上较为常用的有主观整体评估（subjective global assessment，SGA）、微型营养评价（mini-nutritional assessment，MNA）、患者参与的主观整体评估（patient-generated subjective global assessment，PG-SGA）等。SGA是一种通用型临床营养评估工具，是目前临床营养评估的"金标准"，适用于一般成人住院患者。MNA是专门为老年人开发的工具，比SGA更适合于65岁以上老年人，主要用于社区居民，也适用于住院患者及家庭照护患者。PG-SGA是专门为肿瘤患者设计的特异性营养评估工具，具体内容包括体重、进食情况、症状、活动和身体功能、疾病与营养需求的关系、代谢需求、体格检查7个方面，前4个方面由患者自己评估，后3个方面由医务人员评估，评估结果包括定性评估及定量评估2种。定性评估将患者分为营养良好、可疑或中度营养不良、重度营养不良3类；定量评估将患者分为0~1分（无营养不良），2~3分（可疑或轻度营养不良）、4~8分（中度营养不良）、≥9分（重度营养不良）4类。定量评估更加方便，已经成为国家卫生行业标准，其指导意义如下：

1. 0~1分，无营养不良　不需要干预措施，

治疗期间保持常规随诊及评估。

2. 2~3分,可疑或轻度营养不良 由营养师、护师或医生进行患者或患者家庭教育,并可根据患者存在的症状和实验室检查的结果,进行药物干预。

3. 4~8分,中度营养不良 由营养师进行干预,并可根据症状的严重程度,与医生和护师联合进行营养干预。

4. ≥9分,重度营养不良 急需进行症状改善和/或同时进行营养治疗。

中国抗癌协会肿瘤营养专业委员会根据 PG-SGA 定量评估结果,制定了肿瘤患者分类营养治疗临床路径(图22-7)。

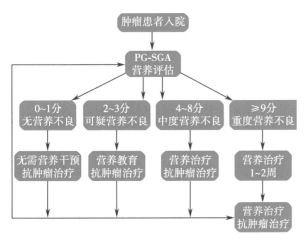

图 22-7 肿瘤患者分类营养治疗临床径路
抗肿瘤治疗泛指手术、化疗、放疗、免疫治疗等,人工营养指肠内营养及肠外营养

(二)适用对象、实施时机与实施人员

对营养筛查阳性患者,对特殊患者群如全部肿瘤患者、老年患者及危重病患者应该常规进行营养评估,在患者入院后 48 小时内完成,由营养护士、营养师或医师实施。

(三)后续处理

对营养良好的患者,可实施营养教育,无须人工营养。对营养不良的患者,应该进一步实施综合评价,或者同时实施营养治疗。

三、三级诊断——综合评价

通过营养评估,患者的营养不良及其严重程度已经明确,为了进一步了解营养不良的原因、类型及其后果,需要对患者实施进一步的多维度调查,称为综合评价(comprehensive investigation)。

(一)内容与方法

综合评价的内容包括能耗水平、应激程度、炎症反应、代谢状况、器官功能、人体组成、心理状况、体能等方面。综合评价的方法仍然是一般疾病诊断中常用的手段如病史采集、体格体能检查、实验室检查、器械检查,但是具体项目与一般疾病诊断有显著不同,重点关注营养不良对患者的影响,见表 22-6。

表 22-6 营养不良三级诊断(综合评价)主要内容

病史采集	体格体能检查	实验室检查	器械检查
现病史	体格检查	血液学基础	影像学检查
既往史	人体学测量*	重要器官功能	PET/CT*
膳食调查*	体能测定*	激素水平*	人体成分分析*
健康状况评分*		炎症反应*	代谢车*
生活质量评估*		营养组合*	
心理调查*		代谢因子及产物*	

注:* 为营养不良三级诊断(综合评价)时关注的内容

通过综合评价对患者的营养不良进行四维度分析,判断患者能量消耗多少、应激程度轻重、炎症水平高低及代谢紊乱有无,从而指导临床治疗(图22-8)。

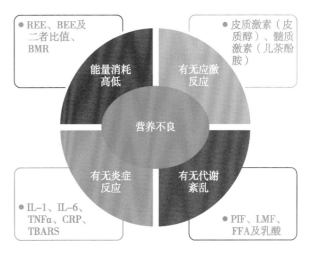

图 22-8 营养不良的四维度分析
注:REE,静息能量消耗;BEE,基础能量消耗;IL-1,白细胞介素 1;IL-6,白细胞介素 6;TNFα,肿瘤坏死因子 -α;CRP,C 反应蛋白;TBARS,硫代巴比妥酸反应产物;PIF,蛋白水解诱导因子;LMF,脂肪动员因子;FFA,游离脂肪酸

人体成分近年来逐渐成为营养评估和监测的一个重要指标。人体成分是组成人体的各组织、器官成分的总称，常用体内各种物质的组成含量和比例反映了人体内部结构的比例特征，只有各成分之间以合理的比例存在，才能维持机体的正常结构和功能。传统的人体成分分析方法有总体水法、总体钾法、水下称重法等，近年发展起来的新技术包括生物电阻抗分析法（bioelectrical impedance analysis，BIA）、CT、MRI、双能 X 线吸收法、B 超等。在众多方法中，利用生物电阻抗原理设计的人体成分分析仪以其使用简便、无创、精确度高、重复性好等优势在临床上广泛应用。

BIA 是一种通过电学方法进行人体组成分析的技术，能客观、准确地测定人体组成，可用于测定机体中体脂和瘦体组织量，细胞内液和细胞外液的变化情况等多项内容。其测定原理主要利用人体去脂体重（lean body weight，LBW）和体脂（body fat，BF）的电流导电性差异对身体组成成分进行估测。人体成分分析仪可提供多种指标，并提出建议值，可供临床参考。主要测定项目包含体重（body weight，BW）、BMI、瘦体重（lean body mass，LBM）、体脂（body fat，BF）、体脂百分比（percent body fat，PBF%）、身体总水分（total body water，TBW）、腰臀比（waist-to-hip ratio，WHR）、基础代谢率（basal metabolic rate，BMR）、相位角及矿物质等。

骨骼肌消耗是肿瘤营养不良及恶病质的重要特征，与单纯节食、良性疾病导致的营养不良相比，肿瘤营养不良的一个显著特征是的肌肉显著减少，图 22-9 模式化地比较了不同营养不良情况下的肌肉丢失。肿瘤患者肌肉减少的主要原因是肌纤维蛋白，尤其是肌球蛋白重链的加速降解，其次是蛋白质合成的减少。研究显示，与 BMI 相比，骨骼肌是更理想的肿瘤患者营养评估指标，与患者的临床结局密切相关，骨骼肌减少导致患者生活质量严重下降、并发症发生率和病死率显著增加。测定肿瘤患者人体成分，有助于早期发现其营养不良及恶病质，为及时采取相应的营养干预措施提供依据，达到改善患者营养状况的目的。

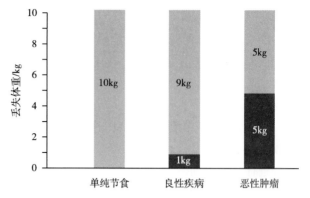

图 22-9 不同原因营养不良的肌肉丢失模式图
黄色代表脂肪，红色代表肌肉；不同疾病营养不良的肌肉丢失量不同，图中的数字不代表实际数据

反映机体骨骼肌整体状况的指标包括肌力、（骨骼肌）肌肉量和体能。肌力可通过测量握力获得，肌肉量通过人体成分分析获得，而体能测定反映骨骼肌的功能及全身机能情况。肿瘤患者的体能测定作为一种营养评价的方法以及综合评价的重要指标，能为肿瘤患者的临床动态评价营养状况、能量供给及治疗效果判断提供依据。临床上常用的体能测定方法有 SPPB、TUG、常态步速、6 分钟步行试验、爬楼梯试验等，参见第一节。

（二）适用对象、实施时机与实施人员

理论上，任何营养不良患者都应该进行综合评价。但是，在实际工作中，出于卫生经济学考虑，轻、中度营养不良患者可不常规进行综合评价，重度营养不良患者应该常规实施综合评价。一般来说，综合评价应该在入院后 72 小时内完成，由不同学科人员实施。

（三）后续处理

综合评价阴性（无代谢紊乱、无器官功能不全、无心理障碍）患者只需要营养治疗；对综合评价阳性的患者，要实施综合治疗，包括营养治疗、炎症修饰、代谢调节、免疫调理、功能维护、心理支持等。

2017 年 ESPEN 对肿瘤患者的营养诊断提出如下推荐：

1. 在肿瘤治疗早期，常规评估每一个患者的营养状况。

2. 尽可能早期发现厌食、恶病质和肌肉减少症的症状与体征。

3. 采用敏感的影像学技术如 CT 或其他手段，精确测量体细胞量或肌肉量，以便早期发现营养不良，肌肉减少症。

4. 采用特异性生物标志物如 C 反应蛋白（C-reactive protein，CRP）和白蛋白，评估肿瘤相关性系统炎症反应；Glasgow 预后评分（Glasgow prognostic score，GPS）既可以有效评价肿瘤患者炎症反应，又可以准确预测临床结局和死亡。

5. 采用间接测热仪估计 REE，以了解能量及蛋白质需求。

6. 将营养和代谢支持作为整个肿瘤治疗手段的关键成分，某些新策略已经显示出降低炎症反应、提升瘦体组织的效果。

7. 常规评估身体功能，以检测并指导身体康复锻炼。

营养不良的三级诊断与营养不良的治疗密切相关。一级诊断是发现风险，是早期，阳性患者此时可能只需要营养教育，不需要人工营养；二级诊断是发现营养不良，是中期，阳性患者此时既需要营养教育，也需要人工营养，但不需要综合治疗；三级诊断是判断营养不良对患者生理（身体组成及功能）、心理的影响，是严重阶段，阳性患者此时常常需要综合治疗，而不仅仅是营养治疗。营养不良的三级诊断与治疗流程见图 22-10。

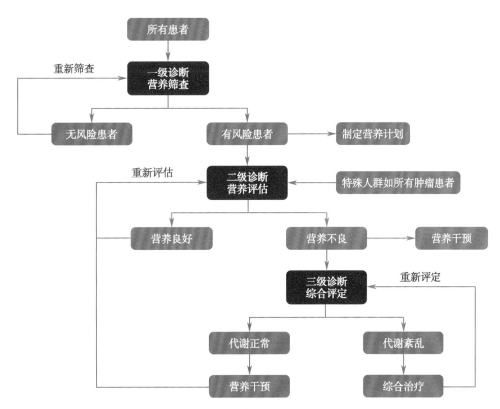

图 22-10 营养不良的三级诊断及其干预流程图

（许红霞 石汉平）

第五节 营养治疗通则

鉴于营养不良在肿瘤人群中的普遍性，以及营养不良的严重后果，营养疗法应该成为肿瘤患者的一线治疗，应该成为肿瘤治疗的基础措施与常规手段，应用于肿瘤患者的整个生命过程。营养治疗必须根据患者的营养状况、肿瘤类型、肿瘤位置以及药物治疗而个体化。非荷瘤的肿瘤患者的营养治疗与良性疾病没有差异，荷瘤状态下的营养治疗具有特殊性，强调发挥代谢调节作用。既要保证肿瘤患者营养平衡，维护患者的正常生理功能；同时又要选择性饥饿肿瘤细胞，从而抑制或减缓肿瘤进程。

一、肿瘤营养治疗的目的与对策

理想的肿瘤营养治疗应该达到 4 个目的，即抗消耗、抗炎症、抗肿瘤及免疫增强。营养疗法的最高目标是代谢调节、控制肿瘤、提高生活质量、延长生存时间，基本要求是满足肿瘤患者目标能量及营养素需求。良好的营养方案、合理的临床应用和正确的制剂选择可以改善慢性消耗导致的营养不良，抑制炎症介质的产生及其作用，增强机体自身免疫系统的功能，直接或间接地抑制肿瘤细胞的生长繁殖，从而达到提高肿瘤患者生活质量、延长生存时间的目的。

肿瘤本身是肿瘤患者发生营养不良的罪魁祸首，因此，有效的抗肿瘤治疗是治疗肿瘤患者营养不良的首要措施；肿瘤的本质是一种慢性、低度、持续、不可逆的炎症反应，炎症介质如 IL-1、IL-6、TNFα、IFN-γ 及自由基发挥重要作用，导致以代谢适应不良为特征的异常代谢综合征。所以治疗肿瘤患者的营养不良应该多管齐下，具体包括抗肿瘤、代谢调节、抑制炎症、抗氧化及营养治疗 5 个对策。

二、肿瘤营养治疗的原则

（一）适应证

肿瘤营养疗法的目的并非仅仅提供能量及营养素、治疗营养不良，其更加重要的目的在于调节代谢、控制肿瘤。由于所有荷瘤患者均需要代谢调节治疗，所以其适应证为：①荷瘤肿瘤患者；②营养不良的患者。

（二）能量与蛋白质

理想的肿瘤患者的营养治疗应该实现 2 个达标，即能量达标和蛋白质达标。研究发现，单纯能量达标，而蛋白质未达标，不能降低病死率；能量和蛋白质均达标，可以显著减少临床死亡率。低氮、低能量营养支持带来的能量赤字及负氮平衡，高能量营养支持带来的高代谢负担均不利于肿瘤患者。

有效的营养治疗依赖于准确估计患者的总能量消耗（total energy expenditure，TEE），后者是 REE 和活动相关能量消耗之和。肿瘤患者一方面由于炎症反应、人体成分变化、棕色脂肪激活等，使 REE 升高；另一方面由于乏力等原因使体力活动减少，每天走路步数减少 45%、坐卧时间增加 2.5 小时，活动相关能量消耗下降，其 TEE 可能不高、甚至降低。由于不同类型肿瘤的代谢差异和肿瘤患者的代谢改变，常用的能量计算公式可能难以准确估计肿瘤患者的能量需求（REE），公式计算 REE 与实际测得 REE 值误差高达 −40%～+30%，间接测热仪成为预测肿瘤患者 REE 的最准确方法，推荐用于所有存在营养风险的肿瘤患者。如果 REE 或 TEE 无法直接测得，推荐采用拇指法则[25～30kcal/（kg•d）]计算能量需求。

进展期肿瘤患者尽管 REE 升高，但是与此同时，这些患者又存在乏力，其活动相关能量消耗减少，致使 TEE 可能无明显升高，肿瘤患者能量需求可能与普通健康人无异。ESPEN 2009 年指南、2017 年指南及《中国肿瘤营养治疗指南》建议，卧床患者 20～25kcal/（kg•d），活动患者 25～30kcal/（kg•d）。同时区分肠外营养与肠内营养，建议采用 20～25kcal/（kg•d）计算非蛋白质能量（肠外营养），25～30kcal/（kg•d）计算总能量（肠内营养）。营养治疗的能量最少应该满足肿瘤患者需要量的 70% 以上。

肿瘤患者蛋白质需求升高，蛋白质需要量应该满足机体 100% 的需求，推荐量为 1.2～1.5g/（kg•d），消耗严重的患者需要更多的蛋白质。肿瘤恶病质患者蛋白质的总摄入量（静脉＋口服）应该达到 1.8～2g/（kg•d），BCAA 应该达到 ≥0.6g/（kg•d），EAA 应该增加到 ≥1.2g/（kg•d）。严重营养不良荷瘤患者的短期冲击营养治疗阶段，蛋白质给予量应该达到 2g/（kg•d）；轻、中度营养不良肿瘤患者的长期营养补充治疗阶段，蛋白质给予量应该达到 1.5g/（kg•d）[1.25～1.7g/（kg•d）]。高蛋白饮食对肿瘤患者、危重病患者、老年患者有益，建议一日三餐均衡摄入。

非荷瘤状态下三大营养素的供能比例与健康人相同，为碳水化合物 50%～55%、脂肪 25%～30%、蛋白质 15%。荷瘤患者应该减少碳水化合物在总能量中的供能比例，提高蛋白质、脂肪的供能比例。按照需要量 100% 补充矿物质及维生素，根据实际情况可调整其中部分微量营养素的用量，见表 22-7。

表 22-7　三大营养素供能比例

	非荷瘤患者	荷瘤患者
肠内营养	C：F：P=（50～55）：（25～30）：15	C：F：P=（30～50）：（40～25）：（15～30）
肠外营养	C：F=70：30	C：F=（40～60）：（60～40）

注：C，碳水化合物；F，脂肪；P，蛋白质

（三）五阶梯治疗

规范营养治疗应该遵循五阶梯治疗原则（图22-11）：首先选择营养教育，然后依次向上晋级选择口服营养补充（oral nutritional supplement，ONS）、完全肠内营养（total enteral nutrition，TEN）、部分肠外营养（partial parenteral nutrition，PPN）、全肠外营养（total parenteral nutrition，TPN）。当下一阶梯不能满足60%目标能量需求3～5天时，应该选择上一阶梯。

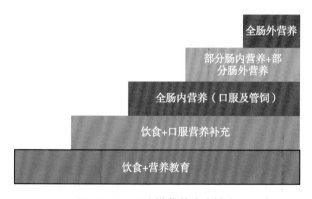

全肠外营养
部分肠内营养+部分肠外营养
全肠内营养（口服及管饲）
饮食+口服营养补充
饮食+营养教育

图 22-11　五阶梯营养治疗模式

注：TPN，全肠外营养；TEN，全肠内营养；PPN，部分肠外营养；PEN，部分肠内营养；ONS，口服营养补充；饮食指导包括饮食调整、饮食咨询与营养教育

根据患者的具体情况选择合适的营养治疗途径。完全口服、全肠内营养（total enteral nutrition，TEN）是理想的方式，全肠外营养（total parenteral nutrition，TPN）是无奈的选择，部分肠内营养（partial enteral nutrition，PEN）加部分肠外营养（partial parenteral nutrition，PPN）是临床最常见的营养治疗方式。

ONS是最为简便的营养治疗方式，其临床效果及卫生经济学效益已经得到大量证明。放化疗同时ONS可以显著提高放化疗耐受性，减轻放化疗不良反应，提高放化疗完成率，改善患者营养状况，减少体重丢失，改善近期临床结局，甚至远期生存率。在营养教育的同时实施ONS，与单纯营养教育相比，体重维持更好，生活质量更高，抗肿瘤治疗中断率更低。肿瘤患者，尤其是老年肿瘤患者、消化道肿瘤患者推荐终身ONS。

短期（<2周）管饲，可以采用经鼻置管途径，如鼻胃管、鼻肠管；需长时间管饲时，推荐经皮内镜胃造瘘/空肠造瘘（percutaneous endoscopic gastrostomy/ jejunostomy，PEG/J）、经皮影像胃造瘘（percutaneous radiologic gastrostomy，PRG）、经皮食管穿刺置胃管术/胃造瘘术（percutaneous transesophageal gastro-tubing/ gastrostomy，PTEG）、穿刺导管空肠造瘘（needle catheter jejunostomy，NCJ）、手术胃造瘘或手术空肠造瘘。

由于肿瘤本身的原因、治疗不良反应的影响，肿瘤患者常常不想口服、不愿口服、不能口服、不足口服，此时，通过肠外途径补充口服摄入不足的部分，称为补充性肠外营养（supplemental parenteral nutrition，SPN），又称部分肠外营养（partial parenteral nutrition，PPN）。SPN或PPN在肿瘤尤其是终末期肿瘤、肿瘤手术后、肿瘤放疗、肿瘤化疗中扮演重要角色，有时甚至起决定作用。研究发现，7天SPN可以显著改善肿瘤患者相位角、标准相位角、握力及前白蛋白水平。对于存在营养风险的老年消化道肿瘤患者，由于经消化道摄入不足，长期SPN临床获益明显。即使对于可以耐受肠内营养的患者，在等氮等能量条件下，与TEN相比，PEN+PPN能够显著改善进展期肿瘤患者的BMI、生活质量及生存时间。

肠外营养推荐以全合一（all-in-one，AIO）的方式输注，长期使用肠外营养时推荐使用经外周静脉穿刺的中心静脉导管（peripherally inserted central venous catheter，PICC）、中心静脉导管（central venous catheter，CVC）或输液港（port）。输液港可以长期留置，以备后用，不影响患者的形象，不妨碍患者的日常生活及社会活动如洗浴、社交、工作，从而提高患者的生活质量。

（四）制剂选择

1. 非荷瘤状态下，肿瘤患者的营养治疗配方与良性疾病患者无明显差异；荷瘤状态下，配方有别于良性疾病，推荐选择肿瘤特异性营养治疗配方。

2. **糖/脂肪比例**　生理条件下，非蛋白质能量的分配一般为葡萄糖/脂肪=（60%～70%）/

（30%～40%）；荷瘤状态下尤其是进展期、终末期肿瘤患者，推荐高脂肪低碳水化合物配方，两者比例可以达到1:1，甚至脂肪供能更多。

3. **脂肪制剂** 中/长链脂肪乳剂可能更加适合肿瘤患者，尤其是肝功能障碍患者。海洋来源的ω-3多不饱和脂肪酸（marine omega-3 polyunsaturated fatty acids，MO3PUFAS）在肿瘤中的作用得到越来越多的证据支持，有助于降低心血管疾病风险、抑制炎症反应、减轻化疗不良反应、增强化疗效果、改善认知功能，还有部分研究提示MO3PUFAS可以降低部分肿瘤的发病率和死亡率。KRAS野生型、MMR缺陷的肿瘤类型从MO3PUFAS获益更多，生存时间延长。ω-9单不饱和脂肪酸（橄榄油）具有免疫中性及低致炎症反应特征，对免疫功能及肝功能影响较小，其维生素E含量丰富，降低了脂质过氧化反应。

4. **蛋白质/氨基酸制剂** 含有35%以上BCAA的氨基酸制剂被很多专家推荐用于肿瘤患者，认为可以改善肿瘤患者的肌肉减少，维护肝脏功能，平衡芳香族氨基酸，改善厌食与早饱，改善肠道健康和免疫功能。不含抗氧化剂双硫酸盐的氨基酸制剂对有过敏反应病史的患者可能更加安全。整蛋白型制剂适用于绝大多数肿瘤患者，短肽制剂含水解蛋白无须消化，吸收较快，对消化功能受损伤的患者如手术后早期、放化疗患者、老年患者有益。乳清蛋白可以显著改善肿瘤患者的营养状况，提高白蛋白、谷胱甘肽、免疫球蛋白G的水平。

5. **药理营养** 在肿瘤患者营养配方中添加EAA/亮氨酸/HMB、精氨酸、ω-3 PUFA、核苷酸、谷氨酰胺等成分，组成免疫调节配方已成为研究的热点。较多的研究结果显示免疫调节配方对肿瘤患者有正面影响。与标准配方相比，免疫调节配方可以显著降低胃肠道开腹大手术患者的感染性并发症和非感染性并发症发生率，缩短住院时间。一般推荐上述3～4种成分联合使用。单独使用的效果有待证实。

三、不同情况下的营养治疗

ESPEN、ASPEN、CSPEN及CSNO对肿瘤患者的营养治疗提出了指南性意见，可用于指导不同情况下的营养治疗。

（一）非终末期手术患者

1. 肿瘤患者围手术期营养治疗的适应证可参照非肿瘤患者围手术期的营养治疗。

2. 中度营养不良计划实施大手术患者或重度营养不良患者建议在手术前接受营养治疗1～2周，即使手术延迟也是值得的。预期术后7天以上仍然无法通过正常饮食满足营养需求的患者，以及经口进食不能满足60%需要量1周以上的患者，应给予术后营养治疗。

3. 开腹大手术患者，无论其营养状况如何，均推荐手术前使用免疫营养5～7天，并持续到手术后7天或患者经口摄食>60%需要量时为止。即使对营养良好的患者也可以显著减少伤口感染性并发症。免疫增强型肠内营养应同时包含ω-3 PUFA、精氨酸和核苷酸3类底物。单独添加上述3类营养物中的任1种或2种，其作用需要进一步研究。

4. 需行手术治疗的患者，若合并下列情况之一：6个月内体重丢失>10%；BMI<18.5kg/m²；PG-SGA达到C级；无肝功能不全患者的血清白蛋白<30g/L，营养治疗可以改善患者的临床结局（降低感染率，缩短住院时间）。这些患者应在术前给予营养治疗10～14天，即使手术因此而推迟也是值得的。

5. 任何情况下，只要肠内途径可用，应优先使用肠内营养。手术后应尽早（24小时内）开始肠内营养，特别是经口喂养。

（二）非终末期放、化疗患者

1. 放疗、化疗及联合放/化疗患者不常规推荐营养治疗。

2. 放疗、化疗伴有明显不良反应的患者，如果已有明显营养不良，则应在放疗、化疗的同时进行营养治疗；放疗或化疗严重影响摄食并预期持续时间大于1周，而放疗、化疗不能终止，或即使终止后较长时间仍然不能恢复足够饮食者，应给予营养治疗。

3. 肿瘤放疗和/或化疗致摄入减少以及体重丢失时，强化营养咨询可使大多数患者摄入量增多、体重增加，肠内营养可以改善患者营养状况。头颈部肿瘤、吞咽困难、口腔黏膜炎患者管饲比口服更有效。

4. 肠内营养时使用普通标准营养剂，ω-3

PUFA 强化型肠内营养配方对改善恶病质可能有益。

5. 无证据表明营养治疗促进肿瘤生长，在临床实际工作中不必考虑这个理论问题。

（三）终末期患者

1. 充分听取、高度重视患者及其亲属的意见和建议，做好记录。

2. 个体化评估，制定合理方案，选择合适的配方与途径。

3. 营养治疗可能提高部分终末期肿瘤患者生活质量。

4. 患者接近生命终点时，已不需要给予任何形式的营养治疗，仅需提供适当的水和食物以减少饥饿感。

5. 终末期肿瘤患者的营养治疗是一个复杂问题，涉及面广。考虑到疾病无法逆转且患者不能从中获益，而营养治疗可能会带来一些并发症，因而国外指南不推荐使用营养治疗。但是在国内，受传统观念与文化的影响，终末期肿瘤患者的营养治疗在很大程度上已经不再是循证医学或卫生资源的问题，而是一个复杂的社会、伦理、情感问题，常常被患者家属的要求所左右。

四、饮食指导与家居康复指导

（一）饮食指导

饮食指导可以增加食物摄入量，避免肿瘤治疗过程中出现的体重丢失或者导致治疗的中断。如果饮食指导不能满足需求，需要开始人工营养（如 ONS、管饲、PN）。

1. 食物的多样性决定肠道菌群的多样性与平衡，后者是维护人体健康的重要力量。每天摄入 20 种以上食物，每周摄入 30 种以上食物。不偏食，不忌口，全面，平衡。

2. 无论是热量还是蛋白质或其他营养素，均推荐每日三餐均衡摄入。根据营养时相学的最新研究成果，对营养不良的患者鼓励提供加餐及夜宵服务，或者增加晚餐的供能比例。

3. 细嚼慢咽有利于食物更好的消化吸收，每一口食物咀嚼 25 次以上。

4. 制订一份食物计划表，将每天的食物分成 5～6 餐，以小分量的形式提供营养丰富的食物，患者更容易接受小分量的食物。

5. 在愉快的环境与愉悦的对象用充足的时间享用制作精良、丰富多样、美味可口的食物。

6. 患者常合并一些症状，具体的饮食建议如下：

（1）食欲缺乏：膳食和饮品需富含营养，提供小分量，提高能量密度，充分利用患者具有食欲的时间段。

（2）吞咽困难：调整食物的质地，通过小分量来缓解吞咽不适及避免疲劳，因为后者可以加重吞咽困难，增加误吸的风险；确保患者在用餐时具有合适的体位从而有利于食物的蠕动；避免食物堆积在口腔中。如果患者对液体吞咽困难，可以胶状或乳脂类的为主；相反，如果对固体吞咽困难，可准备质地柔软的食物。

（3）黏膜炎：细嚼慢咽，同时使用常温食品；保持口腔卫生；摄入柔软、光滑或者捣碎的混合有水分或汤汁的食物；避免辛辣、酸苦或煎炸食物。以避免黏膜的疼痛，缓解因唾液腺分泌减少引起的口腔干燥等不适，同时改善食物的风味。

（二）家居康复指导

肿瘤患者出院后（家居）康复建议如下：

1. 保持理想体重，使之不低于正常范围的下限值，每 2 周定时称重 1 次并记录。任何不明原因（非自主性）的体重丢失>5% 时，应该及时回医院复诊。

2. 节制能量，每餐 7～8 分饱最好，不能过多，也不能过少，非肥胖患者以体重不下降为标准。但是切忌饥饿。

3. 增加蛋白质摄入量，蛋、乳、鱼、肉、豆是优质蛋白质来源。总体上说，动物蛋白质优于植物蛋白质，乳清蛋白优于酪蛋白。荤素搭配（荤：素 =1/3：2/3）。减少红肉（如猪肉、牛肉、羊肉）及加工肉（如香肠、火腿），适量增加白肉。

4. 增加蔬菜、水果摄入量，每日蔬菜 + 水果共要求摄入 5 份（蔬菜 1 份 =100g，水果 1 份 =1 个），要求色彩缤纷、种类繁多。增加全谷物、豆类摄入。

5. **改变生活习惯** 戒绝烟草，限制饮酒（如果饮酒，每天白酒男性不超过 2 两，女性不超过 1 两，1 两 =50g），保持充足睡眠。不能以保健品代替营养素，保健品在营养良好的条件下才能更好地发挥作用。避免含糖或甜味饮品。避免过咸食物及盐加工食物（如腌肉、腌制蔬菜）。养成口服营养补充习惯。

6. 积极运动 每周不少于 5 次，每日 30～50 分钟的中等强度运动，以出汗为好。即使是卧床患者也建议进行适合的运动（包括手、腿、头颈部及躯干的活动）。肌肉减少的老年患者提倡抗阻运动。

7. 重返社会，重返生活。鼓励患者积极参加社会、社交活动，尽快重新回到工作岗位，在社会中发挥自己的作用。

8. 高度重视躯体症状及体征的任何异常变化，及时返回医院复诊；积极寻求心理支持，包括抗焦虑药物的使用。控制疼痛。

五、疗效评价与随访

（一）疗效评价

实施营养干预的时机是越早越好，考虑到营养干预的临床效果出现较慢，建议以 4 周为 1 个疗程。

营养干预的疗效评价指标分为 3 类。①快速变化指标：为实验室参数，如血常规、电解质、肝功能、肾功能、炎症参数（IL-1、IL-6、TNF、CRP）、营养套餐（白蛋白、前白蛋白、转铁蛋白、视黄醇结合蛋白、游离脂肪酸）、血乳酸等，每周检测 1～2 次；②中速变化指标：人体测量参数、人体成分分析、生活质量评估、体能评估、肿瘤病灶评估（双径法）、PET/CT 代谢活性。每 4～12 周评估 1 次；③慢速变化指标：生存时间，每年评估 1 次。

（二）随访

所有肿瘤患者出院后均应该定期（至少每 3 个月 1 次）到医院营养门诊或接受电话营养随访。

（三）人员要求

参与实施肿瘤营养治疗的所有医务人员均必须接受肿瘤营养专业培训，经考试合格持证上岗，每年应该接受肿瘤营养继续教育至少 10 个学时。

营养评估、疗效评价与随访，由具备肿瘤营养培训资质的临床医生、护士和营养师实施；营养治疗由具备肿瘤营养培训资质的营养师和临床医生实施。

（石汉平）

第六节　小结与展望

一、小结

肿瘤相关性营养不良是多种因素共同作用的结果，包括肿瘤的全身和局部影响、宿主对肿瘤的反应、抗肿瘤治疗的干扰以及对营养认知的不足，而摄入减少、吸收障碍、代谢紊乱、静息能量消耗增加是营养不良的主要原因。肿瘤本身产生或应答产生的物质，如促炎症因子（IL-1、IL-6、TNFα、IFNγ）、激素（黑皮质素、胰岛素、氢化可的松和胰高血糖素）、肿瘤衍生多肽（如 PIF 和 LMF）在肿瘤营养不良、恶病质、肌肉减少中发挥重要作用。肿瘤患者更容易发生营养不良，营养不良比例更高；营养不良的肿瘤患者对放疗、化疗及手术的耐受力下降，对抗肿瘤治疗反应的敏感性降低；营养不良的肿瘤患者并存病及并发症更多，因而医疗花费更高，生存时间更短。因此，肿瘤患者更加需要营养治疗，营养治疗对肿瘤患者意义重大。对所有肿瘤患者应该常规进行营养诊断，尽早发现营养不良，及时给予营养治疗。营养治疗应该成为肿瘤患者的最基本、最必须的基础治疗措施，是肿瘤患者的一线治疗。营养支持小组（nutrition support team, NST）应该成为肿瘤多学科团队协作（MDT）的核心成员。防治肿瘤营养不良要多管齐下：确切的抗肿瘤治疗是前提，规范的营养治疗是根本，合理的代谢调节是核心，有效的炎症抑制是关键，适度的氧化修饰是基础。

二、展望

营养支持—营养治疗——一线治疗"是肿瘤营养治疗的发展方向。

营养治疗不仅可以通过纠正营养不良，发挥间接肿瘤治疗的作用；还可以调节肿瘤代谢，直接抑制肿瘤生长，发挥直接肿瘤治疗作用。研究表明，针对肿瘤异常代谢机制进行干预可以起到较好的抑制肿瘤的作用，如向肿瘤细胞培养液中加入胰岛素以降低葡萄糖浓度、减少能量供应，可使肿瘤细胞快速凋亡；应用 3-溴丙酮酸（己糖激酶抑制剂）抑制肿瘤细胞糖酵解，促进有氧氧化，可以导致肿瘤细胞死亡；葡萄糖类似物 2-脱氧葡萄糖可以与葡萄糖竞争跨膜转运的底物，使肿瘤细胞内能量减低，从而导致细胞死亡；大剂量维生素 C 静脉或腹腔注射，可以通过氧化还原反应等机制发挥显著的抗肿瘤作用。此外，在常规营养制剂中添加一些特殊的药理营养素如精氨酸、核苷酸、谷氨酰胺、ω-3 脂肪酸，可以达到上调免疫反应、控制炎性反应、改善蛋白质合成的

作用，从而进一步提高肿瘤治疗效果。目前，肿瘤营养的作用与地位已经由营养支持提升到了营养治疗，再从营养治疗上升到了一线治疗的新水平。肿瘤异常代谢节点的调控、具有抗肿瘤作用的特异性营养底物的开发，必将成为肿瘤营养学的重点研究方向。

（石汉平）

参 考 文 献

[1] 石汉平. 肿瘤营养疗法. 中国肿瘤临床，2014，41（18）：1141-1145

[2] Arends J，Baracos V，Bertz H，et al. ESPEN expert group recommendations for action against cancer-related malnutrition. Clin Nutr，2017，36（5）：1187-1196

[3] Cederholm T，Bosaeus I，Barazzoni R，et al. Diagnostic criteria for malnutrition - An ESPEN Consensus Statement. Clin Nutr. 2015；34（3）：335-340

[4] Cederholm T，Barazzoni R，Austin P，et al. ESPEN guidelines on definitions and terminology of clinical nutrition. Clin Nutr，2017，36（1）：49-64

[5] Wang Z，Yip LY，Lee JHJ，et al. Methionine is a metabolic dependency of tumor-initiating cells. Nat Med，2019，25（5）：825-837

[6] Song C，Cao J，Zhang F，et al. Nutritional risk assessment by Scored Patient-Generated Subjective Global Assessment associated with demographic characteristics in 23,904 common malignant tumors patients. Nutr Cancer，2019，71（1）：50-60

[7] 石汉平，凌文华，李薇. 肿瘤营养学. 北京：人民卫生出版社，2012

[8] Cederholm T，Jensen GL，Correia MITD，et al. GLIM criteria for the diagnosis of malnutrition - A consensus report from the global clinical nutrition community. JPEN J Parenter Enteral Nutr，2019，43（1）：32-40

[9] Jensen GL，Cederholm T，Correia MITD，et al. GLIM Criteria for the Diagnosis of Malnutrition: A Consensus Report From the Global Clinical Nutrition Community. JPEN J Parenter Enteral Nutr，2019，43（1）：32-40

[10] Fearon K，Strasser F，Anker SD，et al. Definition and classification of cancer cachexia: an international consensus. Lancet Oncol，2011，12（5）：489-495

[11] Baracos VE，Mazurak VC，Bhullar AS. Cancer cachexia

is defined by an ongoing loss of skeletal muscle mass. Ann Palliat Med，2019，8（1）：3-12

[12] Yang QJ，Zhao JR，Hao J，et al. Serum and urine metabolomics study reveals a distinct diagnostic model for cancer cachexia. J Cachexia Sarcopenia Muscle. 2018，9（1）：71-85

[13] Crawford J. What are the criteria for response to cachexia treatment？ Ann Palliat Med，2019，8（1）：43-49

[14] Martin L，Senesse P，Gioulbasanis I，et al. Diagnostic criteria for the classification of cancer-associated weight loss. J Clin Oncol，2015，33（1）：90-99

[15] Cruz-Jentoft AJ，Baeyens JP，Bauer JM，et al. European Working Group on Sarcopenia in Older People. Sarcopenia: European consensus on definition and diagnosis: Report of the European Working Group on Sarcopenia in Older People. Age Ageing，2010，39（4）：412-423

[16] Cruz-Jentoft AJ，Bahat G，et al. Sarcopenia: revised European consensus on definition and diagnosis. Age Ageing，2019，48（1）：16-31

[17] Sayer AA，Syddall H，Martin H，et al. The developmental origins of sarcopenia. J Nutr Health Aging，2008，12（7）：427-432

[18] Sayer AA，Syddall HE，Martin HJ，et al. Falls，sarcopenia，and growth in early life: findings from the Hertfordshire cohort study. Am J Epidemiol，2006，164（7）：665-671

[19] 陈梅梅，石汉平. 肌肉功能评价方法. 肿瘤代谢与营养电子杂志，2014，1（3）：49-52

[20] 石汉平，李薇，齐玉梅，等. 营养筛查与评估. 北京：人民卫生出版社，2014

[21] 石汉平，赵青川，王昆华，等. 营养不良的三级诊断. 肿瘤代谢与营养电子杂志，2015，2（2）：31-36

[22] Jones JM. The methodology of nutritional screening and assessment tools. J Hum Nutr Diet，2002，15（1）：59-71

[23] Ottery FD. Rethinking nutritional support of the cancer patient: the new field of nutritional oncology. Semin Oncol, 1994, 21(6): 770-778

[24] Fu ZM, Xu HX, Song CH, et al. The Investigation on Nutrition Status and Clinical Outcome of Common Cancers (INSCOC) Group. Validity of the Chinese Version of the Patient-Generated Subjective Global Assessment (PG-SGA) in Lung Cancer Patients. J Nutr Oncol, 2016, 1(1): 52-58

[25] 石汉平, 江华, 李薇, 等. 中国肿瘤营养治疗指南. 北京: 人民卫生出版社, 2015

[26] McMillan DC. The systemic inflammation-based Glasgow Prognostic Score: a decade of experience in patients with cancer. Cancer Treat Rev, 2013, 39(5): 534-540

[27] Dolan RD, Laird BJA, Horgan PG, et al. The prognostic value of the systemic inflammatory response in randomised clinical trials in cancer: A systematic review. Crit Rev Oncol Hematol, 2018, 132: 130-137

[28] Weijs PJ, Stapel SN, de Groot SD, et al. Optimal protein and energy nutrition decreases mortality in mechanically ventilated, critically ill patients: a prospective observational cohort study. JPEN J Parenter Enteral Nutr, 2012, 36(1): 60-68

[29] Alberda C, Gramlich L, Jones N, et al. The relationship between nutritional intake and clinical outcomes in critically ill patients: results of an international multicenter observational study. Intensive Care Med, 2009, 35(10): 1728-1737

[30] Villet S, Chiolero RL, Bollmann MD, et al. Negative impact of hypocaloric feeding and energy balance on clinical outcome in ICU patients. Clin Nutr, 2005, 24(4): 502-509

[31] Ferriolli E, Skipworth RJ, Hendry P, et al. Physical activity monitoring: a responsive and meaningful patient-centered outcome for surgery, chemotherapy, or radiotherapy? J Pain Symptom Manage, 2012, 43(6): 1025-1035

[32] Purcell SA, Elliott SA, Baracos VE, et al. Key determinants of energy expenditure in cancer and implications for clinical practice. Eur J Clin Nutr, 2016, 70(11): 1230-1238

[33] Bozzetti F, Arends J, Lundholm K, et al. ESPEN Guidelines on Parenteral Nutrition: non-surgical oncology. Clin Nutr, 2009, 28(4): 445-454

[34] Bauer J, Biolo G, Cederholm T, et al. Evidence-based recommendations for optimal dietary protein intake in older people: a position paper from the PROT-AGE Study Group. J Am Med Dir Assoc, 2013, 14(8): 542-559

[35] Bozzetti F, Bozzetti V. Is the intravenous supplementation of amino acid to cancer patients adequate? A critical appraisal of literature. Clin Nutr, 2013, 32(1): 142-146

[36] Compher C, Chittams J, Sammarco T, et al. Greater Protein and Energy Intake May Be Associated With Improved Mortality in Higher Risk Critically Ill Patients: A Multicenter, Multinational Observational Study. Crit Care Med, 2017, 45(2): 156-163

[37] 石汉平, 许红霞, 李苏宜, 等. 中国抗癌协会肿瘤营养与支持治疗专业委员会. 营养不良的五阶梯治疗. 肿瘤代谢与营养电子杂志, 2015, 2(1): 29-33

[38] Jiang W, Ding H, Li W, et al. Benefits of Oral Nutritional Supplements in Patients with Locally Advanced Nasopharyngeal Cancer during Concurrent Chemoradiotherapy: An Exploratory Prospective Randomized Trial. Nutr Cancer, 2018, 70(8): 1299-1307

[39] Tanaka N, Takeda K, Kawasaki Y, et al. Early Intensive Nutrition Intervention with Dietary Counseling and Oral Nutrition Supplement Prevents Weight Loss in Patients with Advanced Lung Cancer Receiving Chemotherapy: A Clinical Prospective Study. Yonago Acta Med, 2018, 61(4): 204-212

[40] Hatao F, Chen KY, Wu JM, et al. Randomized controlled clinical trial assessing the effects of oral nutritional supplements in postoperative gastric cancer patients. Langenbecks Arch Surg, 2017, 402(2): 203-211

[41] Cereda E, Cappello S, Colombo S, et al. Nutritional counseling with or without systematic use of oral nutritional supplements in head and neck cancer patients undergoing radiotherapy. Radiother Oncol, 2018, 126(1): 81-88

[42] Caccialanza R, Cereda E, Caraccia M, et al. Early 7-day supplemental parenteral nutrition improves body composition and muscle strength in hypophagic cancer patients at nutritional risk. Support Care Cancer, 2019, 27(7): 2497-2506

[43] Bozzetti F. Nutritional interventions in elderly gastrointestinal cancer patients: the evidence from randomized controlled trials. Support Care Cancer, 2019, 27(3): 721-727

[44] Shang E, Weiss C, Post S, et al. The influence of early

supplementation of parenteral nutrition on quality of life and body composition in patients with advanced cancer. JPEN J Parenter Enteral Nutr, 2006, 30(3): 222-230

[45] Fabian CJ, Kimler BF, Hursting SD. Omega-3 fatty acids for breast cancer prevention and survivorship. Breast Cancer Res, 2015, 17(1): 62

[46] Aucoin M, Cooley K, Knee C, et al. Fish-Derived Omega-3 Fatty Acids and Prostate Cancer: A Systematic Review. Integr Cancer Ther, 2017, 16(1): 32-62

[47] Song M, Ou FS, Zemla TJ, et al. Marine omega-3 fatty acid intake and survival of stage Ⅲ colon cancer according to tumor molecular markers in NCCTG Phase Ⅲ trial N0147(Alliance). Int J Cancer, 2019, 145(2): 380-389

[48] Nie C, He T, Zhang W, et al. Branched Chain Amino Acids: Beyond Nutrition Metabolism. Int J Mol Sci, 2018, 19(4): 954

[49] Bumrungpert A, Pavadhgul P, Nunthanawanich P, et al. Whey Protein Supplementation Improves Nutritional Status, Glutathione Levels, and Immune Function in Cancer Patients: A Randomized, Double-Blind Controlled Trial. J Med Food, 2018, 21(6): 612-616

[50] Engelen MP, Safar AM, Bartter T, et al. High anabolic potential of essential amino acid mixtures in advanced nonsmall cell lung cancer. Ann Oncol, 2015, 26(9): 1960-1966

[51] Cruz-Jentoft AJ. Beta-Hydroxy-Beta-Methyl Butyrate (HMB): From Experimental Data to Clinical Evidence in Sarcopenia. Curr Protein Pept Sci, 2018, 19(7): 668-672

[52] Rittig N, Bach E, Thomsen HH, et al. Anabolic effects of leucine-rich whey protein, carbohydrate, and soy protein with and without β-hydroxy-β-methylbutyrate(HMB) during fasting-induced catabolism: A human randomized crossover trial. Clin Nutr, 2017, 36(3): 697-705

[53] Beal FLR, Beal PR, Beal JR, et al. Perspectives on the therapeutic benefits of arginine supplementation in cancer treatment. Endocr Metab Immune Disord Drug Targets, 2019, 19(7): 913-920

[54] Marimuthu K, Varadhan KK, Ljungqvist O, et al. A meta-analysis of the effect of combinations of immune modulating nutrients on outcome in patients undergoing major open gastrointestinal surgery. Ann Surg, 2012, 255(6): 1060-1068

[55] Weimann A, Braga M, Carli F, et al. ESPEN guideline: Clinical nutrition in surgery. Clin Nutr, 2017, 36(3):

623-650

[56] Braga M, Ljungqvist O, Soeters P, et al. ESPEN Guidelines on Parenteral Nutrition: surgery. Clin Nutr. 2009; 28(4): 378-386

[57] Strekalova E, Malin D, Good DM, et al. Methionine Deprivation Induces a Targetable Vulnerability in Triple-negative Breast Cancer Cells by Enhancing TRAIL Receptor-2 Expression. Clin Cancer Res, 2015, 21(12): 2780-2791

[58] 石汉平. 营养治疗的疗效评价. 肿瘤代谢与营养电子杂志. 2017, 4(4): 364-370

[59] Mariette C, De Botton ML, Piessen G. Surgery in esophageal and gastric cancer patients: what is the role for nutrition support in your daily practice? Ann Surg Oncol, 2012, 19(7): 2128-2134

[60] 石汉平, 杨剑, 张艳. 肿瘤患者营养教育. 肿瘤代谢与营养电子杂志. 2017, 4(1): 1-6

[61] 石汉平. 肿瘤营养石汉平 2018 观点. 北京: 科学技术文献出版社, 2018

[62] 石汉平. 恶性肿瘤病人营养诊断及实施流程. 中国实用外科杂志, 2018, 38(3): 257-261

[63] Ward PS, Thompson CB. Metabolic Reprogramming: A Cancer Hallmark Even Warburg Did Not Anticipate. Cancer Cell, 2012; 12(3): 297-308

[64] Gonzalez PS, O'Prey J, Cardaci S, et al. Mannose impairs tumour growth and enhances chemotherapy. Nature, 2018, 563(7733): 719-723

[65] Argilés JM, López-Soriano FJ. Oxidation of branched-chain amino acids in tumor-bearing rats. Biochem Soc Trans, 1989, 17(6): 1044-1045

[66] Wang JB, Erickson JW, Fuji R, et al. Targeting mitochondrial glutaminase activity inhibits oncogenic transformation. Cancer Cell, 2010, 18(3): 207-219

[67] Menard J, Christianson HC, Kucharzewska P, et al. Metastasis stimulation by hypoxia and acidosis-induced extracellular lipid uptake is mediated by proteoglycan-dependent endocytosis. Cancer Res, 2016, 76(16): 4828-4840

[68] Chiaradonna F, Moresco RM, Airoldi C, et al. From cancer metabolism to new biomarkers and drug targets. Biotechnol Adv, 2012, 30(1): 30-51

[69] Maddocks ODK, Athineos D, Cheung EC, et al. Modulating the therapeutic response of tumours to dietary serine and glycine starvation. Nature, 2017, 544(7650): 372-376

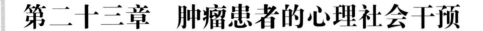

第二十三章　肿瘤患者的心理社会干预

20 世纪 70 年代，Jimmie Holland 教授首先在美国纪念斯隆凯瑟琳癌症中心成立了精神与行为医学科，标志着心理社会肿瘤学作为一门新兴的学科开始走上历史舞台。该学科主要为癌症患者和家属提供必要的心理社会服务，帮助他们缓解由于患恶性肿瘤以及常规抗肿瘤治疗过程中出现身体、心理、社会、灵性痛苦。目前该学科在全世界已得到充足发展，为恶性肿瘤患者的全面照护提供了有力的支持。

心理社会肿瘤学的产生为恶性肿瘤的临床治疗和护理开拓了新视野，越来越多的研究表明，心理社会因素在恶性肿瘤的发生发展及诊疗、护理过程中起到了非常重要的作用。随着医学模式的转变，传统的生物医学模式逐渐被新的生物 - 心理 - 社会医学模式所取代，临床工作者要提供高质量的医疗服务，就必须将患者作为一个完整的人来看待，而不仅仅只是关注疾病。因此，将心理社会领域的内容整合到恶性肿瘤的临床治疗护理当中也就成了医学发展的必然。

第一节　恶性肿瘤发生发展与心理社会因素的关系

（一）心理社会因素在恶性肿瘤发生发展中起促发作用的研究证据

心理社会因素与恶性肿瘤的相互关系日益受到重视，人们越来越重视心理社会因素在恶性肿瘤的发生、发展及转归过程中的作用。人格特点和应对方式、生活事件和负性情绪、社会经济地位和社会支持与癌症的关系研究比较常见。有学者认为，致癌物质在周围环境中随时随地存在着。在正常情况下，由于人体免疫功能的控制使其不能发生作用。生活事件（可以认为是一种外因），通过某些个性特征（内因）而产生效应，使机

体的免疫功能下降，从而使癌症发生。心理因素可能是一个重要的促癌因素。但也有学者指出，有关癌症发病与心理社会因素关系的研究在解释上有重大的困难，这是因为方法学和实验设计的多样性所造成的。目前还没有科学的证据能证明它们之间的关系，而且心理因素起到怎样的作用还存在争议。

1. 人格特点和应对方式　关于癌症患者人格属性的研究结果不尽一致，一些研究发现情感受到抑制这一特点与癌症的发生有关。如发现肺癌与情感释放受到限制有关，并认为吸烟和特征性人格两个因素都在起作用。有学者则认为乳腺癌的发生与生活过程中常过度压抑自己愤怒的情感而导致此情感的异常释放有关。然而，大样本的前瞻性研究并没有发现人格特点与患癌风险之间的关系。可以说，到目前为止，没有任何一种人格特征可以确定为是某种癌症的风险因素。换句话说，"癌症型人格"是没有充分科学依据的。

2. 生活事件　生活事件系指人一生中的遭遇，大致包括人际关系、学习、工作、生活、健康、婚姻家庭和子女等方面的问题，意外事件以及童幼年时期的经历等。探索重大生活事件、日常生活压力或工作压力与恶性肿瘤风险间关联的研究多集中于乳腺癌。芬兰的一项大规模前瞻性队列研究根据工作压力大小将 10 519 名被试者分为"无压力组""有些压力组"和"严重压力组"，其中205 人发展为乳腺癌，与"无压力组"相比，"有些压力组"患乳腺癌的风险比为 1.11，"严重压力组"的风险比是 0.96。另一项芬兰双胞胎登记研究使用标准化的生活事件量表，发现离婚或丧偶的被试者患乳腺癌的风险比增加 2 倍；亲属与好友的去世则使风险提高 40%。然而，美国和丹麦的两项研究则未发现工作压力会增加乳腺癌的风险。

3. 负性情绪　负性情绪中研究最多的是抑

郁与癌症发病和发展过程的联系。一项早期的大规模流行病学调查显示，抑郁症状与癌症发病率增加有关，并且使癌症死亡的危险性增加 2 倍。

有相当多的流行病学研究并没有证实抑郁与癌症发病、发展过程之间存在统计学和临床意义上明显的联系。丹麦的一项研究调查了 89 491 名因抑郁症住院的患者，其中有 9 922 名患者罹患癌症，相对风险比率为 1.05。在住院后 1 年内，癌症发生的风险会增加，尤其是颅脑肿瘤。排除第 1 年随访外，癌症发生的风险增加主要是与吸烟相关的肿瘤。这些研究结果并不支持抑郁会直接引起癌症发病风险增加的假设，但研究者着重强调了抑郁对生活方式的有害影响。大部分研究并没有发现有统计学意义的风险增高。有研究者总结到"尽管慢性和严重的抑郁可能与恶性肿瘤风险增高有关，但是关于抑郁是否为恶性肿瘤发生预测因素的研究结果却是混杂的"。尽管抑郁因素不能除外，但是抑郁对患者生活方式的负性改变（如吸烟、饮酒等）可能是对某些阳性研究结果的解释。

4. 社会经济状况与支持　预防保健措施的不完善等社会因素与恶性肿瘤的发生、发展密切相关。社会支持系统缺乏者恶性肿瘤发病率及死亡率更高，而社会支持系统广泛者心理应激轻，恶性肿瘤的发病率较低，预后较好。

研究表明，不管社会经济地位用什么指标来测量，社会经济地位都与癌症普查有关。癌症普查能降低死亡率的有三种：乳腺癌、子宫颈癌和直肠癌。社会经济地位低的人群缺乏常规体检，使得诊断不及时，治疗因此延误。有人认为患者在疾病诊断时的主诉和医生的确诊，作为癌症生存率的指标，与社会经济状况有关，但并没有证据证实这一观点。

总之，心理社会因素在恶性肿瘤发生发展中起促发作用的所有研究均要考虑其研究质量，从方法学上看，不应使用病例对照研究。对于未来的研究，应使用前瞻性研究、明确暴露因素的定义、在随访中进行重复测量以及更长时间的随访。研究中还应包括其他可能的致癌风险因素，明确是否为混杂因素或是交互作用。

（二）心理社会因素如何在恶性肿瘤的发生发展中起促发作用

有关心理社会因素对于恶性肿瘤促发作用的研究主要集中于"心理 - 神经 - 免疫学"假说，该假说认为心理社会因素作为应激作用于下丘脑 - 垂体 - 肾上腺轴，导致免疫系统功能下降，而免疫系统可消除突变细胞，所以免疫力下降将导致恶性肿瘤的发展。还有研究表明心理社会因素可能促进错误的 DNA 修复以及抑制细胞凋亡和 DNA 修复。

此外，心理社会因素促发恶性肿瘤的机制也可能源于行为的改变。伴有严重应激、抑郁或某种人格特征的人群可能存在特定的行为模式，如吸烟、饮酒、不良饮食和生活习惯等。有研究发现存在这些行为的人群更可能发展为恶性肿瘤。

第二节　恶性肿瘤患者的心理特征

（一）恶性肿瘤的诊断和治疗对患者造成的心理影响

1. 耻感　对于癌症，还存在一些道德偏见，如很多人还把患癌视为由于做了坏事所致，并由此引发出相关的感慨与愤恨；还有些人认为癌症具有"传染性"，由此产生较强的耻感。若此时再告知患者存在精神心理问题，则患者会面临"双重耻感"，这在很大程度上影响到癌症患者及其家属寻求心理支持与照料。

2. 生存威胁　当谈及癌症时，往往会加上一句"等同于死亡的灾难性威胁！"，其实更让我们感到惊讶的是人们似乎有种自然保护机制，即通常我们会认为死亡离我们很远，那是别人的事，不会发生在我们身上，正如弗洛伊德所说"自身的死亡是不可能想象到的，每当我们试图这么做时，都会意识到事实上自己仍处于旁观者姿态"。这种生存保护机制其实是我们长期进化的结果，保护到了什么程度呢？保护到反复强调吸烟致癌的情况下，仍会继续抽烟，因为这种保护机制会让其认为"不可能发生在我身上，我不会是倒霉的那一个！"。可是当癌症真正降临时，这种进化取得的完美保护机制则面临最大的危机，其核心信念将受到摧毁，受到严重的生存威胁，引发一系列的精神心理问题。

当获悉癌症诊断后最开始是困惑且思绪混乱，通常感觉也会麻木，有时则是情绪极度紊乱。从认知观点来看，那是因为有关自我、世界和未来的核心信念都受到挑战的结果。最初患者真的难以理解到底发生了什么事情，但在诊断后的几个星期或几个月，患者会开始思考有关癌症的 3 个问题：①威胁有多大？②可以为此做些什么？③预后情况怎么样？

3. 应对方式 针对上述 3 个问题，Greer 指出癌症患者常见的 5 种应对类型：①战斗型，将癌症视为挑战，对结果持正面态度，积极寻求疾病相关信息，但绝不过度，以及尽量让自己回归正常的生活。②逃避否认型，否认癌症的冲击，将诊断造成的威胁降至最低，并且设想预后良好，但有时会耽误治疗的时效性。③宿命论，癌症的诊断代表着较不重要的威胁，持消极接受的态度，缺乏治疗癌症的积极策略。④无助与无望型，患者被癌症的巨大威胁彻底击溃，将诊断看成重大的生存威胁、失落或挫败，认为情况无法控制，并揣测最差的负面结局，呈现放弃的状态。⑤焦虑专注型，最显著的表现为终日的焦虑，大部分时间都在担心疾病复发，对于身体上任何轻微的症状均认定为疾病进展或复发的迹象，惶惶不可终日，过度地搜寻癌症的相关信息，反复询问以确保心安。

4. 一般心理过程 癌症患者心理过程最经典的描述为库伯勒·罗斯所描述的 5 个步骤，包括震惊与否认（即不能接受事实，如上述，是一种保护机制）、愤怒期（由于感到不公平而产生的情绪反应）、讨价还价期（纠结于治疗效果、生存期等）、抑郁期（哀伤、悲恸等）、接受期（随着认识过程的加深，逐渐接纳）。一些患者之后还会进入创伤后成长期，即对于创伤性的事件积极的应对。

（二）常见恶性肿瘤相关心理问题

1. 自我概念 癌症的诊断及治疗对自我概念有很大的影响，自我概念是人对自身存在的体验。癌症会影响患者的现实自我、社会自我和理想自我。身体意象或体像是自我概念的一部分，指的是对自身身体、外表和功能的感知和评估。乳腺癌、前列腺癌、妇科癌症、头颈部癌、喉癌和皮肤癌患者常关注体像问题。例如，接受保留乳房手术的乳腺癌患者在整体适应方面好于根治术患者，愿意选择保留乳房手术的人更关心体像受损，更加依赖乳房来建立自尊，认为自己很难适应乳房的缺失。癌症患者不仅要面对身体部位的

缺失，还常常面临复杂的体像问题。性问题包括体像、自我尊重、心境、支持、情感连接和亲密感。体像在性问题中有重要的作用，一些并没有影响性器官的癌症类型，如头颈部癌、喉癌、肺癌和霍奇金病的患者也会出现性功能问题。所以不论癌症类型，都应关注患者的性问题。焦虑、抑郁情绪，人际关系改变，对躯体健康的担忧以及治疗带来的身体变化都会影响性功能。癌症和癌症治疗会让人际关系变得更复杂，如果患者在患病前就有婚姻或家庭等人际关系问题，那么患病后患者会感到有更多的心理问题，会影响患者对患病后生活的适应能力。癌症诊治过程中要考虑各方面问题，如患者的自尊和体像问题，告知病情和治疗方案的时机和程度，以及性问题、生育和生存期问题等对人际关系的影响。如何告知坏消息和预后则是医患人际关系的重点和难点内容。

2. 心理痛苦 癌症患者出现心理痛苦很常见，在一些存在高危因素的患者中更常见。心理痛苦会导致患者的生活质量更差，治疗依从性变差，预后更差。痛苦症状是一个连续谱系，美国国家综合癌症网 1997 年就制了心理痛苦治疗标准和实践指南并逐年更新，推荐使用单一条目的心理痛苦温度计对患者进行快速筛查。痛苦筛查是一种便捷的初级评估模式，有助于及时发现癌症患者由于疾病诊治引起的躯体和情感负担。加拿大也制定了痛苦管理指南，建议对所有肿瘤患者进行常规痛苦筛查。

25%～45% 的癌症门诊患者有显著的心理痛苦，而只有不到 10% 的患者被转诊而得到相应的服务，仍然存在肿瘤患者心理问题识别不足和治疗不足的现象，但是有心理痛苦的患者中几乎 50% 都拒绝心理社会服务。

3. 精神科问题 恶性肿瘤患者常见的精神障碍包括焦虑障碍、抑郁障碍和谵妄，患病率的范围在 10%～30%，终末期癌症或某些癌症类型的患者抑郁患病率更高，终末期患者谵妄高达 85%。焦虑和抑郁会导致因癌症死亡的风险增加 27%。应激易感人格、不良的应对方式、负性的情绪反应以及生活质量差的人，癌症生存期更短，死亡率更高。

（1）抑郁：在肿瘤患者中抑郁情绪非常普遍，既可能是对恶性肿瘤的一种正常的情绪反应，也

可能是肿瘤的躯体结果或肿瘤治疗的影响。抑郁的发生可能与下列因素有关：①恶性肿瘤带来的心理应激；②抗肿瘤药物的不良反应；③肿瘤伴发的神经或躯体问题，如营养不良、内分泌紊乱、脑转移等；④患者既往有情感障碍病史，在确诊恶性肿瘤后复发。抑郁的诊断依赖于心理症状，如兴趣减退、快感缺乏、沮丧或挫败感、社交退缩、无望、无助、无价值感和自我评价低。抑郁情绪的存在会干扰患者对肿瘤治疗的配合，更难忍受治疗所带来的不良反应，降低患者的生活质量和主观幸福感。

（2）自杀倾向：患者病情加重，身体功能下降，甚至需要依靠导管、输液维持，不能自我照顾，同时缺乏社会支持系统时会使患者产生无助感，导致患者绝望，甚至企图通过自杀解决痛苦。与自杀风险增加有关的因素可能有：男性、疾病进展快、预后不良、谵妄、疼痛控制效果不良、抑郁、精神疾病史、目前或既往存在药物或酒精滥用、自杀未遂史、身体和情感耗竭、与社会隔离等。

（3）谵妄：谵妄是恶性肿瘤患者中常见的精神问题，既可以是恶性肿瘤本身的结果，也可与治疗过程密切相关。据报道，恶性肿瘤患者中谵妄的发病率在 5%～30%，在疾病晚期更可以高达 85%。在恶性肿瘤的进展或者治疗期内，很多因素都是谵妄的高危因素，如原发性脑肿瘤或脑转移瘤、使用某些抗肿瘤药物（阿糖胞苷、甲氨蝶呤等）、某些免疫制剂（干扰素和白介素等）、某些抗生素（喹诺酮类）和抗真菌药物（两性霉素 B）、阿片类镇痛药物等。

（4）志气缺失综合征（demoralization）：是恶性肿瘤患者特别是终末期患者常常出现的一种现象，主要特征包括存在的绝望、无助感、无望感、丧失生命意义与目的。相对于抑郁，志气缺失更是一种心理痛苦，与癌症的进展密切相关。

此外，由于早期检测与治疗的进展，恶性肿瘤患者的存活率显著改善。恶性肿瘤生存者所要面对最显著的困难是对疾病复发或进展的恐惧，即癌症复发恐惧症，患者害怕或担心癌症将复发、进展或转移，研究表明 22%～99% 的癌症生存者经历复发恐惧症，这是癌症患者感到痛苦的一个问题。复发恐惧症可能持续很长时间，并预示着较差的生活质量结局。

4. 躯体症状 癌症患者常因疾病本身或治疗出现大量的躯体症状，如恶心呕吐、疼痛、乏力、淋巴水肿、畸形、便秘、认知问题、交流困难、吞咽困难、呼吸症状、食欲丧失、营养不足和生育等问题，影响患者的生活质量，增加患者出现严重焦虑和抑郁的风险。

5. 实际问题 癌症诊治过程中，患者会面对很多实际问题，包括医疗保险、信息咨询、交通、住宿、照顾孩子 / 老人、工作、家务等。许多患者因生病丧失劳动能力而面临严重的经济负担。对这些问题的担忧以及如何获得相关的信息会影响患者的治疗和健康，有研究发现来自农村的癌症患者结局更差，因为外出就医会带来很多实际问题和经济问题，也会引发患者对家庭和工作的担忧，造成患者的思想负担和情绪问题。

6. 临终问题 临终患者需要应对不断出现的躯体症状，当想到迫近的死亡时，他们也不得不面对存在和灵性的问题，并且这些灵性问题会影响患者的诊断和治疗。家属和照顾者会面临丧失、悲恸和居丧的问题，照顾临终患者的临床医生也会体验到心理社会方面的影响，如应激、职业耗竭、抑郁、同情心疲乏等。

（三）不同肿瘤类型患者的特定心理社会问题

1. 乳腺肿瘤 年轻乳腺肿瘤患者不良心理反应的发生率较高，治疗对生育能力、对自我形象及对性欲产生的不良影响、预防性对侧乳房切除术以及癌症给人际关系、家庭和事业带来的影响，都会为患者带来严重的心理压力。在乳腺肿瘤治疗中，某些化疗药物会引起脱发、卵巢功能丧失、过早绝经以及体重增加。抗雌激素治疗会引起失眠、潮热、易激惹和抑郁。担心自己失去了性的魅力，也会影响女性乳腺肿瘤患者与伴侣的关系。

2. 泌尿生殖系统肿瘤 由于前列腺癌在预后判断上的困难，患者常常产生不确定感，尤其是在进行可能造成如阳痿、尿失禁、肠道不良反应的治疗选择时。研究显示，1/3 患者表现出严重的焦虑。而与女性患者相比，男性患者更不愿意接受精神科评估或者心理医师的帮助。在前列腺癌治疗中，通过睾丸切除术降低雄激素水平，会带来术后患者生活质量的降低。年纪较轻、要接受长期激素治疗或躯体疾病严重的患者，往往会有更为突出的精神痛苦。

3. 胃肠道肿瘤 胃肠道肿瘤造瘘术后，不少患者会对自己的形象、性功能、疼痛及气味产生担忧，从而导致社交退缩。生存期越长的患者，抑郁发生的比例也越高。

4. 头颈部肿瘤 头颈部肿瘤在有吸烟史和药物滥用的人群中更为常见，加之肿瘤本身或者治疗措施造成的面部畸形、言语能力丧失、黏膜炎、疼痛、吞咽困难、口干、唾液黏稠甚至需要鼻饲喂养和气管切开等，使得这一患者群体的自杀风险上升。尤其在社会支持不良、离群索居的患者中，出现自杀倾向的风险更高。

5. 肺部肿瘤 有研究提示，在确诊初期，会有 1/5 非小细胞肺癌患者出现抑郁。而确诊时自我报告的焦虑和抑郁情绪可以预测未来 1 年的抑郁状态和心理痛苦程度。在小细胞肺癌患者中，无法集中注意力和抑郁症状十分常见。同时，与其他肿瘤类型相比，小细胞肺癌伴发副肿瘤综合征的概率最高。以精神、认知和行为异常为表现的副肿瘤综合征常常出现在恶性肿瘤相关的症状和体征之前，易造成诊断的延误。

第三节 恶性肿瘤患者的心理社会干预

医学应该是科学与人性的完美结合，但是科学技术的飞速进步常常使医师忽略医学中人性的一面。当医师讨论手术路径、化疗方案时，讨论对象仅仅聚焦在手术的解剖部位或者肿瘤的病理分型、分期上，而作为肿瘤的宿主——患者，医师往往关注甚少。医师想当然以为，治好肿瘤，即是对患者最大的关注。殊不知医学的目标乃是：有时治愈，时常帮助，总是在安慰。

一、心理社会服务模型

一种简便易行的心理社会服务模型。该模型建议：识别每个患者的心理社会需求，制订和实施心理社会照料计划，既能链接到患者的心理社会服务，又能协调医疗和心理社会治疗，使得患者能够管理疾病和健康；系统性地随访患者，按照需要进行再评估和调整治疗计划。建立心理社会服务模型的基础是建立最优化的转诊体系，临床以及心理社会肿瘤学医师都应建立自己的转诊体系，为患者提供心理支持和关怀。

二、沟通技巧

患者与医生间的沟通，意味着患者和医生之间交换语言性和非语言性的讯息。成功的沟通不仅只有语言，连同表情、姿势、动作、语气及语调等非语言性讯息也扮演着很重要的角色。在一项研究中显示，在沟通过程中，言语占 7%，音调占 38%，而表情、姿态、动作等占 55%。治疗组成员和肿瘤患者之间的有效沟通会改善患者心理社会适应、决策制定、治疗依从性和治疗满意度。

很多癌症患者对信息需求有很高的要求。临床医生是他们信息的主要来源，特别是关于诊断、治疗和预后的信息。除了提供信息以外，有效的沟通需要个体化，这个过程包括解释、解决问题和了解患者的感受。临床医生告知患者信息的方式会明显影响患者对这个信息的回忆。调查数据显示被人所接受的沟通方式是"敏感和令人安心"的方式，并被作为个体来对待。

1. 共情 定义为"一个把客体人性化的过程，感觉我们自己进入别的东西内部的过程"。临床医生在咨询的开始阶段要使用开放提问，给予共情和善于澄清患者话语里的线索，这样会更容易识别出患者的心理痛苦。这是一种能深入他人内心世界，了解其感受的能力。共情有利于医师与患者建立并发展治疗关系，能够促进信任与相互理解、相互影响，并在此基础上，帮助患者主动去寻找内心的症结，加深自我理解，为医师后续心理治疗做好准备。医师需放下自己的假设及先入为主，真正地去关心患者，以患者为中心，认真倾听，设身处地地为患者着想。

2. 告知坏消息 所谓坏消息，是对被告知者期望的目前或将来的情况进行的否定的消息。肿瘤的诊断、复发、转移、终止治疗都是坏消息。告知患者肿瘤诊断的方式不仅会影响患者对疾病的理解，也会影响他们长期的心理适应。对威胁生命的反应近来已经列为创伤后应激障碍的诊断标准。早在 20 世纪 60 年代，美国的医生们对于癌症患者的癌症诊断告知，尤其对病情的进展也是尽量回避或者避重就轻，其主要目的是担心患者心理上难以承受身患"肿瘤"的事实，并由此产生绝望，使医疗、护理难以进行。然而40余年来，这些观念在美国发生了很大改变，认为坏消息的告知是可行的。

三、恶性肿瘤患者常见精神症状的药物干预

1. 焦虑障碍　一般而言，通过焦虑症状的严重程度来决定是否使用药物来治疗焦虑。药物治疗疗效显著且起效较快。急性焦虑或惊恐发作几乎都需要药物治疗。苯二氮䓬类药物常用于肿瘤患者，来治疗焦虑，特别是惊恐发作，也用于治疗恶心和失眠。应用抗焦虑药时必须考虑抗焦虑药物和癌症治疗药物之间可能存在相互作用。药物从小剂量开始服用，如果耐受好再逐渐增加剂量。由于癌症患者的代谢状态发生了改变，药物维持剂量要比健康个体低。常用药物包括阿普唑仑、劳拉西泮、氟西汀、帕罗西汀、舍曲林、米氮平等。

2. 抑郁性障碍　临床上，抗抑郁治疗药物已经被广泛用来治疗各种躯体疾病伴发的抑郁障碍，而且研究表明抗抑郁药物对肿瘤相关性抑郁同样有效。选择性5-HT再摄取抑制剂是近年临床上广泛应用的抗抑郁药，主要药理作用是选择性抑制5-HT再摄取，使突触间隙5-HT含量升高而达到治疗抑郁障碍的目的，具有疗效好，不良反应少，耐受性好，服用方便等特点，主要包括氟西汀、舍曲林、帕罗西汀、西酞普兰和艾司西酞普兰。

新型抗抑郁药文拉法辛、度洛西汀和米氮平是具有5-HT和NE双重作用的新药。此外，米氮平还能改善癌症患者恶病质、恶心和潮红等症状。

四、专业心理干预

1. 认知行为治疗　认知行为治疗（cognitive behavioral therapy，CBT）是通过帮助来访者识别他们自己的歪曲信念和负性自动思维，并用他们自己或他人的实际行为来挑战这些歪曲信念和负性自动思维，以改善情绪并减少抑郁症状的心理治疗方法。美国精神病学会诊疗指南指出，在心理治疗中认知行为治疗和人际心理治疗是改善重度抑郁最有效的方法。

2. 正念减压训练　正念（mindfulness）是指自我调整注意力到即刻的体验中，更好地觉察当下的精神活动，并对当下的体验保持好奇心并怀有开放和接纳的态度。正念减压训练（mindfulness-based stress reduction）是所有正念疗法中研究最多的，也是最成熟的一种治疗方法，该疗法能够帮助患者纾解压力，从认知上完完全全地接纳自己，因此适用于所有类别和分期的癌症患者。

3. 尊严疗法　尊严是一种有价值感、被尊重或尊敬的生活状态，对于濒死的患者来说，尊严还意味着要维持躯体舒适、功能自主、生命意义、灵性慰藉、人际交往和归属关系。尊严疗法是对生存期已经很短暂的人们所面临的现实困难和心理社会痛苦施予的帮助，其独特性在于鼓励患者追忆生命中重要的、难忘的事件，并以此提高他们的生活质量。尊严治疗更多地是在接受姑息治疗的晚期癌症患者中进行的。

4. 支持-表达性团体心理干预　支持-表达性团体心理干预（supportive-expressive group psychotherapy，SEGT）最初是为转移性乳腺癌患者设计的，主要目的是帮助这些患者应对生存危机的严峻考验。目前该疗法除了主要被应用于乳腺癌患者外，也被应用于其他类型的癌症患者，是一种密集的、每周1次的团体心理治疗，处理癌症患者所面临的最基本的生存、情绪及人际关系问题。

5. 意义中心团体　意义中心团体（meaning-centered group psychotherapy，MCGP）本质上还是一种教育性团体，通过让患者学习Frankl关于意义的概念，并将意义来源转化为自己应对晚期癌症时的一种资源，其目的是改善患者的灵性幸福和意义感，并减少焦虑和对死亡的渴求。该治疗主要适用于群预后不良的晚期癌症患者，且身体状况允许患者参加团体活动（如卡氏评分在50以上）。如果患者有中等强度及以上的心理痛苦，且主要为情绪问题和灵性/信仰问题，该疗法尤为适用。

6. 癌症管理和生存意义（managing cancer and living meaningful，CALM）　CALM治疗是

针对晚期癌症患者建立的一种新的个体心理治疗模式。致力于解决癌症晚期患者的抑郁和死亡焦虑，增进医患联系，提升生命意义和希望。CALM 治疗内容涉及 4 个领域：①处理肿瘤相关症状并加强医患沟通，提升医患关系；②调整自我以与肿瘤带来的改变保持一致，同时也调整患者与家属之间的关系，给患者提供需要的照顾和支持；③灵性、意义和目标，帮助患者理解个体痛苦和死亡的意义，评估晚期疾病优先要解决的问题和目标；④为即将到来的死亡做好准备，直面死亡，保留希望。

第四节　心理社会肿瘤学

一、心理社会肿瘤学的兴起

20 世纪 70 年代，心理社会肿瘤学的先驱 Jimmie Holland 开始进入纽约癌症中心工作，当时这一领域在临床服务和科学研究上几乎都还是空白。随着时间的推移，恶性肿瘤在医学和社会层面都发生了很大变化：肿瘤不再是一个不治之症；诊断倾向于告知患者而不是隐瞒；患者越来越多地参与治疗决策过程；评定主观感受和生活质量有了较为可靠的工具；人们越来越多地认识到肿瘤与心理社会因素的关系以及其对生存率的影响。同时更多的肿瘤患者站出来呼吁社会关注肿瘤患者的生存状态。1972 年，美国国家癌症防治规划开始把肿瘤相关的心理社会问题列入研究方向。1984 年，国际心理肿瘤学会正式成立，这标志着心理社会肿瘤学作为一个独立的学科，已经在世界范围内得到了广大从事肿瘤防治工作的专业人员的认可。

二、心理社会肿瘤学在我国的实践

我国关于心理社会肿瘤学的研究起步较晚，20 世纪 90 年代初，张宗卫教授等在北京大学肿瘤医院首先建立了康复科，主要从事肿瘤心理问题的临床和研究工作，标志着我国肿瘤领域开始了心理社会肿瘤学方面的临床探索和研究。中国抗癌协会肿瘤心理学专业委员会（CPOS）成立于 2006 年，相关培训会议逐年发展壮大，并出版了《心理社会肿瘤学》《中国肿瘤心理治疗指南》《癌症患者心理治疗手册》《癌症症状的精神科管理》等专业书籍。虽然我们目前的医疗模式还不能完全满足患者的需求，但从发达国家的经历和经验，我们不难看出，在中国发展心理社会肿瘤学是历史的必然。

（唐丽丽）

参 考 文 献

[1] Holland JC, Breitbart WS, Jacobsen PB, et al. Psycho-oncology. 2nd ed. Oxford: Oxford University Press, 2010

[2] Crist JV, Grunfeld EA. Factors reported to influence fear of recurrence in cancer: a systematic review. Psychooncology, 2013, 22（5）: 978-986

[3] 吉米·霍兰. 癌症人性的一面. 唐丽丽, 译. 北京: 中国国际广播出版社, 2007

[4] 唐丽丽. 写给癌症患者的心灵处方. 北京: 人民卫生出版社, 2017

[5] 唐丽丽. 中国肿瘤心理治疗指南. 北京: 人民卫生出版社, 2016

[6] 唐丽丽, 王建平. 心理社会肿瘤学. 北京: 北京大学医学出版社, 2012

[7] 唐丽丽. 癌症症状的精神科管理. 北京: 人民卫生出版社, 2018

第二十四章 临床研究计划设计与实施

临床研究是探索新药物、新疗法、新诊断技术等是否安全有效的重要途径,其结果不仅直接决定上述诊疗手段能否用于临床,更能指导临床工作,优化临床决策,推动医疗卫生事业的发展。

第一节 临床研究与循证医学的历史回顾与现状

一、临床研究

(一)临床研究概述

临床研究是指在人体进行的、回答与健康相关问题的科学研究工作。临床研究种类很多,如评估新药、新医疗器械、新诊断技术的安全与有效性的研究,以及新的临床治疗方法的探索与验证等,均属于临床研究的范畴。

药物临床研究是临床研究中的一个重要组成部分。其是指在志愿者身上(患者或健康人)对药物进行系统性的研究工作,以证实或揭示试验药物的作用机制、可能的不良反应、吸收、分布、代谢和排泄的规律等,以评价其应用于人体的效果与安全性。虽然在临床前研究阶段,可以在动物模型上对药物进行研究,在一定程度上能够提示试验药物的安全性及有效性。但药物的基本属性,决定了这些研究结果不能替代临床试验结果。药物临床试验是药物从动物试验到临床应用的必经之路。

要准确理解药物临床试验的内涵,并规范实施临床试验,需要明确其与临床治疗学之间存在的本质区别。临床治疗学是以临床医学相关知识及原则为指导,通过对病患施以有效的治疗手段(不局限于药物治疗)来达到治愈疾病或缓解症状的目的。在临床实践中,临床治疗通常没有(往往也不需要)经过统一设计,只是针对某一个体进行的治疗行为,虽然也遵循相应的治疗学原则,但在实施过程中大多掺入治疗者个人的经验行为。而临床试验的目的是评价针对特定的适应证,一种新的治疗方法或新的药物的效果和安全性。为了得出客观、可靠的结果,必须尽量减少影响因素,降低误差。在尽可能保护受试者权益的情况下,遵循对照、随机、重复的原则,通过科学、严谨的试验设计,严密、细致的过程管理,以保证临床试验的顺利进行。

(二)临床研究的发展历程

最早的临床研究出现在公元前600年左右。当时的古巴比伦国王尼布甲尼撒二世(King Nebuchadnezzar)为了判断何种饮食对人体更为有益,进行了一项研究,他将参与研究的4人分为2组:一组吃蔬菜;而另一组人吃宫廷营养饮食。10天后进行观察,发现吃蔬菜的人比每天喝酒吃肉的人显得更光彩照人。这一研究被认为是人类有记录的最早的临床试验(clinical trial),尽管其纳入的研究对象数量不足,试验设计还尚不完善,但其却体现了临床试验的精髓,即"有对照组的观察"。

随着循证医学在18世纪的兴起与发展,临床研究数量也明显增加,并日趋完善。如苏格兰航海外科医生Lind于1747年进行了治疗维生素C缺乏病的对照试验,评估了橘子、柠檬以及其他干预措施对于维生素C缺乏病的疗效;1816年,Alexander Hamilton在其博士论文中描述了一项在爱丁堡进行的以评估放血疗法疗效为目的的大型对照试验;1898年,丹麦医生Fibiger发表了其著名的使用血清治疗白喉的半随机对照试验。

到20世纪上半叶,越来越多的学者认识到动物试验不能代替人体试验,并对长期以来单纯根据病理生理机制指导临床治疗的做法产生了疑问,认识到对现行医疗实践进行客观评价,以判断其是否安全及有效的必要性。这进一步提高了人们对开展临床试验的兴趣。1948年，在英国医学研究会领导下开展了世界上第一个临床随机对照试验（randomized controlled trial，RCT），肯定了链霉素治疗肺结核的疗效。1955年，Truelove进行了胃肠病方面的首项随机对照临床试验，证实了肾上腺皮质激素治疗溃疡性结肠炎优于安慰剂。1969年，由Ruffin开展的一项随机双盲临床试验证实了胃冷冻疗法对治疗十二指肠溃疡引起的出血是无效的。随机对照临床试验的兴起使流行病学的多项理论和原则得以用于临床医学，从而从根本上改变了临床实践过多依赖于"经验"，而证据不足的局面。许多学者认为随机对照临床试验在医学上的广泛开展可与显微镜的发明相媲美。根据临床研究结果来处理患者的观念已经形成，大样本、多中心的随机对照临床试验取代了以前分散的、个别的观察性研究和临床经验总结。随机对照临床试验的出现以及广泛运用是临床医学研究的一个里程碑，也是循证医学证据的主要来源。

中国历史上第一次提到对照试验见于宋代的《本草图经》："为评价人参的效果，需寻两人，令其中一人服食人参并奔跑，另一人未服人参也令其奔跑。未服人参者很快就气喘吁吁"。第一个随机对照试验为苏德隆教授于20世纪60年代初期完成并发表的。中医药领域的第一个随机双盲对照试验发表于1983年，评估了中药注射剂治疗心绞痛的疗效。20世纪80年代中后期，随着临床流行病学的引入，国内开始有人对中华系列医学杂志上发表的临床试验进行评价。至20世纪90年代中后期，随着循证医学被引入中国，21世纪以来随机临床试验越来越多。时至今日，评估新药、新医疗器械、新诊疗技术的安全与有效性的临床研究已在我国广泛开展，试验设计日趋合理、严密，试验实施也越来越严格、完善，为我国医疗卫生事业的发展起了巨大的推动作用。

（三）临床研究规范化

在临床研究开展初期，许多临床试验存在滥用人类受试者的现象，受试者的生命和健康得不到保障。例如在19世纪50年代，有研究者在不告知试验性质的情况下用不适当的受试者（如因犯、残疾人和孕妇）进行放射性物质的试验。因此，保护受试者的权益，保证受试者对于临床试验的知情权受到越来越多的关注。在科弗尔-哈里斯修正案中，提出了进行药品人体试验时需获得受试者的知情同意（informed consent），但仅要求口头上的同意，尚未要求受试者的书面签字。在1964年的第18届世界医学大会上出台了《赫尔辛基宣言》，该宣言声明医生的首要职责是保护受试者的生命和健康，它可被看作是药物临床试验管理规范（good clinical practice，GCP）的雏形。1967年，美国食品药品监督管理局（Food and Drug Administration，FDA）初步规定获得受试者知情同意的方法，并要求必须在研究的早期获得书面的签字。1976年，美国国家生物医学与行为研究受试者保护委员会确立了关于在人体身上研究的管理原则，并提出了关于机构审查委员会（Institutional Review Board，IRB）的建议。同年，FDA发布了关于IRB的相关法令，要求所有以住院患者为对象的研究均需经过IRB的审查。1981年FDA又对IRB作了修改，规定所有需要向FDA申报的研究，不管其受试者是否为住院患者，在研究开始之前，均需经过IRB审查和批准，由FDA管理的一切产品的研究均需获得书面知情同意书。知情同意书被视为是保护受试者权益和福利的要素。关于IRB和知情同意书及进行人体试验等的其他一系列的规定，形成了有关临床试验的管理规范，收载于美国《联邦法典》。随着各国及世界卫生组织（WHO）、人用药物注册技术国际协调会（ICH）对《药物临床试验管理规范》的颁布和实施，以及相关技术指导原则的建立，世界各国基本建立了药物临床试验的管理法规和监督体系。

我国药物临床试验的管理是从1984年颁布的《中华人民共和国药品管理法》开始，并于2001年3月修订。其规定研制新药必须经国务院药品监督管理部门批准后，方可进行临床试验，并且药物的临床试验必须执行药物临床研究质量管理规范。1998年，卫生部颁布了《药品临床试验管理规范》（试行）；其后，国家食品药品监督管理局分别于1999年、2003年对其进行修订，并以《药物临床试验质量管理规范》颁布实施。

（四）临床研究现状与展望

目前，临床研究在世界范围内得到了极大推

广与快速发展。2002 年底，美国 FDA 报道共有 11 544 个临床试验，在 2006 年增长为 80 000 个临床试验。据权威的临床试验注册网站（https://clinicaltrials.gov/）统计，全球范围内在该网站注册的临床试验从 2006 年的 35 884 项增加至 2013 年的 159 083 项。虽然相较美国，其他国家临床试验起步相对较晚，但近年来均呈现迅猛的发展势头。据统计，目前非美国本土进行的临床试验已经占到总临床试验数量的一半以上。

我国目前的进口注册审批较为严格，通常需要在中国开展验证性临床试验，一般需耗费 3～4 年时间，因此往往导致创新药物的延迟上市，即所谓的"drug-lag"现象。2017 年以来，国家实施了一系列改革措施，优化了药物审批的管理流程，加快了国外药物在我国获批上市的速度，令患者获益。我国临床研究相对欧美发达国家发展较晚，虽然发展较快，但从国产新药的临床试验情况看来，与发达国家相比，我国各方对药物临床试验科学性的认识尚有较大差距。因此，尽快全面规范我国药物临床试验行为，不断提高临床试验的质量，为我国药物创新提供科学可信的技术支持，并成为世界药物临床试验的发言人之一，是我国广大医药工作者无法推脱的使命。随着医疗水平的不断提高，医药工业的不断发展，临床研究的设计如在推荐剂量的设定和疗效评估手段等方面也有了一些新的变化和进展，旨在更加有效评估药物的安全性和疗效，优化给药途径，明确药物剂量，以求进一步提高药物治疗的水平。

二、循证医学

（一）循证医学概述

循证医学（evidence-based medicine，EBM）意为遵循科学证据的医学。循证医学强调临床实践中将临床经验与当前最佳科学依据结合起来，并考虑患者的需求进行医疗决策。其核心思想是医务人员应该认真地、明智地、深思熟虑地运用在临床研究中得到的最新、最好的科学研究信息来诊治患者。循证医学是最好的研究证据与医师的临床实践和患者的价值和期望三者之间完美的结合。循证医学最终的受益者是患者。

（二）循证医学的历史及发展

20 世纪 70 年代，以著名英国流行病学家、内科医师 Archie Cochrane 为代表的一批流行病学家经过大量的研究工作，发现只有不足 20% 的临床诊治措施被证明有效而非有害，从而呼吁临床实践需要证据来支持。例如，利多卡因曾被广泛用于治疗心肌梗死引起的心律失常。但在心血管领域的临床试验证实，利多卡因虽然能够纠正心律失常，但增加死亡率，而 β 受体阻滞剂在理论上纠正心律失常的功能不及利多卡因，但却能够显著降低心肌梗死的再发以及引起的死亡。因此，Archie Cochrane 在其著作《疗效与效益：医疗保健中的随机对照实验》中明确指出："由于资源终将有限，因此应该使用已被恰当证明有明显效果的医疗保健措施"，"应用随机对照试验（RCT）之所以重要，是因为它比其他任何证据更为可靠"。从而催生了 20 世纪最伟大的医学理论之一——循证医学。1979 年，Archie Cochrane 进一步提出"应根据特定病种或疗法，将所有相关的随机对照研究联合起来进行综合分析，并随着新的临床试验的出现不断更新，以便得出更为可靠的结论"。其所指的就是循证医学发展的一个重要里程碑——系统评价。1992 年，David Sackett 教授及其同事正式提出了循证医学的概念，指出循证医学为"慎重、准确和明智地应用当前所能获得的最好的研究依据，同时结合临床医师的个人专业技能和多年临床经验、考虑患者的价值和愿望，将三者完美结合制定出患者的治疗措施。"1993 年，Cochrane 协作网成立，其通过广泛收集 RCT 的研究结果，在严格评价的基础上，进行系统评价，提供研究证据。

（三）循证医学在肿瘤领域的应用现状与展望

由于目前针对肿瘤，尤其是晚期恶性肿瘤的治疗手段有限，革命性的治疗方法仍未出现。因此，如何有效地预防肿瘤，对肿瘤进行早诊早治，对晚期肿瘤患者找到最佳治疗模式以最大限度提高患者的生存期、生存质量并降低治疗费用，成为摆在肿瘤临床医师面前的重要课题。而在临床工作中合理地运用循证医学，获取能够获得的研究证据，并在临床实践中灵活运用，具有重要的意义。

1. 循证医学在肿瘤病因学研究中的作用　国际癌症研究中心（International Agency for Research on Cancer，IARC）进行了一项有关子宫颈癌与HPV 感染的荟萃分析，将 85 个公开发表的文献中 10 058 例子宫颈癌患者纳入评价，发现与子宫颈癌相关的 HPV 类型为 16、18、45、31、33、58、52、35、59、56、6、51、68、39、82、73、66 和 70，其中有 2/3 的子宫颈癌患者与 HPV16（51%）、18（16.2%）密切相关。Castellsague 等进行的另一项荟萃分析表明，HPV 阳性的妇女患子宫颈癌的相对风险是 HPV 阴性的妇女的 81.3 倍。基于以上证据，得出 HPV 感染是子患宫颈癌的主要危险因素。因此，HPV 检测是子宫颈癌的有效筛查手段，而 HPV 疫苗接种可通过减少 HPV 感染而减少子宫颈癌的发病率。

2. 循证医学在肿瘤筛查中的运用　例如乳腺自查曾是被广为宣传的乳腺癌的有效筛查手段。但根据 McCready 等人进行的系统评价结果，乳腺癌自查并不能降低乳腺癌的死亡率。相反过早自查有可能造成人们对乳腺疾病的困惑和恐惧，反而弊大于利。运用乳腺 X 线进行普查在乳腺癌高发的西方国家被广为应用。例如 Borras 等进行的系统评价认为在总体人群中乳腺 X 线影像学普查对于减少乳腺癌死亡率方面虽有益处，但对于发病率较低的人群（如年轻女性）是否有利尚无定论。我国近年来乳腺癌发病率逐年上升。但依然比西方国家低许多，因此是否将乳腺 X 线影像学检查用于普查尚需进一步研究。再如 Pignone 等通过系统评价肯定了使用大便潜血试验、肠镜检查或两者合用可以降低结肠癌的发病率和死亡率，因此在西方国家对于高危人群推荐使用上述方法进行筛查。

3. 通过循证医学回答临床治疗问题　如非小细胞肺癌化疗是否有益，长期以来一直存在争议。1995 年非小细胞肺癌协作组在 *British Medical Journal* 上发表了针对该问题的荟萃分析报告。该研究由 52 项随机研究组成，涉及 9 387 名患者。其结论是，含有铂类的化疗方案能提高患者的生存率。术后加上化疗与单独手术比较，减少 13% 死亡危险，5 年生存率提高 5%。支持疗法联合化学治疗，比起单独的支持疗法，死亡危险减少了 27%，1 年生存率提高 10%。该文较好地解决了长期以来肿瘤科临床医师所面临的两个重要而又无法回答的问题，即化疗相对于支持治疗是否更优，以及何种化疗方案更佳。

4. 大数据推动循证医学发展　循证医学是不断发展的，证据也是不断发展的，大量的临床问题还没有直接可用的高质量证据，证据的不断完善促使我们去开展临床研究，特别是设计严谨的临床研究，产生有价值的高质量证据。随着经济建设的发展，我国医疗卫生行业进入了快速发展阶段，大数据、云计算等技术逐渐应用于各种医疗场景。大数据在循证医学的应用价值主要体现在药物研发、临床操作等医疗环节，大数据的发展在一定程度上改变了医疗信息采集、运用的方式，促进医疗资源共享，对临床试验的发展有着重要意义，也将成为今后循证医学发展的一大方向。

5. 循证医学的展望　循证医学对现代医学的贡献是将医疗实践建立在科学的基础上；发展了复杂多层次的证据评定系统；发展了能产生可信赖的推荐意见的方法学；强调患者价值观及意愿在临床决策中的重要地位。循证医学还在继续发展，在新的形势下会遇到新的问题，例如如何评定大数据产生的证据、比较效果的研究、真实世界的研究、如何解决诊疗的不足、过度诊疗和研发共同决策工具等，这些都有待于努力去解决，获得进一步发展。

第二节　临床研究的方法与设计

恶性肿瘤是严重威胁人类生命的一类疾病，尽管现有治疗手段取得了一定疗效，但多数肿瘤患者生存时间有限，缺乏有效的可以治愈肿瘤的药物，急需开发新的药物来满足患者需要。为达到延长生存的目标，患者往往愿意承担比其他疾病治疗用药更大的安全性风险，这使得患者对抗肿瘤药物的风险效益权衡不同于其他药物，也使得抗肿瘤药物临床研究不太适宜完全遵循一般临床研究的规律。由于肿瘤基础研究的进展，一些新的作用机制、作用靶点药物不断涌现，呈现出不同于传统细胞毒类药物的安全性和有效性特点；肿瘤的药物治疗也从以往的追求肿瘤缩小向提高患者的生存期和 / 或生存质量转移，这些改变使抗肿瘤药物临床疗效评价终点指标也出现较大改变。因此，传统的抗肿瘤药物开发和评价模式已经变得不适宜，需要更多地探索能加快和促进开发进程的临床研究方法。本节将对抗肿瘤药物临床研究一般考虑进行阐述，重点阐述在不同临床研究阶段中需要重点考虑的问题。

一、临床研究的总体考虑

与一般药物临床研究规律相同，抗肿瘤药物的上市前临床研究过程通常分为Ⅰ期、Ⅱ期和Ⅲ期临床试验。Ⅰ期临床试验主要目的是评价药物的耐受性和安全性，确定后期研究，推荐给药方案和剂量；Ⅱ期临床试验主要探索药物的疗效，同时进一步观察安全性，Ⅲ期临床试验则在Ⅱ期临床试验基础上进一步确证肿瘤患者临床获益情况，为获得上市许可提供足够证据。

由于肿瘤本身和抗肿瘤药物治疗的特点，在考虑临床研究总体设计时还需要考虑以下几个问题。

（一）不同受试人群的探索

由于细胞毒类抗肿瘤药物多数具有较大毒性，为避免健康受试者遭受不必要的损害，初次进入人体的Ⅰ期临床试验研究应选择肿瘤患者进行，这样也有利于再观察耐受性的同时，观察到药物的疗效。但对一些毒性较低的药物，也可考虑分别选择肿瘤患者和健康受试者（志愿者）进行临床试验。

在临床上已经具备公认有效的标准治疗方法的情况下，肿瘤患者应当采用标准治疗方法作为一线治疗，标准治疗失败或复发的时候，患者才能参加试验药物的临床试验。因此，出于伦理的要求，通常新的抗肿瘤药物首先在对标准治疗无效或失败的患者中进行，在获得患者的肯定疗效后，再向一线治疗推进。

在某些瘤种中已经明确手术后辅助化疗对于降低手术后转移复发是有利的，新辅助化疗和同期放化疗在一些肿瘤治疗中的应用，也为肿瘤药物的多方面应用提供启示，因此在适宜的阶段探索新药与其他治疗结合的方式也是有必要的。

（二）不同给药方案的探索

通常抗肿瘤药物的疗效和安全性与给药方案密切相关，不同的给药方案（如给药间隔和给药速度不同）可能产生不同的剂量限制性毒性（dose limited toxicity，DLT）和最大耐受剂量（maximal tolerated dose，MTD）。而对于细胞毒类药物而言，在毒性可以耐受的前提下尽量提高给药的剂量才能达到最佳疗效，因此临床研究早期应尽可能对不同的给药方案进行探索，找出能够获得最大疗效且耐受性可以接受的给药方案。对新型的分子靶向治疗药物而言，由于每种药物的作用机制、靶点不同，其给药方案的探索可能不同于传统的细胞毒药物的方法。

由单一致病因素导致疾病发生的肿瘤很少见，单药治疗往往也容易产生耐药性，疗效不佳，因此肿瘤治疗多采用联合治疗。传统的细胞毒药物很长时间以来一直被用于联合治疗，通过毒性不完全重叠的化合物联合或者产生耐药性的机制不完全重叠的化合物联合应用，可以达到在可接受的毒性范围内增加抗肿瘤活性的目的。新的作用机制和作用靶点药物的开发也提供了联合用药的理论基础，比如细胞毒性药物和非细胞毒性药物的联合治疗。有些靶向治疗药物单药疗效很低，但联合治疗可明显增强疗效，因此在临床研究早期甚至临床前研究中考虑联合用药方案的探索也是有必要的，尤其是在药物早期研究中未能显示出充足的单药活性时。

（三）不同瘤种的探索

通常一种抗肿瘤药物可能不只是对一种瘤种有效，也不可能对所有瘤种都具有同样疗效。因此，在临床前药效研究中，应参考同类化合物或作用机制相似的药物适应证，尽可能多的进行药物的抗瘤谱的筛选。在早期Ⅰ期/Ⅱ期探索性临床试验中，也应选择多个瘤种（通常应包含已知的敏感肿瘤和非敏感肿瘤）进行临床研究，以获得该药物对不同瘤种敏感性的初步结果。Ⅲ期临床研究再针对某个或几个相对敏感、最具开发价值的瘤种进行大样本研究，获得肯定疗效后，再选择其他潜在的有效瘤种进行研究。

二、临床研究一般过程

（一）Ⅰ期临床试验

Ⅰ期临床试验是新开发的药物首次进入人体的试验，主要是为了观察新药的人体耐受性，以此来确定DLT和MTD，并确定下一步研究的给药方案。进入Ⅰ期临床试验前，新药应完成药效学、急性期毒性、重复给药毒性以及其他必要的毒理学研究,初步预测进入人体试验具有相对的安全性。

1. 研究目的 主要目的是探索不同给药方案下的 MTD、DLT、合理的给药方案,确定Ⅱ期临床试验推荐的给药方案。同时了解新药人体药代动力学特征,获取药代动力学参数,并观察初步疗效,进行药代动力学/药效动力学(PK/PD)分析。

2. 受试人群的选择 肿瘤Ⅰ期临床试验的受试人群原则上应至少符合以下基本标准:

(1)经病理学确诊的恶性肿瘤患者。

(2)经常规治疗无效的或缺乏有效治疗的肿瘤患者,且纳入新药试验后可能受益者。若需要对特定目标人群进行观察,则可选择具有相应目标肿瘤人群进行研究。

(3)无严重的造血功能异常和心、肺、肝、肾功能异常和免疫缺陷。ECOG 评分 0 至 1 级或卡氏评分 >70 分的患者才能入组。

(4)应排除以往抗肿瘤治疗的持续效应。入组治疗时间应与以往治疗有足够的时间间隔(洗脱期),通常至少在 4 周以上,以免以往治疗的干扰。

(5)患者至少有 3 个月的预期寿命,可以对安全有效性资料进行随访。

因为抗肿瘤药物往往伴随着较大毒性反应,而且健康受试者不能真实反映在患者中的安全有效性,为避免健康受试者遭受不必要的损害,一般应当选择肿瘤患者进行研究。但对于一些非细胞毒性类药物如激素类、酪氨酸激酶抑制剂等,因其毒性相对较小,也可以考虑选择健康志愿者进行部分研究。

出于伦理上的考虑,能够在常规药物治疗中获益和症状改善的肿瘤患者不应该入选Ⅰ期临床试验,而应选择标准治疗失败或没有标准治疗的晚期癌症患者。由于该类肿瘤患者身体状况通常较差,且在进入试验前往往接受了多种其他具有毒副反应的治疗方法。疾病临床表现、其他伴随药物反应以及器官功能障碍等可能影响对药物相关反应的观察,因此选择患者的入组标准应非常谨慎。

为尽可能多地观察药物对不同瘤种对药物的反应,在 1 项Ⅰ期临床试验中可以选择不同瘤种患者。对于分子靶向药物,根据靶标筛选受试者对寻找潜在疗效生物标记物的评价也是有帮助的。

3. 给药方案 抗肿瘤药物的给药方案是决定药物疗效和安全性的重要因素,Ⅰ期临床试验中应探索适宜的给药方案,探索不同给药方案下的人体耐受性。

(1)起始剂量:多数抗肿瘤药物的治疗指数很窄,较高的起始剂量可能导致出现严重毒性,甚至患者死亡,从而使得原本具有很好潜力的有效药物不能得以继续研发。另一方面,如果选择过低的起始剂量,那么就有可能使得试验周期延长,造成资源浪费,而且从伦理学角度考虑,不应使过多患者暴露在无效剂量下。因此,起始剂量的选择应当综合非临床药效、毒理和药代动力学/毒代动力学的研究结果综合考虑。

对于细胞毒类药物,Ⅰ期临床试验的起始剂量计算原则上相当于非临床试验中啮齿类动物 MTD 剂量的 1/10,或非啮齿类动物 MTD 剂量的 1/6,单位用 mg/m² 表示,同时还需考察 MTD 剂量在其他种属动物的毒性反应及可逆性。

对于一些非细胞毒类抗肿瘤药,由于其毒性相对较小,Ⅰ期临床试验的起始剂量计算可采用非临床试验中非啮齿类动物未观察到不良反应剂量的 1/5,或者更高。若为国外已进行临床试验的新化合物,已有可靠的可借鉴临床试验资料,参照国外临床研究数据设计国内临床试验的起始剂量也是可以接受的。此时应当考虑不同人种间的差异可能带来的影响。

在进行联合用药探索性研究时,联合方案中的药物起始剂量确定需要考虑两者之间的相互作用可能导致毒性加倍甚至增加更多。如果一种新的联合疗法的抗肿瘤活性的程度依赖于理论推测时,根据单个成分的毒性,通常有可能预测出联合疗法的毒性。如果能够排除相关的 PK 相互作用,并且在剂量-反应/毒性特性还是未知数的时候,可以按照每种化合物单药治疗推荐剂量的 1/2 开始剂量探索研究。也可以按照其中的一种化合物的推荐剂量的全量而将其他化合物的剂量减量(50% 或者更低)来开始研究。另外,给药的顺序也可能非常重要,联用的药物间给药顺序、给药间隔等都可能会影响药物的疗效和安全性,这些也必须在研究设计时给予充分考虑。

尚没有可行的方法来权衡联合用药中每种成分之间的剂量比例来优化效益-风险比。因此，在剂量方面优先考虑在单药治疗时活性最高的化合物，也是可以接受的。

（2）剂量递增：剂量递增方案的确定要考虑药物临床前研究的暴露量-效应/毒性曲线关系和个体差异确定。通常采用改良的 Fibonacci 方法设计剂量爬坡方案，即在初始剂量后，依次按100%、67%、50%、33%、33% 递增。目前也有其他剂量递增方案设计方法可以采用。因此，研究中应阐明剂量方案确定的方法和合理性，建议根据药物特点调整剂量递增的幅度。研究方案中应阐明选择剂量递增方案的方法学和合理性，还应详细说明最大耐受剂量和剂量限制性毒性的具体定义。

为避免更多受试者使用无效药物，在每一剂量水平应选用尽量少的可达到评价要求的患者，一般至少有 3 名或 3 名以上可评价的受试者，但若某一剂量并无毒性或很小毒性反应，少于 3 名受试者也是可接受的。若出现明显毒性，应考虑增加受试者例数。如某一剂量组有 1 例产生 3 度以上不良反应，则该剂量水平应继续增加 3 例受试者，如不再出现，可进入下一剂量组，如仍出现，则停止剂量爬坡。只有当特定剂量水平获得足够评价资料后方可进入下一个剂量水平。

（3）给药途径和间隔：可根据临床前研究资料，或结合Ⅱ期临床试验目的初步选择给药途径。给药间隔可参考临床前试验的推荐剂量间隔或肿瘤/正常组织的药物毒性比率，并结合人体耐受性、药代动力学研究结果进行设计或调整。参考同类别药物获得的经验是十分有帮助的。在没有可参考临床资料时，细胞毒类药物可按照该类药物临床常规用法探索多种不同的给药方案，一般包括单剂量、每周 1 次、每日给药等给药方法，通过观察单次给药的毒性恢复时间来确定重复给药的间隔时间，每 3~4 周为 1 个重复周期是较为常用的给药间隔。一些非细胞毒类药物（如酪氨酸激酶抑制剂）还应考虑其达到靶部位抑制的稳态浓度，多采用连续给药的方式。

4. 毒性反应观察和评价 不良反应性质和严重程度的评价标准遵照国际上通用的药物毒性反应标准[美国国立癌症研究所（National Cancer Institute，NCI）的常见毒性反应标准（common toxicity criteria，CTC）]进行。评价不良反应至少包括相应的症状、体格检查、血尿常规、影像学检查。尤其注意根据临床前研究结果以及在同类药物中观察到的不良反应来增加特别项目检查，也要特别注意临床前研究中未出现的毒性。给药部位的局部毒性要做特别记录，根据公认的不良反应评价体系对不良反应进行分级，判断不良事件与试验药物的相关关系，毒性的可逆程度，与剂量、疗程的关系。

不良事件的评价不仅仅包括试验用药，还应包括毒性影响因素的评价，如器官功能失调、联合用药等。这些影响因素还要在Ⅱ期/Ⅲ期临床试验中进一步说明。如果试验过程中发生死亡病例，应提供详细的个案报道。要特别明确死亡原因及其与研究用药的关系，如有可能需进行尸检。

5. 药代动力学研究 药代动力学研究主要描述药物的人体药代动力学特征，确定主要药代参数，试验设计包括吸收、分布、代谢和排泄的全过程研究。应重点评价药代动力学与其给药剂量、安全性和临床疗效之间的关系（暴露-效应关系），鼓励建立群体 PK/PD 分析模型，这将有助于解释毒性反应，设计最佳给药剂量和给药方案。

影像学技术可用于研究药物在肿瘤组织靶部位的分布，必要时也可考虑采用分子影像学技术进行人体药物分布研究。

因为药物可能用于不同疾病状态或不同年龄的人群，因此可能需进行其他的特殊药代动力学研究，如肝肾功能不全患者、老年或儿童患者的药代动力学研究。同时要考虑进行影响药物吸收、代谢、分布和排泄的因素研究，如食物、合并用药、不同人种的药代动力学研究，以上研究可根据临床研究需要选择在不同阶段进行。

药代动力学研究可单独进行，也可与耐受性试验合并进行。但进行人体药代动力学研究需征得受试者同意。

6. 疗效观察和评价 由于抗肿瘤药物一般选择患者进行临床研究，因此Ⅰ期临床试验中可初步观察受试者用药的肿瘤反应情况，为后期有效性研究提供参考。疗效的评价应参照国际上通用的疗效评价标准（RECIST标准）。在征得受试者同意的情况下，获取其体液、血液/血清、组织进行相关的肿瘤标记物检测和预测其可能的疗效也是提倡的，如分子靶向抗肿瘤药物可通过测定特定标记物来初步预测其药理活性。若研究者判断受试者能够耐受且有可能继续获益的情况下也可以考虑持续用药多个疗程，有助于评价初步疗效。

由于Ⅰ期临床试验纳入受试者数量少，尚不足以确定其可能的疗效如缓解率，因此Ⅰ期临床试验的疗效评价要特别谨慎。

7. 试验结束或终止 对于细胞毒性药物，若探索出DLT、MTD剂量和毒性靶器官，可考虑结束临床试验。

Ⅰ期临床试验中患者若遇到以下情况，应考虑提前终止：①有证据表明疾病进展；②出现不可接受的不良反应；③患者要求退出；④研究者判断。

若遇到以下情况，应考虑提前终止试验或考虑试验方案的调整：多个受试者出现提前中止事件；不良反应发生率和严重性显示弊大于利；受试者招募不理想；数据记录质量太差，不准确和不完善。

8. Ⅰ期临床试验的总结 试验结束后应根据Ⅰ期临床试验的设计、研究过程和结果，同时结合临床前研究结果进行综合分析，评价研究目的是否达到或可能存在问题。通常应对以下内容进行总结：①最大耐受剂量（MTD）或剂量限制性毒性（DLT）；②毒性反应的类型、发生率、严重程度、预防和控制措施、与剂量和疗程的关系等；③初步疗效结果，如肿瘤客观缓解率（objective response rate，ORR），包括疗效评价的肿瘤标志物；④药代动力学参数及其与药效/毒性间的关系（PK/PD）；⑤Ⅱ期临床试验的拟定受试人群、推荐剂量和给药方法。若单项Ⅰ期临床试验结果难以支持后续的Ⅱ期临床试验，可提出拟进行的其他项目的Ⅰ期临床试验，或其他的非临床研究。

（二）Ⅱ期临床试验

Ⅱ期临床试验是在Ⅰ期临床试验明确了药物的毒性靶器官并且认为药物的毒性基本在可以接受范围内的基础上，在不同类型的肿瘤中或某一拟定瘤种中进一步探索药物的抗肿瘤活性。

Ⅱ期临床试验在抗肿瘤药物临床开发进程中起着关键性的作用，可获得以下几方面的信息，一是判断药物是否具有抗肿瘤活性，二是判断对药物敏感瘤种以决定进一步开发，三是判断对药物不敏感瘤种从而停止对这些瘤种的开发。一个有效的Ⅱ期临床试验可淘汰无效药物，选择敏感瘤种，为Ⅲ期临床试验的决策提供充分依据。

1. 研究目的 主要目的是考察药物是否具有抗肿瘤作用，了解药物的抗肿瘤谱，同时应更为详细地进行药物不良反应的观察，除了常见不良反应之外，还应考察药物少见和/或罕见毒性，药物的蓄积性和重复给药毒性，并提出预防和处理毒性的方法。进一步探索和优化Ⅰ期临床试验推荐的给药方案，包括给药剂量、给药间隔、疗程、联合放化疗等。同时需要进一步阐明给药方案与安全有效性的关系。

2. 试验设计 由于Ⅱ期临床试验是探索性研究，而非确证性研究，而且恶性肿瘤几乎不可能自行消退，可以认为肿瘤的缩小几乎完全是药物的作用。因此Ⅱ期临床试验可不采用随机对照设计。但在有常规标准有效治疗方法时，推荐采用随机对照设计，将常规标准有效治疗方法作为对照，目的是尽量在临床试验的早期阶段就能检验出药物相对于已有的治疗在疗效上是否具有优势。

Ⅱ期临床试验的另一个目的是早期淘汰一些有效率低或不良反应高的瘤种或用药剂量、方案，避免更多的患者接受无效的治疗，因此，目前常采用多阶段设计（multi-stage design），可有助于判断停止继续入选患者，及早终止试验。

采用联合治疗可能无法将单药的单独疗效和毒性从整体中分离出来，因此，在Ⅱ期临床试验设计中尽可能采用单药治疗，从而可以最有效地反映药物的疗效和安全性。

如果单药难以实施，或单药治疗不符合伦理要求，必须进行联合治疗，在启动Ⅲ期临床试验联合治疗的确证性研究之前，应先进行一项随机的Ⅱ期临床研究，对评价联合治疗的作用是有帮助的。

3. 受试人群的选择 Ⅱ期临床试验受试者的符合条件一般与Ⅰ期临床试验受试者基本相同，但每个受试者应至少有1个可测量的肿瘤病灶或者其他可靠的客观疗效评价指标,以定量分析药物的抗肿瘤疗效。

4. 给药方案　Ⅱ期临床试验应在Ⅰ期临床试验的基础上进一步探索和优化给药方案,可考虑同时采用两个或多个剂量组,对给药方案进行细化和调整,包括给药剂量、给药间隔、疗程以及联合放化疗方案等。应探索依据不良反应程度进行剂量调整的原则。应根据临床药理学资料充分考虑可能影响疗效和安全性的所有因素,原则上尽可能不同时给予可能影响药物疗效和安全性的其他治疗,也尽量避免给予可能与试验药物存在相互作用的其他药物。

5. 疗效观察和评价　客观缓解率(objective response rate,ORR)指肿瘤缩小达到一定量并且保持一定时间的患者的比例,是反映药物具有抗肿瘤活性的初步可靠证据,是Ⅱ期临床试验通常采用的疗效观察指标。

应按照国际公认标准如RECIST标准来记录客观缓解率。一般采用影像学分析,但对于某些肿瘤来说,影像学技术可能不一定合适,比如浅表病灶更适合使用卡尺来测量。当存在多处病灶时,可以选择有代表性的病变用于测量和缓解的评估。研究期间出现其他病灶进展或新病灶,也应同时进行评价。

虽然客观缓解率是反映药物活性的良好指标,但客观缓解率不一定能代表生存获益。为了在临床试验的早期阶段提供更为全面、充分的证据来证明药物的作用,从而减少后续临床试验的风险,推荐Ⅱ期临床试验在观察客观缓解率的同时观察无进展生存期(progress free survival,PFS)和总生存期(overall survival,OS)以及生活质量、临床症状的控制等能反映受试者临床获益的指标。

6. 安全性观察和评价　安全性考察内容除了一般常规项目之外,应重点关注Ⅰ期临床试验和非临床试验观察到的毒性以及少见毒性。此外,还应参考同类药物的特点进行必要和特殊的考察。应关注毒性反应与剂量的关系及停药后毒性的缓解情况。应注意考察在可耐受或可恢复毒性的剂量条件下取得疗效的可能性。

(三)Ⅲ期临床试验

Ⅲ期临床试验为确证性研究,通过大样本、随机、对照研究设计确证药物在Ⅱ期临床试验中特定的目标人群中观察到的疗效和安全性,评价肿瘤受试者的临床获益情况。

1. 研究目的　确定在明确的目标人群中的临床获益情况,充分评价药物的毒性反应,应特别注意早期临床试验不易发现的少见不良事件。对试验药物进行风险效益评估。

2. 试验设计　Ⅲ期临床研究通常应进行多中心临床试验,临床试验所需病例数要符合统计学要求,试验组一般不少于300例,主要病证不少于100例。罕见或特殊病种可说明具体情况,申请减少试验例数。患者的选择标准一般参照Ⅱ期临床试验设计,也可在原有标准的基础上,根据本期试验目的,视具体情况适当扩大受试对象范围。应依据Ⅱ期临床试验结果,进一步设计和完善Ⅲ期临床试验方案。Ⅲ期临床试验应遵循对照、随机的原则,视需要可采取盲法或开放试验。

3. 受试人群的选择　Ⅱ期临床试验应选择在Ⅱ期临床试验观察到的、有确切疗效的肿瘤类型,同样应符合入选Ⅱ期临床试验的基本条件。筛选出的每个瘤种都需要进行大样本、随机、对照试验来确证其疗效和安全性。每个瘤种样本量应为依据两组主要疗效指标的预期差异,依据统计学原理估算得到。样本含量的估计应根据主要疗效指标来确定。如果主要疗效指标是总生存时间、无病生存时间、无进展生存时间、疾病进展时间、治疗失败时间等时间变量,则需要根据相应的生存分析(survival analysis)方法估计样本含量。

4. 给药方案　根据Ⅱ期临床试验结果确定合理的给药方案。给药疗程通常不固定,一般应持续到疾病进展或出现不可耐受的毒性。

5. 疗效观察和评价　Ⅲ期研究则主要评价药物是否提供临床受益。因此支持药物批准上市的疗效终点指标通常应当是显示临床受益的证据如总生存的延长或者已经建立的可以预测临床受益的替代终点。

目前常用的抗肿瘤疗效观察指标包括总生存期、无病生存期、无进展生存期、疾病进展时间、治疗失败时间、受试者报告的结果和生活质量、客观缓解率和生物标记物等。不同指标具有自身的优点和缺点，应根据所研究的药物类别、肿瘤类型、当前临床治疗状况以及开发目标等来综合考虑，选择合适的主要和次要疗效观察指标。

6. 毒性反应的观察和评价 安全性考察内容除了一般常规项目之外，应重点关注Ⅰ期/Ⅱ期临床试验和非临床试验观察到的毒性以及少见毒性。

（四）Ⅳ期临床试验

Ⅳ期临床试验的目的是在新药上市后进一步进行监测，在广泛使用情况下考察疗效和不良反应。本期的病例选择、疗效评估标准、临床总结等与Ⅲ期临床试验的要求基本相同。一般可不设对照组。

三、展望

随着医疗水平的不断提高，医药工业的不断发展，临床试验的设计也有了一些新的变化和进展，旨在更加有效的评估药物的安全性和疗效，优化给药途径，明确药物剂量，以求进一步提高药物治疗的水平。如在剂量探索上，对于某些靶向药物，可以通过测定与特定靶点结合达到要求标准所需的药物浓度，将该浓度作为推荐剂量，而非将最大耐受剂量作为推荐剂量。再如在疗效评估过程中，仅仅依靠影像学评估可能并不能得出完全准确的结论（如某些免疫治疗的药物可能会使肿瘤病灶先增大，此后再逐渐缩小的假性进展情况），可结合多种技术手段，对疗效进行综合评估。

第三节 临床研究中的伦理问题

参加临床试验的患者或健康志愿者是这项事业的先驱。临床研究对受试者权益的考虑必须优先于科学和社会利益方面的考虑。为此，在保障受试者尊严与人权的前提下进行临床研究的伦理指导原则随之产生。1964年世界医学会发表了《赫尔辛基宣言》，该宣言的发表成为在国际上建立临床研究相关伦理规范的重要里程碑。此后，包含世界卫生组织在内的多个组织、机构均制定了临床试验相关的伦理指导原则，如国家食品药品监督管理局（SFDA）：《药物临床试验质量管理规范》（2003年）、《医疗器械临床试验规定》

（2004年）、《药物临床试验伦理审查工作指导原则》（2010）；世界医学会（WMA）：*Declaration of Helsinki, Ethical Principles for Medical Research Involving Human Subjects*（赫尔辛基宣言，2013年、2008年、2000年、2002年关于第29条的补充，2004年关于第30条的补充）；世界卫生组织（WHO）：*Operational Guidelines for Ethics Committees That Review Biomedical Research*（生物医学研究审查伦理审查委员会操作指南，2000年）；国际医学科学组织委员会（CIOMS）：*International Ethical Guidelines for Biomedical Research Involving Human Subjects*（人体生物医学研究国际伦理指南，2002年）；人用药物注册技术要求国际协调会（ICH）：*Guideline For Good Clinical Practice*（临床试验管理规范，1996年）；我国卫生部：《涉及人的生物医学研究伦理审查办法（试行）》（卫科教发〔2007〕17号）；国家卫生健康委员会：《涉及人的生物医学研究伦理审查办法》（2016年）；中共中央办公厅、国务院办公厅：《关于深化审评审批制度改革鼓励药品医疗器械创新的意见》（2017年）。上述文件的出台使得临床试验，尤其是我国的临床研究进一步走向规范。

一、医学伦理学的基本原则以及临床试验中的伦理问题

临床试验的设计及施行均应遵循医学伦理学的基本规定。在诊治过程中不使患者的身心受到损伤，这是医务工作者应遵循的基本原则。医务人员的诊治行为以保护患者利益、促进患者健康、增进其幸福为目的。同时要尊重患者及其做出的理性决定。在临床试验开展的初期，由于相关法规及伦理规范尚不完善，常出现违反伦理的行为。如20世纪30年代至60年代，在美国及某些欧洲国家进行的多次人体临床研究，由于受试者未充分知情，造成了严重的不良后果，受到公众的强烈谴责。于是人们开始思考在临床研究中出现伦理问题的原因，以及如何完善相关规定，避免其出现的措施。1964年，第18届世界医学会通过了《赫尔辛基宣言》，这标志着世界各国已认识到在进行临床人体生物医学研究时必须考虑道德规范与伦理制度。

二、如何解决临床研究中的伦理问题

（一）完善临床研究方案设计

临床试验方案设计应遵循《赫尔辛基宣言》《人体生物医学研究国际伦理指南》等相关规定。临床试验方案的设计应从保障受试者权益的角度出发，通常应包括以下内容：研究者的资格、经验是否符合要求；是否有充分时间参加试验研究；人员配备及设备条件是否符合要求。通过完善试验方案设计，确保受试者在安全、有效的前提下接受临床试验，致使临床试验不至因设计不当和技术条件而失败，避免对受试者造成伤害。

（二）伦理委员会的审查

伦理委员会的审查对于保证临床研究遵循伦理规范，保护受试者的权益至关重要。其内容至少应包括以下几方面：研究者的资格、辅助人员及设施是否符合试验要求；方案是否合理、科学；受试者及其他人预期的风险/受益比是否适当；受试者及其亲属、监护人或法定代理人所获得的书面知情材料是否完整、准确；受试者的权益和个人隐私是否得到保护；受试者因参加试验而致伤、致残、死亡或者受损时，是否能得到保险或赔偿；对研究者和受试者参加试验的报酬和赔偿支付的范围和方式是否明确。

（三）规范受试者的招募

受试者的选择依据应在试验方案中详细阐明。无论用何种招募方式，均应明示药物的"试验性"，并遵循自愿、尊重隐私的原则。受试者入选须具备代表性、公平性、随机性。对受试者的激励补偿应遵循"合理补偿，避免过度劝诱"的原则。

（四）完善知情同意

知情同意是人体生物医学研究的主要伦理要求之一，它反映了尊重个人的基本原则，保证了可能的受试者在充分理解研究性质的基础上自由选择是否参加研究的权利。

我国《药品临床试验管理规范》规定涉及人类受试者的研究必须遵循《赫尔辛基宣言》和《人体生物医学研究国际伦理指南》的伦理原则。这三个文件要求关键信息必须向受试者提供，如试验目的与程序，预期的受益、风险与不便，可替代的治疗措施，报酬与补偿，个人资料有限保密的原则，二次利用研究病历和生物标本的可能，受试者自愿参加与退出研究的权力，受到损害时获得治疗和赔偿的权力等。

（五）受试者的损害赔偿

药物临床试验存在风险，受试者可能由于试验药物出现健康或其他方面的损害。一旦发生由药物临床试验导致的损害，受试者应获得免费医疗，并得到相应的伤害赔偿。如何进行补偿应在试验方案中明确规定。

（六）不良事件的管理

一旦发现有不良事件尤其是严重不良事件发生，研究单位应该详尽、如实并且及时地记录；在规定时限内通报伦理委员会、国家食品药品监管局有关部门、厂家及其他试验单位；采取恰当的急救措施并做跟踪治疗和全面分析；必要时终止试验或更改试验方案。

（七）试验结果的公布

该环节的伦理问题体现在两点：保护受试者的隐私及权益。研究者发表临床研究结果时，须注意受试者特定信息的保密；上报或发表临床试验的结果要准确、完整，对文献资料的全面分析结果也要公布。

（八）隐私和保密

必须采取各种预防措施以保护研究受试者的隐私，必须对他们的个人信息给予保密，以及必须将研究对他们身体、精神和社会完整性的影响最小化（《赫尔辛基宣言》2008年，第23条）。负责患者诊治的临床主管医生有责任严格保守患者信息的秘密，仅仅公开给有合法权利得到这些信息的人，如与执行诊疗任务有关的其他主治医师、护士、或其他卫生保健工作人员等。临床主管医生不应将任何可识别患者身份的信息公开给研究者，除非同时满足以下两个条件：获得患者的同意；伦理委员会批准这类公开行为。

第四节 开展临床研究前的 GCP 培训

GCP 是英文名称"good clinical practice"的缩写，中文名称为"药物临床试验质量管理规范"。GCP 是规范药物临床试验全过程的标准规定，其目的在于保证临床试验过程的规范，结果科学可靠,保护受试者的权益并保障其安全。GCP 适用于为申请药品注册而进行的药物临床试验,药物临床试验的相关活动应当遵守本规范,其他临床试验也可参照本规范执行。

在开展临床实验前,临床试验机构必须针对参与临床试验的人员制订并实施有效的培训计划,并进行考核,考核合格后方可参加试验,以保证临床试验顺利、安全进行,最大限度保障受试者的利益。

一、参加 GCP 培训的人员

参与临床试验的人员均应参加 GCP 培训,并通过相应考核。如临床试验机构的项目负责人、专业科室的研究者和护士、临床实验室和临床药理实验室技术人员、试验药物管理员、质量保证部门人员、数据录入员和统计分析技术人员、档案资料管理员等。应针对临床试验的任务和培训对象进行具体的分析,制订明确的培训目标和培训起点,进而制订合适的培训计划。

二、GCP 培训的内容

根据接受 GCP 培训人员职责的不同,培训内容应有所侧重。但总的来说,GCP 的培训内容应包括药物临床试验全过程的标准规定,包括人体医学研究的伦理准则、相关法律法规、方案设计、组织、实施、稽查、检查、记录、分析总结和报告等。下面进行简要介绍。

(一)人体医学研究的伦理准则

医学研究的伦理准则是培训的一个重要内容,该原则以保护受试者权益出发,具有规范临床研究,确保临床研究顺利进行的重要意义。受试者的权益和安全是考虑的首要因素,优先于科学和社会获益。比如,在医学研究中,保护受试者的生命和健康,维护他们的隐私和尊严是医生的职责;人体医学研究必须遵从普遍接受的科学原则,并基于对科学文献和相关资料的全面了解及充分的实验室试验和动物试验;每项人体试验的设计和实施均应在试验方案中明确说明,并应将试验方案提交给伦理审批委员会进行审核批准,伦理委员会有权暂停、终止没有按照实施或受试者出现非预期严重损害的临床试验研究方案必须有关于伦理方面的考虑的说明;人体医学研

究只能由有专业资格的人员并在临床医学专家的指导监督下进行;每项人体医学研究开始之前,应首先认真评价受试者或其他人员的预期风险、负担与受益比;医生只有当确信能够充分预见试验中的风险并能够较好地处理时才能进行该项人体研究;人体医学研究只有试验目的的重要性超过了受试者本身的风险和负担时才可进行;医学研究只有在受试人群能够从研究的结果中受益时才能进行;受试者必须是自愿参加并且对研究项目有充分的了解;必须始终尊重受试者、保护其自身的权利等。

(二)临床试验过程中所涉及的相关法律法规

GCP 培训的另一个重要内容是临床试验过程中所涉及的相关法律法规。如《中华人民共和国药品管理法》《中华人民共和国药品管理法实施条例》《药品注册管理办法》《药物非临床研究质量管理规范》《药物临床试验质量管理规范》《药品研究和申报注册违规处理办法(试行)》《药品临床研究的若干规定》《药品研究实验记录暂行规定》,以及《药品不良反应报告和监测管理办法》等。

(三)知情同意的原则、内容及实施

知情同意是保障受试者权益的重要措施。知情同意的目的是将研究者拥有的研究信息传达给受试者或他 / 她的合法代表。在任何人体研究中都应向每位受试候选者充分地告知研究的目的、方法、资金来源、可能的利益冲突、研究者所在的研究附属机构、研究的预期受益和潜在的风险以及可能出现的不适。应告知受试者有权拒绝参加试验或在任何时间退出试验并且不会受到任何报复。当确认受试者理解了这些信息后,医生应获得受试者自愿给出的知情同意,以书面形式为宜。如果不能得到书面的同意书,则必须正规记录非书面同意的获得过程并要有见证。儿童作为受试者,应当征得其法定代理人的知情同意并签署知情同意。

(四)临床试验方案设计

临床试验方案的设计原则及相关要求在 GCP 培训中也应涉及。应包含设计的原则、临床试验的类型、临床试验的分期、不同其他临床试验的侧重点及受试者人数要求、临床试验实施过程中随机、盲法的实施等。

（五）临床试验参与者的责任

GCP 培训同样应该包含对临床试验不同参与者所承担的相应职责的讲述。如研究者和临床试验机构应当具有顺利完成临床试验所需的必要条件，研究者应该接受国家、省食品药品监督管理局、卫生部门和机构及专业负责人的领导，检查申办者提供的临床试验批件、临床试验药物药检报告和初步试验方案等文件是否符合有关要求，组织科室讨论决定是否承担本试验项目，并与申办者一起设计试验研究方案。主要研究者还应负责检查研究人员的试验报告，统计试验数据，并撰写临床试验总结报告等。

（六）不良事件

不良事件（adverse event，AE），指受试者接受试验用药品后出现的所有不良医学事件，可以表现为症状体征、疾病或实验室检查异常，但不一定与试验用药品有因果关系。

不良事件与药物因果关系判断的有关指标有：开始用药时间与可疑不良反应出现时间有无合理的先后关系；可疑的不良反应是否符合该药物已知的不良反应类型；所可疑的不良反应是否可以用相关的病理状况、合并用药、现用疗法、曾用疗法来解释；停药或降低用量，可疑不良反应能否减轻或消失；再次接触同样药物后是否再次出现同样反应。依据上述五个指标，分析因果关系为肯定、很可能、可能、可疑和不可能五级。

此外，研究医师还应做好不良事件的记录，记录至少包括不良事件的描述，发生时间，终止时间，程度及发作频度，是否需要治疗，如需要，记录给予的治疗等。

严重不良事件（serious adverse event，SAE）指受试者接受试验用药品后导致死亡、危及生命、永久或者严重的残疾或功能丧失、受试者需要住院治疗或者延长住院时间，以及先天性异常或者出生缺陷等不良医学事件；但根据抗肿瘤药物的试验特点，可能某些试验对 SAE 会有补充的规定，所以要求研究人员对所负责的试验用药比较熟悉。

考虑为 SAE 时，由首诊医生通知主要研究者或其他负责医生到场，如病情严重，应一边抢救一边通知项目负责人，如有必要，立即停用试验用药。项目负责人确定发生严重不良事件时，必须在 24 小时内以书面的形式报告：主要研究者，药物临床研究机构伦理委员会、申办单位、GCP 中心 SAE 专员，再由 GCP 中心办公室报告至国家药品监督管理局、省药物监督管理局等。

（七）CRF 相关内容的培训

病例报告表（case report form，CRF）是按试验方案规定设计的一种文件，用以记录每一名受试者在试验过程中的数据。设计时应遵循的原则是：完全遵循临床试验方案，全面完整，简明扼要，易于理解，方便填写，以及便于数据录入和统计分析。其应该包含的内容有首页、筛选期 / 基线情况、用药观察部分、疗效的测量及评价部分、合并用药表、不良事件、SAE、完成及提前终止试验表、签字确认页。根据受试者的原始观察记录，研究者应将数据正确、完整、清晰、及时地载入病例报告表。

除此之外，由于各种不同的研究药物作用机制不同，毒性反应迥异，临床试验参加者在开展临床试验前还应对特定的临床试验进行针对性的培训，以充分了解试验的过程，可能的不良反应，以及相应的处理措施。

第五节　临床研究项目组织与实施流程

临床研究项目是指运用药品、医疗器械、诊断试剂等开展的临床研究。该类研究以人体 / 患者为观察对象，涉及病因、预防、诊断、治疗、预后及康复等探索，通常由药物企业、协会或者研究者发起。

各类临床研究的范畴和分类各有不同，主要有以下几种：

1. 根据 CFDA 的管理分类　药物临床试验分为Ⅰ期、Ⅱ期、Ⅲ期和Ⅳ期；医疗器械试验分为临床试用、临床验证；诊断试剂检验。

2. 根据研究设计与性质类型划分　干预性研究（interventional study）（干预措施含药品、临床诊疗操作等）与非干预性研究。随机对照研究（RCT）：配对研究，交叉对照研究；其他，如非对照研究。诊断性研究（diagnostic study）：①无创性，体外标本（如组织蜡块）、无创性操作（如 B 超等）；②有创性，采集活体组织标本进行诊断的有创性检查等。观察性研究（observational study）：①描述性研究（cross-sectional study）（如横断面调查等）：是在某一特定时间对某一定范围内的病例或人群，收集和描述其特征以及疾病或健康状况的研究。②队列研究（cohort study）：是选定暴露和未暴露于某因素的两种人群，追踪其各自发病的结局，比较两者发病结局的差异，从而判断暴露因素与发病有无因果关联及关联大小的一种观察性研究方法。③病例对照研究（case-control study）：是选择患有特定疾病的人群作为病例组，和未患这种疾病的人群作为对照组，调查两组人群过去暴露于某种（或某些）可能危险因素的比例，判断暴露危险因素是否与疾病有关联及关联程度大小的一种观察性研究方法。

上述研究一般的组织和实施流程如下：

1. 申请者递交临床研究申请材料　申请者按照准备申请材料，如申请表、协议、临床研究方案及其修订案、知情同意书、病例报告表、研究者手册等。一并递交医院临床研究部门。

2. 项目立项审核　研究者和申办方首先根据对是否有资助、拥有知识产权、承担问责三方面在研究方案、研究合同中予以明确。临床试验机构组织项目主审人员讨论，主审员负责对研究的合法性、研究设计和可行性进行初步审阅。主审员的初审意见分为：①建议立项，具有较好科学性且方案设计良好，建议根据主审意见修改后立项。②送同行评议后再上会，具有一定科学性，方案设计需完善，或存在较复杂的专业问题和风险，建议结合主审员和同行评议意见修改后再上会讨论。③不建议立项，科学性和方案设计存在较大缺陷，需重新设计，或不适合研究者发起该类研究，目前不建议立项。必要情况下主审员可以发起同行评议：根据该研究涉及的专业，选择同行专家和统计/流行病学专家，发出并收集各审评专家意见，进行整理、汇总，提交核心小组讨论。如半数以上专家持否定意见，申请人应根据专家意见对方案进行修改或重整，重新送专家审评；否则，申请人根据专家意见修订、完善研究方案后经审评专家确认后可立项。

3. 主持或召开研究者会议　主要研究者主持召开研究者会议。

4. 伦理委员会审核　申请者将临床试验方案、知情同意书等上交研究单位伦理委员会审评。

5. 临床协议及经费审核　取得伦理批件后，研究者需要拟订经费预算，并递交研究单位进行评审。

6. 临床研究材料及药品的交接　申请者应尽快将临床研究材料交项目研究小组，药品管理参照研究单位药物管理制度，由研究者派专人负责接收、保管、分发、回收和退还。

7. 启动会的召开　主要研究者主持召开项目启动会。

8. 项目实施　研究者遵照 GCP、研究方案及相关 SOP 实施临床研究；实施过程中，需要有质控员和稽查员视具体情况对研究项目质量和进度进行检查，对存在的问题提出书面整改意见，研究者予以整改并给予书面答复；在研究过程中，若发生严重不良事件（serious adverse event，SAE），研究者按照方案和相关规定积极处理，并及时报送主要研究者、申办方单位、伦理委员会、区域食品药品监督管理局等。申请人对本研究涉及的伦理、受试者的安全性、数据的真实性、可靠性等负责。

9. 资料保存　统计专业人员对数据进行分析。项目结束后，由研究者或申请者将研究资料及时整理并保存。研究数据库需要锁库并存档。

10. 总结　研究者撰写总结报告。

第六节　临床研究表格和信息管理及应用

一、临床试验信息管理的规范

临床研究的信息管理本质上就是临床试验数据的管理，临床试验数据质量是评价临床试验结果的基础。临床试验数据是评估药品安全性及有效性的重要依据，是新药获准上市的最重要证据。数据管理工作贯穿临床试验的全过程，对保证临床试验的质量至关重要。为了保证药品的安全性及有效性，监管部门在药物上市前会对临床试验数据的真实性、可靠性和完整性进行评价和监察。为了确保临床试验结果的准确可靠、科学可信，国际社会和世界各国都纷纷出台了一系列的法规、规定和指导原则，用以规范临床试验数据管理的整个流程。同时，现代新药临床试验的发展和科学技术的不断进步，特别是计算机、网络的发展又为临床试验及其数据管理的规范化提供了新的技术支持，也推动了各国政府和国际社会积极探索临床试验及数据管理新的规范化模式。

国际上，人用药品注册技术要求国际协调会议的药物临床研究质量管理规范（以下简称 ICH E6 GCP）对临床试验数据管理有着原则性要求。各国也颁布了相应的法规和指导原则，为临床试验数据管理的标准化和规范化提供具体的依据和指导，如美国 21 号联邦法规第 11 部分（21 CFR Part 11）对临床试验数据的电子记录和电子签名的规定（1997 年）。之后，美国 FDA 于 2003 年 8 月发布了相应的技术指导原则，2007 年 5 月再次颁布《临床试验中使用的计算机化系统的指导原则》（*Guidance for Industry*：*Computerized Systems Used in Clinical Investigations*）为临床试验中计算机系统的开发和使用提供了基本的参照标准。我国在临床试验的管理规范上起步较晚，2003 年颁布的《药物临床试验质量管理规范》只是对临床试验数据管理提出了一些原则要求。但是随着国内注册 1.1 类新药研究日益增多，临床试验信息化管理也越发完善。通过数个时间节点对重大临床试验数据核查和落实，国家食品药品监督管理总局（CFDA）在 2015 年相继出台第 117 号令、第 172 号令和第 228 号令，分别对临床试验数据自查核查，以及药物上市前数据现场核查做出相关规定，自此建立了一套完善的临床试验数据管理规定。

二、临床试验信息管理的工作内容

临床试验的信息管理工作包括以下部分：临床试验方案撰写以及数据管理计划（data management project，DMP）制订；临床试验观察表（case report form，CRF）的设计和建库；受试者入组以及原始数据（如实验室检查结果、不良事件、合并用药、疗效评价等）的记录；录入纸质 CRF 和原始数据核对（source data verification，SDV）；纸质 CRF 的收集、传递、电子录入和审核；数据清理与锁定；统计分析和报告；最终报告

成文和撰写论文等。不同申办方对临床试验信息的管理计划各不相同，但万变不离其宗，上述关键点的数据均包含其中。目前临床研究数据管理已形成一门独立的学科，不断发展，日趋完善。20 世纪 90 年代以来，电子数据采集（electronic data capture，EDC）的发展及广泛应用推动了临床研究数据管理的电子化进程，显著提高了数据采集的准确性，缩短数据采集和管理的时间，从整体上可以缩短研发进程、减少研发成本，并提高临床研究的质量。

三、临床试验信息管理的基本要求

1. **系统可靠性** 系统可靠性是指系统在规定条件下、规定时间内，实现规定功能的能力。临床试验数据管理系统必须经过基于风险的考虑，以保证数据完整、安全和可信，并减少因系统或过程的问题而产生错误的可能性。计算机化的数据管理系统必须进行严谨的设计和验证，并形成验证总结报告以备监管机构的核查需要，从而证明管理系统的可靠性。

2. **临床试验数据的可溯源性** 临床试验数据管理系统必须具备可以为临床试验数据提供可溯源性（traceability）的性能。CRF 中数据应当与源文件一致，如有不一致应作出解释。对 CRF 中数据进行的任何更改或更正都应该注明日期、签署姓名并解释原因（如需要），并应使原来的记录依然可见。临床试验数据的稽查轨迹（audit trail），从第一次的数据录入以及每一次的更改、删除或增加，都必须保留在临床试验数据库系统中。稽查轨迹应包括更改的日期、时间、更改人、更改原因、更改前数据值、更改后数据值。此稽查轨迹为系统保护，不允许任何人为的修改和编辑。稽查轨迹记录应存档并可查询。

3. **数据管理系统的权限管理** 临床试验数据管理系统必须有完善的系统权限管理。纸质化或电子化的数据管理均需要制定 SOPs 进行权限控制（access control）与管理。对数据管理系统中不同人员或角色授予不同的权限，只有经过授权的人员才允许操作（记录、修改等），并应采取适当的方法来监控和防止未获得授权的人的操作。电子签名（electronic signature）是电子化管理系统权限管理的一种手段。对于电子化管理系统来

说,系统的每个用户都应具有个人账户,系统要求在开始数据操作之前先登录账户,完成后退出系统;用户只能用自己的密码工作,密码不得共用,也不能让其他人员访问登录;密码应当定期更改;离开工作站时应终止与主机的连接,计算机长时间空闲时实行自行断开连接;短时间暂停工作时,应当有自动保护程序来防止未经授权的数据操作,如在输入密码前采用屏幕保护措施。

四、临床研究表格:病例报告表

病例报告表(CRF)是将临床试验原始资料记录的最重要数据源,是临床试验中最核心的数据,包括受试者从筛选到退组随访全部资料,也是核查中必查的部分。

1. CRF 的设计 临床试验主要依赖于 CRF 来收集试验过程中产生的各种临床试验数据。CRF 的设计必须保证收集试验方案里要求的所有临床数据(外部数据除外)。CRF 的设计、制作、批准和版本控制过程必须进行完整记录。

CRF 的设计、修改及最后确认会涉及多方人员的参与,可以包括申办者、申办者委托的CRO、研究者、数据管理和统计人员等。一般而言,CRF 初稿由申办者或 CRO 完成,但其修改与完善由上述各方共同参与,最终必须由申办者批准。

2. CRF 填写指南 CRF 填写指南是根据研究方案对于病例报告表的每页表格及各数据点进行具体的填写说明。

CRF 填写指南可以有不同的形式,并可以应用于不同类型的 CRF 或其他数据收集工具和方式。对于纸质 CRF 而言,CRF 填写指南应作为CRF 的一部分或一个单独的文档打印出来。对EDC 系统而言,填写指南也可能是针对表单的说明、在线帮助、系统提示以及针对录入数据产生的对话框。

保证临床试验中心在入选受试者之前获得CRF 及其填写指南,并对临床试验中心相关工作人员进行方案、CRF 填写和数据提交流程的培训,该过程需存档记录。

3. 注释 CRF 注释 CRF 是对空白 CRF 的标注,记录 CRF 各数据项的位置及其在相对应的数据库中的变量名和编码。每一个 CRF 中的所有数据项都需要标注,不录入数据库的数据项则应标注为"不录入数据库"。注释 CRF 作为数据库与 CRF 之间的联系纽带,帮助数据管理员、统计人员、程序员和药物评审机构了解数据库。注释 CRF 可采用手工标注,也可采用电子化技术自动标注。

4. CRF 的填写 临床研究者必须根据原始资料信息准确、及时、完整、规范地填写 CRF。CRF 数据的修改必须遵照 SOP,保留修改痕迹。

第七节 临床研究质量控制与论文发表及专利申请

一、临床研究质量控制

1. 定义 质量控制(quality control, QC):在质量保证系统内,为达到临床研究某一质量要求所采取的具体操作技术和实施的行为,以查证与试验相关的活动都符合质量要求。

2. 目标

(1)可靠性:又名重复性、精确性,其对立面是随机误差,也叫抽样误差,故在研究中应尽量采取措施减少抽样误差。

(2)真实性:即准确度,指临床试验实施中所获取的有关数据必须符合受试对象有关的临床观察和检测的真实情况。也即采用数据的准确、可靠性。

(3)可比性:即均衡性。它的对立面是不均衡性。在试验组和对照组比较时,除处理因素不同之外,其余非处理因素均应使其相同(一般达不到绝对相同)。

(4)完整性:资料的完整性指收集的资料包括与药物有效性、安全性评价相关的一切重要的个体特征和临床资料。

3. 主要内容

(1)保证受试者入选:①事先准备的合理的招募计划以及应急计划;②选择合适的研究中心;③使流程尽量简化以方便医生和患者;④密切观察总体的以及分中心的入选情况,积极应对;⑤向受试者推荐相关网站;⑥患者教育招募资料;⑦充分利用各种方式进行沟通;⑧还可考虑进行广告、增加新的中心等;

（2）保证数据的质量：①设计良好的方案和研究计划；②完善的标准操作程序等；③合格的监查团队；④合格的患者和良好的依从性；⑤认真负责的研究者；⑥准确的检查手段；

（3）依从法规、GCP、SOP 的要求：①符合现行法规及 GCP 的规定；②遵照 SOP 的执行要求。

4. 具体措施

（1）试验设计或实施试验工作之前，要对可能产生的各种误差有清醒的认识，有预见才能有预防。

（2）试验对象和变量要给予明确的规定。

（3）试验对象的选择和分配要做到随机化。

（4）尽可能作到盲法试验，特别是以主观观察指标为主的试验最好用双盲试验。

（5）做到试验组与对照组的均衡性。

（6）参加研究的试验人员要有一定水准，必要时组长单位要召集试验人员进行统一技术培训和技术考核。

（7）使用的测量仪器要达标，并事先予以校准。

（8）测量的数据尽可能地量化，特别是一些主观观察的项目，若将定性的数据换成定量或半定量的数据更好。

（9）适当加大研究样本容量，或减少数据之间的变异度来增加样本的可靠性，即降低随机误差以提高测量的精密度。

（10）新药临床试验进行中或结束时，要随时检查试验进程是否严格按照设计方案要求去执行，特别是对误差和偏倚的控制是否贯彻始终，临床病例报告表的填写是否符合要求，临床多中心间对各种标准的掌握是否一致，是否执行了统一的质量控制措施等。

（11）牵头单位应制定规章制度以保证质量要求，并有组织措施和监督管理制度，申办者应有监查员，随时检查试验单位试验执行情况。

（12）研究者应当尽量设法减少患者中途退出治疗。为了患者的利益，有时必须改变患者的治疗方案，如对癌证患者用化疗毒性反应过大等，但必须有充分依据。对于退出治疗的患者仍应对其病情进行随访以便进行分析。

（13）由于患者不够合作等原因未参加所有随访而导致数据缺失，一般说来是随机的，去除随机的数据对分析结果的影响不大。但应注意，若患者是因病情过重等而未随访，则会产生偏倚。

5. 实施与执行

（1）对于参加临床研究医院的要求

1）应遵守临床方案标准执行，以保证临床研究的质量控制和质量保证系统的实施。

2）应接受申办单位或 CRO 派遣的监查员或稽查员的监查和稽查及药品监督管理部门的稽查和视察，确保临床试验的质量。

3）应以相同的程序管理试验用药品，包括接收、保管、分发和回收。药物管理人员必须认真按临床研究的要求，来保管试验药物，并做好相应的记录。

（2）对于研究者的要求

1）临床研究中所有观察到的结果和异常发现，均应及时加以认真核实、记录，保证数据的可靠性。

2）临床研究中各种检查项目所使用的各种仪器、设备、试剂、标准品等，均应有严格的质量标准，并确保是在正常状态下工作。

3）临床数据的记录和转移，必须由有经验的医师负责，并有专人监督或核对，以保证数据的科学性和准确性。临床研究的各种结论，必须来源于原始数据。

4）负责研究的医师，应完整、详细、准确、及时地填写病例报告表（CRF）。交上级医师签名确认后按规定程序报送或保存。所有与研究有关的数据资料应集中管理与分析。

二、临床研究论文发表和专利申请

目前我国临床研究仍处于发展阶段，尽管临床研究的水平较以前明显提升，但高质量的临床研究依旧匮乏，难以转化成优秀的科研成果（如论文、专利等）。究其原因主要在于学术理念的落后、专业化研究人员的匮乏、研究方法的缺陷等。要解决这些问题，这需要从国家层面、研究单位层面、团队层面等入手。可喜的是，国家已经意识到临床研究对于国家科研水平和影响力的重要作用，从战略布局、政策倾斜、人才扶持和培养、网络布局以及资金支持上加码，先后建立了多个学科的国家临床研究中心。在当前的利好环境下，各研究单位应该开阔视野、建立完善的临床研究服务平台，培育多学科的专业化临床研究团队，建立完备的临床研究管理体系，搭建广泛的研究协作网络，为研究团队、研究者提供坚实的基础和生态。研究团队层面，要植根于国内真实医疗环境，放眼国际，围绕临床重大需求展开研究布局，做好前期调查和规划，提出合理的科学问题和假设，设计合理可行、具有科学性的研究方案。从早期开始就应该围绕研究方案进行多方考察，对软件、硬件的配备进行评估，制定详细的质量管理制度，做好人员的配备和培训。研究项目开启后，定期进行质量控制和保证，及时发现并解决问题。研究论文的发表是个长期工程，需要从研究设计、实施、数据收集、统计分析、结果解读、论文撰写、论文投稿到论文正式发表，其中产生的专利还可以进行申请。整个过程中的每个环节都至关重要，关系到论文的质量以及最终的归宿。

第八节 目前我国临床研究存在的问题与未来发展方向

临床研究是指在人体进行的、回答与健康相关问题的科学研究工作。临床研究种类很多，如评估新药、新医疗器械、新诊断技术的安全与有效性的研究，以及新的临床治疗方法的探索与验证等，均属于临床研究的范畴。临床研究能够为医疗实践提供可靠的证据，指导临床医师更好地对患者进行诊疗，推动医学事业的发展。对于肿瘤研究领域更是如此。由于目前针对恶性肿瘤，尤其是晚期恶性肿瘤的有效治疗方法有限，依靠经过严密设计，严谨执行的临床研究探索新的、有效的抗肿瘤治疗手段，是提高当前肿瘤治疗水平的必经之路。

我国临床研究虽较欧美发达国家起步晚，但发展迅速。下面简要回顾我国目前临床研究存在的问题，并展望今后的发展方向。

一、我国临床研究存在的问题

（一）受试者方面

1. 受试者招募 目前许多临床研究在受试者招募上往往存在困难。可能的原因有：临床试

验信息不能有效的传播给患者，导致合适的患者不知道临床研究招募受试者的信息；开展临床研究的地点往往在大城市的医疗中心，居住地点偏远的患者可能因为交通往返的不便而无法参加；某些患者及家属对临床研究存在误解，在一定程度上对参加临床试验有抗拒心理等。

2. 受试者的依从性 受试者依从性不佳也是目前我国临床研究面临的挑战之一。受试者的依从性不佳的可能原因有：某些临床试验设计的随访次数较多，频繁的交通往返以及所带来的经济开销会使一些患者失访；患者可能因为疗效不佳拒绝进行进一步的检查和随访；某些临床试验，特别是研究药代动力学的试验往往需要频繁抽血进行检查，患者可能产生抗拒心理等。

（二）研究人员

虽然近年来我国的医疗工作者对于参与临床研究的热情很高，但总体水平上相较欧美发达国家仍存在一定差距，如未经过全面系统的GCP培训、在设计研究方案时可能存在缺陷、对不良事件的观察以及处理不一定规范、对研究结果的分析及解读缺乏深度等。

（三）试验设计

我国临床试验设计存在重复低效的问题，有些研究直接照搬国外的设计，人群筛选与研究癌种并未考虑中国患者特征。

（四）研究机构

虽然我国临床研究机构在近年来数量明显增加，相对于我国巨大的人口数量及临床研究的实际需求，其数量仍明显不足。此外，临床试验机构分布不均，大多数临床试验在北京、上海、广州开展。其次，一些临床试验机构的管理水平与国际水准相比还存在较大的差距，缺乏国际认可的临床试验中心。某些研究中心对于方法学对临床研究整体水平的影响和作用认识不够。对临床研究相关方法学学科包括临床流行病学、统计学、伦理学等的支持力度小，普遍忽视方法学的地位作用，对于临床流行病及医学统计学的重视远远弱于西方国家。

（五）制药企业

由于长期以仿制药物为主，我国多数制药企业目前在临床研究方面尚处于起步阶段，短期内无能力或意向在临床研究领域投入大量财力及人

力,且临床试验经验不足。某些本土创新型企业有意识加强临床试验,但是资金不足,且缺乏相关专业人员。大部分企业专注开发改良型新药,少见国内制药公司独立开发新分子实体。

(六)临床试验审批制度

我国临床试验审批制度过严,也是当前发展临床研究的挑战之一。目前我国对临床试验实行严格的批准制,而包括美国在内的许多国家则对临床研究申请实行较为宽松的审批制度——备案制。例如美国食品药品监督管理局收到临床研究申请之日起 30 个自然日内,申报者如未收到 FDA 异议通知,即可开展新药试验。而我国新药临床研究申请的审批时间平均达 6~9 个月,远超其他国家。

二、我国临床研究发展的展望

随着我国医疗事业的不断发展,医学人才水平的不断提高,临床研究在我国得到了越来越广泛的开展。我国作为一个有 14 亿人口的大国,病源丰富,药品市场庞大,临床研究成本相对较低,这些都是开展临床试验的有利因素。而更好地进行临床研究,为我国患者提供更好的医疗服务,也是医务工作者义不容辞的责任。

基于我国目前开展临床研究所面临的挑战,下列工作具有重要意义:

1. 扩展信息渠道,让更多的患者能够接触到临床试验的信息;加强患者教育,消除其对于临床试验的误解,并提高患者的依从性;合理的对实验进行设计,避免过度检查。

2. 广泛开展全面系统的 GCP 培训,可以将 GCP 培训内容整合到医学生的学校教育课程中,以及继续教育课程中,以提高我国医疗工作者临床研究的水平。积极鼓励医疗工作者参与临床研究,在实际工作中进一步提高研究的技能及水平。

3. 从政策上扶持临床研究中心的建立,并建立健全考核制度,以保证研究中心的整体水平。

4. 改革完善药品评审、监管制度,打击临床试验数据造假,大力推动生物医药创新。

5. 扶持本土企业将重心转移至新药研发,开发具有自主知识产权的新药,并为其进行临床研究提供适当的帮助。

6. 成立临床试验联盟,提供专业知识和经验交流平台,打破壁垒,促进研究者间的相互交流;

7. 合理简化临床研究审批流程,在保证审批流程严格规范的情况下,合理加快临床试验的审批时间。

目前我国临床研究存在的问题还很多,但发展的潜力巨大,相信经过医务人员、制药企业以及政府管理部门等多方面的共同努力,在不远的将来我国也能在临床研究领域具有举足轻重的地位。

(张 力 方文峰 黄 岩
杨云鹏 洪少东 马宇翔)

参 考 文 献

[1] 万德森. 临床肿瘤学. 北京:科学出版社,2010

[2] Rubinstein LV,Korn EL,Freidlin B,et al. Design issues of randomized phase Ⅱ trials and a proposal for phase Ⅱ screening trials. J Clin Oncol,2005,23(28):7199-7206

[3] Mok TS,Wu YL,Thongprasert S,et al. Gefitinib or carboplatin-paclitaxel in pulmonary adenocarcinoma. N Engl J Med,2009,361(10):947-957

[4] Djalalov S,Beca J,Hoch JS,et al. Cost Effectiveness of EML4-ALK Fusion Testing and First-Line Crizotinib Treatment for Patients With Advanced ALK-Positive Non-Small-Cell Lung Cancer. J Clin Oncol,2014,32(10):1012-1019

[5] Johnson JR,Williams G,Pazdur R,et al. End points and United States Food and Drug Administration approval of oncology drugs. J Clin Oncol,2003,21(7):1404-1411

[6] FDA.Guidance for Industry Fast Track Drug Development Programs—Designation,Development,and Application Review. Silver Spring:FDA,2006

[7] EMEA. Guideline on procedures for the grantineg of a marketing authouisation under exceptional circum-

stances. London：EMEA，2005

[8]　Eisenhauer EA，Therasse P，Bogaerts J，et al. New response evaluation criteria in solid tumours：revised RECIST guideline(version 1.1). Eur J Cancer，2009，45(2)：228-247

[9]　Printz C. BATTLE to personalize lung cancer treatment. Novel clinical trial design and tissue gathering procedures drive biomarker discovery. Cancer，2010，116 (14)：3307-3308

[10]　Evidence-Based Medicine Working Group. Evidence-based medicine.A new approach to teaching the practice of medicine. JAMA，1992，268(17)：2420-2425

[11]　Sanjos S，Diaz M，Castellsagu X，et al. Worldwide prevalence and genotype distribution of cervical human papillomavirus DNA in women with normal cytology：a meta-analysis. Lancet Infect Dis，2007，7(7)：453-459

[12]　Bruni L，Diaz M，Castellsagu X，et al. Cervical human

papillomavirus prevalence in 5 continents：meta-analysis of 1 million women with normal cytological findings. J Infect Dis，2010，202(12)：1789-1799

[13]　McCready T，Littlewood D，Jenkinson J，et al. Breast self-examination and breast awareness：a literature review. J Clin Nurs，2005，14(5)：570-578

[14]　Non-small Cell Lung Cancer Collaborative Group. Chemotherapy in non-small cell lung cancer：a meta-analysis using updated data on individual patients from 52 randomised clinical trials. BMJ，1995，311(7010)：899-909

[15]　Borras JM，Espinas JA，Castells X. The evidence on breast cancer screening：the story continues. Gas Sanit，2003，17(3)：249-255

[16]　Pignone M，Rich M，Teutsch SM，et al. Screening for colorectal cancer in adults at average risk：a summary of the evidence for the U.S. Preventive Services Task Force.Ann Intern Med，2002，137(2)：132-141

第二十五章 临床科研数据库与组织库建设与应用

第一节 临床科研数据库与组织库建设与应用的历史回顾

一、临床科研数据库与组织库的概念

（一）临床科研数据库概念

提到临床科研数据库，首先需要明确数据库（database，DB）的含义，《英汉大辞典》中对数据库的定义是："数据库是在计算机存储设备中合理存放的与管理相关的数据集合，这些数据按照一定的数据模型组织、存储，并能以最佳的方式，最少的数据重复被用户共享使用"。《中国大百科全书·电子学与计算机》中对数据库的定义是："数据库是为满足某一部门中多个用户应用的需要，按照一定的数据模型在计算机系统中组织、存储和使用的相互关联的数据集合"。中华人民共和国国家标准（GB/T5 271.17—2010）对数据库的定义是：支持一个或多个应用领域，按概念结构组织的数据集合，其概念结构描述这些数据的特征及其对应实体间的关系。简言之，数据库可以理解为电子化的文件柜，即存储电子文件的处所，其不仅包含数据本身同时还涵盖各个数据之间的关系，用户可以对文件中的数据进行新增、删除、更改、查询等操作，数据库技术从20世纪60年代后期发展到现在历经了50年的时间，目前数据库技术已经趋于成熟，并成为一门独立的学科。在数据库概念的基础上，临床科研数据库即存储临床相关电子资料的数据库，其包含与临床诊疗相关的所有信息数据，包括疾病的检查、诊断、治疗等所有相关数据的资料库，是存储临床相关记录的集合。而所有数据库的建立、使用和维护需要有相关的软件进行管理，这就涉及另外一个系统——数据库管理系统（database management

system，DBMS），DBMS 是为管理数据库而设计的电脑软件系统，一般具有数据库的运行管理、数据存储、数据截取、数据安全保障以及数据备份通信等相关功能。

（二）组织库的概念

组织库（tissue bank）广义上讲是指包含人体各种组织的储存库，主要是指人体组织和器官移植以及各种疾病的大体标本的储存、临床应用、科学研究和管理存储库。可按照具体组织进行分类，如眼组织库、骨组织库、皮组织库等，也可以按照疾病进行区分，如肿瘤组织库，主要是由病理科室建立的组织库，通过系统、规范、科学的方法收集和保存肿瘤组织及相关体液，目的是保证在肿瘤的分级、分期、标记物筛查中有足量的肿瘤标本，从而提高临床肿瘤诊断的准确性和治疗的有效性，并为后续科学研究提供标本资源。

二、临床科研数据库和组织库概述

（一）临床科研数据库概述

临床科研数据库是临床科学研究数据管理的工具，数据管理历经了手工管理阶段、文件卡管理阶段、数据库管理阶段的演变。传统的临床科研研究基本上以纸质形式或者电子表格形式录入数据，研究者需要组织大量的人员来录入科研相关信息和资料，一般是转录到病历报告表（case report form，CRF）上，然后通过收集所有的 CRF 表进行数据的汇总整理，再录入到计算机中，这样处理数据带来了一些问题：第一，数据转录次数太多造成信息的损失；第二，通过人工录入数据浪费大量时间；第三，CRF 表如果增项会带来巨大的工作量。为改进以上问题，需要采用新的方式来辅助科研研究，这就是临床科研数据库的建设和使用。目前数据库技术已经相对成熟，对数据的增删改查都相对方便，同时数据的流转

也较为便捷，早在 20 世纪 70 年代就已经有应用于临床的案例，用于管理日益增长的临床数据资料。我国从 20 世纪 80 年代开始引入数据库技术应用于专科病案的管理，随着大型临床试验的深入开展，我国也逐步建立了一批专病库用于临床研究，其中比较代表性的有中国肝病数据库、中国糖尿病数据库、中国艾滋病数据库等，这些数据库随着数据的沉淀积累已经开始应用于疾病的预防、诊疗和科研中。

临床科研数据库是存储临床相关记录的集合，与传统纸质病历、胶片、文件夹、文件柜等相比，对于增删改查数据更加便捷，尤其适合大量临床数据的存储和应用。当前我国医院信息系统处于高速发展阶段，临床信息电子化几乎覆盖了所有大中型医疗机构，对临床上复杂多样数据如电子病案、影像胶片、视频资料的存储和应用提出了挑战，需要采用数字化管理方法并合理构建临床科研数据库，以解决保存和管理临床资料的问题。数据仓库（data warehouse，DW）与数据挖掘（data mining，DM）技术的出现，为分析、利用这些数据资源开展大规模、高水平医学研究提供了有力的技术工具。

（二）组织库概述

组织库主要为组织和器官移植以及各种疾病的大体及体液标本的提供储存、临床应用、科学研究和管理的工具。国外在组织库的建设相对我国较早，并且应用效果较好，早在 20 世纪 70 年代美国组织库协会就建立了全国性的组织库，20 世纪 80 年代美国成立了国家级的肿瘤组织库，欧洲地区也较早的开始建设区域性组织库建设并且取得了较好的应用效果，而我国组织库的建设相对起步较晚，而且目前尚缺乏全国性的组织标准库。标准的组织库建设对临床科研的研究、临床教学以及病理诊断都能提供标准统一的临床组织标本，而传统的组织库又难以满足上述工作的需要，因此有必要建立标准相同的数字组织库，从而发挥临床组织的应用价值。

三、临床科研数据库与组织库的历史演变

（一）国外临床科研数据库的发展回顾

医学信息数据库和生物信息数据库起源于

20 世纪 60 年代，其主要收集临床观察数据和临床试验数据，同时包含大量的临床数据资料，如人体正常值域、电生理图、病理图像、临床药物信息等，数据库技术可用于对海量无序的数据进行组织、管理、储存和便捷的查询检索，国外数据库技术应用于临床较早，随着数据的沉淀积累，这些基础数据库成为了医学领域实施科学研究的重要资源。

随着计算机技术、统计学、信息学、数据挖掘、人工智能（artificial intelligence，AI）的技术融入到医学领域，临床医学各个专科开始建立专业的临床科研数据库，不乏大型综合性多中心的数据库，1973 年美国癌症研究所（ASCO）就将几个地区的肿瘤登记站联合组成检测、流行病学和最终结果数据库（Surveillance Epidemiology and End Results，SEER），SEER 数据库现在是一个基于人口的癌症登记，包括大约 28% 的美国人口，每年新增 40 万左右的癌症病例，它为研究和临床实践提供了对癌症发病率、治疗和生存率趋势的准确估计。该数据库发布的信息准确性高、真实性强、技术成熟、具有很高的权威性，为肿瘤的深入研究提供了平台和指导，目前 1975—2018 年的所有资料已经发布在网上。SEER- 美国社保网 Medicare 联合数据库是 SEER 的一个扩展，它与 Medicare 相链接，包含了老年人（65 岁以上）更详细的临床和保险信息，可以检查癌症测试和程序的应用情况，以及癌症治疗的成本。ASCO 的肿瘤学实践质控计划（Quality Oncology Practice Initiative，QOPI）由肿瘤学家领导，基于实践的质量评估和改进计划。它基于血液学 - 肿瘤学实践中进行的回顾性图表审查，并为每个参与者生成特定的绩效分数。通过与基准评分的比较，制订并实施质量改进计划，旨在为患者提供更好的护理和更好的结果。目前癌症学习质量智能网络（cancer-LINQ）是 QOPI 的逻辑上的继承者，它是一个极具挑战的大数据项目——人工智能技术的应用探索。它可以从任何来源、以任何格式捕获和聚合完整的纵向患者记录，并利用这些数据；根据临床指南提供实时临床决策支持，并将其集成到演示的 EHR 系统中；根据 QOPI 绩效衡量的子集来衡量临床绩效；从临床数据中探索并提出假设；以及提供关于全面实施癌症的技术和后勤挑战的经验教训。这是一个闭环、持续的学习和改进过程系统。1989 年由美国外科医师学会（ACOS）和美国癌症协会（ACS）联合策划成立的国家癌症数据库（National Cancer Database，NCDB），是一个全国性的肿瘤结果数据库，其涵盖美国 70% 新诊断的癌症病例，截至目前已经收集到大约 3 400 万条病历资料，与 SEER 内容相似，数据库包括患者的基本信息、肿瘤分期、肿瘤的组织学特征、第一疗程治疗方式和预后等信息，可提供给科研人员、临床医生等进行数据共享和临床研究；1999 年美国国家癌症研究所赞助支持成立了癌症遗传学网络（Cancer Genetics Network，CGN），由 14 个临床研究中心、数据协作中心和信息学小组组成，旨在支持对癌症易感性遗传基础的协作研究，探索将这些知识整合到医疗实践中的机制。

2010 年日本国家临床数据库（National Clinical Database，NCD）项目开始启动，NCD 从开始就对癌症进行了相关信息的登记，从 2012 年开始启动乳腺癌、胰腺癌专科疾病数据的登记，NCD 数据对评价癌症诊断标准有明确的指标，在癌症信息登记中，预后信息的跟踪调查等数据质量要求严格。

五大洲癌症发病率（cancer incidence in five continents，CI5）数据资料是国际癌症研究机构（International Agency for Research on Cancer，IARC）与国际癌症登记协会（International Association of Cancer Registries，IACR）长期合作的结果，包含来自 65 个国家的 343 个癌症登记处的信息；GLOBOCAN 数据库的最新版本（2018 年 9 月）包括对全球 185 个国家的 36 种癌症的发病率、死亡率和患病率的当前国家估计值，结果可在 IARC 全球癌症观察站网站上获得。

（二）国内临床科研数据库的发展回顾

20 世纪 80 年代初期，我国在临床医学上就开始应用数据库技术，目前也建立了许多数据库，随着医疗信息化的发展，我国也越来越重视临床科研数据库的建设。2015 年的《促进大数据发展行动纲要》和 2016 年的《关于促进和规范健康医疗大数据应用发展的指导意见》《全国卫生与健康大会》《"健康中国 2030"规划纲要》《"十三五"深化医药卫生体制改革规划》和《"十三五"卫生

与健康发展规划》等一系列政策的出台将临床大数据建设和发展上升到了国家战略的高度。目前国内科研数据库基本可以满足患者基本信息的收集、病案的管理、检验检查数据管理、影像学图片存储、患者的随访、患者的检测、临床数据质控等多方面的需求。

自 2016 年以来，我国政府资助了许多工作的完成，包括：①2016 年国家卫生和计划生育委员会健康医疗大数据应用及产业园建设试点工程启动，区域卫生大数据中心分别在上海和宁波建立，然后扩展到福建和江苏两省的福州、厦门、南京、常州 4 个城市作为试点。建设内容包括制定相关方案和配套政策，建立医疗大数据中心，和探索医疗大数据应用和发展相关产业，为全国其他省市创造可借鉴的经验。最终构想是建立一个全国健康医疗大数据中心、7 个区域中心和若干应用中心。②2017 年国家卫生卫生和计划生育委员会牵头、安全管理委员会监督成立三大健康医疗大数据集团，中国健康大数据产业发展集团公司、中国健康医疗大数据科技发展集团公司、中国健康医疗大数据股份有限公司。③2017 年建设国家人口与健康科学数据共享平台，推进"精准医疗"工程。开放获取国家行政、索赔、死亡登记，供学术使用。④截至 2019 年，中国卫生信息学会已经成立 56 个健康大数据相关专业委员会，为医疗大数据发展提供指导和建议。

考虑到中国严重的人口老龄化进程和慢病（慢性疾病）比例在人群中的升高，建立特殊慢病相关大数据中心成为必然。2000 年中国国家癌症中心开始率先筹建了中国肿瘤防治数据库，目前该大数据平台已经囊括国家癌症防控一体化信息管理平台、国家癌症防控一体化信息管理平台、国家抗肿瘤药物临床应用监测网；数据包括来自全中国 574 个站点的肿瘤登记信息，在百万高风险人口中 20 万人口肿瘤筛查的早诊早治信息，已经超过 1 000 家肿瘤医联体单位的肿瘤诊疗和药品使用信息。还有一些医院建立了自己的肿瘤数据库，如北京大学肿瘤医院、中国中医科学院西苑医院、河北医科大学第四医院等。国内最大的骨与软组织肿瘤数据库由北京积水潭医院建立，截止到 2015 年已经完成了 17 000 余病例的数字化工作。国内最早的前列腺癌临床科研数

据库于 2015 年正式进行测试,由 12 家泌尿外科中心参与,由清华大学医学院生物医学工程系联合中国人民解放军总医院肾脏病中心陈香美院士建立的国内第一个基于网页的肾脏病数据库,目前已经收录了超过 27 万条临床病例,这是我国目前最大的终末期肾脏病数据库,该数据库包括患者病史信息、诊断、实验室检查和相关治疗等信息,对该类疾病的临床研究和流行病学调查都有很大价值,同时也对其他疾病的登记注册管理有示范意义。中国医学科学院阜外医院成立了心血管疾病大数据示范中心。我国正逐步提高对多中心临床科研数据库的认识,并加快多中心临床科研数据库的建设。国内临床科研数据库目前并未达到及时更新和共享,这些问题将在第七节讨论。

(三)国外组织库的发展回顾

组织库的构建最早源于西方发达国家,建立初期主要应用于器官移植的需要,随着肿瘤生物学研究的快速发展,人类基因组计划的完成,肿瘤基因组及蛋白质组计划的启动,人们逐渐认识到肿瘤组织在分子生物学中的科学研究价值和意义,先后建立了各种不同类型、规模各异的肿瘤组织库。

美国国立癌症研究所(National Cancer Institute,NCI)于 1987 年建立了美国国家级的肿瘤组织库(Cooperative Human Tissue Network,CHTN),CHTN 由 5 个成人部门和 1 个儿科部门组成,全部采用统一标准的标本采集、存储和数据信息化管理,截止到目前标本数量已经达到 100 万;1993 年美国 MD 安德森癌症中心建立了头颈部肿瘤组织库,截止到 2008 年收集样本已经超过 2.5 万例,2000 年该中心又建立了胰腺癌组织库,同时又下设了 25 个分支组织库,并实现了区域资源共享。美国组织库协会(American Association of Tissue Bank,AATB)成立于 1976 年,是美国唯一的全国性组织库组织,AATB 的组织银行业务标准于 1984 年首次发布,目前已进入第 14 版,在美国和世界范围内都被公认为组织银行业务的权威指南,会员总数为 120 家经认证的组织库和 1 875 名个人会员,这些组织库分发超过 320 万个同种异体移植物,每年在美国进行超过 175 万次组织移植。

目前临床科研数据库和组织库的整合是一个趋势。美国前任总统奥巴马在 2015 年首次宣布了由美国国立健康中心(National Institutes of Health,NIH)领导的"我们所有人"("All of Us" Program)项目(当时又称为精准医疗倡议队列计划)。该计划的最终目标是招收至少 100 万人,这些人同意分享他们的电子健康记录(EHR)数据,捐赠生物样本用于基因组和其他实验室评估,配合调查随访,并进行标准化的生理指标测量。参与者还将通过传感器和移动医疗设备的数据提供及时数据。通过参与者与科研团队的联系,以获得参加未来的研究项目机会和信息。该项目于 2018 年 5 月启动,截至 2019 年 7 月,收集了来自美国 34 个地区的 112 000 多名参与者的电子健康记录数据,超过 17.5 万名参与者提供了生物样本。超过 80% 的参与者来自在生物医学研究中历来未收重视的群体。

欧洲也于 1962 年成立了欧洲癌症治疗研究组织(European Organization for Research on Treatment of Cancer,EORTC),其管理着来自 35 个临床研究中心的数据,并提供统一的标准服务于临床研究。在亚洲日本和韩国也开展了自己的组织库建设项目,韩国高丽大学自 2003 年建立了肺癌组织库、延世大学自 2006 年建立了消化道组织库等。

英国生物银行(UK Biobank)是目前最著名的国际性卫生资源之一,旨在改善对各种严重和危及生命的疾病的预防、诊断和治疗,包括癌症、心脏病、脑卒中、糖尿病、关节炎、骨质疏松症、眼疾、抑郁症和各种痴呆症。2006—2010 年,英国生物银行在全国范围内招募了 50 万名 40~69 岁的老年人参与该项目。参与者已接受了测量,提供了血液、尿液和唾液样本供日后分析,并提供关于他们自己的详细资料,并签署知情同意跟踪随访他们的健康状况。英国生物银行是一个公开开放资源,来自英国和海外的学术界、政府、慈善机构和商业公司的获准科学家可以申请使用该资源。自 2012 年开放访问以来,英国生物银行授权了来自 68 个国家 1 375 个研究所的 10 000 多名研究人员的注册,并批准了 1 200 多份申请,使这些研究人员能够访问资源。英国生物银行已经建立了一个目前最佳分享实践机制来促进这一宝贵资源的利用,步骤包括:①注册,在注册成为潜在用户之前,确认每个打算使用该资源的人的身份并检查他们的真实性。②应用,允许英国生物银行评估研究人员和使用。a.拟议的研究用途是否可能获得批准,是否符合获取标准(包括法律和道德标准);b.所需的可消耗样品量是否具有科学合理性;c.提供此类数据和/或样品的费用。③材料转让协议(MTA),对于批准的申请,在向批准的研究人员发布数据和/或样品之前,需要执行材料转让协议并支付访问费。从申请提交到实际拿到样本数据平均需要24周时间。

(四)国内组织库的发展回顾

北京大学临床肿瘤学院在1996年首先成立了中国第一个病理组织库,主要是对本院收集的肿瘤标本保存和整理。2000年以后中山大学、广州医科大学附属第一医院、天津医科大学肿瘤医院和河南省肿瘤医院相继建立了自己的肿瘤组织库。不过总体而言落后于发达国家,但是国内部分地区根据自己的实际情况纷纷建立起了基于单病种的病理组织库,例如云南省建立了遗传性大肠癌的组织库,中南大学湘雅医院建立了鼻咽癌组织库。2004年天津医科大学肿瘤医院与美国癌症研究基金会(NFCR)签订合作协议,双方共同投资计划5年内建立拥有5万例标本的亚洲规模最大的肿瘤组织库。

第二节 临床科研数据库的类型与建设和随诊及维护

一、临床科研数据库的类型

(一)按数据库类型进行区分

临床科研数据库按数据库类型具体可以分为关系型数据库(relational database)和非关系型数据库(not only SQL),关系型数据库是由多张能互相连接的二维行列表格组成的数据库,非关系型数据库描述的是大量结构化数据存储方法的集合,两者的特点比较如下表:

数据库类型	特点	优点	缺点
关系型数据库	1.关系型数据库的最大特点就是事务数据的一致性 2.采用了关系模型(二维表格模型)来组织数据的数据库	1.容易理解 二维表结构格式表达一致 2.使用方便 通用的SQL语言使得操作关系型数据库非常方便,可用于单表或多表的复杂查询 3.易于维护 完整性的特点有效降低了数据冗余和数据不一致的概率	1.高并发读写性能差 为了维护一致性所付出的巨大代价就是其读写性能比较差,尤其是海量数据 2.灵活度较差 固定的表结构
非关系型数据库	1.分布式存储方式,使用键值对存储数据 2.一般不支持ACID特性,即原子性(atomicity)、一致性(consistency)、隔离性(isolation)、持久性(durability)	1.读写高效 无须经过SQL层的解析,读写性能很高 2.高拓展性 基于键值对,数据没有耦合性,容易拓展 3.格式灵活 可以是key-value(键值)形式、列存储形式、文档形式、图片形式等	1.使用成本高 不提供SQL支持,学习和使用成本较高 2.无事务处理 附加功能BI和报表等支持较差 3.复杂查询差 由于数据结构相对复杂,因此复杂查询效果欠佳

(二)按照医学数据类型区分

按照医学数据类型区分,可以分为综合性数据库和专病数据库,综合性数据库是指包含所有疾病相关的检查、诊断、治疗、预后、随访的数据集合;专病数据库是指单一病种/组疾病相关的检查、诊断、治疗、预后、随访的数据集合。综合型临床科研数据库含有所有疾病的医疗数据,因此数据库性能要求高,疾病的关联性全,利于多病种科研的研究;专病数据库只含有单一类疾病,数据体量相对较小,数据库存储要求相对较低,对单病种的科研研究指向性强。两种数据库各有优缺点,综合性数据库相对专病数据库的主要优势是较好地实现多学科研究的融合,同时避免同类数据的冗余存储;专病数据库相对综合数据库的优点是容易查询和使用,前期投入相对较少等。

二、临床科研数据库的建设

（一）临床科研数据库的特点

临床科研数据库的特点也是数据库的特点，具体如下：

1. **数据集成化** 数据按照一定的数据模型来存储在数据库中，通过结构化的存储可以反映数据之间的关联性。

2. **数据独立性** 数据库存储的数据是按照一定结构进行的，能保障数据与应用程序之间的耦合性较低，充分体现数据本身的独立性。

3. **数据共享性** 数据库中所有数据可以应用于不同领域的科研需求，达到数据高效共用，减少人工重复处理同样数据的成本。

4. **数据冗余小** 数据库存储数据可以达到最小化数据单元，保持数据的一致性，重复数据不会被多次存储，从而有效减少数据的冗余。

5. **数据同质性** 同样的数据在数据库存储是一致的，不会因为不同人员的干预导致数据存储的异质性，有效服务于科研需求。

（二）临床科研数据库建设的必要性

临床诊疗过程中会产生大量的数据，临床大数据，顾名思义，是各种临床科研来源的海量数据的集合，这些数据是医生临床经验的总结，是第一手疾病诊疗的资料，对整个人类社会健康事业的发展有巨大的价值。临床大数据具有大数据的通用特点，在英文中都是字符"v"开头的（volume、velocity、variety、veracity、visibility、value）。大数据最初的 3 个"v"是，体积（volume），指巨大的数量；速度（velocity），数据生成和处理的速度很快；大数据往往是实时可用的，而且种类繁多（variety），这是指不同类型和形式的数据、结构化的、非结构化的、文本的、多媒体的等。随着时间的推移和认知的发展，大数据的描述中加入了其他的"v"特征，例如，准确性（veracity）是指数据的质量和大数据的可信程度，即"垃圾输入，垃圾输出"，所以准确性在医疗大数据中尤为重要。可见性（visibility）意味着数据对何人开放，引发了数据访问、隐私和安全问题，这是大数据的主要挑战之一，稍后将讨论。最后是价值（value），即从数据中提取的信息的效用和应用。目前常规的存储方式仍以纸质版形式存储，数据分散；即使有电子数据，一般也是分散在多个数据库中，难于汇聚。无论从存储空间还是应用的价值都受到限制，很难满足临床科研的要求，为了发挥临床数据应有的价值，需要建立起满足临床工作需求的数据库。

（三）临床科研数据库设计的原则

临床科研数据库的设计是为了满足临床科研工作者科学研究的需求，为了达到系统、安全、可靠、高效的数据录入、查询、提取、管理等目的，需要对临床科研数据库系统的设计做出相关原则的限定。

1. **合法性原则** 临床科研数据库的建设要按照法律法规的要求进行，否则难以得到法律的保护和政策的支持。

2. **实用性原则** 临床科研数据库建设应用在技术指标、标准体系、成果模式、数据库模式等方面要达到面向不同信息应用的原则。

3. **规范化原则** 在临床科研数据库建设中，数据生产、数据库设计、建立、管理、维护、服务等应符合规范化的要求，按照国家数据库建设相关标准进行建设。

4. **安全性原则** 在数据库设计、建立、系统运行和管理等方面都应有严格的安全和保密措施，确保整个数据库系统正常运行和安全使用。

5. **系统性原则** 临床科研数据库建设要在技术指标、标准体系、成果模式、库体结构、应用方式等方面具有系统性，数据库系统整体上具有良好的集成性。

6. **先进性原则** 充分利用当前先进、实用的技术手段，采用成熟的技术实现、技术标准、硬件平台和软件环境，实现对尺度、多数据源、多时相空间数据的无缝管理，保障系统稳定、可靠的运行。

7. **开放性原则** 数据库中的数据、硬件系统、软件系统具有开放性，数据库系统应采用通用的空间数据交换格式和标准化的系统通信等协议，支持多种数据源数据的集成、交换和共享。

8. **网络化原则** 数据库的建设应基于网络环境和集中于分布相结合的数据管理模式，采用客户/服务器、服务器/浏览器结构实现对数据库的管理维护和网络信息发布。

9. **扩展性原则** 数据库建设时应考虑后期运行维护阶段数据扩展工作，数据库服务器存储空间、数据库支撑软件等应预留相应的容量扩展接口和功能接口。

（四）临床科研数据库的内容及标准

临床科研数据库数据是由临床过程中产生的与疾病检验检查、诊断、治疗、随访相关的所有数据以及基础的元数据、数据字典、拓展数据等组成。

检验数据包括血、尿、便等体液检验结果数据，如生化、免疫、血常规、微生物、分子检验等检验和质控管理数据；检查数据包括所有物理设备检查结果数据，包含图像和文字数据，如 CT、MRI、彩超检查数据；也包含医师为患者诊断疾病进行的非设备类检查数据，如医师的视、触、叩、听记录的数据。

诊断数据是指医师综合分析相关检验检查结果数据从医学角度对人的精神和体态做出判断结果的数据。

治疗数据是指医师通过干预或改变特定健康状态所采用的药物或操作而产生的相关记录数据。

随访数据是指医疗卫生人员为了进一步了解患者疾病变化情况，对患者进行定期随访而产生的相关数据。

元数据（metadata）是指为描述数据的数据，主要是描述数据属性的信息，用来支持如指示存储位置、资源查找、文件记录等功能。元数据可以分为：数据库元数据、数据模型元数据、业务规则元数据、数据管理元数据、数据访问/报告元数据、数据质量元数据等。数据元应用标准请参考国家标准（GB/T18391—2009）和卫生信息标准（WS364—2011）。

数据字典是指对数据的数据项、数据结构、数据流、数据存储、处理逻辑等进行定义和描述，其目的是对数据流程图中的各个元素做出详细说明，简言之数据字典是描述数据的信息集合，是对系统中使用的所有数据元素定义的集合。医学相关数据字典请参考卫生信息标准（WS372—2012）。

拓展数据可以根据数据库建设的需求进一步选取，一般包括索引数据、规则数据、专题数据等。

三、临床科研数据库的维护

临床科研数据库被创建完毕之后的所有相关工作都属于数据库维护，技术层面一般包括转储恢复数据库系统、数据库的安全控制、数据库性能的监督、产生用户信息表、备份系统数据等环节；

业务层面包括新增数据的维护、现有数据的治理和元数据与数据字典调整等。临床科研数据库需要不断进行维护，以保证数据的全面性、实时性。

（一）数据库的转储恢复

数据库的转储恢复是系统正式运行后重要的工作，数据库管理人员要针对不同的应用要求制订不同的转储计划，需要做到一旦数据库发生故障，能尽快将数据库恢复到某种指定的状态，并尽可能减少对数据库的破坏。

（二）数据库的安全控制

数据库运行过程中可能会受到应用环境影响而发生变化，同时对数据库安全性的要求也会发生变化，比如新近的临床相关数据需要在加密等级上有所提升等。系统中用户的使用权限和密级也会改变，这些都需要数据库管理人员根据实际情况修改原有的安全性控制，以满足临床数据应用部门的需求。

（三）数据库性能的监督

在数据库运行过程中，监督系统正常运行，对监测数据进行分析，找出改进系统性能的方法也是数据库管理人员的工作。数据库管理人员应仔细分析相关监测数据，判断当前系统运行状况是否是最佳，以及是否应当改进。

（四）数据库的重组重构

由于不时需要对临床数据记录进行增、改、删，可能会使数据库的物理存储情况变差，降低了数据的存取效率，需要数据库管理人员对数据库进行重组或部分重组。数据库的重组过程其实并不修改原有逻辑和物理结构，而数据库的重构则不同，因原有的数据库设计不能满足新的需求，需要调整数据库的模式和内模式。

第三节 临床科研数据库的信息标签设计和信息收集录入及质控

一、临床科研数据库信息标签设计

搭建临床科研数据库时，需要明确定义临床数据通用型数据集标准，需要按照中华人民共和国卫生健康委员会及隶属部门公布的国家级卫生信息标准要求进行信息标签的设计，目前公布的相关文件如下：

通告名称	文件号	施行日期	标准数量
《健康体检基本项目数据集》	卫信学会标通〔2018〕13 号	2018 年 12 月 1 日	32
《远程医疗信息系统基本功能规范》	国卫通〔2016〕21 号	2017 年 6 月 1 日	7
《电子病历共享文档规范第 1 部分：病历概要》	国卫通〔2016〕12 号	2017 年 2 月 1 日	57
《卫生信息共享文档编制规范》	国卫通〔2016〕10 号	2016 年 12 月 15 日	22
《电子病历基本数据集第 1 部分：病例概要》	国卫通〔2014〕5 号	2014 年 10 月 1 日	20
《慢性病监测信息系统基本功能规范》	国卫通〔2014〕1 号	2014 年 10 月 1 日	4
《儿童保健基本数据集》	国卫通〔2013〕10 号	2014 年 5 月 1 日	12
《疾病管理基本数据集第 6 部分：肿瘤病例管理》	卫通〔2012〕11 号	2012 年 12 月 1 日	4
《卫生信息基本数据集编制规范》	卫通〔2012〕5 号	2012 年 9 月 1 日	23
《卫生信息数据元目录》	卫通〔2011〕13 号	2012 年 2 月 1 日	35
《卫生信息数据元标准化规则》	卫通〔2009〕3 号	2009 年 8 月 1 日	4

参考国家标准的优点是数据互联互通过程中系统接口打通相对容易，对于临床科研数据库需要明确通用信息标签如患者的人口学信息、临床病史、就诊记录、检验检查结果、病理免疫组化结果、疾病诊断分期、治疗方案（包括手术、非手术治疗）、预后随访等通用信息标签，同时还需要根据不同类型病种制定病种相关信息标签如肿瘤患者化疗方案、放疗方案、靶向治疗方案等。对于信息标准没有界定的标签需要结合目前学会发布的相关标准或者是省级标准进一步参考应用。

由于国内医疗信息化相对发达国家起步较晚，很多信息系统收集的数据完整度和质量不高，因此在临床科研数据库设计过程中应充分考虑数据结构化后的信息标签设置，在卫生信息标准的帮助下，数据生产、管理和利用形成闭环并在运作中持续做到自我优化。卫生信息标准结合专业的临床科研大数据平台服务，使数据的质量、可访问性、安全稳定都得到保证。可扩展、可持续建设是为后期数据库不断拓展打下良好的基础。

二、信息收集和录入

医疗数据体量之大难以估量，简单按医疗数据形式区分：一是文本类数据，其包括电子病历（electronic medical record，EMR）内的文本数据、医院信息系统（hospital information system，HIS）、实验室（检验科）信息系统（laboratory information system，LIS）中产生的数据；另一类是图像类数据，包括影像存储与传输系统（picture archiving and communication system，PACS）、放射信息系统（radiology information system，RIS）。所有医学数据收集都需要按照相应的数据标准标签进行，因为医疗数据的产生是持续不断的，需要通过技术手段采用接口对接自动收集的方式，单纯靠人工是难以实现数据的完整收集的。

数据从产生到应用需要经过数据采集、数据治理、数据分析、数据应用的过程，需要在数据产生伊始就以标准化的方式录入，这就需要根据临床需求指定相应的标准，比如：疾病诊断可以出台国内统一版本的 ICD 编码，药品数据、诊疗项目、医用耗材也应该出台国内统一标准的目录，这样才能从源头上解决数据录入产生的各种问题，从而保证数据库收集数据的一致性，减少数据处理的问题，更好的服务数据的应用。

三、临床数据的质控

收集的临床数据应做好质控，如果质控不好就会导致数据质量出现问题，进一步影响到所有应用相关数据的临床诊疗或科学研究，数据质控是数据入库前的必备操作。针对数据质控管理，主要包括数据分析、数据评估、数据清洗、数据监控、错误预警等相关内容。

（一）数据整体质控方法

针对数据质控整体上建议借鉴 Six Sigma 管理方法用于减少误差，也可以并列采用 MTC-DQM 推荐的十步数据质量管理方法，具体如下：

1. 定义和商定问题、时机和目标，以指导整个数据质量管理的工作。

2. 收集、汇总、分析有关形式和信息环境，设计捕获和评估的方案。

3. 按照数据质量维度对数据质量进行评估。

4. 使用各种技术评估劣质数据对业务产生的影响。

5. 确定影响数据质量的真实原因，并区分这些原因的影响的数据质量的级别。

6. 最终确定行动的建议，为数据质量改善制定方案，包括数据级和组织级的。

7. 建立数据错误预防方案，并改正当前数据问题。

8. 通过改进组织管理流程，最大限度控制由管理上的缺陷造成的数据质量问题。

9. 对数据和管理实施监控，维护已改善的效果。

10. 沟通贯穿管理始终，循环的评估组织管理流程，以确保数据质量改善的成果得到有效保持。

（二）数据质控评估纬度

针对数据质控内容中的数据评估有如下纬度：

1. **完整性（completeness）** 用于度量哪些数据丢失或者哪些数据不可用，比如同一患者的数据是否存在缺失或错误，同一医疗机构数据是否完整无误。

2. **规范性（conformity）** 用于度量哪些数据未按统一格式上传或存储，比如疾病编码字段是否存在非编码信息的上传或存储。

3. **一致性（consistency）** 用于度量哪些数据的值在信息含义上是冲突的，比如病历录入的信息中出院日期是否早于入院日期。

4. **准确性（accuracy）** 用于度量哪些数据和信息是不正确的或者数据是超期的，比如年龄信息是否明显异常。

5. **唯一性（uniqueness）** 用于度量哪些数据是重复数据或者数据的哪些属性是重复的，比如是否两次上传重复的就诊信息。

6. **关联性（integration）** 用于度量哪些关联的数据缺失或者未建立索引，比如检验检查结果中需要规则关联查询的性别信息是否存在缺失。

第四节　临床科研数据的提取与应用

一、临床科研数据的提取

临床科研数据的提取要严格按照临床科研的需求进行，按照国家相关法律要求以及临床科研数据库管理的要求提交申请，申请过程中要按照数据库管理规范提供相应的材料，如科研项目审批材料、伦理委员会审批单等。数据的提取方式可分成两种，一是按照页面交互方式提取，此种方式提取比较便捷，可以随时修改提取条件，缺点是页面交互方式不可能把所有纬度都罗列上，因此提取数据工作可能会有局限；二是通过数据库管理人员从后台提取，这种方式可以个性化的提取，存在的问题是操作起来环节较多，需要互相配合和完全理解科研需求，否则会导致数据提取的数量或质量出现问题，因此两种方式各有利弊，需要根据科研的具体需求酌情选择。无论哪种提取方式都需要按照一定的流程进行。

（一）科研项目的需求梳理

对于科研人员需要提取的数据内容首先要根据整个研究项目进行详细的梳理，具体包括基础信息的梳理，如科研数据的地域性要求、年龄、性别等基础信息的梳理；检验检查信息的梳理，如参与科研的病历必须做过免疫组化、肿瘤相关抗原（tumor associated antigen, TAA）、某部位 CT 检查等检验检查信息的梳理；临床治疗信息的梳理，如必须接受过乳腺癌根治术、放射治疗、化学治疗、免疫治疗等相关治疗信息的梳理；随访信息的梳理，如所有纳入数据必须是满足接受过为期 1 年以上并且符合某些必须随访字段需求的数据等。所有信息梳理要尽量详细到有明确的解释才能避免后期数据质量出问题。

（二）需求与数据库内容匹配

所有梳理的科研需求信息最终都要与数据库中现存数据结构进行核对，目的是保证需求的数据与数据存储的结构能够匹配，保障数据提取过程中不会遗漏，必要时需要与数据库管理人员进行核对，避免理解偏差导致数据提取出现问题。

（三）提取数据质量核对

第一，要对提取数据进行整体上的核验。要根据既往统计的相关结果对数据总量、字段数量进行初步核验，如果出现偏差则需要进行再次提取。第二，对提取的具体字段进行核验数量。核验连续变量（如涉及金额的变量）和分类变量（如涉及性别、地区的变量）是否存在偏差，如果出现了偏差应及时记录，可能存在数据导出错误，需要再次提取。第三，逐一核对每个字段的内容是否与字段含义匹配。如果出现字段含义与字段内数据不匹配则需要记录,进行再次提取。第四,需要对不同字段内容进行交叉验证,目的是保证数据的完整性。

正确地提取数据是数据质量保障的前提,而数据质量保障才是临床科学研究的前提,因此需要对数据提取过程进行严格地把控。

二、临床科研数据的应用

随着我国医疗信息化发展的速度加快以及我国人口庞大的基数,医疗数据正在以多维度高深度态势大幅增长,医学科研也步入了大数据时代。从临床科研角度来讲,疾病的发病机制、检验检查手段、临床诊断与治疗、临床试验研究、新药和器械的研发、疾病流行病学调查研究自始至终都贯穿着数据采集、处理、分析和决策。因此对于医疗科研数据的高效应用将是推动整个医学事业发展的关键因素。使用真实世界临床数据进行临床科研是未来发展方向。综合临床科研数据应用在如下几方面:

(一)辅助疾病诊断

疾病的诊断过程是一个复杂的过程,需要临床医生综合分析患者的症状表现、体格检查、实验室检验结果、物理检查结果、既往可能相关疾病以及治疗经过等信息,同时需要结合自己的经验做出最后的诊断,涉及的医疗知识极其广泛,单纯靠人脑很难记住这么大量的信息,但是计算机是可以实现的。这就为人工智能算法提供了大量的数据输入,在这之后才能根据既往真实世界数据进行疾病诊断的预测,如广州市妇女儿童医疗中心发表在 *Nature Medicine* 上的一篇文献 "*Evaluation and accurate diagnoses of pediatric diseases using artificial intelligence*",通过系统分析了 136 万份病历,计算机在诊断常见儿童疾病方面已经与有经验的医师水平相当,从科研水平上证实了人工智能辅助疾病诊断的价值,究其本质依旧是庞大的临床数据所起的作用。其实不但是儿科疾病,在肿瘤疾病诊断上也可以应用,肿瘤疾病的诊断中病理学诊断是"金标准",可以通过大量病理图像数据训练人工智能,辅助医师对病灶性状进行多维度描述以及鉴别诊断,可以极大提高医师阅片效率与质量。在基因测序方面也可以获取肿瘤组织万亿字节(TB)级的基因信息,从而在基因层面揭示肿瘤细胞的生物学改变,辅助临床诊断。总之,充分有效的利用临床大数据可以为临床诊断疾病提供新的思路。

(二)辅助疾病治疗

既往医师治疗疾病一般依据就是自身掌握的医疗知识和相关领域权威的临床诊疗指南,但是疾病变化复杂难测,指南更新速度难以满足临床的需求,临床专家的经验毕竟有限,在这种情况下可以借助科技手段。人工智能不但可以把所有临床知识存储下来,同时还可有效利用真实世界的临床数据进行学习,通过大量学习既往临床专家对疾病的治疗方案再结合临床指南等相关知识来辅助疾病的治疗。同时还可通过大数据的学习来对比不同治疗方案的效果,从而给出相对较好的方案供临床医师进行选择。不但可以辅助治疗,还可以评价不同治疗手段和方法之间的区别,为患者提供个性化的治疗方案。在恶性肿瘤的个体化治疗方案制定上,大数据可以发挥绝对的优势,通过收集患者疾病相关的资料并进行分析,能够帮助临床医师针对患者推荐相对更匹配的治疗方案,需要指出的是,这种方案的选择依然是辅助临床医师,而不是代替医师,要想代替医师行使疾病的诊疗行为是不太现实的,因为人工智能依然是停留在统计学和数学的层面,依然不具备复杂的思维逻辑和对新事物处理的应变能力。

在恶性肿瘤疾病的治疗过程中分子靶向药物的应用起到了举足轻重的作用,在肿瘤个体化治疗方案中基因组学技术也起到了推动作用,通过收集基因大数据并对大数据进行分析可以探寻新的肿瘤靶点从而辅助新的靶向药物的研发,这将是未来基因大数据应用发展的重要方向。Oncomine 平台是恶性肿瘤微阵列数据库和网络数据挖掘平台,为个体研究人员和协作联盟提供解决方案,可计算基因表达特征,聚类和基因集模块,自动从数据中提取生物学信息,目的在于揭示肿瘤复杂的基因表达模式,迄今为止该平台包含了超过 700 个独立的数据集,拥有最多的基因表达突变数据和肿瘤生物标志物,为肿瘤分子靶点的发现和新的靶向药物的开发甚至靶向药物耐药性机制研究提供了机遇。因为肿瘤的异质性往往决定了临床治疗的疗效,达到好的治疗效果则需要检测患者的肿瘤分子生物学信息，研究发现在临床使用注射用曲妥珠单抗（又称赫赛汀，是一种抗 HER2 单克隆抗体）治疗乳腺癌中，对于 HER2 蛋白过度表达水平最高（3+）的患者才能受益，而对于 HER2（−）患者不能受益甚至带来更严重的不良反应。通过上述研究表明对肿瘤生物学及基因组学数据分析将指导临床更加准确地使用肿瘤靶向药物进行个体化治疗。

（三）辅助疾病监测

临床疾病发病情况的监测一直是国家关注的重点，既往是由于信息技术的局限性导致数据同步受限，目前技术水平不断提高已经基本可以满足需求，缺乏的是临床数据信息。2009 年谷歌（Google）公司在 Nature 上发表了一篇论文，介绍了流感预测系统（Google Flu Trends，GFT）。该系统成功预测了 2009 年 H1N1 在全美范围的传播，甚至具体到特定的地区和州，通过 GFT 监测并预测流感趋势的过程仅需 1 天，有时甚至可缩短至数个小时。相比而言，美国疾病控制与预防中心（Center for Disease Control and Prevention，CDC）同样也能利用采集来的流感数据，发布预警信息，但美国疾病控制与预防中心的流感预测结果通常要滞后两周左右。GFT 预测效率令公共卫生官员和计算机科学家倍感震惊。但是 GFT 具有一定的局限性，从医学角度上分析，Google 并没有获取真实世界的临床医疗数据，其仅用了大数据技术和相关医学知识，如 2013 年 2 月 13 日 Nature 发文指出，在最近（2012 年 12 月）的一次流感暴发中，Google 流感发病趋势预测出现了问题，GFT 预测显示此次的流感暴发非常严重，然而美国疾病控制与预防中心在汇总各地数据以后，发现 Google 的预测结果比实际情况夸大了几乎 1 倍。

对疾病的监测不限于流行病学领域的群体疾病的监测，还可对个体单个疾病进行全方位监测，在恶性肿瘤的监测中，利用大数据就可以对患者进行管理，对病情疗效进行评估，对疾病进行风险预测。研究证据表明，通过监测血液和其他体液中的游离肿瘤细胞或者核酸分子，再进行数据分析处理，可以更早更快地评估恶性肿瘤治疗效果和进展风险甚至是耐药信号，这种技术被称为"液体活检"。目前液体活检技术主要是采集外周血、尿液、痰液甚至是粪便中的循环肿瘤细胞（circulating tumor cell，CTC）、循环肿瘤细胞 DNA 以及循环肿瘤细胞 mRNA，通过分析分子标志物来起到监测肿瘤的作用。

（四）辅助临床科学研究

无论是从疾病的发病机制还是疾病的检查和治疗甚至随访的研究，大数据均可以辅助临床专家进行科研课题的选择。常规临床研究选题一般是基于专家的临床经验或者是既往的研究发现进行选择的，而大数据可以通过真实世界数据的高纬分析从而发现疾病与疾病之间可能存在某种关联性，从而辅助研究多种疾病之间的相互影响，同时可以发现单一疾病症状表现以及治疗之间的关联性，为疾病的治疗和诊断提供更多的研究方向，辅助临床专家进行课题选择和进一步研究。同时临床大数据可以整合多中心的临床资源，扩大科研样本量突破原有"多中心"研究的困境，临床科研数据库联合了多地区数据资料，促进临床大数据的实时共享，提高临床数据的利用水平。

第五节　临床组织标本的获取、管理与应用

我国地域辽阔，各地区由于自然和社会环境的影响，疾病的分布也不尽相同。近年来随着我国经济的高速发展，国内城镇化速度不断加快，人口的流动也越来越频繁，原有由于自然环境引起的疾病的模式出现了改变，对于遗传性疾病、自然条件引起的疾病发病因素研究越来越难。病理组织学标本可对疾病病因、病理学研究提供切实的支持，随着国内肿瘤疾病发病率不断上升，大量肿瘤患者只能接受地方性医疗资源的治疗，并不能得到国内较为先进的治疗，因此如果能把肿瘤病理组织标本以数据库形式存储起来，集中研究疾病的发病原因、治疗过程以及治疗效果，就可能让全国患者享受同病同治的医疗服务，把现有疾病资料特别是人体组织资料进行收集汇总是必要的。

一、临床组织标本的获取

组织标本的获取在国内大多数开展外科的医疗机构都可以获取，其基本的获取过程包括标本

采集、标本制作、标本鉴定、标本保存、标本分配等。但部分医疗机构由于认识的局限性或自身条件的原因，取到了组织标本但是并没有留存，导致大量的组织标本资源的浪费，需要各地医疗机构能系统性的开展自有组织库的建设，如果条件确实有限可以开展地方性特殊疾病的组织库建设，只有基层组织库都逐步建立起来，才能为全国组织库的统一建设做好准备。

二、临床组织标本的管理

临床组织标本的管理涉及标本采集、标本制作、标本鉴定、标本保存、标本分配等全过程，需要专人进行管理，严格按照相关采集流程，确保采集的标本符合要求。严格把控每个环节，在标本得到充分利用的基础上防止出现质量问题。第一，需要病理专科技术人员确定标本取材的具体部位，同时逐一确定取材的数量、大小、形态、颜色、硬度等特征；第二，严格控制标本的离体时间，保证标本的新鲜度，避免组织因时间因素导致污染，避免基因以及相关蛋白的分解；第三，需要保障标本的存储环境，确保不要因为温度光线的原因造成标本的损害。

三、临床组织标本的应用

临床组织标本的应用需建立在规范科学的组织库基础上，组织库应用的范围非常广泛，一是应用科研领域，满足高等院校、科研院所、医疗机构的科研需求；二是服务临床教学，能辅助临床一线的教学工作，满足培养医学人才的需求；三是服务病理诊断，能为一线的病理医生提供足够多的样本，帮助其诊断相关疾病。无论哪方面的应用都需要有大量的标本进行支撑，然而不可能每次都取真实的标本进行应用，传统的组织库难以满足上述的应用需要，因此需要建立数字组织库以发挥组织标本的根本性应用价值。

第六节 临床研究组织库的建设和标本信息管理及应用

一、临床研究组织库建设

随着现代科学技术的发展，传统的组织库已经难以满足临床科研对组织标本的大量需求，因此需要建设数字组织库，传统的组织库具有保存难、提取应用不便等限制条件，数字组织库具有结构化、共享性、独立性三大特性，可以更加高效地辅助临床、科研以及教学。但是数字组织库的建设是需要系统筹划并严格按照流程进行。

（一）报相关伦理委员会批准

建立临床组织库必须向相关的伦理委员会提出正式的申请，包含申请书以及相关的技术方案，伦理委员会批准后方可开展相关工作。遵循相关的伦理问题，是建立完善临床研究组织库的基础。

（二）组织提供者签署知情同意书

所有提取的组织如果应用临床组织库的建设，需要向组织提供者详细阐述清楚组织标本应用的目的以及意义、标本保留的时间以及地点、参与者的风险以及潜在获益、参与者的保护与隐私、费用花费等相关内容，需要组织提供者签署正式的知情同意书。

（三）向标本采集者提出申请

在征得伦理委员会与提供者的同意后，还需要跟标本采集的医师说明标本除应用诊断外还需要入组织库进行保存，请采集者对情况知悉后及时通知相关人员在组织采集完毕后能及时送达病理科予以制作标本，防止时间过长导致标本质量损害。

（四）病理医师参与并记录组织大体情况

病理医师在进行外科大体组织标本取材时，第一，一定要明确记录组织器官的大体表现，明确组织器官部位；第二，要对病变以及交界部位进行客观、详尽地描述，做到让医务人员能清楚知道大体标本的特点。

（五）按照标准采集制作组织标本

病理标本的收集制作首先是要满足病理诊断的需要，同时收集剩余有价值的组织标本，提取组织需要按照严格的标准进行提取，组织提取时间应越短暂越好，有研究报道最好不要超过30分钟就速冻保存，防止组织出现污染以及蛋白或DNA的分解，组织的规范取材和有效、安全的保存是病理组织库建立的最基本条件。

（六）组织标本入库留存

实体组织入库是有明确标准的，需要按照标

准填写详细的入库资料，然后由专人对组织进行统一入库存储。

（七）组织标本数字化处理

由于实体组织库的应用效果以及数据共享程度并不高，同时伴随着技术水平的不断提升，因此数字组织的应用价值不断凸显，但是数字组织库是需要进行数据采集和录入才能不断完善，需要把相关的组织标本制作成照片或视频形式存储到数据库中，同时需要录入相关的信息资料，如组织提供者的临床信息以及病理诊断结果，保障后期组织库的查询和应用。

（八）临床信息资料的对接

病理组织库的应用还应与临床科研数据库进行衔接。因为疾病的个体差异很大，同样的疾病由于自然环境、社会环境以及诊治过程的不同可能造成结局并不相同。因此临床诊断、治疗、病理确诊等各个方面完整的信息对于疾病的临床研究具有重要的意义，但是整个过程需要临床医师与病理科医师充分沟通合作，同时需要信息技术科室给予足够的支持，使临床资料与病理组织资料进行有效衔接。

（九）补录随访信息

针对不同病种类型制定不同的随访方案，建立与组织库对接的随访数据库，并把相关的随访数据录入系统，包含患者基础信息资料、随访时间、治疗情况、恢复情况、特殊情况还需要记录是否死亡等，需要严格按照专病随访方案进行随访，另外所有随访信息都需要在患者或家属知情同意下进行。

二、临床研究组织库信息管理及应用

临床研究组织库实施计算机信息化管理至关重要，大量的标本以及相关的临床数据资料如果不能采用信息化方式进行管理将无法得以有效的利用。目前部分医疗机构虽然已经开始着手组织库信息化管理的建设，但是目前依然停留在存储阶段，尚欠缺有效的利用。

（一）制定管理制度

标本库的管理要有明确的管理制度，对标本采集、存储、使用实行专人专管。同时需要对管理人员进行专业化的培训，做到严格按照临床研究组织库制度进行标准化管理，并实行定期核

对，随时抽取标本进行核验，保障实体标本的质量。对于数字组织库的建设需要有专业的数据库管理人员对数据库按照相关标准进行维护，保障信息安全的同时数据不能丢失和损坏。

（二）基础信息管理

包括患者的姓名、性别、年龄、联系方式、唯一检索号（住院号）等基础信息的管理，目的是保障数据库内各种数据整合应用，同时为数据不同科研利用场景存储足够的信息资源。在临床研究组织库中需要搭建相应的基础信息存储模块，从而实现所有数据的信息化管理。

（三）疾病信息管理

疾病信息资料采用统一、专一的数据库模块进行管理，要求使用的数据库能支持多中心临床研究的网络化环境，同时具备全面的分级管理功能。而具体的数据包括患者的疾病诊断、检查、治疗等相关资料信息的管理，其中与组织库连接最紧密的病理检查结果、病理号等相关信息的管理，目的是实现组织库数据与临床科研数据库数据的无缝衔接，切实保障数据的互联互通、有效利用。基于临床的规范化诊疗资料，包括诊前病史资料、诊中检查和质量的相关记录以及患者的随访资料都需要完整。

（四）标本信息管理

标本应采用统一的规范标记，其内容包括标本信息编号、标本分类编号、标本部位、组织部位、保存方式、入库时间、负责人员、申请医师、是否有数字组织等信息的系统化管理。标本数据需要采用统一的模块进行信息入库管理，同时要建立组织图像/视频管理模块，应用存储组织数字图像以及影像资料，对采集的图像系统在数据库中自动建立索引，可实现对图像的集中检索、浏览、处理、对比分析等功能。

（五）标本应用管理

应用标本的研究需要有提供详细的操作规范、技术方法、结果应用等信息，其基本信息记录包括申请应用以及相关单位的信息，如标本输出形式、标本调取时间、标本归还等。

（六）标本废弃管理

废弃标本要按照相关流程进行规范化管理，其基本信息记录包括废弃标本的变化、入库编号、标本废弃原因、废弃日期、相关审批人员等。

（七）系统维护管理

主要是为用户管理、系统常规维护等功能提供自动化的运维服务，保障用户能正常访问数据资料，根据不同用户的应用设置不同的权限。同时需要保障数据库的安全，防止资料的丢失以及病毒的入侵破坏。

第七节　目前我国临床科研数据库和组织标本库存在的问题与未来发展方向

一、我国临床科研数据库和组织库存在的问题

我国临床科研数据库和组织库的建设起步较晚，技术相对落后，在建设过程中由于缺少标准以及规范的流程，与国际标准化临床科研数据库和组织库的差距较大，需要加快建立相关标准化的临床科研数据库和组织库。

（一）临床科研数据库存在的问题

1. 数据安全和隐私问题　建立临床科研数据库涉及患者的隐私以及数据安全问题，同时还涉及伦理问题，需要得到伦理委员会同意的情况下，再征得患者的同意授权后才可以应用相关医疗数据进行临床科学研究或者把数据存储到临床科研数据库中。美国于 1996 年和 2009 年相继颁布了 HIPAA 法案（Health Insurance Portability and Accountability Act/1996）和经济与临床健康信息技术法案（HITECH），HIPAA 和 HITECH 强制推行使用和披露个人健康信息的相关要求、保护个人健康信息的适当安全措施、个人权利和管理责任。我国在《中华人民共和国执业医师法》第二十二条和三十七条以及《中华人民共和国护士管理办法》第二十四条分别有对保护患者隐私有概述性说明，但是缺乏相关具体的法律条款对医疗健康隐私的界定。2017 年颁布的《中华人民共和国网络安全法》一定程度上在网络上保障了公民、法人、和其他组织的合法权益和个人信息安全。2019 年实施的《中华人民共和国人类遗传资源管理条例》体现了我国开始对人类遗传资源的重视和规范化管理。

2. 医疗数据多源异构性强　目前我国医疗数据的来源比较广泛，不仅限于医疗机构还有疾病预防控制中心等相关部门。大部分医疗机构之间数据不能互联互通，即使同一家医疗机构不同系统间的数据也存在数据孤岛现象，这些数据汇总整理难度大。

3. 缺乏标准医学术语体系　医疗术语涉及的范围比较多，包括疾病诊断数据、药品器械数据、检验检查数据、影像结果数据等，要做到数据的无缝衔接，则需数据有标准的统一编码。而目前国内应用相对统一的编码只有疾病诊断数据，也就是国际 ICD-9/10/11 系列的编码，但是不同医疗机构应用版本依然有偏差。其余的数据都没有做到国内统一标准，这也是阻碍临床科研数据库建立的难点，多家医疗机构的数据不能准确对应标准编码，导致后期科研数据应用受到限制，因此医疗术语的标准化建设是临床科研数据库建设的重要影响因素。

4. 国内医疗机构信息化水平差异大　目前大部分医疗机构的信息化水平相对较低，临床科研数据库的建设也会因为信息化水平参差不齐导致数据无法大规模对接，即使是信息化水平较好的医疗机构由于国内缺乏相关的信息化标准，数据互联互通依旧难度较大。

5. 数据结构化存储问题较大　目前我国医疗数据存储的方式大致分为两种，一类是结构化数据如疾病诊断数据、药品数据、诊疗项目数据等；一类是非结构化数据如电子病历数据、检查结果数据、影像图片等。临床科研数据需要结构化的标准数据支撑，医疗机构的数据结构化依然存在较大的困难，尽管近几年自然语言处理（natural language processing, NLP）技术已经得到了很大的提升，但是依然难以满足临床科研对数据准确度的要求。

6. 数据共享缺乏政策支撑　目前国内大型医疗机构已经开展了不同程度的数据库建设，但是尚未开展多中心医疗的数据融合，需要依赖国家相关政策支持。通过政务云等形式实现多中心医疗数据的共享，可能前期成本投入相对较高，但是从长期收益上看数据共享可以服务整个科研领域的研究，甚至可以推动重大科研方向的选择。

（二）组织标本库问题

1. 组织标本资源不足　目前组织标本资源

的不足是影响相关领域科学研究的重要因素，很多的科研项目由于标本资源的匮乏不得不做延期处理，或者更改科研设计，导致人员和资源的严重浪费。

2. 组织库缺乏专业人才 国内组织库建设起步较晚，因此相对缺乏专业人才，组织库建设离不开专业人才参与，需要加快专业人才的培养工作。

3. 组织标本保存不当 目前我国大部分医疗机构没有建立组织库，一是由于技术和成本的原因，二是由于认识的问题，大量的组织标本无法保存下来造成浪费。也存在组织标本保存不当造成的损坏，这主要是没有形成专人专管的制度和采集人员没有接受专业培训，标本虽然留存但没有按照相关标准操作造成标本的损坏。

4. 组织标本种系单一 我国医疗资源分布不均衡，少数民族聚居区医疗资源相对匮乏，并没有建立起多民族的组织标本库，目前组织标本种系相对单一。

5. 疾病信息资料缺乏 组织库需要收集患者的临床疾病信息，包括在院期间的相关资料，也包括后期随访的资料。在院信息资料标准不统一，各个业务系统打通较难，因此信息一时难以收集汇总，部分医院记录资料依然没有达到完全电子化，信息入库难度较大。由于患者缺乏相关的知识，并没有意识到后期随访的重要性，信息收集较难，还有就是我国由于医疗资源相对匮乏，临床医生难以抽出时间来定期完成患者治疗后的随访工作，这也是导致随访信息难以入库的原因之一。

6. 组织库运营经费困难 组织库的建立和运行都需要大量的经费投入，而目前我国组织库建设主要是医疗机构自行投入，投入的经费是非常有限的，导致组织库建设与运行的阻碍。

7. 组织标本共享困难 目前国内没有建立统一的临床组织库信息系统，导致各地组织库处于信息孤岛，难以实现共享，科研人员各自收集整理统计，耗费人力物力，另外就是各学科研究之间相对独立，收集的组织标本相对局限，限制了学科之间的交叉融合。组织标本共享一方面满足医学高等院校、科研院所、医疗机构科研的需要，同时能够建立统一的、规范的组织标本收集、存储、管理、应用制度，为临床和科研搭建基础应用平台，服务临床疾病的诊断和治疗，最终直接服务患者。目前美国比较著名的两个组织库分别是 PathServe 和 LifeSpan，其中 LifeSpan 组织库包含所有大器官系统的石蜡标本和冰冻标本两种，LifeSpan 组织库利用多种人体组织，提取 DNA、RNA 或制备生物芯片，用于研究临床药物的筛选和药物作用机制，缩短了研究周期，提高了研究和开发新药速度。欧洲癌症机构组织（The Organisation of European Cancer Institutes，OECI）也建立了肿瘤冰冻标本库 TuBaFrost，在国际范围内收集意味着科学家/医生可以快速获得足够的组织（特别是罕见的癌症），并与各参与者分享这些资源。目前我国国内尚缺乏组织库共享平台。

二、我国临床科研数据库和组织库未来发展方向

我国临床科研数据库和组织库未来的发展方向是建立起国家统一的标准化体系，其内涵包括专业人才的培养标准、组织标本采集、组织标本存储标准、标本实体库和临床科研数据库建设标准、临床数据和标本应用共享标准、临床科研数据库和组织库对接、与其他医疗健康数据库的对接等一系列标准体系，构建临床数据知识图谱以及组织库知识图谱，避免数据库的重复建设。充分融合相关数据服务临床科学研究与临床诊疗，为患者提供优质的个性化诊疗方案。

（陈　萌　王尚前）

参 考 文 献

[1] Liang H, Tsui BY, Ni H, et al. Evaluation and accurate diagnoses of pediatric diseases using artificial intelligence. Nature Medicine, 2019, 25（3）: 433-438

[2] 李丹玲，张志强，潘辉，等. 多中心临床数据库在科研中的应用. 中国数字医学, 2018（13）12: 37-39

[3] Anazawa T, Miyata H, Gotoh M. Cancer registries

in Japan: National Clinical Database and site-specific cancer registries. Int J Clin Oncol，2015，20（1）：5-10

[4] Murakami A，Hirata Y，Motomura N，et al. The national clinical database as an initiative for quality improvement in Japan. Korean J Thorac Cardiovasc Surg，2014，47（5）：437-443

[5] 牛晓辉，李远，徐海荣. 20 年磨一剑：记北京积水潭医院骨与软组织肿瘤数据库的建立. 中国骨与关节杂志，2015，4（9）：654-658

[6] 张公绪. 新编质量管理学. 北京：高等教育出版社，2003

[7] 高宇，王奕. 基于单病种数据库的临床科研系统的设计与研发. 中国肿瘤，2017，（26）9：677-682

[8] 季加孚. 北京大学临床肿瘤学院标本库的建设. 北京大学学报（医学版），2005，37（3）：329-330

第二十六章　人工智能在肿瘤临床诊疗中的发展与应用

第一节　人工智能在医学中发展与应用的历史回顾及现状

一、人工智能的概念

人工智能（artificial intelligence，AI）是研究、开发用于模拟、延伸和扩展人类智慧的理论、方法、技术及应用系统的一门全新的技术科学。1956 年的达特茅斯会议上首次提出"人工智能"的概念，标志着"人工智能"这门新型科学正式诞生。1976 年，斯坦福大学开发了用于帮助医生诊断传染性血液病的 MYCIN 专家系统，MYCIN 专家系统的成功标志着人工智能进入医疗系统这一重要的应用领域。随着技术不断的发展，目前人工智能在医疗领域的应用越来越多，在医学影像辅助诊断和机器人辅助手术方面应用相对成熟。

二、人工智能在医学领域的应用概述

自从人工智能概念提出后，其应用就在各个领域逐渐铺开。1992 年国际商业机器公司（International Business Machines Corporation，IBM）开发的"深蓝"计算机系统战胜了国际象棋冠军，2016 年谷歌公司的 AlphaGo 战胜了世界围棋冠军，这些人工智能的案例引起了世界的广泛关注，有专家预测未来人工智能的应用绝不仅限于此，人工智能正在逐步改变人类的生活方式。随着人工智能技术的不断发展，医疗人工智能研究的热度在国内外也不断攀升。

1976 年斯坦福大学开发了用于帮助医生诊断传染性血液病的 MYCIN 专家系统，这期间，欧美国家的医学影像 3D 重建技术也开始启动，并为医学诊断辅助系统的研究奠定了基础。2017 年 1 月美国 FDA 首次批准一款心脏磁共振影像人工智能软件，用于心血管疾病的诊断。2017 年 2 月发表在 *Nature* 上的文献阐述了人工智能深度学习算法通过分析来自 6～12 个月人的大脑磁共振成像的表面区域信息，预测 24 个月个体高危儿童的自闭症诊断阳性预测值为 81%，灵敏度为 88%，远超准确度只有 50% 的传统行为问卷调查法。2017 年 *Science Translational Medicine* 刊登了利用人工智能在 30 秒内鉴定血型准确率超过 99.9% 的研究成果，进一步印证了人工智能在医学诊断辅助上应用的价值。21 世纪初中国也开始逐渐投入医学影像领域的研究，中国科学院提出了虚拟中国人计划，利用来源于真人的数字化人体信息资源，通过计算机模拟控制构造出虚拟人，可以对于人开展各种无法在真人身上进行的诊断与治疗研究。

人工智能在疾病图像辅助诊断方面的应用，如皮肤恶性肿瘤的分类诊断、糖尿病眼底病变的检测等。2017 年 2 月发表于 *Nature* 杂志上的一篇文章揭示其人工智能产品在诊断皮肤癌上能够与皮肤科专业医生相媲美。人工智能在病理诊断方面的应用也与皮肤病诊断方式类似，可以通过图像识别手段实现病理图像的诊断。

人工智能在临床方面的应用主要是辅助疾病的诊断和治疗，其中最为突出的应用就是达·芬奇手术系统（Da Vinci Surgical System）和 IBM 沃森（IBM Watson）。2000 年正式获批的达·芬奇手术系统是由麻省理工学院、Intuitive Surgical、IBM 联合研发的机器人外科手术系统，能为外科医生的操作提供帮助。超级电脑"沃森（Watson）"由 IBM 公司打造的人工智能系统，能够通过自然语言处理（natural-language processing，NLP）理解结构性和非结构性的自然语言，再通过训练和机器学习获得推理、学习和互动能力，具有理解力。

通过前期大量学习医学相关知识，沃森涉及

范围之广是一个医生难以达到的,包括医学类基础知识、医学诊疗规范、电子病历知识、医护记录知识、医学科研资料、临床学术文献等大量医学内容,这是计算机的优势,可以在几秒钟之内就完成数百万字的阅读和学习,能够记住所有医疗大数据资料,学习和记忆海量的医学知识,帮助医生诊断和治疗疾病过程中提供参考资料。在临床诊疗辅助过程中可以为医生提供较为全面和实时更新的数据资料,能比较系统的接触国内外疾病的治疗方案。

沃森肿瘤(Watson for oncology)是由 IBM 公司打造的医疗认知计算系统,最终目的是将医疗大数据——其中涵盖 300 多种期刊杂志、250 余种医疗数据以及纪念斯隆·凯特琳癌症中心(Memorial Sloan Kettering Cancer Center, MSKCC)的临床诊疗经验资料——其应用于肿瘤的个性化诊疗,能够辅助医生快速准确判断患者的病情并制定治疗方案。中国在这方面的研究也不断深入,2019 年初 Nature Medicine 上刊登了人工智能在儿科疾病诊断中的应用,其研究发现在诊断常见的儿童疾病方面与有经验的儿科医生水平相当。

人工智能在医学领域的应用不仅限于机器人手术和辅助临床诊断,在基因检测、新药研发、传染病治疗、影像诊断图片分析、病理读片、虚拟护士、医疗管理、心理健康等领域的应用也有突破性进展。人工智能技术近年来进步很快,但是目前仍然不能取代临床医生,仅是一种医生使用的临床决策辅助工具。截至 2019 年,沃森没有能够在医疗界产生原先所构想的革命性进展,也没有任何数据显示沃森的使用改进了临床结果和减少了医疗支出。

第二节 人工智能在肿瘤临床诊断中的应用

肿瘤的诊断对于治疗方案的制定至关重要。传统的肿瘤诊断方式主要依赖于临床表现、影像学、实验室和病理诊断的综合,其中病理诊断最为准确,也是目前肿瘤诊断的"金标准"。随着医学的不断发展,尤其是医学诊断技术的高速发展,肿瘤诊断进入了分子诊断的水平,尤其是基因组学、蛋白组学、代谢组学等组学检测技术的应用把肿瘤诊断水平进一步提升。然而无论是基于肿瘤形态学改变的传统诊断手段还是基于分子基因的微观诊断手段都需要精准的技术手段辅助,人工智能在肿瘤诊断方面可以在各种不同方式的诊断上发挥其应有的价值,这也是近年来人工智能在医学领域应用较为突出的环节。

一、人工智能在影像诊断中的应用

目前应用于临床的影像学技术主要有普通 X 光、CT、MRI、PET/CT 超声成像、数字减影血管造影等方式,对于实体肿瘤疾病的诊断主要依据肿瘤的大小以及体积等定量指标。目前针对影像诊断的阅片主要靠临床医生的经验来看,面对当前不断增加的医疗需求,未来需要更多的医生投入相应的工作中。2016 年美国医学院联合会发布的研究报告称,未来 10 年美国将面临 61 700～94 700 名医生的缺口,可见目前对医生需求量之大。有必要借助计算机辅助医生提高诊断效率。人工智能具有知识体量储备大、计算速度快、精确度高、不受情感影响等特点,其可以把医学诊断相关的知识都储存起来,借助目前高效的计算机可以对所存储的知识按照相应的算法进行计算,做到快速响应相关信息的检索查询以及反馈等。

在医学影像领域的应用是可以借助目前机器学习算法来对既往的影像学诊断结果进行学习,学习既往疾病的影像学特征并记忆下来,通过人工神经网络等手段对影像学图片的这些特征进行分解,并能结合既往医生的诊断结果进行训练,目的是为后期影像图片进行诊断。对此研究的项目不断增多,有研究曾经报道通过机器学习对良 / 恶性肿瘤诊断仅次于具有 20 年丰富经验的乳腺放射科医师对平扫和增强扫描图像的综合判断结果。有研究通过自组织映射(self-organizing map,SOM)与复值神经网络(complex-valued neural network,CVNN)方法搭建的无监督学习和监督学习联合的模型,采集了 822 名患者乳房肿块的形状、边缘、密度,患者年龄以及乳房影像学报告等参数,把数据分为训练集(指数据挖掘过程中用于训练数据挖掘模型的数据集)和测试集(指用于测试前期数据挖掘模型效果的数据集),

在测试集中健康和疾病检测的概率分别为 94%和 95%，为人工智能在疾病辅助诊断阶段的价值提供了较好的支撑。

二、人工智能在病理诊断中的应用

人工智能在病理诊断中的研究也不断深入，主要是辅助病理医生对病理组织图像的识别，有研究采用深度学习（deep learning）的概念（源于人工神经网络的研究，含有多层隐藏层和感知器就是一种深度学习结构）中的卷积神经网络（convolutional neural networks，CNNs）对乳腺活检图像进行分类判断，把图像分为常组织、良性病变、原位癌和浸润癌四类以及癌与非癌两类，其研究结果显示四级诊断分类准确率为 77.8%，癌/非癌诊断分类准确率为 83.3%，此类方法对癌症病例的敏感性为 95.6%。有研究采用 patch-based CNN 方式用于病理组织图像的诊断，无论是胶质瘤病理诊断还是非小细胞肺癌（NSCLC）亚型病理诊断，计算机模型诊断结果与两位病理专家诊断都是相似的。另一针对 2 186 张肺腺癌和鳞癌的患者病理全玻片图像进行的研究，提取了 9 879 个特征，并通过机器学习自动选择图像的特征，研究证实自动获得的图像特征可以预测肺癌患者的预后，从而有助于辅助肿瘤的诊断，同时此种方法可以拓展到其他器官疾病的病理学图像辅助诊断。有研究通过基于类结构的深度卷积神经网络（class structure-based deep convolutional neural network，CSDCNN）对 BreaKHis 数据集中来自巴西病理解剖学和细胞病理学的 7 909 个图像，进行分类研究，均准确率达 93.2%，又一次证明深度学习在病理图像诊断的价值。该数据集目前包含 8 个乳腺癌子类：4 种组织病理学不同类型的良性乳腺肿瘤，分别为腺病（A）、纤维腺瘤（F）、叶状肿瘤（PT）和管状腺瘤（TA）；还有 4 种恶性肿瘤，分别为导管癌（DC）、小叶癌（LC）、黏液癌（MC）和乳头状癌（PC）。机器学习在前列腺疾病分级应用也有相关的研究，其对 214 例患者 2 000 份组织样本进行分析，其采用的方法是一种级联的方法（cascaded，CAS），把前列腺组织样本分为 7 类：上皮、基质、萎缩、前列腺上皮内瘤变（PIN）和前列腺癌 Gleason 等级 3、前列腺癌 Gleason 等级 4、前列腺癌 Gleason 等级 5。用二元化分类器用于分割不同的组织类别，直到图像被分类为单个唯一的类别，将 2 000 组织图像分类为 7 类中的一类的阳性预测值（positive predictive value，PPV）为 0.86，充分展示了 CAS 方法的使用增加了多类别分类系统的 PPV。最近发表在 *Nature* 上的一篇由 118 个机构共计 143 位科学家共同研究的成果，涉及样本量为 2 801 个，采用人工智能对 100 种神经系统实体肿瘤基于不同年龄组的中枢神经系统肿瘤的 DNA 甲基化水平分类，与标准方法进行对比，这种方法的可用性可能对诊断精确度产生重大影响，导致预测病例中诊断的变化高达 12%，且此项研究结果为其他实体肿瘤基于机器学习的肿瘤分类器指明了方向，可能对人工智能辅助病理诊断提供较好的支持。谷歌、谷歌大脑与 Verily 公司在 2017 年联合开发了一款能用来诊断乳腺癌的人工智能，通过将病理切片处理成数码图像的方式进行判断，通过学习大量肿瘤组织和正常组织的病理切片，与一位资深病理学家针对 130 份病理切片进行对比，结果人工智能以 88.5% 的准确率胜于病理学家的 73.3% 的准确率。

当然还有很多研究采用的算法不一，比如采用随机森林算法来辅助病理诊断也取得了一定成果。但是近年来，神经网络研究多也取得了比支持向量机（support vector machine，SVM）算法更好的结果，随着技术的发展，未来应用于医学领域辅助病理诊断的研究也会逐步增多，其涉及的领域也由最初的肿瘤性质判断延伸到肿瘤的分级、肿瘤组织与正常组织的界定以及预后等相关研究领域，病种的研究也不断拓展到包括全身各类肿瘤疾病的领域，由单一化研究逐渐拓展到多样化的研究。相对于病理科医师来说，机器学习的优点是成本相对较低、不受生理心理影响、诊断速度快、记忆力超强等，归结到一点就是受主观因素影响较小。利用深度学习理论的另一个突出优点就是其结果准确度会随着训练集的数据量准确度逐步上升，相信未来通过训练达到一定程度的时候可以在临床上辅助病理医生做诊断，能成为临床病理诊断的有力助手。

三、人工智能在视诊中的应用

人工智能在辅助医生诊断的领域不单纯限

于实验室诊断和影像学诊断,其中近年来在视诊方面的研究也不断增多,较为突出的就是皮肤癌辅助诊断。因为皮肤癌不同于其他肿瘤,皮肤类的病变一般不需要取样活检,大多数通过医生的视诊即可做出诊断。其判断依据主要根据皮肤的颜色和病变的形状即可做出初步的诊断,其中恶性肿瘤主要是以黑色素瘤、基底细胞癌和鳞状细胞癌居多,良性肿瘤大多数是痣。针对于皮肤病采用人工智能辅助诊断的研究大多数集中在肿瘤疾病的研究,例如黑色素瘤的研究。有研究采用卷积神经网络对 2 032 种疾病的 129 450 个临床图像数据进行训练,分别对角质形成细胞癌(keratinocyte carcinoma)与良性脂溢性角化病(benign seborrheic keratosis)、恶性黑色素瘤与普通的痣进行分类研究,其中有 21 位皮肤科医生参与监督,结果显示其实现了(72.1±0.9)%的总体准确率,充分展示了计算机在诊断皮肤色素瘤的价值达到了皮肤科专家医生的水平。有研究通过皮肤镜检图像采用深度学习的神经网络和 Adaboost 支持向量机算法对 992 张图像进行分析发现,其对皮肤良恶性肿瘤的诊断准确率达93%。目前越来越多的专家学者开始重视人工智能在辅助医生诊断皮肤疾病的研究,其中不单纯是黑色素瘤的诊断应用,还有系统性红斑狼疮、白癜风等疾病的研究,目的是想借助计算机的优势辅助临床医生,提高临床诊断准确率,及早确诊疾病后合理的治疗,服务患者群体。

四、人工智能在其他诊断中的应用

人工智能在临床诊断中的应用不仅限于上述的图像识别,还可以在临床检验、病理免疫组化、基因检测中参与辅助诊断,进一步减少人在细微差别上的判断失误,从而更加在精准化层面辅助医师进行疾病的诊断。IBM 沃森人工智能在目前最成功的产品是 2016 年推出的沃森基因组(Watson for genomics),这个产品是美国北卡罗来纳大学和耶鲁大学等机构联合研制的。这个工具被分子遗传学相关实验室用来为执业肿瘤学家生成报告分子诊断报告,沃森基因组列出患者基因突变的文件,在短短几分钟内就能生成一份针对这些突变的、描述所有相关药物和临床试验的报告。沃森基因组处理遗传信息是相对容易的,这

些都是结构化文件,没有歧义(例如要么有突变,要么没有突变)。该工具不使用 NLP 来挖掘医疗记录,而是仅用它来搜索教科书、期刊文章、药物批准和临床试验公告中非常具体的声明。IBM 在北卡罗来纳大学的合作伙伴于 2017 年发表了第一篇关于沃森对基因组学有效性的论文,在参与这项研究的 32% 的癌症患者中,沃森发现了一些潜在的重要突变,而这些突变不能在相关人员进行分析中发现,这使得这些患者很可能成为新药或刚刚开始的临床试验的候选者。但到目前为止,没有迹象表明,沃森基因组学的能带来更好的临床结果。沃森基因组现在美国 70 多家退伍军人医院的基因组学报告中都有应用,用于辅助实体瘤治疗。肿瘤科医生决定治疗方案时,沃森基因组学可以带来讨论的信息来源,因此沃森基因组并不是一个人工智能医生,而是一个快速文献收集工具。

第三节　人工智能在肿瘤临床治疗中的应用

肿瘤的治疗方式分为外科治疗、化学治疗、放射治疗、介入治疗、内分泌治疗、免疫治疗、中医治疗等方法。但是目前提出的肿瘤综合治疗的概念定义为:根据患者的机体状况、心理需求、经济条件,肿瘤的部位、病理类型、侵犯范围(分期)、分子特点和发展趋向,有计划地、合理地应用现有的多学科各种有效治疗手段,以最适当的经济费用取得最好的治疗效果,延长生存时间同时最大限度地改善患者的生活质量。从肿瘤综合治疗的概念可以看出其更强调患者的自身因素,强调在治疗疾病的同时要兼顾生活质量。这就对医生技术能力提出更高的要求,但是医生的精力是有限的,一些计算机专家就在探索通过机器学习方式辅助医师治疗疾病,在保障疾病治疗效果的前提下尽量减少医师不必要的资源浪费,为计算机辅助治疗疾病提出了明确的方向。

最初在探索计算机辅助诊疗疾病模型时,很多专家试图寻找基于规则建立的计算机模型,也就是想通过建立每个疾病的标准治疗方案来实现,但是随着在试验中不断探索之后发现这种方式很难满足临床诊疗的需求,原因是每个患者都

是一个独立的个体，其患病种类多种多样，尤其涉及多种疾病发生在同一患者时的治疗方案的选择问题，计算机是难以达到要求的。原因是临床医生对疾病进行诊疗主要依赖于医生的个人经验和医疗知识的积累，治疗方案是需要医生根据既往的知识进行高度总结后形成的，计算机只能提供机械化的治疗规则，难以满足临床实际诊疗的需求。这就导致放弃原有的以规则为依据的计算机辅助治疗模型，随着计算机技术的不断发展，基于神经网络的深度学习得到了高速发展，这也为计算机辅助治疗提供了技术支撑。

一、人工智能在外科治疗领域的应用

计算机辅助技术在外科领域的应用比较成熟的就是机器人手术，这是一套集成多种现代高科技手术的系统，目前已经在多个科室有成熟应用，其另一个突出点就是医生可进行远程控制，完全不同于传统手术，是外科领域革命性的辅助工具。

人工智能手术机器人的概念还不同于传统的机器人手术技术，其不但可以辅助医生进行操作还可以对视频采集器收集的数据进行分析，通过可视化的界面展示给医生，从达到更精准的操作目的。甚至可以通过对病区影像进行三纬重建，采用深度学习算法进行图像识别和处理，达到自助学习的目的。目前由 Intuitive Surgical 与 IBM、麻省理工学院和 Heartport 公司共同研发的达·芬奇机器人手术系统已经通过 FDA 的批准，可以应用于成人及儿童的普通外科、胸外科、泌尿外科、妇产科、心脏外科领域的手术。其核心是由外科医生控制台、床旁机械臂系统、成像系统三部分组成。机器人手术早在 1999 年就完成了首例冠状动脉旁路移植术，2000 年开展首例机器人前列腺癌根治术，后来在欧美国家得到迅速推广，目前北欧国家已经超过 50% 以上的前列腺癌根治术采用机器人完成，美国可达 90%，随着 2005 年 FDA 批准达·芬奇手术机器人可应用于临床后，该项技术迅速在妇产科、胸外科、普通外科等领域广泛开展，我国也有越来越多的医院先后开展机器人手术。

二、人工智能在放射治疗领域的应用

近年来，人工智能技术在恶性肿瘤放疗领域

中应用也得到了业界的认可，国内外的企业都纷纷涉猎其研发系统。放射治疗也是肿瘤治疗的重要方式，肿瘤放射治疗是利用放射线治疗肿瘤的一种局部治疗方法，恶性肿瘤的精确区分也就是放疗靶区的勾画就成为放射科医师最重要的工作。临床上肿瘤患者在进行 CT 模拟定位后，图像一般都是在百张以上，医生在勾画靶区的时候就需要给每一层的图像肿瘤病灶定位，对于危及重要器官的地方要逐层勾画标注，这个过程非常耗费医生的时间，随着工作量的增加，人工标注精确度会受到一定影响，对于多次治疗的患者可能会涉及不断重复的工作。如果能采用人工智能的手段辅助医生高速、准确地定位靶区，并且能精确地勾画重要器官的靶区，同时能对同一患者多次就真靶区进行自动化勾画，将可以大大提高放疗医师的工作效率。目前国际上对此研究的机构众多，其中 Google 与英国国家服务体系（National Health Service，NHK）开发了一套人工智能靶区勾画系统，通过机器学习自动勾画头颈部肿瘤病灶的靶区。国内也有很多企业进行了相关领域的研究，腾讯公司采用深度学习用于全自动整体头颈危及器官靶区勾画，其研究结果也得到了业界人士的认可。

肿瘤放疗靶区和危及器官智能化、自动化勾画流程一般包括：一是肿瘤影像结果的预处理，其包括 CT、MRI、PET/CT 等影像学检查结果的三维重建等相关的处理；二是肿瘤影响特征的自动提取，其包括自动提取预处理后的影像等多模态医学数据，并提取相关的信息；三是肿瘤放射靶区和邻近器官的智能化自动勾画，采用深度学习方法对放射靶区及相关器官进行勾画。人工智能在这方面的突出优点就是其能够学习既往较好的靶区勾画案例，能够快速结合既往的资料进行不断优化调整，快速勾画靶区。随着技术不断发展，相信不久的将来人工智能辅助医生进行靶区勾画就会进入放射治疗领域，成为医生非常好的助手，帮助提高诊疗效率。甚至会在远程医疗领域也得到深度应用，从而辅助基层医疗机构提高诊疗水平。

三、人工智能在综合治疗领域的应用

人工智能在疾病的综合治疗领域施展的前提就是大数据，包括既往诊疗病历和海量临床研究相关文献的输入，进行各种疾病的相关资料的学习，其中目前最广为人知的是沃森肿瘤就具备这样的功能。沃森肿瘤充分利用了计算机的优势，采用前沿的认知运算技术，采用大数据分析技术服务于肿瘤患者：可以根据患者的病史、症状体征、检验检查结果等具体的病案资料给出相对较为合理的综合治疗方案，从而辅助医师进行治疗方案的选择，由于计算机具有强大的记忆功能，其可也根据既往病历资料能更好地做到多学科诊疗的综合考虑，快速推荐既往较好的治疗方案，同时还能为年轻医师解答疑惑，从而提高年轻医师的临床诊疗水平。沃森肿瘤主要在乳腺癌、肺癌、胃肠癌、子宫颈癌、白血病等恶性肿瘤疾病领域积累了较多经验，据相关材料总结 2017 年 5 月至 10 月期间，沃森肿瘤在乳腺癌、子宫颈癌、肺癌等疾病共计辅诊 258 人次，其中接受推荐治疗方案共计 163 人次，接受方案率最高的乳腺癌可达 83%，平均接受方案比率达 63.18%。

尽管沃森肿瘤是 IBM 最先进的人工智能技术和 Memorial Sloan Kettering 医院肿瘤大数据和临床经验的结合产物，在美国本土医学界至今没有买家购买此产品用于临床，因为没有任何证据显示沃森肿瘤能够改进患者的治疗结果和减少医疗经费，现在主要在印度、泰国、韩国的个别医院进行使用验证。相反，沃森肿瘤显示出了很多的问题和质疑。

尽管沃森肿瘤已经学习到快速扫描临床研究文献并对临床结果做出基本判断，但沃森肿瘤不能达到预期人工智能水平，特别是在判断一些不明显、模棱两可的仅存在细微差别的事情上，其准确性还无法和一个真实的临床医生相比较。在美国德州大学 MD 安德森癌症中心针对白血病患者的沃森 Expert Advisor 研究中发现由于电子病历数据可能缺失，记录可能不统一和不清晰，记录没有按时间顺序等因素的影响，沃森在明确概念（例如诊断等）处理的准确性达到 90%～96%，而时间相关的信息（例如治疗时限）的处理的准确性达到 63%～65%。目前的医疗体系标准并不鼓励人工智能的真实世界学习。比如沃森 Expert Advisor 在美国德州大学 MD 安德森癌症中心仅允许循证医学（evidence based）建议，使其和正式的医学标准和已经发表的医学文献研究结果相链

接，这些结果只是相关性，并不是明确的因果关系。人工智能在真实世界电子病历中的挖掘结果，如某种患者对某种药品反应更好，并不被归为循证相关，因此人工智能不能给出建议。沃森 Expert Advisor 研究在美国德州大学 MD 安德森癌症中心投入了 6 200 万美金后被迫终止。

在美国本土以外，沃森肿瘤提供的治疗建议与实际临床医生决定一致率也差异很大。在泰国 Bumrungrad 国际医院其对 211 例乳腺癌、结直肠癌、胃癌和肺癌病例的临床决策和临床医生决定一致性达到 83%；在印度 Manipal 综合肿瘤医院 638 例乳腺癌病例的一致性为 73%，其中在转移性乳腺癌中的一致性更差；在韩国嘉泉大学吉尔医学中心 656 例肠癌病例中的一致性仅为 49%，特别在老年人的人群中沃森出现了更多的错误，例如没能建议一种常规的药物，并且在已经发生转移的患者中没有建议激进的疗法，而是错误地选择了继续监视。

沃森肿瘤的另一问题在于其不能从医学文献的重大新闻中独立提取新观点。例如，2018 年报道的在含有 NTRK 融合基因的固体肿瘤使用拉罗替尼（larotrectinib）治疗的研究中，55 例患者中仅有 4 例肺癌患者，在实际临床中因为这 4 例患者的突破性进展，原来制定的治疗规则都改变了，临床医生可以及时更新知识，而人工智能不能识别这个新发现的重要性，仍按原先的规则进行临床决策推荐。

沃森肿瘤的算法有的是基于少数合成的、非真实的病例，而肿瘤学家的输入（真实数据）非常有限。许多治疗的实际输出建议被证明是错误的，例如有报道其建议在严重出血的患者中使用贝伐珠单抗，这代表了明确的禁忌证和药物的"黑匣子"警告。这个例子还强调了一个有缺陷的算法可能对患者造成重大伤害，从而对医疗事故造成重大伤害。与单个医生的错误伤害患者不同，机器算法引发医源性风险的可能性是巨大的，影响一群相同情况的患者。这就是为什么当人工智能算法在临床实践中得到应用时，需要系统的调试、审计，广泛地模拟和验证以及前瞻性的审查。在实施患者护理之前，必须解决在同行评审的期刊上发布结果并在现实医学中进行验证的需要。

尽管目前人工智能在辅助诊断中尚未正式应用于临床诊疗过程中，但是其在医疗领域的价值不断被挖掘中，相信未来随着技术水平的不断提高，其会正式走进诊室服务于医师做更为精准的治疗。

第四节　大数据与人工智能的关系

一、大数据的概念

大数据（big data）的概念是指在一定时间内难以应用常规软件工具进行捕捉、管理和处理的数据集合。《大数据时代》一书中对大数据的解释是：不用随机分析法（抽样调查）这样的捷径，采用所有数据进行分析处理。IBM 提出大数据的特点（"5V"）：大量（volume）、高速（velocity）、多样（variety）、低价值密度（value）、真实性（veracity）。针对大数据的概念说法各有不同，但是大数据的价值是得到业界公认的。

二、大数据与人工智能的关系

《人工智能标准化白皮书（2018 版）》对人工智能的界定为是利用数字计算机或者数字计算机控制的机器模拟、延伸和扩展人的智能，感知环境、获取知识并使用知识获得最佳结果的理论、方法、技术及应用系统。由此可知人工智能依旧是依托于数据为基础，原因是人工智能是计算机机器学习、深度学习后的知识归纳的总体输出。大数据的分析不同于常规的统计学分析，统计学分析是验证假说，而大数据的分析是发现建立假说的过程。统计分析的产品是相关性或更强的因果关系，而大数据是一个持续学习，不断改进的闭环过程。常规统计的数据来源相对单一、结构性的数据，需要人工操作，而大数据是更加丰富，包括各种结构和非结构性数据，需要人工监督下的自动采集完成。人工智能为大数据处理提供了可能。

人工智能特点之一就是由人类所设计，有学习能力，并能为人类提供服务，但是其本质依然是计算，其基础是数据。人工智能的输出均需要通过对数据的收集、处理、分析、挖掘来完成相应的任务，最终根据数据分析结果输出有价值的决策来为人类提供辅助服务。在医疗领域的人工智能也如此，首先是要通过计算机算法技术来收集海量的医疗数据，包括常规的医疗基础类数据，包括医学教材、疾病诊疗规范、疾病诊疗记录等与医学相关的知识都可以成为计算机学习的素材。计算机通过海量的数据进行学习训练才能输出较好的结果，由此看来，谁掌握了优质的医疗数据，谁就能在人工智能领域竞争者获取先机。IBM 公司在医疗数据上的布局就能凸显其价值，其收购了领域内几家医疗健康大数据公司，后与梅奥医学中心、安德森癌症中心、纪念斯隆凯特琳癌症中心等国际一流的医疗机构进行合作，通过大量获取医疗数据开发了沃森。与沃森相比，AlphaGo 就是学习了人类的数百万专家棋谱，结合强化学习的监督学习进行了不断自我训练，其核心特点就是利用既往棋谱同时结合自身算法的特点进行自主学习，脱离了人类提供的有限数据，在此基础上进行自我对弈，随着自我对弈的不断增多进行神经网络算法的梯度调整，提升预测能力，最终赢得比赛。所以人工智能和大数据是相辅相成的，大数据辅助人工智能进一步优化算法，在人工智能自我调整过程中又产生大量的数据来进一步补充既往数据的不足，从而达到不断优化算法提高预测准确度的循环，保障人工智能能达到自主学习的能力。

第五节　临床大数据的管理与应用

一、临床大数据的管理

临床数据具有高度复杂性和多样性，包含结构化数据（如药品、诊疗项目、检验结果数据等）和非结构化数据（如电子病历、影像图片、病理图片、视频数据等），如果要更好地应用临床数据就需要对数据进行系统的管理，其包括数据安全性、数据标准化治理、数据存储等系统的管理。2017 年 7 月 29 日，在中国卫生信息学会健康医疗大数据肿瘤专业委员会成立大会上，中国科学院院士、国家癌症中心主任、中国医学科学院肿瘤医院院长赫捷提出，建立国家级的肿瘤大数据平台和国家重大数据库过程中，各个医疗机构要加强质量控制、强化准入机制，高度重视网络系统的安全问题，在信息采集和上报过程中始终坚持以国家利益为首的长远大局观，形成全面参与、共同建立国家级的肿瘤大数据库的协同机制，以实际行动推动肿瘤治疗制度的规范化。由此也能看出医疗领域的专家非常重视数据规范性和安全性的管理。

（一）数据安全性管理

在大数据时代，数据安全的重要性重于一切，由于临床数据涉及患者的隐私信息并且体量巨大，在数据传输和存储过程中存在安全隐患，在数据安全性保障上就提出了更高的要求，无论是从数据物理完整性和数据结构完整性需要保障。需要从网络环境上进行安全管理并建立完善的安全管理机制，预防病毒程序植入，预防临床大数据被黑客入侵导致医疗数据的泄露；在系统安全上也需要指定相应的管理方案，尽量做到能在物理层面上与第三方软件的隔离，设置完善的网络防火墙；在数据库管理上需要根据实际情况设置完善的数据库管理方案，保障系统正常运行情况下数据不能丢失。

（二）数据标准化管理

鉴于临床大数据的复杂性，在数据采集阶段就需要指定统一的标准采集方案。目前国内在医疗卫生信息化基础建设上提出了一系列的信息标准规范，如《医院管理信息系统基本功能规范》《电子病历共享文档规范》《远程医疗信息系统技术规范》《卫生统计指标》《居民健康卡数据集》《健康档案共享文档规范》等。但是由于中国地域广阔，医疗信息系统开发企业能力参差不齐，导致很多医疗机构应用的信息系统与其他系统进行对接时产生各种问题，从而进一步导致数据采集阶段数据质量难以控制。需要从国家层面进行医疗信息系统标准化进行限定，同时需要国家制定符合我国实际情况的统一的医疗标准数据（如标准诊断数据 ICD、标准药品数据、标准项目数据、标准材料数据、标准医疗机构数据等），标准数据需要国家统一指定标准编码体系，保障数据的唯一性。

数据采集完毕后需要入库存储，此阶段数据并没有达到可用的阶段，仍需要对数据进行标准化治理。在此阶段就需要有明确的标准医疗数据与杂乱的数据进行映射匹配，从而保证数据能做

到归一化存储。原因就是计算机并不能准确地对数据进行分类处理，我们输送给计算机的数据标准化、一致性越高，计算机学习的效果就会越好，后期对人工智能的训练成本就会越低。在此阶段需要系统对数据进行标注化的治理，包括结构化数据的归一化处理、非结构化数据的正确标注处理等，需要指定明确的治理方案，目的就是把原始数据进行标准化治理，保障数据的准确性、完整性、一致性，为数据的应用提供较好的保障。

（三）数据存储管理

临床大数据的特点决定了其存储方式的选择，由于承载量巨大并且结构复杂，更适合采用分布式存储系统进行数据存储。分布式数据库系统通常使用较小的计算机系统，每台计算机可单独放在一个地方，每台计算机中可能有数据库管理系统（database management system，DBMS）的一份完整或部分拷贝副本，并具有自己局部独立的数据库，计算机通过网络互相连接，共同组成一个完整的、全局的逻辑上集中、物理上分布的大型数据库。需要采用分布式数据库对临床大数据中的结构化数据、半结构化数据、非结构化数据进行系统存储，便于后期大数据的应用。

二、临床大数据的应用

随着我国医疗信息化发展的速度以及我国人口的数量，医疗大数据正在以多维度、高深度的态势大幅增长，虽然我国临床大数据正处于起步阶段，但是其应用价值依然得到各界人士的广泛关注，巨大的潜在价值有待开发，目前临床大数据已经开始探索性应用于临床诊疗、医学科研、公共卫生、慢病管理等领域，为患者、医生、医疗机构、药械生产企业、医疗科研机构以及政府部门提供有力的辅助支持。

（一）辅助政府加强管理

通过临床大数据 + 人工智能的手段来辅助国家卫生健康委员会对医疗机构医疗质量的监管，利用人工智能通过多维度的分析医疗行为数据，从而更加全面掌握医疗机构的运营总体状况，辅助国家卫生健康委员会做好分级诊疗决策，同时还可以为其提供医疗资源配置和分级诊疗监测评估的科学依据。

在医疗保险领域，临床大数据也可以发挥巨

大的价值：①辅助医保局防控异地就医骗保行为；②通过多维度网状分析可以辅助医保局挖掘出典型的骗保行为；③通过横纵向对比分析历史数据可以有效地控制医保费用滥用行为；④通过临床大数据＋人工智能手段可以高效的辅助医保局进行医疗单据的全量审核监管。

在疾病预防领域可以辅助疾控中心深度了解各地疾病的发病情况，同时通过分析既往的历史数据可以预测疾病的传播趋势以及疫情的防控能力，2014年哈佛大学公共卫生学院的研究人员就通过跨域大数据的关联分析，成功预测了巴基斯坦登革热的蔓延趋势。临床大数据的应用价值可期，值得从多维度加强医疗大数据的利用，为政府提供有效的管理手段。

（二）辅助医疗机构诊疗

临床大数据可以辅助医疗机构对诊疗行为进行有效的监控，防治医疗不良诊疗行为的发生，同时可以通过人工智能方式学习医疗专家的诊疗数据辅助医生更加精准的诊疗疾病，最近有研究发现利用人工智能的方法对诊断儿科疾病的诊断准确率已经超过了一般主治医师的水平。由此可见临床大数据＋人工智能可以总结老一辈医学专家的诊疗经验，结合实际的病案的诊疗效果，充分发挥大数据以及深度学习的优势，对患者提供个性化的诊疗方案。随着技术的不断创新，相信不久的将来人工智能将登上医师的办公桌辅助医师进行疾病的诊疗。

（三）辅助医药科研创新

在生物医药领域临床大数据也得到了高度的重视，通过真实世界的研究可以辅助新药的上市前研究；真实世界的大数据可以帮助医药企业有效的监控药品上市后的不良反应；同时可以辅助医药企业的新药械研发，目前很多药企已经开始利用大数据挖掘＋人工智能辅助新药械研发，可以有效缩短药物研发的周期。当前我们正面临时代的巨变，信息时代临床大数据发展日新月异，我们需要深入了解临床大数据的发展趋势和对临床科研等领域的影响，落实大数据辅助科研的思路。总之，临床大数据能有效分析疾病与多种因素之间的相关性，辅助临床科研人员能快速找到科研线索，加快临床科研的创新型研究。

第六节　目前我国人工智能研究与大数据应用存在的问题与未来发展方向

一、目前我国人工智能与大数据研究存在的问题

临床大数据与人工智能在我国的研究属于起步阶段，目前面临问题较多，如临床数据应用的法律问题、伦理问题、隐私安全问题、数据质量保证等，要达到数据的应用阶段这些问题是亟待解决的，大数据与人工智能的应用前需要针对不同问题进行深入研究，并采取相应的措施予以解决，确保应用阶段不至于出现的大的纰漏。

（一）需要相关法律支撑

临床大数据数据应用需要有明确的法律支持，第一，需要明确的就是数据归属权问题，目前国内尚无相关法律；第二，就是临床数据开放应用是需要得到政府的授权，包括法律、法规以及相关领域政策的支持；第三，就是数据应用需要法律明确指定应用的范畴，例如什么类型的数据可以进行公开应用，什么类型的数据只能应用于科学研究，什么类型的数据只能用于患者本人或者需患者本人授权后可以公开应用，这些内容需要有明确的法律支持。

（二）需要数据认证等级

目前国际上应用的数据认证等级是由开放数据研究院（open data institute，ODI）认定的四级开放数据认证标准（open data certificate，ODC），其从法律、技术、实践、支持4个领域设置了不同的要求，目前国内尚缺乏类似的标准，我国也应该对临床数据进行研究并制定适合我国国情的数据认证标准，以便于后期数据的应用。

（三）需要统一安全平台

临床数据的开放应用需要依托统一安全的数据开放平台，因为从数据开放的程度上讲，不是全部数据能开放的。这就需要首先保证安全的基础上，才能对数据进行分类分级开放，针对不同项目进行不同程度的开放，但是目前国内尚缺乏统一的平台，需要根据我国实际情况建立相应的统一、切实、可行的临床大数据平台。

（四）需要统一数据标准

目前国内医疗数据最大的存储单位就是国家卫生健康委员会、医疗机构、国家医疗保障局、疾病预防控制中心等，不同的机构在应用不同的标准进行存储和应用，尚缺乏统一的标准数据。即使数据开放对接也要经历相当长的时间，进行数据的标准化才能进一步应用。因此，有必要针对我国未来临床大数据的应用，做好规范化方案，制定国内统一的医疗标准术语和标准，便于数据对接和应用。

中国在医疗大数据方面有一些独特的挑战。中国是拥有大量数据的最大患者群体。以郑州大学第一附属医院为例，它曾是世界上最大的医院，2017年拥有床位8 000多张，门诊近700万人次，住院50万人次。中国的医院和诊所分布严重不平衡，医疗资源和医生集中在大城市，而农村地区缺乏足够的医疗服务，给数据分类和汇总带来了独特的挑战。数据分布在不同的科室、医院或机构、计算机/机柜、纸张、胶片、传统数据库、电子病历等。当地医院和医生缺乏收集和共享数据的动力。数据的孤岛效应、数据异质性等问题在中国成为突出问题。目前我国许多医院的数据质量不高、零散、不规范、非结构化、不完整。聚集现有的数据和分析数据是一个巨大的挑战。如果没有一个有效的数据聚合和分析策略，世界上最大的中国病历库的潜力正在被浪费。

二、我国人工智能与大数据未来发展方向

我国从政府角度对医疗大数据和人工智能就高度重视，2016年国务院办公厅发布了《关于促进和规范健康医疗大数据应用发展的指导意见》，其中明确了医疗大数据是国家的重要基础性战略资源。同年中共中央、国务院印发了《"健康中国2030"规划纲要》，其中特别强调加强健康医疗大数据应用体系建设，推进基于区域人口健康信息平台的医疗健康大数据开放共享、深度挖掘和广泛应用。消除数据壁垒，建立跨部门跨领域密切配合、统一归口的健康医疗数据共享机制，实现公共卫生、计划生育、医疗服务、医疗保障、药品供应、综合管理等应用信息系统数据采集、集成共享和业务协同。2018年政府工作报告中也提出，加强新一代人工智能研发的应用，在医疗、养老、教育、文化、体育等多领域推进"互联网＋"，发展智能产业，拓展智能生活。从政府层面上高度肯定了医疗大数据和人工智能的发展方向。

中国人工智能企业也在迅猛发展，据统计截止到2018年企业数量已经突破千家，其中不乏医疗人工智能的企业，目前国内一线的互联网公司几乎都涉猎了医疗大数据＋人工智能的研究，其中不少企业研究成果已经发表在世界一流期刊并得到业界专家的广泛认可。市场应用层面目前也有突破，人工智能已经在医疗健康、教育、金融等多个领域开始得到应用，其中在语音和图像识别类产品应用相对成熟，从企业关注度和产品应用层面也是得到了业界的广泛推崇。

目前在中国无论是政策层面还是技术领域都具备了非常优越的条件，尤其是在医疗领域，不但具有丰富的数据资源，也有国家和地方政府的大力支持。对于大力发展人工智能＋医疗大数据提供了很好的环境，下一步就是需要相关涉猎行业专家能踊跃加入，在数据应用法律法规上进行深入研究，尽早制定出台相应的法律法规；医疗行业专家能从数据标准化层面积极推出符合中国实际情况的标准化医疗术语；计算机技术行业专家能从人工智能算法和数据平台搭建上深入研究。在人工智能和大数据技术的未来发展、风险防范、法律法规、道德伦理、数据安全等领域为世界做出相应的贡献，促进人工智能与大数据健康发展。

（陈　萌　王尚前）

参 考 文 献

[1] Liang H，Tsui BY，Ni H，et al. Evaluation and accurate diagnoses of pediatric diseases using artificial intelligence. Nature Medicine，2019，25（3）：433-438

[2] Andre Esteva，Brett Kuprel，Roberto A，et al. Dermatologist-level classification of skin cancer with deep neural networks.Nature，2017，542（7639）：115-118

[3] Tony C. Early identification and intervention in autism spectrum disorders: Some progress but not as much as we hoped. Int J Speech Lang Pathol, 2014, 16(1): 15-18

[4] Hazlett HC, Gu H, Munsell BC, et al.Early brain development in infants at high risk for autism spectrum disorder Heather Cody Letter.Nature, 2017, 542(7641): 348-351

[5] Zhang H, Qiu X, Zou Y, et al. A dye-assisted paper-based point-of-care assay for fast and reliable blood grouping. Sci Transl Med, 2017, 9(381): eaaf9209

[6] Collins FS, Varmus H. A new initiative on precision medicine. New Engl J Med, 2015, 372(9): 793-795

[7] Shirazi AZ, Seyyed Mahdavi Chabok SJ, Mohammadi Z. A novel and reliable computational interllingence system for breast cancer detection. Med Biol Eng Comput, 2018, 56(5): 721-732

[8] Araújo T, Aresta G, Castro E, et al. Classification of breast cancer histology images using Convolutional Neural Networks. PLoS One, 2017, 1: 12(6): e0177544

[9] 崔有文, 居益君, 陈露, 等. Watson 人工智能在大型综合医院的应用实践. 中国数字医学, 2018, 13(3): 47-49

[10] Yu KH, Zhang C, Berry GJ, et al. Predicting non-small cell lung cancer prognosis by fully automated microscopic pathology image features. Nat Commun, 2016, 7: 12474

[11] Han Z, Wei B, ZHeng Y, et al.Breast cancer multi-classification from histopathological images with structured deep learning model. Sci Rep, 2017, 7(1): 4172-4181

[12] Valkonen M, Kartasalo K, Liimatainen K, et al. Metastasis detection from whole slide images using local features and random forests. Cytometry A, 2017, 91(6): 555-565

[13] Esteva A, Kuprel B, Novoa RA, et al.Dermatologist-level classification of skin cancer with deep neural networks. Nature, 2017, 542(7639): 115–118

[14] Premaladha J, Ravichandran KS. Novel approaches for diagnosing melanoma skin lesions th rough supervised and deep learning Algorithms. J Med Syst, 2016, 40(4): 96

[15] Doyle S, Feldman MD, Shih N, et al. Cascaded discrimination of normal, abnormal, and confounder classes in histopathology: Gleason grading of prostate cancer.BMC Bioinformatics, 2012, 13: 282

[16] Capper D, Jones DTW, Sill M, et al. DNA methylation-based classification of central nervous system tumours. Nature, 2018, 555(7697): 469-474

[17] Zhu W, Huang Y, Zeng L, et al. AnatomyNet: Deep Learning for Fast and Fully Automated Whole-volume Segmentation of Head and Neck Anatomy. Med Phys, 2019, 46(2): 576-589

第二十七章　肺　　癌

肺癌（lung cancer）大多数起源于支气管黏膜上皮，因此也被称为支气管肺癌（broncho-pulmonary carcinoma）。肺癌是发病率和死亡率增长最快，对人类健康和生命威胁最大的恶性肿瘤。据统计，在发达国家和我国大城市中，肺癌的发病率和死亡率均已居男性各种肿瘤的首位，女性发病率为第二位，死亡率为第一位。2015 年我国肺癌发病率为 57.26/10 万，死亡率为 45.87/10 万。肺癌患者男女之比为（1.5～2.0）∶1，但近年来女性肺癌的发病率也明显增加；发病年龄亦更趋年轻化，大部分患者发病年龄在 40 岁左右。

第一节　肺癌的组织学分类

在光镜下，肺癌从组织学上分为非小细胞肺癌（non-small cell lung cancer，NSCLC）和小细胞肺癌（small cell lung cancer，SCLC）两类；非小细胞肺癌又可以分为鳞状细胞癌、腺癌和大细胞肺癌三种类型。肺癌按发生部位不同分为中心型和周围型。周围型肺癌起源于段支气管以下者，多位于距肺门较远的部位，腺癌居多，多为体检时胸部 CT 发现肺部包块，咳嗽、咯血、发热不突出；中心型肺癌是起源于段支气管开口以上肺癌，位置靠近肺门，以鳞癌、小细胞癌居多。刺激性咳嗽、痰中带血症状较突出，多在阻塞性肺炎、发热、肺不张，纤维支气管镜检时发现肿瘤。

一、鳞状细胞癌

肺鳞癌是一种显示角化和细胞间桥的恶性上皮肿瘤，占肺癌的 30%～35%，与吸烟有密切关系。肺鳞癌的形态学特点有：单个细胞角化；癌巢内形成角化珠（癌珠）；癌细胞间有丰富的细胞间桥；细胞核有异型性或多形性，核深染、呈锯齿状；间质中常见纤维组织增生和炎性反应，有时可见坏死的角化细胞引起肉芽肿形成。如果癌组织有较广泛的分化特征，则为高分化鳞癌；如果 20% 的癌巢内有细胞角化，或癌珠形成，则为中分化鳞癌；如果仅见很少角化细胞，或仅见有细胞间桥，则为低分化鳞癌。2015 年，WHO 又将肺鳞癌细分为角化型鳞癌、非角化型鳞癌、基底鳞状细胞癌、侵袭前病变、鳞状细胞原位癌五种。

二、腺癌

肺腺癌是具有腺样分化或有癌细胞产生黏液产物的恶性肿瘤，其生长方式可分为腺泡状、乳头状、细支气管肺泡状、具有黏液形成的实性巢以及上述生长方式的混合形式。肺腺癌占肺癌的 40%～45%。肺腺癌的形态学特点有：癌细胞具有分秘黏液的能力和分化成熟的异常腺体（腺泡）形成，或形成柱状细胞内衬的乳头状结构。少数腺癌在癌细胞质内可见大小不等的嗜酸性小球。腺癌的间质常见明显的促纤维形成反应。按照 WHO 的分类，腺癌可以分为以下四类：①腺泡状腺癌，是具有腺泡和小管结构的腺癌，这些腺泡和小管通常由产生黏液的，类似于支气管或支气管衬覆上皮的细胞组成；②乳头状腺癌，是具有突出的乳头状结构、并由乳头状结构取代原来肺泡结构的腺癌；③伴有黏液的实性腺癌，这类腺癌缺乏腺泡、腺管和乳头状结构但常存在含有黏液的肿瘤细胞；④伴有混合亚型的腺癌，临床上大多数腺癌为上述组织学亚型的混合型腺癌。

三、大细胞肺癌

大细胞肺癌亦称为未分化大细胞肺癌，它是一种缺乏小细胞肺癌、腺癌或鳞癌细胞分化特点的未分化恶性上皮细胞癌。此型肺癌约占肺癌的 15%。在光镜下大细胞肺癌无肯定的鳞癌或腺癌的分化特征。大细胞肺癌的形态学特点有：癌细胞呈实性团块，或弥漫分布呈大片，无腺体或鳞分化的特征；细胞体积较大，有多形性，细胞质丰富、淡染，均匀一致，细胞质亦可呈颗粒状；细胞核大，可呈圆形、卵圆形、不规则形；核仁明显；核分裂象易见；间质较少；癌细胞坏死常见，且较广泛。按照 WHO 的分类，大细胞肺癌可以分为以下四类：①大细胞神经内分泌肺癌，光镜下此类肺癌细胞较大，呈多角形，核质比例降低；癌细胞排列呈实性巢、小梁状、片块状，并显示器官样巢，或栅栏状、菊形团样结构；细胞质呈嗜酸性，颗粒状；核呈多型，染色质粗，核仁常见。②基底细胞样癌，癌组织呈指头状从支气管壁向腔内生长，并呈实性分叶状或相互吻合的小梁状向外浸润；癌细胞较小，呈多角形或立方状或梭形；核染色质中等，核仁不明显，核分裂多见；癌巢中心可见凝固性坏死，其周边部癌细胞呈栅栏状排列。③淋巴上皮样癌，光镜下癌细胞体积较大，核仁明显，形成大小不等的巢状，癌巢内及间质中均见有淋巴细胞浸润。④透明细胞癌，肺透明细胞癌是一类单纯透明细胞特征的大细胞肺癌。该型肺癌癌细胞大、多角形、细胞质水样透明或呈泡沫状为特点。光镜下肺透明细胞癌常呈片状，核异型性明显、形状不规则，可见核分裂。

四、小细胞肺癌

小细胞肺癌是由小细胞组成的恶性上皮性肿瘤。此型肺癌约占 15%。小细胞肺癌的癌细胞体积较小，癌细胞呈圆形或卵圆形，亦可为梭形；细胞核位于中央，常带棱角，染色质细而弥散，核仁不清；细胞质稀少，且呈嗜碱性；癌细胞常弥漫分布，或呈实性片状，常见大片坏死。

第二节　肺癌病因学

肺癌的病因至今不完全明确。已有的研究表明：肺癌是一个遗传缺陷与内外环境致癌因素共同作用所引起的肿瘤。大量研究已经证明，长期大量吸烟是肺癌的最重要致癌因素，吸烟量和吸烟时间长短与肺癌的发病呈正相关关系。多年每日吸烟 40 支以上者，肺鳞状细胞癌和小细胞癌的发病率比不吸烟者高 4～10 倍。早在 20 世纪 50 年代，美国、加拿大、英国和日本都进行了回顾性调查，证明吸烟男性肺癌的死亡率为不吸烟男性的 8～20 倍，纸烟的消耗量与肺癌死亡率的增长相关。美国和英国的流行病学研究证明，人群戒烟以后肺癌的发病率可以降低。烟草中的致癌物主要来自四个方面：①烟草在燃烧过程中由于乏氧燃烧而产生的各类致癌物，包括环芳烃、芳香族及其胺类、亚硝胺、酚、喹啉、吖啶、氧乙烯等。②烟草本身含有肼、砷、镍、铬、镉、钚、铅等无机致癌物。③在生产、加工、运输过程中产生的亚硝胺类化合物，目前已检测出 4 个：N- 亚硝基去甲烟碱（NNN）、4- 甲基亚硝基 -1-3- 吡啶基 -1- 丁酮（NNK）、N- 亚硝基假木贼碱（NAB）、4- 甲基亚硝胺 -1-3- 吡啶基 -1- 丁醇（NNAL）。④烟草的烟雾中含有的一氧化氮、一氧化碳、甲醛、丙烯醛本身并不直接致癌，但可以损害支气管黏膜纤毛的清除能力，降低机体的免疫力，增加肺癌的易感性。

某些工业部门和矿区职工，肺癌的发病率较高，可能与长期接触石棉、铬、镍、铜、锡、砷、放射性物质等致癌物质有关。

2013 年，世界卫生组织把雾霾中的致癌物质列为 A 类肺癌致癌物。但是，雾霾致癌物的种类，致肺癌机制目前尚不完全清楚，需要进行更深入的研究。

室内微环境污染也是肺癌的一个重要致癌因素。室内微环境污染包括室内燃烧煤产生的煤烟、厨房烹调产生的油烟、室内装修材料释放的致癌物等。

人体内在因素如免疫状态、代谢异常、遗传因素、肺部慢性感染等，也可能对肺癌的发病有影响。近年来的研究表明，癌基因，如 *Ras* 家族、*MYC* 家族；抑癌基因，如 *p53* 基因、*FHIT* 缺失突变，以及表皮生长因子及其受体转化生长因子 B1 基因、*nm23-H1* 等基因结构及功能异常与肺癌的发病有密切的关系。此外，大量的研究证明，与肺癌致癌物代谢相关的代谢酶基因遗传缺陷有密切关系。周清华等报道伴有谷胱甘肽转移酶 M1 基因突变的吸烟者患肺癌的风险较无谷胱甘肽转移酶 M1 基因突变吸烟者高 58 倍。

第三节 肺癌病理学

肺癌起源于支气管黏膜上皮。肺癌可向支气管和/或邻近的肺组织生长，并可通过淋巴、血行或经支气管转移扩散。肿瘤的生长速度和转移扩散的情况与肿瘤的组织学类型，肺癌细胞分化程度等生物学特性有密切关系。

右肺肺癌多于左肺，上叶多于下叶。起源于肺段支气管开口以上，位置靠近肺门的肺癌称中心型肺癌；起源于肺段支气管开口以下，位于肺周围部分者称周围型肺癌。

1998 年 7 月国际肺癌研究协会（IASLC）与世界卫生组织（WHO）对肺癌的病理分型进行了修订，按细胞类型将肺癌分为九种：①鳞状细胞癌；②小细胞癌；③腺癌；④大细胞肺癌；⑤腺鳞癌；⑥多型性、肉瘤样或含瘤成分癌；⑦类癌；⑧唾液腺型癌；⑨未分类癌。

2011 年国际肺癌研究学会、美国胸科学会和欧洲呼吸学会公布了肺腺癌的新国际分类。把手术切除标本肺腺癌分为侵袭前病变、浸润腺癌、变异性浸润腺癌三大类型。

临床上最常见的肺癌主要分为两大类：非小细胞肺癌（non-small cell lung cancer，NSCLC）和小细胞肺癌（small cell lung cancer，SCLC）。非小细胞肺癌又分为三种主要组织学类型，即鳞状细胞癌（squamous cell carcinoma，SCC）、腺癌（adenocarcinoma）和大细胞癌（large cell carcinoma，LCC）。这种分类方法十分重要，因为两类肺癌的治疗方法和预后均有较大的不同。

肺癌按肿瘤形态学和部位，肺癌的大体分型可分为块型、球型、管内型、管壁浸润型、弥漫浸润型五型。其中管内型和管壁浸润型多为中心型，块型、球型和弥漫浸润型为周围型。

（1）块型：肿块>3cm，形状不规则，与周围肺组织分界不清楚。

（2）球型：肺癌呈球状，与周围组织分界清楚，与支气管的关系不明确，边缘可呈小分叶状，体积一般较小（<3cm），边缘较光滑。

（3）管内型：肿瘤局限于支气管腔内，可侵犯支气管管壁，但未侵及支气管壁外肺组织。腔内肿瘤可为息肉样或菜花样，突入管腔。

（4）管壁浸润型：肿瘤破坏支气管壁结构并侵入周围肺组织，但是肿瘤切面上仍能清楚地辨认支气管。

（5）弥漫浸润型：肺癌组织弥漫浸润累及肺叶，类似大叶性肺炎或融合性支气管肺炎。

肺癌的扩散和转移，有以下几种主要途径：

（1）直接扩散：肺癌形成后，肿瘤沿支气管壁并向支气管腔内生长，可以造成支气管部分或全部阻塞。肿瘤可以直接扩散侵入邻近组织，病变穿越肺叶间裂侵入相邻的其他肺叶。肿瘤的中心部分可以坏死液化形成癌性空洞。此外，随着肿瘤不断地生长扩大，还可侵犯胸内其他组织器官，如心包、心脏和大血管。

（2）淋巴转移：是常见的扩散途径。小细胞肺癌在较早阶段即可经淋巴转移。鳞癌和腺癌也常经淋巴扩散转移。癌细胞经支气管和肺血管周围的淋巴管道，先侵入邻近的肺段或肺叶支气管周围的淋巴结，然后根据肺癌所在部位，到达肺门或气管隆嵴下淋巴结，或侵入纵隔淋巴结和支气管淋巴结，最后累及锁骨上前斜角肌淋巴结和颈部淋巴结。纵隔淋巴结和支气管淋巴结以及颈部淋巴结转移一般发生在肺癌同侧，但也可以转移至对侧，即所谓交叉转移。肺癌侵入胸壁或膈肌后，可向腋下淋巴结或上腹部主动脉旁淋巴结转移。

（3）血行转移：血行转移是肺癌的晚期表现。小细胞肺癌和腺癌的血行转移较鳞癌常见。通常癌细胞直接侵入肺静脉，然后经左心随着大循环血流而转移到全身各处器官和组织，常见的转移器官有肝、骨骼、脑、肾上腺等。肺癌血性转移可以转移到多个器官，也可以转移到单个器官；可以在一个器官内发生多个转移癌，也可以在一个器官内只有一个转移癌，即孤立性转移。另外，肺癌转移还可以有器官选择性，即器官特异性转移。肺癌发生特异性转移的机制目前尚不清楚，需要进行深入研究加以阐明。

（4）胸膜种植转移：周围型肺癌，尤其是腺癌肿瘤可以直接侵犯，并突破肺脏层胸膜，在胸腔壁层胸膜、脏层胸膜上形成种植转移灶，产生癌性胸腔积液。此外，部分经皮肺穿刺活检的肺癌癌细胞可以沿穿刺针针道在胸膜腔内种植播散。

第四节　肺癌的症状与体征

早期肺癌特别是周围型肺癌往往无任何症状，大多数在胸部 X 线或胸部 CT 检查时发现。肺癌的临床症状与肿瘤的部位、大小、病理类型，是否压迫或侵犯邻近器官以及有无转移等情况有着密切的关系。肺癌的症状可以分为以下几类：①原发肿瘤在局部生长引起的症状；②肺癌侵犯邻近组织、器官引起的症状；③远处转移的症状；④肺癌副瘤综合征引起的症状。

肺癌患者最常见的症状有咳嗽、咯血、呼吸困难和胸痛。当肿瘤在较大的支气管内长大后，常出现刺激性咳嗽，极易误认为是感冒。当肿瘤继续长大影响支气管引流，继发肺部感染时，可以有咳脓性痰液，痰量也较前增多。另一个常见症状是血痰，通常为痰中带血点、血丝或间断性的少量咯血，大量咯血则少见。有的肺癌患者，由于肿瘤造成较大的支气管不同程度的阻塞，发生阻塞性肺炎和肺不张，临床上出现胸闷、哮喘、气促、发热和胸痛等症状（表 27-1）。

表 27-1　非小细胞肺癌诊断时的症状

症状	诊断时出现率 /%
咳嗽	45～75
气促	40～60
体重下降	20～70
胸痛	30～45
咯血	25～35
骨痛	6～25
疲乏	0～20
吞咽困难	0～2
哮鸣音及喘鸣	0～2
无症状	2～5

肺癌在胸腔内生长，其原发肿瘤或者转移淋巴结直接压迫、侵犯邻近组织和器官时，可以产生下列征象：①压迫或侵犯膈神经，引起同侧膈肌麻痹；②压迫或侵犯喉返神经，引起声带麻痹、声音嘶哑；③压迫上腔静脉，引起面部、颈部、上肢和上胸部经脉怒张、皮下组织水肿，上肢静脉压升高；④侵犯胸膜，可引起胸腔积液，往往为血性、大量积液，可以引起气促；有时肿瘤侵犯胸膜及胸壁，可以引起持续性剧烈胸痛；⑤肿瘤侵入纵隔，压迫食管，可以引起吞咽困难；⑥上叶顶部肺癌，也称肺上沟瘤（pancoast tumor），可以侵入纵隔和压迫位于胸廓上口的器官或组织，如第 1 肋骨、锁骨下动脉和锁骨下静脉、臂丛神经、颈交感神经和脊椎等，产生剧烈胸肩痛、上肢静脉怒张、水肿、臂痛和上肢运动障碍，同侧上眼睑下垂、瞳孔缩小、眼球内陷、面部无汗等颈交感神经综合征（Horner syndrome）。侵犯食管时，可以出现吞咽困难。侵犯心包时，可以出现心包积液、心脏压塞的症状。

肺癌发生血行转移后，按转移器官的不同而产生不同的临床症状。当肺癌转移到大脑后，患者会出现头痛、恶心、呕吐、肢体感觉和运动功能异常、癫痫发作、精神错乱和视觉障碍等症状。当肺癌转移到骨后，患者会出现骨痛和 / 或病理性骨折。当肺癌转移到肝脏后，患者常出现疲乏、体重下降、上腹不适和恶心、呕吐，大的转移灶还可以引起右上腹痛等症状。

少数肺癌病例，由于肿瘤产生内分泌物质，临床上呈现非转移性的全身症状，如肺性骨关节病综合征（杵状指、骨关节痛、骨膜增生等）、库欣综合征、重症肌无力、男性乳腺增大、多发性肌肉神经痛等，这些症状在切除肺癌后可能消失。

第五节　肺癌的诊断

肺癌的预后和生存时间与肺癌的早晚密切相关，只有在病变早期得到诊断和治疗，才能获得较好的疗效，因此早期诊断具有重要临床意义。为此，应当广泛进行防癌的宣传教育，劝阻吸烟，建立和健全肺癌防治网。对 40 岁以上人群，尤其是吸烟者，应当定期进行胸部低剂量螺旋 CT 检查。中年以上久咳不愈或出现血痰，应提高警惕，并做相应检查。如胸部影像学检查发现肺部有肿块阴影时，应首先考虑到肺癌的诊断，应进行进一步检查，不能轻易放弃肺癌的诊断或拖延时间，必要时应当进行临床干预治疗。目前，80% 的肺癌病例在明确诊断时已失去外科治疗手术的机会。因此，如何提高早期诊断率是一个十分迫切的问题。目前诊断肺癌的主要方法有：

一、胸部X线和CT检查

大多数肺癌可以经胸部X线摄片和CT检查获得临床诊断。中心型肺癌早期X线胸片可无异常征象。当癌肿阻塞支气管,排痰不畅,远端肺组织发生感染,受累的肺段或肺叶出现肺炎征象。若支气管管腔被肿瘤完全阻塞,可产生相应的肺叶不张或一侧全肺不张。当癌肿发展到一定大小,可出现肺门阴影,由于肿块阴影常被纵隔组织所遮盖,需做胸部CT检查才能显示清楚。

肿瘤侵犯邻近的肺组织和转移到肺门淋巴结及纵隔淋巴结时,可见肺门区肿块,或纵隔阴影增宽,轮廓呈波浪形,肿块形态不规则,边缘不整齐,有时呈分叶状。转移至纵隔淋巴结压迫膈神经时,可见膈肌抬高,透视下可见膈肌反常运动。气管隆嵴下有肿大的转移淋巴结,可使气管分叉角度增大,相邻的食管前壁,也可受到压迫。当肺癌侵犯胸膜或在胸膜上发生种植转移时,可看到胸腔积液。当肺癌侵犯肋骨时,可见肋骨破坏。

胸部CT可显示薄层横断面结构图像,避免病变与正常组织互相重叠,密度分辨率很高,可发现胸部X线检查隐藏区(如肺尖、膈上、脊椎旁、心后、纵隔等处)的早期肺癌病变,对中心型肺癌的诊断有重要价值。CT可以很好地观察位于纵隔内的肿瘤阴影、支气管受侵范围、肿瘤的淋巴结转移以及对肺血管和纵隔内器官组织侵犯的程度,并可作为制定中心型肺癌手术或非手术治疗方案的重要依据。

周围型肺癌最常见的胸部X线表现:为肺野周围孤立性圆形或椭圆形块影,直径从1~2cm到5~6cm或更大。块影轮廓不规则,可呈现小的分叶或切迹,边缘模糊毛糙,常显示细小的毛刺影。周围型肺癌长大阻塞支气管管腔后,可出现节段性肺炎或肺不张。肺癌中心部坏死液化,可示厚壁偏心性空洞,内壁凹凸不平,很少有明显的液平面。结节型细支气管肺泡癌的X线表现:为轮廓清楚的孤立球形阴影,与上述周围型肺癌的表现相似。弥散性细支气管肺泡癌的表现为浸润性病变,轮廓模糊,自小片到一个肺段或整个肺叶,类似肺炎。

由于CT检查的分辨率高,可清楚地发现肺野中直径1cm以上的肺部结节阴影,因此可以发现一般胸部X线片容易遗漏的较早期周围型肺癌。对于周围型肺癌肺门及纵隔淋巴结转移的情况,是否侵犯胸膜、胸壁及其他脏器,少量的胸膜腔积液,癌肿内部空洞情况等都可提供详细的信息。此外,胸部CT还可以对肺部病灶进行三维重建,能更清晰地显示早期肺癌的边缘、密度,以及对脏层胸膜的侵犯情况。因此,CT检查对周围型肺癌的诊断和治疗方案的选择显著优于胸部X线片。

二、痰细胞学检查

肺癌表面脱落的癌细胞可随痰液咳出,通过痰细胞学检查不但可以找到癌细胞,还可以明确诊断,多数病例还可判别肺癌的病理类型。痰细胞学检查的准确率在80%以上。起源于较大支气管的中心型肺癌,特别是伴有血痰的病例,痰中找到癌细胞的机会更多。临床上对怀疑肺癌可能性较大者,应连续数日重复送痰液进行检查。

三、纤维支气管镜检查

纤维支气管镜检查对中心型肺癌诊断的阳性率较高,可在支气管内直接观察到肿瘤,并可采取小块组织(或穿刺病变组织)做病理切片检查,亦可经支气管刷取肿瘤表面组织或吸取支气管内分泌物进行细胞学检查。此外,在外科手术前进行纤维支气管镜检查,还可以帮助胸外科医生设计手术方案和确定手术切除范围。

自体荧光支气管镜(autofluorescence bronchoscope,AFB)是在普通电子支气管镜(white light bronchoscope,WLB)的基础上结合细胞自发性荧光及信息技术所开发的一种新型的支气管镜,该设备通过激发自身细胞发出荧光,从而捕捉不同细胞的荧光表达差异。与普通镜检相比,AFB能够发现普通纤维支气管镜无法发现的早期中心型肺癌,因此可以有效提高支气管镜活检的灵敏度及检查准确率。

电磁导航支气管镜(electromagnetic navigation bronchoscope,ENB)是一种以电磁定位技术为基础,结合计算机仿真支气管镜与高分辨螺旋CT特点,经支气管镜进行肺部周围型病变诊断的技术。ENB主要用于常规纤维支气管镜检查不能达到的周围型肺部病变的诊断。ENB既能看到周围型肺部疾病的病变，又能取组织送病理检查，主要用于周围型肺癌的诊断。

四、纵隔镜检查

纵隔镜检查可直接观察两侧纵隔内淋巴结肿大情况，并可咬取或切除淋巴结组织做病理切片检查，明确肺癌是否已转移到纵隔淋巴结，协助进行肺癌的分期。对于中心型肺癌，纵隔镜检查的阳性率较高。

五、正电子发射体层成像

正电子发射体层成像（positron emission tomography，PET）是利用 ^{18}F- 脱氧葡萄糖（FDG）作为示踪剂进行扫描成像。近年来，将 PET 与 CT 结合为一种检查手段，称为 PET/CT。由于恶性肿瘤的糖酵解代谢高于正常细胞，FDG 在肿瘤内聚集程度大大高于正常组织，肺癌 PET 成像时表现为局部异常浓聚。PET/CT 用于肺内结节和肿块的鉴别诊断有一定帮助，并能帮助判断纵隔淋巴结有无转移。但是，由于 PET 是一种代谢成像技术，有较高的假阴性率和假阳性率。对于直径小于 1cm 的早期肺癌的诊断，其特异性不如胸部平扫、薄层、高分辨率三维重建 CT。

六、经胸壁肺穿刺活组织检查

经胸壁肺穿刺活组织检查对周围型肺癌阳性率较高，但可能产生气胸、胸膜腔出血或感染，以及导致肺癌细胞在胸膜腔内种植转移和沿针道在胸壁内播散等并发症，故应严格掌握适应证。经胸壁肺穿刺活组织检查主要适用于因为肺癌（如广泛远处多发转移者）或者患者生理功能不能耐受外科治疗，以及患者拒绝外科手术治疗，经各种方法不能获得病理学或细胞学诊断者。对于没有外科手术禁忌证，患者又愿意接受外科手术治疗的患者应当谨慎作经胸壁肺穿刺活组织检查。

七、转移病灶活组织检查

晚期肺癌病例，已有锁骨上、颈部、腋下等处淋巴结转移或出现皮下转移结节者，可以切取转移病灶组织做病理切片检查，或穿刺抽取组织或细胞涂片检查，寻找癌细胞，协助鉴别淋巴结肿大是肿瘤转移还是炎性肿大。

八、胸腔积液细胞学检查

抽取癌性胸腔积液，经离心处理后，取其沉淀涂片行细胞学检查，寻找癌细胞，也可以将胸腔积液癌细胞进行分子标志物检测，比如驱动基因检测、基因测序等。

九、剖胸探查

肺部结节或肺部肿块经多种方法检查，仍未能明确病变的性质，而肺癌的可能性又不能排除时，只要患者全身情况许可，就应当作剖胸探查术。术时可根据病变情况及快速冷冻病理结果，给予相应的手术治疗，以免延误病情。

第六节 肺癌的分期

肺癌的分期对临床治疗方案的选择和预测预后均具有重要临床意义。国际肺癌研究学会和世界卫生组织按照肺癌原发肿瘤的大小（T）、淋巴结转移情况（N）和有无远处转移（M）将肺癌加以分类，为目前世界各国所采用。现介绍 2009 年国际肺癌研究学会和国际抗癌联盟（UICC）新的肺癌 TNM 分期（第 8 版）（表 27-2，表 27-3）。

表 27-2 第 8 版国际肺癌 TNM 分期指南中 T、N 和 M 分期的定义

T 分期
Tx：未发现原发肿瘤，或通过痰细胞学或支气管灌洗发现癌细胞，但影像学及支气管镜无法发现
T_0：无原发肿瘤证据
Tis：原位癌
T_1：肿瘤最大径≤3cm，周围包绕肺组织及脏层胸膜，支气管镜见肿瘤位于叶支气管开口远端，未侵及主支气管
T_{1a}(mi)：微侵袭腺癌
T_{1a}：肿瘤最大径≤1cm
T_{1b}：肿瘤最大径>1cm，≤2cm
T_{1c}：肿瘤最大径>2cm，≤3cm
T_2：肿瘤最大径>3cm，≤5cm；侵犯主支气管，但未侵及隆起；侵及脏层胸膜；有阻塞性肺炎或者部分或全肺不张。符合以上任何一个即归为 T_2
T_{2a}：肿瘤最大径>3cm，≤4cm
T_{2b}：肿瘤最大径>4cm，≤5cm
T_3：肿瘤最大径>5cm，≤7cm；侵及以下任何一个器官，包括：胸壁、膈神经、心包；同一肺叶出现孤立性癌结节。符合以上任何一个即归为 T_3

续表

T$_4$: 肿瘤最大径 >7cm；无论大小，侵及以下任何一个器官，包括：纵隔、心脏、大血管、隆起、喉返神经、主气管、食管、椎体、膈肌；同侧不同肺叶出现孤立癌结节

N 分期

Nx: 淋巴结转移情况无法判断

N$_0$: 无区域淋巴结转移

N$_1$: 转移至同侧支气管周围淋巴结和 / 或同侧肺门淋巴结，包括原发癌瘤的直接侵犯

pN$_{1a}$: 仅有单站肺门淋巴结受累

pN$_{1b}$: 包括多站肺门淋巴结受累

N$_2$: 转移到同侧纵隔和 / 或隆起下淋巴结

pN$_{2a1}$: 单站病理 N$_2$，无 N$_1$ 受累，即跳跃转移

pN$_{2a2}$: 单站病理 N$_2$，有 N$_1$ 受累（单站或者多站）

pN$_{2b}$: 多站 N$_2$

N$_3$: 转移到对侧纵隔、对侧肺门、同侧或对侧斜角肌或锁骨上淋巴结

M 分期

Mx: 无法评价有无远处转移

M$_0$: 无远处转移

M$_{1a}$: 胸膜播散（恶性胸腔积液、心包积液或胸膜结节），原发肿瘤对侧肺叶内有孤立的肿瘤结节

M$_{1b}$: 远处单个器官单发转移

M$_{1c}$: 多个器官或单个器官多处转移

表 27-3　第 8 版国际肺癌 TNM 分期指南中 T、N 和 M 分期的 TNM 分期组合

TNM 分期	T 分期	N 分期	M 分期
原发灶不明肿瘤	Tx	0	0
0 期	Tis	0	0
IA1 期	T$_{1a}$	0	0
IA2 期	T$_{1b}$	0	0
IA3 期	T$_{1c}$	0	0
IB 期	T$_{2a}$	0	0
IIA 期	T$_{2b}$	0	0
IIB 期	T$_{1a,b,c}$; T$_{2a,b}$	1	0
	T$_3$	0	0
IIIA 期	T$_{1a,b,c}$; T$_{2a,b}$	2	0
	T$_3$	1	0
	T$_4$	0、1	0
IIIB 期	T$_{1a,b,c}$; T$_{2a,b}$	3	0
	T$_3$	2	0
	T$_4$	2	0
IIIC 期	T$_{3,4}$	3	0
IVA 期	任何 T	任何 N	M$_{1a,b}$
IVB 期	任何 T	任何 N	M$_{1c}$

第七节　肺癌外科治疗

迄今，肺癌的首选治疗方法仍然是外科手术治疗，它是唯一可能将肺癌完全治愈的方法。然而，肺癌是一种全身性疾病，单纯手术治疗并不能完全解决肺癌的全部问题，必须与化疗、放疗、分子靶向治疗，以及免疫检查点抑制剂等其他治疗联合应用，进行多学科综合治疗。遗憾的是 80% 的肺癌患者在明确诊断时已失去手术机会，仅有约 20% 的患者可手术治疗。目前手术的远期（5 年）生存率最好仅为 30%～40%，效果不能令人满意。因此，必须提高对肺癌的警惕性，早诊早治，进一步探讨新的有效治疗方案和方法；此外，现行的各种治疗方法必须恰当地联合应用，进行外科手术为主的多学科综合治疗，这样才有可能提高肺癌的治疗效果。肺癌的治疗方案应根据肺癌的 TNM 分期、病理学类型、肺癌的生物学行为、分子生物学行为、"个体化"分子分期（individual molecular staging）、患者的心肺功能和全身情况以及其他有关因素等，进行认真详细的综合分析后确定"个体化"的多学科治疗方案。

非小细胞肺癌和小细胞肺癌在治疗方面有很大的不同。一般来讲，I 期、II 期和大部分 IIIA 期非小细胞肺癌以完全性切除手术治疗为主；而部分 IIIA 期和 IIIB 期非小细胞肺癌则应先施行术前新辅助化疗、新辅助放疗治疗或者新辅助化疗联合新辅助免疫治疗加外科手术治疗和术后辅助治疗。大部分 IIIB 期和全部 IV 期非小细胞肺癌则以化疗、放疗、分子靶向药物治疗，以及免疫检查点抑制剂等联合多学科内科治疗。绝大多数小细胞肺癌常在较早阶段就已发生远处转移，手术很难治愈，I 期和部分 II 期患者可以采用外科手术加术后辅助治疗外，原则上应采用新辅助化疗→手术→辅助化疗，新辅助化疗→新辅助放疗→手术→辅助化疗→辅助放疗→辅助化疗，或者辅助化疗联合辅助免疫治疗，以及附加预防性全脑照射等积极的综合治疗，以期使疗效比过去有明显提高。

（一）外科手术目的

肺癌外科治疗的目的是整块切除肺部原发癌病灶和肺门淋巴结及纵隔淋巴结，并尽可能保

留健康的肺组织，达到临床治愈和较高的长期生存率。肺切除术的范围，取决于病变的部位和大小。对周围型肺癌，一般施行肺叶切除术；对中心型肺癌，一般施行肺叶切除术，必要时施行一侧全肺切除术。有的病例，癌肿位于一个肺叶内，但已侵及局部主支气管或中间支气管，为了保留正常的邻近肺叶，避免做一侧全肺切除术，可以切除病变的肺叶及一段受累的支气管，再吻合支气管上下切端，临床上称为支气管袖状成形肺叶切除术。如果相伴的肺动脉局部受侵，也可同时施行肺动脉切除重建，称为支气管及肺动脉袖状成形肺叶切除术。肺切除的同时，应进行系统性肺门淋巴结和纵隔淋巴结"整块"清扫术。

对于已侵犯胸膜、胸壁、心包、大血管或其他邻近器官组织（T_3、T_4）而淋巴结分期为 N_0、N_1 或单站 N_2 者，可根据情况（如能切除者）进行肺癌和受侵组织器官的整块切除术，例如肺切除联合胸壁切除及重建术、心包部分切除术、胸膜种植肺癌结节切除术、左心房部分切除术、大血管部分切除重建术等。肺切除联合受侵组织器官的整块切除术，手术的范围大、损伤大，手术技术要求高、难度大，围手术期处理要求高，故病例选择应特别慎重。

（二）手术适应证

1. 临床高度怀疑肺癌，经各种检查不能确定诊断，估计肺癌病变能完全切除者。

2. 临床 I 期、II 期非小细胞肺癌者。

3. 能完全切除的临床分期为 ⅢA 期和部分 ⅢB 期非小细胞肺癌。

4. 经术前新辅助化疗、新辅助放疗、新辅助放化疗、新辅助分子靶向治疗，或新辅助化疗联合免疫检查点抑制剂治疗后，肿瘤 T 分期和 N 分期降期的ⅢA 期和ⅢB 期非小细胞肺癌。

5. 经术前新辅助化疗、新辅助放疗和 / 或新辅助放化疗，新辅助化疗联合新辅助免疫治疗后，虽然肿瘤的 T 分期和 N 分期稳定，经复查亦无远处转移的Ⅲ期非小细胞肺癌，患者的全身情况改善并能耐受外科手术，肿瘤能达到完全切除者，应争取手术治疗。

6. 对于伴有大脑、肾上腺、肾脏孤立性转移（即单个器官、单个转移病灶），而原发肺癌分期为可切除和适合外科手术治疗的 I 期、II 期肺癌

NSCLC 患者，如果没有生理性外科治疗禁忌证者，可以考虑同时性或异时性肺切除加孤立性转移瘤切除，或肺切除加孤立性转移瘤的精确放疗治疗（如伴大脑孤立性转移的原发肺癌分期为 I 期、II 期 NSCLC，可以实行肺切除加大脑孤立性转移瘤的精确放疗治疗）。

（三）外科手术禁忌证

1. 全身情况及内脏功能不能耐受外科手术者。

2. 伴有远处多发转移者。

3. 对侧肺门、纵隔淋巴结转移者（N_3）。

4. 胸外淋巴结转移（N_3）。

5. 3 个月发生过心肌梗死者。

（四）外科手术前评估及术前准备

1. **外科手术前评估** 肺癌外科手术前评估十分重要。术前评估的目的是对肿瘤的可切除性和患者对外科手术耐受性的科学估计。术前评估包括肺癌临床分期的确定、患者生理年龄、全身状况、心脏功能、肺功能、肝肾功能等脏器功能对手术耐受性的评估。

（1）年龄：随着现代医学的发展以及麻醉技术、手术技术、围手术期处理技术的发展与进步，年龄在 70 岁甚至 80 岁以上的高龄患者，如果没有严重的合并症和内脏功能异常，年龄并非是手术治疗的禁忌证，重要的是患者的"生理年龄"状况是否能耐受手术治疗。

（2）全身状况：主要评估患者的营养状况、体质状况、既往史、内脏功能是否能耐受计划中的肺癌手术。

（3）肺功能：肺功能是确定患者是否能耐受外科手术的至关重要的决定因素。如果计划施行肺叶切除术，则要求患者肺功能的 FEV1>预计值 60%，FEV1 绝对值>1.5L，最大通气量>60%；如果选择进行全肺切除术，则要求患者肺功能的 FEV1>预计值 80%，FEV1 绝对值>2.0L，最大通气量>80%。此外，在考虑肺功能时还需要考虑患者是否有肺癌所致的一叶或一侧肺不张。对于伴有肺不张者，外科手术本身不会造成肺功能的严重降低，因此可以适当放宽肺功能标准。

（4）动脉血气：动脉血气对于肺切除手术前评估患者对手术的耐受性有一定参考价值。在吸空气的状态下，动脉氧分压在 80mmHg（10.6kPa）以上，动脉二氧化碳分压在 45mmHg（5.94kPa）以

下,一般均能耐受肺切除手术。

（5）心功能：心脏并发症是肺癌外科手术后最常见的并发症。因此,术前对所有患者均需行心电图检查,必要时需加做超声心动图检查和心功能测定以判断其对手术的耐受性。

2. 术前准备 良好的术前准备是提高患者对手术的耐受性,降低手术并发症和死亡率的重要措施。术前准备包括患者的准备和施术者的准备。第一,术者必须详细、全面、真实地了解患者的病史、体格检查、影像学及实验室检查资料,临床诊断是否确定、肺癌临床分期、手术治疗的适应证、外科治疗的耐受性等全方位的系统资料。第二,还应当给患者及家属交待清楚患者诊断、外科治疗的目的、必要性、围手术期可能发生的并发症及危险,让患者及家属有充分的了解和心理准备。第三,对患者存在的合并症的情况也要有一个全面的了解和评估,并适当对存在的并发症给予恰当的治疗,以提高患者对手术的耐受性。

（1）戒烟：所有吸烟者在术前应当戒烟10~14天。

（2）控制高血压：对合并有高血压者,应当给予降血压治疗,使患者的血压处于相对稳定状态,收缩压控制在140mmHg（18.55kPa）以下。

（3）控制糖尿病：患有糖尿病者,应当应用口服降糖药或胰岛素治疗,使空腹血糖控制在7.5~8.0mmol/L。

（4）控制呼吸道感染：肺癌,尤其是中心型肺癌常常合并有肺部感染,手术前应当根据痰培养和药物敏感试验结果,给予抗生素治疗,等待肺部感染控制后再施行手术。

（5）呼吸道准备：除戒烟外,应当指导患者练习腹式呼吸、正确咳嗽、适当给予雾化吸入支气管解痉药和祛痰药。

（6）完善术前检查：肺癌患者在手术前除了完成血常规、尿常规、大便常规、血液生化、免疫功能、凝血功能检查外,还必须做头部增强薄层MRI、胸部和腹部增强CT、核素骨扫描、心肺功能测定、肝肾功能测定。对于骨扫描怀疑或诊断并可能有骨转移者,需要应用增强MRI（脊柱）、增强CT（骨盆等部位）进行验证,以便排除假性骨转移。

（五）手术方式

手术方式的选择应依据术者的技术能力、经验和所在医院的设备条件来综合考虑。早期肺癌目前流行的术式为胸腔镜下局部切除（肺楔形、肺段切除）和标准肺叶切除,对于中心型肺癌或病变较大或病期较晚（肺门纵隔淋巴结较多）者通常选择小切口或常规切口开胸手术治疗。

1. 肺楔形切除术 肺楔形切除术主要适合于Ⅰ期肺癌,部分肺功能较差、不能耐受肺叶切除术的老年肺癌患者。肺楔形切除术的局部复发率较肺叶切除术高10%左右,5年生存率较肺叶切除术低5%~10%。

2. 肺段切除术 解剖肺段切除术目前主要应用于早期肺癌或低肺功能患者,主要用于左右肺下叶背段或左肺上叶舌段的周围型早期肺癌,且肺功能不能耐受肺叶切除术,或者已经施行过肺切除后发生第二个原发性肺癌者。手术需要解剖肺段支气管、肺段动静脉,并分别处理。同时需清除肺段支气管旁淋巴结及肺门和附近纵隔区域淋巴结并送冰冻病理检查,一旦有任何一枚淋巴结出现转移,均应改行肺叶切除加系统性淋巴结清扫。

3. 肺叶切除术 肺叶切除术加系统性淋巴结清扫术是肺癌外科手术的标准术式。手术时需要解剖肺叶支气管、肺叶动脉和静脉的分支,并分别处理。同时需清扫肺门和同侧纵隔各组淋巴结。肺叶切除术的手术死亡率为1%~2%。

4. 支气管袖式成形肺叶切除术 最大限度切除肺癌和最大限度保留肺功能是肺癌外科手术的两个基本原则。支气管袖式成形肺叶切除术对于位于肺叶支气管开口的中心型肺癌,既能完全性地切除肺癌,又能最大限度地保留肺功能。支气管袖状成形肺叶切除术包括五种手术术式：右肺上叶袖状成形肺叶切除术、右肺中下叶袖状成形肺叶切除术、左肺上叶袖状成形肺叶切除术、右肺中上叶袖状成形肺叶切除术和左肺下叶袖状成形肺叶切除术。①右肺上叶袖状成形肺叶切除术：主要适应于肿瘤累及右肺上叶支气管开口的肺癌；②右肺中上叶袖状成形肺叶切除术：主要适应于右肺上叶中叶肺癌累及右上中叶支气管开口的肺癌；③右肺中下叶袖状成形肺叶切除术：主要适应于右肺中叶下叶肺癌累及右中下叶支气管开口的肺癌；④左肺上叶袖状成形肺叶切除术：主要适应于左上叶肺癌累及左肺上叶支气管开口的肺癌；⑤左肺下叶袖状成形肺叶切除术：主要适应于左下叶肺癌累及左肺下叶支气管开口的肺癌。支气管袖式成形肺叶切除术对于麻醉和外科技术的要求均高于普通肺叶切除术，术后并发症也高于肺叶切除术。支气管袖式成形肺叶切除术成功的关键是：支气管断端没有癌残留、支气管吻合口血液循环良好，支气管吻合口对合良好无漏气、无狭窄。支气管袖式成形肺叶切除术的手术死亡率为2.5%～5%。

5. 支气管肺动脉袖式成形肺叶切除术　对于侵犯肺动脉干的中心型肺癌，支气管肺动脉袖式成形肺叶切除术是对支气管袖式成形肺叶切除术的补充和完善，在施行支气管袖式成形的需要同时作肺动脉的袖式切除重建。该术式对手术者的技术要求更高，对围手术期处理的理论和技术知识要求也更高。支气管肺动脉袖式成形肺叶切除术的手术死亡率为3.5%～6%。

6. 全肺切除术　全肺切除术对患者心脏和肺功能的影响非常大，原则上尽量不进行或尽量少进行，尤其是右侧全肺切除术。全肺切除术主要适合于肺癌位于一侧主支气管内，远端支气管又不能利用进行支气管重建的中心型肺癌。全肺切除术的死亡率为5%～8%。

7. 袖式全肺切除术　袖式全肺切除术主要适合于肿瘤侵犯隆嵴或距隆嵴不到2cm的中心型肺癌。手术时需要切断气管下段、健侧主支气管，切除隆嵴，然后将健侧主支气管与气管下段进行端端吻合重建。袖式全肺切除术的技术要求显著高于全肺切除术，死亡率亦高于全肺切除术。

（六）肺癌外科手术治疗的淋巴结清扫术

肺癌手术中的淋巴结清扫范围和方法是肺癌外科手术的最重要组成部分，也是影响肺癌pTNM分期的准确性的直接因素和影响患者术后生存率的最重要因素之一。肺癌纵隔淋巴结的外科处理有两种方法：①纵隔淋巴结采样术（mediastinal lymph node sampling，MLS），是指对特定位置的纵隔淋巴结进行采样活检；②系统性纵隔淋巴结清扫术（systematic node dissection，SND），是指对纵隔淋巴结进行连续"整块"完整切除。已有的研究证明，系统性纵隔淋巴结清扫术与纵隔淋巴结采样术比较，其pTNM分期更准确，同时还能提高长期生存率。目前，肺癌系统

性纵隔淋巴结清扫术主张至少清扫6组纵隔淋巴结。作者主张右侧肺切除术应当同时"整块"清扫第1～5组，第7～9组，以及第10～12组肺门淋巴结。左侧肺叶切除应清扫2、3、4、5、6、7～9、10～12组淋巴结。对于I期肺癌是否需要进行纵隔淋巴结清扫及清扫范围目前仍有争议。作者回顾分析一组590例早期非小细胞肺癌患者纵隔淋巴结转移规律，发现所有患者的纵隔淋巴结转移率为9.5%；肺上叶组和肺下叶组分别有8.8%和6.0%的病例肿瘤转移至上区淋巴结（$p=0.274$）；然而，肺上叶组的病例几乎没有转移到隆嵴下（0.3%）和纵隔下区淋巴结（0.3%），而下肺叶组病例的隆嵴下淋巴结转移率为10.2%（$p<0.001$）；下区淋巴结转移瘤为5.4%（$p<0.001$）。按肿瘤大小进行分层时，所有这些从下肺叶组转移至上区淋巴结的病例（100%）的肿瘤大小均在2～3cm，而肿瘤直径≤2cm的病例中没有出现转移至纵隔上区淋巴结的情况（0）。对于右中叶的病例，没有转移至纵隔下区淋巴结的病例（0）。因此，作者推荐肺上叶I期周围型肺癌仅需清扫纵隔上区淋巴结，右中叶I期周围型的肺癌，需要清扫上区和隆嵴下淋巴结，直径≤2cm的下叶I期周围型肺癌，仅需清扫隆嵴下和纵隔下区淋巴结；直径>2cm的下叶I期周围型肺癌，推荐行系统性淋巴结清扫，而不是肺叶特异性淋巴结清扫。

（七）局部晚期肺癌的扩大切除术

1. 扩大性上腔静脉切除重建术治疗侵犯上腔静脉的局部晚期肺癌　肺癌合并上腔静脉综合征（SVCS）是肺癌的严重并发症之一，也是导致患者死亡的最主要原因，绝大多数患者在3个月内死亡。肺癌上腔静脉综合征的早期治疗方法是脱水、激素、放疗和化疗。脱水、放疗和化疗治疗虽可暂时部分缓解上腔静脉梗阻症状，但所有患者均在短期内因上腔静脉梗阻加重，颅内高压，或肺癌转移而死亡。在20世纪60年代中后期，国内外部分学者曾尝试应用大隐静脉 - 颈外静脉转流术治疗肺癌SVCS。由于大隐静脉口径小，分流血流量有限，加之未能切除肺癌，绝大多数患者在3～6个月内死亡。80年代末国外学者曾应用左无名静脉 - 右心房人造血管旁路术治疗肺癌SVCS。由于肺癌SVCS患者上腔静脉梗阻后左右无名静脉内常有血栓形成，血栓亦

容易延伸至人造血管左无名静脉吻合口，故移植的人造血管常常在术后短期内有血栓形成，患者多在半年内死亡。20 世纪 90 年代初，国外学者相继开展肺切除扩大受侵的上腔静脉切除，人造血管置换治疗肺癌 SVCS。Magnan 等报道 10 例肺癌 SVCS 施行上腔静脉切除、人造血管重建术，1 年、3 年和 5 年生存率分别为 70%、25% 和 12.5%。笔者等在国内最早开展肺切除扩大全上腔静脉切除人造血管置换治疗肺癌 SVCS，从 1990 年 4 月至 2017 年 12 月，共对 1 089 例肺癌 SVCS 患者施行肺切除全上腔静脉切除，人造血管重建术。术后 1 年、3 年和 5 年生存率分别为 82.65%、61.68% 和 32.57%。国内外资料显示，扩大上腔静脉切除能明显提高肺癌 SVCS 患者的近期和远期生存率，改善患者生活质量。

手术适应证：①肺癌侵犯上腔静脉超过上腔静脉周径的 1/3 以上；②肺癌侵犯上腔静脉，穿入上腔静脉腔内或已在上腔静脉腔内形成癌栓者；③经临床检查，CT 或 MRI 扫描，全身核素骨扫描，确定肺癌局限在右侧胸腔，而无对侧胸腔和远处转移者；④患者的一般状况较好，内脏功能能耐受本手术者；⑤右肺癌行扩大上腔静脉切除重建术后，可达到肺癌完全性切除术者；⑥为非小细胞肺癌者；⑦左、右无名静脉和上腔静脉内无血栓形成者。

手术禁忌证：①患者有严重的心、肺、肝、肾功能不全，不能耐受本手术者；②伴有对侧胸腔和 / 或远处转移者；③小细胞肺癌患者；④上腔静脉或左、右无名静脉内有血栓形成者；⑤伴有癌性胸膜腔积液和 / 或癌性心包积液者；⑥施行肺切除加扩大全上腔静脉切除，不能达到肺癌完全性切除者。

术后抗凝治疗：关于全上腔静脉切除、人造血管重建术后的抗凝治疗问题，尚无统一标准。笔者等的方法是术后立即开始低分子量肝素抗凝治疗，拔除胸腔引流管后，用华法林抗凝治疗，将凝血酶原时间延长 1.3～1.5 倍，以便使移植的人造血管通畅，抑制移植血管内血栓形成。关于抗凝治疗时间的长短问题，笔者认为应像人工机械心脏瓣膜置换术后一样，实行终身抗凝治疗。此外，选用 Gore-Tex 人造血管作上腔静脉重建术较国产的 Dacron 血管为佳。

2. 扩大左心房切除术治疗侵犯左心房的局部晚期肺癌　人类首先认识到肺癌可以侵犯左心房，是通过尸解发现的。早在 1965 年，波兰病理医师 Szostak 首先在对一例死于肺癌的患者进行尸解时，观察到右肺下叶中心型肺癌穿过心包、侵犯左心房壁，并穿过左心房壁，在左心房腔内形成一个约 1.0cm 大小的癌栓。1966 年，日本学者 Maki 在对死于肺癌的患者行尸解时，也发现肺癌侵犯左心房。患者生前表现有急性心力衰竭。1967 年，意大利胸外科医生 Ruggieri 在人类历史上首次施行左全肺切除加部分左心房切除术治疗 3 例侵及左心房的肺癌。手术在体外循环下施行，左心房切除范围 2.0cm。该 3 例手术虽然仅有 1 例获成功，但它是肺外科领域此术式的一个里程碑。1970 年，波兰医生首次报道一例原发性肺癌，肿瘤侵犯左心房并达房室间隔，临床表现为心肌梗死和阿 - 斯综合征。

1971 年，意大利医生首次报道肺癌侵犯左心房的患者可出现心电图异常，表现为心肌缺血、房性心律失常。1972 年，美国外科医生 Onuigbo 首先发现肺癌除直接穿过心包侵犯左心房外，另一个途径是沿肺静脉干侵犯左心房。1973 年，意大利学者 Benani 和 Gerini 报道在体外循环下成功施行肺切除加部分左心房切除，治疗一例侵犯左心房的肺癌，患者术后生存 2 年，死于肺癌远处转移。1974 年，日本学者 Takechi 首次报道一例扩大部分左心房切除术治疗侵犯左心房的肺癌患者，术后生存 5 年无复发和转移，标志着肺癌侵犯左心房的可手术性和临床价值，为以后开展扩大部分左心房切除治疗肺癌侵犯左心房奠定基础。1975 年，苏联学者 Shustval 首次报道一例肺癌侵犯左心房的患者死于肺癌所致左心房破裂。1977 年，美国学者 Harford 首次报道肺癌侵犯左心房的放射性核素扫描结果。作者在给一例肺癌患者进行心脏 ^{99}Tc（锝）核素扫描时，观察到左心房有异常核素聚集现象，患者死亡后尸解发现核素异常聚集区为肺癌侵犯左心房区域。1977 年，美国学者 Strauss 等对 418 例肺癌尸解资料分析，发现肺癌侵犯转移心脏者（其中多数为左心房受侵）高达 25%，其中小细胞肺癌、低分化腺癌和鳞癌均易侵犯左心房。1979 年，日本学者 Yoshimura 报道在体外循环下成功施行肺切除加部分左心房切除术,治疗侵犯左心房的 T₄ 肺癌。1981 年,日本学者 Yohsimura 报道在非体外循环下对 9 例侵犯左心房的肺癌施行全肺切除加部分左心房切除术,手术成功标志着肺切除扩大部分左心房切除术可以在非体外循环下施行。1983 年,日本学者 Kodama 首次从肺癌尸解病例中发现一例肺癌侵犯左心房的患者,肺癌经左肺下静脉腔内向左心房内扩展,形成一个约 7cm 大小的息肉样的癌栓。1984 年,美国学者 Koo 首次应用胸部 CT 扫描诊断一例肺癌侵犯左心房,并在左心房腔内形成癌栓的肺癌患者。该患者经超声心动描记术(UCG)检查诊断为左心房黏液瘤。后经胸部 CT 扫描发现左上肺静脉干明显扩大,肺静脉腔和左心房腔内有癌栓。Koo 的工作为肺癌侵犯左心房的 CT 诊断奠定了基础。国内学者在一组 68 例心脏转移癌的尸解资料中,发现 26.5% 为肺癌。1986 年,日本学者 Yamamoto 经在犬的动物实验证明,左心房的安全切除范围为小于左心房容积的 1/3。1986 年,德国学者 Grotz 首次描述了胸部 MRI 诊断肺癌侵犯左心房的 MRI 征象,并提出 MRI 是诊断肺癌侵犯左心房最有价值的无创性检查方法。1990 年,日本学者对一例肺癌侵及右心房、左心房和房间隔的 69 岁患者,在体外循环下施行右肺中下叶切除加部分左心房、部分右心房和房间隔切除,人造材料左心房、右心房和房间隔重建获得成功。1994 年,日本学者 Tsuchiya 首次报道肺癌患者施行肺切除加部分左心房切除术的长期生存结果,其术后 5 年生存率达到 22%,从而进一步证明了肺切除加部分左心房切除术治疗肺癌侵犯左心房的临床价值。

肺癌侵犯左心房的外科治疗的工作在我国开始于 20 世纪 80 年代初期。笔者等首先从 1983 年开始对肺癌侵犯左心房的患者进行外科手术治疗,经 20 多年的工作积累,目前已在非体外循环和体外循环下施行全肺或肺叶切除加部分左心房切除术治疗侵及左心房肺癌 400 多例,其 5 年生存率超过 30%。并对肺癌侵犯左心房的临床表现,胸部 CT、胸部 MRI、UCG 征象,诊断,外科治疗适应证的选择、手术方法、围手术期处理原则等均进行过较系统的研究。国内其他一些医院也都先后报道了少数肺癌侵犯左心房的外科治疗结果。国内外资料表明,有选择地进行肺切除扩大

部分左心房切除治疗侵犯左心房的肺癌,不但能使这类患者获得肺癌的完全切除,还可使其中部分患者获得长期生存。

手术适应证:肺癌侵犯左心房属 T₄ 肺癌,该类病变易发生血行转移和癌性心包炎,手术指征的选择应十分慎重。笔者等根据自己的临床经验,提出病例选择原则如下:①术前临床检查,胸部 CT、MRI、全身放射性核素骨扫描等检查,能确定肺癌局限于一侧胸腔,而无对侧胸腔和远处转移者;②非小细胞肺癌患者;③无癌性心包积液、癌性胸膜腔积液者;④内脏功能能耐受肺切除扩大部分左心房切除者;⑤估计左心房的切除范围小于左心房容积的 1/3 者(如超过此范围,必须用人工材料进行左心房修补成形,以扩大左心房容积);⑥有条件者,应用分子生物学方法,排除外周血和骨髓肺癌微转移。

关于体外循环的问题:肺癌侵犯左心房,扩大左心房切除术,绝大多数均可在非体外循环下完成部分左心房切除术,只有在少数情况下需要借助体外循环技术。对于需要应用体外循环技术进行扩大左心房切除术者,应根据不同情况进行与体外循环有关的麻醉和血流动力学方面的监测及处理。下列情况需要在体外循环下行扩大左心房切除术:①肺癌伴左心房癌栓形成者;②肺癌侵犯左心房的范围超过左心房容积的 30% 以上,扩大左心房切除术后需要用人工材料,重建左心房者;③肺癌同时侵犯左右心房者;④有严重心脏瓣膜病,在行肺癌切除的同时需进行心脏瓣膜置换术者;⑤有严重冠状动脉狭窄,在行肺癌切除同时需行冠状动脉搭桥术者。

(八)肺癌外科治疗结果

早期非小细胞肺癌(T₁ 或 T₂N₀M₀)病例经手术治疗后,约 90% 的患者能获得长期生存,文献报道其 5 年生存率可达 85%~95%。Ⅱ期非小细胞肺癌外科手术治疗的 5 年生存率为 45%~55%,Ⅲ期非小细胞肺癌外科手术治疗的 5 年生存率为 30%~35%。据统计,我国目前肺癌手术的切除率为 85%~97%,术后 30 天死亡率在 2% 以下,总的 5 年生存率为 30%~40%。影响远期疗效的主要因素有肿瘤的病理类型、肿瘤的大小和侵犯范围、有无淋巴结转移,手术方式、支气管切缘是否有癌残留、年龄以及患者的全身情况和免疫功能状态等。

第八节　肺癌多学科综合治疗

肺癌多学科综合治疗（multimodality therapy，MMT）是指不同学科从理论到实践对肺癌治疗的全面参与，而不是不同治疗方法的简单相加。肺癌多学科综合治疗的定义："根据患者的机体状况、免疫功能状况、肺癌的病理类型、肺癌侵犯范围（病理）和发展趋向、细胞分化程度、生物学行为、肺癌相关基因结构和／或功能改变，以及肺癌生物学行为和分子生物学相结合的"个体化分期"的情况，既从患者的局部，也从患者的整体出发，结合循证医学和卫生经济学的观点，合理地、有计划地综合应用现有的治疗手段，以期较大幅度地提高肺癌治愈率，延长肺癌患者生命和提高肺癌患者的生活质量。"在制定多学科治疗方案时，需要遵循局部与全身治疗并重、分期治疗、个体化治疗、生存期与生活质量并重、不断求证更新以及成本与效果并重的原则。

肺癌多学科治疗模式包括两大类，一是以局部治疗为主综合治疗模式：①手术前新辅助化疗，主要用于局部晚期非小细胞患者，如肺门和纵隔多发淋巴结转移的患者或中心型肺癌累及肺门结构的Ⅲ期肺癌患者。术前新辅助化疗的优点是可以使 40% 左右的患者肿瘤缩小、分期降低，提高手术切除率，减灭存在于循环系统中的循环肿瘤细胞（circulating tumor cell，CTC）。缺点是可能会增加手术的难度，对新辅助化疗无效的患者，会影响其手术治疗时间。②手术前新辅助放疗，目前主要用于肺上沟瘤（Pancoast tumor）的手术前治疗，其优点是可以使 50%～60% 的肿瘤缩小，使癌性侵犯变成为纤维粘连，提高肿瘤完全性切除的比例。③手术前新辅助放化疗治疗，主要用于肿瘤较大，对纵隔器官侵犯比较明显的ⅢB 期肺癌。其优点是可以使 40% 左右的患者肿瘤缩小、分期降低，提高手术切除率，减灭存在于循环系统中的循环肿瘤细胞（CTC），提高肿瘤完全性切除的比例。缺点是可能会增加手术的难度，对新辅助化疗无效的患者，会影响其手术治疗时间，可能会使手术并发症和死亡率增高。④手术后的辅助化疗，凡是手术后分期为Ⅱ期以上的肺癌应考虑给予手术后辅助化疗。术后辅助化疗的优点是可以提高 5 年生存率 5%～7%；缺点是不能确定术后辅助化疗究竟对哪些人群获益。⑤手术后辅助放疗，主要用于不完全性肺癌切除者、支气管残端有癌残留者；纵隔淋巴结转移者是否需要术后放疗仍有争议。其优点是使 5%～7% 的患者获益和 5 年生存率提高。缺点是有部分患者可能产生放射性肺损伤。⑥围手术期靶向治疗、免疫治疗，靶向治疗／免疫治疗作为内科治疗领域的新兴手段，在围手术期应用近年来也有许多有益的尝试：对于存在驱动基因 EGFR 突变的患者，来自中国的 ADJUVANT 和 EVAN 研究结果显示采用辅助靶向治疗可以显著延长患者的无疾病生存期（disease-free survival，DFS）。新辅助免疫治疗在早期患者中也展现出良好的疗效。对于围手术期应用靶向治疗和免疫治疗目前有许多临床试验正在进行中。

另一类多学科治疗模式是非手术患者的综合治疗。非手术的肺癌多学科治疗模式，多为放疗和内科治疗手段如化疗、靶向治疗、免疫治疗的联合，往往应用于局部晚期以及晚期的肺癌，其目的在于提高治愈率，也有减轻肿瘤负荷、缓解症状、防止严重并发症、维持功能等作用。常用的多学科治疗模式有：①序贯疗法，局部治疗和全身治疗序贯进行是应用最广泛的一种模式。序贯疗法避免了两种方法的直接毒性相加作用，各种治疗手段可全景应用，治疗时间长，效果也优于单纯一种治疗手段。对多数局部晚期肺癌，目前多倾向先全身后局部的模式。②同时疗法，同时疗法（concurrent therapy）是指全身和局部治疗同时进行的模式，例如，较为成熟的同步放化疗组合方式，其特点是把不同作用机制的化疗和放疗结合起来，起到协同效应，当然，因为毒副作用也有相加，所以会导致每种方法剂量的改变，患者对治疗耐受性差。这一治疗模式并不是两种治疗方法的简单相加，局部和全身治疗通过何种强度来同时施治，还要期待更多的循证医学证据，是需要继续深入研究的课题。近期最成功的例子是对不可手术切除的Ⅲ期非小细胞肺癌同时化放疗之后免疫检查点抑制剂（immune checkpoint inhibitor）巩固治疗，提高了这一期肺癌的总生存率，目前已成为不可手术切除的Ⅲ期非小细胞肺癌的标准治疗。③交替疗法（alternative therapy），也称为"三明治"疗法。主要指放疗、内科治疗之间的组合方式,即诱导治疗 - 放疗 - 巩固治疗的模式。与同时疗法相比,它的急性毒副作用较少,患者的耐受性提高;与序贯疗法相比,疗效相对较好。例如局部晚期肺癌患者在同步化放疗或序贯化放疗后继续免疫治疗巩固治疗的模式可以显著延长无进展生存期(progression-free survival,PFS)。

另外,中医中药治疗、康复治疗和姑息治疗等手段可贯穿于肿瘤治疗的全过程。

总之,综合治疗方案的设计,需根据治疗的目的、治疗失败的原因、肿瘤的特点,在循证医学的基础上采用最优的模式,制定出合理的方案。

肺癌多学科综合治疗目前呈现几个趋向:①采用循证医学的基本原则,指导多学科综合治疗的临床研究,并形成了循证肿瘤学的鲜明特色;②以生物标志物为核心的转化医学,加快了靶向药物的研发过程,也加快了精准治疗的步伐;③各学科自身研究的深化,为综合治疗方案制定增添了更多的选择,如外科手术的精细化和微创化;内科新研发的和更好的药物的不断出现和对相应药物耐药机制的逐步阐明;新的放射治疗技术如质子和重粒子的临床应用等;姑息治疗药物也在不断涌现。随着基础医学和临床医学的不断发展,肺癌的多学科综合治疗也必将日臻完善。

(吴一龙　徐崇锐)

第九节　肺癌预后因素分析

非小细胞肺癌最重要的预后因素是临床诊断时的 TNM 分期,而痊愈机会最大者仍然是肺癌的完全性外科手术切除。Ⅰ期和Ⅱ期非小细胞肺癌外科手术后 5 年左右的肺癌复发及死亡率为 20%~30%,Ⅲ期非小细胞肺癌外科手术后 5 年左右的肺癌复发及死亡率为 50%~60%。这些术后复发转移的患者均是手术前就存在应用常规方法不能检测的循环系统的亚临床转移,即循环系统中检测到循环肿瘤细胞,以及远处器官的微小转移灶。因此,如何从分子水平筛选和研究能够早期预测肺癌复发转移的分子标志物,则有可能进行更早的临床干预,从而提高整体生存率。另外,如果能够在手术前就能确定患者体内存在亚临床转移,则可以避免对这些患者施行不必要的

外科手术,或者先给患者进行术前新辅助化疗、新辅助化疗联合新辅助免疫治疗,以消灭这些亚临床转移后,再给患者施行外科手术治疗,则可能显著改善和提高外科手术后的生存率。本节将对影响肺癌预后的因素进行分析讨论。

(一)肺癌 TNM 分期

肺癌的 TNM 分期是影响肺癌患者预后最重要的预后因素。20 世纪 40 年代 Denoix 就发现肺癌患者的预后在不同患者之间存在明显差异,并提出了肺癌患者的预后与原发肿瘤大小、部位、局部侵犯范围,纵隔淋巴结受累情况,以及远处转移密切相关。这是肺癌 TNM 分期的最早概念。以后国际抗癌联盟肿瘤分期委员会和美国癌症学会开始定期对包括肺癌在内的肿瘤 TNM 分期系统进行修订。肺癌 TNM 分期系统不但对预测肺癌预后具有准确、方便的优点,而且有助于指导肺癌外科手术后的辅助治疗。肺癌 TNM 分期系统中原发肿瘤大小对预测预后有一定的作用,但是不如肺癌外侵、肿瘤部位对预后的影响重要。纵隔淋巴结转移及扩散对肺癌患者的预后影响更大,出现远处转移则是预后最不良的因素。患者一旦出现远处转移,尤其是多发远处转移,患者基本上没有 5 年生存率。上海市胸科医院一组 2 636 例肺癌外科手术后总的 5 年生存率为 40.6%,10 年生存率为 29.8%,其中Ⅰ期、Ⅱ期、Ⅲ期术后 5 年生存率分别为 58.3%、33.6% 和 26.4%,10 年生存率分别为 44.6%、23.8% 和 17.8%,可见 TNM 分期对预后的影响十分明显。

(二)肺癌组织学类型

肺癌组织学类型是影响肺癌预后的第二个重要因素,小细胞肺癌是预后最差的组织学类型的肺癌。小细胞肺癌倍增时间为 33~40 天,80%~90% 的小细胞肺癌确诊时已有局部或远处转移,如不做治疗平均生存时间只有 3~4 个月。非小细胞肺癌中,大细胞癌预后最差,其次是腺癌,鳞状细胞癌相对好于大细胞肺癌和腺癌。鳞癌主要表现为局部侵袭和淋巴结转移,而腺癌则很容易发生早期血液循环转移,即所谓的"小病灶、大转移"。肺腺癌肺内原发肿瘤病灶较小、生长不快,但是可以在早期出现锁骨上淋巴结和远处,例如脑、骨、肝脏和肾上腺等器官转移。上海市胸科医院报道的 2 636 例肺癌中,鳞癌手术后 5

年生存率为47.9%，腺癌为35.7%，小细胞肺癌为21.2%。此外，混合型肺癌（鳞癌＋腺癌、腺癌＋大细胞癌、鳞癌＋SCLC，以及腺癌＋SCLC）的预后可能还不如单纯SCLC。

（三）治疗方法对预后的影响

对确诊为肺癌的患者，是否选择治疗、选择什么样的治疗方法，以及选择在哪一级医疗机构施行治疗均可能会对患者的预后产生十分重要的影响。对于Ⅱ期非小细胞肺癌外科手术为主的多学科综合治疗的5年生存率可以达到45%～80%，而内科治疗5年生存率仅为10%左右。ⅢA期非小细胞肺癌外科手术为主的多学科治疗的5年生存率文献报道为30%～40%，而单纯内科治疗的5年生存率为0。文献报道ⅢB期非小细胞肺癌选择性外科手术为主的多学科治疗的5年生存率也可以达到20%以上。外科手术治疗方法也对肺癌的预后产生明显影响。临床诊断为"ⅠA期"的非小细胞肺癌施行肺叶切除加系统性纵隔淋巴结清扫的5年生存率85%，而肺叶切除加淋巴结采样术的5年生存率仅为30%～40%。为什么会出现如此大的生存差别？这是因为许多临床诊断为ⅠA期的肺癌，肺叶切除加系统性淋巴结清扫术后，大约30%的患者纵隔淋巴结有肺癌转移，即有30%左右患者分期为ⅢA期，需要进行术后辅助化疗或放化疗治疗。而只行淋巴结采样者，漏掉了给这部分患者进行术后辅助治疗。

（四）纵隔淋巴结、外周血和骨髓"微转移"

近年来，随着外科技术的发展和心血管外科技术在肺癌外科领域的应用，肺癌外科治疗的疗效有明显提高。同时，随着放疗、化疗方案的日趋成熟，生物治疗技术的兴起，以及肺癌分子靶向药物的临床应用，肺癌的多学科综合治疗达到一个新的水平。但令人遗憾的是，肺癌患者总的5年生存率仍不尽如人意。现有的研究表明，许多经临床检查，头部、腹部CT扫描和全身核素骨扫描检查，以及术后淋巴结病理学检查均未发现转移的早期肺癌患者，尤其是小细胞肺癌患者，术后2～3年内约有40%患者会发生远处转移，并最终导致患者死亡。目前已知这种肺癌完全性切除术后出现的远处转移，不是在术中或术后发生的，而是术前就存在、用现有的常规检测方法不能检测到的微转移或亚临床转移，即患者循环系统中存

在循环肿瘤细胞。因此，影响肺癌患者预后和生存的最主要原因是肺癌的远处转移和常规方法不能检测到的微转移（micro-metastasis）或亚临床转移（subclinical metastasis，SCM），即CTC。

1869年，Ashworth首次报道1例肿瘤患者的外周血中发现癌细胞以来，肿瘤微转移或CTC的概念在实践中逐步得到认识。肿瘤微转移一般指恶性肿瘤发展过程中，播散并存在于淋巴结、血液、骨髓及各组织器官中的肿瘤细胞，尚未形成转移性结节，且无任何临床表现，常规病理学、影像学等方法难以发现和检测到的转移。以后，许多学者致力于肺癌转移的研究工作。但是，由于种种原因，肺癌微转移的研究并未取得突破性的进展。诊断肺癌微转移的主要方法有免疫组化、流式细胞术、PCR技术，以及近年来开发的循环肿瘤细胞筛选回收系统。关于应用分子生物学技术检测肺癌微转移的研究，国外仅有少数报道，国内仅有个别报道。Salerno等应用RT-PCR方法检测 Muc-1 基因mRNA表达诊断NSCLC淋巴结微转移显示出较高的敏感性。1999年，Betz等应用RT-PCR法检测13例Ⅳ期NSCLC患者淋巴结中的微转移，检出率为84.6%（11/13），病理学检查阴性的18枚淋巴结中，11枚检测出肺癌微转移，阳性率为55.5%（11/18）。1995年，Krismann等研究发现肺癌患者外周血中存在微转移，其阳性检出率为50%（25/50）。Goldstsein等应用IHC法检测 $T_1N_0M_0$（ⅠA期）NSCLC肺癌患者支气管旁和纵隔淋巴结中的微转移，微转移检出率为22.5%（18/80）。1999年，笔者等应用巢式RT-PCR技术检测肺癌患者淋巴结微转移，并与病理连续切片进行比较，发现15.8%为临床Ⅰ期肺癌，25%为临床Ⅱ期肺癌，37%为临床Ⅲ期肺癌淋巴结存在微转移。检测外周血微转移，发现34.48%肺癌患者存在外周血微转移，其中Ⅰ期肺癌外周血微转移检出率为12.5%，Ⅱ期肺癌为23.5%，Ⅲ期肺癌为38.75%。检测骨髓肺癌微转移，发现26.98%患者骨髓中存在微转移，其中Ⅰ期肺癌为9.8%，Ⅱ期肺癌为18.9%，Ⅲ期肺癌为29.5%。经过长期随访发现纵隔淋巴结、外周血和骨髓微转移是影响患者外科手术治疗后最主要的独立预后因素。没有微转移的肺癌患者手术后1年、3年、5年和10年生存率分别为94.8%、76.6%、48.9%

和 30.5%；而伴有微转移的肺癌患者手术后 1 年、3 年、5 年和 10 年生存率分别为 71.6%、11.7%、0.5% 和 0。

（五）免疫功能状态

机体的免疫功能状态与人体抵御疾病的能力密切相关。免疫功能高低不但与肿瘤的发生有密切关系，还与患者的预后有密切关系。大量的研究已经证明，肺癌患者存在严重的免疫功能异常，并随病期进展而加重。同样地，肺癌患者的免疫功能状态是影响患者预后的重要因素。1984 年，笔者等报道肺癌患者的 T 细胞和巨噬细胞功能状态与患者手术后生存率密切相关，巴细胞和巨噬细胞功能状态正常组外科手术后 1 年、3 年、5 年生存率分别为 78.5%、47.8% 和 39.9%，而 T 细胞和巨噬细胞功能状态低下组外科手术后 1 年、3 年、5 年生存率分别为 54.5%、27.5% 和 19.4%。复旦大学附属肿瘤医院钱浩等报道检测肺癌患者外周血 T 细胞亚群，研究细胞免疫功能与生存的关系，发现 T 细胞亚群正常组患者 1 年、2 年、3 年肿瘤局部控制率、无远处转移率和生存率均明显优于 T 细胞亚群异常组患者。

（六）肺癌脉管癌栓形成

已有的研究显示，肺内微静脉或支气管静脉、支气管淋巴管癌栓是两个影响肺癌预后的比较重要的因素。Maccharini 等的研究发现肺癌患者肺内或支气管静脉内癌栓是肺癌患者预后不良的强有力的因素。Suzuki 等发现 I 期肺癌伴有肺内或支气管静脉癌栓者的 5 年生存率为 57%，而不伴有肺内或支气管静脉癌栓者其 5 年生存率为 89%。国内周清华等的研究发现伴有支气管静脉和支气管淋巴管癌栓的 I 期肺癌患者 1 年、3 年、5 年和 10 年生存率分别为 65.7%、37.5%、21.8% 和 15.9%，而不伴有支气管静脉和支气管淋巴管癌栓的 I 期肺癌患者 1 年、3 年、5 年和 10 年生存率分别为 85.7%、69.5%、58.8% 和 50.9%。因此，应该把支气管静脉和支气管淋巴管癌栓作为肺癌手术后的高危患者，给予手术后的辅助化疗，以期提高这些患者的生存率。

（七）N$_2$ 分子分型与肺癌预后

传统的肺癌纵隔淋巴结分期是按照国际抗癌联盟和国际肺癌研究学会的 TNM 分期方法进行分期。近年来的研究发现，许多具有相同组织学类型、同样细胞分化程度和 N 分期的不同群体和 / 或个体，其预后可以完全不同，表明现有的 N 分期不能完全反映肺癌的生物学行为和分子生物学行为。最近，国内外一些研究者试图应用分子分型的方法对 N$_2$ 肺癌进行分子分型，并探讨 N$_2$ 分子分型在预测肺癌预后中的作用。笔者等应用 miRNA 芯片检测 480 例肺癌原发肿瘤和转移性纵隔淋巴结的差异 miRNAs，筛选出 20 个表达上调或下调的 miRNAs。应用该差异 miRNAs 谱，将 N$_2$ 淋巴结分为侵袭性 N$_2$ 和非侵袭性 N$_2$，并发现侵袭性 N$_2$ 外科手术容易发生远处转移，术后生存时间显著短于非侵袭性 N$_2$，而非侵袭性 N$_2$ 手术复发转移率低、预后良好。侵袭性 N$_2$ 组手术后 1 年、3 年、5 年生存率分别为 45.3%、20.5% 和 12.4%，非侵袭性 N$_2$ 组手术后 1 年、3 年、5 年生存率分别为 73.5%、56.2% 和 37.8%（表 27-4，图 27-1）。

表 27-4　480 例原发肺癌与转移 N$_2$ 间的差异表达 miRNAs

miRNAs 名称 ※	（原发灶 / 转移灶）表达量的差异倍数	（原发灶 / 转移灶）表达量的差异变化
hsa-miR-1	4 159.128 7	上调
hsa-miR-2	56.100 25	上调
hsa-miR-3	25.152 5	上调
hsa-miR-4	16.330 35	上调
hsa-miR-5	9.065 5	上调
hsa-miR-6	88.127 2	上调
hsa-miR-7	10.231 35	上调
hsa-miR-8	11.814 95	上调
hsa-miR-9	28.209 9	上调
hsa-miR-10	30.440 8	上调
hsa-miR11	0.086 95	下调
hsa-miR-12	0.376 1	下调
hsa-miR-13	0.405 2	下调
hsa-miR-14	0.193 9	下调
hsa-miR-15	0.118 45	下调
hsa-miR-16	0.326 4	下调
hsa-miR-17	0.215 55	下调
hsa-miR-18	0.164 7	下调
hsa-miR-19	0.164 3	下调
hsa-miR-20	0.341 4	下调

注：※ 由于申请发明专利原因，表中的 miRNAs 是代码

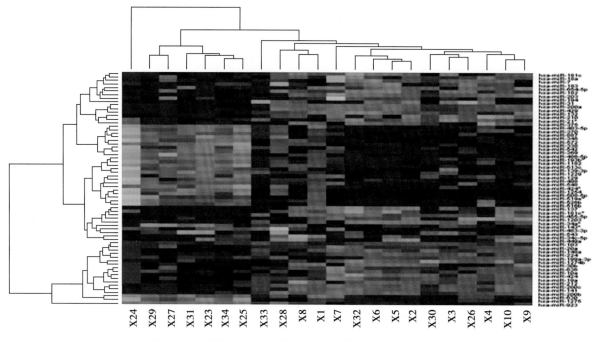

图 27-1 差异性 miRNAs 将 N_2 分为侵袭性 N_2 和非侵袭性 N_2

第十节 争议与共识及未来研究方向

一、争议与共识

（一）局部晚期非小细胞肺癌的分类的争议与共识

局部晚期非小细胞肺癌（locally advanced non-small cell lung cancer，LANSCLC）是指已伴有纵隔淋巴结（N_2）和锁骨上淋巴结（N_3）转移、侵犯肺尖部和纵隔重要结构（T_4），用现有的检查方法未发现有远处转移的非小细胞肺癌（non-small cell lung cancer，NSCLC）。侵犯纵隔重要结构是指侵犯心包、心脏、大血管、食管和隆嵴的 NSCLC。按照国际抗癌联盟 1997 年国际肺癌分期标准，LANSCLC 为ⅢA 期和ⅢB 期肺癌。据文献报道，LANSCLC 占 NSCLC 的 60%～70%，占全部肺癌的 50% 左右。

有关 LANSCLC 的分类，国际上尚无绝对公认的方法。笔者等在国际上提出了一个较为可行的方法，并受到国际同行认可。该分类方法是，从选择治疗方法的角度出发，把 LANSCLC 分为"可切除"和"不可切除"两大类；从治疗结果看，把局部晚期非小细胞肺癌分为"偶然性""边缘性"和"真性"3 类。"偶然性局部晚期非小细胞肺癌（incidentally LANSCLC）"是指术前临床分期为Ⅰ期、Ⅱ期，但术后病理检查发现有纵隔淋巴结转移的病例。"边缘性局部晚期非小细胞肺癌（marginally LANSCLC）"是指影像学上有临床意义的淋巴结肿大，术前临床诊断为ⅢA 期，以及肿瘤已侵犯心脏、大血管和隆嵴的ⅢB 期肺癌，但在有条件的医院仍能达到肺癌完全性切除的肺癌。"真性局部晚期非小细胞肺癌（really LANSCLC）"是指肺癌广泛侵犯心脏大血管成"冰冻样病变"，不能切除的肺癌，或多站纵隔淋巴结转移呈融合状态。

有关局部 LANSCLC 的治疗问题，仍存在较多争议。依据近年来大宗病例临床研究结果，目前已基本达成以下共识：①LANSCLC 是指那些用现有的检查方法排除了远处转移，肿瘤侵犯纵隔重要结构、伴有纵隔和锁骨上淋巴结转移的肺癌。②根据治疗方法的选择，可把 LANSCLC 分为"可切除"和"不可切除"两类；根据治疗结果，可将其分为"偶然性 LANSCLC""边缘性 LANSCLC"和"真性 LANSCLC"三类。③LANSCLC 绝大多数可以手术治疗，其中相当部分患者术后可获长期生存；外科治疗疗效明显优于内科治疗，对有条件手术者，应力争手术治疗。④术前新辅助化疗确能降低 LANSCLC 的 T 分期、N 分期，提高切除率和 5 年生存率。

如术前新辅助化疗后手术时机选择恰当,并不增加手术死亡率。⑤对于侵犯心脏、大血管的LANSCLC,可有选择地进行肺切除扩大心房、大血管切除重建术。手术治疗能明显延长患者的生存期,改善生活质量。对这类虽局部病变较晚但仍可通过扩大切除手术完全切除肿瘤且无远处转移的患者应争取施行术前新辅助化疗 + 外科手术的多学科综合治疗。此外,对这类手术的选择应慎重,选择手术的原则应从患者、医疗机构和医生本人三个方面所具备的条件去考虑,无条件的医疗机构和医师,不可盲目地施行此类手术。⑥LANSCLC的治疗还应将外科细胞分子生物学理论和技术与患者的治疗有机地结合起来,以提高对这类患者的疗效。应当应用分子标志对LANSCLC进行"分子分期"和"分子分型",并在此基础上对LANSCLC进行"个体化"外科治疗、"个体化"术前新辅助治疗、"个体化"术后辅助放化疗。

(二)LANSCLC 应该内科治疗还是外科治疗

长期以来,尤其是 1988 年 Naruke 报道 LANSCLC 外科治疗 5 年生存率仅 5%,人们认为 LANSCLC 只适合于化疗和放疗治疗。此外,由于手术难度大、完全性切除率低,LANSCLC 一直视为外科手术治疗禁忌证,只能接受化疗和放疗治疗。经过此后 30 余年的发展,LANSCLC 内科治疗的有效率和 1 年生存率在 30 年前分别为 25% 和 15%,在 20 年前分别为 35% 和 25%,10 年前分别为 40% 和 35%。虽然近年来随着第三代化疗药物和肺癌分子靶向药物的问世及临床应用,LANSCLC 内科治疗的有效率提高到 50% 左右,1 年生存率提高到 40%,2 年生存率提高到 5%,大部分 LANSCLC 患者无法从化疗和放疗中获益,因此,人们重新开始研究和评估外科手术和外科手术为主的多学科综合治疗在 LANSCLC 中的地位和作用。近 30 年来,国内外的研究表明,随着外科理论和外科技术的发展,心血管外科理论和技术与肺癌外科手术的融合,尤其是现代分子生物学理论和技术在 LANSCLC 外科治疗中的应用,LANSCLC 外科治疗的水平获得了较大的发展和进步,其标志是:我们不但可以应用外科手术治疗一般的 LANSCLC,我们还可以应用外科手术治疗一些肺癌侵犯气管隆嵴、上腔静脉、左心房、主动脉、椎体和肺动脉总干等组织器官的 LANSCLC。笔者等在 LANSCLC 的外科手术治疗,尤其是在肺癌侵犯心脏大血管、气管隆嵴的 T4 肺癌外科治疗领域取得了显著进步,以肺切除联合上腔静脉切除人工血管置换、肺切除联合肺动脉圆锥切除重建、肺切除联合气管隆嵴切除重建,以及肺切除同时联合气管隆嵴切除重建和心脏大血管切除重建等为代表的新技术突破传统手术禁区,使得相当一部分过去应用内科治疗只能平均生存 6 个月左右的患者,不但获得肺癌的完全切除,还使 30% 左右的患者获得长期生存。因此,对 LANSCLC 有选择的采用以外科手术为主的综合治疗是肺癌外科治疗领域的重要进展。目前,更多关注的是如何通过外科手术为主的多学科综合治疗进一步提高 LANSCLC 患者外科治疗的有效率、长期生存率和生活质量,以及如何应用现代分子生物学的理论和技术更好地对 LANSCLC 进行"分子分期"和"分子分型",并对 LANSCLC 进行"个体化外科治疗"。

(三)N2 肺癌应当如何分类及分型

传统的 N2 分类方法,按纵隔淋巴结的解剖部位将 N2 肺癌分为上纵隔 N2 和下纵隔 N2;按纵隔淋巴结的编号分为第 1~9 组 N2;按纵隔淋巴结受累情况不同,分为:单站转移 N2、多站转移 N2 和多站融合转移 N2;按淋巴结转移方式不同,分为顺序转移 N2 和跳跃式转移 N2。目前,国际上的 N2 肺癌分类是根据纵隔淋巴结大小、部位、受累纵隔淋巴结的数量、是否伴有融合等,将 N2 分为 N2-ⅢA1、N2-ⅢA2、N2-ⅢA3 和 N2-ⅢA4 四种。ⅢA1 是指术前没有诊断纵隔淋巴结转移,手术切除标本最后病理检查偶然发现 N2 转移(偶然性 N2);ⅢA2 是指术前发现有纵隔淋巴结肿大,但是从影像学上不能诊断是否有纵隔淋巴结转移,而经术后病理诊断淋巴结转移(边缘性 N2);ⅢA3 是指术前分期(胸部增强 CT、胸部增强 MRI、纵隔镜、PET/CT 等方法)发现单站或多站纵隔淋巴结转移(真性 N2);ⅢA4 是指术前就确诊的巨块或固定融合的多站 N2 转移(融合性 N2)。

已有的研究证明:现有的 N2 肺癌分类方法存在许多不足:①不能真实地反映 N2 肺癌的生物学行为和分子生物学行为;②不能完全准确地

预测 N₂ 肺癌手术后的复发转移；③不能完全准确地预测 N₂ 肺癌手术后的预后和生存率；④常常给 N₂ 肺癌外科治疗手术适应证的选择造成陷阱，使一些本来没有 N₂ 的肺癌被误判为 N₂，甚至广泛双侧 N₂，而失去了外科治疗机会。2003 年，笔者在国际上首先提出了一种全新的 N₂ 肺癌分类方法，即把 N₂ 肺癌分为侵袭性 N₂ 和非侵袭性 N₂。侵袭性 N₂ 是指：①影像学上发现纵隔淋巴结包膜不完整，肺癌突破淋巴结包膜外侵，侵犯邻近组织器官；②外科医生手术中发现肺癌突破纵隔淋巴结包膜，肺癌侵犯淋巴结外的组织器官；③在显微镜下，病理科医生观察到肺癌突破纵隔淋巴结的包膜外侵；④经病理学检查没有发现纵隔淋巴结有转移，而应用分子生物学方法证明纵隔淋巴结中有"微转移"；⑤应用表达谱基因芯片或 miRNA 芯片筛选鉴定出原发肺癌与纵隔淋巴结中存在差异基因和差异 miRNAs。非侵袭性 N₂ 是指：①影像学上发现纵隔淋巴结包膜完整，肿瘤没有外侵；②外科医生手术中发现纵隔淋巴结包膜完整，肿瘤没有外侵；③在显微镜下，病理科医生没有观察到肺癌突破纵隔淋巴结的包膜，纵隔淋巴结包膜完整；④经病理学检查没有发现纵隔淋巴结有转移，应用分子生物学方法也没有发现纵隔淋巴结中有"微转移"；⑤应用基因芯片或 miRNA 芯片筛选鉴定，没有发现原发肺癌与纵隔淋巴结中存在差异基因和差异 miRNAs。在临床上，大多数 N₂ 转移其淋巴结包膜是完整的，没有 N₂ 转移癌对邻近组织器官的侵袭。在临床上，我们也发现有些纵隔淋巴结虽然肿大，但它的包膜是完整的，而另一部分 N₂ 转移淋巴结虽然不大，但是对邻近组织器官，包括上腔静脉、气管隆嵴等产生明显的侵犯。这类 N₂ 转移主要是一部分特殊类型的腺癌和部分低分化鳞癌。侵袭性 N₂ 转移的治疗的预后与非侵袭性 N₂ 转移是完全不一样的。

（四）肺癌术中分期——系统性纵隔淋巴结清扫术是否优于纵隔淋巴结采样术

N₂ 肺癌纵隔淋巴结切除有两种术式，一是系统性淋巴结清扫术，二是纵隔淋巴结采样术。按照国际肺癌研究协会（IASLC）分期委员会制定的肺癌完全切除（R0）标准要求：无论是纵隔淋巴结采样术还是系统性纵隔淋巴结清扫术，应至少包括肺内 3 组淋巴结、纵隔 3 组淋巴结，并且必须包括隆嵴下淋巴结的切除。纵隔淋巴结采样术要求对上述淋巴结区域进行采样，每组至少包括 1 枚淋巴结，而系统性纵隔淋巴结清扫术则要求将该区域淋巴结及淋巴结周围的软组织一并整块切除。纵隔淋巴结采样术的优点是手术创伤相对小一些；缺点是纵隔淋巴结切除不完全，术后 N 分期不准确，术后局部复发率高。系统性纵隔淋巴结清扫术的优点是纵隔淋巴结清扫完全，术后 N 分期准确，术后局部复发率低；缺点是创伤相对较大。长期以来人们对如何进行 N₂ 淋巴结清扫一直存在争议。目前，绝大多数研究证明，系统性淋巴结清扫能够延长患者生存，这一点尤其在 II 期、IIIA 期肺癌和肺鳞癌患者中更为明显。但对于早期肺癌行纵隔淋巴结清扫是否能够改善生存尚存在一定争议。美国东部肿瘤协作组回顾分析研究表明，系统采样与系统清扫在不同分期上同样有效，但系统性纵隔淋巴结清扫能发现更多的 N₂ 患者，更重要的是明显地提高了 N₂ 肺癌患者的生存率。已有的研究证明：临床诊断为 T₁N₀M₀ 的 IA 期非小细胞肺癌，施行系统性纵隔淋巴结清扫术后，有 15%～20% 的患者术后分期为 T₁N₂M₀。与施行系统性淋巴结清扫组比较，淋巴结采样组患者术后 5 年生存率显著低于系统淋巴结清扫组。此外，应用分子生物学技术检测临床诊断为 T₁N₀M₀ 的 IA 期非小细胞肺癌纵隔淋巴结的微转移率为 25%～30%。对于肿瘤直径 <2cm 的早期肺癌，尤其是磨玻璃成分较多的早期肺癌是否需要系统性淋巴结清扫，还是选择性清扫特异性淋巴引流区域淋巴结仍需研究。

（五）术前新辅助化疗对 LANSCLC 肺癌患者是有益还是有害

对于 LANSCLC 是采取术前新辅助化疗联合外科手术，还是先施行外科手术治疗再加术后辅助化疗，一直存在争议。争议的焦点是：①术前新辅助化疗只能对 40%～60% 的肿瘤有效，新辅助化疗无法确定哪些患者对新辅助化疗有效。因此，无法确定新辅助化疗对患者是否有益。②担心术前新辅助化疗增加手术并发症和手术死亡率。③新辅助化疗会造成肺血管鞘膜纤维化，增加手术切除的难度。④会延迟对新辅助化疗无效患者的手术时间。近 20 年来，国内外随机对照研究和回顾性研究已经证明：术前新辅助化疗对于多数 LANSCLC 是有益的。术前新辅助化疗不但能使 25%～40%LANSCLC 的 T 分期和 N 分期降期，与对照组比较还能明显提高术后 1 年、3 年和 5 年生存率。笔者等 2001 年报道 625 例术前新辅助化疗的随机对照研究结果，实验组 314 例 LANSCLC 新辅助化疗的有效率为 70%；新辅助化疗组手术切除率为 97.7%，对照组 310 例患者的手术切除率为 91.9%；新辅助化疗组术后 1 年、3 年、5 年和 10 年生存率分别为 89.4%、67.5%、34.4% 和 29.3%，对照组术后 1 年、3 年、5 年和 10 年生存率分别为 87.5%、51.5%、24.2% 和 21.6%。新辅助化疗组术后 1 年、3 年、5 年和 10 年生存率均显著高于对照组。美国学者 Martini 将 266 例 LANSCLC 随机分为新辅助化疗组和先手术后化疗组，新辅助化疗组手术后 1、3 和 5 年生存率分别为 88.4%、70.3% 和 29.8%，而对照组术后 1 年、3 年和 5 年生存率分别为 80.1%、50.3% 和 20.1%，新辅助化疗组术后 1 年、3 年和 5 年生存率均显著高于对照组。目前，临床上已经常规将术前新辅助化疗用于原发病变范围大，估计手术不能完全切除的 ⅢA 或 ⅢB 期 NSCLC，通过术前新辅助化疗使肿瘤缩小，为手术创造条件，使不能手术者变为可以手术者。术前新辅助化疗的优点是：①能使部分 LANSCLC 患者的原发肿瘤和纵隔淋巴结缩小，T 分期和 N 分期降低，进而使部分不能手术的 LANSCLC 成为可以手术者，并提高切除率；②术前新辅助化疗可以使部分原发肿瘤和转移纵隔淋巴结的微血管闭塞，癌性粘连变为纤维粘连，提高肺癌完全性切除的比例；③可能对存在于血液中的癌细胞（CTC）起到减灭作用；④通过术前新辅助化疗可以消灭对化疗敏感的癌细胞克隆，化疗后外科手术可以切除对化疗不敏感的耐药癌细胞克隆，从而提高 LANSCLC 的完全切除率，改善长期生存率和患者预后。1998 年，Eberhardt 等报道对 94 例（其中 ⅢA 期 52 例，ⅢB 期 42 例）局部晚期的 NSCLC，先行化疗，然后同时化疗 + 加速超分割放疗，最后行手术治疗。经术前治疗后 62 例（66%）肿瘤完全缓解并接受手术治疗，50 例（80.6%）获得肺癌完全性切除，手术标本病理检查 24 例（38.7%）获 HCR。全组术后 ⅢA 期 4 年生存率为 31%，

ⅢB 期 5 年生存率为 26%，而术前新辅助化疗治疗后施行手术治疗的 62 例，其 5 年生存率达 46%。国内外研究还证明，术前新辅助化疗和术后化疗患者的手术死亡率均低于 2%，术前新辅助化疗并不增加手术并发症和手术死亡率。目前，新辅助化疗联合外科手术治疗 LANSCLC 已经成为临床共识。

（六）伴有 *EGFR* 基因突变的肺腺癌患者应用 EGFR-TKI 进行一线治疗还是应用培美曲塞进行一线治疗更好

已有的研究证明，EGFR-TKI 对于伴有 *EGFR* 外显子 19 和外显子 21 突变的肺腺癌具有较好的疗效，并在 20 世纪 90 年代把 EGFR-TKI 作为二线或三线治疗用于化疗失败的肺腺癌患者。近年来，国内外一些研究将其作为一线治疗在临床应用。第一，在 IPASS 试验中，比较了吉非替尼与卡铂联合紫杉醇类一线治疗亚洲非吸烟或既往少量吸烟的亚洲女性晚期肺腺癌患者的差别。结果显示在所有患者中，使用吉非替尼的患者获得了更长的无进展生存期（PFS）（进展或死亡的危险率 =0.74）；而在 *EGFR* 基因突变的亚群中，接受吉非替尼组的 PFS 远高于接受卡铂 - 紫杉醇组（9.5 个月 *vs.* 6.6 个月）。第二，3 个日本研究小组报道了 Ⅲ期吉非替尼与铂类联合化疗在治疗 *EGFR* 突变阳性患者中的效果，其中 WJTOG3405 和 NEJ002 试验都显示出吉非替尼有更长的 PFS（分别是 9.2 个月 *vs.* 6.3 个月；10.4 个月 *vs.* 5.5 个月）。由此 NCCN（美国国立综合癌症网络）指南建议，有 *EGFR* 突变患者一线选择 EGFR-TKI 靶向治疗，无 EGFR 突变患者选择化疗。

虽然 EGFR-TKI 的出现为 NSCLC 的一线治疗带来了新的选择，但也出现了新的挑战。IPASS 试验中的另外两条 PFS 曲线则表明没有 *EGFR* 基因突变的患者一线使用吉非替尼 PFS 较卡铂联合紫杉醇缩短（HR=2.85）。五项对比一线使用化疗或 EGFR-TKI 治疗的研究数据显示，与化疗相比，一线 EGFR-TKI 治疗未能延长患者的总生存期（OS）。TORCH 研究对比了吉西他滨（gemcitabine）联合顺铂（cisplatin）与厄洛替尼（erlotinib）互为一二线对晚期 NSCLC 患者 OS 的影响，结果显示对非选择患者对照组（GP-E）OS 较实验组（E-GP）延长（11.6 个月 *vs.* 8.7 个月，

HR=1.24)。Furugaki 等应用裸鼠移植瘤体内试验发现，多西他赛序贯厄洛替尼可以更有效地抑制肿瘤细胞的生长。Cheng 等的体外研究显示对于 *EGFR* 突变的 NSCLC 细胞株应用紫杉醇序贯吉非替尼可以更好地抑制癌细胞增殖，而这一作用与 TGF-α 的表达和释放有关。目前对于化疗与 EGFR-TKI 序贯应用顺序的基础研究不多，对于序贯应用协同增效的确切机制尚未完全明了。因此，目前对于具有 *EGFR* 基因突变的肺腺癌患者是应用 EGFR-TKI 作一线治疗，还是作二线治疗对患者更有益仍存在争议。

笔者的研究发现：吉非替尼序贯顺铂用药组人肺腺癌细胞凋亡率显著低于顺铂序贯吉非替尼组，而吉非替尼序贯顺铂用药组肺腺癌细胞体外侵袭能力显著高于顺铂序贯吉非替尼组。此外，笔者等的研究还发现 miR-338 在吉非替尼序贯顺铂组肺腺癌细胞株中的表达水平显著高于顺铂序贯吉非替尼组，并提出了吉非替尼可能诱导 miR-338 过度表达，导致 miR-338 下游信号通路活化，进而诱导肺癌对顺铂产生获得性耐药的假说。国外学者的研究也证明化疗作为一线治疗，EGFR-TKI 作为二线治疗的有效率和生存时间优于 EGFR-TKI 作为一线治疗，化疗作为二线治疗具有 *EGFR* 突变的肺癌患者。对于 EGFR-TKI 的治疗序列有待今后进行更多的研究。

（七）早期肺癌应当行肺叶切除还是局部切除

已有的一些临床研究表明，对于部分术后病理诊断为 $T_1N_0M_0$ 的 I A 肺癌，尤其是分化好的鳞癌和高分化腺癌，肺叶切除与局部切除的 5 年生存率没有显著的统计学差异。但是，我们常常难于在手术前确定患者的肺癌是否为真正意义上的 I A 期肺癌。国内外的研究证明，临床诊断为 $T_1N_0M_0$ 的 I A 期肺癌，行肺叶切除加系统性淋巴结清扫术后，有 15%～20% 的患者术后病理分期为 $T_1N_2M_0$，III A 期。如果应用分子生物学方法作肺门和纵隔淋巴结微转移检测，有 30% 的患者为 N_2 肺癌。因此，肺癌外科治疗原则上应当选择肺叶切除加系统性淋巴结清扫。但多个荟萃分析显示，对于肿瘤 <2cm 的以磨玻璃成分为主的（>50%）早期周围型肺癌、解剖性肺段切除＋系统性淋巴结清扫要优于局部楔形切除，且长期生存与标准肺叶切除效果相当，未来可能成为一种可行的术式。但仍需进一步研究证实。局部切除一般只限于：①80 岁以上的高龄患者；②肺功能不能耐受肺叶切除术的 I A 期肺癌；③双肺多原发性肺癌患者；④施行过肺癌肺叶切除术后，患第 2 个或第 3 个原发性肺癌需要施行肺癌切除术的患者。

（八）早中期肺癌应该采取开方式肺切除术还是胸腔镜辅助肺切除术

有关早中期肺癌开放式肺切除，还是应用胸腔镜辅助肺切除，一直存在争议。胸腔镜辅助肺切除术的优点是：第一，胸壁切口小、创伤小，患者术后伤口疼痛轻、恢复快，住院时间相对较短。但是，胸腔镜辅助肺切除术的手术时间较长，对于隆嵴下、右侧第 5 组淋巴结清扫常常不如开放式肺切除术彻底。第二，胸腔镜辅助肺切除术胸腔组织和器官的创伤有时可能超过开放式肺切除术。第三，胸腔镜辅助肺切除术一旦造成肺血管的损伤，很容易造成大出血。因此，胸腔镜辅助肺切除术主要适合于没有明显胸膜粘连的早期周围型肺癌，以及肺功能较差的高龄肺癌患者。

二、未来研究方向

据卫生部公布的我国肿瘤登记资料显示，2010 年我国肺癌发病率为 58.76/10 万，即每年新发肺癌患者 60 多万人。加强肺癌的一级预防（戒烟和治理环境污染）是降低肺癌发生率的重要途径，加强肺癌的二级预防是提高肺癌的早期诊断、早期治疗率，以及提高生存率的最重要措施，而在目前情况下如何加强现有中晚期肺癌治疗方法的优化，研究和开发新的中晚期肺癌的新治疗方法，则是目前和未来相当长时间肺癌临床需要解决的一大难题。LANSCLC 未来研究方向是：①应用分子标志对 LANSCLC 进行"个体化分子分期"和"个体化分子分型"；②根据肺癌的"分子分期"和"分子分型"对 LANSCLC 进行"个体化"术前新辅助化疗、"个体化"术前新辅助放疗、"个体化"外科手术治疗；③根据肺癌术后的"分子分期"和"分子分型"对 LANSCLC 进行"个体化"术后辅助化疗、"个体化"术后辅助放疗，并进行手术后预后的"个体化"预测；④研究和开发新的 LANSCLC 治疗新技术和新方法。

（周清华 李 潞 刘洁薇 秦昌龙）

第十一节 肺癌诊断治疗进展

一、肺腺癌病理诊断变化

由于过去十几年间对肺癌认识的巨大发展，尤其是在肿瘤内科学、分子生物学和放射学等领域的发展，迫切需要一个不仅病理学而是整合多学科研究成果的肺癌新分类。因此，2015年世界卫生组织（World Health Organization，WHO）肺、胸膜、胸腺和心脏肿瘤分类与2004年WHO分类相比有很多重要变化。新版分类在促进学科领域发展、影响学科研究、优化患者治疗和辅助评估预后方面都有显著提升。由于2004版WHO分类标准在预后指导方面的局限性，全世界众多病理学家一直致力于通过细化对肺腺癌各种组织学特征定性或定量评估，以提出更准确的组织学预后分组研究。许多形态特征已被证明对肺腺癌有重要的预后意义，如附壁样（lepidic）、实性（solid）和微乳头状（micropapillary）生长方式，细胞核形态、肿瘤性坏死等。特别是附壁样和微乳头生长方式作为影响肺腺癌预后的重要形态特征，在2011年肺腺癌IASLC/ATS/ERS多学科新分类中，被赋予了重要地位。

根据WHO与2015年更新的腺癌分类，不再使用"细支气管肺泡癌"这一术语。肺腺癌按照新修订的肺腺癌IASLC/ATS/ERS可分为：①肺腺癌浸润前病变，包括非典型性腺瘤样增生和原位腺癌。非典型腺瘤样增生病理通常≤0.5cm，为发生于肺周边中心肺泡区域的局限性病变，肺泡Ⅱ型上皮和/或克拉拉（Clara）细胞轻到中度非典型增生，CT上常常极难发现或表现为局灶信号微弱的非实性、≤0.5cm的结节。原位腺癌为≤3cm的孤立性纯附壁型无间质、血管或胸膜浸润腺癌，没有腺泡、乳头、实体或微乳头型生长方式和肺泡内游离播散的肿瘤细胞。②微小浸润性腺癌，微小浸润性腺癌是通常≤3cm的孤立性病变，以附壁生长方式为主，病变内有1个或多个最大径≤0.5cm浸润灶（包含腺癌的其他组织学亚型如腺泡、乳头、微乳头和/或实性），微小浸润性腺癌绝大多数是非黏液性的，黏液性的罕见。③浸润性腺癌，指在肿瘤最大径范围内至少有一个肿瘤浸润区域的长径>5mm。主要亚型有腺泡型、乳头型、实体伴黏液分泌型，附壁为主型、微乳头型及浸润性腺癌变异型，包括原胶样癌、胎儿型亚型和浸润性黏液型腺癌及肠型腺癌（诊断时要除外肠癌转移后方可诊断）。

二、肺癌的诊断方法进展

（一）CT引导经皮肺穿刺活检技术

CT引导经皮肺穿刺活检对位于外周、支气管镜不容易到达、病灶较小、影像学表现不典型的病变，具有操作简便、创伤小、定位准确、安全性高的优势，对肺部病变具有较好的诊断价值，确诊率高，可为治疗方案的选择提供有力的病理学依据。经皮肺穿刺技术适应证非常广泛。理论上只要患者没有不可纠正的凝血障碍或无法配合操作的肺内病变，都可以进行穿刺诊断，靠近主要大血管附近的病变穿刺属于相对禁忌，表浅的较大的规则病变属于穿刺的最佳病例。在李雪等的研究中，CT引导的经皮肺穿刺活检特异度为91.19%，敏感度为97.75，误诊率为8.81%，漏诊率为2.05%，并发症发生率为12.89%；在李凤等的研究中，CT引导的经皮肺穿刺活检在恶性肺部病变的诊断准确率为98.5%，良性病变诊断准确率为91.3%，恶、良性患者并发血胸与气胸的发生率分别为5.6%、21.7%；在寇咏等的研究中，CT引导经皮肺穿刺活检的准确率为98.95%，并发症发生率为21.05%。

柳德灵等认为16G穿刺活检针取材较满意，适用于穿刺深度<5cm、病灶>2cm的病灶，但穿刺并发症相对较多；而20G穿刺针取材相对较少，适于穿刺深度≥5cm、病灶≤2cm的病灶，其并发症少，但因穿刺针软，易弯曲，若穿刺角度需调整时较难操作，常需退针至皮下再次调整穿刺角度进针；18G的穿刺针可以避免20G及16G缺点，故临床使用较多。CT引导经皮肺穿刺活检常见的并发症为气胸和出血，肿瘤针道转移、空气栓塞、感染等并发症极为罕见。CT引导经皮肺穿刺活检并发症的影响因素较多，气胸发生的因素包括病灶大小、距离胸膜的距离、是否存在肺气肿、多次定位及反复穿刺、穿刺针与胸膜间的角度等。穿刺后多为少量气胸（肺压缩小于30%），经卧床休息、吸氧等保守治疗后可自行吸收。部分闭合性气胸患者予以胸腔穿刺抽气治疗。1.6%～17% 的气胸（主要是有明显胸闷、胸痛症状者、肺压缩大于 30% 者、短时间内气胸进展迅速者）需行胸腔闭式引流术。出血分为肺内出血和胸腔内出血，常见症状为咯血和胸痛，主要受病灶内血管、病灶周围血管、穿刺路径是否经过血管等的影响。病灶距胸膜的距离、病灶本身的性质（肺实变、间质性病变及空腔性病变）也可能是影响出血的因素。损伤肋间动静脉引起血胸相对少见。穿刺后的少量出血无须特殊处理，而咯血较多时需使患者侧卧位、吸氧，安慰患者，鼓励其咳出血液，绝对卧床，使用止血药，必要时建立人工气道。若引起大量咯血，且内科治疗效果欠佳时需考虑介入栓塞治疗。出现血胸后建议止血治疗联合胸腔闭式引流术。若 Hb 下降明显，建议输血。

（二）超声造影引导的经皮肺穿刺技术

1. 超声造影引导的穿刺意义 超声引导下经皮肺周围病变穿刺活检术以其操作简便，取材成功率高，并发症发生率低等优势越来越得到临床的重视。然而，在实际操作中，经皮肺部穿刺活检所获得的组织仅是病变组织中极小的部分，同一病灶内的不同病理组织在超声下可显示相似的回声图像，即使是在彩色多普勒超声引导下于病灶血流供应丰富区运用多点取样等方法，仍可发生取材不当的状况。根据文献报道，穿刺活检取材不足以诊断的发生率达 5%～15%。因此，通过有效的影像方法，显示出病灶内具有生物活性的组织并加以引导，是提高活检阳性率的关键。

在肺部较大病灶（直径 >5cm），常常是坏死、炎症、肺不张及肿瘤组织等多种病变组织并存，二维超声对肺部周边病变液化区较易识别，而对变性、早期癌变的组织却不易区分。有研究显示，超声造影（contrast-enhanced ultrasonography，CEUS）可观察到肺部病灶中不均匀增强达 76.3%（29/38），尤其是在较大的病灶达 89.3%（25/28），说明 CEUS 更能体现病灶内不同组织血供情况，区分坏死区域，从而可避免盲目的活检，减少不必要的进针次数，提高活检准确率和安全性。运用 CEUS 引导肺部周围病变的穿刺活检，可有效地显示病变的活性区域，区分坏死组织，从而提高活检的准确率，且操作安全，值得推广应用。

2. 国内外研究现状分析 肺周围性病变常以低回声或混合回声、形态不规则、边界不清、血流稀少等特点出现，有时病变的中央部分并无血流灌注。有研究发现良、恶性病变的二维声像图回声改变无明显统计学差异，单纯通过二维超声无法区分出病灶内的坏死区域和活性区域，而彩色多普勒检查对微小血管内的低速血流信号不够敏感，有时不能反映病灶内真实血供情况，因此，二维超声引导肺周围占位性病变的穿刺活检术有穿到病灶内坏死组织的可能，最终致穿刺失败。

近年来，随着超声对比剂的广泛应用，超声造影检查已成为一种行之有效且有价值的诊断技术，并被广泛应用于肝脏、肾脏、甲状腺、妇科、肺部等脏器，尤其是在肝占位性病变良恶性评价方面的应用。罗志艳等在 2008 年报道了超声造影在肺癌的初步研究，为肺周围性病变的穿刺活检提供了十分有价值的信息，避免坏死组织地穿取。第二代超声对比剂是由稳定充填的微气泡构成，这些微气泡能够保持在血管里，并抵抗声波的破坏，并能实时的显示肿瘤内的血管，恶性肿瘤的生长主要依赖于病灶内血管的生成、瘤内血管的增加，当肿瘤生长较快且肿瘤内的血供无法满足快速增长的肿瘤组织时，肿瘤病灶内就会出现坏死，本研究实验组显示良、恶性病变均会出现均匀性增强与不均匀性增强，且恶性病变多以不均匀性增强为主，超声造影能够很明显地区分出病灶内的坏死区与活性区，这为超声引导经皮肺穿刺活检提供了一种可能。何文等和曹兵生等均在 2011 年报道了对肺周围性肿块首先行超声造影检查找出病灶内造影增强区域，定好穿刺部位，再行穿刺的研究，穿刺成功率分别在 100.0% 和 98.1%。综上所述，实时超声造影引导下经皮肺周围性病变穿刺，尤其是最大径线 >3.5cm 的病灶，能很明显提高穿刺成功率，且相对安全，为临床疾病的正确诊断提供了十分重要的价值，具有高度的推广价值。

超声造影技术是近年来发展起来的一项新技术，因其实时动态、操作简便、快捷、无辐射、无肝肾毒性、相对安全等优点，因此，已被广泛应用在肝脏、肾脏、甲状腺、子宫附件、浅表及肺部包块等研究，尤其在肝脏某些病变的研究甚至可以与 CT、MRI 增强相媲美。目前尽管新型超声造影技术在肺部病变的研究并不多，但其可清晰显示肺部病变的血流灌注情况，区分出病灶内的活性与坏死区域，为临床穿刺活检术提供重要的信息，实时超声造影引导肺周围病灶的穿刺活检还可避免当病灶内坏死较多而活性区域较少时因患者呼吸运动或轻微挪动体位致穿刺点偏移的可能，提高了穿刺活检的成功率。

（三）电视胸腔镜外科手术以及电视内科胸腔镜诊断

电视胸腔镜外科手术在肺癌分期中可应用于：①胸腔内探查，适用于周围型肺癌胸膜转移者，或者中心型肺癌伴有胸腔积液者；②肺门探查，可以较准确判断中心型肺癌，或严重肺门淋巴结转移的周围型肺癌的可切除性，必要时可以切开心包探查，尤其是局部晚期肺癌，降低开胸探查率和肺癌姑息切除的机会；③纵隔淋巴结探查，电视胸腔镜可以对同侧多组纵隔以及肺门淋巴结同时进行活检，但胸腔镜无法同时行对侧淋巴结活检，目前只能选择性地用于肺癌分期，不能完全取代纵隔镜检查。

电视胸腔镜对于周围肺结节的诊断具有重要的价值，在赖海银等的研究中 VATS 对周围肺结节病变的诊断准确率为100%。VATS 的优势有：①VATS 可以根据术中快速病理的诊断结果，一次性完成诊断及治疗；②VATS 可以通过延长术中切口手指触诊或术前留置 Hookwire 定位针、注射亚甲蓝等方法确定病灶位置，提高取材的成功率；③VATS 完全切除病灶，手术遵循无瘤原则，避免了种植转移的风险。

可弯曲胸腔镜（也称内科胸腔镜）主要适应证是原因不明的胸腔积液，胸膜结节活检及镜下的胸膜腔封闭。

（四）经支气管镜针刺穿刺针吸活检

经支气管镜针吸活检术（transbronchial needle aspiration，TBNA）为肺癌的诊断和分期提供了最为简便微创的技术手段，是呼吸系统疾病的基础检查手段之一。TBNA 对中央型肺癌的敏感性高于周围型肺癌。TBNA 作为纵隔淋巴结病理评估手段，有创伤小、并发症少、准确性高及价格低廉等优势，在肺癌分期的应用中安全、有效、可行。在无快速现场评估（ROSE）标本质量的情况下，对疑为肺癌的患者进行诊断和分期时，每个目标淋巴结或肺部结节病灶常规 TBNA 至少进行 3～4 次，可使诊断率达到90%以上。李赞等的研究发现，对纵隔肺门淋巴结肿大≥1cm 的患者行 TBNA 检查诊断肺癌的灵敏度为95.16%、特异度为100%、阳性预测值为100%、阴性预测值为66.67%，准确率为95.59%，不良反应发生率为26.47%；在李娜等的研究中，TBNA 对纵径 <1cm 的纵隔淋巴结评估的敏感性、特异性、准确率、阳性预测值及阴性预测值分别为90.1%、80.9%、80.0%、100% 和92.7%，所有患者检查耐受性良好，无严重并发症。但 TBNA 高度依赖操作者的个人经验，并且只有对存在较大或融合的纵隔淋巴结者才能穿刺，而且由于是"盲穿"，精确定位有一定困难且风险较高。

（五）超声引导下经支气管针吸活检

超声引导下经支气管针吸活检（EBUS-TBNA）是利用电子支气管镜前端安装超声探头，结合专用的吸引活检针，在超声图像实时监视及引导下行支气管针吸活检技术。可应用于靠近气管及支气管旁病变的诊断，如肺癌的纵隔和肺门淋巴结分期、肺部肿瘤的诊断、不明原因肺门和/或纵隔淋巴结病变的诊断、纵隔肿瘤的诊断。EBUS-TBNA 在超声图像的实时检测下进行，解决了传统 TBNA 只能进行"盲穿"的问题。在张良等的研究中，纵隔镜的诊断准确性、敏感性均高于 EBUS-TBNA（准确性：98.33% vs. 90.80%；敏感性：98.17% vs.90.00%），同时两者对肺癌的诊断和分期效能无明显差异（$p > 0.05$），纵隔镜对纵隔肿物的诊断效能较高（$p < 0.05$）。但与纵隔镜相比，EBUS-TBNA 可在局麻下进行，并发症更少，也更加安全、方便、经济。目前已基本代替纵隔镜用于肺癌的纵隔淋巴结术前分期诊断，避免了纵隔镜检查术创伤。

（六）人工智能在 CT 中的应用

1. 人工智能用于肺小结节诊断与随访的意义 随着人工智能（AI）的不断发展与进步，其在医学领域的应用不断展现出光明的前景。目前 AI 在肺小结节诊断方面主要应用于辅助 CT 检出、定性和标记及随访肺内细小结节；目前 AI 产品检出 6mm 以下，尤其 3mm 以下小结节，显著优于放射科医生。AI 具有易于检出标记和敏感计算出直径和体积变化的优势，有望将部分筛查人群中小肺癌的诊断提前3～9年。意味着更小的手术切除范围或非手术方式的替代选择等（局部消融、立体定向放疗）。另外，对于 AI 高度可疑的实性结节预警，甚至提高分级，可增加患者的及时复查率，配合体积倍增评估更有效监控危害程度高的肺癌。

2. AI 影像组学模型可用于判别实性与亚实性结节的良、恶性。基于低剂量 CT 筛查的图像建立一个定量的影像组学模型可以帮助鉴别肺实性小结节的良、恶性。针对非实性结节的良恶性判断，柳学国的初步结果是影像学模型的准确性优于放射科医生（0.88 *vs.* 0.75）。

3. AI 在体检筛查中的运用 随着 CT 扫描应用于健康查体的增加，发现了许多可疑的实性结节、部分实性结节和磨玻璃密样结节，在大量的影像资料中区分出真正的早期肺癌病灶，工作量巨大，且容易漏诊及误诊，所以随着体检人数的快速增长，人工处理的方法越来越难以胜任，计算机辅助检测诊断（computer aided diagnosis，CAD）系统可利用计算机高速计算、自动处理的优势帮助医生发现和诊断早期肺癌。现有的 CAD 系统基于传统的机器视觉算法来检测肺部结节，目前主要应用于肺部大中结节的筛查。

（七）肺癌病理学诊断中加入人工智能辅助诊断

2016 年 Yu 等报道了人工智能在肺癌患者预后中的应用，这被国内病理学界称为"病理狗"事件，使人工智能在肿瘤组织病理学领域的应用成为热点。组织病理学诊断依赖于病理医师对图像的认识，而人工智能则通过计算机对数字病理图像的数据分析完成这一过程。目前，人工智能可成功区分鳞状细胞癌和腺癌两大主要的肺癌病理类型，还可通过对组织图像特征的定量分析建立肺癌患者的预后预测模型。

三、肺癌的外科治疗方法进展

（一）电视胸腔镜外科手术

电视胸腔镜外科手术（video-assisted thoracoscopic surgery，VATS）目前已成为一门成熟的胸部微创外科技术，是肺癌诊断和治疗中的一项重要手段。

手术适应证：①VATS 最适宜治疗 I 期肺癌，最好是周围型、在支气管镜下未见肿瘤、纵隔镜检查阴性、不累及胸壁、没有纵隔的侵犯；②纵隔有肿大的淋巴结并非手术的禁忌证，但术前须行纵隔镜检查；③自身一般情况好，能耐受单肺通气、无近期心肌梗死和严重出血倾向等；④多数学者认为肿瘤的直径应 <4cm。

手术禁忌证：①中心性肺癌累及肺门结构（侵及主支气管或肺动脉主干）；②胸腔内有严重致密粘连者导致胸腔闭锁无法进入胸腔或分离者；③ⅡA～ⅢB 期 NSCLC 伴有多组肺门或纵隔淋巴结明显肿大；④全身情况较差，肝肾功能和凝血功能紊乱，或不能耐受单肺通气；⑤体积过大的肿瘤（直径 >9cm），包括良性肿瘤；⑥术前新辅助治疗及严重的胸腔粘连为相对禁忌证。

上述适应证与禁忌证是相对的，随着腔镜技术的发展进步和医生自身手术技巧的不断熟练与经验的积累，手术适应证会相应扩大，但前提是要在保障患者安全和根治的情况下扩大适应证。另外，在腔镜手术学习曲线阶段可能会缩小适应证或遇到困难时缩小手术范围造成患者的病变根治性受到影响，这种情况下宜及时转开胸手术以保障患者的安全与根治性。

电视胸腔镜手术可分为传统多孔胸腔镜肺癌根治术和单孔胸腔镜肺癌根治术。

1. **传统多孔胸腔镜肺癌根治术** 多孔胸腔镜肺癌根治术一般手术切口为 2～4 个，其中三孔胸腔镜肺癌根治术技术发展最为普及。三孔胸腔镜肺癌根治术一般为腋中线第 7 或第 8 肋间作一长度 1.0～1.5cm 切口为观察孔，腋前线第 3～4 肋间依据标本大小做一长度约为 3～6cm 切为主操作孔，腋后线第 7 或第 8 肋间作一长度 1.5～2cm 切口为副操作孔。相比传统开胸手术，胸腔镜技术具有创伤小，尤其是避免使用肋骨撑开器，避免直接牵开肋间隙，减少患者术后疼痛的优点。Luo 等研究发现胸腔镜手术患者与传统开胸手术患者比（其中包括ⅢA 期患者），其术中出血量明显减少，且术后局部复发率无明显差异。此外 Shao 等研究发现ⅢA 期非小细胞肺癌患者行电视胸腔镜肺癌根治术同样是安全并且可行的。文献报道，与开胸手术比较，胸腔镜手术不但围手术期指标比如术后疼痛轻、引流量少、术后恢复快、住院时间短等优势，而且手术的安全性和根治性（淋巴结清扫）与开放手术相当。但是在有些情况下，传统开胸手术是胸腔镜手术无法取代的，如胸腔广泛粘连无法置入胸腔镜时、肿瘤累及肺门结构及术中大出血等。同时胸腔镜手术将三维立体手术视野变成二维平面视野，使术者失去视觉深度优势，不容易控制方向和定位；术者的视野由扶镜的助手控制，对术者与扶镜手的配合度要求较高等。因此相比传统开胸手术，胸腔镜技术对手术医生的技术要求更高，手术难度也更大。

2．单孔胸腔镜肺癌根治术 自 2011 年 Gonzalez 等报道单孔胸腔镜肺叶切除 + 淋巴结清扫术以来，全球各地地胸外科医生陆续开展了单孔胸腔镜手术，单孔胸腔镜切口一般选择侧胸壁靠前位置（腋中线到腋后线），第 4～6 肋间，切口大小 4～5cm。与传统多孔胸腔镜肺癌根治术相比，单孔胸腔镜肺癌根治术因为切口数目的减少，有效地减少肋间神经损伤数量，而减少了对胸壁的损伤，能有效减少患者术后疼痛，提高患者的满意度。且单孔胸腔镜系统性淋巴结清扫在技术上是同样安全可行的。从技术操作上来说，相比多孔胸腔镜技术，单孔胸腔镜技术由于各器械均在一个切口中进出，易相互干扰，增加手术难度，对扶镜手和术者要求更高，两者的配合要更加默契一致才能使手术安全流畅。也有学者认为其有独特的优势，单孔胸腔镜技术使视觉与操作在同一矢状面，更易判断操作距离。同时应该认识到单孔胸腔镜肺癌根治术发展时间较短，其与多孔胸腔镜手术在局部复发和长期生存方面仍有待进一步研究比较。

（二）达·芬奇机器人手术

2002 年，达·芬奇机器人首次报道被应用于肺部手术，此后机器人逐渐在肺癌根治术中得到应用，尤其是应用于早期非小细胞肺癌的治疗。肺癌的外科治疗主要包括肺叶（含袖状肺叶）或肺段切除术加淋巴结清扫。目前，在肺叶切除术方面，3 臂或 4 臂机器人手术均是常规术式，其中 3 臂机器人应用较早。Park 等于 2006 年报道了早期 3 臂机器人肺叶切除术的经验，他们将胸腔镜的切口与手术技术运用到机器人手术中，术中由前向后分离肺门。之后，陆续有研究证实 3 臂机器人肺叶切除安全可行。但近年来有研究认为

4 臂法在暴露术野，增大胸腔内操作范围以及淋巴结清扫方面具有一定优势。在切口选择方面，Nakamura 与 Taniguchil 认为操作孔与镜头间距离为 9cm 时可减少 4 臂机器人各机械臂干扰，同时也有报道将各切口均置于第 7 肋间可成功实行所有不同肺叶切除。在达·芬奇机器人肺段切除术方面，目前仅有少数报道。Pardolesi 等及 Toker 等分别对 17 例及 21 例患者行肺段切除术（使用 3 臂或 4 臂机器人），同时进行了淋巴结清扫，初步证明达·芬奇肺段手术安全可行。另外，近年来有报道可在达·芬奇肺段手术中使用吲哚菁绿（一种无毒的荧光染料）协助识别段间平面，具有较好的应用前景。在目前研究中，机器人技术已在方便术者操作、减轻操作者疲劳、减少患者术后并发症、加速患者术后康复等方面展示出一定优势。由于机器人手术模拟开放手术操作，在胸腔内局部游离与缝合操作方面要优于胸腔镜。达·芬奇机器人是目前最为先进的微创外科手术系统，但仍存在尚待完善的技术缺陷，其中最为主要的是机械手指缺乏压力触觉反馈，需要通过视觉及听觉反馈来弥补替代，同时达·芬奇机器人存在手术时间较长、费用较昂贵等弊端，达·芬奇机器人在肺癌根治术的安全性及长期预后方面，目前尚缺少大型前瞻性研究进行验证，需客观看待已有的回顾性研究结果。

（三）早期肺癌手术术式变化与进展

随着人们健康意识的普遍提高和高清低剂量螺旋 CT 筛查逐渐普及应用，早期肺癌检出率明显提高。早期肺癌患者逐年增多。非小细胞肺癌（NSCLC）是最常见的肺癌病理类型，占肺癌总数的 80% 以上。早期 NSCLC 多数起源于支气管黏膜上皮，少数起源于支气管腺体和肺泡上皮，可向支气管管腔内亦或向邻近肺组织内生长，通常体积较小，恶性程度低，分化较好，不伴有周围组织侵犯、区域淋巴结转移及远处器官转移，对肺组织的功能不造成影响或仅有轻度影响，适合外科手术治疗，因此在有手术指征而又无手术禁忌的情况下，应首选外科治疗。外科治疗时应遵循最大限度切除肿瘤组织并清扫胸腔内引流区淋巴结的同时应最大限度保留健康有功能的肺组织。早期 NSCLC 外科治疗方式包括传统开放手术和微创手术两种途径。早期 NSCLC 传统开放手术

方法有多种，如肺叶切除术、亚肺叶切除术（包含楔形切除术和肺段切除术）、袖式肺叶切除术、全肺切除术。开放手术用于早期肺癌的外科手术切除由于创伤大，术后恢复慢，近年已逐步被胸腔镜手术（VATS）或机器人辅助腔镜手术（RAVATS）替代。对于老年人、肺功能较差的患者更适合。目前认为，临床分期 $cT_{1\sim2}N_{0\sim1}M_0$ 期的 NSCLC 患者均适用于微创手术治疗。肺癌微创手术主要有电视胸腔镜外科手术（VATS）、胸腔镜辅助小切口开胸术（viedo-assisted minimal thoracic，VAMT）和机器人辅助胸腔镜手术（robotic VATS，RVATS）。微创手术较传统开放手术创伤小、术中出血少、并发症少，对心肺功能影响较小，患者术后恢复快。较多回顾及前瞻比较研究证实微创手术在清扫淋巴结和肿瘤学预后方面与开放手术相当甚至优于开放手术。

虽然肺叶切除术+系统性纵隔淋巴结清扫仍是临床治疗早期非小细胞肺癌（NSCLC）的主要推荐术式，它不但可以根治性切除肿瘤并可以获得精确的 N 分期，有利于根除淋巴结内微转移灶和提供术后辅助治疗依据并最终有可能改善治疗效果。但随着微创胸腔镜技术和个性化手术理念的兴起与不断发展，在目前以肺部 GGO 等为影像学特征的早期 NSCLC 不断增多的情况下，传统的肺叶切除联合系统性淋巴结清扫，已逐渐出现被以解剖性亚肺叶切除加肺叶特异性淋巴结清扫所替代的趋势。在充分的淋巴结评估和保证足够的手术边缘的情况下，人们更加关注亚肺叶切除术作为早期 NSCLC 肺叶切除术的替代方案的安全性及有效性。Cao 等荟萃分析显示，亚肺叶切除术的术后远期生存率与肺叶切除术相近。但亚肺叶切除术能够减少肺功能损失，提高手术安全性，减少围手术期并发症。通常情况下妥协性的亚肺叶切除术只适用于不能耐受肺叶切除术的肺功能差或高龄患者或不能确定原发性还是转移性 NSCLC 患者。意向性（计划性）的亚肺叶切除术适用于临床分期 Ia 期、肿瘤直径 2cm 以内的周围型 NSCLC。

2018 年底，NCCN 最新诊疗指南确定了肺段切除术或肺楔形切除术的适应证：①不能耐受肺叶切除术；②周围型肺结节≤2cm 且至少满足以下任一项，a. 单纯原位腺癌（AIS）；b. 经胸部 CT 检查证实 GGO 中实性成分≤50%；c. 随访并经影像学检查证实肿瘤倍增时间 ≥ 400 天。楔形切除术是以切除病灶为中心切除包括病灶在内、呈三角形的肺组织，不需要解剖血管和支气管。适合位于肺外周 1/3 区域的病灶。肺段切除术是以病灶所在肺段为靶标肺段切除有病灶的靶标肺段，如果病灶偏于靶标肺段一侧，必要时需要切除部分邻近肺段组织或行联合肺段切除或联合亚段切除。统称为解剖性部分肺叶切除或解剖性亚肺叶切除，保留该肺叶其余正常的功能肺组织。肺段是肺组织内的具有相对完整结构（段动脉、段静脉、段支气管）的基本单位，因此肺段手术不仅能彻底切除小的病灶、减少创伤，还能最大限度地保留有功能的肺组织，对肺功能影响较小，适合早期肺癌的治疗，尤其适合高龄体弱患者或肺功能低下的患者。但亚肺叶切除术（包括肺段切除术或肺楔形切除术）与肺叶切除术的疗效比较目前研究存在一定缺陷：①肺段切除术运用于治疗早期 NSCLC 的临床证据多为回顾性研究，证据级别较低，且较少为随机对照研究；②多数研究未说明亚肺叶切除术的适应证，手术方式的选择标准不统一，部分为"意向性亚肺叶切除术"，存在较大的选择偏倚；③多数研究样本量小、研究对象及研究结果异质性较大，尚缺乏大样本前瞻性多中心随机对照研究结果所提供高级别证据的支持。因此，胸腔镜肺段切除术能否最终替代肺叶切除术用于治疗早期 NSCLC 还有待更多临床随机对照研究进一步证实。

亚肺叶切除最重要的问题是小结节的准确定位和段门结构辨认及肺段平面的判断。目前小结节定位的方法有 CT 引导下弹簧圈（无线 / 带线）、染色凝胶定位、三维动画或 3D 打印模型定位、磁导航支气管镜定位、经验性胸腔解剖标记定位、术中手指触摸定位等方式。常用较简便的定位方式为带线弹簧圈定位，三维动画或 3D 打印模型定位，经验性胸腔解剖标记定位、术中手指触摸定位等方式。需要依据术者经验进行选择合适方式。靶肺段结构包括靶肺段动脉、靶肺段静脉及靶肺段支气管，三者的辨认都非常重要，一旦辨认失误，将造成误断其他肺段的动脉、静脉或支气管，尤其是肺段静脉和支气管，离断之前务必辨认准确。否则轻者导致肺段平面判断不准确出现术后肺组织局部不张的条索影，影响肺功能，重者导致术后咯血和切除更多其他肺段组织甚至改成肺叶切除。术中如何确定肺段平面，通常在切断支气管之前先通气判断是否为靶标段支气管，确定后切断闭合靶标支气管之后需要纯氧通气膨肺，让包括靶标肺段在内的所有肺组织完全膨胀之后再单肺通气等待 20 分钟左右，这时靶标肺段肺组织仍然膨胀，而非靶标肺组织完全塌陷出现明显边界。此时可以用切割闭合器或电刀沿边界剪裁切除靶标肺段。另外，术中离断靶段肺动脉和段静脉及段支气管后，打开荧光胸腔镜荧光模式，采用反向显影法，通过外周静脉注射吲哚菁绿（ICG，25mg）显示段间平面后，用电凝烧灼标记段间平面分界。还有就是通过喷射通气识别段间平面。分离出段支气管后，通过双腔管将 3.5mm 的细气管镜送入靶段支气管开口处。手术野看到纤维支气管镜头部的灯光后通过术者引导镜头进入靶段支气管内并进行高频通气。这样可以产生与上述膨胀 - 萎陷法一样的效果，在靶肺段通气后出现膨胀 - 萎陷线，沿此平面即可切除靶肺段。

早期肺癌另外一个值得关注的问题就是如何清扫淋巴结。目前有 3 种模式，即简单取样或不清扫、肺叶特异性清扫及系统性清扫。对于纯磨玻璃结节患者，由于这类患者通常为多发，且恶性程度低，文献报道极少淋巴结转移，因此，对于此类患者通常行楔形切除或肺段切除加肺段肺门淋巴结简单摘除取样即可，通常不需要清扫纵隔淋巴结。对于有实性成分的亚实性结节，若结节 C/T 值 <0.5，倍增时间在 400 天以上，肿瘤在 2cm 以内者可以行肺段或联合肺段切除，通常只做肺叶特异性清扫即可，即上肺叶内肿瘤只做上纵隔淋巴结清扫（除 10～14 组外，左上叶清扫 4L、5、6 组，右上叶清扫 2R 及 4R 组），下肺叶或右中叶肿瘤只清扫下纵隔和隆嵴下组淋巴结（除 10～14 组外，清扫 7～9 组），日本多个回顾性研究显示此种清扫模式适合临床 I 期肺癌，并且不影响预后和增加复发风险。对于肿瘤在 2cm 以上的亚实性结节（C/T>0.5）或实性结节，通常建议行肺叶切除加系统性淋巴结清扫，如果是临床 I 期，若行肺叶特异性淋巴结清扫，需要将清扫淋巴结送冰冻切片检查，如果没有转移淋巴结，不需要再清扫其他组淋巴结，如果有转移淋巴结，建议改行系统性淋巴结清扫。

目前 NSCLC 的诊治策略已从出现临床症状发现的中晚期肺癌的诊治逐步转向由健康查体和筛查发现无症状的早期 NSCLC 的诊治模式。尤其我国因工业化导致空气污染、城市汽车尾气污染、人口老龄化、高吸烟率等因素，使我国肺癌的发病率逐年上升，近年由于高清螺旋 CT 在健康查体增加导致肺小结节发现迅猛增加，对于这些小结节是应该随访还是尽早手术切除治疗一直存在较多争论。通常对于新发现磨玻璃结节目前共识是需要至少随访 3～6 个月后无变化或继续增大或出现实性成分高度怀疑早期肺癌时可以考虑手术切除活检。虽然我国在早期肺癌诊治技术方面取得了十足的进步，但是对于我国肺癌高发的原因和发生发展机制研究，多原发小结节肺癌家属聚集性的遗传机制研究，多原发结节肺癌的非手术靶向药物治疗或免疫治疗或射频消融治疗等问题都值得更深入研究。

（董静思　李　潞　周清华）

参 考 文 献

[1] Liu S，Chen Q，Guo L，et al. Incidence and mortality of lung cancer in China，2008−2012. Chin J Cancer Res，2018，30（6）：580-587

[2] Travis WD，Brambilla E，Nicholson AG，et al. The 2015 World Health Organization Classification of Lung Tumors：Impact of Genetic，Clinical and Radiologic Advances Since the 2004 Classification. J Thorac Oncol，2015，10（9）：1243-1260

[3] Zheng X，Xiong H，Li Y，et al. RGB and HSV quantitative analysis of autofluorescence bronchoscopy used for characterization and identification of broncho- pulmonary cancer. Cancer Med，2016，5（11）：3023-3030

[4] Khandhar SJ，Bowling MR，Flandes J，et al. Electromagnetic navigation bronchoscopy to access lung

lesions in 1,000 subjects: first results of the prospective, multicenter NAVIGATE study. BMC Pulm Med, 2017, 17(1): 59

[5] Tang Y, Wang Z, Li Z, et al. High-throughput screening of rare metabolically active tumor cells in pleural effusion and peripheral blood of lung cancer patients. Proc Natl Acad Sci U S A, 2017, 114(10): 2544-2549

[6] Chansky K, Detterbeck FC, Nicholson AG, et al. The IASLC Lung Cancer Staging Project: External Validation of the Revision of the TNM Stage Groupings in the Eighth Edition of the TNM Classification of Lung Cancer. J Thorac Oncol, 2017, 12(7): 1109-1121

[7] 周清华, 石应康, 陈军, 等. 基于"分子分期"的局部晚期非小细胞肺癌"个体化外科治疗"的长期生存结果. 中国肺癌杂志, 2011, 14(2): 86-106

[8] 周清华, 刘伦旭, 刘斌, 等. 肺切除合并心脏大血管切除重建治疗局部晚期肺癌. 中国肺癌杂志, 2001, 4(6): 403-406

[9] 周清华, 刘伦旭, 李潞, 等. 术前新辅助化疗和外科手术治疗Ⅲ期非小细胞肺癌的随机对照临床试验. 中国肺癌杂志, 2001, 4(4): 251-256

[10] Zhou QH, Liu LX, Wang Y, et al. Extended resection of left atrium, great vessels, or both for locally advanced non-small cell lung cancer: An experiences of 248 cases. Lung Cancer, 2000, 29(1): S136-S140

[11] Yamtao Y, Souma T, Toshiya K, et al. Surgical Treatment of T4 lung cancer: combined resection of lung and heart or great vessels. Kyobu Geka, 1997, 50(2): 114-119

[12] 周清华, 苏有平, 王允, 等. 肺癌合并上腔静脉综合征的外科治疗. 中国胸心血管外科临床杂志, 1997, 4(3): 141-144

[13] Choi NC, Carey RW, Daly W, et al. Potential impact on survival of improved tumor down staging and resection rate by preoperative twice-daily radiation and concurrent chemotherapy in stage ⅢA non-small-cell lung cancer. J Clin Oncol, 1997, 15(2): 712-722

[14] Garrido P, González-Larriba JL, Insa A, et al. Long-term survival associated with complete resection after induction chemotherapy in stage ⅢA(N2) and ⅢB(T4N0-1) non small-cell lung cancer patients: the Spanish Lung Cancer Group Trial 9901. J Clin Oncol, 2007, 25(30): 4736-4742

[15] Tsai CM, Chen JT, Chiu CH, et al. Combined epidermal growth factor receptor(EGFR)-tyrosine kinase-inhibitor and chemotherapy in non-small-cell lung cancer: Chemo-refractoriness of cells harboring sensitizing-EGFR mutations in the presence of gefitinib. Lung Cancer, 2013, 82(2): 305-312

[16] Mariano C, Bosdet I, Karsan A, et al. A population-based review of the feasibility of platinum-based combination chemotherapy after tyrosine kinase inhibition in EGFR mutation positive non-small cell lung cancer patients with advanced disease. Lung Cancer, 2014, 82(1): 73-77

[17] 郑闪, 孙丰龙, 张慧娟, 等. 人工智能在肿瘤组织病理学的研究现状. 中华肿瘤杂志, 2018, 40(12): 885-889

[18] 柳学国. 人工智能在肺癌低剂量CT筛查中的应用与思考. 影像诊断与介入放射学, 2019, 28(5): 387-390

[19] 韩宇, 李鹤成. 达·芬奇机器人在肺癌根治术中的应用. 中国医师杂志, 2017, 19(7): 974-978

[20] 喻本桐, 黄云鹤. 探讨非小细胞肺癌的手术治疗, 中国医师杂志, 2015, 17(11): 1061-1064

[21] 崔玉尚, 马冬捷. 肺癌的微创诊断技术进展, 中国微创外科杂志, 2011, 11(11): 1039-1051

[22] 张兵林, 笪冀平. WHO(2015)肺肿瘤组织学分类解读. 诊断病理学杂志, 2016, 23(6): 401-405, 410

[23] 方三高, 许春伟, 肖华亮, 等. 解读2015年WHO肺、胸膜、胸腺及心脏肿瘤分类(肺). 重庆医学, 2017, 46(1): 4-23

[24] 杨欣, 林冬梅. 2015版WHO肺癌组织学分类变化及其临床意义. 中国肺癌杂志, 2016, 19(6): 332-336

[25] Yuan A, Chang DB, Yu CJ, et al. Color Doppler sonography of benign and malignant pulmonary mass.Am J Roentgenol, 1994, 163(3): 545-549

[26] Civardi G, Fornari F, Cavanna L, et al.Vascular signals from pleural-based lung lesions studied with pulsed Doppler ultrasonography. J Clin Ultrasound, 1993, 21: 617-622

[27] 王文平, 丁红, 齐青, 等. 动态灰阶超声造影在肝肿瘤鉴别诊断中的应用. 中华超声影像学杂志, 2003, 12: 101-104

[28] Leen E, Angerson WJ, Yarmenitis S, et al. Multicentre clinical study evaluating the efficacy of SonoVue(BR1), a new ultrasound contrast agent in Doppler investigation of focal hepatic lesions.Eur J Radiol, 2002, 41: 200-206

[29] 罗志艳, 刘学明, 闻卿, 等. 超声造影对肺癌增强类型的初步研究. 中华超声影像学杂志, 2008, 17: 690-693

[30] 何文，成晔，张红霞，等. 超声造影引导下周围型肺肿瘤经皮穿刺活检的临床应用. 中国医学超声杂志，2011，8（11）：2299-2306

[31] 曹兵生，黎晓林，邓娟，等. 超声造影对超声引导下经皮肺穿刺活检的价值. 中华超声影像学杂志，2011，20（8）：669-671

[32] 李娜，陶峰，张齐，等. TBNA 在纵隔淋巴结直径<lcm 的肺癌分期中的应用. 浙江临床医学，2017，19（9）：1606-1608

[33] 刘柯兵，赵萍，曾燕静，等. 实时超声造影在纵隔病变及肺周围型病变活检中的应用价值. 新疆医科大学学报，2017，（10）：1302-1305

[34] 刘丹，周爱云，张诚，等. 超声造影实时判断周围型肺病变初始强化时间点的价值. 中国医学影像学杂志，2017，（4）：274-277

[35] Cao C，Gupta S，Chandrakumar D，et al. Meta-analyses of intentional sublobar resections versus lobectomy of early stage non-small cell lung cancer. Ann Cardiothorac Surg，2014，3（2）：134-141

[36] 胡鹏程 早期非小细胞肺癌外科手术治疗的研究进展. 山东医药，2019，59（31）：107-109

[37] 邱干，葛明建 胸腔镜肺段切除术治疗早期非小细胞

肺癌的研究进展. 实用心脑肺血管病杂志，2017，25（11）：12-15

[38] 李雪，张申众，袁秀敏，等. CT 引导下经皮肺穿刺活检诊断早期肺癌的意义及其与超声的对比分析. 实用癌症杂志，2019，34（4）：603-606

[39] 李凤，谢雪梅，徐洪涛. CT 引导经皮肺穿刺活检诊断效果评估和并发症原因分析. 西部医学，2015，27（10）：1572-1574

[40] 寇咏，王瑶. CT 引导经皮肺穿刺活检对肺部病变的诊断意义及并发症原因分析. 中国实验诊断学，2019，23（11）：1896-1899

[41] 中华医学会呼吸病学分会，中国肺癌防治联盟. 肺癌小样本取材相关问题的中国专家共识. 中华内科杂志，2016，55（5）：406-413

[42] 柳德灵，赖国祥，林庆安，等. CT 引导下经皮肺穿刺活检并发症 1324 例分析. 国际呼吸杂志，2018，38（1）：26-32

[43] 赖海银，陈梦君，马骏. 胸腔镜对周围肺结节诊断和恶性肺结节手术切除的价值. 实用癌症杂志，2016，31（12）：1983-1986

[44] 李赞，罗为，厉锋，等. TBNA 在纵隔肺门肿大淋巴结诊断中的作用. 临床肺科杂志，2017，22（2）：223-226

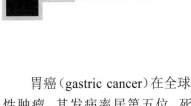

第二十八章 胃 癌

胃癌(gastric cancer)在全球范围内是常见恶性肿瘤,其发病率居第五位,死亡率居第三位。东亚、南美、苏联地区是胃癌的高发地区,韩国是胃癌发病率最高的国家,中国是世界上发病和死亡病例数最多的国家。全球范围内,胃癌在第二次世界大战后发病率呈下降趋势,在北美地区胃癌是少见病。西方国家发病以近端胃癌为主,在其他地区远端胃癌仍然是胃癌的主要形式。卫生统计年鉴显示,2014年我国胃癌发病41万例,死亡近30万例,居恶性肿瘤第三位。总体而言,胃癌在我国并无明显下降趋势,在年轻人中,还有上升趋势。我国胃癌的发病和死亡人数仍占全球40%左右。

第一节 胃癌相关解剖

胃的淋巴引流(lymphatic drainage)在胃癌转移中占重要地位,了解胃的淋巴分布对胃癌根治手术有重要意义。胃壁中分布着丰富的毛细淋巴管,尤以黏膜下层为最。因此,黏膜内的局限性肿瘤,可以通过黏膜下毛细淋巴管网,播散到胃的各部。另外,胃黏膜下毛细淋巴管网还可以通过与贲门腹段食管的黏膜下毛细淋巴管网构成丰富的吻合,因此,胃黏膜内的肿瘤可以侵犯食管。幽门则不同,十二指肠缺乏黏膜下层,胃癌向十二指肠播散的机会较小,但是,胃和十二指肠的浆膜下毛细血管网则有较广泛的吻合,同样构成胃肿瘤向十二指肠近端播散的可能。

1. 胃的淋巴管和淋巴结总体上伴随腹腔动脉的4个主要分支分布,因此从理论上相应地把胃分为4个淋巴引流区。

(1)胃小弯区(胃左淋巴结):由胃左动脉供血的胃区及其相应的淋巴引流区,包括腹段食管、贲门部、胃底的右半侧和靠近小弯侧的前、后

壁。分别注入贲门前、后和贲门旁淋巴结、胃胰淋巴结、胃上淋巴结,而其输出淋巴管最后注入腹腔淋巴结。

(2)肝区、幽门部(胃右淋巴结):由胃右动脉供血的胃区及其相应的淋巴引流区。包括幽门小弯侧的前后壁。大部分注入幽门上淋巴结,其输出淋巴管汇入肝总淋巴结,最后注入腹腔淋巴结。

(3)肝区、胃网膜右部(胃网膜右淋巴结):由胃网膜右动脉供血的胃区及其相应的淋巴引流区。包括胃体大弯侧右半部和幽门部,大部分注入胃右下淋巴结,再注入幽门下淋巴结,少部分直接注入幽门下淋巴结,其输出淋巴管再经幽门后淋巴结和幽门上淋巴结,最后经肝总淋巴结注入腹腔淋巴结。

(4)脾区(胃网膜左淋巴结):由胃短动脉和胃网膜左动脉供血的胃区及其相应的淋巴引流区,包括胃底左半侧的前后壁,胃体大弯侧左半部的前后壁,分别注入脾淋巴结、胰脾淋巴结、胃左下淋巴结,最后注入腹腔淋巴结。

以上是胃淋巴引流的基本线路,但应该注意,胃的淋巴引流是一个网络结构,各淋巴引流区之间相互交通,以上引流区是人为划分的,胃的淋巴引流和癌转移并非严格按以上顺序进行。在施行手术时,应该考虑这些淋巴转移规律,但是上述规律并非唯一转移途径。

2. 胃癌相关淋巴结的分组 上面有关胃淋巴引流区的划分是很粗略的,缺乏定量和精细的划分,对于胃癌手术的指导意义显然是不够的。对胃癌转移相关的淋巴结进行准确的解剖定位意义重大,日本学者在这方面做了细致的工作,国内采用的相关标准基本沿用日本胃癌学会(Japanese Gastric Cancer Association,JGCA)第15版《胃癌处理规约》中的淋巴结编号(图28-1)。

淋巴结的部位、名称、解剖定位如下：

第1组：贲门右淋巴结，位于胃左动脉上行支贲门右侧的淋巴结。与第3组淋巴结的界限是胃左动脉上行支进入胃壁第一支（贲门支），在贲门侧为第1组，幽门侧为第3组，恰好位于第一支的淋巴结属第1组。

第2组：贲门左淋巴结，沿左膈下动脉分出贲门食管支位于贲门左侧及后侧的淋巴结。

第3组：小弯侧淋巴结，位于胃小弯，沿胃左动脉与胃右动脉走行部位的淋巴结。与第5组淋巴结的界限是胃右动脉向胃小弯分出第一支。在贲门侧者为第3组，幽门侧为第5组，恰好位于第一支的淋巴结属第5组。

第4组：大弯淋巴结，沿胃网膜左右动脉走行的大弯淋巴结，分为以下2组，即沿胃网膜右动脉走行的是右组（4d），靠近胃短动脉和胃网膜左动脉的淋巴结是左组（4s）。4d与第6组的界限是胃网膜右动脉的胃大弯第一支，恰好位于第一支的淋巴结属于第6组；4s与第10组脾门淋巴结的界限是胃网膜左动脉向大弯分出的第一支，恰好位于第一支的淋巴结属于4sb，沿胃短动脉走行的淋巴结属于4sa。

第5组：幽门上淋巴结，胃右动脉根部的淋巴结。

第6组：幽门下淋巴结，胃网膜右动脉根部至胃大弯的第1支的淋巴结和胃网膜右静脉与至前上胰十二指肠静脉合流部的淋巴结。可细分为6a：沿网膜右动脉淋巴结；6i：沿幽门下动脉淋巴结；6v：胰头前方、沿网膜右静脉和幽门下静脉淋巴结。

第7组：胃左动脉干淋巴结。

第8组：肝总动脉干淋巴结，可分为2部分，位于肝总动脉干前面者称为8a，位于其后方者称为8p。

第9组：腹腔动脉周围淋巴结。

第10组：脾门淋巴结，脾门附近的淋巴结，与第11组淋巴结的界限是胰腺尾部末端。

第11组：脾动脉旁淋巴结，沿脾动脉分布的淋巴结。可分为两部分，11p为近端脾动脉旁淋巴结，11d为远端脾动脉旁淋巴结，分界是胰尾1/2处。

第12组：肝十二指肠韧带内的淋巴结。可分为12a组淋巴结：沿肝动脉淋巴结；12b组淋巴结：沿胆管淋巴结；12p：沿门静脉淋巴结。

第13组：胰腺后方淋巴结。

第14组：肠系膜根部淋巴结，分为肠系膜上静脉淋巴结（14v）和肠系膜上动脉淋巴结（14a）。

第15组：结肠中动脉周围淋巴结。

第16组：腹主动脉周围淋巴结，位于胰腺上下腹主动脉的周围。分为16a1组：位于主动脉裂孔周围；16a2组：位于腹腔干根部上缘至左肾静脉下缘高度；16b1组：位于左肾静脉下缘至肠系膜下动脉；16b2组：位于肠系膜下动脉根部至腹主动脉分叉部。

第17组：胰前淋巴结，位于胰头前方，又可分为胰前上淋巴结（17a）和胰前下淋巴结（17b）。

第18组：胰下淋巴结，位于胰体尾下缘。

第19组：膈下淋巴结，膈肌的腹腔面，主要沿膈动脉的淋巴结。

第20组：食管裂孔部淋巴结，膈肌裂孔部食管附着的淋巴结。

第110组：胸下部食管旁淋巴结，与膈肌分离，附着于下部食管的淋巴结。

第111组：膈肌上淋巴结，膈肌胸腔面，与食管分离存在的淋巴结。

第112组：后纵膈淋巴结，从食管裂孔和食管分离存在的后纵膈淋巴结。

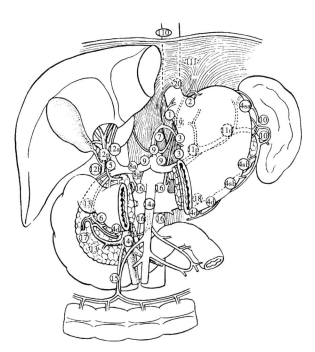

图 28-1　胃周淋巴结分组

第二节 流行病学和病因学

胃癌在中国的发病和死亡情况缺乏准确的统计,但总体呈缓慢下降趋势。根据国家癌症预防控制办公室的资料,2005 年男性年龄标准化发病率为 37.1/10 万,女性为 17.4/10 万。2014 年男性年龄标准化发病率为 27.9/10 万,女性为 11.3/10 万。我国目前胃癌每年发病大约 40 万例,死亡 30 万例,居恶性肿瘤第三位。发病部位仍以胃窦为主。胃癌死亡率男女性别比值为 1.5~2.5,男性高于女性。性别比值在不同年龄组段不同。在 30~35 岁前,性别比值接近 1.0。而后性别比值逐渐加大,在 60 岁时为 2.0,在 65 岁以后下降到 1.5 左右。

胃癌是慢性疾病,发病过程较长且复杂。胃癌发生与多种因素有关,其中,幽门螺杆菌(*Helicobacter pylori*)被认为是最重要的致病因素。但是对胃癌的发病机制还不完全清楚。

1. 亚硝基化合物 亚硝基化合物(nitroso compound)是一大类化学致癌物,能在 30 多个动物种属中诱发不同肿瘤,其中非挥发性亚硝酰胺类化合物,如 N- 甲基 -N'- 硝基 -N- 亚硝基胍(N-methyl-N'-nitro-N-nitrosoguanidine,MNNG)和 N- 乙基 -N'- 硝基 -N- 亚硝基胍(N-ethyl-N'-nitro-N-nitrosoguanidine,ENNG),能诱发大鼠、狗的胃腺癌,具有高度的器官亲和性和特异性。在用 MNNG 诱发胃癌的过程中,可观察到胃黏膜肠化、异型性增生等癌前病变。这些病变较早出现在胃窦部,继而在相同部位出现胃癌。这一现象与人类胃癌有相似之处。

天然存在的亚硝基化合物是极微量的。自然界存在大量的亚硝基化合物前体物,如硝酸盐、食物中的二级、三级胺等。这类前体物可在胃内合成亚硝基化合物。胃内亚硝化反应主要在酸性条件下发生。因此,即使在胃黏膜正常,胃液 pH 较低条件下亦可合成亚硝基化合物。当胃黏膜病变发生如胃腺体萎缩、壁细胞减少、胃液 pH 升高时,胃内细菌繁殖,胃内微小环境发生改变。胃内细菌可加速硝酸盐还原为亚硝酸盐并催化亚硝化反应,生成较多的亚硝基化合物。亚硝化反应不仅能在胃内而且能在胃黏膜内发生。当肌注盐酸羟嗪和地西泮后,在胃窦部肠上皮化生的组织匀浆中可检测出亚硝基化合物。由此可见,人类胃黏膜可在正常或损伤条件下直接受到亚硝基化合物的攻击。

流行病学调查还发现,一些胃癌高发区居民食品中含有亚硝基化合物。在我国山东省临朐县居民食用主食发酵酸煎饼中检出二甲基、二乙基等亚硝基化合物。用福建省长乐县居民经常食用的鱼露进行亚硝化后检测出可能为亚硝基胍类的化合物并在大鼠中诱发出胃腺癌。

2. 多环芳烃(polycyclic aromatic hydrocarbon)化合物 致癌物可污染食品或在加工过程中形成。如冰岛为胃癌高发国,居民多以渔业、牧业为生,有食用熏鱼、熏羊肉的习惯。分析熏鱼、熏羊肉样品发现,这些食品有较严重的包括 3,4- 苯并[a]芘在内的多环芳烃化合物的污染,每公斤含有高达 2mg 的多环芳烃化合物,相当于 200 支香烟所具有的含量。近 30 年来,冰岛居民食用新鲜食品增加,熏制食品减少,胃癌发病率呈下降趋势。日本调查资料显示,有约 20% 的家庭经常食用烤鱼,食用量水平与胃癌死亡率呈正相关,相对危险度为 1.7。在烤鱼中分析出多环芳烃化合物。蛋白质和氨基酸在高温下的分解物具有致突变作用,推测这些地区胃癌高发与上述因素有关。

3. 饮食因素 已有比较充足的证据说明胃癌与高盐饮食及盐渍食品摄入量有关。由于食品保鲜能力提高,盐渍食品消费量显著下降。1985 年以来,在中国、日本、意大利、法国、英国和美国进行的 12 项研究中在 2 876 例胃癌患者和 8 516 例对照中调查了食盐和盐渍食品与胃癌的关系。结果均显示高盐、盐渍食品为胃癌的危险因素,相对危险度为 1.4~6.2。

摄入高浓度食盐可使胃黏膜屏障损伤,造成黏膜细胞水肿,腺体丢失。在给予致癌性亚硝基化合物同时给予高盐可增加胃癌诱发率,诱发时间也较短,有促进胃癌发生的作用。

食盐本身无致癌作用,但由食盐造成胃黏膜损伤使其易感性增加或协同致癌可能为增加胃癌危险性的原因。

世界各地的流行病学研究一致性表明,新鲜蔬菜、水果具有预防胃癌的保护性作用,并显示出剂量效应关系。经常食用新鲜蔬菜的人患胃癌的相对危险度降低 30%～70%。含有巯基化合物的新鲜蔬菜，如大蒜、大葱、韭菜、洋葱和蒜苗等也具有降低胃癌危险的作用。我国山东省苍山县盛产大蒜和蒜苗，胃癌死亡率为 3.75/10 万，是长江以北最低胃癌发病县。在我国山东省临朐县的胃癌流行病学研究也显示，食用葱蒜类蔬菜与胃癌危险度呈负剂量效应关系。

4. 幽门螺杆菌　Marshall 在 1983 年从胃黏膜内分离并成功培养出该细菌，命名为幽门弯曲菌。1989 年，重新命名为幽门螺杆菌。幽门螺杆菌为带有鞭毛的革兰氏阴性细菌，在胃黏膜生长，代谢中可产生尿素使局部环境酸性降低。

幽门螺杆菌感染是胃癌的主要危险因素之一，相对危险性为 1.8～3.6。研究还显示出幽门螺杆菌感染主要与发生在远端的肠型胃癌有关。有关幽门螺杆菌致癌原理尚不完全清楚，但研究显示 cagA⁺ 菌属感染与胃癌发生有较强的特异性关联。cagA⁺ 型幽门螺杆菌所产细胞毒素是造成黏膜病变的主要原因。在胃癌高发区，人群较早暴露于幽门螺杆菌感染，且 cagA⁺ 亚型检出率无论在儿童和成人均高于低发区。另外，在发达国家中幽门螺杆菌感染率低于发展中国家 30%～40%，说明幽门螺杆菌感染并非单一危险因素，在与其他危险因素综合作用下胃癌的危险性增加。如在胃癌低发区苍山县，由于其他危险因素不明显，幽门螺杆菌感染是胃黏膜肠上皮化生和异型性增生的主要危险因素。

5. 遗传因素　胃癌人群中约 10% 表现为家族聚集倾向。遗传性弥漫型胃癌（hereditary diffuse gastric cancer，HDGC）是一种少见的遗传性胃癌，占胃癌总数的 1%～3%。这是一种常染色体显性遗传病，由 CDH1 基因的胚系突变所致，临床表现为弥漫型胃癌。1964 年第 1 次报告了遗传性胃癌，并确定为常染色体显性遗传。这是一个新西兰毛利人家系，家族中有多个弥漫型胃癌病例。1998 年，通过基因连锁分析，将致病的突变 CDH1 基因定位于 16 号染色体长臂。在 3 个遗传性胃癌家系中均发现了 CDH1 突变。2015 年，国际胃癌联合协会（International Gastric Cancer Linkage Consortium，IGCLC）将 HDGC 的诊断标准定义为：①家系中（一级或二级亲属）2

例以上胃癌，其中至少 1 例是弥漫型；或②家系中至少 1 例患有弥漫型胃癌且年龄小于 40；或③任何 1 个家属同时具有弥漫型胃癌和乳腺小叶癌，其中至少 1 例小于 50 岁。有下列情况的，也建议进行相关检测：①个人双侧乳腺小叶癌或多个家族成员乳腺小叶癌且 1 例小于 50 岁；②患者同时具有弥漫型胃癌和唇 / 颚裂；③原位印戒细胞癌。如果先证者属于弥漫型，但尚不符合 HDGC 标准的胃癌家族，称为家族性弥漫型胃癌（familial diffuse gastric cancer，FDGC）；以肠型为主要表现的家系则称为家族性肠型胃癌（familial intestinal gastric cancer，FIGC）。

HDGC 是常染色体显性遗传，表现为家族内的多个早发弥漫型胃癌病例。CDH1 是目前已知的唯一与 HDGC 相关的基因。CDH1 编码钙黏蛋白，这是一种细胞表面的跨膜糖蛋白，在上皮细胞相互之间的黏附中发挥重要作用。散发性和遗传性弥漫型胃癌多数不表达钙黏蛋白。男性 CDH1 突变携带者，发生弥漫型胃癌的风险为 63%～83%，女性携带者，发生弥漫型胃癌的风险为 40%～67%。女性携带者发生乳腺癌的风险为 39%～52%。这些乳腺小叶癌与 CDH1 相关。这与在散发性乳腺小叶癌钙黏蛋白表达缺失有关。

6. 慢性疾患胃癌，特别是肠型胃癌的发病模式为多因素作用下的多阶段过程。一些胃慢性疾患，如慢性萎缩性胃炎、胃黏膜肠上皮化生和异型性增生，均与胃癌有发病学的联系。

（1）慢性萎缩性胃炎（chronic atrophic gastritis）：以胃黏膜腺体萎缩、减少为主要特征，常伴有不同程度的胃黏膜肠上皮化生。

（2）溃疡（ulcer）与胃癌的关系：溃疡与胃癌的关系，即溃疡是否会癌变、溃疡癌变的诊断标准以及癌变率多高，已争论多年。到目前为止，根据病理组织学检查所见，区分溃疡癌变或癌性溃疡仍是很困难或不可能的。根据长期随访研究及动物实验研究结果，目前多数学者认为慢性溃疡会发生癌变，其发生率为 0.5%～2%。

（3）残胃与癌：残胃作为一种癌前状态，它与胃癌的关系也一直受到重视。残胃癌的定义尚不统一。一般主张，因良性病变做胃大部切除术后 10 年以上在残胃发生的癌。

第三节 临床表现

1. 临床症状 胃癌的早期通常无特异症状，甚至毫无症状。随着肿瘤的发展，影响功能时才出现较明显的症状，但这些症状也并非胃癌所特有的，常与胃炎、溃疡病等胃慢性疾患相似。有时甚至直至出现梗阻、腹部肿块或出现锁骨上转移淋巴结时才被诊断。上腹部不适症状都应该警惕有胃癌的可能，以期早期发现及早期诊断。

（1）上腹部疼痛：上腹部疼痛是胃癌最常见的症状，也是最无特异而易被忽视的症状。该症状出现较早，即使是早期胃癌的患者，除少数临床上无症状者外，大部分也均有上腹部疼痛的症状。初起时仅感上腹部不适，或有膨胀、沉重感，有时心窝部隐隐作痛，常被认为是胃炎、溃疡病等，给予相应的治疗，症状也可暂时缓解，易被忽视。直到病情进一步发展，疼痛发作频繁，症状持续，疼痛加重甚至出现黑便或发生呕吐时，才引起注意，此时往往已是进展期胃癌。重视上腹部疼痛这一症状，尤其当治疗症状缓解后，短期内又发作者。临床上如出现疼痛持续加重且向腰背放射则是胰腺受侵犯的症状。肿瘤穿孔，则可出现剧烈腹痛。

（2）食欲减退、消瘦、乏力：这是常见的胃癌症状，有时可作为胃癌的首发症状。其在早期即可出现，早期胃癌的病例中，出现此症状者约占40%，且可不伴有上腹部疼痛的症状。不少患者因在饱餐后出现饱胀、嗳气而限制饮食，体重逐渐下降。

（3）恶心、呕吐：早期可能仅有食后饱胀及轻度恶心感，此症状常可因肿瘤引起梗阻或胃功能紊乱所致。贲门部肿瘤开始时可出现进食不顺利感，以后随病情进展可发生吞咽困难及食物反流。胃窦部癌引起幽门梗阻时可呕吐有腐败臭味的隔夜饮食。

（4）出血和黑便：此症状也可在早期出现，早期胃癌病例中有此症状者约为20%。小量出血时可仅有大便潜血阳性，当出血量较大时可以有呕血及黑便。凡无胃病史的老年患者一旦出现黑便时必须警惕有胃癌的可能。

（5）其他症状：患者有时可因胃酸缺乏、胃排空加快而出现腹泻，有的可有便秘及下腹不适，也可有发热。某些病例甚至可以先出现转移灶的症状，如卵巢肿块、脐部肿块等。

胃癌病例可出现副肿瘤综合征，皮肤症状如黑棘皮病、皮肌炎、环状红斑、类天疱疮、脂溢性角化病，中枢神经系统症状如痴呆、小脑共济失调，其他症状如血栓性静脉炎、微血管病性溶血性贫血、膜性肾病。

2. 体征 胃癌通常无明显体征，上腹部深压痛，有时伴有轻度肌紧张感，常是唯一值得注意的体征。上腹部肿块、盆腔触及肿物、脐部肿块、锁骨上淋巴结肿大等均是胃癌晚期的体征。临床上须仔细检查这些部位。

查体时需重视以下部位：脐周淋巴结，当肿瘤沿镰状韧带播散至皮下时出现；Virchow 结节，即左锁骨上转移淋巴结；Irish 结节，即左腋前转移淋巴结，当近端胃癌播散至下段食管和纵隔内淋巴结时可出现。

第四节 诊 断

1. 内镜检查 内镜检查（endoscopy）在胃癌的诊断中是必不可少的。癌症诊断的"金标准"是病理诊断。只有内镜检查可以获得组织进行病理学诊断。同时，内镜检查可以对肿瘤的部位进行定位，对确定手术方式提供重要参考。

（1）早期胃癌：1962 年日本内镜学会提出早期胃癌的概念，定义为癌组织浸润深度仅限于黏膜层或黏膜下层，而不论有无淋巴结转移，也不论癌灶面积大小。

根据内镜分型与所见可将早期胃癌分为 3 型（图 28-2）：

1）Ⅰ型：隆起型，明显突入腔内呈息肉状，高出黏膜相当黏膜厚度两倍以上，约超过 5mm。表面凸凹不平呈颗粒或结节状，有灰白色物覆盖，色泽鲜红或苍白，有出血斑及糜烂。肿物多大于1cm，基底为广基或亚蒂。

2）Ⅱ型：浅表型，又分为 3 个亚型。

Ⅱa 型：浅表隆起型，隆起高度小于两倍黏膜厚度，呈平台状隆起。形态呈圆形、椭圆形、葫芦形、马蹄形或菊花样不等。表面不规则,凹凸不平,伴有出血、糜烂,附有白苔,色泽红或苍白。周边黏膜可有出血。内镜下应与以下病变鉴别:异型上皮增生,可呈扁平隆起,但多小于 2cm;肠腺上皮化生,也可呈隆起小颗粒,多呈小苍白隆起如米粒且多发;疣状胃炎,凸起顶部有糜烂如脐状凹陷,多发散在。

Ⅱb 型:浅表平坦型,病灶不隆起也不凹陷,仅见黏膜发红或苍白,失去光泽,粗糙不平,境界不明显。有时与局灶性萎缩或溃疡瘢痕鉴别困难,有时正常胃体腺与幽门腺交界处的小弯侧也可粗糙不平,应直视活检予以鉴别。

Ⅱc 型:浅表凹陷型,是最常见的早期胃癌类型,黏膜凹陷糜烂,底部有细小颗粒,附白苔或发红,可有岛状黏膜残存,边缘不规则,如虫咬或齿状,常伴有出血,周围黏膜皱襞失去正常光泽,异常发红,皱襞向中心集聚,呈现突然中断或变细,或变钝如杵状或融合成阶梯状凹陷。

3)Ⅲ型:凹陷型,癌灶有明显凹陷或溃疡,底部为坏死组织,形成白苔或污秽苔,由于反复破坏与再生,基底呈细小颗粒或小结节,有岛状黏膜残存,易出血,边缘不规则呈锯齿或虫咬样,周围黏膜隆起,不规则结节,边缘黏膜改变如Ⅱc 型。

4)混合型:有以上两种形态共存一个癌灶中者称混合型,其中以深浅凹陷型多见,其次是隆起伴浅凹陷者,以主要改变列在前面,如Ⅲ+Ⅱc 型、Ⅱc+Ⅲ型、Ⅱa+Ⅱc 等。

以上各型中,以Ⅱa、Ⅲ及Ⅱc+Ⅲ型最多,占早期胃癌 2/3 以上,年龄越轻,凹陷型越多,年龄增长则隆起型增多。隆起型面积多比凹陷型大,微小癌灶多为Ⅱc 型。

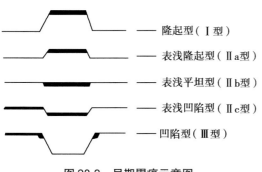

图 28-2　早期胃癌示意图

（2）进展期胃癌:进展期胃癌的内镜分型仍沿用 Borrmann 分型（Borrmann classification）方法（图 28-3）。

1）Ⅰ型（结节或息肉型）:呈息肉状团块突入胃腔,呈乳头状或菜花状。表面凹凸不平,充血或灰白色,有污秽苔,糜烂易出血,组织较脆。边缘境界清楚,基底宽。周围黏膜有萎缩性炎症改变。

2）Ⅱ型（局限溃疡型）:表面凹陷形成大溃疡,常大于 2cm,底部不规则,凹凸不平,呈结节状,有污秽的灰白苔附着,易出血,边缘黏膜隆起,呈明显高起的环堤或火山口样,周围黏膜皱襞向溃疡集中,呈虫咬状或锯齿状改变,溃疡境界清楚,周围黏膜无浸润性改变。

3）Ⅲ型（浸润溃疡型）:癌性溃疡与Ⅱ型相同,但溃疡边缘呈隆起环堤状,其一部分与周围黏膜分界不清,向外倾斜。周围黏膜有结节、凹凸不平、出血、糜烂等改变。

4）Ⅳ型（弥漫浸润型）:即皮革样胃癌,病变弥漫广泛,癌灶在胃壁内浸润,黏膜表面高低不平,有大小不等的团块、结节,或如肥厚性胃炎粗大增厚的皱襞,僵硬不能为注气展平。表面多发溃疡、糜烂、出血。溃疡可深浅不一,大小不等。癌灶与正常黏膜分界不清。黏膜增厚、僵硬,胃腔狭窄不易扩张,蠕动消失。

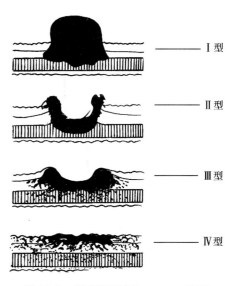

图 28-3　进展期胃癌 Borrmann 分型

（3）染色法内镜检查:常规内镜结合活检诊断胃癌有困难时采用黏膜染色法,可提高胃癌的确诊率，有报道可达 98%，还可用于估计胃癌浸润深度与范围。按照染色的原理对比染色，即喷入的染料积聚于黏膜皱襞间，显示出胃小凹的高低不平改变。染料被黏膜吸收而着色者为吸收染色，用于良恶性病变的鉴别。还有以染料为指示剂的功能染色，以了解胃酸分泌功能。

（4）活检：活检（biopsy）是确诊胃癌的必要手段，依靠活检明确病理类型。早期胃癌胃镜结合活检确诊率可达 95%，进展期胃癌可达 90%。为了提高活检阳性率，应注意选择取材部位是获得阳性结果的关键。凹陷病变在凹陷边缘的内侧四周以及凹陷的基底，浅凹陷病变主要在基底，深凹陷病变主要在内缘钳取活检材料。隆起病变应在顶部与基底部取材。

2. 超声内镜 超声内镜检查术（EUS）指将微型高频超声探头安置在内镜顶端，当内镜插入体腔后，通过内镜直接观察腔内的形态，同时又可进行实时超声扫描，以获得管道层次的组织学特征及周围邻近脏器的超声图像。正常胃壁在 EUS 上出现高、低、高、低、高 5 个回声区，分别相当于黏膜界面、黏膜层、黏膜下层、固有肌层、浆膜层。超声内镜是判断胃癌浸润深度的重要方法，在胃癌的分期和新辅助治疗效果评判方面有重要意义。有条件的单位建议作为常规检查项目。超声内镜不仅可以显示胃壁各层的结构，还可了解胃与邻近脏器的病变，判断胃癌浸润深度、侵犯周围脏器如胰腺、肝脏情况，估计淋巴结转移范围，对临床判断分型、估计手术切除都有重要帮助。此外，对胃黏膜下肿物的定位与定性也有重要作用。超声内镜评价肿瘤浸润深度和淋巴结情况的准确率为 80% 左右。

3. 胃癌的 CT 诊断

（1）胃癌的 CT 检查：胃癌 CT 检查的重要作用在于进行肿瘤的分期判断，包括淋巴结状态、腹腔种植转移和肝等腹腔脏器的转移判断。这也是新辅助治疗疗效评判的重要手段。

胃癌进行 CT 检查，应该常规进行增强扫描，同时口服对比剂扩张胃腔，有利于消除管壁增厚的假象，更好地显示病变的范围和观察管腔形态及管壁伸展性的变化，同时有助于判断胃肠道走行和显示胃肠道与周围结构的关系。

正常胃壁厚度在 5mm 以下，胃窦部较胃体部稍厚。注意扫描层面与胃壁的相互关系，当胃壁与扫描面呈斜面或平行时，胃壁可出现增厚的假象，在贲门胃底区和胃窦部经常会遇到这种现象，当有怀疑时变换体位扫描即可排除。正常情况下处于收缩状态的胃窦，多为对称性表现，浆膜面光滑无外突，如腔内有液体或气体衬托，可见增厚的胃壁为均匀的对称性改变，与胃癌有所不同。

增强扫描，胃壁常表现为 3 层结构，内层与外层表现为明显的高密度，中间为低密度带。内层大致相当于黏膜层，中间层相当于黏膜下层，外层为肌层和浆膜。胃癌在 CT 扫描可以表现为：①胃壁增厚，癌肿沿胃壁浸润造成胃壁增厚，主要是癌肿沿胃壁深层浸润所致。②腔内肿块，癌肿向胃腔内生长，形成突向胃腔内的肿块。肿块可为孤立的隆起，也可为增厚胃壁胃腔内明显突出的一部分。肿块的表面不光滑，可呈分叶、结节或菜花状，表面可伴有溃疡。③溃疡，胃癌形成腔内溃疡，周边表现为环绕癌性溃疡周围的堤状隆起；④胃腔狭窄，CT 表现为胃壁增厚基础上的胃腔狭窄，狭窄的胃腔边缘较为僵硬且不规则，多呈非对称性向心狭窄，伴环周非对称性胃壁增厚等。

（2）淋巴结大小、形态与转移的关系：正常情况下，随淋巴结直径的增大，其数量相应减少，而转移淋巴结由于癌组织不断生长，其大小可不断增大。有研究显示，直径小于 5mm 淋巴结转移阳性率为 5%，5～9mm 者为 21.7%，10～14mm 者为 23%，15mm 以上的淋巴结转移阳性率为 82.6%。阳性淋巴结的平均直径为 7.3mm±4.1mm。这一结果说明随淋巴结直径增加，转移率明显升高。淋巴结直径与转移的相关性，是判定淋巴结转移的依据之一。

应当指出，CT 上淋巴结增大并不意味一定是转移，当增大淋巴结出现下述表现时，提示转移的存在：虫蚀状、囊状、周边高密度中心低密度、相对高密度及花斑状者，呈串珠状排列、对血管产生压迫和肿块状增大的淋巴结多有转移。利用螺旋 CT 进行动态增强扫描的结果显示：转移淋巴结的 CT 值明显高于非转移淋巴结，转移淋巴结较非转移淋巴结有更大的短轴 / 长轴比值，如果前者以 100Hu，后者以 0.7 为界，两者同时应用的阳性预期值可达 89.5%。

在实际临床工作中，根据上述淋巴结形态及增强表现判定淋巴结转移的方法，只适用于较大的淋巴结，而对于较小的淋巴结，在诊断上仍存在较大难度。

以淋巴结大小作为诊断转移的指标，尚没有统一的标准，从 8mm 至 15mm 均有报道。随淋巴结直径的增加，转移率明显升高。单纯以淋巴结直径为标准，难以同时保证诊断的敏感性和特异性。若以 15mm 为标准，虽然 CT 诊断的特异性达 99.2%，但敏感性却仅为 23.0%，如果以 8mm 作为诊断标准，虽提高了 CT 诊断的敏感性（54.6%），但特异性却明显下降（86.2%）。在最新的第 8 版国际抗癌联盟（Union for International Cancer Control，UICC）及美国癌症联合会（American Joint Committee on Cancer，AJCC）TNM 分期中明确提出淋巴结短径大于 10mm 可考虑转移，对之前不同研究采纳指标（长径或短径）及标准（8～12mm）的不同进行了统一。

（3）胃癌腹膜转移的 CT 表现：胃癌腹膜转移的典型 CT 征象包括网膜饼，腹膜不规则增厚、强化结节并大量腹水，以及肠系膜增厚伴脂肪间隙内多发索条，对于转移诊断的特异性较高，可达 90% 以上，但具有这些表现的已经为晚期，较早期的腹膜转移应用上述典型征象判断的敏感性较低，文献报道仅 30%～50%，漏诊率较高，大约有 20% 由 CT 诊断为腹膜转移阴性的患者，腹腔镜探查结果阳性。

在增强 CT 上，腹膜早期转移 CT 风险度（smudge sign）分为 5 级，1 级：未见异常密度改变；2 级：脂肪密度略高、较均匀，呈较淡磨玻璃征；3 级：脂肪密度增高、不均匀，斑片状或密集磨玻璃征；4 级：脂肪密度明显增高，伴多发索条，卷发征或小结节；5 级：密集索条及小结节灶，但未成饼状。

4. 胃癌的 X 线诊断 X 线检查是胃癌的基本诊断方法之一。随着胃镜和 CT 技术的普及，此方法的重要性有所降低。但是对于胃癌病变范围的判断，特别是近端胃癌，观察食管下端受侵的范围，确定手术方式有重要作用。最基本的是充盈法，钡剂充盈的程度以立位充盈时钡剂能使胃体中部适度伸展为宜，通常所需钡量约为

200～300ml。充盈像主要用于观察胃腔在钡剂充盈下的自然伸展状态、胃的大体形态与位置的变化、胃壁的柔软度等，对于显示靠近胃边缘部位如大、小弯侧的病变有很重要的价值。目前最为常用的双对比法，把作为阳性对比剂的钡剂和作为阴性对比剂的气体共同引入胃内，利用黏膜表面附着的薄层钡剂与气体所产生的良好对比，可以清晰地显示胃内微细的隆起或凹陷。气体可作为胃腔的扩张剂，用于观察胃壁的伸展性。在钡剂附着良好的条件下，调整胃内充气量对于显示病变的细微结构和胃壁伸展度的变化有重要意义。

胃癌的基本 X 线表现包括充盈缺损、龛影、环堤等，可伴有胃壁的变形，如胃腔狭窄、胃角变形、边缘异常和小弯缩短。黏膜形态异常可表现为黏膜皱襞的粗大、僵硬、中断、破坏消失及不规则的沟槽影。

晚期病例可以出现腹腔转移的间接征象，如胃横结肠间距、胃底膈肌间距、肠间距增宽等征象，以及肠管移动度异常和腹水等。

5. 肿瘤标志物 胃癌缺乏特异的肿瘤标志物。CA72-4 是胃癌的首选体液肿瘤标志物，其检测的敏感性为 40%～50%。随着胃癌分期增高，CA72-4 水平也显著增高。癌胚抗原（carcinoembryonic antigen，CEA）在 40%～50% 的病例中升高，甲胎蛋白（alpha-fetoprotein，AFP）和 CA19-9 在约 30% 的胃癌患者中增高。这些肿瘤标志物的主要意义在于随访而不是诊断或普查。

第五节 病 理 学

1. 组织学分类 在组织病理学上，胃癌主要是腺癌（adenocarcinoma）（90% 以上），其中又可以细分为乳头状腺癌、管状腺癌、低分化腺癌、黏液腺癌、印戒细胞癌。少见类型包括：腺鳞癌、鳞癌、肝样腺癌、神经内分泌癌等。

（1）腺癌

1）乳头状腺癌：癌细胞呈立方形或高柱状，排列在纤细的树枝状间质的周围。一般分化较好，瘤细胞尚保持极向。癌灶深部常伴有明显的腺管结构。在诊断上需注意将高分化的癌与乳头状腺瘤鉴别。

2）管状腺癌：腺管结构明显。根据分化程度

可分为高分化和中分化两个亚类。

高分化管状腺癌：腺管的大小和形状显示轻度不同，不具有复杂分支。癌细胞呈立方形或高柱状。核位于基底部，多为单层，局部可为复层。核形不规则，核膜肥厚，染色质丰富，颗粒粗大。仔细观察核的性状对于高分化腺癌与腺瘤的鉴别至关重要。

中分化管状腺癌：癌灶的大部分具有腺管结构，但结构的异型性较为显著，即腺管不规则，或形成不完整的腺腔。癌细胞极向紊乱，复层排列较常见。核呈类圆形或不正形，染色质丰富、粗糙、核分裂象较多。

3）低分化腺癌：呈髓样癌实性细胞巢或小巢状及索条状排列。基本没有腺管结构，仅可见不完整的或少量小型腺管。以前称之为"单纯癌"者，大部分属于此型。黏液组织化学染色证明，多数瘤细胞胞质内含有黏液。核一般比较小，呈类圆形或不正形，染色质丰富，核分裂象多见。

4）黏液腺癌：肿瘤组织含有大量细胞外黏液，或在腺腔内，或形成大小不等的黏液结节，由纤维间质分隔，癌细胞"漂浮"在黏液物质中。癌细胞分化较低者呈印戒细胞样，分化较高者呈柱状，形成腺管或乳头。与印戒细胞癌相比，其预后较好。

5）印戒细胞癌：癌细胞呈小巢状或索条状排列，具有较强的弥漫性浸润倾向。胞质内含有大量黏液，核位于细胞一侧，核形不规则。

（2）其他组织学类型

1）腺鳞癌：同一癌灶内既有腺癌也有鳞癌成分，两种成分的量几乎相等，或者其中之一不少于1/3。两种成分可呈碰撞瘤样结构，互相邻接，但多数表现为腺癌中伴有鳞状分化的肿瘤细胞。如果在腺癌中仅含少量鳞状化生成分，则不能诊断为腺鳞癌。

2）鳞癌：各种分化程度的鳞癌均可见到。分化较低时，诊断比较困难。癌灶周围必须都是胃黏膜，才能诊断为胃的鳞癌。累及食管末端者，应考虑为食管的原发性鳞癌扩展至胃。最初诊断为鳞癌者，经多做切片仔细检查，多数病例都可发现有少量腺癌成分。

3）肝样腺癌：是最近报道的一种类型，具有腺样和肝细胞样分化特征的肿瘤细胞，两者混合存在。该肿瘤可产生大量 AFP，免疫组化检测，AFP 阳性。一般呈结节状或肿块状，常有广泛的静脉侵犯。预后较差。

2. Lauren 分型（Lauren classification） 根据组织结构、生物学行为及流行病学等方面的特征，Lauren 将胃癌分为肠型及弥漫型。该分型目前在世界上广泛应用。

（1）肠型胃癌：此型相对常见，分化程度高，有腺管形成，与癌前病变、胃黏膜萎缩和肠上皮化生有关。统计显示肠型胃癌在远端胃癌中占多数，发病率稳定或下降。部分此型胃癌与幽门螺杆菌感染有关。在这种癌变模式中，环境因素的影响造成腺体萎缩继而胃酸缺乏，胃内 pH 值升高。进而细菌过度增长，亚硝酸盐和亚硝基等细菌产物的增多将加剧胃黏膜萎缩和肠上皮化生，增加癌变风险。

（2）弥漫型胃癌：此型相对少见，年轻患者中多一些，组织学多表现为印戒细胞。因为细胞间缺乏粘合力易发生黏膜下播散，形成皮革胃。腹膜播散也很常见。通常无明显的癌前病变，也可能与幽门螺杆菌感染有关。A 型血人具有易感性，有报道显示具有遗传易感性。发生在近端胃的弥漫型胃癌发病率在世界范围内有所升高，相同分期情况下，预后较远端胃癌差。

3. 胃癌分子分型 该分子分型于 2014 年发表在 *NATURE* 杂志上，是癌症基因图谱组（the Cancer Genome Atlas，TCGA）计划的一部分，通过数据分析，将胃癌分为 4 个亚型。

（1）EB 病毒感染型：约占胃癌的 8.8%，男性多见，主要见于胃底和胃体。其 PIK3CA 通路突变、DNA 超甲基化、*PD-L1* 和 *PD-L2* 基因拷贝数增加，PD-L1 和 PD-L2 是免疫反应的关键调节因子，新出现的免疫治疗也可能在这类亚型患者中有更好的效果。

（2）微卫星不稳定型（microsatellite instability，MSI）：约占胃癌 21.7%，初诊年龄偏高，多见于女性，好发于胃窦或幽门。其特点是 *MLH1* 基因启动子超甲基化，导致错配修复蛋白 MLH1 表达沉默，是造成 MSI 型胃癌微卫星不稳定的原因。该类型胃癌具备高突变率，含 *PIK3CA*、*ERBB3*、*ERBB2* 和 *EGFR*，以及在其他肿瘤常见的热点基因突变。

（3）基因组稳定型（genomically stable，GS）：约占胃癌 20%，初诊年龄偏低，Lauren 分型弥漫型常见。CDH1（26%）和 RHOA（15%）基因突变频率高，RHOA 突变导致肿瘤呈分散性生长并使细胞缺乏黏附性，这些都是弥散型胃癌的标志。

（4）染色体不稳定型（chromosomal instability，CIN）：约占胃癌 50%，好发于胃食管结合部或贲门，TP53（73%）突变率高，几乎所有 RTK 基因扩增，以及细胞周期调节基因（CCNE1，CCND1 和 CDK6）扩增。

第六节　分　期

2016 年美国癌症联合会及国际抗癌联盟公布了最新的第 8 版胃癌 TNM 分期标准（表 28-1）。第八版分期采取了综合分期系统、细化了淋巴结亚组、对食管胃结合部腺癌归属做了重新分类。第 8 版 TNM 分期系统对胃癌分期系统的适用范围做出了明确的定义：对于胃食管结合部癌，如果肿瘤侵及胃食管交界线且中心位于胃食管交界线以下 2cm 的范围内，分期应遵循食管癌标准；如果肿瘤中心位于胃食管交界线以下 2cm 以外的范围，则分期应遵循胃癌标准；未侵及胃食管交界线的贲门癌分期应遵循胃癌标准（图 28-4）。

新版分期系统创新性地将单一分期系统更改为包括临床分期（cTNM）（表 28-2）、病理分期（pTNM）（表 28-3）及新辅助治疗后病理分期（ypTNM）（表 28-4）的三标准综合分期系统。

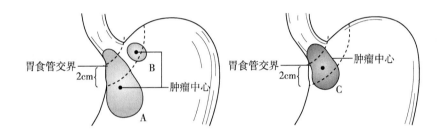

A：肿瘤侵犯胃食管结合部，肿瘤中心位于胃食管结合部2cm以下
B：肿瘤未侵犯胃食管结合部，肿瘤中心位于胃食管结合部2cm内
C：肿瘤侵犯胃食管结合部，肿瘤中心位于胃食管结合部2cm内
A、B应按照胃癌标准进行分期
C应按照食管癌标准进行分期

图 28-4　胃食管结合部癌分期系统选择

表 28-1　TNM/AJCC/UICC 第 8 版分期标准（2016）

原发肿瘤	局部淋巴结	远处转移
Tx：原发肿瘤无法评价	Nx：淋巴结无法评价	Mx：无法评价是否有远处转移
T₀：切除标本中未发现肿瘤	N₀：局部淋巴结无转移	M₀：无远处转移
Tis：原位癌	N₁：局部转移淋巴结 1～2 枚	M₁：存在远处转移
T₁：侵犯黏膜固有层，黏膜肌层或黏膜下层	N₂：局部转移淋巴结 3～6 枚	
T₁ₐ：侵犯黏膜固有层或黏膜肌层	N₃：局部转移淋巴结 ≥7 枚	
T₁ᵦ：侵犯黏膜下层	N₃ₐ：局部转移淋巴结 7～15 枚	
T₂：侵犯固有肌层 *	N₃ᵦ：局部转移淋巴结 >15 枚	
T₃：侵犯至浆膜下结缔组织，但没有穿透脏腹膜（浆膜）或侵犯邻近组织结构 **		
T₄：侵犯浆膜或邻近组织结构 ***		
T₄ₐ：侵犯浆膜		
T₄ᵦ：侵犯邻近组织结构		

注：* 肿瘤可以穿透固有肌层达胃结肠韧带、肝胃韧带或大小网膜，但没有穿透这些结构的脏腹膜。在这种情况下，原发肿瘤分期为 T₃。如果穿透这些韧带或网膜脏层，则分期为 T₄；** 胃的邻近结构包括脾、横结肠、肝脏、膈肌、胰腺、腹壁、肾上腺、肾脏、小肠及后腹膜；*** 经胃壁扩张至十二指肠或食管的肿瘤分期取决于包括胃在内这些部位的最大浸润深度

表28-2　第 8 版 UICC 及 AJCC 胃癌临床 TNM 分期（cTNM）

	N_0	N_1	N_2	N_3	任何 N, M_1
Tis	0				IVB
T_1	I	IIA	IIA	IIA	IVB
T_2	I	IIA	IIA	IIA	IVB
T_3	IIB	III	III	III	IVB
T_{4a}	IIB	III	III	III	IVB
T_{4b}	IVA	IVA	IVA	IVA	IVB
任何 T, M_1	IVB	IVB	IVB	IVB	IVB

表28-3　第 8 版 UICC 及 AJCC 胃癌病理学 TNM 分期（pTNM）

	N_0	N_1	N_2	N_{3a}	N_{3b}	任何 N, M_1
Tis	0					IV
T_1	IA	IB	IIA	IIB	IIIB	IV
T_2	IB	IIA	IIB	IIIA	IIIB	IV
T_3	IIA	IIB	IIIA	IIIB	IIIC	IV
T_{4a}	IIB	IIIA	IIIA	IIIB	IIIC	IV
T_{4b}	IIIA	IIIB	IIIB	IIIC	IIIC	IV
任何 T, M_1	IV	IV	IV	IV	IV	IV

表28-4　第 8 版 UICC 及 AJCC 胃癌新辅助治疗后 TNM 分期（ypTNM）

	N_0	N_1	N_2	N_3	任何 N, M_1
T_1	I	I	II	II	IV
T_2	I	II	II	III	IV
T_3	II	II	III	III	IV
T_{4a}	II	III	III	III	IV
T_{4b}	III	III	III	III	IV
任何 T, M_1	IV	IV	IV	IV	IV

第七节　治　疗

1. 早期胃癌

（1）早期胃癌定义的歧义：根据日本胃癌协会的定义，早期胃癌指癌组织局限于胃黏膜层和黏膜下层，不论其面积大小或有无淋巴结转移。早期胃癌内镜下分为 I 型（隆起型）、II 型（表浅型）、III 型（凹陷型）和混合型。其中 II 型（表浅型）又分为 II A 型（表浅隆起型）、II B 型（表浅平坦型）和 II C 型（表浅凹陷型）3 种。很显然，日本早期胃癌定义是一种基于内镜的临床诊断。

胃癌目前最常用的分期系统是 TNM 分期，这是一个基于手术后病理分期的系统。TNM 分期系统中并没有早期胃癌的定义，根据日本早期胃癌的定义，就是 TNM 分期中肿瘤分为 T_1 者。早期胃癌的预后和治疗方法的选择，基于术后病理诊断。也就是说，早期胃癌的诊断需要将临床诊断和病理分期相结合。

（2）诊断标准的差异：在早期胃癌的病理诊断方面，中国与日本的诊断标准是有不同的。在中国，病理诊断采用维也纳标准，肿瘤至少浸润至黏膜肌层才能诊断为胃癌。而日本的诊断标准中，胃癌的诊断依据细胞或结构的异型性，并不考虑浸润深度。因此，日本诊断为早期胃癌的病例，按照中国诊断标准，部分病例为不典型增生或高级别腺瘤。因此，在参考日本有关早期胃癌的研究时，一定要考虑到这一点。

（3）临床分期判断：治疗方法的选择取决于分期。目前我们尚不能对早期胃癌进行准确判断。早期胃癌的内镜治疗发展迅猛。内镜治疗前，需要进一步将早期胃癌细分为局限于黏膜层（T_{1a}）和浸润至黏膜下层（T_{1b}），以及对淋巴结状态进行判断。

1）T 分期：超声胃镜和高分辨率 CT 准确分期。

近年来，随着内镜治疗的迅猛发展，特别是内镜黏膜下剥离术（endoscopic submucosal dissection，ESD）的逐步成熟，ESD 治疗早期胃癌的适应证已经由 T_{1a} 扩大到部分 T_{1b} 病例。T 分期目前最可靠的检查方法是超声内镜，但是其准确率不能令人满意，大致在 80% 左右。

2）N 分期：淋巴结状态。

早期胃癌淋巴结状态因浸润深度的不同而有很大差别，黏膜内癌淋巴结转移率为 3%，而黏膜下层者，淋巴结转移率为 20%。淋巴结状态的判断是早期胃癌术前分期诊断中的难点，目前没有满意的方法。多排 CT 重建技术，对胃癌淋巴结分期判断的准确率为 78%，对早期胃癌而言，准确率更低。

3）前哨淋巴结（sentinel lymph node，SLN）：早年研究提示该技术具备较高假阴性率（false negative rate，FNR）。随着相关研究的深入以及技术手段的完善，已有越来越多的临床研究证明，前哨淋巴结或许可以预测早期胃癌淋巴结转移状态。以下因素是该技术应用于早期胃癌治疗的关键，包括患者选择、前哨淋巴结示踪方法、术中快速病理等，只有解决好这些关键的技术细节，才能更好推广前哨淋巴结技术在早期胃癌中的应用。目前该技术对于预测早期胃癌前哨淋巴结转移仍有争议，能否在早期胃癌领域应用该技术有待更多临床研究结果的支持。

（4）治疗方法：早期胃癌可以通过标准根治手术治愈。经标准根治手术，5 年生存率超过 90%。但是，根治手术会影响患者的生活质量。缩小手术范围、提高生活质量是早期胃癌临床研究的热点问题。目前，已经列入治疗标准的是内镜下切除手术和改良根治手术。

1）内镜治疗：内镜治疗已经是早期胃癌的标准治疗方法。内镜黏膜切除术（endoscopic mucosal resection，EMR）适用于直径<2cm、没有溃疡的分化型黏膜内癌。ESD 可以做病变的整块切除，而且切除范围更大，也可用于有溃疡病

变者，因此，ESD 优于 EMR。2000 年，Gotoda 等人分析 5 265 例手术治疗的早期胃癌病例，发现以下情况淋巴结转移风险很小，无溃疡的分化型黏膜内癌，不论肿瘤大小；小于 3cm、有溃疡的分化型黏膜内癌；直径小于 3cm 的微小浸润黏膜下癌，该研究奠定了 ESD 手术适应证基础。目前 ESD 手术适应证见表 28-5。需要指出，早期胃癌的内镜下切除是基于术前检查和术后标本病理检查等对淋巴结转移状况、病灶浸润深度和大小判断而实施的。术后标本都应进行连续切片和病理组织学检查，以判断是否完全切除病灶，对存在血管（淋巴管）浸润及侵犯、淋巴结转移等高危因素者可行补救手术。

表 28-5　ESD 手术适应证

cT$_{1a}$	无溃疡		有溃疡
	≤2cm	>2cm	≤3cm
分化型		*	*
未分化型			

注：* 仅适用于 ESD（浅色为绝对适应证，深色为扩大适应证）

2）缩小淋巴结清除范围：早期胃癌的转移淋巴结绝大多数局限于第一站淋巴结，大约有 5% 的黏膜下癌会出现第二站淋巴结转移，主要集中于 7、8a 和 9 组淋巴结。因此，不适于内镜治疗的早期胃癌，行清除以上缩小的淋巴结切除是合理，而且预后良好。

3）腹腔镜手术：随着日本 JCOG 0912 以及韩国 KLASS 01 研究结果公布，以腹腔镜远端胃癌根治术治疗临床 I A 期或 I B 期（T_1N_1 或 T_2N_0）胃癌，患者总存活率不劣于开放手术。以此为基础，最新版《日本胃癌治疗指南》已将腹腔镜远端胃癌根治术作为 I 期胃癌常规手术方式。此外，有关腹腔镜根治性全胃切除、单孔腹腔镜手术以及机器人手术在早期胃癌中应用的临床研究也已开展，随着这些临床研究结果的公布以及腔镜手术技术的完善，在早期胃癌中腹腔镜手术将逐渐取代传统开腹手术。

4）保留功能手术：保留手术定义有 3 个要素，减少胃切除范围，保留幽门功能以及保留迷走神经，包括保留幽门的远端胃切除（pylorus-preserving distal gastrectomy，PPG）、腹腔镜下局

部切除（laparoscopic wedge resection，LWR）、胃节段切除（segmental gastrectomy，SG）以及近端胃切除术（proximal gastrectomy，PG）等。PPG 手术优势在于减少术后胆囊炎、减少胆汁反流性胃炎、减少倾倒综合征以及改善患者长期营养状态等。近端胃切除术由于切除贲门，使得反流性食管炎发生率较高，许多学者设计了不同的吻合方式避免反流，其中双通道吻合是研究热点。而胃局部切除、胃节段切除的开展则有赖于精准判断淋巴结转移，目前还在探索阶段。

（5）中国开展早期胃癌诊疗新技术的问题：目前中国早期胃癌的比例较前明显升高，为 20% 左右。内镜治疗和腹腔镜技术要求高，学习曲线和积累需要较长的时间。内镜或腔镜治疗依赖于准确的临床分期判断，超声内镜是早期胃癌临床诊断的必要设备。没有超声内镜设备和经验丰富的内镜专家，则不具备开展这些新方法的基本条件。我国早期胃癌诊疗不能完全照搬日本经验，因为中国和日本早期胃癌的诊断标准有所不同。早期胃癌治疗新技术的探索应限于大医院，需要进行相关临床研究。同时，早期胃癌治疗新技术的开展需要内镜、病理、外科医生之间的紧密合作。

2. 进展期胃癌 在胃癌的综合治疗方案中，手术一直占据着主导地位，目前东亚国家统一的认识是将 D2（淋巴结清除至第二站）手术作为进展期胃癌根治术的标准术式。其实对于病期较晚（例如淋巴结转移已超出第三站）的患者，肿瘤已经不再是一个局部问题，仅仅通过局部治疗，即使扩大淋巴结清扫、多脏器联合切除等，也已证明无法给患者带来益处。单纯外科手术无法达到生物学意义上的根治，即便扩大切除和淋巴结清扫范围，仍然如此。能否根治性切除是胃癌患者最重要的预后因素，直接影响患者的预后。但对于进展期胃癌，特别是 III 期胃癌患者，单纯外科手术治疗，预后难令人满意。积极寻求其他可能根治肿瘤的手段和提高手术切除率，尤其是 R0 切除率，成为改善胃癌患者预后的主要目标。

（1）胃切除范围：远端胃大部切除（distal subtotal gastrectomy，DG）的效果与全胃切除术（total gastrectomy，TG）相当，而且并发症减少，生活质量提高。因此，对于远端胃癌推荐胃大部切除术。

对于近端胃癌而言，近端胃大部切除和全胃切除在手术安全性、预后方面相似，且均会出现手术后营养障碍。因此，近端胃癌的手术方式仍然存在争论。术中冷冻切片检查切缘是近端胃癌手术重要的原则，有时需反复切除食管下端，以确保切缘阴性。目前大多数人更趋向于肿瘤位于胃底及中 1/3 胃体，Borrmann IV 型是全胃切除的适应证。

（2）联合脏器切除：进展期胃癌脾门淋巴结的转移率为 15%～27%。JCOG0110 研究表明，非大弯侧近端胃癌采取全胃切除联合脾脏切除不能提高患者远期生存，并且增加手术并发症。作为结论，在第 5 版日本《胃癌治疗指南》中，全胃切除 D2 淋巴结清扫除外了 10 组淋巴结清扫。临床医生需考虑：①癌肿是否直接浸润胰腺或脾；②如保留脾脏是否可增加脾门转移淋巴结的残留；③保留胰体尾的脾切除在技术上是否可行。脾门淋巴结是否出现转移与肿瘤的部位以及浸润深度相关。资料表明，肿瘤位于胃大弯侧、肿瘤较大（>6cm）、分期较晚或 Borrmann IV 型胃癌脾门淋巴结转移率较高。此外，No.4s 淋巴结转移与 No.10 淋巴结转移相关性最强。在具备以上危险因素患者中，可进行 No.10 淋巴结清扫。研究证明，胃癌的淋巴结转移不存在于胰腺的实质内，而存在于脾动脉周围的结缔组织中。行包括该动脉在内的淋巴结清除，即可达到清除 No.10、11 淋巴结的目的。因此，对于胃中、上部癌侵及胰体尾、No.4sb 明确转移、No.10、11 淋巴结转移明确者，应行脾及胰体尾切除术。癌肿未侵入胰腺，疑有 No.10、11 淋巴结转移者，主张行保留胰腺的脾及脾动脉干切除术，不可作预防性胰体尾或脾切除。

（3）网膜囊切除：在 T_3 及 T_{4a} 进展期胃癌中，为了彻底切除潜在的网膜囊中的微转移，网膜囊切除术，即切除横结肠系膜及胰腺被膜，是常规进行的，但其效果未被大规模临床试验证实。JCOG1001 研究表明，网膜囊切除相较非网膜囊切除，手术时间更长、术中出血更多，然而 3 年生存率略低（83.3% vs. 86.0%）。该临床试验得出结论，临床分期 T_3 及 T_{4a} 胃癌患者不必常规切除网膜囊。然而，该研究选择了 cT_3 或 cT_{4a}、$cN_{0\sim2}$、M_0 病例，排除了 Borrmann IV 以及大的 Borrmann III 型肿瘤，对于上述肿瘤网膜囊切除是否能带来生存获益，需更多临床研究的解答。

（4）淋巴结清扫（lymph node dissection）范围：淋巴结转移是胃癌最重要的预后因素。一般认为，检出的淋巴结越多，N 分期越准确。为了获得准确的分期，胃癌手术要求至少检出 15 枚淋巴结。根据淋巴结的清除范围，可以分为 D1、D2、D3。例如将第一站的淋巴结完全清除称为 D1，依次类推。未能完全清除第一站淋巴结者称为 D0。不同的胃切除范围对应不同的清扫范围（表 28-6）。肿瘤淋巴结的数目与淋巴结的清除范围并非直接对应。根据解剖学及组织病理学检查，D1 淋巴结清除可以平均获得 15 枚淋巴结，D2 淋巴结清除平均获得 27 枚淋巴结，D3 清除可以获得 43 枚淋巴结。

清除淋巴结可以改善生存这是全球共识。

1）D1 还是 D2：来自东方国家的系列研究显示，D2 淋巴结清除是一个独立预后因素，并发症和死亡率低，而且可以改善生存，特别是对于Ⅱ期和ⅢA 期胃癌。在日本胃癌学会的指南中，D2 清除被列胃癌治疗标准。

然而，欧美国家通过开展系列研究发现 D2 手术有较高的并发症和死亡率，并不能改善患者预后。这些研究的死亡率显著高于亚洲的研究。分析其差异，可能的原因是胃癌在西方相对少见，参加临床研究的手术医生缺乏足够的训练。D2 手术的学习曲线在 25 例左右，这些医生实际胃癌手术平均不足 5 例。D2 手术组中胰腺、脾切除病例多于 D1 手术组，分析认为 D2 手术组的较高死亡率和并发症与脾、胰腺切除有关。

荷兰胃癌研究组的随机对照研究被广泛引用。8 位质量控制医生接受日本胃癌专家的培训，然后帮助参加研究的外科医生。711 例患者随机分为 D1 和 D2 清除两组，D2 手术组的术后死亡率、并发症和住院时间明显高于 D1 清除组。随访 15 年结果显示，D2 手术组局部复发率、区域复发、胃癌相关死亡低于 D1 手术组，但总生存相仿。

IGCSP 进行了一项多中心随机前瞻临床研究，证实了技术熟练医生行保留胰腺 D2 手术的安全性和有效性。两组间，手术并发症没有显著差异（D1 组 10.5% vs.D2 组 16.3%），再手术率相似（D1 组 2.6% vs.D2 组 3.4%）。手术后死亡率 D1 组为 1.3%，D2 组无手术死亡。因此，不论在西方还是东方，对于技术熟练的外科医生，D2 手术是同样安全的。

随着手术技术的日益完善，并发症率的降低，越来越多的研究及荟萃分析提示 D2 手术较 D1 手术能改善患者生存。D2 根治术作为进展期胃癌标准手术，已被东亚国家及越来越多西方国家所认同。

2）扩大清除是否可以改善生存：2006 年，台湾学者进行了 D1 和 D3 淋巴结清除的单中心随机对照研究。手术医生在参加临床研究前至少进行过 25 例 D3 手术。D3 和 D1 组的 5 年生存率分别为 59.5% 和 53.6%。5 年局部复发率分别为 40.3% 和 50.6%。基于这个结果，认为技术熟练的外科医生，D3 清除有可能改善生存。

日本学者进一步比较了 D2 和 D2+PAND（para-aortic nodal dissection）手术对生存的影响。日本 JCOG 9501 研究证实后者的术后并发症略高于前者，两组分别为 28.1% 和 20.9%（p=0.07）。吻合口漏、胰漏、腹腔脓肿、肺炎四种并发症近似，两组的死亡率均为 0.8%。扩大切除组并无生存优势（70.3% vs.69.2%）。但扩大切除组出血多，

表 28-6 淋巴结清扫范围

	全胃切除术	远端胃切除术	保留幽门胃切除术	近端胃切除术
D0	少于 D1 的淋巴结清扫	少于 D1 的淋巴结清扫	少于 D1 的淋巴结清扫	少于 D1 的淋巴结清扫
D1	第 1~7 组淋巴结	第 1、3、4sb、4d、5、6、7 组淋巴结	第 1、3、4sb、4d、6、7 组淋巴结	第 1、2、3a、4sa、4sb、7 组淋巴结
D1+	D1 及第 8a、9、11p 组淋巴结	D1 及第 8a、9 组淋巴结	D1 及第 8a、9 组淋巴结	D1 及第 8a、9、11p 组淋巴结
D2	D1 及第 8a、9、11p、11d、12a 组淋巴结	D1 及第 8a、9、11p、12a 组淋巴结		
注	若肿瘤侵润食管，则 D1+ 包括第 110 组淋巴结；D2 包括第 19、20、110、111 组淋巴结			若肿瘤侵润食管，则 D1+ 包括第 110 组淋巴结

所需手术时间更长。因此，指南推荐 D2 淋巴结清除，不推荐扩大淋巴结清除。

（5）新辅助治疗（neoadjuvant therapy）：进展期胃癌是一种全身性疾病。手术是一种局部治疗手段，综合治疗可以提高进展期胃癌患者的生存。胃癌近年来最重要治疗进展是新辅助治疗的应用。人们根据术后辅助治疗的经验提出术前辅助治疗的概念，亦称新辅助治疗，包括新辅助化疗、新辅助放疗和新辅助放化疗。

1）新辅助治疗的理论依据：手术切除原发肿瘤可能会刺激剩余肿瘤细胞的生长。肿瘤周围组织术后血供改变影响化疗药浓度及放疗效果。新辅助化疗可以降期，提高手术切除率，减少术中播散的可能性，降低肿瘤细胞活性，消除潜在的微转移灶，降低术后转移复发的可能。术前通过可测量病灶及术后标本准确判定临床缓解率和病理学有效率。通过术前辅助治疗了解肿瘤对治疗的反应情况，有助于确定患者术后治疗方案。

2）相关临床研究：目前已有可靠证据证明，新辅助化疗能够使局部进展期胃癌患者降期，提高切除率和改善预后，毒副反应可耐受，并不增加围手术死亡和并发症。新辅助化疗最重要的支持证据是 MAGIC 研究。503 例患者随机分为围手术期化疗（ECF 方案，表柔比星、顺铂、氟尿嘧啶）加手术组和单纯手术组。围手术期化疗组的根治性手术切除率显著高于单纯手术组（79% vs.69%）。围手术期化疗组 5 年生存率显著高于单纯手术组（36% vs.23%）。FFCD 证实，采用顺铂加氟尿嘧啶联合方案的新辅助化疗可提高总生存期。AIO-FLOT 研究证实，FLOT 方案（多西他赛、奥沙利铂、四氢叶酸、氟尿嘧啶）较 ECF 方案具备相似安全性但总生存及无病进展生存更长。进一步奠定胃癌新辅助治疗地位。

3）新辅助化疗适应证：目前新辅助治疗已经被推荐为进展期胃癌的标准治疗。适用于手术前分期评估为 T_3 以上或淋巴结有转移病例。目前推荐方案为 FLOT 方案、ECF 方案及其改良方案。但总体说来，FOLFOX（奥沙利铂、氟尿嘧啶）方案、XELOX（奥沙利铂、卡培他滨）方案、SOX（奥沙利铂、替吉奥）效果更好，而且毒性小。新辅助治疗应尽可能选择毒性小的方案，减少对手术的影响。化疗时间不宜过长，一般推荐 2~4 个周期。

（6）胃癌的手术后辅助化疗：来自日本的多中心研究（ACTS-GC）显示，对于 Ⅱ 或 Ⅲ 期的胃癌病例，手术后采用 S-1 单药化疗，用药时间为 1 年。与单纯手术比较，化疗组可以提高 5 年生存率。另一项亚洲的多中心研究（CLASSIC）显示，手术后采用奥沙利铂加卡培他滨联合化疗。与单纯手术比较，化疗可以提高 5 年生存率。目前总体上认为，术后病理分期为 Ⅰ 期的胃癌患者，不需要接受辅助化疗，而术后病理分期为 Ⅱ、Ⅲ 期患者需要进行辅助化疗。

（7）腹腔镜（laparoscopy）技术：微创外科是外科的趋势和发展方向。在胃癌的诊治方面，其代表是腹腔镜和机器人手术。因为胃癌手术复杂，腹腔镜在胃癌中的应用起步较晚，发展相对较慢。目前国内外在此领域的报道日益增多，这是胃癌外科的发展趋势。在欧美国家，目前已经有机器人用于胃癌手术实践，但其普及与推广还有很长的路要走。

腹腔镜在胃癌治疗中的作用包括诊断和治疗两个方面。在诊断中可作为常规检查方法的有效补充，进行准确的诊断和分期，以避免不必要的剖腹探查。胃癌手术的难度在于淋巴结的清扫，D2 淋巴结清除是手术规范的要求，腹腔镜下行 D2 根治手术需要经历较长的学习曲线。目前已有临床研究（KLASS-01、JCOG0912）证实，腹腔镜技术用于早期胃癌的手术，远期生存效果不劣于开腹手术。中国腹腔镜胃肠外科研究组（Chinese Laparoscopic Gastrointestinal Surgery Group，CLASS）开展的 CLASS-01 研究结果表明，腹腔镜远端胃切除术对比开腹远端胃切除术，在局部进展期胃癌的 3 年无病生存率及 3 年总生存率相仿。日本及韩国也分别开展了 JLSSG 0901 和 KLASS 02 研究，目前还在随访阶段。在进展期胃癌中应用腹腔镜技术，有赖于上述临床研究结果的支持。目前，对于进展期胃癌，腹腔镜手术应该由熟练的医师在大型胃癌中心开展，且必须有严格的质量控制确保根治性。

3. 晚期胃癌

（1）化疗：晚期胃癌不可治愈。化疗对部分患者有姑息治疗效果。只有少数几个单药对晚期胃癌有肯定的疗效。这些药物包括氟尿嘧啶、丝裂霉素、依托泊苷和顺铂，有效率大致为 10%~

20%。几种新药及其联合方案对胃癌有效,这些药物包括紫杉醇、多西他赛、伊立替康、表柔比星、奥沙利铂。研究表明,与最佳支持治疗相比,联合化疗可以改善患者的生活质量。以下是有关晚期胃癌的重要的随机前瞻多中心Ⅲ期临床研究。

V325 试验将 445 例未经治疗的晚期胃癌随机分为两组,一组用 DCF(多西他赛、顺铂、氟尿嘧啶)方案治疗,每 3 周 1 次。另一组用 CF(顺铂、氟尿嘧啶)治疗。DCF 治疗的无进展时间明显长于 CF 组。两组分别为 5.6 个月和 3.7 个月。DCF 组的 2 年生存率为 18%,CF 组为 9%。DCF 组的中位生存期优于 CF 组(9.2 个月 *vs.*8.6 个月,p=0.02)。根据此结果,美国 FDA 于 2006 年批准 DCF 方案用于未经化疗的晚期胃癌。此方案的问题在于严重不良反应多,特别是 3/4 级粒细胞减少。在此基础上,出现了多种改良方案,如改为每周用药,或分别以紫杉醇、奥沙利铂、卡培他滨替代多西紫杉醇、顺铂、氟尿嘧啶,或改为以多西他赛为主的两药联合方案。

REAL-2 试验将 1 043 例经病理证实的胃癌或胃食管结合部癌随机分为 4 组,分别用 ECF(表柔比星、顺铂、氟尿嘧啶)、EOF(表柔比星、奥沙利铂、氟尿嘧啶)、ECX(表柔比星、顺铂、卡培他滨)、EOX(表柔比星、奥沙利铂、卡培他滨)进行治疗。中位随访期为 17.1 个月。四种方案的有效率分别为 41%、42%、46% 和 48%。此研究证实奥沙利铂可以替代顺铂,卡培他滨可以替代氟尿嘧啶,且质量安全性得以提高。

ML17032 试验是另一个重要临床研究。此研究比较了用 XP(卡培他滨、顺铂)方案和 FP(氟尿嘧啶、顺铂)方案治疗晚期胃癌的疗效。结果显示 XP 方案有较高的有效率(41% *vs.*29%),两组的总生存期接近(10.5 个月 *vs.*9.3 个月),中位无进展生存期亦相似(XP 方案 5.6 个月 *vs.*FP 方案 5.0 个月)。

FLAGS 研究比较了另一种口服制剂 S-1 的疗效。1 053 例患者随机接受 CS(顺铂、S-1)或 CF(顺铂、氟尿嘧啶)治疗。两组疗效相似,但前者耐受性更好。

(2)靶向治疗:包括曲妥珠单抗、雷莫西尤单抗等靶向药物已获批用于进展期或晚期胃癌。

TOGA 试验评价曲妥珠单抗结合顺铂与氟尿嘧啶化疗治疗 HER-2 阳性胃癌。研究结果显示,对于 HER-2 阳性的进展期胃癌,抗体结合化疗优于单用化疗。试验中 594 例 HER-2 阳性晚期胃癌随机分为两组,接受曲妥珠单抗结合化疗或化疗。抗体组没有意外不良反应,安全性相似。联合抗体组的中位生存时间为 13.5 个月,化疗组为 11.1 个月,研究者认为具有显著性差异。

REGARD 研究提示雷莫西尤单抗对比安慰剂,可将总生存从 3.8 个月延长至 5.2 个月。RAINBOW 试验中,紫杉醇联合雷莫西尤单抗对比单药紫杉醇,在治疗一线化疗后进展胃癌中,总生存更长(9.63 个月 *vs.* 7.36 个月),中位无进展生存更长(4.4 个月 *vs.*2.86 个月),客观缓解率更高(28% *vs.* 6%)。基于上述研究,雷莫西尤单抗单药或联合紫杉醇获批用于铂类联合氟尿嘧啶类一线化疗进展的晚期胃癌。

目前已经上市的分子靶向药物中,贝伐珠单抗(抗 VEGF 抗体)、西妥昔单抗(抗 EGFR 抗体),帕尼单抗(抗 EGFR 抗体)、拉帕替尼(诊断 HER-2 与 EGFR 为靶点)在用于晚期胃癌治疗的Ⅲ期临床研究中,均显示出阴性结果。一些新的以 EGFR 及 c-MET 为靶点的靶向药物正在进行临床试验,或许有望成为胃癌靶向药物的新选择。

(3)免疫治疗:免疫检查点抑制剂作为一种新兴的免疫治疗手段,研究热点是针对程序性死亡受体(PD-1)的相关药物,PD-1/PD-L1 信号通路的激活可导致免疫抑制,从而使肿瘤细胞免疫逃逸。PD-1 单抗包括帕博利珠单抗(pembrolizumab)以及纳武利尤单抗(nivolumab)。通过 KEYNOTE 系列研究及 CheckMate 系列研究,提示 PD-1 单抗对于一线、二线治疗失败的胃癌是有效的,且副反应较传统化疗轻。PD-1 单抗已被获批用于胃癌。其最佳适应证为微卫星不稳定、PD-L1 高表达及 EBV 阳性胃癌。目前 PD-1 单抗在胃癌中应用的临床研究已广泛开展,从二线治疗到一线治疗,以及辅助化疗甚至新辅助化疗都有涉及,免疫治疗在胃癌中的应用展现出广阔前景,也同样面临诸多疑问,免疫治疗适应人群的筛选、寻找更加敏感的标志物、免疫治疗联合用药等问题,都有赖于更多临床试验数据的支持。

第八节 目前临床诊治存在的争议 与共识及未来研究方向

随着精准医学时代的来临,肿瘤治疗包括胃癌的诊治产生了很大变化。精准治疗离不开精准诊断,包括精准分期、分型等。在此基础上,形成以大数据为依托的个体化治疗。在诊断方面,新技术的联合应用,包括 CT、MRI、PET/CT 结合人工智能技术有望提高分期的准确性。在微观层面,利用液态活检技术、二代测序技术、组学技术将胃癌诊断推向细胞分子水平,为精准治疗奠定基础。

1. **早期胃癌** 在我国,随着社会经济的发展,健康和预防的观念逐渐扩展和延伸,胃癌早期诊断的比例会逐步提高。随着更多临床试验结果的公布,早期胃癌手术腔镜化已经逐渐成为共识,而如何判断淋巴结转移则是研究的重点。在这方面,前哨淋巴结技术、荧光成像技术、结合人工智能的影像学技术、新的肿瘤标记物有望成为精准判断淋巴结转移的关键。在此基础上,治疗中如何最大程度保留功能也是研究热点。

2. **进展期胃癌** 以手术为核心的综合治疗,是进展期胃癌治疗的共识,而围手术期治疗的选择尚有争议。新辅助化疗在东西方胃癌治疗模式中的地位不同,东亚国家由于较高的手术质量,新辅助治疗带来的获益有限,而欧美等西方国家的研究显示,新辅助治疗能够减少复发、改善生存,是进展期胃癌治疗不可或缺的环节。新辅助治疗尚待解决的问题,是如何通过准确的分型,筛选出真正适合治疗的人群,这有赖于分子生物学的深入分析及大数据的积累分析。此外,围手术期放疗、同步放化疗以及免疫治疗的应用,亦有待更多临床研究结果的支持。手术方式方面,腹腔镜手术、机器人手术在进展期胃癌中的应用越发广泛,开展相关临床研究、探索最佳适应证仍是将来工作的重点。

3. **晚期胃癌** 以往认为,晚期胃癌是手术治疗的禁忌证,但近年来随着更多病历的积累,不同转移部位、不同肿瘤负荷的晚期胃癌有着不同的治疗模式,在此基础上提出了转化治疗的概念,其重点在于精准筛选适合的患者进行有效的转化治疗。多学科团队协作(MDT)工作模式有助于晚期胃癌的精准治疗。免疫治疗作为近年来肿瘤治疗的突破性进展,在特定人群中显示出良好的治疗效果,深入探索免疫治疗机制、精准制定免疫治疗适应证、开发更多免疫治疗靶点是将来的工作方向。

(季加孚 步召德)

参 考 文 献

[1] Bray F, Ferlay J, Soerjomataram I, et al. Global cancer statistics 2018: GLOBOCAN estimates of incidence and mortality worldwide for 36 cancers in 185 countries. CA: a cancer journal for clinicians, 2018, 68(6): 394-424

[2] Chen W, Sun K, Zheng R, et al. Cancer incidence and mortality in China, 2014. Chinese journal of cancer research, 2018, 30(1): 1-12

[3] van der Post RS, Vogelaar IP, Carneiro F, et al. Hereditary diffuse gastric cancer: updated clinical guidelines with an emphasis on germline CDH1 mutation carriers. Journal of medical genetics, 2015, 52(6): 361-374

[4] Lim YC, di Pietro M, O'Donovan M, et al. Prospective cohort study assessing outcomes of patients from families fulfilling criteria for hereditary diffuse gastric cancer undergoing endoscopic surveillance. Gastrointestinal endoscopy, 2014, 80(1): 78-87

[5] Japanese Gastric Cancer A. Japanese classification of gastric carcinoma: 3rd English edition. Gastric cancer: official journal of the International Gastric Cancer Association and the Japanese Gastric Cancer Association, 2011, 14(2): 101-112

[6] Plesch E, Chen CC, Butz E, et al. Selective agonist of TRPML2 reveals direct role in chemokine release from innate immune cells. eLife, 2018, 7: e39720

[7] Sano T, Coit DG, Kim HH, et al. Proposal of a new stage grouping of gastric cancer for TNM classification: International Gastric Cancer Association staging project. Gastric cancer: official journal of the International Gastric Cancer Association and the Japanese Gastric Cancer Association, 2017, 20(2): 217-225

[8] Cancer Genome Atlas Research N. Comprehensive molecular characterization of gastric adenocarcinoma. Nature，2014，513（7517）：202-209

[9] Katai H，Sano T. Early gastric cancer: concepts，diagnosis，and management. International journal of clinical oncology，2005，10（6）：375-383

[10] Schlemper RJ，Riddell RH，Kato Y，et al. The Vienna classification of gastrointestinal epithelial neoplasia. Gut，2000，47（2）：251-255

[11] Lee SL，Lee HH，Ku YM，et al. Usefulness of Two-Dimensional Values Measured Using Preoperative Multidetector Computed Tomography in Predicting Lymph Node Metastasis of Gastric Cancer. Annals of surgical oncology，2015，22（Suppl 3）：S786-S793

[12] Dong D，Tang L，Li ZY，et al. Development and validation of an individualized nomogram to identify occult peritoneal metastasis in patients with advanced gastric cancer. Annals of oncology: official journal of the European Society for Medical Oncology，2019，30（3）：431-438

[13] Saito T，Kurokawa Y，Takiguchi S，et al. Accuracy of multidetector-row CT in diagnosing lymph node metastasis in patients with gastric cancer. European radiology，2015，25（2）：368-374

[14] Mocellin S，Pasquali S. Diagnostic accuracy of endoscopic ultrasonography（EUS）for the preoperative locoregional staging of primary gastric cancer. The Cochrane database of systematic reviews，2015，2：CD009944

[15] Miyashiro I，Hiratsuka M，Sasako M，et al. High false-negative proportion of intraoperative histological examination as a serious problem for clinical application of sentinel node biopsy for early gastric cancer: final results of the Japan Clinical Oncology Group multicenter trial JCOG0302. Gastric cancer: official journal of the International Gastric Cancer Association and the Japanese Gastric Cancer Association，2014，17（2）：316-323

[16] Kitagawa Y，Takeuchi H，Takagi Y，et al. Sentinel node mapping for gastric cancer: a prospective multicenter trial in Japan. Journal of clinical oncology: official journal of the American Society of Clinical Oncology，2013，31（29）：3704-3710

[17] Hasuike N，Ono H，Boku N，et al. A non-randomized confirmatory trial of an expanded indication for endoscopic submucosal dissection for intestinal-type gastric cancer（cT1a）: the Japan Clinical Oncology Group study（JCOG0607）. Gastric cancer: official journal of the International Gastric Cancer Association and the Japanese Gastric Cancer Association，2018，21（1）：114-123

[18] Katai H，Mizusawa J，Katayama H，et al. Short-term surgical outcomes from a phase Ⅲ study of laparoscopy-assisted versus open distal gastrectomy with nodal dissection for clinical stage IA/IB gastric cancer: Japan Clinical Oncology Group Study JCOG0912. Gastric cancer: official journal of the International Gastric Cancer Association and the Japanese Gastric Cancer Association，2017，20（4）：699-708

[19] Kim HH，Han SU，Kim MC，et al. Effect of Laparoscopic Distal Gastrectomy vs Open Distal Gastrectomy on Long-term Survival Among Patients With Stage I Gastric Cancer: The KLASS-01 Randomized Clinical Trial. JAMA oncology，2019，5（4）：506-513

[20] Saito T，Kurokawa Y，Takiguchi S，et al. Current status of function-preserving surgery for gastric cancer. World journal of gastroenterology，2014，20（46）：17297-17304

[21] Lee YJ，Jeong SH，Hur H，et al. Prospective Multicenter Feasibility Study of Laparoscopic Sentinel Basin Dissection for Organ Preserving Surgery in Gastric Cancer: Quality Control Study for Surgical Standardization Prior to Phase Ⅲ Trial. Medicine，2015，94（43）：e1894

[22] Sano T，Sasako M，Mizusawa J，et al. Randomized Controlled Trial to Evaluate Splenectomy in Total Gastrectomy for Proximal Gastric Carcinoma. Annals of surgery，2017，265（2）：277-283

[23] Sasada S，Ninomiya M，Nishizaki M，et al. Frequency of lymph node metastasis to the splenic hilus and effect of splenectomy in proximal gastric cancer. Anticancer research，2009，29（8）：3347-3351

[24] Hirao M，Kurokawa Y，Fujita J，et al. Long-term outcomes after prophylactic bursectomy in patients with resectable gastric cancer: Final analysis of a multicenter randomized controlled trial. Surgery，2015，157（6）：1099-1105

[25] Songun I，Putter H，Kranenbarg EM，et al. Surgical treatment of gastric cancer: 15-year follow-up results of the randomised nationwide Dutch D1D2 trial. The Lancet Oncology，2010，11（5）：439-449

[26] Degiuli M，Sasako M，Calgaro M，et al. Morbidity and mortality after D1 and D2 gastrectomy for cancer: interim analysis of the Italian Gastric Cancer Study

Group (IGCSG) randomised surgical trial. European journal of surgical oncology: the journal of the European Society of Surgical Oncology and the British Association of Surgical Oncology, 2004, 30 (3): 303-308

[27] Sasako M, Sano T, Yamamoto S, et al. D2 lymphadenectomy alone or with para-aortic nodal dissection for gastric cancer. The New England journal of medicine, 2008, 359 (5): 453-462

[28] Cunningham D, Allum WH, Stenning SP, et al. Perioperative chemotherapy versus surgery alone for resectable gastroesophageal cancer. The New England journal of medicine, 2006, 355 (1): 11-20

[29] Al-Batran SE, Hofheinz RD, Pauligk C, et al. Histopathological regression after neoadjuvant docetaxel, oxaliplatin, fluorouracil, and leucovorin versus epirubicin, cisplatin, and fluorouracil or capecitabine in patients with resectable gastric or gastro-oesophageal junction adenocarcinoma (FLOT4-AIO): results from the phase 2 part of a multicentre, open-label, randomised phase 2/3 trial. The Lancet Oncology, 2016, 17 (12): 1697-1708

[30] Noh SH, Park SR, Yang HK, et al. Adjuvant capecitabine plus oxaliplatin for gastric cancer after D2 gastrectomy (CLASSIC): 5-year follow-up of an open-label, randomised phase 3 trial. The Lancet Oncology, 2014, 15 (12): 1389-1396

[31] Yu J, Huang C, Sun Y, et al. Effect of Laparoscopic vs Open Distal Gastrectomy on 3-Year Disease-Free Survival in Patients With Locally Advanced Gastric Cancer: The CLASS-01 Randomized Clinical Trial. Jama, 2019, 321 (20): 1983-1992

[32] Van Cutsem E, Moiseyenko VM, Tjulandin S, et al. Phase Ⅲ study of docetaxel and cisplatin plus fluorouracil compared with cisplatin and fluorouracil as first-line therapy for advanced gastric cancer: a report of the V325 Study Group. Journal of clinical oncology: official journal of the American Society of Clinical Oncology, 2006, 24 (31): 4991-4997

[33] Cunningham D, Starling N, Rao S, et al. Capecitabine and oxaliplatin for advanced esophagogastric cancer. The New England journal of medicine, 2008, 358 (1): 36-46

[34] Kang YK, Kang WK, Shin DB, et al. Capecitabine/cisplatin versus 5-fluorouracil/cisplatin as first-line therapy in patients with advanced gastric cancer: a randomised phase Ⅲ noninferiority trial. Annals of oncology: offi-

cial journal of the European Society for Medical Oncology, 2009, 20 (4): 666-673

[35] Ajani JA, Rodriguez W, Bodoky G, et al. Multicenter phase Ⅲ comparison of cisplatin/S-1 with cisplatin/infusional fluorouracil in advanced gastric or gastroesophageal adenocarcinoma study: the FLAGS trial. Journal of clinical oncology: official journal of the American Society of Clinical Oncology, 2010, 28 (9): 1547-1553

[36] Bang YJ, Van Cutsem E, Feyereislova A, et al. Trastuzumab in combination with chemotherapy versus chemotherapy alone for treatment of HER2-positive advanced gastric or gastro-oesophageal junction cancer (ToGA): a phase 3, open-label, randomised controlled trial. Lancet, 2010, 376 (9742): 687-697

[37] Fuchs CS, Tomasek J, Yong CJ, et al. Ramucirumab monotherapy for previously treated advanced gastric or gastro-oesophageal junction adenocarcinoma (REGARD): an international, randomised, multicentre, placebo-controlled, phase 3 trial. Lancet, 2014, 383 (9911): 31-39

[38] Wilke H, Muro K, Van Cutsem E, et al. Ramucirumab plus paclitaxel versus placebo plus paclitaxel in patients with previously treated advanced gastric or gastro-oesophageal junction adenocarcinoma (RAINBOW): a double-blind, randomised phase 3 trial. The Lancet Oncology, 2014, 15 (11): 1224-1235

[39] Le DT, Uram JN, Wang H, et al. PD-1 Blockade in Tumors with Mismatch-Repair Deficiency. The New England journal of medicine, 2015, 372 (26): 2509-2520

[40] Muro K, Chung HC, Shankaran V, et al. Pembrolizumab for patients with PD-L1-positive advanced gastric cancer (KEYNOTE-012): a multicentre, open-label, phase 1b trial. The Lancet Oncology, 2016, 17 (6): 717-726

[41] Fuchs CS, Doi T, Jang RW, et al. Safety and Efficacy of Pembrolizumab Monotherapy in Patients With Previously Treated Advanced Gastric and Gastroesophageal Junction Cancer: Phase 2 Clinical KEYNOTE-059 Trial. JAMA oncology, 2018, 4 (5): e180013

[42] Janjigian YY, Bendell J, Calvo E, et al. CheckMate-032 Study: Efficacy and Safety of Nivolumab and Nivolumab Plus Ipilimumab in Patients With Metastatic Esophagogastric Cancer. Journal of clinical oncology: official journal of the American Society of Clinical Oncology, 2018, 36 (28): 2836-2844

第二十九章 结直肠癌

结直肠癌（colorectal cancer，CRC）是我国常见的消化道恶性肿瘤之一，其发病率近年来呈持续上升趋势。国家癌症中心数据统计显示：2015年全国结直肠癌发病数约38.8万，总体发病率为28.2/10万人年，在恶性肿瘤中仅次于肺癌和胃癌居第3位；死亡率为13.61/10万人年，在恶性肿瘤中居第5位。其中城市地区发病率第2位（33.51/10万人年），死亡率第4位（16.08/10万人年）；农村地区发病率（21.41/10万人年）和死亡率（10.47/10万人年）均为第5位。从趋势看，随着人们生活水平的不断提高以及生活方式的改变，尤其是膳食结构的改变，我国结直肠癌发病率在今后较长一段时期内仍将稳步上升，成为我国最常见的发病率上升的恶性肿瘤之一。

第一节 结直肠肿瘤的分类和相关发病因素

一、结直肠肿瘤的分类

结直肠肿瘤通常是指起源于肠道黏膜上皮层的增生性疾病，根据不同组织形态学特点分为良性和恶性肿瘤。良性肿瘤常见的是息肉，恶性肿瘤常见的是结直肠癌。除起源于黏膜上皮的肿瘤外，还有发病率较低的起源于间质组织或其他组织的肿瘤，包括胃肠道间质瘤（gastrointestinal stromal tumor，GIST）、神经内分泌肿瘤、脂肪瘤、平滑肌瘤、平滑肌肉瘤、恶性淋巴瘤、恶性血管内皮瘤、Kaposi肉瘤等。

结直肠黏膜上任何肉眼可见的突起，不论其大小、形状及组织学类型均可称之为息肉。病理上将息肉分为新生物性息肉（或肿瘤性息肉，即腺瘤）与非新生物性息肉（或非肿瘤性息肉，包括增生性息肉、炎症性息肉、错构瘤性息肉等）（表29-1）。其中，新生物性息肉即腺瘤是最常见的类型，它与结直肠癌发生关系密切。流行病学、病理学及临床研究的结果均证实结直肠腺瘤为一重要的癌前病变，约80%的结直肠癌系由结直肠腺瘤演变而来。

表29-1 结直肠息肉分类

	单发	多发
1. 新生物性	管状 腺瘤绒毛状 管状绒毛状	家族性（非家族性）多发性腺瘤病 Gardner综合征 Turcot综合征
2. 错构瘤性	幼年性息肉 Peutz-Jehpers息肉	幼年性息肉病 Peutz-Jephers综合征
3. 炎症性	炎性息肉 血吸虫卵性息肉 良性淋巴样息肉	假息肉病 多发性血吸虫卵性息肉 良性淋巴样息肉病
4. 化生性	化生性（增生性）息肉	化生性（增生性）息肉病
5. 其他	黏膜肥大性赘生物	

二、相关发病因素

结直肠癌的发生是多因素作用、多步骤发生的过程，也是环境因素和机体遗传因素相互作用的结果。其病因至今尚未完全明了，但已注意到与下列因素可能有关。

1. 饮食因素 一般认为高动物蛋白、高脂肪和低纤维饮食是结直肠癌高发的因素。进食脂肪多，胆汁分泌也多，随之胆酸分解物亦多，肠内厌氧菌酶活性也增高，而致肠内致癌原、促癌原形成增加，导致结直肠癌发生。

2. 生活方式 生活方式与患结肠癌风险升高的关系已受到关注，吸烟、饮酒均可增加结直肠癌的发病风险。缺乏体力活动、久坐的职业人员,超重和肥胖,不良的大便习惯均是结直肠癌的危险因素。

3. 疾病手术史 慢性溃疡性结肠炎、息肉病、腺瘤等均有发生癌变的概率。克罗恩病(Crohn disease)可在整个消化道发生,发生部位为回肠末段和回盲部。其癌变率比溃疡性结肠炎低,但远高于普通人群4~20倍。曾接受胆囊切除术者有易患结肠癌倾向,约比普通人群高1.5倍。

4. 环境因素 缺钼地区结直肠癌多,石棉工人结直肠癌亦多。子宫颈癌患者在接受局部放射治疗后,发生直肠或乙状结肠癌的危险随放疗剂量增加而增加。

5. 遗传因素 据估计约20%的结直肠癌患者中,遗传因素可能起着重要作用。患结直肠癌的危险在普通人群为1/50,患者第一代亲患癌的危险增3倍为1/17,一代亲中如有2人患癌,则危险升至1/6。这种家族遗传性在结肠癌比直肠癌更为常见。遗传性结直肠肿瘤发病年龄较早,发生其他系统恶性肿瘤的概率也远远高于一般人群,其发生与APC基因、MMR基因等相关基因改变关系密切。

三、发病机制及相关分子事件

结直肠癌的发生是多因素、多步骤、内外因交互作用于结直肠上皮细胞,经诱癌、促癌及演进多阶段而导致的结果。外因包括物理、化学和生物致癌物,内因包括遗传易感性等。肿瘤是在机体内在因素与外界因素联合作用下,细胞中基因改变并积累而逐渐形成的,从具有"正常上皮 - 腺瘤 - 癌"发展序列的经典结直肠癌癌变分子事件模式图(图29-1)可见,癌变是一个多基因参与、多步骤发展的非常复杂的过程,其中的许多环节尚有待进一步研究来阐明和完善。癌变分子机制主要包括:癌基因(oncogene)激活、过度表达;抑癌基因(tumor suppressor gene)突变、丢失;微卫星不稳定性(microsatellite instability,MSI),出现核苷酸异常的串联重复(1~6个碱基重复序列)分布于基因组;修复相关基因功能丧失,如错配修复基因(mismatch repair gene,MMR)突变,该组修复DNA损伤的基因一旦发生突变,导致细胞遗传不稳定或致肿瘤易感性增加;凋亡机制障碍;端粒酶(telomerase)过度表达;信号转导调控紊乱;浸润转移相关分子事件等。

在各种外因致癌的具体机制研究中,以化学致癌和病毒致癌两方面最为深入,且两者最后都殊途同归地集中于癌基因 / 抑癌基因学说。与肿瘤生长到一定时间后才出现异质性的理论相反,另一种学说认为肿瘤的异质性在肿瘤刚形成时即已产生,即肿瘤干细胞学说。肿瘤干细胞是肿瘤细胞中占有很小比例(0.02%~0.1%)、具有无限增殖能力和不定分化潜能的肿瘤细胞,是肿瘤形成的起始细胞,并由其维持肿瘤的生长。肿瘤干细胞对化疗和放疗均不敏感,可能是肿瘤复发转移的根源。目前认为,不同的肿瘤干细胞的表面标记不同。肿瘤干细胞的来源,特异性标记,与复发转移、肿瘤多发耐药性的关系是今后研究的热点。

第二节 结直肠癌的病理分类

结直肠癌可发生于自盲肠至直肠的任何部位,据1982年我国结直肠癌病理研究协作

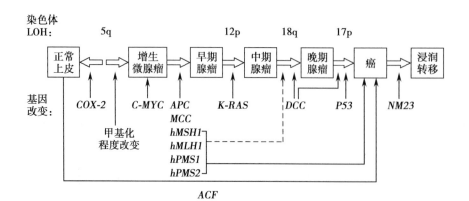

图29-1

组（NCG）对 3 147 例结直肠癌发生部位的统计资料，脾曲及脾曲以下的左半结肠癌占全部结直肠癌的 82.0%，其中直肠癌的发病率最高，占 66.9%，明显高于欧美及日本等国，后者直肠癌仅占结直肠癌的 35%～48%。其他肠段的结直肠癌依次为乙状结肠（10.8%）、盲肠（6.5%）、脾曲（0.9%）。但近年来国内外的资料均提示右半结肠癌的发病似有增高的趋势，而直肠癌的发病率渐趋下降，这一倾向除与生活方式和饮食习惯变化有关之外，还受到患者高龄化、女性、内脏疾病如糖尿病和阳性家族史等高危因素的影响。按照 2010WHO 病理分型，结直肠癌分类如下：

一、结直肠癌的病理大体类型

大体检查的特点由发现肿瘤时其所处的自然阶段所决定。癌可分为外生性/蕈样，呈明显的腔内生长；内生性/溃疡型呈明显的管壁内生长；弥漫浸润/皮革样呈不十分明显的内生性生长；肿瘤在结肠和直肠壁环状生长可导致管腔缩窄。这些类型常见相互交错。有蒂的外生性病变附于壁上，头部较蒂部粗，蒂部由未受累及的黏膜和黏膜下组织构成；而无蒂外生性肿瘤广泛附于管壁上。

近段结肠癌一般呈外生性肿块，而那些在横结肠和降结肠的肿物常呈内生性或环形。肿物切面尽管存在部分坏死，但大部分结肠癌和直肠癌具有相对一致的外观。黏液腺癌（胶样型）常存在明显黏液。

二、结直肠癌的病理组织学类型

（一）腺癌

1. 管状腺癌 管状腺癌是结直肠癌中最常见的组织学类型。管状腺癌以癌组织形成腺管状结构为主要特征。根据肿瘤腺管结构的分化程度，又可分为三级：高分化腺癌、中分化腺癌、低分化腺癌。

2. 黏液腺癌 肿瘤超过 50% 区域由癌细胞分泌大量黏液并形成"黏液湖"构成。这种亚型的特点是细胞外黏液池中存在具有腺样结构的，条状或单个的恶性上皮细胞。

3. 印戒细胞癌 超过 50% 的肿瘤细胞存在明显的细胞内黏液。典型的印戒细胞癌具有大的黏液泡充满着细胞质并使细胞核移位。印戒细胞可出现在黏液腺癌的黏液池中；或呈弥漫性浸润。

4. 未分化癌 癌细胞弥漫成片或呈巢团块状浸润性生长，细胞异型性较大，无腺管状结构或鳞状上皮巢，缺乏分化的形态学证据。癌细胞可表达癌胚抗原（CEA）和角蛋白，不表达白细胞共同抗原（LCA）和波形蛋白（vimentin）。未分化癌在结直肠癌中占 2%～3%，此类型明确与 MSI-H 相关，预后差。

5. 其他 较少见类型腺鳞癌、髓样癌、微乳头腺癌、锯齿状腺癌、鳞状细胞癌、梭形细胞癌、筛状粉刺型腺癌。

（二）神经内分泌肿瘤

结直肠神经内分泌肿瘤临床比较少见，约占结直肠恶性肿瘤的 2.2%。2018 年 IARC/WHO 专家共识基于肿瘤的形态进行分级/分类：①分化好的神经内分泌瘤（NET），G1/G2/G3NET；②分化差的神经内分泌癌（NEC），G3NEC（大细胞/小细胞）；③混合性神经内分泌/非神经内分泌肿瘤。分化好的 G3 级 NET，也就是中国病理学家在《中国胃肠胰神经内分泌肿瘤病理诊断共识（2013 版）》中提出来的"高增殖活性 NET"，这一类型的 NET 与 G3NEC 的关键区别在于肿瘤分化良好，免疫组化不表达 p53 基因，也不存在 RB 抑癌基因的缺失，Ki-67 指数通常在 20%～55%。混合性神经内分泌/非神经内分泌肿瘤既可能是两种癌的混合，也可能是分级高的"癌"与分级低的"瘤"的混合，无论是何种混合方式，每一组分各自应该占有大于等于 30% 的比例，病理报告里需要分别按照两种不同肿瘤成分各自进行分级诊断。

1. NET G1/G2 体积通常较小，早期多限于结直肠黏膜层和黏膜下层，呈半球形结节状隆起于黏膜表面，切面呈浅茶色，边界较清楚，无包膜。典型的神经内分泌肿瘤，细胞排列呈岛状、梁索状、条带状、实性团块状或菊形团状，间质胶原纤维多少不一，常呈玻璃样变性。因其生物学行为与一般的结直肠腺癌有明显不同，所以其治疗措施和预后也有别于结直肠腺癌。同时，基于不同细胞来源的结直肠神经内分泌肿瘤也存在着生物学特性上的差异，其临床表现和处理原则也不尽相同。

2. NEC 根据肿瘤细胞的形态两种。一种小细胞 NEC，细胞较小，与肺小细胞癌相似，核圆形、卵圆形或短梭形，深染，核分裂象较多，无核仁，胞质较少。另一种大细胞 NEC，细胞较大，胞质丰富，核圆形或多角形，染色质细，核仁明显，核分裂象易见。癌细胞呈片状、巢状、器官样、小梁状或菊形团样，间质血管丰富。肿瘤坏死常见。癌旁往往伴有腺瘤或腺癌成分。临床上，NEC 恶性程度高，就诊时往往已发生转移。

跟其他部位神经内分泌肿瘤相比，直肠内分泌肿瘤较少释放血管活性物质，在无肝转移的情况下类癌综合征也不常见。结直肠神经内分泌肿瘤的体积与恶变风险相关，<2cm 的肿瘤恶性度常常较低，一般经内镜下局切即可，而肿瘤体积较大或明显侵犯肌层的神经内分泌肿瘤需根治性切除。类癌综合征的症状一般可用生长抑素类似物（奥曲肽）、IFN-α 缓解。

（三）其他

间质来源：GIST、平滑肌瘤、脂肪瘤、血管肉瘤、平滑肌肉瘤；淋巴来源肿瘤；转移性肿瘤。

GIST 是消化道最常见的间叶组织源性肿瘤，最常见发生于胃或小肠，位于结直肠的 GIST 并不多见，只占全部的 5% 左右。大多数肿瘤没有完整包膜，偶尔可见假包膜，大的肿瘤可伴随囊性变，坏死和局灶性出血。显微镜下 70% 的肿瘤呈现梭形细胞，20% 为上皮样细胞。核分裂象≥5/50HPF、肿瘤最大径≥5cm 为其主要的临床危险性指标。其免疫组织化学的诊断特征是细胞表面抗原 CD117（KIT 蛋白）、CD34、DOG-1 阳性。GIST 患者的预后与肿瘤部位、大小、核分裂象及肿瘤是否破裂有关。

第三节　遗传性结直肠癌的分类

结直肠癌是常见肿瘤中遗传性较强的常见恶性肿瘤。对结直肠癌患者进行遗传学诊断既对患者有预测预后的作用，也对其亲属有预防疾病的提示作用。遗传性结直肠癌的分类与命名近年经历了从表型诊断到基因诊断的过程。自 2009 年起，遗传性结直肠癌分类和命名有较大的变化，主要是弃用了遗传性非息肉性结直肠癌的名称并重新定义林奇综合征（Lynch syndrome），在诊断中增加了许多基因突变的内容。

一、林奇综合征

林奇综合征（Lynch syndrome）原来的诊断标准主要依赖于临床表型，其命名曾经被遗传性非息肉病性结直肠癌（hereditary nonpolyposis colorectal cancer, HNPCC）所替代。到 2009 年，又重新用回 Lynch 综合征命名该病，但添加了基因诊断的条件。林奇综合征的临床表型需符合阿姆斯特丹标准 I 或 II。林奇综合征为常染色体显性遗传，由错配修复基因（MMR）突变所致。在林奇综合征中，90% 的突变位点在 hMLH1 和 hMSH2，10% 在 hMSH6 和 hPMS2，通过免疫组化检测可发现突变基因对应的蛋白缺失。突变的基因也可导致微卫星不稳定（MSI）的产生，从而可以通过 PCR 来检测。在散发性结直肠癌中，MLH1 启动区的甲基化也会导致肿瘤相关蛋白的缺失，但该缺失不具有遗传性。单独肿瘤组织的错配基因突变或相关蛋白的缺失不能明确为林奇综合征，必须有种系突变存在才可诊断为林奇综合征。

Muir-Torre 综合征被认为是 Lynch 综合征的特殊亚型，表现为合并至少一种皮肤皮脂腺肿瘤和至少一种内脏恶性肿瘤，如结直肠癌、子宫癌和卵巢癌。与经典的林奇综合征相同，该疾病也是由 MMR 基因胚系突变导致，但可能因为合并了其他基因的突变而构成了特殊的临床表现。

二、家族性结直肠癌 X 型

在符合阿姆斯特丹标准 I 或标准 II 的遗传性结直肠癌中，有 >50% 患者肿瘤组织呈微卫星稳定或未检测到 MMR 基因胚系突变。目前把这些患者命名为家族性结直肠癌 X 型（familial colorectal cancer type X）。利用现有的基因检测技术不能发现此类患者的致病基因信息，这可能是现有技术不够敏感，或者突变位于尚未发现的结直肠癌敏感基因所致。原来诊断的 HNPCC 包括了林奇综合征和家族性结直肠癌 X 型。同时无论在林奇综合征和家族性结直肠癌 X 型，肠道发生多发性息肉并不少见。

三、家族性腺瘤性息肉病

家族性腺瘤性息肉病（familial adenomatous

polyposis, FAP）的发病率占结直肠癌的 1% 左右。以大肠或消化道多发息肉为特点，与 Lynch 综合征所不同的是，FAP 发展为结直肠癌的风险可达100%。且发病年龄早而典型。

FAP 为常染色体显性遗传病，由 *APC* 肿瘤抑制基因突变所致。目前已有超过 800 个突变位点被报道，其中许多基因 - 表型相关性已被确定。几乎所有突变都会导致蛋白质截短变异，但有许多位点如 H307K 和 E1317Q 点突变增加患结直肠癌的风险，但无 FAP 的表现，肠道未见明显息肉。单凭临床表型诊断 FAP 并不完全可靠。FAP 的 2 个特殊类型 Turcot 综合征和 Gardner 综合征合并有特殊的临床表现。

四、衰减型家族性结肠息肉病

衰减型家族性结肠息肉病（attenuated familial adenomatous polyposis，AFAP）的表型特征是发生在近端结肠的少量结肠息肉（10～99 个），其结直肠癌的发病年龄（约 55 岁）晚于 CFAP 的发病年龄（约 39 岁），且肠外肿瘤的发病风险低于 FAP。AFAP 致病突变多位于 APC 基因 5' 端（第 1～177 位密码子）、第 9 号外显子以及远处的 3' 端。

五、MUTYH 相关息肉病

近年来发现结肠息肉病除了 APC 基因突变导致的 FAP 外，还存在 MUTYH 相关性息肉病（MUTYH-associated polyposis，MAP）。该疾病是一种常染色体隐性遗传病，因参与 DNA 损伤修复的 *MUTYH* 双等位基因突变所致。*MUTYH* 突变检出率与息肉数量之间存在一定的相关性，息肉较少（10～99 枚）的患者该基因突变检出率达 26%，而仅 7%～14% 息肉数超过 100 枚的患者被诊断为 MAP。目前常检测该基因的 2 个主要突变位点，Y165C 和 G382D，如果为阴性，可进一步考虑 *MUTYH* 全基因测序。双等位基因突变有较高的结直肠癌发生率，但单等位基因突变对结直肠癌发生率的影响仍存在争论。

六、错构瘤性息肉综合征

错构瘤性息肉综合征（hamartomatous polyposis syndrome）实际上是一个范围很广的概念，其都以错构息肉和消化道及消化道外的恶

性肿瘤为特点。Peutz-Jeghers 综合征是错构瘤息肉中最常见的，为常染色体显性遗传病，表现为消化道错构瘤，黏膜皮肤斑。85% 为 *STK11/LKB1* 突变，其中有 63.6% 点突变，21.2% 大段缺失，增加了结直肠癌、乳腺癌、胰腺癌、小肠癌、食管癌及卵巢癌的风险。幼年息肉综合征（juvenile polyposis syndrome，JPS）也是常染色体显性遗传，在生存期患癌的概率是 70%。近 60%的 JPS 患者突变在 SMAD4/MADH4（18q21.1）和 BMPR1A（10q22.3），其中 40.1% 为点突变，8.7% 重排。Cowden 综合征（Cowden syndrome，CS）和 Bannayan-Riley-Ruvalcaba 综合征均是 *PTEN* 基因突变所致。故亦可称为 PTEN 错构瘤综合征。

七、遗传性混合性息肉综合征

遗传性混合性息肉综合征（hereditary mixed polyposis syndrome）以各种类型的结肠息肉为特点，常染色体显性遗传病，有结直肠癌倾向，但不同于 FAP，无肠外恶性病灶。突变位置在染色体 6q，15q，10q。

第四节 结直肠癌的临床表现和诊断手段

一、结直肠癌常见症状

结直肠癌早期常无明显症状，病情发展到一定程度才出现临床症状，主要有下列表现：

1. 排便习惯与粪便性状改变 便频、腹泻或便秘，有时便秘和腹泻交替、里急后重、肛门坠胀，并常有腹隐痛。老年患者对痛觉不敏感，有时癌瘤已发生穿孔，引致腹膜炎时才觉腹痛而就医。肿瘤破溃出血，有时鲜红或较暗，一般出血量不多，间歇性出现。如肿瘤位置较高，血与粪便相混则呈果酱样大便，有时为黏液血便。

2. 腹痛 早期症状之一，常为定期不确切的持续性隐痛，或仅为腹部不适或腹胀感。出现肠梗阻时则腹痛加重或为阵发性绞痛。

3. 肠梗阻 肠梗阻是结肠癌局部晚期的表现，以左半结肠梗阻较为多见。溃疡型或增生型结肠癌向肠壁四周蔓延浸润致肠腔狭窄引起的梗阻，常为慢性不完全性机械性肠梗阻。患者往往

先出现腹胀、腹部不适，然后出现阵发性腹痛、肠鸣音亢进、便秘或粪便变细（铅笔状、羊粪状），最后排气排便停止。而急性肠梗阻多由浸润型结肠癌引起，由肿瘤引起肠套叠、肠梗阻的老年患者不少，故对老年人肠套叠须警惕结肠癌的可能。无论急、慢性肠梗阻，恶心、呕吐症状均不明显，如有呕吐，则小肠（特别是高位小肠）可能已受肿瘤侵犯。

4. 腹部肿块　肿瘤长到一定程度，腹部即可扪及肿块，常以右半结肠癌多见。老年患者多消瘦、且腹壁较松弛，肿块易被扪及。肿块初期可推动，侵袭周围后固定。

5. 贫血、消瘦、发热、无力等全身中毒症状　由于肿瘤生长消耗体内营养，患者可出现无明显诱因的消瘦，晚期则表现为恶病质。长期慢性出血引起患者贫血；肿瘤继发感染，引起发热和中毒症状。

6. 综合临床表现　由于左、右半结肠在胚胎学、解剖学、生理功能和病理基础上都有所不同，因而两者发生肿瘤后的临床表现也不同。

左半结肠的肠腔内容物经右半结肠吸收水分后，转为固定状态的粪便；左半结肠的管腔较右半狭小，且左半结肠癌的病理类型以浸润型多见，易致肠壁狭窄，大便通过困难，因此梗阻症状比右半结肠多见。左半结肠癌出血后，血液很快随大便一起排出体外造成血便，患者易觉察。右半结肠管腔相对宽大，肠腔内容物为流体状态，不易产生肠梗阻；肿瘤出血后，血液与肠内容物混在一起，如出血量不多，患者不易觉察，长期慢性失血可导致贫血；右半结肠癌的病理类型以隆起型多见，肿瘤在肠腔内生长形成临床体检可扪及的腹块；而且右半结肠的吸收功能较强，肿瘤因缺血坏死合并感染时，细菌产生的毒素被吸收后，临床可出现中毒症状。

直肠癌的症状以便血和排便习惯改变（大便次数增多、里急后重、肛门坠胀等）多见。当肿瘤浸润肠壁引起直肠狭窄，可出现大便变形、变细，如病情继续发展，则可出现肠梗阻。

临床表现出现的频率，右侧结肠癌依次以腹部肿块、腹痛及贫血最为多见；左侧结肠癌依次以便血、腹痛及便频最为多见；直肠癌依次以便血、便频及大便变形多见。

7. 转移　临床表现除了上述由局部引起的表现外，结直肠癌发展到后期引起相应的晚期症状。如肿瘤盆腔广泛浸润导致腰、骶部疼痛，坐骨神经痛和闭孔神经痛；向前浸润阴道及膀胱黏膜导致阴道出血或血尿，严重者可出现直肠阴道瘘、直肠膀胱瘘；双侧输尿管梗阻导致上尿路积水、排尿困难、肾功能损伤；腹水、淋巴阻塞或髂静脉受压导致下肢、阴囊、阴唇水肿；肠穿孔导致急性腹膜炎、腹部脓肿；远处转移如肝转移导致肝大、黄疸、腹水；肺转移导致咳嗽、气促、血痰；脑转移导致昏迷；骨转移导致骨痛、病理性骨折等。最后会引起恶病质、全身衰竭。

二、结直肠癌常见体征

结直肠癌除中下段直肠癌外，一般在早期无特殊体征。局部可以用直肠指检扪及、乙状结肠镜或导光纤维结肠镜看到肠腔肿块，腹部亦常扪及包块（注意鉴别是否为结肠痉挛或粪块）；全身检查可以发现贫血以及转移征象如锁骨上淋巴结增大，肝肿块等。

注意临床患者的体检发现，常无特异诊断意义，而是反映了病变的进展情况。如贫血貌和消瘦也只反映了长期慢性失血，消化吸收不良的后果，也常见于其他疾病。故对已疑为结直肠癌的患者加强对腹水，肝脏和锁骨上淋巴结的检查，明确是否存在远处转移。

三、结直肠癌诊断常用检查

结直肠癌的诊断检查应遵循由简到繁的步骤进行。常用检查方法有以下几项：

（一）实验室检查

1. 粪便隐血试验（fecal occult blood test, FOBT）　粪便隐血是最为常见的结直肠癌早期指标之一。根据检测原理，粪便隐血试验可以分为愈创木脂化学法粪便隐血试验（guaiac fecal occult blood test, gFOBT）和粪便免疫化学检测试验（fecal immunochemical test, FIT）。其中gFOBT成本低、操作简便，过去在结直肠癌早期筛检中被广泛使用，但由于其易受到饮食和药物等因素影响，假阳性率较高，现已不再建议使用。FIT克服了gFOBT的不足，对结直肠癌的敏感性和特异性有了显著提高，是一种比较简单、经济、无创、行之有效的检查方法，尤其对于无症状的结直肠癌患者，FIT 在临床实践中可作为结直肠癌的补充诊断工具。

2. **肿瘤标志物** 癌胚抗原（carcinoembryonic antigen，CEA）和 CA19-9 是两项在结直肠癌组织和结直肠癌患者血液中常升高的肿瘤标志物。但是它们应用于结直肠癌诊断的特异性和敏感性都不令人满意。临床实践中推荐对确诊的结直肠癌患者在术前应常规测定血液 CEA 和 CA19-9 并对增高的患者术后复查。术后 CEA 和 CA19-9 仍持续增高的患者常提示仍有残留病灶，术后 CEA 和 CA19-9 恢复正常但以后再次增高常提示肿瘤复发。

（二）影像学检查

1. **CT 和 MRI** CT 和 MRI 是结直肠癌临床分期和疗效评价的常用影像检查方法。CT 检查的优势是扫描速度快，临床用于全腹部和胸部扫描。腹部增强 CT 可了解结直肠癌原发灶浸润深度、淋巴结转移或远处转移状况。胸部高分辨率 CT 扫描可识别毫米级的小病灶，肺转移的检出率显著高于胸片。MRI 扫描速度慢，通常用于小范围的扫描。MRI 对结直肠癌肝转移病灶的检出率高于 CT。高分辨 MRI 是直肠癌术前分期的重要检查方法，现已成为直肠癌术前临床评估"金标准"，用于对患者进行复发风险分层指导新辅助放化疗。直肠癌 MRI 应进行结构化报告（DISTANCE 评估），包括肿瘤位置（DIS）、浸润深度（T）、肛管（A）、区域淋巴结转移（N）、环周切缘 CRM（C）和壁外血管侵犯 EMVI（E）。

2. **超声检查** 结肠肿瘤的超声检查，可用于以下两个方面，即经腹壁或经肠腔内检查。

（1）经腹壁检查：可以直接检查肠道原发肿块部位、大小、与周围组织关系等。超声检查时发现腹部肿块的"假肾征"常提示肿块来源于结直肠。经腹壁检查还可以检查转移灶，超声检查可包括腹膜后、肠系膜根部淋巴结、转移结节或肿块，盆腔有无转移结节，肝脏有无占位性实质性肿块。

（2）经肠腔检查：应用特制的纤维超声内镜，于超声传感器与肠壁间充以水，使传感器隔水测定。观察测定的图像显示肠壁 5 个层次，即黏膜层、黏膜肌层、黏膜下层、固有肌层及浆膜层，清晰观察各层次的形态、厚薄及均匀与否，提示肿瘤的范围、大小、有无浸润至肠腔外，甚至可检测邻近器官，如前列腺、膀胱、子宫、阴道等相应情况。有报道此检查可深入达盲肠。腔内 B 超对浸润范围估计正确率可达 76%～88.8%，而对肠外淋巴结转移正确率仅 38%。

3. **结肠造影检查** 结肠造影检查是诊断结肠癌的主要手段之一。它对位于乙状结肠、脾曲、右半结肠等处单个直径较小的肿瘤较易漏诊，对位于直肠中段的肿瘤也较易受医生忽略。采用气钡双重对比造影技术可提高结肠造影检查的质量。双重气钡对比造影明显优于单一钡剂对比检查的结果，前者检出率与结肠镜结果相似。但 X 线造影也有不足之处，可因粪便或乙状结肠扭转而致假阳性，其假阴性率可达 8.4%。目前在有条件的医院该项目已大多为纤维结肠镜所替代。在无法进行全结肠镜检查的情况下，亦有人推荐纤维乙状结肠镜和结肠气钡双重对比造影联合检查来替代全结肠检查。

4. **螺旋 CT 仿真内镜检查（CTVE）** CTVE 是近年来 CT 诊断的一项新技术，目前最常用的是 CT 仿真结肠镜（CT virtual colonoscopy，CTVC）在结直肠隆起性病变方面的应用。CTVC 具有类似纤维结肠镜在结直肠癌诊断中的作用，能准确显示病变的位置、数目，对于 5mm 以上的隆起性病变有较高的诊断价值。CTVC 的成像基础是螺旋 CT 容积扫描而获得的一系列横断面影像，利用特殊软件对容积扫描数据进行三维重建，获得仿真结肠内镜的影像，应用 Fly through 软件沿结肠管腔中轴方向推进观察。

CTVC 检查的优点在于它是一种非侵入性、简便、安全有效的结肠病变的检查手段，对由于各种原因引起的肠管狭窄内镜无法通过及不能耐受全结肠检查的病例，CTVC 更有诊断价值。CTVC 检查缺点为对小于 5mm 的病灶以及较平坦表浅的病灶检出率不高，无法显示黏膜色泽变化，不能直视下活检，对肠道准备要求较高等。CTVC 虽然无法取代纤维结肠镜，但可作为结肠镜一项较好的补充检查手段。另外，CTVC 若结合常规结肠 CT 扫描，可提高结直肠癌诊断准确性，并可观察淋巴结肿大以及腹部器官转移等情况，从而可对结肠肿瘤患者进行正确的术前评估。

5. 正电子发射体层成像（PET）和正电子发射计算机体层成像（PECT） PET 和 PECT 显像也能检出结直肠癌的原发灶，而且灵敏度很高，但全身显像主要在于能同时检出转移灶，全面了解病变的累及范围，进行准确的临床分期，为临床选用合理的治疗方案提供科学依据。另外，结直肠癌术后局部常出现复发灶，对于较小的复发灶，B 超、CT 或 MRI 难以与术后纤维瘢痕形成相鉴别，而 PET 显示复发的肿瘤组织的葡萄糖代谢率明显高于纤维瘢痕组织。同时还可以全面了解全身的转移情况。

（三）内镜检查

结直肠的内镜检查不仅可以直接观察肠道病变，还可以活检明确病理诊断，部分早期肠癌可通过内镜局部切除治愈。

1. 常规肠道内镜检查 内镜检查可根据内镜的类型分为硬质直肠镜和纤维结肠镜，也可根据镜身的长短检查的范围而分为直肠镜，乙状结肠镜，60cm 纤维结肠镜和全结肠纤维肠镜。

直肠全长 15cm，15cm 以内直肠段尤其是直肠下段，往往很难在钡灌肠下发现，故对肛门指诊发现直肠段病变作直肠镜检查极为重要，并可进行活检作病理学检查，肉眼观察对局部肿块的估计有助于手术方案的选择。

纤维结肠镜的应用是诊断结肠肿瘤最可靠的方法。目前短的纤维乙状结肠镜的应用渐渐代替了 30cm 硬乙状直肠镜的检查。肠镜检查能直接观察到病灶的情况，并能取活检做病理检查，并在镜下处理腺瘤和部分早癌。通过肠镜下切除结肠腺瘤可使结直肠癌的发病率下降 76%～90%。

2. 放大电子肠镜检查 放大电子肠镜可借镜头上附着的图像放大装置清楚地观察腺管开口的形态，高倍放大结肠镜的诊断单位是结肠隐窝。结直肠腺管开口形态分类对于判断肿瘤性、非肿瘤性病变以及早期癌具有重要意义，也是近年来内镜下结直肠肿瘤诊断方法的重要进展之一，通过放大内镜对结直肠腺管开口形态观察可大致预测病理组织学诊断以及早期结直肠癌的浸润深度，对于黏膜内癌和黏膜下轻度（sm1）浸润癌可行黏膜剥离切除，而黏膜下重度（sm2～3）浸润癌或浸润更深者则为手术适应证。

3. 黏膜染色肠镜检查 黏膜染色肠镜是在内镜下采用色素染色技术，一般常用靛胭脂或美蓝染色结肠黏膜，通过色素对比，根据靛胭脂在黏膜沟、间隙的分布情况，显示黏膜微细变化，增加诊断正确性。应用色素内镜可以有效地发现病变并指导活检，必要时使用蛋白溶解酶，可进一步提高清晰度，更易发现病变，从而提高内镜早诊率。色素染色技术较繁琐，NBI（窄带光谱成像）是一种快捷的电子染色方法，尤其是配合放大内镜有助于观察病灶表明腺管开口形态。

4. 超声结肠镜检查 超声结肠镜具有普通肠镜和超声功能，仪器尖端配有转换装置，能旋转 360°，它不仅可观察结肠肿瘤侵犯的层次，同时还可判断有无淋巴结转移。其优势是对早期肠癌的浸润深度诊断准确率高于 CT 和 MRI。

5. 磁共振内镜检查 磁共振内镜（MRE）是将磁共振与内镜技术结合的新型设备，可向人们提供结直肠等消化道脏器的高质量内镜磁共振图像（EMRI）。结直肠癌的 EMRI 主要表现为结直肠肠壁结构层次的破坏。

磁共振内镜对远端结直肠癌的术前分期诊断提供了一种新的手段。早期结直肠癌的诊断，还存在一些尚待解决的问题，普通居民筛查受经济条件和居民健康意识的制约，故磁共振内镜诊断检查目前尚未全面推广应用。

6. 激光诱导荧光结肠镜检查 激光诱发荧光技术（LIF）对肠镜活检的引导作用：各种生物学组织在一定波长的光照下均会发出荧光。由于正常组织与肿瘤组织的结构和代谢有较大差异，因而癌组织与正常组织黏膜的荧光谱有显著区别，检查者可依据荧光谱的不同，有针对性地引导活体组织检查，特别是对于扁平型结直肠肿瘤的鉴别，可大大提高活检的准确性。该项技术具有可重复性、无创、结果较客观、可实时获得结果及便于立即决定治疗方法等优点，是一种对结直肠癌早期诊断研究工作颇有前景的新技术。

（四）病理学检查

病理学检查是结直肠癌诊断中最可靠的诊断方法，是明确诊断以拟订治疗方案所必需的依据。结直肠癌的病理诊断可分为组织病理学检查和细胞学检查。

结直肠癌活组织标本病理检查：①息肉样肿物，如肿瘤较小，应尽量将肿物全部切取送检，并应包括蒂部。如无明显瘤蒂,则应将肿物基底部黏膜一并切下送检。②对较大的肿物进行活检时,应注意避免钳取肿物表面的坏死组织,如有可能应尽量钳取肿瘤基底部与正常黏膜交界处的组织。必要时,特别是疑有腺瘤癌变时,宜多处取材。

结直肠癌脱落细胞学检查方法包括直肠冲洗、肠镜直视下刷取、线网气囊擦取以及病灶处指检涂片法,但有实用意义者为肠镜下明视刷取或病灶部位指检涂片。如发现恶性细胞有诊断意义,如属可疑恶性或核略大、染色质增多诊断核异质细胞者,不足以作最终诊断。由于结直肠中脱落细胞常有不同程度的变性,结直肠癌脱落细胞学检查应用范围非常有限。

(五)遗传学诊断和分子诊断

结直肠癌的遗传学诊断和分子诊断实际上应属于实验室诊断的一部分。但由于目前遗传学诊断和分子诊断的应用范围和可靠性还需进一步研究。一般将结直肠癌遗传学诊断和分子诊断方法单列讨论。

结直肠癌肿瘤组织的基因检测可以反映结直肠癌的许多特性,可以给发病机制、转移潜能、对治疗反应等提供很多信息。目前用于临床的MMR,RAS检测即对发病机制和预测治疗反应有重要意义。肿瘤组织的基因改变可以是遗传性也有可能是获得性突变。因此在遗传性结直肠癌的诊断中还需要证明某种特定的基因突变不仅存在于肿瘤组织而且还存在于种系细胞中。因而一般先在肿瘤组织中测定相关基因或基因产物,如发现了突变就再利用血液淋巴细胞或口腔黏膜细胞来检测相应基因的突变以证明在种系细胞是否也有相应的突变。

第五节 结直肠癌分期

结直肠癌 TNM 分类法(2010UICC/AJCC 第8版 TNM 分期)见表29-2。

其他的分期方法有 Dukes 和 MAC 分期,其与 TNM 分期的关系比较见表29-3。

T、N、M 的定义[①]
原发肿瘤(T)
Tx:原发肿瘤无法评价
T_0:无原发肿瘤证据
Tis:原位癌:局限于上皮内或侵犯黏膜固有层[②]
T_1:肿瘤侵犯黏膜下层
T_2:肿瘤侵犯固有肌层
T_3:肿瘤穿透固有肌层到达浆膜下层,或侵犯无腹膜覆盖的结直肠旁组织
T_{4a}:肿瘤穿透腹膜脏层
T_{4b}:肿瘤直接侵犯或粘连于其他器官或结构[③④]
区域淋巴结(N)
Nx:区域淋巴结无法评价
N_0:无区域淋巴结转移
N_1:有 1~3 枚区域淋巴结转移
N_{1a}:有 1 枚区域淋巴结转移
N_{1b}:有 2~3 枚区域淋巴结转移
N_{1c}:浆膜下、肠系膜、无腹膜覆盖结肠/直肠周围组织内有肿瘤种植(tumor deposit,TD)[⑤],无区域淋巴结转移
N_2:有 4 枚以上区域淋巴结转移
N_{2a}:4~6 枚区域淋巴结转移
N_{2b}:7 枚及更多区域淋巴结转移
远处转移(M)
Mx:远处转移无法评价
M_0:无远处转移
M_1:有远处转移

M_{1a}：远处转移局限于单个器官或部位（如肝、肺、卵巢、非区域淋巴结），但没有腹膜转移

M_{1b}：远处转移分布于 1 个以上的器官

M_{1c}：腹膜转移有或没有其他器官转移

①cTNM 是临床分期，pTNM 是病理分期；前缀 y 用于接受新辅助（术前）治疗后的肿瘤分期（如 ypTNM），病理学完全缓解的患者分期为 $ypT_0N_0 cM_0$，可能类似于 0 期或 1 期。前缀 r 用于经治疗获得一段无瘤间期后复发的患者（rTNM）。DukesB 期包括预后较好（$T_3N_0M_0$）和预后较差（$T_4N_0M_0$）两类患者，Dukes C 期也同样（任何 TN_1M_0 和任何 TN_2M_0）。MAC 是改良 Astler-Coller 分期。

②Tis 包括肿瘤细胞局限于腺体基底膜（上皮内）或黏膜固有层（黏膜内，未穿过黏膜肌层到达黏膜下层）。

③T_4 的直接侵犯包括穿透浆膜侵犯其他肠段，并得到镜下诊断的证实（如盲肠癌侵犯乙状结肠），或者位于腹膜后或腹膜下肠管的肿瘤，穿破肠壁固有基层后直接侵犯其他的脏器或结构，例如降结肠后壁的肿瘤侵犯左肾或侧腹壁，或者中下段直肠癌侵犯前列腺、精囊腺、宫颈或阴道。

④肿瘤肉眼上与其他器官或结构粘连则分期为 cT_{4b}。但是，若显微镜下该粘连处未见肿瘤存在则分期为 pT_3。V 和 L 亚分期用于表明是否存在血管和淋巴管浸润，而 PN 则用以表示神经浸润（可以是部位特异性的）。

⑤肿瘤种植（卫星播散）是宏观或微观不连续的散落在远离原发肿瘤部位、结直肠周围淋巴引流区域脂肪组织内的癌症结节，且组织学证据不支持残余淋巴结或可辨认的血管或神经结构。如果苏木精 - 伊红、弹力或其他染色可辨认出血管壁，应归类为静脉侵犯（V1/2）或淋巴管侵犯（L1）。同样，如果可辨认出神经结构，病变应列为神经周围侵犯（Pn1）。肿瘤种植的存在不会改变的原发肿瘤 T 分层，但改变了淋巴结（N）的分层。如果有肿瘤种植，所有区域淋巴结病理检查是阴性的则认为 N_{1c}。

表 29-3　TNM 分期和 Dukes 分期比较

期别	T	N	M	Dukes	MAC
0	Tis	N_0	M_0	-	-
I	T_1	N_0	M_0	A	A
	T_2	N_0	M_0	A	B1
ⅡA	T_3	N_0	M_0	B	B2
ⅡB	T_{4a}	N_0	M_0	B	B2
ⅡC	T_{4b}	N_0	M_0	B	B3
ⅢA	$T_{1\sim2}$	N_1/N_{1c}	M_0	C	C1
	T_1	N_{2a}	M_0	C	C1
ⅢB	$T_{3\sim4a}$	N_1/N_{1c}	M_0	C	C2
	$T_{2\sim3}$	N_{2a}	M_0	C	C1/C2
	$T_{1\sim2}$	N_{2b}	M_0	C	C1
ⅢC	T_{4a}	N_{2a}	M_0	C	C2
	$T_{3\sim4a}$	N_{2b}	M_0	C	C2
	T_{4b}	$N_{1\sim2}$	M_0	C	C3
ⅣA	任何 T	任何 N	M_{1a}	-	-
ⅣB	任何 T	任何 N	M_{1b}	-	-
ⅣC	任何 T	任何 N	M_{1c}	-	-

第六节　结直肠癌的外科治疗及综合治疗

到目前为止，结直肠癌的最有效治疗手段是手术根治性切除。

一、外科治疗

目前为止，外科根治性手术仍是治疗结直肠癌的主要方法。

（一）外科治疗基本原则

结直肠癌手术前应尽可能明确诊断（局部 + 全身），完善术前准备。诊断应包括病理诊断和临床诊断，尤其手术需要切除肛门或者行联合脏器切除前，更需要明确的病理诊断。术前临床诊断需要明确临床分期（cTNM）评估。

首次治疗策略是否正确直接影响治疗效果和预后。如果将一个可以根治性切除的进展期直肠癌仅做局部切除，其术野肿瘤播散及局部复发将会使患者失去治愈机会；如果对一个全身情况较

差又有多器官转移的晚期直肠癌施行全盆清扫，不仅不会使患者获益，反而增加患者痛苦，甚至加快死亡。所以，外科医生必须明确各种外科手术方式在不同分期的结直肠癌治疗中的作用，为患者制定合理的手术治疗方案。

决定治疗方案后，要根据患者具体情况，全面考虑选择适当的手术术式。选择手术方式时应根据肿瘤生物学特性（癌或肉瘤、分化程度等）、患者年龄、全身情况和伴随疾病（如心脑血管疾患、糖尿病等）。微创手术（腹腔镜手术或内镜手术或局切手术）必须考虑病例选择、设备齐全、医生技术水平以及病者的依从性，并且做好中转开腹的准备。腹腔镜手术应在符合以下条件的患者中进行：①手术医师具有丰富的腹腔镜结直肠手术经验；②不存在急性肠梗阻和肠穿孔；③能够进行全腹腔探查。

结直肠癌根治手术原则除了要遵循一般外科的无菌操作、术野显露充分、避免损伤邻近正常组织器官等原则外，尚要求有严格的无瘤观念。手术时须注意全面由远及近探查，必须探查并记录肝脏、胃肠道、子宫及附件、盆底腹膜，及相关肠系膜和主要血管淋巴结和肿瘤邻近脏器的情况，探查时动作必须轻柔，切忌大力挤压，以免癌栓脱落播散；手术需切除足够的肠管，常规清扫 2 站以上区域淋巴结，并整块切除，尽量不要将肿瘤和淋巴结分块切除；推荐锐性分离技术；推荐由远及近的手术清扫；建议先处理肿瘤滋养血管，肿瘤切除后应更换手套，创面用大量无菌清水冲洗。对已失去根治性手术机会的肿瘤，如果患者原发灶无出血、梗阻、穿孔症状，则根据 MDT 会诊评估确定是否需要切除原发灶。结肠新生物临床诊断高度怀疑恶性肿瘤及活检报告为高级别上皮内瘤变，如患者可耐受手术，建议行手术探查。

（二）手术禁忌证

全身情况不良，虽经术前治疗未能矫正者；有严重心、肺、肝、肾疾患，不能耐受手术；已有多处远处转移，MDT 讨论认为不可手术的晚期患者（无明显出血、梗阻、穿孔等）。部分转移性结直肠癌，如仅有孤立性肺、肝、骨等转移，或者即使是多个转移，但仍然能够达到 R0 切除的，原发灶和转移病灶的完整切除术而获得较好疗效。特别是联合全身综合治疗，能够大幅度地延长生存，甚至治愈。故不应成为手术禁忌。

（三）术前处理

术前准备目的是让患者更安全地耐受手术。通过全面检查，明确诊断；调整和纠正患者的生理心理状况，包括术前处理纠正相伴疾病；纠正水电解质紊乱和贫血；控制饮食；肠道准备等。

肠道准备可选择离子泻剂的全消化道灌洗方法，术前不限制饮食，不需口服抗生素。在手术开始前 30 分钟内肌内注射或静脉推注抗生素 1 次可降低感染机会。伴有梗阻的结直肠癌患者不推荐做全消化道灌洗。随着外科快速康复围手术期处理理念的推广，术前准备的许多传统方法都在不断改良，如术前禁食、禁水的时间大幅度缩短；肠道准备（清肠）已经被选择性使用；胃肠减压已经不是常规，只在有梗阻等特殊患者才应用。

（四）手术方式

早期结直肠癌 $cT_1N_0M_0$，可采用内镜下切除、局部切除或结肠肠段切除术。黏膜下层的浅浸润癌（SM1），可考虑行内镜下切除。内镜切除或局部切除术后病理证实为 T_1 期肿瘤，如果切除完整、切缘（包括基底）阴性而且具有良好预后的组织学特征（如分化程度良好、无脉管浸润），不推荐再行手术切除。如果具有预后不良的组织学特征，或切除不完整，切缘无法评价，推荐追加结肠切除术加区域淋巴结清扫。距肛缘 <20cm 的结直肠肿瘤还可选择经肛门内镜微创手术（transanal endoscopic microsurgery，TEM）或经肛微创外科手术（transanal minimally invasive surgery，TAMIS）。行内镜下切除或局部切除的结直肠癌必须满足如下要求：①肿瘤大小<3cm；②切缘距离肿瘤>3mm；③活动，不固定；④仅适用于 T_1 期肿瘤；⑤高 - 中分化；⑥无淋巴管血管或神经侵犯；⑦治疗前影像学检查无淋巴结转移的征象。局部切除标本必须由手术医师展平、固定，标记方位后送病理检查。

进展期（$T_{2\sim4}$，$N_{0\sim2}$，M_0）结肠癌根治术是相应部位结肠肠段加区域淋巴结的整块切除。结肠癌全结肠系膜切除术（CME）源于直肠癌的全直肠系膜切除术（total mesorectal excision，TME）的理念，是 2009 年由德国 Hohenberger 教授提出，他发现 CME 术可以降低结肠癌的术后复发，改善生存预后。CME 手术的要点是沿胚胎学层面锐性分离结肠系膜，保证获得由完整结肠系膜包被的肿瘤标本；根部结扎供养血管，保证对结肠癌第 3 站淋巴结的清扫，获得最多的淋巴结检出数量；在纵轴方向切除足够的结肠肠段及肠周淋巴结。

肿瘤侵犯周围组织器官可联合脏器整块切除。术前影像学报告为 T_4 的结肠癌，在 MDT 讨论的前提下，可行新辅助化疗再施行结肠癌根治术；行腹腔镜辅助的手术建议由有腹腔镜经验的外科医师根据情况酌情实施；对于已经引起梗阻的可切除结肠癌，可行 I 期切除吻合，或 I 期肿瘤切除近端造口远端闭合，或造口术后 II 期切除，或支架植入术后限期切除。如果肿瘤局部晚期不能切除或者临床上不能耐受手术，可给予包括手术在内的姑息性治疗，如近端造口术、短路手术、支架植入术等。

直肠癌的全直肠系膜切除术（total mesorectal excision，TME）是英国医生 BillHeald 在 1982 年提出的。经过多年的实践，证明 TME 可有效降低中、下段直肠癌局部复发率的 3%～7%，且可提高生存率。因此，TME 已作为中、下段直肠癌的标准手术原则。TME 的手术原则是直视下在直肠后间隙中进行锐性分离，保持盆筋膜脏层的完整无损，肿瘤远端直肠系膜的切除不得少于 5cm，肠管切除至少距肿瘤远端 2cm。

进展期直肠癌（$cT_{2\sim4}$，$N_{0\sim2}$，M_0）必须行根治性手术治疗。中上段直肠癌推荐行经腹低位前切除术；低位直肠癌推荐行腹会阴联合切除术或慎重选择保肛手术。中下段直肠癌必须遵循 TME 的原则，尽可能锐性游离直肠系膜，尽量保证环周切缘阴性，对可疑环周切缘阳性者，应加后续治疗；肠壁远切缘距离肿瘤≥2cm，直肠系膜远切缘距离肿瘤≥5cm 或切除全直肠系膜。在根治肿瘤的前提下，尽可能保留肛门括约肌功能、排尿和性功能。下段直肠癌（距离肛门<5cm）远切缘距肿瘤 1～2cm 者，需要术中冰冻病理检查证实切缘阴性；直肠癌根治术还需整块切除引流区域淋巴脂肪组织；尽可能保留盆腔自主神经。术前影像学提示 $cT_{3\sim4}$ 或 N+ 的局部进展期中下段直肠癌，建议行新辅助放化疗或新辅助化疗后再行根治术；肿瘤侵犯周围组织器官者争取联合脏器切除；合并肠梗阻的直肠新生物，临床高度怀疑

恶性，而无病理诊断，不涉及保肛问题，并可耐受手术的患者，可直接剖腹探查；对于已经引起肠梗阻的可切除直肠癌，可行 I 期切除吻合，或 Hartmann 手术，或造口术后 II 期切除，或支架植入解除梗阻后限期切除；I 期切除吻合前一般需行术中肠道灌洗；如估计吻合口瘘的风险较高，可行 Hartmann 手术或 I 期切除吻合及预防性肠造口。如果肿瘤局部晚期不能切除或临床上不能耐受手术，可给予姑息性治疗，包括选用放射治疗来处理不可控制的出血和疼痛，近端双腔造口术、支架植入来处理肠梗阻以及支持治疗。术中如有明确肿瘤残留，可放置银夹作为后续放疗的标记。

部分早期中低位直肠癌可以选择经肛门全直肠系膜切除术（transanal total mesorectal excision，TaTME），TaTME 适应证主要包括：男性、前列腺肥大、肥胖、肿瘤直径>4cm、直肠系膜肥厚、低位直肠前壁肿瘤、骨盆狭窄、新辅助放疗引起的组织平面不清晰等"困难骨盆"的中低位直肠癌，尤其是低位直肠癌患者。建议在有经验的中心谨慎开展 TaTME 手术，此手术不适用于肛门狭窄或损伤史的患者，也不适用于高位直肠癌的患者；对于不适合局部切除的 $cT_{1\sim2}$ 超低位以及低位直肠癌患者，可选择经括约肌间切除术（intersphinteric resection，ISR）进行超低位保肛手术。ISR 的适应证包括：直肠肿瘤距离齿状线<2cm，预计有安全切缘>1～2cm 的 $T_{1\sim2}$ 期及部分经术前放化疗后降期的直肠癌。ISR 术后患者的肛门排便和控便功能会受到一定程度的影响，应该严格选择括约肌良好和沟通充分的患者施行该术式。行 ISR 时，要注意避免损伤女性阴道后壁和男性后尿道，避免损伤直肠外括约肌和直肠穿孔，保证远端切缘阴性并常规预防性造口。

结直肠癌经自然腔道取标本手术（natural orifice specimen extraction surgery，NOSES），与常规腹腔镜手术的区别在于取标本的途径和消化道重建方式。主要适应证包括：肿瘤浸润深度以 $T_{1\sim3}$，经直肠取标本的肿瘤环周直径 <3cm，经阴道取标本的肿瘤环周直径 3～5cm 为宜。对于肿瘤局部晚期，病灶较大，肥胖患者（BMI 大于 30kg/m²）慎重选择该术式；对于未婚未育或有再育需求的女性不采用经阴道取标本的术式。

（五）结直肠癌腹腔镜手术的历史和前景

1990 年 6 月，美国佛罗里达州外科医师 Moises Jocobs 在腹腔镜下进行了第 1 例腹腔镜辅助右半结肠切除术。随着技术的完善和器械的改进，Joseph Uddo 于 1991 年 7 月完成了第 1 例完全性腹腔镜右半结肠切除术。之后短短的 1 年中，几乎所有类型的结肠手术都在腹腔镜下得到尝试。尽管近十年来腹腔镜手术已广泛应用于治疗各种结直肠疾病，包括良恶性肿瘤，但其在恶性肿瘤治疗方面的应用仍存在争议。随着 COST 和 COLOR 等大型多中心随机对照试验的结果公布，2004 年后结肠癌腹腔镜手术已被广泛接受，成为目前结肠癌手术的标准治疗方式。但是，部分研究提示腹腔镜直肠癌手术标本的系膜质量劣于开放手术，长期疗效尚待报告。机器人手术系统越来越多地应用于结直肠癌手术，其优势是高清显示和灵活的仿生手腕使操作更加灵活，其相对腹腔镜手术的优势尚待临床研究阐述。

腹腔镜结直肠手术已经成为最常用的手术操作方式，与开腹手术相比有以下优势：术后疼痛明显减轻，腹壁伤口小、美观，术后胃肠道功能恢复快，术后恢复正常活动时间快，术后肠梗阻的发生率减少。随着 3D 高清影像系统和机器人系统的应用，外科医生可以更加精细地观察解剖平面，术中出血显著低于开腹手术。经自然腔道取出标本的手术（NOSES）消除了腹壁手术瘢痕，具有微创和美容的双重优势。经肛 TME（TaTME）手术使更多低位直肠癌保留肛门成为可能。预计机器人系统未来将更多地应用于结直肠癌手术，尤其是机器人系统使单孔腔镜手术更容易掌握。复杂肠粘连、肠梗阻和严重心肺功能不全的患者是腹腔镜手术的相对或绝对禁忌。目前，机器人手术费用较高，限制了其广泛应用。

（六）手术并发症

1. **术中误伤** 结直肠癌手术中损伤其他器官的发生率临床上难以统计，损伤的原因与肿瘤局部浸润、医生技术水平、病者个体差异、医疗设备以及手术人员配合等有关，如果熟悉结直肠及其周围组织器官毗邻关系、良好的手术野、熟练的手术技巧可以有效降低术中周围组织结构的损伤，例如右半结肠切除术中游离肝曲结肠时意识到邻近的十二指肠，并将其推开可以避免损伤。

又如施行结肠癌或直肠癌手术时，常规显示输尿管可免误损。

2. **骶前静脉丛大出血** 骶前静脉是人体末端静脉，无静脉瓣，并与骶骨小孔内的椎静脉相交通，骶前静脉丛一旦被撕破，破裂的血管可能退缩到椎管内，无法自行止血，可能引发危及生命的大出血。如果能循直肠系膜后间隙明视下锐性游离直肠，则不会伤及骶前静脉丛，发现骶前静脉损伤出血时，压迫止血为主，切忌勉强钳夹或缝扎止血，以免裂口越来越大，出血更难控制。

3. **吻合口瘘** 一般结肠癌手术所致的吻合瘘较少见，临床上多见于低位直肠癌保肛手术后发生吻合口瘘，一般发生于术后 4～8 天，表现为发热、腹痛等症状，血白细胞升高，腹腔或盆腔引流管引出脓性或大便样液体伴有粪臭味，微小的吻合口瘘，通过禁食、营养支持、抗生素和生长抑素治疗，经引流管通畅引流，2～3 周可以愈合。对感染中毒症状较重，腹膜炎体征明显或肠内容物引流量较多的患者，需及时手术，彻底冲洗引流盆腔，行近侧结肠造口或回肠造口。预防发生吻合口瘘的关键是保证吻合口血供良好、吻合口无张力和熟练的吻合技术（包括使用吻合器是否得当），术中若对吻合口可靠性有怀疑，应加固缝合或做近侧保护性造口。吻合后可以常规用充气试验或注入亚甲蓝检查吻合口是否完好。

4. **感染** 结直肠癌手术属于Ⅱ类手术，有污染腹腔和切口的可能性，所以手术时应同时注意无瘤操作和无菌操作，切断肠管时和缝合切口前均应用碘伏涂抹。手术结束时大量蒸馏水冲洗也有助于减少腹盆腔感染等发生。盆腔感染多由于骶前间隙引流不畅所致，一旦发生盆腔感染，可经引流管持续冲洗，或拆开会阴部切口缝线使引流通畅，加上每天坐盆浴两次。

5. **术后肠梗阻** 结直肠癌手术后发生肠梗阻，常见于以下原因：手术分离创面术后发生粘连、肠道吻合口水肿、系膜裂孔或盆底腹膜缝合不够严密引起疝等。临床表现为肛门排气排便停止，腹部膨隆，常伴有腹痛。临床考虑术后肠梗阻发生时需仔细评估腹部体征，包括肠鸣音的强弱、有无腹膜炎体征等，如果没有腹膜炎体征及肠缺血坏死表现的患者可先保守治疗，并密切观察腹部体征的变化。保守治疗期间如果出现腹膜刺激征加重，或肠鸣音消失等表现，考虑存在肠穿孔或肠坏死等情况下需及时外科手术干预。

6. 尿潴留 尿潴留是直肠癌切除术后常见并发症，术后 4～5 天拔除尿管出现排尿困难，临床发生率 8%～50%，直肠癌的位置越低，保肛手术后发生排尿功能障碍可能性越大，Miles 手术发生率最高，原因是手术时可能损伤盆腔自主神经系统，所以手术时应注意保护盆腔交感和副交感神经系统。术后拔尿管前先行钳夹尿管。定时开放，以训练膀胱功能，直至患者在钳夹尿管期间有尿意才拔尿管，一般术后第 2 天开始，钳夹 2～3 天即可。

7. 性功能障碍 直肠癌手术导致男性性功能障碍是常见的临床问题，主要与盆腔自主神经损伤有关，其次是结肠造口、盆腔慢性感染影响，有些则由于患者心理所致。Miles 手术后男性性功能障碍的发生率为 43%～67%，表现为性欲下降、勃起功能障碍、不能射精或早泄等。手术中注意仔细辨认、分离及保护盆腔自主神经系统是预防性功能障碍的关键。

8. 造口并发症 造口术后并发症发生率为 25%～67%，主要表现为造口出血、水肿、坏死、狭窄、回缩、脱垂、旁疝、造口周围皮肤病变（粪性皮炎、过敏性皮炎、毛囊炎等），以上并发症大多与造口定位是否合适、术中操作是否细致、造口肠段血供是否良好、拉出的肠段是否有张力及发现问题是否及时处理等有关。

二、结直肠癌化学治疗

结直肠癌的化疗分为辅助化疗和晚期结直肠癌的姑息化疗。同时还可作为放疗增敏剂用于中低位直肠癌的新辅助放疗。辅助化疗是结直肠癌综合治疗的一个重要组成部分，目的在于消灭根治术后可能存在的微小残留病灶。晚期结直肠癌的姑息治疗，对一些在诊断时已出现远处转移或复发转移的结直肠癌患者通过化疗能使患者的生存期延长，提高生活质量。

结直肠癌化疗的常用药物包括氟尿嘧啶及其衍生物、奥沙利铂、伊立替康、雷替曲塞、贝伐珠单抗、西妥昔单抗、呋喹替尼、瑞格菲尼和安罗替尼等。

（一）结直肠癌的辅助化疗

结直肠癌辅助化疗经历了 30 多年的研究，取得令人瞩目的进展，术后辅助化疗能提高Ⅲ期结肠癌 5 年生存率 15% 左右。辅助化疗应在术后 4 周内开始应用，目前认为应用时间为半年。

1. 常用辅助化疗方案包括以下方案：

（1）mFOLFOX6 方案：奥沙利铂 85mg/m²，静脉滴注（2 小时），第 1 天；亚叶酸钙 400mg/m²，静脉滴注，第 1 天；氟尿嘧啶 400mg/m²，静脉推注，第 1 天；氟尿嘧啶 2.4g/m²，持续静脉输注（46～48 小时）；该方案每 2 周 1 次，共 12 次。

（2）CapeOX 方案：奥沙利铂 130mg/m²，静脉滴注（2 小时），第 1 天；卡培他滨 1 000mg/m²，口服，每天 2 次，1～14 天；该方案每 3 周 1 次，共 8 次。

临床试验证明，卡培他滨与持续静脉滴注 5-FU 的疗效相等，虽然手足综合征发生的比例升高，但大部分人能够耐受，而且对骨髓的抑制较轻，对老年或体质差的患者使用更加安全。用药方便也是卡培他滨相对于静脉用药的优势之一。

（3）改良 De Gramont 方案：亚叶酸钙 400mg/m²，静脉滴注，第 1 天；氟尿嘧啶 400mg/m²，静脉注射，第 1 天，随后 2.4g/m²，静脉输注（46～48 小时）；该方案每 2 周 1 次，共 12 次。

对于不能耐受强化疗，或对奥沙利铂过敏的患者可以单独应用氟尿嘧啶 / 亚叶酸钙或氟尿嘧啶衍生药物，以策安全。改良的 De Gramont 是目前在临床上应用较广的方案，除此之外，也可以使用卡培他滨单药治疗，推荐剂量是 1 250mg/m²，每天 2 次，口服，第 1～14 天，每 3 周 1 次。

结直肠癌的辅助化疗对降低Ⅲ期结直肠癌术后复发具有肯定的积极意义。但对较好的Ⅱ期结肠癌患者的影响尚无明确的结论。MMR 突变（dMMR，MSI-H 和错配修复蛋白缺失）的Ⅱ期结肠癌不仅不能从 5-FU 的辅助化疗中获益还可能有相反的作用。因而美国 NCCN 指南推荐拟行氟尿嘧啶类单药化疗的Ⅱ期结肠癌患者均应接受 MMR 检测，如属于 dMMR，则无须化疗，单纯观察即可。对于直肠癌的术后辅助治疗，应以联合放化疗为首选，由于放疗的有效性，在 5-FU 基础上加用奥沙利铂并不能进一步减少局部复发。对于Ⅲ期的患者，考虑到远处转移的风险大大增加，可以考虑加用奥沙利铂以减少远处转移的发生率。另外，目前尚缺少分子标志物能够预测需要辅助化疗的数据。

2. 晚期结直肠癌化疗 复发转移性结直肠癌通常与不能手术切除的结直肠癌一并被称作为晚期结直肠癌，主要的治疗手段是内科药物治疗。已有的研究证实，化疗能够延长患者的生存期，并改善生活质量。目前复发转移性的结肠癌治疗中可使用的化疗药物主要有 5-FU、卡培他滨、伊立替康、奥沙利铂。接受标准的联合化疗方案可使中位生存期延长到 20 个月以上。治疗方案的选择通常根据患者以往使用过药物的情况以及患者的体质状态和用药后的毒性反应来进行调整。目前，复发转移性结直肠癌接受联合化疗的一线二线化疗方案已经达成共识。转移性结直肠癌的一线治疗时可接受强化疗者的方案包 FOLFOX、CapeOX、FOLFIRI。对体质差或老年患者等不能接受强化疗的患者可以采用 5-FU/CF 或卡培他滨单药治疗。

（1）常用化疗方案（除以上方案外，姑息化疗尚可应用）：

1）FOLFIRI 方案：伊立替康 180mg/m²，静脉滴注，第 1 天；亚叶酸钙 400mg/m²，静脉滴注 2 小时，第 1 天；氟脲嘧啶 400mg/m²，静脉注射，第 1 天；氟尿嘧啶 2.4g/m²，静脉滴注（46～48 小时），该方案每 2 周 1 次。

2）FOLFOX6 方案：参见辅助化疗方案。

3）CapeOX 方案：参见辅助化疗方案。

4）FOLFOXIRI 方案：伊立替康 165mg/m²，静脉滴注，第 1 天；奥沙利铂 85mg/m²，静脉滴注，第 1 天；亚叶酸钙 400mg/m²，静脉滴注，第 1 天；氟尿嘧啶 3 200mg/m²，静脉滴注（48 小时），每 2 周 1 次。

5）含靶向治疗的化疗方案：含伊立替康或奥沙利铂的化疗方案可与贝伐珠单抗、西妥昔单抗或帕尼单抗联合使用。贝伐珠单抗用药的剂量推荐 5mg/kg，每 2 周 1 次。西妥昔单抗推荐的用法是第 1 周 400mg/m²，随后，250mg/m²，每周 1 次。

（2）维持化疗的策略：奥沙利铂的主要不良反应为外周神经毒性，而且这种毒性是累积性的。为了克服累积性的奥沙利铂的外周神经毒性，可采用"打打停停"的方法减少奥沙利铂的外周神经毒性。所谓"打打停停"（stop-and-go）的方法即在间歇期停止使用奥沙利铂。用 FU 类药物维持使用直到肿瘤进展。如果患者已经从使用奥沙利铂的神经毒性中恢复，可以继续加用奥沙利铂治疗。而如果在维持期停用全部化疗药物则不利于患者的长期生存。

3. 潜在可切除原发或转移病灶的转化化疗
临床研究证明手术切除肝转移灶是目前治疗结直肠癌肝转移的最佳方法。当原发或转移病灶可以完全地手术切除时，不管是同时性肝转移或异时性肝转移均可直接同期或分期接受手术治疗。此时对患者进行围手术期化疗有可能可以缩小肿瘤负荷，提高术后的生存率。目前对可切除肝转移灶进行围手术期化疗的指征和方案还无定论，推荐行 MDT 讨论后决定。而大部分肝转移的病灶在发现的时候已无法切除，其中一部分在接受有效的化疗后其病灶有可能被转化为可切除病灶。肝转移患者的转化化疗方案和姑息治疗的相同，但转化治疗应选择在较短的时间里可以产生肿瘤缩小效果的化疗方案。

三、直肠癌放射治疗

根治性手术是直肠癌的主要治疗手段，而放射治疗可以提高直肠癌手术的 R0 切除率，预防局部复发，提高局控率。Ⅰ期直肠癌（$T_{1\sim2}N_0M_0$）根治术后局部区域复发率低于 10%，5 年生存率达 90% 以上，因此，不必行术前或术后放疗或化疗。可切除Ⅱ～Ⅲ期直肠癌根治术后的局部区域复发率为 10%～40%，即使行全直肠系膜切除术（TME），Ⅲ期患者的局部区域复发率仍可达 20%～30%，5 年生存率为 50%～80%。为提高局部控制率，减少局部复发，这部分患者必须接受辅助治疗。标准的辅助治疗类型包括：术前放疗、术前同步放化疗、术后同步放化疗和术后化疗。

（一）直肠癌放射治疗适应证

1. Ⅰ期直肠癌（cT_1N_0）如果行经肛门局部切除术后，有以下因素之一者，首选追加二次手术，行挽救性直肠癌根治术。如果因各种原因无法手术者，可推荐行术后放化疗：①术后病理分期为 T_2，肿瘤浸润至固有肌层；②肿瘤最大径 >4cm；③肿瘤占肠周 >1/3 者；④低分化腺癌；⑤神经侵犯或脉管浸润；⑥切缘阳性或近切缘。

2. 临床诊断为Ⅱ到Ⅲ期直肠癌（cT$_3$及以上或cN+）的中低位直肠癌（经MRI评估肿瘤下极距肛缘10cm以下），首选术前同步放化疗。

3. 术前未行新辅助治疗，根治术后病理诊断为T$_3$以上或N+的中低位直肠癌，行术后同步放化疗。

4. 局部晚期不可手术切除的直肠癌，行术前同步放化疗，大部分患者在转化性放化疗后可接受根治性手术切除。

5. 局部区域复发的直肠癌如果可以手术，首先行手术切除治疗，如不可切除局部复发者，且既往未曾接受放疗，推荐先行同步放化疗，放化疗后重新评估，后续是否可以手术切除。

6. 对于病变比较局限的远处转移直肠癌，可以考虑姑息放疗，例如骨转移、脑转移、腹主动脉旁淋巴结转移、肺转移和肝转移等。

（二）放射治疗范围

1. **可手术切除直肠癌术前或术后的靶区定义** 必须行原发肿瘤高危复发区域和区域淋巴引流区照射。原发肿瘤高危复发区域包括肿瘤/瘤床、直肠系膜区和骶前区，中低位直肠癌靶区应包括坐骨直肠窝。高危区域淋巴引流区包括真骨盆内髂总血管淋巴引流区、直肠系膜区、髂内血管淋巴引流区和闭孔淋巴结区。对于T$_4$肿瘤，靶区可以考虑包括或不包括髂外血管淋巴引流区。对于肛管受侵，靶区可以考虑包括腹股沟淋巴引流区。

2. **局部晚期不可手术切除直肠癌的放疗靶区定义** 推荐行原发肿瘤高危复发区域和区域淋巴结引流区（真骨盆区）照射，照射结束后4～6周进行再评估，如能手术则首选手术；如仍无法手术，推荐对肿瘤局部进行加量放疗。

3. **盆腔复发病灶的放疗** 如可以手术，首选手术治疗，否则建议行同步放化疗；既往盆腔无放疗病史，推荐行原发肿瘤高危复发区域和区域淋巴结引流区（真骨盆区）照射，放疗后如仍无法手术，推荐对肿瘤局部进行加量放疗；既往有放疗史，酌情行2个疗程放疗；如果有2个疗程放疗适应证，仅治疗瘤床。

（三）照射技术

根据医院具有的放疗设备选择不同的放射治疗（简称放疗）技术，如常规放射治疗、三维适形放射治疗（3D-CRT）、调强放射治疗（IMRT）、图像引导放射治疗（IGRT）等。

1. 推荐CT模拟定位，如无CT模拟定位，必须行常规模拟定位。建议俯卧位或仰卧位，且充盈膀胱。

2. 推荐三维适形或调强放射治疗技术。如果是调强放射治疗，必须进行计划验证。

3. 局部加量可采用术中放疗、腔内照射或外照射技术。

4. 放射性粒子植入技术不推荐常规应用。

（四）照射剂量

无论使用常规照射技术还是三维适形放疗或调强放疗等新技术，都必须有明确的照射剂量定义方式。通常，常规照射应用等中心点的剂量定义模式，三维适形照射和调强放疗应用体积剂量定义方式。

1. **术前放化疗或术后放化疗** 推荐放疗剂量（DT）45～50.4Gy，每次1.8～2.0Gy，共25或28次；术前放疗也可采用短程放疗（25Gy分5次照射，建议行三维适形放疗或调强放疗），然后1周内给予手术治疗，不推荐同期应用化疗药物和靶向治疗药物，可以作为腔内超声或直肠MRI分期为T$_3$的直肠癌患者的治疗选择。

2. **局部晚期不可手术切除直肠癌的放疗** 推荐DT45～50.4Gy，每次1.8～2.0Gy，共25或28次。如评估后仍无法切除，周围正常组织可耐受，可局部加量，总剂量到DT60～70Gy。

3. **盆腔复发病灶的放疗** 既往无放疗史者推荐DT45～50.4Gy，每次1.8～2.0Gy，共25或28次，然后肿瘤局部补量至DT60～70Gy；既往有放疗史者根据复发部位考虑再程放疗，如果肿瘤邻近重要器官如膀胱、直肠等正常组织，通常不考虑再程放疗。如果肿瘤周围无重要器官，可以考虑肿瘤局部照射，可以采用常规分割照射或超分割照射，应尽量保护正常组织在耐受照射剂量范围内。

（五）同步放化疗的化疗方案和顺序

同步放化疗的化疗方案主要为5-FU或5-FU类似物（卡培他滨）为基础方案。术后放化疗和辅助化疗的顺序可以先行同步放化疗再行辅助化疗，或先行1～2周期辅助化疗、同步放化疗再完成辅助化疗的夹心治疗模式。

四、热疗联合化疗或放疗

腹膜转移（peritoneal metastasis，PM）同时发生在 10%～25% 的结直肠癌（CRC）患者中，20%～50% 的结直肠癌患者在根治术后会异时发生 PM。腹膜转移的 CRC 预后差，其自然病程中位生存仅为 5～7 个月。AJCC 第 8 版分期系统，把结直肠癌腹膜转移增为 M_{1c} 期。PM 的临床表现无特异性症状和体征，大约 10% 患者是在切除原发灶中意外发现有 PM。

辅助检查应包括结肠镜检查、胸腹和盆腔增强 CT 扫描以评估腹膜的扩散范围，但术中腹腔镜或开腹探查仍是最可靠评估病变范围的办法。用于评估腹腔内肿瘤负荷的评分主要是 Sugarbaker 腹膜转移癌指数（peritoneal carcinomatosis index，PCI），将整个腹腔分为 13 个区，每个区按照肿瘤的最大径评为 0～3 分，各分区评分之和就是 PCI 评分。

全身化疗是腹膜转移常规推荐的治疗手段，但目前认为肿瘤细胞减灭术（cytoreductive surgery，CRS）联合腹腔热灌注化疗（hyperthermic intraperitoneal chemotherapy，HIPEC）是延长结直肠癌 PM 生存的一种有效的治疗模式。这种治疗模式原则包括：尽可能行完全的 CRS；越低 PCI 指数患者的获益可能最大；尽量避免癌细胞脱落在手术创面；HIPEC 前大量冲洗残留癌细胞是必要的；HIPEC 须采用肿瘤敏感的药物；术后长疗程的常温经腹腔化疗和静脉化疗是必要的。CRS 需切除腹膜转移灶及其累及的脏器，还需切除大网膜、小网膜、胆囊、阑尾和子宫卵巢等。CRS 的完整性以细胞减灭术完整性分级（completeness of cytoreduction，CC）进行评估，其中 CC0（R0）和 CC1（<0.25cm 残留）被认为是完全性 CRS。PCI 和 CC 评分是结直肠腹膜转移的重要预后指标，明确的术前诊断和合适的患者选择仍然是 CRS/HIPEC 治疗结直肠癌腹膜转移的主要挑战。

五、生物治疗

目前，细胞免疫检查点抑制剂——PD-1 抑制剂在多个不同恶性肿瘤中都展现出上佳的疗效。

在结直肠癌患者中，目前研究数据显示，多线治疗后，PD-1 抑制剂帕博利珠单抗治疗 dMMR 患者的客观有效率仍能达到 40%，20 周的免疫相关无进展生存达到 78%。另一种 PD-1 抑制剂纳武利尤单抗治疗 dMMR 患者的客观有效率能达到 31.1%，而联合另一种免疫靶向药物 CTLA4 抑制剂伊匹木单抗，客观有效率能达到 55%。而在 pMMR/MSS 患者中，PD-1 抑制剂单药或联合治疗的研究均以失败告终。因此，针对 dMMR/MSI-H 患者，PD-1 单抗单药或联合治疗疗效较好，而 pMMR/MSS 患者疗效不佳。

其他细胞免疫治疗如 DC-CIK 治疗、NK/T 细胞治疗及 CAR-T 细胞治疗等均处于探索阶段，目前尚未有突破性进展。

第七节 预后因素分析

结直肠癌的预后因素分析是基于生存率，从临床、生物学、组织学、分子学的各种因素着手，进行了综合研究，希望能找到有意义的指标来正确估价其预后，从而有助于验证各种治疗方案的真实效果，以及新治疗方案、新药的评价。尽管影响结直肠癌预后的因素很多，其中最理想的预后指标仍是 TNM 分期。

影响预后的其他临床因素包括：性别、年龄、病程和临床症状、并发症、肿瘤（部位、大小、性状和生长方式）等。影响预后的病理因素包括：组织学类型和分化程度、淋巴结转移、浸润深度、脉管浸润、系膜扩散程度和周边切缘、肿瘤间质反应、神经周围浸润、核形态、远处转移。影响预后的可能生物学参数包括常规血清学指标（生物化学指标、血清 CEA、CA-199）；癌细胞核 DNA 含量；癌基因和抑癌基因（*ras*、*c-Myc*、*TGF-α*、*TGF-β*、*c-erbB-2*、*Bcl-2/p53*、*DCC*、*Rb-1*、*p27*、*p21*、*p16*）；浸润、转移相关的分子（表皮生长因子、血管内皮生长因子、微血管密度 MVD、基质金属蛋白酶和抑制因子、尿激酶型纤溶酶原活化因子和抑制因子、E 钙黏素、nm23）；端粒酶活性；微卫星不稳定。影响预后的其他因素还包括：患者身体素质（身体及心理素质）；外科手术（无瘤技术、TME 的应用）；综合治疗（早诊早治、术前术后的放化疗）。

第八节 争议与共识及未来研究方向

一、结直肠癌的筛检

结直肠癌筛查在近 20 年中发展十分迅速，不断累积的证据和不断发展的技术使结直肠癌筛查继子宫颈癌筛查后，成为第二个被证明有确切效果且值得推广的肿瘤防治手段。

（一）筛查证据

支持结直肠癌筛查的证据主要来自早期的美国明尼苏达州、丹麦菲英岛、英国诺丁汉三大人群结直肠癌筛查试验。三大试验均证实了粪便隐血检测法结合结肠镜检查可降低结直肠癌的发病率和死亡率。越来越多的国家开展了地区性或全国性的结直肠癌筛查，但筛查相关的发病率和死亡率研究证据还很有限，仅少数国家有报道。2010 年英国一项研究报道了单独使用乙状结肠镜开展结直肠癌筛查可降低结直肠癌死亡率。最近支持结直肠癌筛查最令人兴奋的证据莫过于美国全人群结直肠癌发病率和死亡率的持续下降。美国结直肠癌发病率和死亡率从 20 世纪 80 年代后期开始逐渐下降，进入 21 世纪后，结直肠癌双率下降更为明显，如 2003—2007 年，美国全人群结直肠癌标化发病率年均下降 3.4%，死亡率年均下降 3%。美国国立癌症中心（NCI）的专家经过研究发现，开展结直肠癌筛查在结直肠癌发病率和死亡率下降中的贡献均达 50% 以上。

我国于 1977 年第一次在浙江海宁开展直肠癌人群普查试验，1984 年在嘉善开展粪便隐血结合乙状结肠镜的结直肠癌筛查试验。经过 7 年的随访研究发现，在嘉善地区参加结直肠癌筛查的人群直肠癌累计死亡率下降达 31.7%。

（二）筛查技术

早期开展的结直肠癌筛查试验大多采用粪便隐血结合结肠镜检查的方法，我国的筛查试验中还增加了高危因素问卷调查。早期采用的粪便隐血试验多为愈创木酯为基础的化学检测法（gFOBT），也有一些研究采用了反向血凝便潜血法。gFOBT 由于其价格低廉，早期阶段在许多国家的结直肠癌筛查中被大量采用。但鉴于其需多次采样，且易受饮食和药物等因素影响，假阳性率偏高，敏感性偏低，现已逐渐不再使用，取而代之的是粪便免疫化学试验（FIT）。FIT 有效避免了饮食和药物的影响，许多证据表明 FIT 相比 gFOBT 对结直肠癌和腺瘤具有更高的敏感性和特异性，已成为目前应用最广泛的结直肠癌早期筛查技术。然而，FIT 也存在不足，如敏感性需进一步提高，尤其是进展期腺瘤。多靶点粪便 DNA 检测是利用粪便中肠道肿瘤脱落细胞的特异性标志物，联合 FIT 的检测方法，可进一步增加筛查的敏感性和特异性，但由于其价格昂贵，未能在大规模人群筛查中应用。尽管近些年来结直肠癌筛查技术方案开始多样化，结肠镜仍然是发现肠道肿瘤最敏感的检查方法，占据首要地位。推荐有条件地区采用规范化全结肠镜检查行早期结直肠癌的筛查，尤其对于高危人群。乙状结肠镜仅对受检的部分结肠有诊断作用，应用具有局限性，但近年来由于直肠癌发病率的快速增长，乙状结肠镜作为重要筛查手段的讨论越来越多。此外，随着分子生物学和影像技术的发展，在结直肠癌筛查领域出现了循环血液甲基化 Septin9 DNA 检测、粪便 PKM2 蛋白检测、PET/CT、钡剂灌肠双重对比造影等方法的研究报道，但由于均存在一些缺陷而未被广泛推荐。

（三）筛查行动

随着结直肠癌筛查效果的不断证实，政府和民众越来越认识到结直肠癌筛查对结直肠癌防治的重要性。从 1972 年美国明尼苏达州首次开展大规模结直肠癌筛查至今已近 40 年，世界上大多数发达国家和部分发展中国家均提出了各自国家全国或地区性的结直肠癌筛查计划，其中有些国家已将结直肠癌筛查纳入国家医保政策的一部分，如美国、德国、日本等。我国于 2006 年启动了卫生部结直肠癌早诊早治项目，于 2007 年开始在浙江嘉善和海宁实施。2011 年，该项目已扩展至全国 12 个省区 14 个筛查项目点。人们对结直肠癌筛查的接受程度也越来越高，如 2002—2010 年，美国 50～75 岁人群中，至少参加过 1 次结直肠癌筛查的人群比例从 52.3% 上升到 65.4%。2007—2009 年，嘉善和海宁地区人群对结直肠癌筛查知识的知晓率也从 65% 上升到 80%。2010 年，天津市、上海市和浙江海宁市政府还将结直肠癌筛查纳入了市政府民生实事工程，拨专款支持结直肠癌筛查,充分体现了政府对结直肠癌筛查的重视。

(四)存在问题

尽管结直肠癌筛查的开展取得了一定成效,尤其在美国人群中收效显著,但仍然有很多国家并未如此获益,还存在许多问题需要解决。如日本在 1992 年便推出了全国性的结直肠癌筛查医保政策,但多年来其筛查顺应率维持在不到 1/3 的较低水平,至今都未观察到结直肠癌发病率和死亡率的下降。我国结直肠癌筛查在浙江嘉善和海宁取得了一定成绩,但在其他地区的推广却困难重重,适合各地的筛查组织实施方法急需探索。2007 年,国家"十一五"科技计划的一项研究在杭州、上海和哈尔滨三大城市社区开展结直肠癌筛查试验,结果发现城市地区人口结直肠癌筛查顺应率仅为 1/3 左右,远低于嘉善和海宁的顺应率,如何在城市地区开展筛查是我国结直肠癌筛查推广中急需解决的一个问题。此外,现有的可大规模应用的筛查技术即使在高发病率地区筛查,其筛查阳性预测值不超过 30%,即大部分筛查检查实际上是可以避免的。同时,筛查敏感性不超过 60%,意味着即使已经接受了筛查,仍然有较高的可能漏掉肿瘤。由此可见,如何提高筛查人群的顺应性,以及建立敏感性和特异性更高的筛查技术是今后结直肠癌筛查需要重点研究的方向。

纵观这些年的进展,结直肠癌筛查已从单纯科研性质的试验逐渐过渡到科研与转化应用并重,一方面逐渐成为公共卫生政策向全国或全地区推广,一方面改进筛查技术和方法的研究仍在不断深入发展。所有的结直肠癌筛查研究都指向一个目的,那便是用最小的成本代价获得最好的筛查效果。相信随着筛查的推广应用以及技术的不断改进,结直肠癌筛查必将成为结直肠癌防治越来越重要的技术手段。

二、结直肠癌肝转移的多学科综合治疗

肝脏是结直肠癌血行转移最主要的靶器官,有 40%~50% 的结直肠癌患者在初诊时或根治术后发生肝转移,结直肠癌肝转移也是结直肠癌患者最主要的死亡原因。肝转移灶能根治性切除患者的中位生存期为 35 个月,5 年生存率可达 30%~50%。而肝转移灶无法切除患者的中位生存期仅 6.9 月,5 年生存率几乎为 0。目前通过多学科合作团队开展积极的综合治疗,可使 10%~30% 初始不可切除的结直肠癌肝转移患者转为可切除,对提高结直肠癌肝转移患者根治性手术切除率,延长生存,改善预后具有重要意义。

(一)肿瘤的多学科综合治疗模式

多学科团队协作(multidisciplinary team, MDT)在国外开展已有数十年,利用 MDT 治疗较为复杂的肿瘤患者具有一定的疗效优势。近年,基于结直肠癌的诊断治疗在各方面都有很大的进步和改变,包括手术、药物治疗和放射治疗都有较大的进展,经妥善治疗的晚期结直肠癌中位生存期可以超过两年。要取得较好的疗效,各种治疗已不是简单的叠加而是需要医者认真安排,统一规划,分科执行。目前的各专科医生的专业知识结构和技能单独都不足以应对结直肠癌肝转移治疗的需要。良好的 MDT 可以涵盖疾病的评估和各阶段的治疗以及各种治疗之间的衔接。MDT 诊治模式的关键在于它的评估和治疗应该是预先计划和规范的而不是由专科医师在感到有需求以后再发起的。这样就可以避免了因为专科医师对其他专科知识的更新不足带来的局限性,有机会让每个需要的患者在开始就能获得全面周到的医疗照护。

结直肠癌肝转移患者的病情是复杂多样的。可以是一个结肠癌术后数年发生的孤立的肝脏小病灶这样的简单病例,也可以是合并直肠癌原发灶不可切除肝内多发转移的复杂病例。几乎每个病例的诊治模式都是不相同的。正确的诊治模式不是仅靠结直肠外科专科医生就可以达到的,它至少有赖于肿瘤内科、肝胆外科、放射治疗科、影像学科、病理学科和护理学科的通力合作方有可能完善实施。

由于国外的医疗体系主要是由各自独立执业的全科和专科医生组成,MDT 的组织大都会跨越单个医疗机构,需要由当地的医疗管理部门来组织。国内 MDT 的施行模式主要还是在大医院内的各学科间施行。

(二)结直肠癌肝转移 MDT 的组织

MDT 的核心在于多学科的合作,因此它的施行必然会在跨学科的层面上进行。它跨越了大多

数医院目前的专业、划分。MDT 的组织主要要考虑负责人人选、参加人员、学术秘书等事项。

结直肠癌肝转移诊治会牵涉到胃肠外科、肝胆外科、肿瘤内科、放射治疗科、病理科、影像学科等学科。但是结直肠癌肝转移还是会以外科治疗最有效。结直肠癌肝转移 MDT 的负责人可以由胃肠外科、肝胆外科的专家担任。在已试行结直肠癌专病中心管理的医院可以由专病中心的负责人担任。另外，根据已进行 MDT 的经验来看，由具有一定行政管理经验和资源的教授来担任 MDT 团队负责人对 MDT 的施行会有一定的促进作用。

结直肠癌肝转移 MDT 施行的主要目的是为患者提供更优质的医疗服务，同时又是医学继续教育的重要手段。医院应尽量鼓励各相关科室的医务人员参与 MDT 的活动。在鼓励医务人员广泛参与的同时，医院应指定较为固定的高层次医务人员参与结直肠癌肝转移 MDT 团队活动。医院要通过鼓励各科室内高年资主治医生尽早设立专病方向来确定 MDT 团队参加人员，通过 MDT 活动来加速科内专病方向的建立。

结直肠癌肝转移 MDT 团队要保证规范、规律的业务活动。除了应保证负责人，参加人员的相对固定以外，在有条件的医院，在 MDT 活动较为密集的医院应考虑设立固定的结直肠癌肝转移 MDT 团队学术秘书。结直肠癌肝转移 MDT 团队学术秘书主要职责是和各科室联系以安排 MDT 讨论的病例，准备和病例配合的相关材料，记录和总结 MDT 施行过程中的各方面意见并将结论反馈给分管医务人员。该秘书还应该对 MDT 讨论过的患者的后续治疗执行情况和治疗效果进行跟踪并报告给 MDT 团队负责人。结直肠癌肝转移 MDT 团队的学术秘书可以是医生，也可以是护士。由 MDT 团队负责人指定并以和负责人联系方便为宜。

（三）结直肠癌肝转移 MDT 和医院资源的分配

MDT 的施行强调的是多学科合作，这与目前大多数医院目前执行的划小核算单位的成本核算方法有一定矛盾之处。医院医疗行政部门应该根据每家医院的实际情况，考虑医护人员参加 MDT 活动而付出的额外劳动，合理协调对医护人员劳

动量的考核奖励。除合理的工作量考核外，要使 MDT 模式得以顺利施行，医院还需要予以特殊的资源支持。资源支持需要在空间、资金和人员等方面予以落实。

MDT 施行首先需要有固定的空间开展 MDT 讨论。开展 MDT 的场所应尽量靠近医疗场所，使医务人员能方便地参加 MDT 讨论。场所大小可根据参加人数多少来设立。MDT 场所应配有必要的设备展示各种患者的相关材料。各种设备应尽量与所在医院的信息建设相匹配以便于调阅各种病例材料。座位的设置应便于参与人员阅读材料和发表意见。

MDT 施行对经费的要求并不很高，但是在施行的过程中还是需要医院给予一定支持。相关设备的投入、讨论材料的准备都是需要考虑的。尤其目前在我国的大部分医院 MDT 施行还是与科室的设置相分离的，较为可行的方法是医院对能规范执行 MDT 的团队单独予以设立院内帐户，投入合适数量的运行经费，由该团队负责人掌握执行。每年由医院予以审核亦奖优罚劣。

（四）结直肠癌肝转移 MDT 的实施和我国的现状

在我国目前各大医疗机构医疗工作量特别巨大的情况下，要按照国外的方式对全部结直肠癌患者经过 MDT 诊治并不现实。而由于结直肠癌肝转移的患者在经过 MDT 诊治会对患者的治疗效果产生较大的提升。因此目前在国内已实行 MDT 诊治的医疗机构大多都把结直肠癌肝转移患者作为结直肠癌 MDT 诊治的主要对象。

结直肠癌肝转移（CRLM）曾被认为是一种不可治愈的疾病，随着影像学技术的发展、肝脏解剖和肿瘤生物学认识的加深、外科技术水平的提高以及多学科综合治疗手段的应用，结直肠癌肝转移的治疗效果显著提高，并逐步奠定了其可治愈的新概念。结直肠癌肝转移 MDT 的团队应至少包括结直肠外科医生、肝胆外科医生、肿瘤内科医生和有腹部专业背景的放射科医生。有时还需要放射治疗科医生和病理科医生。结直肠癌肝转移 MDT 诊治最好应该有影像学的 MDT 系统支持，以便随时调取患者的历史影像资料进行对比和评价。在充分了解病情和对肝外病灶进行充分评估后，肝胆外科医生和放射科医生要对肝内

病灶的可切除性进行重点评估。对拟行肝切除的病例应当有磁共振影像学的评价。磁共振与 CT 相比可以发现更小的转移灶。PET/CT 在发现微小肝转移灶并不比磁共振更优越，但在发现肝外转移方面会有一定帮助。

近年来结直肠癌肝转移的可切除性标准有较大的改变。以下的技术指标可帮助医生判断切除性。肝转移灶切除后至少保留 3 根肝静脉中的 1 根且残肝容积≥50%（同时性肝转移）或≥30%（异时性肝转移），一般应能保留至少两个相邻的肝段。转移灶的手术切缘一般应有 1cm 正常肝组织，但如果转移灶位置特殊（如紧邻大血管）时则不必苛求，但仍应符合 R0 原则。如是局限于左半或右半肝的较大肝转移灶且无肝硬化者，可行规则的半肝切除。肝转移手术时采用术中 B 超检查，有助于发现术前影像学检查未能诊断的肝转移病灶。

在肝胆外科医生和放射科医生认为肝转移可切除时，肿瘤内科医生应对该病例是否适合进行新辅助治疗进行评估。一般目前认为除了单个小于 2cm 的肝转移灶适宜直接手术切除外，其他可切除的肝转移病例适宜接受新辅助化疗。常用的方案是 6 个周期的 FOLFOX 方案。新辅助化疗除可以减低术后复发外还可以观察到肿瘤对化疗的反应以指导术后治疗。

手术切除转移灶是结直肠癌肝转移唯一潜在治愈的手段，然而初诊时即达到手术条件的 CRLM 患者比例不足 20%。将初始不可切除的肝转移灶转化为可手术切除是转化治疗（conversion chemotherapy）的根本目的所在。转化治疗旨在缩小瘤体或 / 和增大残余肝脏体积（future liver remnant，FLR）。接受全身化疗后，约 1/3 的患者可达到手术治疗的条件，但其中仍有半数患者因为肝内病灶较大、肿瘤邻近或侵犯重要脉管结构等导致预计 FLR 不足而无法行一

期手术治疗。在治疗的选择上可通过门静脉栓塞（portal vein embolization，PVE）或门静脉结扎（portal vein ligation，PVL）、联合肝脏离断和门静脉结扎的二步肝切除术（associating liver partition and portal vein ligation for staged hepatectomy，ALPPS）及其相关衍生术，以及最新报道的经皮经肝静脉阻断促进 FLR 增生并二期行手术治疗，这为患者带来肝切除的机会。

在肝胆外科医生和放射科医生认为肝转移目前不可切除但有潜在被转化的可能时，肿瘤内科医生应对该病例进行评估并提出转化治疗的方案。一般而言所有适用于晚期结直肠癌的化疗方案都可用于结直肠癌肝转移的转化治疗，但是肝转移灶的转化切除率与治疗方案的有效率高度相关而应选用治疗反应率较高的治疗方案。常用的 FOLFOX 或 FOLFIRI 都可选用。在化疗的基础上加上靶向药物可以进一步提高疗效。对因经济条件限制无法应用靶向药物而患者较年轻一般状况较好的患者也可选用 FOLFOXIRI 方案，获得较高的转化切除率。鉴于转化治疗一般控制在 8～12 个疗程之内，而在结直肠癌肝转移如能获得转化切除的患者有 30%～50% 可能获得治愈，对转化化疗应采取较为积极的态度。

在肝胆外科医生和放射科医生认为肝转移目前不可切除且没有潜在被转化的可能时肿瘤内科医生应负责对该病例进一步的治疗并在治疗中保持和 MDT 团队的密切沟通。

目前在我国的一些医疗机构中已经建立了较为规范完善的结直肠癌专病 MDT。定期、定时、定点、定人地进行结直肠癌专病 MDT。北京大学肿瘤医院、复旦大学附属肿瘤医院、复旦大学附属中山医院、中山大学附属肿瘤医院和浙江大学医学院附属第二医院还建立了对外开放的结直肠癌 MDT 平台以供全国同道交流提高。

（丁克峰　张苏展）

参 考 文 献

[1] 郑荣寿，孙可欣，张思维，等. 2015 年中国恶性肿瘤流行情况分析. 中华肿瘤杂志，2019，（1）：19-28

[2] Cunningham D，Atkin W，Lenz HJ，et al. Colorectal cancer. Lancet，2010，375（9719）：1030-1047

[3] 谢正勇，卿三华. 结直肠癌发病率及解剖部位变化趋势. 世界华人消化杂志，2003，（7）：1050-1053

[4] Van Cutsem E，Cervantes A，Adam R，et al. ESMO consensus guidelines for the management of patients with metastatic colorectal cancer. Ann Oncol，2016，27（8）：1386-1422

[5] Rindi G，Klimstra DS，Abedi-Ardekani B，et al. A common classification framework for neuroendocrine neoplasms：an International Agency for Research on Cancer（IARC）and World Health Organization（WHO）expert consensus proposal. Mod Pathol，2018，31（12）：1770-1786

[6] Nordlinger B，Sorbye H，Glimelius B，et al. Perioperative chemotherapy with FOLFOX4 and surgery versus surgery alone for resectable liver metastases from colorectal cancer（EORTC Intergroup trial 40983）：a randomised controlled trial.Lancet，2008，371（9617）：1007-1016

[7] Inadomi JM. Screening for Colorectal Neoplasia. N Engl J Med，2017，376（2）：149-156

[8] Zheng S，Liu XY，Ding KF，et al. Reduction of the incidence and mortality of rectal cancer by polypectomy：a prospective cohort study in Haining County. World J Gastroenterol，2002，8（3）：488-492

[9] US Preventive Services Task Force，Bibbins-Domingo K，Grossman DC，et al. Screening for Colorectal Cancer：US Preventive Services Task Force Recommendation Statement. JAMA，2016，315（23）：2564-2575

[10] 胡涵光，宋永茂，孙立峰，等. 结直肠癌多学科综合诊疗经验分享. 中华胃肠外科杂志，2019，22（4）：398-400

第三十章　原发性肝癌

原发性肝癌（primary carcinoma of liver）是全球性的恶性肿瘤，在恶性肿瘤发病率中占第六位，在肿瘤相关死亡中仅次于肺癌和结直肠癌，位居第三位。原发性肝癌在我国高发，约占全球的 50.5%。由于起病隐匿，早期症状不明显，进展迅速，确诊时大多数已经达到局部晚期或发生远处转移，治疗棘手，预后很差，严重地威胁我国人民的生命健康。原发性肝癌主要包括肝细胞癌（hepatocellular carcinoma，HCC）、肝内胆管细胞癌（intrahepatic cholangiocarcinoma，ICC）和 HCC-ICC 混合型等 3 种不同病理类型，其在发病机制、生物学行为、组织学形态、临床表现、治疗方法以及预后等方面均有明显不同，其中肝细胞癌占到 90% 以上。因此，本章将着重讨论 HCC 的诊断、分期、预后和治疗等。

第一节　流行病学

原发性肝癌是病死率很高的恶性肿瘤。尽管我国肝癌的人口标准化发病率近年来呈现稳定下降的趋势，但发病粗略维持在相对高水平。2015 年国家癌症中心发布的肿瘤数据显示，我国肝癌新发病例和新死亡病例分别为 46.6 万例和 42.2 万例。其中男性新发病例 34.4 万例，占男性所有新发恶性肿瘤的 13.68%，位居第三位；男性新死亡病例 31.1 万例，占所有恶性肿瘤新死亡病例的 17.16%，位居第三位。女性肝癌新发病例 12.2 万例，占女性所有恶性肿瘤的 6.87%，位居第六位；女性肝癌新死亡 11.1 万例，占所有恶性肿瘤新死亡病例的 11.1%，位居第四位。

我国肝癌高发于江苏、福建、广东、广西等东南沿海的江、河、海口与岛屿地区，如著名的肝癌高发区江苏启东、福建同安、广东顺德、广西扶绥等，其死亡率达 30/10 万以上。我国肝癌男女比约为 3:1。近年来，我国肝癌平均发病年龄呈上升趋势。据全国 22 个肿瘤登记点连续性检测数据分析，男性肝癌平均发病年龄由 58.80 岁增至 62.35 岁，女性由 64.02 岁增至 68.99 岁。

第二节　病　因

原发性肝癌的病因据临床和实验的观察，可能与下列因素有关：

1. **病毒性肝炎**　肝细胞癌与乙型肝炎病毒（HBV）、丙型肝炎病毒（HCV）感染密切相关。慢性 HBV 感染是我国肝癌的最主要病因，约 85% 的 HCC 患者携带 HBV 感染标志物。2010—2012 年，对我国农村地区 200 万名 21～49 岁男性人群乙肝血清流行病学调查表明，该人群 HBsAg 流行率为 6%，5 岁以下儿童 HBsAg 流行率仅为 0.32%。肝硬化患者中 HCC 年发生率为 3%～6%。HBeAg 阳性和 / 或 HBV DNA>2 000IU/ml（相当于 10^4 拷贝 /ml）是肝硬化和 HCC 发生的显著危险因素。大样本研究显示，高龄、男性、ALT 水平高也是肝硬化和 HCC 发生的危险因素。HCC 家族史也是相关因素，但在同样的遗传背景下，HBV 病毒载量更为重要。HBV 基因型与肝细胞癌发生也有关。研究认为，基因 B 型主要存在于 HBV 无症状携带者，其发生肝癌可能性较小；基因 C 型主要在慢性肝病中，其中慢性肝炎占 49%，肝硬化占 60%，肝细胞癌占 60%。在 HCV 感染者中，ALT 升高和高滴度 HCV-RNA 的人群肝细胞癌发生危险性较高。西方国家中原发性肝癌则以 HCV 感染为主要背景，其中 HCV-1b 型肝癌发生的风险高于其他基因型。HCV 合并 HBV 感染者，肝癌相对危险性呈相加作用。最近有研究提示 HBV、HCV 感染也是 ICC 的危险因素，其机制尚不明确。

2. 黄曲霉毒素 世界卫生组织国际癌症研究所（IARC）认为黄曲霉毒素 B1（AFB1）是人类致癌剂。人群 AFB1 的摄入量（主要为霉变的玉米或花生）与肝癌死亡率呈正相关。食物与肝癌死亡率的调查提示，进食玉米、花生、花生油与之有关，而进食米、蔬菜、蛋白质、纤维等则与之无关。研究指出，肝癌的病死率曲线与地区温湿曲线相符，间接支持黄曲霉毒素学说；动物体内实验已证实 AFB1 可诱发肝癌的发生，另外有报道认为暴露于黄曲霉素代谢产物 M1（AFM1）在肝癌危险因素中占重要地位。

3. 饮水污染 我国农村地区肝癌高发与饮水污染有密切关系。最近发现，塘水或宅沟水中的水藻毒素，如微囊藻毒素（microcystin），是一种强促癌因素。报道认为 AFB1 与微囊藻毒素的联合作用为肝癌重要病因之一。

4. 烟酒 研究指出，吸烟与 HBsAg 阴性肝癌的发生有关，吸烟还可加重肝纤维化程度，增强 HBV 和 HCV 的致癌作用。一项荟萃 112 项流行病学的研究分析显示，饮酒与肝癌风险之间存在显著剂量反应关系，同时饮酒与肝炎之间存在交互作用，但目前中国人群中仍缺乏饮酒类型和模式与肝癌风险的细化研究。

5. 代谢综合征 近期流行病学观察提示，肥胖、糖尿病等可能是实体器官恶性肿瘤包括肝细胞癌发生的一个独立危险因素。肥胖是非酒精性脂肪性肝病（NAFLD）的一个重要因素，大部分隐匿性肝硬化患者与 NAFLD 有关。

6. 其他 肝癌有较明显的家族聚集性，家族史是独立因素，可能与遗传易感性有关；单体氯乙烯可能与肝血管肉瘤有关；口服避孕药与肝腺瘤有关；南非班图有一种血色素沉着病可能与肝癌有关；也有研究表明，肝癌可能与螺杆菌感染有关。

第三节 病理类型

一、肝细胞癌

肝细胞癌（hepatocellular carcinoma，HCC）占原发性肝癌的 90% 以上，是最常见的肝癌组织学类型（图 30-1）。除经典 HCC 外，还包括未分化癌、淋巴上皮样癌和肉瘤样癌等特殊类型 HCC。

1. 大体分型 可分为结节型、巨块型和弥漫型；也可以参考中国肝癌病理研究协作组 1977 年制定的"五大型六亚型"分类。对瘤体直径 <1cm 称为微小癌，1～3cm 称为小肝癌，3～5cm 称为中肝癌，5～10cm 称为大肝癌，>10cm 称为巨块型肝癌；全肝散在分布小癌灶（类似肝硬化结节）称为弥漫型肝癌。目前，我国的小肝癌标准是：单个癌结节最大直径≤3cm；多个癌结节数目不超过 2 个，其最大直径总和≤3cm。小肝癌的特点除了体积小，还有生长较慢、恶性程度普遍较低、发生转移的可能性小、预后较好等特点。

2. 组织学特点 肝细胞癌以梁索状排列为主，癌细胞呈多边形，细胞质嗜酸性，细胞核圆形，梁索间衬覆血窦，也可出现多种细胞学和组织学上的特殊类型，若出现假腺管结构可类似肝内胆管癌和转移性腺癌，需要注意鉴别。癌细胞的分化程度，可以参照 WHO2010 版标准、国际上常用的 Edmondson-Steiner4 级（I-Ⅳ）分级法或分为好、中、差三级。

3. 代表性免疫组化标志物 肝细胞抗原（HepPar1）示细胞质阳性，多克隆性癌胚抗原（pCEA）示细胞膜毛细胆管阳性，CD34 示肝窦微血管弥漫性分布，磷脂酰肌醇蛋白 -3（GPC-3）通常在肝细胞癌的细胞质内表达。对于小病灶的穿刺活检，可以进行 GPC-3、热休克蛋白 70（HSP）和谷氨酰胺合成酶（GS）染色，有助于诊断。

二、肝内胆管细胞癌

肝内胆管细胞癌（ICC）较少见，占原发性肝癌的 5% 左右，是一种胆道上皮分化的肝内恶性肿瘤。

1. 大体分型 可分为肿块形成型（MF）、导管周围浸润型（PI）和导管内生长型（IG）。MF 型在肝实质内形成结节或肿块，呈灰白色，实性、质韧。PI 型沿门静脉系统蔓延，导管狭窄，导管周显示梗阻性扩张及胆管炎。IG 型在扩张的胆管腔内形成息肉样或乳头状肿物，代表了胆管内乳头状肿瘤（IPN）的恶性进展。

2. 组织学特点 以腺癌结构为主，癌细胞排列成类似胆管的腺腔状，但腺腔内无胆汁却分泌黏液。癌细胞呈立方形或低柱状，细胞质淡染，

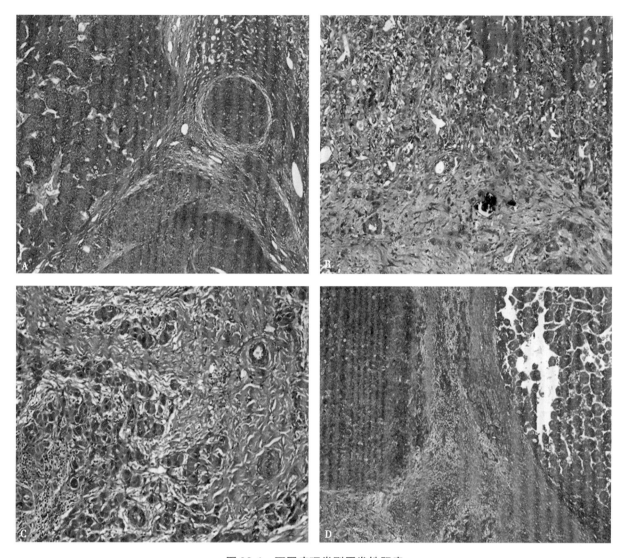

图 30-1　不同病理类型原发性肝癌
A. 肝细胞癌；B. 胆管细胞癌；C. 纤维板层肝癌；D. HCC-ICC 混合型

胞质透明，纤维间质丰富，即癌细胞周围含有较多的纤维组织。也可出现多种细胞学和组织学上的特殊类型，若出现梁索状排列可类似肝细胞癌，需要注意鉴别。癌细胞分化程度可按好、中、差分为三级。

3. 代表性免疫组化标志物　细胞角蛋白 7 和 19、癌胚抗原（CEA）、黏糖蛋白 -1（MUC-1）、上皮膜抗原（EMA）和血型抗原。

三、HCC-ICC 混合型肝癌

在原发性肝癌中不足 1%，在一个肝肿瘤结节内，同时存在 HCC 和 ICC 两种成分，两者混杂分布，界限不清，分别表达各自的免疫组化标志物。根据《消化系统肿瘤 WHO 分类第四版》规

定，肝内不同的肿瘤（分开或"碰撞瘤"）均不属于 HCC-ICC 混合型肝癌。

1. 大体分型　与 HCC 无显著差别，以伴有纤维性间质的 ICC 为主的肿瘤，切面质韧且纤维化。

2. 组织学特点　经典的形式是包含典型的 HCC 区域和 ICC 区域。肝细胞成分可为高、中或低分化。胆道细胞成分常为典型的腺癌，呈高、中和低分化，伴有丰富的间质。许多混合型肝癌在 HCC 和 ICC 成分交界处有灶性的中间型病变。混合型肝癌常伴干细胞特征，具有呈巢状成熟的干细胞，周围围绕高核质比且核深染成簇的小细胞。

3. 代表性免疫组化标志物　肝细胞标记物

（HepPar1 或 α 胎蛋白）和胆管细胞标记（角蛋白 19 或 CEA）。

四、肝纤维板层癌

肝纤维板层癌（fibrolamellar carcinoma of liver, FLC）为 HCC 的一种特殊和少见的组织学亚型，85% 的 FLC 发生于 35 岁以下的年轻患者，通常没有乙型肝炎病毒感染及肝硬化背景，恶性程度较 HCC 低，且肿瘤常较局限，因此本病通常可有手术切除的机会，预后较好。2/3 病例位于肝左叶，常为单个，境界清晰，边缘呈扇形质地硬，剖面见纤维间隔横贯瘤体；镜下可见瘤细胞呈巢团状，部分呈相互吻合的瘤细胞索，周围有致密的纤维组织呈板层样包绕，瘤细胞较大，呈立方形或多角形，胞质丰富，呈强嗜酸性，核仁明显，瘤组织内血窦丰富。

第四节 临床表现

肝癌的亚临床前期是指从病变开始至诊断亚临床肝癌之前，患者没有临床症状与体征，难以发现，通常 10 个月左右。在肝癌亚临床期（早期），瘤体为 3～5cm，诊断仍较困难，多为 AFP 普查发现，大多数患者无典型症状，平均 8 个月左右，在此期间少数患者可以出现上腹闷胀、腹痛、乏力和食欲缺乏等慢性基础肝病的相关症状。因此，对于具备高危因素，具有上述情况者，应警惕肝癌的可能。一旦出现典型症状，往往已至中、晚期，此时，病情发展很快，为 3～6 个月，主要包括：

一、临床症状

1. **肝区疼痛** 右上腹疼痛最常见，为本病的重要症状。常为间歇性或持续性隐痛、钝痛或胀痛，随着病情发展加剧。疼痛部位与病变部位密切相关，病变位于肝右叶为右季肋区疼痛，位于肝左叶则为剑突下区疼痛；如肿瘤侵犯膈肌，疼痛可放散至右肩或右背；向右后生长的肿瘤可引起右侧腰部疼痛。疼痛原因主要是肿瘤生长使肝包膜绷紧所致。突然发生的剧烈腹痛和腹膜刺激征，可能是肝包膜下癌结节破裂出血引起腹膜刺激。

2. **食欲减退** 饭后上腹饱胀，消化不良，恶心、呕吐和腹泻等症状，因缺乏特异性，容易被忽视。

3. 消瘦、乏力、全身衰弱，少数晚期患者可呈现恶病质状况。

4. **发热** 多为持续性低热，37.5～38℃，也可呈不规则或间歇性、持续性或弛张型高热，表现类似肝脓肿，但是发热前无寒战，抗生素治疗无效。发热多为癌性热，与肿瘤坏死物的吸收有关；有时可因癌肿压迫或侵犯胆管而致胆管炎，或因抵抗力减低合并其他感染而发热。

5. **肝外转移灶症状** 肺部转移可以引起咳嗽、咯血；胸膜转移可以引起胸痛和血性胸腔积液；骨转移可以引起骨痛或病理性骨折等。

6. 晚期常出现黄疸、出血倾向（牙龈、鼻出血及皮下瘀斑等）、上消化道出血、肝性脑病以及肝肾功能衰竭等。

7. **副肿瘤综合征（paraneoplastic syndrome）** 即肝癌组织本身代谢异常或癌组织对机体产生的多种影响引起的内分泌或代谢紊乱的综合征。临床表现多样且缺乏特异性，常见的有自发性低血糖症，红细胞增多症；其他有高脂血症、高钙血症、性早熟、促性腺激素分泌综合征、皮肤卟啉症、异常纤维蛋白原血症和类癌综合征等，但比较少见。

二、体征

在肝癌早期，多数患者无明显的阳性体征，仅少数患者体检可以发现轻度的肝大、黄疸和皮肤瘙痒，应是基础肝病的非特异性表现。中晚期肝癌常见黄疸、肝大（质地硬、表面不平、伴或不伴结节、血管杂音）和腹腔积液等。如果原有肝炎、肝硬化背景，可以发现肝掌、蜘蛛痣、红痣、腹壁静脉曲张和脾大等。

三、浸润和转移

1. **肝内转移** 肝癌最初多是在肝内转移，易侵犯门静脉及分支并形成瘤栓，脱落后在肝内引起多发性转移灶。如果门静脉主干或分支瘤栓阻塞，往往会引起或加重原有的门静脉高压。

2. **肝外转移**

（1）血行转移：以肺转移最为多见，还可转移至胸膜、肾上腺、肾及骨骼等部位。

（2）淋巴转移：以肝门淋巴结转移最常见，也可转移至胰、脾和主动脉旁淋巴结，偶尔累及锁骨上淋巴结。

（3）种植转移：比较少见，偶可种植在腹膜、横膈及胸腔等处，引起血性的腹腔、胸腔积液；女性可在卵巢形成较大的肿块。

四、常见并发症

1. 上消化道出血　肝癌常有肝硬化背景伴有门静脉高压，而门静脉和肝静脉癌栓可进一步加重门静脉高压，故常引起食管中下段或胃底静脉曲张破裂出血。若癌细胞侵犯胆管可致胆道出血、呕血和黑便。有的患者可因胃肠黏膜糜烂，溃疡和凝血功能障碍而广泛出血，大出血可以导致休克和肝性脑病。

2. 肝病性肾病和肝性脑病　肝癌晚期尤其弥漫性肝癌，可以发生肝功能不全甚至衰竭，引起肝肾综合征（hepatorenalsyndrome，HRS），即功能性急性肾功能衰竭（functional acute renal failure，FARF），表现为显著少尿，血压降低，伴有低钠血症、低钾血症和氮质血症，往往呈进行性发展。肝性脑病（hepatic encephalopathy，HE）即肝昏迷，为肝癌终末期的表现，常因消化道出血、大量利尿剂、电解质紊乱以及继发感染等诱发。

3. 肿瘤破裂出血　是肝癌最紧急、最严重的并发症。癌灶晚期坏死液化可以发生自发破裂，也可因外力而破裂，故临床体检触诊时宜手法轻柔，切不可用力触压。癌结节破裂可以局限于肝包膜下，引起急骤疼痛，肝脏迅速增大，局部可触及软包块，若破溃入腹腔则引起急性腹痛和腹膜刺激征。少量出血可表现为血性腹腔积液，大量出血则可导致休克甚至迅速死亡。

4. 继发感染　肝癌患者因长期消耗及卧床，抵抗力减弱，尤其在化疗或放疗之后白细胞降低时容易并发多种感染，如肺炎、肠道感染、真菌感染和败血症等。

第五节　实验室及影像学检查

一、实验室检查

原发性肝癌本身并不引起血常规、肝功能、凝血功能等明显变化，但肝病背景及慢性肝病的程度可以从中体现，如可出现白细胞、血小板的降低，胆红素、白/球蛋白、转氨酶、凝血酶原时间异常等，反映肝硬化（代偿或者失代偿）、门静脉高压等的程度。血清病毒性肝炎指标可了解肝癌的肝炎背景，并对治疗有参考价值。

二、肿瘤标志物

血清甲胎蛋白（AFP）及其异质体是目前诊断肝癌的重要指标和特异性最强的肿瘤标记物，国内常用于肝癌的普查、早期诊断、术后监测和随访。对于AFP≥400μg/L超过1个月，或≥200μg/L持续2个月，排除妊娠和生殖腺胚胎癌者，应该高度怀疑肝癌，关键是同期进行影像学检查具有肝癌特征性占位的证据。肝内胆管细胞癌、高分化和低分化HCC，或已坏死液化者，AFP均可不增高。AFP对肝癌诊断的阳性率为60%～70%，因此强调需要定期检测和动态观察。部分HCC患者，可有癌胚抗原（CEA）和糖类抗原CA19-9等异常增高。

目前，关于HCC肿瘤标志物的研究较多，如异常凝血酶原（DCP）、高尔基体蛋白73（GP73），微RNA（microRNA）等（表30-1），但临床的广泛应用还需大样本的临床验证及转化研究。复旦大学附属中山医院研制的"7种微小核糖核酸肝癌诊断试剂盒"已被国家药品监督管理局（NMPA）批准应用于临床。

三、影像学检查

1. 超声显像　是肝癌最常用的非侵入性影像学检查方法。小肝癌常呈低回声，周围伴晕圈；大肝癌呈高回声或高低混合回声，可有中心液化区。超声可明确肝癌位置、数目、卫星灶、肝内血管有无癌栓、与肝内血管关系及肝硬化程度。彩色多普勒超声及超声造影有助于肿瘤良恶性鉴别。超声还可以引导局部穿刺活检和局部治疗。

2. 计算机体层成像（CT）　CT在肝癌诊断中已成为常规性检查手段，有助提供较全面的信息，如肿瘤大小、部位、数目、瘤内出血与坏死，其分辨力与超声显像相仿。增强扫描有助鉴别血管瘤、炎性假瘤等。肝癌通常呈低密度占位，增强扫

表 30-1　部分 HCC 标志物及临床应用

HCC 标志物	临床应用
甲胎蛋白（AFP）	早期诊断、监测、复发指标
小扁豆凝集素 A 反应型 AFP（AFP-L3）	早期诊断、预后、血管侵犯指标
DKK1	早期诊断、预后指标
脱-γ-羧基凝血酶原（DCP）	早期诊断、预后、门静脉侵犯、复发指标
γ-谷氨酰转肽酶（γ-GT）	早期诊断、与其他指标联合诊断指标
α-L-岩藻糖苷酶（AFU）	早期诊断
磷脂酰肌醇蛋白聚糖（glypican-3）	早期诊断
高尔基体磷酸化蛋白-2	肿瘤进展指标
转化生长因子（TGF-β）	肿瘤浸润指标
肝细胞生长因子（HGF）	诊断和肿瘤复发指标
转化生长因子-β（TGF-β）	预后、肿瘤浸润指标
表皮生长因子受体家族（EGFR family）	早期复发指标
肝细胞生长因子	转移、降低生存期指标
7 种微 RNA（microRNAs）	早期诊断、肿瘤播散、生存指标
骨桥蛋白（osteopontin）	与其他指标联合诊断
游离 DNA（cell-free DNA）	早期诊断、与其他指标联合诊断

描动脉期病灶异常强化，门静脉期病灶呈相对低密度。碘油 CT 可显示 0.5cm 的肝癌，但有假阳性。

3.**磁共振成像（MRI）**　通常肝癌结节在 T_1 加权图呈低信号强度，在 T_2 加权图呈稍高信号强度。肝癌有包膜者在 T_1 加权图示肿瘤周围有一低信号强度环，而血管瘤、继发性肝癌则无此影像学特征。有癌栓时 T_1 呈中等信号，而 T_2 呈高信号。使用肝细胞特异性的对比剂普美显（钆塞酸二钠注射液）可以明显提高肝癌的诊断率，普美显可被肝脏细胞特异性吸收，从而使得肝细胞在注射普美显大约 20 分钟后产生很好的增强效果，没有或者仅有很少功能性肝细胞的病灶，比如囊肿、血管瘤、转移瘤和绝大部分肝细胞癌就没有增强效果，因此使用特异性的对比剂，除了可以观察肿块的血供特征，还能发现其对对比剂的摄取特征，有助于发现极早期的肝癌。

4.**正电子发射计算机体层成像（PET/CT）**　PET/CT 是将 PET 与 CT 融为一体的功能分子影像成像系统，既可由 PET 功能显像反映肝脏占位的生化代谢信息，又可通过 CT 形态显像进行病灶的精确解剖定位，全身扫描不仅可以了解整体状况和评估转移情况，达到早期发现病灶的目的，而且还可以了解肿瘤治疗前后的大小和代谢变化。然而 PET/CT 在我国大多数医院尚未普及应用，且其肝癌临床诊断的敏感性和特异性还需进一步提高，不作为肝癌诊断的常规检查方法，可以作为其他方法的补充。

5.**肝血管造影**　目前多采用数字减影血管造影，可以明确显示肝脏小病灶及其血供情况，同时可进行化疗和碘油栓塞等治疗。肝癌在 DSA 的主要表现为：①肿瘤血管，出现于早期动脉相；②肿瘤染色，出现于实质相；③较大肿瘤可见肝内动脉移位、拉直、扭曲等；④肝内动脉受肝瘤侵犯可呈锯齿状、串珠状或僵硬状态；⑤动静脉瘘，"池状"或"湖状"对比剂充盈区等。DSA 检查意义不仅在于诊断和鉴别诊断，在术前或治疗前可用于估计病变范围，特别是了解肝内播散的子结节情况；也可为血管解剖变异和重要血管的解剖关系以及门静脉浸润提供正确客观的信息，对于判断手术切除的可能性和彻底性以及决定合理的治疗方案有重要价值。DSA 是一种侵入性创伤性检查，可用于其他检查后仍未能确诊的患者。

第六节　诊断标准、流程与鉴别诊断

一、肝癌的诊断标准

1.**病理学诊断标准**　肝脏占位性病变和／或

肝外转移灶通过活检或手术切除所获取的组织标本，经病理组织学和/或细胞学检查诊断为HCC，是肝细胞癌诊断的"金标准"。

2. **临床诊断标准** 要求至少同时满足以下3项条件中的2项：

（1）具有肝硬化以及HBV和/或HCV感染（HBV和/或HCV抗原阳性）的证据。

（2）典型的HCC影像学特征：同期CT和/或MRI检查显示肝脏占位在动脉期血管化（arterial hypervascularity）、静脉期或延迟期洗脱（venous or delayed phase washout）等。其中，如果肝脏占位直径≥2cm，CT或MRI中1项影像学检查显示肝脏占位具有肝癌特征即可诊断；如果肝脏占位直径1～2cm，需要CT、MRI和B超中的2项影像学检查均显示肝脏占位具有肝癌特征方可诊断，以加强诊断的特异性。

（3）血清AFP≥400μg/L持续1个月或≥200μg/L持续2个月，并且能够排除其他原因引起的AFP升高，包括妊娠、生殖系胚胎源性肿瘤、活动性肝病及转移性肝癌等。

二、肝癌的诊断流程

根据国家卫生和计划生育委员会《原发性肝癌诊疗规范（2017年版）》中讨论的诊断流程，HCC的诊断主要取决于三项因素，即慢性肝病的背景、影像学的检查结果以及血清AFP的水平。

对于血清AFP≥400μg/L，而B超检查未发现肝脏占位者，应注意排除妊娠、生殖系胚胎源性肿瘤以及活动性肝病；如果能够排除，必须及时进行CT和/或MRI等检查。如果AFP升高，但未达到诊断水平，除了应该排除妊娠、生殖系胚胎源性肿瘤以及活动性肝病外，还必须密切追踪AFP的变化，将B超检查间隔缩短至1～2个月，需要时进行CT和/或MRI动态观察。如果高度怀疑肝癌，可以进一步做DSA肝动脉碘油造影以及PET/CT检查等。

对于有肝脏占位性病变，但血清AFP无升高且影像学检查无肝癌特征性表现者，如果直径<1cm，可以严密观察；如果占位逐渐增大，或达到直径≥2cm，应进行B超引导下肝穿刺活检等；即使肝穿刺活检阴性，也要追踪随访。

三、鉴别诊断

1. 血清AFP阳性时，HCC应该与下列疾病进行鉴别诊断：

（1）慢性肝病：如肝炎、肝硬化，应对患者血清AFP水平进行动态观察。肝病活动时AFP多与ALT同向活动，多为一过性升高或呈反复波动性，一般不超过400μg/L，时间也较短暂。如果AFP与ALT异向活动和/或AFP持续高浓度，则应警惕HCC可能。

（2）妊娠、生殖腺或胚胎型等肿瘤：鉴别主要通过病史、体检、腹盆腔B超和CT检查。

（3）消化系统肿瘤：某些发生于胃肠、胰腺的腺癌也会引起血清AFP升高，称为肝样腺癌。鉴别诊断除了详细了解病史、体检和影像学检查外，测定血清AFP异质体有助于鉴别肿瘤的来源。如胃肝样腺癌的AFP以扁豆凝集素非结合型为主。

2. 血清AFP阴性时，HCC应该与下列疾病进行鉴别诊断：

（1）继发性肝癌：多见于消化道肿瘤转移，可以无肝病背景，了解病史可能有便血、饱胀不适、贫血及体重下降等消化道肿瘤表现，血清AFP正常，而CEA、CA19-9、CA50、CA724以及CA242等消化道肿瘤标志物可能升高。影像学检查特点，常为多发性占位，而肝细胞癌多为单发；典型转移瘤影像，可见"牛眼征"（肿物周边有晕环，中央缺乏血供而呈低回声或低密度）；增强CT或肝动脉造影可见肿瘤血管较少，血供没有肝细胞癌丰富；消化道内镜或造影检查可能发现胃肠道的原发病变。

（2）肝海绵状血管瘤：是最常见的需与AFP阴性肝癌鉴别的良性肝肿瘤。肝海绵状血管瘤一般无症状，肝脏质软，无肝病背景。直径<2cm的血管瘤在超声检查时呈高回声，而小肝癌多呈低回声。直径>2cm的血管瘤应作CT增强扫描。如见对比剂从病灶周边向中心填充并滞留者，可诊断为血管瘤。MRI对血管瘤灵敏度很高，有其特征性表现。在T_1加权图像中表现为低或等信号，T_2加权则为均匀的高亮信号，即所谓的"灯泡征"。

（3）局灶结节性增生（FNH）：为增生的肝实质构成的良性病变，其中纤维瘢痕含血管和放射状间隔。多无肝病背景,但彩超常可见动脉血流,螺旋 CT 增强后动脉相可见明显填充,颇难与小肝癌鉴别,如无法确诊,仍宜手术。

(4)肝腺瘤:女性多,常无肝病背景,常有口服避孕药史。各种定位诊断方法均难与肝癌区别,但如 ^{99m}Tc-PMT 延迟扫描呈强阳性显像,则有较特异的诊断价值。因肝腺瘤细胞较接近正常肝细胞,能摄取 PMT,但无正常排出道,故延迟相时呈强阳性显像,其程度大于分化好的肝癌。

(5)炎性假瘤:为类似肿瘤的炎性病变,多无肝病背景。超声显像有时呈分叶状、无声晕,彩超多无动脉血流。由于临床难以确诊,故仍主张手术。

(6)肝硬化结节:大的肝硬化结节与小肝癌鉴别最困难。整个肝脏质地对判断有一定帮助。MRI 检查能显示肝癌的假包膜及纤维间隔,对鉴别有较大价值。腹腔镜检查能判断位于肝脏表面的良恶性结节。近年来注意到在肝硬化的腺瘤样增生结节中常已隐匿有小肝癌结节,故最好争取行病理检查以资鉴别。

(7)肝囊肿:一般无症状及肝病背景。超声检查呈液性暗区,已能诊断,必要时可加做 CT 增强扫描,对比剂不进入病灶是其特点。

(8)肝脓肿:多有发热,肝区叩痛。如超声显像为液平,不难鉴别;尚未液化者颇难鉴别,HBV 或 HCV 多为阴性,超声显像示边界不清,无声晕;必要时可行穿刺。

(9)肝包虫病:流行于牧区,发病与密切接触犬类有关。一般无症状及肝病背景。超声检查呈现多囊性液性暗区,仔细观察可见有子囊孕母囊中的现象。包囊虫病抗原皮试阳性。

第七节 肝细胞癌分期

肿瘤的分期对于预后及治疗方案的制定至关重要。HCC 的分期研究有很多,多个学术组织或者研究中心均提出各自的肝癌分期及治疗指南标准,比较著名的包括 BCLC(巴塞罗那)、APASL(亚洲太平洋肝病研究协会)、NCCN 肝癌治疗指南等,日本和韩国也分别发布了各自的肝癌分期及诊疗指南。AASLD、ACS 和 NCCN 指南并不统一,侧重点也不尽相同。其中,NCCN 采用的 TNM 分期(表 30-2)方式在国际上是最为规范的,但被认可程度却比较低,原因在于:①对于 HCC 的治疗和预后至关重要的血管侵犯,在治疗前(特别是手术前)难以准确判断;②治疗 HCC 非常重视肝功能代偿情况,而 TNM 分期并没有说明患者的肝功能状况;③各版 TNM 分期的变化较大,难以比较评价。AASLD 采用的是巴塞罗那肝癌中心(BCLC)分期与治疗策略(表 30-3),

表 30-2 肝细胞癌 TNM 分期(UICC/AJCC,第 7 版)

T 原发病灶	N 区域淋巴结	M 远处转移
Tx:原发肿瘤不能测定	Nx:区域内淋巴结不能测定	Mx:远处转移不能测定
T_0:无原发肿瘤的证据	N_0:无淋巴结转移	M_0:无远处转移
T_1:单发肿瘤没有血管受侵	N_1:区域淋巴结转移	M_1:有远处转移
T_2:单发肿瘤有血管受侵或多发肿瘤直径≤5cm		
T_{3a}:多发肿瘤直径>5cm		
T_{3b}:单发肿瘤或多发肿瘤侵及门静脉或肝静脉的主要分支		
T_4:肿瘤直接侵及周围脏器,或累及肝包膜(腹膜)		
TNM 分期		
I 期:$T_1N_0M_0$		
II 期:$T_2N_0M_0$		
IIIA 期:$T_{3a}N_0M_0$		
IIIB 期:$T_{3b}N_0M_0$		
IIIC 期:$T_4N_0M_0$		
IVA 期:任何 T,N_1M_0		
IVB 期:任何 T,任何 N,M_1		

表 30-3　BCLC 分期（巴塞罗那临床肝癌分期 2010）

| 期别 | PS 评分 | 肿瘤状态 | | 肝功能状态 |
		肿瘤数目	肿瘤大小	
0 期	0	单个	<2cm	没有门静脉高压
A 期	0	单个	任何	Child-Pugh A～B
		3 个以内	<3cm	Child-Pugh A～B
B 期	0	多结节肿瘤	任何	Child-Pugh A～B
C 期	1～2	门静脉侵犯或 N_1、M_1	任何	Child-Pugh A～B
D 期	3～4	任何	任何	Child-Pugh C

比较全面地考虑了肿瘤、肝功能和全身情况，并且具有循证医学高级别证据的支持。BCLC 分期根据循证医学证据，对不同的分期的肝癌确立了治疗原则，目前在全球范围比较公认，但对肝癌手术切除的指征较为严格，也存在一定的争议。我们依据中国肝癌诊疗实践及循证医学证据，推荐下述肝癌的分期方案，包括 I a 期、I b 期、Ⅱ a 期、Ⅱ b 期、Ⅲ a 期、Ⅲ b 期、Ⅳ 期，具体分期方案如图 30-2 所示。

第八节　原发性肝癌治疗

原发性肝癌的常见治疗方法包括手术、介入、局部治疗、放疗和生物治疗等。根据肿瘤病变的分期，可采取其中的一种或同时采用几种不同治疗方法进行综合治疗。

一、手术切除

1. 肝切除术的基本原则　①彻底性：最大限度地完整切除肿瘤、切缘无残留肿瘤；②安全性：最大限度保留正常肝组织，降低手术死亡率及手术并发症。术前的选择和评估、手术细节的改进及术后复发转移的防治等是中晚期肝癌手术治疗的关键点。在术前应对肝功能储备进行全面评价，通常采用 Child-Pugh 分级和 ICG 清除试验评价肝实质功能，采用 CT 和 / 或 MRI 计算余肝的体积。肝癌的根治性切除术是目前治疗原发性肝癌最有效的方法之一，尽管诸如 PEI 或介入等治疗手段对小肝癌的治疗效果可与手术切除相媲美，但长期随访的结果表明在远期疗效上，手术

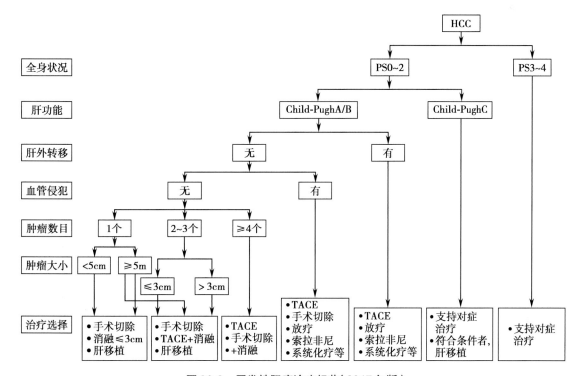

图 30-2　原发性肝癌诊疗规范（2017 年版）

切除仍具有不可替代的优越性。而且，随着各种肝癌治疗新技术的不断出现，尤其是局部治疗手段的日益发展，肝癌切除的适应证不断扩大，部分"不能切除的肝癌"经介入或射频治疗后成为"可切除肝癌"。

2. 根治性切除标准 肝切除术包括根治性切除和姑息性切除。一般认为，根据手术完善程度，可将肝癌根治切除标准分为 3 级。

（1）Ⅰ级标准：完整切除肉眼所见肿瘤，切缘无残癌。

（2）Ⅱ级标准：在Ⅰ级标准基础上增加 4 项条件：①肿瘤数目不超过 2 个；②无门静脉主干及一级分支、总肝管及一级分支、肝静脉主干及下腔静脉癌栓；③无肝门淋巴结转移；④无肝外转移。

（3）Ⅲ级标准：在Ⅱ级标准基础上，增加术后随访结果的阴性条件，即术前血清 AFP 增高者，术后 2 个月内 AFP 应降至正常和影像学检查未见肿瘤残存。

3. 肝切除术的适应证

（1）患者的必备条件：一般情况良好，无明显心、肺、肾等重要脏器器质性病变；肝功能正常，或仅有轻度损害（Child-Pugh A 级），或肝功能分级属 B 级，经短期护肝治疗后恢复到 A 级；肝储备功能（如 ICGR15）基本在正常范围以内；无不可切除的肝外转移性肿瘤。一般认为 ICGR15 <14%，可作为安全进行肝大块切除术而肝功衰竭发生概率低的界限。

（2）根治性肝切除的局部病变，必须满足下列条件：①单发肝癌，表面较光滑，周围界限较清楚或有假包膜形成，受肿瘤破坏的肝组织 <30%；或受肿瘤破坏的肝组织 >30%，但是无瘤侧肝脏明显代偿性增大，达到标准肝体积的 50% 以上。②多发性肿瘤，结节 <3 个，且局限在肝脏的一段或一叶内。对于多发性肝癌，相关研究均显示，在满足手术条件下，肿瘤数目≤3 个的多发性肝癌患者可从手术显著获益；若肿瘤数目 >3 个，即使已手术切除，其疗效也并不优于肝动脉介入栓塞等非手术治疗。

（3）姑息性肝切除的局部病变，必须符合下列条件：①3～5 个多发性肿瘤，超越半肝范围者，行多处局限性切除；②肿瘤局限于相邻的 2～3 个肝段或半肝内，无瘤肝组织明显代偿性增大，达到标准肝体积的 50% 以上；③肝中央区（中叶或Ⅳ、Ⅴ、Ⅷ段）肝癌，无瘤肝组织明显代偿性增大，达到标准肝体积的 50% 以上；④肝门部有淋巴结转移者，切除肿瘤的同时行淋巴结清扫或术后治疗；⑤周围脏器受侵犯者一并切除。

（4）姑息性肝切除还涉及以下几种情况：肝癌合并门静脉癌栓（PVTT）和/或腔静脉癌栓、肝癌合并胆管癌栓、肝癌合并肝硬化门静脉高压、难切性肝癌的切除。每种情况均有其对应手术治疗适应证。肝癌伴门静脉癌栓是中晚期 HCC 的常见表现。在这部分患者中，若肿瘤局限于半肝且预期术中癌栓可取净，可考虑手术切除肿瘤并经门静脉取栓，术后再结合介入栓塞及门静脉化疗。肝癌侵犯胆管形成胆管癌栓也较常见，患者黄疸明显。须注意鉴别黄疸性质，对于癌栓形成的梗阻性黄疸，如能手术切除肿瘤并取净癌栓，可很快解除黄疸，故黄疸不是手术的明显禁忌证。此外，对于不适宜姑息性切除的肝癌，应考虑姑息性非切除外科治疗，如术中肝动脉结扎和/或肝动脉、门静脉插管化疗等。对于肝内微小病灶的治疗值得关注。部分微小病灶经影像检查或术中探查都不能发现，致使肝切除后的复发率升高。如果怀疑切除不彻底，那么术后采用 TACE 是理想的选择，除了治疗的意义外，还有检查残留癌灶的意义。如有残留癌灶，应及时采取补救措施。此外，术后病例应作肝炎病毒载量（HBV DNA/HCV RNA）检查；如有指征，应进行抗病毒治疗，以减少肝癌再发的可能。

（5）有关手术切除的技术问题

1）小肝癌的定位问题：位于肝脏表面的小肿瘤，颜色灰黄或灰白、质地坚硬，一般不难辨认。唯位于肝实质深部的小肝癌，单手扪摸有时不易发现，尤其是在膈顶处的边缘部位、右肝裸区、肝后侧和尾叶等较隐蔽部位。因此术中切除前需常规使用术中 B 超进行检查、定位，再次明确病灶部位、大小及数目。

2）手术中控制出血的问题：肝脏手术的关键是控制手术中的出血。我国 20 世纪 50 年代末才开展典型的肝叶切除，多先解剖肝门结扎有关的脉管，然后再进行肝叶的切除。目前多在常温下采取间歇阻断肝门的切除法。患者耐受阻断时间视肝硬化程度而异。无肝硬化者,单次阻断时间 5~10 分钟即可,肿瘤较大、手术复杂,可用分次阻断法,每次阻断时间以 10 分钟左右为宜,间歇时间为 3~5 分钟,多次阻断次数可达 4~6 次。无肝硬化者单次阻断时间可达 20 分钟甚至更长。第一肝门阻断控制术中出血的方法较为常用,术后一般无不良后果。但应用于肝硬化程度较重的患者时应慎重,时间不宜过长,否则就有可能导致肝脏的缺血坏死和术后的肝性脑病。

3)肝切除量的估计问题和根治范围:肝叶切除时如采用肝门脉管的解剖结扎法,其切除线须根据肝组织缺血之范围而定。如采用肝门血管的间歇阻断法,切除线可不受限制,一般距肿瘤内侧 2~3cm 处即可。但对合并肝硬化的肝癌病例,手术死亡率普遍较高,应该合理掌握硬化肝的切除量,以免术后发生肝性脑病甚至肝功能衰竭。原发性肝癌合并肝硬化者肝叶切除后的死亡率高于不伴肝硬化者。目前国际上尚无切缘距肝肿瘤多少厘米为标准切缘大小的明确说法,通常肿瘤距切缘大于 1~2cm 即可。

4)肝实质的离断技术:目前已有多种肝实质的离断技术,如传统的钳夹离断法、超声吸引手术刀(cavitron ultrasonic surgical aspirator,CUSA)、超声刀、"水刀"、Habib 射频刀等,基本的原则是要求出血少,肝内管道解剖清楚,可根据肿瘤部位,肝硬化的程度等选用。

(6)联合肝脏分隔和门静脉结扎的二步肝切除术(associating liver partitioning and portal vein occlusion for staged hepatectomy,ALPPS)

1)ALPPS 手术即通过二步手术切除传统认为不能切除的巨大肿瘤。经典的 ALPPS 手术包括:第一步手术先结扎门静脉右支,再在镰状韧带的右侧原位劈离肝左外叶和左内叶。7~14 天后,待剩余肝脏体积迅速增生至安全范围,再施行第二步手术切除肿瘤。

2)适应证:①正常肝脏,剩余肝脏体积 <30%;②肝纤维化、梗阻性黄疸、重度脂肪肝、化疗导致的肝损伤等,剩余肝脏体积 <40%。

3)禁忌证:①剩余肝脏中存在不可切除的肿瘤;②不可切除的原发性肝癌、肝外转移;③重度门静脉高压症;④不能达到 R0 切除的肝癌或因其他疾病导致手术高危;⑤全身麻醉高风险。

4)有关 ALPPS 的技术问题:①肝脏解剖,ALPPS 术前宜通过 CT、MRI、三维成像等手段明确不同患者的胆管和血管系统可能存在的变异。ALPPS 右肝三叶切除的第一步只需要分离并结扎门静脉右支而保留肝右动脉和右肝管。术中尽可能保证剩余肝脏的动脉血供与静脉回流,同时避免剥离胆管。②离断肝脏的方式,可使用止血带、超声刀、RFA、微波、CUSA 等,微创 ALPPS 包括腹腔镜、机器人、手助 ALPPS 等。术前通过胆道造影明确胆道变异情况,术中进行残余肝的胆汁漏出实验,以防止术后胆漏发生。③肝门部标记,为方便第二步手术中管道的辨认,第一步手术可对肝右动脉、肝静脉等进行标记。④残余肝体积,一般认为,第二步手术至少要求标准残余肝体积 >30%。在第一步术后 8~10 天应进行第一次 CT 肝体积测定,之后连续 4 周每周复查直至体积足够。若出现肝功能衰竭征象,则须推迟第二步手术。⑤适应证,合并肝硬化基础背景的原发性肝癌残余肝体积的增生可能较无硬化的肝体积明显减慢,另外 ALPPS 应用于肝内胆管细胞癌、肝门部胆管细胞癌患者中观察到较高的并发率和死亡率,须仔细评估手术风险。⑥补救性 ALPPS,ALPPS 相较于 PVE 有更高的比例获得二步切除的机会。对于 PVE 术后残余肝体积增生不明显的患者,仍可以进行补救性的 ALPPS。⑦并发症和死亡率,在第二步术后死亡病例中,大部分与肝功能衰竭有关,当第一步术后出现 MELD 评分 >10 分等提示肝功能衰竭等征象时,需推迟第二步手术的进行。巨大肝癌行门静脉结扎可能发生溶瘤综合征,系由于瘤细胞的大量崩解,释放出其细胞内容物和代谢产物而引起的一组综合征。通过足量补液、碱化利尿、预防性使用抗生素必要时血液透析等,可起到一定的防治作用。

二、肝移植

近年来,随着外科技术的发展及新型免疫抑制剂的相继面世,越来越多的肝移植中心将肝癌作为肝移植的适应证之一。近来世界各肝移植中心的研究结果都比较一致地肯定了肝移植治疗"早期"肝癌的良好疗效。现在的关键问题是如何定义"早期"肝癌,虽然大家都认为肿瘤的大小、肿瘤的数量、肿瘤的分级、血管浸润程度、有无肝外淋巴结转移与移植术后的存活率与肿瘤复发率密切相关，但就具体标准上仍有细小的差别。1996年Mazzaferro等推荐了"Milan（米兰）标准"：单个肿瘤结节直径不超过5cm；多结节者不超过3个，最大直径不超过3cm。2001年Yao等在"Milan标准"基础上提出了"UCSF标准"：单个肿瘤结节直径不超过6.5cm；多结节者不超过3个，最大直径不超过4.5cm同时肿瘤结节总的直径不超过8cm。目前国内也对"米兰标准"进行扩展，多家单位和学者陆续提出了不同的标准，包括"杭州标准""上海复旦标准""华西标准"和"三亚共识"等。各家标准对于无大血管侵犯、淋巴结转移及肝外转移的要求都比较一致，但是对于肿瘤的大小和数目的要求不尽相同。上述国内的标准扩大了肝癌肝移植的适应证范围，可能使更多的肝癌患者因肝移植手术受益，并未明显降低术后累计生存率和无瘤生存率。由于供肝是公共、稀缺的资源，因此肝癌肝移植的适应证的优化或改良必须遵循原则是肝癌肝移植术后的疗效必须与良性终末期肝病移植后的效果相当，适应证的扩大必定会影响到其他受体的利益。在优化肝癌肝移植适应证的同时，尚需考虑肿瘤的生物学特性，寻找合适的生物标记物来预测肝移植术后肿瘤复发，才有可能选择出最有可能从移植中获益的受体，使有限的供肝资源得到充分利用；防止肝移植术后肿瘤复发、提高患者肝移植术后存活率，是肝癌肝移植领域中尚需进一步研究和解决的问题。

三、肝动脉介入治疗

由于肝癌血供的95%～99%源于肝动脉，而肝组织血供的70%～75%源于门静脉，肝动脉血供仅占25%～30%。因此栓塞肝动脉可以阻断肿瘤的血供、控制肿瘤的生长，甚至使肿瘤坏死，而对肝组织血供影响小。此为肝动脉栓塞的理论基础。介入治疗原发性肝癌自20世纪70年代应用于临床以来，是除了手术切除以外效果较好的治疗手段之一。介入治疗兼有肿瘤诊断和治疗的作用。前者主要指通过肝动脉造影或碘油CT等明确肿瘤的范围和数目。治疗则包括TAI、TAE及经皮穿刺瘤内治疗。临床上常采用Seldinger法将导管送入肝动脉。一般当导管头端进入肝固有动脉或肝总动脉后做造影，观察肿瘤染色的情况、有无动静脉瘘及肿瘤血管等，注意不要遗漏病灶。然后再根据造影所见，作相应的治疗。通常将化疗药物稀释至20ml左右经导管缓慢推注入靶血管。如需用碘化油栓塞，则通常须留1～2种化疗药与之混成乳剂，如卡铂、MMC、ADM及EADM等。化疗灌注结束后，可根据情况进行栓塞治疗，通常先用末梢类栓塞剂（如碘油乳剂、微球等）栓塞，再用明胶海绵条增强栓塞作用。通常肝癌介入治疗的一个疗程需3～4次，每次间隔时间为2～3个月。原则上患者情况及肝功能基本恢复正常5周以上，才行下一次介入治疗。TACE主要应用对象是不能切除的（如肿瘤太大、多结节、累及左右肝或较大的肝门部肿瘤）、非晚期（无明显黄疸、腹水、远处转移）而肝功能尚好者（Child A或部分Child B），文献报道TACE对有门静脉主干癌栓者并非绝对禁忌，肝功能好、侧支循环多仍可应用。TACE禁忌证：①晚期肿瘤，有明显黄疸、腹水、远处转移；②严重肝功能障碍，黄疸、腹水，或血清胆红素、ALT为正常值2倍以上者；③严重门静脉高压或近期有食管胃底静脉破裂出血者；④严重造血功能抑制，白细胞低于$3×10^9$/L，血小板低于$50×10^9$/L，可做TAE，不做TACE；⑤严重心、肺、肾功能不全及其他特殊情况者；⑥碘过敏者。行TACE治疗应力争做到超选择插管做肝段栓塞，化疗所用药物的种类和剂量应个体化，TACE间隔时间宜适当，碘化油栓塞后2～4周应进行CT检查，了解碘化油是否聚集于肿瘤，观察疗效。介入治疗间隙宜采用保肝、提高免疫及中医扶正固本治疗，提高患者的免疫力及对下次介入的耐受性。

四、局部治疗

1. 局部药物注射　B超引导下经皮无水乙醇注射治疗（PEI）已广泛应用于治疗直径<3cm以下因严重肝硬化不能切除的肝癌治疗。其作用机制可能有：①高渗脱水作用；②对肿瘤细胞直接毒性作用，导致蛋白质的变性坏死；③肿瘤血管坏死闭塞；④局部的无菌性炎症；⑤局部纤维组织增生，分割和限制肿瘤生长，同时机化坏死组织，起到化学切除肿瘤的效应。无水乙醇对

肿瘤局部的凝固坏死作用能使直径 3cm 以下肿瘤的坏死程度达 90% 以上。无水乙醇注射除了少数患者发热，局部疼痛外，对肝功能和全身影响不大，且可短期内反复多次注射。无水乙醇注射量：肿瘤直径 3cm 以下每次 2～5ml，肿瘤直径 3cm 以上每次 10～20ml，每周 1 次，体质好能耐受的可每周 2 次，4～6 次一疗程。有报道对单个直径 3cm 以下肿瘤，无水乙醇注射疗效甚至优于手术切除。局部药物注射目前还有醋酸、化疗药物、高温盐水、*p53* 基因等。

2. **射频消融治疗（RFA）** 是肿瘤局部透热治疗的一种，以影像引导或直接将电极针导入肿瘤组织，通过射频在电极针周围产生极性分子震荡导致发热，使治疗区域温度达 50℃ 以上，中央区域可达 100℃ 以上，使局部细胞坏死。目前的射频消融治疗系统，一次凝固坏死区的直径可达 3～5cm。肝癌的射频消融治疗可通过开腹术中、腹腔镜和经皮穿刺三种途径，目前应用最多的是经皮穿刺射频消融治疗（PRFA）。一般认为 PRFA 的适应证：①肿瘤直径<5cm，尤其是<3cm 的无手术指征或有手术指征但因肿瘤部位手术切除困难；②复发性小肝癌手术困难的；③原发灶已切除的肿瘤数目<5 个的继发性肝癌；④无手术指征的大肝癌或多发肝癌 TACE 后。PRFA 的主要并发症有皮肤灼伤、迷走神经反射、气胸、胸腔积液、肝胆管损伤、肝脓肿、内出血等。PRFA 已成为肝癌综合治疗的一个重要方法，尤其对无手术指征或肿瘤生长部位不利于手术切除的小肝癌的临床疗效，国内外有报道 3cm 以下的小肝癌完全坏死率达 90%～98%。

3. **微波固化治疗** 微波的交变电场作用使肿瘤组织在短时间内产生大量热量，局部温度骤然升到 55℃ 以上，从而引起肿瘤组织凝固性坏死而周围组织无坏死；另外，微波固化（MCT）可引起机体局部组织理化性质的变化，可提高机体免疫功能。微波固化治疗的适应证主要有：①不愿接受手术的小肝癌；②肝癌合并肝硬化（Child 分级一般为 A 或 B 级），肿瘤体积小、病灶局限；③不能手术切除的原发性肝癌，肿瘤直径≤5.0～6.0cm 的单发结节，或是多发结节<3 枚；④手术未能切除或术后残留、复发性肝癌；⑤转移性肝癌，肿瘤直径≤5.0～6.0cm 的单发结节，或是多发

结节≤3 枚；⑥术中与手术并用可提高手术切除率。微波固化治疗的禁忌证主要有：①弥漫性肝癌、巨块型肝癌；②严重黄疸、腹水、肝功能不全；③严重器质性疾病，心肾功能不全；④微波不能到达全部肿瘤位置者。微波固化治疗也可通过开腹术中、腹腔镜和经皮穿刺（PMCT）等三种途径，PMCT 是 MCT 发展的热点，操作简单、安全、微创、疗效可靠及适应证广。临床疗效的评价主要根据 B 超、CT 或 MRI，AFP 和影像引导下活检的动态跟踪。研究认为 PMCT 对直径<3cm 以下肝癌结节效果满意，并比较超声引导下微波和射频两种消融技术的临床应用价值，认为微波和射频（RFA）都是现在比较理想的介入超声治疗肝癌的手段。

4. **冷冻疗法** 冷冻治疗肝癌是一种安全可行的局部治疗方法。一般认为，快速冷冻、缓慢复融，以及反复冻融，能使冷冻区产生最大程度的凝固性坏死。冷冻治疗的特点为可产生一个境界清楚、范围可预测的冷冻坏死区，不仅能消灭瘤体，且能最大程度保存正常肝组织。冷冻治疗小肝癌，可望根治；对较大肝癌冷冻可最为综合治疗的一种手段。适用此种冷冻疗法的指征大概有以下几种：①合并严重肝硬化，无法耐受手术切除者；②病变须作广泛切除，估计切除后肝功能不能代偿者；③主瘤虽经切除，但余肝尚有残留结节者；④癌肿虽不大，但位置紧靠肝门或下腔静脉，致手术不能切除者。目前应用的冷冻方法主要是液氮冷冻，一般用直径 3～5cm 的冷头作接触冷冻，或用直径 3～5mm 的冷头作插入冷冻，也可以用液氮作直接喷射冷冻；能产生极度低温而导致肝癌细胞不可逆性的凝固坏死，但由于受冷冻深度和广度的限制，对范围较大的癌肿还不能使之彻底治愈。术中应注意避免冷冻损伤较大的胆管。Ⅷ段肿瘤行冷冻治疗时应注意保护膈肌，避免或减少低温刺激，减少术后呃逆及胸腔积液等并发症的发生。

五、放射疗法

随着计算机技术、放射物理学、放射生物学、分子生物学、影像学和功能影像学发展的有力支持，以及多边缘学科的有机结合，放射治疗技术已经取得了革命性的进步，精准放疗时代已

经到来。目前,放射治疗已经成为原发性肝癌的一种治疗手段,并在我国的《原发性肝癌诊疗规范(2017年版)》得到推荐。肝癌的放疗指征主要适用于:①一般情况好,如KPS≥70分,肝功能Child A级,单个病灶;②手术后有残留病灶者;③需要肝脏局部肿瘤处理,否则会产生严重的并发症,如肝门的梗阻,门静脉和肝静脉的瘤栓;④远处转移灶的姑息治疗,如淋巴结转移、肾上腺转移以及骨转移时,可以减轻患者的症状,改善生活质量。综合近年来肝癌放疗技术的进展,主要包括:三维适形放射治疗(three-dimensional conformal radiotherapy,3D-CRT)、调强放射治疗(intensity-modulated radiotherapy,IMRT)、立体定向放射治疗(stereotactic ablative body radiotherapy,SABR)、粒子治疗(charged particle therapy)和图像引导放疗(image-guided radiation,IGRT)。这些手段从根源上来说,都是为了达到一个目的:用更安全的方式给予肝内肿瘤更高的放疗剂量。而在临床上,更高的放疗剂量也确实得到了更好的疗效,不仅如此,随着对剂量 - 效应关系及放射诱导肝损伤的更深入理解,放疗在各期原发性肝癌都有用武之地。

1. 三维适形放射治疗 传统的二维放射治疗(放疗)技术通常采用透视下定位,前后对穿照射野治疗,对肝癌来说,暴露在照射野中的正常肝组织和肠道都多且难以评估受量。三维适形放射治疗则采用了多个共面或者非共面的照射野,有效减少了对正常组织的损伤。而且由于采用了CT定位,并在治疗计划系统下对肝内肿瘤精确勾画,使得肿瘤剂量和正常肝组织及肠道等的受照剂量都能准确评估。可以说,三维适形放疗的出现是肝癌放疗的一个重大突破。

2. 调强放射治疗 调强放射治疗是一种高级的适形放疗,在计算机自动优化程序的辅助下,它能够比三维适形放疗达到更好的剂量分布。目前常用的调强放射治疗有两种:容积调强弧形治疗(volumetric-modulated arc therapy,VMAT)和螺旋断层放疗(helical tomotherapy,HT)。前者在机架旋转的同时对照射野强度进行调节,后者则利用CT扫描的原理对肿瘤进行分层放射。调强放疗还可同时给予多个靶区不同的放射剂量,例如,肝内原发灶给予根治剂量放疗

的同时,对亚临床区域给予预防剂量放疗。

3. 立体定向放射治疗 立体定向放射治疗通常被定义为在高精准条件下,采用较少的分次,给予靶区大剂量放疗的技术。旨在精确杀伤肿瘤并最大程度保护正常组织。立体定向放疗要求放疗设备上必须整合至少一种图像引导技术,目前射波刀(CyberKnife)、VERO系统和螺旋断层放疗系统都比较适合开展立体定向放疗。近10年来,肝癌的立体定向放疗越来越受到重视,许多研究都显示立体定向放疗可以显著改善小肝癌患者的生存情况,由于这些报道以回顾性为主,缺少对照,目前肝癌的立体定向放疗仅作为对不能手术或射频消融的患者的替代治疗。但是,随着图像引导下的放射治疗的普及,射线照射靶区精准度的提高,大分割、短时间的立体定向技术是放射治疗的趋势所在。

4. 粒子治疗 "Bragg峰效应"的存在是粒子治疗的物理学基础。以质子重离子治疗为例,质子进入人体后,会在射程终点前形成一个尖锐的剂量峰。利用这个效应,将能量准确的释放到肿瘤上,可最新和前瞻性的研究报道了质子和重离子治疗在肝癌中的应用,2～5年的局控率达到88%～98%且无严重副反应。由于技术和价格的因素,粒子治疗在国内尚未能广泛开展,相信在不久的将来,它能得到更多的应用。

5. 图像引导放射治疗 图像引导放射治疗是指在整个放疗过程中提供图像的指导以达到最大的精准度。在肝癌患者的放疗中,精确的靶区勾画、放疗时靶区再定位及肝脏随呼吸运动的处理都是精准放疗的必备条件。肝癌的精确靶区勾画是图像引导放疗的第一步,增强CT或MRI图像配合随呼吸时相扫描的4D-CT可提供尽可能多的影像信息帮助医师进行靶区勾画。放疗时靶区的再定位则是每次放疗精确实施的保证,利用放疗设备上的影像装置对实时肿瘤位置进行确认及调整。最后,呼吸运动的处理可以说是重中之重,肝脏是受呼吸运动影响较大的器官,其在头脚方向的运动幅度可达0.5～4.1cm,传统CT模拟定位加群体化外放距离的方法不能保证靶区定位的准确性。解决呼吸对肝脏精确定位影响的途径主要有4种:①运动包含,指将所有肿瘤可能随呼吸到达的范围都包括在照射野内;②限制呼

吸运动范围，通常采用腹部加压以形成浅呼吸；③呼吸门控，在肿瘤运动到呼吸的特定相位时进行照射；④实时肿瘤追踪。目前，呼吸门控和实时肿瘤追踪是肝癌精准放疗的最好选择。

六、分子靶向药物及全身化疗

在肝癌的不同分期中，部分晚期肝癌患者无手术、消融或 TACE 治疗指征，但一般情况尚可，肝功能 Child A-B 期，可以考虑进行系统治疗。现有证据表明，对于没有禁忌证的晚期 HCC 患者，系统治疗优于支持对症治疗；可以减轻肿瘤负荷，改善肿瘤相关症状和提高生活质量，还可延长生存时间和有其他获益。一般认为，系统治疗主要适用于：①已经发生肝外转移的晚期患者；②虽为局部病变，但不适合手术切除、射频、微波消融和 TACE 治疗，或者局部治疗失败进展者；③弥漫型肝癌；④合并门静脉主干癌栓和 / 或下腔静脉者。目前肝细胞癌全身治疗美国 FDA 获批的一线治疗药物：索拉非尼及仑伐替尼。二线治疗：瑞戈非尼、卡博替尼、雷莫西尤单抗、PD-1 抗体（纳武利尤单抗及帕博利珠单抗等）。

1. 分子靶向治疗 肝癌的发生、发展和转移与多种基因的突变、细胞信号转导通路和新生血管增生异常等密切相关，其中存在着多个关键性环节，正是进行分子靶向治疗的理论基础和重要的潜在靶点。近年来，应用分子靶向药物治疗肝细胞癌已成为新的研究热点，受到高度的关注和重视。以下介绍索拉非尼（sorafenib）、瑞戈非尼（regorafenib）、仑伐替尼（lenvatini）和卡博替尼（cabozantinib）等。

（1）索拉非尼：是一种口服的多靶点、多激酶抑制剂，既可通过抑制血管内皮生长因子受体（VEGFR）和血小板衍生生长因子受体（PDGFR）阻断肿瘤血管生成，又可通过阻断 Raf/MEK/ERK 信号转导通路抑制肿瘤细胞增殖，从而发挥双重抑制、多靶点阻断的抗肝细胞癌作用。目前已有两项随机双盲、平行对照的国际多中心 III 期临床研究（SHARP 和 Oriental 研究）已经证明，索拉非尼能够延缓 HCC 的进展，明显延长晚期患者生存期，且安全性较好。STORM 研究纳入 1 114 例肝癌患者根治术后的临床资料，随机分为索拉非尼组和安慰剂对照组，结果显示两组患者中位无

复发生存时间和中位生存时间比无统计学差异，提示根治术后辅助索拉非尼治疗不能降低患者肿瘤复发和延长生存时间。

（2）瑞戈非尼：是针对肝癌的另一个有效的靶向药物，它是一种新型多靶点小分子酪氨酸激酶抑制剂，具有全新的作用谱，能抑制 VEGF 受体 1～3、PDGF 受体、FGF 受体、RET、KIT、TIE 等多靶点通路，通过 3 个途径（血管生成、肿瘤生长及肿瘤微环境）发挥抗肿瘤作用。RESORCE 研究已经证明，和使用安慰剂联合最佳支持治疗的对照组相比，瑞戈非尼联合最佳支持治疗可显著延长患者的总体生存时间。瑞戈非尼已被批准用于作为二线治疗药物用于不可切除肝细胞癌患者，一线、二线药物的序贯治疗可以使更多的肝癌患者生存受益。

（3）仑伐替尼：是一种口服多激酶抑制剂，主要靶点包括 VEGFR1～3、FGFR1～4、PDGFR-α/β、KIT 和 RET 等。RELECT 研究结果显示，在不可切除的肝癌患者中（n=954 例）仑伐替尼组中位生存时间较索拉非尼组延长 1.3 个月，且仑伐替尼组患者的无进展生存时间、客观缓解率则显著优于索拉非尼组，提示仑伐替尼在疾病控制率方面有较明显的优势。

（4）卡博替尼：是一种小分子抑制剂，能有效抑制 MET、AXL 及 VEGFR1～3 等受体靶点。CELESTIAL 临床实验评估卡博替尼在索拉非尼治疗失败的晚期肝癌患者中的疗效，结果显示，卡博替尼治疗组患者的中位生存时间为 10.2 个月，安慰剂组中位生存时间为 8.0 个月；卡博替尼组中位无进展生存时间和客观缓解率分别为 5.2 个月和 4%，而安慰剂组中位无进展生存时间和客观缓解率为 1.9 个月和小于 1%。2019 年 1 月 14 日，美国 FDA 批准卡博替尼用于晚期肝癌患者的二线治疗。

2. 全身化疗 一直以来认为肝癌对传统化疗药物并不敏感，但近年来，奥沙利铂（OXA）等新一代的化疗药物相继问世和应用，使得消化道肿瘤的化疗进步明显，预后显著改善。最新的 EACH 研究，FOLFOX 4 方案与单药阿霉素（ADM）对照用于不适于手术或局部治疗的晚期肝癌患者姑息性化疗的国际多中心 III 期临床研究，已证明含 OXA 的联合化疗可以为晚期肝细

胞癌患者带来病情控制和生存获益,且安全性好。在欧洲的一项多中心、大样本的回顾性研究表明,吉西他滨联合奥沙利铂化疗(GEMOX研究)对晚期肝癌也是相对安全有效的,提示全身化疗在肝癌系统治疗中的有比较重要的作用(表30-4)。

七、免疫治疗

肝癌发生发展机制非常复杂,细胞免疫功能紊乱是其中重要的因素。细胞免疫功能低下可导致免疫细胞对肝癌细胞的识别及吞噬能力减弱,使肝癌细胞发生免疫逃逸从而增殖、侵袭和远处转移。按作用机制,细胞免疫治疗可分为主动性免疫治疗和被动性免疫治疗。主动性免疫治疗指利用肝癌细胞的特异性抗原来诱导患者机体产生特异性免疫,进而杀伤肝癌细胞;被动性细胞免疫治疗是通过输注自身或同种特异性或非特异性肿瘤杀伤的免疫细胞,纠正机体细胞免疫功能低下的状态。目前在肝癌中开展的免疫生物治疗主要包括细胞因子诱导的杀伤细胞(cytokine-induced killer,CIK)治疗、免疫检查点抑制剂(immune checkpoint inhibitor,ICI)治疗和嵌合抗原受体修饰T细胞(chimeric antigen receptor T-cell,CAR-T)治疗。

1. CIK治疗 CIK是来源于外周血中的单个核细胞在体外经过多种细胞因子的激活和一段时间培养而获得的一群异质细胞,又称自然杀伤细胞样T淋巴细胞,其既具有T淋巴细胞强大的的杀伤活性,也具有NK细胞的非MHC限制性杀瘤优点。韩国的学者研究发现治疗组(CIK细胞的辅助疗法)无复发生存期较对照组(未实施辅助治疗)延长1.5倍,达44个月。然而,在发生严重不良反应方面,这两个小组没有表现出重大差异。此项研究为CIK疗法应用于肝癌术后抗复发转移带来了曙光。

2. 免疫检查点抑制剂治疗 ICI治疗是近年来发展最迅速的免疫治疗手段之一,主要通过恢复机体受抑制的免疫功能,达到杀伤肿瘤的作用,目前以PD-1/PD-L1和CTLA-4为治疗靶点。帕博利珠单抗(pembrolizumab)和纳武利尤单抗(nivolumab)靶向于PD-1,伊匹木单抗(ipilimumab)和替西利姆单抗(tremelimumab)靶向于CTLA-4。在晚期HCC治疗中,纳武利尤单抗(nivolumab)和帕博利珠单抗(pembrolizumab)均具有相当疗效。报道指出,CheckMate-040纳入262例晚期HCC患者,研究发现采用纳武利尤单抗治疗的患者,客观缓解率达到20%,疾病控制率更是达到64%;而Keynote-224研究则采用帕博利珠单抗治疗104例索拉非尼治疗失败的晚期HCC患者,客观缓解率可达到17%,疾病控制率为62%。ICI治疗晚期肝癌患者的客观缓解率虽然拥有巨大的突破,但是仍有较大的提升空间。现阶段并非每个晚期HCC患者能够从中获益。因此,开发预测ICI疗效的方法,评估患者适合ICI治疗的时机显得尤为重要。研究指出,对比治疗前后关键基因变化、检测循环肿瘤细胞、组织淋巴细胞浸润水平和肿瘤突变负荷(tumor mutation burden,TMB)可以为ICI的疗效和肿瘤预后预测提供指导和借鉴,但临床实际应用还需进一步研究。免疫检查点抑制剂与其他全身治疗

表30-4 联合化疗方案及靶向治疗在原发性肝癌中的应用

临床研究	研究方案	研究结果(试验组 vs. 对照组)
SHARP研究	索拉非尼 vs. 安慰剂	中位生存期:10.7个月 vs.7.9个月(p<0.001)*
RESORCE研究	索拉非尼 vs. 安慰剂 瑞格非尼 vs. 安慰剂	中位生存期:6.5个月 vs.4.2个月(p=0.014)* 中位生存期:10.6个月 vs.7.8个月(p<0.001)*
EACH研究	FOLFOX4方案 vs. 阿霉素	中位生存期:6.4个月 vs.4.97个月(p=0.07) 中位无进展生存期:2.93个月 vs. 1.77个月(p<0.001)*
S-CUBE研究	S-1 vs. 安慰剂	中位生存期:337.5天 vs. 340.0天(p=0.220) 中位无进展生存期:80天 vs. 42天(p<0.001)*
SPACE研究	索拉非尼 +TACE vs. 安慰剂 +TACE	中位生存期:22.3个月 vs. 18.1个月(p=0.281) 索拉非尼应答亚组中位生存期:27.9个月 vs. 18.3个月(p=0.046)*

注:* p<0.05的临床研究,达到了首要研究终点。TACE,经导管动脉化疗栓塞术

（包括靶向药物）的联合治疗肝癌也是近来发展的方向，已有小样本的临床研究提示 PD-1 抗体联合靶向药物可以明显提高晚期肝癌的 ORR 及 DCR，2019 年 AACR 大会上，一项关于帕博利珠单抗联合仑伐替尼，治疗不可切除肝细胞癌的安全性和疗效的研究发布了更新报道，入组 30 例患者，联合疗法达到了 50% 的有效率和 93.3% 的控制率，为晚期肝癌患者带来了新的希望。由此，2019 年 7 月美国 FDA 已经授予帕博利珠单抗与仑伐替尼组合突破性疗法认定，这一联合疗法很可能将会作为一线治疗方案用于不能局部治疗的晚期不可切除的肝癌患者。说明免疫治疗与其他疗法的联合将会有明显的突破，有可能显著提升当前的肝癌系统治疗疗效。

3. CAR-T 治疗　是近年来迅速发展的肿瘤过继免疫治疗手段，能直接识别肿瘤细胞表面抗原，以 MHC 非限制性方式使 T 细胞活化，不受肿瘤免疫逃避机制的影响，进而发挥抗肿瘤效应。经过不断改进，CAR-T 治疗除用于治疗急性白血病和非霍奇金淋巴瘤外，现在也被用于治疗实体瘤、自身免疫性等疾病。新近研究发现，靶向上皮细胞黏附分子（epithelial cell adhesion molecule，EpCAM）的 CAR-T 治疗依赖 EpCAM 和分泌细胞因子（γ-IFN 和肿瘤坏死因子）的方式，显著抑制结直肠恶性肿瘤形成和生长。Beatty 等人在胰腺导管腺癌 I 期临床试验中发现，每周 3 次持续 3 周静脉注射靶向间皮素 CAR-T 细胞治疗后，无患者出现细胞因子释放综合征或神经系统并发症，且所有患者肿瘤 1 个月后均出现 FDG 摄取完全下降，提示靶向间皮素蛋白的 CAR-T 治疗具有潜在的抗肿瘤效果。目前 CAR-T 细胞发展已历经 3 代，第 3 代 CAR-T 细胞持续活化增殖能力和细胞因子的持续分泌能力较前两代增强，特异性杀伤肿瘤细胞作用更明显。

随着对肿瘤分子生物学的深入研究，临床上采用细胞免疫治疗肝癌取得了一定的疗效，但多种免疫疗法的疗效还有待临床试验进一步预测、评估与证实。在肝癌患者进行手术或非手术治疗等常规肝癌治疗时，配合细胞免疫治疗有利于降低复发率、延长生存期和提高生活质量，以期从肿瘤本身和免疫系统等层面多维度精准的发挥抗肝癌作用。

八、肝癌多学科综合治疗模式的建议

由前述国际上多种肝癌分期系统可见，准确的分期不但可以预测患者的预后，而且可以确定后续治疗方案。为此，我国国家卫生和计划生育委员会制定的《原发性肝癌诊疗规范（2017 年版）》也提出了多学科综合治疗模式的建议（图 30-2），针对不同的患者或者同一患者的不同阶段实施个体化治疗。该模式综合患者一般活动状态（performance status，PS）、肝储备功能、肝内肿瘤情况信息，根据患者的全身状况（ECOG 评分）、肝功能情况（Child-Pugh 评分）、肿瘤有无肝外转移、有无血管侵犯、肿瘤数目、肿瘤大小来确定治疗方案。目前该方案尚需临床的验证及强有力循证医学的支持。

第九节　肝癌转移复发的机制及防治研究

肝癌复发转移是一个多步骤、多因素调控的复杂过程，其中基因改变、细胞表面结构和黏附能力、局部微血管生成、肿瘤代谢、癌细胞与宿主、癌细胞与细胞间质之间相互作用等诸多因素共同参与肝癌的转移复发。复发转移是阻碍肝癌患者远期生存的重要因素，根治性手术切除或肝移植术后超过 70% 的肝癌患者出现复发或远处转移，高达 90% 以上的死亡因素与转移复发有关。研究证实，肿瘤大小、数目、血管侵犯、播散灶等是肝癌重要的预后相关因素，但是常见的临床病理特征无法精确预测肿瘤的复发转移潜能，肿瘤生物学特征和微环境可能是复发转移中真正的关键因素。

1. 上皮 - 间质转化（EMT）　在肝癌转移的起始阶段，EMT 是肿瘤转移"侵袭 - 转移级联反应"完成的基础。"侵袭 - 转移级联反应（invasion-metastasis cascade）"是指肿瘤转移过程中肿瘤细胞通过局部浸润、侵入血管、随血液循环系统播散并在其中存活、移出血管、在新的部位定居并增殖等过程。目前对肿瘤转移过程比较清楚的是，在肿瘤转移启动时肿瘤细胞间必须先失黏附从原发灶脱离，然后借助与细胞外基质（extracellular matrix，ECM）间连续的黏附、接触和黏附解除中获得移动的牵引力。然后，肿瘤细胞通过分泌基质金属蛋白酶（matrix metalloproteinase，MMP）等降解、突破 ECM 和基底细胞层的屏障。进入血管后在血液循环中随血流移动，克服血流剪切力的影响和逃避天然免疫的攻击而存活，在远处的靶器官和组织中被捕获，移出血管、生存形成微转移灶，最后重新启动增殖程序形成临床可以检测到的转移灶。在此过程中，肿瘤上皮 - 间质转化是完成转移过程的基础及首要关键环节。EMT 指上皮细胞转化为具有成纤维细胞或间质表型细胞的生物学过程。通过 EMT，上皮细胞失去了细胞极性、与基底膜的黏附等上皮表型，获得了较高的迁移与侵袭、抗凋亡和降解细胞外基质的能力等间质表型，这是肿瘤发生侵袭转移的基础。当细胞发生 EMT 时，会产生癌细胞生物学特性的改变和核异位现象，如上皮表型标志物 E- 钙黏蛋白等逐渐丧失，而波形蛋白、N- 钙黏蛋白等间叶样组织表型特征分子的表达上调，β- 连环蛋白则发生从细胞膜转位到细胞核的改变。EMT 是上皮细胞来源的恶性肿瘤细胞获得迁移和侵袭能力的重要生物学过程，肿瘤微环境中各种刺激可经多种信号途径诱导这一过程，且各级信号通路蛋白形成非常复杂的网络，导致 EMT 的持续进行。如成纤维细胞来源的生长因子，包括肝细胞生长因子（hepatocyte growth factor，HGF）、表皮生长因子（epidermal growth factor，EGF）、成纤维细胞生长因子（fibroblast growth factors，FGF）等，通过与其受体结合，激活受体酪氨酸激酶，诱导 EMT 发生。另有研究发现以 CD151 为核心的四跨膜网络是调节 EMT 的关键信号通路，CD151 是一种四跨膜蛋白，它与不同家族成员互相聚集，并与细胞表面跨膜蛋白如生长因子受体、整合素等形成功能复合物，即四跨膜网络。此网络内某一四跨膜蛋白表达改变对网络内生长因子受体与整合素功能会产生重要影响。在肝癌细胞中过表达 CD151，可上调整合素与肝细胞生长因子受体（c-Met），诱导肝癌细胞 EMT 的发生。免疫共沉淀联合质谱分析还发现肝癌细胞中 CD151 可与多种整合素及生长因子受体形成复合物，促进肝癌转移。

2. 循环肿瘤细胞转移　是一个多步骤、多环节的复杂过程，而在这一过程中循环肿瘤细胞（circulating tumor cell，CTC）的存在扮演重要角色。CTC 定义为源自原发灶或转移灶的存在于外周循环中的肿瘤细胞，在正常人体内几乎不存在。国际上多项临床研究已表明 CTC 检测应用于乳腺癌、结直肠癌、前列腺癌、肺癌等患者，不但能较传统肿瘤标志物或影像学方法提前预警肿瘤转移的发生，还能实现对抗肿瘤治疗效果的实时监测并且能提供较准确的患者预后信息。有研究利用目前较成熟的 CTC 检测技术——CellSearchTM 系统（FDA 认证）来检测肝癌患者外周血中 CTC，结果表明 65.85% 的患者术前外周血中存在 CTC。CTC 数量不仅与肿瘤临床特征（血管侵犯、肿瘤分化及术前 AFP 水平等）密切相关，还是一个独立的 HCC 术后复发预测指标。因此，CTC 可能在肝癌的术后转移复发中发挥着重要作用。

越来越多的研究表明，肿瘤组织中存在着肿瘤干细胞（cancer stem cell，CSC），它们具有自我更新、多向分化、无限增殖、高致瘤及耐药等特性，在肿瘤发生、发展、转移及复发中起关键作用。每天有数以千计的肿瘤细胞脱离原发瘤进入循环血中，但并不是每个 CTC 都能成为转移复发的"种子"。这除有环境（土壤）因素外，"种子"本身特性也决定着其能否在新环境中成功"殖民"。目前具有肿瘤干细胞特性的"肝癌干细胞样细胞"已有许多成功分离的报道，而外周血中循环肿瘤干细胞（circulating tumor stem cell，CTSC），如循环肝癌干细胞（circulating liver cancer stem cell，CLCSC）的存在也初步被证实，相对于较成熟的 CTC 而言，CLCSC 具有更强的成瘤、耐药能力，从而成为肝癌转移、复发的关键。

3. 肝癌微环境　肿瘤微环境对肝癌复发转移影响的研究也日渐深入。就癌细胞而言，间质可影响其从发生到转移的全过程，对肿瘤起增强或抑制作用。就间质而言，肿瘤可导致其理化性质、成分、细胞因子构成等发生改变，形成一个尽可能有利于、甚至促进肿瘤生长的肿瘤微环境。近年来，在肝癌研究中，已有多项研究表明非肿瘤细胞成分的癌周组织基因特征表达谱可以预测肝癌的转移复发，提示肝癌生长的微环境对转移复发潜能有重要影响。我们还发现肝癌组织中调节性 T 淋巴细胞、巨噬细胞等参与肝癌转移，是与预后相关的重要微环境因素。这些均提示肿瘤微环境可能才是真正干预的靶点。肿瘤干细胞也是微环境理论的重要组成部分。肿瘤干细胞具有自我更新的能力，能抵抗凋亡及药物所致的损伤，在一定的微环境条件下能重新生长。

4. 转移复发的防治 在临床治疗方面，由于肝细胞癌对传统的化疗，无论是单独或联合用药，都非常耐受，因此必须发展新的治疗模式。生物靶向治疗与传统化疗的区别在于靶向药物通过干扰调节肿瘤生长及侵袭信号通路中的关键分子来阻断肿瘤细胞的生长及播散。如靶向药物索拉非尼通过抑制肿瘤细胞增殖和血管生成，已是晚期肝癌标准化的疗法之一。但已知肝癌的复发

转移是多步骤、多通路参与的复杂生物学行为，单靶点、单分子的干预研究可能无法有效阻止肝癌复发转移的发生。多靶点干预，多种靶向药物联合，才可能有效预防肝癌复发转移，但具体疗效尚需严格临床随机对照研究的证实。目前已有一些临床随机对照研究证实干扰素能预防肝癌术后的复发，但仍存在争议，机制也不完全明确。中医中药在肝癌预防复发转移方面也可能发挥重要作用。小复方"松友饮"已经在动物及体外实验被证明证实有调节免疫、抑制肿瘤血管生成等作用，可以干预肝癌的复发，但仍需有临床试验来证实其确切疗效。

（樊 嘉 史颖弘 田孟鑫）

参 考 文 献

[1] Forner A，Reig M，Bruix J. Hepatocellular carcinoma. Lancet，2018，391（10127）：1301-1314

[2] Chen W，Zheng R，Baade PD，et al. Cancer statistics in China，2015. CA: a cancer journal for clinicians，2016，66（2）：115-132

[3] 中华人民共和国卫生和计划生育委员会医政医管局. 原发性肝癌诊疗规范（2017年版）. 中华肝脏病杂志，2017，25（12）：886-895

[4] Mazzaferro V，Regalia E，Doci R，et al. Liver transplantation for the treatment of small hepatocellular carcinomas in patients with cirrhosis. The New England journal of medicine，1996，334（11）：693-699

[5] Feng M，Ben-Josef E. Radiation therapy for hepatocellular carcinoma. Semin Radiat Oncol，2011，21（4）：271-277

[6] Seong J，Lee IJ，Shim SJ，et al. A multicenter retrospective cohort study of practice patterns and clinical outcome on radiotherapy for hepatocellular carcinoma in Korea. Liver international: official journal of the International Association for the Study of the Liver，2009，29（2）：147-152

[7] Nabavizadeh N，Waller JG，Fain R，et al. Safety and Efficacy of Accelerated Hypofractionation and Stereotactic Body Radiation Therapy for Hepatocellular Carcinoma Patients With Varying Degrees of Hepatic Impairment. International journal of radiation oncol-

ogy，biology，physics，2018，100（3）：577-585

[8] Hata M，Tokuuye K，Sugahara S，et al. Proton beam therapy for hepatocellular carcinoma patients with severe cirrhosis. Strahlenther Onkol，2006，182（12）：713-720

[9] Komatsu S，Fukumoto T，Demizu Y，et al. Clinical results and risk factors of proton and carbon ion therapy for hepatocellular carcinoma. Cancer，2011，117（21）：4890-4904

[10] Bush DA，Hillebrand DJ，Slater JM，et al. High-dose proton beam radiotherapy of hepatocellular carcinoma: preliminary results of a phase II trial. Gastroenterology，2004，127（5 Suppl 1）：S189-193

[11] Eccles C，Brock KK，Bissonnette JP，et al. Reproducibility of liver position using active breathing coordinator for liver cancer radiotherapy. International journal of radiation oncology，biology，physics，2006，64（3）：751-759

[12] Llovet J M，Ricci S，Mazzaferro V，et al. Sorafenib in advanced hepatocellular carcinoma. The New England journal of medicine，2008，359（4）：378-390

[13] Cheng AL，Kang YK，Chen Z，et al. Efficacy and safety of sorafenib in patients in the Asia-Pacific region with advanced hepatocellular carcinoma: a phase III randomised，double-blind，placebo-controlled trial. The lancet oncology，2009，10（1）：25-34

[14] Bruix J, Qin S, Merle P, et al. Regorafenib for patients with hepatocellular carcinoma who progressed on sorafenib treatment (RESORCE): a randomised, double-blind, placebo-controlled, phase 3 trial. Lancet, 2017, 389 (10064): 56-66

[15] Kudo M, Finn RS, Qin S, et al. Lenvatinib versus sorafenib in first-line treatment of patients with unresectable hepatocellular carcinoma: a randomised phase 3 non-inferiority trial. Lancet, 2018, 391 (10126): 1163-1173

[16] Abou-Alfa GK, Meyer T, Cheng AL, et al. Cabozantinib in Patients with Advanced and Progressing Hepatocellular Carcinoma. The New England journal of medicine, 2018, 379 (1): 54-63

[17] Qin S, Bai Y, Lim HY, et al. Randomized, multicenter, open-label study of oxaliplatin plus fluorouracil/leucovorin versus doxorubicin as palliative chemotherapy in patients with advanced hepatocellular carcinoma from Asia. Journal of clinical oncology: official journal of the American Society of Clinical Oncology, 2013, 31 (28): 3501-3508

[18] Lee J H, Lee JH, Lim YS, et al. Adjuvant immunotherapy with autologous cytokine-induced killer cells for hepatocellular carcinoma. Gastroenterology, 2015, 148 (7): 1383-1391

[19] El-Khoueiry AB, Sangro B, Yau T, et al. Nivolumab in patients with advanced hepatocellular carcinoma (CheckMate 040): an open-label, non-comparative, phase 1/2 dose escalation and expansion trial. Lancet, 2017, 389 (10088): 2492-2502

[20] Zhu AX, Finn RS, Edeline J, et al. Pembrolizumab in patients with advanced hepatocellular carcinoma previously treated with sorafenib (KEYNOTE-224): a non-randomised, open-label phase 2 trial. The lancet oncology, 2018, 19 (7): 940-952

[21] Hege KM, Bergsland EK, Fisher GA, et al. Safety, tumor trafficking and immunogenicity of chimeric antigen receptor (CAR)-T cells specific for TAG-72 in colorectal cancer. J Immunother Cancer, 2017, 5: 22

[22] Zhang BL, Li D, Gong YL, et al. Preclinical Evaluation of Chimeric Antigen Receptor-Modified T Cells Specific to Epithelial Cell Adhesion Molecule for Treating Colorectal Cancer. Hum Gene Ther, 2019, 30 (4): 402-412

[23] Beatty GL, O'Hara MH, Lacey SF, et al. Activity of Mesothelin-Specific Chimeric Antigen Receptor T Cells Against Pancreatic Carcinoma Metastases in a Phase 1 Trial. Gastroenterology, 2018, 155 (1): 29-32

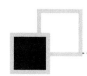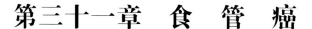

第三十一章 食 管 癌

第一节 流 行 病 学

食管癌（esophageal cancer）流行病学调查发现该疾病除与人种、饮食习惯、性别有关外，还与地理分布区域有关，即使在同一个国家的不同地区，其发病率和死亡率也有明显差异。2019 年《中国肿瘤登记年报》显示，我国 2015 年食管癌发病 24.6 万，发病率为 17.87/10 万，居各类恶性肿瘤第 6 位；死亡 18.8 万例，死亡率为 13.68/10 万，居第 4 位。

2019 年《中国肿瘤登记年报》显示，在性别分布方面，男性发病率明显高于女性，男性是女性的 2.6 倍。发病率男性居各类恶性肿瘤第 5 位，女性为第 9 位，男女差别较大。但死亡率男性居第 4 位，女性居第 6 位。

在地理分布方面，食管癌的发病率和死亡率各地区差别较大，具有明显的地区性。据 20 世纪 70 年代流行病学资料调查资料显示，食管癌高发地带主要有位于华北的山西、河南和河北交界的太行山区，四川北部地区，湖北和安徽所在的大别山区，福建南部和广东东北部地区，及新疆哈萨克地区。我国农村地区食管癌发病率 14.8/10 万，居第 4 位，死亡率为 11.1/10 万，也居第 4 位。而我国城市地区食管癌发病率 9.7/10 万，居第 7 位，死亡率为 7.7/10 万，居第 5 位。农村食管癌发病率是城市的 1.5 倍，死亡率是城市的 1.4 倍。

在国际肿瘤登记资料中，韩国釜山、日本大阪和广岛、意大利东北部、法国索姆、曼彻和卡尔瓦斯，乌干达 Kyadondo、津巴布韦哈拉雷市非洲籍人和美国黑人男性食管癌发病率较高，据世界卫生组织估计我国食管癌发病例数和死亡例数约占世界食管癌的一半，因此，食管癌是我国特色高发恶性肿瘤。

第二节 食管的解剖学

食管于环状软骨水平约第 6 颈椎下缘上接于咽部，沿气管后方经上纵隔，后纵隔通过横膈的食管裂孔，相当于第 11 胸椎水平连接于贲门。成人的食管长度一般为 25～30cm，但随人体身高和胸部的长度不同会有所差别。食管正常有 3 个生理性狭窄：第 1 个狭窄位于食管入口处，即由环咽肌和环状软骨所围成。第 2 个狭窄位于主动脉弓处，由主动脉弓从其左壁越过和左支气管从食管前方越过而形成。第 3 个狭窄位于膈肌入口处，即食管穿经膈的食管裂孔。

食管的组织：食管壁由黏膜、黏膜下层、肌层和外膜组成。黏膜位于食管壁的最内层，再细分为上皮层，上皮的外侧为固有膜层，由细密的结缔组织构成，固有膜外侧为黏膜肌层由纵行平滑肌和细弹性纤维网组成。黏膜下层由疏松结缔组织组成。黏膜和黏膜下层突入管腔，形成 7～10 条纵行皱襞，在食管造影黏膜相显示食管黏膜紊乱和 / 或黏膜连续性中断要怀疑早期食管癌。黏膜下层血管网和淋巴管网纵横交错，一旦食管癌浸润到黏膜下层即容易出现转移。肌层分内环、外纵两层。食管各段的肌组织成分不同，在食管上 1/4 段为骨骼肌，其下 1/4 段含有骨骼肌和平滑肌两种成分，而食管下半段只有平滑肌。外膜为纤维膜，由疏松结缔组织构成，与周围结缔组织相连续，富有淋巴管、血管、神经。

第三节 病 因

近年来国内外对食管癌的病因进行了广泛的探索和大量的有关研究。相关危险因素包括：亚硝胺摄入，真菌毒素对食物的污染，营养缺乏（维生素、微量元素等),饮酒,吸烟等。虽然食管癌确切病因尚不清楚,但从大量的研究数据显示环境和某些致癌物质是重要的致病因素。而近年的分子生物学研究进一步提示以下因素在食管癌的发生发展中起了重要的作用。

一、环境因素

1. 亚硝胺类化合物、真菌毒素和真菌感染 亚硝胺类化合物(nitrosamine compounds)是一种很强的致癌物,广泛分布于人类生活环境中,而且在真菌的作用下,还可以在人体内合成。在我国河南省林县食管癌的高发区的某些粮食中亚硝胺的含量明显高于食管癌低发区。科学实验证实,有近30种亚硝胺化合物,口服或胃肠外给药,能诱发动物食管癌或伴发其他器官的肿瘤。国内大量流行病学研究表明,吃腌菜是食管癌非常重要的发病因素之一。可能与腌菜中含有大量真菌、亚硝胺、苯并[a]芘和其他多种多环芳烃化合物有关。陆建邦等2001年对食管癌高发区的河南林县居民进行问卷调查的数据显示,从20世纪80年代后期至今,食管癌的发病率和死亡率已开始下降,与林县居民的膳食结构、营养状况的改善有密切关系。

2. 人类乳头瘤病毒 人类乳头瘤病毒(human papilloma virus, HPV)是一种嗜上皮细胞的DNA肿瘤病毒,与食管癌关系较为密切的HPV主要为6型、16型及18型。但不同实验组对HPV检测的结果不一致,阳性率相差很大,从0～67%不等。尽管研究结果相差较大,但大多数资料表明,HPV作为一个引起食管癌的重要因素受到关注和研究。近年来,随着分子流行病学的发展,发现HPV具有放大癌基因 *C2myc* 和 *H2ras* 作用,并能使抑癌基因 *p53* 突变失活。这些都说明HPV感染可能与食管癌的发生、发展可能有关。但需要进一步研究证实。

二、生活饮食习惯

2006年刘伯齐等对中国103个地区吸烟与食管癌风险的研究中认为,吸烟和饮酒是食管癌的重要致病因素。饮酒与食管癌有明显的关联,并随饮酒年限和饮酒量的增加,患食管癌的危险性也在增加。饮酒可能是通过影响致癌物的吸收、代谢转化及影响机体的营养平衡而参与致癌过程,大量酒精长期刺激食管黏膜而使黏膜受损导致癌变,酒中也可能污染有亚硝胺,为食管癌的发生创造条件。饮烈性白酒者患癌危险性更大。

香烟的烟雾和焦油中含有多种致癌物,如苯并[a]芘、多环芳烃、亚硝基化合物、环氧化物等能直接作用于细胞蛋白质、核酸等成分,造成细胞损伤,引发癌变。吸烟在欧美等食管癌相对发病率低的西方国家和地区是较为肯定的危险因素,国内对吸烟是否是食管癌较为肯定的危险因素尚存在争议。但在中国经济较为发达地区的研究结果表明,吸烟是食管癌的危险因素,但在经济不发达的食管癌高发区(包括林县)调查研究中,有的未发现吸烟与食管癌有显著性联系,值得进一步研究证实。

三、营养不良和微量元素缺乏

食管癌高发区多在经济落后的贫困地区,而大量的研究结果显示膳食营养与食管癌的发生有密切相关。在对食管癌高发区林州市膳食营养素摄入水平分析时发现,该地区的居民膳食动物和豆类蛋白质长期摄入量偏低,饮食中缺乏维生素A、B2、PP(烟酸式维生素B3)等和锌、硒等微量元素。随着经济的发展,近20年来林县居民的膳食结构发生了很大变化,食管癌发病率和死亡率也呈逐年缓慢下降趋势,这提示营养的改善在食管癌发病上起重要预防作用。

四、遗传因素

在食管癌病因学和流行病学的研究中发现,食管癌具有显著的地域性分布的差异和其生活的环境因素等特点。然而即使生活在同一食管癌高发区,也只有一小部分人群发病,而且常发现一些家族集聚现象,因此提示遗传因素在食管癌的发生中也起一定的作用,即机体的遗传易感性是发病的内在因素。而环境中的致癌因素是外在因素。由于人们在生物学方面的差异,所接触到环境中的有害物质对不同个体造成的伤害有很大差异。食管癌的发生应是个体遗传易感性与环境致癌因素共同作用的结果。大多数环境中的致癌物需被代谢活化后才形成致癌剂,且被活化后的致癌剂可以经酶代谢而失去毒性,但一旦机体解毒酶类缺乏或功能较弱，则可形成 DNA 加合物，这些加合物可引起基因的突变，特别是癌基因的激活和抑癌基因的失活导致癌变。

2004 年周艳丽就食管癌主要危险因素的荟萃分析结果显示，吸烟、饮酒、热烫饮食、进食快、饮食不规律、食用腌菜、喜吃咸食、食管癌家族史和精神刺激因素为食管癌的危险因素，饮茶、食用新鲜蔬菜和水果为食管癌的保护因素。

第四节 病 理

一、临床病理的大体分型

食管癌分为早期食管癌（early esophageal cancer）和中晚期食管癌（advanced esophageal cancer），早期食管癌由于没有明显症状，常常在查体时偶尔发现。因此，临床上以中晚期食管癌多见。

早期食管癌大体临床病理分型为：隐伏型、糜烂型、斑块型、乳头型。

中晚期大体临床病理分型为：髓质型、蕈伞型、溃疡型、缩窄型及腔内型。

1. **髓质型** 临床上最为常见，占总体食管癌的 56%～61%，癌组织多累及该段食管周径之大部或全部，绝大多数病例发现时癌组织已浸透食管肌层或已达食管纤维组织中。更晚的患者可累及周围气管和组织如气管和支气管膜部、心包、肺组织等。肿瘤组织主要向食管壁内扩展，食管壁明显增厚。表面常有深浅不一的溃疡。X 线食管造影表现为：充盈缺损，食管轴线扭曲，软组织影。

2. **蕈伞型** 较少见，占 12.1%～17%，癌组织常呈卵圆形并突向食管腔内类似蘑菇状。癌的边缘界限明显高起，且外翻。癌表面多有浅溃疡，多数病例的癌组织并不累及食管全周，仅侵犯食管壁的一部分或大部。常常以管内生长为主，外侵不严重，切除率较高。

3. **溃疡型** 较少见，占 11%～12.6%，癌组织常累及食管壁的一部分。癌组织很薄，在食管内形成一个较深的溃疡。溃疡边缘稍隆起，其底部多数穿入肌层或侵入食管周围纤维组织中。切除率较低。

4. **缩窄型** 较少见，占 5.5%～8.5%，病变处呈明显的狭窄与梗阻，往往局部病变较短。肿瘤长度一般在 3～5cm。但病变通常累及食管壁的全周。癌组织向食管壁内及食管两端呈浸润性生长并穿透肌层。病变上段食管扩张明显。切除率较低。

5. **腔内型** 少见，一般约占 3.3%。肿瘤突向食管腔内，呈圆形或卵圆形隆起，肿瘤表面常有糜烂和浅溃疡。一般累及食管壁的一部分，外侵不明显，手术切除率较高。

既往研究结果显示分型与化疗和放疗敏感性及预后有相关性，蕈伞型和腔内型对放射线敏感，髓质型较敏感，缩窄型较抗拒。因此，大体病理分型对判断放射治疗后的预后有一定的帮助。

二、组织病理类型

我国食管癌以鳞癌为主，占 95% 以上，好发于胸中上段食管，但欧美国家病理类型以腺癌为主，好发于胸下段或食管胃结合部（gastroesophageal junction）约占 75%。由于食管鳞癌与腺癌在分子生物学特性方面的差异，这两种不同病理类型肿瘤的治疗方案与预后可能不完全相同。

1. **鳞状细胞癌** 是我国最为常见的病理类型。依据癌细胞分化程度，鳞状细胞癌可分为Ⅰ级（高分化）、Ⅱ级（中分化）、Ⅲ级（低分化）。Ⅰ级鳞状细胞癌为高分化鳞癌，其细胞分化良好，细胞体积较大，呈圆形或多角形，胞质丰富，有明显的角化和细胞桥，核分裂象少。Ⅱ级鳞状癌细胞为中分化鳞癌，细胞大小不一，多形性明显。偶见细胞桥。核分裂象较常见。Ⅲ级鳞状细胞癌为低分化鳞癌，癌细胞体积较小，胞质不多，核分裂象常见。角化和细胞桥少见。

2. **腺癌** 食管腺癌在我国少见，发病率较低。分为管状腺癌和食管腺样囊性癌两种。腺癌又分为高分化腺癌（Ⅰ级）、中分化腺癌（Ⅱ级）、低分化腺癌（Ⅲ级）。高分化腺癌中可见较完整的腺腔，黏液分泌较旺盛。中分化腺癌有大小不等和形态不规则的腺腔结构，部分呈实性或巢状，核分裂象较多见。低分化腺癌细胞形态大小不一，核大深染，核分裂象多见。不规则的腺体结构偶见。食管腺样囊性癌又称圆柱瘤，发生于食管的极少见。镜下见癌细胞似基底细胞排列，结构多样，有的呈管状囊性，内含黏液。

3. **黏液表皮样癌** 极少见。常来源于腺体导管。瘤体中可见较多腺腔样结构。由多角形的类似于鳞状上皮细胞构成腺腔的底部，由柱状细胞构成腺腔表面。

4. 基底细胞样鳞状细胞癌(basaloid squamous cell carcinoma) 基底细胞样鳞状细胞癌的癌组织主要由基底样细胞组成，细胞呈方形，胞质少呈嗜碱性，核大深染，核分裂象多见。

5. 腺棘癌 癌组织由腺癌样成分和分化较好的鳞状上皮成分组成。临床预后一般较好。

6. 腺鳞癌 由腺癌成分与鳞癌成分组成。两种成分混合形成癌组织。腺癌成分中黏液染色呈阳性。

7. 食管小细胞癌(esophageal small cell carcinoma) 癌细胞体积小、圆形、胞质少、核深染。呈明显浸润性生长。易出现血液和淋巴结转移。

8. 食管大细胞未分化癌 癌细胞较大，胞质较少，核大深染，核分裂象多见。

除上述肿瘤外，偶见其他的食管恶性肿瘤如恶性黑色素瘤、平滑肌肉瘤、淋巴瘤等。所占比例很少。

第五节 食管癌的分期

包含局部肿瘤情况(T)、淋巴结转移情况(N)和远处转移情况(M)的病理 TNM 国际分期标准是各国学者进行判断病情和预后的"金标准"。食管癌病理分期是影响食管癌患者预后的最主要因素，UICC 提出的分期标准目前是以外科可切除病例为基础的病理分期系统，仅适合于外科病理分期，因此对于非手术病例的分期，国内外尚缺乏公认的和较一致的标准。治疗前的各项与分期有关的检查均应全面，通常包括胸腹部 CT、上消化道造影、胃镜＋超声内镜检查术(EUS)、全身骨扫描、脑 MRI 等。有条件的情况下可以考虑应用 PET/CT 行术前分期会更准确。但各项检查有其优缺点，应结合运用。

1987 年国际抗癌联盟提出了食管癌的第 5 版 TNM 分期和分段标准。把主动脉弓改为以气管分叉为分段标志，同时废弃下肺静脉作为分段标记。这样对于胸内食管的划分更为合理。故在 1987 年后我国全部采用 UICC 食管分段标准。1997 年第 6 版 UICC 食管分段标准：①颈段自环状软骨到胸腔入口(下界胸骨上切迹，距上切

齿 18cm 左右)；②胸上段从胸腔入口到气管分叉(上界距上切齿 24cm)；③胸中段为气管分叉到食管胃交界部全长二等分之上半部(下界距上切齿 32cm)；④胸下段为上述二等分之下半部(下界距上切齿 40cm)。新分段法具有标记明确，各段长度分割均匀，胸内各段与预后相关性显著等优点。

但随着临床实践经验的不断积累和对食管癌患者预后情况的分析发现，1997 年第 6 版食管癌分期仍有不足之处，临床发现食管癌患者淋巴结转移数目多少与预后关系非常密切，同时考虑到食管癌分化程度和部位对预后也有一定的影响，故在 2009 年第 7 版新修订的新食管癌 TNM 分期标准中将淋巴结转移个数作为 N 分期的重要依据，并在 TNM 组合的基础上纳入了部位和分化程度。本次修改将贲门癌(食管胃交界处癌)也纳入食管癌分期(按食管下段癌分期进行分期)。而没有侵及食管的位于食管胃交界处以下和附近的胃癌则按胃癌分期进行分期。另外，胸内食管的分段标记采用了右胸的解剖标记奇静脉，同时又启用了下肺静脉做为分段标记。对食管分段重新定义划分为：①颈段食管，上自下咽、下达胸廓入口即胸骨切迹水平。距门齿 15～20cm。②胸上段食管，上起自胸廓入口，下至奇静脉弓下缘(肺门水平之上)。距门齿 20～25cm。③胸中段食管，上起自奇静脉弓下缘，下至下肺静脉下缘。距门齿 25～30cm。④胸下段食管，上起自下肺静脉下缘，下至食管胃交界处(肺门水平之下)。包括食管的腹内部分，距门齿 30～40cm。这次修改后分型只适用于能手术的没有进行放化疗的胸段食管癌，而对于颈段食管癌和探查或非手术治疗的患者分型并不适用。

AJCC 与 UICC 于 2016 年 10 月联合发布的第 8 版食管癌分期系统是目前食管癌分期的"金标准"，这次分期增加了临床分期和治疗后分期，大大提高了 TNM 分期应用范围和实用性。第 8 版 TNM 分期与第 7 版相比有以下修订：

1. 在食管癌分段上，第 7 版以肿块上缘位于哪一段来确定分段归属，而第 8 版跨段食管的分段由病变的中点来决定，如上下长度相等，则归上面一段。

2. T 的定义上，8 版新增了腹膜受累为 T_{4a}。

3. N 定义上，第 7 版食管癌区域淋巴结主要参考肺癌的区域淋巴结分布，因此存在将部分仅

属于肺的区域淋巴结标注为食管区域淋巴结的问题。第8版将仅属于肺的引流淋巴结（第11~14组）去除，同时对部分区域淋巴结的定义进行了修订。第7版中的锁骨上淋巴结（1）细分为左锁骨上淋巴结（1L）及右锁骨上淋巴结（1R）；下肺韧带淋巴结（9）细分为左下肺韧带淋巴结（9L）及右下肺韧带淋巴结（9R）；取消原3P组淋巴结（后纵隔淋巴结），将其更名为上段食管旁淋巴结（8U）；下段食管旁淋巴结（8L）其名称修订为8Lo。

4. G定义上取消了7版G4期（未分化癌）。

5. 增加了临床分期（cTNM）和治疗后病理分期ypTNM。

2016年第8版UICC/AJCC食管癌的分期标准和TNM的定义见表31-1~表31-7。

表 31-1 食管癌 TNM 分期和相关定义

T 分期		
Tx		原发肿瘤不能确定
T_0		无原发肿瘤证据
Tis		高度不典型增生
T_1		侵犯黏膜固有层，黏膜肌层或黏膜下层
	T_{1a}	侵犯黏膜固有层或黏膜肌层
	T_{1b}	侵犯黏膜下层
T_2		侵犯肌层
T_3		侵犯纤维膜
T_4		侵入局部结构
	T_{4a}	侵入相邻结构例如胸膜，心包，奇静脉，膈肌或腹膜
	T_{4b}	侵入主要相邻结构，例如主动脉，椎体或气管
N 分期（区域淋巴结转移）		
Nx		区域淋巴结转移不能确定
N_0		无区域淋巴结转移
N_1		1~2 枚区域淋巴结转移
N_2		3~6 枚区域淋巴结转移
N_3		≥7 枚区域淋巴结转移
M 分期（远处转移）		
M_0		无远处转移
M_1		有远处转移
G（分化程度） 取消第 7 版 G4 期（未分化癌）		
Gx		分化程度不能确定——按 G1 分期
G1		高分化癌
G2		中分化癌
G3		低分化癌
H（肿瘤细胞类型）		
H1		鳞状细胞癌
H2		腺癌

注：必须将转移淋巴结数目与清扫淋巴结总数一并记录，并建议清扫淋巴结总数≥12枚。

表 31-2 N 分组及区域定义

编码	名称		区域
1L	左锁骨上淋巴结	位于胸骨上切迹与左锁骨上	颈区
1R	右锁骨上淋巴结	位于胸骨上切迹与右锁骨上	颈区
2L	左上气管旁淋巴结	位于主动脉弓顶与肺尖之间	上纵隔区
2R	右上气管旁淋巴结	位于气管与无名动脉根部交角与肺尖之间	上纵隔区
8U	上段食管旁淋巴结	位于气管分叉以上食管旁淋巴结	上纵隔区
4L	左下气管旁淋巴结	位于主动脉弓顶与隆嵴之间	上纵隔区

续表

编码	名称		区域
4R	右下气管旁淋巴结	位于气管和无名动脉根部交角与奇静脉头端之间	上纵隔区
5	主肺动脉窗淋巴结	位于主动脉弓下、主动脉旁及动脉导管侧面	上纵隔区
6	前纵隔淋巴结	位于升主动脉和无名动脉前方	上纵隔区
7	隆嵴下淋巴结	位于气管分叉的根部	下纵隔区
8M	中段食管旁淋巴结	位于气管隆嵴至下肺静脉根部之间的食管旁	下纵隔区
8Lo	下段食管旁淋巴结	位于下肺静脉根部与食管胃交界之间	下纵隔区
9L	左下肺韧带淋巴结	位于左下肺韧带内	下纵隔区
9R	右下肺韧带淋巴结	位于右侧下肺韧带内	下纵隔区
10L	左气管支气管淋巴结	位于隆嵴与左上叶支气管起始部之间	下纵隔区
10R	右气管支气管淋巴结	位于奇静脉头端与右上叶支气管起始部之间	下纵隔区
15	膈肌淋巴结	位于膈肌膨隆面与膈脚之间(膈上)	下纵隔区
16	贲门旁淋巴结	位于食管胃交界周围(膈下)	腹区
17	胃左动脉淋巴结	位于胃左动脉走行区	腹区
18	肝总动脉淋巴结	位于肝总动脉走行区	腹区
19	脾动脉淋巴结	位于脾动脉走行区	腹区
20	腹腔干淋巴结	位于腹腔动脉周围	腹区

表 31-3 第 8 版 cTNM 分期——鳞癌

		N_0	N_1	N_2	N_3	M_1
Tis	0					
T_1		I	I	III	IVA	IVB
T_2		II	II	III	IVA	IVB
T_3		II	III	III	IVA	IVB
T_{4a}		IVA	IVA	IVA	IVA	IVB
T_{4b}		IVA	IVA	IVA	IVA	IVB

表 31-4 第 8 版 pTNM 分期——鳞癌

			N_0		N_1	N_2	N_3	M_1
			L	U/M				
Tis		0						
T_{1a}	G1		IA	IA	IIB	IIIA	IVA	IVB
	G2~3		IB	IB				
T_{1b}			IB		IIB	IIIA	IVA	IVB
T_2	G1		IB	IB	IIIA	IIIB	IVA	IVB
	G2~3		IIA	IIA				
T_3	G1		IIA	IIA	IIIB	IIIB	IVA	IVB
	G2~3		IIA	IIB				
T_{4a}			IIIB		IIIB	IVA	IVA	IVB
T_{4b}			IVA		IVA	IVA	IVA	IVB

表 31-5 第 8 版 cTNM 分期——腺癌

		N_0	N_1	N_2	N_3	M_1
Tis	0					
T_1		I	IIA	IVA	IVA	IVB
T_2		IIB	III	IVA	IVA	IVB

续表

		N₀	N₁	N₂	N₃	M₁
T₃		Ⅲ	Ⅲ	ⅣA	ⅣA	ⅣB
T₄ₐ		Ⅲ	Ⅲ	ⅣA	ⅣA	ⅣB
T₄ᵦ		ⅣA	ⅣA	ⅣA	ⅣA	ⅣB

表 31-6 第 8 版 pTNM 分期——腺癌

			N₀	N₁	N₂	N₃	M₁
Tis		0					
T₁ₐ	G1		ⅠA	ⅡB	ⅢA	ⅣA	ⅣB
	G2		ⅠB	ⅡB	ⅢA	ⅣA	ⅣB
	G3		ⅠC	ⅡB	ⅢA	ⅣA	ⅣB
T₁ᵦ	G1		ⅠB	ⅡB	ⅢA	ⅣA	ⅣB
	G2		ⅠB	ⅡB	ⅢA	ⅣA	ⅣB
	G3		ⅠC	ⅡB	ⅢA	ⅣA	ⅣB
T₂	G1		ⅠC	ⅢA	ⅢB	ⅣA	ⅣB
	G2		ⅠC	ⅢA	ⅢB	ⅣA	ⅣB
	G3		ⅡA	ⅢA	ⅢB	ⅣA	ⅣB
T₃			ⅡB	ⅢB	ⅢB	ⅣA	ⅣB
T₄ₐ			ⅢB	ⅢB	ⅣA	ⅣA	ⅣB
T₄ᵦ			ⅣA	ⅣA	ⅣA	ⅣA	ⅣB

表 31-7 第 8 版治疗后病理分期——yp 病理分期

	N₀	N₁	N₂	N₃	M₁
T₀	Ⅰ	ⅢA	ⅢB	ⅣA	ⅣB
Tis	Ⅰ	ⅢA	ⅢB	ⅣA	ⅣB
T₁	Ⅰ	ⅢA	ⅢB	ⅣA	ⅣB
T₂	Ⅰ	ⅢA	ⅢB	ⅣA	ⅣB
T₃	Ⅱ	ⅢB	ⅢB	ⅣA	ⅣB
T₄ₐ	ⅢB	ⅣA	ⅣA	ⅣA	ⅣB
T₄ᵦ	ⅣA	ⅣA	ⅣA	ⅣA	ⅣB

第六节 临 床 表 现

1. 早期食管癌临床表现 在食管癌的早期，常常症状不明显。患者可以进普食。部分敏感人群可有一些轻微的症状出现。少部分患者几乎没有感觉到任何异常与不适。一些有特征性的症状包括：①吞咽时胸骨后出现烧灼感，或针刺样轻微疼痛，尤以进粗糙、过热或有刺激性食物（辛辣，高度白酒等）时为显著，这种疼痛时断时续，经药物治疗可暂时缓解，但不久又出现，如此反复可长达数月甚至几年；②食物通过时缓慢或有滞留感，或有异物贴附在食管壁上的感觉；③轻度哽噎感，指食物下咽时觉得有阻挡感，这种感觉时轻时重，逐渐变为持续性；④少见的症状有食管存有异物感、胸骨后闷胀和咽部干燥发紧等。患者可有上述一种或几种轻微症状。由于病变位于黏膜层或刚侵及黏膜下层，病理期别为 0 期或 Ⅰ 期，常规 X 线钡餐食管造影检查只见黏膜有些改变（黏膜混乱、迂曲、中断等）。但管腔可有扩张。食管镜检查可见黏膜粗糙、糜烂、小结节状隆起等改变。

2. 中晚期食管癌的临床表现 中晚期食管癌由于病变已累及肌层且形成明显肿块，因此症状明显。最典型的症状是进行性吞咽困难。这是由于肿瘤浸润肌层造成管壁僵硬失去弹性而不能扩张，累及食管全周时会造成不同程度的管腔堵塞所致。哽噎症状呈进行性加重，由开始进普食时哽咽,逐渐发展至进半流食,最后甚至流质饮食都难以下咽。虽然偶有由于药物治疗或肿瘤组织坏死脱落等原因造成吞咽困难短暂改善的假象,但总的趋势是哽噎呈进行性加重。其次,部分患者可有吞咽疼痛或持续胸背部疼痛,提示食管病变有明显溃烂或外侵周围胸膜或其他组织结构。如疼痛明显加重且伴有发热时应警惕肿瘤穿孔。梗阻严重的患者可伴有呕吐症状。起初是在进食时由于食管腔阻塞明显,食物不能下咽而致。后期是因食管腔严重梗阻,唾液和食管分泌的黏液不能流入胃内而反流导致呕吐黏液的症状,严重时可发生误吸而导致呛咳及肺炎。由于进食困难使患者处于营养不良状况,体重明显下降是食管癌患者病情较晚和预后不良的征兆。

晚期食管癌患者病情严重时可出现严重消瘦和脱水现象,呈现恶病质(cachexia)状况。当肿瘤侵及相邻器官并发生穿孔时,可以发生肺脓肿、纵隔脓肿、食管支气管瘘或穿至主动脉而出现大呕血现象导致死亡。食管穿孔时患者常常有发热。其他晚期症状包括食管肿块或转移淋巴结压迫喉返神经时产生声音嘶哑,锁骨上淋巴结肿大,全身其他器官转移如骨转移、肝转移、肺转移或脑转移等。出现上述恶病质、穿孔或转移等症状的患者都已无法根治,一般自然生存大约只有几个月。

第七节　术前检查评估

目前用于食管癌诊断与分期的手段包括:X线钡餐造影、纤维光学内镜检查、颈部、胸部及腹部CT扫描、食管内镜超声检查、全身骨扫描、脑核磁、PET/CT等。其他术前常规检查包括实验室检查和血液生化检查。最常用也是必须要检查的术前分期手段为X线钡餐造影、纤维光学内镜检查、胸部及腹部CT扫描。临床应用时应合理搭配,既不能过度检查浪费资源增加患者负担,也不能只凭简单检查如造影和胸片即行手术治疗。

一、X线钡餐食管造影

在诊断早期食管癌时,X线钡餐造影不容易显示病变。只有用钡气双重造影才会显示出这些轻微的病变。晚期病变时造影可显示出明显的病变部位。早期食管癌钡餐造影的X线征象有:①黏膜皱襞虚线状中断、迂曲、增粗或排列混乱;②小溃疡龛影;③小充盈缺损;④局限性管壁发僵或有钡剂滞留。由于病变轻微,X线钡餐检查在早期病例中的阳性率仅为70%左右。因此,如果钡餐检查阴性,并不能排除早期食管癌的可能。通常都需要加做食管镜检查再证实这些病变。中晚期病变在钡餐造影时的表现明显:①管腔不规则改变伴充盈缺损;黏膜皱襞消失、中断、排列混乱与破坏;②管壁僵硬与狭窄;③溃疡龛影;④病变段食管周围软组织影;⑤巨大充盈缺损和管腔增宽(腔内型食管癌);⑥病变段以上食管扩张。中晚期食管癌依据造影的表现可以分为5种类型:①髓质型,以黏膜破坏和充盈缺损及软组织影为主要表现;②蕈伞型,造影显示为突入管腔内的充盈缺损,常只侵犯部分管壁,伴有黏膜破坏,但管腔不狭窄;③溃疡型,表现为较大的不规则龛影和黏膜破坏,管腔狭窄不明显;④缩窄型,病变常侵及食管壁全周,管壁僵硬,呈现中心型狭窄,狭窄上方食管明显扩张;⑤腔内型,表现为突入腔内的较大的息肉状充盈缺损伴有黏膜破坏和小龛影,局部管腔扩张增宽。

二、内镜检查

纤维食管镜检查(fiberesophagoscopy)的目的为诊断和治疗及随访等。早期食管癌纤维光学内镜的检出率可达85%以上,镜下所见包括:①局限性黏膜糜烂(最多见);②黏膜粗糙呈小颗粒感;③边界不很清楚的局部黏膜充血;④小结节;⑤小溃疡;⑥小斑块。为提高纤维内镜对早期病变的检出率,可在检查过程中加用活体染色法,常用Lugol碘液对食管黏膜染色。正常黏膜由于含糖原充足,碘染色时为棕色,而有病变的区域由于糖原消耗较多,则呈黄白色(不着色)。通过活检不着色的异常区域可以大大提高早期食管癌的检出率。中晚期食管癌的内镜下所见比较明确且容易辨认,主要表现为结节状或菜花样肿物,食管黏膜充血水肿、糜烂或苍白发僵,触之易出血,还可见溃疡,部分有不同程度的管腔狭窄。如CT显示食管病变位于胸中上段或颈段,与气管膜部或左主支气管关系密切,应同时作纤维支气管镜检查，以排除气管、支气管是否受侵。

三、颈、胸、腹部增强CT

在食管癌的诊断与分期中，CT对分期、切除可能性的判断、预后的估计均很有帮助。虽然CT对食管T与N分期的准确率仅为70%左右。但它提供了病变大小、范围及病变与周围器官和组织关系的密切程度的重要信息，对切除可能性的判断起重要作用，同时对颈胸腹三野淋巴结转移的判断也提供重要信息。CT能提供的有意义的影像所见：①气管、支气管受侵的程度，CT显示气管或左主支气管与食管之间的脂肪层消失，支气管受挤移位，其后壁受压凸向管腔呈不规则状；②纵隔食管旁及腹腔贲门旁或胃左动脉腹腔干旁淋巴结可疑转移，肿大淋巴结直径≥1cm；③心包或主动脉可疑受侵，食管病变与心包及主动脉间脂肪间隙消失，食管病变包裹主动脉圆周角度大于90°；④肺内或肝转移，肺内出现结节影或肝内出现边缘强化的低密度区。CT判断外侵纵隔器官，侵及主动脉的灵敏度为88%，气管支气管为98%，心包为100%。CT判断淋巴结转移，食管周围淋巴结转移的灵敏度为60%，对腹腔淋巴结转移的灵敏度略高，为76%，其特异性为93%。CT判断肝转移的灵敏度为78%，特异性为100%。CT所提供的信息有时与术中判断并不完全符合，因此，很难依据CT判断完全断定不能手术切除或一定有或没有淋巴结转移。这需要个人不断积累经验才能提高这种术前判断能力。

四、食管超声内镜检查

由于普通纤维光学食管镜只能看到食管腔内的病变，无法判断病变浸润食管壁的深度和周围的结构，因此，人们在食管镜的前端加了一个超声探头，为便于食管与探头贴紧易于超声检查，超声探头周围有一水囊。近年来食管超声内镜检查（esophageal endoscopic ultrasonography）逐渐应用于临床，特别是用于早期食管癌的诊断和食管癌的T与N分期方面，超声内镜有其无可替代的优势。正常食管超声图像的第一层是黏膜层，第二层为黏膜肌层（暗区），第三层黏膜下层，第四层为肌层（暗区），第五层食管纤维膜层。其优势包括：①可以精确测定病变浸润食管管壁内的

深度，准确率达90%；②可以测出位于食管壁周围异常肿大的淋巴结，显示率达70%；③易于区别病变是位于食管壁内还是位于壁外。不足之处包括：①探测范围有限，只能探测离食管或胃附近的区域；②探头与食管壁之间存在干扰超声的结构如气体；③当病变段狭窄严重，探头通不过时，其下方食管旁的淋巴结就无法探测到。

五、颈部、腹部B超

腹部B超检查主要检查腹部实质性器官（如肝、脾、肾、胰腺、肾上腺等）有无转移和其他异常改变及腹膜后淋巴结有无肿大等。有助于定期及确定手术指征。B超发现病变的敏感性比CT要差一些，因此，当B超发现病变时多提示病变较晚，常常手术切除有困难。颈部B超可以在一定程度上替代颈部CT检查，而且也可用于术后复查观察颈部淋巴结肿大的情况。

六、MRI检查

由于MRI有较好的分辨各种组织结构的特性，常常用于判断食管病变对周围血管有无侵犯和脑内有无转移灶。肿瘤在T_1加权像呈中等信号，T_2加权像呈中高信号。通常情况下如果CT显示足够清楚，无须进行胸部MRI检查。

七、全身骨扫描

主要用于判断有无骨转移。对于术前怀疑有骨转移的患者，这个检查是必须的。

八、肿瘤标记物

由于肿瘤在生长过程中会产生或释放到体液中一些特有的或只有在胎儿时期才产生的一些物质，因此，检查肿瘤标记物有助于诊断和疗效观察及随访。但食管癌患者中只有约40%左右患者检查肿瘤标记物阳性。由于中国食管癌多为鳞癌，因此，一些用于肺鳞癌的肿瘤标记物也可用于食管癌患者。常用的肿瘤标记物为：CEA、SCC、Cyfra21-1等。肿瘤标记物值的高低常常反映病期早晚和恶性程度的高低。两项相关肿瘤标志物同时升高或单项达正常值两倍以上提示食管癌的可能性非常大，且预后可能不佳。

通过上述造影、内镜和CT检查及B超、脑

MRI 和全身骨扫描等检查，即可明确食管病变的大小、部位、长度、病理类型、外侵程度、淋巴结转移程度、有无远处转移等情况，从而可以明确食管病变的性质和临床 TNM 分期。对病变切除可能性和预后的判断做出评价，据此可制定一个正确有效和个体化的治疗方案。

九、实验室常规检查

实验室检查包括血常规、尿常规、大便常规和大便潜血检查等。通过这些检查发现患者血、尿和大便是否有任何异常。常见的异常包括：贫血、白细胞降低、血小板降低、尿糖阳性、酮体阳性、血尿、大便潜血阳性等。通过这些异常发现相关器官的疾病，术前对于这些疾病或异常通常需要药物治疗或补充不足成分后才能考虑手术。

十、血液生化检查

血液生化检查包括：肝肾功能全项检查、凝血项目检查、肿瘤标志物检查、肝炎抗原抗体检查。常见的异常结果有：肝功能异常（谷丙转氨酶、谷草转氨酶、碱性磷酸酶等增高，总胆红素和直接及间接胆红素增高，白蛋白和总蛋白降低）；肾功能异常（BUN、Cr 升高）；多项凝血指标异常；相关肿瘤标志物增高等。肝功能异常围手术期需要用保肝药物保护治疗和避免应用损害肝功能的药物。肾功能异常围手术期需要尽量避免用损害肾功能的药物，凝血指标异常依据异常的指标需要补充新鲜血浆、血小板或纤维蛋白原等。

第八节　食管癌的诊断与鉴别诊断

食管癌诊断的主要手段为食管镜 + 组织学活检 / 细胞学，食管镜检查加活检病理检查为食管癌诊断的"金标准"。其他手段均为辅助手段，主要为了解部位、大小、期别和制定手术方式提供必要的信息。食管癌的鉴别诊断主要需与食管其他良恶性疾病和食管周围疾病对食管的压迫和侵及所致的一些改变进行鉴别。

一、食管其他恶性肿瘤

食管其他恶性肿瘤很少见，包括癌肉瘤、平滑肌肉瘤、纤维肉瘤、恶性黑色素瘤、肺癌或其他恶性肿瘤纵隔淋巴结转移对食管的侵犯等。

1. 食管癌肉瘤（esophageal carcinosar-coma） 影像表现与腔内型食管癌十分相似，多为带蒂的肿物突入食管腔内形成较粗大的食管腔内不规则的充盈缺损，病变段食管腔明显变宽。

2. 食管平滑肌肉瘤（esophageal leiomyosarcoma） 可以表现为息肉型或浸润型两种类型。息肉型多为较大的软组织肿物，向食管腔内突出，表面被覆食管黏膜。常有蒂与食管壁相连。浸润型同时向腔内、外生长，食管壁增厚、表面常伴有中央溃疡。胸片可见纵隔走行部位肿物影。食管造影见食管腔内巨大肿块，管腔狭窄偏位，也可呈局限性扩张，其内有大小不等的息肉样充盈缺损，黏膜平坦或破坏，中央可有龛影。

3. 食管恶性黑色素瘤（esophageal malignant melanoma） 原发食管恶性黑色素瘤很少见，肿瘤表现为食管腔内的结节状或分叶状肿物，表面呈棕黑色或棕黄色，呈息肉状突入腔内，可有蒂与食管壁相连。影像表现类似腔内型食管癌。

4. 食管转移瘤 原发肿瘤常常为气管肿瘤、甲状腺癌、肺癌、肾癌、乳腺癌等。这些癌通过直接侵犯或淋巴结转移而累及食管。食管镜检查常常为外压性改变。由血行播散至食管壁的转移瘤罕见。其食管造影所见也与腔内型食管癌相似。

二、食管良性肿瘤和瘤样病变

食管良性肿瘤有平滑肌瘤、腺瘤、脂肪瘤、乳头状瘤、血管瘤等。瘤样病变包括息肉、囊肿、弥漫性平滑肌瘤病和异位症等。其中大部分为平滑肌瘤（50%～70%）。

1. 食管平滑肌瘤（esophageal leiomyoma） 食管镜下表现为食管壁在性结节状肿物，表面被覆有正常黏膜。触之似可在黏膜下滑动。可以单发或多发。常常为单发肿物，呈圆形、卵圆形、哑铃型或不规则的生姜状。镜下由交错的平滑肌和纤维组织所构成，有完整的包膜。食管钡餐造影呈圆形或卵圆形的壁在性肿物，大小不一，边缘光滑锐利，正面观肿瘤局部食管增宽，表面黏膜皱襞消失，但其对侧黏膜正常。肿瘤表面黏膜常常无钡剂覆盖，表现为均匀的充盈缺损，称之为"涂抹征"或"瀑布征"。切线位肿物与食管之交界呈钝角。肿物表面黏膜被展平或呈分叉状，邻近黏膜被推移。怀疑平滑肌瘤时不能活检，以免产生炎症粘连而导致手术切除时黏膜破损。

2. 其他 壁在性良性肿物如血管瘤、脂肪瘤、息肉等的食管造影所见与平滑肌瘤相仿。纤维血管性息肉好发于颈段食管且有蒂，有时可见其在食管腔内上下移动甚至返至口腔内。脂肪瘤质地较软，有一定的活动度，CT 或 MRI 检查可见低密度或脂肪信号。

三、食管良性病变

1. 食管良性狭窄（benign esophageal stricture） 食管良性狭窄患者有明确的误服强酸或强碱的病史。病变部位多在食管生理狭窄区的近端，以食管下段最多见，食管管腔长段狭窄，边缘光整或呈锯齿状，管壁僵硬略可收缩，移行带不明显。

2. 贲门失弛缓症（achalasia of cardia） 患者多在年轻时起病，有长期反复进食下咽困难和需用水冲食物帮助吞咽的病史。食管造影显示贲门区上方食管呈对称性狭窄，狭窄段食管壁光滑呈漏斗状或鸟嘴状，其上方近端食管扩张明显。镜下可见有食物潴留、食管黏膜无破坏，镜子常可通过狭窄进入胃腔。但应与少数食管下段的狭窄型食管癌而导致的癌浸润性狭窄鉴别。

3. 消化性食管炎（peptic esophagitis） 患者有长期吞咽疼痛、反酸、烧心等症状，然后由于炎症反复，局部发生瘢痕狭窄而出现吞咽困难。食管钡餐造影示食管下段痉挛性收缩，黏膜增粗或模糊，有糜烂或小溃疡时可有小的存钡区或龛影。长期炎症病变可导致纤维化而出现管腔狭窄，但狭窄较对称。食管仍有一定的舒张度，镜下可见病变段食管黏膜糜烂和小溃疡形成，管腔轻度狭窄，与正常食管黏膜间的移行带不明显，常伴有食管裂孔疝和胃 - 食管反流现象。病变黏膜的改变在服用抑制酸分泌药物如奥美拉唑等治疗一段时间后有明显改观，症状也会有明显改善。

4. 食管静脉曲张（esophageal varices） 患者常有肝硬化病史，无明显吞咽困难症状。造影表现为息肉样充盈缺损，重度病变黏膜增粗呈蚯蚓状或串珠状，但食管壁柔软，有一定的收缩或扩张功能，无梗阻的现象。镜下可见食管下段黏膜下增粗迂曲的静脉，触之较软。切忌活检，以免导致大出血。

5. 外压性狭窄 食管周围良性肿瘤直接压迫或恶性肿瘤导致颈部和纵隔淋巴结肿大、大血管病变或变异及其他纵隔内病变如结核性淋巴结侵犯食管壁均可造成食管受压而导致狭窄，镜下一般为外压性改变，局部黏膜光整无破坏。其边缘较清晰，但若恶性肿大淋巴结或结核性淋巴侵及食管壁直至黏膜，可以导致局部黏膜破坏和溃疡形成。通过活检可以明确诊断。

6. 食管结核（esophageal tuberculosis） 食管结核比较少见，临床表现患者多有进食发噎史，发病时一般较年轻。食管结核感染途径可有：①由喉或咽部结核向下蔓延；②结核菌通过肺结核的痰液下咽时直接侵入食管黏膜；③脊柱结核侵及食管；④血行感染播散到食管壁内；⑤食管旁纵隔淋巴结核干酪性变侵蚀食管壁（临床最为常见）。食管造影所见病变部位稍窄发僵，常有较大溃疡形成，周围的充盈缺损及黏膜破坏等不如食管癌时明显。镜下可见较大而深的溃疡，没有食管癌时明显的黏膜糜烂和狭窄及多个结节样改变。通过活检可以进行鉴别诊断。

第九节 食管癌的治疗

目前食管癌的有效治疗手段有：①手术治疗；②放射治疗；③化疗；④免疫治疗。以手术为主的综合治疗包括术前辅助治疗：术前放疗、术前放化疗、术前化疗、术前化疗 + 免疫治疗、术前放疗 + 免疫治疗；术后辅助治疗：术后辅助放疗、术后辅助化疗；术后辅助化疗 + 免疫治疗，术后免疫治疗；术后放疗 + 免疫治疗。这些目前或未来会成为治疗食管癌的最主要方式。应根据病期早晚、病变部位、年龄大小、一般身体状态等决定最佳个体化的综合治疗方案。以下将分别予以论述。

一、食管癌的外科治疗

（一）前言

在我国，食管癌早在 2000 年前即有所描述，当时称为"噎膈症"，但古代只是单纯中药治疗。

而外科治疗则始于 1877 年，当时 Czerny 首次成功切除一女性颈部食管癌，食管远端造瘘进食，存活 15 个月。Kummell 和 Turner 分别于 1922 年和 1933 年使用不开胸途径经颈部和腹部切口入纵隔钝性盲目分离切除食管，将胃上提至颈部行食管胃吻合术。我国食管癌的外科治疗开始于 1940 年，吴英恺教授等成功为一患者切除胸段食管癌并行胸内食管胃吻合术。至今食管癌外科治疗在我国已有 70 余年历史和经验，经过广大医务工作者的努力，外科技术明显提高，手术切除率从 20 世纪 50 年代的 60.7%，上升到现在的 90% 以上。1994 年至 2009 年间国内几组较大研究的结果显示：手术治疗食管癌总计 19 842 例，吻合口瘘发生率为 0.8%～3.6%，手术死亡率为 0%～3.5%，5 年生存率为 30%～55.5%。虽然食管癌外科治疗技术发展迅速，但由于早期食管癌在外科治疗中所占比例较少，大部分均为中晚期，因此，我国食管癌以左胸为主入路的外科治疗的总疗效在近 30 余年中基本上处于平台期，徘徊在 30% 左右。但早期食管癌外科治疗后 5 年生存率可达 70%～90%。因此，食管癌防治的根本出路在于早期预防和早诊早治。

目前我国食管癌外科治疗趋势是手术指征扩大化、手术入路微创化、吻合闭合器械机械化、外科技术普及化、治疗个体化和综合化。手术指征扩大化体现在适应证和手术程度的扩大化。由于经济的不断发展，生活方式逐步改变，高龄和伴有心血管疾病及糖尿病的患者越来越多。适应证的扩大表现为高龄、高难、复杂食管癌手术增多和越来越多的伴有其他疾病的患者接受外科手术治疗。但由于麻醉、手术技巧和器械及围手术期监护技术的进步，手术并发症率和死亡率正逐步降低。由于食管吻合器、闭合器和超声刀及胸腔镜器械的使用，一方面使得食管癌手术逐步下移到县级医院也可开展，另一方面手术创伤也在减轻，有些技术先进的医院已可以应用胸腔镜和腹腔镜开展全腔镜下食管癌手术治疗。由于术前分期技术的进一步发展和临床综合治疗措施的改进，目前食管癌的治疗已不再是过去的一种模式（单纯手术或单纯放疗等），一种切口（既往以左后外一切口为主）或一种清扫淋巴结的方式（经左胸不完全二野淋巴结清扫）。随着国内国际交流的增加，对食管癌治疗的模式已逐步个体化，依据术前分期情况，给予最佳治疗手段以达到预后最佳化。如早期的只侵及食管黏膜的患者给予内镜下黏膜切除；早中期者给予胸腔镜和腹腔镜手术以减少创伤；中晚期者应用右后外两切口以达到完全清扫胸腹部食管引流区域淋巴结，外侵明显或有较多淋巴结转移者术前给予术前化疗，术前放化疗，术前免疫治疗或术前化疗＋免疫治疗等。术后再依据手术切除情况给予化疗、放疗、化疗＋放疗、免疫治疗或化疗＋免疫治疗等。

通过术前各项检查和评估，可以明确食管病变的性质和临床 TNM 分期。对病变切除可能性和患者能否耐受手术做出评价，据此可制定一个正确有效和个体化的治疗方案。

（二）外科治疗适应证和方法

1. 食管癌外科治疗的适应证及禁忌证 食管癌外科治疗的适应证包括：①病变未侵及重要器官（$T_{0～4a}$），淋巴结转移未超过 6 个以上（$N_{0～2}$），身体其他器官无转移者（M_0）。即 2016 版 UICC 食管癌新分期中的 0、Ⅰ、Ⅱ 及 Ⅲ（除外 T_{4b} 和 N_3 的患者）；但 Ⅲa 或 Ⅲb 期建议术前辅助治疗后再手术以获得更好疗效。②放射治疗未控或复发病例，无局部明显外侵或远处转移征象。③年龄一般不超过 80 岁，少数虽高龄（>80 岁）但身体强健无伴随疾病者也可慎重考虑。④无严重心脑肝肺肾等重要器官功能障碍，无严重伴随疾病，身体状况可耐受开胸手术者。手术禁忌证包括：①一般状况和营养状况很差，呈恶病质样；②病变严重外侵（T_{4b}），多野和多个淋巴结转移（N_3），全身其他器官转移（M_1），即 2016 版新 UICC 分期中的 Ⅲc～Ⅳ 期（T_{4b} 或 N_3 或 M_1）；③心肺肝脑肾重要脏器有严重功能不全者，如合并低肺功能，心力衰竭、半年以内的心肌梗死、严重肝硬化、严重肾功能不全等。相对手术禁忌证包括食管癌伴有穿孔至肺内形成肺脓肿，胸段食管癌出现颈部淋巴结转移或颈段食管癌出现腹腔动脉旁淋巴结转移等。因为这类患者病情较晚，且手术范围大、创伤大，但预后却不好。

2. 手术入路选择 食管癌外科治疗的手术入路有左侧和右侧开胸和不开胸等三种入路。吻合口部位的选择则依据病变的部位选择于胸内

（主动脉弓下、弓上）或颈部。左侧开胸途径包括：左后外侧开胸一切口、左后外侧切口开胸＋左颈（左侧两切口），左侧胸腹联合切口，开腹＋左后外侧开胸等路径。右侧开胸途径包括：右后外开胸一切口（经食管裂孔游离胃）、右后外侧开胸＋腹正中切口开腹（右侧两切口，Ivor-Lewis）、右后外侧切口开胸＋腹正中切口开腹＋左颈（右胸三切口）。不开胸途径包括：食管镜下食管黏膜切除（早期未侵及黏膜下），不开胸颈腹二切口食管拔脱术（食管内翻拔脱），纵隔镜辅助不开胸颈腹二切口食管切除术，经膈肌裂孔不开胸颈腹二切口食管剥脱术。因此，食管癌外科治疗途径繁多。选择的依据包括：患者一般状况、心肺功能状况、病变部位，病期早晚（TNM 分期）、既往伴随疾病或手术史情况、外科医生的习惯等（图 31-1）。

（三）早期食管癌的外科治疗

早期食管癌由于病变较轻，可以应用微创外科技术来治疗：即内镜黏膜切除术（endoscopic mucosal resection，EMR）、内镜黏膜下剥离术（endoscopic submucosal dissection，ESD）或激光烧灼。如果通过 CT 或 PET/CT 检查或超声内镜下淋巴结穿刺技术检查，确认或高度怀疑有胸段食管引流区域淋巴结转移或病变已累及黏膜下层，则需胸腔镜辅助下食管切除及食管胃颈部吻合术。当胸腔镜技术达不到能够完全清除这些淋巴结时，则需用常规开胸手术来治疗。治疗成败的关键之一是术前病灶范围及浸润深度的准确评估。目前仍以碘染色内镜观察、联合超声内镜和活检后病理检查评估为主。

早期食管癌的内镜下微创治疗技术大致可分为两大类：一类为癌组织黏膜切除术，即食管镜下食管黏膜切除术或黏膜剥离术，具有诊断和治疗的双重作用，通过对切除标本的病理检查，确认癌灶浸润深度和判断切除是否完全，是内镜治疗的首选方法；第二类为癌组织烧灼破坏技术，包括氩离子束凝固术、光动力学治疗（photodynamic therapy，PDT）、内镜激光治疗、局部药物注射等。这类技术不能回收病灶标本，无

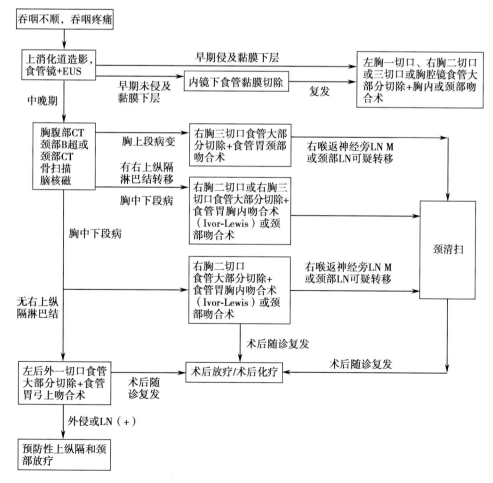

图 31-1 食管癌规范化治疗途径选择流程图

法判断病变清除的彻底性。若需要彻底清除病变黏膜，不但需要准确判断术前病变范围，而且需要术后长期随访来确认。近年来，应用内镜技术治疗早期食管癌的研究报道越来越多，在我国食管癌高发区域也正在逐步推广施行，已取得了良好的治疗效果。在日本，据报道内镜下早期食管癌黏膜切除已作为首选方法在临床上得以广泛使用，其比例已占全部早期食管癌手术的60%以上。但是，并不是所有的早期食管癌都能用内镜下黏膜切除来解决。目前，多数学者认为内镜下食管黏膜切除术的适应证如下：①病灶长度小于3cm，宽度小于1/2食管周径；②食管黏膜上皮内癌（m1癌），黏膜内癌（mm癌）未侵及黏膜下层，不伴有淋巴结转移者；③食管上皮重度不典型增生及Barrett's食管黏膜高度腺上皮不典型增生。

食管内镜黏膜切除术的主要并发症包括：食管黏膜出血、食管壁穿孔、食管狭窄等。并发症发生率5.5%～14.9%，严重的并发症一般少于2%。尚无因黏膜切除导致手术死亡的报道。王国清教授在食管癌高发地区30余年的临床研究工作中，通过对食管癌现场22 285人的内镜普查，共发现742例早期食管癌。对其中307例早期食管癌采用了常规开胸食管切除手术治疗，包括原位癌65例、黏膜内癌95例和黏膜下浸润癌147例。原位癌中未发现淋巴结转移（0），而黏膜内癌中2例（2.11%），黏膜下浸润癌中27例（18.37%）已有淋巴结转移。术后随诊24年，随诊率95%，结果发现5年生存率为84.1%，10年生存率为72.9%。对154例采用内镜黏膜切除术，发生创面小动脉出血18例（11.7%），食管穿孔2例（1.3%），经处理后均顺利痊愈。其中22例随诊满5年，其5年生存率为100%。与常规开胸切除食管手术相比，内镜下食管黏膜切除创伤少、治疗费用低、并发症率低、无须长时间住院、患者生活质量高，对患者身心健康和劳动力保护效果好。而5年生存率却优于开胸手术治疗。因此，对适于内镜下食管黏膜切除的早期食管癌和中重度不典型增生患者宜提倡和推行这种术式。但术后需定期内镜碘染色观察和胸部CT检查，以及时发现复发。第1次复查一般为食管黏膜切除术后两个月，如果没有复发，前3年每半年复查1次，3年后每年复查1次，5年后每2年或3年复查1次。若有复发，还可以再给予黏膜切除或氩离子束凝固术（APC）补充治疗或胸腹腔镜微创或开胸手术治疗。

（四）中晚期食管癌的外科治疗

1. 不同手术入路优缺点比较 中晚期胸段食管癌可依据上述推荐的食管癌规范化治疗途径选择流程图选择合适的治疗途径和方法。结合患者的具体情况和术者的习惯再具体决定。左侧开胸途径（left thoracotomy approach）在我国应用时间长，已有70年的历史，目前在我国北方地区仍很流行。左后外侧一切口通常适合于主动脉弓以下的胸中下段病变，且不伴有右上纵隔淋巴结转移的患者。根据病变部位以及吻合口部位通常选择经第六（弓上吻合）或七肋间（弓下吻合）的后外侧切口，左后外径路之主要优点：①为胸中下段食管癌及贲门癌提供良好显露；②因为主动脉显露良好，故与主动脉关系密切的食管癌适合选择此切口，因此不易误伤主动脉，即使发生也易于采取措施加以修补止血；③通过切开左侧膈肌的切口比较易于游离解剖胃、清扫胃贲门部、胃左血管周围及中下段食管周围淋巴结，方便直视下将胃纳入胸腔进行弓下或弓上食管胃吻合术；④当病变广泛，如贲门癌病变较术前估计的更广泛需要施行如全胃切除或胃、脾及胰部分切除时易于向前下延长切口到腹部（切断肋软骨弓，延长膈肌切口及切开部分腹肌），即变成左侧胸腹联合切口。此种切口可以满意地显露上腹部，较容易游离全胃或结肠。方便行全胃切除后食管-空肠吻合术，或用结肠间置代替食管行结肠-食管吻合术和结肠-胃吻合或结肠-空肠吻合术及结肠-结肠吻合术。左后外切口的缺点是因有主动脉弓的遮挡，弓上三角狭小，不适合弓后和弓以上病变的解剖切除。不便于清扫上纵隔气管食管沟淋巴结。左后外侧两切口适用于病变较早期但已累及食管上段，经左后外一切口行胸顶吻合仍不能切除干净时，应加左颈切口，在颈部切除病变行食管胃颈部吻合术。左侧胸腹联合切口适合于较晚期的贲门癌累及胸下段食管或需要用结肠间置代替食管的中下段食管癌，如既往有胃大部切除史。因经腹切除食管长度有限，故贲门癌经腹手术时常发现食管切缘不净，因此需选择开腹后再加左后外侧开胸切口再切除部分食管行弓下吻合或甚至弓上吻合。当食管下段癌选择右后外两切口，若开腹游离胃时发现病变侵及膈肌角或可疑侵及降主动脉时，宜改行左后外切口以保障手术安全。

右侧开胸途径（right thoracotomy approach）由于没有主动脉弓的遮挡，其优点包括：①可在直视下解剖气管膜部、隆嵴、奇静脉、左右两侧喉返神经和胸导管，因此，当病变与这些结构关系密切或侵及这些结构时易于解剖和处理；②易于解剖左右两侧气管食管沟的淋巴结，因此，清扫上纵隔的淋巴结比左侧要容易得多，锁骨平面以下的食管旁淋巴结一般均能清扫干净；③开腹游离胃时，对胃左动脉区域淋巴结清扫要比经左侧开胸时容易、彻底和安全；④因不切开膈肌，对术后的咳嗽和呼吸功能的影响也要比左侧轻；⑤因不过主动脉弓，术中对心血管系统的影响要少，因此，对于胸中下段食管癌选择右后外两切口的安全性和根治性比左后外侧一切口要好许多，文献报道结果显示其术后生存效果比左侧也好许多。右后外侧两切口的缺点是由于需要翻身和重新消毒，手术时间要比左后外侧一切口长一些，费时费力。另外，若食管侵及主动脉，右侧开胸处理要比左侧困难，因此，在怀疑食管病变侵及主动脉时最好选择左胸入路。对于胸上段病变（主动脉弓以上）需行颈部食管胃吻合术者，适合选择经左颈＋右后外侧切口开胸＋上腹正中切口开腹的右侧三切口。先右后外开胸解剖游离病变段及正常食管，然后关胸。患者摆成仰卧位，开腹游离胃或结肠，经食管床上提至颈部进行消化道重建。右后外侧三切口如加上颈清扫，则是完全的三野淋巴结清扫。如颈部未发现可疑肿大淋巴结也可只行胸腹部完全二野淋巴结清扫。虽手术时间长，创伤大，围手术期并发症的比率高，但清扫淋巴结彻底，提高了根治性。国内部分单位尝试右前外切口＋右颈及腹正中切口的改良三切口，摆位消毒铺单一次完成，两组手术人员同时行胸腹部手术可节省时间，但其缺点是显露不及右后外侧切口，解剖食管时术野暴露不良，清扫淋巴结时不彻底，游离胃时也较困难，尤在患者较胖时更困难。两组手术人员互相干扰。文献报道远期的生存效果也不如右后外侧开胸三切口效果好。右后外侧一切口经膈肌裂孔游离胃时比较

困难，而且不易解剖切除贲门旁和胃左动脉旁淋巴结，手术安全性和根治性较差，并不值得去尝试。但腹腔镜开展好的单位可以先用腹腔镜游离胃和清扫贲门旁及胃左动脉旁淋巴结后再行右后外侧一切口，不但可以减少腹部创伤，也可以使手术根治性和安全性提高。

不开胸颈腹二切口食管内翻剥脱术或经膈肌裂孔食管剥脱术＋食管胃颈部吻合术，只适用于心肺功能低下不能耐受开胸的早期食管癌患者。并不适合中晚期的食管癌患者。食管分离是经颈部切口向下游离，经腹部切口通过裂孔或用手指或用器械钝性向上游离，将食管剥脱或内翻拔脱，然后将胃牵拉到颈部行食管胃吻合术。其优点在于术后患者呼吸功能影响轻，恢复较快。但这种术式不符合外科手术需要良好显露的基本原则，因不能直视下将病变和转移淋巴结彻底切除。故也不符合肿瘤外科需要根治性切除的基本原则。而且内翻拔脱术中常常发生一些严重并发症，如大出血、气管膜部撕裂等，因此，这种术式并不值得推崇。目前这种术式已基本被经纵隔入路的颈部纵隔镜加腹腔镜联合食管切除手术替代。这种术式的优点是镜下直视游离食管和清扫食管旁淋巴结，避免拔脱造成的气管撕裂和血管损伤大出血等严重并发症。但由于纵隔内空间狭小，一旦有出血会严重影响操作，需要耐心和经验的积累才能达到规范手术的要求。另外，该术式对右侧喉返神经旁淋巴结清扫不理想。适合那些无外侵和无明显肿大淋巴结转移的且心肺功能不容许开胸的食管癌患者。

近年，随着我国经济和科技的发展，胸腹腔镜微创食管癌切除手术在我国大中城市已广泛流行，部分医院开展了机器人辅助食管癌切除手术，胸腔镜游离食管和清扫胸部淋巴结一般以4孔为主的术式完成，患者左侧卧位，身体前倾20°左右变成侧俯卧位，观察孔一般位于腋中线附近的7肋间，主操作一般位于腋前线的第4肋间，另外两个副操作孔分别位于8肋间和5肋间与肩胛下角线交叉点前方附近。腹腔镜有5孔法，观察孔位于脐下1cm处，两个主操作孔位于锁骨中线与脐上2cm的水平交叉点上，另外两个副操作孔分别位于剑突下和右侧肋弓与腋前线交叉点的下方一指。由于胃游离完后需要将剑突下口扩大将

胃从腹腔内提出制作管状胃和术毕放置十二指肠营养管,所以,部分作者选择用手辅助的办法游离胃,即在做好观察孔和两个主操作孔后,直接做一长约6cm左右的剑突下切口,放置腹腔切口牵开保护套后再用旋转密闭盖封闭保护套和切口,术者将右手从密闭保护套中置入腹腔进行辅助游离胃和清扫淋巴结,避免了完全腹腔镜下游离时无创钳钳夹和牵拉胃壁对胃的损伤,对胃的保护尤其有好处。易于既往没有腹腔镜操作经验者学习和掌握。

机器人辅助食管癌根治术,其操作过程与胸腹腔镜类似,首先要在胸壁和腹壁相应部位做切口放置机械臂和相应的器械,另外需要一个有腔镜操作经验的助手和护士在手术台旁进行一些器械的术中操作。术者坐在手术室边上的控制台前操作机器人的手柄进行术中的牵拉和游离。其优势是视野立体,对周围结构观察比较清楚,操作稳定,有利于缝合和精细操作。更加精细和灵活的单孔机器人可能是未来发展的一个方向。

2. 移植器官及移植径路的选择 由于胃与食管邻近相接,又有良好血运,韧性和抗牵拉性好、黏膜上皮与食管上皮有良好的相容性,便于游离操作和长度充分等优点。因此,胃是食管癌手术切除后最常用的替代器官。用胃替代食管是将胃直接上提与食管相吻合。其替代的方式可以是全胃或胃管。用全胃上提替代食管,移植胃会占据部分胸腔容积,压迫肺组织影响心肺功能,造成患者心慌、气短等不适。可以用纵向缝缩胃的方法来解决和预防。但全胃替代后由于分泌胃酸的胃黏膜组织较多,术后吻合口反酸症状明显。另外,全胃替代后一旦出现胸部吻合口瘘或胃残端瘘,由于胃液流出多,造成的胸部感染症状常常很严重。要克服这两大缺点,可以用切割闭合器切除部分小弯侧的胃组织将胃塑形成为管状胃(gastric tube)来替代食管。这样既减轻了反酸的症状,也少占据胸腔的空间。对呼吸功能影响明显减小。既往人们担心做管状胃后会影响血运和吻合口及断面的愈合,最后会导致瘘的发生率增加,实际上近些年的临床实践证明管状胃并不影响血运,也不影响吻合口及断面的愈合,需要注意的是一定要按规范操作,先将切割闭合器压紧,把胃组织压榨15秒后使其中的部分液体成

分流向周边区域后再推拉操作钮将胃组织切割缝合。这样不容易出血,缝合也牢靠。另外,两把缝钉相接处和钉合末端一定要加固缝合。有的术者用血管缝合线对切割缘连续全层全程加固和包埋,以避免术后出血和在用力牵拉胃时出现撕裂造成胃管瘘或气管支气管瘘。其次,食管切除后可选择替代的器官是空肠。空肠的血运丰富,黏膜与食管的黏膜相容性也好,管径大小合适。但因血管弓短,所能提供的长度不够,因此,只能用于贲门癌全胃切除后的食管替代,一般情况下只能拉至下肺静脉水平。但如果利用小血管吻合技术,可以用游离空肠段替代食管。用于颈段早期食管癌或食管良性疾病的治疗具有较好应用前景。但医师需要经过特殊训练,存在一定比率的吻合血管血运障碍导致移植空肠坏死问题。第3个可选择替代的器官是结肠。结肠具备长度充足、血供丰富、血管弓长、黏膜相容性好等优点,移植后胃仍处于腹中,能保持较好的消化功能。术后营养状况维持较胃替代后的效果要好许多。但手术操作繁杂,需进行3个吻合和1个闭合,出现瘘的概率增加。另外,如果不游离切除近端部分胃,贲门胃周围和胃左动脉旁的淋巴结不能清除。手术并发症及死亡率皆比胃代食管高,而且根治性也不够。一般不列为首选。但是在下列情况下则需要选择结肠代食管:①由于胃溃疡病或胃癌曾行远端胃大部切除而无法用胃代食管;②贲门癌或胸中下段食管癌术后复发或残胃癌;③下咽癌切除后需要在口底作吻合;④晚期贲门癌侵及胃和食管下段广泛,需作全胃和食管下段切除,空肠间置长度不够而受限时;⑤晚期食管癌已无切除可能,但梗阻严重时,结肠移植短路手术以缓解症状。在过去几十年中食管癌手术后结肠代的情况都基本是因为上述情况而实行,由于结肠移植手术术前准备复杂,手术操作烦琐,术后并发症较多而很少作为常规替代选择器官。但近年由于术前肠道准备措施的改善、吻合器的应用、手术技巧的发展与提高,使得食管癌术后结肠代食管手术的成功率明显提高,而术后并发症率明显下降。以前很少在胸内行结肠吻合,而实践证明在胸内用吻合器行食管结肠吻合也是很安全的。

替代食管的移植物可通过以下一些途径与食

管进行吻合。包括：食管床、胸内、胸骨后隧道及胸前皮下隧道等。其中以食管床的距离最短，胸内次之，均为常用途径。胸骨后隧道稍远，胸前皮下隧道距离最远。各种途径均有其优缺点。行胸内吻合时，常用途径为食管床和胸内途径。直视下可以检查移植物的血运和张力及方向是否扭转等情况。但一旦出现吻合口瘘，必然产生脓胸，处理比较困难，风险较大。行颈部吻合时，可以走皮下和胸骨后途径。胸前皮下移植途径最安全，在发生吻合口瘘或移植器官血运障碍坏死等严重并发症时，很容易进行处理，也易于治愈。胸骨后途径由于空间狭小，易压迫移植物而影响血运。这两种途径均不能直视下将移植物拉至颈部，因此，不能检查移植物血运、张力与方向是否扭转等情况。因此，牵拉移植物时外面要加套保护。

（五）食管癌外科治疗并发症

由于食管纵贯颈、胸、腹三区，周围有很多重要器官伴行，手术需要打开胸腔、腹腔及颈部等多个部位进行操作，因此，食管癌手术时间长、创伤大，对患者的呼吸、循坏及消化功能影响较大。另外大部分食管癌患者年龄偏大、术前因进食困难常有营养状况不良的情况，而且部分患者还伴有一些其他疾病如冠心病、肺气肿、高血压和糖尿病等，因此，食管癌患者术后并发症较多。有些较重的并发症甚至可危及患者生命。国内外文献报道术后并发症发生率在10.3%～38.0%之间，常见的并发症有术后胸内出血、肺炎、呼吸衰竭、吻合口瘘、脓胸、消化道创面出血、乳糜胸、伤口感染等。其中以吻合口或胸胃瘘及肺部并发症最常见。

（六）预后

根据文献报道及某肿瘤医院胸外科3 603例病例的分析，影响食管癌外科治疗远期效果的因素主要为病期的早晚（TNM分期早晚），食管癌外侵程度（T分期）、淋巴结转移个数与区域广度（N分期）、切除性质（姑息还是根治）等。①TNM分期：各期的5年生存率之间差别显著。早期的食管癌（0～Ⅰ期）外科治疗后高达83.3%～92.9%；Ⅱ期为46.3%～53.5%，Ⅲ期为6.7%～15.1%；②淋巴结转移：不伴有淋巴结转移者5年生存率为39.3%～47.5%，伴有转移为10%～25%；颈胸腹三野均转移或5个以上淋巴结转移者基本上无5年生存；③食管癌外侵程度：无外侵时5年生存率为34.6%～70.8%，有外侵时为22.5%～29.5%，而医科院肿瘤医院胸外科结果显示仅为13.3%；其他一些因素文献报道结果与结论不一，如肿瘤长度、分化程度等。笔者医院胸外科报道3 603例，发现病变长度与预后有关。病变长度<3cm时，5年生产率为56.6%，3～5cm时为31.0%，超过5cm时，5年生存率仅有27.5%。该组资料还发现肿瘤的分化程度与预后也有关，高分化者5年生存率37.9%，中分化者下降至20.3%，低分化者仅为15.8%。多数文献报道未发现肿瘤的部位与预后有明显关系。依据目前的基础研究成果，每个癌症患者的癌基因表达谱并不一致，因此，相同期别的患者可以有不同预后（有好有坏），因此，未来可能需要依据患者的分子病理分期来推出患者的预后和放化疗及免疫治疗的敏感性。另外，文献报道术前放化疗可以提高局部晚期食管癌患者的R0手术切除率和改善术后长期生存及无病生存。

（赫　捷　毛友生）

二、放射治疗

（一）食管癌放疗适应证和禁忌证

1. 放射治疗适应证

（1）根治性放疗：初诊$T_{4b}N_0/+$；经术前放疗后评估仍然不可手术切除；存在手术禁忌证；手术风险大，如高龄、严重心肺疾患等；拒绝手术的患者。

（2）术前放疗：T_{1b}～$T_{4a}N_0M_0$；任何T分期，$N+M_0$。

（3）术后放疗：R1（包括环周切缘+）或R2切除；R0切除但病理T_4N_0或N+；早期食管癌内镜下切除后T_{1b}或T_{1a}伴有高危因素，如脉管瘤栓、肿瘤低分化等。

（4）姑息性放疗：术后局部区域复发（术前未行放疗）；骨转移、脑转移等远地转移的姑息放疗；晚期病变解决食管梗阻，改善营养状况；缓解转移淋巴结压迫造成的临床症状。

2. 禁忌证
高热、肺炎急性发作期、食管穿孔、恶病质、已有多处远处转移且预期生存少于3个月。

（二）食管癌放疗技术

1. 食管癌三维适形 / 调强放射治疗计划的实施及工作流程

（1）CT 模拟定位机做体位固定。

（2）CT 扫描。

（3）局域网传送 CT 图像。

（4）医生在计划系统勾画治疗靶区。

（5）由物理师设计治疗计划。

（6）医生审核治疗计划。

（7）CT 模拟校位（不移动治疗中心无此步骤）。

（8）加速器核准计划传输及患者摆位。

（9）放疗实施。

2. 术前和根治性食管癌放疗靶区定义

（1）GTV（肿瘤靶区）：结合各项检查（主要参考 CT、内镜及造影，有条件可参考 PET/CT 及 MRI）可见的食管原发肿瘤为 GTV，确诊转移或不能除外转移的淋巴结为 GTVnd。

（2）CTV（临床靶区）：包括 GTV 和 GTVnd 及淋巴结转移率较高的高危淋巴结引流区。一般 GTV 层面（如有 GTVnd 一并包括）前后左右外放 0.6～0.8cm，上下外放 3cm。如有远离 GTV 的淋巴结转移，则 CTV 包括范围以最远淋巴结转移区为准。目前食管癌靶区勾画有较大争议，主要争论点集中在累及野和扩大野照射范围。

高危淋巴结引流区（根据 AJCC 八版食管癌淋巴结引流区定义）：

上段：锁骨上、1 区、2 区、4 区、7 区、8U 区。

中段：2 区、4 区、7 区、8U 区、8M 区。

下段：7 区、8M 区、8L 区、15、16、17、20 区。

（3）PTV（计划靶区）：在 CTV 基础上三维外放 0.3～0.5cm。

3. 放疗剂量

（1）术前放疗：95%PTV 41.4～50Gy/1.8～2.0Gy，每天 1 次，每周 5 次。有条件的单位也可采用同步加量技术。

（2）根治性放疗

95%PTV 60～64Gy/1.8～2.0Gy，每天 1 次，每周 5 次。

95%PTV50Gy/1.8～2.0Gy，序贯 95%PGTV 10～14Gy/1.8～2.0Gy，每天 1 次，每周 5 次。有条件的单位也可采用同步加量技术。

（3）术后放疗

R0 术后：95%PTV 50～56Gy/1.8～2.0Gy，每天 1 次，每周 5 次。

R1/2 术后：95%PTV50Gy/1.8～2.0Gy，序贯 95%PGTV 10～14Gy/1.8～2.0Gy，每天 1 次，每周 5 次。有条件的单位也可采用同步加量技术。

4. 正常组织限量

（1）双肺：肺平均剂量 14～17Gy，两肺 V20 26%～30%，两肺 V30≤20%。同时化放疗者两肺 V20≤28%。

（2）心脏：V30<40%，V40<30%。

（3）脊髓 PRV：Dmax<45Gy。

（4）胃：V40<40%，Dmax<55～60Gy。

（5）小肠：V40<40%，Dmax<55Gy。

（6）双肾：V20<30%。

（7）肝：V30<30%。

5. 同步化疗的建议方案

（1）紫杉醇 + 铂类：

紫杉醇 45～60mg/m²，第 1 天；

卡铂[血药浓度时间曲线下面积（AUC）=2]，第 1 天（或联合奈达铂 20～25mg/m²，第 1 天；或联合顺铂 20～25mg/m²，第 1 天），7 天一周期，共 5～6 周期。

（2）顺铂 +5-FU（氟尿嘧啶）或卡培他滨或替吉奥：由于卡培他滨或替吉奥疗效与 5-FU 相似或更优，副作用较轻，且口服方便，可代替 5-FU。

顺铂 30mg/m²，第 1 天；

卡培他滨 800mg/m²，每天 2 次，第 1～5 天（或替吉奥 40～60mg/m²，每天 2 次，第 1～5 天），7 天 1 周期，共 5～6 周期。

（3）紫杉醇 +5-FU 或卡培他滨或替吉奥

紫杉醇 45～60mg/m²，第 1 天；

卡培他滨 625-825mg/m²，每天 2 次，第 1～5 天（或替吉奥 40～60mg/m²，每天 2 次，第 1～5 天），7 天 1 周期，共 5～6 周期。

（4）奥沙利铂 +5-FU 或卡培他滨或替吉奥

奥沙利铂 85mg/m²，第 1 天，第 15 天，第 29 天；

卡培他滨 625mg/m²，每天 2 次，第 1～5 天（或替吉奥 40～60mg/m²，每天 2 次，第 1～5 天），7 天 1 周期，共 5～6 周期。

（三）食管癌放疗并发症和处理

1. 全身反应　常表现为乏力，食欲不振，严

重者出现恶心、呕吐。对症支持治疗一般可好转，很少影响放疗的进行。

2. 营养不良 食管癌的营养不良发生率居所有恶性肿瘤第1位，达60%~85%。主要原因为进食梗阻和基础代谢率增加。而放化疗期间因患者会产生不同程度的放疗反应，如放射性食管炎、食欲不振、反酸等，造成患者营养不良的进一步加重。营养支持治疗可以明显改善患者的营养不良状态，有利于提高放化疗的完成率，进而提高肿瘤控制率；还能帮助患者尽快度过副反应恢复期，缩短肿瘤治疗间歇期。

（1）营养评估与评定：经过营养筛查与评估后，进行营养评定，综合了解营养不良类型，选择个体化营养支持方案。营养不良的治疗模式主要包括营养教育、肠内营养和肠外营养。临床建议优先使用肠内营养。根据食管癌放疗肠内营养专家共识，进行肠内营养支持的主要适应证有：1个月体重下降5%以上，BMI<18.5kg/m²，患者主观整体评分（PG-SGA）≥4分，摄食量少于正常需要量的60%且持续3~5天以上。

（2）肠内营养支持：患者进行放化疗前，如符合肠内营养支持情况之一或预计放疗期间可能有较大营养风险的患者，建议放化疗前即开始接受营养治疗（鼻饲或胃造瘘，胃造瘘不适用于可手术患者），并持续到放化疗后1~2周，个别恢复较慢的患者可能需要到放化疗后1~2个月。对放化疗前因营养状态较差而预计可能不能耐受放化疗的患者，疗前营养支持治疗建议至少1~2周，待营养状态改善后再行治疗。一般推荐能量供给量为25~30kcal/（kg·d）。

3. 食管穿孔 食管穿孔是食管癌最常见的严重并发症之一，可能发生在放疗前、放疗中或放疗后。肖泽芬报道食管癌一旦出现穿孔，62%在3个月内死亡，82%在半年内死亡。主要的穿孔原因，首先是肿瘤自身生长外侵，突破纤维膜后造成。其次与肿瘤对放疗敏感有关，肿瘤消退过快，合并感染，影响正常组织修复能力，造成"退缩性"穿孔，此时的穿孔分为癌性穿孔和无癌性穿孔。其中无癌性穿孔占比为20%~30%。预后明显好于癌性穿孔。

（1）临床表现：穿孔前的临床表现多有发热、胸背部疼痛或不适、实验室炎性指标升高等。一旦穿孔，胸背痛消失，并可能伴有饮水呛咳。

（2）处理：放疗前食管造影显示有毛刺、龛影等穿孔征象时，建议抗感染治疗，同时加强营养，每次进食后饮清水冲刷食管，避免食物残留，还可口服庆大霉素。食管穿孔后停止放化疗，同时禁食水、静脉抗炎、抑酸、置鼻饲管或胃造瘘，补充蛋白等。根据食管穿孔的部位酌情置入食管支架。

穿孔并非放疗的绝对禁忌证，非癌性穿孔、食管纵膈瘘孔较小的患者，在后期静脉抗炎有效、营养改善的情况下，穿孔可能愈合。愈合后可继续放疗。

4. 放射性食管炎 放疗期间（一般20Gy左右开始）多数患者会出现放射性食管炎，主要表现为吞咽疼痛、进食梗阻感加重。如果不影响每日进食量可观察，进软食、半流食等，多饮水；中重度疼痛影响进食，可给予静脉补液、抗炎、激素对症处理。溃疡不明显者可给与镇痛药物或贴剂。

5. 气道反应 气管受到放射线照射时可能产生气道反应，多表现为刺激性干咳，夜间加重。但咳嗽的原因较多，上呼吸道感染、食管反流等均可能造成咳嗽。一般给予雾化吸入治疗效果较好，可1天数次，每次15~20分钟。雾化液可加入氨溴索、异丙托溴铵、糜蛋白酶、少量激素等。

6. 食管梗阻 放疗期间因食管局部水肿，可能出现梗阻加重的情况，表现为唾液增多，进食困难。已置入鼻饲管或胃造瘘患者不用特殊处理。无管饲的患者，可静脉营养支持，口服流质营养餐，或临时置入鼻饲管，以保证每日能量摄入。抗生素和激素有助于缓解水肿。一般放疗至40Gy左右梗阻可缓解。

放疗后出现的梗阻，首先明确是否为肿瘤复发，胃镜检查排除肿瘤复发后，则考虑食管壁的放疗纤维化造成的局部管腔狭窄。为解决进食问题，需行内镜下食管扩张或支架置入。

7. 晚期并发症 少数患者出现局部肺纤维化、食管狭窄、食管溃疡、吻合口狭窄等。

（四）治疗原则及预后

1. 早期内镜下切除后 T_{1a} 有预后不良因素或 T_{1b} 的患者，行术后同步放化疗，目前研究认为可以取得和手术一样的疗效，3年生存率可达90%。

2. 局部病期偏晚、因合并症如心脏病、高血压、严重肺功能障碍等不能手术或拒绝手术者，行根治性放化疗后 5 年生存率为 20%～40%。复旦大学附属肿瘤医院在采取根治性同步放化疗联合巩固化疗的治疗模式后，患者 5 年生存率达 41%～44%。尸检资料表明，放疗后失败的主要原因为原发部位肿瘤的残存占 75%～96%。放疗后局部无癌率为 6.3%～32%。鉴于食管癌虽然以局部区域复发为主要失败模式，但是术后或根治性放疗后患者远地转移率也达 20%～40%，因此加强化疗的作用可能能提高患者预后。对于一般状况较好的患者，可考虑放疗后巩固化疗。

3. 对局部病期偏晚且无远地转移（$T_{3\sim4}N_0$ 或 N+）的患者，目前中国及欧美的标准治疗方案是术前同步放化疗联合手术。术前同步放化疗可明显提高肿瘤切除率、降低瘤床复发和区域淋巴结转移率，并且未增加围手术期死亡率，从而比单纯手术能明显提高远期生存。目前中国第 1 个对比术前同步放化疗联合手术和单纯手术的广州中山肿瘤医院的前瞻性三期随机对照研究，进一步证实了术前放化疗组比单纯手术组显著提高中位生存期（100 个月 vs. 66 个月，p=0.025），3 年生存率提高 10%（59% 提高到 69%）。从个体化治疗敏感性看，术前同步放化疗后病理反应程度达到完全病理缓解（pCR）的比例可达 30%～49%，明显高于单纯新辅助化疗的 10%。达 pCR 的患者预后最佳，术后 5 年生存率可达 50%～61%。甚至有一部分放疗后的患者，经临床多种检查手段评估后认为达到临床 CR，可考虑后续观察而不用再进行手术切除。目前食管癌放疗后观察等待的相关研究正在进行中。

4. 有选择性进行根治性手术后的同步放化疗对部分局部晚期患者有益，能提高病理分期 T_4N_0 或有淋巴结转移患者的生存率，术后放疗 5 年生存率为 30%～47%。

（五）进展

近年来，随着分子靶向治疗、免疫治疗药物的不断进步，药物治疗在食管癌综合治疗中的作用前景广阔。放疗如何更好地与化疗、靶向治疗、免疫治疗及手术配合，是目前的研究热点。临床不断探索多种药物和放疗的联合，主要目的是提高疗效的同时尽量减轻毒副反应、提高方案

完成率，进而提高生存期。另外，如何通过影像组学或血液学或组织检测，筛选出对某种治疗方案最敏感的人群，是日后研究的方向。这一点，从每年欧美肿瘤学学年会的会议内容就可探知，未来是个体化治疗的时代。

食管鳞癌的表皮生长因子受体（EGFR）过表达比例达 50%～80%，并且 EGFR 表达的患者对治疗反应较差。已有多种抗 EGFR 靶向药物在食管癌中进行过研究，如小分子酪氨酸激酶抑制剂吉非替尼、厄洛替尼，以及单克隆抗体，如西妥昔单抗、尼妥珠单抗等。目前食管鳞癌与放化疗联合使用的靶向药物，且经过多个研究证实有效、临床应用比较广泛的药物是尼妥珠单抗。巴西第一个随机二期研究 NICEtrial，证实根治性同步放化疗联合尼妥珠单抗比同步放化疗可提高治疗后镜检 pCR 率（62% vs. 37%，p=0.02），并有延长中位生存期的趋势（15.9 个月 vs. 11.5 个月，p=0.09），且尼妥珠单抗组未增加治疗副反应。因此，目前在中国临床肿瘤协会（CSCO）食管癌指南中，也对靶向药物联合同步放化疗做了适当推荐，但是在中国，这个药物并未获批食管癌的适应证。

PACIFIC 研究证实了在 III 期肺癌中同步放化疗后联合免疫治疗能增加疗效，直接或间接提示了放疗在免疫治疗中的重要作用。研究表明食管肿瘤的 PD-L1 表达为 20%～80%，并且 PD-L1 表达提示预后较好。因此，放疗或放化疗联合免疫治疗也是目前食管癌研究领域中的热点。目前研究比较多的药物是 PD-1/PD-L1 抑制剂。一些小样本的研究表明，PD-1/PD-L1 单抗联合术前同步放化疗，可提高食管和食管胃交界部腺癌的 pCR率，但是其 3～4 度不良反应发生率也成倍增加。而食管鳞癌中，术前即应用免疫抑制剂联合同步放化疗也处于初步研究阶段，部分小样本研究发现此种治疗模式有提高 pCR 的趋势。但是，免疫抑制剂联合同步放化疗是强强联合的治疗模式，因此不可避免加重副反应的发生。因此，如何设计治疗方案，放化疗联合免疫治疗还是仅需要放疗联合免疫治疗就可达到预期疗效？还是在化疗、免疫治疗足量应用的情况下，通过调整照射野大小或降低放疗剂量来提高方案完成率并获得较好的疗效？这些问题还需要更多临床研究来解答。

（肖泽芬 王 鑫 梁 军 王绿化）

三、中晚期食管癌的化疗

临床上确诊时大多数病例已属中晚期,不仅局部病灶广泛,出现淋巴结转移,并可能已有亚临床远处播散。尸检证实临床上认为局部晚期的食管癌也有 50% 以上的病例具有远处转移。因此,化疗在食管癌的治疗中占有重要的地位。化疗作为食管癌的主要治疗手段之一,可以作为术前辅助治疗,降期后再手术治疗,术后如果淋巴结转移较多或有脉管瘤栓或分化程度较低,均可进行术后辅助化疗。中晚期食管癌的化疗药物包括:

在 20 世纪 60 年代末至 70 年代食管癌的化疗以单药为主,常用的药物有博来霉素、丝裂霉素和 5- 氟尿嘧啶(5-FU)等,有效率(RR)在 15% 左右,无完全缓解(CR)的报道。80 年代,顺铂(DDP)开始用于治疗食管癌,单药有效率提高到 21%。目前 DDP 已被公认是治疗食管癌联合化疗方案中的主要药物之一,其与 5-FU 的联合将有效率进一步提高到 25%~35%。近几年来,各种各样的新药已经被验证试用,包括紫杉醇、多西紫杉醇和伊立替康等。临床前期以及临床早期的数据均证明上述单药治疗食管癌疗效突出,与 DDP 和 / 或 5-FU 联合治疗晚期食管癌其有效率可达 50% 以上。

1. 紫杉醇(paclitaxel,PTX) 在 90 年代初开始用于治疗晚期食管癌。美国学者 Ajani 等在 1994 年用 PTX $250mg/m^2$,连续 24 小时静滴,21 天重复治疗 50 例晚期食管和贲门癌患者,获 RR 32%,中位生存时间 4.2 个月。目前认为紫杉醇是治疗食管癌最有效的药物之一。

以 PTX 为基础的联合化疗治疗食管癌取得了进一步令人鼓舞的疗效。但是在初探性研究中,Ilson 及其合作者用 PTX 200~$250mg/m^2$,24 小时,联合 DDP $75mg/m^2$,化疗中有集落刺激因子支持,结果该研究因药物剂量偏大出现严重的毒副反应,发生 5 例治疗相关性死亡。因此 PTX 和 DDP 联合的剂量需要临床进一步探索。Van der Gaast 等在 1999 年进行了关于 PTX 和 DDP 联合的 I 期临床研究提示,双周方案,在 PTX 剂量增加至 $180mg/m^2$ 时出现剂量限制性神经毒性。基于以上研究结果,Polee 等进行了双周方案的 II 期临床研究,PTX $180mg/m^2$,DDP $60mg/m^2$,获

RR 43%。其中 CR 4%,部分缓解率(PR)39%,中位生存时间 9 个月(2~29),毒副反应可以耐受。中国医学科学院肿瘤医院黄镜等用 PTX $175mg/m^2$ 第 1 天和 PDD $40mg/m^2$ 第 2、第 3 天,21 天重复治疗 30 例晚期食管鳞癌患者,RR 57.1%,其中 CR 5 例(17.9%),PR 11 例(39.3%)。中位疾病进展时间 5.0 个月,中位生存时间 9.7 个月,1 年生存率 24.9%。化疗耐受性较好。

Aiani 等评价了 PTX $175mg/m^2$ 3 小时,第 1 天,联合 DDP $20mg/m^2$ 第 1~5 天及 5-FU $1\ 000mg/m^2$,第 1~5 天,21 天重复,三药联合方案治疗 60 例食管癌,RR 48%,中位生存时间 10.8 个月,但毒副反应严重,46% 的患者需减量化疗,一半的患者因为口腔炎和粒细胞缺乏性发热需要住院治疗。由此可见,紫杉醇和顺铂联合是治疗晚期食管癌的最有效方案之一;在此基础上联合 5-FU 没有增加疗效反而增加毒性。

2. 多西紫杉醇 Heath EI 等报道多西紫杉醇(docetaxel,TXT)$75mg/m^2$,21 天重复,治疗 21 例晚期食管腺癌,获 RR 18%,中位生存时间 3.4 个月,1 年生存率 21%。日本的 Muro 等人的研究结果有效率与此类似,并且在部分既往化疗失败的患者也见到了好处,RR 20%(10/49;95%CI 10%~34%),有 10 例 PR(其中有 6 例既往接受以顺铂为基础的化疗)。出现 3/4 度白细胞下降 88%(43/49),其中 18%(9 例)发生粒细胞缺乏性发热;中位生存时间 8.1 个月(95%CI 6.6%~11.3%);1 年生存率 35%(95% CI 21%~48%)。因此认为多西他赛单药治疗晚期食管癌有效,但是要密切观察患者的白细胞下降并给予及时处理。

澳大利亚的一个 II 期临床试验,应用 TXT $50mg/m^2$ 联合 DDP $50mg/m^2$ 第 1、第 15 天,治疗 37 例晚期食管癌患者,RR 46%,其中 CR 4 例(11%),中位生存时间 11.5 个月,毒副作用耐受性好。因此,该方案不失为晚期食管癌的较好选择,但需要扩大样本量进一步研究。

3. 伊立替康(irinotecan,CPT-11) 在大肠癌应用的疗效已经得到确认,它与 5-FU 和 CF 的联合已被作为晚期大肠癌的标准治疗方案。作为一种广谱和新的抗肿瘤药,CPT-11 在其他的恶性肿瘤中也得到了广泛的研究,包括食管癌,并初步显示出一定的疗效。在单药的 II 期临床研究中,

Muhr-Wilkenshoff 等用 CPT-11 125mg/m², 每周 1 次, 连用 4 周, 休 2 周。在可评价的 9 例患者中, 2 例 PR, 2 例 SD, RR 22%, 中位生存期 6.1 个月。

Ilson 等用 CPT-11 65mg/m² 联合 DDP 30mg/m², 每周 1 次, 连用 4 周休 2 周治疗 36 例初治的晚期食管癌患者, 总 RR 达 57%(CR+PR)。这一结论被来自 M.D Anderson Cancer Center 的一项研究所验证, AjaniJA 等采用同样的方案获得相似的 RR 58%, 中位生存时间: 9 个月(1~23)。最近 Ilson 等在美国完成了一项相似的 II 期临床研究, 使用相同的药物和剂量, 只是更改给药方式为连用 2 周, 休 1 周。结果有效率偏低 36%。由此可以认为 CPT-11 和 DDP 联合, 连用 4 周休 2 周方案较连用 2 周休 1 周方案似乎能获得更高的有效率, 但后者的血液学毒性明显低于前者, 3 度和 4 度中性粒细胞下降分别为: 49% 和 22%。这有待进一步的大型随机对照研究来证实。

Pozzo 等进行了一项 II 期的随机对照研究以比较 CPT-11 联合 DDP 或 CF/5-FU 方案用于晚期食管癌的疗效。CPT-11 200mg/m² 第 1 天; DDP 60mg/m² 第 1 天, 21 天重复; 对照组为 CPT-11 80mg/m², CF 500mg/m², 5-FU 2 000mg/m2, 22 小时, 每周 1 次, 连用 6 周休 1 周。在可评价的 63 人中, 获 RR 分别为 28% 和 42%, 有明显的统计学意义。因此推荐 CPT-11 联合 CF、5-FU 方案用于 III 期的临床研究。

关于 CPT-11 与 TXT 的联合近几年也有报道。Govindan 等用 CPT-11 160mg/m², TXT 60mg/m², 21 天重复, 治疗初治晚期或复发的食管癌, RR 30%。但是毒副反应较大, 包括 71% 患者出现 IV 度骨髓抑制, 43% 患者出现粒细胞缺乏性发热。Lordick F 等用同样方案治疗预先含 DDP 方案后复发的 24 例患者, 其中有 5 例出现严重的骨髓抑制, 1 例死亡。因此, CPT-11 联合 TXT 治疗食管癌有一定疗效, 在二线治疗中也是一个选择, 但骨髓抑制严重, 患者耐受性差。

4. 吉西他滨(gemcitabine, GEM) 吉西他滨在近几年用于晚期食管癌的研究。临床前期和临床期的研究已经显示 GEM 联合 DDP 方案用于实体瘤疗效突出, 而且其疗效和毒副作用在很大程度上取决于两者的给药顺序。Kroep JR 等通过改变 GEM 和 DDP 的给药顺序和时间间隔进行的研究发现 GEM 先于 DDP 24 小时给药, 其白细胞降低的毒性反应明显低于 DDP 先于 GEM 4 小时和 24 小时给药(p 值分别为 0.01 和 0.003), 而 DDP 先于 GEM 24 小时给药显示出药代动力学上的优势。因此作者推荐 DDP 先于 GEM 24 小时给药用于 II 期临床试验。基于以上考虑, Kroep JR 等先用 DDP 50mg/m², 第 1、第 8 天, 后用 GEM 800mg/m², 第 2、第 9、第 16 天, 28 天重复, 治疗 36 例晚期初治的食管腺癌和鳞癌患者。结果该研究发生的血液学毒副反应较大, 3~4 度白细胞下降 75%, 中性粒细胞下降 83%。有 3 例患者发生粒细胞缺乏性发热, 血小板下降 67%(24/36), 但是没有发生严重的出血事件。因累积性骨髓毒性需要 GEM 在给药第 16 天减量的有 63%; 因发生贫血需要促红细胞生成素和输血治疗的患者占 81%。总 RR 为 41%(14/34 其中 2 例 CR, 12 例 PR)。中位生存时间 9.8 个月。

与此相反, 一个西南肿瘤组则先用 GEM 1 000mg/m² 第 1、第 8、第 15 天, 后用 DDP 100mg/m² 第 15、第 28 天重复, 治疗 64 例转移性或复发的晚期食管癌, 26% 的患者既往接受过化学治疗。结果发现大部分患者化疗耐受性较好, 最常见的毒副作用是白细胞下降占 31%。3 个月和 1 年生存率分别为 81% 和 20%, 中位生存期为 7.3 个月。因此认为该方案不失为晚期食管癌初治或复发患者的较好选择。

通常我们使用的 GEM 和 DDP 方案有 4 周和 3 周方案, 哪一个为最佳方案? 为了探讨这个问题, SotoParra H 等曾进行了一项关于 GEM 和 DDP 3 周和 4 周方案在耐受性和剂量强度方面比较的临床 II 期随机对照研究。DDP 70mg/m² 第 2 天, GEM 1 000mg/m² 第 1、第 8、15 天, 28 天重复或 GEM 1 000mg/m² 第 1、第 8 天, 21 天重复。结果发现在完成的 4 周方案组中有 51% 的周期需要进行剂量调整, 而对照组只有 19%。3/4 度血小板下降在 4 周方案组明显高于对照组分别为 29.5% 和 5.5%(p=0.04)。而两组获得的剂量强度相似。鉴于 3 周方案疗效与 4 周方案疗效相似, 而且耐受性更好, 因此推荐 3 周方案用于晚期食管癌临床试用和进一步研究。英国的 Millar J 等使用 3 周方案, 获 RR45%(19/42), 中位生存期 11 个月; 其中亚组分析显示鳞癌有效率明显高于腺癌患者 71% *vs*.33%，*p*=0.036。

GEM 和 CF/5-FU 联合的研究也有报道：Morgan-Meadows S 等用 GEM 1 000mg/m²，CF 25mg/m²，5-FU 600mg/m²，第1、第8、第15天，28天重复治疗 35 例初治的晚期食管癌患者，结果 RR 偏低 31.4%，有 11 例患者获疾病稳定，中位生存时间 9.8 个月，1 年生存率 37.1%。

5. **奥沙利铂**（oxaliplatin，L-OHP） 奥沙利铂是一个应用于结肠癌非常有效的药物，它在胃癌方面的作用也已经被肯定。最近一篇报道，37例转移性胃癌，用 L-OHP 和 5-FU（24 小时静脉）CF 两周方案，有效率 43%。根据既往经验，作用于胃和食管的联合化疗往往有相似的有效率，因此人们推测 L-OHP 应用于食管癌也可能同样有效。目前英国的 Sumpter K 等正在进行一项Ⅲ期随机对照试验进行关于卡培他滨（X）和氟尿嘧啶（F）比较、奥沙利铂（O）和顺铂（C）比较在晚期食管腺癌的应用，共有 204 名患者被随机分为 ECF、EOF、ECX 和 EOX 四个组。中期分析结果显示总有效率分别为：ECF 31%（95% CI18.7～46.3），EOF 39%（95% CI25.9～53.1），ECX 35%（95% CI21.4～50.3），EOX 48%（95% CI33.3～62.8）。因此使用奥沙利铂代替顺铂，希罗达代替氟尿嘧啶有效率有增高的趋势，至少没有下降。该研究初步显示了奥沙利铂在晚期食管腺癌的疗效。计划共入组患者 1 000 例，我们期待终期的研究结果。

6. **靶向药物** 新的分子靶向药物正逐渐应用于胃肠道恶性肿瘤，包括：单克隆抗体、表皮生长因子受体酪氨酸激酶抑制剂以及血管内皮生长因子受体抑制剂等。相关的Ⅱ期临床研究有：Ferry DR 等用吉非替尼（gefitinib，iressa，易瑞沙）250mg 每天 1 次，治疗 27 例晚期食管腺癌患者，其中大约有 70% 的患者既往接受过化疗。疾病控制率 42%，其中 PR13%。Tow WP 等用厄洛替尼（erlotinib，tarceva）治疗 20 例晚期食管腺癌和鳞癌患者，PR15%，疾病控制率 55%。目前还没有关于西妥昔单抗（cetuximab，erbitux）和贝伐珠单抗（bevacizumab，avastin）用于食癌的研究结果报道。美国的 Safran H 等用曲妥珠单抗（trastuzumab，herceptin）联合 PTX 和 DDP 化疗，同步行放疗治疗 12 例 HER-2 基因高表达的食管腺癌患者，结果发现联合应用曲妥珠单抗组的患者与单纯化放疗组比较没有毒性增加，曲妥珠单抗无须减量。我们期待开展进一步的临床研究以观察曲妥珠单抗用于晚期食管癌的疗效。

7. **存在问题与未来发展方向** 中晚期食管癌的化疗至今仍然未能确定标准的化疗方案，PDD 联合 5-FU 持续静脉输注是联合化疗的基础，在 DDP 和／或 CF/5-FU 基础上联合新药 PTX、TXT、CPT-11、GEM 等显示出较好的有效率和中位生存期，对经典的 DDP 联合 5-FU 方案提出了挑战。新药之间联合用于晚期食管癌的研究目前尚不成熟，有几项研究提示有效率没有提高，而毒副作用较大，患者化疗耐受性差。但大多数结果来自Ⅱ期临床试验，且病例数少，还需进一步的大型Ⅲ期临床研究以比较 DDP 和／或 CF/5-FU 联合新药与 PDD 联合 5-FU 的效果以及含铂方案与不含铂方案的比较。此外，尚需进一步探索给药的剂量、方式以及针对特异性受体或基因的靶向治疗。相信随着对食管癌研究的深入，新药的不断问世，新得治疗手段的合理应用，将会有更多的患者受益，提高晚期患者长期生存的机会。

（黄 镜）

四、食管癌的综合治疗

虽然食管癌的主要治疗手段为手术、化疗、放疗等。但由于外科手术具有对局部肿瘤的根治性，其治疗效果仍优于任何单一放疗、化疗、生物治疗和中医中药治疗等手段。尽管手术切除率不断提高，已由早年 60% 提高到近年来的 95% 以上，术后并发症明显下降，死亡率由 15%～20% 降至 2% 左右。然而近 30 年来术后远期生存率没有明显提高。其重要因素是由于患者就诊时病变已为中、晚期，单纯手术切除较难达到满意的根治效果。长期临床实践过程中逐步认识到对局部中、晚期食管癌患者应按每个患者的不同机体状态、不同病理类型、临床分期，将手术、放疗、化疗等有效方法有选择地加以科学合理地综合运用，即以手术为主的综合治疗，可能会提高局部晚期患者治疗效果，延长生存期。以下就目前常用的综合治疗手段予以简述。

（一）术前新辅助治疗

术前辅助治疗包括放疗、化疗和放化疗，理论上是对局部病灶进行降期治疗和控制潜在的远处转移病灶,有利于提高手术切除率和改善远期生存。

1. **术前新辅助放疗** 术前新辅助放疗是较早被应用于食管癌综合治疗中的方法,放射线对于增殖活跃、氧和好的癌细胞比较敏感,此类癌细胞容易被射线杀灭,故能使肿瘤原发灶退缩,与邻近组织结构松解,使与周围器官的癌性粘连转变为纤维性粘连,易于手术切除而提高其手术切除率。术前照射后癌细胞增殖活力降低,癌周毛细血管和淋巴管闭塞,减少了手术后的扩散和淋巴结的转移机会,从而提高远期生存率。中国医科院肿瘤医院汪楣报道418例食管癌术前新辅助放射治疗的前瞻性研究结果,放疗＋手术组及手术组分别为195例和223例,术后病理淋巴结转移率分别为22.3%和40.8%（$p<0.01$）,术后5年生存率为42.8%和33.1%（$p=0.024$）。河北医科大学第四医院报道术前新辅助放射治疗随机研究结果,放疗＋手术组及手术组各100例,病理淋巴结转移率分别为7.8%和20.0%（$p<0.05$）。术后5年生存率术前新辅助放疗组为34.4%,高于单一手术组的30.0%（$p>0.05$）。随着放射治疗理论的进步,放射治疗设备和治疗技术的不断提高,对于肿瘤外侵明显,与邻近器官有癌性粘连,瘤体较大,位置偏高,估计手术不能切除或不易彻底切除者,通过术前放疗后再作评估,如果降期可以手术切除治疗。可使一部分患者获得根治性手术机会及远期生存率。

2. **术前新辅助化疗** 术前新辅助化疗在理论上对控制潜在的远处转移病灶有作用,另外可以降期,有利于提高手术切除率,术前肿瘤血运较好,有利于化疗药物进入起作用,还可判断化疗药物敏感性,决定术后是否采用相同方案。国内外临床研究虽多,但文献报道其效果并不一致。多种药物联合化疗主要以顺铂为基础,Kelsen等（1998年）报道了440例临床结果,认为DDP-5-FU化疗无明显生存受益。Stilidi等（2006年）报道术前用顺铂为基础的化疗后手术治疗食管癌78例,与单一手术相比,3年无病生存率分别为58.3%和27.7%,提高了生存时间。Cochrahe（2005年）综合报道2 051例患者,6个随机分组研究显示术前化疗提高生存率,4个随机分组的研究结果显示联合化疗的生存率低于单纯手术组。临床实践观察到术前化疗确有一定的

辅助作用,尤其多项分析显示,对化疗有效的患者生存期明显优于化疗无效或单纯手术患者,提示我们重视新辅助化疗的缓解率是提高食管癌生存的关键。近年来以顺铂为基础联合应用新药物紫杉醇、多西紫杉醇、伊立替康等行术前化疗方案的病例越来越多,并初步显示出一定的较好效果。多数人认为除$T_{1\sim2}N_0$期患者可给予单纯手术治疗外,凡超过T_2期及有任何淋巴结阳性的食管癌患者给予术前化疗都应该是有益的。过去多提倡术前化疗2~4周期,从临床实践观察发现化疗2个周期即可对疗效做出较为明确的估价,且因4个周期的化疗后,有相当数量的患者均有不同程度的化疗反应,而影响手术。建议化疗2个周期,进行疗效评估,对适于手术者时隔2周后即可行手术治疗。

3. **术前新辅助放化疗** 在食管癌的综合治疗中术前单纯化疗为全身治疗,可以控制微小癌灶,但对肿瘤局部控制率低。术前单纯放疗为局部治疗,不能控制远处微小转移灶,因此,联合放化疗可以同时控制肿瘤局部和可能存在的微转移灶,术前新辅助放化疗还具有互相增敏的协调作用,提高治疗效果。但同期放化疗会明显增加毒副作用。Guillem等（2003年）将247例食管癌患者分成术前放化疗组和单纯手术组,术前放化疗组临床完全缓解的患者,术后5年总生存率为54%,明显高于单纯手术组的25%,且在60例术前治疗有效患者中56.7%获得病理完全缓解。上海市胸科医院（2007年）报道局部晚期食管癌43例同期放化疗,45例单纯放疗,结果放化疗组完全缓解率和总有效率（32.6%和90.7%）均显著高于单纯放疗组（13.3%和75.6%）。中山大学肿瘤防治中心（2018年）报道451例胸段局部晚期食管癌患者,随机分组为术前放化疗组224例,单纯手术组227例。术前放化疗组的R0切除率高于单纯手术组（98.4% *vs.* 91.2%, $p=0.002$）,病理完全缓解率为43.2%。对比单纯手术组,术前放化疗的中位生存期（100.1个月 *vs.* 66.5个月, $p=0.025$）、无病生存期（100.1个月 *vs.* 41.7个月, $p<0.001$）。除心律失常（术前放化疗组：13% *vs.* 单纯手术组：4.0%; $p=0.001$）外,两组术后并发症发生率相似。术前放化疗组围手术期死亡率为2.2%,单纯手术组为0.4%（$p=0.212$）。其最终

结论是术前放化疗并手术较单纯手术能够显著延长局部晚期食管癌患者的总生存期和无病生存期。虽文献报道结果多不一致，多因病例选择、治疗方案、样本大小、随机分组等方面的差异所致。局部晚期食管癌术前放化疗的综合治疗模式很可能成为未来有效的选择之一。

（二）术后辅助治疗

食管癌术后辅助治疗的目的主要是杀灭手术后局部残留的肿瘤细胞及消灭微小转移灶，包括未能清扫的淋巴结和切缘阳性病灶，防止局部复发和远处转移以提高术后长期生存率。

1. 术后放疗 术后预防性照射能杀灭术中残留的肿瘤细胞，根除照射野内的微转移病灶，因而对肿瘤外侵明显或有癌残留或局部淋巴结转移者可减少局部复发。肖泽芬报道 1986—1997 年 495 例食管癌根治性手术治疗后随机分组放射治疗的结果，其中 275 例行单纯手术治疗，220 例接受术后 50～60Gy 常规分割放疗。单纯手术组与术后放疗组 5 年生存率分别为 37.1% 和 41.3%（$p>0.05$）。术后病理检查淋巴结转移阳性者 5 年生存率分别为 14.7% 和 29.2%。TNM 分期为Ⅲ期者 5 年生存率分别为 13.1% 和 35.1%，$p=0.002\,7$。1994 年刘明报道食管癌根治术后预防性照射组 51 例，单纯手术组 53 例，术后 4 年生存率分别为 40.6% 和 18.8%，$p=0.055$，接近有统计学意义。进一步统计发现食管癌浸润穿透肌层者，4 年生存率分别为 38.5% 和 10.3%，$p=0.014$。上述结果显示术后照射对局部晚期病例行姑息手术后或外侵严重者或有淋巴结转移者是获益的。

2. 术后化疗 术后化疗是预防术后全身转移最为常用的有效方法。Mariette 等（2003 年）报道 439 例食管癌患者治愈性手术切除后，局部、区域和远处转移分别为 12.1%、20.5% 和 19.8%，中位复发时间为 12 个月。上海胸科医院（2007 年）报道在胸段食管鳞癌患者中行优化治疗的临床研究，术后采用 FP 方案辅助化疗，术后化疗组的 3 年生存率优于单纯手术组（59.3%vs.39.8%），分层分析显示肿瘤侵犯至外膜的患者和已出现淋巴结转移的患者其术后化疗 3 年生存率显著高于单一手术组，分别为 64.7% vs.24.3%（$p=0.020$）和 55.6%vs.27.6%（$p=0.022$）。对于食管癌根治性切除后有高危因素者，包括：外侵严重、淋巴结转移较多、分化程度较差或有脉管瘤栓者行术后辅助化疗可能有益于延长远期生存。术后化疗应在手术 4 周之后，患者身体恢复尚可时即开始进行，一般为两周期进行一次疗效评估，效果显著者以 4 周期为宜，防止过度治疗。不同于术前新辅助治疗用药原则，因术前用药应以二或三药联合应用足量及时的原则，而术后用药则应以减量为主，小剂量药物使肿瘤与宿主长期共存是值得探索的有益课题。

3. 术后生物治疗 手术是解除肿瘤抑制免疫功能的有效手段，但手术也是对免疫功能的突发性打击。术后这段时间是机体免疫功能最低，肿瘤生长指数最高，生长速度最快的阶段。（术后残存的或散在的肿瘤细胞按照 Gompertzian 生长曲线增殖）。在手术后短期内尚不允许应用化疗和放疗的情况下，应及时有力的使用生物反应调节剂进行生物治疗，帮助和促进机体免疫功能尽快获得恢复和提高，对有效地加快患者术后康复，防止肿瘤复发和转移应有积极作用。胸腺素类制剂、细胞因子及香菇菌多糖较为常用。

（高宗人 杨 丁）

第十节 存在问题与未来研究方向

早期食管癌目前治疗主要以微创内镜下黏膜切除和胸 / 腹腔镜手术治疗为主，而中晚期食管癌主要以常规开胸手术和胸 / 腹腔镜手术为主的综合治疗。对于术前淋巴结转移和 / 或局部病变切除有困难的患者可以考虑术前辅助化疗 / 放疗 / 放化疗 / 免疫治疗，而对于术后病理报告病变有外侵、淋巴结有转移的患者则需要术后辅助化疗 / 放疗 / 免疫治疗，虽然手术可以行三野淋巴结清扫，但术后仍然有一部分患者出现复发转移；术前术后虽可以给予辅助化疗 / 放疗 / 放化疗 / 免疫治疗，但仍有相当一部分患者对化疗 / 放疗 / 免疫治疗甚至放化疗不敏感，这与肿瘤的异质性有关，主要与不同肿瘤细胞内基因表达状况不同有关。因此，加强食管癌基础与临床相结合的研究，如何提高手术为主的综合治疗的疗效、术前放 / 化疗 / 免疫治疗敏感性的预测、术后病理分子分型和预后预测、靶向治疗药物开发利用将是未来主要研究方向。

（赫 捷 毛友生）

参 考 文 献

[1] 郑荣寿,孙可欣,张思维,等. 2015 年中国肿瘤流行情况分析. 中华肿瘤杂志,2019,41(1):19-28

[2] 张思维,雷正龙,李光琳,等. 中国肿瘤登记地区2006 年肿瘤发病和死亡资料分析. 中国肿瘤,2010,19(6):356-365

[3] 彭仙娥,史习舜. 食管癌病因学研究进展. 肿瘤防治杂志,2003,10(9):897-899

[4] 陆建邦,连士勇,孙喜斌,等. 林州食管癌发病因素病例对照研究. 中华流行病学杂志,2000,21(6):434-436

[5] 邵令方,王其彰. 新编食管外科学. 石家庄:河北科学技术出版社,2002

[6] 刘复生. 食管癌 858 例病理形态学观察. 肿瘤防治研究,1977,4:13-17

[7] 王永岗,汪良骏,张德超,等. 胸段食管鳞癌淋巴结转移特点及临床意义. 中华肿瘤杂志,2000,22(3):241-243

[8] 毛友生,赫捷,程贵余. 我国食管癌治疗的现状与未来对策. 中华肿瘤杂志,2010,32(6):401-404

[9] 吕英义,陈景寒,孟龙,等. 改良 Ivor-Lewis 手术治疗食管癌 576 例. 中国胸心血管外科临床杂志,2006,13(3):204-205

[10] 吴昌荣,薛恒川,朱宗海,等. 现代二野淋巴结清扫食管癌切除术的疗效分析. 中华肿瘤杂志,2009,31(8):630-633

[11] 王国清. 食管癌高发现场早诊早治 30 年临床经验. 中国医学科学院学报,2001,23(1):69-72

[12] Wu LF,WangBZ,FengJL,et al.Preoperative TN staging of esophageal cancer: comparison of miniprobeultrasonography, spiral CT and MRI.World J Gastroenterol,2003,9(2):219-224

[13] 陈秉学,许梅曦,李伟,等. 胸科肿瘤麻醉学. 郑州:郑州大学出版社,2002

[14] 毛友生,张德超,张汝刚,等. 食管癌和贲门癌患者术后呼吸衰竭的原因分析及防治. 中华肿瘤杂志,2005,27(12):753-756

[15] 袁勇,陈龙奇. AJCC 第八版食管癌分期系统更新解读. 中华外科杂志,2017,55(2):109-113

[16] Zhang DW,ChengGY,HuangGJ,et al.Operable squamous esophageal cancer: current results from the East. World J Surg,1994,18(3):347-354

[17] AkiyawaH,FACS(Hon),FRCS(Eng,Hon),et al.Radical Lymph Node Dissection for Cancer of the Thoracic Esophagus.Annal of Surgery,1994,220(3):364-373

[18] 殷蔚伯,张力军,杨宗贻,等. 放射治疗食管癌 3798 例临床分析. 中华肿瘤杂志,1980,2(3):216-220

[19] Xiao ZF,YangZY,MiaoYJ,et al.Influence of Number of Metastatic Lymph Node on the Survival of Curative Resected Thoracic Esophageal Cancer and the Value of Radiotherapy: A reported 549 Cases. Int J Radiat Oncol Biol Phys,2005,62(1):82-90

[20] Altorki N,Kent M,Ferrara C,et al.Three-field lymph node dissection for squamous cell and adenocarcinoma of the esophagus.Ann Surg,2002,236:177-183

[21] 汪楣,谷铣之,黄国俊,等. 食管癌术前放射治疗的前瞻性临床研究. 中华放射肿瘤杂志,2001,10(3):168-172

[22] Xiao ZF,YangZY,LiangJ,et al.Value of radiotherapy after radical surgery for esophageal carcionma: A report of 495 patients.Ann Thorac Surg,2003,75:331-336

[23] Kelsen DP,Winter KA,Gunderson LL,etal.Long-term results of RTOG trial 8911(USA Intergroup 113):a random assignment trial comparison of chemotherapy followed by surgery compared with surgery alone for esophageal cancer.J Clin Oncol,2007,25(24):3719-3725

[24] 黄镜,蔡锐刚,孟平均,等. 紫杉醇联合顺铂治疗晚期食管鳞癌. 中华肿瘤杂志,2004,26(12):753-755

[25] Gebski V,Burmeister B,Smithers BM,et al.Survival benefits from neoadjuvant chemoradiotherapy or chemotherapy in esophageal carcinoma: a meta-analysis. Lancet Oncology,2007,8:226-234

[26] Yang H,Liu H,Chen Y,et al. Neoadjuvant Chemoradiotherapy Followed by Surgery Versus Surgery Alone for Locally Advanced Squamous Cell Carcinoma of the Esophagus(NEOCRTEC5010):A Phase Ⅲ Multicenter,Randomized,Open-Label Clinical Trial. J Clin Oncol,2018,36(27):2796-2803

[27] Shapiro J,van Lanschot JJB,Hulshof MCCM,et al. Neoadjuvant chemoradiotherapy plus surgery versus surgery alone for oesophageal or junctional cancer(CROSS):Long-term results of a randomised controlled trial. Lancet Oncol,2015,16(9):1090-1098

第三十二章 乳 腺 癌

第一节 乳腺癌流行病学的变化及现状

一、全球乳腺癌发病的地域分布状况及流行趋势

根据世界卫生组织统计资料，2018年全球女性乳腺癌新发病例近210万，标化发病率高于50/10万，标化死亡率逼近30/10万（图32-1）。乳腺癌已成为全球妇女首发的恶性肿瘤，而其发病率在世界各地间存在显著差异：北美、西欧、北欧和大洋洲为高发地区，东欧、南欧以及南美其次，非洲及亚洲的发病率较低。

从世界范围来看，乳腺癌的发病率自20世纪70年代末开始一直呈上升趋势。亚洲等低发地区近20年来的发病率有明显上升，中国的城市地区、日本、新加坡的发病率都增长了1倍左右。而另一方面，随着高发地区乳腺癌普查和早期诊断措施的推广，许多亚临床早期乳腺癌的检出率明显上升。美国卫生统计部门资料显示，由于20世纪80年代初乳腺X线普查的兴起，年检出率

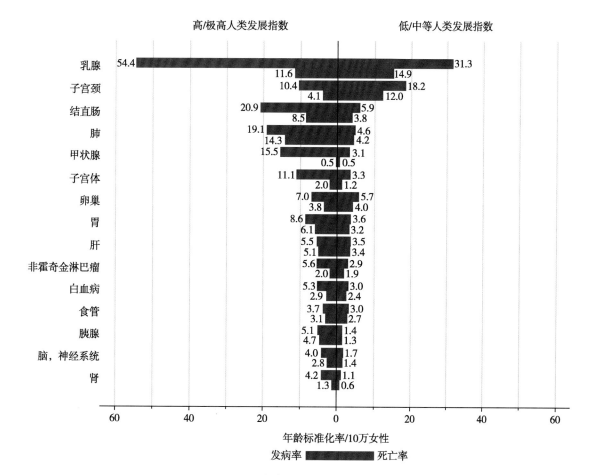

图 32-1 全球女性乳腺癌发病情况

一度上升了 20%，主要增长的是局部和早期（肿块 <2cm，区域淋巴结阴性）病例数，而晚期乳腺癌发生率有所下降。推测现阶段乳腺癌发病率的明显增加至少部分与广泛开展的乳腺 X 线普查有关。

二、我国乳腺癌的发病情况

我国为乳腺癌低发国家，但乳腺癌发病率已位列女性恶性肿瘤之首。国家癌症中心发布的《2017 年中国肿瘤的现状和趋势》报告显示：乳腺癌发病率在城市是 49.9/10 万，农村是 31.7/10 万，平均发病率是 41.8/10 万。中国是乳腺癌发病率增长速度最快的国家之一，并且以每年 2% 的速度递增，癌症负担在不断增加。在全球范围内，中国占据新诊断乳腺癌病例的 12.2%，占据乳腺癌死亡的 9.6%。我国乳腺癌发病率存在明显的城乡差异，大中城市女性乳腺癌发病率居首位，比其他中小城市和农村地区高出 2～3 倍，高发地区主要集中在经济发达的大城市，尤其是京、津、沪。近 20 年来，城市妇女乳腺癌的发病率呈逐年上升趋势。我国港、澳、台地区的乳腺癌发病率也相对较内地（大陆）高。发病呈年轻化趋势：我国乳腺癌发病高峰年龄在 45～55 岁，比西方国家的妇女早 10～15 年。另外还存在患者就诊时间晚的特点，在经济不发达地区，大约 30% 的患者就诊时已经属于偏晚的 III 期、IV 期，而在美国这一比例只有 15%。

第二节 乳腺癌病因的认知及启示

一、家族史与乳腺癌相关基因

1974 年，Anderson 等人就注意到有一级亲属患乳腺癌的美国妇女其发生乳腺癌的概率较无家族史的高 2～3 倍，一级亲属或二级亲属患有乳腺癌，其本人患乳腺癌的危险是一般人群的 2 倍；3 个及以上一级亲属患有乳腺癌，其危险度高达至近 4 倍。女性乳腺癌最重要的特征基因是 *BRCA-1* 和 *BRCA-2* 基因，与乳腺癌关联最强的遗传事件是 *BRCA-1* 和 *BRCA-2* 突变综合征。这些基因的遗传性改变，会导致极高的乳腺癌和卵巢癌的相对危险度。乳腺癌家族史亦由与激素代谢

和调节、DNA 损伤和修复相关的低外显率基因导致。上述突变基因的携带者，其一生累积乳腺癌风险可能超过 50%。但这些基因突变在一般人群中罕见，仅能解释 2%～5% 乳腺癌病例的病因。

二、生殖因素

乳腺癌的发生与多种生殖因素有着密切的关系，如：初潮年龄小、停经年龄晚、月经周期短、未生育或第 1 胎足月妊娠年龄大、产次少、缺乏母乳喂养。

三、激素

（一）内源性激素

雌激素和孕激素是乳腺细胞生长增殖的基础。绝经晚的女性其乳腺癌危险度更高，停经每推迟 1 年，危险度增高 3%，即与体内过高的雌孕激素相关。

（二）外源性激素

妇女补充外源性激素的一个主要目的是改善停经后的围绝经期综合征，又称激素替代疗法。研究发现如果近期曾应用或正在应用激素替代疗法且应用时间较长（超过 5 年）的妇女发生乳腺癌的机会则显著增加。口服避孕药也是一种外源性的性激素，含有炔雌醇（或其衍生物）和 / 或黄体酮。一项荟萃分析发现近期（10 年之内停药）或正在用口服避孕药者乳腺癌的风险有所增加。

四、营养饮食

（一）脂肪

饱和脂肪酸可能增加乳腺癌的风险，反之单链不饱和脂肪酸可降低乳腺癌的风险。成年后体重增加也是绝经后发生乳腺癌的高危因素，这种相关性在乳腺癌低发国家和地区更为突出。

（二）乙醇摄入

乙醇摄入与乳腺癌的关系已得到较为一致的确认，主要机制是影响激素水平或代谢。日摄入酒精量每增加 10g，发生乳腺癌的风险就增加 7%。

（三）纤维素及微量元素

纤维素对乳腺癌和大肠癌都有抑制发生的作用，少食蔬菜的妇女其乳腺癌的危险性轻度增加。微量营养素摄入可能降低乳腺癌的危险度。

五、其他环境因素

（一）大剂量电离辐射

电离辐射暴露与乳腺癌的危险度升高有密切的关联。在长崎及广岛原子弹爆炸幸存者中乳腺癌发病率有增高趋势；接受放射线治疗产后乳腺炎的妇女以及因胸腺增大而行放射线治疗的女婴，以后乳腺癌的发病率亦增高。暴露于放射线的年龄越小则危险度越高。

（二）药物

治疗肿瘤的化疗药物本身也有致癌作用。其中烷化剂可诱导多种实体瘤，包括乳腺癌的发生。

（三）体育锻炼

40 岁以前适当运动可以减少乳腺癌的危险性。1994 年 Bernstern 等估计育龄妇女每周平均 4 小时的体育锻炼较不锻炼的妇女危险性减少60%。

（四）职业

1971—1994 年共有 115 个有关妇女的职业与乳腺癌关系的研究显示从事美容业、药物制造等职业的妇女发生乳腺癌的危险性升高。

六、乳腺良性疾病及其他系统疾病

乳腺良性疾病是乳腺癌的危险因素，不同类型也伴随不同的乳腺癌发病风险。其他全身系统性疾病也会增加乳腺癌的危险性，其中最有代表性的是 2 型糖尿病。另一些疾病如子痫、先兆子痫或妊娠高血压综合征的妇女乳腺癌的发病率低于正常人群。

第三节 乳腺癌病理诊断标准的新变化

新版本 WHO 乳腺肿瘤组织学分类于 2012 年问世。2003 年版 WHO 分类将乳腺肿瘤和女性生殖器肿瘤放在同一册中，而新版分类中乳腺肿瘤单独成册。与 2003 年版分类相比，新版详细介绍了传统病理指标中的细节问题，增加了治疗后乳腺癌的病理诊断，并增加了粗针和细针穿刺标本的病理诊断。此处就新版 WHO 乳腺肿瘤分类的主要变化作一简要介绍。

一、浸润性癌分型的变化

新版增加了一些新的肿瘤类型和亚型，如多形性癌（polymorphous carcinoma）、唾腺型/皮肤附件型肿瘤等，并取消了一些亚型如 2003 版中提及的黏液性囊腺癌、柱状细胞黏液癌等肿瘤。另外，新版中肿瘤的名称发生了变化，如在新版中已正式将浸润性导管癌（非特指类型）改为浸润性癌（非特殊类型）、将大汗腺癌更名为伴有大汗腺分化的癌等。

二、导管内增生性病变的变化

新版中已不再推荐使用导管上皮内瘤变（ductal intraepithelial neoplasia，DIN）。导管原位癌（ductal carcinoma in situ，DCIS）分级标准中出现了一些细节改变，如坏死在 DCIS 中判断分级的变化。同时，新版对柱状细胞病变和平坦上皮不典型病变的认识更为深入。新版强调了在平坦上皮不典型病变中，只有当瘤细胞为高级别时才能诊断为 DCIS。另外，新版还对微浸润性癌给出明确标准定义。

三、乳头状病变的变化

新版增加了实性乳头状癌以及对囊内乳头状癌的再认识。新版中增加了对乳头状瘤伴不典型增生和 DCIS 的描述。

四、间叶源性肿瘤和纤维上皮性肿瘤的变化

新版增加了非典型性血管病变（atypical vascular lesions，AVL），并对分叶状肿瘤的诊断细节加以明确。

五、淋巴造血系统肿瘤的变化

新版中最重大的变化是增加了与乳腺重建术或假体植入相关的间变性淋巴瘤激酶阴性的间变性大细胞淋巴瘤。该肿瘤具有间变性大细胞淋巴瘤的组织学和免疫组织化学特点，常位于假体的纤维包膜内。由于该肿瘤较为罕见，因此对其预后尚缺乏长期随访资料的证实，其最佳治疗方法尚不确定。目前初步认为该肿瘤预后较好，部分患者经局部治疗（如植入物切除）后密切随访，生存情况良好。

第四节　乳腺癌临床表现的基本特点

乳房肿块是乳腺疾病患者最普遍的临床表现，80% 的乳腺癌患者以此为主诉就诊。随着钼钯、超声等影像学检查的普及，使很多乳腺癌在表现出临床症状前即被发现。除乳房肿块外，乳腺疾病的临床表现还包括乳头溢液、乳头乳晕异常、皮肤改变、乳房疼痛和区域淋巴结肿大等，现叙述如下。

一、乳腺肿块

病史中应对肿块发生的时间、生长速度、生长部位、肿块大小、质地、活动度、单发或多发、与周围组织的关系以及是否同时伴有区域淋巴结肿大等情况及其变化特征做出全面的描述。与乳腺癌无痛性肿块相鉴别的包括乳腺炎症性肿块、管内乳头状瘤和乳腺良性肿块（表 32-1）。

表 32-1　良恶性肿块鉴别表

	良性	恶性
生长速度	缓慢	迅速
质地	较软	坚硬
边界	清晰	不清
活动度	易推动	浸润周围组织时不易推动
区域淋巴结肿大	多不伴有	多伴有

二、乳头溢液

乳头溢液可以表现为浆液性、乳汁样、淡黄色、咖啡色或血性。95% 的乳头溢液是由于良性原因引起的。血性溢液往往提示乳管内存在新生物，但通常是良性的导管内乳头状瘤，极少数患者也可能是导管内乳头状癌的表现，都需要进一步检查。

三、皮肤改变

最常见的是皮肤粘连，典型表现为"酒窝症"，肿瘤侵犯腺体和皮肤之间的 Cooper 韧带使其缩短，牵拉皮肤致肿瘤表面皮肤凹陷。皮肤浅表静脉怒张、皮肤发红、局部温度升高、皮肤水肿和橘皮样变等常见于炎性乳腺癌。T₄ 期乳腺癌浸润皮肤可致皮肤溃疡和卫星结节。

四、乳头和乳晕异常

乳头回缩凹陷：乳腺良性疾病的乳头皱缩常可以拉出回复原状，而乳腺癌所引起的乳头凹陷很少能拉出回复原状。

乳头糜烂是乳腺湿疹样癌的典型症状，但常伴乳头瘙痒、烧灼感。早期仅见乳头皮肤增厚、变红、粗糙，进而糜烂、脱屑，如同皮肤湿疹；进一步发展可形成溃疡，并逐步侵犯乳晕，甚至超出乳晕范围，整个乳头可被肿瘤侵蚀而消失。

五、乳房疼痛

良性乳腺肿瘤和乳腺癌通常是无痛的，一般只有在伴有炎症时才会出现疼痛和压痛。晚期乳腺癌如肿瘤侵犯胸壁神经可出现明显疼痛。

六、区域淋巴结肿大

因区域淋巴结肿大就诊常提示恶性肿瘤的可能。乳腺癌最常见淋巴结转移部位为同侧腋淋巴结，其次为同侧内乳淋巴结。转移淋巴结肿大、质硬，可相互融合，如侵犯血管神经可引起上肢水肿和肩关节不适。亦有患者表现为隐匿性乳腺癌，占 0.5%～1%。

第五节　乳腺癌检查的分类及应用

一、临床检查方法

（一）临床体检

月经正常的妇女，在月经来潮以后的第 9～11 天是乳腺疾病检查的最佳时间。此时雌激素对乳腺的影响最小，最易发现病变或异常。

（二）乳腺自检

乳腺自检不需要成本而且适用于每个人，但其临床意义仍存在很多争议。自检可能导致患者过于焦虑而增加不必要的活检。虽然规律的自检有助于早期诊断疾病，但没有证据表明可以降低总体死亡率。

二、乳腺 X 线检查

常规投照体位包括内外侧斜位（MLO）及头足轴位（CC）。对于 MLO 位及 CC 位显示不良或未包全的乳腺实质，可以根据病灶位置的不同选择以下体位予以补充：外内侧位（LM）、内外侧位（ML）、内侧头足轴位（MCC）、外侧头足轴位（LCC）、尾叶位（CLEO）及乳沟位。进一步显示出的异常改变，也可进行一些特殊摄影技术，包括局部加压摄影、放大摄影或局部加压放大摄影等。乳腺癌的主要 X 线征象包括肿块、钙化、结构扭曲、不对称等。

三、超声显像检查

随着超声诊断技术的不断提高，越来越多临床触诊不清的肿块被超声检查发现，其中乳腺癌占 9%～42%。相对于乳腺 X 线检查，超声显像的优点：无放射损害；对年轻女性，尤其是妊娠期、哺乳期妇女更为适宜，且能多次重复检查，便于筛查及随访；对囊性及实性肿块鉴别意义大；超声对乳腺的层次显示清楚，病灶的定位较准确；对致密型乳腺，X 线检查不满意，超声可以帮助排除肿瘤。缺点：超声的分辨率不及 X 线，X 线显示的特征性表现——微小钙化及毛刺样改变，有时超声显示不佳；超声检查需要一定的经验及操作技巧，且费时较长。目前随着乳腺弹性成像、乳腺三维成像、光散射成像、乳腺超声造影及超声定位乳腺微创术等新技术的开展及应用，超声显像对乳腺癌的诊断水平也在不断提高。

四、磁共振检查

乳腺 MRI 是一种无放射损伤的检查，软组织分辨率较高。当乳腺 X 线和超声检查不能确定病变性质时，可以考虑采用 MRI 进一步检查。MRI 须行增强扫描，在鉴别乳腺良、恶性病变时，不仅可根据病灶的形态、轮廓加以识别，而且还可结合病灶与正常乳腺的信号差异及其动态增强方式来区分。日常工作中，MRI、X 线、超声三者只要其一提示异常就有活检指征，不需要相互验证。

五、乳管内视镜检查

乳管内视镜主要针对乳头溢液患者。它的临床应用可以使我们直接观察到放大的乳腺大、中导管内壁、腔内及小导管开口的一些病理变化，同时结合导管内冲洗液细胞学检查及可疑病变的活检等。新一代的乳管内视镜主要由半硬式光导管、镜头、外接图像显示设备、计算机主机和若干输出打印设备组成。

随着临床及科技的发展，在乳管内视镜引导下开展镜下直接摘除或应用激光消融技术治疗乳管内单发的良性肿瘤等微创手术是未来的发展方向。

六、乳腺细胞学检查

细针穿刺一般指使用 22G 及以上的细针头刺入肿块吸取细胞作细胞病理学检查的方法。乳头液体涂片主要指乳头溢液，即从乳头输乳管开口自然溢出或经按压乳房挤出的液体。此外，利用负压装置可从乳头吸出乳腺导管内的液体或收集纤维乳管内视镜灌洗液作涂片检查。乳头、乳晕和乳房皮肤刮片将乳头、乳晕或乳房皮肤表面破溃处刮取物均匀涂布于载玻片上。常用于诊断乳头 Paget 病、晚期乳腺癌累及皮肤形成溃疡、皮肤湿疹等。

七、组织学检查

组织学检查又称组织学活检，是乳腺疾病诊断中最具确诊意义的手段。分为穿刺活检和手术活检两大类，前者根据活检工具的不同又分为空芯针活检和真空辅助微创活检。组织病理是确诊乳腺癌的"金标准"。

第六节　乳腺癌的诊断与鉴别诊断

一、良性增生病

乳腺良性增生病是乳腺组织中常见的病变，多见于 30～50 岁，青春期及绝经后则少见。其病因主要与体内雌激素水平升高及雌、孕激素比例失调有关，表现为月经周期的乳腺实质过度增生而复归不全，在前一周期异常形态的基础上又发生下一周期的变化。该病在临床上的名称较多，如乳腺囊性病、乳腺囊性增生病、乳腺结构不良症、慢性乳腺病等。Hughes 于 1987 年提出"正常发育和退化过程中的失常（简称 ANDI）"的概念，但在国内一般称此为乳腺增生症或简称小叶增生；为区别乳腺癌的恶性增生，我们暂且称乳腺发育及退化不良性疾病为乳腺良性增生病。

乳腺良性增生病的病程从数周到数年不等，其在临床上主要表现为乳房疼痛：①显著周期性乳房疼痛，国外报道占乳痛症患者的 40%，疼痛与月经周期有关，有时整个月经周期都有疼痛感，常无固定部位，月经来潮后疼痛缓解；在乳房的外上象限可触及结节感或局部增厚感，部分患者乳房疼痛可放射至上臂中部；该病在钼靶上没有特异性的表现。②非周期性疼痛，发病平均年龄为 34 岁，大约占乳痛症患者的 27%，和显著性周期乳房疼痛不同，该疼痛往往有固定的位置，以单侧乳房的外上象限居多，两侧乳房同时疼痛较少，大多患者描述为"针刺感""牵拉感"或"烧灼感"，月经来潮后疼痛不缓解，在钼靶上亦无特异性表现。多数病例根据典型的临床表现即可确诊；因肿块形成难与纤维腺瘤和乳腺癌相区别时，需结合必要的辅助检查进行诊断。

弥漫性良性增生病有时与生理性乳腺周期肿胀不易鉴别，但后者与月经周期关系更加密切，胀痛症状明显，有些妇女如同泌乳的感觉，局部较柔软。局限性的良性增生明显时要与乳腺癌相鉴别：乳腺癌的质地较硬，一般无压痛，平均发病年龄较良性增生病大 10 岁，临床上不能鉴别时需依靠病理诊断才能明确。乳痛症的患者需要与 Tietze 综合征（肋软骨炎）相鉴别，肋软骨炎并不是真正的乳房疼痛，但是疼痛经常被认为起源于覆盖疼痛的肋软骨的乳腺区域；Tietze 综合征一般有慢性的病程，体检时可发现肋软骨触痛和肿大，疼痛在按压病变软骨时加剧；放射学检查往往无特异性表现。

二、导管内乳头状瘤

乳腺导管内乳头状瘤是发生于乳腺导管上皮的良性肿瘤。

自发性乳头溢液是乳腺导管内乳头状瘤最常见和最主要的临床症状，乳头溢液的诊断和鉴别诊断对于诊断乳腺导管内乳头状瘤具有重要的意义。首先应除外因乳头内陷、内翻所存的少量分泌物以及乳头湿疹样病变、糜烂、感染及炎性乳晕瘘管等假性溢液。其次鉴别生理性和病理性乳头溢液：①生理性乳头溢液指停止哺乳后双乳仍有少量乳汁分泌，可持续数月甚至数年，无停经等其他症状，血清催乳素检查正常，临床上表现为挤压乳头后出现的溢液、双侧溢液以及多导管开口的溢液；②病理性乳头溢液应区分全身性疾病和乳腺疾病引起的乳头溢液，全身性疾病引起的乳

头溢液包括女性内分泌功能紊乱，有长期服用避孕药物史、近期服用镇静剂、萝芙木碱等药物者；乳腺疾病引起的乳头溢液常为自发性、单侧单管溢液，有时也可有 2～3 个导管开口出现溢液，可同时伴有乳晕区的肿块，溢液性质有血性、浆液性、浆液血性或水样等。体检时导管内乳头状瘤患者常在乳晕区附近可找到一个"触发点"，用手指压迫该处，可见乳头相应部位的导管开口有液体流出，仔细检查，有时可在"触发点"周围扪及直径不超过 1cm 的肿块，肿块可为乳头状瘤，也可能是乳头状瘤远端扩张的导管所形成的囊肿。

乳腺导管内乳头状瘤需与早期仅表现为乳头溢液的乳腺癌相鉴别：乳腺癌早期临床上不易扪及乳腺肿块或仅有小片状腺体增厚，极易被忽略，乳头溢液可能是早期诊断的唯一线索，应特别注意；若乳头溢液伴有相应区域的乳房内浸润性肿块时则提示恶性肿瘤可能大。

三、叶状肿瘤

叶状肿瘤是纤维上皮乳腺肿瘤，生物学行为具有多样性。在所有乳腺肿瘤中，发病率不到 1%。1838 年，Muller 首先对其进行了报道，因切面呈囊叶状似鱼肉而得名，命名为分叶状囊肉瘤，名称中的"肉瘤"并不提示有远处转移倾向。叶状肿瘤的侵袭性表现为局部复发或远处转移，可以退化为缺乏上皮成分的肉瘤病变。幸运的是，叶状肿瘤的恶性行为并不常见，<5% 的病变表现远处转移。WHO 根据间质细胞的异型性、核分裂象、肿瘤边界情况以及有否间质的过度生长再进一步将分叶状肿瘤分为良性、交界性和恶性三类，其中尤以每 10 个高倍镜视野下的核分裂数目最为重要。

乳腺叶状肿瘤在拉丁美洲白种人和亚洲人群中发病率较高，发病年龄主要在 35～55 岁之间，较纤维腺瘤发病时间推迟 20 年左右。叶状肿瘤主要表现为临床上良性的乳房肿块迅速增长；也可表现为长时间存在的乳腺病变的体积急剧增大。肿块体积一般较纤维腺瘤大。巨大肿瘤的乳房表面皮肤往往变得菲薄，皮下可见扩张的静脉，有时可因张力过高而出现坏疽。

由于分叶状肿瘤与纤维腺瘤均属于纤维上皮性病变，同时含有基质和上皮两种成分，仅靠细针穿刺抽吸方法对其进行精确的细胞学诊断是很困难的。

空心针穿刺活检可获得较多的组织,可提高术前诊断率。国外推荐患者有以下任何两项时需行空心针活检检查:长时间存在的乳腺病变的体积急剧增大,年龄大于35岁或明显的纤维腺瘤大于3cm,乳房钼靶摄片有圆形边界或呈分叶状的实性肿块,乳房B超表现为内有囊性区的肿块,细针抽吸细胞学检查提示间质细胞增生及不能确定的病理学形态。

四、恶性淋巴瘤

乳腺恶性淋巴瘤临床上分为原发性及继发性,前者属于结外恶性淋巴瘤,后者为全身疾病的一部分。原发性乳腺恶性淋巴瘤发病率较低,占乳腺恶性肿瘤的0.5%,占结外恶性淋巴瘤的2%。98%乳腺恶性淋巴瘤患者为女性,最常见的是弥漫大B细胞淋巴瘤(DLBCL)。

原发性恶性淋巴瘤的临床表现多样,缺乏特异性,常表现为单侧乳房无痛性肿块,边界清楚、质软、生长迅速;以外上象限居多,可伴腋下淋巴结肿大。

乳腺恶性淋巴瘤临床诊断常较困难,确诊需依赖于病理学诊断。乳腺恶性淋巴瘤可行免疫组化染色进行进一步分型:DLBCL淋巴瘤细胞表现为全B细胞抗原标记(CD20)、CD79α和CD45RB阳性,CD3和全T细胞抗原标记(CD45RO)阴性;MALT型结外边缘区B细胞淋巴瘤细胞表达全B细胞标志物,如CD20和CD79α,通常Bcl-2表达阳性而CD10、CD5和CD23表达阴性。

五、浆细胞性乳腺炎

浆细胞性乳腺炎是乳腺组织的化学性非细菌性炎性病变,炎性细胞以浆细胞为主。哺乳障碍、乳房外伤、炎症、内分泌失调及乳房退行性变等各种原因引起的乳腺导管阻塞,导致乳管内脂性物质溢出管外,进入管周组织而造成无菌性炎症。

详细追问病史、认真分析病情即可诊断部分浆细胞性乳腺炎:①临床上60%的患者有急性炎症的病史,表现为红、肿、热、痛,腋窝淋巴结肿大,部分患者症状自行缓解后又可出现乳房的红、肿、热、痛,肿块较大时皮肤可呈橘皮样水肿。②40%的患者一开始即表现为慢性炎症,多以单发乳腺肿块为首发症状而就诊,肿块多位于乳晕深部,质实边界不清,无包膜;由于病变在乳晕旁,乳腺导管缩短和管壁纤维化,可引起皮肤粘连和乳头凹陷。③在某些病例中乳头溢液可为首发症状,且可为唯一体征,乳头溢液常为浆液性、脓性或血性。④同侧腋窝淋巴结肿大,早期即可出现,表现为质地较软,压痛明显,随病程进展可渐消退。⑤本病后期肿块可软化而形成脓肿,破溃后流出脓液,常伴有粉渣样物质排出,久治不愈者可形成通向乳头孔的瘘管;合并细菌感染时,可形成蜂窝织炎,有全身脓毒血症的表现。

目前尚缺乏有效的辅助检查手段来诊断浆细胞性乳腺炎,最后可行空芯针穿刺或手术活检以明确。

急性期浆细胞乳腺炎需与急性化脓性乳腺炎和炎性乳腺癌相鉴别。炎性乳腺癌临床上表现为乳房弥漫性增大、变硬和触痛,乳房皮肤广泛红肿热痛、变厚及出现橘皮样外观,肿块穿刺物为鱼肉样组织颗粒,细胞学检查可查到癌细胞,病程进展迅猛,恶性程度高;急性化脓性乳腺炎好发于产后哺乳期的妇女,表现为乳房的红、肿、热、痛,肿块边界不清,质地较韧,可有波动感,肿块穿刺物为脓液或坏死组织,应用抗生素治疗有效。慢性期浆细胞性乳腺炎需与乳腺癌相鉴别:前者好发于30~50岁的非哺乳期或绝经期妇女,常有哺乳障碍史,肿块多位于乳晕区,长轴与乳腺导管走行一致,边界不清,与皮肤粘连,有触痛,早期可有腋下淋巴结肿大,有触痛、活动,随病程的进展可消退;乳腺癌好发年龄为40~59岁,表现为边界不清的无痛性肿块,实性、质较硬;可伴有同侧腋下肿大的淋巴结、质硬,甚至融合成团、固定,最后可行空芯针穿刺或手术活检明确诊断。

六、其他间叶组织来源肿瘤

乳腺间叶组织来源的肿瘤是指来源于导管或小叶周围间叶组织的肿瘤,包括乳腺肉瘤、肌纤维母细胞瘤和乳腺颗粒细胞瘤等。

乳腺肉瘤是指乳腺间叶组织的恶性肿瘤,主要包括:血管肉瘤、脂肪肉瘤、横纹肌肉瘤、骨肉瘤、平滑肌肉瘤、恶性神经鞘瘤、多形性恶性纤维组织细胞瘤病、纤维肉瘤、软骨肉瘤、腺泡状软组织肉瘤、神经纤维肉瘤、恶性间叶瘤等。乳腺肉瘤占乳腺所有恶性肿瘤的1%左右,好发年龄为30~40岁。临床上多以单侧乳房内较大的硬质无痛性肿块为首发症状。乳腺肉瘤通常比上皮源性乳腺癌生长更快,部分生长迅速的肿瘤在就诊时可占据整个乳房；肿瘤较大时，可压迫局部皮肤，使之紧张、变薄、发亮和发红，有明显的浅表静脉扩张，最终可致局部破溃。乳腺肉瘤较少发生腋窝淋巴结转移，其主要沿血液转移至肺、骨、肝、脑等。

乳腺肉瘤辅助影像学检查缺乏特异性表现，最终诊断需行组织病理学检查，免疫组化对于进一步鉴别各种乳腺肉瘤帮助较大。对于临床考虑为乳腺肉瘤时，最好选用切除活检，减少医源性血行转移的机会。

乳腺间叶组织来源的肿瘤除了乳腺肉瘤外，还包括乳腺颗粒细胞瘤和肌纤维母细胞瘤等良性肿瘤，一般表现为乳腺实质内质硬、活动度较好的无痛性肿块，临床上与乳腺癌及乳腺肉瘤较难鉴别，确诊需行病理及免疫组化检查。

第七节　乳腺癌的分期

恶性肿瘤的 TNM 分期系统提出至今已有近半个世纪，经过不断修订、补充与完善，目前在临床工作中广泛应用的乳腺癌分期方法是 AJCC（美国肿瘤联合会）制定的 TNM 分期系统。最新版本 AJCC 第 8 版，坚持以原发肿瘤范围（T）、区域淋巴结（N）及远处转移灶（M）信息为基础对肿瘤分期进行评价，并首次结合基因检测分析肿瘤生物学信息，推动了临床肿瘤学综合预后性评价体系从宏观解剖到微观基因组学的进步，体现了癌症复杂的生物特点及多元复合指标指导分期的发展趋势（表 32-2、表 32-3）。

表 32-2　乳腺癌 TNM 分期定义

T　原发肿瘤
T_x：原发肿瘤不能评估（例如已切除）
T_0：原发肿瘤无证据
Tis（DCIS）：导管原位癌
Tis（Paget）：乳头 Paget 病与浸润性癌和 / 或乳腺实质内原位癌（DCIS）无关。乳腺实质中与 Paget 病相关的肿瘤应根据其大小和特征进行分类，同时应注意 Paget 病的存在
T_1：肿瘤最大直径≤20mm
T_{1mi}：微小浸润性癌，最大直径≤1mm
T_{1a}：肿瘤最大直径>1mm，≤5mm
T_{1b}：肿瘤最大直径>5mm，≤10mm
T_{1c}：肿瘤最大直径>10mm，≤20mm
T_2：肿瘤最大直径>20mm，≤50mm
T_3：肿瘤最大直径>50mm
T_4：不论肿瘤大小，直接侵犯胸壁和 / 或皮肤（溃破或肉眼可见皮肤结节）
T_{4a}：侵犯胸壁（包括肋骨、肋间肌、前锯肌，但不包括胸肌）
T_{4b}：患侧乳房皮肤水肿（包括橘皮样变），溃破和 / 或同侧卫星状结节，但未达到炎性乳腺癌标准
T_{4c}：T_{4a} 和 T_{4b} 并存
T_{4d}：炎性乳腺癌

cN　区域淋巴结
cN_x：无法评估区域淋巴结（例如术后状态）
cN_0：无区域淋巴结转移（影像学或临床检查）
cN_1：同侧腋窝可移动的 I、II 组淋巴结
cN_2：同侧腋窝固定的 I、II 组淋巴结；或同侧内乳淋巴结转移，无腋窝转移
cN_{2a}：同侧腋窝 I、II 组淋巴结相互融合，或与周围组织粘连
cN_{2b}：同侧内乳淋巴结转移，无腋窝转移
cN_3：同侧锁骨下（III 组）淋巴结转移，伴或不伴 I、II 组淋巴结转移；或内乳淋巴结转移伴有腋淋巴结转移；或同侧锁骨上淋巴结转移
cN_{3a}：同侧锁骨下淋巴结转移
cN_{3b}：同侧内乳淋巴结及腋淋巴结转移
cN_{3c}：同侧锁骨上淋巴结转移

pN 区域淋巴结

pNx: 无法评估区域淋巴结(例如无病理或已切除)

pN$_0$: 无区域淋巴结转移或仅孤立的肿瘤细胞群(ITCs)

　pN$_0$(i+): 仅 ITCs(恶性细胞簇≤0.2mm)

　pN$_0$(mol+): RT-PCR 阳性,无 ITCs 发现

pN$_1$: 微转移;或同侧 1~3 个腋淋巴结转移;和/或前哨淋巴结活检提示内乳淋巴结转移,而临床检查阴性

　pN$_{1mi}$: 微转移(约 200 个细胞,或最大径 >0.2mm,≤2.0mm)

　pN$_{1a}$: 同侧 1~3 个腋淋巴结转移(至少 1 个 >2.0mm)

　pN$_{1b}$: 同侧内乳前哨淋巴结转移(ITCs 除外)

　pN$_{1c}$: pN$_{1a}$ 及 pN$_{1b}$

pN$_2$: 4~9 个腋淋巴结转移;或同侧内乳淋巴结阳性而腋淋巴结无转移

　pN$_{2a}$: 4~9 个腋淋巴结转移(至少 1 个 >2.0mm)

　pN$_{2b}$: 临床明显的内乳淋巴结转移而腋淋巴结无转移

pN$_3$: ≥10 个腋窝淋巴结转移;或锁骨下(Ⅲ组)淋巴结转移;或Ⅰ、Ⅱ组腋窝淋巴结转移,伴同侧内乳淋巴结影像学阳性;或≥4 个腋窝淋巴结转移,临床内乳淋巴结阴性但前哨淋巴结活检提示微转移或宏转移;或同侧锁骨上淋巴结转移

　pN$_{3a}$: ≥10 个腋窝淋巴结转移(至少 1 个 >2.0mm);或同侧锁骨下(Ⅲ组)淋巴结转移

　pN$_{3b}$: Ⅰ、Ⅱ组腋窝淋巴结转移,伴临床同侧内乳淋巴结转移;或≥4 个以上腋淋巴结转移,伴有同侧内乳前哨淋巴结转移

　pN$_{3c}$: 同侧锁骨上淋巴结转移

M 远处转移

M$_0$: 无远处转移

　cM$_0$(i+): 无临床或影像学证据显示存在远处转移,镜下或通过分子检测技术在循环血液、骨髓或其他非区域淋巴结组织中发现≤0.2mm 的肿瘤灶

M$_1$: 临床或影像学检查提示有远处转移(cM),和/或经组织学证实 >0.2mm(pM)的肿瘤灶

表 32-3　乳腺癌 TNM 分期(AJCC 第 8 版)

	N$_0$	N$_{1mi}$	N$_1$	N$_2$	N$_3$	M$_1$
Tis						
T$_0$	—	ⅠB	ⅡA	ⅢA	ⅢC	Ⅳ
T$_1$	ⅠA	ⅠB	ⅡA	ⅢA	ⅢC	Ⅳ
T$_2$	ⅡA		ⅡB	ⅢA	ⅢC	Ⅳ
T$_3$	ⅡB		ⅢA	ⅢA	ⅢC	Ⅳ
T$_4$	ⅢB		ⅢB	ⅢB	ⅢC	Ⅳ

第八节　乳腺癌的综合治疗

一、外科治疗

(一)全乳切除的乳腺癌根治性手术

手术方式应该根据具体病期、肿瘤部位、外科医师习惯使用术式、医疗单位辅助治疗条件和随访条件等多项因素决定。

1. **手术适应证及禁忌证**　对于病变局限于乳房局部及区域淋巴结的乳腺癌,手术治疗是主要的治疗手段。手术的目的是获得最大限度的局部控制以防止局部复发,同时能得到必要的病理

资料供判断预后及选择术后辅助治疗方案。

(1)乳腺癌全乳切除的手术适应证:符合 TNM 分期 0、Ⅰ、Ⅱ期以及部分Ⅲ期而无手术禁忌证的患者。

(2)乳腺癌全乳切除的手术禁忌证包括:

1)全身性的禁忌证:①肿瘤已有远处转移;②一般情况差,有恶病质者;③重要脏器有严重疾病,不能耐受手术者;④年老体弱,不适合手术者。

2)局部病灶的手术禁忌证:有以下情况之一者,①皮肤橘皮样水肿,超出乳房面积一半以上;②皮肤有卫星结节;③肿瘤直接侵犯胸壁;④胸骨旁淋巴结肿大证实为转移者;⑤锁骨上淋巴结肿大证实为转移者;⑥患侧上肢水肿;⑦炎性乳腺癌。

有以下 5 种情况中任何 2 项以上者，①肿瘤溃破；②皮肤橘皮样水肿占全乳面积 1/3 以上；③肿瘤与胸大肌固定；④腋淋巴结最大直径超过 2.5cm；⑤淋巴结彼此粘连或与皮肤或深部组织粘连。

2. 乳腺癌的全乳切除根治手术方式（表 32-4）

（1）单纯乳房切除术（simple mastectomy）：切除整个乳腺，包括腋尾部和胸大肌筋膜，适用于原位癌、微小癌和高龄一般情况差不适宜行根治术者。

表 32-4　乳腺癌的全乳切除根治手术方式

术式	手术范围
单纯乳房切除术	切除整个乳腺，包括腋尾部和胸大肌筋膜
乳房改良根治术（Patey）	切除整个乳腺，包括腋尾部和胸大肌筋膜，及腋下群、腋中群、腋上群淋巴结，保留胸大肌、切除胸小肌
乳房改良根治术（Auchincloss）	切除整个乳腺，包括腋尾部和胸大肌筋膜，及腋下群、腋中群淋巴结，保留胸大、小肌
乳房根治术	切除整个患侧乳房、胸大、小肌及腋下群、腋中群、腋上群淋巴结
乳房扩大根治术	切除整个患侧乳房、胸大、小肌及腋下群、腋中群、腋上群淋巴结，并将第 2、3、4 肋软骨及其下方第 1～4 内乳血管、血管周围淋巴结一并切除

（2）乳房改良根治术（modified mastectomy）：改良根治术适用于临床Ⅰ、Ⅱ及ⅢA 期浸润性乳腺癌。

改良根治术的术式有两种：①保留胸大肌、切除胸小肌的改良根治术（Patey 术式），该术式腋淋巴结清扫范围可达腋上群；②保留胸大肌、胸小肌的改良根治术（Auchincloss 术式），可清扫至腋中群淋巴结，难以清扫腋上群淋巴结，术中若发现明显的腋下群淋巴结肿大，可改行根治术或 Patey 手术。

（3）乳房根治术（radical mastectomy）：乳房根治术切除整个患侧乳房、胸大、小肌及全部腋淋巴结，包括腋下群（胸小肌外侧）、腋中群（胸小肌深面）、腋上群（胸小肌内侧）。适用于临床Ⅱ、Ⅲ期乳腺癌、肿瘤与胸大肌或其筋膜有粘连、临床腋淋巴结有明显肿大或胸肌间淋巴结受累。实施改良根治术过程中，若发现肿瘤与胸肌粘连或腋淋巴结肿大，如保留胸肌影响清扫彻底性，则可改变术式为根治术。

手术切口：切口方式主要根据肿瘤位置及已完成的活检手术切口决定，目前常用的切口包括 Halsted-Meyer 切口、Stewart 切口及 Greenouph 切口等。切口设计的原则是以肿瘤为中心，皮肤切除的范围应尽量在肿瘤外 3～5cm，包括乳头、乳晕。Stewart 横切口的创面美观度较好，切口长度较竖切口短，有利于重建手术的开展，患者穿低领衣服时不会显露手术瘢痕。

（4）乳房扩大根治术（extended radical mastectomy）：分为胸膜内法（Urban 法）和胸膜外法（Margottini 法）。手术在乳房根治术基础上均将第 2、3、4 肋软骨及其下方第 1～4 内乳血管、血管周围淋巴结一并切除；胸膜外法无须切除胸膜，减少了肺部、胸腔的并发症。目前，乳房扩大根治术非常规术式，选择性地用于部分Ⅱ、Ⅲ期病例。此手术有助于了解内乳淋巴结有无转移，同时清除了内乳淋巴结，对于内乳淋巴结转移者，术后避免内乳区放疗，可大大降低因放疗导致的心脏毒性。

（二）乳腺癌保乳手术

保乳治疗指先进行保乳手术后续进行放疗以清除亚临床残留病灶，目标是达到与全乳切除的根治性手术相同的生存率，并且有可接受的乳房外观，同时要求患侧乳房复发率低。几项大样本的临床随机对照试验均将乳腺癌保乳治疗与根治性手术进行比较，两种治疗方法生存率相似，说明局部治疗方法的差异并不影响大多数乳腺癌患者的生存率。

1. 手术适应证及禁忌证

（1）适应证：保乳手术适用于能够保证阴性切缘和无放疗禁忌的乳腺癌患者。

（2）绝对禁忌证：①妊娠期间放疗。对于妊娠期间妇女，保乳手术可以在妊娠期完成，放疗可以在分娩后进行；②病变广泛或弥漫分布的恶性特征钙化灶，且难以达到切缘阴性或理想外形者；③肿瘤经局部广泛切除后切缘阳性，再次切除后仍不能保证病理切缘阴性者；④患者拒绝行保留乳房手术；⑤炎性乳腺癌。

（3）相对禁忌证：①活动性结缔组织病，尤其硬皮病和系统性红斑狼疮或胶原血管疾病者，对放疗耐受性差；②同侧乳房既往接受过乳腺或胸壁放疗者，需获知放疗剂量及放疗野范围；③肿瘤直径大于 5cm；④侵犯乳头（如乳头 Paget 病）；⑤影像学提示多中心病灶（多中心病灶指在 2 个或 2 个以上象限存在 1 个及以上病灶，或病理类型和分子分型完全不一样的两个乳腺病灶）；⑥已知乳腺癌遗传易感性强（如 *BRCA-1/2* 突变），保乳后同侧乳房复发风险增加。

2. 保乳手术的原则 保乳手术的目标之一是减少肿瘤局部复发的机会，其二是使患侧乳房保持良好的外形。保乳手术原发灶的术式最常用的是肿瘤广泛切除术（extensional resection），该术式在美国被广泛采用；另一种术式称为象限切除术（quadrantectomy），需要切除肿瘤所在部位的区段乳腺组织、表面覆盖的皮肤、下方的胸肌筋膜。保乳手术的关键步骤是准确评估是否完全切除了病灶。除了肉眼观察标本以外，必须获得手术切缘的组织学诊断。为了得到准确的组织学诊断，应与病理科医生密切合作。在手术标本上、下、内、外与基底各切缘进行定向标记，不仅有利于病理检查，而且在某一侧切缘阳性时，可以避免再次切除原手术残腔周围大量正常组织。目前国内外指南和共识将切缘阴性定义为墨汁染色处无浸润性癌和导管原位癌。美国外科肿瘤学会（SSO）和美国放射肿瘤学会（ASTRO）召集的多学科专家小组根据荟萃分析的结果推荐，对于保乳术后续接受全乳放疗的Ⅰ、Ⅱ期浸润性乳腺癌患者，使用墨汁染色处无浸润性癌和导管原位癌作为切缘标准，对于保乳手术后续接受全乳放疗的导管原位癌患者，切缘标准为 2mm。对于浸润性癌患者，保乳手术需要进行腋窝淋巴结的评估，有关内容将在前哨淋巴结活检章节中详细讨论。

3. 保乳手术后局部复发 保乳手术后局部复发的危险因素包括：年轻、切缘阳性、淋巴结阳性、激素受体阴性和未行放疗。临床试验表明，保乳治疗后 7～18 年，局部复发率为 7%～19%。而且，局部复发的危险性是伴随终生的。相同的患者如接受根治手术，局部复发率为 4%～14%。因此，即使在临床Ⅰ、Ⅱ期乳腺癌，全乳切除并不能确保不出现局部复发。保乳治疗后局部复发的危险性长期存在。而全乳切除术后的复发大多数出现于术后 3 年之内。一项报道显示保乳治疗后 5 年、10 年和 20 年时的局部复发率分别为 7%、14% 和 20%。值得注意的是，保乳术后局部复发的数据解读需要考虑到患者选择、手术技术、辅助治疗等方面，第二原发癌和远处转移的竞争风险也使得真实的局部复发估计更加复杂。

（三）乳腺癌前哨淋巴结活检

前哨淋巴结（sentinel lymph node，SLN）的定义是直接接受原发肿瘤引流的任何淋巴结。前哨淋巴结活检（sentinel lymph node biopsy，SLNB）是对于临床腋窝阴性浸润性乳腺癌患者的腋窝淋巴结外科分期方法，其淋巴水肿、感觉丧失和肩外展功能障碍等并发症发生率低于 ALND。SLNB 具体的操作方法是，术前在乳房皮肤或乳腺实质内注入示踪剂（单独注入蓝染料或者联用放射性胶体和蓝染料），术中对示踪剂指示的淋巴结进行活检，并送检术中快速病理评估。SLN 微转移或宏转移视为阳性，需要进一步行 ALND。值得注意的是，术中快速病理评估可能出现假阴性，石蜡病理评估仍是"金标准"，因此必须告知患者二次手术行 ALND 的可能性。从技术层面而言，SLN 包括蓝染淋巴结、蓝染淋巴管直接指向的淋巴结、具有放射性热点的淋巴结、SLN 活检中发现的任何临床可疑淋巴结。热点指注射点以外的腋窝放射性计数最高的点，以及最高计数 10% 以上的淋巴结。SLN 阴性时，其他淋巴结受侵的机会很小；SLN 有肿瘤累及，腋窝其他淋巴结受累的机会是 40%。术前评估提示临床可疑腋窝淋巴结，可行超声引导下腋窝淋巴结细针穿刺或空芯针穿刺，如穿刺结果提示腋窝淋巴结转移，则直接进行 ALND。术中未见 SLN 或者发现临床可疑的腋窝淋巴结，仍应进行 ALND，以进行腋窝分期评估和肿瘤局部控制。此外，下列患者应用 SLND 存在争议：妊娠患者、局部进展期乳腺癌患者、新辅助化疗后的患者，以及曾接受乳房或腋窝手术的患者。

近年来，研究者们试图寻找是否可以在特定的 SLN 阳性人群中免除 ALND，甚至在特定乳腺癌人群中免除 SLNB。美国外科肿瘤学会（ASCOSOG）Z-0011 研究结果表明，对于 1～2 枚阳性 SLN、拟行全乳放疗的 $T_{1～2}$ 期乳腺癌女性患者，可能没有必要行 ALND。但 Z-0011 试验因为招募人数较少、失访比例偏高、大部分纳入 T_1 和激素受体阳性患者等缺陷受到质疑。正在进行的 SOUND 研究和 INSEMA 研究探索腋窝淋巴结超声阴性的早期乳腺癌患者是否能够免除 SLNB，这两项研究结果的公布有可能改变目前的临床实践，我们拭目以待。

（四）乳腺癌术后乳房重建

乳腺癌的手术治疗向着微创的方向发展，许多乳腺癌患者有机会接受保乳治疗。在一部分仍然需要接受全乳切除的病例中，选择一种对患者心理、美容上均能接受的治疗手段已成为趋势。在那些选择全乳切除手术的病例中，乳房重建和修复手段可以提供很好的美容效果。根据重建的时间，乳房重建分为即刻重建和延期重建两大类，即刻重建指乳房重建在全乳切除的同时完成，延期重建在全乳切除术后的数月或数年后进行。

1. 乳房重建的类型

（1）植入物重建乳房：最为传统的乳房重建方法是用硅胶或生理盐水植入物。然而，植入物重建乳房有其显著的缺点，对大多数患者而言，植入一侧的乳房皮肤需要 4~6 周时间的扩张，即全乳切除术中将扩张器放置于胸肌下方，通过皮下注射泵注入生理盐水逐渐扩张，再经手术将其替换为植入物。植入物重建乳房的主要并发症包括感染、植入物破裂、突出或纤维囊挛缩，发生率可达 20%~30%；而且这些并发症往往需要手术处理，因此长期来看，这种方法的效价比会失去优势；近年，有报道指出毛面硅胶假体可能与罕见癌症发生率增加相关，引发了公众对硅胶植入物的远期安全性顾虑。

（2）自体重建：自体重建是应用患者自身其他部位的组织重建一个有着自然外形的乳房。该组织可以是带蒂皮瓣，也可是游离皮瓣。目前应用较为广泛的是游离横行腹直肌皮瓣（TRAM），TRAM 可提供充足的组织量重建乳房，无须另外的植入物，皮瓣血供通过腹壁下血管与胸背血管吻合获得。该术式的禁忌证包括：非常瘦弱或曾行腹部整形手术导致重建组织量不足，其他手术导致的腹壁瘢痕，长期吸烟者皮瓣坏死机会较高。

供体部位的并发症是 TRAM 的主要缺点，因为移除一侧下腹壁肌肉可引发疝、腹部不对称、躯干运动障碍。减少上述并发症的方法是运用一种改良的 TRAM，称为腹壁下血管穿支皮瓣（DIEP），该术式仅使用皮肤、脂肪及腹壁下血管的肌皮支。DIEP 尽管较为复杂，但是患者恢复快，住院时间缩短；当然，DIEP 皮瓣脂肪坏死、皮瓣坏死的机会略高于经典的 TRAM 皮瓣。

应用 TRAM 有禁忌证的患者可使用背阔肌皮瓣或游离臀大肌皮瓣，但两者往往需要人工植入物充填，因为供区移除过多的脂肪和皮肤可能造成明显的缺损。

（3）乳头 - 乳晕复合体的重建：对于确保双侧的对称性非常重要，一般在乳房重建术后，伤口完全愈合，水肿消退时进行。乳头可应用提升皮瓣再造，乳晕可采用纹身法进行。

2. 保留皮肤的全乳切除术 所有乳房重建术中，与乳房美容相关的关键问题是获得一个和原乳房颜色、大小、外形相似的乳房，只有尽可能保留原乳房的皮肤才能达到这一目的，这项技术包括切除乳腺实质、腋淋巴结、乳头 - 乳晕复合体以及肿瘤活检手术瘢痕。通过保留原乳房皮肤和乳房下皱襞，整形手术即可再造一个与原乳房极为相似的乳房。这一术式在技术上要求较高，保证剥离皮瓣厚度的均一性，尽量减少乳腺组织残留尤为重要。术后多数复发灶表现为可触及的皮下结节，可以通过局部切除进行治疗，并保留重建的乳房。

保留皮肤的全乳切除术中，乳头 - 乳晕复合体常包括在切除范围内，一般二期重建乳头乳晕。多数患者的乳头乳晕重建是成功的，然而，提升皮瓣重建的乳头往往感觉缺失或减退，颜色变淡，瘢痕软化后乳头不再挺起。保留原有的乳头乳晕当然可以解决上述问题，但临床上需要除外恶性病变累及乳头乳晕区的可能性。研究发现保留乳头的术式仍然能够有选择地开展，Laronga 报道，不存在多中心病灶，原发病灶不位于乳晕下方的情况下，乳头 - 乳晕复合体受癌累及的机会是 3%，因此提出临床腋淋巴结阴性、原发肿瘤较小、孤立并位于乳房周围是实施保留乳头全乳切除术的适应证。

二、放射治疗

从综合治疗的整体观出发，放射治疗在乳腺癌治疗中的主要目的包括以下方面：①早期乳腺癌保乳手术后的根治性放疗，是乳房保留治疗不可或缺的部分；②早期患者选择性的乳房切除术后胸壁和区域淋巴结的术后放疗，可有效降低局部复发率，并在一定程度上提高生存率；③局部晚期患者综合治疗的手段之一；④局部区域性复发患者重要的挽救性治疗措施；⑤转移性患者的姑息性放疗。

三、内分泌治疗

正常乳腺上皮受内分泌控制，乳腺生长亦与体内内分泌有关。雌激素受体（ER）和/或孕激素受体（PR）阳性的患者均应建议内分泌治疗。内分泌治疗的不良反应较少，有效病例能取得较长的缓解期，生存质量亦较高。但内分泌治疗的作用较慢，因此如果肿瘤发展较快，或危害机体生命时应采用化疗。此外，内分泌治疗对皮肤、软组织、淋巴结、骨及有些肺部转移疗效较好，而对肝、脑等部位的转移效果较差。

乳腺癌内分泌治疗根据其作用机制可分为：选择性雌激素受体调变剂（selective estrogen receptor modulators，SERMs）、芳香化酶抑制剂（aromatase inhibitors，AIs）、卵巢功能抑制、黄体酮类药物等。

（一）选择性雌激素受体调变剂

选择性雌激素受体调变剂如他莫昔芬（tamoxifen）与托瑞米芬（toremifene）。

他莫昔芬是第 1 个用于乳腺癌临床治疗的内分泌药物。早在 1986 年，美国食品药品监督管理局（FDA）批准他莫昔芬可单独用于淋巴结转移的早期乳腺癌患者。他莫昔芬的结构与雌激素相似，其作用机制是在靶器官与雌激素争夺雌激素受体，从而阻断雌激素进入肿瘤细胞，阻断了核内雌激素生成基因的转录，延缓细胞分裂，从而使肿瘤萎缩。他莫昔芬的不良反应有恶心、呕吐、潮热、外阴瘙痒、月经失调等。偶有脱发、白细胞降低，少数病例可引起视神经炎、眼球疼痛、视力降低等。长期应用时可能引起卵巢囊肿、肝功能障碍以及子宫内膜增厚、增加子宫内膜癌发生的机会。

他莫昔芬常用作为术后激素受体阳性患者的辅助治疗，可降低复发率及减少对侧乳房第二原发肿瘤的发生，不论绝经前或绝经后患者均可获益。目前标准的应用时期为 5 年或 10 年。既往从 NSABP B-14 以及 ECOG 等临床研究比较均未能证实应用时间超过 5 年以上能提高疗效。但 ATLAS 和 aTTom 研究对比了他莫西芬给药 5 年和 10 年，发现长期的治疗将在治疗 10 年后显示出生存的改善，可明显降低乳腺癌患者的复发率和死亡率。因此，对于部分患者如高危复发者在

完成 5 年他莫昔芬治疗后，若仍处于绝经前状态，可考虑继续他莫昔芬治疗 5 年。但是继续服用他莫西芬会增加不良反应，其中最危及生命的是子宫内膜癌。

其他抗雌激素药物如托瑞米芬，其结构式与他莫昔芬相似，两者效果亦相似。在淋巴结阳性绝经后乳腺癌患者辅助治疗中，比较了他莫西芬和托瑞米芬的疗效，经分析后发现两药的复发率、总生存率以及不良反应并未显示出统计学差异。因此目前认为托瑞米芬与他莫西芬无显著差别，但需注意有关托瑞米芬的临床研究受试人群远小于他莫西芬。

氟维司群是选择性雌激素受体下调剂，其结构式与天然甾体类雌激素结构式相仿，而区别在于其 7γ 部位有长侧链键，能降低体外乳腺癌细胞中的 ER 水平，功能是阻断受体作用，而非竞争性的与雌激素受体相结合，同时亦没有类雌激素作用。目前主要用于内分泌治疗后进展的绝经后 ER 阳性的晚期乳腺癌。CONFIRM 研究表明氟维司群有剂量依赖性，目前推荐剂量为 500mg。FIRST、FALCON 研究评估了氟维司群 500mg 对比阿那曲唑 1mg 作为一线治疗的疗效和安全性，证实了氟维司群的疗效更优。

（二）芳香化酶抑制剂

绝经后妇女体内雌激素来源为肾上腺素释放以及饮食中的胆脂醇转换成雄激素，后经外周组织中的芳香化酶转化成雌激素。而芳香化酶抑制剂能与芳香化酶结合，从而阻断雌激素的合成，因而芳香化酶抑制剂主要应用于绝经后的乳腺癌患者。

芳香化酶抑制剂中最早用于临床的是氨鲁米特（aminoglutethimide），其除了抑制芳香化酶外还能抑制胆脂醇转化成孕烯雌酮所需的碳链酶，从而影响肾上腺皮质激素的合成，因而在应用时需补充氢化可的松以防止负反馈而使 ACTH 过度分泌。同时氨鲁米特的疗效并不比他莫昔芬有明显改善，因而不再常用于乳腺癌的治疗。

第二代芳香化酶抑制剂有福美坦（formestane）等，但目前常用的是第三代芳香化酶抑制剂，第三代芳香化酶抑制剂有非甾体类的阿那曲唑（anastrozole）、来曲唑（letrozole）以及甾体类的依西美坦（exemestane）。前者与芳香化酶的结合

是可逆性的，后者则主要与芳香化酶的底物相结合，具不可逆性。两类第三代芳香化酶抑制剂间无交叉耐药性，应用非甾体类芳香化酶抑制剂有效的患者如肿瘤进展，改用甾体类芳香化酶抑制剂后仍有部分患者可取得一定的疗效。

第三代芳香化酶抑制剂在复发或转移性乳腺癌患者中的应用已证实其疗效超过他莫昔芬，各组临床试验结果显示第三代芳香化酶抑制剂对以往内分泌治疗有效而后疾病进展者的疗效均优于黄体酮类药物。

第三代芳香化酶抑制剂应用于早期乳腺癌术后的辅助治疗，有 ATAC 等多项临床研究已证实其疗效较他莫昔芬为佳。具体应用的方法有：芳香化酶抑制剂可以从一开始就应用 5 年（来曲唑、阿那曲唑或依西美坦），也可以在他莫昔芬治疗 2～3 年后再转用芳香化酶抑制剂满 5 年，或直接改用芳香化酶抑制剂满 5 年；也可以在他莫昔芬用满 5 年之后再继续应用芳香化酶抑制剂 5 年，还可以在芳香化酶抑制剂应用 2～3 年后改用他莫昔芬满 5 年。另外，近年研究提示对于初始内分泌治疗已满 5 年且耐受性良好的患者，若伴有复发转移高危因素则可考虑延长内分泌治疗。

第三代芳香化酶抑制剂的不良反应如潮热、食欲减退、肌肉、关节疼痛、脱发等高于对照组。骨质疏松率高于对照组。骨折与心血管事件不良反应与他莫昔芬组相比无差异。但阴道流血、子宫内膜增厚及子宫内膜癌的发生率则较他莫昔芬组为低。

（三）卵巢功能抑制

1. 药物性卵巢去势 药物性卵巢去势主要有脑垂体促性腺激素（黄体生成素）释放素类似物（LH-RHa），包括戈舍瑞林（goserelin）、曲普瑞林（triptorelin）和醋酸亮丙瑞林（leuprolide）。

正常成年妇女的下丘脑定期分泌促性腺激素释放素（LH-RH）与垂体细胞膜上促性腺激素释放激素受体（GHRH-R）结合作用于卵巢释放雌激素。GH-RHa 类药物可以与垂体的 GHRH-R 相结合使 GH 分泌受抑制，从而抑制黄体生成素（LH）及卵泡刺激素（FSH）的生成，起到选择性药物垂体切除术的作用，抑制卵巢的功能，但其作用是可逆的。目前常用的药物有戈舍瑞林、曲普瑞林及醋酸亮丙瑞林。戈舍瑞林和醋酸亮丙瑞林是目前应用较多的长效缓释型制剂，一次用药后短期内可出现血浆雌二醇及促性腺激素的暂时性升高，但很快会降到去势后水平，并可维持 28～35 天，因而每月注射 1 次即可起到药物性卵巢切除的功能，长期应用可使血浆雌激素水平维持在绝经后状态，停药后血浆雌二醇水平可逐渐恢复，月经通常在 1～2 个月内恢复。

GH-RHa 的不良反应常表现为停经以及停经综合征如潮热、阴道干燥、乳房萎缩、性欲减退以及头痛、眩晕、轻微的恶心等。

2. 双侧卵巢切除术 双侧卵巢切除术是绝经期前激素受体阳性乳腺癌的内分泌治疗方法。双侧卵巢切除术后降低雌激素对肿瘤的刺激，从而使肿瘤退缩。未经激素受体测定的病例应用双侧卵巢切除术的平均有效率为 30%～40%，而激素受体测定阳性的病例有效率可达 60%～70%，有效病例术后的生存率亦较长。

双侧卵巢切除术亦可用于乳腺癌术后的辅助治疗，但其疗效目前尚有争议。术后预防性卵巢切除可以推迟手术到复发期间，尤其是淋巴结有转移的患者，但总生存率并不提高。对术后辅助卵巢切除的争议主要在于卵巢切除后是否延长生存期、预防性切除与治疗性切除是否相同，以及预防性切除的指征等。目前预防性卵巢切除主要用于绝经前（尤其是 40～50 岁）淋巴结转移较广泛的高危复发病例，且激素受体阳性患者。

3. 放射去势 放射去势采用盆腔放疗照射双侧卵巢进行卵巢去势，在照射 16～20Gy 后也能达到同样的效果，但从治疗达到去势效果的时间较长。由于卵巢在盆腔里面处于游离的位置，放疗定位无法准确，而放疗停止以后卵巢功能又可能恢复，目前临床上应用相对较少。

（四）黄体酮类药物

黄体酮类药物的作用机制尚不完全了解，大剂量的黄体酮可以抑制腺垂体分泌促性腺激素及催乳素，从而减少雌激素对乳腺及子宫内膜的作用。

常用的黄体酮制剂有甲羟孕酮（MPA）及甲地孕酮（MA）。前者每天 1 000～1 500mg 肌内注射，甲地孕酮每天 160mg 口服。黄体酮类药物低剂量应用时有效率为 16%～20%，高剂量时有效率可达 40%。一般对软组织转移，局部复发者效果较好；骨转移次之，对内脏转移者效果较差；对绝经前患者效果较差。对绝经后和激素受体阳性者的效果较好。

黄体酮类药物不良反应较少，有时有体重增加、高血压、阴道流血、皮疹等。减量或停药后可自行消失。黄体酮类药物治疗肿瘤的缓解期与其他药物相似，一般作为二线用药。大剂量黄体酮类药物亦作为晚期肿瘤恶病质的治疗用药。

四、乳腺癌的化学治疗

乳腺癌是实体瘤中应用化学治疗最有效的肿瘤之一。化学治疗在乳腺癌综合治疗中占有重要的地位。目前在乳腺癌的治疗中常用的化学药物有烷化剂类药物如环磷酰胺（cyclophosphamide），抗代谢类药物如 5- 氟尿嘧啶（5-fluorouracil）、甲氨蝶呤（methotrexate，MTX）、吉西他滨（gemcitabine）、卡培他滨（capecitabine），蒽环类药物如多柔比星（doxorubicin）、表柔比星（epirubicin），植物类药物如长春新碱（vincristine）、长春瑞滨（vinorelbine）、紫杉醇（paclitaxel）、多西紫杉醇（docetaxel）等；其他还有如顺铂（cisplatin）、卡铂（carboplatin）、丝裂霉素（mitomycin）等。

化学治疗目前可用于转移复发病例，也用于术后的辅助治疗及术前新辅助治疗。因篇幅有限，此处仅重点介绍新辅助化疗。

1982 年 Frei 提出早期辅助化疗的概念，对局部晚期的乳腺癌尽早予以化疗即术前化疗，由于其不同于术后的辅助化疗，故又称为新辅助化疗。新辅助化疗的理论根据是早期化疗可以防止耐药细胞株的形成，同时亦使肿瘤降期，增加手术切除率及保乳手术的可能性，此外，新辅助化疗亦可以是在体内了解肿瘤对化疗的敏感性。临床上应用于术后辅助化疗的方案，原则上可用作新辅助治疗，既往常用的方案有 CAF、CEF 等，亦有含紫杉醇类药物的方案为 AC-P 及 TAC，以及联合靶向治疗的 TCbH（紫衫类 + 卡铂 + 曲妥珠单抗）等。多组临床研究表明新辅助化疗的远期生存率与术后辅助化疗相同，但新辅助化疗可提高手术切除率。以往新辅助治疗相关临床研究多以病理检查无癌细胞残留（pCR）作为研究终点，但近年来新辅助化疗后肿瘤否达到 pCR 与患者的远期生存率的相关性尚有争议。

新辅助化疗亦有一定的不良反应，如化疗的副反应，贫血、白细胞降低、增加感染机会，延长了手术治疗的时间。此外，新辅助化疗后由于病灶的退缩，使病理上不能确定为原位癌或浸润癌，同时淋巴结内癌细胞被杀灭，因而影响临床分期的准确性，对生存率的分析有一定的影响。

五、乳腺癌的靶向治疗

很多传统的抗肿瘤治疗已经获得了较高的肿瘤缓解率和生存率，但是它们的细胞毒性作用通常都是没有选择性的——在杀伤恶性肿瘤细胞的同时也损伤了正常细胞，所以这些药物往往副作用比较大，耐受性差。而靶向治疗则有可能使这一目标成为现实：通过作用于肿瘤细胞特有的靶点特异性地杀伤肿瘤细胞，从而提高肿瘤的治愈率并减少正常细胞的细胞毒性作用。

近年来靶向治疗飞速发展，目前能够通过多个靶点来作用于肿瘤细胞，其中包括细胞增殖、细胞凋亡、信号转导通路等。临床上，靶向治疗目前已用于乳腺癌患者的各个治疗阶段，而可根据作用方式和作用位点的不同，可对靶向治疗进行分类。

（一）抗 HER2 靶向药物

抗 HER2 靶向药物可分为三大类：单克隆抗体（如曲妥珠单抗、帕妥珠单抗），小分子酪氨酸激酶抑制剂（如拉帕替尼、来那替尼、吡咯替尼），单克隆抗体与化疗药的偶联体（如 T-DM1）。不同药物的分子量大小差别很大，如酪氨酸激酶抑制剂的分子量较小，为 400Da 左右；单克隆抗体的分子量则高达 150 000Da。药物分子量的大小决定了药物穿透细胞的能力。

1. 曲妥珠单抗（trastuzumab） 曲妥珠单抗是人源化的重组抗 HER2 单克隆抗体，与 HER2 特异性结合抑制受体活化。它是一个 95% 来自人和 5% 来自鼠的 IgG 抗体。这样就使其既保留了鼠单克隆抗体的高亲和性，又降低了其本身的免疫原性。大量临床前的研究证明该药不仅本身具有抗肿瘤的作用，还能显著增强常规化疗药物的抗肿瘤作用。

曲妥珠单抗在解救治疗、辅助治疗以及新辅助治疗中均可显著改善患者预后。以辅助治疗为例，NSABP B-31、NCCTG N9831、HERA 和 BCIRG 006 等多个大规模的有关曲妥珠单抗应用于乳腺癌辅助治疗的临床研究共涉及超过 13 000 名患者，比较了乳腺癌辅助治疗中应用与不应用曲妥珠单抗的差别，还比较了应用曲妥珠单抗 1 年与 2 年的差别，同时还有曲妥珠单抗与化疗联合应用与序贯应用的差别。结果显示辅助治疗应用曲妥珠单抗 1 年后，能使乳腺癌的复发相对风险减少 46%～52%，能使死亡的相对风险减少 33% 左右。

2. 帕妥珠单抗(pertuzumab) 帕妥珠单抗是第 2 种针对 HER-2 靶标的重组人源化单克隆抗体，它能与 HER2 受体胞外 Ⅱ 区域特异性结合，抑制 HER2 受体活化。

CLEOPATRA 试验发现在 HER2 阳性转移性乳腺癌中，曲妥珠单抗联合多西他赛的一线治疗方案基础上加用帕妥珠单抗可显著改善患者的 PFS、提高患者的总生存(OS)，且并不显著增加心脏毒性。随后由 NeoSphere 试验结果显示在 HER2 阳性乳腺癌患者的新辅助治疗中帕妥珠单抗 + 曲妥珠单抗 + 多西他赛联合用药可显著提高患者 pCR 率。在亚洲人群中展开的 Peony 试验初步结果中也观察到了帕妥珠单抗 + 曲妥珠单抗 + 多西他赛方案显著地提高了 HER2 阳性乳腺癌患者新辅助治疗后的 pCR 率。而近年发表的 APHINITY 试验则证实了帕妥珠单抗联合曲妥珠单抗的双靶治疗，用于早期 HER2 阳性乳腺癌患者，尤其是高复发风险患者的辅助治疗，可以改善其预后。根据上述临床研究结果，帕妥珠单抗目前已批准用于 HER2 阳性乳腺癌患者的新辅助治疗、辅助治疗及转移复发治疗中。

3. 拉帕替尼(lapatinib) 拉帕替尼是一种小分子酪氨酸激酶抑制剂，可抑制表皮生长因子受体 HER-1(EGFR)和 HER-2 中的酪氨酸激酶。目前拉帕替尼主要用于既往接受过化疗和曲妥珠单抗治疗的 HER2 阳性转移性乳腺癌的二线治疗。

EGF10051 试验显示在曲妥珠单抗耐药的转移性乳腺癌中联合应用拉帕替尼 + 卡培他滨患者的无疾病进展时间得到显著提高。拉帕替尼作为小分子酪氨酸激酶抑制剂却能够通过血脑屏障，从而有可能对脑转移进行有效的治疗。哈佛大学

Dana-Farber 癌症研究所的研究证实即使在对曲妥珠单抗耐药的脑转移患者中，拉帕替尼仍具有一定的疗效。

NeoALTTO 试验中，结果显示新辅助治疗联合使用紫杉醇 + 曲妥珠单抗 + 拉帕替尼组乳腺和腋窝的 pCR 率高于紫杉醇 + 曲妥珠单抗组。然而，ALTTO 试验结果示与曲妥珠单抗单药治疗相比，曲妥珠单抗联合拉帕替尼治疗或序贯治疗对 HER2 阳性早期乳腺癌没有明显优势。

4. 来那替尼(neratinib) 来那替尼是一种不可逆的 ErbB 受体酪氨酸激酶抑制剂，能有效抑制 HER-1、HER-2 和 HER-4。在 ExteNET 试验中，来那替尼用于 HER2 阳性早期乳腺癌患者术后化疗 + 曲妥珠单抗治疗后的长期维持治疗。来那替尼组的 2 年无病生存率优于安慰剂组，且有统计学差异。2017 年 7 月，美国 FDA 已批准来那替尼用于早期 HER2 阳性乳腺癌术后曲妥珠单抗辅助治疗后的长期维持治疗。

5. 吡咯替尼(pyrotinib) 吡咯替尼为不可逆的 ErbB 受体酪氨酸激酶抑制剂，能与 HER-1、HER-2 和 HER-4 胞内激酶域结合阻断各个酪氨酸激酶活性。Ⅱ期研究显示吡咯替尼联合卡培他滨治疗 HER2 阳性晚期乳腺癌，对比拉帕替尼 + 卡培他滨能显著提高患者中位 PFS 和客观缓解率(ORR)。目前批准用于 HER2 阳性的晚期乳腺癌患者，而Ⅲ期临床研究尚在进行中。

6. T-DM1(ado-trastuzumabemtansine,曲妥珠单抗 - 美坦新偶联物) T-DM1 是由曲妥珠单抗与微管抑制剂美坦辛偶联而形成的抗 HER-2 靶向治疗药物。它不仅具有曲妥珠单抗的靶向治疗作用及细胞毒物的抗肿瘤作用，还能特异性的与 HER-2 表面受体结合将细胞毒性药物释放至肿瘤细胞内，增强对肿瘤细胞的杀伤力。

T-DM1 单药疗效优于拉帕替尼联合卡培他滨，可显著延长 mPFS 和 OS。目前临床上 T-DM1 已经取代拉帕替尼成为 HER2 阳性晚期乳腺癌曲妥珠单抗治疗失败的二线标准治疗。

(二)抗 VEGF 靶向药物

肿瘤"新生血管生成"在肿瘤生长过程中发挥着重要的作用，其中最重要的因素之一为血管内皮生长因子(VEGF)，它与血管内皮细胞上的 VEGF 受体结合，能够促进新生血管的形成。

贝伐珠单抗（bevacizumab）通过特异性地抑制配体 VEGF 来发挥抑制肿瘤生长的作用。贝伐珠单抗作为肿瘤"新生血管形成"的抑制物，本身并没有杀死肿瘤的作用，但可通过破坏肿瘤的血管形成来间接地杀死肿瘤。

早期临床试验提示贝伐珠单抗联合化疗可在一定程度上改善晚期乳腺癌的预后。但后续 AVADO、RIBBON、ECOG2100 研究发现贝伐珠单抗联合化疗虽能提高 HER-2 阴性局部复发或转移性乳腺癌的 mPFS，但 OS 不获益，且严重不良反应发生率增加。因此，2011 年 11 月美国 FDA 出于安全性和有效性的原因撤销了贝伐珠单抗用于晚期乳腺癌一线治疗的适应证。但贝伐珠单抗在 IMELDA、TANIA 等晚期乳腺癌研究中显示贝伐珠单抗联合化疗一线治疗进展后，二线及三线贝伐珠单抗联合单药化疗仍可取得 PFS 及 OS 获益，提示抗血管生成靶向药在乳腺癌中的治疗尚需深入探讨。

（三）mTOR 抑制剂

磷脂酰肌醇 3 激酶 / 蛋白激酶 B/ 哺乳类动物雷帕霉素靶蛋白（PI3K/Akt/mTOR）在乳腺癌的发生发展过程中发挥重要作用。

依维莫司（everolimus）是第一代 mTOR 抑制剂。研究显示，依维莫司通过抑制 PI3K/AKT/mTOR 通路活性，可逆转芳香化酶抑制剂耐药。基于 BOLERO-2 研究结果，2012 年 7 月美国 FDA 批准依维莫斯联合依西美坦治疗非甾体类芳香化酶抑制剂治疗失败的激素受体阳性、HER-2 阴性绝经后晚期乳腺癌患者。

（四）CDK4/6 抑制剂

周期蛋白依赖性激酶 4/6（CDK4/6）是一类丝氨酸 / 苏氨酸激酶，通过与细胞周期素 D 结合，从而调节细胞由 G1 期向 S 期转换。

哌柏西利（palbociclib）是一种 CDK4/6 抑制剂，它通过抑制 CDK4/6、阻滞细胞从 G1 期到 S 期，从而阻断肿瘤细胞增殖。PALOMA-2 研究结果显示，在绝经后 ER 阳性、HER2 阴性晚期乳腺癌患者中，palbociclib 联合来曲唑对比单药来曲唑一线治疗，PFS 显著获益。PALOMA-3 研究显示，在经内分泌治疗后进展的绝经前和绝经后 ER 阳性、HER2 阴性晚期乳腺癌患者中，palbociclib+ 氟维司群对比单药氟维司群治疗，PFS 显著获益。

此外，瑞博西尼（ribociclib）、阿贝西利（abemaciclib）等 CDK4/6 抑制剂也在进行相关临床研究。

（五）PARP 抑制剂

多腺苷二磷酸核糖聚合酶（PARP）抑制剂通过抑制肿瘤细胞 DNA 损伤修复、造成 DNA 损伤累积、最终诱导肿瘤细胞凋亡。在三阴性乳腺癌中，由于 BRCA-1/2 常缺陷或突变，PARP 抑制剂能抑制 BRCA-1/2 介导的同源重组 DNA 修复，达到促进肿瘤细胞凋亡的目的，从而增强放疗及烷化剂和铂类化疗药物的疗效。

奥拉帕利（olaparib）是第 1 个被 FDA 批准治疗乳腺癌的 PARP 抑制剂。OlympiAD 研究显示，在 BRCA 生殖系突变阳性、HER 阴性的转移性乳腺癌患者中，奥拉帕利组中位 PFS、客观缓解率均优于标准化疗组（卡培他滨、艾立布林、长春瑞滨），且其药物相关的不良反应发生率更低、安全性更高。基于 OlympiAD 研究结果，奥拉帕利于 2018 年 1 月获 FDA 批准用于先前接受化疗的 BRCA-1/2 生殖系突变阳性、HER2 阴性的转移性乳腺癌患者。

他拉唑帕尼（talazoparib）能够抑制 PARP-1 与 PARP-2，但不抑制腺苷二磷酸核糖水解酶（PARG），对 *PTEN* 突变型细胞高度敏感。基于 EMBRACA 研究的结果，于 2018 年 10 月获 FDA 批准用于治疗存在有害或疑似有害的 BRCA 生殖系突变、HER2 阴性的局部晚期或转移性乳腺癌患者。

此外，维利帕尼（veliparib）和尼拉帕利（niraparib）等 PARP 抑制剂目前在进行相关的临床试验。

第九节　乳腺癌的预后因素分析

乳腺癌的预后指标通常反映了肿瘤生长、侵袭及转移的潜力，能够提供患者预后判断的信息，评估患者疾病复发、转移、死亡等风险。随着新的检测方法和预后指标不断涌现，临床工作者对乳腺癌的临床特征及生物学行为有了更深层次的认识，才能指导更合理的乳腺癌个体化治疗。

一、乳腺癌的病理学特征

（一）组织病理学类型

1. 非浸润性癌 非浸润性乳腺癌指癌细胞局限于导管基底膜内的浸润前期癌，其预后明显好于浸润性癌。乳腺的非浸润性癌按不同组织来源可分为导管内癌以及小叶原位癌。导管内癌可分为粉刺型（实质型）、筛状型和乳头状型 3 个亚型。其中粉刺型的预后较其他两型差，局部切除后较易复发。导管内癌淋巴结转移率很低，仅 0.5%～1.5%，但若不经治疗大部分会发展成浸润性癌。小叶原位癌发展缓慢，预后良好，2017 版 NCCN 指南已将小叶原位癌归为乳腺癌高危因素，而不是一种乳腺恶性疾病。

2. 浸润性癌

（1）浸润性导管癌：在浸润性癌中，导管癌较为常见，占 65%～80%，与小叶癌都起源于终末导管小叶单位（TDLU）。此类型包括所有不符合特殊类型癌标准的原发性乳腺癌。

（2）浸润性小叶癌：约 50% 的浸润性小叶癌具有典型的病理学特征，由大量体积小、缺乏间质的细胞以弥散的方式向周围间质浸润或形成单个条索状结构。典型的小叶癌与浸润性导管癌的预后无显著差异，但小叶癌双侧乳腺癌概率较高，具有较特殊的转移方式，胸膜、卵巢、胃、子宫及脑膜等部位的转移常见。

（3）特殊类型乳腺癌：特殊类型乳腺癌相对较少见，依据预后可分为预后良好、中等及预后不良 3 个亚型（表 32-5）。预后相对较好的包括腺管样癌、浸润性筛样癌、黏液样腺癌、分泌型癌；预后相对不良的包括化生性乳腺癌、印戒细胞癌、富脂质癌等。

表 32-5　乳腺癌常见病理类型

预后良好	预后中等	预后不良
腺管样癌	髓样癌	化生（肉瘤样）癌
浸润性筛样癌	浸润性小叶癌	印戒细胞癌
黏液样腺癌		富脂乳腺癌

（二）肿块大小

肿瘤大小已被证明为乳腺癌最重要的预后指标之一。既往研究表明，乳腺癌肿块越大，患者生存期越短。同时，肿瘤大小已被证实与腋窝淋巴结转移以及远处转移有直接相关性。

（三）腋窝淋巴结转移情况

腋窝淋巴结的转移与否及转移数量是乳腺癌最重要的预后标准之一。生存期、局部复发、复发的时间、远处转移以及治疗疗效都与腋窝淋巴结转移数目密切相关。腋淋巴结阴性患者 10 年无瘤生存率为 70%～80%，而淋巴结累及者 10 年无瘤生存率不足 30%，生存率随阳性淋巴结数的增多而降低。

（四）组织学分级

乳腺癌的分化程度与预后有着十分密切的关系，但各种分级标准的差异颇大。目前最常用的核分级法是由 Black 和 Speer 创立而经过后人不断改进的"改良 Black 核分级法"。它包含了 4 项细胞核的特征，将肿瘤细胞分为 Ⅰ～Ⅲ级，级数越高分化程度越差。乳腺癌的组织学分级包括了对浸润性癌生长方式和细胞特征的评估，目前最为流行的是由 Elston 和 Ellis 提出的 Nottingham 乳腺癌分级法。它评价了 3 个独立的肿瘤特征，主要从以下 3 方面进行：肿瘤腺管形成程度、细胞核的多形性以及核分裂数。每个参数均有 3 个等级，分级越高肿瘤的分化越差。细胞核分级及组织学分级与 DNA 增殖指数和 DNA 倍体有关，分化好的乳腺癌增殖指数低，反之分化差的增殖指数高。

二、内分泌受体

雌激素受体（estrogen receptor，ER）和孕激素受体（progesterone receptor，PR）检测是原发性乳腺癌的标准评估手段，其表达与乳腺癌发病年龄相关，绝经后患者的受体阳性率明显高于绝经前患者。无论对于原发性乳腺癌还是转移性乳腺癌，ER 及 PR 状态都能预测内分泌治疗的疗效，但其预后的评估价值近年来尚未达成明确共识。就目前证据来看，在原发性乳腺癌治疗后 5～10 年内，激素受体阴性的患者预后相对激素受体阳性的患者较差。但由于激素受体阴性患者可以从辅助化疗中获益更多，因此其预后也有所改善。随着个体化化疗方案的不断改良，受体阴性患者的预后必然逐渐接近激素受体阳性患者。

三、肿瘤增殖分数

（一）Ki-67 检测

Ki-67 是目前最常用的反映肿瘤细胞增殖状

况的标记,与肿瘤的发生、浸润、种植和转移过程相关。在乳腺癌中,肿瘤细胞中的 Ki-67 表达反映肿瘤细胞的增殖活性,被认为与细胞核分级、淋巴结转移、有丝分裂比率等密切相关,对乳腺癌的诊断治疗及预后评价有重要的参考价值。一项包含 46 项研究(超过 12 000 例患者)的荟萃分析提示,高 Ki-67 指数的乳腺癌患者(无论淋巴结累及情况)具有较高的复发转移风险。

(二)DNA 倍体数

DNA 倍体数被广泛应用于乳腺癌预后的评估中,50%~60% 的乳腺癌细胞具有各种类型的 DNA 异倍体。以二倍体 DNA 为主的肿瘤倾向于低度恶性,且 ER 和 PR 多为阳性;异倍体为主的肿瘤多表现为分级较高而激素受体阴性。既往研究显示,DNA 异倍体的含量与肿瘤大小、淋巴结转移、分期、肿瘤增殖指数等相关,从而影响患者预后。异倍体多见于体积大、淋巴结转移多,以及预后相对较差的病理类型(如髓样癌)中。但目前,关于 DNA 倍体数含量的预后意义尚未得到公认。

四、乳腺癌相关基因

基因的突变和调控失常往往与肿瘤的发生、发展有关。目前,许多乳腺癌相关基因均被证明与乳腺癌的生物学性质密切相关,其表达或突变具有疗效的预测价值,且影响患者预后(表 32-6)。

表 32-6 乳腺癌相关基因

癌基因	抑癌基因	遗传易感基因
HER-2/neu	Rb	BRCA-1
bcl-2	p21	BRCA-2
c-myc	p53	
细胞周期蛋白 D1	nm23	
ras	p16	
EGFR		
Int-2		

(一)HER-2/neu

HER-2/neu 是乳腺癌重要的预测和预后因子。目前认为未经治疗的原发性乳腺癌中 HER-2/neu 基因扩增或蛋白过度表达是预后不良的指标。HER-2/neu 过表达的肿瘤通常具有较高的细胞核分级,较大的体积,较多的淋巴结转移。由

于,HER-2 过表达是预测化疗及 HER-2 靶向治疗疗效的重要预测因子,即便 HER-2 过表达患者的预后不良,但往往被后续化疗或靶向治疗所影响,所以 HER-2/neu 在实际临床工作中的预后标志意义仍有待商榷。

(二)p53 基因

有关 p53 基因的预后价值,目前尚存争议。有些学者认为有突变型 p53 基因检出的淋巴结阴性患者生存期较短,也有研究报道 p53 基因的检出与对化疗较好的疗效相关,但 p53 目前还不足以单独用来指导辅助治疗。

(三)bcl-2 基因

bcl-2 基因是凋亡研究中最受重视的癌基因之一。由于 bcl-2 基因表达能够抑制肿瘤细胞的凋亡,因此某些学者提出其高表达与较差的预后相关。

(四)nm23 基因

研究发现 nm-23 基因转录水平与肿瘤分化程度、腋淋巴结转移直接相关,而与肿瘤大小、激素受体水平、EGFR 及绝经情况无关。Barnes 发现 nm-23 高表达者存活期长,提示 nm-23 是一个独立的预后指标。

(五)BRCA-1/2 基因

BRCA-1/2 基因是目前所发现的最重要的乳腺癌易感基因之一,突变率在遗传性乳腺癌家系中约占 40%。约 90% 的 BRCA-1 突变型乳腺癌表现为三阴性。Foulkes 等证实,BRCA-1 突变与年轻发病、分级差、雌激素受体阴性和 p53 过度表达有关,且 Cox 多因素分析显示 BRCA-1 是独立的预后因子。

五、浸润和转移相关分子

(一)组织蛋白酶 D

组织蛋白酶 D(cathepsin D,Cath-D)是一种酸性溶酶体蛋白酶,在蛋白质代谢和组织重塑过程中起关键作用。在正常的生理环境中,Cath-D 酶活性较低,但在酸性环境下可降解细胞基底膜及细胞间基质而促进肿瘤浸润,是肿瘤转移中的一步。早期研究表明,Cath-D 水平的增高与部分乳腺癌患者的不良预后相关。但目前由于分析方法的异质性和标准化的缺乏导致 Cath-D 作为在乳腺癌肿瘤标记在临床实践中的应用受阻。

（二）尿激酶型纤维蛋白酶原激活系统

uPA（尿激酶型纤维蛋白酶原激活剂）是一种丝氨酸蛋白激酶，在肿瘤的侵袭和转移中发挥重要作用。当结合其受体 uPAR 时，uPA 将纤维蛋白溶酶原转换成纤维蛋白溶酶，在肿瘤细胞浸润过程中降解细胞外基质（ECM）。特异性 uPA 抑制剂有纤溶酶原激活物抑制剂 PAI-1 和 PAI-2。在回顾性分析中，高水平表达的 uPA、uPAR 和 PAI-1 与乳腺癌患者更短的生存时间相关，但 PAI-2 高水平表达则被证实有更好的预后。其在乳腺癌临床实践中用于判断预后的主要影响因素是检测方法，目前此标记仍处于研究状态。

（三）血管生成相关因子

肿瘤的生长及转移与肿瘤血管生成密切相关，因此对肿瘤新生血管的评估具有一定预后价值。新生血管的形成由一系列的诱导因子（如 VEGF、b-FGF、angiogenin 等）和抑制因子（angiostatin、PF-4、TSP-1 等）所决定，其中 VEGF 是目前最为重要的肿瘤血管生成相关因子，在乳腺癌细胞中明显表达上调。高表达的 VEGF 无论是否有淋巴结累及，都与较差的预后相关，但仍需要前瞻性临床研究来提供证实。

六、播散肿瘤细胞和循环肿瘤细胞

（一）播散肿瘤细胞

既往研究显示，早期乳腺癌患者骨髓中孤立肿瘤细胞的发现被认为与疾病进展和较差预后相关。研究者倾向认为，骨髓微转移（BMM）的检测能够为评估预后提供帮助，尤其是为淋巴结阴性患者提供重要参考，可作为对淋巴结转移情况评估预后的一种补充。但考虑到骨髓活检的操作难度及患者依从性不高，BMM 难以作为临床常规检测。

（二）循环肿瘤细胞

循环肿瘤细胞（CTC）是从实体肿瘤上脱落进入体内循环系统的肿瘤细胞，外周血 CTC 的出现提示患者预后较差，已在转移性乳腺癌中得到了认可，但在早期乳腺癌中的应用仍存在一定争议。研究证实，在转移性乳腺癌中，外周血 CTC 升高可能标志着更快的疾病进展风险及不良预后。而在早期乳腺癌的新辅助治疗中，近期研究探索 CTC 作为新辅助化疗疗效预测因子的作用。

七、乳腺癌预后的多基因检测

基因组技术被越来越多地应用于恶性肿瘤的研究以改善现行预后模式。大量研究提示多基因表达的分析可被运用于预测早期乳腺癌临床转归以及疗效预测。因此，第 8 版 AJCC 分期系统将 Oncotype Dx®、MammaPrint®、EndoPredict®、PAM50® 和乳腺癌指数这 5 项多基因检测纳入临床实践，帮助判断患者复发转移风险，以及帮助确定是否需要接受辅助化疗的治疗决策。

（一）21- 基因检测

21- 基因检测（Oncotype Dx®）是针对 ER 阳性早期乳腺癌患者，采用 RT-PCR 法定量检测肿瘤组织中 21 个特异性基因的表达水平，仅为给出复发评分（RS）来评估患者的复发风险，从而预测复发风险较高的患者更能从辅助化疗中获益。

（二）70- 基因检测

70- 基因检测（MammaPrint®）是第 1 个被运用于临床的基于微阵列的多基因检测法。这项检测方法基于荷兰籍 295 例 I～II 期乳腺癌患者，通过检测与复发转移风险相关的 70 个基因，将患者分为高复发风险组及低复发风险组。2007 年 FDA 批准 MammaPrint® 用于检测所有年龄淋巴结阴性乳腺癌患者以评估其复发转移风险。2016 年的 MINDACT 试验提示，部分临床病理特征具有高危复发风险的患者，其 70- 基因分析结果提示患者的复发风险较低，无法从化疗中获益。提示 70- 基因检测可以用来鉴别出不需要化疗的高复发风险乳腺癌患者，为患者提供更为精准的个体化治疗。

（三）EndoPredict®

EndoPredict®（EP）针对 ER 阳性、HER2 阴性乳腺癌患者，检测 11 个与复发转移相关的基因表达水平，计算风险得分（EP），结合患者肿块大小及淋巴结转移情况等临床特征得到综合风险得分（EPclin），将患者分为高、低风险两组。EPclin 优势在于它可预测患者内分泌治疗后 5 年及 10 年的长期预后。

（四）PAM50®

PAM50® 基于 50 个基因的表达谱计算出复发得分（PAM 50 ROR），根据复发风险将患者分为高、中、低 3 组。研究表明，PAM50® 的 5 年复发风险预测能力与 21- 基因检测基本相同，其 10

年远处复发预测能力也已在随机研究中证实。

（五）乳腺癌指数

乳腺癌指数（breast cancer index，BCI）可用于

预测患者 5 年内的复发风险，指导化疗，也是目前唯一能预测 5 年后延长内分泌治疗疗效的标志物。

（邵志敏）

参 考 文 献

[1] Bray F，Ferlay J，Soerjomataram I，et al.Global Cancer Statistics 2018：GLOBOCAN Estimates of Incidence and Mortality Worldwide for 36 Cancers in 185 Countries.CA Cancer J Clin，2018，68（6）：394-424

[2] Chu KC，Tarone RE，Kessler LG，et al.Recent trends in U.S.breast cancer incidence，survival，and mortality rates.J Natl Cancer Inst，1996，88（21）：1571-1579

[3] Rugo HS，Olopade I，Demichele A，et al. Adaptive Randomization of Veliparib-Carboplatin Treatment in Breast Cancer.N Engl J Med，2016，375（1）：23-34

[4] Collaborative Group on Hormonal Factors in Breast Cancer.Breast cancer and hormonal contraceptives：collaborative reanalysis of individual data on 53，297 womcn with breast cancer and 100，239 women without breast cancer from 54 epidemiological studies.Lancet，1996，347（9017）：1713-1727

[5] Lakhani SR，Ellis IO，Schnitt SJ，et al.WHO classification of tumours of the breast.Lyon：IARC Press，2012

[6] TavassoliFA，Devilee P.World Health Organization classification of tumours：pathology and genetics of tumours of the breast and female genital organs.VerhDtschGes Pathol，2002，86：116-119

[7] 杨文涛，朱雄增. 2012 版 WHO 乳腺肿瘤分类解读.中华病理学杂志，2013，42（2）：78-80

[8] GLOBOCAN.Cancer Incidence and Mortality Worldwide：IARCCancerBase No.11.Lyon：International Agency for Research on Cancer，2012

[9] Chu KC，TaroneRE，KesslerLG，et al.Recent trends in U.S.breast cancer incidence，survival，and mortality rates.J Natl Cancer Inst，1996，88（21）：1571-1579

[10] Cristofanilli M，Turner NC，Bondarenko I，et al. Fulvestrant plus palbociclib versus fulvestrant plus placebo for treatment of hormone-receptor-positive，HER2-negative metastatic breast cancer that progressed on previous endocrine therapy（PALOMA-3）：final analysis of the multicentre，double-blind，phase 3 randomised controlled trial. Lancet Oncol，2016，17（4）：425-439

[11] Turner NC，Slamon DJ，Ro J，et al. Overall Survival with Palbociclib and Fulvestrant in Advanced Breast Cancer. NEngl J Med，2018，379（20）：1926-1936

[12] Robson M，Im S A，Senkus E，et al. Olaparib for Metastatic Breast Cancer in Patients with a Germline BRCA Mutation. N Engl J Med，2017，377（6）：523-533

[13] Litton JK，Rugo HS，Ettl J，et al.Talazoparib in Patients with Advanced Breast Cancer and a Germline BRCA Mutation. N Engl J Med，2018，379（8）：753-763

[14] IzzoL，StasollaA，BassoL，et al.Characterization of tumoral lesions of the breast: preliminary experience with multislice spiral CT.J Exp Clin Cancer Res，2005，24（2）：209-215

[15] AngelidouE，Politi E，SotiropoulouG，et al.Evaluation of ER，PR，MIB-1，pS2，and nuclear grade in FNA specimens of cT1 breast carcinomas：clinicopathologicalcorrelation.Diagn Cytopathol，2006，34（8）：547-552

[16] Beatty BG，BryantR，WangW，et al.HER-2/neu detection in fine-needle aspirates of breast cancer：fluorescence in situ hybridization and immunocytochemical analysis.Am J Clin Pathol，2004，122（2）：246-255

[17] BiancoMK，Vasef MA.HER-2 gene amplification in Paget disease of the nipple and extramammarysite：a chromogenic in situ hybridization study.Diagn Mol Pathol，2006，15（3）：131-135

[18] Hughes LE，ManselRE，Webster DJ.Aberrations of normal development and involution（ANDI）：a new perspective on pathogenesis and nomenclature of benign breast disorders.Lancet，1987，2（8571）：1316-1319

[19] PreecePE，ManselRE，BoltonPM，et al.Clinical syndromes of mastalgia.Lancet，1976，2（7987）：670-673

[20] 姜军，贺青卿. 乳头溢液的病因及鉴别诊断. 中国实用外科杂志，2005，25（2）：70-72

[21] JacklinRK，RidgwayPF，ZiprinP，et al.Optimising preoperative diagnosis in phyllodes tumour of the breast.J Clin Pathol，2006，59（5）：454-459

[22] 左文述. 现代乳腺肿瘤学. 山东：山东科学技术出版社，2006

[23] 沈镇宙，乳腺癌. 上海：上海科学技术文献出版社，1989

[24] DoneganWL，Spratt JS.Cancer of the Breast.5th ed.London：Elsevier Science Ltd，2002

[25] KeelanPA，MyersJL，WoldLE，et al.Phyllodes tumor：clinicopathologic review of 60 patients and flow cytometric analysis in 30 patients.Hum Pathol，1992，23（9）：1048-1054

[26] VeronesiU，LuiniA，Del Vecchio M，et al.Radiotherapy after breast-preserving surgery in women with localized cancer of the breast.N Engl J Med，1993，328（22）：1587-1591

[27] Rose MA，OlivottoI，CadyB，et al.Conservative surgery and radiation therapy for early breast cancer.Arch Surg，1989，124：153-157

[28] AbnerAL，RechtA，ViciniFA，et al.Cosmetic results after surgery，chemotherapy，and radiation therapy for early breast cancer.Int J RadiatOncol Biol Phys，1991，21（2）：331-338

[29] Harris J，LeveneM，SvenssonG，et al.Analysis of cosmetic results following primary radiation therapy for stages I and II carcinoma of the breast.Int J RadiatOncol Biol Phys，1979，5（2）：257-261

[30] Clarke D，MartinezA，Cox RS.Analyses of cosmetic results and complications in patients with stage I and II breast cancer treated by biopsy and irradiation.Int J Radiat Oncol Biol Phys，1983，9：1807-1813

[31] Cox CE，PendasS，KuNN，et al.Local recurrence of breast cancer after cytological evaluation of lumpectomy margins.Am Surg，1998，64（6）：533-537

[32] Mirza NQ，VlastosG，MericF，et al.Predictors of locoregional recurrence among patients with early-stage breast cancer treated with breast-conserving therapy. Ann SurgOncol，2002，9（3）：256-265

[33] Koller M，BarsukD，ZippelD，et al.Sentinel lymph node involvement—a prerdictor for axillary node status with breast cancer-has the time come？ Eur J SurgOncol，1998，24：166-168

[34] BreslinTM，CohenL，SahinA，et al.Sentinel lymph node biopsy is accurate after neoadjuvant chemotherapy for breast cancer.J Clin Oncol，2000，18（20）：3480-3486

[35] KragD，WeaverD，AshikagaT，et al.The sentinel node in breast cancer: a multicenter validation study.N Eng J Med，1999，339（14）：941-946

[36] Kern KA.Sentinel nymph node mapping in breast cancer using subareolar injection of blue dye.J Am Coll Surg，1999，189（6）：539-545

[37] Kaplan JL，Allen RJ.Cost-based comparison between perforator flaps and TRAM flaps for breast reconstruction.Plast Reconstr Surg，2000，105（3）：943-948

[38] Kroll SS.Fat necrosis in free transverse rectus abdominis myocutaneous and deep inferior epigastric perforator flaps.Plast Reconstr Surg，2000，106（3）：576-583

[39] Bear HD，AndersonS，BrownA，et al.The effect on tumor response of adding sequential preoperative docetaxel to preoperative doxorubicin and cyclophamide：preliminary results from National Surgical Adjuvant Breast and Bowel Project Protocol B-27.J Clin Oncol，2003，21（22）：4165-4174

[40] Geyer CE，ForsterJ，LindquistD，et al.Lapatinib plus capecitabine for HER2-positive advanced breast cancer. N Engl J Med，2006，355（26）：2733-2743

[41] LinderholmBK，LindahlT，HolmbergL，et al.The expression of vascular endothelial growth factor correlates with mutant p53 and poor prognosis in human breast cancer.Cancer Res，2001，61（5）：2256-2260

[42] Morrow M，Strom EA，Bassett LW，et al. Standard for breast conservation therapy in the management of invasive breast carcinoma. CA Cancer J Clin，2002，52（5）：277

[43] Park CC，Mitsumori M，Nixon A，et al. Outcome at 8 years after breast-conserving surgery and radiation therapy for invasive breast cancer: influence of margin status and systemic therapy on local recurrence. J Clin Oncol，2000，18（8）：1668-1675

[44] Houssami N，Macaskill P，MarinovichML，et al. The association of surgical margins and local recurrence in women with early-stage invasive breast cancer treated with breast-conserving therapy: a meta-analysis. Ann SurgOncol，2014，21（3）：717-730

[45] Buchholz TA，Somerfield MR，Griggs JJ，et al. Margins for breast-conserving surgery with whole-breast irradiation in stage I and II invasive breast cancer：American Society of Clinical Oncology endorsement of the Society of Surgical Oncology/American Society for Radiation Oncology consensus guideline. J Clin Oncol，2014，32（14）：1502-1506

[46] Hunt KK，Sahin AA. Too much，too little，or just right？ Tumor margins in women undergoing breast-conserving surgery. J Clin Oncol，2014，32（14）：1401-1406

[47] Morrow M，Van Zee KJ，Solin LJ，et al. Society of Surgical Oncology-American Society for Radiation Oncology-American Society of Clinical Oncology Consensus Guideline on Margins for Breast-Conserving Surgery with Whole-Breast Irradiation in Ductal Carcinoma In Situ. Ann SurgOncol，2016，23（12）：3801

[48] Marinovich ML，Azizi L，Macaskill P，et al. The Association of Surgical Margins and Local Recurrence in Women with Ductal Carcinoma In Situ Treated with Breast-Conserving Therapy：A Meta-Analysis. Ann Surg Oncol，2016，23（12）：3801-3810

[49] Hinson JL，McGrath P，Moore A，et al. The critical role of axillary ultrasound and aspiration biopsy in the management of breast cancer patients with clinically negative axilla. Ann SurgOncol，2008，15（1）：250-255

[50] 中国抗癌协会乳腺癌专业委员会. 中国抗癌协会乳腺癌诊治指南与规范（2017 年版）. 中国癌症杂志，2017，27（9）：695-746

[51] Krag DN，Julian TB，Harlow SP，et al. NSABP-32：Phase Ⅲ，randomized trial comparing axillary resection with sentinal lymph node dissection：a description of the trial. Ann Surg Oncol，2004，11（3 Suppl）：208S-210S

[52] Krag D，Anderson S，Julian T，et al. Primary outcome results of NSABP B-32, a randomized phase Ⅲ clinical trial to compare sentinel node resection（SNR）to conventional axillary dissection（AD）in clinically node-negative breast cancer patients. Journal of Clinical Oncology Official Journal of the American Society of Clinical Oncology，2010，28（18suppl）：LBA505

[53] Krag DN，Anderson SJ，Julian TB，et al. Sentinel-lymph-node resection compared with conventional axillary-lymph-node dissection in clinically node-negative patients with breast cancer：overall survival findings from the NSABP B-32 randomised phase 3 trial. Lancet Oncol 2010；11（10）：908-909

[54] Krishnamurthy S，Sneige N，Bedi DG，et al. Role of ultrasound-guided fine-needle aspiration of indeterminate and suspicious axillary lymph nodes in the initial staging of breast carcinoma. Cancer，2002，95（5）：982-988

[55] van Rijk MC，Deurloo EE，Nieweg OE，et al. Ultra-sonography and fine-needle aspiration cytology can spare breast cancer patients unnecessary sentinel lymph node biopsy. Ann Surg Oncol，2006，13（1）：31-35

[56] Di Leo A，Jerusalem G，Petruzelka L，et al.Results of theCONFIRMphase Ⅲ trial comparing fulvestrant250 mg with fulvestrant500 mg in postmenopausal women with estrogen receptor-positive advanced breast cancer.J Clin Oncol，2010，28（30）：4594-4600

[57] Ellis MJ，Llombart-Cussac A，Feltl D et al. Fulves-trant500 mg Versus Anastrozole 1 mg for the First-Line Treatment of Advanced Breast Cancer：Overall Survival Analysis From the Phase ⅡFIRST Study.J Clin Oncol，2015，33（32）：3781-3787

[58] Baum M，Budzar AU，Cuzick J，et al.Anastrozole alone or in combination with tamoxifen versus tamoxifen alone for adjuvant treatment of postmenopausal women with early breast cancer: first results of the ATAC ran-domised trial. Lancet，2002，359（9324）：2131-2139

[59] Robertson JFR，Bondarenko IM，Trishkina E，et al.Fulvestrant500 mg versus anastrozole 1 mg for hormone receptor-positive advanced breast cancer（FALCON）：an international，randomised，double-blind，phase 3 trial.Lancet，2016，388（10063）：2997-3005

[60] Regan MM，Pagani O，Fleming GF. et al. Adjuvant treatment of premenopausal women with endocrine-responsive early breast cancer: design of the TEXT and SOFT trials.Breast，2013，22（6）：1094-1100

[61] Francis PA，Regan MM，Fleming GF. et al. Adjuvant ovarian suppression in premenopausal breast cancer.N Engl J Med，2015，372（5）：436-446

[62] Pagani O，Regan MM，Walley BA. et al. Adjuvant exemestane with ovarian suppression in premenopausal breast cancer.N Engl J Med，2014，371（2）：107-118

[63] Swain SM，Baselga J，Kim SB，et al.Pertuzumab, tras-tuzumab, and docetaxel in HER2-positive metastatic breast cancer.N Engl J Med，2015，372（8）：724-734

[64] von Minckwitz G，Procter M，de Azambuja E，et al.Adjuvant Pertuzumab and Trastuzumab in Early HER2-Positive Breast Cancer.N Engl J Med，2017，377（2）：122-131

[65] Gianni L，Pienkowski T，Im YH，et al. Efficacy and safety of neoadjuvant pertuzumab and trastuzumab in women with locally advanced，inflammatory，or early

HER2-positive breast cancer(NeoSphere): a ran-domisedmulticentre, open-label, phase 2 trial.Lancet Oncol, 2012, 13(1): 25-32

[66] André F, O'Regan R, Ozguroglu M, et al.Everolimus for women with trastuzumab-resistant, HER2-positive, advanced breast cancer(BOLERO-3): a randomised, double-blind, placebo-controlled phase 3 trial.Lancet Oncol, 2014, 15(6): 580-591

[67] Baselga J, Bradbury I, Eidtmann H, et al.Lapatinib with trastuzumab for HER2-positive early breast cancer(NeoALTTO): a randomised, open-label, multicentre, phase 3 trial.Lancet, 2012, 379(9816): 633-640

[68] de Azambuja E, Holmes AP, Piccart-Gebhart M, et al.Lapatinib with trastuzumab for HER2-positive early breast cancer(NeoALTTO): survival outcomes of a randomised, open-label, multicentre, phase 3 trial and their association with pathological complete response. Lancet Oncol, 2014, 15(10): 1137-1146

[69] Piccart-Gebhart M, Holmes E, Baselga J, et al. Adjuvant lapatinib and trastuzumab for early human epidermal growth factor receptor 2–positive breast cancer: Results from the Randomized Phase III Adjuvant Lapatinib and/or Trastuzumab Treatment Optimization Trial. J Clin Oncol, 2016, 34(10): 1034-1042

[70] Chan A, Delaloge S, Holmes FA, et al.Neratinib after trastuzumab-based adjuvant therapy in patients with HER2-positive breast cancer(ExteNET): a multicentre, randomised, double-blind, placebo-controlled, phase 3 trial.Lancet Oncol, 2016, 17(3): 367-377

[71] Martin M, Holmes FA, Ejlertsen B, et al.Neratinib after trastuzumab-based adjuvant therapy in HER2-positive breast cancer(ExteNET): 5-year analysis of a randomised, double-blind, placebo-controlled, phase 3

trial.Lancet Oncol, 2017, 18(12): 1688-1700

[72] Ma F, Li Q, Chen S, Zhu W, et al.Phase I Study and Biomarker Analysis of Pyrotinib, a Novel Irreversible Pan-ErbB Receptor Tyrosine Kinase Inhibitor, in Patients With Human Epidermal Growth Factor Receptor 2-Positive Metastatic Breast Cancer.J Clin Oncol, 2017, 35(27): 3105-3112

[73] Rugo H S, Finn R S, Diéras V, et al. Palbociclib plus letrozole as first-line therapy in estrogen receptor-positive/human epidermal growth factor receptor 2-negative advanced breast cancer with extended follow-up.Breast Cancer Res Treat, 2019, 174(3): 719-729

[74] Gligorov J, Doval D, Bines J, et al. Maintenance capecitabine and bevacizumab versus bevacizumab alone after initial first-line bevacizumab and docetaxel for patients with HER2-negative metastatic breast cancer(IMELDA): a randomised, open-label, phase 3 trial. Lancet Oncol, 2014, 15(12): 1351-1360

[75] Vrdoljak E, Marschner N, Zielinski C, et al.Final results of the TANIA randomised phase III trial of bevacizumab after progression on first-line bevacizumab therapy for HER2-negative locally recurrent/metastatic breast cancer.Ann Oncol, 2016, 27(11): 2046-2052

[76] von Minckwitz G, Puglisi F, Cortes J et al.Bevacizumab plus chemotherapy versus chemotherapy alone as second-line treatment for patients with HER2-negative locally recurrent or metastatic breast cancer after first-line treatment with bevacizumab plus chemotherapy (TANIA): an open-label, randomised phase 3 trial. Lancet Oncol, 2014, 15(11): 1269-1278

[77] Baselga J, Campone M, Piccart M, et al. Everolimus in postmenopausal hormone-receptor-positive advanced breast cancer.N Engl J Med, 2012, 366(6): 520-529

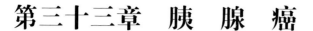

第三十三章　胰　腺　癌

胰腺导管腺癌(pancreatic ductal adenocarcinoma，简称胰腺癌)是一种较常见的消化道恶性肿瘤，是欧美国家肿瘤发病和肿瘤死亡的主要原因之一。其特点是发病隐匿、进展迅速，治疗效果及预后极差。近年来，胰腺癌发病率在世界范围内逐年攀升，在西方国家中，胰腺癌已成为恶性肿瘤死亡原因的第四位。尽管对胰腺癌的研究不断加深，临床诊断率不断提高，治疗方式逐渐改进，但胰腺癌患者生存期并没有得到显著改善。胰腺癌仍是目前临床中的研究热点。

第一节　病理类型

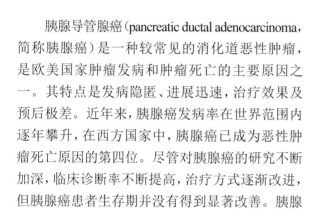

胰腺导管腺癌占所有胰腺恶性肿瘤的约85%，通常所述胰腺癌均指导管腺癌。常出现于胰头部(胰头和胰体尾部的比例约3:1)。大体表现为颗粒性、坚硬的灰白色肿块，其组织学起源可位于主胰管、分支胰管或外周腺泡组织内的小导管内，镜下表现是由异型细胞构成不规则、不完整的腺管样结构，伴有丰富的间质纤维。根据分化程度和核分裂细胞比例不同，一般分为分化良好、中度分化、分化不良三级。其少见亚型或变异型包括印戒细胞癌、腺鳞癌(4%)、未分化癌/间变性癌、黏液性非囊性癌/胶质癌(2%)。

第二节　临床表现

胰腺癌最常见的临床症状是疼痛(包括上腹痛或腰背痛)、黄疸和体重减轻。其余症状可包括：虚弱、纳差、尿色深、腹泻、恶心、呕吐等。其具体的临床表现较肿瘤的位置而异，例如黄疸、脂肪泻和体重减轻较常见于胰头癌。新发的非典型糖尿病和不明原因的血栓性浅静脉炎可能与胰腺癌相关。总体而言，胰腺癌的临床症状均无特

异性，应与上腹部的其他脏器的疾病如胃十二指肠、肝胆等器官疾病相鉴别。当出现典型临床症状如黄疸、腰背部疼痛时，此时肿瘤可能已侵及或压迫胆道系统及周围神经组织，发展为肿瘤晚期。当40岁以上中年出现上述症状时，除了考虑肝胆、胃肠系统疾病外，还应想到胰腺病变可能。

一、胰腺癌的症状

1. **疼痛**　胰腺癌最常见或首发的症状，出现在2/3以上的患者中。起初较轻或定位不明确，易被忽略。后期具有典型的持续的内脏痛性质，通常位于上腹部，放射或直达背部。可在进食后或仰卧时加重，夜间加剧，蜷曲体位时可减轻。严重腰背部疼痛提示肿瘤已侵犯胰腺周围或腹膜后神经丛，预示着肿瘤已属晚期，并且预后差。此外，若患者突发剧烈上腹痛，需警惕肿瘤堵塞主胰管后导致急性胰腺炎的可能。

2. **黄疸**　是胰头癌的重要临床症状，通常是由于胰头肿瘤侵犯或压迫胆总管下段，导致高胆红素血症，通常是进行性的，以结合胆红素升高为主。黄疸可能伴有瘙痒、小便深黄或陶土样大便。偶尔出现由于肿瘤坏死脱落及壶腹部周围炎症消退等原因胆总管压迫减轻，黄疸出现轻微波动，但不可能完全消退。黄疸亦可见于胰体尾癌晚期或肝转移癌。

3. **消瘦**　绝大多数胰腺癌患者会出现不同程度的体重减轻，这与疾病状态下食欲下降、营养摄入减少、肿瘤消耗过多、消化不良、脂肪泻等有关。部分患者体重下降明显，晚期可以表现为恶病质状态。

4. **其他临床表现**　消化道症状如食欲缺乏、恶心、呕吐、便秘等。另外，新发非典型糖尿病症状可能是胰腺癌的信号，特别是合并食欲下降和体重减轻者。

二、胰腺癌的体征

胰腺癌的体征与肿瘤的部位、大小、侵犯的范围密切相关。典型的胰腺癌体征包括黄疸、肝肿大、上腹肿块、恶病质、Courvoisier 征（在右肋缘可触及无痛但肿大的胆囊）。当胰体尾部肿瘤压迫脾静脉导致脾静脉回流受阻时，可出现胰源性门静脉高压症状，如脾肿大、腹水等。

第三节 治疗前检查

一、肿瘤标志物

基因序列的改变、基因表达水平和蛋白质结构、功能异常都可以被用来作为肿瘤标志物。它是肿瘤组织或细胞由于癌基因异常表达所产生的抗原和生物活性物质，在正常组织不表达或表达量低，可以在分泌的体液、组织及排泄物中检出。良好的肿瘤标志物可以提示肿瘤的性质，对肿瘤进行诊断、判断预后及指导治疗。

胰腺癌的发生发展是一个多基因参与、多阶段发生和极其复杂的病变过程，虽然肿瘤标志物的研究已经取得了重大进展，但目前很难找到某一单一的标志物能够高度特异而灵敏地检测早期胰腺癌。根据化学性质特性，与胰腺相关的肿瘤标志物可以分为以下几类：

1. 肿瘤癌胚性抗原标志物，如胰癌抗原（pancreatic oncofetal antigen，POA）、癌胚抗原（CEA）。

2. 糖类抗原，如 CA19-9、CA24-2、CA50 等。

3. 酶类抗原，如弹力蛋白酶。

4. 基因类标志物，如 K-ras、p53、p16、p21、端粒酶等。

CA19-9 是胰腺癌最常用的肿瘤标志物，对胰腺癌的诊断及预后有重要意义。CA19-9 是细胞表面抗原，存在于正常的胆管、膀胱、胰腺和胃肠上皮细胞中。当这些部位细胞发生恶变时，该抗原合成和分泌增多，引起血浆 CA19-9 水平升高。目前已报道其检测胰腺癌的敏感性为 70%～92%，与肿瘤大小密切相关，特异性为 68%～92%。CA19-9 需要 Lewis 血型抗原（一种糖基转移酶）才会表达，在 Lewis 阴性表型的个体中（估

计为人群的 5%～10%），CA19-9 不是肿瘤标记物。血清 CA19-9 水平的升高程度（无论是初诊还是术后）与长期预后相关，可能为潜在可切除的胰腺癌患者，其术前 CA19-9 水平有助于预测放射影像学无法检出的转移瘤或完全切除（R0）的可能性和远期结局。尽管如此，美国临床肿瘤协会（ASCO）不建议仅使用 CA19-9 作为是否可手术或新辅助治疗的指标。连续监测 CA19-9 水平（每 1～3 月随访 1 次）有助于识别根治性手术后患者的复发；胰腺癌复发时 CA19-9 升高通常早于影像学表现。需要注意的是在一些良性病变中，如急慢性胰腺炎、慢性肝病及各种原因引起的胆道梗阻等，CA19-9 也会升高。因而在伴发以上疾病时，用血浆 CA19-9 标志物诊断胰腺癌时，应结合其他临床资料进行判断。肿瘤标志物联合检测可以提高早期肿瘤诊断的敏感性和特异性。随着新型分子生物学技术及蛋白质组学、基因组学研究的不断深入，大量有关胰腺癌的肿瘤标志物已进入临床研究阶段。

二、术前影像学检查

1. 胰腺 CT 影像学技术的发展使 CT 分辨率及诊断能力有了很大提高，尤其是胰腺 CT［胰腺薄层多期（包括动脉期、门静脉期和静脉期）扫描］的出现，可以获得满意的空间分辨率。胰腺癌的典型 CT 表现为胰腺内不清晰的低密度肿块，但较小的病灶亦可表现为等密度。胰腺癌的其他 CT 表现包括胰管中断、胰管或胆总管扩张（"双管征"）、实质萎缩和轮廓异常等。由于胰腺癌较多的间质纤维成分，增强后影像表现为密度较正常胰腺实质低。在增强 MDCT 中（需包含胰腺动脉期和门静脉期），胰腺肿瘤、胰腺实质及胰腺周围血管有很好对比度；3D 重建可更清晰地显示肿物与腹腔干、肠系膜上动脉、肝总动脉、肠系膜上静脉、门静脉、脾静脉和周围脏器的毗邻关系，可用于诊断和评估胰腺肿瘤的可切除性，也可在门静脉期发现肝脏转移及腹腔种植。有远处转移灶（包括非区域内淋巴结）或胰腺周围重要血管受到肿瘤连续侵犯时认为肿瘤不可切除。可切除胰腺癌影像学特征为：①没有远处转移迹象；②肠系膜上静脉和门静脉未受侵犯或被肿物包绕≤180°且血管无受压变形；③腹腔干、肠系膜

上动脉、肝总动脉周围有清晰的脂肪组织包绕。CT 预测胰腺癌可切除性的灵敏度和特异度为 79% 和 82%。CT 在发现有无血管侵犯的灵敏度和特异度分别为 94% 和 84.2%。可能切除的胰头癌的影像学特征为：①没有远处转移迹象；②毗邻或包绕肝总动脉的一小段，可以进行血管的切除和重建；③侵犯肠系膜上动脉周围 <180°，或侵犯变异的腹腔动脉（如副右肝动脉）但可行切除或血管重建；④肠系膜上静脉和门静脉被肿物包绕 >180° 或 ≤180° 但出现血管受压变形或局部闭塞，但有行血管重建的可能；⑤肿瘤侵犯下腔静脉。可能切除的胰体尾癌的影像学特征为：①没有远处转移迹象；②侵犯腹腔干 ≤180°；③侵犯腹腔干 >180° 但不侵犯腹主动脉和胃十二指肠动脉（部分专家认为该类患者应被归为"不可切除"）。

2. 超声内镜检查术（endoscopic ultrasonography，EUS） 利用不同组织有不同声阻抗而构建图像。腔内超声在胃或十二指肠内检查，通过高频转换器对胰腺及腹膜后结构进行形象化显示，是目前诊断胰腺肿瘤最敏感的成像方法。EUS 尤其适用于 CT、MRI 等成像方法不能发现的小肿瘤。对于 ≤20mm 的胰腺肿瘤，EUS 敏感性在 90%～100%。如结合超声内镜弹性成像技术（endoscopic ultrasound elastography）及造影增强超声内镜检查术（contrast-enhanced endoscopic ultrasonography，CE-EUS），可对胰腺病变的硬度及血运情况进行评估，分别将胰腺癌诊断敏感性提高至 94% 及 97%。荟萃分析结果显示，虽然 EUS 对于评估淋巴结转移的作用有限，但对局部血管侵犯（敏感性 85%，特异性 91%）和可切除性（敏感性 90%，特异性 86%）的评估具有较大价值。最佳的选择是联合利用多种手段评估胰腺癌可切除性。超声引导下的细针穿刺活检（EUS-FNA）可以提供病理组织学诊断，是目前胰腺癌诊断的主要方法之一，是分子诊断及靶向治疗的前提及技术保障。EUS 结合细针穿刺病理学检查可获得 95% 的诊断准确性。此外，EUS-FNA 还可获得 CT 无法明确的腹腔淋巴结的标本，以评估远处转移情况。尽管 EUS-FNA 有导致肿瘤沿针道转移的风险，但大型回顾研究结果显示，对于可切除胰腺癌，EUS-FNA 并不影响肿瘤相关的生存期，术前 EUS-FNA 胃肠道复发或腹膜种植不增加患者死亡风险，因此术前行 EUS-FNA 是安全的。荟萃分析显示 EUS-FNA 并发症发生率为 0%～10.5%，较常见的有胰腺炎、腹痛及腹部不适和发热等。并发症不严重，多可耐受。胰管内超声检查（pancreatic intraductal ultrasonography，PIDUS）是在行 ERCP 检查时将细小的高频超声探头（直径约 2mm）导入胰管从而获得高分辨胰腺图像，可以发现一般影像学不易发现的原位胰腺癌和小胰腺癌，并能清楚显示肿瘤与血管和胰管的关系。缺点是对于伴有胰管狭窄的疾病，超声探头不易通过。

3. MRI 和磁共振胰胆管造影胰管成像（magnetic resonance cholamgiopancreato-graphy，MRCP） MRI 可以评估血管受累情况、有无淋巴结肿大及肝转移。MRI 对胰腺癌的正确诊断率为 70%。MRCP 采用磁共振技术形成胰胆管系统、肝实质和血管结构的三维图像，在显示胆道和胰管的解剖、诊断胰腺囊性病变等方面优于 CT，对胰腺癌的敏感性不低于 ERCP。此外，MRCP 对胰腺癌诊断的灵敏度、特异度为 100% 和 88%。对胰腺癌可切除性评估的灵敏度、特异度分别为 88%～100% 和 83%～100%。对于可能切除的胰腺癌，MRI 在接受降期化疗后的患者血管受累情况及肿瘤可切除性诊断的灵敏度和特异度均不理想，为 71% 和 58%。回顾性分析发现在行降期化疗的患者，有 83% 的患者肿瘤可完全切除但术前影像学显示血管仍受侵犯。因此在当肿瘤体积减小、肿瘤标志物水平下降及患者一般状况良好时，可行备根治性切除的腹腔镜或剖腹探查。

4. PET/CT 胰腺癌细胞代谢旺盛，用氟 18 标记的荧光脱氧葡萄糖（^{18}F-FDG）注入体内，肿瘤细胞对 ^{18}F-FDG 的摄取高于正常组织，PET/CT 显像表现为肿瘤部位异常放射性浓聚，形成高代谢灶，据此可对胰腺癌作出诊断。行 PET/CT 检查的指征包括：交界性可切除肿瘤；局部进展期胰腺癌；怀疑有远处转移。由于慢性胰腺炎对 FDG 也有摄取，约有 13% 慢性胰腺炎患者对 FDG 高代谢，因此 FDG-PET 区分胰腺癌和慢性胰腺炎比较困难。PET/CT 对胰腺癌的局部区域分期准确性和 MDCT 相似，为 84%～85%。对于复发或进展期胰腺癌，FDG-PET 的灵敏度（90%）

比 MDCT 高（80%）。PET/CT 联合 MDCT 对远处转移灶的敏感性为 87%，优于 MDCT 单独使用（57%）。

腹腔镜分期和腹腔镜超声可以发现其他影像学方法遗漏的肝脏和腹膜腔的隐匿转移灶。荟萃分析表明腹腔镜分期和腹腔镜超声对诊断进展期胰腺癌灵敏度和特异度分别为 64% 和 99%，评估后胰腺癌切除率可从 61% 提高至 80%，可以使 20% 的胰腺癌患者免于不必要的开腹探查。随着目前影像学的进步，大约仅有 5% 的患者可以从中获益，因此在临床上不作为常规术前检查手段。

5. 内镜逆行胰胆管造影（ERCP） 可观察胆管、胰管有无扩张、梗阻或狭窄，对不明原因的阻塞性黄疸的鉴别诊断很有价值。此外，还可收集梗阻部位组织病理、胆汁及胰液进行病理学及细胞学检查。对梗阻性黄疸患者 ERCP 可放置鼻胆引流管或支架治疗。目前，ERCP 主要应用于局部晚期胆道梗阻患者或近期难以行手术的黄疸患者的减黄治疗。

第四节　鉴别诊断

胰腺癌相关体征和症状通常是非特异性的，因此鉴别诊断首先需考虑黄疸、上腹痛的其他原因。若已有证据提示胰腺肿物，在诊断胰腺癌时应与以下胰腺病变鉴别：慢性胰腺炎、壶腹周围癌、胰腺囊腺瘤及囊腺癌和胰腺神经内分泌肿瘤等。

1. 慢性胰腺炎 慢性胰腺炎（chronic pancreatitis）是一种反复发作的渐进性广泛胰腺纤维化病变，可出现胰管狭窄或不规则扩张，胰液排出受阻。临床表现为腹痛不适，严重者可出现脂肪泻及黄疸。影像学可表现为胰腺肿块，尤其是仅限于胰头局部的慢性胰腺炎，酷似胰腺癌。影像学表现为胰管不规则扩张，胰腺实质尚均匀。发现胰腺钙化点对诊断慢性胰腺炎有帮助。明确诊断需依赖于 EUS 穿刺病理学检查。

2. 胰腺囊腺瘤及囊腺癌 胰腺囊性肿瘤较为少见，占胰腺囊肿的 10%~15%。临床可表现为腹部不适、疼痛。影像学表现为胰腺实质内囊性病变。胰腺癌在肿瘤坏死时也可表现为囊性病变，但是囊壁厚薄不均，囊腔不规则。B 超、CT

及 MRI 检查可确定胰腺囊肿的特点。

3. 壶腹周围癌 发病少见，也有消瘦、黄疸等临床症状，两者鉴别较困难。壶腹周围癌引起的黄疸可因肿瘤局部坏死脱落而呈波动性，但不会消退。腹痛不显著，常伴发胆囊炎或胆管炎，寒战发热多见。可借助 CT 或磁共振相鉴别。壶腹周围癌切除率及 5 年生存率较胰腺癌高。

4. 胰腺神经内分泌肿瘤 功能性神经内分泌肿瘤一般有特异的临床表现，结合临床表现、血清激素水平及影像学检查可作出正确诊断。

第五节　胰腺癌分期

在决定手术切除胰腺癌之前，必须通过评估疾病临床分期以进行可切除性分析，防止不必要的手术探查。目前胰腺癌采用 AJCC 第 8 版 TNM 分期（2017 年）（表 33-1）。

表 33-1　胰腺癌第 8 版 TNM 分期定义

T 原发肿瘤
Tx：无法检测原发肿瘤
T_0：无原发肿瘤的证据
Tis：原位癌，包括高级别导管上皮内瘤变（PanIN-3）、高级别导管内乳头状黏液瘤（IPMN）或导管内乳头状管状肿瘤（ITPN）、高级别黏液性囊性肿瘤（MCN）
T_1：肿瘤最大径≤2cm
T_{1a}：肿瘤最大径≤0.5cm
T_{1b}：肿瘤最大径>0.5cm，且<1cm
T_{1c}：肿瘤最大径≥1cm，且<2cm
T_2：肿瘤最大径>2cm，且≤4cm
T_3：肿瘤最大径>4cm
T_4：无论肿瘤大小，侵犯腹腔干、肠系膜上动脉，和/或肝总动脉
N 区域淋巴结
Nx：无法检测区域淋巴结
N_0：无区域淋巴结转移
N_1：0~3 个区域淋巴结转移
N_2：4 个或以上区域淋巴结转移
M 远处转移
M_0：无远处转移
M_1：远处转移

胰腺癌的 TNM 分期共分为 5 期（0~Ⅳ期）（表 33-2）。

表 33-2　胰腺癌 TNM 分期

	T	N	M
0 期	Tis	N_0	M_0
IA 期	T_1	N_0	M_0
IB 期	T_2	N_0	M_0
IIA 期	T_3	N_0	M_0
IIB 期	T_1、T_2、T_3	N_1	M_0
III 期	T_1、T_2、T_3	N_2	M_0
	T_4	任何 N	M_0
IV 期	任何 T	任何 N	M_1

（黄　华　张太平　赵玉沛）

第六节　胰腺癌的外科治疗

手术切除是胰腺癌治疗的主要方法，完全切除肿瘤（R0 切除）是胰腺癌治疗的目标。目前，大型胰腺外科中心胰腺癌术后死亡率已低至 5% 以下。但是胰腺癌手术治疗效果不甚理想，即使 R0 切除，术后患者中位生存时间为 15～19 个月，5 年生存率约为 20%。切缘阴性、肿瘤大小及有无淋巴结转移是影响长期生存的独立预后因素。另外，研究表明在大型胰腺外科中心，胰十二指肠切除术后并发症明显比其他医疗中心少，且死亡率低、住院时间短及总体费用低。因此，外科医生的胰十二指肠切除经验对术后愈合也有影响。美国国家综合癌症网络（National Comprehensive Cancer Network，NCCN）指南建议对于胰腺癌的诊断和治疗策略应该成立多学科会诊小组。这是由于对已有腹膜、神经、淋巴结转移的进展期胰腺癌的治疗方案尚不统一，不同医生根据自己的经验可能选择不同的治疗方案。通过多学科会诊协商，可以为患者制定最佳个体化治疗方案。

胰腺外科充分的围手术期准备可以改善患者的全身状况，增强机体抵抗力，对降低手术死亡率和术后并发症发生率有重要意义。

一、术前准备

1. **加强营养支持治疗**　胰头癌患者，特别是伴发梗阻型黄疸者，由于消化功能不良、肿瘤消耗等，机体免疫力下降，同时存在贫血、低蛋白血症及水电解质失衡等内环境紊乱，患者容易发生术后多种并发症。围手术期通过肠内或肠外营养，可以改善患者的营养状况。首选肠内营养，相关并发症少，效果确切。

2. **减黄治疗**　胰头癌胆总管下段梗阻后，胆道压力增加，胆汁排出受阻，会出现肝、肾功能受损。当血清胆红素水平超过 200μmol/L 时，肾小管和集合管开始出现浓缩和排出功能异常。梗阻型黄疸术后急性肾衰竭的发生率为 4%～18%，一旦发生，死亡率极高。但围手术期行减黄手术的效果还不确定。目前认为以下情况，如由于营养不良、脓毒血症、合并症以及新辅助化疗必须延期外科手术的患者可以行术前胆汁引流减黄。

3. 加强保肝治疗，改善肝脏功能，梗阻性黄疸可损害肝脏功能。术前应对肝脏储备功能作一评估，确保手术安全性。若静脉注射维生素 K 治疗不能使凝血酶时间好转，往往意味肝脏代谢功能不良。

4. 纠正凝血功能障碍，增强凝血功能。梗阻型黄疸时，肝脏功能受损，多种凝血因子产生不足或功能不良，凝血机制受损，严重时会发生弥散性血管内凝血（DIC）。术前可补充维生素 K，必要时加用氨基己酸和氨甲苯酸纠正出血倾向。

二、术前可切除性的评估

胰腺癌手术前，根据影像学的结果对肿瘤大小、周围组织侵犯情况及主要血管的受累情况初步判断胰腺肿瘤是否可以实现完全切除，这就是胰腺癌术前可切除性评估。胰腺癌术前评估的主要作用为避免不必要的手术创伤及手术风险、减少手术探查时间。胰腺癌可切除性评估的主要手段有 CT、MRI、PET/CT、超声内镜等，各种检查方法具有不同的优缺点，综合检查信息能更好地进行胰腺癌可切除性评估。可切除性评估的主要评价标准，目前较统一的为 NCCN 胰腺癌指南，主要根据病灶与胰周主要动脉（腹腔干、肠系膜上动脉、肝总动脉及其分支）、静脉（肠系膜上静脉、门静脉）关系及腹水、腹膜转移灶及邻近器官受累情况来确定是否可行根治性切除。胰腺癌可切除性评估还应进行多学科会诊，除了考虑肿瘤本身与周围重要血管关系、是否有远处转移等，还应综合考虑患者本身状态、医院条件及术者手术技能等，应尽量做到准确、规范，以使患者能尽量减少痛苦，获得最大利益。胰腺癌术前评估可以分为三个级别,分别为可切除性胰腺癌、可能切除性胰腺癌及不可切除性胰腺癌。

目前胰腺癌可切除性评估较为统一的标准为美国NCCN胰腺癌指南,其根据肿瘤与门静脉或肠系膜上动脉和腹腔干的关系进一步明确了可切除、交界可切除和不可切除胰腺癌的定义(表33-3)。胰腺周围主要动脉,如腹腔干、肠系膜上动脉、肝总动脉,是常见受累血管,多项研究表明联合动脉切除明显增加了手术的死亡率且未明显改善预后,因而动脉的侵犯被认为是胰腺癌不可切除的重要标准。另外,在胰腺癌的可切除性判断中,对于动脉受累分析还需注意到动脉解剖变异。肝动脉变异如替代肝右动脉、副肝右动脉等较常见,肿瘤可能会侵及解剖结构变异的动脉血管,如果不能做到术前的仔细辨认导致术中损伤变异肝动脉,术后可能会导致肝脏的动脉供血受到严重影响。对于重要静脉如门静脉、肠系膜上静脉,解剖学上可在小段切除后直接行对端吻合,如切除较长可行人工血管替代修复,但不少学者认为此操作仅为解剖学上切除,因胰腺癌侵犯门静脉后多伴有潜在血行远处转移,术后多易出现复发转移。

胰腺癌对于腹膜等远处转移的评估,由于腹膜小的斑点状的转移灶在腹部超声、CT、MRI及EUS上常常难以显示,增加了可切除性判断的难度。出现腹膜转移的胰腺癌患者在超声、增强CT、MRI及EUS等检查中,常常会发现腹部存在游离腹水,临床实践中,当出现此类现象时要考虑到腹膜转移的可能性。CA19-9作为临床上常用的肿瘤标志物之一,在胰腺癌中的诊断和预后评估中具有重要的价值,并与肿瘤腹膜播散呈正相关。当CA19-9>1 000U/ml时,有较大发生腹膜或远处转移的可能。但肝癌、肺癌、胃癌等其他腺癌或者合并慢性胰腺炎、胆管炎等均可引起非特异性的CA19-9水平升高。

虽然目前影像学评估准确性较高,但是对微小的转移灶仍难以检出,所以胰腺癌术中应进一步进行可切除性的确认,腹腔探查应注意腹膜、肠管、腹壁、肝脏等有无种植性转移,如果发现可疑转移病灶,应行术中冷冻病理确认后,终止手术或改行姑息性手术。

三、根治性手术

肿瘤的部位及大小决定了手术方案的选择。手术方式包括根治性手术,如胰十二指肠切除术、胰腺远端切除、全胰切除术;姑息性手术治疗。

胰腺癌好发于胰头。胰十二指肠切除术仍是目前有望治愈的治疗方法,也是胰头癌首选的术

表33-3 可切除性定义标准(根据NCCN2019 V1版)

可切除状态	动脉	静脉
可切除	肿瘤无动脉接触(包括腹腔干、肠系膜上动脉或肝总动脉)	肠系膜上静脉或门静脉无肿瘤接触或接触≤180°且无静脉外形不规则
可能切除	胰腺/钩突: ● 实体肿瘤接触肝总动脉但未侵犯腹腔干或肝动脉分支,允许安全完整切除并重建 ● 实体肿瘤接触肠系膜上动脉但≤180° ● 实体肿瘤接触且存在动脉解剖变异(例如:副肝右动脉、替代肝右动脉、替代肝总动脉及其起源动脉) 胰体/尾部: ● 实体肿瘤接触腹腔干但≤180° ● 实体肿瘤接触腹腔干>180°,无主动脉受累,胃十二指肠动脉完整无受累,可行改良Appleby手术	● 实体肿瘤接触肠系膜上静脉或门静脉>180°,或接触≤180°伴静脉外形不规则或存在静脉栓子但受累部位的近端和远端有合适的血管以保证安全完整切除和静脉重建 ● 实体肿瘤接触下腔静脉
不可切除	● 远处转移(包括非区域淋巴结转移) 胰头/钩突: ● 实体肿瘤接触肠系膜上动脉>180° ● 实体肿瘤接触腹腔干>180° 胰体和胰尾: ● 实体肿瘤接触肠系膜上动脉或腹腔干>180° ● 实体肿瘤接触腹腔干并侵犯主动脉	胰头/钩突: ● 由于肿瘤侵犯或闭塞无法重建肠系膜上静脉/门静脉 ● 接触近端空肠支属支至肠系膜上静脉 胰体和胰尾: ● 由于肿瘤侵犯或闭塞无法重建肠系膜上静脉/门静脉

式。作为腹部外科最为复杂的手术之一，胰十二指肠切除术目前已趋于规范，术后死亡率、并发症发生率及生存率已有很大改进，多数现代医疗中心报道术后死亡率在5%以下，术后胰瘘发生率约为11%，胃排空延迟的发生率约为12%，感染相关并发症约为10%。总体而言，该手术存在手术切除率低、并发症多及远期效果不理想等问题。如何提高胰头癌根治性手术的疗效是目前外科领域中令人关注的问题。胰头癌切除要点：①解剖性探查，了解肿瘤与周围血管之间的关系，探查肿瘤是否浸润门静脉和肠系膜上静脉，判断肿瘤是否可切除；②探查证实无大血管浸润时，可行标准的胰十二指肠切除术（Whipple手术）；③切除胆囊，处理胆道，清除肝十二指肠韧带内的淋巴结；④切断胃远端，清除下腔静脉和腹主动脉之间的淋巴、结缔组织；⑤在离Treitz韧带10～15cm处切断空肠，近端闭合，远端肠钳钳夹；⑥在门静脉左截断胰颈，切除胰腺钩突；⑦将肠系膜上动脉右侧的软组织连同十二指肠系膜一并切除；⑧消化道重建，应用最广泛的是Child法，先吻合胰肠，再吻合胆肠和胃肠；⑨放置引流管，引流管位置应放置合适，引流充分，以便有效引流有可能发生的胰瘘或胆瘘。

保留幽门的胰十二指肠切除术可避免传统的Whipple术式中的胃的部分切除带来的许多消化相关并发症，可以减少术后倾倒综合征及术后营养不良的发生率。同时缩短了手术时间，减少了术中出血。但患者术后胃溃疡和胃排空障碍的发生率有所增加。其手术适应证是：①胰头及周围的良性病变，如肿块性胰腺炎等，是其主要适应证；②早期胰头癌，尚未侵及幽门及十二指肠，未有胰腺周围淋巴结转移；③胰头部恶性程度较低的肿瘤，如胰腺囊腺瘤，胰岛细胞瘤和胰腺腺泡细胞癌等；④壶腹癌和胆管中下段癌。

胰腺远端切除术主要适用于胰体尾癌，病灶局限，无侵犯周围组织血管及远处转移情况。胰体尾癌远处转移最易发生的部位是肝脏。当出现远处转移时，若原发灶和转移灶局限，可完全切除，应积极行手术治疗。

全胰切除适用于全胰病变并且未出现远处转移迹象者；慢性钙化性胰腺炎，胰管内多发结石，病变弥散，行胰管空肠吻合或远端胰腺切除估计症状不能缓解者；胰岛过度增生，行胰腺远端切除术症状不能缓解者。全胰切除可以切除胰内多中心病灶，避免Whipple手术后的胰瘘，同时可扩大淋巴结清除的范围，减少术后复发转移可能。但全胰切除对患者内环境影响较大，完全丧失了胰腺内外分泌功能，可能会出现难以控制的糖尿病及消化功能障碍，对患者生活质量影响较大，因此要严格掌握手术适应证。

四、姑息性手术

姑息手术治疗主要用于解除梗阻、疼痛等症状，改善患者生活质量。

1. 解除梗阻　可通过内镜或手术行胆管空肠及胃空肠吻合以解除胆道梗阻和十二指肠梗阻。在行胆肠、胃肠吻合的同时，附加胰管空肠吻合，可解决胰管高压造成的疼痛，也可改善胰腺外分泌功能不足的状况。经内镜操作包括内镜下十二指肠乳头括约肌切开术、鼻胆管引流术和胆管内支架引流术、胰管括约肌切开术及内引流术。手术行短路手术一般适用于一般状况良好、生存期预测长于平均生存期的患者。体质弱、持续顽背痛、预测生存期不超过6个月的胰腺癌患者建议选用内镜下放置支架，优点是操作时间短，近期并发症少，但支架有可能被堵塞，需更换支架。

2. 缓解疼痛　胰腺癌患者出现疼痛，首选药物缓解。晚期胰腺癌侵犯神经或梗阻胆道、胰管等原因，疼痛持续而剧烈。解除胆道可以使约10%患者疼痛缓解。目前应用较多的是在B超或CT引导下用无水乙醇破坏腹腔神经丛，达到神经阻滞缓解疼痛的目的。经皮腹腔神经节阻滞术取得了较好的临床效果，迄今仍是处理胰腺癌顽固性疼痛的重要措施。

五、胰十二指肠切除术术中的问题

1. 扩大淋巴结清扫　关于胰十二指肠切除术切除范围及淋巴结清扫区域一直是胰十二指肠切除术研究的热门话题。日本学者最早倡导扩大胰头癌根治术（extended pancreatoduodenectomy，EPD）。其目的是尽量减少微转移，避免术后复发。然而，近来多项RCT研究表明，相比于标准胰十二指肠切除术，扩大淋巴结清扫对于改善预后无明显意义。目前国内外指南均建议行标准胰十二指肠切除术，除非特别开展的临床对照研究，否则不建议常规行扩大淋巴结清扫。

2. 联合血管切除 随着手术水平、麻醉技术及重症监护医学的发展，血管侵犯已不再是胰十二指肠切除术的绝对手术禁忌。对于联合 SMV/PV 切除，目前多数学者表现出较为积极的态度。然而，若 PV/SMV 切除重建后仍无法保证切缘阴性、广泛的门静脉侵犯或远端静脉分支众多无法行血管重建时，应及时终止手术。联合动脉切除在技术上虽然安全、可行，但是由于癌肿侵及动脉常提示肿瘤已广泛扩散，腹膜后切缘阳性率极高，难以达到根治性切除。故临床上血管切除主要为联合 PV 或 SMV 的切除重建，不推荐联合动脉切除。

3. 胰腺全系膜切除（TMpE） 胰腺系膜最早由德国学者 Gockel 等于 2007 年提出，指胰腺背侧和肠系膜血管之间的神经及淋巴组织。随后，Adham 等进一步明确了胰腺系膜的各个边界，提出了"胰腺系膜三角"的概念。相关研究表明胰腺系膜是肿瘤残留和局部复发的重要部位。目前的研究结果表明 TMpE 在手术时间及出血量、围手术期并发症的发生率、死亡率及住院时间等多个方面均与目前其他胰头癌术式相当，且可以提高 R0 切除率。但 TMpE 是否能延长患者生存时间目前并无相关随访数据，尚需多中心、大规模的随机对照研究证实。

4. 胰肠吻合方式的选择 胰瘘是胰十二指肠切除术后最常见的并发症。当前，胰肠吻合方式多样。其中，胰管空肠黏膜端侧吻合是目前较常用的吻合方式。然而，有荟萃分析总结 1 408 例胰十二指肠切除患者的资料，结果提示：胰管空肠黏膜吻合和胰腺空肠吻合的胰瘘发生率无统计学差异。这也进一步说明了，不管哪种吻合方式，都有其技术特点及不足之处，任何一种吻合都不可能适用于所有情况。术者可根据自身经验、胰腺质地等因素，选择自己最熟悉、最可靠的吻合方式，不必盲目效仿。

六、微创胰腺外科手术

微创胰腺外科手术主要包括腹腔镜胰腺外科手术和机器人胰腺外科手术。微创外科技术成为外科发展的里程碑，已经发展到了高级阶段。很多微创术式已成为外科治疗的"金标准"术式，各种难度较高的手术现在都已广泛开展。自 Gagner 于 1993 年实施了第 1 例腹腔镜下胰十二指肠切除术，微创技术也正逐步应用到胰腺外科手术。由于胰腺解剖位置深、质地脆及周围重要脉管的毗邻，限制了微创技术在胰腺外科的应用。微创手术主要用于胰腺疾病的诊断、胰腺癌分期、胰腺囊性疾病及内分泌肿瘤的治疗以及胰腺癌晚期行姑息性手术，如外科旁路手术解决胆道梗阻及肠道梗阻、内脏神经阻断术或切除术、区域化疗药盒植入等。随着微创技术的不断成熟及手术器械的改进，微创胰腺外科手术也逐步应用到胰腺癌的治疗，微创胰腺远端切除及微创胰十二指肠切除术在一些医疗中心相继开展。

根据笔者经验，有选择性地实施微创下胰腺远端切除术效果优于传统开腹手术，该术式适用于胰体尾的良、恶性肿瘤。根据脾门与胃底之间的间隙能否分离，又可分为保脾及切除脾脏两种方法。保留脾脏的技术主要有两种方法，即保留脾脏血管和不保留脾脏血管。不保留脾脏血管的保脾手术（Warshaw 方法）操作方法为在切除远端胰腺同时离断脾脏血管，分离到脾门后再离断脾门血管，脾脏血液供应由胃短血管及胃网膜左血管来替代。Warshaw 方法优点是不需要分离脾脏血管及胰腺，减少术中出血，省时方便。但受脾脏大小的限制，对于脾大患者，发生脾脏梗死的概率要远高于脾脏正常的患者。

微创胰十二指肠切除术主要包括腹腔镜胰十二指肠切除术及机器人胰十二指肠切除术。腹腔镜胰十二指肠切除术是高难度的手术方式，具有学习曲线。研究表明，腹腔镜胰十二指肠切除术的学习曲线可分为 3 期。1 期为初始学习期（1～11 例），2 期为技术胜任期（12～38 例），3 期为挑战期（39～57 例），在这个学习曲线进行过程中，手术时间、出血量、术后需要返 ICU 均随之降低。可见 30～40 例腹腔镜胰十二指肠切除术手术可能是学习曲线的平台期，一旦术者完成学习曲线，腹腔镜胰十二指肠切除术的临床效果可明显改善，并且与开放手术相比，具有手术时间相当、出血量更少、术后住院时间缩短的优势。相对于腹腔镜胰十二指肠切除术，机器人胰十二指肠切除术拥有操作便捷、视觉直观等固有优势，更便于术者学习掌握，且由于其强大的灵活性，术者几乎可以直接将开腹手术的经验应用于机器人胰十二指肠切除术手术，因此学习曲线相比于腹腔镜手术更短。

从理论上讲，微创胰十二指肠切除术的手术适应证和开放手术应当相同，但与开放手术相比，微创胰十二指肠切除术的手术难度更大，故手术适应证的把握更加严格。微创胰十二指肠切除术主要选择伴有胆胰管扩张、病灶小、无血管和胰腺外侵犯的壶腹周围肿瘤，主胰管型的导管内乳头状黏液瘤，及十二指肠、胆总管下段恶性肿瘤或较小的胰头癌，同时也要对患者基本条件进行一定的筛选，以保证手术顺利完成。对于侵犯肠系膜上静脉及门静脉的肿瘤，如不能保证达到与开放手术相同的肿瘤学标准，则应选择开放手术。尽管目前已有多项研究表明，对于肠系膜上静脉、门静脉受侵犯的患者，微创胰十二指肠切除术不仅是安全可行的，而且其术后并发症发生率、死亡率以及肿瘤学标准也可达到与开放手术相似的水平，但需要在大的临床医疗中心，由具有精湛手术技巧和丰富手术经验的医生进行。

微创胰十二指肠切除术由于放大的视野，使得在处理钩突部过程中，能较轻松显示门静脉后结构，保证钩突部完整切除，同时也可清晰完成门静脉、肠系膜上静脉、肝动脉的骨骼化，对主动脉、腹腔动脉干、胰腺旁等处淋巴结的探查和清扫也能顺利进行，从而有利于胰腺环周切缘阴性。多篇文献报道，机器人胰十二指肠切除术的R0切除率可达到80%～100%。微创胰十二指肠切除术与开放手术相比淋巴结清除数目和R0切缘率相似。但需注意的是，目前关于微创胰十二指肠切除术的研究，主要来自国内外大的胰腺外科中心，由手术技术娴熟的外科医生选择恶性程度较低或肿瘤侵犯范围较小的病例进行。因此，为保证微创胰十二指肠切除术的切除效果，手术指征应当严格把握，同时应在大型胰腺外科中心由经验丰富的医师操作。

微创胰十二指肠切除术胰腺吻合的方式同开放手术一样，存在多种选择。但在实际操作中，由于残胃遮挡于胰腺残端前方，腹腔镜难以获得良好的视野，增加了胰胃吻合操作难度，绝大多数腹腔镜手术选择行胰肠吻合。机器人辅助腹腔镜技术的发展，将微创技术提升到了更高的层次。机器人可以提供稳定的操作平台、三维视野，使人手的功能得到延长，操作更精细，主刀医生可以坐在工作台上轻松完成高难度的消化道吻合，让胰腺微创外科成为可能。在很大程度上解决了胰胃吻合操作区域显露困难、吻合操作复杂等缺陷，充分发挥该术式的优势，但是否可以降低术后胰瘘的发生率仍有待于时间的验证。

近年来，随着微创技术在胰腺外科领域的应用，微创胰十二指肠切除术发展迅速，在手术微创化、解剖精细化、术后快速康复等领域都具有一定优势。随着手术技术与手术器械的不断发展，治疗理念的不断更新，微创胰十二指肠切除术将更加成熟与规范。

七、术后并发症

胰腺切除术后主要并发症发生率各中心报道并不相同，为20%～22.7%。胰十二指肠切除术后并发症发生率高达40%～50%。患者年龄、手术方式及医疗中心规模大小是胰腺术后主要并发症发生的独立因素。早期并发症包括吻合口瘘（胰瘘、胆瘘）、出血、腹腔及切开感染、肝肾功能不全等；后期并发症包括吻合口狭窄（胆肠吻合口狭窄、胰管梗阻）、消化功能障碍等。

1. **胰瘘** 根据国际胰腺外科研究学组（International Study Group of Pancreatic Surgery，ISGPS）2016版定义，把术后≥3天，任意量的引流液淀粉酶浓度高于正常血清淀粉酶浓度上限3倍以上，同时必须有相应临床表现定义为胰瘘。其分级标准见表33-4。

胰瘘是胰腺手术后最严重的并发症之一，发生率为6%～25%，远端胰腺切除术后胰瘘发生率约为30%。胰瘘一旦发生，会腐蚀和消化腹腔内组织与器官，造成大出血和感染、肠瘘。胰腺残端出血，胰腺质地脆弱，胰腺吻合引流不畅是造成胰瘘的主要原因。多种胰腺-胃肠吻合方式和研究用大网膜包裹胰腺吻合口，均未能减少胰瘘的发生。除了改进手术操作技术外，抑制胰酶分泌的药物如奥曲肽也被用于临床研究，效果仍不理想。荟萃分析表明放置外部胰管支架可以降低胰瘘及术后并发症的发生率。但其应用仍需要进一步多中心随机对照临床研究。

表 33-4　胰瘘分级

事件	生化漏（非胰瘘）	B 级	C 级
引流液淀粉酶浓度≥血清淀粉酶浓度上限 3 倍以上	是	是	是
持续性胰周引流≥3 周	否	是	是
胰瘘相关的临床决策改变	否	是	是
胰瘘所致积液需经皮穿刺或内镜针对性干预	否	是	是
胰瘘相关性出血行血管造影	否	是	是
二次手术	否	否	是
胰瘘相关感染征象	否	有，无器官衰竭	有，有器官衰竭
胰瘘相关器官衰竭	否	否	有
胰瘘相关死亡	否	否	是

2. **术后出血**　术后出血是胰腺手术（胰十二指肠切除术）后最严重的并发症。出血可以发生于术后 24~48 小时内，也可以发生于术后数周。2007 年 ISGPS 依据发生时间、部位及严重程度，将胰腺术后出血分为：早期出血（24 小时内）及迟发出血（24 小时后）；消化道出血及腹腔出血；轻度出血和重度出血。结合临床表现、诊治措施，将出血分为 A，B 和 C 三级（表 33-5）。2017 年中华医学会外科学分会胰腺外科学组对胰腺术后出血制定了中国的分类标准，具体见表 33-6。

术后早期出血的原因一般为术中止血不彻底、血管处理不当或发生弥散性血管内溶血（DIC）。处理上应根据具体情况，先给予凝血药物，可同时加用纤维蛋白原及输注血小板。若血流动力学仍不稳定，红细胞及血红蛋白量进行性下降，应及时开腹手术探查止血。

3. **腹腔感染**　腹腔感染多由胰瘘、胆瘘或腹腔渗血合并感染所致，是较严重的并发症。特别

表 33-5　胰腺术后出血定义（2007 ISGPS）

发生时间

早期出血：发生于术后 24 小时内

迟发出血：发生于术后 24 小时后

发生部位

消化道出血：胃肠吻合口、胰腺断端、应激性溃疡、假性动脉瘤

腹腔内出血：动静脉破裂出血、手术创面渗血、吻合口、假性动脉瘤

严重程度

轻度：

1. 腹腔引流、胃管内少量或中等量出血，血红蛋白浓度下降<30g/L

2. 临床症状轻微，需扩容、输血治疗（24 小时内输 2~3U 红细胞，24 小时后输 1~3U 红细胞）

3. 不需要手术或介入栓塞，可能需内镜止血

重度：

1. 大量出血，血红蛋白浓度下降>30g/L

2. 临床症状严重（心率快、血压低、少尿、休克），输血量>3U 红细胞

3. 需介入栓塞或手术

表 33-6　胰腺术后出血分级标准（2017 中国）

分级	严重程度	临床表现	诊断策略	治疗
A	轻度	腹腔或消化道出血，无血红蛋白浓度改变，无相关的临床表现	血常规、超声或 CT 等	不需要特殊针对性治疗
B	中度	腹腔或消化道出血，出现血容量下降相关的临床表现，血红蛋白浓度下降<30g/L，未达到休克状态	血常规、超声、血管造影、CT 及内镜等	需要血管介入、内镜或再次手术等针对性治疗，输血量≤3 个单位红细胞
C	重度	腹腔或消化道出血，血红蛋白浓度下降>30g/L，表现为低血容量性休克	血常规、超声、血管造影、CT 及内镜等	需要血管介入、内镜或再次手术等针对性治疗，输血量>3 个单位红细胞

是胰头癌根治术,手术创伤大,操作时间长,同时患者术后机体免疫力降低,容易发生局部或全身感染。临床可表现为畏寒高热、腹痛腹胀、白细胞计数升高等。如果部分区域未能充分引流,同时存在不同程度的胆肠或胰肠吻合口瘘,影响积液吸收,合并感染可以形成腹腔脓肿。B超或CT可以做出诊断并有助于定位。治疗措施包括加强全身支持治疗增加机体免疫力、应用广谱抗生素等。

4. 术后胃排空障碍(delayed gastric emptying, DGE)　DGE是在排除:①肠梗阻、吻合口狭窄、吻合口水肿等机械性因素;②由于二次手术需要再次置入胃管;③术后第3天因仍需要气管插管而留置胃管等其他非胃排空功能减弱的情况,同时上消化道造影证实未见胃蠕动波并伴有胃扩张时,出现以下情况之一者,可诊断为术后DGE:①术后需置胃管时间超过3天;②拔管后因呕吐等原因再次置管;③术后1周仍不能进食固体食物。也称为胃无力症、胃麻痹、胃瘫、胃排空延迟等。2017年中华医学会外科学分会胰腺外科学组与中国研究型医院学会胰腺病专业委员会发布了《胰腺术后外科常见并发症诊治及预防的专家共识(2017)》,该共识推出了DGE分级(表33-7)。

表33-7　术后DGE的分级标准

分级	临床表现
A	术后置胃管4~7天,或术后3天拔管后需再次置管;术后7天,不能进食固体食物,可伴呕吐,可能需应用促胃肠动力药物
B	术后置胃管8~14天,或术后7天拔管后需再次置管;术后14天不能进食固体食物,伴呕吐,需应用促胃肠动力药物
C	术后置胃管超过14天,或术后7天拔管后需再次置管,术后21天不能进食固体食物,伴呕吐,需应用促胃肠动力药物

DGE的治疗主要以保守治疗为主,绝大多数患者经治疗后可痊愈。多种治疗手段综合运用有助于DGE患者的康复。

（肖剑春　张太平　赵玉沛）

第七节　胰腺癌的化学治疗

胰腺癌的手术切除率低,仅15%~20%的患者在初始诊断时为可切除肿瘤,且单纯手术切除后,复发和转移的发生率也较高。化疗作为胰腺癌主要的辅助治疗一直是国内外学者研究的焦点。多项指标被用作评价化疗对胰腺癌是否有效,如化疗后胰腺癌瘤体是否缩小、血清肿瘤标志物(如CA19-9)水平是否下降、临床症状的改善、生活质量及生存时间等。目前越来越多的研究把临床获益反应(clinical benefit response)作为药物的疗效观察指标,包括:

(1)至少以下1项指标好转且持续时间超过4周,且无任何1项指标恶化:①止痛药的用量减少超过50%;②疼痛程度降低超过50%;③KPS评分改善超过20分。

(2)止疼药、疼痛及体力状况评分稳定,体重增加幅度大于7%(不包括体液潴留引起)持续4周以上。

胰腺癌辅助化疗来源于胃肠道肿瘤研究小组(Gastrointestinal Tumor Study Group, GITSG)的一项临床试验。研究发现胰腺癌术后患者行5-氟尿嘧啶(5-fluorouracil, 5-FU)化疗和放疗作为辅助治疗可以延长中位生存时间。尽管该项研究纳入研究对象较少(49例),但为胰腺癌的治疗提供了新思路,并逐渐把胰腺癌术后行放化疗作为常规治疗方案。5-FU以往一直是应用最多的胰腺癌化疗药物,可以单独使用或者与其他药物联合应用。然而吉西他滨的出现迅速取代了5-FU成为胰腺癌化疗的一线药物。吉西他滨是一种脱氧胞苷类似物,可以抑制DNA的合成和修复。作为胰腺癌化疗药物,吉西他滨不但可以降低肿瘤负荷、延长生存期,还可以改善患者临床症状,减轻疼痛。一项多中心的Ⅲ期临床试验将接受吉西他滨的患者与接受5-FU治疗的患者进行了对比,研究对象有超过70%的患者为Ⅳ期。结果表明接受吉西他滨治疗的患者中位生存时间明显比接受5-FU治疗的患者时间长,分别为5.7个月和4.4个月,同时,吉西他滨治疗组的1年生存率也较5-FU治疗组高,分别为18%和2%。另外,吉西他滨对经5-FU治疗后效果欠佳的患者也有效。

目前,胰腺癌化疗的研究重点是探索以吉西他滨为基础的联合方案对胰腺癌的治疗效果。多项临床试验证实吉西他滨联合其他细胞毒性药物如奥沙利铂、卡培他滨、多西紫杉醇等对胰腺癌的治疗具有积极的作用。研究表明:

（1）对于转移性疾病，FOLFIRINOX 联合化疗方案（FU+ 亚叶酸 + 伊立替康 + 奥沙利铂）和纳米微粒型白蛋白结合型紫杉醇（nab-paclitaxel）+ 吉西他滨等联合化疗方案的客观缓解率显著高于单用吉西他滨（nab-paclitaxel+ 吉西他滨为 23%，FOLFIRINOX 方案为 39%，而单用吉西他滨约为 10%）。但 FOLFIRINOX 方案的毒性也更大，因而选择恰当的患者是至关重要的。

（2）对于不可切除的局部晚期疾病，建议优先采用化疗，而非放疗或放化疗。最佳化疗方案尚未明确，因此首选让此类患者参加临床试验，对于无法参加临床试验的患者，优先推荐吉西他滨单药治疗或以吉西他滨为基础的联合方案（如吉西他滨 +nab-paclitaxel）。但对于体能状态良好、总胆红素水平低于正常上限的 1.5 倍、合并症控制良好的患者，可首选 FOLFIRINOX 方案。

（3）对于初始化疗后没有进展且考虑行手术切除的患者，可采取外照射放疗（external beam radiation therapy，EBRT）联合同步低剂量 FU 输注以提高完全切除率。另一种方法是继续单独化疗直到获得最大疗效。

吉西他滨的副反应包括中性粒细胞减少、恶心呕吐、发热、肝功能异常等，但多可耐受，仅有不到 10% 患者因副作用终止治疗。目前对胰腺癌化疗方案选择较多且效果不甚理想，临床医生在制定治疗方案时应充分权衡患者治疗收益和风险。

第八节 胰腺癌的放射治疗

放疗也是胰腺癌的辅助治疗手段之一。多数胰腺癌对放疗不敏感且放疗副作用较大，因此建议对大多数患者初始给予化疗而非放化疗。目前放疗多数用在胰腺癌的姑息止痛治疗。单纯放射治疗可以改善患者的临床症状，减轻背痛或腹痛。放疗可以在术前、术中、术后给予。术前放疗可使局部有侵犯的患者可能获得再次手术的机会。Ishikawa 等报道对 23 例不能手术切除的胰腺癌患者行术前放疗，其中 17 例得到手术切除，但生存率没有提高。术前放疗会导致患者腹腔粘连、出血和愈合延迟等问题。术后放疗的目的是消除手术残留灶或可能转移灶，减少复发转移的

机会。但胰腺癌术后放疗能否延长生存时间及改善预后，各中心报道结果不一，目前仍有争议。胰腺癌在术中不能达到 R0 切除时，术中放疗是比较理想的姑息辅助治疗方法。可以将肿瘤充分暴露并保护周围正常组织，单次给予肿瘤大剂量照射，而正常组织几乎不受影响，大大降低毒副作用。目前认为术中放疗对某些患者如局部有侵犯但没有广泛转移的胰腺癌患者有益处，可以减少复发转移，缓解临床症状，但对于能否提高生存率还需要进一步临床试验验证。由于胰腺周围器官如小肠、胃、肝脏对放疗相对敏感，放疗可引起局部或全身的相关并发症，如全身反应（包括乏力、食欲缺乏、白细胞血小板下降）；消化道反应（包括恶心、呕吐、腹泻等）和肝功能损伤。近年来随着放射肿瘤学的进展如适形放射治疗的诞生，可使周围组织减少或避免射线的照射，同时能最大限度地将射线剂量集中至病变区，提高局部控制率。据文献报道，对于没有发生远处转移并且一般情况较好的胰腺癌患者，在化疗的基础上加上放疗可产生较好的治疗效果。

第九节 分子靶向药物治疗

1. **针对细胞增殖和血管生成的药物** 过去几十年多种分子靶向药物如血管内皮生长因子（vascular endothelial growth factor，VEGF）抗体及抗血管生成的多激酶抑制剂如阿西替尼、索拉非尼等单独或与吉西他滨联合应用于进展期胰腺癌的治疗，但效果不甚理想。代表性的分子靶向药物是表皮生长因子受体（EGFR）抑制剂厄洛替尼，也是目前唯一批准用于进展期胰腺癌治疗的靶向药物。临床试验显示与吉西他滨和安慰剂治疗组相比，吉西他滨和厄洛替尼治疗组可以延长患者 2 周左右的中位生存时间。90% 胰腺癌患者存在 K-ras 基因突变，EGFR 是 K-ras 的上游基因，厄洛替尼通过抑制 EGFR 来抑制肿瘤生长。随机临床试验显示其他针对 VEGF 家族及血小板源性生长因子受体的靶向药物并未显著的改善胰腺癌患者预后，推测这与胰腺癌低血供乏氧、肿瘤间质丰富有关。基因工程小鼠显示通过抑制肿瘤间质形成可以增加肿瘤灌注，提高局部药物浓度，改善化疗敏感性。K-ras 是胰腺癌重

要的癌基因，在早期即可发现其突变，但是针对 *K-ras* 的分子靶向药物并没改善胰腺癌患者预后。丝裂原活化蛋白激酶 MEK 是 K-ras 重要的下游效应器，可以调节 K-ras 诱导的细胞增殖。因此 MEK 抑制剂是治疗伴有 *K-ras* 基因突变的胰腺癌的新方案。目前已经开发数种小分子抑制剂，包括 GSK1120212、BAY86-9766、MSC1936369B、AZD6244，体外实验显示了良好的应用前景。

联合吉西他滨治疗进展期胰腺癌的二期临床试验正在进行中。其他用于调控通路 PI3K/Akt、mTOR、聚（ADP- 核糖）聚合酶（PARP）等小分子药物处在研究阶段。

2. 新辅助治疗 胰腺癌切除率低，扩大根治手术切除范围和淋巴结清扫范围的手术方式对胰腺癌患者的预后并无明显改善。为了提高胰腺癌切除率并改善患者预后，有人提出了胰腺癌的新辅助治疗（neoadjuvant therapy）。对于局部可能切除的胰腺癌，可以进行一轮放疗或化疗后重新对肿瘤进行分期，看是否可以提供手术切除的机会，此即所谓的新辅助治疗，是目前胰腺癌治疗的一个新的选择。许多胰腺癌患者在治疗前已经有局部和全身微转移，新辅助治疗在理论上可降低肿瘤局部分期，增加手术切除的可能性。

第十节　胰腺癌的多学科诊疗

传统的肿瘤治疗模式是条块分割，外科医生以手术为主，然而手术对肿瘤的治疗只是肿瘤综合治疗的一个方面，放化疗医生也只是从本专业入手，互相之间沟通不够，不能使患者得到恰当的诊治，一方面是患者不能在适当的时机得到合适的治疗，另一方面出现了过度医疗，浪费有限的医疗资源。因此制订科学的个体化的诊疗方案有重要临床意义。近年来，国际上积极倡导多学科团队协作（MDT）是进行肿瘤综合诊治的新模式，MDT 模式是指由两个以上的相关学科组成固定专家组，针对某一类疾病进行定期定时的临床讨论会议，提出最佳的临床诊断与治疗方案的医学形式。随着医学的进步，临床科室逐渐分化，专业化程度越来越突出，专科医师往往难以了解其他学科的发展，进而无法满足患者整个治疗阶段的需求。通过 MDT 的讨论，可以最大程度发挥多学科的学术优势：针对患者实际情况结合各自专业的临床经验，参照循证医学的证据，开展多学科病例讨论，就单个患者的诊断和治疗提出最佳方案。

胰腺癌的 MDT 可包括普外科、放射介入科、超声诊断科、消化内镜中心、内分泌科、核医学科、麻醉科、病理科、肿瘤内科、放疗科等相关科室。各科室密切合作，不同科室各司其职，召开 MDT 讨论会，强调平等合作精神，根据患者的机体状况、肿瘤的病理类型、侵犯范围和肿瘤分期，严格按照相应的临床治疗指南为患者制订个体化、最优化的治疗方案，以期提高肿瘤的疗效，改善患者的生活质量，并制订疗效评估方案和随诊计划。根据北京协和医院经验，胰腺癌诊治的 MDT 模式内容包括：第一，对胰腺占位判定其良性与恶性，对于诊断不清的患者进行下一步检查，有关科室开辟绿色通道，尽早完成诊断检查。第二，对胰腺癌患者，各相关科室密切合作，结合病史及影像学资料进行尽可能准确的术前分期，初步判断肿物切除的可能性，如能手术尽早手术治疗。第三，对于不能手术的患者采用超声、内镜或 CT 定位下穿刺活检，明确诊断，并对其耐受能力评估，根据患者的耐受能力进行放化疗，制订个体化治疗方案，对于不能耐受放化疗的患者予以营养、镇痛等对症支持治疗。第四，对于可能切除的患者实施新辅助放化疗；不能切除的患者经放化疗后肿瘤明显缩小，重新具备手术切除条件的再次实施手术。MDT 诊疗模式可以充分发挥学科优势，打破学科之间的壁垒；减少患者在各科室之间的辗转，节约诊治时间，减少医疗成本，合理利用现有的医疗资源。

第十一节　胰腺癌的其他非手术治疗方法

1. 光化学治疗（photochemotherapy）又称光动力学治疗（photodynamic therapy，PDT），指给人体施用光敏剂（photosensitizer），然后光照激活光敏剂，产生高反应活性的活性氧，作用于肿瘤组织，从而达到治疗疾病的目的。光动力治疗已经应用于膀胱癌、食管癌的治疗中，已被公认为除手术、化疗、放疗之外的第四种肿瘤治疗方法。

目前也已有研究证实光化学治疗在动物胰腺癌模型的杀伤作用。I期临床试验纳入了16例不能切除的胰腺癌患者进行光化学治疗，有14例患者10天出院，10例患者体力恢复较好，未发现死亡病例。这标志着光化学治疗正从基础研究走上临床。

2. **基因技术**　胰腺癌存在较为复杂的基因突变，有时可存在多种癌基因和抑癌基因突变。目前应用于基因治疗的方法包括反义技术、抑癌基因导入技术、自杀基因治疗、免疫调节基因治疗、基质蛋白酶组织抑制物等。胰腺癌是多基因相关疾病，单一基因疗法效果不会理想，随着分子生物学技术的进展，基因治疗在胰腺癌的应用有望得到突破。

3. 免疫治疗是刺激机体的免疫系统在对肿瘤细胞发挥特异性作用的同时限制其对正常细胞的作用。可以分为主动免疫、被动免疫和过继免疫。主动免疫是利用肿瘤抗原制备疫苗后注入患者体内，刺激机体产生特异性针对肿瘤细胞的抗体，增强机体对肿瘤的杀伤能力。目前已尝试用于胰腺癌疫苗制备的肽类抗原有MUC1和CEA，以及突变的H-ras多肽。被动免疫主要是指利用单克隆抗体治疗胰腺癌。现在有关针对血管内皮生长因子受体（VEGFR）的贝伐珠单抗（bevacizumab）、针对表皮生长因子受体（EGFR）的西妥昔单抗等单克隆抗体在胰腺癌治疗中的作用均有报道。但是需要大样本临床随机对照试验进行验证。过继免疫是将激活的免疫细胞（自体或同种异体的T淋巴细胞）或其产物（IL-1、IL-4、IFN-γ等）输注胰腺癌患者，提高患者免疫能力。

4. 高强度聚集超声治疗（high intensity focused ultrasound therapy）又称无创性超声切除，指将体外超声波高密度聚集于靶点，在肿瘤内产生瞬态高温热效应（60℃以上）、空化效应、机械作用等生物学效应，杀死靶区内的肿瘤细胞。高强度聚集超声治疗已应用在前列腺癌、肝癌、乳腺癌、胰腺癌的治疗，且疗效确切，并具有非创伤性、不受肿瘤大小限制、可以选择性破坏血管并能实时监测治疗效果等优点。但其也有一定局限性：①靶区存在能量分布不均的情况，因此癌细胞不能完全清除；②脏器运动、器官的解剖部位会影响该技术的治疗效果；③目前还缺乏无创性实时测温系统，以方便确定治疗剂量及规范化治疗。

第十二节　预后因素分析

即使行胰腺癌根治性切除，仍有部分患者出现复发转移。肿瘤直径大小、有无淋巴结转移、肿瘤分化情况、有无周围神经血管浸润等都与胰腺癌患者生存状态有关。肿瘤越大，越容易侵犯周围组织及血管，是评价胰腺癌预后的直观指标。神经浸润是胰腺癌的特征之一，与胰腺癌的预后密切相关。胰腺癌细胞易沿着阻力最小的神经束间隙浸润，扩散至胰腺外或胆管外的部位。TNM分期也是胰腺癌预后判断的一个重要指标，TNM分期越晚期的患者预后越差。CA19-9血清水平可作为胰腺癌预后判断的独立预测指标。有研究显示胰腺癌TNM分期相同的患者，CA19-9水平低的患者中位生存时间长于CA19-9水平高的患者。影响胰腺癌患者预后的因素较多，除上述提到的因素外，还有如癌基因和抑癌基因的突变（最新数据支持BRCA突变相关胰腺癌对含铂类化疗方案更为敏感）、手术技巧、术后治疗方案的选择等。

（邵仟仟　张太平　赵玉沛）

第十三节　目前临床诊治存在的共识与挑战及未来研究方向

近三十余年来，胰腺癌在治疗理念及方法论方面均发生了显著变化，出现了多学科团队协作（multidisciplinary team，MDT）诊疗模式、精准医学模式、加速康复理念、微创化精细化手术等新理念、新技术。这些变革一方面对规范胰腺癌的临床实践，带动学科进步，提高诊治效果有巨大的推动作用。另一方面，要求胰腺外科医师在不断学习新理念和新技术的同时，还应辩证地思考这些变革对胰腺癌诊治所带来的挑战。

胰腺癌的治疗理念已由"surgery first"逐步过渡为MDT模式。MDT可以有效整合各学科资源，使胰腺癌患者在最短的时间内获得最佳的诊疗方案，最大程度降低漏诊率和误诊率。当前，胰腺癌MDT在国内已有较为普遍的开展，但规范性有待提高。MDT 的核心是患者，而非任何一个学科，手术切除仅是多学科综合治疗中的一个环节。

随着科技的进步，微创技术在胰腺外科领域取得了长足的进步，微创化、精细化及个体化的理念深入人心。从腹腔镜胰体尾切除到机器人辅助的胰十二指肠切除术，微创技术几乎已覆盖了所有胰腺外科术式。然而，胰腺微创手术有着病变部位多样、手术难度不一、学习曲线长等特点，一些外科医师盲目追求微创，在手术的适应证上把握不严，在手术方式的选择上不够规范，致使患者未能获益最大化。

加速康复外科（enhanced recovery after surgery，ERAS）是外科领域研究的热点之一，尤其在胃肠肿瘤领域，ERAS 起步早，进展快，但其在胰腺癌围手术期的应用仍充满挑战与争议。胰腺外科手术难度大、风险高；ERAS 在胰腺外科领域缺乏高质量的临床证据，相关研究结论难以普遍推广；同时，中国国情现状也限制了 ERAS 的发展，如社区服务不完善、患者依从性差等。因此，目前在胰腺癌领域推广 ERAS 仍需根据患者的具体情况，在实施加速康复措施的同时，保证患者的医疗安全。

新辅助治疗是胰腺癌综合治疗的重要课题，有研究表明：新辅助治疗可能缩小胰腺癌的瘤体或使肿瘤降期，增加 R0 切除的机会。当前，欧美学者基本对其持肯定态度，但国外新辅助治疗的临床研究多为单中心研究，且以回顾性研究为主，循证等级不高。同时，胰腺癌的新辅助治疗缺乏标准方案，导致不同研究间可比性不高，各中心在应用新辅助治疗时缺乏规范性。因此，我国胰腺外科医师应加强针对新辅助治疗的临床研究，在药物敏感性、患者耐受性及治疗方案等方面统计和分析中国人自己的数据。

综上所述，近年来胰腺癌的研究进展很多，但提高胰腺癌的诊断与治疗水平仍任重道远。要想获得革命性突破，就需要更大范围的跨学科、跨领域交叉合作，开展"转化医学研究"。从临床工作中发现和提出问题，由基础研究人员：①利用系统生物学技术寻找肿瘤早期诊断和预后分析生物标志物；②建立高通量的基因筛选与分析平台，实现对肿瘤组织的分子分型，为个体化治疗提供依据；③开展针对特定胰腺癌的分子靶向治疗和生物治疗；④药理基因组学研究和药物 I 期临床试验。通过"临床—实验室—临床"的循环研发模式在胰腺癌的基础与应用方面获得突破。

同时构建中国胰腺癌诊治的多中心、多学科临床研究平台。通过对现实医疗环境中产生的医学数据进行整合、存储、挖掘和专业分析，构建包含"防治信息的收集""信息数据库及网络建设""防治效果评价体系"在内的中国胰腺癌防治信息系统，重塑对胰腺癌的临床认知与治疗策略。基于医学大数据，开展高质量的临床研究，为胰腺癌患者寻找新的诊断方法和更有效的治疗手段，从而迈向精准医疗。

长期来看，提高胰腺癌诊治效果需要新的诊断方法和更有效的治疗手段，然而在现阶段，推行胰腺癌诊治的标准化和流程化仍是提高我国胰腺癌诊治效果的简单有效的方法。通过制定和普及符合我国国情的胰腺癌诊治指南，有望在最短时间内解决各地区、各医疗机构之间诊治水平的差异，使全国的胰腺癌诊治达到一个普遍较高的水平。相信在全体胰腺外科同仁的不懈努力下，我国胰腺癌的诊治水平将会取得令人瞩目的进步。

（曹 喆 张太平 赵玉沛）

参 考 文 献

[1] 中华医学会外科学分会胰腺外科学组. 胰腺癌诊治指南. 中华外科杂志，2007，45（19）：1297-1299

[2] 赵玉沛. 胰腺病学. 北京：人民卫生出版社，2018

[3] Tempero MA，Malafa MP，Chiorean EG，et al. Pancreatic Adenocarcinoma，Version 1.2019. J Natl Compr Canc Netw，2019，17（3）：202-210

[4] Goldstein D，El-Maraghi RH，Hammel P，et al. nab-Paclitaxel plus gemcitabine for metastatic pancreatic cancer：long-term survival from a phase III trial. J Natl Cancer Inst，2015，107（2）：1-2

[5] Siegel RL，Miller KD，Jemal A. Cancer statistics，2019. CA Cancer J Clin，2019，69：7

[6] Portal A，Pernot S，Tougeron D，et al. Nab-paclitaxel plus gemcitabine for metastatic pancreatic adenocarcinoma after Folfirinox failure: an AGEO prospective multicentre cohort. Br J Cancer，2015，113（7）：989

[7] Shaib WL，Narayan AS，Switchenko JM，et al. Role of adjuvant therapy in resected stage IA subcentimeter（T1a/T1b）pancreatic cancer. Cancer，2019，125（1）：57

[8] Conroy T，Hammel P，Hebbar M，et al. FOLFIRINOX or Gemcitabine as Adjuvant Therapy for Pancreatic Cancer. N Engl J Med，2018，379（25）：2395

[9] Versteijne E，Vogel JA，Besselink MG，et al. Meta-analysis comparing upfront surgery with neoadjuvant treatment in patients with resectable or borderline resectable pancreatic cancer. Br J Surg，2018，105（8）：946

[10] Rieser CJ，Zenati M，Hamad A，et al. CA19-9 on Post-operative Surveillance in Pancreatic Ductal Adenocarcinoma: Predicting Recurrence and Changing Prognosis over Time. Ann SurgOncol，2018，25（12）：3483

第三十四章 淋 巴 瘤

淋巴瘤（lymphoma）是一类起源于淋巴结和/或结外淋巴组织的、由淋巴细胞异常增生而形成的恶性疾病。淋巴瘤病理类型复杂、临床表现多样，可以累及全身各个系统或组织。根据肿瘤的组织细胞特征和生物学行为，淋巴瘤可分为霍奇金淋巴瘤（Hodgkin lymphoma，HL）和非霍奇金淋巴瘤（non-Hodgkin lymphoma，NHL）两大类。霍奇金淋巴瘤占淋巴瘤的 9%～10%，是一组疗效相对较好的恶性淋巴瘤；非霍奇金淋巴瘤占全部淋巴瘤病例的 90% 左右，分类复杂，多数预后较差。

近十几年来，全球范围内淋巴瘤发病率都有逐年增多的趋势。近年来总的趋势是霍奇金淋巴瘤的发病率略有下降，非霍奇金淋巴瘤的发病率明显上升，尤其是经济发达地区。城市人群的发病率高于农村，男性高于女性。2011 年全球肿瘤发病率和死亡率调查表明，淋巴瘤居男性肿瘤新发病率第八位，病死率第十位；居女性肿瘤新发病率第十位。2019 年美国癌症协会的一项统计研究表明，淋巴造血系统肿瘤新发病例为 141 070 例，死亡病例为 39 360 例；而我国 2012 年肿瘤登记年报统计，淋巴瘤居我国肿瘤发病率第八位（6.68/10 万），病死率第 10 位（4/10 万），2017 年中国年龄标准化死亡率（age-standardized mortality rate China，ASMRC）和全球年龄标准化死亡率（age-standardized mortality rate worldwide，ASMRW）分别为 3.74/10 万和 2.60/10 万。

与欧美国家相比，我国淋巴瘤的流行病学存在一些不同，例如在欧美国家人群中霍奇金淋巴瘤的年龄 - 发病率曲线呈现非常特征性的双峰形态，而我国则为单峰形态。此外，我国结外受侵的淋巴瘤占全部淋巴瘤的 30% 以上，高于欧美国家。总体来看，我国淋巴瘤的恶性程度高于欧美国家（表 34-1）。

表 34-1　我国与欧美国家淋巴瘤的特点比较

	我国	欧美国家
HL 发病年龄	单峰（40 岁左右）	双峰（20～24 岁和 75～84 岁）
HL 所占比例	10%	40%
滤泡性 NHL 比例	5%	40%～45%
T 细胞淋巴瘤比例	30%	7%～21%
结外淋巴瘤	30%～50%	20%

第一节　病　因　学

目前淋巴瘤的病因仍处于探索研究中，较为公认的病因包括感染、免疫功能异常、物理化学因素等。

1. 感染　某些感染因素可能与某些类型淋巴瘤的发病有关。例如，人类免疫缺陷病毒（艾滋病病毒）感染患者最常罹患淋巴瘤，发病率比普通人群高 60～100 倍；EB 病毒感染可能与霍奇金淋巴瘤、伯基特淋巴瘤、结外 NK/T 细胞淋巴瘤和 EBV 阳性弥漫大 B 细胞淋巴瘤的发病有关；人类嗜 T 细胞病毒 -1（human T-cell lymphotropic virus-1，HTLV-1）与成人 T 细胞淋巴瘤/白血病密切相关；幽门螺杆菌（*Helicobacter pylori*，HP）是胃黏膜相关组织（mucosa-associated lymphoid tissue，MALT）淋巴瘤的可能病因，清除 HP 的治疗可以使 2/3 以上的 I E 期胃 MALT 淋巴瘤病例得到缓解；丙型肝炎病毒与脾淋巴瘤可能相关；鹦鹉衣原体感染与眼附属器官黏膜相关淋巴瘤的发生相关。

2. 免疫功能异常　机体免疫功能异常、自身免疫性疾病、器官移植后长期大量应用免疫抑制药物、老龄化很可能是近年来淋巴瘤发病率明显增加的重要原因。

3. 物理化学因素　放射线、杀虫剂、除草剂、染发剂、重金属、苯等物理因素和化学品也可能与淋巴瘤的发病相关。

4. 遗传因素 虽然有的家庭可能出现不止一个淋巴瘤患者，但是目前尚未发现淋巴瘤有非常明显的遗传倾向和家族聚集性，这与家族性乳腺癌、结肠癌是完全不同的概念。

此外，如上文所述，虽然淋巴瘤的发病原因很可能与部分细菌病毒有关，但是肿瘤发生的机制非常复杂，感染只是其中一个外在因素，目前也没有发现淋巴瘤有传染的倾向性和群发性。因此，作为淋巴瘤患者的亲属，淋巴瘤的发病风险并不会明显高于普通人群。减少环境污染、保持良好的生活习惯、对机体的某些慢性炎症性疾病及时治疗、改善机体的免疫功能，不仅可能减少淋巴瘤的发病率，也是减少其他恶性肿瘤发病率的共同原则。

第二节　病理特征

1. 霍奇金淋巴瘤（HL） HL 的病理表现为背景复杂，并可有特征性的双叶核面对面的排列，形成所谓的镜影细胞存在即霍奇金细胞（Reed-Sternberg，RS 细胞，或传统称为镜影细胞），此为霍奇金淋巴瘤的主要组织学诊断性特征。根据 2001 年 WHO 分型系统和新建立的 2008 年 WHO 分型系统，霍奇金淋巴瘤可分为：结节性淋巴细胞为主型 HL 和经典型 HL，后者又进一步分为结节硬化型、富含淋巴细胞的经典型，混合细胞型及淋巴细胞消减型。

（1）结节性淋巴细胞为主型霍奇金淋巴瘤（nodular lymphocyte predominant Hodgkin lymphoma，NLPHL）：肿瘤组织中常见巨大的单核细胞，被称为爆米花细胞，往往与典型的 RS 细胞形态有别。此型较少见，约占所有 HL 的 5%，发病高峰年龄为 30～40 岁，男性多见，诊断时大多数患者的病变较局限，生存期相对较长，晚期复发较其他类型多。免疫表型：CD20$^+$、CD79a$^+$、BCL6$^+$、CD45$^+$、EMA$^{+/-}$、CD15$^-$。并且可检出 Ig 基因重排。

（2）经典型霍奇金淋巴瘤（classical Hodgkin lymphoma，CHL）：CHL 的特点是肿瘤组织中可见典型 RS 细胞，肿瘤细胞的免疫表型 CD30 阳性，CD15 也多阳性。根据背景中含有不同数量小淋巴细胞、嗜酸性粒细胞、中性粒细胞、组织细胞、浆细胞、纤维母细胞和胶原纤维混合性等反应性浸润的特征和 HRS 细胞的形态学，CHL 可分成 4 个组织学亚型，其免疫表型：CD30$^+$、CD15$^+$（75%～85%）、CD20$^{+/-}$、CD79a$^-$、BCL6$^-$、CD45$^-$、EMA$^-$、ALK-1$^-$、LMP-1$^{+/-}$，并可检出 Ig 基因重排。这些组织学亚型的免疫表型和遗传学特征相同，但他们的临床特征与 EBV 的关系均不同。

1）富于淋巴细胞的经典型霍奇金淋巴瘤（lymphocyte-rich subtype of classical Hodgkin lymphoma，LRCHL）：约占所有 HL 的 5%。发病高峰年龄在 20～40 岁，男性多见。就诊时病变局限，大多数为 I～IIIA 期，较晚复发，可转化为高度恶性的 B 细胞 NHL。

2）结节硬化型经典型霍奇金淋巴瘤（nodular sclerosis of classical Hodgkin lymphoma，NSCHL）：是最常见的 HL 类型，占 65%～80%。青年女性多见。年龄为 15～40 岁。常有锁骨上和纵隔的病变。

3）混合细胞型经典型霍奇金淋巴瘤（mixed cellularity of classical Hodgkin lymphoma，MCCHL）：占 HL 总数的 20%～35%。好发于成年人。男女比例为 2:1。较多累及腹膜后淋巴结，常有 B 症状。

4）淋巴细胞削减型经典型霍奇金淋巴瘤（lymphocyte-depleted of classical Hodgkin lymphoma，LDCHL）：此型较少见，占 HL 的 5% 以下。发病的年龄较大，从 40～80 岁。常有发热、盗汗等 B 症状。就诊时病变多属晚期，有肝脏、脾脏和骨髓的侵犯。而浅表淋巴结的肿大不明显。

2. 非霍奇金淋巴瘤 20 世纪 70 年代以来，随着对非霍奇金淋巴瘤临床和分子生物学等方面的不断深入研究，确定了许多以前未曾有过的 NHL 类型。早在 1966 年，Rappaport 的淋巴瘤简单分类曾被病理和临床医生广泛接受，但随着人们对淋巴瘤本质认识的不断提高，这个仅基于形态学的分类逐渐被淘汰。20 世纪 70 年代，许多学者运用免疫学标记对各种非霍奇金淋巴瘤的来源进行了分类，其中应用较广的是美国 Lukes 和 Collins 以及欧洲 Kiel 提出的淋巴瘤分类。但是这些分类间的对应性较差。1982 年，美国国立研究所组织了对 1 175 例非霍奇金淋巴瘤的回顾性研究，提出了一个新的建立在 HE 切片基础上并与预后相关的分类,也称"工作分型"(表 34-2),该分型将非霍奇金淋巴瘤按照预后分为低度恶性、中度恶性和高度恶性三组,但不考虑肿瘤细胞的免疫学分型。

表 34-2　NHL 工作分型

低度恶性	A. 小细胞型淋巴瘤
	B. 滤泡性小裂细胞为主型淋巴瘤
	C. 滤泡性小裂细胞与大细胞混合性淋巴瘤
中度恶性	D. 滤泡性大细胞型淋巴瘤
	E. 弥漫性小裂细胞为主型淋巴瘤
	F. 弥漫性小裂细胞与大细胞混合型淋巴瘤
	G. 弥漫性大细胞型淋巴瘤
高度恶性	H. 免疫母细胞型淋巴瘤
	I. 淋巴母细胞型淋巴瘤(曲折核或非曲折核)
	J. 小无裂细胞型淋巴瘤(Burkitt 或非Burkitt)

基于对这些类型淋巴瘤的认识,1994 年国际淋巴瘤研究组提出了"欧美改良的淋巴瘤分类",简称 REAL 分类,这一分类的依据包括了形态学、免疫表型、遗传学特点和临床特点,在临床实践中,逐渐显示了这一分类的科学性和准确性。

2001 年,在 REAL 分类的基础上,世界卫生组织(World Health Organization,WHO)公布"淋巴组织肿瘤"的分类,简称 WHO 分类。新的 WHO 淋巴细胞恶性肿瘤分类法进一步考虑了形态学、临床表现、免疫学和基因异常的信息,试图将非霍奇金淋巴瘤和其他淋巴恶性肿瘤区分。分类时包括临床和病理内容,使之有临床诊断和治疗参考指导意义。临床研究已经显示这种新分类法临床相关性好,比以前应用的分类法有更高的诊断准确性。该分类将每一种淋巴瘤类型确定为独立疾病,不同类型淋巴瘤结合肿瘤累及原发部位、特殊病因学特点、形态学、免疫组化表型、细胞遗传学异常和特殊的临床特点等,不同类型淋巴瘤被看作是彼此独立的疾病。

2001 年 WHO 淋巴瘤分类在世界广泛应用,2016 年经第 5 次修订。新近 WHO 分类的主要原则仍然以形态学、免疫组化表型、遗传学、分子生物学特征及临床特点相互结合为疾病分类的坚实基础,并在其中融入了新知识及新观点。表 34-3 列出了 2016 年 WHO 淋巴瘤分类。

2016 年版 WHO 淋巴瘤分类旨在提供最新的淋巴瘤诊断类型、更为准确的诊断标准以及生物学与临床的相关性,从而促进淋巴瘤治疗的进展,并推动淋巴瘤领域的基础研究。

表 34-3　2016 年修订版 WHO 淋巴瘤分类(第 5 版)

前驱淋巴性肿瘤	成熟 B 细胞淋巴瘤
1. B 淋巴母细胞白血病 / 淋巴瘤,非特殊类型	5. 慢性淋巴细胞白血病(CLL)/ 小淋巴B细胞淋巴瘤(SLL)
2. B 淋巴母细胞白血病 / 淋巴瘤伴频发基因异常	单克隆 B 淋巴细胞增多症(MBL)
B 淋巴母细胞白血病 / 淋巴瘤伴 t(9;22)(q34.1;q11.2);BCR-ABL1	6. B 细胞幼淋巴细胞白血病
B 淋巴母细胞白血病 / 淋巴瘤伴 t(v;11q23.3);KMT2A 重排	7. 脾边缘区细胞淋巴瘤
B 淋巴母细胞白血病 / 淋巴瘤伴 t(12;21)(p13.2;q22.1);ETV6-RUNX1	8. 毛细胞白血病
B 淋巴母细胞白血病 / 淋巴瘤伴超二倍体	9. 脾 B 细胞淋巴瘤 / 白血病,不能分类
B 淋巴母细胞白血病 / 淋巴瘤伴低二倍体	脾弥漫性红髓小 B 细胞淋巴瘤
B 淋巴母细胞白血病 / 淋巴瘤伴 t(5;14)(q31.1;q32.3);IL3-IGH	毛细胞白血病变异型
B 淋巴母细胞白血病 / 淋巴瘤伴 t(1;19)(q23;p13.3);TCF3-PBX1	10. 淋巴浆细胞淋巴瘤
B 淋巴母细胞白血病 / 淋巴瘤,BCR-ABL1 样	11. 意义不明的单克隆丙种球蛋白病(MGUS),IgM 型
B 淋巴母细胞白血病 / 淋巴瘤伴 iAMP21	12. 重链病
3. T 淋巴母细胞白血病 / 淋巴瘤	Mu 重链病
早期 T 前驱淋巴母细胞白血病	Gamma 重链病
4. 自然杀伤(NK)淋巴母细胞白血病 / 淋巴瘤	Alpha 重链病
	13. 浆细胞肿瘤
	意义不明的单克隆丙种球蛋白病(MGUS),非 IgM 型
	浆细胞骨髓瘤
	变异型
	无症状浆细胞骨髓瘤

非分泌性骨髓瘤

浆细胞白血病

浆细胞瘤

骨孤立性浆细胞瘤

骨外浆细胞瘤

单克隆免疫球蛋白沉积病

原发淀粉样变性

轻链和重链沉积病

伴副肿瘤综合征的浆细胞肿瘤

    POEMS 综合征

    TEMPI 综合征

14. 结外黏膜相关淋巴组织边缘区淋巴瘤（MALT 淋巴瘤）

15. 结内边缘区淋巴瘤

儿童结内边缘区淋巴瘤

16. 滤泡性淋巴瘤

原位滤泡肿瘤

十二指肠型滤泡性淋巴瘤

睾丸滤泡性淋巴瘤

17. 儿童型滤泡性淋巴瘤

18. 伴 IRF4 重排大 B 细胞淋巴瘤

19. 原发皮肤滤泡中心细胞淋巴瘤

20. 套细胞淋巴瘤

白血病性非淋巴结套细胞淋巴瘤

原位套细胞肿瘤

21. 弥漫大 B 细胞淋巴瘤（DLBCL），非特指型

生发中心亚型

活化 B 细胞亚型

22. 富于 T 细胞 / 组织细胞大 B 细胞淋巴瘤

23. 原发中枢神经系统弥漫大 B 细胞淋巴瘤

24. 原发皮肤弥漫大 B 细胞淋巴瘤，腿型

25. EBV⁺ 弥漫大 B 细胞淋巴瘤，非特指型

26. EBV⁺ 黏膜皮肤溃疡

27. 慢性炎症相关弥漫大 B 细胞淋巴瘤

伴纤维蛋白渗出的弥漫大 B 细胞淋巴瘤

28. 淋巴瘤样肉芽肿

29. 原发性纵隔（胸腺）大 B 细胞淋巴瘤

30. 血管内大 B 细胞淋巴瘤

31. ALK 阳性大 B 细胞淋巴瘤

32. 浆母细胞淋巴瘤

33. 原发性渗出性淋巴瘤

34. HHV-8 相关的淋巴组织增生性疾病

多中心 Castleman 病

HHV-8 阳性弥漫大 B 细胞淋巴瘤，非特指型

HHV-8 阳性亲生发中心淋巴组织增殖性疾病

35. Burkitt 淋巴瘤

36. 伴 11q 异常的 Burkitt 样淋巴瘤

37. 高级别 B 细胞淋巴瘤

高级别 B 细胞淋巴瘤，伴 MYC 和 BCL2 和 / 或 BCL6 重排

高级别 B 细胞淋巴瘤，非特指型

38. 介于 DLBCL 和经典霍奇金淋巴瘤之间的不能分类的 B 细胞淋巴瘤

成熟 T 和 NK 细胞淋巴瘤

1. T 细胞性幼淋巴细胞白血病

2. T 细胞性大颗粒淋巴细胞白血病

3. NK 细胞慢性淋巴增殖性疾病

4. 侵袭性 NK 细胞白血病

5. 儿童 EBV 阳性的 T 细胞和 NK 细胞增生性疾病

儿童系统性 EBV 阳性 T 细胞淋巴瘤

慢性活动性 EBV 感染（T 细胞和 NK 细胞型），系统性

种痘水疱病样淋巴组织增殖性疾病

严重蚊虫叮咬过敏症

6. 成人 T 细胞白血病 / 淋巴瘤

7. 结外 NK/T 细胞淋巴瘤，鼻型

8. 肠道 T 细胞淋巴瘤

肠病相关 T 细胞淋巴瘤

单形性嗜上皮性肠道 T 细胞淋巴瘤

肠道 T 细胞淋巴瘤，非特指型

胃肠道惰性 T 细胞增殖性疾病

9. 肝脾 T 细胞淋巴瘤

10. 皮下脂膜炎样 T 细胞淋巴瘤

11. 蕈样肉芽肿

12. Sezary 综合征

13. 原发性皮肤 CD30 阳性 T 细胞增殖性疾病

淋巴瘤样丘疹病

原发性皮肤间变性大细胞淋巴瘤

14. 原发性皮肤的外周 T 细胞淋巴瘤，罕见亚型

原发性皮肤 γδT 细胞淋巴瘤

原发性皮肤 CD8 阳性侵袭性嗜表皮性细胞毒性 T 细胞淋巴瘤

原发性皮肤肢端 CD8 阳性 T 细胞淋巴瘤

原发性皮肤 CD4 阳性小 / 中等大小 T 细胞增殖性疾病

15. 外周 T 细胞淋巴瘤，非特指型

16. 血管免疫母细胞 T 细胞淋巴瘤和其他滤泡辅助 T 细胞来源的淋巴瘤

血管免疫母细胞 T 细胞淋巴瘤

滤泡 T 细胞淋巴瘤

伴滤泡辅助 T 细胞表型的结内外周 T 细胞淋巴瘤

17. 间变性大细胞淋巴瘤，ALK 阳性

18. 间变性大细胞淋巴瘤，ALK 阴性

19. 乳房植入物相关的间变性大细胞淋巴瘤

霍奇金淋巴瘤

1. 结节性淋巴细胞为主型霍奇金淋巴瘤

2. 经典型霍奇金淋巴瘤

结节硬化型（NS）

富于淋巴细胞型（LP）

混合细胞型（MC）

淋巴细胞消减型（LD）

第三节 临床表现

淋巴细胞既可以在它的出生地（胸腺、骨髓）发生恶变，也可以在淋巴结、脾、扁桃体及全身其他组织和器官的淋巴组织发生恶变。此外，晚期恶性淋巴瘤还可以侵犯到淋巴组织以外的部位。所以，其临床表现是复杂多样的。

1. 最典型表现 浅表部位不对称淋巴结无痛性、进行性肿大，表面光滑，质地较韧，早期互不粘连。以浅表淋巴结肿大为首发症状者占60%以上。以颈部和锁骨上淋巴结肿大最常见，占60%~80%，腋窝、腹股沟淋巴结次之（腋下占6%~20%，腹股沟占6%~12%），累及颌下、耳前后等处淋巴结者较少。也有患者以深部的淋巴结肿大为主要表现，如纵隔、腹腔、盆腔淋巴结肿大，起病较隐匿，发现时淋巴结肿大往往已比较明显。

2. 淋巴结肿大引起的压迫症状 进行性肿大的淋巴结可能对周围的组织器官造成影响或压迫，并引起相应的症状。如纵隔巨大淋巴结可压迫上腔静脉，导致血液回流障碍，表现为面颈部肿胀、胸闷、胸痛、呼吸困难等；盆腔和腹腔巨大淋巴结可压迫胃肠道、输尿管或胆管等，造成肠梗阻、肾盂积水或黄疸，并引起腹痛、腹胀，淋巴瘤造成压迫临床表现的比例较其他实体肿瘤少见。

3. 结外侵犯 淋巴瘤也可以侵及淋巴系统以外的器官，表现为相应器官的受侵、破坏、压迫或梗阻。侵及脾脏，多见于霍奇金淋巴瘤，可有脾大、脾功能亢进；侵及肝脏，见于疾病晚期，可见肝大及肝功能异常，部分患者可因肝门淋巴结肿大或肝内胆汁淤积引起阻塞性黄疸；胃肠道淋巴瘤的表现如同胃癌和肠癌，可出现腹痛、胃肠道溃疡、出血、梗阻、压迫等症状；皮肤淋巴瘤常被误诊为银屑病、湿疹、皮炎等；侵及颅脑，可能出现头痛、视物模糊、言语障碍、意识不清、性格改变、部分躯体和肢体的感觉及运动障碍，甚至瘫痪；侵及骨骼，可致骨痛、骨折；侵及鼻咽部，可出现鼻塞、流涕、鼻出血等，类似于鼻咽癌的表现。

4. 全身症状 淋巴瘤是全身性疾病，因此，除了上述局部症状，约半数患者还可能出现发热、盗汗、乏力、消瘦、食欲缺乏、皮疹、瘙痒、贫血等全身症状，出现明显的淋巴瘤相关的上述全身症状，往往病情比较晚期。

第四节 诊断及鉴别诊断

一、诊断

1. 症状与体征 仔细询问病史，包括有无盗汗、体重减轻、发热等全身症状及神经系统、肌肉骨骼系统、胃肠道系统受累的特征性症状。

仔细体检，检查浅表淋巴结（包括耳前淋巴结、耳后淋巴结、颌下淋巴结、颏下淋巴结、枕后淋巴结、锁骨上淋巴结、腋下淋巴结、滑车上淋巴结、腘窝淋巴结、腹股沟淋巴结等）以及双侧扁桃体。纵隔淋巴结受累可发生纵隔压迫综合征，应仔细检查患者有无胸腔积液，颈部胸部上肢静脉有无充盈怒张。腹腔淋巴结受累患者应仔细询问有无腹痛、腰痛、腹块、大小便困难或血尿等症状。消化道（黏膜下）淋巴组织受累者应询问是否出现腹痛、腹泻、腹块、肠梗阻、便血、肠穿孔或吸收不良等症状。肝脾受累者应仔细检查是否有黄疸、肝脾大等体征。对于可能骨骼肌肉系统受累者，应询问是否有肌痛、骨痛。皮肤淋巴瘤患者应检查是否有肿块、结节、浸润性斑块、溃疡、丘疹、斑疹等体征。神经系统累及者应询问是否有脑神经瘫痪、头痛、癫痫发作、颅内压增高、脊髓压迫及截瘫等症状。此外，还应仔细检查乳腺、睾丸、阴囊、卵巢等生殖器官有无肿块。

2. 影像学检查

（1）胸片：胸片是检出肺门、纵隔淋巴结或胸腔积液最有效的方法，也是评价疗效、随访的简便手段。淋巴瘤患者初诊时25%~40%胸片异常，非霍奇金淋巴瘤常表现为单组淋巴结受侵犯，多见于后纵隔。原发肺的黏膜相关淋巴瘤X片表现为肺内边缘模糊的片状或团块状阴影。

（2）胃肠道钡剂造影：是诊断胃肠道非霍奇金淋巴瘤常用的方法，胃非霍奇金淋巴瘤的表现是胃黏膜皱襞粗大僵硬，单发或多发的圆形充盈缺损，即"鹅卵石样"的改变，病变主要位于黏膜下，病变广泛时胃蠕动仍存在是与胃癌鉴别的主要依据。小肠非霍奇金淋巴瘤是最常见的小肠肿瘤,小肠内见多发散在边缘光整充盈缺损,或肠腔狭窄与扩张并存。大肠非霍奇金淋巴瘤以直肠和盲肠多见,表现为结节或肿块充盈缺损,肠壁狭窄增厚。

(3)超声波检测:可用于测定脾脏大小和厚度,鉴别囊性或实质占位,B超检出脾非霍奇金淋巴瘤敏感性比CT和MRI更高。非霍奇金淋巴瘤弥漫性浸润脾脏时,脾实质回声较正常脾脏低,局灶性病变时,脾实质内显示散在分布的无回声或低回声区。检测肝脏有无肿大及占位。对腹部肿块可确定其大小,物理性质以及与周围脏器关系,确定有无腹水等异常。

(4)计算机体层成像(computed tomography,CT):所有非霍奇金淋巴瘤治疗前、中和治疗后,应做颈、胸、腹、盆腔等有关部位CT。CT能清楚显示各区淋巴结大小、密度。与周围血管、脏器关系,也能显示结外病变。CT亦是评价疗效的主要方法,是目前淋巴瘤患者中最常用的影像学手段。

(5)磁共振成像(magnetic resonance imaging,MRI):MRI在NHL分期中不作为常规应用的方法,但在骨和中枢神经系统累及时有较好的鉴别意义。在检出骨髓侵犯时比骨髓活检更敏感。

(6)镓(^{67}Ga):镓(^{67}Ga)扫描在分期和随访疗效中均有重要意义。它不单提供解剖信息,还提供功能性信息,由于其诸多的局限性,目前临床上基本上不再使用。

(7)氟脱氧葡萄糖正电子发射计算机体层成像(PET/CT):功能性影像学方法PET/CT对淋巴瘤治疗前分期和治疗后残余病灶检测上的敏感性和特异性明显优于常规的CT扫描,但昂贵的费用限制其在临床的常规应用。2007年,淋巴瘤国际协作项目对国际工作组(International Workshop Group,IWG)淋巴瘤疗效评价标准(1999年版)进行了修订,融入了免疫组织化学、流式细胞术和PET显像,并于2014年进行了再修订,形成了淋巴瘤疗效评价新标准。2009年IWG提出PET显像的Deauville标准,该标准已在国际多中心临床试验中得到验证,被作为淋巴瘤疗效评价的主要指标。目前已经被包括美国NCCN等组织广泛使用。目前PET/CT不但可以用于治疗前分期、治疗后疗效评价和病变残留的检测,而且可以作为治疗后的预后预测指标,目前基本取代镓(^{67}Ga)的扫描。PET/CT图像的纹理分析用于量化淋巴瘤内非均质性特征分析受到越来越多的关注,如何建立标准化评估体系,尚需进一步研究。

3. 实验室检查 血常规、肝肾功能、血糖、钙、血清蛋白、LDH、β2微球蛋白,这些检查项目可以了解预后和判断治疗有无禁忌。不少的淋巴瘤亚型与EB病毒有关,特别是结外NK/T细胞淋巴瘤,EBV-DNA拷贝数为结外NK/T细胞淋巴瘤的独立预后因素。

4. 病理诊断

(1)细胞学及组织病理学活检:细胞学检查具有简便、安全、患者无痛苦的优点。缺点是只能观察病变组织个别细胞的形态构造,不能了解细胞间的组织学及细胞与间质的比例等,因此无法进行淋巴瘤的分类,因此任何怀疑淋巴瘤的肿块,不能采用细针穿刺,做细胞学检查,如果无法切取活检,可以采用CT或B超诱导下空心针穿刺,做病理学检查,肿块的切取或切除活检,做病理学诊断是目前正确性最高、最可靠的诊断"金标准"。

(2)骨髓穿刺活检:了解骨髓功能和有无骨髓侵犯。各种亚型骨髓侵犯率不同,小淋巴细胞淋巴瘤,在诊断时最易查出有骨髓侵犯,约70%阳性,其次是套细胞淋巴瘤(64%),淋巴母细胞淋巴瘤有50%的骨髓侵犯率,滤泡型淋巴瘤、外周T细胞淋巴瘤、Burkitt's淋巴瘤的侵犯率30%~40%,黏膜相关淋巴组织淋巴瘤、弥漫大B细胞淋巴瘤和间变型大T细胞淋巴瘤较少见侵犯骨髓(约15%)。有骨髓侵犯的小淋巴细胞性淋巴瘤和滤泡型淋巴瘤仍可有较长的生存期。

二、鉴别诊断

1. 浅表淋巴结肿大

(1)淋巴结炎症:急性淋巴结炎、慢性淋巴结炎、结核、传染性单核细胞增多症等其他疾病。

(2)其他恶性肿瘤:转移性癌、白血病等,骨髓穿刺可明确诊断。

(3)不明原因的淋巴结肿大。

2. 脾大

(1)感染性脾大:急性感染性脾大的疾病有

传染性单核细胞增多症、病毒性肝炎、风疹、伤寒、副伤寒、败血症、疟疾、血吸虫病。骨穿有助于诊断。

（2）继发于门静脉高压：见于各种原因引起的肝硬化、慢性缩窄性心包炎、门静脉血栓形成。

（3）恶性疾病：最多见于白血病。恶性组织细胞增多症有肝脾大，全身淋巴结肿大。

（4）其他血液系统疾病：骨髓纤维化、真性红细胞增多症、特发性血小板减少性紫癜，骨髓增生异常综合征都可以有不同程度的脾大。

（5）自身免疫性疾病：系统性红斑狼疮、皮肌炎，风湿性关节炎有脾大。

3. 咽淋巴环非霍奇金淋巴瘤

（1）扁桃体病变：扁桃体炎、扁桃体癌。

（2）鼻咽部病变：鼻咽增生性结节、鼻咽增殖体、鼻咽癌。

4. 原发肺的非霍奇金淋巴瘤

（1）肺结核。

（2）肺脓疡。

（3）原发性支气管肺癌和结节病。

5. 以腹块或消化道症状为主要表现的非霍奇金淋巴瘤

（1）胃的疾患：胃癌、胃平滑肌瘤、胃平滑肌肉瘤。

（2）肠的疾患：小肠恶性肿瘤、小肠结核、大肠癌。

6. 乳腺非霍奇金淋巴瘤

（1）乳腺癌。

（2）乳腺增生病。

（3）纤维腺瘤。

第五节 分 期

正确的分期对判断预后和选择治疗有重要意义。Ann Arbor 分期（表 34-4）是目前通用的描述霍奇金淋巴瘤（Hodgkin lymphoma，HL）和非霍奇金淋巴瘤（non-Hodgkin lymphoma，NHL）的分期系统。

Ann Arbor 分期系统更适用于 HL 和原发淋巴结的 NHL，对于某些原发淋巴结外的 NHL，Ann Arbor 分期并不能很好适用，还有其专属的分期系统。如慢性淋巴细胞白血病的 Rai 分期

和 Binet 分期、皮肤 B 细胞淋巴瘤 TNM 分期、原发胃肠道淋巴瘤的 Lugano 分期系统、淋巴母细胞淋巴瘤 / 白血病的 St.Jude 分期等。对于 HL 和 NHL，除了分期以外还需考虑病理亚型和预后因素等来合理选择治疗策略。

表 34-4　Ann Arbor 分期系统

分期	特征
I	累及一个淋巴结区（I）或一个淋巴组织（IE）
II	累及横膈同侧的两个或两个以上淋巴结区（II），或除此之外，并有同侧的局限性结外器官侵犯（IIE）
III	膈肌上下淋巴结区域均有侵犯（III），可伴有局限性节外器官侵犯（IIIE）或伴有脾侵犯（IIIS）或两者均受侵犯（IIIES）
IV	弥漫性、播散性结外器官或淋巴组织器官侵犯，包括肝、骨髓和肺的侵犯，不论有无淋巴结侵犯

注：根据有无症状，分为 A 和 B

A 无全身症状。B 有以下一个或一个以上症状：①不明原因的发热，>38℃连续 3 天以上；②不明原因盗汗；③6 个月内不明原因的体重减轻超过 10%，无其他可解释的原因。X 巨大病变：肿块最大径 >10cm；纵隔肿块的直径 >$T_{5/6}$ 水平胸腔横径的 1/3。E 累及结外的脏器。CS 临床分期。PS 病理分期（经过剖腹探查或活检）。纵隔肿块为一部位；肺门淋巴结分两侧；脾、胸腺和 Waldeyer 环为淋巴组织；分期后可随后标明解剖位置的数量

第六节 治 疗

一、概述

淋巴瘤是一种全身性的血液系统恶性肿瘤，其治疗手段包括化学治疗、放射治疗、外科手术治疗等。根据患者的年龄、身体状况、淋巴瘤亚型、病变部位、分期等因素，在遵循指南和治疗原则的前提下，对患者进行规范的、综合性的、个体化的治疗是获得良好疗效的关键。在过去几十年里，淋巴瘤的新化疗药物不断涌现，对淋巴瘤病理、分子分型的进一步细化，以及治疗理念的不断进步，使得淋巴瘤的整体疗效得到了极大的提高。霍奇金淋巴瘤以及某些非霍奇金淋巴瘤（如弥漫大 B 细胞淋巴瘤）已成为可以治愈的恶性肿瘤；既往认为不可治愈的某些淋巴瘤（如结外 NK/T 细胞淋巴瘤）的疗效也有了很大改善。

1. 化学治疗 化学治疗是淋巴瘤的主要治

疗手段。淋巴瘤治疗的常用化疗药物包括蒽环类药物（多柔比星、表柔比星等）、烷化剂（环磷酰胺、异环磷酰胺等）、二氢叶酸还原酶抑制剂（甲氨蝶呤等）、抗生素类（博来霉素等）、植物类药物（依托泊苷、长春新碱等）以及糖皮质激素等。由这些化疗药物所组成的 ABVD（多柔比星、博来霉素、长春碱、达卡巴嗪）、CHOP（环磷酰胺、多柔比星、长春新碱、泼尼松）、EPOCH（依托泊苷、泼尼松、长春新花碱、环磷酰胺、多柔比星）、BEACOPP（博来霉素、依托泊苷、多柔比星、环磷酰胺、长春新碱、丙卡巴肼）等经典化疗方案至今仍广泛用于淋巴瘤的治疗。近年来，用于淋巴瘤的新化疗药物不断涌现，如苯达莫司汀（bendamustine）、门冬酰胺酶（L-asparaginase）等，使得淋巴瘤的整体疗效有了进一步提高。

淋巴瘤化疗多采用多药联合的化疗方案。根据淋巴瘤细胞生长周期的特点，联合运用细胞周期特异性和细胞周期非特异性药物。足够的药物剂量强度和疗程对于取得满意的疗效至关重要。与实体肿瘤相比，淋巴瘤的化疗剂量较大、治疗周期较多、患者一般情况相对较差，因此需严密监测并及时处理化疗所带来的骨髓抑制、心脏损伤、肝肾损害等毒性。淋巴瘤患者中青少年多见，且治愈率较高，因此化疗所引起的远期毒性（如不孕不育、第二肿瘤）也日益得到重视。合理使用化疗药物，在保证疗效的前提下降低毒副反应，是今后努力的方向。

20 世纪 80 年代以来，淋巴瘤靶向药物得到了极大发展，成为传统化疗手段的有力补充。抗 CD20 单克隆抗体——利妥昔单抗的开发，显著改善了弥漫大 B 细胞淋巴瘤、滤泡淋巴瘤等 B 细胞淋巴瘤的临床疗效。目前用于临床的靶向药物主要包括单克隆抗体和特异性靶向肿瘤信号转导通路的小分子药物，前者包括抗 CD30 单抗（维布妥昔单抗，brentuximab vedotin）、抗 CD52 单抗（阿仑单抗，alemtuzumab），以及单克隆抗体与放射性核素交联物（替伊莫单抗、托西莫单抗）等；后者则有蛋白酶体抑制剂（硼替佐米）、组蛋白去乙酰化酶抑制剂（伏立诺他、西达本胺）、PI3K 信号通路抑制剂（西罗莫司）等。与传统细胞毒性化疗药物相比，靶向药物因其作用位点相对特异，毒副反应较小，是未来淋巴瘤治疗发展

的方向之一。

2. 放射治疗 淋巴瘤是最常见的放射敏感肿瘤之一，放疗在淋巴瘤的局部控制、巩固治疗和姑息减症等方面发挥着重要作用。早在 20 世纪 20 年代，Gilbert R 等人便开始使用 X 线治疗霍奇金淋巴瘤。近几十年来，放疗技术不断进步，从传统的单野放疗、适形放疗，发展到现在的调强放疗（intensity-modulated radiotherapy, IMRT），其照射野同病灶的适形度不断改善。随着更多临床试验的开展，对淋巴瘤的照射野和照射剂量也逐渐规范化。从而在保证放疗疗效的同时，进一步减轻了放疗所带来的毒副反应。

放疗在淋巴瘤治疗中的作用主要包括以下几个方面：

（1）对于某些早期淋巴瘤，单纯放疗可以达到根治效果。如没有预后不良因素的早期霍奇金淋巴瘤，早期黏膜相关组织淋巴瘤、滤泡淋巴瘤等。

（2）对于某些侵袭性淋巴瘤，在化疗的基础上加入放疗可进一步巩固疗效，特别是对于化疗后有孤立残留病灶或化疗前有大肿块的患者，巩固放疗可降低肿瘤局部复发，进而提高长期生存率。如原发纵隔和中枢的弥漫大 B 细胞淋巴瘤、晚期滤泡淋巴瘤、套细胞淋巴瘤等。

（3）对于化疗耐受性差，特别是既往接受过多程化疗的患者或老年患者，放疗可以起到减轻局部症状，延缓疾病进展，延长生存时间和提高生活质量的作用。

（4）对于某些淋巴瘤所引起的脊髓压迫、胃肠道梗阻等，局部放疗可以迅速解除或减轻压迫，缓解症状。

放疗剂量因不同的淋巴瘤亚型而异。如滤泡淋巴瘤多为 24～30Gy，弥漫大 B 细胞淋巴瘤化疗完全缓解后巩固放疗多为 30～36Gy，鼻腔 NK/T 细胞淋巴瘤多为 50Gy 以上。在照射野方面，早年对霍奇金淋巴瘤的照射范围较大，主要有斗篷野和锄形野等，导致心脏毒性、肺毒性、生育毒性和第二肿瘤的发生率较高。近年来随着化疗疗效的提高，照射野逐渐缩小为受累野放疗（involved-field radiotherapy, IFRT）乃至受累淋巴结放疗（involved-node radiotherapy, INRT），使得放疗毒性特别是远期毒性进一步降低。

放疗引起的急性毒性反应主要包括黏膜反应（溃疡、白膜、疼痛等）、胃肠道反应（恶心、食欲缺乏、呕吐）和骨髓抑制。放射治疗后并发症主要包括放射性肺炎、心包炎、脊髓炎、甲状腺功能减退等，对于儿童和青少年还需特别注意放疗可能影响骨骼发育。经过扩大野高剂量照射的患者，放疗野内发生第二肿瘤的概率增加，需定期严密随访。放射性肺炎的发生率和严重程度主要与照射剂量和照射野大小相关，其他危险因素还包括：联合化疗特别是使用博来霉素、既往肺部放疗史、老年人、有肺和心血管基础疾患。急性放射性肺炎可发生在放疗时，但常常发生在放疗后 2～3 个月。对有明显症状者可联合应用肾上腺皮质激素和抗生素。晚期放射性肺纤维化发生在放疗后数月至数年。轻者仅有轻微咳嗽、低热，严重者可有呼吸困难。放射性心包炎发生率不高，主要表现为胸闷气急和心包积液，可给予激素和利尿剂治疗。放射性脊髓炎在总剂量超过 50～60Gy 时发生率较高，严重者可表现为横断性脊髓损伤，即损伤脊段平面以下感觉消失，运动障碍，大小便障碍。放射性脊髓炎重点在预防，注意保护脊髓，在斗篷野和锄形野、锄形野和倒 Y 野之间避免有重叠的高剂量区。其他的放射性损伤还包括放射性肾炎、甲状腺功能减退等。新的立体放射技术（如调强放射治疗）使得放射剂量分布更为合理，可减少上述放疗并发症的发生。

3. 造血干细胞移植（hematopoietic stem cell transplantation，HSCT） HSCT 历经 50 余年的发展，成为恶性血液系统肿瘤治疗方面所取得的重要突破性进展之一。HSCT 又可分为同种异基因造血干细胞移植、同基因造血干细胞移植和自体造血干细胞移植。异基因移植可产生移植物抗肿瘤效应，从而进一步提高疗效。近年来，大剂量化疗＋自体移植被广泛应用于难治或复发的侵袭性淋巴瘤，使近半数此类患者获得长期生存。对于某些高危的初治淋巴瘤，也可在化疗获得完全缓解后采用自体移植进行巩固。自体移植失败者可接受异基因移植。

4. 手术治疗 淋巴瘤作为一种全身性的血液系统恶性肿瘤，手术切除多不作为首选治疗手段。然而在某些特殊情况下仍需外科干预，主要包括：①对于肿大淋巴结或可疑侵犯器官行手术切取（或切除）活检，以明确病理诊断；②对于早期原发胃肠道的淋巴瘤，可先给予手术切除，再行化放疗巩固；③对于淋巴瘤压迫所引起的脊髓压迫综合征、空腔脏器梗阻等并发症，可行减症手术。

二、霍奇金淋巴瘤

1. 概述 霍奇金淋巴瘤（Hodgkin lymphoma，HL）是对放疗和化疗高度敏感的肿瘤。当前的治疗可使约 90% 的 I/II 期患者获得长期生存。即使对于 III/IV 期患者在接受化疗后也有 80%～95% 可获得完全缓解，55%～65% 可长期生存。因此 HL 治疗的新目标是在保证疗效的前提下，尽可能降低各种治疗方式的近期和远期的毒副反应，保证良好的生活质量。

手术主要作为 HL 的诊断手段，如行淋巴结切除活检、剖腹探查、脾切除活检等。对于肿瘤导致的脊髓压迫可行紧急减压手术。

放射治疗是 HL 综合治疗中的重要手段之一，单纯放疗可使部分早期 HL 获得长期无病生存。早年 HL 的放疗范围较大，包括斗篷野（包括全颈、锁骨下、双腋下、纵隔和双肺门淋巴结）、锄形野（包括腹主动脉旁、脾门淋巴结，脾脏）、倒 Y 野（包括腹主动脉旁、双髂总、髂内外、腹股沟和股三角区淋巴结）。次全淋巴结照射（subtotal node irradiation，STNI）指的是斗篷野加锄形野或锄形野加倒 Y 野。随着对 HL 生物学行为认识的进一步深入和化疗疗效的不断提高，现阶段 HL 淋巴瘤的放疗主要为受累野照射乃至受累淋巴结照射。NCCN 推荐的放疗剂量为：对于 I～II 期无高危因素者为 20～30Gy，有高危因素或有大肿块者为 30～36Gy。

化疗在 HL 的治疗中占有重要的地位。不论病变的分期，现阶段都考虑化疗作为首选的治疗措施。1964 年美国国立癌症中心（National cancer institute，NCI）的 De Vita 采用 MOPP 方案（氮芥、长春新碱、丙卡巴肼、泼尼松）治疗 III～IV 期 HL，有 84% 的患者达到完全缓解，10 年无复发生存率 54%。使 MOPP 在很长一段时间内成为 HL 的标准化疗方案。1979 年意大利米兰国立癌症研究所用 ABVD（多柔比星、博来霉素、长春碱、达卡巴嗪）治疗对 MOPP 耐药的 HL 有效率达 75%～80%。此后多项随机对照试验均表明 ABVD 的疗效优于 MOPP，并且远期毒副反应（如不育、第二肿瘤）的发生率低于 MOPP。因此 ABVD 目前已替代 MOPP 成为 HL 的最常用化疗方案。ABVD 的主要不良反应包括多柔比星的心脏毒性和博来霉素的肺毒性，特别是与放疗联合应用时不良反应进一步加重。使用该方案时应定期监测心、肺功能。

为了进一步提高晚期患者的疗效，欧美均进行了高剂量强度化疗方案的探索，并且与标准方案进行了前瞻性随机对照研究。德国霍奇金淋巴瘤研究组从 1993 年开始进行一项随机对照研究（HD-9），将 COPP/ABVD、标准剂量 BEACOPP 和提高剂量 BEACOPP 三种方案进行对比，结果提示提高剂量 BEACOPP 的 10 年总生存和无失败生存均显著优于标准剂量 BEACOPP 和 COPP/ABVD，特别是有预后不良因素的患者从提高剂量 BEACOPP 方案获益更多。目前认为提高剂量 BEACOPP 方案是治疗晚期 HL 的高效方案之一，尤其适用于有预后不良因素者。但由于该方案的毒性较 ABVD 高，故老年患者应慎用。目前也有研究提示，对初治晚期患者先给予 ABVD 化疗，如 PET/CT 中期评估提示化疗敏感，则继续给予 ABVD；如果 ABVD 化疗效果差，则改为提高剂量 BEACOPP 方案，这样可以使过半的晚期淋巴瘤患者避免过度治疗。常用的 HL 联合化疗方案见表 34-5。

2. 早期患者的治疗 对于Ⅰ～Ⅱ期 HL，有无预后不良因素（血沉增快、B 症状、大肿块、淋巴结病变数目、年龄等）是选择治疗方案的最重要依据。德国霍奇金淋巴瘤研究组、欧洲癌症治疗研究组织、加拿大国立癌症研究所和 NCCN 等不同机构均提出了不同的早期 HL 预后不良因素（详见第七节），并据此将早期患者划分为预后良好组和预后不良组，并分别给予不同的治疗。简述如下：

（1）预后良好患者的治疗：目前 NCCN 指南推荐对于早期预后良好者，可行 ABVD 化疗 4 程继以受累部位放疗 30Gy；也可行 Stanford V 方案化疗 8 周继以 ISRT 30Gy；对于部分患者（血沉 <50mm/h，无结外受侵，且仅有 2 个淋巴结区域受

侵）可行 ABVD 方案 2 程继以 ISRT 20Gy。化疗 2 程后行 PET/CT 评价疗效，若提示病变残留者建议再次行活检予以证实，若证实化疗无效者则按难治性 HL 处理。

（2）预后不良患者的治疗：目前 NCCN 推荐 ABVD 化疗 4～6 程继以 ISRT 30Gy 作为早期预后不良患者的标准治疗。其他可选方案包括 Stanford V 方案化疗 12 周继以 ISRT 30～36Gy（肿物 >5cm 或 PET/CT 提示病灶残留者），或提高剂量 BEACOPP 方案 2 程继以 ABVD 方案 2 程后行 ISRT 30Gy。对于初治时有大肿块者，建议给予 ABVD 方案 6 程或 StanfordV 方案 12 周，继以 ISRT 36Gy。PET/CT 中期评估的原则与预后良好患者相同。

3. 晚期患者的治疗 推荐给予 ABVD 方案 6 程，或 Stanford V 方案 12 周，或提高剂量 BEACOPP 方案 6 程化疗。对于初治时有大肿块者同样需给予局部放疗。PET/CT 中期评估的原则与早期患者相同。目前认为对于 IPS 评分 >4 分的患者，给予 6 程提高剂量 BEACOPP 方案化疗可能更为合理。

4. 复发或难治性霍奇金淋巴瘤的治疗 一线化疗后有少部分患者不能达到完全缓解，这类患者预后较差。更换非交叉耐药的挽救方案化疗后即使达到完全缓解，长期生存率仍较低。因此，挽救化疗有效的患者应考虑采用造血干细胞移植支持下的大剂量化疗进行巩固。

一线化疗后完全缓解者仍有约 20% 会复发。复发距离首程治疗超过 1 年者可用原化疗方案化疗或改换其他非交叉耐药的化疗方案，仍有希望获得二次缓解及长期生存。复发距离首程治疗不足 1 年者改用二线挽救化疗方案（例如含吉西他滨的方案），在获得二次缓解后给予造血干细胞移植支持下的大剂量化疗进行巩固。自体移植为首选，如果移植可以顺利完成，约半数患者可获长期生存。

对于常规化疗残留或无效的 HL 患者，应考虑给予放射治疗。对于自体造血干细胞移植后复发，或挽救方案疗效不佳的患者，如有条件，可以考虑异基因造血干细胞移植，部分患者可以获得长期生存的机会。然而，约 10% 早期和 30% 晚期 cHL 患者一线治疗后出现复发或一线治疗

表 34-5　霍奇金淋巴瘤的常用化疗方案

ABVD			
多柔比星	25mg/m²	静脉注射	d1, 15
博来霉素	10mg/m²	静脉注射	d1, 15
长春碱	6mg/m²	静脉注射	d1, 15
达卡巴嗪	375mg/m²	静脉注射	d1, 15
每4周重复			
BEACOPP 或提高剂量的 BEACOPP			
博来霉素	10mg/m²	静脉注射	d8
依托泊苷	100（200*）mg/m²	静脉注射	d1～3
多柔比星	25（35*）mg/m²	静脉注射	d1
环磷酰胺	650（1 250*）mg/m²	静脉注射	d1
长春新碱	1.4mg/m²（最大2mg）	静脉注射	d8
丙卡巴肼	100mg/m²	口服	d1～7
泼尼松	40mg/m²	口服	d1～14
每3周重复			
* 提高剂量 BEACOPP 的剂量			
高剂量强度方案使用 G-CSF 支持			
Stanford V			
博来霉素	5U/m²	静脉注射	第2,4,6,8,10,12周
依托泊苷	60mg/m²	静脉注射	第3,7,11周,第1～2天
多柔比星	25mg/m²	静脉注射	第1,3,5,7,9,11周
长春碱	6mg/m²	静脉注射	第1,3,5,7,9,11周
长春新花碱	1.4mg/m²（最大2mg）	静脉注射	第2,4,6,8,10,12周
氮芥	6mg/m²	静脉注射	第1,5,9周
泼尼松	40mg/m²	口服	隔天1次,维持12周
复发难治性霍奇金淋巴瘤的化疗方案			
MOPP			
氮芥	6mg/m²	静脉注射	d1, 8
长春新碱	1.4mg/m²（最大2mg）	静脉注射	d1, 8
丙卡巴肼	100mg/m²	口服	d1～14
泼尼松	40mg/m²	口服	d1～14
泼尼松仅用于第1和第4疗程			
每4周重复			
GVD			
吉西他滨	1 000mg/m²	静脉注射	d1, 8
长春瑞滨	20mg/m²	静脉注射	d1, 8
脂质体多柔比星	15mg/m²	静脉注射	d1, 8
每3周重复			
IGVE			
异环磷酰胺	2 000mg/m²	静脉注射（输注2小时）	d1～4
吉西他滨	800mg/m²	静脉注射	d1, 4
长春瑞滨	20mg/m²	静脉注射	d1
泼尼松龙	100mg	静脉注射	d1～4
每3周重复,使用 G-CSF 支持			

注：d1, 15, 第1、第15天；d8, 第8天；d1～3, 第1～3天；以此类推

失败后发生难治性疾病，仅 1/2 的患者可以通过高剂量治疗（HDT）和自体干细胞移植（ASCT）后化疗治愈。CD30 抗体 - 药物偶联物（ADC）brentuximab vedotin 以及 PD-1 抑制剂 nivolumab（纳武利尤单抗）和 pembrolizumab（帕博利珠单抗）显著改变了 cHL 治疗格局，已成为复发难治 HL 患者的标准治疗方案。brentuximab vedotin（BV）与 HRS 细胞表面的 CD30 结合，并通过内吞作用内化至细胞内，进而分离抗 CD30 抗体中的细胞毒性 MMAE 并中断有丝分裂。BV 联合化疗也可用于霍奇金淋巴瘤的一线治疗。抗 PD-1 抗体 nivolumab 和 pembrolizumab 与 T 细胞上的 PD-1 结合并阻断 PD-L1/PD-1 介导的免疫检查点信号转导，重新激活 T 细胞。

5. 结节性淋巴细胞为主型 HL 的治疗　结节性淋巴细胞为主型 HL 占 HL 的 5%～6%，初诊时 I/II 期患者占 75% 以上，且多仅累及 1 个淋巴结区，故多采用 ISRT 30Gy 作为早期患者的治疗方式。化疗很少用于早期患者的一线治疗，对于晚期或复发患者可采用利妥昔单抗治疗。

6. 治疗后的远期并发症　HL 治疗效果好，大部分患者能长期生存。因此，治疗的远期并发症是值得高度关注的问题。远期毒性包括性腺功能障碍（精子缺乏、闭经、不孕不育等）、心肌病、肺纤维化、甲状腺功能减退等。HL 长期存活者第二肿瘤发生率较高，以乳腺癌、肺癌、白血病等较为多见。

三、非霍奇金淋巴瘤

非霍奇金淋巴瘤（non-Hodgkin lymphoma, NHL）是全身性疾病，因此全身化疗是首选治疗措施。手术在部分结外病变淋巴瘤的综合治疗中有一定价值，特别是早期原发胃肠道淋巴瘤有胃肠道穿孔或大出血风险时，可首选手术切除。放射治疗在 NHL 的治疗中也有重要价值。NHL 的治疗应当是采用多种治疗措施的综合治疗，并结合患者的身体状况、病变部位、经济情况等因素进行个体化治疗。与 HL 相比较，NHL 的亚型繁多，各亚型的生物学行为相差较大，因此不同亚型的治疗原则迥异（表 34-6）。

1. 常见 B 细胞 NHL 的治疗

（1）弥漫大 B 细胞淋巴瘤（diffuse large B-cell lymphoma, DLBCL）：DLBCL 是成人中最常见的 NHL 亚型，约占每年新诊断 NHL 病例的 30%。典型的症状是短期内淋巴结较快速肿大，约 1/3 有 B 症状。就诊时 I～II 期约 50%。DLBCL 起病时 20%～40% 为结外病变，好发部位有胃肠道、骨骼、中枢神经系统等。16% 可有骨髓侵犯。DLBCL 亦可由几种低度恶性 NHL 转化而来，包括淋巴浆细胞淋巴瘤、滤泡性淋巴瘤、黏膜相关淋巴组织淋巴瘤、脾边缘区淋巴瘤。该病恶性程度较高，对化疗敏感。21 世纪以来，由于抗 CD20 单克隆抗体——利妥昔单抗（美罗华）的广泛应用，DLBCL 的疗效有了明显的提高。利妥昔单抗使弥漫大 B 细胞淋巴瘤治疗的有效率和总生存率提高了 10%～15%，而且与传统化疗药物不同，该药对血液系统和肝肾功能的毒性较小。因此，免疫化疗成为目前 DLBCL 的标准治疗。

近年多个国际多中心随机对照临床试验研究结果证明，目前 DLBCL 临床上最常用的标准的一线治疗方案是利妥昔单抗（rituximab, R）联合 CHOP（R-CHOP）方案。美国 NCCN 指南建议对 I～II 期 DLBCL 患者可行 6 疗程 R-CHOP 化疗。对 I～II 期伴有高危因素（如年龄 >60 岁、乳酸脱氢酶升高、体能 ECOG 评分 ≥2 等）者，以及 III～IV 期患者建议给予 6～8 个疗程 R-CHOP 化疗。在化疗 2～4 程后行 PET/CT 评价疗效，对于未达完全缓解者，可改用二线化疗方案，缓解后考虑给予造血干细胞移植 ± 放疗巩固。对于年轻高危者（年龄调整 IPI 为 3 分），常规化疗获得缓解后，需积极考虑进行自体造血干细胞移植加大剂量化疗巩固。对于具有中枢侵犯高危因素者（如鼻窦、睾丸、骨髓、肾和肾上腺受侵，结外侵犯 ≥2 处等），可考虑行中枢预防治疗（大剂量甲氨蝶呤化疗 ± 甲氨蝶呤 + 阿糖胞苷鞘内注射）。

对于一线方案化疗缓解后复发的患者，可选择的二线治疗方案包括 DHAP、ESHAP、GDP、ICE 等。化疗敏感复发患者缓解后，如果身体条件许可，必须积极建议患者接受自体造血干细胞移植作为巩固治疗，可使过半的患者获得长期无病生存。异基因造血干细胞移植可以使少数多次复发或以往治疗疗效差的患者获得较好的疗效。CAR-T 细胞是通过基因工程获得携带识别肿瘤抗原特异性受体的 T 细胞，不需抗原处

表 34-6　非霍奇金淋巴瘤的常用化疗方案

CHOP			
环磷酰胺	$750mg/m^2$	静脉注射	d1
长春新碱	$1.4mg/m^2$（最大 2mg）	静脉注射	d1
多柔比星（或表柔比星）	$50mg/m^2$（$60mg/m^2$）	静脉注射	d1
泼尼松	$60mg/m^2$	口服	d1～5
每 3 周重复			
EPOCH			
依托泊苷	$50mg/m^2$	持续静脉输注	96 小时
长春新碱	$0.4mg/m^2$	持续静脉输注	96 小时
多柔比星	$10mg/m^2$	持续静脉输注	96 小时
环磷酰胺	$750mg/m^2$	静脉注射	d5
泼尼松	$60mg/m^2$	口服	d1～5
每 3 周重复			
SMILE			
甲氨蝶呤	$2.0g/m^2$	持续输注 12 小时	d1
异环磷酰胺	$1.5g/m^2$	静脉注射	d2～4
美司钠	$300mg/m^2$	静脉注射	d2～4，异环磷酰胺后 0、4、8 小时
门冬酰胺酶	$6\,000U/m^2$	静脉注射	d8～20，隔天 1 次，共 7 次
地塞米松	40mg	静脉注射	d2～4
四氢叶酸	15mg	静脉注射	甲氨蝶呤结束后 6 小时开始，间隔 6 小时，总计 4 次
每 28 天重复			
P-Gemox			
培门冬酶	$2\,500U/m^2$	肌内注射	d1
吉西他滨	$1\,000mg/m^2$	静脉注射	d1, 8
奥沙利铂	$130mg/m^2$	静脉注射	d1
每 3 周重复			
ICE			
异环磷酰胺	$5\,000mg/m^2$	持续输注 24 小时	d2 开始，采用美司钠解救
卡铂	AUC=5（最高 800mg）	静脉注射	d2
依托泊苷	$100mg/m^2$	静脉注射	d1～3
美司钠	$5\,000mg/m^2$	持续输注 24 小时	和异环磷酰胺同时
G-CSF	$5\mu g/kg$	每天 1 次	d5～12
每 2 周重复			
GDP			
吉西他滨	$1\,000mg/m^2$	静脉注射	d1, 8
顺铂	$75mg/m^2$	静脉注射	d1
地塞米松	40mg	静脉注射	d1～4
每 3 周重复			

续表

DHAP			
顺铂	100mg/m²	静脉注射	d1
阿糖胞苷	2 000mg/m²	静脉注射,12 小时 1 次	d2
地塞米松	40mg	静脉注射 / 口服	d1~4
每 3 周重复			
ESHAP			
依托泊苷	60mg/m²	静脉注射(输注 1 小时)	d1~4
顺铂	25mg/m²	静脉注射(持续输注)	d1~4
阿糖胞苷	2 000mg/m²	静脉注射(输注 2 小时)	d5
甲强龙	500mg	静脉注射(输注 15 分钟)	d1~4
每 3 周重复			
利妥昔单抗			
rituximab	375mg/m²	静脉注射	d1
每 3 周重复			
CEPP			
环磷酰胺	600mg/m²	静脉注射	d1,8,之后每周递增 50mg/m²
依托泊苷	70mg/m²	静脉注射	d1~3,之后每周递增 15mg/m²
丙卡巴肼	60mg/m²	口服	d1~10
泼尼松	60mg/m²	口服	d1~10
有或无博来霉素	15mg/m²	静脉注射	d1,15
每 4 周重复			
Nordic 方案			
Maxi-CHOP(3 个疗程,和大剂量阿糖胞苷方案交替)			
环磷酰胺	1 200mg/m²	静脉注射	d1
长春新碱	2mg	静脉注射	d1
多柔比星	75mg/m²	静脉注射	d1
泼尼松	100mg	口服	d1~5
每 3 周重复			
大剂量阿糖胞苷(3 个疗程,和 Maxi-CHOP 方案交替)			
阿糖胞苷	3g/m² 或 2g/m²(小于 60 岁者)	静脉注射,12 小时 1 次	d1~2
每 3 周重复			
利妥昔单抗	375mg/m²	在第 4 程、第 5 程化疗的 d1 及第 6 程化疗的 d1、9。治疗有效者行自体干细胞支持下的大剂量化疗	
R-bendamustin			
利妥昔单抗	375mg/m²	静脉注射	d1
苯达莫司汀	90mg/m²	静脉注射	d2~3
每 4 周重复			
thalidomide 联合 rituximab/lenalidomide			
利妥昔单抗	375mg/m²	静脉注射	d1
沙利度胺或来那度胺	200mg/25mg	口服	d1~21
每 3~4 周重复,亦有 lenalidomide 联合 rituximab			

注:d1,第 1 天;d1~5,第 1~5 天;以此类推

理和提呈，可直接识别肿瘤相关抗原，激活 T 细胞分泌多种细胞因子杀伤靶细胞。因此 CAR-T 细胞克服了主要组织相容性复合体限制性，同时通过增加共刺激分子信号，增强了 T 细胞的抗肿瘤效应。此外，CAR-T 细胞可以准确高效地定位到肿瘤靶点并长期表达，在持久抗肿瘤作用中比单克隆抗体更有效。目前，美国已批准了 tisagenlecleucel（Kymriah）和 axicabtagene ciloleucel（Yescarta）用于治疗复发难治性弥漫大 B 细胞淋巴瘤。目前，CAR-T 细胞治疗淋巴瘤需要进一步解决的问题主要在于：①控制细胞因子释放和肿瘤溶解；②克服"脱靶"效应；③能够终止细胞毒性活动的"关闭开关"；④为每个独特的肿瘤抗原生成不同的 CAR-T 细胞的要求。

放疗在 DLBCL 的治疗中具有重要地位，对于治疗前有大肿块（≥10cm）、原发纵隔 DLBCL、睾丸原发 DLBCL 的患者，在化疗后需加做受累野放疗（involved-field radiotherapy，IFRT）。在不耐受化疗的早期患者中也可单独行 IFRT。对于放疗剂量，NCCN 推荐在化疗完全缓解后巩固放疗给予 30～36Gy，在化疗部分缓解后行放疗则给予 40～50Gy，对于难治或不适宜化疗而以放疗作为主要治疗者给予 45～55Gy，在干细胞移植前、后行巩固放疗则给予 30～40Gy。

对于某些高侵袭性 DLBCL，如同时伴有 MYC 和 BCL-2 重排的"双重打击"淋巴瘤，采用现有 R-CHOP 方案化疗的中位生存期仅 8～13 个月，此类患者的标准治疗目前尚在探索中。

对于原发于乳腺、睾丸、中枢、纵隔等部位的 DLBCL，其治疗原则与常见 DLBCL 有所差异，在此不予赘述。

（2）滤泡性淋巴瘤（follicular lymphoma，FL）：FL 是来源于滤泡生发中心细胞来源的惰性 B 细胞肿瘤。在欧美国家是第二位常见的恶性淋巴瘤。在我国滤泡性淋巴瘤相对少见，但有逐年增高的趋势。在病理上根据每高倍视野下中心母细胞个数将 FL 分为 1 级（0～5 个）、2 级（6～15 个）和 3 级（>15 个），其中 3 级又分为 3A（仍存在中心细胞）和 3B 级（无中心细胞残存）。FL1 级和 2 级以老年人多见，临床表现为惰性，多为无痛性淋巴结肿大为主要表现，就诊时大多数已为晚期，亦有脾大，骨髓侵犯，外周血见肿瘤细胞。1～2 级 FL 病变局限者肿块切除术后予局部放疗，约 95% 可达完全缓解，10 年无复发生存可达 70%。这组淋巴瘤进展缓慢，约 5% 可有自发缓解。中位生存期 8～12 年，患者可长期带瘤生存，甚至可不太影响生活质量。而 FL3 级的临床表现和生物学特性与 DLBCL 类似，在治疗上按照 DLBCL 处理。值得注意的是，FL 可向侵袭性 B 细胞淋巴瘤转化，15 年累积转化率约为 30%。因此，当临床发生疾病进展时应考虑到肿瘤转化的可能，并再次行活检。

对于 Ⅰ～Ⅱ 期的 FL 患者，受累野放疗仍然是目前的首选治疗。NCCN 推荐放疗剂量为 24～30Gy，伴有大肿块者可增加 6Gy。对于放疗不耐受的患者，可以选择观察等待、单药利妥昔单抗和免疫化疗等。有研究显示，Ⅰ～Ⅱ 期 FL 行放疗加化疗与单独放疗相比可延长无进展生存，但并未延长总生存。对于 Ⅱ 期有大肿块的患者，应按照晚期 FL 治疗。

对于晚期 FL，目前仍认为不可治愈。多项研究结果显示，对于晚期和低肿瘤负荷的 FL 患者，诊断后即刻治疗与先观察等待，待出现治疗指征时再进行治疗，患者的总生存时间并无差异。根据患者的具体情况，适当的观察和等待可以维持患者高质量的生存时间。因此，在患者没有严重的肿瘤相关症状或不适，病情进展不快的情况下，可以适当推迟治疗的时间。目前国内外专家公认的 FL 需要治疗的指征包括：①巨大肿块，3 个或 3 个以上肿块直径均≥3cm 或 1 个肿块直径≥7cm（Ⅲ～Ⅳ 期患者）；②B 症状；③脾大；④胸腔积液或腹水；⑤白细胞 <1.0×10⁹/L 或血小板 <100×10⁹/L；⑥白血病（恶性细胞 >5.0×10⁹/L）。

滤泡淋巴瘤的标准一线治疗方案为利妥昔单抗联合化疗。联合化疗方案可有多种选择，包括 R-CHOP、R-CVP 或利妥昔单抗＋苯达莫司汀。对于老年和体弱的患者，还可以选则单药利妥昔单抗，或烷化剂单药（如苯丁酸氮芥、环磷酰胺）± 如利妥昔单抗。初治时高肿瘤负荷的患者，在诱导化疗达到完全或部分缓解后可采用利妥昔单抗维持治疗 2 年，可改善患者无进展生存。

（3）套细胞淋巴瘤（mantle cell lymphoma，MCL）：套细胞淋巴瘤属比较少见的 B 细胞 NHL，约占全部 NHL 的 6%。临床上最常见的表现是淋巴结肿大，常伴有腹部大肿块。诊断时中位年龄 65 岁，大部分患者（>80%）在诊断时已是Ⅲ～Ⅳ期病变。结外受累多见（90%），最常见部位为骨髓（60%～80%），其次为肝和胃肠道。本病化疗有效率高，但缓解期短，易复发，预后差。套细胞淋巴瘤常规细胞毒联合化疗方案如 CHOP 方案疗效不满意，只有少数患者达到长期完全缓解。强烈的联合化疗方案（如 HyperCVAD/MTX-AraC 和 EPOCH 等）联合自体造血干细胞移植有望进一步提高年轻患者的远期疗效。多项研究显示联合应用利妥昔单抗和化疗可以进一步提高临床疗效，故目前推荐 R-HyperCVAD/MTX-AraC、Nordic 方案、R-EPOCH、R-CHOP/R-DHAP 等作为一线治疗方案。

老年患者通常无法耐受上述强烈方案，多推荐利妥昔单抗联合温和的化疗方案，如克拉屈滨、苯达莫司汀和 CHOP 等，获得缓解后可行利妥昔单抗维持治疗。对于复发患者，利妥昔单抗联合沙利度胺（thalidomide）显示了较好的临床结果，可作为二线治疗方案。蛋白酶体抑制剂硼替佐米（bortezomib）、氟达拉滨、克拉屈滨和来那度胺（lenalidomide）对难治性复发套细胞淋巴瘤已显现出不错的疗效，目前作为常用二线治疗方案。最近，美国食品药品监督管理局批准了 BTK 抑制剂伊布替尼（ibrutinib）作为复发 MCL 的二线治疗，客观缓解率达 68%（21% 完全缓解，47% 部分缓解），中位缓解期达 17.5 个月，中位无进展生存期为 13.9 个月。另一项复发或难治性 MCL 伊布替尼研究结果提示首次复发后即选择伊布替尼疗效更佳（伊布替尼单药治疗中位无进展生存期为 15.6 个月，中位总生存期为 30.3 个月。首次复发后使用的患者，PFS 可延长至 25.4 个月，OS 延长至 42.1 个月）。肿瘤缓解后，年轻患者可以考虑接受自体或异体造血干细胞移植，提高远期疗效。

（4）伯基特淋巴瘤（Burkitt lymphoma，BL）：典型的伯基特淋巴瘤，常累及颌腭部、腹腔器官、睾丸、眼眶和神经系统。儿童和青年多见，腹部大肿块为特征性表现，常累及回盲部、腹膜后、卵巢、肾脏和乳腺等。伯基特淋巴瘤属于高度恶性 NHL 亚型，生长速度快，易发生中枢受累，对化疗敏感，但易复发，是通过化疗可能治愈的疾病。通过强烈的免疫化疗可使 90% 病变局限者和 50% 广泛病变者痊愈。化疗中要特别注意预防肿瘤崩解综合征，应充分水化碱化。伯基特淋巴瘤易累及中枢神经系统，应行中枢神经系统预防性治疗，定期行鞘内注射。目前临床上最常采用的是一线化疗方案为 CODOX-M/IVAC± 利妥昔单抗、剂量调整的 R-EPOCH 或 R-HyperCVAD 方案。复发的患者经造血干细胞移植加大剂量化疗偶有治愈。单纯有中枢神经系统复发者经骨髓移植或全身化疗加鞘内注射亦有治愈的报道。

（5）黏膜相关淋巴组织淋巴瘤（mucosa-associated lymphoid tissue lymphoma，MALT 淋巴瘤）：此型为低度恶性 B 细胞淋巴瘤，多见于中老年人。胃是最常侵犯的部位其他部位还包括唾液腺、肺、甲状腺、乳腺、眼、皮肤、膀胱、肾、前列腺、胆囊、宫颈等。MALT 淋巴瘤发展缓慢，少数可向弥漫大 B 细胞淋巴瘤转化。胃 MALT 淋巴瘤在就诊时Ⅰ～Ⅱ期占 66%。研究发现原发胃 MALT 淋巴瘤 90% 以上与幽门螺杆菌（HP）感染有关。经抗生素、抑酸药和胃黏膜保护剂三联治疗，约 90% 的患者可以 HP 转阴，但仍有复发。病变限于黏膜的Ⅰ期胃 MALT 淋巴瘤，抗 HP 治疗后 60% 患者可以长期完全缓解。病变广泛、多灶性病变的胃 MALT 淋巴瘤经抗 HP 治疗无效后可考虑行全胃放疗，或采用免疫化疗。由于免疫化疗和全胃放疗的广泛应用，目前除胃大出血或穿孔等并发症外已很少行全胃切除。胃 MALT 淋巴瘤预后较好，经化疗、放疗等综合治疗后，5 年生存率高达 80%～95%。

2. 常见 T 细胞和 NK 细胞 NHL 的治疗

（1）T 淋巴母细胞淋巴瘤（T-lymphoblastic lymphoma，T-LBL）：好发于青少年，男性多见。大多数原发于淋巴结，少数原发于结外。前纵隔巨大肿块多见，常累及胸腺。常有骨髓和中枢神经系统的侵犯，部分病例最终转为白血病。就诊时即使为局限期病变者亦应给予强烈化疗。采用治疗白血病的 Berlin-Frankfurt-M（BFM-90）方案，包括积极诱导缓解，巩固治疗，早期中枢神经系统病变预防，鞘内注射以及长期维持治疗，治疗时间长达 2 年。成年人疗效比儿童差。有建议采用自体造血干细胞移植，进一步提高淋巴母细胞淋巴瘤的远期疗效，近年相关治疗进展较少。

放射治疗可作为纵隔肿块残留时的姑息治疗。

（2）结外 NK/T 细胞淋巴瘤（extranodal NK/T-cell lymphoma，NKTCL）：该病在欧洲和北美少见，东南亚和南美多见。NKTCL 为 EB 病毒相关性淋巴瘤，典型症状为肿瘤呈中线分布，伴有溃疡、高热、恶臭。相当部分患者有 B 症状，晚期患者可以合并嗜血综合征，早期患者局部放射治疗效果较好，化疗可能进一步提高放射的治疗效果；晚期患者主要采用全身化疗，目前采用含有 L- 门冬酰胺酶的化疗方案效果较好，美国 NCCN 指南建议采用 SMILE 或 AspaMetDex 等方案。中山大学附属肿瘤医院内科采用长效门冬酰胺酶 + 吉西他滨 + 奥沙利铂（P-GemOx）方案治疗 NK/T 细胞淋巴瘤，不仅疗效好，而且不良反应低、应用简便，门诊都可以使用，长期随访结果令人鼓舞。本病易复发，大多数呈侵袭性。因此，大多数Ⅲ～Ⅳ期，尤其是伴多个不良预后因素或复发难治的患者，在获得缓解后可考虑进行自体造血干细胞支持下的大剂量化疗，过半患者可能长期无病生存，值得进一步研究。NK/T 细胞淋巴瘤与 EB 病毒感染相关，EB 病毒感染的淋巴细胞会出现 PD-1 配体 PD-L1 的表达上调，淋巴瘤细胞可以通过 PDL1 结合到 T 细胞表面的 PD-1，从而抑制 T 细胞免疫。提示 PD1/PD-L1 可成为治疗结外 NK/T 细胞淋巴瘤的靶点。已有研究初步显示 PD-1 抗体治疗对曾使用门冬酰胺酶方案后难治或复发的患者有一定疗效。

（3）非特异性外周 T 细胞淋巴瘤（peripheral T-cell lymphoma，unspecified，PTCL-U）：老年人多见，就诊时Ⅳ期病变占多数，多数伴有 B 症状。主要累及淋巴结、皮肤、肝、脾及其他内脏。少数患者有嗜酸性粒细胞增多，可伴皮肤瘙痒。PTCL-U 常进展较快，化疗敏感性较差，复发率较高，生存期短，5 年生存率为 20% 左右，是预后较差的 NHL 亚型之一。治疗原则目前暂时参照 DLBCL。但由于它的总生存率低，国内外已有不少专家建议使用第 1 次缓解后给予自体造血干细胞支持下的大剂量化疗作为巩固治疗，有望进一步提高疗效。复发患者亦参考 DLBCL。吉西他滨是比较有效的单药。近年有不少新的药物出现，如美国 FDA 批准的 prolatraxate、romidepsine 等。西达本胺（chidamide）是由我国自主研发的

苯酰胺类组蛋白去乙酰化酶（HDAC）亚型选择性抑制剂，主要针对第Ⅰ类 HDAC 中的 1、2、3 亚型和第Ⅱb 类的 10 亚型，具有对肿瘤异常表观遗传功能的调控作用。既往至少接受过 1 次全身化疗的复发或难治的外周 T 细胞淋巴瘤（PTCL）患者。与国外 HDAC 抑制剂相比，西达本胺为口服用药，具有更方便的临床服药方式和更好的依从性。

3. 复发难治非霍奇金淋巴瘤的治疗 尽管初治淋巴瘤的疗效得到明显改善，但仍有部分患者对治疗不敏感或复发。复发或难治性霍奇金淋巴瘤目前仍缺乏有效治疗手段，预后较差，是淋巴瘤治疗的难点。对于复发难治淋巴瘤，必须根据患者的治疗目标、病理类型、既往化疗敏感性和不良反应、患者全身状态和经济状况等因素来综合考虑，制定个体化的治疗方案，避免过度治疗。

临床上仍首选挽救性化疗，年轻且身体条件较好的患者在获得二次缓解后，应该常规选择自体造血干细胞支持下的超大剂量强度化疗作为巩固治疗，可使半数的患者获得长期无病生存。年轻但不适合用自体干细胞移植的患者，在肿瘤负荷低，条件合适的情况下，可酌情考虑异基因移植。对年老患者应选择比较温和的化疗方案，或参加临床试验，以延长或保持高质量的生存期为目标，并加强支持治疗。对于局限的残留病灶，在全身化疗充分的情况下，可给予局部侵犯野放疗，以进一步提高疗效。

复发患者可选择的挽救化疗方案有 GDP、DHAP、ICE、EPOCH 等，年老患者可选择毒性较低的苯达莫司汀、沙利度胺 / 来那度胺、Gemox、CEPP 方案等，争取获得较好的缓解质量。根据文献报道，对于二线治疗失败的患者仍值得进一步探索其他非交叉方案，如达到完全缓解，则仍可获得较好的预后。不同的挽救性方案各有优缺点，目前尚缺乏头对头的对照研究。因此，我们应根据患者的具体情况来进行个体化选择。

尽管淋巴瘤临床表现多样，诊疗过程复杂，但幸运的是淋巴瘤现已成为为数不多的可治愈恶性肿瘤之一。这应归功于 20 世纪 90 年代以来，淋巴瘤的基础研究以及临床诊疗综合水平的不断发展和进步。目前国内淋巴瘤整体诊治水平差异

较大，仍需积极推广规范化治疗，广泛开展基础与临床研究，特别是 T 细胞淋巴瘤的研究，为提高我国淋巴瘤的整体治疗水平做出更大的努力。

第七节 预后因素

1. 霍奇金淋巴瘤预后因素 霍奇金淋巴瘤患者常被分为 3 组：早期良性（Ⅰ～Ⅱ期不伴不良因素）；早期不良（Ⅰ～Ⅱ期伴任何不良因素，如纵隔巨块型病变，B 症状；多处病变；或血沉显著升高）以及晚期病变（Ⅲ～Ⅳ期）。每一分期进一步分为 A 和 B 类。A 类指患者未出现全身症状；B 类指患者伴有不明原因的体重下降（超过 10%）、不明原因发热或夜间盗汗。

纵隔巨块型病变为早期 HL 患者一项不良预后因素。纵隔肿块胸片的测量最常使用纵隔肿块比（mediastinal mass ratio，MMR）。MMR 是指肿物最大宽度与胸腔内直径最大值的比值。任何肿物的 MMR 大于 0.33 时被定为巨块型病变。肿块的另一定义为任何单个结节或结节肿物直径达 10cm 及以上。根据 Ann Arbor 分期系统的 Cotsworld 修改方案，巨块型病变定义为在前后方向胸片 $T_{5\sim6}$ 间隙中，纵隔肿块超过胸腔内部横径 1/35。Ⅰ期和Ⅱ期病变患者的其他不良预后因素包括出现 B 症状、2 到 3 个以上淋巴结部位存在病变，或 ESR 达 50 或以上。欧洲癌症研究与治疗组织（EORTC）、德国霍奇金淋巴瘤研究组（GHSG）和加拿大国家癌症研究所（NCIC）对不良预后组进行了临床试验，这些因素的确定主要基于它们的临床试验。NCCN 的Ⅰ、Ⅱ期不良因素包括纵隔巨块型病变（MMR 大于 0.33）或巨块型病变大于 10cm、B 症状、血沉高于 50mm/h、3 处或更多部位受累。

一项国际多中心项目对超过 5 000 名晚期 HL 患者（Ⅲ～Ⅳ期）进行了评估，确定了 7 个不良预后因素，即其中每一因素可使生存率降低 7%～8%/ 年。国际预后评分（international prognostic score，IPS）是指诊断时伴不良预后因素的数目。IPS 有助于确定对Ⅲ～Ⅳ期病变患者的临床治疗方案及预后。例如，IPS<3 并伴晚期病变的某些患者可选择 Stanford Ⅴ 方案（多柔比星、长春碱、氮芥、依托泊苷、长春新碱、博来霉素和泼尼松），而其他所有伴Ⅲ～Ⅳ期病变患者可能更适合选择递增剂量 BEACOPP 方案（博来霉素、依托泊苷、多柔比星、环磷酰胺、长春新碱、丙卡巴肼和泼尼松）或 ABVD 方案（多柔比星、博来霉素、长春碱和达卡巴嗪）。早期和晚期霍奇金淋巴瘤的不良预后指数如表 34-7、表 34-8。

2. 非霍奇金淋巴瘤国际预后指数 国际预后指数（international prognostic index，IPI）是目前得到公认的侵袭性非霍奇金淋巴瘤预后评价体系（表 34-9）。此体系依据的是 5 个独立的不良预后因素，即年龄 >60 岁、分期Ⅲ～Ⅳ期、结外累及部位的数目 >1、行为状态 ECOG 评分≥2、血清 LDH 水平 > 正常上限。根据不良预后因素的数目可以把侵袭性淋巴瘤患者分为 4 组，各组

表 34-7 早期霍奇金淋巴瘤不良危险因素

危险因素	GHSG	EORTC	NCIC	NCCN
年龄	≥50 岁	≥40 岁		
组织学	MC 或 LD			
B 类症状和 ESR	若无 B 症状，ESR>50；若有 B 症状，ESR>30	若无 B 症状，ESR>50；若有 B 症状，ESR>30	有 B 症状或 ESR>50	有 B 症状或 ESR>50
纵隔肿块	MMR>0.33	MTR>0.35	MMR>0.33 或 >10cm	MMR>0.33
淋巴结病灶数量	>2*	>3**	>3	>3
结外病变	任何			
巨块型	>10cm			

注：GHSG，德国霍奇金淋巴瘤研究组；EORTC，欧洲癌症研究与治疗组织；NCIC，加拿大国家癌症研究所；MC，混合细胞型；LD，淋巴细胞消减型；MMR，纵隔肿块比，即肿块最大宽度 / 胸腔内最大直径；MTR，纵隔肿廓比，即纵隔肿块最大宽度 /$T_{5\sim6}$ 水平胸腔内最大直径；*GHSG 关于淋巴结部位的定义同 Ann Arbor 系统不同的是，锁骨下区域包括同侧颈 / 锁骨区，双侧肺门区包括纵隔区，腹部分为两区，即上区（脾门部、腹腔、肝门部）和下区；** 与 Ann Arbor 系统相比，EORTC 系统对淋巴结部位的定义的不同在于，锁骨下区域与同侧腋下被囊括在一组，双侧肺门与纵隔被囊括在一组

表 34-8　晚期霍奇金淋巴瘤的不良预后指数

国际预后评分（IPS）
年龄≥45 岁
男性
临床分期Ⅳ期
白蛋白<4g/dl
血红蛋白<10.5g/dl
白细胞增多（白细胞计数≥15 000/mm²）
淋巴细胞减少，淋巴细胞计数占白细胞计数百分比<8%，和 / 或淋巴细胞计数<600/mm²

接受化疗后具有不同的完全缓解（CR）率、无复发生存率和总生存率（患者接受化疗后的转归见表 34-10）。年龄调整国际预后指数（age adjusted international prognostic index，aaIPI）（表 34-11）是针对年龄不超过 60 岁的患者制定的，与 IPI 不同之处在于，年龄和结外受侵部位数目不是独立的不良预后因素，低危组（0 分）、低中危组（1 分）、中高危组（2 分）和高危组（3 分）5 年总生存率分别为 83%、69%、46% 和 32%（表 34-12）。

3. **其他预后指标**　IPI 是目前广泛应用的非霍奇金淋巴瘤预后指标。但是近年来，随着淋巴瘤分型的进一步细化和治疗的长足进步，IPI 已不能十分准确地预测某些淋巴瘤亚型的预后。针对这些淋巴瘤亚型，学界又提出了新的预后指标，

表 34-9　淋巴瘤国际预后指数（ IPI ）

指标	0 分	1 分		评分	危险度
年龄	≤60 岁	>60 岁		0 或 1	低危
行为状态	0 或 1	2, 3, 4		2	低中危
Ann Arbor 分期	Ⅰ 或 Ⅱ	Ⅲ 或 Ⅳ		3	高中危
LDH	正常	高于正常		4 或 5	高危
结外病变受侵部位数	<2 个部位	≥2 个部位			

表 34-10　国际预后指数分组及其预后

风险组	预后指数	患者比例 /%	CR 率 /%	2 年 RFS/%	5 年 RFS/%	2 年 OS/%	5 年 OS/%
低危组	0~1	35	87	79	70	84	73
低中危组	2	27	67	66	50	66	51
高中危组	3	22	55	59	49	54	43
高危组	4~5	16	44	58	40	34	26

注：CR，完全缓解；RFS，无复发生存率；OS，总生存率

表 34-11　年龄调整国际预后指数（ aaIPI ）

指标	0 分	1 分		评分	危险度
行为状态	0 或 1	2, 3, 4		0	低危
Ann Arbor 分期	Ⅰ 或 Ⅱ	Ⅲ 或 Ⅳ		1	低中危
LDH	正常	高于正常		2	高中危
				3	高危

表 34-12　年龄调整国际预后指数分组及其预后（ 年龄≤60 岁 ）

风险组	预后指数	患者比例 /%	CR 率 /%	2 年 RFS/%	5 年 RFS/%	2 年 OS/%	5 年 OS/%
低危组	0	22	92	88	86	90	83
低中危组	1	32	78	74	66	79	69
高中危组	2	32	57	62	53	59	46
高危组	3	14	46	61	58	37	32

注：CR，完全缓解；RFS，无复发生存率；OS，总生存率

如滤泡性淋巴瘤的滤泡性淋巴瘤国际预后指数（follicular lymphoma international prognosis index，FLIPI）、套细胞淋巴瘤的国际预后指数（mantle cell lymphoma international prognosis index，MIPI），还有外周 T 细胞淋巴瘤 - 非特指型的预后指数（prognosis index for peripheral T-cell lymphoma unspecified，PIT）和结外 NK/T 细胞淋巴瘤的韩国预后指数（Korea prognosis index，KPI）等。

FLIPI 又包括 FLIPI-1 和 FLIPI-2（表 34-13）。FLIPI-1 是根据年龄、Ann Arbor 分期、受累结节区数目、血红蛋白水平和血清 LDH 水平进行分析的一个预后评分系统。它是基于 FL 患者的回顾性资料，确立了前利妥昔单抗治疗时代 3 种不同的预后组，5 年生存率在 54.5%～91% 之间。而另一项研究前瞻性地根据新诊 FL 患者在含利妥昔单抗化学免疫治疗方案时代下进行治疗的数据，制定了 FLIPI-2 预后模型。FLIPI-2 预后模型包括年龄、血红蛋白水平、最大受累淋巴结的最长直径、β2 微球蛋白以及骨髓受累。FLIPI-2 能很好地预测治疗结果，并且将患者分为 3 个明显不同的风险组，其中 3 年无进展生存（PFS）率的范围为 51%～91%，OS 率的范围为 82%～99%；FLIPI-2 能够在接受含利妥昔单抗方案治疗的患者中明确划分不同风险组，其 PFS 率的范围为 57%～89%。因此，对于接受利妥昔单抗治疗的患者，FLIPI-2 可能更有助于对其预后评估。

表 34-13　FLIPI-1 和 FLIPI-2

不良因素	FLIPI-1	FLIPI-2
淋巴结部位	>4 个淋巴结区域	淋巴结最长径 >6cm
年龄	≥60 岁	≥60 岁
血清标志物	LDH 升高	β2 微球蛋白升高
分期	晚期（Ann Arbor Ⅲ～Ⅳ）	骨髓侵犯
血红蛋白	<12g/dl	<12g/dl

注：危险度分组，低危，0～1 分；中危，2 分；高危，3～5 分

但是，目前除 IPI 外，其他各种病理类型淋巴瘤的预后模型的临床价值还有待进一步证实。

第八节　存在问题及未来研究方向

1. 淋巴瘤发生和发展的分子机制和关键信号转导通路　随着肿瘤分子生物学和免疫学等研究的不断深入，各种肿瘤的信号通路（signal pathway）研究已逐渐发展成为肿瘤学研究领域的热点。近年来，细胞信号通路在淋巴肿瘤治疗中的作用日益受到重视。越来越多的研究发现多种特异性信号通路异常表达与多种肿瘤的发生、发展、预后及耐药密切相关，在非霍奇金淋巴瘤中也具有显著的相关性。研究与淋巴瘤细胞的恶性增殖等生物学行为相关的信号通路，诸如核转录因子 NFκB 信号通路、PI3K 信号通路、Notch 信号通路、Hh 信号通路、MAPK 信号通路、JAK-STAT 信号通路、Wnt 信号通路、cAMP 信号通路等，阐明淋巴瘤细胞的信号转导通路的生物学功能，选择性地调控该生物学活性，以及针对这些信号通路所开发出的分子靶向药物有可能成为 NHL 新的研究和治疗方向。

2. 淋巴瘤的分子病理分型以及预后相关因素　淋巴瘤是一大类高度异质性疾病。淋巴瘤病理类型复杂，其生物学行为、对治疗的反应以及预后都相差很大。淋巴瘤不仅具有较为复杂的病理亚型，还包括具有同样病理亚型的诊断和同样临床分期的恶性淋巴瘤患者的临床转归还有可能不一样。随着恶性淋巴瘤临床预后因素和预后模型的不断发现，针对不同临床预后的恶性淋巴瘤患者采用不同的治疗策略和治疗方法显得越来越重要。然而，目前绝大多数恶性淋巴瘤的治疗仍然是依赖于组织学亚型和分期，并没有实现真正意义上的淋巴瘤个体化治疗。研究淋巴瘤的分子病理分型以及预后相关因素的目的是依据每位患者个体的基因表达谱对患者恶性淋巴瘤分子亚型进行准确的划分，从而预测肿瘤对治疗的反应和判断肿瘤的预后，对帮助淋巴瘤的诊治有重要指导意义。

近年来，由于基因谱分析和分子遗传学技术的发展，通过分子分型使得淋巴瘤的分类得到进一步深入。基因表达谱（gene expression profiling，GEP）就是在这种背景下较早用于恶性淋巴瘤的研究，基因表达谱分析和分子遗传学分析将弥漫大 B 细胞淋巴瘤进一步分类为 GCB 和非 GCB 型，并可根据 *Bcl-2*、*c-myc* 基因的检测来识别出预后较差的"双重打击（double-hit）"淋巴瘤，这些亚型分别具有不同的临床转归。其他淋巴瘤组织亚型近来也逐渐通过基因表达谱发现新的亚型。

3. PET/CT 检查对淋巴瘤的诊治指导意义　PET/CT 全身显像作为近年来淋巴瘤诊断的一种新手段,其在淋巴瘤诊断、分期和疗效检测上有重要价值。有研究认为 PET/CT 的敏感性和特异性优于对比增强 CT,特别是 PET/CT 对于 HL 和 DLBCL 的临床分期、预后判断和疗效评价的价值已达到国际共识。同时,也有研究发现 PET/CT 检查与骨髓活检的敏感度相似,两者在淋巴瘤分期中可以相互补充。但 PET/CT 在其他亚型的淋巴瘤,如黏膜相关性淋巴瘤、结外边缘区 B 细胞淋巴瘤、伯基特淋巴瘤、滤泡性淋巴瘤、淋巴瘤、外周 T 细胞淋巴瘤和 NK/T 细胞淋巴瘤等的临床价值目前仍处于探索中。而 PET/CT 目前在霍奇金淋巴瘤和弥漫大 B 细胞淋巴瘤治疗后疗效评价中的作用最确切,已被美国国家综合癌症网络(NCCN)指南和中国弥漫大 B 细胞淋巴瘤诊断与治疗指南(2013 年修订版)推荐用于临床实践,但其在治疗中期能否准确预测淋巴瘤的预后仍是目前研究的热点。

目前 PET/CT 在淋巴瘤诊治过程中的应用越来越广泛,但还有许多问题尚待解决,如对于淋巴瘤的适用亚型,标准摄取值在 PET/CT 中的价值,如何鉴别假阳性和假阴性结果等,还需要通过不断探索去找到答案。

4. 分子标志物指导下的淋巴瘤个体化治疗　随着肿瘤分子标志物研究的不断深入,人们逐渐意识到分子标志物不仅仅在于将同种疾病的患者按不同的高危因素进行分层,提供更准确的临床特征和预后信息,更重要的方面是能够预测不同患者对同一治疗的不同疗效,为肿瘤患者提供更为个体化的治疗策略。近年来的研究发现了一批能够进一步预测淋巴瘤的临床病程、治疗反应及预后的分子标志物,其中包括淋巴瘤细胞表面分化抗原(如 CD30)、细胞内部调控信号转导通路的关键分子(如 NF-kappa B 等)、细胞核内染色体的易位等[如胃黏膜相关性淋巴瘤可发生 t (11;18)(q21;q21)染色体易位,伯基特淋巴瘤可发生 t(8;14)染色体易位,套细胞淋巴瘤可发生 t (11;14)染色体易位,滤泡性淋巴瘤可发生 t(14;18)(q32;q21)染色体易位]。淋巴瘤是一组异质性的疾病,除了病理类型复杂,淋巴瘤的临床预后也呈多样化。目前许多研究旨在通过研究分子

标志物指导下对淋巴瘤患者进行个体化治疗。例如,在 DLBCL 中,有 5%~15% 的患者可发现有 MYC 基因易位。MYC 基因易位的患者常同时伴有 t(14;18)或 Bcl-6 重排。MYC 基因重排在前利妥昔单抗时代和利妥昔单抗时代均提示生存期较短,中枢神经系统复发的风险性增高。因此标准 R-CHOP 治疗对 MYC 基因重排的患者显然是不足够的,而应选用更强烈的化疗和中枢预防。用剂量调整的 R-EPOCH,或是 R-HyperCVAD 等强烈化疗方案治疗 MYC 基因重排 DLBCL 的一系列临床试验正在进行。关于慢性淋巴细胞白血病和小淋巴细胞淋巴瘤(CLL/SLL)患者个体化治疗方面,德国 CLL 研究组 CLL4 试验的亚组分析提示:11q 缺失是不良的预后因素,FC 联合方案(氟达拉滨、环磷酰胺)与氟达拉滨单药相比,能进一步延长无进展生存期和总生存。因此伴 del(11q)的 CLL/SLL 患者,应选用含环磷酰胺的化疗方案。在 CLL/SLL 中,del 17p(p53 基因缺失)常提示对常规化疗耐药。对于这些患者可以选用阿仑单抗(alemtuzumab)治疗。规范化治疗是淋巴瘤取得良好疗效的基础,但是由于淋巴瘤的高度异质性,在临床治疗中需要对患者进行"量体裁衣"的治疗,根据其分子标志物制定出个体化的治疗方案是今后研究的重点发展方向。

5. 进一步开发分子靶向治疗药物　随着新的免疫化疗的应用,淋巴瘤的疗效在过去几十年有了很大的提高,但仍有部分淋巴瘤患者对治疗不敏感或最终复发,如何进一步提高这部分患者的疗效是目前面临的严峻挑战。以往的探索包括提高治疗的剂量强度、增加治疗药物种类、增加维持治疗以及造血干细胞移植支持下的超大剂量化疗等措施,取得的疗效仍然有限。近年来更加注重在传统细胞毒药物为主的联合化疗方案的基础上增加新的靶向药物和免疫治疗药物,在复发难治性淋巴瘤的治疗方面取得重要的进展。

分子靶向药物以淋巴瘤细胞表达的某些抗原及其他分子标记为靶点,联合或不联合传统化疗药物,能有针对性、更有效地杀伤淋巴瘤细胞或抑制其增殖,极大地提高了淋巴瘤的治疗效果。21 世纪以来,抗 CD20 单抗——利妥昔单抗(美罗华)在 B 细胞淋巴瘤中的应用取得了令人瞩目

的成功，甚至说具有里程碑式的意义，同时促使越来越多的靶向药物应用于恶性淋巴瘤的治疗。

举例来说，奥妥珠单抗（obinutuzumab，GA101）是首个糖基化的人源化Ⅱ型抗CD20单抗，它可以通过修改其特定糖分子，来改变其与人体免疫细胞的相互作用，同时利用患者自身的免疫系统来攻击癌细胞，还可增强抗体依赖性细胞毒性作用，及直接的细胞死亡诱导作用。另一方面，B细胞受体信号通路在慢性淋巴细胞白血病（CLL）的病理学过程中起到重要作用。B细胞受体相关信号通路部分由活化的PI3Kδ调控。idelalisib（CAL-101）是一种潜在的口服选择性PI3Kδ小分子抑制剂。idelalisib（单药或与其他药物联合治疗，包括利妥昔单抗）治疗复发或难治性CLL患者产生了显著的临床活性，毒副作用也可接受。Bruton's酪氨酸激酶（Bruton's tyrosine kinase，BTK）是一种B细胞受体信号通路的重要介质，介导肿瘤微环境的相互作用，并促进CLL细胞的存活和增殖。美国食品药品监督管理局已批准BTK抑制剂伊布替尼（ibrutinib）用于套细胞淋巴瘤和慢性淋巴细胞性白血病的适应证。

6. 免疫治疗 近年来，随着肿瘤分子生物学、肿瘤免疫学等相关学科的发展，肿瘤的生物免疫治疗成为继手术、放疗和化疗之后的第四大肿瘤治疗技术。细胞免疫治疗在淋巴瘤领域也取得了突破性的成果。人工嵌合（CD19）抗原受体T细胞（chimeric antigen receptor T cell，CAR-T）已经在一系列研究中证实对于难治性B细胞淋巴瘤有着卓越的疗效。其治疗前景值得期待。Sloan-Kettering纪念癌症中心报道了8例CLL接受CD19⁺CAR-T治疗的临床研究结果，其中一例患者在接受治疗4周至14周期间肿瘤明显缩小。在目前淋巴肿瘤的治疗方面，免疫治疗等新型疗法有可能达到与传统化疗相媲美的疗效。寻求化疗、靶向治疗和放射治疗与免疫治疗的优化组合，并且在此过程中寻找特定的治疗靶点，从而不断为淋巴肿瘤的治疗带来突破。

综上所述，随着更新更准确的检查手段和更多的不同作用机制的分子靶向药物的面世，淋巴瘤的整体诊治水平得到了突飞猛进的发展，这让我们看到淋巴瘤诊治美好前景的同时，也思考着中国淋巴瘤诊治发展所面临的挑战，目前国内淋巴瘤整体诊治水平差异较大，仍需积极推广规范化治疗，广泛开展基础与临床研究，特别是亚洲更高发病率的T细胞淋巴瘤的研究，为寻找更适合中国淋巴瘤患者的诊治手段，提高我国淋巴瘤的整体治疗水平做出更大的努力。

（姜文奇　黄慧强　李志铭）

参 考 文 献

[1] 万德森. 临床肿瘤学. 北京：科学出版社，2010

[2] 曾益新. 肿瘤学. 3版. 北京：人民卫生出版社，2012

[3] 中国抗癌协会淋巴瘤专业委员会. 中国弥漫大B细胞淋巴瘤诊断与治疗指南（2013修订版）. 中华血液学杂志，2013，34：816-819

[4] 中华医学会血液学分会. 中国滤泡性淋巴瘤诊断与治疗指南（2013修订版）. 中华血液学杂志，2013，34：820-824

[5] 中国抗癌协会淋巴瘤专业委员会. 中国淋巴瘤合并乙型肝炎病毒（HBV）感染患者管理专家共识. 中华血液学杂志，2013，34（11）：88-993

[6] Tomi LP, Richard SS, Timothy MK, et al. Primary Cutaneous B-Cell Lymphoma: Review and Current Concepts. J Clin Oncol, 2000, 18(10): 2152-2168

[7] Jaffe ES, Harris NL, Stein H, et al. Pathology and Genetics of Tumours of the Haemopoeitic and Lymphoid Tissues. WHO Classification of Tumours. Geneva: WHO Press. 2001

[8] Canellos GP. Lymphoma: present and future challenge. Semin Hematol, 2004, 41(4 Suppl 7): 26-31

[9] Younes A. New treatment strategies for aggressive lymphoma. Semin Oncol, 2004, 31(6 Suppl 15): 10-13

[10] Wolfgang H, Christian B, Martin D, et al. Treatment strategies in follicular lymphomas: current status and future perspective. J Clin Oncol, 2005, 23(26): 6394-6399

[11] Kim TM, Park YH, Lee SY, et al. Local tumor invasiveness is more predictive of survival than International Prognostic Index in stage Ⅰ(E)/Ⅱ(E) extranodal NK/T-cell lymphoma, nasal type. Blood, 2005, 106(12): 3785-3790

[12] Mujahid AR, Andrew ME, Martin ST, et al. T-cell non-Hodgkin lymphoma. Blood, 2006, 107(4): 1255-1264

[13] Franklin J, Pluetschow A, Paus M, et al. Second malignancy risk associated with treatment of Hodgkin's lymphoma: meta-analysis of the randomised trials. Ann Oncol, 2006, 17(12): 1749-1760

[14] Dann EJ, Bar-Shalom R, Tamir A, et al. Risk-adapted BEACOPP regimen can reduce the cumulative dose of chemotherapy for standard and high-risk Hodgkin lymphoma with no impairment of outcome. Blood, 2007, 109(3): 905-909

[15] Juweid ME, Stroobants S, Hoekstra OS, et al. Use of positron emission tomography for response assessment of lymphoma: consensus of the Imaging Subcommittee of International Harmonization Project in Lymphoma. J Clin Oncol, 2007, 25(5): 571-578

[16] Tsimberidou AM, Wen S, O'Brien S, et al. Assessment of chronic lymphocytic leukemia and small lymphocytic lymphoma by absolute lymphocyte counts in 2126 patients: 20 years of experience at the University of Texas M.D. Anderson Cancer Center. J Clin Oncol, 2007, 25(29): 4648-4656

[17] Swerdlow SH, Campo E, Harris NL, et al. WHO Classification of Tumors of Haematopoietic and Lymphoid Tissues.Geneva: WHO Press. 2008

[18] Thomas CK, Robert MK, Rutger AJN. Imaging in staging of malignant lymphoma: a systematic review. Blood, 2008, 111(2): 504-516

[19] Mead GM, Barrans SL, Qian W, et al. A prospective clinicopathologic study of dose-modified CODOX-M/IVAC in patients with sporadic Burkitt lymphoma defined using cytogenetic and immunophenotypic criteria(MRC/NCRI LY10 trial). Blood, 2008, 112(6): 2248-2260

[20] Coiffier B, Altman A, Pui CH, et al. Guidelines for the management of pediatric and adult tumor lysis syndrome: an evidence-based review. J Clin Oncol, 2008, 26(16): 2767-2778

[21] Robinson KS, Williams ME, van der Jagt RH, et al. Phase II multicenter study of bendamustine plus rituximab in patients with relapsed indolent B-cell and mantle cell non-Hodgkin's lymphoma. J Clin Oncol, 2008, 26(27): 4473-4479

[22] Engert A, Diehl V, Franklin J, et al. Escalated-dose BEACOPP in the treatment of patients with advanced-stage Hodgkin's lymphoma: 10 years of follow-up of the GHSG HD9 study. J Clin Oncol, 2009, 27(27): 4548-4554

[23] Kim SJ, Kim K, Kim BS, et al. Phase II trial of concurrent radiation and weekly cisplatin followed by VIPD chemotherapy in newly diagnosed, stage IE to IIE, nasal, extranodal NK/T-Cell Lymphoma: Consortium for Improving Survival of Lymphoma study. J Clin Oncol, 2009, 27(35): 6027-6032

[24] Coiffier B, Thieblemont C, Van Den Neste E, et al. Long-term outcome of patients in the LNH-98.5 trial, the first randomized study comparing rituximab-CHOP to standard CHOP chemotherapy in DLBCL patients: a study by the Grouped'Etudes des Lymphomes de l'Adulte. Blood, 2010, 116(12): 2040-2045

[25] Abramson JS, Hellmann M, Barnes JA, et al. Intravenous methotrexate as central nervous system(CNS) prophylaxis is associated with a low risk of CNS recurrence in high-risk patients with diffuse large B-cell lymphoma. Cancer, 2010, 116(18): 4283-4290

[26] Moskowitz CH, Schoder H, Teruya-Feldstein J, et al. Risk-adapted dose-dense immunochemotherapy determined by interim FDG-PET in Advanced-stage diffuse large B-Cell lymphoma. J Clin Oncol, 2010, 28(11): 1896-1903

[27] Barrans S, Crouch S, Smith A, et al. Rearrangement of MYC is associated with poor prognosis in patients with diffuse large B-cell lymphoma treated in the era of rituximab. J Clin Oncol, 2010, 28(20): 3360-3365

[28] Wang ZY, Liu QF, Wang H, et al. Clinical implications of plasma Epstein-Barr virus DNA in early-stage extranodal nasal-type NK/T-cell lymphoma patients receiving primary radiotherapy. Blood, 2012, 120(10): 2003-2010

[29] von Trescow B, Plutschow A, Fuchs M, et al. Dose-intensification in early unfavorable Hodgkin's lymphoma: final analysis of the German Hodgkin Study Group HD14 trial. J Clin Oncol, 2012, 30(9): 907-913

[30] Bhatt S, Ashlock BM, Natkunam Y, et al. CD30 targeting with brentuximabvedotin: a novel therapeutic approach to primary effusion lymphoma. Blood, 2013, 122(7): 1233-1242

[31] Siegel R, Desantis C, Jemal A. Colorectal cancer statistics, 2014. CA Cancer J Clin, 2014, 64(2): 104-117

[32] Morschhauser FA, Cartron G, Thieblemont C, et al.

Obinutuzumab（GA101）monotherapy in relapsed/ refractory diffuse large b-cell lymphoma or mantle-cell lymphoma：results from the phase II GAUGUIN study. J Clin Oncol，2013，31（23）：2912-2919

[33] Fruman DA，Cantley LC. Idelalisib-a PI3Kδ inhibitor for B-cell cancers. N Engl J Med，2014，370（11）：1061-1062

[34] Rossi D，Gaidano G. Lymphocytosis and ibrutinib treatment of CLL. Blood，2014，123（12）：1772-1774

[35] Siegel RL，Miller KD，Jemal A. Cancer statistics，2019，CA Cancer J Clin，2019，69（1）：7-34

[36] Liu W，Liu J，Song Y et al，Mortality of lymphoma and myeloma in China，2004-2017：an observational study. J Hematol Oncol，2019，12（1）：22

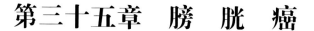

第三十五章 膀 胱 癌

第一节 膀胱癌的分类

膀胱被覆尿路的上皮统称为尿路上皮（urothelium）或移行上皮（transitional epithelium），现"移行上皮"这一名称已经较少采用，因此，本书中统称为"尿路上皮"。

膀胱癌最常见的病理类型为尿路上皮癌（urothelial carcinoma），约占膀胱癌全部病例的90%，其他常见的病理类型包括鳞癌（约5%）、腺癌（约2%）、小细胞癌、肉瘤样癌、未分化癌等。其中，膀胱腺癌是膀胱外翻患者最常见的癌。

膀胱癌可以单发，也可以多中心发生，也可同时或先后伴有肾盂、输尿管、尿道肿瘤。膀胱鳞癌少见，多与感染、异物长期刺激有关，膀胱鳞癌发病具有较强的地域性，在埃及血吸虫高流行区，膀胱鳞癌是最主要的病理类型；膀胱鳞癌和腺癌恶性度高，预后均较差。

如不做特别说明，本章内容特指膀胱尿路上皮癌。

第二节 膀胱癌的病因

膀胱癌的发生是复杂、多因素、多步骤的病理变化过程，既有内在的遗传因素，又有外在的环境因素。较为明确的两大致病危险因素是吸烟和长期接触各种化工产品。其中吸烟是最为重要的致病因素。近年来也有国内、外学者提出，曾有马兜铃酸服用史的患者，发生膀胱癌的风险增加。在我国，多种中药含有马兜铃酸成分，如关木通、广防己等。其他致病因素包括：埃及血吸虫病、膀胱慢性感染、结石长期刺激等，也与膀胱癌发生相关。各种基础研究显示，遗传、染色体改变及癌基因激活、抑癌基因失活等分子水平改变在膀胱移行细胞癌的发生中起重要作用。有家族史者发生膀胱癌的危险性明显增加。

1. 吸烟 吸烟是膀胱癌的首位危险因素，约60%的男性病例和30%的女性病例与吸烟相关。男性与女性吸烟发生膀胱癌的相对危险度分别为2.8和2.73。膀胱癌的发生率与吸烟的持续时间和每天吸烟的数量直接相关。一项荟萃分析研究了从1961年到2003年的216项关于吸烟和膀胱癌的观察性研究，这些研究显示膀胱癌的预计合并风险与近期和既往吸烟史均有显著相关性。

在戒烟人群中，观察到膀胱癌的发病风险降低。戒烟1~4年后膀胱癌的估计风险减少约40%，戒烟25年后减少60%。

2. 职业暴露因素 膀胱癌的另一个风险因素为职业暴露因素。在一些研究中，职业相关膀胱癌的比例可以占到所有膀胱癌病例的20%~25%。涉及化学暴露的物质包括苯衍生物和芳基胺（2-萘胺，4-ABP，4,4′-亚甲基二苯胺和邻甲苯胺），长期接触化工染料、橡胶、纺织品、油漆、皮革和相关化学品的职业，均为高危职业。由于职业暴露接触致癌芳香胺而出现膀胱癌的风险会在暴露10年或更长时间后明显更大，职业暴露平均潜伏期通常超过30年。近年来，由于防范意识的提高以及更多安全措施的实施，导致职业暴露因素的影响程度逐渐变小。在西方发达国家，职业因素已经不再是引起膀胱癌的主要因素。

3. 埃及血吸虫和慢性尿路感染 埃及血吸虫生活在膀胱静脉内，主要分布于非洲、南欧和中东。在我国相对较为少见。虫卵穿过静脉壁进入膀胱，随尿排出。

在埃及血吸虫流行地区，血吸虫病是导致膀胱鳞状细胞癌最主要的原因；在其流行区，控制血吸虫的感染可以降低膀胱鳞状细胞癌的发病率。类似地，侵入性膀胱鳞状细胞癌与慢性尿路感染（UTI）的存在相关。在一些病例对照研究中，膀胱癌与慢性尿路感染之间的存在直接关联，有研究报道患有复发性慢性尿路感染的患者膀胱癌的风险较正常人增加两倍。

4. 性别因素 男性膀胱癌发病率高于女性，这不能完全解释为吸烟习惯和职业因素，性激素可能也是导致这一结果的原因之一，目前有研究认为女性分娩对膀胱癌可能存在一定保护作用。虽然男性比女性更容易发生膀胱癌，但是女性膀胱癌发现时往往更加晚期，并且具有更差的存活率。一项总样本接近 28 000 例患者的荟萃分析显示，在根治性膀胱切除术后，相比于男性，女性显示出更差的生存结果（HR：1.20；95%CI：1.09～1.32）。

5. 遗传因素 遗传易感因素可能影响膀胱癌的发病率。一项西班牙膀胱癌研究发现，一级亲属的癌症家族史与膀胱癌的风险增加相关，这种关联在年轻患者中更强，其中共同的环境暴露被认为是潜在的混杂因素。膀胱癌的全基因组关联研究确定了几个与膀胱癌风险相关的易感基因位点，例如染色体 3q28、4p16.3、8q24.21 及 8q24.3 等区域被认为与膀胱癌的发病风险相关联。

第三节 膀胱癌的病理

一、膀胱癌的组织学类型

2004 年，世界卫生组织（WHO）采纳了国际泌尿病理协会（International Society of Urological Pathology，ISUP）推荐的组织病理学诊断标准和命名原则，对膀胱癌的病理诊断标准进行了更新。2016 年，WHO 对膀胱癌病理诊断标准再次进行了更新，病理医师在对膀胱癌标本做出诊断时，除需要对主要病理成分做出诊断外，还应判读是否合并有各种变异亚型。因为膀胱癌的各种变异亚型与肿瘤预后显著相关。

膀胱癌的各种主要病理类型及变异亚型见表 35-1。

1. 膀胱原位癌 膀胱原位癌又称"扁平"癌，属于高级别非肌层浸润性膀胱癌。在膀胱镜下有时易与膀胱炎症相混淆。需要通过活检进行确诊。膀胱原位癌常为多灶性，而且，原位癌亦可见于上尿路和前列腺尿道。

表 35-1 膀胱癌的主要病理类型及变异亚型

尿路上皮癌
尿路上皮癌伴部分鳞化和 / 或腺样分化
微乳头型（micropapillary）尿路上皮癌
微囊型（microcystic）尿路上皮癌
巢状变异型（nestedvariant）癌
淋巴上皮瘤样癌（lymphoepithelioma）
浆细胞样癌
巨细胞变异型癌
印戒细胞癌（signet ring cell carcinoma）
弥漫型癌
未分化癌（undifferentiated carcinoma）
伴有滋养层分化（trophoblastic differentiation）的尿路上皮癌
小细胞癌
肉瘤样癌

2. 膀胱癌的其他病理表现 膀胱癌标本中，有时可以见到淋巴血管浸润（lymphovascular invasion，LVI），一项荟萃分析证实，存在血管淋巴浸润与病理分期升高显著相关。多篇文献证实，血管淋巴浸润对于 T_1 期膀胱癌的肿瘤预后存在不良影响。尿路上皮癌的其他肿瘤亚型，如微乳头样癌、浆细胞样癌、肉瘤样癌，也认为是不良病理类型，与预后不良相关。

二、膀胱癌的组织学分级

膀胱癌的分级与膀胱癌的复发和侵袭行为密切相关。关于膀胱癌的分级，目前普遍采用 WHO 1973 分级法和 WHO 2004 分级法。2016 年 WHO 对膀胱癌分级系统进行了更新，但因为目前报道的文献仍广泛采用 WHO 1973 分级和 WHO 2004 分级，因此，本指南仍以 WHO 1973 和 2004 分级为准。

1. WHO 1973 分级法 1973 年的膀胱癌组织学分级法根据癌细胞的分化程度分为高分化、中分化和低分化 3 级，分别用 Grade 1、2、3 或 G1、G2、G3 表示。（表 35-2）

表 35-2 WHO 1973 膀胱癌分级系统

乳头状瘤	
尿路上皮癌 1 级	分化良好
尿路上皮癌 2 级	中等分化
尿路上皮癌 3 级	分化不良

2. WHO 2004 分级法 2004 年 WHO 正式公布了新的膀胱癌分级法。此分级法将尿路上皮肿瘤分为低度恶性潜能尿路上皮乳头状肿瘤（papillary urothelial neoplasms of low malignant potential，PUNLMP）、低分级和高分级尿路上皮癌（表 35-3）。低度恶性潜能尿路上皮乳头状肿瘤的定义为尿路上皮乳头状肿瘤，其细胞形态正常，无恶性肿瘤的细胞学特征。虽然，此种尿路上皮肿瘤进展的风险很小，但不完全属于良性病变，仍有复发的可能。

表 35-3 WHO 2004 膀胱癌分级系统

乳头状瘤
低度恶性潜能尿路上皮乳头状瘤（PUNLMP）
乳头状尿路上皮癌，低级别
乳头状尿路上皮癌，高级别

WHO 1973 和 WHO 2004 分级法是两个不同的分类系统，二者之间不能逐一对应（表 35-4）。

近期的一项荟萃分析表明，WHO 2004/2016 分级系统，相较于 WHO1973 分级法，在预测肿瘤复发和进展方面，并未显示出明显优势；因此，新的分级法是否优于 WHO 1973 分级还需要更多的临床试验验证。

为了统一诊断规范，本指南建议国内单位统一采用 WHO 2004 分级系统。

表 35-4 WHO 2004 和 WHO 1973 分级法的对比

PUNLMP	低级别尿路上皮癌	高级别尿路上皮癌	2004 WHO
G1	G2	G3	1973 WHO

第四节 膀胱癌的症状

1. 血尿 血尿是膀胱癌最常见的临床症状，85%～90% 的膀胱癌患者有血尿病史，典型表现为间歇性、全程性、无痛性肉眼血尿，也有呈单纯镜下血尿者。血尿出现时间及出血量与肿瘤恶性程度、分期、大小、数目、形态并不一致。血尿严重或晚期患者可出现贫血、恶病质等全身症状。

2. 膀胱刺激症状 膀胱癌也可以引起尿频、尿急、尿痛等膀胱刺激症状，最多见于弥漫性原位癌的患者。浸润性膀胱癌、肿瘤侵犯膀胱三角区、肿瘤较大影响膀胱容量、肿瘤坏死及合并感染或结石时也可以出现。

3. 其他症状 当肿瘤发生广泛周围浸润时，可出现盆腔疼痛。如肿瘤发生在膀胱颈部，或出血严重，形成血凝块，可影响尿流排出，引起排尿困难甚至尿潴留。肿瘤侵犯或压迫输尿管开口可致患侧上尿路积水，引起腰痛不适；如双侧同时发生肾积水，可引起急、慢性肾功能不全。晚期膀胱癌患者也可以出现贫血、水肿、下腹部肿块等症状，盆腔淋巴结转移可引起腰骶部疼痛和下肢水肿。

第五节 膀胱癌的体征

早期膀胱癌查体多无特殊异常发现。对于肿瘤体积巨大，或浸润性膀胱癌的患者，下腹部可触及肿块，膀胱癌患者触及盆腔包块多是局部进展性肿瘤的证据。对于男性浸润性膀胱癌患者需要常规行直肠指诊，以了解是否有前列腺受侵。对于女性浸润性膀胱癌患者，需要行阴道双合诊，可检查肿瘤的浸润范围、深度及与周围组织、器官的关系。体格检查在 Ta、T_1 期膀胱癌中的诊断价值有限。

第六节 膀胱癌的检查

对于临床上怀疑有膀胱癌的患者，推荐的检查手段包括：尿脱落细胞学、B 超检查、泌尿系增强 CT 和静脉尿路造影，以及膀胱镜检查。

1. 尿脱落细胞学 尿脱落细胞学检查是诊断膀胱癌的重要方法。该检查简便、无创，便于临床开展，也可用于膀胱癌术后的长期随访。尿脱落细胞学检查膀胱癌的灵敏度为 13%～75%，特异性为 85%～100%。灵敏度与肿瘤细胞分级密切相关，对于分级低的膀胱癌灵敏度较低，对于分级高的膀胱癌，特别是原位癌，灵敏度和特异性均较高。

此外，还有尿液肿瘤标记物的检测。膀胱肿瘤抗原（bladder tumor antigen，BTA）和核基质蛋白（NMP22）可用于膀胱癌的早期诊断，阳性率可达 70%。但泌尿系感染、结石、血尿等可以导致假阳性结果。近年来，对尿脱落细胞进行原位荧光杂交技术（FISH）检查，在诊断膀胱癌的研究中显示了较高的灵敏度和特异性，荧光原位杂交（FISH）采用荧光标记的核酸探针检测3、7、17、9p21号染色体上的着丝点，以确定染色体有无与膀胱癌相关的非整倍体，FISH检测膀胱癌的敏感性和特异性分别为70%～86%和66%～93%。

2. **B超检查**　B超检查具有简便、快捷、灵敏度高等特点，在临床上广泛采用，可以作为血尿患者最初步的筛查性检查，也可用于膀胱癌患者的术后随访。该检查可发现0.5cm以上的肿瘤，还有助于膀胱癌分期，了解有无局部淋巴结转移及周围脏器侵犯，尤其适用于对比剂过敏者。但B超检查很难发现膀胱原位癌。

3. **泌尿系增强CT和静脉尿路造影**　静脉尿路造影（IVP）是尿路上皮肿瘤的常用检查项目，该检查除显示膀胱病变外，还可了解肾盂、输尿管有无肿瘤，以及肿瘤对上尿路的影响。较大的膀胱肿瘤膀胱造影片可见充盈缺损，浸润膀胱壁时可见膀胱壁僵硬、不整齐。但静脉肾盂造影灵敏度较低，尤其是对于膀胱微小病变经常显示不清，且易受到肠气等其他因素的干扰，近年来已经逐步被泌尿系增强CT（CTU）所取代。CTU检查对评价肿瘤浸润膀胱壁深度、局部转移病灶、盆腔淋巴结转移有较高价值，是膀胱癌诊断的重要手段和临床分期工具，在很多单位，泌尿系增强CT已经完全取代静脉尿路造影。

4. **膀胱镜检查**　膀胱镜检查目前仍然是诊断膀胱癌最可靠的方法。通过膀胱镜检查可以发现膀胱是否有肿瘤，明确肿瘤数目、大小、形态和部位，并且可以对肿瘤和可疑病变部位进行活检以明确病理诊断（图35-1）。在尿细胞学检查阳性，而膀胱镜下未见明确肿瘤时，应行膀胱随机活检，以排除膀胱原位癌。

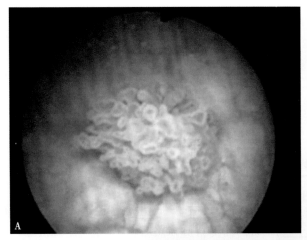
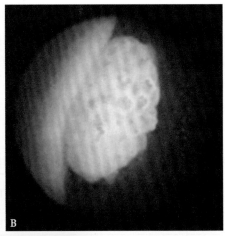
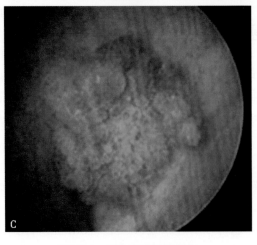

图35-1　膀胱癌的镜下所见

第七节 膀胱癌的诊断

对于所有出现无痛性肉眼血尿的患者，都应想到膀胱癌的可能。尤其是年龄大于 55 岁的患者。需要仔细询问患者的血尿特点，是否合并有其他尿路症状和腰腹部症状，是否有膀胱癌家族史等。在询问个人史时，需要重点关注吸烟史、化工毒物接触史、马兜铃酸服用史。

B 超、增强 CT、静脉尿路造影，膀胱镜检查和尿脱落细胞学检查是诊断膀胱癌的最主要方法。结合相应的辅助检查，多可以对膀胱癌做出明确诊断。

膀胱癌的最终确诊，需要通过组织病理学证实。病理检查是膀胱癌诊断的"金标准"。

第八节 膀胱癌的分期

膀胱癌的分期包含三方面信息：①原发肿瘤局部浸润的情况；②区域淋巴结受累情况；③全身其他脏器转移情况。TNM 分期是判断膀胱肿瘤预后最有价值的指标之一，推荐在临床工作当中常规采用。目前普遍采用国际抗癌联盟（Union InternationaleContre le Cancer，UICC）在 2017 年发布的第 8 版 TNM 分期法（表 35-5）。

其中 Tis、T_a、T_1 期的膀胱癌，统称为非肌层浸润性膀胱癌（non-muscle-invasive bladder cancer，NMIBC），而 T_2 期以上的膀胱癌，称为肌层浸润性膀胱癌（muscle-invasive bladder cancer，MIBC）。

原位癌（Tis）虽然也属于非肌层浸润性膀胱癌，但一般分化差，发生肌层浸润的风险较高，属于高度恶性的肿瘤。因此，应将原位癌与 T_a、T_1 期膀胱癌加以区别。

有部分文献建议将 T_1 期膀胱癌进一步向下细分，但其应用价值仍需进一步验证。因此，在临床工作当中，仍建议统一分到 T_1 期即可。

第九节 膀胱癌的外科治疗及综合治疗

膀胱癌的生物学特性差异很大，治疗以手

表 35-5 膀胱癌 2017 UICC TNM 分期（第 8 版）

T（原发肿瘤）	
Tx	原发肿瘤无法评估
T_0	无原发肿瘤证据
T_a	非浸润性乳头状癌
Tis	原位癌
T_1	肿瘤侵犯上皮下结缔组织
T_2	肿瘤侵犯肌层
T_{2a}	肿瘤侵犯浅肌层
T_{2b}	肿瘤侵犯深肌层
T_3	肿瘤侵犯膀胱周围组织
T_{3a}	显微镜下发现肿瘤侵犯膀胱周围组织
T_{3b}	肉眼可见肿瘤侵犯膀胱周围组织
T_4	肿瘤侵犯以下任一器官或组织，如前列腺、精囊、子宫、阴道、盆壁和腹壁
T_{4a}	肿瘤侵犯前列腺、精囊、子宫或阴道
T_{4b}	肿瘤侵犯盆壁或腹壁
N（区域淋巴结）	
Nx	区域淋巴结无法评估
N_0	无区域淋巴结转移
N_1	真骨盆区单个淋巴结转移（髂内、闭孔、髂外、骶前）
N_2	真骨盆区多个淋巴结转移（髂内、闭孔、髂外、骶前）
N_3	髂总淋巴结转移
M（远处转移）	
M_0	无远处转移
M_{1a}	区域淋巴结以外的淋巴结转移
M_{1b}	其他远处转移

术为主，根据病情辅以化疗和免疫治疗。原则上低危的非肌层浸润性膀胱癌（T_a、T_1）可采用保留膀胱的经尿道膀胱肿瘤切除术（transurethral resection of bladder tumor，TUR-BT），而对于高危的非肌层浸润性膀胱癌（如体积巨大、反复复发、高级别肿瘤、原位癌、卡介苗灌注失败），以及证实为肌层浸润性膀胱癌者（病理分期≥T_2），应行根治性膀胱切除术（radical cystectomy）。

（一）非肌层浸润性膀胱癌（Tis、T_a、T_1）的治疗

1. T_a、T_1 期膀胱癌的治疗 约 70% 的膀胱癌患者，在初次诊断时属 T_a、T_1 期肿瘤。对于这部分患者，行经尿道膀胱肿瘤切除术（TUR-BT），是目前首选的方法。手术应将肿瘤完全切除达膀胱肌层。基底部再单独进行活检。对于早期膀胱

癌,行经尿道膀胱肿瘤电切,能够彻底将肿瘤完全切除。同时,TUR-BT 还有极其重要的诊断价值,行 TUR-BT 能够取得病变的病理诊断,确定肿瘤的分期、分级,检查标本中的膀胱肌层是否有肿瘤浸润,是膀胱癌病理分期的重要手段。对于肿瘤切除不完全、标本内无肌层、高级别肿瘤和 T_1 期肿瘤,可于术后 2~6 周再次行 TUR-BT(Re-TUR-BT)。对于二次电切病理阳性的患者,可考虑行根治性膀胱切除术。

2. 膀胱原位癌(Tis)的治疗　膀胱原位癌位于膀胱黏膜层内,可单独存在,也可与其他期肿瘤同时存在。需要注意的是,膀胱原位癌恶性度较高,发生疾病进展的风险较大,部分原位癌可直接发展为浸润癌。治疗方法是先行彻底的经尿道膀胱肿瘤切除术,术后行卡介苗(BCG)膀胱灌注治疗。对于分化不良的原位癌、癌旁原位癌或已有浸润时,应积极选择根治性膀胱切除术。

3. 术后随访和辅助治疗　膀胱癌电切之后有较高的复发率,文献报道,2 年以内超过半数患者肿瘤复发。且 10%~15% 复发肿瘤较原发肿瘤恶性程度增加(疾病进展)。因此,对任何保留膀胱的患者都应严密随诊,原则上术后前 2 年每 3 个月复查膀胱镜。术后辅以规律膀胱灌注化疗(临床上常采用丝裂霉素、表柔比星、吉西他滨等药物)或膀胱灌注免疫治疗(用药为卡介苗,BCG),在一定程度上可降低肿瘤复发的风险。

4. 非肌层浸润性膀胱癌膀胱全切的适应证　对于一部分高危的非肌层浸润性膀胱癌患者(如病变体积巨大、反复复发、高级别肿瘤、原位癌、卡介苗灌注失败),以及病理类型为鳞癌、腺癌、肉瘤样癌等恶性度较高的患者,建议积极选用膀胱根治性切除。

(二)肌层浸润性膀胱癌(T_2 以上)的治疗
对于肌层浸润性膀胱癌,治疗首选根治性膀胱切除术。术前辅以新辅助化疗有助于提高治疗效果,目前常用的新辅助化疗方案包括 GC 方案(吉西他滨 + 顺铂)和 M-VAC 方案(甲氨蝶呤、长春碱、阿霉素和顺铂)。

膀胱根治性切除包含 3 个主要步骤:①根治切除病变的膀胱,切除范围男性应包括膀胱、前列腺、精囊;女性应包括膀胱、子宫及双附件、部分阴道前壁;肿瘤侵犯尿道者应同时行全尿道切除术。②区域淋巴结清扫,膀胱癌发生淋巴转移风险较高,对于所有行根治性膀胱全切的患者必须常规进行淋巴结清扫,标准清扫范围包括双侧髂内淋巴结、髂外淋巴结,以及闭孔淋巴结,近年来有学者主张对清扫范围进行扩大,建议同时清扫双侧髂总淋巴结,能够给患者带来生存上的获益。但扩大淋巴结清扫的价值目前仍存在争议。③尿流改道,膀胱全切之后,需要对患者进行永久性尿流改道。目前常用的改道方式包括不可控尿流改道(如回肠通道术、输尿管皮肤造口术)和可控尿流改道(如原位新膀胱术)。

膀胱根治性切除之后,对于病理类型不良者,如病理分期≥T_3 期,或存在淋巴结转移,可考虑行术后辅助化疗。

(三)转移性膀胱癌的治疗
全身化疗是转移性膀胱癌的一线治疗方法。常用的化疗方案有:①GC 方案,目前国内临床上最常采用的化疗方案,应用吉西他滨 + 顺铂;②M-VAC 方案,应用甲氨蝶呤、长春碱、阿霉素和顺铂。

对于化疗失败的患者,或者不适合接受全身化疗的患者,近年来的研究显示,选用免疫检查点抑制剂(如各种 PD-1 抗体、PD-L1 抗体)治疗,能够使一部分患者病情缓解,延长生存时间,具有一定的应用前景。

第十节　膀胱癌的预后因素分析

NMIBC 的预后与肿瘤分级、分期、肿瘤大小、肿瘤复发时间和频率、肿瘤数目以及是否存在原位癌等因素密切相关,其中肿瘤的病理分期和分级是影响预后最重要的因素。对于晚期膀胱癌的患者,身体状态以及是否合并有内脏转移是影响患者预后的重要因素。

各分期膀胱癌患者的 5 年生存率详见表 35-6。

表 35-6　各期膀胱癌患者 5 年生存率

分期	5 年生存率
T_a~T_1 期	91.9%
T_2 期	84.3%
T_3 期	43.9%
T_4 期	10.2%

NMIBC 复发及进展的概率详见表 35-7。

表 35-7 NMIBC 肿瘤分期与分级与预后及进展的关系

临床分期及病理分级	5 年复发可能性	进展至肌层浸润可能性
T_a，低级别	50%	低
T_a，高级别	60%	中
T_1，低级别	50%	中
T_1，高级别	50%~70%	中 - 高
Tis	50%~90%	高

转移性膀胱癌患者的中位生存时间约为 14 个月，而能够获得无肿瘤进展生存的患者仅占 15%，这其中包括 20.9% 的单纯局部淋巴结转移者及 6.8% 的内脏远处转移者。体力状态较差（Karnofsky PS 评分小于 80 分）及内脏转移的患者预后明显变差。

对铂类耐药的晚期膀胱癌患者的总体无进展生存时间非常短，预后差的相关因素包括以下 3 个：①血红蛋白小于 10g/dl；②肝脏转移；③ECOG-PS 评分大于等于 1。随着危险因素的增多，患者的无进展生存时间明显缩短。

近年来随着对肿瘤分子机制认识的加深，许多肿瘤标记物相继被发现可用于膀胱癌的预后判断。研究发现，端粒酶、血管内皮生长因子、核基质蛋白 22（NMP-22）、透明质酸酶、增殖相关核抗原 Ki-67 以及 p53 基因等均对膀胱癌的预后判断有一定价值。但必须指出的是，目前关于膀胱癌肿瘤标记物的研究尚处于探索阶段，还没有在临床工作当中大规模采用。

第十一节　目前临床诊治存在的争议与共识及未来研究方向

近年来，对于恶性肿瘤的认知，已经逐步从组织病理学，深入到分子生物学领域。在膀胱癌领域也是如此。膀胱癌的分子分型目前仍然处于探索阶段，距离实际临床应用仍然有一定距离，尚未大规模用于指导临床治疗。但其仍然是未来阶段最有价值的探索方向之一。

膀胱癌的生物异质性导致膀胱癌患者的药物反应性和预后差异显著，这为其诊治带来了巨大的困难。随着分子生物学的快速发展和生物检测技术的不断涌现，通过基因分析技术对膀胱癌进行分子分型有望解决这一难题。

在本节，笔者就目前膀胱癌的分子分型现状以及膀胱癌分子分型对预测药物反应性和判断预后的临床价值做一简要介绍，以期为后续研究提供启发，提高膀胱癌的诊治水平。

近年来的研究认为，MIBC 和 NMIBC 二者发生和发展的分子机制不同，甚至有学者认为二者不是同一类疾病。随着分子生物学的快速发展和生物检测技术的不断涌现，通过基因分析技术对膀胱癌进行分子分型成为新的热点。基于基因分析的综合性膀胱癌分子分型，目前有多种分型方案，诸如：癌症基因组图谱（the Cancer Genome Atlas，TCGA）四分法、北卡罗来纳大学（University of North Carolina，NCU）二分法、MD 安德森癌症中心（University of Texas，M.D. Anderson Cancer Center，MDA）三分法和隆德大学（Lund University，Lund）五分法。

有研究认为这些分子分型方案在某种程度上具有内在的一致性。膀胱癌分子分型目前主要用于预测药物反应性和判断预后，尤其是在判断患者对新辅助化疗的反应性上有较高的临床价值；另外，膀胱癌分子分型与患者对免疫治疗的反应性也有明显相关性。

膀胱癌的分子分型虽然目前仍然处于探索阶段，但未来拥有很大的应用前景。

（郝　瀚　周利群）

参 考 文 献

[1] Lopez-Beltran A，Bladder cancer: clinical and pathological profile. Scand J Urol Nephrol Suppl，2008，（218）：95-109

[2] 董胜国，周荣祥，膀胱肿瘤. 北京：人民卫生出版社，2007

[3] Nielsen K，Nielsen KK. Adenocarcinoma in exstrophy of the bladder--the last case in Scandinavia？ A case report and review of literature. J Urol，1983，130（6）：1180-1182

[4] Bennett JK, WheatleyJK, WaltonKN. 10-year experience with adenocarcinoma of the bladder. J Urol, 1984, 131（2）: 262-263

[5] Brennan P, Bogillot O, Greiser E, et al. The contribution of cigarette smokingto bladder cancer in women（pooled European data）. Cancer Causes Control 2001, 12（5）: 411-417

[6] Boffetta P. Tobacco smoking and risk of bladder cancer. Scand J Urol Nephrol Suppl, 2008, 218: 45-54

[7] Gandini S, Botteri E, Iodice S, et al. Tobacco smoking and cancer: a metaanalysis. Int J Cancer 2008, 122（1）: 155-164

[8] Freedman ND, Silverman DT, Hollenbeck AR, et al. Association between smoking and risk of bladder cancer among men and women. JAMA, 2011, 306（7）: 737-745

[9] Sauter G, WHO Classification of Non-invasive Papillary Urothelial Tumors. 2004

[10] Humphrey PA, Moch H, CubillaAL, et al. The 2016 WHO Classification of Tumours of the Urinary System and Male Genital Organs-Part B: Prostate and Bladder Tumours. Eur Urol, 2016, 70（1）: 106-119

[11] Xylinas E, Rink M, Robinson BD, et al. Impact of histological variants on oncological outcomes of patients with urothelial carcinoma of the bladder treated with radical cystectomy. Eur J Cancer, 2013, 49（8）: 1889-1897

[12] Kapur P, Lotan Y, King E, et al. Primary adenocarcinoma of the urinary bladder: value of cell cycle biomarkers. Am J Clin Pathol, 2011, 135（6）: 822-830

[13] Ploeg M, Aben KK, Hulsbergen-van de Kaa CA, et al. Clinical epidemiology of nonurothelial bladder cancer: analysis of the Netherlands Cancer Registry. J Urol, 2010, 183（3）: 915-920

[14] Beltran AL, Cheng L, Montironi R, et al. Clinicopathological characteristics and outcome of nested carcinoma of the urinary bladder. Virchows Arch, 2014, 465（2）: 199-205

[15] Mukesh M, Cook N, Hollingdale AE, et al. Small cell carcinoma of the urinary bladder: a 15-year retrospective review of treatment and survival in the Anglian Cancer Network. BJU Int, 2009, 103（6）: 747-752

[16] Sylvester RJ, van der Meijden A, Witjes JA, et al. High-grade Ta urothelial carcinoma and carcinoma in situ of the bladder. Urology, 2005, 66（6 Suppl 1）: 90-107

[17] Kim HS, Kim M, Jeong CW, et al. Presence of lymphovascular invasion in urothelial bladder cancer specimens after transurethral resections correlates with risk of upstaging and survival: a systematic review and meta-analysis. Urol Oncol, 2014, 32（8）: 1191-1199

[18] Tilki D, Shariat F, Lotan Y, et al.Lymphovascular invasion is independently associated with bladder cancer recurrence and survival in patients with final stage T1 disease and negative lymph nodes after radical cystectomy. BJU Int, 2013, 111（8）: 1215-1221

[19] Martin-Doyle W, Leow JJ, Orsola A, et al. Improving selection criteria for early cystectomy in high-grade t1 bladder cancer: a meta-analysis of 15, 215 patients. J Clin Oncol, 2015, 33（6）: 643-650

[20] Compérat E, Roupret M, Yaxley J, et al.Micropapillary urothelial carcinoma of the urinary bladder: a clinicopathological analysis of 72 cases. Pathology, 2010, 42（7）: 650-654

[21] Kaimakliotis HZ, Monn MF, Cary KC, et al., Plasmacytoid variant urothelial bladder cancer: is it time to update the treatment paradigm? UrolOncol, 2014, 32（6）: 833-838

[22] Masson-Lecomte A, Xylinas E, Bouquot M, et al.Oncological outcomes of advanced muscle-invasive bladder cancer with a micropapillary variant after radical cystectomy and adjuvant platinum-based chemotherapy. World J Urol, 2015, 33（8）: 1087-1093

[23] Seisen T, Compérat E, Léon P, et al. Impact of histological variants on the outcomes of nonmuscle invasive bladder cancer after transurethral resection. CurrOpinUrol, 2014. 24（5）: 524-531

[24] Soave A, Schmidt S, Dahlem R, et al. Does the extent of variant histology affect oncological outcomes in patients with urothelial carcinoma of the bladder treated with radical cystectomy? UrolOncol, 2015, 33（1）: 21 e1-21 e9

[25] Willis DL, Fernandez MI, Dickstein RJ, et al. Clinical outcomes of cT1 micropapillary bladder cancer. J Urol, 2015. 193（4）: 1129-1134

[26] Willis DL, Flaig TW, Hansel DE, et al.Micropapillary bladder cancer: current treatment patterns and review of the literature. UrolOncol, 2014, 32（6）: 826-832

[27] Fk M, CjD, IaS, WHO Histological Typing of Urinary Bladder Tumors. 1973

[28] Soukup V, Čapoun O, Cohen D, et al. Prognostic Performance and Reproducibility of the 1973 and 2004/2016 World Health Organization Grading Classification Systems in Non-muscle-invasive Bladder Cancer: A European Association of Urology Non-muscle Invasive Bladder Cancer Guidelines Panel Systematic Review. Eur Urol, 2017, 72(5): 801-813

[29] May M, Brookman-Amissah S, Roigas J, et al., Prognostic accuracy of individual uropathologists in noninvasive urinary bladder carcinoma: a multicentre study comparing the 1973 and 2004 World Health Organisation classifications. Eur Urol, 2010, 57(5): 850-858

[30] MacLennan GT, KirkaliZ, ChengL. Histologic grading of noninvasive papillary urothelial neoplasms. Eur Urol, 2007, 51(4): 889-898

[31] McConkey D, Choi W, Dinney CP.Genetic subtypes of invasive bladder cancer. Curr Opin Urol, 2015, 25(5): 449-458

[32] Otto W, Breyer J, Herdegen S, et al. WHO 1973 grade 3 and infiltrative growth pattern proved, aberrant E-cadherin expression tends to be of predictive value for progression in a series of stage T1 high-grade bladder cancer after organ-sparing approach. Int Urol Nephrol, 2017, 49(3): 431-437

[33] van Rhijn BW, van der Kwast TH, Alkhateeb SS, et al. A new and highly prognostic system to discern T1 bladder cancer substage. Eur Urol, 2012, 61(2): 378-384

[34] Brierley JD, Gospodarowicz MK, Wittekind C. TNM Classification of Malignant Tumours, 8th ed. 2017: John Wiley and Sons

[35] Kurth KH, Denis L, Bouffioux C, et al. Factors affecting recurrence and progression in superficial bladder tumors. Eur J Cancer, 1995, 31A(11): 1840-1846

[36] Allard P, Bernard P, Fradet Y, et al. The early clinical course of primary Ta and T1 bladder cancer: a proposed prognostic index. Br J Urol, 1998, 81(5): 692-698

[37] Holmang S, Hedelin H, Anderstrom C, et al. The importance of the depth of invasion in stage T1 bladder carcinoma: a prospective cohort study. J Urol, 1997, 157(3): 800-803

[38] Millan-Rodriquez F, Chechile-Tomiolo G, Salvador-Bayarri J, et al. Multivariate analysis of the prognostic factors of primary superficial bladder cancer. J Urol, 2000, 163(1): 73-78

[39] 董胜国，纪祥瑞，侯四川，等. 影响膀胱癌患者长期生存的因素分析. 临床泌尿外科杂志, 1999, 14: 256-259

[40] Kojima T, Kawai K, Miyazaki J, et al. Biomarkers for precision medicine in bladder cancer. Int J Clin Oncol, 2017, 22(2): 207-213

[41] Bajorin DF, Dodd PM, Mazumdar M, et al. Long-term survival in metastatic transitional-cell carcinoma and prognostic factors predicting outcome of therapy. J Clin Oncol 1999, 17(10): 3173–3181

[42] Bellmunt J, Choueiri TK, Fougeray R, et al. Prognostic factors in patients with advanced transitional cell carcinoma of the urothelial tract experiencing treatment failure with platinum-containing regimens. J Clin Oncol, 2010, 28(11): 1850-1855

[43] Soloway MS, Briggman V, Carpinito GA, et al. Use of a new tumor marker, urinary NMP22, in the detection of occult or rapidly recurring transitional cell carcinoma of the urinary tract following surgical treatment. J Urol, 1996, 156(2 Pt 1): 363-367

[44] Lee DH, Yang SC, Hong SJ, et al.Telomerase: a potential marker of bladder transitional cell carcinoma in bladder washes. Clin Cancer Res, 1998, 4(3): 535-538

[45] Jones A, Crew J. Vascular endothelial growth factor and its correlation with superficial bladder cancer recurrence rates and stage progression. Urol Clin North Am, 2000, 27(1): 191-197

[46] Lokeshwar VB, Schroeder GL, Selzer NG, et al. Bladder tumor markers for monitoring recurrence and screening comparison of hyaluronic acid-hyaluronidase and BTA-Stat tests. Cancer, 2002, 95(1): 61-72

[47] Gontero P, Casetta G, Zitella A, et al. Evaluation of p53 protein overexpression, Ki67 proliferative activity and mitotic index as markers of tumour recurrence in superficial transitional cell carcinoma of the bladder. EurUrol, 2000, 38(3): 287-296

[48] Rodriguez AA, Pita FS, Gonzalez CT, et al. Multivariate analysis of survival, recurrence, progression and development of metastasis in T1 and T2a transitional cell bladder carcinoma. Cancer, 2002, 94(6): 1677-168

[49] Gui Y, Guo GG, Huang Y, et al. Frequent mutations of chromatin remodeling genes in transitional cell carcinoma of the bladder. 2011, 43(9): 875-878

[50] 王凯剑，戴利和，许传亮. 膀胱癌分子分型的研究进展. 第二军医大学学报, 2018. 39(1): 81-85

[51] The Cancer Genome Atlas Research. Comprehensive molecular characterization of urothelial bladder carcinoma. Nature，2014，507（7492）：315

[52] Damrauer JS，Hoadley KA，Chism DD，et al. Intrinsic subtypes of high-grade bladder cancer reflect the hallmarks of breast cancer biology. Proceedings of the National Academy of Sciences of the United States of America，2014，111（8）：3110-3115

[53] Choi W，Porten S，Kim S，et al. Identification of distinct basal and luminal subtypes of muscle-invasive bladder cancer with different sensitivities to frontline chemotherapy. Cancer Cell，2014. 25（2）：152-165

[54] Sjödahl G，Martin L，Kristina L，et al. A Molecular Taxonomy for Urothelial Carcinoma. Clin Cancer Res，2012，18（12）：3377-3386

[55] Aine M，Eriksson P，Liedberg F，et al. Biological determinants of bladder cancer gene expression subtypes. Scientific reports，2015，5：10957

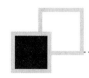

第三十六章 肾 癌

肾细胞癌（renal cell carcinoma，RCC）简称肾癌，约占所有新发癌症的 3.8%。RCC 发病年龄高峰位于 60～70 岁。世界各地区肾癌发病率略有不同，发达国家发病率高于发展中国家，男性肾癌的发病率、死亡率均略高于女性。美国癌症协会（the American Cancer Society，ACS）估计，2019 年全美将新诊断 73 820 例肾癌或肾盂癌，同期 14 700 例患者因此癌死亡。据 ACS 报道，男性一生中有约 2.1% 的概率被诊断为肾癌或肾盂癌（约每 48 人中有 1 例患者），相比之下，该概率在女性中为 1.2%（约每 83 人中有 1 例患者）。2009—2013 年四年中，全美男性肾癌或肾盂癌的发病率（21.7/10 万人）约为女性（11.3/10 万人）的 1.9 倍，死亡率男性（5.7/10 万人）约为女性（2.5/10 万人）的 2.3 倍。约 85% 的肾脏肿瘤是 RCC，约 70% 的 RCC 病理类型为透明细胞肾细胞癌（clear cell renal cell carcinoma），此外还存在乳头状癌、嫌色细胞癌、转移癌、集合管癌等病理类型。

根据 SEER 数据库 2006—2015 年的记录，RCC 发病率平均每年增长约 0.6%，而 RCC 患者死亡率约每年下降 0.7%。在 2007—2013 年，局灶性肾癌的 5 年生存率为 92.6%，晚期肾癌的 5 年生存率为 11.7%，均较 1992—1995 年的数据有提高。偶发肿瘤和局限性肿瘤的比例明显提高，这些患者的 5 年生存率也较前提高。虽然 70% 的肾癌在诊断时为局限性或局部进展性肾癌，但 20%～40% 的局限性肿瘤在术后会出现复发或转移。5 年生存率最重要的预后因素就是肿瘤的 TNM 分期。RCC 常见转移部位包括肺、骨、肝、淋巴结、肾上腺、脑等。

北京大学泌尿外科研究所对 2002—2010 年 1 867 例肾癌住院患者病历资料进行统计后发现，肾癌中位发病年龄为 55 岁（14～88 岁），男女之比为 2.3∶1，左右侧发病率相当，其中肾透明细胞癌占 89.6%，乳头状细胞癌占 3.9%，嫌色细胞癌占 3.0%。大部分肾癌是散发的，美国国立癌症研究所估计仅有 4% 是家族性的。

第一节 肾癌病因与发病机制的认识与进展

一、病因

传统认为肾癌来源于近曲小管，这对绝大多数肾透明细胞癌和乳头状癌可能是正确的。然而，最新的资料显示肾癌的其他组织学亚型如嫌色细胞癌和集合管癌来源于肾单位的远端结构。肾癌唯一公认的环境危险因素是烟草，但其相对危险度只有 1.4～2.5。所有形式的烟草暴露均与肾癌发生有关，而且烟草的危险度随着累积剂量和年限的增多而增加，随着戒烟而降低。烟草对女性肾癌的相对危险度接近于正常，提示吸烟可能不是女性发生肾癌的重要危险因素。肥胖是另一个肾癌的危险因素，随单位体重指数的增长，相对危险度增加 1.07。肥胖人数的增加可能是西方国家肾癌发生率增加的一个重要因素，据估计有超过 40% 肾癌病例与肥胖相关。但是肥胖对于肾癌的危险性仍然有争议，因为有报道显示肥胖患者患肾癌的预后较好。高血压是肾癌的第三个危险因素，可能的机制是高血压相关肾损伤，肾小管的炎症、代谢和功能改变，这可能增加对致癌物的易感性。其他可能的风险因素还有：石棉、镉工业、制革、糖尿病、利尿剂等。Brauch 等证明肾癌与长时间高剂量的三氯乙烯暴露有关，且发现了特异的 *VHL* 基因变异，这一结果支持三氯乙烯是肾癌的一个致病因素。典型的西方现代饮食方式（高脂肪、高蛋白质，低水果、蔬菜），奶制品、茶和咖啡的摄入增加与肾癌相关，但相对危险度不高，且有很多相反结论的资料。肾癌家族史也是一个危险因素，一项研究显示肾癌患者的一级和二级亲属的相对危险度为2.9。

二、发病机制

肾癌包括散发性肾癌和遗传性肾癌。肾癌家族综合征已经被鉴定，遗传性肾癌的发现及其特定基因的改变为探索肾癌发病的分子机制提供了途径。1979年Cohen发现了一个双肾多发透明细胞癌的家系，他们的遗传学特点是存在着t(3；8)(p14；q24)平衡易位。透明细胞癌中染色体3p的杂合性缺失提示了肾癌易感基因的位置，并且终于在1993年克隆出了 *VHL* 基因。*VHL* 基因是位于3号染色体短臂3p25上的抑癌基因，肾癌的发病是由于 *VHL* 基因的两个等位基因均发生突变或失活所致，失活机制包括大片段缺失、蛋白截断突变、错义突变等。目前已经在945个家系中总结出超过1 000种不同的突变方式。

VHL综合征是肾透明细胞癌(clear cell renal cell carcinoma, ccRCC)常见的家族类型，为常染色体显性遗传疾病，发生率约为1/36 000。几乎所有的VHL综合征患者均被发现在 *VHL* 基因中存在一个等位基因的种系突变，并证实其来自父母的常染色体显性遗传，另一等位基因则发生基因或染色体的丢失或短缺。VHL综合征中肾癌发生率为50%，发病年龄早，常在20～50岁，呈双侧多病灶发病。其临床表现除肾癌外，还包括：嗜铬细胞瘤，视网膜血管瘤，脑干、小脑、脊髓血管母细胞瘤，肾脏和胰腺囊肿，内耳肿瘤，附睾乳

头状囊腺瘤。散发性ccRCC也与 *VHL* 基因的突变密切相关，据文献报道：在超过60%的散发性ccRCC患者中存在 *VHL* 基因的突变或失活。由于VHL病的临床表现复杂多变，寻找基因与表型间的联系仍然是目前和未来研究的热点。

后续的工作已经开始关注VHL蛋白的功能及其潜在的作用机制。VHL蛋白结合到延伸蛋白B和C、CUL-2以及RBX1，形成E3泛素酶复合体，从而调节一些重要调节蛋白的降解。VHL蛋白复合物的其中一个重要功能便是可以作用在缺氧诱导因子1α及2α(HIF-1α和HIF-2α)，从而使HIFs能在正常条件下保持一个低水平。HIFs是一种细胞内蛋白，当细胞处于缺氧、饥饿以及其他应激状态时能发挥重要的调节作用。*VHL* 基因的失活或者突变导致HIFs的累积，主要是HIF-2α(Shen and Kaelin, 2013)。HIF-2α的累积导致血管内皮生长因子(VEGF)表达上调好几倍。而VEGF是RCC中主要的血管生长因子，显著促进新生血管，与ccRCC密切相关。HIF-2α同样可以上调转化生长因子-α、血小板源性生长因子、葡萄糖转运子、促红细胞生成素、碳酸酐酶IX的表达，这些同样可以促进肿瘤发生。通过这些以及其他的一些机制，VHL蛋白似乎能够影响细胞周期、细胞分化、肿瘤侵袭性、重要基质分子的细胞内处理以及免疫调节状态。VHL同样上调HIF-1α，在某种程度上可以抵消平衡HIF-2α的致瘤作用，这一重要领域还需要进一步探索(图36-1)。

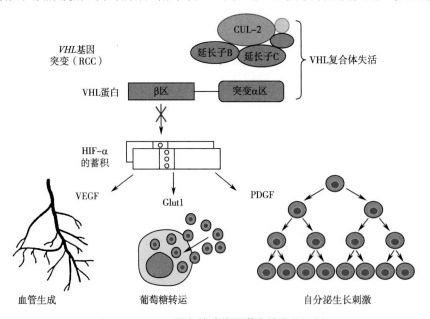

图36-1 VHL蛋白的功能及潜在的作用机制

1995 年 Zbar 描述了 10 个存在多发双侧乳头状肾肿瘤的家系，他们的遗传方式是显性遗传。Schmidt 把遗传性乳头状肾癌（HPRC）基因定位于 7q31.1-34，而在受累的 HPRC 家族成员中找到了定位于 7q31 的 MET 原癌基因。在 13% 的散发性乳头状肾癌病例中发现有 MET 的突变。MET 原癌基因编码肝细胞生长因子 / 分散因子（HGF/SF）受体酪氨酸激酶。配体 HGF 结合 MET 诱发胞内酪氨酸激酶结构域关键激酶的自磷酸化，随后出现多功能停靠站点的激酶磷酸化，不同下游信号转导分子的募集，这些可调控细胞程序，导致细胞生长、分支形态、分化和浸润生长。其他的遗传性肾癌还包括：遗传性平滑肌瘤病和肾细胞癌、Birt-Hogg-Dubé 综合征等（表 36-1）。

第二节 肾癌的病理类型与分期

一、病理

大多数 RCC 是圆的或者椭圆的，并且会有伪膜包绕，伪膜是由实质和纤维组织形成，而不是真正的组织学包膜。与上尿路尿路上皮癌不同，除了集合管癌和肉瘤样变外，大多数的 RCC 并不是很有浸润性。肿瘤的大小平均在 4~8cm，但是可以小到仅有几毫米，也可以大到充满整个腹腔。大多数病理学家认为，除了大嗜酸粒细胞瘤和一些小的（<5mm）低级别乳头腺瘤外，并没有可靠的组织学或者超微结构标准能将良性和恶性

表 36-1 遗传性肾癌亚型

亚型	基因（染色体）	主要的临床表现
Von Hippel-Lindau 综合征	VHL 基因（3p25-26）	肾透明细胞癌 视网膜血管瘤 中枢神经系统血管母细胞瘤 嗜铬细胞瘤 其他肿瘤
家族性乳头状肾癌	C-MET 原癌基因（7q31）	多发、双侧 I 型乳头状肾细胞癌
遗传性肾平滑肌瘤及肾细胞癌	延胡索酸酶基因（1q42-43）	2 型乳头状肾细胞癌 集合管癌 皮肤或输尿管平滑肌瘤 输尿管平滑肌腺瘤
Birt-Hogg-Dubé 综合征	BHD1（17p11）	嫌色性肾细胞癌、嗜酸细胞瘤以及同时表现以上两种实性肿瘤的杂合性肿瘤 肾透明细胞癌（偶发） 肾乳头状细胞癌（偶发） 皮肤纤维毛囊瘤 肺囊肿 自发性气胸
琥珀酸脱氢酶肾细胞癌	琥珀酸脱氢酶复合亚基（SDHB 1p36.1-35）或者 SDHD（11q23）	嫌色、透明细胞、2 型乳头状肾细胞癌；嗜酸细胞瘤 副神经节瘤（良性或恶性） 甲状腺乳头状癌
结节性硬化症	TSC1（9q34）或 TSC2（16p13）	多发肾血管平滑肌脂肪瘤 肾透明细胞癌（偶发） 肾囊肿、多囊肾 皮肤血管纤维瘤 肺淋巴管肌瘤
PTEN 错构瘤（Cowden 综合征）	PTEN（10q23）	乳腺肿瘤（恶性及良性） 上皮性甲状腺癌 乳头状肾细胞癌或者其他组织类型

的肾上皮细胞肿瘤区别开。肿瘤剖面为黄色、黄褐色、棕色,伴有散在的纤维变性、坏死、出血区域。囊性变存在于 10%～25% 的 RCC 中,相比纯实性 RCC 有更好的预后。钙化则可以是点状或者斑片状的,发生在 10%～20% 的 RCC 中。

北京大学泌尿外科研究所(北京大学第一医院泌尿外科)对 2002—2010 年就诊的肾细胞癌患者统计显示,患者就诊时的平均肿瘤直径为 4.9cm±2.3cm,多灶性肿瘤占 2.7%。肾癌的一个生物学特性是容易侵犯静脉系统,发生率为 4%～10%。

细胞学分级是预测肿瘤预后情况、指导治疗的有效指标。对于 RCC 的细胞学分级,以往最常用的是 1982 年 Fuhrman 四级分类(表 36-2)。1997 年 WHO 推荐将 Fuhrman 分级中的 I、II 级合并为高分化,Fuhrman III 级为中分化,Fuhrman IV 级为低分化或未分化。Fuhrman 分级为透明细胞肾细胞癌及乳头状肾细胞癌很好的预后指标,但不能应用于嫌色细胞肾细胞癌及多数新加入的肾癌亚型。在 2016 版的 WHO 肾脏肿瘤新分类中,Fuhrman 分级标准被 WHO/ 国际泌尿病理学会(International Society of Urological Pathology,ISUP)分级系统取代(表 36-3)。

表 36-2 肾细胞癌 1982 年 Fuhrman 核分级系统

级别	核大小	核外观	核仁
1	>10μm	圆形、均匀	无或不明显
2	～15μm	总体上不规则	400× 镜下可见
3	～20μm	明显不规则	400× 镜下明显
4	>20μm	异常、常多叶	明显、大量染色质呈团状

表 36-3 ISUP 肾透明细胞癌与肾乳头状细胞癌分级系统,2013

分级	定义
1级	400 倍放大倍数下核仁缺失或者不明显,呈嗜碱性
2级	400 倍放大倍数下核仁明显,呈嗜酸性,但在 100 倍放大倍数下可见而不突出
3级	100 倍放大倍数下核仁可见,呈嗜酸性
4级	可见明显的核多形性,和 / 或多核瘤巨细胞,和 / 或横纹肌样和 / 或肉瘤样分化

2012 年,温哥华国际泌尿病理协会(International Society of Urological Pathology,ISUP)基于文献

和会议对肾肿瘤的分类达成新共识。在此基础上,世界卫生组织(WHO)于 2016 年综合了肾肿瘤最新病理特点、免疫表型、分子遗传学特征,对 2004 年 WHO 肾肿瘤分类系统进行了重新修订(表 36-4)。其中新加入了 6 种新的肾细胞癌亚型,包括遗传性平滑肌瘤病肾癌综合征相关性肾癌、t(6;11)肾癌(与 Xp11.2 易位 /TFE3 基因融合相关性肾癌一并归入 MiT 家族易位性肾癌)、琥珀酸脱氢酶缺陷相关性肾癌、管状囊性肾癌、获得性囊性肾疾病相关性肾癌、透明细胞乳头状肾细胞癌。另有 4 种暂未充分认识的肿瘤暂定为肾细胞癌亚型。

表 36-4 WHO 肾肿瘤分类(2016 版)

肾透明细胞癌
低度恶性潜能的多房囊性肾肿瘤
乳头状肾细胞癌
遗传性平滑肌瘤病肾癌综合征相关性肾癌
肾嫌色细胞癌
集合管癌
肾髓质癌
MiT 家族易位性肾癌
琥珀酸脱氢酶缺陷相关性肾癌
黏液样小管状和梭形细胞癌
管状囊性肾癌
获得性囊性肾疾病相关性肾癌
透明细胞乳头状肾细胞癌
未分类的肾细胞癌
乳头状腺瘤
嗜酸细胞瘤

RCC 是一组异质性肿瘤的统称,包括很多种组织学亚型。透明细胞癌(Clear Cell),乳头状肾细胞癌 1 型或 2 型(papillary,type 1 and 2),嫌色细胞癌(chromophobe)是 RCC 最常见的组织学类型,以上三种组织学类型占 RCC 的 85%～90%。其他病理类型相对少见。

1. 透明细胞癌 透明细胞癌(clear cell carcinoma)是所有成人散发性 RCC 中最常见的亚型,占 70%～85%。这些肿瘤剖开时呈典型的黄色,并有非常丰富的血管。显微镜下肿瘤细胞体积较大,圆形或多边形,胞质丰富,典型的组织学特点是由于胞质中存在糖原和脂质使细胞呈透明样,间质具有丰富的毛细血管和血窦(图 36-2)。透明细胞癌较其他亚型更易发生静脉瘤栓。

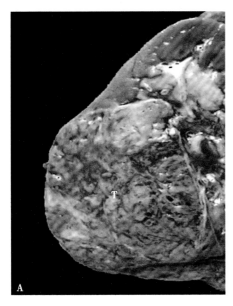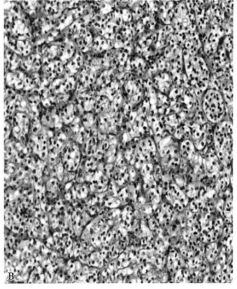

图 36-2 透明细胞癌

A. 透明细胞癌大体标本；B. 透明细胞癌低倍镜下细胞特点

2. 低恶性潜能的多房囊性透明细胞癌 多房囊性肾细胞癌十分罕见，肿瘤完全是由很多个单层 G1 透明细胞围成的囊构成，它的恶性程度较低，临床行为趋于良性。

3. 乳头状肾细胞癌（7%~15%）（嗜色细胞癌） 肿瘤细胞呈立方或矮柱状，乳头状排列。乳头中轴间质内常见砂粒体和泡沫细胞，并可发生水肿。73% 的病例是 I 型（细胞拥有少量胞质），42% 的病例是 II 型（胞质嗜酸性）。α- 甲酰辅酶 A 消旋酶的强表达是它的一个特点。

4. 嫌色细胞癌（5%~10%） 典型的细胞是多边形的，细胞膜界限清晰，胞质淡染或略嗜酸性，核周常有空晕。苍白的网状胞质是源于大量的胞质内陷形成直径 150~300nm 的囊泡。Birt-Hogg-Dubé 综合征与 LOH 相关。这类细胞典型的特征是表达 c-kit。

5. 肾集合管癌（Bellini 肿瘤） 少于 1% 的 RCC 源于髓质远端肾单位或 Bellini 导管。典型的细胞形态是高级别的核、胞质嗜酸性、明显的管状排列、纤维组织增生和高分子量细胞角蛋白的表达。髓质肾细胞癌被认为是一种未分化的集合管癌。

近年来随着分子诊断技术的进步，对于 RCC 不同病理类型的了解早已不局限在形态学方面。不同病理类型的肿瘤细胞有不同的基因改变，了解这些基因改变，不仅有助于了解 RCC 的发生发展机制，还能指导 RCC 的治疗选择（表 36-5）。

表 36-5 肾肿瘤病理类型与对应的基因改变

肿瘤类型	已知的体细胞突变基因	细胞学突变
透明细胞癌	*VHL*、*PBRM1*、*SETD2*、*BAP1*、*JARID1A*、*mTOR*、*PI3K*	3p（90%）、14q、8p 和 9p 缺失以及 5q 和 12q 扩增
乳头状肾细胞癌	*MET*、*NRF2*、*CUL3*	1 型：7、8q、12q、16p、17、20 扩增和 9p 缺失；2 型：8q 扩增、1p 和 9p 缺失
肾嫌色细胞癌	*TP53*	染色体 1、2、6、10、13 和 17 缺失
嗜酸细胞瘤	线粒体复合物 I 基因	1p 缺失、Y 缺失，常为正常核型
集合管癌	暂缺相关信息	8p、16p、1p、9p 的缺失和 13q 扩增
肾髓质癌	暂缺相关信息	描述不详，但被认为是正常核型
MiT 家族易位性肾细胞癌	暂缺相关信息	Xp11.2（TFE3）或 6p21（TFEB）复发性易位

二、分期

当前，国际通用的肾癌分期系统中使用最为广泛的是美国癌症联合委员会（American Joint Committee on Cancer，AJCC）的 TNM 分期，该分期目前更新到第 8 版（2017；表 36-6、表 36-7）。

表 36-6　AJCC 肾癌 TNM 分期系统

T	原发肿瘤
Tx	原发肿瘤未被评价
T_0	无原发肿瘤证据
T_1	肿瘤长径≤7cm，局限于肾
T_{1a}	肿瘤长径≤4cm，局限于肾
T_{2b}	肿瘤长径>4cm 但≤7cm，局限于肾
T_2	肿瘤长径>7cm，局限于肾
T_{2a}	肿瘤长径>7cm 但≤10cm，局限于肾
T_{2b}	肿瘤长径>10cm，局限于肾
T_3	肿瘤侵犯下腔静脉或肾周组织，但没有侵及同侧肾上腺或超出 Gerota 筋膜
T_{3a}	肿瘤癌栓进入肾静脉及其分支，或侵及肾盂肾盏，或侵及肾周/肾窦脂肪但没有超出 Gerota 筋膜
T_{3b}	肿瘤癌栓进入下腔静脉，但在横膈之下
T_{3c}	肿瘤癌栓进入下腔静脉，并在横膈之上；或侵及下腔静脉壁
T_4	肿瘤超出 Gerota 筋膜（包括侵及同侧肾上腺）
N	局部淋巴结
Nx	未评价局部淋巴结
N_0	无局部淋巴结转移
N_1	有局部淋巴结转移
M	远处转移
M_0	无远处转移
M_1	有远处转移

表 36-7　AJCC 肾癌临床分期

	T	N	M
I 期	T_1	N_0	N_0
II 期	T_2	N_0	M_0
III 期	T_1~T_2	N_1	M_0
	T_3	N_0~N_1	M_0
IV 期	T_4	任何 N	M_0
	任何 T	任何 N	M_1

肾癌合并瘤栓占所有肾癌的比例小于 10%。肾癌瘤栓可分为 4 级（表 36-8、图 36-3），也有分级将局限于肾静脉内的瘤栓称为 0 级瘤栓。一般认为，分级越高，预后越差。

表 36-8　肾癌瘤栓分级

I 级	肾静脉型	癌栓顶端距肾静脉开口处 <2cm
II 级	肝下型	癌栓侵入肝静脉水平以下的下腔静脉内，癌栓顶端距肾静脉开口处≥2cm
III 级	肝内型	癌栓生长达肝内下腔静脉水平，膈肌以下
IV 级	膈上型	癌栓侵入膈肌以上下腔静脉和右心房内

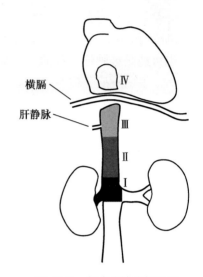

横膈

肝静脉

图 36-3　肾癌瘤栓分级图示

第三节　临床表现的特点与再认识

一、症状

肾位于腹膜后间隙，因此许多肾肿瘤在早期往往无症状，直到肿瘤进展才被发现。但随着医学的进步、影像学技术的普及，影像学偶然发现的肾肿瘤越来越多，占到 50% 以上。典型的肾癌三联症包括：血尿、腰痛和肿块，临床上比较少见，只有 7%～10% 的患者表现为上述症状，而且一旦出现，往往提示肿瘤晚期。

1. 血尿　是临床上比较常见的症状，肾癌引起的血尿常为间歇性、全程、无痛肉眼血尿。血尿系由肿瘤侵犯肾盂或肾盏黏膜而引起，40%～60% 的患者会发生不同程度的血尿，有时有条状血块，系输尿管管型。血块堵塞输尿管时可引起肾绞痛。血尿间歇时间随病程延长而缩短，即病程越长血尿间隔越短，甚至出现持续血尿。血尿严重程度与肿瘤大小与分期并不一致。邻近肾盂肾盏的肿瘤容易穿破肾盂肾盏出现血尿,而肿瘤向外生长可以达到很大体积而无血尿发生。

2. 腰痛 腰痛的发生率约为20%。原因除由于肿瘤生长牵张肾被膜外,还可由于肿瘤侵犯周围脏器或腰肌所造成,后一种疼痛往往较重且持久。肿瘤内部出血或尿中血块通过输尿管,可引起剧烈腰痛或腹痛。

3. 肿块 肾癌患者有腹部肿块表现者约占20%,瘦长体型者更易出现,位于上腹部肋弓下,可随呼吸运动而上下移动。检查者所触及的可能是肿瘤本身,也可能是被肿瘤推移的肾下极。如果包块固定不动,说明肿瘤已侵犯肾脏周围的脏器结构,这种患者的肿瘤切除困难,预后不佳。

4. 肾周血肿 自发性肾周出血是肾癌的一个非常少见但又非常重要的临床表现,由于受到肾周血肿的干扰,肾肿瘤容易漏诊。根据文献报道,在原因不明的肾周血肿患者中,超过50%存在隐匿的肾肿瘤,最常见的为肾血管平滑肌脂肪瘤和肾细胞癌。

5. 精索静脉曲张和下肢水肿 精索静脉曲张平卧后不能缓解者,提示肾癌合并肾静脉或下腔静脉瘤栓,或肿瘤巨大压迫生殖血管致静脉回流不畅。下腔静脉受累,侧支循环形成较差者,可有明显的下肢水肿。

肾癌大概20%的RCC患者有副肿瘤综合征表现(肾癌的肾外症状),其表现形式多种多样,范围广泛,而很少有其他肿瘤具有类似特征。正常生理状态下,肾脏产生1,25-二羟胆钙化醇、肾素、促红细胞生成素、各种前列腺素,所有这些都受到调节并维持一定稳态。而RCC可以病态地产生这些物质及一些其他对正常生理起作用的重要因子,如甲状旁腺素、狼疮抗凝因子、人绒毛膜促性腺激素、胰岛素及各种细胞活性素与炎症介质,这些物质可引起一系列的全身症状,即肾癌的肾外表现。其表现包括:发热、消瘦、血沉增快、贫血、高血压、红细胞增多症、高钙血症、肝功能损害等。这些症状除高血钙外,其余很难用常规的治疗方法消除,然而在切除原发病灶后,指标多能恢复正常。

1. 发热 是肾癌常见症状,发生率为17.2%,可能由致热源引起。血尿、疼痛、肿物、发热曾合称肾癌四联症,所以对于发热、消瘦、血沉增快的患者因进行肿瘤筛查。一般情况下,患者在术后体温会恢复正常。

2. 红细胞增多症 据文献报道,其发生于约3.5%的RCC患者,肿瘤产生促红细胞生成素(EPO)或肾脏局部缺氧诱发EPO合成增加可能是其原因。

3. 高血压 37.5%的RCC患者可能出现肿瘤相关性高血压,是肾癌常见的肾外症状。其主要原因包括:肿瘤分泌肾素,肿瘤压迫血管导致其狭窄诱发肾素分泌增加以及肿瘤内的动静脉瘘等。对降压药物反应较差,但术后血压可能恢复正常。

4. 高钙血症 约4.9%的RCC患者可出现高钙血症。肿瘤产生的类甲状旁腺素样多肽是其最常见的原因,1,25-二羟胆钙化醇、前列腺素的产生也在其中起到一定作用。还需要注意除外广泛骨转移所致的高钙血症。

5. 肝功能异常 由Stauffer等在1961年第1次报道,患者在没有肝脏转移的情况下出现可逆性肝功能异常,又称Stauffer综合征。其发生于14.4%的RCC病例。化验检查可发现转氨酶、碱性磷酸酶和胆红素升高、低蛋白血症、凝血酶原时间延长、高γ球蛋白血症。肾切除术后60%~70%的患者肝功能恢复正常。

20%~35%的肾癌患者在就诊时即已发生了转移,另有6%~15%患者是因肿瘤转移灶的症状而前来就诊。肾癌最常见的转移部位为淋巴结、肺、肝、骨等,但全身部位都可发生转移。肾癌的一个重要特点即转移的不确定性和不可预测性。部分肾癌转移发生较早,在原发灶很小时就可出现转移,甚至转移灶症状很严重,而原发灶症状很轻微;分化较好的T_{1a}患者在术后十余年出现肿瘤转移也并非罕见。肺转移可以引起咳嗽和肺不张,骨转移可以导致骨痛,脑转移可以引起神志障碍和定位体征,淋巴结转移可以引起颈部肿块等。

二、体征

体格检查在肾癌的诊断作用较小,然而如果出现以下体征就应该行影像学检查:腹部包块;颈部淋巴结肿大;尤其需要注意精索静脉曲张,特点为平卧位后不消失,由于肾静脉或下腔静脉内瘤栓阻碍精索静脉内血液回流引起。

第四节 各种诊断方法选择中值得考虑的问题

一、辅助检查

(一)超声检查

无创、简便易行,B 超发现肾脏肿瘤的敏感性较高,可以鉴别实性、囊性和混合性肿物,可以作为首选的检查方法。目前,约 50% 的肾癌在体检时由超声发现,而临床上无任何症状。超声可发现肾外形的改变,肿瘤表现为低回声占位性病变,周围有较低回声的"晕",部分可突出于肾外,如合并出血、坏死、囊性变时内部回声不均,可伴有钙化(图 36-4)。彩色多普勒显示肿块有丰富的动脉血供,动静脉瘘可见。还应注意肾被膜是否完整、有无区域淋巴结增大、肾静脉、腔静脉有无瘤栓、有无其他脏器转移。而囊肿则表现为无回声占位病变,边界清,后方回声增强(图 36-5);偶见囊肿出血,回声与肾癌类似。如囊肿壁不光滑,应注意囊性肾癌。肾血管平滑肌脂肪瘤超声下表现为强回声,有助于与肾癌鉴别。

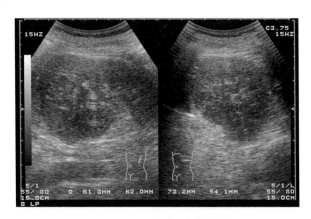

图 36-4 左肾低回声占位性病变

(二)X 线检查

由于断层成像技术的广泛普及,X 线检查已不再是肾癌的必要检查手段。平片可发现肾脏轮廓改变及肿瘤内钙化。较大肿瘤可使肾盂肾盏变形、拉长、扭曲,可在尿路造影时发现,是肿瘤的间接征象。

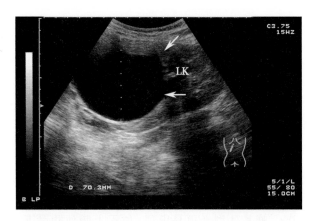

图 36-5 左肾上极囊肿,超声提示无回声占位性病变,边界清,壁光滑

(三)增强 CT

是肾癌影像学检查中最重要的手段,可准确测定肿瘤大小、位置、CT 值及强化特点。并可了解肿瘤累及范围,肾脏血管情况,静脉内有无瘤栓,淋巴结有无增大,肝脏与肾上腺情况。有助于术前对肿瘤进行分期及手术方案的制定,也可大致了解肾功能情况。典型表现为:平扫肾实质内低密度或等密度肿物,增强扫描肿物强化程度低于肾实质,但肿瘤早期即可出现强化,延迟扫描肿瘤内对比剂廓清较快,与肾实质相比呈低密度(图 36-6),即出现"快进快出"现象。

CT 对于检测肾静脉和下腔静脉瘤栓的敏感性分别为 78% 和 96%。瘤栓表现为静脉增宽,增强后血管腔内可见不均匀强化的软组织密度肿块形成的充盈缺损,下腔静脉内瘤栓可向上延伸至右心房。下腔静脉完全梗阻时,可表现为肝脏增大、腹腔积液及腰静脉曲张等表现。CT 可以发现肾蒂、腹主动脉、下腔静脉周围的软组织,增强后密度变化不明显,可考虑为淋巴结。CT 容易显示肾癌对其周围组织和器官的侵犯,肿瘤和相邻器官的界限消失,并有邻近器官的形态和密度改变。CT 还可以发现肾癌血行转移至肝,表现为多血管性,增强后可以和正常肝实质密度一致,所以必须先行平扫,方可发现转移灶。对侧肾血行转移灶和肾上腺转移灶也可通过 CT 发现。

(四)MRI

无射线,软组织分辨率高,可以进行横断面、冠状位、矢状位成像,无须对比剂即可清晰显示

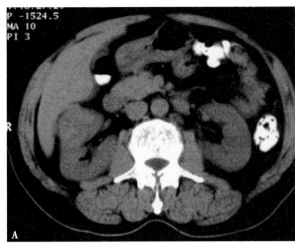
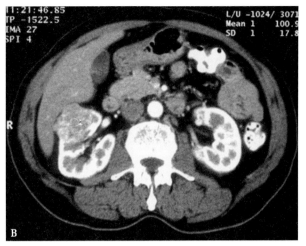
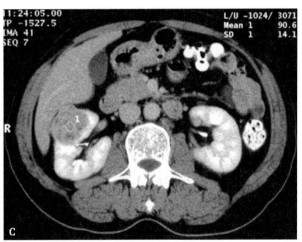

图 36-6 右肾癌增强 CT

A. 右肾癌 CT 扫描发现右肾等密度占位性病变；B. 注射对比剂后动脉期肿物迅速强化；C. 分泌期肿物呈低密度

血管，对于静脉瘤栓的诊断有一定优势，可应用于对对比剂过敏的患者（图 36-7），肾癌的诊断效果与 CT 类似。但 MRI 在显示静脉瘤栓及有无肿大淋巴结方面优于 CT，是下腔静脉瘤栓诊断和分期的首选方法，可明确瘤栓大小、延伸范围及确定静脉壁有无侵犯。

（五）介入肾血管造影

非常规性检查，造影可发现肿瘤内血管紊乱、血管"湖"、动静脉瘘、肿瘤染色等，注射肾上腺素后肿瘤血管不收缩（图 36-8）对于较大肿瘤，术前进行肾动脉栓塞有助于手术，减少术中出血。

（六）核素检查

是非常规性检查，全身骨扫描有助于发现肾癌骨转移病灶。如果患者合并肾功能不全，术前通过肾动态显像可以了解总体肾功能及分肾功能，有助于制定合理的治疗方案。

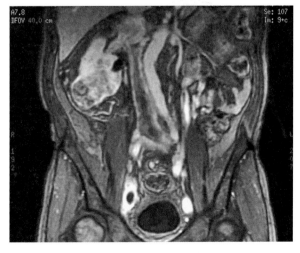

图 36-7 MRI 冠状位成像

显示右肾肿瘤合并静脉瘤栓，瘤栓自肾静脉延伸进入下腔静脉以及鉴别栓子性质。体内有金属植入物为 MRI 检查禁忌证

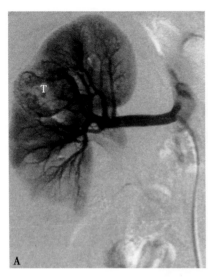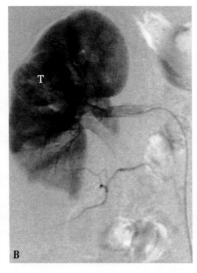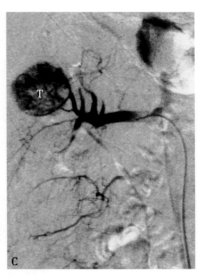

图 36-8 肾动脉介入血管造影（右肾癌）
A. 动脉期；B. 实质期；C. 注射肾上腺素后肿瘤血管不收缩（T：肿瘤）

（七）PET/CT

是非常规性检查，目前 PET/CT 对于肾癌的诊断价值尚有待证实。PET/CT 在判断肾癌患者是否存在全身转移病灶方面具有诊断价值，但高昂的费用限制了 PET/CT 的应用。

（八）肾穿刺活检

肾肿物术前穿刺活检主要用于除外一些不以手术为首选治疗方式的疾病，包括脓肿等感染灶、肾外肿瘤的转移灶以及淋巴瘤，也用于已经播散转移的肾癌或难以切除的腹膜后肿物，明确诊断及组织学分型，以指导靶向治疗等。传统观点认为，穿刺活检的假阴性概率过高，所以无法在临床常规应用。过去曾有文献报道，其假阴性率高达 18%。但新的研究结果认为，肿物定位不准才是导致假阴性概率高的主要原因，如排除肿瘤定位问题，穿刺活检的假阴性率在 2001 年之前为 4%，而在 2001 年之后为 1%，穿刺活检的总体准确性超过 80%，并且对于大部分患者是安全有效的。临床明显的肾周血肿和气胸发生率很低（<1%），而针道转移则更为罕见。基于较高的安全性和可靠性，经皮穿刺活检被更多地纳入临床决策。但是，穿刺活检样本不能像手术标本一样提供完整的病理信息，如肿瘤的分期、细胞分级，对于不同病理亚型间的鉴别有时也存在混淆。另外，肾脏囊性肿物是穿刺活检的禁忌证。

二、诊断

肾癌早期通常无任何临床症状，或仅表现为副肿瘤综合征，晚期出现血尿、疼痛、肿物等症状，往往提示预后不良。肾癌的临床诊断主要依靠影像学检查技术，影像学检查从 B 超开始，CT 扫描是了解肿瘤的位置、大小、范围、性质和有无转移的最好方法，因此成为目前最可靠的诊断肾癌的工具。较小的肿瘤一般不用做有关腔静脉的检查。如患者有较大的右侧肿瘤时应做腔静脉造影或 MRI 检查，现在更常用 MRI 来了解肿瘤是否累及腔静脉及行鉴别诊断。有血尿时还应考虑进行膀胱镜检查，以排除尿路上皮肿瘤的可能。肾动脉造影对肾癌的诊断有一定作用，尤其是可同时进行选择性或超选择性肾动脉栓塞，有利于以后手术的进行。对于诊断有困难时，可选择肾穿刺活检。实验室检查主要对患者术前适应证及预后判定进行评价，确诊则依靠病理学检查（图 36-9）。

三、鉴别诊断

（一）肾癌亚型的鉴别

肾癌的亚型有不同的细胞起源，不同的生物学特性，预后也有很大差异。术前一般可通过影像学表现进行大致鉴别。肾乳头状细胞癌占肾癌的 5%～15%，没有典型透明细胞癌多血管表现，

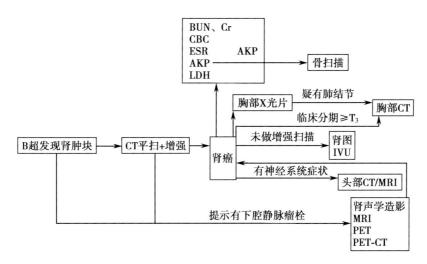

图 36-9　肾癌诊断流程

极少有肿瘤侵入毛细血管内和静脉内，绝大部分为Ⅰ期、Ⅱ期，生长缓慢，预后较好。肾嫌色细胞癌是肾癌中少见的一个类型，约占肾癌的 5%。临床表现主要是肉眼血尿、腰痛，很少出现晚期肾癌的血尿、腰痛和腹部肿块三联症。确诊时虽然瘤体多数较大，但肿瘤临床分期多为早期。肾嫌色细胞癌 CT 检查均表现为单侧、孤立的实性肿块，病灶中心均位于肾实质中部，即典型肾髓质内边界清楚的实质肿瘤，可不同程度地向肾窦及肾皮质膨胀样生长，尽管较大肿瘤可超出正常肾轮廓之外，但仍有由内向外膨胀之感，尤以矢、冠状重建像上更直观，与肾皮质透明细胞癌向外突出生长不同。

（二）肾嗜酸细胞瘤

肾嗜酸细胞瘤临床罕见，多发生于 50～80 岁，男性多于女性（2∶1），单侧发生率约 94%。肿瘤通常无症状，多系偶然发现，少数可有腰痛、血尿或腹部包块，查体多无阳性体征。CT 平扫和增强扫描时肿瘤密度均匀一致、界限清晰是该瘤的特征之一。肾嗜酸细胞瘤的 CT 检查有如下特点：①肿瘤密度多较均匀，呈等密度或稍高密度，增强扫描呈中等强化；②中心星状瘢痕，一般认为瘢痕是由于肿瘤生长缓慢，长期缺血所致，所以肿瘤越大其发生率越高；③有完整包膜，与周围组织分界清楚，很少侵犯肾周脂肪。

（三）肾囊肿

典型的肾囊肿（renal cyst）从影像检查上很容易与肾癌相鉴别，但当囊肿内有出血或感染时，往往容易被误诊为肿瘤。而有些肾透明细胞癌内

部均匀，呈很弱的低回声，在体检筛查时容易被误诊为非常常见的肾囊肿。对于囊壁不规则增厚、中心密度较高的良性肾囊肿，单独应用上述任何一种检查方法进行鉴别都比较困难，往往需要综合分析、判断，必要时可在 B 超引导下行穿刺活检。轻易地放弃随诊或鲁莽地进行手术都是不可取的。

（四）肾错构瘤

又称肾血管平滑肌脂肪瘤，是一种较为常见的肾脏良性肿瘤，随着影像学检查的普遍开展，越来越多见于临床。典型的错构瘤内由于有脂肪成分的存在，在 B 超、CT 和 MRI 图像上都可做出定性诊断，临床上容易与肾细胞癌进行鉴别。肾错构瘤 B 超示肿块内有中强回声区，CT 示肿块内有 CT 值为负数的区域，增强扫描后仍为负值，血管造影显示注射肾上腺素后肿瘤血管与肾脏本身血管一同收缩；肾细胞癌 B 超示肿块为中低回声，肿块的 CT 值低于正常肾实质，增强扫描后 CT 值增加，但不如正常肾组织明显，血管造影显示注射肾上腺素后肾脏本身血管收缩，但肿瘤血管不收缩，肿瘤血管特征更明显。可以看出，肾癌与肾错构瘤的鉴别要点在于肾癌内没有脂肪组织而错构瘤内有脂肪组织。但少数情况下，肾细胞癌组织中也会因含有脂肪组织，造成误诊。另外，含脂肪成分少的错构瘤被误诊为肾癌的情况也不少见。对此种情况，加做 CT 薄层平扫，必要时 B 超引导下针吸细胞学检查可有助于诊断。

（五）肾脏淋巴瘤

肾淋巴瘤少见但并不罕见。其中，以非霍奇

金淋巴瘤较为多见。肿瘤多经血液播散至肾。肾淋巴瘤通常症状隐匿,可发生血尿,腰痛或进行性肾衰竭,常伴有发热、乏力、消瘦。肾淋巴瘤在影像学上缺乏特点,可表现为单发或多发结节状肿物或肿物弥漫性浸润肾脏,使肾脏外形增大,腹膜后淋巴结多受累。肾淋巴瘤常见于应用免疫抑制剂、患有艾滋病、自身免疫病以及有放疗史的患者,如考虑此诊断,必要时可行经皮肾穿刺活检明确。

(六)肾脏黄色肉芽肿

是一种少见的严重慢性肾实质感染的特殊类型。形态学上有两种表现:一种为弥漫型,肾脏体积增大,形态失常,内部结构紊乱,不容易与肿瘤混淆;另一种为局灶性,肾脏出现局限性实质性结节状回声,缺乏特异性,有时与肿瘤难以鉴别。但这部分患者一般都具有感染的症状,肾区可触及痛性包块,尿中有大量白细胞或脓细胞。只要仔细观察,鉴别诊断并不困难。

第五节　肾癌治疗基本方法与进展

外科手术是唯一有可能治愈局限性肾癌的治疗方式,手术的目的是在适当范围内切除所有

肿瘤组织。可选择的治疗方式包括肾根治性切除术和保留肾单位手术(nephron sparing surgery,NSS),如何选择需要在远期肾功能和长期无病生存之间进行权衡。转移性肾癌(mRCC)对放化疗不敏感,免疫治疗的效果也非常局限,而且疗效持续时间很短。靶向治疗是 mRCC 治疗史上的一个里程碑,实现了良好的肿瘤控制和客观反应,已经被许多指南推荐为 mRCC 的一线或二线治疗选择(图36-10)。

一、局限性肾癌的治疗

局限性肾癌指的是临床分期Ⅰ、Ⅱ和Ⅲ期的肾癌。外科手术目前仍是唯一有可能治愈局限性肾癌的治疗方式。手术的目的是在适当范围内切除所有肿瘤组织。可选择的治疗方式包括肾根治性切除术和保留肾单位手术,如何选择需要在远期肾功能和长期无病生存之间进行权衡,手术方式包括开放性手术、腹腔镜手术以及机器人手术。

1. 根治性肾切除手术　根治性肾切除手术(RN)需切除患肾、肾周脂肪及肾周筋膜(Gerota筋膜)。肾癌侵犯肾上腺的概率低(<10%),除非有证据提示同侧肾上腺被肿瘤侵犯,则需切除同

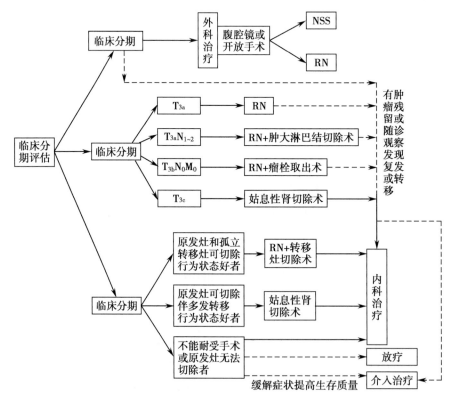

图 36-10　肾癌治疗方法

侧肾上腺,否则同侧肾上腺无须常规切除。当肾癌合并静脉瘤栓,需在完成 RN 的基础上再完整切除瘤栓。

淋巴结清扫术的指征和意义尚不明确。随机对照研究最新的研究结果提示,淋巴结清扫在生存方面没有获益。也有研究认为对于有不良预后特征的肾癌,如肿瘤体积大,分期高(T₃~T₄)以及存在肉瘤样分化特点,扩大淋巴结清扫有助于延长肿瘤特异性生存(CSS)时间。另外,如果术前查体可以触及或者影像学提示存在肿大的肾门淋巴结,NCCN 肾癌专家组推荐对此类肾癌行淋巴结清扫术。

一些复杂的肾癌根治术,例如肿瘤较大,肿瘤血供丰富,合并下腔静脉瘤栓等,术前进行肾动脉栓塞能够降低手术难度,减少游离肿瘤时的出血。但目前有限的研究结果认为肾癌术前栓塞对于肿瘤控制及远期生存无明显帮助。

2. 保留肾单位手术 保留肾单位手术(nephron sparing surgery,NSS)也称为肾部分切除术(partial nephrectomy,PN),随着影像学技术的进步和健康体检的普及,偶发肾肿瘤临床检出率逐渐升高,而这些肿瘤往往体积较小,部分为早期肾癌,部分为肾良性肿瘤。显然,对这部分患者行根治性肾切除存在过度治疗。NSS 可以解决这个问题,对恶性肿瘤患者,既可以保证治疗效果又可以保护肾功能,对良性肿瘤患者也可防止误切肾脏,患者易于接受。NSS 治疗早期、局限性肾癌的疗效肯定,手术效果与根治性肾切除术相当,并能最大限度地保留功能性肾单位,故在临床应用越来越多。

其适应证包括:肾癌发生于解剖性或功能性的孤立肾,根治性肾切除术将会导致肾功能不全或尿毒症的患者,如孤立肾、对侧肾功能不全及双侧肾癌等。相对适应证包括:健侧肾存在某些良性疾病或全身性疾病可能导致肾功能恶化的患者。可选择适应证包括:对侧肾功能正常,临床分期 T₁ 期(肿瘤≤7cm)。

传统认为,PN 肾实质切除范围应距肿瘤边缘 0.5~1.0cm。但目前认为肿瘤以外的切除范围大小并不会对预后产生影响,肿瘤剔除术和 PN 的预后相当,所以在切除肿瘤时,肉眼观察切缘有完整正常肾组织或肿瘤包膜包绕即可,术中不

必常规对创面基底行冰冻病理检查。在切除肿瘤过程中,可以临时阻断肾动脉来减少出血,阻断时间建议不超过 30 分钟。如果技术上可行,可以考虑不阻断肾动脉或选择性肾段动脉阻断(例如阻断肾动脉的一个分支)。

切缘阳性是选择 PN 的一个顾虑。大约 8% 的 PN 会出现切缘阳性。切缘阳性并不意味着肿瘤一定会复发,但对于那些病理结果较差(pT₂ₐ~pT₃ₐ,G3~G4)的患者,切缘阳性确实会增加肿瘤复发的风险。术中冰冻病理检查并不能减低切缘阳性发生率。目前认为,切缘阳性并不代表肿瘤预后更差。它会给患者的远期预后带来什么样的影响还有待进一步研究明确。因此对于切缘阳性的患者更建议选择密切观察随访,而不是立即二次手术挽救。

3. 腹腔镜手术 与开放手术相比,腹腔镜手术的优点包括:减少了镇痛药物的使用、缩短了住院时间、增加了美容效果以及迅速使患者恢复日常活动。手术方式包括腹腔镜根治性肾切除术和腹腔镜肾部分切除术。手术途径分为经腹腔、腹膜后及手助腹腔镜。切除范围及标准同开放性手术。腹腔镜手术适用于局限性肾癌患者,其疗效与开放性手术相当。

4. 消融治疗 消融治疗,包括肾脏冷冻治疗和射频消融治疗,这两种方法都能通过经皮途径或腹腔镜途径来实施,能够降低潜在并发症的发生率并使患者恢复得更快。然而长期的疗效还待确立。消融治疗的理想适应证包括:高龄或有明显并发症,不适合行传统外科手术治疗的患者、保留肾单位手术后局部复发的患者、肿瘤多发且不适合行肾部分切除术的遗传性肾癌患者。

5. 栓塞治疗 常规肾根治性切除术前的栓塞治疗是无意义的,但对于不适合手术的患者或肿瘤无法切除的患者,栓塞能控制如肉眼血尿、腰痛等症状。术前栓塞血供丰富的骨或脊椎的转移灶,能减少术中失血。栓塞也能减轻骨转移患者的疼痛症状。

6. 主动监测 有报道提示肾小肿瘤的生长缓慢,且没有发生转移,大多数研究建议对实性、影像学检查有强化、境界清晰以及质地均匀的肾小肿瘤,如果患者高龄或手术风险高则等待观察是一项安全的处理策略,这时应每 6 个月或 1 年

进行 1 次影像学检查。但上述方法不适合肿瘤体积较大（>3cm）、边界模糊、质地不均匀的实性肾肿瘤。年轻患者不适合进行等待观察，另外肾实性小肿瘤具有 RCC 影像学特征但身体状况良好的患者也不适合进行等待观察。

二、局部进展性肾癌的治疗

局部进展性肾癌是指伴有区域淋巴结转移和 / 或肾静脉瘤栓和 / 或下腔静脉瘤栓和 / 或肾上腺转移，或肿瘤侵及肾周脂肪组织和 / 或肾窦脂肪组织（但未超过肾周筋膜），无远处转移的肾癌。局部进展期肾癌首选治疗方法为根治性肾切除术。早期的研究主张做区域或扩大淋巴结清扫术，而最近的研究认为区域或扩大淋巴结清扫只对判定肿瘤分期有实际意义。

静脉系统侵犯是局部进展型肾癌的临床特点之一，包括肾静脉及下腔静脉侵犯（表 36-8，图 36-3），国外文献报道，其发生率占所有肾癌患者的 4%～10%。随着近数十年来外科操作技术以及辅助设备的进步，尤其是体外循环技术的发展，根治性肾癌切除联合静脉瘤栓取出术已成为此类患者的首选治疗方案。术后 5 年肿瘤特异性生存率为 50% 左右。但是此类手术难度大，风险高，围手术期死亡率接近 10%。

多排螺旋 CT 可获得与 MRI 对静脉瘤栓相近的诊断效果。考虑到瘤栓的动态变化性以及瘤栓级别对手术方案的重要影响，推荐在术前 1 周内复查增强 CT 或 MRI。多数学者认为瘤栓长度、瘤栓是否浸润腔静脉壁与预后直接相关，所以对无远处转移的 T_3 期患者应行静脉瘤栓取出术，该手术死亡率约为 9%。一些学者认为术前栓塞可在一定程度上减少术中出血、缩小肿瘤及瘤栓体积，并且由于栓塞所致的肾周水肿带可方便术中操作，也有研究发现常规的术前肾动脉栓塞不能有效地减少术中出血及术中、术后并发症的发生。与此同时，术前栓塞反而会在一定程度上加重患者围手术期疼痛程度，提高需要输血及重症监护的患者比例，甚至增加围手术期并发症及死亡率。若需进行术前肾动脉栓塞，可于术前 24 小时内或术前即刻进行。分子靶向药物对于肾癌伴静脉瘤栓患者的术前瘤栓降级作用仍不明确，有待更大规模的随机对照研究以证实。

局部进展性肾癌根治性肾切除术后尚无标准辅助治疗方案。局部进展性肾癌的预后较差，仅靠手术治疗的效果不能令人满意。历史上有很多研究来探索局部进展性肾癌术后的辅助治疗方案，这其中包括干扰素 -α、高剂量白介素 -2（IL-2）以及细胞因子，但是这些研究都失败了。在靶向治疗时代，研究重心转移到以靶向治疗作为局部进展性肾癌的辅助治疗方案，这其中有四项重要的研究。第 1 项是 ASSURE 研究，研究入组了 1 943 例分期 T_{1b} 以上的患者，结果发现相比于安慰剂，以舒尼替尼或索拉非尼作为肾癌根治术后的辅助治疗方案都没有给患者带来在 DFS 和 OS 方面上的获益。第 2 项是 PROTECT 研究，研究入组了 1 538 例行肾癌根治术的高危和局部进展性肾癌的患者，结果提示以培唑帕尼作为辅助治疗方案，相比于安慰剂，患者没有在 DFS 上获益。第 3 项是 ARISER 研究，结果提示 girentuximab（一种结合了碳酸酐酶 IX 的嵌合式单克隆抗体）作为术后辅助治疗方案，相比于安慰剂，没有改善患者的 DFS 和 OS。最后一项是 S-TRAC 研究，这是目前唯一提示术后辅助治疗改善肾癌术后 DFS 的研究，研究入组了 615 例局部高危（病理分期 T_3 以上和 / 或 N_1）肾透明细胞癌患者，结果发现舒尼替尼相比于安慰剂，能够明显延长患者的 DFS（6.8 年 *vs.* 5.6 年，$p=0.03$），但在 OS 上没有体现获益。检查点抑制剂是近年来肿瘤研究的热点，目前有多个正在进行的临床试验旨在探索检查点抑制剂的肾癌术后辅助治疗效果，研究结果值得关注。

三、转移性肾癌的治疗

转移性肾癌即 $TxNxM_1$ 期（临床 IV 期）肾癌。mRCC 治疗前应充分评估患者病情，根据患者临床实际情况，采用以内科为主的综合治疗。外科手术主要为转移性肾癌辅助性治疗手段，极少数患者可通过外科手术而获得较长期生存。

1. 手术治疗

（1）减瘤性肾切除手术：对肾切除术实际价值的评价一直存有争议，一部分学者认为，肾切除术后有部分转移性肾癌患者的转移灶可自然消退，同时切除原发病灶和转移灶可增加治愈的机会，减少肿瘤负荷有利于后续治疗。手术可缓解患者的症状。另一部分学者认为，肾癌术后转移灶自然消退的比例太低，此外手术可增加并发症及死亡率，不能作为选择手术的理由；手术后可造成患者免疫功能降低，不利于后续治疗；肾动脉栓塞或放疗同样可达到缓解症状的作用。根据美国国家综合癌症网络（National Comprehensive Cancer Network，NCCN）发布的肾癌指南（Version 3.2019），无脑转移灶或 ECOGPS<2 的患者，如果原发灶可以切除，推荐在接受系统治疗之前应行细胞减灭的肾切除术。

由美国东南肿瘤协作组（Southwest Oncology Group，SWOG）和欧洲癌症研究和治疗组织（EuropeanOrganisation for Research and Treatment of Cancer，ECOG）开展的两项随机对照研究中，肾切除联合 IFN-α 治疗转移性肾癌的患者中位生存时间为 13.6 个月，而单独 IFN-α 治疗组为 7.8 个月，联合治疗使患者生存期平均延长了 5.8 个月，死亡危险性降低 31%。所以，欧洲泌尿外科学会推荐对体能状态良好、低危险因素的患者应外科手术联合 IFN-α 治疗。

（2）姑息性肾切除术、肾动脉栓塞：对肾肿瘤引起严重血尿、疼痛等症状的患者可选择姑息性肾切除术、肾动脉栓塞以缓解症状，提高生存质量。

（3）转移灶局部治疗：对根治性肾切除术后出现的孤立性转移瘤以及肾癌伴发孤立性转移的患者可选择外科手术治疗切除原发灶及转移灶。

（4）肺转移：大约有 50% 的肾癌患者将发生肺转移，由于肺转移患者多于常规复查时发现，一般无明显临床症状，手术耐受性较好。许多作者倾向于对肾癌手术后部分肺转移的患者行手术治疗，文献报道的肺转移瘤患者手术后 5 年生存率为 21%～60%。文献中报道影响肺转移患者预后的因素包括肺转移瘤切除的彻底性、肾原发病灶切除手术后至发现肺转移的无病生存期（disease free interval，DFI），肺转移病灶数目的多少，是否伴有淋巴结转移，肺转移瘤的大小以及患者年龄等。

（5）骨转移：在 RCC 所有的转移部位中骨转移占 20%～25%。而尸检发现死于 RCC 的患者，其骨转移率为 40%。骨转移主要引起顽固性疼痛、病理性骨折以及脊髓压迫等并发症。骨

转移较其他部位转移者预后差，此类患者多采用非手术治疗。外科治疗的主要作用是缓解骨痛、治疗和预防病理性骨折及缓解脊髓压迫等症状。Fuchs 等报道单发性骨转移者手术后 1 年、3 年和 5 年生存率分别为 83%、45% 和 23%，行扩大性转移病灶切除术或局部固定术患者的生存期显著长于单纯行辅助治疗者。但是行固定术后 15% 的患者会出现局部病变的进展。对孤立性骨转移患者手术切除转移病灶不仅可以缓解症状，而且可以显著延长部分患者的生存期。

（6）其他：肾癌其他转移部位还有肝脏、甲状腺、胰腺等，鉴于相关研究数量有限，并且研究均为回顾性研究，证据等级较低，因此对于此类转移灶是否应行手术切除目前尚无定论。但总体来说，对转移性肾癌，是否行转移灶切除主要取决于患者的体能状态、预后危险因素、无瘤生存时间、转移瘤的负荷以及转移病灶的数目、位置。目前认为完全转移灶切除最适合肾癌伴发孤立性转移或长时间的无瘤生存后才出现局部复发的患者人群。短期的无瘤生存、肿瘤高度侵袭性和肾癌伴肉瘤样变是预后的不良因素。回顾性研究缺陷在于并不能排除上述结论实际是受肿瘤生物学特性的影响，而并不是由干预方式不同所导致的，其证据质量存在较高的混杂偏倚风险。转移灶切除的另一方面优势是可以推迟全身综合治疗的开始时间，并减少肿瘤不良事件的发生。

2. 靶向治疗 肾癌主要的病理类型包括：透明细胞癌、乳头状细胞癌、嫌色细胞癌，其中透明细胞癌占到肾癌的 85%～90%，透明细胞癌属于富血管生成性肿瘤，与 *VHL* 基因关系密切。*VHL* 基因失活或突变广泛存在于遗传性和散发性肾癌，*VHL* 基因静默导致细胞内 HIF-α 蓄积，从而导致数个缺氧诱导基因进入转录激活状态，使下游的 VEGF、PDGF、TGF-α、EPO 过表达。这形成一个有利于肿瘤生成的血管性环境，最终导致肾癌的发生。大部分肾透明细胞癌组织中都有 VEGF 的过度表达。VEGF 是一种二聚糖蛋白，其亚型包括 VEGF-A、B、C、D、E，多数 VEGF 受 HIF 和 VHL 的调节。VEGF 在正常组织和肿瘤组织中均有促血管生成的作用，VEGF 可以诱导内皮细胞分裂和迁移、抑制细胞凋亡、促进内皮

细胞存活及逆转内皮细胞老化。VEGF 通过与细胞表面的 VEGF 受体（VEGFR）相结合而发挥生物学作用。VEGFR 是跨膜酪氨酸激酶受体，包括 VEGFR-1（Fit-1）、VEGFR-2（KDR/FLK-1）、VEGFR-3（Fit-4）及 NRP-1。VEGFR-1 和 VEGFR-2 选择性表达于血管内皮细胞，VEGFR-3 表达于淋巴和血管内皮细胞，NRP-1 表达于血管内皮和神经元。VEGF 与 VEGFR 结合后激活细胞内信号通路，包括 Raf-MEK-Erk 和 PI-3K-AKT-mTOR 通路，引起血管增生和细胞增殖。VEGF 抗体和 VEGFR 抑制剂将阻断信号通路，从而抑制血管增生和细胞增殖。

与肾癌密切相关的另一信号通路是雷帕霉素靶蛋白 mTOR 通路过度激活，其下游分子控制着 mRNA 的翻译，对细胞周期、细胞生长及凋亡进行调节。

目前，以酪氨酸激酶抑制剂（tyrosine kinase inhibitors, TKIs）为基础的靶向治疗已经广泛用于转移性肾癌的一线及二线治疗，共有 7 种靶向药物得到美国和欧洲批准用于 mRCC 的治疗，包括：舒尼替尼（sunitinib）、索拉非尼（sorafenib）、培唑帕尼（pazopanib）、坦西莫斯（temsirolimus）、依维莫司（everolimus）、阿西替尼（axitinib）和贝伐珠单抗（bevacizumab）联合 IFN-α。而当前得到我国 SFDA 批准的有舒尼替尼和索拉非尼。亦存在通过阻断 mTOR 通路而发挥作用的靶向药，如西罗莫司（temsirolimus）和依维莫司（everolimus）。

（1）酪氨酸激酶抑制剂

1）舒尼替尼（sunitinib）：sunitinib 是多靶点酪氨酸激酶抑制剂，可抑制多种酪氨酸激酶受体，包括 PDGFR-α、β、VEGFR-1，2，3、c-KIT、FLT-3、CSF-1R 和 RET。其抗肿瘤作用的机制包括抗血管生成和抗肿瘤细胞增殖。在一项关于舒尼替尼治疗转移性肾透明细胞癌（ccRCC）的全球多中心随机对照 III 期临床试验中，共入组 750 例患者，以 1:1 随机进入 sunitinib 组和 IFN-α 组，所有患者之前未接受过系统治疗。sunitinib 组和 IFN-α 组的中位无进展生存期（PFS）分别为 11 个月和 5 个月；客观反应率（ORR）分别为 31% 和 6%；总体生存期（OS）分别为 26.4 个月和 21.8 个月。但是考虑到部分 IFN-α 组患者在疾病进展后也接受了靶向药物治疗，所以 OS 之间的差距应该更大。后期的扩大试验证实了其在脑转移、非透明细胞癌和体能状况差患者亚组中的抗肿瘤作用。常见不良反应包括白细胞减少、血小板减少、腹泻、手足综合征、高血压、甲状腺功能减退等。鉴于其良好的效果和耐受性，许多指南将其推荐为转移性、复发性和手术难以切除肾癌的一线治疗。

2）索拉非尼（sorafenib）：sorafenib 能够抑制多种细胞内丝氨酸/苏氨酸激酶、RAF、酪氨酸激酶受体及其亚型，包括 PDGFR-β、VEGFR-1，2，3、c-KIT、FLT-3 和 RET。在一项关于 sorafenib 治疗转移性 ccRCC 的安全性和有效性的 II 期随机对照临床试验中，共 189 例患者纳入研究，所有患者之前未接受过系统治疗，随机分入 sorafenib 组和 INF-α 组。如疾病进展，sorafenib 组剂量由 400mg 每天 2 次上调为 600mg 每天 2 次，而 INF-α 组则交叉至 sorafenib 组。在该研究中，sorafenib 显示了良好的安全性和耐受性，2 组不良反应相似，皮肤毒性和腹泻多见于 sorafenib 组，而流感样症状多见于 INF-α 组，sorafenib 组的生活质量优于后者。在该研究中，与 INF-α 相比，sorafenib 作为一线治疗并未显示出优越性。而因疾病进展由 INF-α 组交叉至 sorafenib 组的患者则实现了一段时间的无疾病进展，提示 sorafenib 作为 INF-α 治疗失败后的二线治疗可能更为合适。

3）培唑帕尼（pazopanib）：pazopanib 是一种口服的血管生成抑制剂，可以抑制 VEGFR、PDGFR 和 c-KIT。在一项 pazopanib 的随机对照前瞻性研究中，相对于空白组和细胞因子治疗组，pazopanib 组能显著提高患者无进展生存率和肿瘤反应（总体比较 9.2 个月 vs. 4.2 个月）。最近在一项随机 III 期非劣效性试验结果显示 pazopanib 和 sunitinib 无显著性差异，但两者的毒性反应存在差异。pazopanib 是一线治疗选择。鉴于这个试验随访时间较短，而且这个试验中有 1/3 是亚洲人，如果要把它应用于所有人群恐怕不合适。

4）阿昔替尼（axitinib）：axitinib 是第二代口服的选择性 VEGFR-1、VEGFR-2 和 VEGFR-3 抑制剂，能够以极低的剂量阻断 VEGF 受体而对其他受体无影响。在一项Ⅲ期随机对照试验中(AXIS)，axitinib 和 sorafenib 分别应用于细胞因子治疗或靶向治疗失败的患者。在这项包括 723 名患者的试验中，axitinib 组的中位无进展生存时间为 6.7 个月，而 sorafenib 组只有 4.7 个月。然而，因为没有两种 VEGFR 抑制剂的交叉比较试验，在中期数据分析时没有显示 axitinib 和 sorafenib 作为二线用药的差异。

5) tivozanib：tivozanib 是一种口服选择性酪氨酸激酶抑制剂，可以针对所有 3 个 VEGF 受体。它的半衰期很长。tivozanib 在一项已经终止的Ⅱ期临床试验显示了良好的活性和耐受性。总反应率为 24%，中位无进展生存时间为 11.7 个月。在一项比较 tivozanib 和 sorafenib 的Ⅲ期临床试验中，选取了未接受过治疗或接受过除 VEGF 靶向治疗或 mTOR 抑制剂的转移性肾癌患者为研究人群，结果发现，未接受过治疗的人群的无进展生存时间 tivozanib 组为 12.7 个月，而 sorafenib 组只有 9.1 个月。对所有患者来说，tivozanib 组的客观反应率为 33%，sorafenib 组为 23%。tivozanib 的最常见副作用包括高血压、腹泻、乏力和中性粒细胞减少。如果被批准上市，tivozanib 可能是效果不亚于 sorafenib 的酪氨酸抑制剂。

6) 卡博替尼(cabozantinib)：是一种口服的酪氨酸激酶抑制剂，能够作用于 VEGF 受体，同时也能抑制 MET 和 AXL 基因表达，而这两个基因与机体对 VEGF 受体靶向药物耐药有关。在Ⅰ期临床试验中，卡博替尼应用于已经对 VEGF 受体靶向药物和 mTOR 抑制剂均耐药的患者，结果显示卡博替尼对此类患者仍有抗肿瘤活性，能够继续维持疾病稳定。在一项Ⅲ期临床试验中(METEOR)，卡博替尼和依维莫司应用于曾用过一种或多种 VEGF 受体靶向药物治疗失败的患者，结果显示相比于依维莫司，卡博替尼组患者的 PFS(7.4 个月 *vs.*3.8 个月)和 OS(21.4 个月 *vs.* 16.5 个月)都更长，同时客观反映率也更高(17%*vs.* 3%)。鉴于以上结果，目前对于曾应用一种或多种 VEGF 受体靶向药物治疗失败的转移性肾透明细胞癌患者，建议应用卡博替尼。另外卡博替尼可能在治疗骨转移的患者方面存在优势，在 METEOR 研究的进一步亚组分析中，对于

骨转移患者，卡博替尼的治疗效果要优于依维莫司，卡博替尼组患者的 PFS(7.4 个月 *vs.* 2.7 个月)和 OS(20.1 个月 *vs.* 12.1 个月)更长。

7) 仑伐替尼(lenvatinib)：是作用于 VEGF 受体、成纤维细胞生长因子受体、血小板衍生生长因子受体、RET 和 KIT 的一种酪氨酸激酶抑制剂。在一项Ⅱ期临床试验中，仑伐替尼联合依维莫司(everolimus)，仑伐替尼单药以及依维莫司单药，3 组用药方案用于之前曾行抗血管生成相关靶向治疗后的患者，结果显示仑伐替尼联合依维莫司在 PFS 方面和仑伐替尼单药无明显差异，但优于依维莫司单药方案(14.6 个月 *vs.* 5.5 个月)。目前认为，仑伐替尼联合依维莫司可作为二线方案，用于曾行抗血管生成靶向治疗失败的患者，这种方案尚未与 nivolumab，卡博替尼以及阿西替尼进行比较。

(2) 针对循环 VEGF 的单克隆抗体：贝伐珠单抗(bevacizumab)是一种人源化的可以结合 VEGF-A 单体的单克隆抗体。bevacizumab(每两周用 1 次，每次剂量 10mg/kg)可提高免疫治疗抵抗患者的总反应率和无进展生存时间。一项比较 bevacizumab+IFN-α 和单用 IFN-α 疗效的Ⅲ期随机对照试验在转移性肾癌患者中开展。合用组的中位总反应率为 31%，而单用 IFN-α 的只有 13%。中位无进展生存时间也从单用组的 5.4 个月增加到合用组的 10.2 个月，但是这种获益只在低、中危组的患者中。一项类似的试验也比较了 bevacizumab+IFN 与 IFN 单用的疗效差异，结果显示合用组的中位无进展生存时间为 8.5 个月，而单药组只有 5.2 个月。中位总生存时间合用组为 18.3 个月，单药组为 17.4 个月。合用组的客观反应率也比单药组高。bevacizumab+IFN-α 的常见副作用包括高血压、厌食、乏力和蛋白尿。

(3) mTOR 抑制剂：替西罗莫司(temsirolimus)和依维莫司(everolimus)。在一项针对高危转移性肾细胞癌患者的Ⅲ期临床试验中，比较了 temsirolimus 或 IFN-α 单药治疗或者两者合用的临床效果。在 temsirolimus 组总生存时间为 10.9 个月，而 IFN-α 组只有 7.3 个月。然而，两者合用的总体生存率未见明显提高。在另外一项Ⅲ期临床研究中(INTORSECT)，将替西罗莫司和索拉非尼应用于舒尼替尼治疗失败的 mRCC 患者，

结果显示替西罗莫司的治疗比索拉非尼的治疗效果差，OS 更短（12.3 个月 vs. 16.6 个月）。基于上述研究替西罗莫司被推荐作为高危 mRCC 患者一线治疗方案，不推荐替西罗莫司作为 VEGF 受体靶向治疗方案失败后的二线治疗方案。everolimus 是一种口服的 mTOR 抑制剂，在一项Ⅲ期临床试验中也显示了良好的临床效果。

3. 免疫检查点抑制剂（immune checkpoint inhibitors，ICIs） ICIs 类药物本质上是单克隆抗体，属于肿瘤免疫治疗中的一种。目前普遍认为，ICIs 通过封闭细胞表面抑制性受体，增强 T 细胞活性，延长 T 细胞寿命，从而增强机体的抗肿瘤能力。ICIs 为 mRCC 的治疗提供了新选择。目前 FDA 共批准 6 种 ICIs 上市，其中伊匹木单抗（ipilimumab）和纳武利尤单抗（nivolumab）可用于透明细胞 mRCC 的一线治疗。一项开放随机临床Ⅲ期试验将 1 096 名 mRCC（病理为透明细胞癌）患者分为两组，分别接受 nivolumab+ipilimumab 和舒尼替尼（sunitinib）治疗，最终两组患者客观缓解率（ORR）分别为 42% 与 27%（p<0.001），其中完全缓解率（CR）分别为 9% 和 1%。证明两药联合效果优于 sunitinib 单药治疗。根据 NCCN 肾癌指南（Version 3.2019）两药联合尤其适用于中危、高危的患者。除此以外，尚有研究在积极探索其他几种 ICIS，如帕博利珠单抗（pembrolizumab）、阿替利珠单抗（atezolizumab）等在 mRCC 中的应用。由于肿瘤免疫反应复杂多变，联合免疫治疗策略存在合理性。PD-1/PD-L1 抑制剂与其他免疫检查点抑制剂或血管生成抑制剂的联合治疗策略的研究也正在进行中。

4. 细胞因子治疗 在靶向治疗出现之前，中、高剂量 IFN-α 或 IL-2 一直被作为转移性肾癌标准的一线治疗方案，客观反应率为 5%~27%。虽然部分患者的确能从中受益，但对于大部分患者而言，其治疗反应微弱，且持续时间非常短暂，但其毒副反应则非常显著。

（1）IL-2：中国患者 IL-2 推荐剂量，18MIU/d，皮下注射，每周 5 天，1 周；9MIU，第 1~2 天，每 12 小时 1 次，第 3~5 天，每天 1 次，3 周，休 1 周后重复。副反应包括疲乏、发热、皮疹/脱屑、腹泻、呕吐、转氨酶升高、血肌酐升高、尿素氮升高、贫血、呼吸困难等。

（2）IFN-α：推荐治疗剂量，IFN-α 每次 9MIU，肌内注射或皮下注射，3 次/周，共 12 周。可从每次 3MIU 开始逐渐增加，第 1 周每次 3MIU，第 2 周每次 6MIU，第 3 周以后每次 9MIU。治疗期间每周检查血常规 1 次，每月查肝功能 1 次，白细胞计数<3×10^9/L 或肝功能异常及其他严重不良反应时应停药，待恢复后再继续进行治疗。如患者不能耐受每次 9MIU 剂量，则应减量至每次 6MIU 甚至每次 3MIU。

5. 化疗 用于治疗 mRCC 的化疗药物主要有吉西他滨、氟尿嘧啶、卡培他滨、顺铂。总体来说，化疗对于 mRCC 有效率较低，为 4%~10%。

6. 放疗 对骨转移、局部复发、区域或远处淋巴结转移患者，姑息放疗可达到缓解疼痛、改善生存质量的目的。体部立体定向放射治疗（stereotactic body radiation therapy，SBRT）可用于治疗 RCC 的转移灶。也有研究在探索 SBRT 联合 ICIs 治疗 mRCC 的效果。

7. 转移性肾癌系统治疗方案选择 很多有关转移性肾癌系统治疗的研究都会对患者的预后进行评估，并据此将患者分成低危、中危以及高危 3 组，不同组别的患者选择何种治疗方式存在差异。因此，在选择系统治疗方案前，常需要对患者的预后进行评估，常用的预后评估模型为斯隆-凯特琳癌症中心（MSKCC）风险模型（表 36-9）和转移性肾癌数据库联盟（IMDC）风险模型（表 36-10）。MSKCC 风险模型建立于细胞因子治疗时代，而 IMDC 风险模型是在靶向治疗时代建立的。目前这两种模型应用均较广泛。综合上述各种治疗方案，治疗方案选择总结见表 36-11。

表 36-9 斯隆-凯特琳癌症中心（MSKCC）
风险模型评估表*

危险因素	临界值
诊断距离治疗时间	<12 个月
Karnofsky 活动状态评分	<80%
乳酸盐脱氢酶（LDH）	>1.5 倍上限
血红蛋白	<参考值下限
校正后血清钙	>10.0mg/dl（2.4mmol/L）

注：* 低危，没有危险因素；中危，1 或 2 个危险因素；高危，3 个以上危险因素

表 36-10　转移性肾癌数据库联盟（IMDC）风险模型评分表 *

危险因素	临界值
Karnofsky 活动状态评分	<80%
诊断距离治疗时间	<12 个月
血红蛋白	<参考值下限
校正后血清钙	>10.0mg/dl（2.4mmol/L）
中性粒细胞绝对数	>正常值上限
血小板	>正常值上限

注：* 低危，没有危险因素；中危，1 或 2 个危险因素；高危，3～6 个危险因素

表 36-11　mRCC 系统治疗推荐汇总

RCC 类型	MSKCC 危险分层	一线治疗	证据等级	抗 VEGF 治疗后的二线治疗	证据等级	三线治疗	证据等级	之后治疗	证据等级
透明细胞癌	低、中、高危	舒尼替尼	1b	基于 OS：		抗 VEGF 治疗后：		任何靶向治疗药物	4
		培唑帕尼	1b	纳武利尤单抗	2b	纳武利尤单抗	2b		
		贝伐珠单抗 +INF-α（低、中危）	1b	卡博替尼	2b	卡博替尼	2b		
		伊匹单抗 + 纳武利尤单抗（中、高危）	1b	基于 PFS：		依维莫司	2b		
				阿西替尼	2b	抗 VEGF 和 mTOR 治疗后：			
				索拉非尼	2b	索拉非尼	1b		
				依维莫司	2b	抗 VEGF 和纳武利尤单抗治疗后：			
						卡博替尼	4		
						阿西替尼	4		
						依维莫司	4		
透明细胞癌	高危	替西罗莫司	1b	任何靶向药物	4				
		舒尼替尼	2b						
		培唑帕尼	2b						
非透明细胞癌	任何分层	舒尼替尼	1b	任何靶向药物	4				

第六节　肾癌预后因素分析

肾癌的预后存在巨大差异，TNM 分期、病理类型、细胞分级是影响预后的主要因素。此外，肿瘤大小、坏死、血管侵犯、体能状况评分、有无症状等因素也对预后产生影响。

不同临床分期肾癌的平均 5 年生存率为：Ⅰ期为 96%，Ⅱ期为 82%，Ⅲ期为 64%，Ⅳ期为 23%。预后差的患者主要表现为肿瘤侵犯超过 Gerota 筋膜，侵及邻近器官以及有淋巴结或全身转移，他们的 5 年生存率极低。淋巴结转移已被认为是预后不良的直接征象，因为与之相关的 5 年和 10 年生存率分别为 5%～30% 和 0%～5%。全身转移是肾癌预后较差的表现，其 1 年生存率不到 50%，5 年生存率为 5%～30%，10 年生存率为 0%～5%。提示预后不良的临床表现包括临床症状、体重减轻超过 10% 和行为状态差。另外，贫血、血小板增多症、高钙血症、蛋白尿、血清碱性磷酸酶、血沉增快以及其他副瘤综合征和症状都与肾癌的预后不良相关。

国际转移性肾细胞癌数据库联盟（international metastatic renal cell carcinoma database consortium，IMDC）发布的 mRCC 的风险模型（表 36-10）用于预测 mRCC 患者接受靶向治疗的反应。该模型通过采集 5～6 项临床指标，将患者分为 3 组：低危（无危险因素）、中危（1～2 个危险因素）和高危组（3～6 个危险因素）。其中，低危组 2 年生存率为 75%，中危组为 53%，而高危组只有 7%。目前尚缺少针对 ICIs 的风险模型。

第七节　目前临床诊治存在的争议与共识及未来研究的方向

关于肾癌的诊治争议较多的是关于肾癌患者肾功能保留的问题，目前公认保留肾单位手术（NSS）是 T_{1a} 期肾肿瘤治疗的"金标准"，而对于 NSS 手术能否用于 T_{1b} 甚至 T_2 期肾肿瘤是有争议的，既往研究认为 NSS 的优点有"更好的保留肾功能，降低心血管不良事件发生率，提高生存质量等"，但也有人指出，既往研究多是基于回顾性分析，存在明显的选择偏倚，即接受肾部分切除手术的患者往往基础状况本身较好，Van Poppel 教授主导的一项前瞻性随机对照研究结果显示，NSS 组同肾根治切除手术（radical nephrectomy，RN）组比较，NSS 组 eGFR 相对较好，但两者总生存期无明显差别，手术对肾功能的影响低于其他疾病如糖尿病、高血压的影响。同时，Van Poppel 教授结合其他一些研究结果指出：伴发其他基础疾病的、初始肾功能异常的患者更能从 NSS 手术中获益。总之，对于 NSS 手术能否扩展应用于 T_{1b}、T_2 甚至更晚期的患者，不能一概而论，还是要考虑到患者基础疾病状况，针对每位患者个体化治疗。

此外，争议较多的还有转移性肾癌是否该做减瘤手术，最初在肾癌细胞因子治疗时代，普遍的研究及观点都认为减瘤性肾切除能显著改善患者生存，但之前 CARMENA 研究结果提示，单纯舒尼替尼靶向治疗不劣于减瘤性肾切除序贯靶向治疗，但对此研究结果也存在许多争议。2019版 EAU 指南推荐对于高危 M_1 患者不推荐进行减瘤手术，而对于中危 M_1 期患者，如果没有原发肿瘤引起的明显症状，建议先立即使用一线靶向治疗，是否进行减瘤手术需要进行多学科讨论进行决策。同时，笔者认为我们需要对晚期肾肿瘤危险分层进行重新定义，同时进行新的临床研究以明确减瘤手术在新的系统治疗中的价值。

在病因与机制方面，遗传性肾癌的发现为探索肾癌发生的分子机制提供了机遇，特别是 VHL 病、VHL 基因、VHL 蛋白的发现，使人们对肾癌分子机制的了解产生了飞跃，未来还需进一步探索 VHL 更加精细的信号转导通路、VHL 基因不同的突变方式与表型的关系、与其他癌症发生信号转导通路的关系、与 p53 等抑癌基因的关系等。鉴于目前关于肾细胞癌的分子机制主要通过一些罕见的遗传性肾癌获得，但大规模散发性肾癌的基因组学和表观遗传学研究开始为肾癌的发生发展提供基因组学和表观遗传学蓝图。此外，更可以通过不同遗传物质的层次，如染色体畸变研究、DNA 测序、mRNA 和 miRNA 指纹分析、DNA 甲基化分析等，更好地了解控制肾癌发生、发展的分子机制，提供肾癌诊断、进展、复发、转移等的分子标志。近来有研究发现肾癌内部造成肿瘤发生的基因突变并不一致，即肾癌存在肿瘤内部的异质性，VHL 和 3 号染色体短臂是最基本的突变，犹如一株树的主干，此外，同一肿瘤还存在其他基因的突变，如 PBRM1、SETD2、BAP1、KDM5C、TP53 和（PI3K）-mTOR 通路基因（PTEN、PIK3CA、TSC2、MTOR），它们犹如树的分叉部分。更多基因标签的发现可以为未来治疗提供更多的靶点。因此，未来可以通过多点活检原位或转移肾癌组织的不同基因突变，根据它们的基因突变类型来指导个体化的靶向治疗。此外，最新研究发现，肾癌组织不同的基因突变使得代谢方式也不相同，且肾癌组织代谢方式的改变被认为与晚期进展性肾癌相关，因此，根据肾癌组织代谢方式的不同而选择新的靶向治疗是一个新的研究方向。

PD-L1 是一种位于肿瘤细胞上的蛋白，具有帮助肿瘤细胞逃避机体免疫攻击的作用。研究者最新开发出一种针对 PD-L1 的药物，它可以与 PD-L1 结合，使得肿瘤细胞无法逃避免疫攻击，这也为肾癌的治疗提供了一个新的研究方向。

对于肾癌的治疗，靶向治疗、免疫治疗以及靶向联合免疫治疗已成为未来治疗的方向。近 10 年来，肾癌治疗在靶向治疗、免疫治疗领域均有突破性的进展，在肾癌的靶向治疗方面，美国食品药品监督管理局（Food and Drug Administration，FDA）已批准了 9 种靶向治疗药物，一线治疗的靶向药物主要为舒尼替尼、帕唑帕尼、索拉非尼及阿昔替尼等，其他的靶向治疗药物正在进行着早期的临床试验或研发之中。而在免疫治疗方面，随着以纳武利尤单抗（nivolumab，NIVO）为代表的免疫治疗被批准用于晚期肾癌二线治疗，免疫联合治疗，包括程序性死亡蛋白 -1（programmed death-1，PD-1）及其配体（programmed deathligand-1，PD-L1）单克隆抗体联合细胞毒性 T 淋巴细胞相关抗原 4（cytotoxic T lymphocyte associated antigen-4，CTLA-4）单克隆抗体、免疫检查点抑制剂与疫苗、靶向药物的联合研究，已成为晚期肾癌临床研究的重点方向。对于晚期肾癌的一线治疗，目前仍以抗血管生成的 TKI 靶向药物为主，但随着 PD-1 联合 CTLA-4 单克隆抗体与舒尼替尼对

照，阿替利珠单抗（atezolizumab）联合贝伐珠单克隆抗体与舒尼替尼对照用于晚期肾癌一线治疗的Ⅲ期临床研究结果相继揭晓并获得阳性结果，后续几项 PD-1/PD-L1 单克隆抗体联合阿昔替尼或仑伐替尼的Ⅱ期临床试验取得瞩目疗效以及Ⅲ期临床试验正在开展，晚期肾癌的一线治疗格局正被打破，免疫治疗成为不可或缺的角色，肾癌的一线治疗将逐渐走向靶向与免疫联合治疗的时代。

（龚 侃 周利群）

参 考 文 献

[1] Siegel RL，Miller KD，Jemal A. Cancer statistics，2018. CA Cancer J Clin，2018，68（1）：7-30

[2] Siegel RL，Miller KD，Jemal A. Cancer Statistics，2017. CA Cancer J Clin，2017，67（1）：7-30

[3] Blom JH，van Poppel H，Marechal JM，et al. Radical nephrectomy with and without lymph-node dissection：final results of European Organization for Research and Treatment of Cancer（EORTC）ran-domized phase 3 trial 30881. Eur Urol，2009，55：28-34

[4] Gershman B，Thompson RH，Moreira DM，et al. Radical nephrectomy with or without lymph node dissection for nonmetastatic renal cell carcinoma：a propensity score-based analysis. Eur Urol，2016，16：30641-30648

[5] Capitanioa U，Blute ML，Mulders P，et al. Lymph Node Dissection in Renal Cell Carcinoma. European Urology，2011，60（6）：1212-1220

[6] Kalman D，Varenhorst E. The Role of Arterial Embolization in Renal Cell Carcinoma. Scandinavian Journal of Urology & Nephrology，1999，33（3）：162-170

[7] May M，Brookmanamissah S，Pflanz S，et al. Pre-operative renal arterial embolisation does not provide survival benefit in patients with radical nephrectomy for renal cell carcinoma. Br J Radiol，2009，82（981）：724-731

[8] Sutherland SE，Resnick MI，Maclennan GT，et al. Does the size of the surgical margin in partial nephrectomy for renal cell cancer really matter？. J Urol，2002，167（1）：61-64

[9] Minervini A，Ficarra V，Rocco F，et al. Simple Enucleation is Equivalent to Traditional Partial Nephrec-tomy for Renal Cell Carcinoma：Results of a Nonrand-omized，Retrospective，Comparative Study. Journal of Urology，2011，185（5）：1604-1610

[10] Funahashi Y，Hattori R，Yamamoto T，et al. Ischemic renal damage after nephron-sparing surgery in patients with normal contralateral kidney. Eur Urol，2009，55（1）：209–215

[11] Shah PH，Moreira DM，Okhunov Z，et al. Positive Surgical Margins Increase Risk of Recurrence after Partial Nephrectomy for High Risk Renal Tumors. Journal of Urology，2016，196（2）：327-334

[12] Bensala，K，Pantuck AJ，Rioux-Leclercq N，et al. Positive surgical margin appears to have negligible impact on survival of renal cell carcinomas treated by nephron-sparing surgery. EurUrol，2010，57（3）：466-471

[13] Lopez-Costea MA，Bonet X，Pérez-Reggeti，et al. Oncological outcomes and prognostic factors after nephron-sparing surgery in renal cell carcinoma. Int Urol Nephrol，2016，48（5）：681-686

[14] Steinestel J，Steffens S，Steinestel K，et al. Positive surgical margins in nephron-sparing surgery：risk factors and therapeutic consequences. World Journal of Surgical Oncology，2014，12（1）：252

[15] Hatcher PA1，Anderson EE，Paulson DF，et al. Surgical management and prognosis of renal cell carcinoma invading the vena cava. J Urol，1991，145（1）：20-23

[16] Gu L，Wang Z，Chen L，et al. A proposal of post-operative nomogram for overall survival in patients with renal cell carcinoma and venous tumor thrombus. Journal of Surgical Oncology，2017，115（7）

[17] Tilki D，Nguyen HG，Dall'Era MA，et al. Impact of histologic subtype on cancer-specific survival in patients with renal cell carcinoma and tumor thrombus. European Urology，2014，66（3）：577-583

[18] Chan AA，Abel EJ，Carrasco A，et al. Impact of preoperative renal artery embolization on surgical outcomes and overall survival in patients with renal cell carcinoma and inferior vena cava thrombus. J Urol，2011，185（4）：e707-e708

[19] Smaldone MC，Fung C，Uzzo RG，et al. Adjuvant and neoadjuvant therapies in high-risk renal cell carcinoma. HematolOncol Clin North Am，2011，25（4）：765-791

[20] Haas NB，Manola J，Uzzo RG，et al. Adjuvant sunitinib or sorafenib for high-risk，non-metastatic renal-cell carcinoma（ECOG-ACRIN E2805）：a double-blind，placebo-controlled，randomised，phase 3 trial. Lancet，2016，387（10032）：2008-2016

[21] Motzer RJ，Haas NB，Donskov F，et al. Randomized Phase Ⅲ Trial of Adjuvant Pazopanib Versus Placebo After Nephrectomy in Patients With Localized or Locally Advanced Renal Cell Carcinoma. J Clin Oncol，2017，35（35）：3916-3923

[22] Chamie K，Donin NM，Klöpfer P，et al. Adjuvant Weekly Girentuximab Following Nephrectomy for High-Risk Renal Cell Carcinoma：The ARISER Randomized Clinical Trial［J］. Jama Oncol，2016，3（7）：913-920

[23] Ravaud A，Motzer RJ，Pandha HS，et al. Adjuvant Sunitinib in High-Risk Renal-Cell Carcinoma after Nephrectomy. N Engl J Med，2016，375（23）：2246-2254

[24] Fuchs B，Trousdale RT，Rock MG. Solitary bony metastasis from renal cell carcinoma：significance of surgical treatment. Clin Orthop Relat Res，2005，431（431）：187-192

[25] Yang JC，Abad J，Sherry R. Treatment of oligometastases after successful immunotherapy. Semin RadiatOncol，2006，16（2）：131-135

[26] Kollender Y，Bickels J，Price WM，et al. Metastatic renal cell carcinoma of bone：indications and technique of surgical intervention. J Urol，2000，164（5）：1505-1508

[27] Lin PP，Mirza AN，Lewis VO，et al. Patient survival after surgery for osseous metastases from renal cell carcinoma. J Bone Joint Surg Am，2007，89（8）：1794-1801

[28] Higuchi T，Yamamoto N，Hayashi K，et al. Long-term patient survival after the surgical treatment of bone and soft-tissue metastases from renal cell carcinoma. Bone Joint J，2018，100-B（9）：1241-1248

[29] Motzer RJ，Hutson TE，Tomczak P，et al. Overall Survival and Updated Results for Sunitinib Compared With Interferon Alfa in Patients With Metastatic Renal Cell Carcinoma. Journal of Clinical Oncology，2009，27（22）：3584-3590

[30] Escudier B，Szczylik C，Hutson TE，et al. Randomized phase Ⅱ trial of first-line treatment with sorafenib versus interferon Alfa-2a in patients with metastatic renal cell carcinoma. J Clin Oncol，2009，27（8）：1280-1289

[31] Sternberg CN，Davis ID，Mardiak J，et al. Pazopanib in locally advanced or metastatic renal cell carcinoma：results of a randomized phase Ⅲ trial. J Clin Oncol，2010，28（6）：1061-1068

[32] Motzer RJ，Hutson TE，Cella D，et al. Pazopanib versus sunitinib in metastatic renal-cell carcinoma. N Engl J Med，2013，369（1）：722-731

[33] Motzer RJ，Nosov D，Eisen T，et al. Tivozanib versus sorafenib as initial targeted therapy for patients with metastatic renal cell carcinoma：results from a phase Ⅲ trial. J Clin Oncol，2013，31（30）：3791-3799

[34] Choueiri TK，Pal SK，McDermott DF，et al. A phase I study of cabozantinib（XL184）in patients with renal cell cancer. Ann Oncol，2014，25（8）：1603-1608

[35] Choueiri TK，Escudier B，Powles T，et al. Cabozantinib versus Everolimus in Advanced Renal-Cell Carcinoma. N Engl J Med，2015，373（19）：1814-1823

[36] McKay RR，Kroeger N，Xie W，et al. Impact of bone and liver metastases on patients with renal cell carcinoma treated with targeted therapy. EurUrol，2014，65（3）：577-584

[37] Escudier B，Powles T，Motzer RJ，et al. Cabozantinib，a New Standard of Care for Patients With Advanced Renal Cell Carcinoma and Bone Metastases？ Subgroup Analysis of the METEOR Trial. J Clin Oncol，2018，36（8）：765-772

[38] Motzer RJ，Hutson TE，Glen H，et al. Lenvatinib，everolimus，and the combination in patients with metastatic renal cell carcinoma：a randomised，phase 2，open-label，multicentre trial. Lancet Oncol，2015，16（15）：1473-1482

[39] Escudier B，Pluzanska A，Koralewski P，et al. Bevaci-zumab plus interferon alfa-2a for treatment of metastatic renal cell carcinoma：a randomised，double-blind phase Ⅲ trial. Lancet，2007，370（9605）：2103-2111

[40] Rini BI，Halabi S，Rosenberg JE，et al. Phase Ⅲ trial of bevacizumab plus interferon alfa versus interferon alfa monotherapy in patients with metastatic renal cell car-cinoma：final results of CALGB 90206. J Clin Oncol，2010，28（13）：2137-2143

[41] Hudes G，Carducci M，Tomczak P，et al. Temsiroli-mus，interferon alfa，or both for advanced renal-cell carcinoma. N Engl J Med，2007，356（22）：2271-2281

[42] Hutson TE，Escudier B，Esteban E，et al. Randomized phase Ⅲ trial of temsirolimus versus sorafenib as sec-ond-line therapy after sunitinib in patients with meta-static renal cell carcinoma. J Clin Oncol，2014，32（8）：760-767

[43] 盛锡楠，郭军. 晚期肾癌：治疗进展及展望. 协和医学杂志，2019，10（2）：148-151

[44] Harshman LC，Xie W，Bjarnason GA，et al. Condi-tional survival of patients with metastatic renal-cell carcinoma treated with VEGF-targeted therapy：a pop-ulation-based study. Lancet Oncol，2012，13（9）：927-935

[45] Wein AJ，Kavoussi LR，Novick AC，et al.Campbell-Walsh Urology.11th ed.Philadelphia：Saunders Else-vier，2016

[46] DeVita，Hellman，Rosenberg's.Cancer：Principles and Practice of Oncology.9th ed.Philadelphia：Lippincott Williams & Wilkins，2011

[47] Ljungberg B，Bensalah K，Bex A，et al.Guidelines onRenal CellCarcinoma.Arnhem：European Association of Urology，2013

[48] Escudier B，Eisen T，Porta C，et al.Renal cell carci-noma：ESMO Clinical PracticeGuidelines for diagnosis，treatment and follow-up.Annals of Oncology，2012，23（suppl 7）：vⅡ65-vⅡ71

[49] Janzen NK，Kim HL，Figlin RA，et al.Surveillance after radical or partial nephrectomy for localized renal cell carcinoma and management of recurrent disease. Urol Clin North Am，2003，30：843-852

[50] Zhang C，Li X，Hao H，et al.The correlation between size of renal cell carcinoma and its histopathological characteristics：a single center study of 1867 renal cell carcinoma cases.BJU International，2012，110（11 Pt B）：E481-E485

[51] Strkel S，Eble JN，Adlakha K，et al.Classification of renal cell carcinoma.Cancer，1997，80：987-989

[52] Hotmann HS，Neet H，Krohe K，et al.Prognostic fac-tors and survival after pulmonary resection of metastatic renal cell carcinoma.EurUrol，2005，48（1）：77-82

[53] Motzer RJ，Hutson TE，Tomczak P，et al.Overall sur-vival and updated results for sunitinib compared with interferon alfa in patients with metastatic renal cell car-cinoma.J Clin Oncol，2009，27（22）：3584-3590

[54] Motzer RJ，Hutson TE，Tomczak P，et al.Sunitinib versus interferon alfa in metastatic renal-cell carcinoma. NEngl J Med，2007，356（2）：115-124

[55] 坎贝尔. 沃尔什泌尿外科学. 9 版. 郭应禄，周利群，译. 北京：北京大学医学出版社，2009

[56] 李刚，张翠莲，迟玉友，等. von Hippel-Lindau 综合征外科治疗. 中华泌尿外科杂志，2008，29（10）：697-700

[57] 蔡松良，罗金旦，万群，等. 肾癌伴下腔静脉癌栓的诊断与治疗. 中华泌尿外科杂志，2005，26（8）：516-519

[58] 王天昱，龚侃，周利群. 肾肿物穿刺活检指征的研究近况. 中华泌尿外科杂志，2011，32（10）：715-717

[59] 王天昱，龚侃，周利群. 穿刺活检在肾脏肿物诊断流程中的新定位. 中华泌尿外科杂志，2011，91（2）：142-144

[60] 何志嵩，郭应禄. 肾癌的诊断及鉴别诊断. 中华泌尿外科杂志，2000，21（7）：443-446

[61] 鲁力，关有彦，李长岭. 肾脏原发性淋巴瘤一例报告并文献复习. 中华泌尿外科杂志，2011，32（10）：662-665

[62] 马建辉. 局部进展性和转移性肾癌外科治疗现状. 肿瘤学杂志，2008，14（5）：347-351

第三十七章　甲状腺癌

甲状腺癌(thyroid cancer)是颈部最常见的恶性肿瘤，在过去20年中，甲状腺癌的发病在全球范围内迅速增长，已成为发病率增长最快的实体肿瘤之一。美国在1989—2009年的20年间，发病率增长4.99倍。韩国2010年统计数据显示甲状腺癌已上升至恶性肿瘤发病的第1位，而我国恶性肿瘤统计报告显示，城市地区甲状腺癌已上升至女性恶性肿瘤第4位，也是30岁以下女性最常诊断的恶性肿瘤，而且还以每年20%的速度持续增长。随着甲状腺癌发病的迅速增加，我国甲状腺癌诊治的专业化程度在不断提高，国家也出台了相应的诊疗规范，使得整体诊治水平在近年来有长足进步。

第一节　甲状腺癌的病因和分类

一、病因的认知与演变

同多数恶性肿瘤类似，甲状腺癌的病因目前并不明确，但已发现一些因素与甲状腺癌的发病有关：

1. **颈部放射**　甲状腺是内分泌器官，对放射较为敏感，射线照射可引起甲状腺细胞癌变，特别是幼年接受过较大剂量颈部照射的患者更易罹患甲状腺癌。射线照射也是目前甲状腺癌中唯一明确的致癌原因，并且已作为甲状腺癌治疗需参考的高危因素之一，需考虑更为积极的治疗。

2. **遗传**　部分甲状腺癌具有明显的遗传倾向，最典型的是甲状腺髓样癌，约有25%的患者呈现家族聚集的特点，称为家族性甲状腺髓样癌(familial medullary thyroid carcinoma, FMTC)，是由RET基因突变导致的常染色体显性遗传病，且80%以上的散发病例也是由RET基因突变引起的。RET基因最早于1985年发现，位于10号

染色体长臂，编码一组属于酪氨酸激酶(tyrosine kinase, TK)受体的跨膜蛋白。RET基因突变导致蛋白构象改变，可增强RET蛋白的转化能力，激发酪氨酸激酶自动磷酸化，诱导细胞过度增生以致癌变，从而导致包括MTC在内的多种内分泌系统肿瘤。不同类型的遗传性甲状腺髓样癌的发病机制为：多发内分泌肿瘤ⅡA型(MEN2A)，该型大多数是由于RET基因突变导致胞外半胱氨酸残基改变；多发内分泌肿瘤ⅡB型(MEN2B)，该型大多数是编码细胞内催化核心密码子突变；家族性甲状腺髓样癌(FMTC)，该型大多数参与了RET基因的3种不同位点突变。近年来，继甲状腺髓样癌之后，人们发现部分分化型甲状腺癌也具有明显的遗传倾向，其发生机制尚未明确但与髓样癌明显不同，这进一步表明了遗传因素在甲状腺癌发生中的重要作用。

3. **甲状腺癌发病率快速增加的原因**　甲状腺癌发病率的快速增加，其原因引起广泛关注和争论，目前较公认的一点是早期诊断方法的进步使大量早期病变被发现。美国统计，较1993年，2002年增加的病例中49%病变小于1cm，89%病变小于2cm，这得益于超声技术在甲状腺结节诊断中的广泛应用，而这些病变如果采用传统触诊检查则可能会被漏掉。碘摄取目前已表明与甲状腺一些良性疾病的发生相关，但其与甲状腺癌的关系仍需进一步研究。

二、甲状腺癌的分类

甲状腺癌的组织学类型较为多样，传统上分为4种病理类型：乳头状癌、滤泡状癌、髓样癌和未分化癌，另一种亚型嗜酸细胞性腺癌(Hürthle cell carcinoma)常被归入甲状腺滤泡癌中。随着人们对疾病认知程度的加深，目前针对甲状腺癌已衍变出多种分类方法：根据组织学来源的不同

可分为髓样癌（来源于滤泡旁细胞）和非髓样癌（包括乳头状癌、滤泡癌和未分化癌，来源于滤泡上皮细胞），来源于滤泡上皮的肿瘤较为常见，占全部甲状腺癌的90%以上，而髓样癌不足10%；根据分化程度不同将甲状腺乳头状癌和滤泡癌统称分化型甲状腺癌。

1. 甲状腺乳头状癌（ papillary carcinoma of thyroid ） 是甲状腺癌最常见的病理类型，占全部甲状腺癌的80%以上，由于近期新增甲状腺癌主要为乳头状癌，因此其在甲状腺癌中所占比例也在持续增高，有报道已接近90%。甲状腺乳头状癌容易发生区域淋巴结转移但在各类型中预后最好，10年生存率超过90%。不同甲状腺乳头状癌（亚型）的组织学特点也存在一定差异，已有许多学者针对甲状腺乳头状癌的亚型展开多项研究，目前已确定的亚型超过10个，不同亚型之间的生物学行为和治疗效果也存在差异，如弥漫硬化性、柱状细胞、岛状、实体型的乳头状癌较经典型、滤泡亚型的乳头状癌更具侵袭性，预后也较差。因此，目前一些医院对甲状腺乳头状癌的病理诊断已包括亚型的分类。

2. 甲状腺滤泡状癌（ follicular thyroid carcinoma, FTC ） 约占全部甲状腺癌的10%，较乳头状癌发病年龄大10岁左右，常见于中年人，淋巴结转移较少而血行转移常见，恶性程度介于乳头状癌和未分化癌之间，容易误诊为甲状腺腺瘤，细针穿刺细胞学对该类型甲状腺癌诊断的敏感性较低。嗜酸细胞性腺癌和透明细胞癌等亚型通常被归为滤泡癌范畴。

3. 甲状腺髓样癌（ medullary thyroid carcinoma, MTC ） 甲状腺髓样癌约占甲状腺恶性肿瘤的4%~8%，中国医学科学院肿瘤医院1967—1987年间收治51例，占同期甲状腺恶性肿瘤的6.4%。随着甲状腺乳头状癌的明显增加，髓样癌的比例也在下降。美国国立癌症研究所数据显示2010—2014年甲状腺髓样癌占同期甲状腺恶性肿瘤的1.7%。发病率男女相当，女性略多；该病多发于30~40岁的中年人。与分化型甲状腺癌来源于甲状腺滤泡上皮细胞不同，甲状腺髓样癌来源于滤泡旁细胞（或称C细胞），属神经内分泌癌，如病因中所述是一种具有明显遗传倾向的恶性肿瘤，约25%患者是家族性病变，散发病变约占75%。

4. 甲状腺未分化癌（anaplastic thyroid carcinoma, ATC） 占甲状腺癌的1%~5%，并非单一病理类型，包括大细胞癌、小细胞癌、鳞状细胞癌、巨细胞癌、腺样囊性癌等多种恶性程度很高的病理类型。绝大多数发生于50岁以上的老年人，具有与其他类型甲状腺癌明显不同的临床特点，男女发病比例相当，病情常常发展迅速，预后极差，多数患者在1年内死亡。

5. 低分化型甲状腺癌（poorly differentiated thyroid cancer） 是一种特殊类型的甲状腺癌，其形态学特点和生物学行为介于传统的分化好的甲状腺癌和未分化癌之间，其治疗效果较分化好的甲状腺癌差，但比未分化癌要好。目前研究认为，不同类型来源于甲状腺滤泡上皮的肿瘤具有对应不同分化程度的特点，从而导致生物学行为及预后有较大差异，随着分化程度减低直至去分化，肿瘤细胞逐渐失去滤泡上皮的特性而侵袭性增强。而相应地在预后方面也随分化程度不同体现出较大差异，分化好的乳头状癌10年生存率可达90%以上，而未分化癌的5年生存率不足15%。临床上常见多次复发的甲状腺乳头状癌可能逐渐在组织学上向分化差的癌甚至未分化癌转变，这一现象可为上述转变理论提供佐证。总体上讲，从分化型甲状腺癌转化成未分化癌是一个漫长的过程，多需要数十年以上，而分子生物学研究发现甲状腺癌各个不同分化阶段的分子生物学指标存在显著差异，这为明确其转变机制提供可追溯的线索。

第二节　甲状腺癌的诊断和分期

一、分化型甲状腺癌的临床特点及诊断

（一）临床表现特点

分化型甲状腺癌多数没有任何症状，仅偶然触及颈前大小、质地不同的结节，大多数患者则在常规查体中由影像学检查发现。这些偶然发现的甲状腺癌曾被命名为"偶发癌"，但随着其成为甲状腺癌发现的常态，已较少被提及。

少数晚期甲状腺癌由于结节较大或侵犯周围器官可产生明显症状，单纯的巨大结节可压迫气

管产生呼吸不畅,如肿瘤侵犯气管则可以出现更加明显的呼吸困难。较大结节也可对食管产生压迫和侵犯而造成吞咽困难,但食管受累在甲状腺癌中远少于气管侵犯。另外,因喉返神经侵犯造成的声音嘶哑亦不少见,甚至可成为甲状腺癌的首发症状。值得注意的是,极少数甲状腺良性结节也可通过压迫神经导致神经水肿和炎症反应引起喉返神经麻痹,因此,导致声音嘶哑的甲状腺结节并不一定全部是甲状腺癌。

(二)分化型甲状腺癌的诊断流程

甲状腺结节的诊断首选超声检查,超声可明确甲状腺结节的个数,性质和部位,以及颈部是否有异常增大的淋巴结等信息,对甲状腺结节的性质鉴别具有较高的准确性。有经验的超声医生鉴别的准确率可达80%以上。甲状腺癌的超声特点有:肿瘤实性低回声、边界不清、内部回声不均匀、内部血流丰富、沙砾样钙化、纵向生长等。

目前对甲状腺结节性质鉴别准确度最高的检查是细针穿刺抽吸术(fine needle aspiration, FNA),该方法对甲状腺癌诊断的敏感度为83%~92%,特异度为80%~92%。但FNA对滤泡癌和嗜酸细胞腺癌的诊断较为困难。FNA有标准的结果判定标准,主要的诊断结果包括:良性病变、不典型病变、滤泡样肿瘤、可疑恶性、恶性和不能诊断,各诊断结果对应的恶性比例见表37-1。

表 37-1 FNA 诊断结果与甲状腺结节性质的对应关系

诊断结果分类	所占患者比例	恶性可能
良性病变	53%~90%	1%
不典型病变		5%~10%
滤泡样肿瘤	7%~36%	20%~30%
可疑恶性		50%~75%
恶性	1%~10%	100%
不能诊断	15%~20%	-

其他检查包括甲状腺功能,核素扫描,CT,MRI等可根据情况选择,对于可疑有淋巴结转移的患者多需加做颈部和上纵隔增强CT以更为准确地评估淋巴结转移的状态,转移淋巴结容易出现囊性变是甲状腺乳头状癌的特点(图37-1,图37-2)。

甲状腺功能检查是初诊甲状腺结节的重要检查,主要的指标包括T3、T4、FT3、FT4水平和促甲状腺素(thyroid stimulating hormone, TSH),对于多数甲状腺结节的患者,了解甲状腺功能情况是必要的,但甲状腺功能对于鉴别结节性质不具有明显帮助,虽然甲状腺恶性结节极少引起甲状腺功能升高,但甲状腺癌合并甲亢并不少见。甲状腺功能减退常见于桥本甲状腺炎的患者。

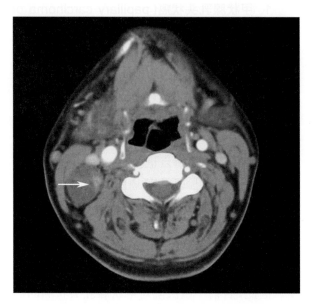

图 37-1 甲状腺癌右颈淋巴结转移 CT 影像

箭头所指为转移淋巴结,位于颈鞘外后方,伴囊性变

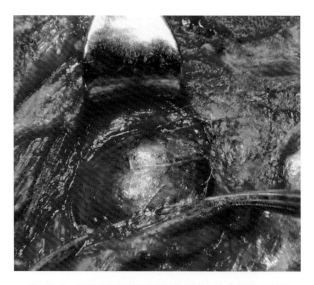

图 37-2 甲状腺癌转移淋巴结的术中表现(囊性变)

二、甲状腺髓样癌的特有临床特点及诊断

(一)甲状腺髓样癌的特异性症状

甲状腺髓样癌来源于滤泡旁细胞(或称 C 细

胞），癌细胞可分泌多种胺类和多肽类激素、降钙素等，此外，还有 5- 羟色胺、组织胺、前列腺素及 ACTH 样物质，导致部分患者出现一些特异性症状，包括：

1. **顽固性腹泻**　腹泻多为水样泻，但肠吸收障碍不严重，常伴有面部潮红。当肿瘤切除后腹泻即可消失，癌复发或转移时腹泻又可出现。

2. **内分泌综合征**　肿瘤细胞分泌降钙素、促肾上腺皮质激素导致患者出现面部潮红、血压升高及血钙降低等。

3. **伴随疾病**　包括伴有嗜铬细胞瘤、多发性黏膜神经瘤和甲状旁腺瘤等。

（二）甲状腺髓样癌的诊断

除与其他甲状腺癌相同的检查外，甲状腺髓样癌诊断流程的特异之处在于以下血清学检查。

1. **降钙素**　甲状腺髓样癌特异性肿瘤标志物，来自甲状腺滤泡旁细胞，在甲状腺髓样癌组织中的表达率为 100%，对甲状腺髓样癌的诊断和随访具有重要意义。

2. **癌胚抗原（CEA）**　对甲状腺髓样癌的诊断无特异性；50% 以上患者 CEA 升高，且 CEA 升高与转移病灶存在有关；血清 CEA 水平的升高往往与降钙素水平的升高一致，在甲状腺髓样癌中，当 CEA 异常升高与降钙素水平不平行时，常提示其他组织来源的恶性肿瘤存在。

（三）甲状腺髓样癌的分型

甲状腺髓样癌可以分为散发性甲状腺髓样癌（sporadic medullary thyroid carcinoma，SMTC）和遗传性甲状腺髓样癌（hereditary medullary thyroid carcinoma，HMTC）两种，后者占 25%。美国甲状腺协会（American Thyroid Association，ATA）2015 年甲状腺髓样癌修订版指南中根据遗传性甲状腺髓样癌 *RET* 基因突变类型与肿瘤侵袭性风险增加的关联将其分为 3 个危险级别：

1. **最高危**　表示最高的 MTC 风险，它们与年轻发病、高转移率、高死亡率有关，包括多发性内分泌腺瘤病 2 型（MEN2B）和 *RET* 密码子 M918T 突变的患者。

2. **高危**　表示较高的 MTC 风险，其包括 *RET* 密码子 C634 和 A883F 突变的患者。

3. **中危**　表示中低的 MTC 风险，包括除上述密码子突变以外的基因突变患者。

三、甲状腺未分化癌的临床特点及诊断

甲状腺未分化癌与其他类型的甲状腺癌在生物学行为上有很大差异且发病率较低。其特点在于发病年龄多在 50 岁以上，极少有年轻患者，男女发病比例无明显差异，病情进展较快，表现在甲状腺肿物多迅速增大，常常出现声音嘶哑、呼吸困难和吞咽不畅等肿瘤外侵症状，部分患者有甲状腺良性结节或分化型甲状腺癌病史。体格检查多可触及巨大的甲状腺肿物，多累及全部甲状腺使甲状腺呈弥漫增大的形态，肿瘤因外侵明显而固定，多数质地较硬，颈部淋巴结肿大常见。

甲状腺未分化癌的诊断多数可依靠典型病史和体格检查确立，但需注意与甲状腺淋巴瘤鉴别，多数情况下细针穿刺细胞学可能亦难以明确诊断，因此获得组织学诊断需进行组织学穿刺或活检，甲状腺未分化癌远处转移发生率较高，还需考虑应用肺部 CT、腹部超声除外转移。

四、甲状腺癌的分期系统

甲状腺癌的分期系统较为独特，不同病理类型具有相应的分期原则。第 8 版 AJCC 甲状腺癌的 TNM 分期进行了更新，由 2018 年 1 月 1 日起执行（表 37-2、表 37-3）。

表 37-2　甲状腺癌 TNM 分期定义

T 原发灶
注：所有的分类可再分为 s（单个病灶），m（多发病灶，以最大的病灶确定分期）
Tx：不能评价原发肿瘤
T₀：无原发肿瘤的证据
T_1：局限于甲状腺内的肿瘤，最大直径≤2cm
T_{1a}：肿瘤局限于甲状腺内，最大直径≤1cm
T_{1b}：肿瘤局限于甲状腺内，最大直径>1cm，≤2cm
T_2：肿瘤局限于甲状腺内，最大直径>2cm，<4cm
T_3：肿瘤局限于甲状腺内，最大直径>4cm；或仅有明显侵犯带状肌
T_{3a}：肿瘤局限于甲状腺内，最大直径>4cm
T_{3b}：无论任何大小的肿瘤仅侵犯带状肌（胸骨舌骨肌、胸骨甲状肌、甲状舌骨肌、肩胛舌骨肌）
T_4：肿瘤明显侵犯超出带状肌
T_{4a}：任何大小的肿瘤侵犯皮下软组织、喉、气管、食管或喉返神经
T_{4b}：任何大小的肿瘤侵犯椎前筋膜或包绕颈动脉或纵隔血管

续表

N 区域淋巴结转移

区域淋巴结包括颈正中部淋巴结、颈侧淋巴结、上纵隔淋巴结

Nx：不能评价区域淋巴结

N_0：无局部区域淋巴结转移证据

　　N_{0a}：1 个或多个细胞学或组织学证实的良性淋巴结

　　N_{0b}：无局部区域淋巴结转移影像学或临床证据

N_1：区域淋巴结转移

　　N_{1a}：转移至Ⅵ或Ⅶ区淋巴结 [包括气管前、气管旁、喉前（Delphian）或上纵隔淋巴结]，可以为单侧或者双侧

　　N_{1b}：转移至单侧、双侧或对侧颈部（Ⅰ、Ⅱ、Ⅲ、Ⅳ、Ⅴ区）、咽后淋巴结

M 远处转移

M_0：无远处转移

M_1：有远处转移

表 37-3　不同病理类型甲状腺癌 TNM 分期

	T	N	M
分化型甲状腺癌			
年龄小于 55 岁			
Ⅰ 期	任何 T	任何 N	M_0
Ⅱ 期	任何 T	任何 N	M_1
年龄大于或等于 55 岁			
Ⅰ 期	T_1	N_0/Nx	M_0
	T_2	N_0/Nx	M_0
Ⅱ 期	T_1	N_1	M_0
	T_2	N_1	M_0
	T_{3a}/T_{3b}	任何 N	M_0
Ⅲ 期	T_{4a}	任何 N	M_0
Ⅳa 期	T_{4b}	任何 N	M_0
Ⅳb 期	任何 T	任何 N	M_1
甲状腺髓样癌			
Ⅰ 期	T_1	N_0	M_0
Ⅱ 期	T_2	N_0	M_0
	T_3	N_0	M_0
Ⅲ 期	$T_{1\sim3}$	N_{1a}	M_0
Ⅳa 期	T_{4a}	任何 N	M_0
	$T_{1\sim3}$	N_{1b}	M_0
Ⅳb 期	T_4	任何 N	M_0
Ⅳc 期	任何 T	任何 N	M_1
甲状腺未分化癌			
Ⅳa 期	$T_1\sim T_{3a}$	N_0/Nx	M_0
Ⅳb 期	$T_1\sim T_{3a}$	N_1	M_0
	T_{3b}	任何 N	M_0
	T_4	任何 N	M_0
Ⅳc 期	任何 T	任何 N	M_1

第三节　甲状腺癌的治疗选择和争议

一、甲状腺结节的手术指征

甲状腺结节在人群中非常常见，大部分不需要特殊治疗，仅在以下情况需要手术治疗：

1. 可疑恶性　包括超声高度怀疑恶性，细针穿刺细胞学可疑恶性及以上级别的诊断，这部分患者应在术前尽可能获得细胞病理的明确诊断。

2. 良性结节影响美观或引起症状　例如结节增大引起呼吸、吞咽困难等情况，而结节大小并无明确标准。其中胸骨后甲状腺肿常需积极考虑手术治疗是由于上纵隔组织较为疏松，在胸腔负压的作用下结节容易持续增大和下降，严重时可压迫气管引起呼吸困难。

二、分化型甲状腺癌的治疗原则和争议

（一）总体治疗策略

基于分化型甲状腺癌的众多大宗回顾性研究，许多机构通过汇总并制定不断更新的甲状腺癌治疗指南，主要包括：美国甲状腺协会（American Thyroid Association，ATA），英国甲状腺协会（British Thyroid Association，BTA），美国国家综合癌症网络（National Comprehensive Cancer Network，NCCN）。影响较广泛的是 ATA 和 NCCN 版本的指南，2013 年，中国医师协会甲状腺专业委员会（Chinese Thyroid Association，CTA）制定了中国版的甲状腺癌治疗指南。

分化型甲状腺癌预后良好，治疗的目的是在治愈肿瘤的基础上尽量减少不必要的创伤，标准的治疗流程包括原发灶的处理，区域淋巴结的处理，术后促甲状腺激素（TSH）抑制治疗和必要时放射性 ^{131}I 治疗。

（二）外科治疗

分化型甲状腺癌最主要的治疗手段是手术治疗，手术治疗的目标为改善生存，减少疾病持续存在、复发的风险以及并发症，准确分期和疾病危险分层，减少治疗相关的并发症和过度治疗。

1. 原发灶的处理

（1）原发灶处理的争议：分化型甲状腺癌原发灶的处理包括患侧腺叶＋峡部切除和全甲状腺切除，两种术式的争议也一直存在。支持全甲状腺切除的理由包括：①甲状腺乳头状癌多发病灶的比例较高，腺叶切除有残留病灶可能；②全甲状腺切除为术后放射性^{131}I治疗创造条件；③全甲状腺切除有利于术后甲状腺球蛋白（Tg）监测和随访。而支持腺叶切除的理由包括：①腺叶切除可避免甲状旁腺功能低下的发生；②腺叶切除和全甲状腺切除相比，总体生存率并无差别。Haigh等总结了超过5 000例甲状腺癌患者，腺叶切除和全甲状腺切除在低危和高危组生存率均无差别，但同时，也有部分研究的结论与之相反，Hay等的研究表明，即使在低危组，全甲状腺切除的复发率也低于腺叶切除组。

（2）原发灶处理原则：近年来，更多学者放弃固有的一律全甲状腺切除或腺叶切除的观点，更倾向于根据肿瘤大小、有无侵犯周围组织、患者性别和年龄、家族史和既往史、各种术式的利弊和患者意愿，细化外科处理原则，合理制定手术方案，但一侧甲状腺癌的最小切除范围为患侧腺叶＋峡部切除术。

根据ATA指南推荐：原发灶最大直径>4cm，伴明显腺体外侵犯（cT_3），伴明确颈部淋巴转移（cN_1），或远处转移（cM_1）者，应行全切除或近全切除。相反，对于癌灶小于1cm，没有腺体外侵犯，cN_0者，除非有明确的对侧切除指征，否则应采取腺叶切除。而癌灶大于1cm且小于4cm，采取全切、近全切或腺叶切除均可。对于有幼年头颈部放射史或家族性甲状腺癌史等危险因素患者，亦应行甲状腺全切除。

（3）原发灶手术操作要点：甲状腺原发灶手术时应当遵循精细化被膜解剖的方法进行，从而减少神经损伤、保护好甲状旁腺功能。手术建议在全麻下进行，甲状腺手术区域小，涉及喉上神经、喉返神经、甲状旁腺等重要结构，加之甲状腺区域血供丰富，因此需要精细的外科操作。手术操作需要紧贴甲状腺被膜进行解剖，解剖过程中结扎或凝闭腺体供血的分支血管，手术常常以处理甲状腺上极开始，由于喉上神经外支常常与甲状腺上动脉伴行，因此在切断上极血管前应仔细分离，寻找喉上神经并分支切断上极血管。甲状腺上动脉分支进入甲状腺的位置常常位于甲状腺上部浅面，而不是在最高位置，在将上极血管完全切断后向下方牵引，可暴露全部上极，此处注意尽量避免残留腺体。

甲状腺全切除术野甲状腺上极游离后，将腺体向中线牵引，沿甲状腺被膜仔细解剖，注意辨认位于甲状腺被膜附近的甲状旁腺并予以保留，在向气管解剖的过程中喉返神经自然暴露，喉返神经暴露后在神经浅面继续向内侧解剖，喉返神经入喉处神经位置较表浅，容易损伤，应予注意。手术过程应尽量保持标本的完整并注意保护神经和甲状旁腺等需保留的结构（图37-3）。

2. 区域淋巴结的处理

（1）中央区的概念及处理：甲状腺位于颈部中线附近，淋巴结转移的高发区域在中央区，这一区域上界为舌骨，两侧是颈总动脉，下界是胸骨切迹，由于胸骨切迹下方的上纵隔区域与颈部相延续，也是淋巴结转移的好发区域，因此一些分区方法常常将中央区的下界扩展至无名动脉水平，包括上纵隔的一部分。

中央区是甲状腺癌区域淋巴转移的第一站，且包括喉返神经、甲状旁腺、气管、食管等重要结构，因此是甲状腺癌治疗中需重点关注的区域。对于中央区可疑有淋巴结转移或同侧侧颈部有淋巴结转移的患者需要行中央区清扫，一侧中央区清扫的范围包括同侧气管食管沟、气管前、喉前的淋巴组织，清扫时需注意保护喉返神经、甲状旁腺及其血供。

对于临床无淋巴转移的患者，中央区是否需要行预防清扫是一个一直存有争议的问题。支持的观点认为中央区是甲状腺癌转移的第一站，且隐匿转移率较高，可达21%～82%，如果因中央区复发被迫行二次手术，由于瘢痕粘连可增加喉返神经和甲状旁腺的损伤概率。而反对的观点认为，分化型甲状腺癌的隐匿转移的临床意义有待认定，目前对于预防性中央区清扫的获益情况仍没有足够力度的文献支持，仅少数文献表明预防性中央区清扫可能降低二次手术的风险。因此，对于中央区预防清扫的价值仍然需要进一步评价。在治疗中，对某些患者的中央区清扫可能是

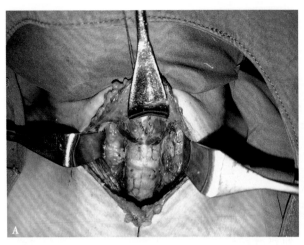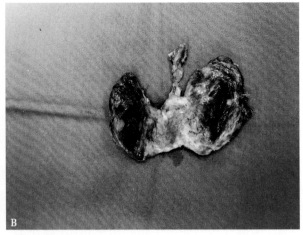

图 37-3　甲状腺全切除术
A. 甲状腺全切除术野；B. 全甲状腺标本（多灶癌）

不必要的，已有的证据也并不支持对所有患者常规进行中央区清扫。我国及亚洲多个国家的指南较为积极，推荐所有 DTC 患者在有效保留甲状旁腺和喉返神经情况下，行病灶同侧中央区淋巴结清扫术。

（2）侧颈部的分区及处理原则：颈部淋巴结分区标准如下，Ⅰ区（level Ⅰ），包括颏下区及颌下区淋巴结。Ⅱ区（level Ⅱ），为颈内静脉淋巴结上组，即二腹肌下，相当于颅底至舌骨水平，前界为胸骨舌骨肌前缘，后界为胸锁乳突肌后缘，为该肌所覆盖。Ⅲ区（level Ⅲ），为颈内静脉淋巴结中组，从舌骨水平至肩胛舌骨肌与颈内静脉交叉处，前后界与Ⅱ区同。Ⅳ区（level Ⅳ），为颈内静脉淋巴下组，从肩胛舌骨肌到锁骨上。前后界分区同Ⅱ区。Ⅴ区（level Ⅴ），为枕后三角区或称副神经链淋巴结，包括锁骨上淋巴结，后界为斜方肌，前界为胸锁乳突肌后缘，下界为锁骨。Ⅵ区（level Ⅵ），为内脏周围淋巴结，或称中央区，包括环甲膜淋巴结、气管周围淋巴结、甲状腺周围淋巴结，咽后淋巴结也属这一组。这一区两侧界为颈总动脉，上界为舌骨，下界为胸骨上窝。

分化型甲状腺癌侧颈部淋巴结转移较为常见，不同机构统计在 50%～80%，多数甲状腺癌患者需涉及淋巴结处理的问题。目前国内部分专家认为分化型甲状腺癌颈部淋巴结转移的区域较为广泛，一旦发现淋巴结转移，建议颈侧区淋巴结清扫范围包括Ⅱ、Ⅲ、Ⅳ、Ⅴb 区，而Ⅱ（Ⅱa）、Ⅲ、

Ⅳ区是颈侧区淋巴结清扫可接受的最小范围。对于淋巴结转移广泛的可行Ⅱ～Ⅴ区清扫术，常规应保留胸锁乳突肌，颈内静脉和副神经，颈丛神经在条件允许的情况下尽量保留（图 37-4）。切口可根据清扫区域将甲状腺切口适当延长，一直沿颈部皮纹进行。

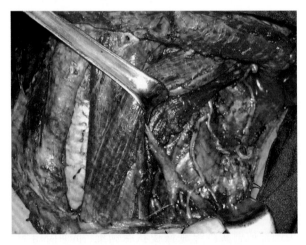

图 37-4　甲状腺癌Ⅱ～Ⅴ区双侧清扫（保留颈丛神经）

对于临床阴性的颈部可给予观察随诊，不需要进行预防清扫，这部分患者术后颈部复发的风险在 8%～10%。近年来随着个体化治疗的发展和对淋巴结转移规律的深入研究，有学者发现分化型甲状腺癌有着较高的颈部隐匿转移率。中国医学科学院肿瘤医院一组研究数据中，146 例 cN_0～cN_{1a} 患者中隐匿转移率高达 43.5%。在隐匿转移的淋巴结中，Ⅲ、Ⅳ转移最为高发，为使颈

部高危的甲状腺癌 cN_0 患者颈部隐性转移癌得到及时治疗，而无隐性转移癌的颈部高危的甲状腺癌 cN_0 患者得到及时排除，且在肉体上的创伤、经济上的损失和心理上的打击降到最小化，进一步减低患者颈部复发二次手术的风险，对高危患者行Ⅲ、Ⅳ区清扫诊断是否存在侧颈转移，利用甲状腺切口完成，创伤较小，可作为个体化治疗的选择方案。也有学者根据中央区清扫淋巴结转移情况决定颈部是否处理，阳性淋巴结大于3个则行颈部清扫，也可在一定程度上筛选出高危患者。

3. 术后的常见并发症 甲状腺癌术后常见并发症包括伤口出血、喉返神经或喉上神经损伤和低钙血症等。伤口出血的发生率在1%左右，多发生于术后24小时之内，表现为引流增多，伤口隆起，部分患者可伴有呼吸困难，值得注意的是，有些术后出血患者的引流可能并不多，这是因为血凝块堵塞引流管所致。怀疑伤口出血时需打开敷料，如发现伤口周围隆起，伤口渗血且颜色较深，触诊质地较硬，引流管口周围颜色深或有渗血应特别注意，这些征象都提示有术腔内出血。明确诊断后一般需要二次手术彻底清除血块，查找并处理出血点。喉返神经损伤可表现为术后的声音嘶哑，多伴有饮水呛咳，喉上神经损伤可表现为音调低、呛咳等，喉镜检查可帮助诊断，可结合术中情况判断暂时性损伤还是永久损伤，暂时性神经损伤多数可在3个月内恢复。术后低钙大多数见于全甲状腺切除术后患者，少数腺叶切除患者也有发生，但程度多较轻微。术后低钙多数为暂时性，可能因旁腺缺血所致，全甲状腺术后需常规检测血钙和甲状旁腺素，一旦发生低钙血症需口服或静脉补充钙剂，必要时可服用骨化三醇，术后复查时需注意旁腺功能恢复情况。

4. 甲状腺癌的腔镜手术 1997年Hüscher等首次报道了用腔镜行甲状腺切除，但其适应证当时仍局限于良性疾病。2002年，Miccoli等首次行腔镜辅助下甲状腺癌患者的甲状腺切除，腔镜由此开始应用于甲状腺癌手术。Benhidjeb等于2009年开展了首例完全经口腔镜甲状腺切除术。自2002年国内首次腔镜甲状腺手术后，腔镜手术因为颈部无瘢痕、微创的特点成为有美容

需求患者的选择。腔镜甲状腺手术有多种入路，包括经颈部、胸骨上切迹、锁骨下、胸乳、单侧及双侧乳晕、腋窝、腋乳、口腔前庭等入路。机器人手术也以其视野广、操作性能更好也在部分医院开展。2017年12月国内专家共识认为最大径≤4cm甲状腺良性病变或最大径≤2cm且未广泛转移的低度恶性甲状腺癌是行腔镜手术的可靠适应证。腔镜辅助下甲状腺手术的应用仍有很多争议：腔镜辅助下甲状腺手术视野小，手术范围大，而操作范围局限，术后可能因皮下分离出现疼痛和积液感染，且手术须注入大量 CO_2 气体来扩大术中操作空间，可能引起皮下气肿、高碳酸血症、癌灶腔道种植等并发症。腔镜手术和术者的操作熟练程度很有关，在保证患者手术效果、安全的前提下，它可以成为符合适应证患者的合适选择。

（三）放射性 ^{131}I 治疗

放射性 ^{131}I 最初在分化型甲状腺癌治疗中的作用主要是用于杀灭远处转移肿瘤或局部少量残存的肿瘤细胞，即"清灶"治疗。而近年来其在甲状腺乳头状癌中的作用更多集中在"清甲"治疗上，由于外科手术难以从生化意义上完全切除甲状腺腺体，术后通过低剂量 ^{131}I 治疗，使残余少量腺体得以清除，进一步降低了复发的机会。"清甲"治疗的主要目的包括：①清除可能的残余病变，降低复发率；②清除残余甲状腺后，更利于应用甲状腺球蛋白进行随访和监控。甲状腺癌术后的放射性碘治疗的剂量，应根据危险度分层来选择。但近期新英格兰杂志发表的非劣性研究显示，低剂量放射组与高剂量放射组对比效果相当，但不良发生率更低。

（四）促甲状腺素（TSH）抑制治疗

甲状腺癌术后的促甲状腺素抑制治疗是分化型甲状腺癌治疗的重要组成部分，目的是通过抑制TSH水平以减缓肿瘤的生长。目前指南推荐根据患者危险度级别调节TSH抑制水平。ATA-低风险组：患者全甲状腺切除后Tg仍可测得者（无论是否行放射碘治疗），血清TSH可维持在 $0.1\sim0.5mU/L$ 之间；对于血清Tg无法检出或行腺叶切除的患者，TSH可维持在 $0.5\sim2.0mU/L$。对后者来说，TSH抑制治疗可能并不必要。对于ATA-中危患者，血清TSH可维持在

0.1～0.5mU/L 之间。ATA- 高危险人群建议血清 TSH 应小于 0.1mU/L。

甲状腺激素替代治疗中有几个需要注意的问题：①开始剂量宜小。由于甲状腺功能减退患者病程一般较长，年龄偏大，常常合并高脂血症、冠心病等内科疾病，但由于患者机体代谢率低下，耗氧量少，患者并不表现心绞痛，容易被忽略。当患者补充甲状腺激素后，机体的代谢率很快增加，耗氧量也随之增加，而高脂血症和冠状动脉的病变不能立即改善，从而激发患者心绞痛发作。为了避免服药后心绞痛发作，对于长期甲减或高龄患者主张从小剂量开始，开始服药时为左甲状腺素 25～50μg/ 次，甲减越重，病程越长，则开始剂量越小。以后逐渐增量，每 2～4 周增量一次，每次增量 25μg 左右，2～3 个月可达到维持剂量，直至 TSH 和 T4 恢复正常。如果患者年纪轻，没有心脏疾病，治疗剂量开始可以足量。②甲状腺激素在血液绝大多数和蛋白结合，T4 的 99.97% 与血浆蛋白结合，T3 的 99.7% 与血浆蛋白结合，甲状腺激素血浆半衰期长，服药后血浆药物浓度比较稳定，当剂量和病情稳定后，可以改为每天 1 次服，服用方便而不容易遗漏，疗效与 1 天 3 次是相同的，甲状腺激素制剂一般需终身服用。③超敏的 TSH 测定可以避免替代剂量过量，在剂量调整合适的情况下，对长期服用药物的患者不需经常检查甲状腺激素，每半年至 1 年检查 1 次就可以了。

三、甲状腺髓样癌的治疗原则

手术是目前甲状腺髓样癌治疗的最有效手段。术后应服用左甲状腺素治疗，但因为癌细胞对 TSH 无反应，因此无抑制性治疗的必要，术后维持甲状腺激素水平正常即可。与同分化型甲状腺癌不同，滤泡旁细胞不具备摄碘能力，故放射性碘治疗无效。遗传性甲状腺髓样癌建议行全甲状腺切除，而对于散发病变，原则上也应行全甲状腺切除。对于部分较小的位于包膜内的单发病变，也有人认为可以行腺叶切除。患侧中央区建议常规处理，侧颈部无淋巴结的情况下不必要行预防性淋巴结清扫，手术力求彻底，以减少复发机会。

以往对于晚期髓样癌患者，一旦失去手术机会则无有效治疗手段。目前一些靶向药物已进入临床研究，并陆续推向市场。与其他肿瘤一样，酪氨酸激酶可刺激 MTC 的肿瘤增殖、血管生成、肿瘤浸润及转移。这些靶向药物通过抑制酪氨酸激酶活性，以达到抑制肿瘤生长、维持患者病情长期稳定的作用。随机Ⅲ期临床试验显示，凡他尼布及卡博替尼可显著延长晚期 MTC 的无进展生存期。基于此，美国 FDA 现已批准这两种酪氨酸激酶抑制剂药用于局部晚期或远处转移的 MTC。虽然在我国针对晚期甲状腺髓样癌的靶向药物尚无上市，但相信这些药物已经指日可待并将为晚期患者带来获益。

四、甲状腺未分化癌的治疗

甲状腺未分化癌预后极差，平均生存期仅为 5 个月，1 年生存率约为 20%。多数情况下患者一经诊断则失去手术根治机会，部分患者术前并未怀疑此疾病，术后病理确定为未分化癌，此类患者可能长期生存，但这种情况在临床中并不多见。长期以来，对大部分典型未分化癌患者的治疗仅仅限于缓解呼吸困难和姑息放疗，对自然病程改变有限。一旦遇到预计可手术切除的患者，手术尽量切除加术后放疗应是最佳治疗手段。甲状腺未分化癌对化疗不敏感，一些靶向药物如血管生成抑制剂、TNP-470 酪氨酸激酶抑制剂等被证明对其有抑制作用，可能有望成为甲状腺未分化癌新的治疗手段。

第四节 甲状腺癌的预后

一、不同病理类型的甲状腺癌的生存率

甲状腺癌的预后与病理类型关系密切，不同病理类型的甲状腺癌预后有很大差异。美国 1985—1995 年统计 53 856 例甲状腺癌患者的生存数据，乳头状癌、滤泡癌、髓样癌、未分化癌的 10 年生存率分别为 93%、85%、75% 和 14%。

二、分化型甲状腺癌的预后因素

大部分分化型甲状腺癌进展缓慢，近似良性病程，但研究证明分化型甲状腺癌存在一些危险因素，具有危险因素的患者预后较差。例如甲

状腺乳头状癌中的某些亚型（甲状腺乳头状癌的高细胞型、柱状细胞型、弥漫硬化型、实体亚型和甲状腺滤泡癌的弥漫浸润型等）容易发生甲状腺外侵犯和血管侵袭，远处转移，复发率高，预后差。

分化型甲状腺癌的较为公认的预后因素包括年龄、病理分级、远处转移、肿瘤大小和包膜侵犯。年龄方面，AJCC 第 8 版甲状腺癌分期系统将区分低风险和高风险的年龄界值从 45 岁调整到 55 岁，新分期系统认为高年龄界值不会对低风险（I/II期）人群的预期生存率产生重大影响，从而避免了更加激进的诊治模式。病理分级方面，依然是分化较差的病例预后较差，有远处转移的患者较无转移患者预后差，随着肿瘤大小的增大预后逐渐变差，但第 8 版分期中对 T 分期中的 T_3 的定义做了调整，强调镜下微小包膜外侵犯和临床包膜外侵犯对预后影响的重要差异，认为仅在组织学检查中确定的镜下微小甲状腺外侵犯对预后的影响较小。最后，新分期系统还表示，微小淋巴结转移对甲状腺癌预后意义不大，与病理证实的 N_0 生存结果基本相同。

三、甲状腺癌的致死原因

由于甲状腺癌死亡率很低，因此对于甲状腺癌致死原因的研究并不常见，但随着甲状腺癌治疗方式的不断改进，其局部控制率较前有明显的提高。1999 年一项针对 161 例死亡病例的死因分析表明，呼吸衰竭引起的死亡占最大的比例为 43%，循环衰竭占据 15%，出血 15%，气道梗阻占据 13%。呼吸衰竭主要的原因是严重的肺转移，大出血和气道梗阻的主要原因是颈部和纵隔肿瘤未控制引起的大血管出血或压迫气道，循环衰竭的原因是纵隔肿瘤压迫腔静脉所致。在了解上述致死原因后，对于无法根治的晚期甲状腺癌可以进行相应的姑息治疗以延长生存时间和改善生活质量。

第五节 当前甲状腺癌诊治的争议、进展和研究方向

一、甲状腺癌的分子生物学诊断

分子生物学诊断方法多应用细针穿刺细胞学标本，采用免疫组化手段协助检出恶性甲状腺结节。而较常见的分子标记包括 BRAF、RAS、RET-PTC 和 PAX8-PPAR 等，其中 BRAF 具有最高的特异性和准确率，已成为较公认的有效分子生物学指标。甲状腺结节细胞学检查的不确定结果是甲状腺癌诊断目前面对的一个主要问题，甲状腺结节十分常见并且大多数是良性结节，仅有 10% 以下是甲状腺癌，临床上鉴别的最佳手段是细针穿刺细胞学。而即使是细胞学病理检查，其中仍有 15%～30% 病例的检查结果是不确定的，而目前对于这些不确定的结节多推荐采用手术切除病理切片的方法明确诊断，而分子生物学指标的进展为此类患者提供了另一高准确率的诊断方法。目前具体基因检测的手段包括基因表达分类和基因测序，多项研究表明，采用基因表达分类器可以将许多原本不能确诊的甲状腺结节细针穿刺样本重新归为良性结节，从而使这些患者免受不必要的手术治疗（阴性预测值 93%～95%）。

二、腔镜辅助甲状腺手术的发展和争议

随着腔镜器械持续改良，腔镜技术不断发展，腔镜手术被越来越多地应用到早期甲状腺癌的外科治疗。腔镜辅助下甲状腺切除术是使用传统的小型牵开器和精细的解剖器械，通过颈部以外的切口进行的甲状腺切除。手术中依赖超声刀等能量器械完成止血操作。与传统甲状腺切除术相比，甲状腺腔镜手术主要优点是颈部无切口，满足部分患者的美观需求。常见的入路有经乳晕、腋窝、锁骨下及口腔前庭。有结果显示，对于低、中风险甲状腺乳头状癌患者，甲状腺腔镜与传统入路手术肿瘤治疗结果相当。甲状腺微创手术也可以在手术机器人的帮助下进行。机器人技术使内镜可操作性得到提高，通常采用经口或经腋窝入路手术。但由于机器人的稀缺，仅在少数单位有所尝试，具体技术仍在研究中。

甲状腺微创手术诞生以来一直饱受争议。①由于颈部不存在自然腔隙，创造颈部手术腔的过程并非微创，患者可能会承受入路带来的相关并发症；②微创手术由于存在视觉盲区，手术的范围能否达到开放手术的根治水平；③现在认为一些中低危风险的甲状腺癌患者也可以通过积极

随访进行观察，未必需要手术治疗，而这些患者正是甲状腺微创手术的主要来源。

三、甲状腺癌危险度的动态分层

尽管近年来对分化型甲状腺癌的治疗取得了很多进展，但目前仍然存在很多争议，如作为大部分患者预后极好的肿瘤，全甲状腺切除和术后放射性碘治疗是否适合所有患者？哪些患者可从预防性中央区清扫和侧颈清扫中受益？由于自然生存期长，上述问题在生存方面观察到差异和明显差异的趋势较为困难。因此，对分化型甲状腺癌应该更多地注意其复发风险的问题。外科、核医学科、内分泌科等各个学科的观点已经趋于共识，即通过危险度分层来制定适于患者的个体化治疗方案。

各个版本的分级系统虽然有细微差别，但多数包括的危险因素主要集中在性别、年龄、肿瘤因素（包膜外侵、远处转移、肿瘤体积大）以及家族史、颈部放射史等其他危险因素。美国癌症联合委员会（American Joint Committeeon Cancer，AJCC）制定的 TNM 分期系统一直被指南推荐用于评估分化型甲状腺癌患者的术后死亡风险，但在估计术后复发（与术后长期随访计划更相关）的可能性上有所欠缺。2009 年 ATA 指南提出了复发风险分层，将复发风险分为低、中、高危三层。从 2008 年到 2014 年，Tuttle 等人提出并完善了动态风险评估（dynamic risk stratification）的概念，不同甲状腺癌患者治疗后会产生不同的反应，表现为随访中患者的监测指标变化，包括反应良好、生化不完全反应、结构不完全反应、不确定反应。不同患者的治疗方案应根据其治疗反应的变化进行调整。2015ATA 指南对影响复发风险分层的权重因素进行了修正和补充，并正式推荐动态风险评估。分子遗传指标未常规纳入风险评估体系，但近年来人们越来越多认识到也需要将分子遗传指标考虑在内，而在分子生物学预后指标方面，与甲状腺癌相关的主要有 RAS、PIK3CA、PTEN、p53、ALK 和 BRAF 等，而其中 p53 和 ALK 的突变主要发生在分化差的甲状腺癌中，AKT1 突变在报道中仅在转移灶中发现而未在原发灶中探及。RAS、PIK3CA、PTEN 等均可作为预测分化型甲状腺癌侵袭性的分子指标，

而其中的最佳选择仍是 BRAF。在已有的研究中 BRAF 突变被认为与分化型甲状腺癌的高侵袭性相关，并且认为其导致患者预后差的原因之一是 BRAF 突变可导致肿瘤对放射性碘治疗抗拒，从而增加复发和转移的概率。由于 BRAF 突变可自细胞学穿刺标本中检测，因此可在治疗前确定肿瘤基因突变的状况，对治疗的指导意义在于，可对检测出基因突变的病例采用更积极的治疗方式。例如，在分化型甲状腺癌原发灶的处理上，腺叶切除还是全甲状腺切除一直是一个争议的话题，通过 BRAF 突变的检测，可能使一个临床上考虑腺叶切除的患者需要将全甲状腺切除纳入考虑范围，并且可能需要更积极的淋巴结预防处理，如预防性中央区清扫等，这使得分化型甲状腺癌危险度评价体系更加全面。

以往人们曾认为甲状腺癌中仅有髓样癌是有遗传倾向的，但在治疗中发现越来越多的非髓样癌患者具有家族聚集的现象。与散发的患者相比，家族性的病例一级亲属的发病率是普通人群的 5～8 倍，多在甲状腺良性结节的基础上发生，42% 患者合并良性结节，具有更强的侵袭性，容易发生淋巴结转移，有更高的复发率，预后较差。因此，有家族史的患者也应作为一项危险因素，目前已有报道认为可能的致病基因包括 MNG1、TCO1、NMTC1、FTEN 等，但仍未明确。

总之，类似于其他内分泌肿瘤，甲状腺癌的危险因素较为复杂，发生机制较为多样，对于其个体化治疗的要求会越来越高。

四、甲状腺癌的靶向治疗

甲状腺癌中，分化型甲状腺癌最为常见，占全部甲状腺癌的 96.9% 左右，预后良好，10 年生存率可达 90%。小部分患者病情较晚，难以手术根治，需应用放射线碘治疗，但其中 5%～15% 进展期分化型甲状腺癌患者对放射线碘治疗抗拒，这部分患者在既往并无有效治疗方法。一项 III 期临床试验表明（DECISION 研究），索拉非尼（sorafenib）可延缓放射性碘抗拒患者的肿瘤进展，其机制是抑制血管表皮生长因子受体和酪氨酸激酶的口服靶向药物，417 例放射线碘治疗抗拒的局部晚期或转移的分化型甲状腺癌患者纳入这一项随机对照研究，结果表明，索拉非尼组和

安慰剂组中位无进展期分别为10.8个月和5.8个月,肿瘤消退30%的患者在索拉非尼组和安慰剂组分别为12%和0.5%,试验组42%患者肿瘤无进展期在6个月及以上。索拉非尼对总体生存的影响需要更长时间的随访,而进一步的研究需要明确可能的标志物以区分哪些患者可能对索拉非尼有效。

仑伐替尼(lenvatinib)是多靶点酪氨酸激酶抑制剂,一项国际多中心Ⅲ期研究表明,与安慰剂对照,实验组的疾病控制率约为64.8%,中位生存期显著延长14.7个月(18.3个月 vs.3.6个月),也是目前TKI治疗甲状腺癌的对照临床试验结果中最好的,2015年2月被FDA批准为治疗晚期放射性碘难治甲状腺癌。

凡德他尼(vandetanib)也是多靶点药物,靶点包括RET、VEGFR、EGFR,可有效抑制配体依赖性酪氨酸激酶的活性,并选择抑制RET依赖性甲状腺肿瘤的生长。一项关于凡德他尼治疗甲状腺髓样癌Ⅲ期临床研究表明实验组PFS比对照组延长约11个月(30.5个月 vs.19.3个月),疾病控制率提高16%(87% vs.71%),2011年4月被FDA批准为首个用于治疗不能手术的晚期甲状腺髓样癌的口服多靶点激酶抑制剂。

卡博替尼(cabozantinib)是口服多激酶的小分子抑制剂,一项全球多中心Ⅲ期治疗晚期甲状腺髓样癌研究表明实验组将PFS的明显延长(11.2个月 vs.4.0个月)。2012年11月被FDA批准用于治疗甲状腺髓样癌。

以上均经过临床试验并经FDA批准应用于临床靶向药物,其他用于目前正进行Ⅱ期临床研究的靶向药物包括:sunitinib、regorafenib、motesanib、pazopanib、everolimus等。

综上所述,现代甲状腺癌的诊治理念更倾向于将其视为一种全身疾病,要求治疗者从患者临床特点及遗传特点等各方面出发实行个体化的治疗和管理,需外科、内分泌、核医学、病理诊断、肿瘤内科等多学科的共同参与。

(唐平章　安常明)

参 考 文 献

[1] Hundahl SA, Fleming ID, Fremgen AM, et al.A National Cancer Data Base report on 53,856 cases of thyroid carcinoma treated in the U.S., 1985-1995. Cancer, 1998, 83(12): 2638-2648

[2] Chen W, Zheng R, Baade PD, et al. Cancer statistics in China, 2015. CA Cancer J Clin. 2016, 66(2): 115-132

[3] 中华人民共和国国家卫生健康委员会. 甲状腺癌诊疗规范(2018年版). 中华普通外科学文献(电子版), 2019, 13(1): 1-15

[4] Abadin SS, Kaplan EI, Angelos P.Malpractice litigation after thyroid surgery: the role of recurrent laryngeal nerve injuries, 1989-2009.Surgery, 2010, 148(4): 718-723

[5] 牛丽娟, 王勇, 朱利, 等. 彩超诊断甲状腺癌颈部淋巴结转移的临床价值. 中华肿瘤防治杂志, 2007, 14(14): 1100-1101

[6] Lydiatt D.Medical malpractice and the thyroid gland. Head Neck, 2003, 25(6): 429-431

[7] Shen WT, Ogawa L, Ruan D, et al.Central lymph node dissection for papillary thyroid cancer.Arch Surg, 2010, 145: 272-275

[8] Hughes DT, White ML, Miller BS, et al.Influence of prophylactic central lymph node dissection on postoperative thyroglobulin levels and radioiodine treatment in papillary thyroid cancer.Surgery, 2010, 148(6): 1100-1107

[9] 张仑, 李树玲. 1173例甲状腺乳头状癌外科治疗远期疗效观察. 中国肿瘤临床, 2003, 30(11): 805-807

[10] Hartl D, Leboulleux S, Al Ghuzlan A, et al.Optimization of staging of the neck with prophylactic central and lateral neck dissection for papillary thyroid carcinoma. Ann Surg, 2012, 255(4): 777-783

[11] Moo T, McGill J, Allendorf J, et al.Impact of prophylactic central lymph node dissection on early recurrence in papillary thyroid carcinoma.World J Surg, 2010, 34(6): 1187-1191

[12] White ML, Gauger PG, Doherty GM.Central lymph node dissection in differentiated thyroid cancer.World J Surg, 2007, 31(5): 895-904

[13] Lim YC, Choi EC, Yoon YH, et al.Occult lymph node

metastases in neck level V in papillary thyroid carcinoma.Surgery, 2010, 147（2）: 241-245

[14] Mazzaferri E, Doherty GM, Steward DL.The pros and cons of central compartment lymph node dissection for papillary thyroid carcinoma.Thyroid, 2009, 19（7）: 683-689

[15] Arturi F, Russo D, Giuffrida D, et a1.Early diagnosis by genetic analysis of differentiated thymid cancer metastases in small lymph nodes.J Clin Endoerinol Metab, 1997, 82（5）: 1638-1641

[16] 王家东，邓星程，金晓杰，等．甲状腺肿瘤外科手术 2228 例临床分析．中华耳鼻咽喉头颈外科杂志，2005, 40（4）: 295-299

[17] Gil Z, Patel SG.Surgery for thyroid cancer.Surg Oncol Clin N Am, 2008, 17（1）: 93-120

[18] Haugen BR, Alexander EK, Bible KC, et al. 2015 American Thyroid Association Management Guidelines for Adult Patients with Thyroid Nodules and Differentiated Thyroid Cancer: The American Thyroid Association Guidelines Task Force on Thyroid Nodules and Differentiated Thyroid Cancer. THYROID, 2016, 26（1）: 1-133

[19] Wells SJ, Asa SL, Dralle H, et al. Revised American Thyroid Association guidelines for the management of medullary thyroid carcinoma. THYROID, 2015, 25（6）: 567-610

[20] Kouvaraki MA, Shapiro SE, Fornage BD, et a1.Role of preoperative ultrasonography in the surgical management of patients with thyroid cancer.Surgery, 2003, 134（6）: 946-954

[21] Mazzaferri EL, Jhiang SM.Long-term impact of initial surgical and medical therapy on papillary and follicular thyroid cancer.Am J Med, 1994, 97（5）: 418-428

[22] Gimm O, Rath FW, Dralle H.Pattern of lymph node metastases in papillary thyroid carcinoma.Br J Surg, 1998, 85（2）: 252-254

[23] Bonnet S, Hartl D, Leboulleux S, et al.Prophylactic lymph node dissection for papillary thyroid cancer less than 2 cm: implications for radioiodine treatment.J Clin Endocrinol Metab, 2009, 94（4）: 1162-1167

[24] Bonnet S, Hartl DM, Travagli JP.Lymph node dissection for thyroid cancer.JViscSurg, 2010, 147（3）: e155-e159

[25] 徐震纲，刘绍严．分化型甲状腺癌颈侧区淋巴结清扫专家共识（2017 版）．中国实用外科杂志，2017, 37（9）: 985-991

[26] An CM, Zhang XW, Wang SW, etc, Efficacy of Superselective Neck Dissection in Detecting Metastasis in Patients with cN0 Papillary Thyroid Carcinoma at High Risk of Lateral Neck Metastasis.Medical Science Monitor, 2017, 23: 2118-2126

[27] Amin MB, Greene FL, Edge SB, et al. The Eighth Edition AJCC Cancer Staging Manual: continuing to build a bridge from a population based to a more "personalized" approach to cancer staging.CA Cancer J Clin, 2017, 67（2）: 93-99

[28] Kim TH, Kim YN, Kim HI, et al. Prognostic value of the eighth edition AJCC TNM claasification for differentiated thyroid carcinoma. Oral Oncol, 2017, 71（8）: 81-86

[29] Kim M, Kim WG, Oh HS, et al. Comparison of the 7th and 8th editions of the AJCC/UICC TNM staging system for differentiated thyroid cancer. Thyroid, 2017, 27（9）: 1149

[30] 王平，项承．经胸前入路腔镜甲状腺手术专家共识（2017 版）．中国实用外科杂志，2017, 37（12）: 1369-1373

[31] Pereira JA, Jimeno J, Miquel J, et al.Nodal yield, morbidity, and recurrence after central neck dissection for papillary thyroid carcinoma.Surgery, 2005, 138（6）: 1095-1100

[32] Tuttle RM, Leboeuf R. Follow up approaches in thyroid cancer: a risk adapted paradigm. Endocrinol Metab Clin North Am, 2008, 37（2）: 419-435

[33] Tuttle RM, Tala H, Shah J, et al. Estimating risk of recurrence in differentiated thyroid cancer after total thyroidectomy and radioactive iodine remnant ablation: using response to therapy variables to modify the initial risk estimates predicted by the new American Thyroid Association staging system. Thyroid, 2010, 20（12）: 1341-1349

[34] Nixon IJ, Shaha AR, Tuttle MR. Targeted Therapy in thyroid cancer. Curr Opin Otolaryngol Head Neck Surg, 2013, 21（2）: 130-134

第三十八章 鼻咽癌

第一节 鼻咽癌的病因、解剖及病理

世界卫生组织材料显示，全球47%的鼻咽癌（nasopharyngeal carcinoma，NPC）发生在中国。世界平均发病率为1.2/10万，中国为2.1/10万，而华南地区则高达20/10万。鼻咽癌可发生在各个年龄组，以30~60岁多见，占75%~90%，中位发病年龄为45岁。男女性别之比为2.4:1。

一、病因

鼻咽癌的病因尚不十分明确，可能的相关因素有：EB病毒感染、遗传因素、环境化学致癌因素等。

（一）EB病毒感染

EB病毒（Epstein-Barr virus，EBV）又称人类疱疹病毒，是由Epstein和Barr于1964年首次发现而命名。不管种族因素，EBV感染与鼻咽癌的发病关系密切，已证明EBV对鼻咽癌的发生起重要作用。主要的证据包括：①全部鼻咽癌细胞表达EBV的DNA或RNA；②鼻咽癌患者血清中检测到的EBV相关抗体（如VCA-IgA、EA-IgA），无论抗体阳性率还是抗体效价都比正常人和其他肿瘤患者明显增高，且其抗体效价与肿瘤负荷呈正相关，随病情的好转或恶化而相应地下降或升高；③EBV呈克隆性附加体的形式，表明此病毒是在克隆性增生之前进入肿瘤细胞的；④鼻咽癌病灶区域中EBV阳性，而在正常的鼻咽上皮内呈阴性。因此，1997年IARC认为已有足够证据证明EBV为Ⅰ类致癌物质，与鼻咽癌密切相关。因此，IgA/VCA、IgA/EA、EBNA/IgA抗体测定可作为体检筛查、流行病学调查、早期诊断鼻咽癌的方法之一。近年来，EBV DNA载量也被认为是新的鼻咽癌诊断方法。有研究表明血浆中EBV DNA载量可以作为早期无症状鼻咽癌的筛查指标。

然而，EBV普遍感染世界各地人群，我国90%以上的人在年幼时都已感染过EBV，而鼻咽癌的发病集中在以广东为中心的华南地区，可能与存在特异性的EBV亚型更容易致癌有关。

（二）遗传因素

鼻咽癌的发病有明显的地区性，有明显的种族和家族聚集性。鼻咽癌好发于黄种人，很少见白种人患有此病。鼻咽癌发病高的家族如迁居海外，其后裔仍保持高发病率的倾向。在美国，华裔鼻咽癌发病率为白人的21倍；而在上海，广东籍与非广东籍人相差2.6倍。广州方言发病率高。潮州客家方言低于亚洲高发区，相差12~47倍。鼻咽癌患者常有明显家族史。这些现象说明遗传背景在本病发生中起着一定的作用。对鼻咽癌患者的血样进行全基因组扫描、定位和遗传连锁分析发现，鼻咽癌易感基因位于人类4号染色体4p11-p14区，这个区域大约有1 000万个碱基对。在此基因启动子区内，有一个碱基发生了突变，使得携带这个基因的人发生鼻咽癌的风险大大高于正常人。

散发性鼻咽癌比家族性鼻咽癌更常见，约占鼻咽癌患者的90%。通过对来自华南地区的5 000多鼻咽癌患者和5 000多健康人进行分组对照，利用目前先进的遗传分析方法GWAS，从整体基因组水平进行研究，发现人类白细胞抗原（HLA，作为细胞膜蛋白复合物，是人类免疫系统的最基本组成部分）和其他3个基因（*TNFRSF19*、*MDSI-EVI1*和*CDKN2A/2B*）是鼻咽癌的易感基因，能显著影响鼻咽癌的发病风险。这些发现揭示鼻咽癌的发病是多基因、多步骤作用的结果。鉴于这些易感基因都与白血病相关，由此推测鼻咽癌与白血病的发病机制可能有相类似的机制，将有助于阐明鼻咽癌的发病分子机制，开展散发性鼻咽癌人群的易感基因筛查工作。

总之，鼻咽癌的发生发展可能包括易感基因的突变（主要基因）和基因的多态性（次要影响基因）。在一些家族性的病例中，遗传基因的改造（主要基因的转换）可能是第 1 个"打击"，EBV 的感染可能是第 2 个"打击"。因此，在家族性病例通常能发现非常年轻的患者。但是，一些其他的家族性病例和大部分偶发病例，可以从继发的基因变异（次要影响基因如 HLA、CYP2E1）和体细胞遗传变异中遭受第 1 个"打击"。中国南部是发病率普遍较高的地区，大部分鼻咽癌病例属于这个类型，通常他们的发病年龄比由主要基因转化而引起的家族性病例偏大一些。

（三）环境因素

许多调查报告和实验结果表明，鼻咽癌的发生与高发区居民的生活环境有关，与衣、食、住、行中接触的一些致癌物质及生活习惯有关。例如，高发区的居民不少自幼喜食咸鱼，咸鱼中含有较多的亚硝胺化合物；患者家庭的烟尘中含有大量芳香族多环烃；此外，高发地区的空气、水源、食物以至于患者的头发中均含有较多的微量元素镍等，这些物质都被认为具有致癌作用。

近年来，大规模的流行病学研究不仅证实了吸烟是广东鼻咽癌发病的显著危险因素，还在广东地区两个独立健康男性人群中相互验证了吸烟与 VCA-IgA 抗体阳性相关联，且观察到随着吸烟量的增加，个体携带 VCA-IgA 抗体的风险也随之增加。更为有意义的是，吸烟者如若戒烟，其抗体阳性风险会显著降低，戒烟能够降低 EBV 被激活的风险。因此，吸烟可能通过激活 EBV 协同导致鼻咽癌的发生。在体外模拟吸烟建立了吸烟模型，两株感染 EBV 的细胞系在香烟抽提物的作用下裂解复制（激活）作用明显增强，从 EBV 颗粒的释放到病毒裂解复制期基因的表达等均有上调，从生物学机制的角度证实了流行病学的研究发现。基于上述充分的流行病学和生物学证据，研究最后提出了一个新的鼻咽癌病因假设：吸烟通过激活 EBV 协同导致鼻咽癌的发生，并认为控烟可能是鼻咽癌高发区一级预防的有效手段。

二、鼻咽癌的解剖

（一）鼻咽腔

鼻咽正对后鼻孔，是鼻腔的直接延续。为连接鼻腔和口咽的近似立方形的腔道，其上下径和左右径各约 3cm，前后径约 2~3cm。吞咽时，鼻咽腔下部为软腭所关闭，平时则与口咽相通。按照国际抗癌联盟（UICC）的规定，鼻咽壁分为：

1. **顶后壁** 顶和后壁相互连接，并倾斜形成圆拱状，两壁之间没有明确的解剖分界标志，故临床上常合称为顶后壁，即由后鼻孔上缘向后，直至软腭水平。其黏膜下有丰富的淋巴结组织，构成咽扁桃体，在儿童期明显，形成增殖体。后壁相当于第 1、2 颈椎水平，两侧为咽隐窝的后界。顶后壁的上 1/4 为假复层纤毛柱状上皮披覆，靠近口腔下的 1/4 为鳞状上皮，其间则为过渡性的复层上皮。

2. **侧壁** 可分为：①咽鼓管前区；②咽鼓管区，有咽鼓管咽口（呈三角形，距下鼻甲后端约 1cm）和其后上方的咽鼓管隆嵴（由三角形软骨板反折而成），与其下方的纤维组织共同构成咽鼓管的软骨部分；③咽鼓管后区，即咽隐窝（pharyngeal recess），位于咽鼓管隆嵴后上方，与鼻咽顶后壁相连。是一个纵行陷的深窝，此窝深约 1cm，被覆咽隐窝的假复层纤毛柱状上皮向下形成许多分枝状的上皮性隐窝，容易留外来物质，是鼻咽癌最多最早发生的部位。

3. **前壁** 为鼻中隔后缘以及位于其两侧的后鼻孔，可直接通入鼻腔。

4. **底壁** 由软腭背面及其后缘与后壁之间的咽峡构成，该处黏膜只有单纯性黏液腺。

（二）咽旁间隙

鼻咽周围的间隙统称为咽周间隙，并分为咽旁间隙和咽后间隙。咽旁间隙以茎突和茎突咽肌、茎突舌肌为界又可分为：①茎突前间隙，内有颈外动脉和静脉丛通过，内侧与扁桃体相邻，外侧与翼内肌紧密相贴；②茎突后间隙内有颈动脉鞘及第 IX、X、XI、XII 对脑神经和交感神经干通过，颈动脉鞘是颈筋膜包绕颈部大血管（颈总动脉、颈内动脉、颈内静脉）和迷走神经形成的筋膜鞘。咽后间隙则为位于椎前肌与颈动脉鞘之间的间隙，内有咽后淋巴结的外侧组（即 Rouviere 淋巴结）。

（三）颅底骨质及神经孔道

侵犯颅底和神经孔道是鼻咽肿瘤入侵颅内的主要途径。与鼻咽毗邻的颅底骨质主要有蝶骨、枕骨和颞骨岩部，颅底骨质的颅内面分为颅前窝、颅中窝和颅后窝。

1. 颅前窝 由额骨、筛骨和位于其后方的蝶骨小翼的后缘为界。嗅神经（Ⅰ）通过颅前窝筛骨的筛孔入颅。

2. 颅中窝 由蝶骨体、蝶骨大翼、颞骨岩部和颞鳞构成。垂体窝的前外侧有视神经管，视神经（Ⅱ）由此通入眶。破裂孔位于颞骨岩部尖端与蝶骨和枕骨的交接处，在活体，破裂孔的下面为软骨片或结缔组织膜所封闭。颈动脉沟位于破裂孔处续于颈动脉管内口，颈动脉管行走于颞骨岩部内。在颞骨岩部前面近尖端处，有稍凹的三叉神经压迹。在颅中窝的偏前方两侧，有位于蝶骨大小翼之间的眶上裂，向前通入眶内，有神经（第Ⅲ、Ⅳ、V1和Ⅵ对脑神经）和血管通过。在蝶骨大翼的内侧份，由前内向后外依次可见圆孔、卵圆孔和棘孔，圆孔有上颌神经（V2）由此向前通行，并有分支向下进入翼腭窝；卵圆孔位于圆孔的后外侧，有下颌神经（V3）由此向下通行至翼内外肌之间；棘孔在卵圆孔的后外侧，有营养脑膜的脑膜中动脉由此进入颅腔。

3. 颅后窝 主要由枕骨和颞骨岩部后面构成。窝的中央最低处有枕骨大孔。枕骨大孔的前外缘的上方有舌下神经管，舌下神经（Ⅻ）由此出颅腔。乙状窦沟的末端续于颈静脉孔，颈静脉孔由枕骨侧部和颞骨岩部围成，内有后组脑神经（Ⅸ、Ⅹ、Ⅺ）出入颅。颅后窝的前外侧壁为颞骨岩部的后面，其中央有一较大的孔，称内耳门，为内耳道的开口，内有位听和面神经（Ⅶ和Ⅷ）出入。

（四）淋巴引流

鼻咽部淋巴引流极为丰富，主要引流入咽后淋巴结（Rouviere 淋巴结），为鼻咽引流的第 1 站淋巴结），再进入颈深淋巴结组，主要包括：①颈内静脉淋巴结链（Ⅱ区、Ⅲ区和Ⅳ区）；②副神经淋巴结链（位于颈后三角内，Ⅴ区）；③颈横动静脉淋巴结链（位于锁骨上窝内Ⅴb区和Ⅳ区）。

三、鼻咽癌的病理

鼻咽披覆上皮以柱状上皮为主，还包括有非角化鳞状上皮、过渡性的复层上皮、黏液或浆液黏液上皮等。此外，鼻咽黏膜还有较丰富的淋巴组织。了解鼻咽上皮这些结构对于认识鼻咽肿瘤的起源及分化是十分有帮助的。

我国国内应用较为广泛的为1991年《中国常见恶性肿瘤诊治规范》之《鼻咽癌诊治规范》分类。该分类将鼻咽癌分为原位癌和浸润癌两大类，浸润癌又分成微小浸润癌、鳞状细胞癌、腺癌、泡状核细胞癌、未分化癌 5 类，其中鳞癌和腺癌又分别有高分化、中分化和低分化 3 个亚型。

2003 年 WHO 鼻咽癌组织学分类将鼻咽癌组织学类型分为：角化性鳞状细胞癌、非角化性癌、基底样鳞状细胞癌三大类。由此可见，WHO 鼻咽癌组织分型主要依据电镜所见，认为所有鼻咽癌均属鳞状细胞癌变异。

WHO 分类与国内分类的最大差别在于 WHO 分类只涉及光镜、免疫组化或电子显微镜下有鳞状分化的鼻咽癌，并不包括无鳞状化生的腺癌，而国内病理组织学分类包括所有发生于鼻咽黏膜上皮和小涎腺的恶性肿瘤。是否应将鼻咽癌所有类型都看成鳞癌的变异。传统的概念认为鼻咽癌指的是来自鼻咽黏膜被覆上皮的恶性肿瘤。根据这一概念，以鼻咽癌的组织发生学而言，鼻咽癌应有 3 个基本型，即鳞状细胞癌、柱状细胞癌与腺癌。事实上，低分化梭形细胞腺癌的发现充分证明了在鼻咽低分化癌中确实存在某些尚未被识别的癌型。此外，众所周知，鼻咽柱状上皮的储备细胞在肿瘤性和非肿瘤性增生时具有双重分化潜能。因此鼻咽低分化癌在本质上不但可属于鳞状细胞癌，也可属于腺癌或腺鳞混合癌。腺癌是否应列入鼻咽癌分型甚至其中独立的一型，有待于病理学家进一步探讨。

第二节 鼻咽癌的症状、体征及检查

一、鼻咽癌的症状

由于鼻咽邻近结构复杂，故肿瘤侵及相应结构与神经时会产生复杂多样的临床症状，且这些症状多不具有特异性，易造成误诊或漏诊。

1. 涕血 涕血是鼻咽癌最常见和直接的症状，包括鼻出血和回吸性带血（血涕）。由于肿瘤的快速增长和浸润，肿瘤的表面易产生缺血并发生破溃，引起出血。少数患者因肿瘤增大可出现较大肿瘤血管破裂发生大出血。根据中山大学肿瘤医院的资料，确诊患者中76.2%的病例有出血症状。由于此症状具有特殊性，在高发区可以作为高危因素提示进一步检查。容易出现鼻出血和回吸性带血的常见疾病有鼻炎、鼻窦炎、外伤、维生素缺乏、血液病、内分泌失调和高血压等，临床需要注意鉴别。

2. 鼻塞　约占48%。鼻塞主要是由于原发肿瘤瘤体位于后鼻孔区，导致正常气流通道受阻引起。瘤体较小时可产生轻微不适不易引起注意，而瘤体较大时甚至可以完全阻塞鼻道，患者被迫张口呼吸。临床上大多呈单侧性鼻塞且日益加重，一般不会出现时好时差现象。临床上常见有鼻部症状需要鉴别的疾病主要有鼻炎、鼻窦炎、鼻中隔迂曲、腺样体肥大，其他鼻腔恶性肿瘤如鼻腔癌，恶性淋巴瘤和嗅神经母细胞瘤等。

3. 耳鸣与听力下降　分别占51%～62.5%和50%。鼻咽癌多起源于咽隐窝，尤其部分发病于咽鼓管圆枕区者，肿瘤易压迫和阻塞咽鼓管开口，使内耳鼓室和鼻咽腔的通道关闭，造成鼓室负压、积液，继而产生传导性听力下降。患者往往有耳鸣、耳闷、听力下降，个别患者有耳部异声感。体检可见分泌性中耳炎。易出现耳部症状的常见疾病有急慢性中耳炎、压力性耳闷、神经性耳鸣、急慢性鼻炎、咽炎、鼻咽部纤维血管瘤、腺样体增生等及心理精神因素。

4. 头痛　约占初发症状的20%，以单侧颞顶部或枕部的持续性疼痛为特点。鼻咽癌头痛症状成因复杂，主要有：①肿瘤侵犯颅底骨质和骨膜，改变局部微环境和刺激末梢神经；②肿瘤生长和坏死，产生炎症因子和疼痛递质；③鼻咽部感染坏死；④肿瘤刺激脑膜或三叉神经及其分支；⑤个别患者颈部淋巴结肿大压迫神经致疼痛向头部发散。很多疾病可以发生头痛，有些疾病的高发年龄、症状表现等和鼻咽癌头痛相似，单纯临床检查难以鉴别，甚至需要辅助检查才能确诊。临床上常见的需要鉴别的有偏头痛、高血压、神经痛和颅内血管病变等。

5. 眼部症状　属于晚期临床表现，系由于肿瘤向上向前侵犯眼眶、海绵窦或颅内引起，发生时多数已经伴有其他症状，但仍有部分患者以此为主诉就诊。眼部症状表现复杂，主要有：①复视，多由于肿瘤经由破裂孔上侵到海绵窦导致展神经侵犯引起，是鼻咽癌导致眼部症状中最为常见的，特点是单眼视物清晰，双眼视物重影；②眼睑下垂、瞳孔散大，由于动眼神经受侵引起；③眼球活动受限，由于动眼和滑车神经受侵导致眼外肌去支配所致；④视力下降，视神经受侵犯引起；⑤眼睑下垂、瞳孔缩小、眼窝下陷，见于 Horner 综合征；⑥眼球外突、神经麻痹性角膜炎等，由于球后展位引起。

6. 颈部肿块　18%～66%的鼻咽癌病例因颈部淋巴结转移引起的肿块就诊，肿大淋巴结一般无热、痛感。部分患者转移淋巴结中心坏死后可激发感染产生触痛，对消炎治疗有反应，易导致误诊。淋巴结可以融合成巨块型肿块，同时浸润皮肤和包膜，甚至皮肤破溃，伴发感染。

7. 其他　鼻咽癌全身转移的发生率相较于其他头颈肿瘤（5%～24%）较高（可高至41%），确诊时约有4.2%的患者已经出现远处转移，最常见的转移部位是骨（20%）、肺（13%），和肝（9%）。转移病灶一般通过对周围组织的挤压和刺激产生占位和疼痛症状。此外，由于转移器官受到肿瘤侵犯，正常生理功能受到影响，可以产生继发症状。如肝转移患者可出现食欲缺乏、乏力、低热等症状，进展到晚期发生肝功能损害、恶病质和腹水症状。同时，由于转移往往提示晚期病变，肿瘤负荷较大，可以向体内释放大量炎症介质或者激素类物质，激发人体产生全身性症状。

二、鼻咽癌的体征

（一）鼻咽部肿物

一般情况下，大多数患者可在鼻咽镜下窥视到鼻咽腔内肿块及鼻咽黏膜有无糜烂溃疡、出血坏死等异常改变（图38-1）。

（二）区域和区域外淋巴结肿大

60%～87%的首诊患者体格检查发现有颈淋巴结转移，表现为颈部大小不一的肿块。检查淋巴结时应嘱被检查者头稍低，或偏向检查侧，放松肌肉。检查者手指紧贴颈部皮肤，由浅及深进行滑动触诊，一般顺序：耳前、耳后、乳突区、枕骨下区、颈后三角、颈前三角。注意触及淋巴结的部位、大小、质地、数量、活动度、有无粘连、压痛、局部皮肤变化等。

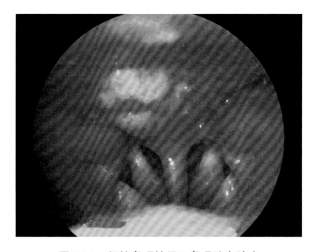

图 38-1 间接鼻咽镜显示鼻咽腔内肿瘤

鼻咽癌转移多表现为逐站性转移，跳跃性转移极少。临床上一般定义颈部和锁骨上区淋巴结为区域淋巴结，超过此范围的淋巴结为区域外淋巴结转移。鼻咽癌的区域外淋巴结包括腋窝、滑车、纵隔、后腹膜、盆腔、腹股沟、腘窝淋巴结等，区域外淋巴结转移多见于区域晚期病例，对于这部分病例应仔细检查全身淋巴结情况。

（三）脑神经损害

人体的 12 对脑神经均可受鼻咽肿瘤的压迫或侵犯，其发生率在确诊时为 34%。鼻咽癌患者脑神经损害部位主要发生在各条脑神经离颅（或更低）的部位，而非中枢性损害，故损害与症状发生在同侧。晚期患者临床上常见多对脑神经相继或同时受累，其中以三叉神经（26.8%）、展神经（17.61%）、舌下神经（13.14%）和舌咽神经（11.0%）受累最多，而嗅神经、面神经和听神经受累较少。

1. **三叉神经** 主要分支有：①眼神经，支配眼裂以上皮肤感觉；②上颌神经，支配眼裂和口裂之间的皮肤感觉；③下颌神经，支配口裂以下的皮肤感觉及咀嚼肌的运动。当鼻咽癌侵犯卵圆孔、圆孔、翼腭窝、茎突前间隙或海绵窦时，可导致 1 个或多个分支不同的症状，主要有：①感觉异常，在上述神经支配范围内出现感觉减退 / 消失，感觉异常如麻木感、蚁走感、疼痛，患者角膜反射消失；②运动障碍，下颌神经支配的咀嚼肌萎缩，出现张口偏患侧，甚至患侧咬肌、颞肌萎缩。

2. **展神经** 多数由于破裂孔肿瘤向上侵犯

海绵窦导致展神经受侵犯，外直肌麻痹，体检可发现眼球外展功能受限甚至消失。

3. **舌下神经** 多数由于茎突后间隙侵犯并累及舌下神经管所致。早期表现为患侧舌肌张力低、肥厚；晚期出现舌肌萎缩，伸舌偏向患侧。

4. **舌咽神经** 多由于茎突后间隙受侵所致，表现为软腭下陷、咽反射消失、舌后 1/3 味觉异常、舌根部和咽部感觉消失。少数患者可有咽部疼痛。

5. **迷走神经** 多由于茎突后间隙受侵所致，表现为吞咽困难、进食呛咳、咽反射消失、声音嘶哑等。

6. **副神经** 多由于茎突后间隙受侵所致，表现为斜方肌和胸锁乳突肌萎缩、耸肩无力。

7. **视神经** 多为眶尖受侵导致，表现为瞳孔散大、对光反射减弱或消失、单侧视力下降甚至失明。如侵犯视交叉可引起双侧症状。

8. **动眼神经** 由于海绵窦、眶上裂受侵犯导致，表现为上睑下垂、瞳孔扩大、对光反射消失。

9. **滑车神经** 由于海绵窦、眶上裂受侵犯导致，表现为上斜肌麻痹，患眼向下外运动减弱，有明显复视。

三、鼻咽癌的检查

（一）间接鼻咽镜和内镜检查

1. 间接鼻咽镜检查是最基本最经济的检查手段，将镜面放在口咽腔里，借反光达到检查目的。检查效果与反光镜角度和患者配合程度密切相关，咽反射敏感的患者难以达到满意的效果。

2. 鼻咽内镜检查由于采光好，可直视鼻腔及鼻咽腔内病变，尤其是位于咽隐窝深处和咽鼓管口处的细微病变，准确了解肿瘤位于哪些壁，是否累及鼻腔，并可直接钳取活检。可以克服咽反射敏感、舌根过高、张口困难等困难，目前已经逐渐成为鼻咽部疾病的常规检查方法之一。

（二）EBV 血清学检查

1. **VCA-IgA 和 EA-IgA** 鼻咽癌的发生与EBV 感染密切相关，几乎 100% 的非角化性鼻咽癌患者血清中有抗 EBV 抗体存在。应用最广泛的是检测血清中 EBV VCA-IgA 和 EA-IgA。

2. 血浆 EBV 游离 DNA 检测 大量研究证实 EBV DNA 分子是一种良好的鼻咽癌标志物,可以应用于鼻咽癌的早期诊断、预后判断、疗效监测、临床分期等各个方面。利用定量 PCR 检测血浆 EBV 游离 DNA 的水平,其敏感性可以高达 96%。治疗前和治疗后的 EBV DNA 水平与鼻咽癌的预后有明显相关性。

(三)原发灶及颈部淋巴结活检病理检查

鼻咽癌是以放射治疗为根治性手段的恶性肿瘤,因此在治疗前必须取得明确的组织学诊断。鼻咽癌患者应尽量取鼻咽原发灶的组织送病理检查,一般采用经鼻咽内镜直视下进行活检取得病理检查证实。鼻咽重复活检病理阴性或当患者仅有颈部淋巴结增大而原发灶无法获得明确病理诊断才考虑颈部淋巴结的活检。

(四)影像学检查

1. 增强 MRI 和 CT 检查 增强 MRI 和 CT 检查可清楚地显示鼻咽腔内病变及其侵犯的部位、浸润的范围以及了解淋巴结、骨、肺和肝的转移情况。MRI 较 CT 的软组织分辨率较高,能较早地显示肿瘤对骨质的浸润情况,而且能同时显示横断面、冠状面和矢状面的图像,因而 MRI 在鼻咽癌的诊断及了解病变侵犯范围较 CT 更有价值。

2. 胸部正侧位 X 线片 胸部正侧位 X 线片是排除肺部及纵隔淋巴结转移的基本检查方法,有临床可疑者可补充胸部 CT。

3. 超声影像检查 彩色多普勒超声对颈部转移淋巴结的诊断符合率约为 95%,高于 MRI 和 CT 的结果。腹部超声有助于发现腹部有无淋巴结转移及脏器转移。

4. 放射线核素骨显像(ECT) ECT 对鼻咽癌骨转移有较高的诊断价值,其灵敏度较高,一般比 X 线早 3~6 个月发现骨转移。值得注意的是,ECT 缺乏特异性,具有一定的假阳性。

5. 正电子发射计算机体层成像(PET/CT) PET 是一种功能显像,可提供生物影像的信息,并可与 CT 图像进行融合形成 PET/CT 的图像,有助于发现原发灶、颈部转移淋巴结及远处转移灶。研究报道临床中选择性对 $N_{2\sim3}$ 或 EBV DNA≥4 000copies/ml 的患者行 PET/CT 有助于发现隐匿性远处转移。

第三节 鼻咽癌的诊断及分期

一、鼻咽癌的诊断

1. 了解病史 对有鼻塞、血涕(或回吸性血痰)、耳鸣、听力下降等五官症状或颈部肿块、头痛、脑神经麻痹等症状的患者,应做进一步检查。此外,因鼻咽癌发病的地区性及其家族聚集现象,应了解患者的地区来源及肿瘤家族史。

2. 体格检查 触诊发现颈部肿物,间接鼻咽镜或鼻咽纤维镜检查见鼻咽肿物;脑神经损伤阳性体征;远处转移导致的其他相应阳性体征。

3. 活组织病理检查 确诊鼻咽癌的病理类型。

4. 影像学检查 确认病灶范围及病情程度,包括头颅和颈部 MRI 或增强 CT、胸部 X 线片、腹部 B 超、骨 ECT 或全身 PET/CT。

5. 实验室检查 了解肿瘤负荷及肝肾功能情况、EBV 血清学(VCA-IgA、EA-IgA、EBV DNA 检查)、血液细胞计数、血液生化等。

二、鼻咽癌的鉴别诊断

鼻咽癌须与下列疾病鉴别:腺样体增殖、鼻咽结核、纤维血管瘤、鼻咽肉芽肿、脊索瘤、颅咽管瘤、颈淋巴结炎或结核、恶性淋巴瘤等。其中,纤维血管瘤、颅咽管瘤可根据 CT/MRI 鉴别,其他一般根据年龄、症状、体格检查、CT/MRI,最后多数均需活检病理鉴别。

三、鼻咽癌的分期

目前临床上广泛使用的鼻咽癌 TNM 分期系统是国际第 8 版 UICC/AJCC 分期。具体见表 38-1。

(一)T 分期

1. 肿瘤 T 分期中各因素的定义

(1)咽旁侵犯:病灶侵犯超过咽颅底筋膜。

(2)鼻腔:病灶向前侵犯超过双侧翼腭窝的连线或后鼻孔后缘。

(3)口咽:病灶向下侵犯超过软腭下缘或第 1/2 颈椎间隙。

(4)喉咽:病灶向下侵犯超过会厌上缘。

表 38-1　第 8 版鼻咽癌 UICC/AJCC 分期系统

T 分期

Tx：原发肿瘤无法评估

T_0：未发现肿瘤，但 EBV 阳性颈部淋巴结受累

Tis：原位癌

T_1：局限于鼻咽，或扩展至口咽和 / 或鼻腔但无咽旁间隙侵犯

T_2：肿瘤扩展至咽旁间隙，和 / 或邻近软组织受累（翼内肌、翼外肌、椎前肌）

T_3：肿瘤浸润颅底骨性结构、颈椎、蝶骨翼结构，和 / 或鼻旁窦

T_4：肿瘤颅内扩散、累及脑神经、下咽、眼眶、腮腺，和 / 或翼外肌侧壁外广泛软组织浸润

N 分期

Nx：区域淋巴结无法评估

N_0：无区域淋巴结转移

N_1：颈部淋巴结单侧转移和 / 或咽后淋巴结单侧或双侧转移，最大直径≤6cm，位于环状软骨下缘上方

N_2：颈部淋巴结双侧转移，最大直径≤6cm，位于环状软骨下缘上方

N_3：颈部转移淋巴结单侧或双侧转移，最大直径>6cm，和 / 或扩展至环状软骨下缘下方

M 分期

M_0 无远处转移

M_1 有远处转移

临床分期

0 期：$TisN_0M_0$

Ⅰ 期：$T_1N_0M_0$

Ⅱ 期：$T_{0\sim1}N_1M_0$，$T_2N_{0\sim1}M_0$

Ⅲ 期：$T_3N_{0\sim2}M_0$，$T_{0\sim2}N_2M_0$

ⅣA 期：$T_4N_{0\sim2}M_0$，任何 T N_3M_0

ⅣB 期：任何 T 任何 N M_1

（5）颅底骨质：包括翼突区（翼突内、外板和翼突基底部）、岩尖、斜坡、破裂孔、蝶骨大翼、圆孔、卵圆孔、枕骨大孔、舌下神经管。

（6）鼻窦：包括筛窦、上颌窦、额窦、蝶窦（蝶窦腔和蝶骨基底部骨质）。

2．MRI　肿瘤 T 分期影像要点多序列的 MRI 已成为鼻咽癌 T、N 分期的首选评价手段，它对于鼻咽癌原发肿瘤侵犯范围及咽后淋巴结转移的评估优于 CT 和 PET/CT，而对于远处转移的评估 FDG-PET 或 PET/CT 较胸、腹部 CT 和全身骨扫描具有更高的特异性和敏感性。

（1）腔内肿块：鼻咽癌好发于鼻咽部咽隐窝的黏膜表层，使局部黏膜增厚或形成肿块，导致鼻咽腔不对称变浅、变窄。目前的分期标准以咽颅底筋膜是否受侵作为划分 T_1 与 T_2 的标志，因

此，应仔细辨认咽周间隙是否完整。因增强后肿瘤呈较高信号而不易与高信号的脂肪间隙相区分，因此对于早期鼻咽癌咽颅底筋膜是否受侵的诊断以横断面 T_1WI 或 T_2WI 平扫为优。

（2）咽旁侵犯：鼻咽肿物向双侧壁的黏膜下生长突破咽颅底筋膜即为咽旁侵犯。咽颅底筋膜受侵的诊断则依靠腭帆提肌与腭帆张肌之间的脂肪间隙是否连续完整、高信号是否被中等信号的肿瘤所取代等间接征象。

（3）鼻腔侵犯：鼻咽顶壁肿瘤易向前生长并突入鼻腔、侵犯鼻甲。鼻腔侵犯应以 T_2WI 和 T_1WI 增强扫描为首选，T_2WI 上鼻甲和脑脊液信号最强，肿瘤的信号则低于两者。

（4）口咽侵犯：鼻咽肿瘤沿黏膜向下生长可直接侵犯口咽甚至下咽。

（5）颅底骨质：鼻咽肿瘤侵犯周围软组织后可进一步侵犯颅底骨质。颅底骨质侵犯的征象为 T_1WI 平扫时高信号的骨髓信号消失，取代为肿瘤的中等信号，且增强后有明显的强化。在增强压脂序列，由于正常骨髓的脂肪信号为低信号，与增强的肿瘤有明显的对比，因而对发现颅底骨质侵犯较为敏感。脑神经孔道受侵表现为软组织填充并有明显强化，伴或不伴孔道扩大增宽。

（6）鼻窦受侵：鼻咽肿瘤向前、上方生长易侵犯蝶窦、筛窦和上颌窦，额窦侵犯非常少见。鼻咽肿瘤常伴有鼻窦的炎症，MRI 软组织分辨率高，能较好地鉴别炎症和肿瘤。一般情况下，在 T_1WI 平扫上，肿瘤和炎症积液均表现为中等偏低信号，在 T_2WI 上肿瘤组织表现为中等偏高信号，与炎症积液的明亮高信号有明显的区别；而增强后，鼻窦肿瘤与鼻咽腔内肿瘤主体有相同程度的强化，单纯的积液则没有明显强化。

（7）海绵窦 / 颅内受侵：肿瘤侵犯颅底骨质或神经孔道后可进一步侵犯海绵窦或大脑颞叶。肿瘤侵犯海绵窦最常见的途径是通过破裂孔和卵圆孔，其次还有蝶窦、翼腭窝和眼眶等。由于海绵窦为一对硬脑膜窦，正常时增强也有一定的强化，但强化的特点是较为稀松、没有占位效应。肿瘤侵犯海绵窦的诊断主要依据是患侧海绵窦较对侧增宽；颈内动脉受压向上抬高（与颅中窝底之间的距离增宽）或受侵犯；三叉神经受侵犯或与颈内动脉之间的间隙增宽。当海绵窦肿块进一

步增大可侵犯垂体、垂体柄、视交叉等。严重的颅底骨质受侵后，其硬脑膜增厚形成结节，进一步扩展则侵犯其后方的脑干，表现为 T_1WI 平扫的低信号，增强后有明显的强化。海绵窦及颅内受侵均以增强扫描为优。

（二）N 分期

1. 颈部淋巴结转移规律 一般来说，鼻咽癌的颈部淋巴结转移具有一定规律性，即按从上到下的顺序逐站转移，跳跃性转移机会很少（0.3%），主要的转移途径有鼻咽部病灶→咽后（86.4%）或Ⅱ区（75.1%）→Ⅲ区（28.8%）或Ⅴ区→Ⅳ区或锁骨上区（图 38-2）。颈部淋巴结转移的水平是影响鼻咽癌预后的最重要因素。

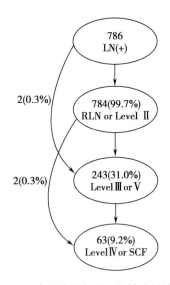

图 38-2 鼻咽癌颈部淋巴结转移规律图

咽后淋巴结由于其所处的解剖位置，在临床触诊中不可能被扪及，仅能依靠影像检查如 CT 或 MRI 来显示。CT 检出率报道为 30%～50%，而 MRI 更敏感，可达 70%～80%。虽然咽后淋巴结被认为是鼻咽癌的前哨淋巴结，仍有部分患者病变绕过咽后直接到达颈部。

2. 颈部转移淋巴结诊断标准

（1）横断面图像上淋巴结最小径≥10mm。

（2）中央坏死，或环形强化。

（3）同一高危区域≥3 个淋巴结，其中一个最大横断面的最小径≥8mm（高危区定义：N_0 者，Ⅱ区；N+ 者，转移淋巴结所在区的下一区）。

（4）淋巴结包膜外侵犯（征象包括淋巴结边缘不规则强化；周围脂肪间隙部分或全部消失；

淋巴结相互融合）。

（5）咽后淋巴结：最大横断面的最小径≥5mm。

（三）M 分期

鼻咽癌全身转移的发生率相较于其他头颈肿瘤（5%～24%）较高（可高至 41%）。最常见的转移部位是骨（20%）、肺（13%）和肝（9%）。远转检查手段：胸片，肝脏 B 超，全身骨扫描，对那些更容易发生远处转移的晚期患者应行影像学（包括胸部 X 线片或 CT、腹部 B 超或 CT、骨 ECT）监测。有证据显示 FDG-PET 或 PET/CT 较胸、腹部 CT 和骨 ECT 在检测内脏和骨骼转移具有更高的特异性和敏感性。

第四节　鼻咽癌的治疗及预后因素分析

由于鼻咽位于头颅中央，与颅底紧密相连，周围重要组织器官与之关系密切；鼻咽癌具有较强的侵袭性，极易侵犯周围组织结构，导致手术切除困难；同时鼻咽癌对放疗敏感，放射治疗为目前鼻咽癌公认的首选治疗手段。

鼻咽癌的治疗策略以个体化分层治疗为原则，根据不同的分期（AJCC/UICC）采用不同的治疗模式。目前对于早期（$T_1N_0M_0$～$T_2N_0M_0$）一般采用单纯放射治疗，局部晚期（$T_2N_1M_0$～$T_4N_3M_0$）则推荐采用放疗为主的综合治疗。转移性鼻咽癌则多采用姑息性治疗，包括全身治疗，局部治疗以及对症支持治疗等。

一、放射治疗

1. 适应证 鼻咽癌患者除有明显的放疗禁忌证外，都可给予放射治疗，但应根据患者的具体情况，选择进行根治性或姑息性放疗。

2. 禁忌证 一般情况极差，有严重的难以缓解的合并症；多发性远处转移致全血下降、恶病质；同一部位多程放疗后肿瘤未控、复发或再转移；需再放疗的部位已发生明显严重的后遗症。

（一）治疗准备

所有患者开始放疗前都应经过口腔科及营养师评价。患者头位应该是仰卧、头伸位。利用常规模拟定位机校正体位的偏转，从而确定患者的最终治疗体位。定位 CT 扫描前应采用个体化头颈肩热塑面罩固定头部、颈部与肩部，以期达到更可靠的固定效果，扫描范围包括头顶至锁骨下 2cm，并建议放疗区域内扫描厚度为 3mm/ 层。

（二）靶体积及正常组织勾画

1. 大体肿瘤区（gross target volume，GTV） 是临床、直接鼻咽镜或间接鼻咽镜及影像学检查所能发现的肿瘤范围，包括鼻咽原发肿瘤与转移淋巴结病灶。推荐剂量 68～70Gy；分割次数 30～33 次。

2. 临床靶区（clinical target volume，CTV） 基于鼻咽癌侵犯、转移规律及治疗失败模式确定的高危区域。包括鼻咽癌亚临床病灶：整个鼻咽、斜坡的前 1/2 到 2/3（如果斜坡受侵，则整个斜坡应包括在内）、颅底（破裂孔和卵圆孔）、舟状窝、咽旁间隙、蝶窦底部（T_3、T_4 患者的整个蝶窦）和鼻腔或上颌窦的后 1/4 到 1/3（图 38-3）。在高危患者（T_3、T_4，侵犯鼻咽顶部的大病灶），海绵窦应该被包括在高危区域。高危淋巴结区域：Ⅱ、Ⅲ、Ⅴ区和咽后淋巴结。如果Ⅲ区淋巴结受侵，Ⅳ区和锁骨上淋巴结则属于高危区域。推荐剂量 50～60Gy；分割次数 25～33 次。

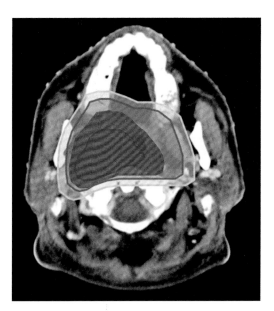

图 38-3 鼻咽癌靶区勾画示意图

3. 计划靶区（planning target volume，PTV） 是为保证靶区获得规定的放射剂量，在 GTV/CTV 的基础上均匀的外放一定的安全边界所得到的靶区。头颈部肿瘤治疗过程中靶器官运动相对较小，故通常外放 3～5mm 安全边界，剂量计算及报告均应基于 PTV。

4. 危及器官（organ at risk，OAR） 相对于其他头颈部肿瘤鼻咽癌需照射的区域上界更高，且通常需放射至锁骨上的全颈部淋巴结引流区域，因此周围的正常组织多且重要。应该勾画的正常组织包括：①重要的危及器官，脑干、脊髓、双侧颞叶、视神经、视交叉，以上组织要同时勾画和评价；②影响器官功能或生存质量的器官，眼球、晶状体、垂体、腮腺、颌下腺、颞颌关节、中耳、内耳、口腔、下颌骨、臂丛神经、喉、皮肤（图 38-4、ER 38-1、表 38-2）。ICRU62 号报告建议：在正常组织的周围均匀地外放一定的安全边界以制订危及器官的计划体积（planning risk volume，PRV）。

（三）放疗技术

1. 二维放射治疗（2-dimensional radiation therapy，2D-RT） 数十年鼻咽癌的治疗主要依靠二维放射治疗技术。应用低熔点铅挡块面颈联合野的等中心治疗技术：第 1 段采用左右对穿面颈联合野照 ± 下颈前野射原发肿瘤和颈部淋巴结及引流区域，予 34～36Gy；第 2 段采用面颈联合缩野（避开脊髓）+ 颈后电子线野 ± 下颈前野，予 14～16Gy，使鼻咽中心剂量达 50～52Gy；第 3 段设双耳前野（18～20Gy）± 颈局部电子线野（10～20Gy），使鼻咽中心剂量达 68～70Gy，颈部淋巴结转移灶局部达 60～70Gy。二维技术对肿瘤侵犯范围较为广泛的局部晚期鼻咽癌，因肿瘤邻近重要组织（如视交叉、脊髓、脑干等）而限制了放射靶区的范围与剂量，肿瘤的局部控制率仅为 40%～60%。

2. 三维适形放射治疗（three-dimentional conformal radiation therapy，3D-CRT） 与传统二维技术相比，剂量更均匀适形，并且能减少敏感器官的照射体积和剂量。然而由于鼻咽癌体积范围较大（包括鼻咽及颈部），若全程采用 3D-CRT 存在：①由于靶体积大、肿瘤形状极不规则呈凹行，而导致剂量分布适形度较差；②设计复杂，耗时长；③经验影响程度大；④挡块制作时间较长（使用多叶光栅除外）；⑤实施过程复杂，照射耗时长，发生误差的可能性增加。因此目前鼻咽癌临床较少采用此技术。

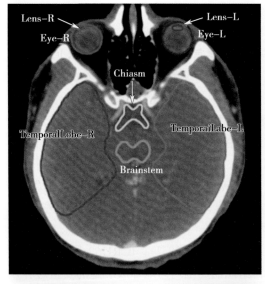
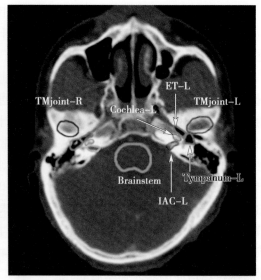
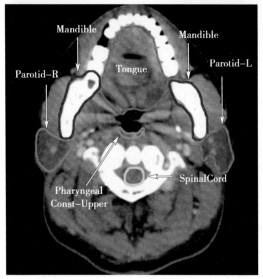
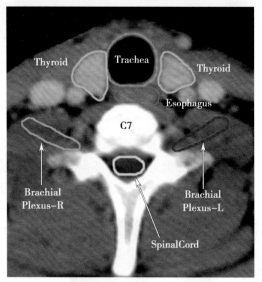

鼻咽癌靶区及正常组织勾画示例(组图)

图 38-4　鼻咽癌正常器官勾画示意图

表 38-2　鼻咽癌正常组织限量

名称	处方剂量
脑干	最高剂量 <54Gy,PRV 的 V60<1%
脊髓	最高剂量 <45Gy,PRV 的 V50<1%
视神经 / 视交叉	最高剂量 <50Gy,PRV 最大剂量 <54Gy
颞叶	最高剂量 <60Gy,D1cc<65Gy
下颌骨 / 颞颌关节	最高剂量 <70Gy,D1cc<65Gy
臂丛神经	最高剂量 <66Gy
口腔(PTV 以外)	平均剂量 <40Gy
耳蜗(侧)	V55<5%
眼球	最高剂量 <50Gy
晶状体	最高剂量 <25Gy
垂体	平均剂量 <50Gy
腮腺	平均剂量(至少单侧)<26Gy 或者创侧体积的 D20cc<20Gy 或至少单侧 V30<50%
食管 / 声门喉 / 环后区咽	平均剂量 <45Gy
下颌下腺 / 舌下腺	尽可能减少受照剂量

3．调强放射治疗（intensity modulated radiotherapy，IMRT）是三维适形放疗技术的进一步发展，是放疗技术的划时代进展。由于鼻咽癌的解剖特点和调强放疗的物理剂量学特性，使得鼻咽癌成为从调强放疗技术中获益最多的肿瘤之一。IMRT 对各期鼻咽癌与传统的常规放疗相比均具有明显的剂量学优势。多项研究均表明应用 IMRT 治疗鼻咽癌的疗效显著，不但提高了局部区域控制率与总生存率，还减轻了治疗相关的毒副作用。

（四）放疗相关毒性

鼻咽癌放疗时不可避免地使邻近正常组织器官受到一定剂量的照射，因此鼻咽癌患者在放疗中及结束后可能出现毒副作用。放射剂量、分割剂量、放射体积是影响这些毒副作用发生率及其严重程度的主要因素，患者对照射的个体敏感性、伴发疾病以及是否联合其他治疗等也是重要的影响因素。及时诊断与处理放射毒副作用有助于保证放疗的顺利进行进而改善患者的生活质量。

1．早期放射毒性 包括急性腮腺区肿胀、口干、口腔/口咽黏膜毒性、放射性皮肤损伤、耳毒性（耳鸣、听力下降）；全身反应表现为失眠、头晕、乏力、恶心、呕吐、胃纳减退等。

2．放射性损伤 包括口干燥症、耳后期毒性、眼及视路的后期毒性、放射性龋齿、颞颌关节后期毒性、头颈部皮肤及皮下组织的后期毒性、放射性下颌骨骨坏死、神经系统后期毒性、放射性脑、脊髓病、第二肿瘤等。IMRT 的一个显著特点是可减少正常组织的照射剂量从而保护正常组织，但若肿瘤侵犯需要保护的重要组织，IMRT 却无法有效保护所有的重要组织。IMRT 对鼻咽癌患者的腮腺保护作用已在临床随机对照研究中得到证实，严重口干燥症得到了很大程度的缓解，同时还有助于降低放疗后张口困难与听力减退的发生率，提高患者生活质量。

二、化学治疗

由于鼻咽癌发生部位的隐蔽性及其症状的多样性，肿瘤并不易早期发现，初诊病例颈淋巴结转移率可高达 60%～85%，Ⅲ、Ⅳ期患者往往占总病例的 70% 左右。单纯放疗尽管对早期疾病即可取得较好的疗效，但对于局部晚期肿瘤患者，局部复发率和远处转移率高达 40%～50%，5 年生存率不及 50%。许多研究试图通过放疗联合化疗来提高鼻咽癌的局部控制率，生存率和降低远处转移率。

（一）同期化放疗

目前放疗联合同期化疗治疗局部进展期鼻咽癌的治疗模式获得肯定。常用的方案为以铂类为基础的同期化疗方案：单药顺铂 $80mg/m^2$ 放疗开始后第 1、22、43 天或顺铂 $40mg/m^2$ 每周方案。

INT-0099 研究中首次报道了鼻咽癌同期放化疗对比单纯放疗的结果，该研究将 Ⅲ、Ⅳ 期（1987 AJCC/UICC 分期）鼻咽癌患者随机分为顺铂同期化放疗序贯顺铂 +5-FU 辅助化疗与单纯放疗组，结果显示同期放化疗 + 辅助化疗组与单一放疗组生存率分别为 69% 及 24%（$p<0.001$）；3 年总生存率分别为 78% 及 47%（$p<0.005$）。该研究首次确立了同期放化疗加辅助化疗在局部晚期鼻咽癌治疗中的地位。尽管结果因对照组疗效偏低（仅为鼻咽高发区常规疗效的一半）以及种族与病理亚型的差异（低、未分化鳞状细胞癌的比例）而备受争议。但随后新加坡 Wee 等设计了相似的前瞻性研究，Ⅲ、Ⅳ 期病理类型为 WHO Ⅱ 型、Ⅲ 型的鼻咽癌患者，顺铂同期化放疗序贯顺铂 +5-FU 辅助化疗对比单纯放疗组，结果显示患者 3 年总生存提高 15%（$p=0.006$），无瘤生存率提高 19%（$p=0.009$）。这一结果肯定了 INT-0099 的研究结果。同时我国 Lin 等则报道了入组同期放化疗组的患者 5 年无进展生存率与总生存率明显高于单纯放疗组（分别为 71.6% vs.53%，$p=0.001$；72.3% vs.54.2%，$p=0.002$），患者的无局部复发率也明显高于单纯放疗组（89.3% vs.72.6%，$p=0.009$）。一系列研究证明，种族差异及组织学亚型分布并非影响东西方研究中放疗同期联合化疗作用结论不一的主因，而治疗结果的差异可能源于放疗同化疗联合应用方式。

综上可见，对于局部晚期鼻咽癌，大多数研究支持采用同期放化疗增加照射的敏感性，提高肿瘤局部效率，降低局部复发率以及提高无瘤生存率。

（二）辅助化疗

同期放化疗后是否再进行辅助治疗在鼻咽

癌的治疗中一直存在争议。针对这一问题，中国 Ma 等的一项多中心Ⅲ期随机对照研究，将Ⅲ～Ⅳ期初治无转移鼻咽癌患者随机分为顺铂同期放化疗序贯顺铂 +5-FU 方案辅助化疗及顺铂同期放化疗，结果显示辅助化疗 + 同期放化疗组对比同期放化疗组 2 年无疾病进展生存 86% vs.84%（p=0.13）。Hsiang 等一项回顾性分析结果显示，显著的体重下降及口腔干燥等不良反应更多见于接受辅助化疗的患者。

由于现有的研究表明辅助化疗无明显治疗获益，加之患者放疗后血运和淋巴循环的破坏使局部药物浓度下降，全身毒性增加，同时放疗后患者的营养状态和心理素质较差，难以坚持完成辅助化疗。因此，目前已基本不单纯采用辅助化疗治疗局部晚期患者，而多作为其他化放疗结合方式基础上进一步控制远处转移的跟进措施。

（三）新辅助化疗联合同期放化疗

鼻咽癌联合放化疗的治疗模式中，目前研究较多的是新辅助化疗。放疗前鼻咽癌患者营养状况良好，对化疗有良好的耐受性和敏感性，且尚未出现放疗所造成的软组织纤维化，肿瘤血供良好，有利于化疗药物发挥作用。对于晚期的鼻咽癌患者可在短时间内减轻肿瘤负荷与缓解头痛、血涕、耳聋等症状，促进对颅底与脑神经的修复，同时抑制或杀灭亚临床病灶。近年来国内外学者对新辅助化疗进行了大量的研究，其中以顺铂 +5-FU 的方案，临床缓解率达 60%～80%。新辅助化疗对鼻咽癌局部症状的控制迅速且有效，但目前对其远期疗效的报道尚不一致。Ma 等于 2001 年报道的一项随机临床研究结果显示，新辅助化疗 + 单纯放疗可提高肿瘤的局控率与患者的无病生存率，但对患者的总生存率未见明显改善。荟萃分析及前瞻性研究均显示新辅助化疗有提高局部晚期（AJCC 的Ⅲ～Ⅳb 期）鼻咽癌的生存及局控率的趋势。Ma 等于 2016 年报道了一项纳入 480 例患者的多中心Ⅲ期临床研究证实，对于局部晚期鼻咽癌患者，多西他赛、顺铂联合氟尿嘧啶方案（TPF 方案）的新辅助化疗联合同期顺铂放化疗，较同期放化疗可显著降低远处转移率及治疗失败率，同时改善了总生存率。该研究是第 1 项在局部晚期鼻咽癌中证实新辅助化疗联合同期放化疗优于同期放化疗的前瞻性Ⅲ期临床

研究。目前临床上新辅助化疗常用于局部肿瘤侵犯广泛影响照射野设计或 N_3 及有高度转移倾向的患者。值得注意的是，新辅助化疗一般为 2～3 个疗程，化疗力度不足（小于 2 个疗程）会影响疗效，过多化疗或无效的化疗也会造成放疗的延迟以及肿瘤细胞的加速再增殖而降低治疗效果。

三、残留 / 复发 / 转移鼻咽癌的治疗

尽管目前鼻咽癌的局部控制率得到了提高，仍有部分患者在根治性治疗后发生局部区域复发。由于治疗方法和预后都存在较大差异，需要区别残留病灶（首程治疗后肿瘤未完全消退）和复发病灶（首程治疗后完全消退的肿瘤再次出现）。

（一）残留鼻咽癌的补充治疗

目前残留鼻咽癌干预的最佳时间尚未明确，因此应注意避免不必要的过度治疗和延迟治疗时机。有研究对放疗后的鼻咽癌患者进行连续活检发现，活检阳性率从放疗结束后第 1 周的 29% 逐渐下降为第 9 周的 12%，其后则再次升高。较早获得病理消退的患者（<5 周）其 5 年局部控制率为 82%，延迟消退（5～12 周）者为 77%，而 12 周后仍有肿瘤残留者即使进行挽救治疗，5 年局部控制率仅为 54%。

近距离放射治疗（brachytherapy）被广泛用于全程治疗后的局部残留病灶，其适用于施治剂量能覆盖的浅表的小体积肿瘤。在近距离放疗中，施源器的最佳放置因操作者的技术和患者解剖特征而异。此外，立体定向放射外科（stereotactic radiosurgery, SRS）或立体定向分割放疗可能是残留鼻咽癌补充治疗有价值的发展方向。

（二）复发鼻咽癌的再程治疗

鼻咽癌经过及时合理的根治性放疗或规范的综合治疗后，或在治疗间歇期内，部分患者会出现鼻咽局部和 / 或颈淋巴结引流区域的肿瘤复发，前者称为局部复发，后者称为区域复发。

复发鼻咽癌可套用初治肿瘤的 TNM 分期标准实行再分期。复发鼻咽癌一经确诊，需要根据复发肿瘤的再分期、大小、部位、既往放疗情况、复发时间和晚期放射性损伤部位及程度等因素决定再治疗策略。挽救治疗可使大部分局部区域复发的早期患者得到长期生存，且是晚期复发患者

的有效姑息治疗手段,因此应尝试积极的挽救性治疗。

治疗选择:放疗仍为复发鼻咽癌的首选治疗方法。通常尽可能采用调强放射治疗。对表浅及中小、体积肿瘤可采用立体定向放疗或近距离放疗。外科手术仅限于鼻咽部的小体积肿瘤患者,具有严格的适应证。化疗对部分肿瘤有效,大体积肿瘤尽可能采用诱导化疗缩小肿瘤体积,以便于实施再程放疗。

放射性损伤是复发鼻咽癌再程放疗的瓶颈,其对治疗结果有决定性的影响。再程放疗必须慎重,在考虑给予复发肿瘤剂量的同时,应该严格控制周围重要器官的再照射剂量。如何在杀灭肿瘤和保护重要器官之间寻找一个合适的平衡非常重要。

(三)转移鼻咽癌的治疗

转移性鼻咽癌治疗多属姑息性治疗,治疗目的为延长生存期,改善生活质量。治疗包括全身治疗,局部治疗以及对症支持治疗等。治疗前应详细评估患者的年龄、一般情况、转移部位和转移灶所在的器官、是否合并贫血、是否同时合并局部和/或区域复发、预计生存时间、是否合并局部症状等,综合平衡治疗受益和可能带来的毒副作用,选择以化疗为主的综合治疗。

化疗是转移性鼻咽癌的主要治疗方法,临床上多采用联合化疗。含铂双药化疗,如顺铂联合吉西他滨(GP 方案)是目前复发转移性鼻咽癌的标准一线治疗手段。越来越多的新药如紫杉醇、多西紫杉醇、吉西他滨、卡培他滨、伊立替康等均可应用于转移性鼻咽癌中。

1. 骨转移 骨转移占鼻咽癌远处转移的45%～80%,骨转移一经诊断,若患者出现疼痛应立即按三阶梯原则开始止痛治疗。放疗(包括外照射和放射性核素治疗)在鼻咽癌骨转移中占有重要地位。如患者无明显疼痛或疼痛症状不严重,可先行化疗;然后根据具体病情再决定是否行转移部位的放疗。下列情况应首选放射治疗:剧烈疼痛影响患者生活质量、椎体转移压迫脊髓或即将压迫脊髓、局部骨破坏明显可能引起病理性骨折等,此时先行放射治疗可迅速缓解疼痛、减轻压迫。

2. 肺转移 30% 肺转移同时合并其他器官

转移。对于这类患者,联合化疗(或联合靶向治疗)作为肺转移的唯一治疗手段,但单药化疗效果较差。对于肺部(包括纵隔)为唯一转移器官,可在全身化疗 4～6 个周期后行肺部照射。对于肺部单发或为多发但数量不多时(一般以 3 个以内转移灶为佳),可采用局部立体定向放射治疗。

3. 肝转移 85% 鼻咽癌肝转移为多发,手术比较困难,而且肝脏对放射线耐受差,因此化疗一直是肝转移患者最主要的治疗方法。对于仅肝脏多发转移者,可先行全身化疗 4～6 个疗程,化疗疗效较佳,患者一般情况好、肝功能正常可行全肝放疗。其他治疗方法包括:肝动脉插管化疗或栓塞、瘤内无水乙醇(酒精)注射、冷冻治疗、射频消融等,但在鼻咽癌肝转移中应用的临床报道较少。

四、预后因素分析

随着诊断和治疗技术的发展,鼻咽癌的治疗疗效较前有了显著的提高。影响鼻咽癌预后的因素较多,大致可归纳为 4 个方面:①肿瘤相关因素;②治疗相关因素;③分子生物学相关因素;④患者相关因素。

(一)肿瘤相关因素

1. 肿瘤分期 鼻咽癌的 TNM 分期不仅是制定治疗方案的重要指标,而且是疗效评价与预后预测的最重要因素。其有效性已为众多研究结果所证实。

2. 肿瘤体积 尽管在 T 分期和原发肿瘤体积存在显著的总体相关性,但即使在同一分期,肿瘤体积亦大不相同。越来越多的证据表明,肿瘤体积是一个独立的预后因素,是 TNM 分期的重要补充。

3. 脑神经侵犯 文献报道鼻咽癌脑神经侵犯的概率为 8%～12.4%,存在脑神经侵犯者有较高的远处转移率,进而降低了总生存率,因此,存在脑神经侵犯这一不利因素的患者应加强全身化疗的应用。

4. 咽旁间隙侵犯 文献资料显示,咽旁间隙侵犯是一个影响局部控制、远处转移和生存率的不良预后因素。

5. 咽后淋巴结转移 研究显示,N_0 分期合并咽后淋巴结转移者反生远处转移的概率明显高于无咽后淋巴结转移者，前者的总生存率和无远处转移生存率与 N_1 期患者相似。因此，建议将咽后淋巴结转移在临床分期中定义为 N_1。目前，国内外分期系统已采纳了这一建议。

6. 其他肿瘤因素 椎前侵犯或颅底骨髓腔的侵犯均可能也与鼻咽癌放疗的疗效有关。

（二）治疗相关因素

1. 放疗技术 与常规分割放疗相比，采用非常规分割治疗方案如超分割和加速超分割放疗可以改善疗效。然而，非常规分割方案可加重急性放射反应以及晚期后遗症，因此谨慎采用。近距离放疗是局部加量的手段之一，在不增加放疗损伤的情况下，可以提高原发灶的控制率。新的放疗技术如三维适形放疗或调强放疗的运用，显示了明显的治疗优势，在提高局控率的同时降低了周围正常组织的放射损伤。

2. 化学治疗的联合应用 中晚期鼻咽癌患者远处转移率较高且鼻咽癌对化疗药物中度敏感，因此放疗联合化疗是目前中晚期鼻咽癌的标准治疗手段。一项荟萃分析结果显示，放化综合治疗与单纯放疗相比，提高了无进展生存率，2 年的总生存率提高了近 20%。然而，这些临床研究大部分采用了新辅助化疗，化疗联合放疗的最佳时机仍值得深入探讨。

3. 其他治疗手段（如靶向药物）的联合运用 鼻咽癌组织中表皮生长因子受体（EGFR）、血管内皮生长因子（VEGF）和 C-Kit 等表达增高，为靶向药物治疗提供了理论依据。西妥昔单抗是第 1 个针对 EGFR 的单克隆抗体，在头颈部鳞癌中显示出改善局部控制率与生存率的作用。在复发或转移的鼻咽癌患者中，西妥昔单抗联合化疗的有效率约为 12%。鼻咽癌与 EBV 感染密切相关，因此免疫治疗也在临床研究中显示出有效性。但无论是靶向药物还是免疫治疗，目前均尚处于研究阶段，它们的疗效和安全性需要更多的临床研究证实。

（三）分子生物学相关因素

1. EBV 标记物 鼻咽癌的发生与 EBV 的感染相关，通过测定 EBV 特异性相关抗体如壳抗原免疫球蛋白 A 抗体 VCA-IgA 和 DNA（EBV DNA）等，这些标记物与鼻咽癌筛查、评价疗效以及预后密切相关。

2. 血管生成相关指标 肿瘤的生长和转移与新生血管形成密切相关。反映肿瘤血管形成的因素如微血管密度（MVD）、VEGF 和内皮缩血管肽（endothelin, ET-1）等的表达与疗效有关。研究发现鼻咽癌组织中微血管的计数是影响远处转移率、无瘤生存率和总生存率的重要预后因素。

3. 表皮生长因子受体 EGFR 是一种跨膜糖蛋白，胞外结构与表皮生长因子结合后，可活化胞膜内的酪氨酸激酶，产生一系列的生物效应来调节细胞的生长和分化。EGFR 的表达在头颈鳞癌中非常常见，且为不良预后因素。文献报道在晚期鼻咽癌患者中，高表达者的局部控制率和生存率明显差于低表达者。

4. 其他 有研究发现组织 miRNA 与鼻咽癌预后相关，可作为 TNM 分期的一个补充因素。

（四）患者相关因素

1. 性别 大多数文献报道性别是影响鼻咽癌预后的因素之一，即女性鼻咽癌患者的预后优于男性患者。

2. 年龄 年龄对鼻咽癌预后的影响存在争议。大多数研究证实年龄大于 50 岁预后较差。但是也有研究发现年龄并不是影响预后的独立因素。

3. 其他 有研究发现，治疗前或治疗中血红蛋白是影响鼻咽癌局部控制率和生存率的独立预后因素。另外，乳酸脱氢酶与鼻咽癌的分期存在相关性，并且是总生存、无远处转移生存及无瘤生存的不良预后因子。

第五节 鼻咽癌治疗中的争议与共识及未来发展方向

在过去的 10 年中，随着计算机技术的进步与放疗设备的不断更新，精确放疗技术已逐步成熟并在临床广泛应用；MR 及 PET/CT 等先进的影像技术则大大提高了鼻咽癌的诊断水平，并使靶区的准确勾画成为可能。由于鼻咽癌的解剖特点和调强放疗的物理剂量学特性，使得鼻咽癌成为从调强放疗技术中获益最多的肿瘤之一。鼻咽癌的局部控制率及生存率都有了很大的提高，远处转移已成为鼻咽癌治疗主要失败模式。目前在鼻咽癌的治疗中仍存在诸多细节问题有待解决，如鼻咽癌分子分期的完善、个体化放化疗及靶向治疗等均是需要探讨的问题。

一、鼻咽癌分子标志物

由于鼻咽癌早期症状、体征不明显而且无特异性，因此早期发现且确诊率太低；大多数患者在就诊和确诊时已属局部晚期或晚期。鼻咽癌的病因以及发病机制一直是研究的热点，着力于高度敏感的测定方法以及新的相关血清学标志物的研究，是实现鼻咽癌早期诊断及治疗的重要途径。EBV相关蛋白类标志物、分子因子及其受体、细胞角蛋白序列、血清唾液酸、组织学分子标记物以及分子遗传学标记物在鼻咽癌的筛查方法已取得了一系列进展，如何根据这些标记物来建立一种新的鼻咽癌分子分期和分子分型，更好地对鼻咽癌进行早期诊断和预后判断是今后研究的重要课题。

二、适形调强放疗

随着 IMRT 技术广泛应用于临床，鼻咽癌的局部控制率得到了很大的提高，患者长期生存质量越来越引起人们的重视。因此怎样在靶区和正常组织的保护中寻求平衡将是鼻咽癌放射治疗的追求方向。靶区勾画，新的放疗理念以及放疗技术将使鼻咽癌的放疗更精确化、个体化。

（一）原发灶 CTV 的勾画

在鼻咽癌 IMRT 的报道中，CTV 的勾画方式千差万别，但是大部分报道的局控均在 90% 以上。国际上多家单位的 CTV 定义均参照美国肿瘤放射治疗协作组（RTOG）的两项前瞻性研究（即 RTOG0225、RTOG0615）所制定的靶区勾画指南，小样本研究 3 年局控率达 92% 以上。这种对 CTV 定义的概念源自以往常规放疗的经验，但是常规放疗靶区包括的体积较大，其是否适用于接受 IMRT 的患者仍有争议。在保证局部控制的前提下是否可以减少 CTV 的区域，保护正常组织免受不必要的照射将是今后鼻咽癌调强放疗靶区发展的方向。

（二）颈部 CTV 的勾画

最佳的颈部引流区 CTV 勾画是另一个感兴趣的话题。已有多项研究显示，下颈部复发，尤其是锁骨上区复发在 N_0 患者少见。此外，利用有限体积的 IMRT 技术对颈部淋巴结引流区域产生的临床结果（局控和局部区域控制）相似。对于 N_0 的患者是否需要照射下颈淋巴结引流区的争议由来已久。复旦大学附属肿瘤医院 Gao Y 等报道了一项回顾性研究，对 410 例 N_0 的鼻咽癌仅预防性照射双上颈部淋巴结引流区（包括Ⅱ、Ⅲ、Va区），中位随访 54 个月，仅 1 例发生照射野外复发。

同时鼻咽癌放疗中包膜外侵的病理学评估和肌肉侵犯的倾向性尚待研究。从其他头颈恶性肿瘤的经验可知包膜外侵的风险与受侵淋巴结的大小成比例。对于直径小于 1cm 的淋巴结，包膜外侵犯的风险约为 25%，但是对于淋巴结直径大于 3cm 的大淋巴结，包膜外侵的概率则约为 80%。因此，对于最小径大于 3cm 的淋巴结，有明显的包膜外侵证据，在 CTV 勾画时应考虑邻近肌肉受侵的可能性和范围，将邻近肌肉包含在 CTV 内以保证黏膜下的足够覆盖。但是，这样的覆盖面需要的范围以及是否足够或者过度尚未可知。

（三）自适应放疗

同期放化疗放疗过程中，肿瘤减小和体重减轻都可较大程度地引起体形的改变，从而改变计划的剂量分布及预期的临床结果。Hansen 等对 13 例局部进展期头颈肿瘤的回顾性分析中发现，放疗一段时间后肿瘤的剂量有所减少，邻近危及器官的受量有所增高。因此在某些选择性病例中，有必要重新制订放疗计划以保证肿瘤与正常组织能受到准确的照射剂量，即采取自适应放疗（adaptive radiotherapy，ART）。然而重新制订计划的患者人群、最佳时机与频率还需深入研究。

（四）生物学靶区

IMRT 的特点是可以按肿瘤的形状制作剂量分布，但肿瘤内是否也需要不同的剂量？传统的放疗思路要求肿瘤内有均匀的剂量，以杀死所有肿瘤细胞。现有资料说明 CTV 内有些部位可能需要更高的剂量，而另一些则无须太大的剂量。为此，加州大学旧金山分校（UCSF）开始应用生物学靶区（biological target volume，BTV）的新概念，提出对肿瘤细胞亚群要根据不同的追加剂量。所以 IMRT 不但要有物理性的适形放疗，还要有生物性的适形放疗。近年来，PET/CT 由于能用 FDG 作为跟踪剂，在肿瘤内因恶性细胞的葡萄糖代谢升高，吸收比正常组织高。此外，PET/CT 还可用于发现乏氧细胞，与 Fmisonidazole 一起使用可以定量检测头颈部肿瘤的缺氧情况,这将为鼻咽癌的生物调强放疗开辟新的领域。

三、放化联合治疗模式的改变

同期放化疗是局部区域晚期鼻咽癌的治疗基石,然而其清除亚临床转移灶的能力有限,其疗效获益通常被认为仅通过化疗的增敏作用,因而生存率的提高多有赖于局部控制率的提高,远处转移率并未明显减少。因此如何降低远处转移率已成为鼻咽癌进一步研究的主要目标。在 IMRT 治疗下,个体化同期化疗,诱导化疗,辅助化疗仍是当前研究的重要方向,特别是调强放疗下放化综合治疗的模式,是亟待研究的问题。

由于辅助化疗的疗效不确切,且顺应性仅为50%左右,故而,有研究者尝试将同期放化疗联合辅助化疗改为诱导化疗联合同期放化疗,以避免辅助化疗耐受性差的缺点。现已有Ⅲ期临床研究探讨了诱导化疗联合同期放化疗在鼻咽癌中的可行性和有效性,相比于辅助化疗,诱导化疗的顺应性接近100%,同期化疗的完成情况也明显好于以往研究。寻找有效、低毒的诱导化疗方案是发展的方向之一。

四、放疗联合靶向治疗及免疫治疗的应用

近年来,随着分子生物学的发展,许多抗肿瘤的分子靶向药物应用于临床。分子靶向治疗是一种全新的肿瘤治疗模式,它能较为特异地阻断肿瘤细胞生长中起关键作用的信号通路,从而达到治疗肿瘤的目的。这些药物避免了因传统化疗特异性差而带来的较大的毒副作用,开创了肿瘤诊断与治疗相结合的新时代。分子靶向治疗最大的特点是能"分辨敌友",在杀死肿瘤细胞的同时,减少对正常细胞的影响,从而提高患者的耐受性和生活质量。目前常用的分子靶向药物有 EGFR 抑制剂、小分子酪氨酸激酶与 VEGF 受体抑制剂。

而以 PD-1/PD-L1 免疫检查点抑制剂为主的免疫治疗引领了鼻咽癌治疗领域的重大突破,有望革新鼻咽癌的治疗体系。已有Ⅰ期临床研究发现 PD-1 抗体在一线化疗失败后的晚期鼻咽癌的治疗中取得了较好的客观反应率和生存率,且同时具有良好的安全性。正在进行的Ⅱ期及Ⅲ期临床试验可为免疫治疗在鼻咽癌中的应用提供更多证据。

放射治疗仍是目前治疗鼻咽癌的主要方法。未来鼻咽癌的治疗必定进入循证医学与个体化治疗相结合的时代。随着鼻咽癌分子生物学研究的不断深入,如何寻找鼻咽癌发生发展中的关键分子靶点并针对其进行特异性治疗,进一步提高治疗增益比将是鼻咽癌治疗的努力方向。

(马　骏)

参 考 文 献

[1] Xu Z, Zheng R, Zhang S, et al. Nasopharyngeal carcinoma incidence and mortality in China in 2009. Chinese Journal of Cancer, 2013, 32(8): 453-460

[2] Feng B, Huang W, Shugart Y, et al. Genome-wide scan for familial nasopharyngeal carcinoma reveals evidence of linkage to chromosome 4. Nat Genet, 2002, 31(4): 395-399

[3] Bei J, Li Y, Jia W, et al. A genome-wide association study of nasopharyngeal carcinoma identifies three new susceptibility loci. Nat Genet, 2010, 42(7): 599-603

[4] Xu F, Xiong D, Xu Y, et al. An epidemiological and molecular study of the relationship between smoking, risk of nasopharyngeal carcinoma, and Epstein-Barr virus activation. Natl Cancer Inst, 2012, 104(18): 1396-1410

[5] Chan KCA, Woo JKS, King A, et al. Analysis of Plasma Epstein-Barr Virus DNA to Screen for Nasopharyngeal Cancer. N Engl J Med, 2017, 377(6): 513-522

[6] 宗永生. 鼻咽癌组织学诊断 // 全国肿瘤防治研究办公室, 中国抗癌协会. 中国常见恶性肿瘤诊治规范: 第五分册, 鼻咽癌. 北京: 北京医科大学、中国协和医科大学联合出版社, 1991: 5-13

[7] Barnes L, Eveson J, Reichart P, et al. World Health Organization classification of tumours. Pathology and genetics of head and neck tumors. Lyon: IARC Press, 2005

[8] Lederman M. Cancer of the pharynx. A study based on 2417 cases with special reference to radiation treatment. J Laryngol Otol，1967，81（2）：151-172

[9] Tang L，Mao Y，Liu L，et al. The volume to be irradiated during selective neck irradiation in nasopharyngeal carcinoma: analysis of the spread patterns in lymph nodes by magnetic resonance imaging.Cancer，2009，115（3）：680-688

[10] Liao X，MaoY，Liu L，et al. How does of Magnetic Resonance Imaging Influence on the 6th Edition of the AJCC Staging System for Nasopharyngeal Carcinoma Compared to Computed Tomography？ Int J Radiat Oncol Biol Phys，2008，72（5）：1368-1377

[11] Tang L，Chen Q，Fan W，et al. Prospective Study of Tailoring Whole-Body Dual-Modality［18F］Fluorode-oxy glucose Positron Emission Tomography/Computed Tomography With Plasma Epstein-Barr Virus DNA for Detecting Distant Metastasis in Endemic Nasopharyn-geal Carcinoma at Initial Staging. J Clin Oncol，2013，31（23）：2861-2869

[12] Al-Sarraf M，LeBlanc M，Giri PG，et al. Chemoradio-therapy versus radiotherapy in patients with advanced nasopharyngeal cancer.Phase Ⅲ randomized Intergroup study 0099.J Clin Oncol，1998，16（4）：1310-1317

[13] Wee J，Tan EH，Tai BC，et al. Randomized trial of radi-otherapy versus concurrent chemoradiotherapy followed by adjuvant chemotherapy in patients with American Joint Committee on Cancer/International Union Against Cancer stage Ⅲ and Ⅳ nasopharyngeal cancer of the endemic variety.J Clin Oncol，2005，23（27）：6730-6738

[14] Lin J，Jan J，Hsu C，et al. Phase Ⅲ study of concur-rent chemoradiotherapy versus radiotherapy alone for advanced nasopharyngeal carcinoma: positive effect on overall an progression free survival.J Clin Oncol，2003，21（4）：631-637

[15] Chen L，Hu C，Chen X，et al. Concurrent chemoradio-therapy plus adjuvant chemotherapy versus concurrent chemoradiotherapy alone in patients with locoregionally advanced nasopharyngeal carcinoma: a phase 3 multi-centre randomised controlled trial. Lancet Oncol，2012，13（2）：163-171

[16] Hsiang J，Liu K，Iganej S，et al. Concurrent chemo-radiation with and without adjuvant chemotherapy in advanced stage nasopharyngeal carcinoma: a retrospec-tive analysis. J Clin Oncol，2004，22：5619

[17] Ma J，Mai H，Hong M，et al.Results of a prospective randomized trial comparing neoadjuvant chemotherapy plus radiotherapy with radiotherapy alone in patients with locoregionally advanced nasopharyngeal carci-noma.J Clin Oncol，2011，19（5）：1350-1357

[18] Sun Y，Li WF，Chen NY，et al. Induction chemotherapy plus concurrent chemoradiotherapy versus concurrent chemoradiotherapy alone in locoregionally advanced nasopharyngeal carcinoma: a phase 3，multicentre，ran-domised controlled trial. Lancet Oncol，2016，17（11）：1509-1520

[19] Gao Y，Zhu G，Lu J，et al. Is elective irradiation to the lower neck necessary for No nasopharyngeal car-cinoma？ Int J Radiat Oncol Biol Phys，2010，77（5）：1397-1402

[20] Pan J，Kong L，Lin S，et al. The clinical significance of coexpression of cyclooxygenases-2，vascular endothe-lial growth factors，and epidermal growth factor recep-tor in nasopharyngeal carcinoma.The Laryngoscope，2008，118（11）：1970-1975

[21] Ma BBY，Lim WT，Goh BC et al. Antitumor Activity of Nivolumab in Recurrent and Metastatic Nasopharyn-geal Carcinoma: An International，Multicenter Study of the Mayo Clinic Phase 2 Consortium（NCI-9742）. J Clin Oncol，2018，36（14）：1412-1418

[22] Fang W，Yang Y，Ma Y et al. Camrelizumab（SHR-1210）alone or in combination with gemcitabine plus cisplatin for nasopharyngeal carcinoma: results from two single-arm，phase 1 trials. Lancet Oncol，2018，19（10）：1338-1350

第三十九章 白 血 病

第一节 白血病的病因及分类

白血病（leukemia）是一类造血干细胞异常的恶性克隆性疾病。克隆中的白血病细胞失去进一步分化成熟的能力而停滞在细胞发育的不同阶段。在骨髓和其他造血组织中白血病细胞大量增生蓄积并浸润其他器官和组织，从而使正常造血受抑制，临床上以贫血、出血、感染及各器官浸润的相关症状为表现。

根据白血病细胞的分化程度和自然病程，一般分为急性和慢性两大类。急性白血病（acute leukemia）细胞的分化停滞于早期阶段，多为原始细胞和早期幼稚细胞，病情发展迅速，自然病程仅数月。慢性白血病（chronic leukemia）细胞的分化停滞于晚期阶段，多为中晚期较成熟细胞或成熟细胞，病情相对缓慢，自然病程可达数年。

根据受累细胞系，急性白血病分为急性髓细胞性白血病（acute myelogenousleukemia，AML）和急性淋巴细胞白血病（acute lymphoblastic leukemia，ALL）两类；慢性白血病主要分为慢性髓细胞性白血病（chronic myelogenous leukemia，CML）和慢性淋巴细胞白血病（chronic lymphocytic leukemia，CLL）等。

我国白血病发病率（3～4）/10 万。恶性肿瘤所致的死亡率中，白血病居第 6 位（男）和第 8 位（女）；儿童及 35 岁以下成人中，居于第 1 位。在我国，急性白血病多于慢性白血病（5.5∶1），其中 AML 最多（1.62/10 万），其次为 ALL（0.69/10 万）和 CML（0.36/10 万），CLL 少见（0.05/10 万）。男性多于女性（1.81∶1）。成人急性白血病以 AML 多见，儿童以 ALL 多见。CML 在所有白血病患者中约占 13%，发病率随年龄增长而升高，中位发病年龄 53 岁，低于西方国家。CLL 多发于老年，约 90% 的患者在 50 岁以上。我国白血病的发病率与亚洲其他国家相近，低于欧美国家，尤其是 CLL 明显低于欧美国家。

一、病因

目前病因尚不清楚。

（一）放射因素

电离辐射与白血病发生的关系主要来自对第二次世界大战日本广岛和长崎原子弹爆炸幸存者的长期追踪研究，其 AML 和 ALL 绝对危险度分别为 1.1/（10 000 人•a）和 0.6/（10 000 人•a），白血病亚型和危险度随年龄、接触剂量及原子弹类型不同而各异，在长崎为 γ 射线，以 AML 为主，但儿童幸存者中以 ALL 为主。X 射线、γ 射线等电离辐射都有致白血病作用。目前放射性治疗后，白血病发生率亦有一定增加。如接受 ^{32}P 治疗的真性红细胞增多症患者，接受放疗的淋巴瘤、乳腺癌、子宫体癌患者，均证实白血病发生危险增加。发病风险的高低取决于放射剂量、时间和年龄等。

（二）化学因素

流行病学调查表明苯接触者白血病发生率为正常人群的 2～4.5 倍。应用抗肿瘤药物烷化剂（氮芥、苯丁酸氮芥、环磷酰胺、美法仑、卡莫司汀、洛莫司汀等）或拓扑异构酶Ⅱ抑制剂者发生白血病的危险性显著增高。部分急性早幼粒细胞白血病（APL）与乙双吗啉治疗银屑病有关。化学因素所致白血病以 AML 为多。

（三）生物因素

人类嗜 T 细胞病毒Ⅰ型（HTLV-Ⅰ）与成人 T 细胞白血病（ATL）发生的关系比较肯定，但 HTLV-Ⅰ阳性患者仅 1% 的患者发生 ATL，且其潜伏期常长达数年之久。可以由母亲向胎儿垂直传播，或通过性接触、血制品输注而横向传播。

（四）遗传因素

同卵双生子中，一人患了急性白血病，另一人患白血病的机会比正常人高 25%，而且所患的白血病类型相同。有统计资料表明，亲兄弟之间同患白血病的机会比正常人高 4 倍。某些先天性家族性疾病与白血病发病关系密切。如先天愚型（Down 综合征）患者，其急性白血病发生率比健康人高 20 倍。其他如先天性全血细胞减少（Fanconi 贫血），Bloom 综合征等患者急性白血病发病率均较正常人增高。

二、FAB 分型基础上的 MICM 分型的临床意义

FAB 分型体系是 1976 年法国、美国、英国的一组形态学家提出一个分类系统，对 AML 和 ALL 的不同亚类制定划分标准。由于白血病是一种异质性很强的恶性肿瘤，一些病例仅从形态学水平诊断有一定困难，诊断的准确性较差。1995—1997 年，WHO 召集了世界各地著名的临床血液学家和病理学家，按照淋巴瘤 REAL 的分型标准，共同制定了包括急性白血病在内的造血和淋巴组织肿瘤的诊断分型标准，并于 2001 年正式发表。WHO 对 FAB 分型进行了修订，纳入了最新的免疫学、细胞遗传学研究，减少不同研究者对诊断的差异。WHO 分型是基于 FAB 分型，结合形态学（morphology）、免疫学（immunology）、细胞遗传学（cytogenetics）和分子生物学（molecular biology）制定而成的，又称 MICM 分型，其更能适合现代急性白血病治疗策略的制定。2008、2016 年 WHO 标准经历了两次修改。

MICM 分型方法能对白血病，尤其是一些形态学上难以分类的白血病进行较为精确的分类，为明确诊断，选择治疗方案，评价疾病状态，判断预后提供了很好的依据。

1. 细胞形态学 是白血病诊断的基础细胞形态学是诊断过程中能快速分辨出白血病大致分类的检验手段。因此，在 MICM 分型中延续了部分 FAB 分型法，依据白血病细胞的形态学将急性白血病分为急性淋巴细胞白血病（ALL）和急性粒细胞白血病（AML）两大类型。在传统 FAB 分型中，ALL 根据细胞大小及形态变化又分为

L1～L3 三种亚型，MICM 分型体系中已不再强调。AML 按细胞类型不同又分为 M0～M7 八种亚型。

2. 免疫分型在白血病诊断中的作用

（1）免疫分型的作用：根据白血病细胞表达的系列相关抗原确定其系列来源，如淋巴系 T/B 和髓系，进一步将 ALL 分为 B、T 细胞及根据细胞发育阶段分为不同亚型。根据急性白血病细胞的抗原表达，急性白血病分类常用的单克隆抗体见表 39-1。

表 39-1 急性白血病分类常用的单克隆抗体

系列	单克隆抗体
造血祖细胞	CD34、HLA-Dr、TdT、CD45
B 淋巴细胞系	CD19、CD20、CD22*、CD79a*
T 淋巴细胞系	CD2、CD3a、CD5、CD7
髓细胞系	CD13、CD33、CD15、MPO*、CD117
红细胞系	抗血型糖蛋白 A、抗血红蛋白 A
巨核细胞系	CD41、CD61、FⅧ

注：* 胞质表达

白血病免疫分型欧洲组（EGIL）提出了免疫学积分系统（表 39-2），将 AL 分为四型：

1）急性未分化型白血病（AUL），髓系和 T 或 B 系抗原积分均≤2。

2）急性混合细胞白血病或急性双表型（白血病细胞同时表达髓系和淋巴系抗原）或双克隆（两群来源于各自干细胞的白血病细胞分别表达髓系和淋巴系抗原）或双系列（除白血病细胞来自同一干细胞外余同双克隆型）白血病，髓系和 B 或 T 淋巴系积分均 >2。

表 39-2 白血病免疫学积分系统（EGIL，1998）

分值	B 系	T 系	髓系
2	CD79a	CD3	MPO
	*cCD22	TCR-αβ	
	*cIgM	TCR-γδ	
1	CD19	CD2	CD117
	CD20	CD5	CD13
	CD10	CD8	CD33
		CD10	CD65
0.5	TdT	TdT	CD14
	CD24	CD7	CD15
		CD1a	CD64

注：*，胞质内；TCR，T 细胞受体

3）伴有髓系抗原表达的 ALL（My⁺ALL），T 或 B 淋巴系积分 >2 同时髓系抗原表达，但积分 ≤2，和伴有淋巴系抗原表达的 AML（Ly⁺AML）；髓系积分 >2 同时淋巴系抗原表达，但积分 ≤2。

4）单表型 AML，表达淋巴系（T 或 B）者髓系积分为 0，表达髓系者淋巴系积分为 0。

2016 版 WHO 分型对混合表型急性白血病的诊断标准进行了修改（表 39-3）。

表 39-3　混合表型急性白血病 WHO 2016 版诊断标准

系列	诊断标准
髓系	髓过氧化物酶阳性（流式细胞术、免疫组化或细胞化学）或单核细胞分化标记（NSE、CD11c、CD14、CD64 溶菌酶至少两种阳性）
T 细胞系	胞质 CD3（CD3ε 链抗体）强表达或膜 CD3 阳性
B 细胞系	CD19 强表达，CD79a、CyCD22、CD10 至少一种阳性；或 CD19 弱表达，CD79a、CyCD22、CD10 至少两种强阳性

注：NSE，非特异性酯酶

（2）免疫分型对 FAB 形态学分型的弥补

1）鉴别 ALL 与 AML：由于免疫分型主要以白血病细胞表达的抗原标志作为依据，而淋巴细胞与髓细胞的标志明显不同，因此具有客观性。对鉴别 ALL 和 AML 的准确性可达 95% 以上。虽然部分白血病细胞可能同时表达淋巴系和髓系标志，但根据目前对淋巴系和髓系标志特异性的认识，如 T 系最特异的标志是膜/胞质 CD3；B 系为胞质 CD79a；髓系是髓过氧化物酶（MPO）。通过对这些抗原的检测并参考国际上对双表型白血病的积分系统可鉴别不典型的白血病。

2）对 ALL 进行 T、B 和 NK 细胞白血病的分型。因 T、B、NK 细胞本身就是免疫标志，只能通过免疫标记进行诊断，而形态学是不能对 ALL 的亚型进行分类的。

3）对 T、B 和 NK-ALL 进行亚型的诊断：由于 T、B 细胞从幼稚细胞到成熟细胞的发育过程中，表达不同的抗原标志，而白血病细胞的抗原表达基本可反映此过程，因此通过对不同发育阶段抗原的检测，可将 T、B-ALL 分为不同成熟度的白血病亚型。不同亚型的 T、B-ALL 生物学特性不同，预后也不同。因此有必要对其进行亚型

分型。对 NK 细胞白血病，由于对其发育阶段的了解不如 B、T 细胞清楚，因此，目前主要与大颗粒 T 细胞白血病进行鉴别。

4）在 AML 的诊断中，对急性微分化型 AML（AML-M0）、急性巨核细胞白血病（AML-M7）的诊断具有确诊作用。AML-M0 的主要特点是白血病细胞在形态上似原始淋巴细胞，但淋系和髓系的细胞化学染色均阴性。但经免疫标记发现白血病细胞表达至少一个髓系标志，因此认为此种白血病仍属于 AML，但分化程度很低。

对 AML-M7 的诊断一直是临床的一个难题。主要是因为此型患者较少，临床很难见到典型的患者。而幼稚巨核细胞从形态上又较难辨认。原则上可通过检测血小板抗体：如，CD41、CD42、CD61 或通过电镜检测血小板髓过氧化物酶进行诊断。但 CD41、CD61 不但表达在巨核细胞上，还与成熟的血小板结合。不论是在骨髓还是在外周血，血小板的含量都非常丰富，另外血小板极易与粒细胞、单核细胞、有核红细胞和幼稚细胞黏附（很少与成熟淋巴细胞结合），因此很容易出现假阳性。在一个 1 000 例以上的 AML 调查中 38% 患者为 CD41 阳性。对其中的 37 例患者进行了细胞涂片的荧光显微镜检查，发现 85% 患者为血小板非特异性黏附所致的假阳性。因此在解释 CD41 或 CD61 结果时，要特别小心假阳性的可能，不要轻易地下结论。有必要通过荧光显微镜观察加以证实。

（3）免疫分型的局限性：对部分 AML-M1/M2 与单核细胞白血病的鉴别较难。典型的 AML-M1/M2 或 AML-M4/M5 可依据免疫标志进行鉴别，但有时很难。其原因为原始的粒/单细胞是从同样的前体细胞分化而来，在免疫标志上完全相同。只有细胞进一步分化后，才出现免疫标志的不同。但遗憾的是，目前已知的髓系分化抗原较少，而且阶段性不如淋巴细胞清楚。因此对处于早期的原始粒细胞和原始单核细胞较难辨认。

3. 细胞遗传学在白血病诊断中的作用

（1）从生物学本质上对髓系或淋巴系恶性肿瘤进行分型：2008 年 WHO 关于髓系恶性肿瘤的分类中，将急性髓细胞性白血病（AML）伴 t（8；21）（q22；q22），急性早幼粒细胞白血病伴 t

(15；17)，AML 伴骨髓异常嗜酸性粒细胞 inv(16)(p13；q22)和 AML 伴 11q23(MLL)等归为 AML 伴重现性细胞遗传学异常的亚型。t(11；18)是 MALT 淋巴瘤常见的染色体易位。t(14；18)是滤泡性淋巴瘤常见的染色体易位。

（2）初始的细胞遗传学结果可以作为恶性克隆的标志，从而作为治疗中或治疗后进行细胞遗传学或分子监测的重要指标。急性白血病最初的核型异常是恶性克隆的标志，化疗后异常核型完全消失而代之以正常核型提示完全缓解(CR)。CR 后原有异常核型重新出现，提示白血病复发。除原有异常外，又出现了附加异常，提示发生了克隆性核型演变，通常意味着疾病的进展如 CML 进入加速期或急变期。因此病程中反复多次染色体检查有助于判断急性白血病的 CR、复发和 CML 急变。移植成功后原有的标志性异常核型消失，复发时又出现原有异常核型，细胞遗传学检查一般能提前 3～4 个月预示临床复发。

4. 应用细胞遗传学及分子生物学的检查，将白血病的分型又向前推进一步。

目前已知多种染色体和基因异常与白血病的发生有关，仅以细胞遗传学评估预后显然存在不足，并且随着时间的推移不断有新的分子标志被发现。各类型白血病的分子学标记见下面各节。

分子生物学的检查方法主要包括 PCR、RT-PCR、实时 PCR(real-time PCR)、测序、Southern 杂交、基因芯片为基础的杂交等，可以更特异的检测分子突变。这些技术既可以验证细胞遗传学或 FISH 的结果，还可用于疾病随访，特征性分子学监测在分子水平评估是否存在白血病微小残留病变有着重要的意义。

5. **2016 版 WHO 急性白血病分型的改变** 与 2008 版比较，2016 版 WHO 急性白血病分型主要的修改处在于：①伴重现性遗传学异常的 AML 分类中新增了 AML 伴 BCR-ABL 和 AML 伴 RUNX1 两个暂定类型，而 2008 版暂定类型的 AML 伴 NPM1 和 AML 伴 CEBPA 双突变类型成为正式分类。②取消了急性红白血病的类型，仅保留纯红系白血病。原始细胞比例不再计算占非红系细胞的比例，而是计算原始细胞占所有有核细胞的比例。红系比例超过 50%，原始细胞占有核细胞比例低于 20%，而原始细胞占非红系细

胞比例超过 20% 者，WHO 2008 版诊断为急性红白血病，按照新标准则应该诊断为骨髓增生异常综合征。③急性 B 淋巴细胞白血病中新增了 BCR-ABL1 样 B-ALL 和 21 号染色体内部扩增的 B-ALL 两种暂定类型。④急性 T 淋巴细胞白血病新增了早期前体 T 细胞淋巴瘤(ETP)。目前更多的能够影响预后的基因突变被逐步发现，未来 WHO 标准仍将不断更新，更好地指导临床治疗。

6. **二代测序在血液肿瘤诊疗中的应用价值** 二代测序(next-generation sequencing, NGS)作为新的分子生物学技术，具有通量高、灵敏度高、成本低等优势，是探索血液肿瘤发病的分子机制并指导临床诊疗的重要手段。血液肿瘤中常见的分子生物学异常主要包括基因突变、融合基因及基因异常表达。目前 NGS 在基因突变的检测方面应用最为广泛和成熟。《中华血液学杂志》于 2018 年刊出了"二代测序技术在血液肿瘤中的应用中国专家共识"。此共识明确了 NGS 在血液肿瘤中的意义，其中急性白血病相关突变基因的种类列表见表 39-4。

（1）诊断分型：基因突变的检测在急性髓细胞性白血病(AML)伴重现性遗传学异常、遗传易感性髓系肿瘤、骨髓增殖性肿瘤(MPN)、骨髓增生异常综合征伴环形铁粒幼红细胞(MDS-RS)、毛细胞白血病(HCL)和淋巴浆细胞淋巴瘤 / 华氏巨球蛋白血症(LPL/WM)的诊断中具有关键性的作用，对于其他血液肿瘤则起到辅助诊断的作用。

（2）预后判定：基因突变是各类血液肿瘤预后判断的重要依据，目前 NCCN 指南已提出了基于基因突变的 AML 预后分层体系。此外，急性淋巴细胞白血病(ALL)、慢性淋巴细胞白血病 / 小淋巴细胞淋巴瘤(CLL/SLL)中，已经证实了一些具有明确预后意义的突变基因。

（3）指导治疗：一方面，基因突变检测可提供分子治疗靶点，对应靶向药物进行治疗，目前已有基于突变基因的靶向药物应用于临床或处于临床试验阶段，其中 FLT3、IDH1/2、BRAF 及 JAK-STAT 信号通路相关的突变基因已有靶向药物上市；另一方面，基因突变可以导致对某些药物的敏感或者耐受，及时检测有助于治疗方案的调整。例如，*TP53* 突变的 CLL/SLL 患者对常规化

表 39-4 急性白血病相关突变基因的种类列表

血液肿瘤	必要检测基因			建议检测基因
	诊断及鉴别诊断	预后判定	指导治疗	
AML	NPM1、CEBPA、RUNX1	KIT、FLT3、NPM1、CEBPA、IDH1/2、TP53、RUNX1、ASXL1、DNMT3A、SF3B1、U2AF1、SRSF2、ZRSR2、EZH2、BCOR、STAG2	FLT3、IDH1/2、NPM1、KIT	NRAS、KRAS、PHF6、WT1、CSF3R、PTPN11、ZBTB7A、KDM6A、DHX15、TET2、ASXL2、DDX41、ANKRD26、ETV6、GATA1、GATA2、SRP72、KMT2A、RAD21、SMC1A、SMC3
ALL	IKZF1、TP53、NOTCH1、FBXW7		ABL1、JAK3、JAK1	NRAS、KRAS、FLT3、IL7R、SH2B3、BRAF、GATA3、ETV6、RUNX1、EP300、PAX5、RB1、JAK2、CDKN2A/B

注：AML，急性髓细胞性白血病；ALL，急性淋巴细胞白血病

疗反应差，ABL1 激酶区突变是慢性髓性白血病（CML）和 Ph+ALL 酪氨酸激酶抑制剂（TKI）耐受的主要机制之一。

（4）微小残留病（MRD）监测：基因突变是 MRD 监测的分子标志物之一。虽然实时定量 PCR 方法和流式细胞学是目前主流的 MRD 监测方法，但是由于 NGS 灵敏度随测序深度加深可进一步提高，在 MRD 监测方面具有更大的优势。

（5）克隆演变：血液肿瘤在发展过程中会伴随动态的克隆演变，或基因突变负荷的改变，或新的突变基因的出现，及时监测基因改变，有助于了解疾病进展并调整治疗方案。

第二节 急性髓细胞性白血病

急性髓细胞性白血病（AML）是成人白血病最常见类型，占 20 岁以上急性白血病的 80% 左右。AML 可以发生在任何年龄阶段，但以老年人为主。近期的协作组研究中入组的原发性 AML 患者的中位年龄大约为 55 岁，初诊时的中位年龄为 65～70 岁。AML 初诊时可以是原发性和继发性，原发性是指无血液病史。继发性是指既往有骨髓疾病如骨髓增生异常综合征（MDS）、再生障碍性贫血和 Fanconi 贫血、其他类型肿瘤或非肿瘤性疾病治疗后。

一、AML 分型

（一）AML 法美英（FAB）分型

（1）M0（急性髓细胞性白血病微分化型，minimally differentiated AML）：骨髓原始细胞 ≥30%。

（2）M1（急性粒细胞白血病未分化型，AML without maturation）：原粒细胞（Ⅰ型 + Ⅱ型）≥90% 的骨髓非系有核细胞（NEC）。

（3）M2（急性粒细胞白血病部分分化型，AML with maturation）：单核细胞 <20%。原粒细胞（Ⅰ+Ⅱ型）占 30%～<89%（NEC）。

（4）M3（急性早幼粒细胞白血病，acute promyelocytic leukemia，APL）：骨髓中以颗粒增多的早幼粒细胞为主，此类细胞在 NEC 中≥30%。

（5）M4（急性粒 - 单核细胞白血病，acute myelomonocytic leukemia）：骨髓中原始细胞占 NEC 的 30% 以上，各阶段粒细胞占 30%～80%，各阶段单核细胞 >20%。

M4E0（AML with eosinophilia）：除上述 M4 型的特点外，嗜酸性粒细胞在 NEC 中 >5%。

（6）M5（急性单核细胞白血病，acute monocytic leukemia）：分为两种亚型。M5a：骨髓原单核细胞 Ⅰ+Ⅱ型 ≥80%（NEC）。M5b：骨髓原单核细胞 Ⅰ+Ⅱ型 <80%（NEC），其余为幼稚及成熟单核细胞。

（7）M6（红白血病，erythroleukemia）：骨髓中幼红细胞≥50%，NEC 中原始细胞（Ⅰ型 + Ⅱ型）≥30%。

（8）M7（急性巨核细胞白血病，acute megakaryoblastic leukemia）：骨髓中原始巨核细胞≥30%。

（二）AML 的 WHO 分型（2016 年）（MICM 分型）

WHO 推荐骨髓或外周血原始细胞≥20% 作为急性白血病诊断标准。

（1）伴重现性遗传学异常的 AML

AML 伴 t（8：21）（q22；q22）；RUNX1-

RUNX1T1（ETO）

AML 伴 inv（16）（p13.1q22）或 t（16；16）（p13.1；q22）；CBFβ-MYH11

APL 伴 PML-RARα

AML 伴 t（9；11）（p21.3；q23.3）；MLLT3-KMT2A（MLLT3-MLL）

AML 伴 t（6；9）（p23；q34.1）；DEK-NUP214

AML 伴 inv（3）（q21.3q26.2）或 t（3；3）（q21.3；q26.2）；GATA2；MECOM（RPN1-EVI1）

AML（原始巨核细胞性）伴 t（1；22）（p13.3；q13.3）；RBM15-MKL1

暂定类型：AML 伴 BCR-ABL1

AML 伴 NPM1 突变

AML 伴 CEBPA 双突变

暂定类型：AML 伴 RUNX1 突变

（2）AML 伴骨髓增生异常相关改变

（3）治疗相关髓系肿瘤

（4）非特指的 AML（AML，NOS）

AML 微分化型

AML 未成熟型

AML 伴成熟型

急性粒单核细胞白血病

急性原始单核和单核细胞白血病

纯红白血病

急性巨核细胞白血病

急性嗜碱细胞白血病

急性全髓增生伴骨髓纤维化

（5）髓系肉瘤

（6）Down 氏综合征相关髓系增殖

短暂性异常骨髓增殖（TAM）

Down 综合征相关的髓系白血病

二、临床表现

急性白血病起病多急骤，临床表现为发热、出血、贫血、骨关节痛以及肝脾淋巴结肿大及其他脏器浸润的表现。急性髓细胞性白血病除上述急性白血病共同可出现的临床表现外，主要有以下临床突出特点：

1. **出血** 是 AML 中急性早幼粒细胞白血病（APL）的突出表现，易合并弥散性血管内凝血（disseminated intravascular coagulation，DIC），合并重要脏器出血是 APL 早期死亡的主要原因之

一。出血原因有血小板质和量的异常、DIC、凝血因子缺乏和白血病细胞对血管壁的损害。皮肤黏膜出血点、瘀斑常见，严重者可出现呕血、黑便、血尿，脑出血则可直接威胁生命。

2. **肝脾肿大** 除急性淋巴细胞白血病外，急性粒单核细胞白血病和急性单核细胞白血病患者易出现肝脾肿大。尸解中 AML 肝脾肿大高达 90%。

3. **皮肤浸润** AML 中皮肤浸润占 13%，以急性粒单核细胞白血病和急性单核细胞白血病最常见，为白血病细胞浸润所致，表现为皮疹、斑疹、丘疹、肿块、溃疡等。

4. **口腔黏膜浸润** 表现为牙龈肿胀增生、巨舌、牙龈出血和口腔溃疡，以急性粒单核细胞白血病和急性单核细胞白血病最常见。

5. **绿色瘤** 常见于儿童和青年急性髓性白血病患者，男性多于女性，多侵犯骨膜、硬脑膜及韧带组织。好发于眼眶骨膜下，引起突眼症，也可见于颞骨、鼻窦、胸骨、肋骨及骨盆。

三、实验室检查

1. **血象** 多数患者有不同程度的贫血，一般属正色素性，红白血病患者可为大细胞性。90%以上的患者有血小板减少。白细胞数多增加，多为（20～30）×10⁹/L，少数患者高达 100×10⁹/L，部分患者白细胞低于正常。外周血涂片可见数量不等的原始细胞。

2. **骨髓象** 常显示有核细胞明显增生或极度活跃，髓性原始细胞明显增多。原始细胞大小不等，胞质嗜碱，量中等或丰富，呈灰蓝色。核染色质呈细粒状，可见多个核仁。胞质中可含有少量的嗜天青颗粒。胞质 Auer 小体是急性髓细胞性白血病的特征性标志。

3. **细胞化学染色** 细胞化学染色是以细胞形态学为基础，根据化学反应原理，将骨髓涂片进行不同的化学染色，观察细胞化学成分及其变化的方法，从而鉴别不同的白血病类型。各型急性髓细胞性白血病的细胞化学染色特征见表39-5。

4. **免疫学** 见本章第一节。AML 各亚型的免疫表型见表39-6。

5. **细胞遗传学** 约半数以上的急性白血病

表 39-5　各型急性白血病的细胞化学染色特征

细胞化学染色	急性粒细胞白血病	急性单核细胞白血病	急性淋巴细胞白血病
过氧化物酶（POX）	（+）或（++）	（−）～（+）	（−）
			（−）
糖原反应（PAS）	（−）或弥漫淡红色	（+）弥漫性淡染或细小颗粒	成块或颗粒状（+）
非特异性酯酶（NSE）	（−）或（+）	（+++）	（−）
+NaF	不被抑制	抑制率>50%	（−）

表 39-6　AML 各亚型的免疫表型

FAB 分型	CD34	HLA-DR	CD33	CD13	CD11b	CD14	CD15	GP-A	CD41
M0*	+	+	+	+	−	−	−	−	−
M1	+	+	+	+	−	−	±	−	−
M2	±	+	+	+	−	−	±	−	−
M3	−	−	+	+	±	−	±	−	−
M4	±	+	+	+	+	+	+	−	−
M5	±	+	+	±	+	+	+	−	−
M6 #	±	±	+	+	−	−	±	+	−
M7 §	±	+	+	+	−	−	±	−	+

注：*POX 染色阴性，但电镜下 cMPO 阳性；#转铁蛋白受体（CD71）阳性；§血小板糖蛋白阳性，包括 CD41、CD42、CD61

患者存在非随机的克隆性染色体畸变，包括结构重排和数目改变，常见的有染色体易位、缺失、倒位、插入以及整条染色体的增加或丢失等，这些异常可以单独存在，也可以是 2 种或以上的染色体异常。AML 最常见的染色体改变为 t（15；17）、t（8；21）、inv（16）、+8、+21 等。部分染色体异常与某些白血病亚型特异性相关。染色体核型的改变是急性白血病重要的诊断和独立的预后因素。

6. 分子生物学　近年来，AML 的诊断及治疗方面已有一些临床实践变化的进展。以往的"良好，中等，不良"的预后分类，主要以细胞遗传学风险度分组为基础，显然存在不足。基因组学技术的进展已经确认 AML 是一个遗传学高度异质性疾病，目前越来越多的 AML 患者通过他们潜在的分子学遗传缺陷，被划分为不同的临床病理亚型。细胞遗传学正常的患者，是最大的亚型，以往被分类为"中等程度"预后，现已进一步被划分了分子学亚型，其中一些已知具有显著预后意义的亚型。例如，正常核型伴有单独的 FLT3-ITD 或 TP53 或 RUNX1 或 ASXL1 突变，野生型 NPM1⁺/FLT3⁻ITDʰⁱᵍʰ 与不良预后相关。而存在正常核型伴有孤立的 NPM1 或 NPM1⁺/FLT3⁻

ITDˡᵒʷ 及孤立的 CEPBA 双突变的患者与良好预后相关。在细胞遗传学异常患者中证实具有预后意义的突变，如 KIT 突变的检出则否定了既往对 t（8；21）相关的"良好"分类。到目前为止，越来越多的基因突变已经结合到 AML 的临床实践指南中，但是在不久的将来，可能会有更多的突变成为标准的评估。新型的分子学标志物以及靶点正在不断出现，希望在这一高度恶性的疾病中能够取得快速进展。表 39-7 列出了 AML 患者的细胞遗传学及分子学异常与预后的关系。

随着 NGS 的普遍开展，NGS 技术在 AML 的诊断、判断预后、指导治疗、MRD 监测及克隆演变判定中起着越来越重要的作用，常见 AML 相关突变基因的种类见第一节表 39-4。

7. 血液生化　血清乳酸脱氢酶可增高。血和尿中尿酸浓度增高，尤其是化疗期间。如发生弥散性血管内凝血或纤溶亢进，则相应的凝血检测异常。合并中枢神经系统白血病（CNSL）时，脑脊液压力增高，WBC 增多（>0.01×10⁹/L），蛋白质增多（>450mg/L），而糖定量减少，涂片中可找到白血病细胞。脑脊液清浊度随所含的细胞数而异。

表 39-7　AML 患者的细胞遗传学及分子学异常与预后的关系

预后	细胞遗传学异常	分子学异常	常见 FAB 亚型
良好	t(8；21)(q22；q22)	RUNX1-RUNX1T1	M2
	t(15；17)(q22；q21)	PML-RARα	APL
	inv16(p13；q22)	CBFβ-MYH11	M4Eo
	t(16；16)(p13；q22)	CBFβ-MYH11	M4Eo
	正常核型；	单独的 *NPM1* 突变、	M1～M2、M4～M5
	正常核型；	单独的 *CEBPA* 双突变	M1～M2、M4～M5
中等	正常核型；		M1～M2、M4～M7
	t(8；21)(q22；q22)	t(8；21)伴 c-KIT	M2
	inv16(p13；q22)	inv16 或 t(16；16)伴 c-KIT	M4Eo
	t(16；16)(p13；q22)	MLLT3-MLL	M0～M7（除 APL）
	+8；		M5
	t(9；11)；		
	其他不在预后良好和高危组中的细胞遗传学异常和分子学突变		
不良	正常核型；	伴 FLT3 突变	M0～M7（除 APL）
	复杂的细胞遗传学异常（≥3 种核型异常；	MLL	M4、M5
	-5；5q-；-7q-；	RPN1-EVI1	M1、M4、M6
	11q23，不包括 t(9；11)；	DEK-NUP214	M2、M4
	inv3；t(3；3)；	BCR-ABL	
	t(6；9)；	*TP53* 突变	
	t(9；22)	*RUNX1*（AML1）突变	
		ASXL1 突变	

四、诊断与鉴别诊断

（一）诊断

主要根据临床表现、体征和实验室检查来确定。明确诊断最重要的是实验室检查，主要包括骨髓形态学及组织化学染色、骨髓免疫学检查、细胞遗传学、分子生物学检查。1976 年 FAB 协作组提出急性白血病诊断标准为骨髓或外周血原始细胞≥30%，2008 年 WHO 推荐骨髓或外周血原始细胞≥20% 作为急性白血病诊断标准。AML 的实验室诊断则在上述标准符合同时，经实验室检查证实白血病细胞来源于原始粒细胞。

（二）鉴别诊断

AML 要与类白血病反应、骨髓增生异常综合征（MDS）、再生障碍性贫血（AA）及传染性单核细胞增多症（infectious mononucleosis，IM）等疾病鉴别。

五、治疗

（一）一般治疗

1. **高白细胞血症**　循环血液中 WBC>100×

10^9/L 时，患者可产生白细胞淤滞症（leukostasis），表现为呼吸困难、低氧血症、言语不清、颅内出血、阴茎异常勃起等。可使用血细胞分离机（APL 除外），快速分离清除过高的 WBC，同时应用化疗及水化碱化药物，预防高尿酸血症、酸中毒、电解质紊乱、凝血异常等并发症，减少肿瘤溶解综合征的发生风险。

2. **防治感染**　感染是急性白血病患者主要的临床表现，急性白血病患者常伴有粒细胞减少，特别是在放化疗后，如有发热，应积极寻找感染源并迅速经验性抗生素治疗，并根据病原学结果调整抗感染药物。G-CSF 或粒-单核系集落刺激因子（GM-CSF）可缩短粒细胞缺乏期，可用于化疗后粒细胞缺乏期。

3. **成分输血**　成分输血是急性白血病治疗期间必不可少的支持治疗。一般要求维持 Hb>80g/L；PLT≥10×10^9/L（APL 患者诱导治疗 PLT≥30×10^9/L）。为预防输血反应及输血后移植物抗宿主病（GVHD）的发生，建议成分血经白细胞过滤或经辐照（约 25Gy）处理灭活淋巴细胞后再输注。

4. 高尿酸血症的处理 患者化疗后容易产生高尿酸血症、高磷血症和低钙血症等代谢紊乱，严重者会发生高钾血症和急性肾功能衰竭。应充分水化（补液量 >3L/d）、碳酸氢钠碱化尿液，同时予别嘌醇（每次 100mg，每天 3 次）降低尿酸。

（二）抗白血病治疗

1. 非 APL 的 AML 治疗 AML 的治疗通常分为：诱导、缓解后治疗、复发后治疗。对于初诊 AML 患者，诱导治疗的目标是获得完全缓解（complete reesponse，CR），为后续治疗获得最大可能的长期生存和治愈。目前 CR 的定义主要是根据形态学标准，包括：骨髓形态学正常；原始细胞小于 5%；无髓外白血病存在；中性粒细胞 >1.5×10^9/L，PLT>100×10^9/L。

（1）诱导治疗：AML 的初始治疗主要取决于患者的年龄、有无先期 MDS 病史或细胞毒（药物）治疗史及全身状况。诱导化疗的目的是大量降低白血病负荷，恢复正常造血。诱导化疗的结果直接影响患者的长期疗效。

按 2017 年 AML 中国诊疗指南推荐的 AML 诱导方案（小于 60 岁患者）：①常规的诱导缓解方案，标准剂量阿糖胞苷（Ara-C）100～200mg/(m^2·d)，7 天联合去甲氧柔红霉素（IDA）12mg/(m^2·d)，3 天或柔红霉素（DNR）60～90mg/(m^2·d)，3 天。IDA 和 DNR 的用量可以根据患者的情况，按照下述化疗药物推荐剂量范围进行调整。②含中大剂量 Ara-C 的诱导治疗方案，a. 蒽环类药物（包括 IDA、DNR 等）联合中大剂量 Ara-C，蒽环类药物为 3 天用药，剂量同下述化疗药物推荐使用剂量；Ara-C 用量为 1.0～2.0g/m^2，每 12 小时 1 次，第 1、3、5 天或第 1～5 天；b. 含中剂量 Ara-C 的 HAD 方案，高三尖杉酯碱（HHT）2mg/(m^2·d)，7 天，DNR40mg/(m^2·d)，3 天，Ara-C 前 4 天为 100mg/(m^2·d)，第 5、6、7 天为 1.0～1.5g/m^2，每 12 小时 1 次。③其他诱导方案，HA+ 蒽环类药物组成的方案，如 HAA [HA+ 阿克拉霉素（Acla）]、HAD（HA+DNR）方案等。HA 为 HHT（或三尖杉酯碱）联合标准剂量 Ara-C 的方案。化疗药物推荐剂量，标准剂量 Ara-C 100～200mg/(m^2·d)，7 天，IDA 10～12mg/(m^2·d)，3 天，DNR45～90mg/(m^2·d)，3 天，Acla

20mg/d，7 天，HHT2.0～2.5mg/(m^2·d)，7 天[或 4mg/(m^2·d)，3 天]。临床工作中可以参照上述方案、药物剂量，根据患者情况调整。

2019 年 NCCN 指南还将 Ara-C [200mg/(m^2·d)，第 1～7 天]、DNR [60mg/(m^2·d)，第 1～3 天]与克拉曲滨 [5mg/(m^2·d)，第 1～5 天]推荐为一线诱导方案。

（2）缓解后的治疗：1994 年以来，3～4 疗程高剂量阿糖胞苷（HDAC：Ara-C 3g/m^2，每 12 小时 1 次，静脉注射，6 次）成为 60 岁以下、具有良好或中危患者的标准巩固治疗。目前巩固治疗的方式有：①多疗程 HDAC；②一或数疗程 HDAC 之后行自体造血干细胞移植（Allo-HSCT）；③同胞或无关供者的异基因造血干细胞移植（Allo-HSCT）。建议①高危组首选 Allo-HSCT；②低危组首选 HD AraC 为主的联合化疗；③中危组，HSCT 和化疗均可采用。自体 HSCT（auto-HSCT）适用于部分中低危组患者。通过多色流式细胞术、定量 PCR 等技术监测患者体内 MRD 水平是预警白血病复发的重要方法。巩固治疗后 MRD 持续高水平或先降后升，往往提示复发高风险。

2. APL 的治疗

（1）诱导治疗：化疗、全反式维 A 酸（ATRA）和砷剂均可分别诱导 APL 患者达血液学完全缓解（HCR）。在诱导缓解中，ATRA 的优点是改善凝血功能并无骨髓抑制。砷剂不但改善凝血功能且能达到细胞遗传学及分子学缓解。ATRA 所引起的诱导分化综合征可通过化疗得到控制。

2018 年中国 APL 诊疗指南在诱导治疗中推荐：低（中）危 APL 患者的治疗（初诊低危，WBC<10×10^9/L，PLT≥40×10^9/L；中危，WBC<10×10^9/L，PLT<40×10^9/L），ATRA 25mg/(m^2·d) 同时联合三氧化二砷（简称亚砷酸）0.16mg/(kg·d) 或复方黄黛片 60mg/(kg·d)，直到完全缓解（CR），总计约 1 个月[治疗前 WBC（4～10）×10^9/L，予以羟基脲 1.0g，每天 3 次，口服，应用天数按白细胞计数而定；治疗前 WBC<4×10^9/L，待治疗中 WBC>4×10^9/L 时加羟基脲 1.0g，每天 3 次，口服，应用天数按白细胞计数而定；治疗中 WBC>10×10^9/L 时，酌情加用蒽环类药物或阿糖胞苷（Ara-C）]。ATRA 治疗机制与 ATRA 诱导伴有 PML-RARa 融合基因的早幼粒白血病细胞分化成熟有关。ATRA 联合化疗可提高 CR 率、降低诱导分化综合征的发生率和死亡率。诱导分化综合征多见于 APL 单用 ATRA 诱导过程中，发生率 3%～30%，可能与细胞因子大量释放和黏附分子表达增加有关。临床表现为发热、体重增加、肌肉骨骼疼痛、呼吸窘迫、肺间质浸润、胸腔积液、心包积液、水肿、低血压、急性肾衰竭等。初诊时 WBC 较高或治疗后迅速上升者易发生诱导分化综合征。治疗包括暂停 ATRA、吸氧、利尿、高剂量地塞米松（10mg，静脉注射，每天 2 次）和化疗等。APL 合并出血者可输注新鲜冷冻血浆和血小板。2018 年中国 APL 诊疗指南在诱导治疗中对于高危患者（初诊时白细胞 >10×10^9/L）ATRA 25mg/（m·d）联合亚砷酸 0.16mg/（kg·d）或复方黄黛片 60mg/（kg·d），直到 CR；DNR 45mg/（m·d）或 IDA 8mg/（m·d）第 1～3 天。

（2）缓解后巩固治疗：获得血液学缓解后，间歇性的化疗是必要的。以蒽环类化疗药物为主的巩固化疗至少 2 疗程。但对中危及高危组患者需联合中 - 大剂量 Ara-C。并检测融合基因，以了解分子生物学缓解情况。此阶段定期鞘内注射 MTX/Ara-C 预防中枢神经系统白血病。

（3）维持治疗：间歇 ATRA 联合 6-MP+MTX，或以砷剂为主联合 ATRA，维持 2～3 年。定期 PCR 检测融合基因（每 3～6 个月 1 次）。

（4）复发的治疗：国外报道多将砷剂用于复发患者的治疗。可根据患者既往治疗情况，选择砷剂或 ATRA 联合化疗再诱导。还可选择抗 CD33 单抗（mylotarg）。

达 CR2 的患者可选择自体或异基因造血干细胞移植。

（三）老年 AML 的治疗

AML 初诊时的中位年龄为 65～70 岁，老年 AML 患者（≥60 岁）骨髓增生异常综合征（MDS）转化和 / 或三系发育异常的比例高；预后不良的染色体核型发生率高，如 -5、-7、5q-、7q-、11q 异常，+8 及累及多个染色体的复杂核型异常常见，发生率 >35%；常发生在年轻患者预后良好的 t（8；21）、inv16、t（15；17）等核型异常少见，仅见于 2% 的老年 AML；以分化不良的 M0、M1、M5、M6 型多见，幼稚细胞 Auer 小体少见。

老年患者年龄 <75 岁、一般情况好，适合接受强烈化疗的患者（尚要根据 PS 评分及合并基础疾病判断）可用标准 3+7 方案诱导治疗（蒽环类药物适当减量）。年龄 ≥75 岁或一般情况差的患者多采用支持治疗或小剂量化疗 ±G-CSF 治疗。有条件的单位应鼓励患者加入临床研究。有 HLA 相合的同胞供体者可行降低强度预处理造血干细胞移植（RIC-HSCT）。

（四）复发、难治性 AML 的治疗

20%～30% 患者标准方案不能获得 CR，同时很多患者 2 年内会复发，此类患者仍缺乏有效的治疗方式。异基因造血干细胞移植（Allo-HSCT）是唯一可能获得长期缓解的治疗措施，移植前通过挽救方案获得缓解有利于提高移植疗效。治疗方案有：①大剂量 Ara-C 为基础的方案（Ara-C 联合 IDA 或 DNR 或蒽醌类药物，FLAG 等）或大剂量 Ara-C 再诱导；②二线方案再诱导治疗，如含 G-CSF 的预激方案，如 CAG（粒细胞集落刺激因子 G-CSF+ 阿克拉霉素 +Ara-C）方案（低白细胞计数者）等；③新型药物联合化疗，新型烷化剂 -cloretazine、核苷酸类似物，氯法拉滨、髓系单克隆抗体以及靶向药物如 BCL2 抑制剂、FLT3 抑制剂等；④配型相合的 Allo-HSCT（二线方案达 CR 后再移植或直接移植），Allo-HSCT 后复发患者可尝试供体淋巴细胞输注（DLI）、二次移植等；⑤临床试验；⑥支持治疗。

（五）造血干细胞移植

造血干细胞移植是能够治愈 AML 的重要治疗方法。随着对造血干细胞特性、移植免疫及 HLA 配型等基础研究的不断深入，以及新的免疫抑制剂、抗感染药物的出现和综合治疗能力的提高，HSCT 技术取得了长足的进步。主要包括自体造血干细胞移植和异基因造血干细胞移植。

1. 自体造血干细胞移植（Auto-HSCT） Auto-HSCT 实际上是强化疗清除肿瘤细胞后，应用预先冻存的自体造血干细胞重建造血功能，其优点是无须寻找供者，无移植物抗宿主反应，移植相关并发症少。随着对 AML 细胞遗传学和分子学预后分层的不断精细化，Auto-HSCT 被认为是遗传学预后良好患者的缓解后治疗选择。而不推荐给高危患者。Auto-HSCT 后结果至少与缓解后化疗的疗效相当。自体 HSCT 在一些亚型患者疗效中优于常规化疗。

2. 异基因造血干细胞移植（Allo-HSCT） Allo-HSCT 是 AML 患者的标准治疗，是目前复发率最低的缓解后治疗方式，其优势主要取决于大剂量的预处理治疗与移植物抗白血病的作用。美国血液和骨髓移植学会推荐 Allo-HSCT 是 NCCN 预后分型中的 AML 中高危患者的标准治疗。我国缺乏与人类白细胞抗原（HLA）相合的同胞供者和非亲缘供者，单倍体异基因 HSCT 的成功，开创了"人人有供者"的新时代。根据北京大学血液病研究所提出的"北京方案"，对于缺乏 HLA 相合供者的 AML CR1 患者，抗胸腺免疫球蛋白和粒细胞集落刺激因子为基础的 HLA 单倍型 HSCT（haploidentical HSCT，HID-HSCT）与 HLA 同胞全合 HSCT（HLA-matched sibling donor HSCT，MSD-HSCT）相比在 AML 缓解后治疗中获得了同样好的疗效。临床试验的荟萃分析显示，对于中、高危 AML 患者在第 1 次完全缓解（CR1）接受 Allo-HSCT 明显优于接受常规化疗。

随着移植预处理和对症支持治疗的进步，Allo-HSCT 相关并发症的发生率和死亡率不断下降。和化疗相比，Allo-HSCT 对难治复发急性白血病具有更好的效果。一般认为单用化疗，难治复发 AML 的 3 年存活率为 7%，而 Allo-HSCT 可使之增加到 20%～40%。此外，治疗相关 AML 及有前驱病史（如 MDS）的 AML 移植的疗效尽管并不理想，但仍可从移植中获益。应选择 Allo-HSCT。

目前，中国专家共识对 AML（非 APL）患者 allo-HSCT 适应证及时机，如下情况推荐 allo-HSCT：①按 NCCN 风险分层，中高危 AMLCR1；②≥2 疗程的 AML CR1 者；AML-MRC 或 t-AML 者；③WHO 分型伴有 RUNX1-RUNX1T1 和 CBFB-MYH11 的低危 AML 处于 CR1 患者，巩固 2 疗程后根据 MRD 水平识别高危者（RUNX1-RUNX1T1 未达 MMR 或 6 个月内失去 MMR；CBFB-MYH11>0.2%）者；④AML（非 APL）≥CR2；⑤AML 未缓解。

APL 患者 allo-HSCT 的适应证推荐：①诱导治疗失败；②复发（包括分子学、细胞遗传学或血液学）患者再诱导后持续 PML-RARa 阳性。

总之，AML 患者应根据年龄、遗传学和分子学的预后因素、化疗后的 MRD 水平、有无 HLA 相合或不合及无关供者，权衡利弊，选择造血干细胞移植。

（六）靶向治疗及其他治疗

1. CD33 单抗 约 90% 的 AML 细胞表达 CD33。mylotarg（gemtuzumabozogamicin，GO）是人源化的 CD33 单抗，2005 年 5 月被 FDA 批准用于 CD33 阳性老年 AML 和复发 AML 的治疗。mylotarg 作为单药治疗可以使 15%～35% 的老年患者在首次复发后获得 CR2。在一项年轻的成年人 AML 的研究中，标准诱导治疗中加入 mylotarg 获得了 91% CR 率。随后的验证性临床试验因安全性和有效性问题在 2010 年退出市场，2017 年 9 月被 FDA 重新批准上市，用于新诊断 CD33 阳性成人 AML 患者治疗、2 岁以上复发性和难治性 AML 患者治疗。

2. FLT3 抑制剂 正常核型具有 FLT3⁺ 突变的 AML 患者预后较差。已有文献报道的小分子 FLT3 酪氨酸激酶抑制剂已经超过 20 余种，部分已进入临床试验，如 midostaurin（PKC412），lestaurtinib（CEP-701），sunitinib（SU11248），tandutinib（MLN518），索拉非尼（sorafenib）等。研究证明 FLT3 酪氨酸激酶抑制剂作为单独疗法对伴有 FLT3 突变的 AML 即可发挥一定的抗白血病作用，虽然目前 FLT3 酪氨酸激酶抑制剂与标准化疗方案的最佳组合方案仍需探讨，但是其与常规化疗方案的联用已经显示出了极大的治疗前景。

其中，midostaurin 已被 FDA 批准用于与化疗联合使用治疗 FLT3 阳性的急性髓性白血病初治患者，在国内尚未获批。AML 患者中有 17%～34% 存在 FLT3 突变，这类患者病情发展迅速且复发率高，在 PARIFY 的 Ⅲ 期临床中，Midostaurin 联合阿糖胞苷（cytarabine）+ 柔红霉素用于 FLT3⁺AML 初诊患者，比仅用化疗方案可减少 23% 的死亡风险，中位无事件生存期显著改善（8.2 个月 *vs*. 3.0 个月）。

3. 去甲基化药物 目前两种去甲基化药物（胞嘧啶类似物阿扎胞苷和地西他滨）被批准用于治疗 MDS。在一项 3 期随机对照试验中，阿扎胞苷在中危 2 及高危 MDS 患者中比常规化疗延长了 OS，这些患者中约三分之一在 WHO 诊断标准中符合 AML。2 年的 OS 在阿扎胞苷组为 50%，显著地高于常规化疗组的 16%。基于这些结果，阿扎胞苷已经批准用于原始细胞 20%～30% 的老年 AML。decitabine（地西他滨，5- 氮 -2'- 脱氧胞苷）是一种脱氧胞苷类似物，能抑制 DNA 甲基化，改变基因的表达，从而诱导细胞分化。它对肿瘤细胞具有双重作用，低剂量时诱导分化，高剂量时有细胞毒作用。

4. 其他新型制剂 2017 年以来，FDA 先后批准了 enasidenib、ivosidenib 及 venetoclax 等新型 AML 靶向治疗药物，为 AML 患者治疗带来了新的希望。

enasidenib 是异柠檬酸脱氢酶 2（IDH2）抑制剂，用于 IDH2 突变的复发难治型 AML 患者治疗，AML 患者中 IDH2 突变的比例为 8%～19%。199 人参与的 I/II 期单臂临床试验结果，6 个月的 CR 率为 19%，中位反应时间为 8.2 个月，CR 患者中位生存期为 19.7 个月。

ivosidenib 是 IDH1 酶的抑制剂，用于 IDH1 突变的复发难治型 AML 患者，6～10% 的 AML 患者存在 IDH1 突变。单臂 I 期临床试验中，每日 500mg 的 ivosidenib 在 IDH1 突变患者 CR 率为 30%，中位获得时间为 8.2 个月。总反应率为 42%，中位反应时间为 6.5 个月。

venetoclax 是一种 BCL-2 的高效、选择性、口服生物利用的小分子抑制剂。BCL-2 的过表达与肿瘤的发生、疾病的进展和耐药相关。2018 年 11 月 FDA 批准其与去甲基化药物或低剂量阿糖胞苷联合用于初诊 AML 不能接受强烈化疗及大于 75 岁的老年患者。venetoclax 在上述患者中的诱导 CR 率高达 70%。在 AML 靶向治疗中是具有很大前景的药物。

六、预后因素分析

AML 若不经特殊治疗平均生存期仅 3 个月。APL 若能避免早期死亡则预后良好多可治愈。在 ATRA、砷剂和化疗的联合治疗下，APL 的长期生存率可达 85% 以上。

AML（非 APL）的预后因素可分为与患者特征和一般条件相关及 AML 克隆性相关的两个方面。与患者特征相关最主要的预后因素是患者年龄，≥60 岁是独立的预后不良因素。AML 相关预后因素包括白细胞计数（WBC）、此前有 MDS 或骨髓增殖性肿瘤（MPN）病史、治疗相关性 / 继发性 AML、诊断时具有的遗传学及分子学改变。正常染色体 AML 伴单独 NPM1 突变者预后较好；t

（8；21）及 inv（16）患者预后虽然相对较好，但如同时伴有 KIT 基因突变则预后较差。

AML 患者的细胞遗传学及分子学异常与预后的关系见表 39-7。

总之，AML 不良预后因素有年龄≥60 岁、此前有 MDS 或 MPN 病史、治疗相关性 / 继发性 AML、高白细胞（≥100×10⁹/L）、合并 CNSL、伴有预后差的染色体核型或分子学标志、诱导化疗 2 疗程未达完全缓解。此外，巩固维持治疗中 MRD 持续的高水平亦是不良预后因素。

七、争议与共识及未来研究方向

目前，AML 被公认为是一种高度异质性疾病。除少数 CBF 及 APL 相关基因异位提示良好疗效外，大部分患者对治疗反应不理想，预后差。近年来，已发现 NPM1 或 CEBPA 突变分析可预测正常核型 AML 患者的预后，其中合并 FLT3 突变患者可从 Allo-HSCT 中受益。近年来，随着对二代测序的深入研究，许多新的分子遗传学标记被发现，包括 TET2、ASXL1、IDH1 和 IDH2、DNMT3A、NRAS、GATA2 等。如何将这些新的标记与临床疗效相结合，已有一些研究报道了二代测序突变与预后的关联性，但多数未达成普遍共识，NGS 进一步揭示 AML 的机制仍是一个挑战。有学者认为，在未来数年中，全基因组测序将成为标准诊断评估的一部分，但在当前仍缺乏可行性。近 2 年分子靶向药物在 AML 治疗中有了重大突破，前述的几种新型制剂均已在欧美上市，如何合理规范地应用使患者获得最大化疗效反应是临床实践的研究方向。

除了新的分子遗传学标记及危险度分层以外，微小残留白血病（MRD）的检测为 AML 的治疗提供了又一个新的预后分层标准。MRD 即用任何检测手段可识别到的白血病状态，而不同检测手段有不同的检出阈值。通过 MRD 的高低对 AML 患者进行评估分层，给予不同的治疗策略。但 MRD 指导下的分层治疗尚未形成规范，不同检测手段及不同亚型的 MRD 评估阈值不同，MRD 在不同亚型中的各自意义还有待进一步研究认识并达成共识。

缓解后及 Allo-HSCT 后复发是影响 AML 总生存的一个关键性问题，尽管有许多新型制剂可用于复发患者的治疗,但疗效并不满意。CAR-T细胞免疫治疗在 AML 领域也是学者们挑战的方向。AML 复发的治疗也是未来重要的研究方向。

第三节　急性淋巴细胞白血病

成人急性淋巴细胞白血病（ALL）是一种淋巴系统恶性增殖性疾病,是最常见的成人急性白血病之一。此病起源于骨髓,白血病细胞表面表达 B 细胞或 T 细胞早期抗原标志。在诊断时,骨髓内正常细胞被大量的白血病细胞,即原始的淋巴细胞所代替,而正常造血功能受到抑制,表现为贫血、血小板减少和粒细胞减少,同时可出现髓外浸润的表现。由于原始的淋巴细胞存在分化成熟障碍,不具备正常淋巴细胞功能,且正常粒细胞受抑,使患者容易因感染并发症而死亡。

一、流行病学

ALL 多见于儿童,其发病在 2～5 岁间有一发病高峰,以后随年龄增大而有所下降。在美国,ALL 占所有白血病的 12%,其中约 60% 患者的发病年龄小于 20 岁。15 岁以下人群中 ALL 是最常见的恶性肿瘤。成人 ALL 占成人急性白血病的 15%～20%。在国际范围内,欧洲和非洲血统的儿童中,男性较女性更易患 ALL,且欧洲血统儿童发病率高于非洲血统儿童,尤其是 2～5 岁儿童。随地理分布的差异,ALL 发病率也有差异,亚洲和非洲发病率最低,欧洲、美洲和大洋洲发病率较高。

二、分类

（一）ALL 的 FAB 分型

L1：原幼淋巴细胞以小细胞（直径≤12μm）为主,胞质少,核型规则,核仁小而不清楚。

L2：原幼淋巴细胞以大细胞（直径 >12μm）为主,胞质较多,核型不规则,常见凹陷或折叠,核仁明显。

L3：原幼淋巴细胞以大细胞为主,大小一致,胞质多,内有明显空泡,胞质嗜碱性,染色深,核型规则,核仁清楚。

（二）ALL 的 WHO 分型（2016 年）

1. 前体 B 细胞 ALL（B-ALL）

（1）非特殊类型的 B-ALL（B-ALL,NOS）

（2）伴重现性遗传学异常的 B-ALL

1）B-ALL 伴 t（9；22）（q34.1；q11.2）；BCR/ABL

2）B-ALL 伴 t（v；11q23.3）；KMT2A 重排

3）B-ALL 伴 t（12；21）（p13.2；q22.1）；ETV6-RUNX1

4）B-ALL 伴超二倍体

5）B-ALL 伴亚二倍体

6）B-ALL 伴 t（5；14）（q31.1；q32.3）；IL3-IGH

7）B-ALL 伴 t（1；19）（q23；p13.3）；TCF3-PBX1

（3）建议分类

1）BCR-ABL1 样前体 B 细胞 ALL

2）B-ALL 伴 iAMP21

2. 前体 T 细胞 ALL（T-ALL）

建议分类：急性早前 T 淋巴细胞白血病（ETP-ALL）

建议分类：NK-T 淋巴细胞白血病

3. Burkitt 型白血病（归入成熟 B 细胞肿瘤）

（1）细胞形态学

1）典型 BL。

2）变异型——浆细胞样 BL 和不典型 Burkitt/Burkitt 样。

（2）免疫表型：细胞表达轻链限制性膜 IgM 和 B 细胞相关抗原 CD19、CD20、CD22 及 CD10、BCL6。CD5、CD23、TdT 阴性,BCL2 阴性。浆细胞样变异型细胞内可检测到单一的胞质内免疫球蛋白,几乎 100% 的细胞 Ki-67 阳性。

（3）遗传学：肿瘤细胞的免疫球蛋白重链和轻链基因为克隆性重排。所有患者均有 t（8；14）（q24；q32）-MYC/IgH 改变或较少见的 t（2；8）（p12；q24）-Igκ/MYC 或 t（8；22）（q24；q11）-MYC/Igλ。

Burkitt 淋巴瘤/白血病的预后不良因素包括：年龄偏大、疾病晚期（Ⅲ期以上）、体能状况差、骨髓受累（尤其是外周血出现原始细胞）或中枢神经系统受累、LDH 增高等。

三、临床表现

ALL 多急性起病,以发热、出血、进行性贫血及骨关节疼痛等为首发症状,也有一部分患者起病较缓慢。ALL 患者出现症状至确诊的时间通常只有数周。常见症状包括：虚弱，无力、全身症状（发热，盗汗和体重降低）、出血表现、呼吸困难、眩晕和感染。

急性淋巴细胞白血病除上述急性白血病可共同出现的临床表现外，主要有以下临床突出特点。

1. **骨及关节疼痛** 约80%ALL 患者可出现骨和关节疼痛。常见为胸骨压痛，自发性胸骨疼痛不多见。压痛的原因与骨髓腔内白细胞的增多以及骨膜的白血病细胞浸润有关。X 线拍片可见骨髓有稀疏层、骨髓腔扩大以及白细胞浸润引起的骨质破坏。

2. **淋巴结、肝和脾大** 约75% 的急性淋巴细胞白血病患者可出现淋巴结肿大，多数为全身淋巴结肿大，少数表现为局部淋巴结肿大，肝大约占75%，脾大约占85%。

3. **神经系统表现** 由白血病细胞直接浸润所致。临床检查及尸检，CNS 白血病合计的发病率在急性淋巴细胞白血病为74%，而在急性非淋巴细胞白血病为27%。CNS 白血病的初发灶在软脑膜，脑膜上的白血病细胞积聚可导致脑脊液循环的阻碍引起颅压增高。如果大量细胞浸润至颅底脑神经孔部位，可以压迫脑神经，引起相应脑神经压迫症状。

4. **生殖系统** 女性患者子宫和卵巢也有白血病细胞浸润，表现为阴道出血、盆腔包块和月经不调等。男性睾丸浸润可出现肿大，性欲减退。

5. **其他** 半数患者可以出现体重减轻，多汗，大量白血病细胞破坏可致高尿酸血症，出现尿酸性肾病，治疗过程中还易出现水、电解质和酸碱平衡紊乱。

四、实验室检查

急性淋巴细胞白血病需通过 MICM 分型要求进行外周血和骨髓细胞学细胞化学染色、免疫分型、细胞遗传学和分子生物学分析，以便明确分型，进一步指导治疗及预后判断。

1. **血象** 绝大部分患者在诊断时有贫血，近1/3 患者红蛋白低于80g/L，为正细胞正色素性贫血；同时患者可伴有血小板减少，其中30% 患者血小板低于 25×10^9/L；白细胞总数减少者约占

27%，正常或轻度增加约占60%，约16% 的患者在就诊时白细胞总数 $>100 \times 10^9$/L。

外周血涂片分类以原始和幼稚淋巴细胞为主，可占10%~90%，粒细胞和单核细胞减少，但有15% 左右的患者外周血涂片找不到原始或幼稚淋巴细胞，而骨髓象可见大量的白血病细胞。

2. **骨髓细胞学检查** 有核细胞增生活跃至极度活跃，淋巴系细胞呈显著增生，以原始淋巴细胞为主，并有部分幼稚淋巴细胞，成熟淋巴细胞少见，核分裂象易见，粒系、红系及巨核细胞明显减少。

3. **细胞化学染色** 证实为 ALL 的染色为糖原染色和酸性磷酸酶染色，大多数成人 ALL-L1 或 L2 型患者其 PAS 染色至少在一部分细胞为粗颗粒或块状颗粒，在两组患者中其阳性率都均为60%~70%，20%~30% 的 ALL 患者其酸性磷酸酶染色为阳性，它对 T-ALL 更为特异。由于 PAS 或酸性磷酸酶并不仅限于 ALL，在某些情况下 AML-M5 也可为阳性，故 ALL 的诊断必须有阴性的过氧化物酶和阳性特异性酯酶染色结果（阳性率3%）。

4. **免疫学** 利用流式细胞仪进行免疫分型检测是准确诊断 ALL 的重要方法，能够解决分化不清的疑难患者的诊断问题，并能够据此将 ALL 分为不同的亚型。具体分类见表39-8。

表39-8 急性淋巴细胞白血病的免疫学分型
（EGIL，1998）

1. B 系 ALL（CD19+ 和 / 或 CD79a+ 和 / 或 CD22+，至少两个阳性）
   早期前 B-ALL（B-Ⅰ）无其他 B 细胞分化抗原表达
   普通型 ALL（B-Ⅱ）CD10+
   前 B-ALL（B-Ⅲ）胞质 IgM+
   成熟 B-ALL（B-Ⅳ）胞质或膜 κ 或 λ+
2. T 系 ALL（胞质 / 膜 CD3+）
   早期前 T-ALL（T-Ⅰ）CD7+
   前 T-ALL（T-Ⅱ）CD2+ 和 / 或 CD5+ 和 / 或 CD8+
   皮质 T-ALL（T-Ⅲ）CD1a+
   成熟 T-ALL（T-Ⅳ）膜 CD3+，CD1a-
   α/β+T-ALL（A 组）抗 TCRα/β+
   γ/δ+T-ALL（B 组）抗 TCRγ/δ+
   α/β+T-ALL、γ/δ+T-ALL：是 T-ALL 中根据膜表面 T 细胞受体 -TCR 的表达情况进行的分组
3. 伴髓系抗原表达的 ALL（My+ALL）
   表达 1 或 2 个髓系标记，但又不满足杂合性急性白血病的诊断标准

在此基础上 99% 的病例可以确诊。成人 ALL 中 B-ALL 占 75%，T-ALL 占 25%，25%～30% 的成人 ALL 表达髓系相关抗原。WHO 2016 增加 ETP-ALL 诊断的免疫分型特点：①缺乏 CD1a 及 CD8（<5% 阳性）；②缺乏或者弱表达 CD5（<75% 阳性）；③表达 1 个（或以上）干细胞（CD34、HLA-DR）或者髓系（CD11b、CD13、CD33、CD117）抗原表达（>25% 阳性）。尽管根据淋巴细胞系成熟过程中的各种免疫标记可将 ALL 进一步分为上表中的各种亚型，但当前与治疗选择和预后有明确意义的分型主要为：Ph⁺ALL、Ph-like（BCR-ABL 样前体 B）ALL、成熟 B-ALL（Burkitt）、一般 B-ALL 和 ETP-ALL。

5. 细胞遗传学及分子生物学 细胞遗传学异常已成为判断白血病预后，并指导治疗策略的重要参考因素。研究表明 ALL 特异的核型与免疫亚型和临床特点相关。

在初次确诊 ALL 患者中约 2/3 可发现细胞遗传学异常，基于遗传学数据 ALL 被分为以下主要亚类：具有结构异常表达者，如 t(4；11)，t(9；22)，t(8；14)，14q+，6q-。染色体数目异常，分为亚二倍体和超二倍体。由细胞遗传学改变导致细胞分子生物学变化，产生特异的融合基因。ALL 常见细胞遗传学异常及分子学异常见表 39-9。

表 39-9 ALL 常见的染色体及分子学异常

细胞遗传学	分子学	成人发生率/%	儿童发生率/%
超二倍体		7	25
亚二倍体		2	1
t(9；22)(q34；q11)	BCR-ABL	5	3
t(12；21)(p13；q22)	ETV6-RUNX1	2	22
t(v；11q23)	KMT2A	10	8
t(1；19)(q23；p13)	TCF-PBX1	3	5
t(5；14)(q31；p32)	IL3-IGH	<1	<1
t(8；14)(q31；p32)	c-MYC	4	2
t(1；14)(p32；q11)	TAC-1	12	7
t(10；14)(q24；q11)	HOX11	8	3
t(5；14)(q35；q32)	HOX11L2	1	3

在上述分子学标志中，BCR-ABL 和 MLL 重排阳性预后差，但酪氨酸激酶抑制剂的广泛应用，已使 Ph⁺ALL 患者的生存有了极大改善。目前，还发现了许多具有重要意义的基因突变及异常表达。T-ALL 如过度表达 HOX11L2、ERG、TLX3 提示预后较差；低表达 ERG、BAALC，高表达 TLX1 提示预后较好。高表达 BAALC 的前体 B-ALL 预后差。

6. 其他检查 ALL 患者血 LDH 升高，白细胞计数增高，可检出纤维蛋白原下降，D 二聚体升高，骨髓活检部分患者可有网状纤维增加，或局灶性骨髓坏死。

五、诊断

根据临床表现、血象和骨髓象特点，完善患者的 MICM 检查，依照 WHO 急性淋巴细胞白血病诊断标准，做出 ALL 各亚型诊断并不困难。

六、治疗

（一）支持治疗

抗感染、成分输血、高白细胞及高尿酸的处理见 AML 的支持治疗。

（二）诱导治疗

ALL 诱导治疗的目的与 AML 相同。诱导化疗的基本方案仍是长春新碱（VCR）和泼尼松（P）组成的 VP 方案，能使 50% 成人 ALL 获得 CR，但易复发，CR 期 3～8 个月。当前 NCCN 治疗指南及中国成人 ALL 诊疗中国专家共识推荐 VDP 方案为 ALL 诱导推荐的标准方案。并建议在诱导方案中加用环磷酰胺（CTX）和门冬酰胺酶（L-ASP）。如基因分型结果提示 Ph⁺ALL，则可不用使用 L-ASP。CTX 会致出血性膀胱炎，临床上常用美司钠（mesna）预防。Hyper-CVAD 作为 ALL 的诱导治疗，CR 率也可达 90% 以上。高剂量甲氨蝶呤（HD-MTX）+ 高剂量 CHOP（COPADM 方案）治疗成熟 B-ALL，CR 率 70%～80%，DFS 为 50%。对于极高危的 Ph⁺ALL 患者，诱导化疗期间联合伊马替尼，不仅提高 CR 率，还可减少继发耐药的发生。伊马替尼用药剂量 400～600mg/d，持续应用。若粒细胞缺乏（尤其是中性粒细胞绝对值 0.2×10^9/L 持续时间较长（超过 1 周）、出现感染发热等并发症时，可以临时停用伊马替尼，以减少患者的风险。

（三）缓解后治疗

缓解后的巩固强化和维持治疗十分必要。高

危或极高危组 ALL 应首选 Allo-HSCT。如不进行 Allo-HSCT，ALL 总疗程一般至少需 2 年。为克服耐药并在脑脊液中达到治疗药物浓度，应选择 HD AraC（1～3g/m²）和 HD MTX（2～3g/m²）。HD MTX 可致严重的黏膜损伤，治疗同时需加用亚叶酸钙解救。VP＋巯嘌呤（6-MP）和 MTX 联用是普遍采用的有效维持方案。30%～40% 的成人 ALL 可生存 5 年以上。

Ph⁺ALL 的缓解后治疗原则上参考一般 ALL，但可以不再使用 L-ASP。伊马替尼应尽量持续应用至复发或死亡。有供体的患者在一定的巩固强化治疗后，尤其是诊断时高白细胞和/或治疗后 BCR-ABL 下降不佳者应尽早行 Allo-HSCT；伊马替尼持续口服至行造血干细胞移植。Allo-HSCT 后应定期监测 BCR/ABL 融合基因表达，伊马替尼至少应用至两次融合基因为阴性。无供体、无条件或其他原因不能行 Allo-SCT 治疗者，继续接受化疗和酪氨酸激酶抑制剂的巩固强化治疗及 VP＋酪氨酸激酶抑制剂的维持治疗。

（四）CNSL 的防治

CNSL 高发于 ALL，是最常见的髓外白血病。

目前 CNSL 尚无统一诊断标准。1985 年在罗马讨论关于急性淋巴细胞白血病预后差的危险因素时提出 CNSL 下列诊断标准：脑脊液白细胞计数>0.005×10⁹/L（5 个/微升），离心标本证明细胞为原始细胞者，即可诊断 CNSL。

CNSL 防治措施有头颅放疗、鞘内注射化疗药物和高剂量全身化疗。预防一般采用后两种，通常在 ALL 缓解后开始鞘内注射化疗药物。鞘内注射主要用药包括地塞米松、MTX、AraC。常用剂量为 MTX 10～15mg/次或 MTX+AraC（30～50mg/次）+地塞米松三联（或两联）用药。治疗 CNSL 的全身化疗采用 HD Ara-C（或 HD MTX），同时联合 CNS 照射（12～18Gy）。

巩固强化治疗中也应进行积极的 CNSL 预防，主要是腰穿、鞘注（鞘注次数一般应达 6 次以上，高危组患者可达 12 次以上），鞘注频率一般不超过 2 次/周。

已确诊 CNSL 的患者，尤其是症状和体征较明显者，建议先行腰穿、鞘注。MTX（10～15mg/次）+AraC（30～50mg/次）+地塞米松三联（或两联）鞘注，2 次/周，直至脑脊液正常；以后每周 1 次，4～6 周。

（五）睾丸白血病治疗

药物疗效不佳，需进行双侧睾丸放疗。

（六）造血干细胞移植

成人高危 ALL 的定义一般包括：Ph 染色体阳性；B-ALL 诊断时白细胞>30×10⁹/L；T 细胞 ALL 诊断时白细胞>100×10⁹/L；年龄>35 岁，一个疗程未达 CR。近年 MRC/ECOG 建议应包括以下遗传学异常：t（4；11）、t（8；14）、低亚二倍体、近三倍体及复杂核型异常。高危 ALL 占成人 ALL 的 30%～40%，其中的 Ph⁺ALL 占成人 ALL 的 25%。高危患者中 Allo-HSCT 具有肯定的治疗优势。

与单独化疗相比，成人 Ph⁻ALL CR1 患者的生存受益于 MSD-HSCT 和 HID-HSCT。回顾性研究显示，成人标危 ALL-CR1 行单倍型 HSCT 与同胞全合及无关供者 HSCT 相比，急性移植物抗宿主病、5 年 TRM、5 年复发率、5 年 DFS 及 OS 均无统计学差异。

临床数据显示，在酪氨酸抑制剂时代，Ph⁺ALL 仍是 HID-HSCT 的重要适应证。研究显示儿童与成人接受 MSD-HSCT 和 HID-HSCT 的疗效是相似的。成人 Ph⁺ALL 患者接受 HID-HSCT 比 MSD-HSCT 复发率低，而 OS 二者间无差异。北京大学血液病研究所的近年数据显示，低危 Ph⁺ALL 患者（诊断时 WBC<30×10⁹/L，2 个疗程后 BCR-ABL 水平下降 3log）的累计复发率、DFS、OS 在移植组和非移植组均无差异。

高危 T-ALL 受益于 Allo-HSCT（包括 HID-HSCT），CR1 接受 Allo-HSCT 的患者 3 年 LFS 明显高于非 CR1 期患者。

中国专家共识推荐>14 岁的 ALL 患者接受 Allo-HSCT 的适应证及时机如下：①ALL-CR1，诱导治疗 8 周后 MRD+或具有前述的高危因素；②ALL≥CR2；③ALL 未缓解，Allo-HSCT 作为挽救治疗。

近年有研究报道老年 ALL 患者中 RIC 的异基因 HSCT，不仅使那些无法耐受传统清髓预处理方案的患者得以接受移植，而且随着移植方案的优化，RIC 移植后疗效已经越来越接近清髓移植在较年轻患者中的疗效。

无合适供体的高危组患者（尤其是微小残留

病持续阴性者)、标危组患者可以考虑在充分的巩固强化治疗后进行 Auto-BMT。Auto-BMT 后的患者应继续予一定的维持治疗。无移植条件的患者、持续属于低危组的患者可行单纯化疗。

(七) ALL 复发治疗

骨髓复发最常见,髓外复发多见于 CNS 和睾丸。单纯髓外复发者多能同时检出骨髓 MRD,随之出现血液学复发;因此,髓外局部治疗的同时,需进行全身化疗。ALL 一旦复发,不管采用何种化疗方案,CR 期通常都较短暂(中位时间 2～3 个月),挽救化疗缓解率仅 20%～40%,长期生存率 <5%,应尽早考虑 Allo-HSCT 或二次移植。

达沙替尼和尼罗替尼是两种二代酪氨酸激酶抑制剂,在体外实验中已多次证实其疗效优于伊马替尼,包括对大多数伊马替尼耐药的激酶突变有效。这两种药物均对伊马替尼耐药的 Ph⁺ALL 有效。但目前仅达沙替尼被批准用于 Ph⁺ALL 的治疗,可根据 BCR-ABL 突变结果选择是否应用达沙替尼。

Blinatumomab 是 CD19/CD3 双特异性 T 细胞连接器,用于治疗复发难治 ALL 或 MRD 持续阳性 ALL,CR 率 30%±,中位 OS 7 个月 ±。

抗嵌合抗原受体 T 细胞(CAR-T 细胞)治疗是近几年在临床迅速发展的一种全新疗法,是通过基因工程技术修饰患者自体 T 细胞,回输到患者体内诱导杀伤肿瘤细胞的治疗方法,CAR-T 技术能特异识别肿瘤相关抗原(如 CD19),用于治疗 CD19⁺ 复发难治性 ALL 患者,目前报道的 CD19⁻CAR-T 细胞治疗复发难治 B-ALL 的临床资料主要来自美国纪念斯隆凯特林癌症中心(MSKCC)、费城宾夕法尼亚大学(UPenn)、美国国家癌症研究所(NCI)及西雅图弗莱德癌症研究中心(FHCRC)等医疗机构,尽管他们采用的 CAR 结构、预处理方案、回输 T 细胞剂量以及患者群体存在差异,但均获得了相似的非常高的 CR 率(70%～90%),为复发难治患者提供桥接 Allo-HSCT 的机会。

(八) ALL 的靶向治疗

1. 酪氨酸激酶抑制剂治疗 Ph⁺ALL Ph⁺ALL 是一特殊类型的 ALL,成人 Ph⁺ALL 发生率为 15%～30%,老年患者可达 50%。这些患者预后极差,以伊马替尼为代表的酪氨酸激酶抑制剂(TKI)的靶向治疗 ± 联合化疗目前已成为 Ph⁺ALL 初始的一线治疗,而 Allo-HSCT 仍是目前唯一可治愈此类患者的手段。2008 年 Thomas 等报道了 MDACC 的研究结果,Hyper-CVAD 方案联合 imatinib 治疗 54 例患者,中位获得 CR 的时间为 21 天,3 年无病生存率(DFS)62%、总生存率(OS)55%,显著高于既往单纯 Hyper-CVAD 方案化疗(DFS 14%,OS 15%)。二代 TKI 达沙替尼也已被用作 Ph⁺ALL 的一线治疗,在一项来自美国德克萨斯大学安德森肿瘤中心(MDACC)病例数 35 例的研究中,33 例(94%)获得 CR,预计 2 年 OS 64%,DFS 60%。目前研究表明,在 Allo-HSCT 的不同时期应用 TKI 均可改善 Ph⁺ALL 患者的疗效。

对于老年 Ph⁺ALL 患者,伊马替尼 ± 糖皮质激素的治疗可获得大于 90% 的 CR 率,大大提高了老年患者的生活质量。老年患者脏器功能减退,对化疗耐受差,研究表明,伊马替尼 ± 小剂量化疗(或糖皮质激素),中位生存期可达 20 个月。

2. 利妥昔单抗(rituximab)治疗 CD20⁺ ALL 利妥昔单抗(rituximab)是一种人鼠嵌合性抗 CD20 单克隆抗体,作用于靶细胞表面 CD20 抗原。CD20 是一种 B 细胞特异性抗原,表达于 40%～50% 的前体 B-ALL 患者,且和预后有关。Thomas 等报道了 MDACC CD20 单克隆抗体(rituximab)联合 Hyper-CVAD 方案治疗 CD20 阳性、Ph 阴性前体 B-ALL 的结果,与标准 Hyper-CVAD 方案比较,在 60 岁以下患者中疗效明显提高,3 年持续缓解率为 70%,3 年 OS 为 75%,显著高于单用化疗组(3 年持续缓解率 38%,3 年 OS 47%)。

3. 嘌呤类似物治疗 T-ALL 近年来,嘌呤类似物,如奈拉滨(nelarabine)、氯法拉滨(clofarabine)等用于 T-ALL 的治疗,取得了一定疗效。美国西南协作组有报道,奈拉滨 $1.5g/m^2$,第 1、3、5 天,21 天为一周期,治疗难治复发 T-ALL,CR 率 29%。

七、预后因素

成人 ALL 的预后不良因素有初诊时的年龄(年龄越大预后越差),中枢神经系统受累,初诊时白细胞数(B-ALL>$30×10^9$/L; T-ALL>$100×10^9$/L),

CD20 表达，细胞遗传学特点[t(9；22)，t(4；11)]，复杂核型，低亚二倍体，分子学异常(JAK2，IKZF1，PAX5，TLX3，ERG，BAALC)，达 CR 时间超过 4 周，MRD 持续存在。预后较好的因素有：超二倍体，del(9q)，TLX1。

八、争议与共识及未来研究方向

与儿童 ALL 不同，常规化疗不能治愈多数成人 ALL。多数成人 ALL 患者化疗后能够获得缓解，但最终会复发。异基因造血干细胞移植适用于治疗高危患者，包括诱导及巩固治疗后 MRD 阳性者。TKI 联合 Allo-HSCT 已使 Ph⁺B-ALL 患者生存大大提高。但 Ph⁻ALL 患者总体生存并无明显改善。利妥昔单抗作为 CD20 单抗与标准化疗联合可提高年轻患者的生存。其他新型药物，inotuzumabozogamicin 是一种实验性抗体偶联药物，由抗 CD22 单抗与细胞毒药物 ozogamicin 组成，可用于治疗 MRD 复发患者。blinatumomab 是 CD19/CD3 双特异性 T 细胞连接器，也用于治疗复发难治 ALL 或 MRD 持续阳性 ALL。CD19-CAR-T 细胞治疗是近几年在临床迅速发展的一种全新免疫细胞疗法，在 CD19⁺ 复发难治 B-ALL 中获得了非常高的 CR 率(70%～90%)，为复发难治患者提供了桥接 Allo-HSCT 的机会。

基因组分析已经用于 ALL 的发病基础研究，以前 B-ALL 为例，新鉴定出的突变有：PAX5、IKZF1、JAK1/2、CRLF2、IL7R、TP53、CREBBP 等。未来的研究方向是寻找出 ALL 中与白血病发病及治疗失败有关的基因变异，从而指导疾病风险分层并研发靶向治疗药物。

第四节　慢性髓细胞性白血病

慢性髓细胞性白血病(CML)，起病缓慢，多表现为外周血中晚幼粒细胞显著增多伴成熟障碍，嗜碱性粒细胞增多，伴有明显脾大，甚至巨脾。自然病程分为慢性期、加速期和急变期。Ph 染色体(Philadelphia 染色体)和 BCR/ABL 融合基因为其标志性改变。

一、发病率及流行病学

在西方国家，CML 的发病率约为每年 1/10

万。约占所有白血病发生的 15%。各年龄组均可发病，平均发病年龄 55～65 岁。一项关于我国不同地区的 15 家医院血液科 2005 年至 2006 年所收集的 CML 患者资料显示：男女比例 1.78:1，确诊时中位年龄 40 岁。在我国 CML 的发病率约占所有白血病的 13%。

据估计，2008 年在美国 4 830 例新诊断的 CML 的发生率为(1.1～1.9)/10 万。流行病学调查显示，应用既往治疗方法的 15 000～30 000 例患者中位生存期为 3～6 年。使用伊马替尼治疗后，每年的死亡率已经从 15%～20% 下降到约 2%，预计平均存活期可能超过 20 年。因此，未来 30 年美国 CML 患者可能超过 20 万例。

二、发病机制

CML 患者骨髓及外周血有核细胞中存在的 Ph 染色体，其实质为 9 号染色体上 C-ABL 原癌基因移位至 22 号染色体，与 22 号染色体断端的断裂点集中区(BCR)连接，即 t(9；22)(q34；q11)，形成 BCR/ABL 融合基因。其编码的 p210 融合蛋白具有极强的酪氨酸激酶活性，使一系列信号蛋白发生持续性磷酸化，影响细胞的增殖分化、凋亡及黏附，导致 CML 的发生。粒系、红系、巨核系及 B 淋巴细胞系均可发现 Ph 染色体。

三、临床表现

典型的 CML 分为 3 期：慢性期、加速期、急变期。大约 90% 的患者初诊时为慢性期。

起病缓慢，早期常无自觉症状，通常在常规检查时发现外周血白细胞(WBC)升高或脾大，而进一步检查确诊。

(一)一般症状

常见有乏力、低热、食欲减退、腹胀、多汗、体重减轻等。

(二)肝脾大

约 90% 的 CML 患者有脾肿大。部分患者首次就诊时已达脐或脐下，甚至伸入盆腔，质地坚硬，常无压痛；脾梗死时出现剧烈腹痛。肝大见于 40%～50% 患者。

(三)其他表现

包括贫血症状、胸骨中下段压痛等，多见于加速期及急变期。白细胞计数常常高于 100×10⁹/L，并且可能导致视网膜出血和高黏滞血症的症状，如阴茎异常勃起、脑血管意外、耳鸣、精神症状及昏迷。

（四）加速期/急变期表现

如出现不明原因的发热、虚弱、骨痛、脾脏进行性肿大、其他髓外器官浸润表现、贫血加重或出血，以及对原来有效的药物失效，则提示进入加速期或急变期。急变期为 CML 终末期，约 10% 患者就诊时呈急变期表现。急变主要分为急粒变和急淋变。

四、实验室检查

（一）血象

慢性期，WBC 明显增高，多大于 $50 \times 10^9/L$，有时可达 $500 \times 10^9/L$，可见各阶段粒细胞，以中、晚幼和杆状核粒细胞为主，原始细胞 <10%，嗜酸、嗜碱性粒细胞增多。疾病早期血小板正常或增高，晚期减少，可出现贫血。中性粒细胞碱性磷酸酶（NAP）活性减低或呈阴性，治疗有效时活性恢复，复发时下降。

（二）骨髓

增生明显活跃或极度活跃，以髓系细胞为主，粒：红比例可增至（10~30）:1，中性中幼、晚幼及杆状粒细胞明显增多。慢性期原始粒细胞 <10%；嗜酸、嗜碱性粒细胞增多；红系细胞相对减少；巨核细胞正常或增多，晚期减少。WHO 标准：进展到加速期时原始细胞 10%~19%；急变期原始细胞 ≥20%，或原始细胞 + 早幼细胞 ≥50%。骨髓活检可见不同程度的纤维化。

（三）细胞遗传学及分子生物学

Ph 染色体是 CML 的特征性细胞遗传学改变。它是由于 9 号染色体上 q34.1 的 3' 端的 ABL 基因片段和 22 号染色体 q11.21 的 5' 端的 BCR 基因片段相互易位后形成的 t（9；22）（q34.1；q11.21），结果产生 BCR/ABL 融合基因，该基因编码具有异常酪氨酸激酶活性 BCR/ABL 融合蛋白。CML 进展为加速期和急变期，可出现附加染色体异常，例如 +8、双 Ph 染色体、i（17q）、+21 等。Ph 染色体阴性而临床怀疑 CML 者，行荧光原位杂交技术（FISH）或反转录聚合酶链反应（RT-PCR）可发现 BCR/ABL 融合基因。实时定量 PCR（RQ-PCR）定量分析 BCR/ABL 融合基因，对微小残留病灶（MRD）的动态监测及治疗有指导意义。

（四）血液生化

血清及尿中尿酸浓度增高；血清维生素 B12 浓度及维生素 B12 结合力显著增加，与白血病细胞增多程度成正比；血清乳酸脱氢酶增高。

五、诊断和鉴别诊断

（一）诊断标准

典型的临床表现为特征性血象和骨髓象，有 Ph 染色体或有 BCR/ABL 融合基因阳性即可确定诊断。

（二）CML 的分期（WHO2016 年修改版）

1. 慢性期（chronic phase，CP）

1）外周血（PB）或骨髓（BM）中原始细胞 <10%。

2）没有达到诊断加速期或急变期的标准。

2. 加速期（acceleratedphase，AP）

WHO2016 年修改版提出：虽然 CML-AP 在 TKI 治疗时代已较为少见，但 AP 期定义并未获得广泛共识。修改的诊断标准基于血液学，细胞形态学，遗传学参数外加细胞遗传学演变和暂定的抗 TKI 治疗反应。

符合下列任何一项：

1）治疗无效的持续或 WBC>$10 \times 10^9/L$。

2）治疗无效的持续性脾增大。

3）治疗无效的血小板增高（>$1\,000 \times 10^9/L$）。

4）治疗无关的血小板减少（<$100 \times 10^9/L$）。

5）外周血嗜碱细胞 ≥20%。

6）外周血/骨髓原始细胞 10%~19%。

7）诊断时有 Ph 附加染色体异常，包括"主干"异常（双 Ph，+8，17q 单体，19 三体），复杂核型或 3q26.2 异常。

8）治疗期间出现新 Ph 异常克隆：骨髓活检标本中呈现大丛或小片的异常巨核细胞伴明显的网硬蛋白或胶原纤维可考虑为 AP 的证据，虽然这现象常伴同一个或更多的上述标准。

9）暂定的抗 TKI 标准：①对第 1 种 TKI 不能获得血液学缓解或；②对第 2 种 TKI 出现血液学或遗传学或分子生物学抗药标准的或；③治疗期间出现两种或以上的 BCR-ABL1 突变。

3. 急变期（blastic phase or blast crisis，BP/BC）

1）外周血（PB）或骨髓（BM）有核细胞中原始细胞≥20%。

2）骨髓活检原始细胞聚集。

3）有髓外浸润。

2016修改版还指出急淋变可突发，当外周血或骨髓中发现原始淋巴细胞时需警惕急淋变将发生，应立即进行包括基因学的复查。

（三）鉴别诊断

1. 类白血病反应 常并发于严重感染、恶性肿瘤、创伤等疾病。血WBC增高，可见幼稚粒细胞，此反应会随原发病的控制而消失。此外，脾大常不如CML显著，嗜酸和嗜碱性粒细胞不增多，NAP反应强阳性，Ph染色体及BCR/ABL融合基因均阴性。

2. 骨髓纤维化（MF） 原发性MF脾脏可显著肿大；外周血WBC增多，但多≤30×10⁹/L；且幼红细胞持续存在，泪滴状红细胞易见。NAP阳性。半数患者JAK2 V617F突变阳性。Ph染色体及BCR/ABL融合基因阴性。

3. 慢性粒单核细胞白血病（CMML） 临床特点和骨髓象与CMML类似，但具有单核细胞增多的特点，外周血单核细胞绝对值>1×10⁹/L。Ph染色体及BCR/ABL融合基因阴性。

4. Ph染色体阳性的其他白血病 2%急性髓细胞性白血病（AML）、5%儿童急性淋巴细胞白血病（ALL）及20%～25%成人ALL中也可出现Ph染色体，注意鉴别，特别是以急髓变起病的CML与Ph⁺AML鉴别有一定困难。

5. 其他原因引起的脾大 血吸虫病肝病、慢性疟疾、黑热病、肝硬化、脾功能亢进等均有脾大，但同时存在原发病的临床特点，血象及骨髓象无CML改变，Ph染色体及BCR/ABL融合基因阴性。

表39-10示文献中常用的两种风险计分法。Sokal法基于1984年前用常规化疗治疗CML，Hasford法基于以IFNα为基础的治疗。Hasford等于2011年分析了2 060例初诊CML-CP患者用伊马替尼一线治疗后，提出根据诊断时外周血嗜碱细胞数（%）和脾大小判断预后的公式被称为Eutos法，简易有效。但尚未获得广泛认可。

EUTOS计分 =（7×嗜碱细胞）+（4×脾大小）。低危 <87，高危 >87。

表39-10 Sokal及Euro预后评分系统

积分系统	公式	预后评估	
Sokal积分	exp[0.011 6（年龄-43.4）]+0.034 5（脾脏大小-7.51）+0.188[(PLT/700)²-0.563]+0.088 7（原始细胞-2.1）	低危	<0.8
		中危	0.8～1.2
		高危	>1.2
Euro积分	0.666（当年龄≥50岁）+（0.042×脾脏大小）+1.095 6（当PLT≥1 500×10⁹/L）+（0.058 4×原始细胞）+0.203 99（当嗜碱粒胞 >3%）+（0.041 3×嗜酸粒细胞）×100	低危	≤780
		中危	781～1 480
		高危	>1 480

注：PLT单位为×10⁹/L，年龄单位为岁，脾脏大小单位为肋下厘米数，原始细胞、嗜酸粒细胞、嗜碱粒细胞为外周血分类百分数。所有数据应当在任何慢性髓性白血病相关治疗开始前获得

六、治疗

90%以上的CML患者起病时为慢性期，因此，慢性期是关键的治疗时机。初始目标为控制异常增高的WBC，缓解相关症状及体征；而最终目标是争取达到血液学、细胞遗传学和分子生物学三个水平的缓解（表39-11），只有达到了细胞遗传学和分子生物学水平的缓解，才能改善CML患者的生存。

（一）支持治疗

多数患者起病时合并高白细胞，一般在Ph染色体及BCR/ABL融合基因未检出之前，要应用羟基脲控制白细胞数，同时应用碳酸氢钠1.0，每天3次，及别嘌醇口服，保护肾脏，防止肿瘤溶解综合征。巨脾有明显压迫症状时可行局部放射治疗，但不能改变CML病程。

（二）甲磺酸伊马替尼

BCR-ABL融合蛋白的高度酪氨酸激酶活性是CML发病的分子生物学基础。甲磺酸伊马替尼是2-苯胺嘧啶化合物，一种选择性BCR-

ABL 酪氨酸激酶抑制剂（tyrosine kinase inhibitor，TKI），其通过 ATP 结合位点选择性抑制 BCR/ABL 蛋白的酪氨酸激酶活性，抑制细胞增殖并诱导其凋亡，是用于 CML 的第 1 代靶向药物，也是目前 CML 首选治疗药物之一。伊马替尼同时对血小板衍生生长因子受体（PDGFR）和 C-KIT 也有抑制作用。对于初发 CML 慢性期患者，一项比较伊马替尼和 α- 干扰素联合小剂量阿糖胞苷（IRIS 试验）的多中心随机临床试验显示：伊马替尼治疗的 5 年总生存率（OS）89%，而 CCyR 为 87%。与既往治疗相比伊马替尼使患者生存明显改善。伊马替尼主要不良反应为早期 WBC 和 PLT 减少，水肿、皮疹及肌肉痉痛等。CP、AP、BP 的治疗剂量分别为 400mg/d、600mg/d、600～800mg/d。

尽管伊马替尼表现出对 CML 患者的显著疗效，仍有 15%～20% 左右的患者耐药。按 2013 年欧洲白血病网（ELN）指南，伊马替尼耐药定义为：①3 个月后未获 CHR，或无任何 CyR；②6 个月未获 MCyR 或 BCR/ABL>10%；③12 个月未获 CCyR 或 BCR/ABL>10%；④任何时间失去 CHR、CCyR 或检测出伊马替尼不敏感 ABL 突变。伊马替尼耐药与激酶结构区基因点突变、BCR/ABL 基因扩增和表达增加、P 糖蛋白过度表达等有关。此时建议换用新型 TKI，或接受异基因造血干细胞移植。

（三）疗效标准与监测

现今国内外不论用哪一代 TKI 治疗 CML 判断疗效标准与监测均按表 39-11 要求。

TKI 时代，高比例的 CML 患者获得了 CCyR 及 MMR，一部分患者获得了更低水平的分子学缓解（不能检测出 BCR/ABL）。这些疗效与良好生存率密切相关。故 CCyR 和 MMR 成了新的治疗目标，这就要求必须进行细胞遗传学和分子学监测，从而进一步改善生存期。

监测方法包括对所有患者在诊断时进行细胞遗传学分析和实时定量 PCR 检测。在开始治疗的 12 个月内，每 3 个月进行患者骨髓细胞遗传学分析直到完全 CCyR，然后在最初的 2 年内每 3 个月使用定量 PCR 检测，之后如有稳定的细胞遗传学反应则每 6 个月检测 1 次，这期间每 1～2 年作 1 一次细胞遗传学分析。当达到完全细胞遗传学反应后，至少每 6～12 个月应进行 1 次定量 PCR 检测，每 1～2 年进行 1 次细胞遗传学分析。

国内标准基本与国际相同：

表 39-11　CML 疗效标准和监测要求

治疗反应	定义	监测
血液学反应		
完全血液学反应（CHR）	PLT<450×10⁹/L	
	WBC<10×10⁹/L	每 2 周查直至完全缓解并肯定
	外周血中无髓性不成熟细胞，嗜碱粒细胞 <0.05	后每 3 个月复查或按需要
	无疾病的症状、体征	
	可触及的脾肿大已消失	
细胞遗传学反应（CyR）		
完全 CyR（CCyR）	Ph⁺ 细胞 =0	至少每 6 个月复查，确认达
部分 CyR（PCyR）	Ph⁺ 细胞 1%～35%	CCyR 后后至少每 12 个月复查
次要 CyR（mCyR）	Ph⁺ 细胞 36%～65%	
微小 CyR（miniCyR）	Ph⁺ 细胞 66%～95%	
无 CyR	Ph⁺ 细胞 >95%	
分子学反应		
主要分子学反应（MMR）	BCR-ABL1ᴵˢ≤0.1%（ABL1 转录本 >10 000）	每 3 个月复查，疗效欠佳，失败
分子学反应 MR4	BCR-ABL1ᴵˢ≤0.01%（ABL1 转录本 >10 000）	或 IS 上升查突变
分子学反应 MR4.5	BCR-ABL1ᴵˢ≤0.003 2%（ABL1 转录本 >32 000）	
分子学反应 MR5	BCR-ABL1ᴵˢ≤0.001%（ABL1 转录本 >100 000）	
分子学无法检测（UMRD）	扩增 ABL1 转录本水平下无法检测 BCR-ABL1 转录本	

注：IS，国际标准化

（四）新型 TKI

包括二代 TKI 尼洛替尼（nilotinib）、达沙替尼（dasatinib）、博舒替尼（bosutinib）和三代 TKI 普纳替尼（ponatinib）等，二代 TKIs 特点如下：①较伊马替尼具有更强的细胞增殖、激酶活性的抑制作用；②对野生型和大部分突变型 BCR/ABL 细胞株均有效有作用，但对某些突变型（如 T315I）细胞株无效；③常见不良反应有骨髓抑制、胃肠道反应、皮疹、水钠潴留、胆红素升高等。尼洛替尼和达沙替尼在欧美已被批准用于 CML 慢性期的一线初始治疗及伊马替尼耐药或不能耐受的 CML 治疗，但在我国一线用药尚未批准。博舒替尼和普纳替尼在我国尚未批准临床应用。

1. 尼洛替尼作为二代 TKI，对 BCR-ABL 抑制作用比伊马替尼强 30 倍。尼洛替尼首先被批准用于伊马替尼失败后的 CML 慢性期和加速期的治疗。其用法为 400mg 口服，每天两次，可使 40%～50% 的伊马替尼耐药的慢性期患者达到 CCyR；预计伊马替尼治疗失败后的 2 年生存率是 91%。

尼洛替尼的副作用包括 20%～30% 患者出现骨髓抑制，10%～15% 肝功能异常，10%～15% 脂肪酶和淀粉酶水平的升高（通常无症状）。有少数胰腺炎（<1%）的报道。患者有 QTc 延长 >450ms 或有严重心脏问题不建议使用尼洛替尼治疗。尼洛替尼治疗期间应避免导致 Q-T 间期延长的药物。

2. 达沙替尼是一种双重的 SRC 与 ABL 激酶的抑制剂，它在体外抑制 BCR-ABL 的能力比伊马替尼强 300 倍。已被批准用于伊马替尼治疗失败后的 CML 各阶段治疗和 Ph 阳性急性淋巴细胞白血病。在 CML 慢性期患者，达沙替尼可使 50%～60% 的患者获得 CCyR；治疗伊马替尼治疗失败后的 CML-CP 患者 2 年生存率是 90%。达沙替尼用于慢性期的标准剂量为每日口服 100mg。

3. 博舒替尼是另一个双重的 SRC 与 ABL 激酶的抑制剂，其对 BCR-ABL 抑制力比伊马替尼强 30～50 倍。博舒替尼 2012 年被 FDA 批准用于伊马替尼治疗失败后的 CML 各阶段治疗。

BCR-ABL 激酶域点突变是伊马替尼耐药的主要原因之一，根据不同 BCR-ABL 激酶突变对不同二代 TKI 的敏感性不同，药物选择原则为：①T315I，以上 3 种均无效；②E255V/K，达沙替尼及尼洛替尼标准剂量疗效均不佳，须提高治疗剂量；③F317L、Q252H、尼洛替尼有效，达沙替尼无效；④Y253H、F359C/V、达沙替尼有效，尼洛替尼无效；⑤有文献报道二代 TKI 与诱发二次突变相关，选药时亦应考虑。

4. 普纳替尼是第 3 代 TKIs，对包括 T315I 突变的一、二代 TKIs 耐药患者有效。普纳替尼的注册二期临床研究中显示，在慢性期 CML 患者中，主要细胞遗传学总反应率为 56%（其中无 T315I 和有 T315I 突变的患者反应率分别是 51% 和 70%），主要分子学总反应率 34%（其中无 T315I 和有 T315I 突变的患者反应率分别是 27% 和 56%）。在加速期 CML、急变期 CML 和 Ph+ 急淋患者中，普纳替尼取得的主要血液学反应率分别为 55%、31% 和 41%。因此，普纳替尼是一种强有效的口服 TKIs，对于难治性的 CML 患者，尤其有 T315I 突变的患者来说，该药成为非常重要的临床选择。

（五）停止 TKI 治疗及其标准

近年来各国纷纷研究停止 TKI 治疗。TKI 停药研究，TKI 治疗后在部分深层分子学缓解的患者中无治疗缓解（TFR）的安全性和可行性。各种停药研究显示 40%～60% 的患者已经成功实现 TFR。目前，TFR 已被写入全球指南。获得 TFR 对患者具有治愈和经济上重要的意义。TFR 已成为 CML 最新治疗目标。

2017 年 NCCN-CML 指南首次提出了停止 TKI 治疗标准。指出临床研究虽已证明一些患者停止 TKI 治疗是有效和安全的。但需要严格的入选标准和更频繁的监测，及时防止疾病复燃。有些患者还可发生停药副作用。临床试验研究组以外的患者必须全部按照下述要求方可考虑停止治疗：年龄≥18 岁、无进展史的 CML-CP、用已批准的 TKIs（伊马替尼、尼洛替尼、达沙替尼、bosutinib 或 ponatinib）至少 3 年并无抗药史、稳定的分子学效应≥2 年（MR4；IS≤0.01%）、两周内提供一个可靠的 Q-PCR 数据（PCR 敏感性≥4～5logs；以 IS 报告）。停药初 6 个月每月复查 Q-PCR，第 7～24 个月每 2 个月复查 1 次，维持在 MMR（IS≤0.1%）者每 4 个月复查、恢复 TKI 治疗者最初 6 个月每月复查 Q-PCR,以后每 3 个月 1 次。停药 6 个月后未获 MMR 者需测定突变并每个月复查分子效应连续 6 个月,如有停药副作用或疾病进展立即报告 NCCN-CML 组。

(六)造血干细胞移植

自从 20 世纪末伊马替尼应用于 CML 的治疗,TKI 逐渐取代 Allo-HSCT 成为 CML 治疗的一线方案。但 Allo-HSCT 依然是 CML 治疗的重要手段,尤其是 TKI 耐药以及进展期患者。在 TKI 治疗时代移植不再是 CML 慢性期患者的一线治疗选择,原则上对至少 1 种第 2 代 TKI 不耐受或耐药的患者考虑 Allo-HSCT。Allo-HSCT 治疗 CML 的适应证为:①对于 TKIs 治疗失败的慢性期患者,可根据患者的年龄和意愿考虑行 HSCT;②治疗任何时候出现 *ABL* 基因 T315I 突变的患者,首选 Allo-HSCT;③对第 2 代 TKI 治疗失败或不耐受的所有患者;④更换第 2 代 TKI 6 个月后仍未获得主要细胞遗传学反应者,其 12 个月获得次要细胞遗传学反应以及长期生存的可能性明显降低,应尽早考虑 Allo-HSCT;⑤加速期或急变期患者。

HLA 相合同胞仍是 CML 患者移植的最佳供者。但随着 HLA 配型精确度的提高,无关供者移植的移植物抗宿主病(GVHD)发生率显著下降,移植后患者长期生存率与同胞供者移植趋于一致,国内研究也支持该结论。因此,如果 CML 患者有移植适应证,即使没有同胞供者时,也可考虑选择 HLA 相合的无关供者。在没有 HLA 全相合的供者情况下,亦可根据移植单位从事 HLA 半相合移植的经验与患者的意愿,选择 HLA 半相合供者造血干细胞移植。

移植后密切监测 BCR/ABL 融合基因,若持续存在或水平上升,则高度提示复发可能。复发的主要治疗措施包括:①立即停用免疫抑制剂;②药物治疗,如加用有效 TKI;③供体淋巴细胞输注(DLI);④二次移植。

(七)干扰素 α 及其他

干扰素 α(interferon,IFN-α)具有抗肿瘤细胞增殖、抗血管新生及细胞毒等作用。在 CML 的 TKI 治疗时代前,IFN-α 曾经是 Allo-HSCT 以外的最佳治疗选择。现今,以干扰素为基础的治疗方案逐步成为二三线选择。结合中国的实际情况,IFN-α 的适应证为:①TKI 耐药、不耐受且不适合 Allo-HSCT 的 CML 慢性期患者;②部分由于经济原因无法承担 TKI 治疗的,包括一线治疗选择和 TKI 治疗后二线治疗患者。可选择的其他治疗方案为:IFN-α 3~5MU/(m²·d) ± 阿糖胞苷 15~20mg/(m²·d),每月 7~10 天;或者羟基脲;或高三尖杉酯碱 2.5mg/(m²·d),每月治疗 7~14 天。

(八)AP 和 BP 治疗

推荐首选伊马替尼 600~800mg/d,如存在伊马替尼耐药或不耐受,换用二代 TKI 或三代 TKI。疾病控制后如有合适供体,应及早行 Allo-HSCT。无合适供体可给予化疗,但患者多对治疗耐受差,缓解率低且缓解期短。

七、预后

TKI 时代之前,未接受 Allo-HSCT 的 CML 慢性期患者自然病程 3~5 年,经历较稳定的慢性期后会进展至 AP 和 BP。治疗后中位数生存 39~47 个月,个别可达 10~20 年,5 年 OS 25%~50%。TKI 应用之后,CML 慢性期患者预期中位生存 20 年。在西方国家,伊马替尼一线应用后,进展至急变期患者比例由原来的每年 75% 已下降至 5%。大大改善了 CML 的预后。预后相关因素有:①初诊时预后风险积分(Sokal 1984 或 Hasford 1998 积分系统);②疾病的分期;③治疗方式;④TKI 的耐药(T315I 点突变)。

八、争议与共识及未来研究方向

在 TKI 的时代,CML 慢性期患者一线应用 TKI 治疗在血液专家中已达成广泛共识。TKI 的应用,改变了 CML 的自然病程,显著改善了 CML 的预后。在国外,伊马替尼、尼罗替尼及达沙替尼均已批准应用于 CML 的一线治疗。靶向治疗的临床疗效非常显著,CML 的治疗目标不断演变,TFR 已成为 CML 最新治疗目标。目前研究显示,TFR 是一种安全可行的选择,使许多患者的治疗目标发生了转变,从追求长期生存到 TFR。这种治疗的转变不仅影响了 TKI 的选择,对分子检测技术的敏感度和准确性要求也更高。准确的分子学检测对患者深度分子学反应(DMR)评估是 TFR 的关键。

CML 治疗目前仍面临的问题：如何通过优化的治疗选择使 DMR 最大化，从而使更多的患者获得 TFR 已成为医生和患者共同努力的目标？一代 TKI 伊马替尼是否完全可以被二代 TKI 取代？许多研究在探究 TFR 的机制，但目前尚未揭示清楚；Allo-HSCT 仍然是 TKI 耐药或进展期患者的一种非常重要的治疗手段；一些 TKI 顽固耐药及急变期患者尽管应用 Allo-HSCT 疗效仍不够满意；要回答这些问题，需要进一步深入临床研究及更长期的随访获得。

第五节 慢性淋巴细胞白血病

慢性淋巴细胞白血病（chronic lymphocytic leukemia，CLL）是一种成熟 B 细胞肿瘤，以单克隆小 B 淋巴细胞（免疫表型通常为 $CD5^+/CD23^+$）在外周血、骨髓、淋巴结和肝脾异常增殖进行性蓄积为特征，临床上表现为外周血淋巴细胞增多、肝脾及淋巴结肿大，晚期可表现为骨髓衰竭。WHO 将 CLL 划归淋巴细胞增殖性疾病的成熟 B 细胞肿瘤中，并认为 CLL 与小淋巴细胞淋巴瘤（small lymphocytic lymphoma，SLL）属于同一疾病在不同时期的表现。

CLL 为西方国家最常见的成人恶性淋巴系统疾病之一，年发病率（3～5)/10 万人，占所有白血病的 30%，我国和亚洲地区发病率较低，但随着生活方式的改变、医疗重视增加以及各项检查手段的发展，中国 CLL 患者也呈现增多趋势。老年患者居多，50 岁以上者占 85%～90%，中位发病年龄为 65 岁，男女之比约 2:1。

一、病因及发病机制

本病病因不明。接触化学物质和射线、吸烟、病毒感染、自身免疫性疾病可能为本病的高危因素，但无确凿证据证实。少数患者的一级和二级亲属中 CLL 或其他淋巴系统增殖性疾病发病率高，显示本病具有家族聚集性和遗传倾向。

二、临床表现

CLL 起病隐匿，进展缓慢，患者常表现为淋巴结肿大，或伴有肝脾肿大，少数出现 B 症状（发热、体重下降或盗汗）。约 10% 的患者并发自身免疫性溶血性贫血。约 10% 的患者呈现低丙种球蛋白血症。因查体发现血象异常而确诊的患者可以完全没有症状。

（一）一般表现

早期症状常见疲倦、乏力、不适感，随病情进展可以出现消瘦、发热、盗汗等。晚期因 CLL 细胞在骨髓内大量增殖，造成正常造血功能抑制，出现中性粒细胞减少、贫血、血小板减少。易并发感染。

（二）淋巴结和肝脾肿大

患者可以在就诊时或后期疾病进展时存在体表可以触及的浅表淋巴结肿大，全身浅表淋巴结都可以累及，颈部、锁骨上最多常见。肿大淋巴结较硬，无粘连、压痛，可移动，疾病进展时可融合，形成大而固定的团块。CT 扫描可发现肺门、腹膜后、肠系膜淋巴结肿大。诊断或者疾病进展时可以有脾肿大，多数轻至中度，有时也可以见到巨脾。脾梗死少见。有时可以见到肝大。

（三）自身免疫表现

患者中 4%～25% 并发自身免疫性溶血性贫血（AIHA）、约 2% 出现特发性血小板减少性紫癜（ITP）、<1% 的患者合并纯红细胞再生障碍性贫血（PRCA）。这些免疫性血细胞减少可以发生在治疗前、后任何时间段。氟达拉滨单药治疗 CLL 时可能有诱发免疫性溶血的风险。

（四）其他

小部分患者有肾病综合征、天疱疮及血管性水肿等副肿瘤表现。约 10% 的患者在诊断及治疗的任何阶段可以发生 Richter 转化，即转化成大细胞淋巴瘤。容易合并皮肤癌、肺癌、胃肠道肿瘤及黑色素瘤等第二肿瘤。也可以有治疗相关急性髓细胞性白血病、骨髓增生异常综合征等继发性血液肿瘤发生。

三、实验室和辅助检查

（一）血细胞计数

按 2018 年国际 CLL 工作组（IWCLL）标准，CLL 时 B 淋巴细胞≥$5×10^9$/L，并至少持续 3 个月。淋巴细胞形态类似成熟的小淋巴细胞。偶见少量幼稚或不典型淋巴细胞（<55%）。中性粒细胞比值降低，随病情进展可出现 PLT 减少和 / 或贫血，疾病活动或者治疗后也可以发生中性粒细胞减少。

（二）骨髓和淋巴结检查

骨髓形态学检查显示：有核细胞增生明显或极度活跃，淋巴细胞≥40%，以成熟淋巴细胞为主，涂片以见涂抹细胞；红系、粒系比例减低，疾病进展时巨核细胞减少；溶血时幼红细胞可代偿性增生，免疫性血小板减少时可以有巨核细胞成熟障碍。骨髓活检提示：小淋巴细胞浸润呈间质型、结节型、混合型和弥漫型，其中混合型最常见、结节型少见，而弥漫型预后最差。淋巴结病理提示：小淋巴细胞弥漫性浸润。

（三）免疫表型

外周血流式细胞学检查结果用于 CLL 诊断。CLL 的典型免疫表型为 kappa 或 lambda 限制性、CD19$^+$、CD5$^+$、CD23$^+$、CD20 弱 $^+$、CD22/CD79b 弱 $^+$、CD43$^{+/-}$、CD10$^-$、sIg 弱 $^+$、cyclin D1$^-$；经典 CLL 细胞 CD200$^+$，而 FMC7$^-$。部分患者免疫表型不典型（slg 强 $^+$、CD20 强 $^+$ 或 FMC7$^+$）。因为套细胞淋巴瘤（MCL）也是 CD5$^+$，所以对所有患者尤其免疫表型不典型者，均需进行 cyclin D1 的免疫组化染色和 / 或利用荧光原位杂交（FISH）检测 t（11；14）进行鉴别。

（四）细胞遗传学

疾病进展治疗开始前患者需完善细胞遗传学检查。染色体核型分析仅可以检出 40%～50% 的 CLL 患者伴有染色体异常，采用荧光原位杂交（FISH）技术，可将检出率提高至约 80%。染色体核型分析一般采用刺激后细胞中期分裂相的显带技术发现复杂核型异常，指：一个核型中具有≥3 种染色体异常，预后不良。间期细胞 FISH 检查 t（11；14）用于 CLL 与 MCL 进行鉴别诊断。FISH 检测 11q-、+12、13q-、17p- 等染色体异常。已知免疫化疗基础上，特定的染色体异常对于 CLL 的诊断、鉴别诊断、治疗选择和预后具有重要意义。单纯 13q- 的 CLL 患者最常见，且预后较好。染色体正常和 +12 预后中等，而伴 11q- 或 17p- 的患者预后差。特别是 17p- 患者预后最差。CLL 疾病发展过程中可能出现新的遗传学异常，对疾病进展、复发 / 耐药的患者需再次进行细胞遗传学评估。

（五）分子生物学

50%～60% 患者存在免疫球蛋白重链可变区基因（*IgHV*）体细胞突变。伴有 *IgHV* 突变的 CLL 细胞起源于后生发中心的记忆 B 细胞，此类患者生存期较长；不伴 *IgHV* 突变的 CLL 细胞起源于前生发中心的原始 B 细胞，患者生存期短、预后差。*IgVH* 未突变状态通常表现 ZAP70 及 CD38 表达水平升高。伴 *ATM* 和 / 或 *TP53* 基因突变的患者预后差。近年来研究显示 *NOTCH*、*BIRC3*、*SF3B1* 等基因突变也提示预后不良。

四、诊断与鉴别诊断

（一）诊断标准及解析

按 iwCLL 标准：①B 淋巴细胞绝对值≥5×10^9/L 且至少持续 3 个月，具有 CLL 免疫表型特征；或②虽然外周血淋巴细胞 <5×10^9/L，但伴有因骨髓中 CLL 细胞增殖浸润引起的血细胞减少。典型的 CLL 免疫表型特征（CD5、CD19、CD23 阳性；sIgM、CD20、CD79b 弱表达）；限制性表达免疫球蛋白轻链 κ 或 λ 可诊断为 CLL。其他有助于 CLL 诊断的表面抗原还包括：CD43、CD79b、CD81、CD200、CD10 以及 RO R1。

CLL 诊断标准需要强调：①CLL 专指 B-CLL，而以往的 T-CLL 现称为 T 幼稚淋巴细胞白血病（T-PLL）。②诊断要求外周血中 B 淋巴细胞数≥5.0×10^9/L，而不是淋巴细胞总数≥5.0×10^9/L。对外周血中存在单克隆 B 淋巴细胞增多，B 淋巴细胞（即 CD19$^+$ 细胞）绝对值 <5.0×10^9/L（不够诊断 CLL 的标准），且无症状，无肝脾淋巴结肿大的患者，归入单克隆性 B 淋巴细胞增多症（monoclonal B cell lymphocytosis），更明确界定 CLL 的诊断。如果有淋巴结肿大和 / 或脾大、无骨髓浸润所致的血细胞减小且外周血 B 细胞 <5×10^9/L，则应诊断为小淋巴细胞淋巴瘤（SLL）。WHO 诊断中 CLL 与 SLL 是同一种疾病的不同表现；外周血 B 淋巴细胞的克隆性和是否符合 CLL 表型要由流式细胞术（flow cytometry）证实。一般情况下诊断依赖外周血检查；骨髓细胞学及骨髓活检可以在血细胞减少的情况下，需要证实骨髓中大量淋巴细胞侵犯从而诊断 CLL 时应用。③CLL 外周血涂片形态学为成熟小淋巴细胞，可能混有大而不典型的幼淋细胞，但是最多不超过 55%。如果外周血幼淋细胞在淋巴细胞中的比例 >55%，则诊断为幼淋巴细胞白血病（prolymphocytic leukemia）。④需要进行分子遗传学检查、免疫球蛋白重链可变区（IgHV）使用情况以及突变状态，及某些血清学检查包括血β2微球蛋白等检查。但是仅作为预后指标，而非诊断所必需。⑤ZAP-70、CD38采用流式细胞学检查，高表达与IgHV未突变型有较好的相关性，从而提供的不良预后指标。也有研究提示ZAP-70、CD38高表达可能与不良核型存在相关性。但是由于分子学检查，尤其是二代测序技术的普遍应用，IGHV检测以及染色体核型检查可以在临床普及，以及各实验室间ZAP-70、CD38的检测统一性较低，已较少作为重要结果影响预后与治疗。流式细胞学检查CD49d高表达强烈提示患者总体生存时间和无治疗的生存时间短。

（二）鉴别诊断

CLL除与病毒或细菌感染引起的反应性淋巴细胞增多鉴别外，主要需与其他B淋巴细胞增殖性疾病（B-LPD）鉴别（表39-12）。Matutes积分系统可以作为以流式细胞学参数辅助鉴别的工具

之一。但是近年来越来越多的研究提示：CD200、CD43、CD81等也可以在小B细胞来源的淋巴瘤的鉴别领域有应用价值。Matutes积分提示：CD5+、CD23+、FMC7-、sIg dim、CD22/CD79b（dim/-）各积1分；CD5-、CD23-、FMC7+、slg（中等/强表达）、CD22/CD79b（中等/强表达）各积0分。CLL的积分为4～5分，其他B-LPD为0～2分。积分<4的患者特别需要结合淋巴结、脾脏、骨髓组织学及遗传学检查等进行鉴别诊断。

五、临床分期及慢性淋巴细胞白血病国际预后指数

CLL常用临床分期标准包括Rai及Binet分期（表39-13）。分期所使用的参数来源于体格检查以及实验室检查。不需要影像学检查提供信息。

SLL分期仍需参照AnnArbor分期系统（表39-14）。

表39-12 CLL与其他B-LPD的鉴别诊断

特征	CLL	B-PLL	HCL	MCL	SMZL	FL
形态学						
细胞大小	小	中	中/大	中	小	小
染色质	成块	致密	疏松/棉絮状	斑点状	致密	致密
核仁	无/小	显著	无	无/小	无	无
核形	规则	规则	肾形	切迹	规则	核裂
细胞质	甚少	中	丰富/细长绒毛	中	少，胞体边缘不整，或粗基底绒毛	甚少
免疫表型						
Matute积分	4～5	0～2	0	1～2	0～2	0～1
CD5	++	-/+	阴性	++	+	-
CD23	++	-/+	阴性	-/+	-/+	-/+
sIg	弱表达	强表达	强表达	强表达	强表达	强表达
FMC7	-/+	++	++	++	++	++
CD79b	弱表达	强表达	中等表达	强表达	强表达	强表达
CCND1	阴性	阴性	弱表达	阳性	阴性	阴性
FISH						
13q-	40%～50%	存在	无	存在	存在	无
11q-	20%	存在	无	存在	存在	无
+12	15%	罕见	罕见/无	罕见	无	罕见
17p-	10%	50%	无	存在	罕见	无/罕见
t(11;14)	无	无	无	存在	无	无
t(14;18)	无	无	无	无	无	存在
7q-/+3						

注：-，阴性或<10%的患者阳性；-/+，10%～25%的患者阳性；+，25%～75%的患者阳性；++，>75%的患者阳性；B-PLL，B细胞幼淋巴细胞白血病；HCL，毛细胞白血病；MCL，套细胞淋巴瘤；SMZL，脾边缘区淋巴瘤；FL，滤泡淋巴瘤

表 39-13 CLL 的临床分期

Binet 分期		Rai 分期	
分期	标准	分期	标准
A	<3 个区域淋巴组织肿大 *	I	仅有淋巴细胞增多
B	≥3 个区域淋巴组织肿大	II	淋巴结肿大
C	血红蛋白<100g/L 或血小板<100×10⁹/L**	III	血红蛋白<110g/L**
		IV	血小板<100×10⁹/L**

注：* 一侧或双侧颈、腋下、腹股沟淋巴结各为 1 个区域，肝、脾各为 1 个区域，共计 5 个；** 除外溶血和其他原因所致的贫血或血小板减少

表 39-14 SLL：AnnArbor 分期

分期	淋巴结累及	结外状态
早期		
I	一个淋巴结或一组淋巴结	单个结外病变无淋巴结侵犯
II	横膈一侧两组或多个淋巴结	根据淋巴结区域确定的 I 期或 II 期再伴有淋巴结相邻的结外侵犯
II 期大包块	同上 II 期标准加上"大包块"	不适用
晚期		
III	横膈双侧淋巴结；横膈上淋巴结伴脾脏累及	不适用
IV	III 期加上非相邻的结外淋巴组织累及	不适用

六、治疗

CLL 是惰性血液肿瘤，并非一经诊断都需要立即开始治疗。对于非活动性疾病，尚无临床试验证实早期化疗能够进一步改善生存，但要进行每 3~6 个月 1 次的疾病监测，包括体格检查、血常规及白细胞分类，对淋巴系统增殖情况进行评估。

（一）治疗指征

结合 iwCLL2018 标准，初始治疗指征为参加临床试验或者存在活动性 CLL，后者的诊断标准如下：

1. 进行性骨髓衰竭，表现为血红蛋白和 / 或血小板进行性减少，血红蛋白低于 10g/d，血小板低于 100×10⁹/L。

2. 巨脾（如左肋缘下 >6cm）或进行性或有症状的脾大。

3. 巨块型淋巴结肿大（如最长直径 >10cm）或进行性或有症状的淋巴结肿大。

4. 进行性淋巴细胞增多，如 2 个月内增多 50%，或淋巴细胞倍增时间（LDT）<6 个月。如果初始淋巴细胞 <30×10⁹/L，不能单凭 LDT 作为治疗指征。CLL 以外的疾病导致淋巴细胞增多和淋巴结肿大需要除外。

5. 自身免疫性溶血性贫血（AIHA）和 / 或血小板减少（ITP）对皮质类固醇或其他标准治疗反应不佳。

6. 症状性或功能性结外累及（如：皮肤、肾脏、肺、脊柱）。

7. 至少存在下列一种疾病相关症状：①在以前 6 个月内无明显原因的体重下降≥10%。②严重疲乏（如 ECOG 体能状态≥2；不能进行常规活动）。③无感染证据，体温 >38.0℃，持续 2 周以上。④无感染证据，夜间盗汗 1 个月以上。

符合上述任何一项即开始治疗。不符合治疗指征的患者，每 2~6 个月随访，随访内容包括血常规，临床症状，肝、脾、淋巴结肿大等。

需注意：①低丙种球蛋白血症，或单克隆、寡克隆免疫球蛋白增多本身不是治疗指征。但是在开始治疗前需要进行评估。②显著白细胞增多极少发生白细胞瘀滞，因此单纯淋巴细胞技术绝对值增多不是治疗指征。

（二）化疗药物

1. 细胞毒药物

（1）苯丁酸氮芥（chlorambucil，CLB）：烷化剂。有连续和间断两种用法。连续用药剂量 0.1mg/（kg·d），每周监测血象以调整剂量、防止骨髓过度抑制；间断用药，0.4mg/kg，每 2 周 1 次，每次加量 0.1mg/kg 直至最大耐受量 0.4~1.8mg/kg。单药治疗总反应率 40%~50%，但 CR 率仅 4%~10%。

（2）环磷酰胺（cyclophosphomide，CTX）：烷化剂。与氟达拉滨联合，+/- 利妥昔单抗应用。

（3）氟达拉滨（fludarabine，Flu）：嘌呤类似物。单药每天 25~30mg/m²，连用 5 天，静脉滴

注，每4周重复1次。单药总体反应率70%，CR率低。一般与环磷酰胺、利妥昔单抗联合（FCR方案）应用。在65岁以下一般状况良好的无高危遗传学异常（非*TP53*异常、*IGHV*突变型）患者可以获得无疾病进展的生存平台，有治愈的可能。但是应用中需要注意药物的血液学毒性和免疫抑制作用。

（4）苯达莫司汀（bendamustine，B）：单药100mg/m²，第1天、第2天，每4周1疗程，共6疗程。或者90mg/m²联合利妥昔单抗（BR方案）应用，用于>65岁CLL患者一线治疗与FCR方案有相似的无疾病进展生存（PFS），减少粒细胞缺乏并感染风险。但是苯达莫司汀不足以克服TP53异常的不良预后。应用中需要注意药物的血液学毒性和免疫抑制作用。

2. 单克隆抗体

（1）利妥昔单抗（rituximab）：是人鼠嵌合性抗CD20单克隆抗体，作用于靶细胞表面CD20抗原。主要通过抗体介导的细胞杀伤作用（ADCC）、补体介导的细胞杀伤作用（CDC）以及直接导致肿瘤细胞凋亡的作用清除CD20⁺B淋巴细胞。免疫化疗指CD20单克隆抗体如利妥昔单抗联合化疗治疗。

（2）奥法妥木单抗（ofatumumab）：人源化的CD20单克隆抗体。具有更强的CD20分子的亲和力，具有更强的CDC作用。

（3）奥妥珠单抗（obinutuzumab）：人源化的CD20单克隆抗体。不同于利妥昔单抗与ofatumumab，是2型抗体，具有更强的ADCC作用和诱导细胞凋亡的作用。单药或联合化疗用于CLL患者的一线治疗及挽救性治疗。在老年衰弱患者，obinutuzumab联合苯丁酸氮芥疗效优于利妥昔单抗联合苯丁酸氮芥。

（4）阿仑单抗（alemtuzumab）：是人源化的鼠抗人CD52单克隆抗体，作用于CLL细胞表面CD52抗原，清除外周血及骨髓/脾脏中的CLL细胞。可以部分克服17p-的不良预后，推荐用于氟达拉滨耐药患者。但是对肿大淋巴结（尤其是直径>5cm者）的回缩效果欠佳。需要警惕病毒感染。

3. B细胞受体信号通路抑制剂

（1）Bruton酪氨酸激酶（BTK）抑制剂：伊布替尼（ibrutinib，I）是口服的酪氨酸激酶抑制剂，不可逆地共价结合并抑制酪氨酸蛋白激酶BTK（Bruton酪氨酸激酶）。420mg/d，持续口服。总体反应率高，约80%。可以获得持久的无疾病进展。安全性好。用于一线治疗以及难治/复发CLL患者的挽救性治疗。可以克服IGHV未突变型、11q-的不良预后。17p-患者PFS显著提高。不良反应常见的有：出血倾向（轻度为主）、高血压、心房纤颤和感染等。在研中的Bruton激酶抑制剂还包括：aclabrutinib、zanubrutinib等。

（2）磷脂酰肌醇3激酶（PI3K）抑制剂：idelalisib是一种口服PI3Kδ抑制剂。口服药物耐受性良好。idelalisib联合利妥昔单抗治疗复发的不耐受进一步化疗、肾功能损伤或者骨髓抑制患者，总体反应率达到81%，提高了PFS和OS，并且可以克服17p-与*TP53*突变的不良影响。药物不良反应包括：肝功能损伤以及结肠炎。由于idelalisib联合方案可以增加感染风险，美国FDA警告终止idelalisib联合其他抗癌药物的研究。在研中的PI3k激酶抑制剂还包括：duvelisib等。

4. Bcl-2抑制剂　venetoclax是口服的抗凋亡蛋白BCL-2的生物拮抗剂，促进细胞凋亡。起效快速。可以克服17p-与*TP53*突变的不良影响。对BCR受体信号通路抑制剂耐药的患者仍可以有约70%的反应率。与利妥昔单抗联合，可以达到微小残留病阴性，停药后仍可维持无疾病进展。长期生存结果正在观察中。需要注意预防肿瘤溶解综合征。应用时要求自小剂量逐渐递增至治疗量。

5. 免疫治疗

（1）免疫调节剂：来那度胺通过抑制细胞因子如肿瘤坏死因子α、白细胞介素7，血管内皮生长因子以及刺激活化T与NK细胞进行治疗。在高危患者免疫化疗后可以作为维持治疗使患者获益。

（2）免疫检查点抑制剂：PD-1/PD-L1抑制剂，在CLL中反应率低，但是对于Richter转化有40%~50%的总体反应率。

（3）嵌合抗原受体T（CAR-T）细胞治疗：针对CLL疗效优于侵袭性大B细胞淋巴瘤。

（4）异基因造血干细胞移植：Auto-HSCT有可能改善患者的无进展生存（PFS），但并不延长总生存（OS）期，不推荐采用。异基因造血干细胞移植仍是 CLL 的唯一治愈手段，但由于 CLL 主要为老年患者，仅少数适合移植，近年来随着小分子靶向药物的使用，Allo-HSCT 的地位和使用时机有所变化。减低强度的预处理方案可能有更多患者适用。适应证：①一线治疗难治或持续缓解<2~3 年的复发患者或伴 del（17p）/TP53 基因突变 CLL 患者；②对自体 HSCT 有反应，但在 24个月内复发；③Richter 转化患者。

（三）初始分层治疗

根据 TP53 异常是否存在、IGHV 突变状态以及年龄及身体状况进行分层治疗。患者的体能状态是重要的影响因素，而非患者的实际年龄；治疗前评估患者的伴发疾病（CIRS 评分）和身体状况是极其重要的。我国未上市的新药未列入治疗推荐。

由于 CLL/SLL 仍是不可治愈的疾病，因此任何情况下首先推荐患者进入临床试验。

1. 无 del（17p）或 TP53 突变患者的治疗

推荐：

（1）<65 岁且无严重伴随疾病（CIRS 评分≤6）的患者：

推荐：①氟达拉滨 + 环磷酰胺 + 利妥昔单抗（RTX）（FCR）（尤其在 IGHV 突变型患者）；②伊布替尼 ±RTX。

其他治疗选择还可以有：氟达拉滨 + 环磷酰胺；或者苯达莫司汀单药、氟达拉滨单药、苯丁酸氮芥 ±RTX。

（2）≥65 岁或 <65 岁伴有严重伴随疾病（CIRS 评分 >6）的患者：

推荐：①伊布替尼；②苯达莫司汀 +RTX（BR）。

其他治疗选择还可以有：剂量调整的氟达拉滨 + 环磷酰胺 +RTX；或者氟达拉滨 +RTX；或者苯丁酸氮芥 +RTX；或者苯达莫司汀单药、氟达拉滨单药、苯丁酸氮芥单药。

（3）衰弱患者（不能耐受嘌呤类似物）：①伊布替尼；②苯丁酸氮芥 +RTX。

其他治疗选择还可以有：RTX 单药；或者苯丁酸氮芥单药。

2. 伴 del（17p）或 TP53 突变的患者：

推荐：伊布替尼。

其他治疗选择还可以有：大剂量甲泼尼龙（HDMP）±RTX。

（四）复发、难治患者的治疗选择

推荐：①临床试验；②伊布替尼；③既往治疗缓解时间≥3 年可以考虑重复原方案。

其他治疗选择还可以根据患者一般状况选择一线治疗中提及的任何方案。

（五）组织学转化

弥漫大 B 细胞转化的 CLL 患者，鉴定细胞起源，与 CLL 起源一致性的患者，预后差，中位生存期大多不超过 1 年，治疗建议参照侵袭性淋巴瘤的治疗方案。获得 PR 以上疗效进行异基因造血干细胞移植根治。免疫检查点抑制剂 PD-1/PD-L1 抗体似乎可以有较好反应。与 CLL 不同起源的弥漫大 B 细胞淋巴瘤参照弥漫大 B 细胞淋巴瘤治疗。霍奇金淋巴瘤转化的患者参照霍奇金淋巴瘤治疗。

（六）并发症治疗

1. **自身免疫性血细胞减少症** 推荐激素治疗，可选择静脉注射丙种球蛋白（IVIG）作为一线治疗。难治复发患者可以考虑抗 CLL 治疗，或者采用 RTX、环孢素及脾脏切除等治疗。

2. **感染** 感染的防治包括 CLL 治疗前后病毒、细菌、真菌感染的预防和治疗；乙肝病毒携带者治疗中需要进行抗病毒预防。

（七）支持治疗

1. 反复感染的患者推荐 IVIG 维持 IgG≥5g/L。

2. 每年接种流感疫苗、每 5 年接种肺炎球菌疫苗，避免所有活疫苗的接种。

七、预后指标

疾病异质性强，病程长短不一，半年至 10 余年不等。2016 年国际 CLL-IPI 工作组提出 CLL-IPI 用于活动性 CLL 患者远期生存评估（表 39-15）。

有报道，下列指标与 CLL 疾病进展和生存期相关：

1. **TP53 突变** 与 17p 相关，是强烈的不良预后因素。

2. **免疫球蛋白可变区重链（IgHV）基因突变状态** 根据 IgHV 基因突变状态可将 CLL 分为两类，一类来自原态 B 淋巴细胞，不具有 IgHV 基因突变；另一类来自记忆 B 淋巴细胞，具有 IgHV 基因突变。用 DNA 测序法检测 IgHV 基因突变状态（>2% 为有突变，≤2% 为无突变），无 *IgHV* 体细胞超突变的患者预后较差。BTK 抑制剂可以克服 *IgHV* 未突变型患者的不良预后。

表 39-15　慢性淋巴细胞白血病国际预后指数（CLL-IPI）

参数	不良预后因素	积分
TP53 异常	缺失或突变	4
IGHV 基因突变状态	未突变型	2
β2 微球蛋白	>3.5mg/L	2
临床分期	RaiⅠ-Ⅳ 或 Binet B-C	1
年龄	>65 岁	1
CLL-IPI 积分	危险度分层	5 年生存率 /%
0-1	低危	93.2
2-3	中危	79.4
4-6	高危	63.6
7-10	极高危	23.3

3. CD38、胞质 Z 链相关蛋白激酶 -70（ZAP70）　应用流式细胞仪检测淋巴细胞表面高表达 CD38（大于 30%）与生存期缩短、疾病进展和氟达拉滨疗效不佳相关，并且常见于无 *IgVH* 基因突变者。检测 CD38 的表达曾被建议为 *IgVH* 基因突变状态的替代检查，但有 30%～40% 的不相符率。应用流式细胞仪检测淋巴细胞胞质高表达 ZAP70（大于 20%）预示着较快的疾病进展和死亡，见于大多数无 *IgVH* 基因突变者，但有 20%～30% 的不相符率。

4. CD49d　是整合素 α4β1 的 α 链。应用流式细胞仪检测淋巴细胞表面高表达（大于 30%）提示预后不良。

5. 染色体异常　免疫化疗应用间期 FISH 法分析，按核型分组 17p- 和 11q- 预后差；12 号染色体三体和正常核型预后中等；单纯 13q- 预后好。BTK 抑制剂可以克服 11q- 的不良预后。复杂核型指：中期核型分析提示≥1 个中期分裂象出现无关的≥3 种染色体异常。有研究显示伊布替尼应用后，17p- 不合并复杂核型异常的患者预后明显优于 17p- 合并复杂核型异常的患者。

其他预后相关指标还包括：血浆游离 CD23、胸腺嘧啶激酶、β2 微球蛋白、淋巴细胞倍增时间、*NOTCH1* 突变、*SF3B1* 突变等。

八、未来研究方向

CLL 是一种依赖于宿主因素在组织微环境中生长增殖的成熟 B 细胞恶性疾病。伊布替尼等 BTK 抑制剂为活动性 CLL 患者带来了长期的无疾病进展生存。但是 BTK 抑制剂不足以带来深度治疗反应，需要长期持续用药。而既往经验告诉我们强免疫化疗治疗 FCR 或 venetoclax 有望获得 MRD 阴性的深度疗效。因此如何利用新药 - 新药联合或者新药 - 免疫化疗联合，达到持久的 MRD 阴性，追求安全停药，进而达到治愈目标是未来的研究方向。而有治愈可能的异基因造血干细胞移植或 CART 治疗如何提高疗效与安全性是追求 CLL 治愈的另一条思路。

（黄晓军）

参 考 文 献

[1] Suciu S, Mandelli F, de Witte T, et al.Allogeneic compared with autologous stem cell transplantation in the treatment of patients younger than 46 years with acute myeloid leukemia（AML）in first complete remission（CR1）: an intention-to-treat analysis of the EORTC/GIMEMAAML-10 trial.Blood, 2003, 102（4）: 1232-1240

[2] Cornelissen JJ, van Putten WLJ, Verdonck LF, et al.Results of a HOVON/SAKK donor versus nodonor analysis of myeloablative HLA-identical sibling stem cell transplantation in first remission acute myeloid leukemia in young and middleagedadults: benefits for

whom? Blood, 2007, 109（9）: 3658-3666

[3] Fielding AK, Buck G, Lazarus HM, et al. Imatinib significant enhances long-term outcomes in Philadelphia positive acute lymphoblastic lymphoblasticleukemia; Final results of the UKALL Ⅻ/ECOG 2993 trial. Blood, 2010, 116: 77（Abstract 169）

[4] Thomas D, O'Brien S, Faderl S, et al.Chemoimmunotherapy with a modified hyper-CVAD and Rituximab improves outcome in de novo Philadelphia chromo-some-negative precursor B-lineage acute lymphoblastic leukemia.J Clin Oncol, 2010, 28（24）: 3880-3889

[5] Dhner H，Estey EH，Amadori S，et al.Diagnosis and management of acute myeloid leukemia in adults: recommendations from an international expert panel，on behalf of the European LeukemiaNet.Blood，2010，115（3）：453-474

[6] Gupta V，Tallman MS，Weisdorf DJ.Allogeneic hematopoietic cell transplantation for adults with acute myeloid leukemia: myths，controversies，and unknowns. Blood，2011，117（8）：2307-2318

[7] Fielding AK，Buck G，Lazarus HM，et al.Imatinib significant enhances long-term outcomes in Philadelphia positive acute lymphoblastic lymphoblasticleukemia: Final results of the UKALL XII/ECOG 2993 trial. Blood，2010，116：77（Abstract 169）

[8] Thomas D，O'Brien S，Faderl S，et al.Chemoimmunotherapy with a modified hyper-CVAD and Rituximab improves outcome in de novo Philadelphia chromo-some-negative precursor B-lineage acute lymphoblastic leukemia.J Clin Oncol，2010，28（24）：3880-3889

[9] 徐卫，李建勇．努力提高慢性淋巴细胞白血病的规范化诊断与治疗水平．国际输血及血液学杂志，2011，34（1）：1-3

[10] Gupta V，Tallman MS，Weisdorf DJ.Allogeneic hematopoietic cell transplantation for adults with acute myeloid leukemia: myths，controversies，and unknowns. Blood，2011，117：2307-2318

[11] Brentjens RJ，Rivière I，Park JH，et al. Safety and persistence of adoptively transferred autologous CD1 9-targeted T cells in patients with relapsed or chemotherapy refractory B-cell leukemias. Blood，2011，118（18）：4817-4828

[12] HallekM.Chronic lymphocytic leukemia: 2013 update on diagnosis，risk stratification and treatment.Am J Hematol，2013，88（9）：803-816

[13] Zhu HH，Zhang XH，Qin YZ，et al. MRD-directed risk stratification treatment may improveoutcomes of t（8；21）AML in the first complete remission: results from the AML05 multicenter trial. Blood，2013，121（20）：4056-4062

[14] Brentjens RJ，Davila ML，Riviere I，et al. CD19-targeted T cells rapidly induce molecular remissions in adults with chemotherapy-refractory acute lymphoblastic leukemia. Sci Transl Med，2013，5（177）：177ra38

[15] Cuneo A，Marchetti M，Barosi G，et al.Appropriate use of bendamustine in first-line therapy of chronic lym-phocytic leukemia.Recommendations from SIE，SIES，GITMO Group.Leuk Res，2014，38（11）：1269-1277

[16] Byrd JC，Jones JJ，Woyach JA，et al.Entering the Era of Targeted Therapy for Chronic Lymphocytic Leukemia: Impact on the Practicing Clinician.J Clin Oncol，2014，32（27）：3039-3047

[17] Davila ML，Riviere I，Wang X，et al. Efficacy and toxicity management of 1 9-28z CAR T cell therapy in B cell acute lymphoblastic leukemia. Sci Transl Med，2014，6（224）：224ra25

[18] 中华医学会血液学分会、中国抗癌协会血液肿瘤专业委员会．中国慢性淋巴细胞白血病 / 小淋巴细胞淋巴瘤的诊断与治疗指南（2015 年版）．中华血液学杂志，2015，36（10）：809-813

[19] Levine BL. Performance-enhancing drugs: design and production of redirected chimeric antigen receptor（CAR）T cells. Cancer Gene Therapy，2015，22（2）：79-84

[20] 中国抗癌协会血液肿瘤专业委员会、中华医学会血液学分会白血病淋巴瘤学组．中国成人急性淋巴细胞白血病诊断与治疗指南（2016 年版）．中华血液学杂志，2016，37（10）：837-845

[21] 中华医学会血液学分会．中国慢性髓性白血病诊断与治疗指南（2016 年版）．中华血液学杂志，2016，37（8）：633-639

[22] Park JH，Geyer MB，Brentjens RJ. CD19-targeted CAR T-cell therapeutics for hematologic malignancies: interpreting clinical outcomes to date. Blood，2016，127（26）：3312-3320

[23] 中华医学会血液学分会白血病淋巴瘤学组．成人急性髓系白血病（非急性早幼粒细胞白血病）中国诊疗指南（2017 年版）．中华血液学杂志，2017，38（3）：177-182

[24] Strati P，Jain N，O'Brien S. Chronic Lymphocytic Leukemia: Diagnosis and Treatment. Mayo Clin Proc，2018，93（5）：651-664

[25] Arber DA，Orazi A，Hasserjian R，et al. The 2016 revision to the World Health Organization classification of myeloid neoplasms and acute leukemia. Blood，127（20）：2391-2405

[26] Swerdlow SH，Campo E，Harris NL，et al.WHO classification of tumors of haematopoietic and lymphoid tissues.Lyon: IARC Press，2017

[27] Hallek M，Cheson BD，Catovsky D，et al. iwCLL guidelines for diagnosis，indications for treatment，

response assessment，and supportive management of CLL. Blood，2018，131（25）：2745-2760

[28] Hallek M，Shanafelt TD，Eichhorst B. Chronic lymphocytic leukaemia. Lancet，2018，391（10129）：1524-1537

[29] 中国抗癌协会血液肿瘤专业委员会，中华医学会血液学分会，中华医学会病理学分会. 二代测序技术在血液肿瘤中的应用中国专家共识（2018 年版）. 中华血液学杂志，2018，39：881-885

[30] Xu LP，Chen H，Chen J，et al. The consensus on indications，conditioning regimen，and donor selection of allogeneic hematopoietic cell transplantation for hematological diseases in China—recommendations from the Chinese Society of Hematology.J Hematol Oncol，2018，11（1）：33-49

[31] 中华医学会血液学分会白血病淋巴瘤学组. 中国早幼粒细胞白血病诊疗指南（2018 年版）. 中华血液学杂志，2018，39（3）：179-183

[32] 中华医学会血液学分会白血病淋巴瘤学组，中国抗癌协会血液肿瘤专业委员会，中国慢性淋巴细胞白血病工作组. 中国慢性淋巴细胞白血病 / 小淋巴细胞淋巴瘤的诊断与治疗指南（2018 年版）中华血液学杂志，2018，39（5）：353-358

[33] Wang J，Jiang Q，Xu LP，et al. Allogeneic Stem Cell Transplantation versus Tyrosine Kinase Inhibitors Combined with Chemotherapy in Patients withPhiladelphia Chromosome–Positive Acute Lymphoblastic Leukemia. Biologyof Blood and Marrow Transplantation. 2018，24（4）：741-750

[34] Pulte ED，Vallejo J，PrzepiorkaJ，et al. FDA Supplemental Approval：Blinatumomab for Treatment of Relapsed and Refractory Precursor B-Cell Acute Lymphoblastic Leukemia. The Oncologist，2018，23（11）：1366-1371

[35] Maude SL，Laetsch TW，Buechner J，et al. Tisagenlecleucel in Children and Young Adults with B-Cell Lymphoblastic Leukemia. N Engl J Med，2018，378（5）：439-448

第四十章 子宫颈癌

子宫颈癌（cervical cancer）是最常见的妇科恶性肿瘤。我国每年新增子宫颈癌病例约 13.5 万，占全球发病数量的 1/3。子宫颈癌以鳞状细胞癌为主，高发年龄为 50～55 岁。近 40 年由于宫颈细胞学筛查的普遍应用，使子宫颈癌和癌前病变得以早期发现和治疗，子宫颈癌的发病率和死亡率已有明显下降。但近年来子宫颈癌发病有年轻化的趋势。

第一节 病因的认识过程及启迪

1. 人乳头瘤病毒感染（human papillomavirus infection）特别是高危型别的持续性感染是引起子宫颈癌前病变和子宫颈癌的基本原因。

HPV 为乳头多瘤空泡病毒科 A 亚群，是一类具有高度宿主特异性和亲和力的无包膜小的双链环状 DNA 病毒，由核心和蛋白衣壳（L1、L2）组成。其基因组中含有 8 个开放阅读框架和 1 个上游调节区，其中 E2、E6 和 E7 三个开放阅读框架为病毒癌基因。目前已发现 120 余种 HPV 亚型，其中近 10 多种亚型感染与子宫颈癌发病有关（表 40-1）。

分子流行病调查已发现 99.8% 的子宫颈癌标本中有高危 HPV 型别 DNA 存在，超过 2/3 的标本被检出 HPV16 或 18 型，之后依次为 HPV45、31、33、52、58 型。且发现 HPV 高危型别的 DNA 能随机整合到宿主基因组并表达 E6、E7 癌基因并使宿主细胞永生化。因此证实 HPV 特别是高危型别的持续性感染是引起子宫颈癌前病变和子宫颈癌的基本原因。其致癌机制被认为是持续感染 HPV 再加上机体免疫功能的下降以及宫颈局部微环境改变因素使 HPVDNA 整合于宿主染色体的脆位区并表达 E6、E7 癌基因，在其他辅助致癌因素协同作用下通过：①抑制 $p53$、Rb 等抑癌基因功能；②激活端粒酶活性；③抑制细胞凋亡和逃逸正常的免疫监视而最终导致细胞周期失控而永生化成为癌变细胞（图 40-1）。

表 40-1 HPV 致癌潜力分类

HPV 分类	HPV 型别					
高危型（致癌型）	16	18	31	33	35	39
	45	51	52	56	58	59
低危型（可能致癌型）	26	53	66	68	73	82

2. **其他因素** 仍有少数病例在肿瘤组织中未检出 HPV DNA，特别是在一些老年患者。流行病学研究发现早年分娩、多产与子宫颈癌发生密切相关。随着分娩次数的增加，患子宫颈癌的危险亦增加。此相关性可能为分娩对宫颈的创伤

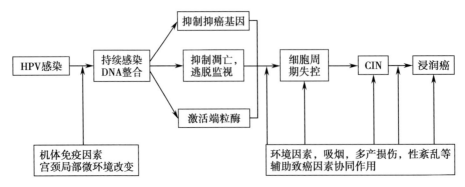

图 40-1 HPV 致癌机制模式图

及妊娠对内分泌及营养的改变所致。此外高危男子与子宫颈癌发病相关，凡有阴茎癌、前列腺癌或其前妻曾患子宫颈癌均为高危男子，与高危男子接触的妇女易患子宫颈癌。吸烟可抑制机体免疫功能，有促癌可能。

第二节　子宫颈癌的发生和发展及病理特点

子宫颈癌的发生、发展是由量变到质变，由渐变到突变的漫长过程。宫颈的移行带为子宫颈癌好发部位。在移行带形成过程中，宫颈上皮化生活跃，在受到HPV感染再加上外来其他致癌物质刺激下，未成熟的化生鳞状上皮或增生的鳞状上皮细胞可出现间变或不典型增生，形成宫颈上皮内瘤样变（CIN）。随着CIN病变程度的逐渐加重，突破上皮下基底膜，浸润间质，则形成宫颈浸润癌。一般从CIN发展为浸润癌需10～15年，但约25%在5年内发展为浸润癌。子宫颈癌的病理学特点：

1. 宫颈鳞状细胞浸润癌　占子宫颈癌80%～85%，以具有鳞状上皮分化（即角化）、细胞间桥，而无腺体分化或黏液分泌为病理诊断要点。多数起源于鳞状上皮和柱状上皮交接处移行带区的非典型增生上皮或原位癌。老年妇女宫颈鳞癌可位于宫颈管内。

（1）巨检：镜下早期浸润癌及极早期宫颈浸润癌肉眼观察常类似宫颈柱状上皮异位。随病变发展，可有以下4种类型：

1）外生型：最常见，癌灶向外生长呈乳头状或菜花样，组织脆，易出血。癌瘤体积较大，常累及阴道，较少浸润宫颈深层组织及宫旁组织。

2）内生型：癌灶向宫颈深部组织浸润，宫颈表面光滑或仅有宫颈柱状上皮异位，宫颈扩张、肥大变硬，呈桶状；常累及宫旁组织。

3）溃疡型：上述两型癌组织继续发展合并感染坏死，脱落后形成溃疡或空洞，似火山口状。

4）颈管型：指癌灶发生于宫颈管内常侵入宫颈及子宫下段供血层或转移至盆腔淋巴结。

（2）显微镜检

1）镜下早期浸润癌：指在镜检发现小滴状，锯齿状癌细胞团突破基底膜，浸润间质，诊断标准见临床分期。

2）宫颈浸润癌：指癌灶浸润间质范围已超出镜下早期浸润癌，多呈网状或团块状浸润间质。根据癌细胞分化程度可分为，Ⅰ级，高分化鳞癌（角化性大细胞型），大细胞，有明显角化珠形成，可见细胞间桥，瘤细胞异型性较轻，少或无不正常核分裂（<2/高倍视野）；Ⅱ级，中分化鳞癌（非角化性大细胞型），大细胞，少或无角化珠，细胞间桥不明显，异型性明显，核分裂象较多（2～4/高倍视野）；Ⅲ级，低分化鳞癌即小细胞型，多为未分化小细胞，无角化珠及细胞间桥，细胞异型性明显，核分裂多见（>4/高倍视野）。

2. 宫颈腺癌　占子宫颈癌15%～20%。

（1）巨检：大体形态与宫颈鳞癌相同。来自宫颈管内，浸润管壁；或自颈管内向宫颈外口突出生长；常可侵犯宫旁组织；病灶向宫颈管内生长时，宫颈外观可正常但因宫颈管向宫体膨大，宫颈管形如桶状。

（2）显微镜检：主要组织学类型有2种。

1）黏液腺癌（mucinous adenocarcinoma）：最常见，来源于宫颈管柱状黏液细胞，镜下可见腺体结构，腺上皮细胞增生呈多层，异型性明显，可见核分裂象，腺癌细胞可呈乳突状突入腺腔。可分为高、中、低分化腺癌，随分化程度降低腺上皮细胞和腺管异型性增加，黏液分泌量减少，低分化腺癌中癌细胞呈实性巢、索或片状，少或无腺管结构。

2）宫颈恶性腺瘤（cervical malignant adenoma）：又称微偏腺癌（MDC），属高分化宫颈内膜腺癌。腺上皮细胞无异型性，但癌性腺体多，大小不一形态多变，呈点状突起伸入宫颈间质深层，常伴有淋巴结转移。

3. 宫颈腺鳞癌（cervical adenosquamous carcinoma）　较少见，占子宫颈癌的3%～5%。是由储备细胞同时向腺癌和鳞状上皮非典型增生鳞癌发展而形成。癌组织中含有腺癌和鳞癌两种成分。两种癌成分的比例及分化程度均可不同。

4. 转移途径　主要为直接蔓延及淋巴转移，血行转移少见。

（1）直接蔓延：最常见，癌组织局部浸润，向邻近器官及组织扩散。向下累及阴道壁，向上由宫颈管累及宫腔；癌灶向两侧扩散可累及主韧带及阴道旁组织直至骨盆壁；晚期可向前、后蔓延侵及膀胱或直肠，形成癌性膀胱阴道瘘或直肠阴道瘘。癌灶压迫或侵及输尿管时,可引起输尿管阻塞及肾积水。

(2)淋巴转移:癌灶局部浸润后累及淋巴管,形成瘤栓,并随淋巴液引流进入局部淋巴结经淋巴引流扩散。淋巴转移一级组包括宫旁、宫颈旁、闭孔、髂内、髂外、髂总、骶前淋巴结;二级组为腹股沟深浅、腹主动脉旁淋巴结。

(3)血行转移:极少见,晚期可转移至肺、肝或骨骼等。

第三节 临床表现的基本特点及新变化

早期子宫颈癌常无症状和明显体征,只是在普查时发现,宫颈可光滑或难与宫颈柱状上皮异位区别;宫颈管癌患者,宫颈外观正常易漏诊或误诊。随着子宫颈癌筛查的普及,临床发现更多的无明显临床症状患者。对这部分患者应强点诊断的"三阶梯"原则,按照诊断的规范化流程,逐步进行宫颈细胞学检查,阴道镜检查及靶向活检和必要的宫颈锥切术以明确诊断。HPV检测在宫颈异常细胞学的分流作用越来越显得重要,临床上要予以重视。病变发展后可出现以下症状和体征。

1. 症状

(1)阴道流血:早期多为接触性出血,发生在性生活后或妇科检查后;后期则为不规则阴道流血。出血量多少根据病灶大小、侵及间质内血管情况而变化;晚期因侵蚀大血管可引起大出血。年轻患者也可表现为经期延长,经量增多;老年患者则常以绝经后出现不规则阴道流血就诊。一般外生型子宫颈癌出血较早,量多;内生型子宫颈癌则出血较晚。

(2)阴道排液:多数有阴道排液增多,可为白色或血性,稀薄如水样或米泔状,有腥臭。晚期病变因癌组织坏死伴感染,可有大量淘水样或脓性恶臭白带。

(3)晚期症状:根据癌灶累及范围,可出现不同的继发症状。邻近组织器官及神经受累时,可出现尿频尿急、便秘、下肢肿胀、疼痛等症状;癌肿压迫或累及输尿管时可引起输尿管梗阻,肾积水及尿毒症;晚期患者可有贫血、恶病质等全身衰竭症状。

2. 体征 早期微小浸润癌,局部均无明显病灶,宫颈光滑或表现为糜烂样改变。随宫颈浸润癌生长发展可出现不同体征。外生型者宫颈可见息肉状、菜花状赘生物,常伴感染,质脆易出血;内生型表现为宫颈肥大,质硬,颈管膨大;晚期癌组织坏死脱落形成溃疡或空洞伴恶臭。阴道壁受累时可见赘生物生长或阴道壁变硬;宫旁组织受累时,三合诊检查可扪及宫颈旁组织条索或片状或结节状增厚且弹性差。随着宫旁组织受累加重,三合诊检查时可发现宫旁间隙消失,质硬或形成冰冻盆腔。

第四节 诊断面临的难点及应思考的问题

根据病史和临床表现,尤其有接触性阴道出血者,加以详细全身检查和妇科检查并进行宫颈活组织检查可以确诊,病理检查确诊为子宫颈癌后,根据具体情况作X线胸片检查,静脉肾盂造影,膀胱镜及直肠镜检查,B型超声检查和CT、MRI、PET等影像学检查并依据以上检查结果确定临床分期。

1. 宫颈刮片细胞学检查,用于子宫颈癌筛查的主要方法,应在宫颈移行带区取材,行染色和镜检。临床宫颈细胞学诊断的报告方式主要为巴氏五级分类法和The Bethesda System(TBS)系统分类。巴氏五级分类法作为宫颈细胞学的常规检查方法,是一种分级诊断的报告方式。TBS系统是描述性细胞病理学诊断的报告方式。巴氏Ⅲ级及以上,TBS分类中有上皮细胞异常时,均应重复刮片检查并行阴道镜下宫颈活组织检查。

2. 碘试验 正常宫颈阴道部鳞状上皮含丰富糖原,碘溶液涂染后呈棕色或深褐色,不能染色区说明该处上皮缺乏糖原,可有病变。在碘不染色区取材行活检,可提高诊断率。

3. 阴道镜检查 宫颈刮片细胞学检查巴氏Ⅲ级以上、TBS分类为鳞状上皮内病变,均应在阴道镜下观察宫颈表面病变状况,选择可疑癌变区行活组织检查,提高诊断准确率。

4. 宫颈和宫颈管活组织检查 为子宫颈癌确诊的依据。宫颈无明显癌变可疑区时,可在鳞-柱交接部的3、6、9、12点4处取材或行碘试验、阴道镜观察可疑病变区取材进行病理检查；所取组织应包括一定间质及邻近正常组织。若宫颈有明显病灶，可直接在癌变区取材。宫颈刮片阳性、宫颈光滑或活检阴性，应用小刮匙搔刮宫颈管，刮出物送病理检查。

5. 宫颈锥切术　宫颈刮片检查多次阳性，而宫颈活检阴性；或活检为 CIN Ⅲ级需确诊者，均应作宫颈锥切送病理组织学检查。宫颈锥切可采用冷刀切除、环状电凝切除（LEEP）或冷凝电刀切除术；宫颈组织应作连续病理切片（24～36 张）检查。

6. FIGO 分期　子宫颈癌的分期是临床分期，采用国际妇产科联盟（FIGO）的分期标准（表 40-2）。分期应在治疗前进行，治疗后分期不再更改。由于子宫颈癌的 FIGO 分期的主要依据是盆腔检查，强调盆腔检查必须由两位资深的妇科肿瘤医生进行，必要时应进行麻醉下的盆腔检查，以保证检查的准确性。对宫颈病灶的大小，尤其是内生肿瘤的测量，宫旁组织浸润和盆腔淋巴结的状态，盆腔检查很难提供准确的信息，可以借助影像学检查尤其是磁共振（MRI），提供更为客观的资料。

表 40-2　子宫颈癌的临床分期（FIGO，2009 年）

期别	肿瘤范围
Ⅰ期	癌灶局限在宫颈（包括累及宫体）
ⅠA	肉眼未见癌灶，仅在显微镜下可见浸润癌
ⅠA1	间质浸润深度≤3mm，宽度≤7mm
ⅠA2	间质浸润深度>3～5mm，宽度≤7mm
ⅠB	肉眼可见癌灶局限于宫颈，或显微镜下可见病变>ⅠA2
ⅠB1	肉眼可见癌灶最大直径≤4cm
ⅠB2	肉眼可见癌灶最大直径>4cm
Ⅱ期	癌灶已超出宫颈，但未达盆壁。癌累及阴道，但未达阴道下1/3
ⅡA	无宫旁浸润
ⅡA1	肉眼可见病灶最大径线≤4cm
ⅡA2	肉眼可见病灶最大径线>4cm
ⅡB	有宫旁浸润
Ⅲ期	癌肿扩散盆壁和/或累及阴道下1/3，导致肾盂积水或无功能肾
ⅢA	癌累及阴道下1/3，但未达盆腔
ⅢB	癌已达盆壁，或有肾盂积水或无功能肾
ⅣA	癌播散超出真骨盆或癌浸润膀胱黏膜或直肠黏膜
ⅣB	远处转移

7. 鉴别诊断　应与有临床类似症状或体征的各种宫颈病变鉴别，主要依据是活组织病理检查。包括：①宫颈良性病变，宫颈柱状上皮异位、息肉、宫颈内膜异位和宫颈结核性溃疡等；②宫颈良性肿瘤，宫颈黏膜下肌瘤、宫颈管肌瘤、宫颈乳头瘤；③宫颈恶性肿瘤，原发性宫颈恶性黑色素瘤、肉瘤及淋巴瘤、转移性癌（以子宫内膜癌、阴道癌多见），应注意原发性子宫颈癌可与子宫内膜癌并存。

第五节　子宫颈癌的治疗

一、子宫颈癌的手术治疗

主要用于Ⅰa～Ⅱa2 的早期患者，其优点是年轻患者可保留卵巢及阴道功能。①Ⅰa1 期：选用筋膜外全子宫切除术；若术前活体组织学检查发现淋巴脉管受累，可行改良的根治性子宫切除术及盆腔淋巴结清扫术；②Ⅰa2～Ⅱa2 期：选用根治性子宫切除术及盆腔淋巴结清扫和/或腹主动脉旁淋巴清扫或取样，年轻患者卵巢正常者可予保留；③对要求保留生育功能的年轻患者：Ⅰa1 期可行宫颈锥形切除术；Ⅰa2～Ⅰb 期，肿瘤直径<4cm 可行根治性子宫颈切除术加盆腔淋巴结清扫术。子宫颈癌手术标本的病理报告对指导术后治疗，判断患者预后非常重要，必须给予高度重视。子宫颈癌手术标本的病理报告应包括以下内容：①肿瘤的病理类型。②肿瘤的大小。③肿瘤的部位。④肿瘤浸润的深度。⑤淋巴血管间隙是否受累。⑥宫旁受累的情况。⑦盆腹腔淋巴结转移的部位及数量。⑧手术切缘的情况（包括阴道和宫旁的切缘）。

（一）广泛性子宫切除术

广泛性子宫切除术（radical hysterectomy）（既往也称根治性子宫切除术）是治疗早期子宫颈癌的经典手术方式。按照 Piver Rutledge 的手术分级属Ⅲ型子宫切除术，即在行子宫切除术的同时，要紧靠盆壁切除宫骶韧带、主韧带和上 1/3 阴道，要达到这样的切除范围，必须远端结扎子宫动脉，打开输尿管隧道，游离输尿管。腹式广泛性子宫切除术是应用最为广泛的手术方式。这种手术最早是在 1900 年由奥地利著名的妇科肿瘤医生 Eenst Wertheim 首先提出,并用于临床,因此也称为 Wertheim 手术。经典广泛性子宫切除术的手术范围包括:子宫颈、子宫体及宫骶韧带、主韧带、部分阴道,但并不包括盆腔和腹主动脉旁淋巴结,以及输卵管和卵巢。1902 年另一位奥地利著名的妇科肿瘤医生 Schauta 采用阴式广泛性子宫切除术治疗早期子宫颈癌。1944 年 JVMeigs 首次描述腹式广泛性子宫切除术加盆腔淋巴结切除。盆腔淋巴切除的范围包括:髂外、髂内淋巴结、深腹股沟淋巴结、闭孔深、浅组淋巴结和双侧髂总淋巴结,必要时应行腹主动脉旁淋巴结切除。2002 年法国的 Querleu D 医生进行了腹腔镜保留神经的广泛性子宫切除术,2003 年 Leblance 进行了腹腔镜辅助阴式广泛性子宫切除术。因此,目前可以通过腹式、阴式、腹腔镜和腹腔镜辅助阴式等多种方式进行广泛性子宫切除术。手术应用的指征:①子宫颈癌 I a2～II a 期(肿瘤体积 <4cm);②子宫内膜癌 II 期;③子宫癌肉瘤 II 期。

1. 广泛性子宫切除术加腹膜后淋巴结切除的手术步骤和技术要点

(1)探查:自下而上探查腹腔和盆腔情况,主要了解宫旁组织是否增厚,是否固定,是否可行广泛性手术。对子宫内膜癌,开腹后先取腹水或腹腔冲洗液,送细胞学检查。

(2)紧贴盆壁切断圆韧带,结扎止血。

(3)打开侧腹膜,暴露盆腔血管,行系统盆腔淋巴结切除,包括髂外、髂内淋巴结、深腹股沟淋巴结、闭孔深、浅组淋巴结、双侧髂总淋巴结,必要时应行腹主动脉旁淋巴结切除。

(4)于髂内动脉内侧打开膀胱侧窝和直肠侧窝。

(5)在膀胱侧窝和直肠侧窝之间,游离并暴露子宫动脉,并于子宫动脉的髂内动脉起始部位,钳夹切子宫动脉,双重结扎。

(6)锐性分离输尿管外侧直肠侧窝,至输尿管与子宫动脉交叉处即隧道入口。注意在分离输尿管时,使其内侧面紧贴盆腹膜不予分离,以保证输尿管血供。

(7)处理宫骶韧带:将子宫提向耻骨联合,并把直肠向上、向后推压,暴露并打开子宫直肠窝腹膜。分离直肠阴道隔至相当于宫颈外口下 4～5cm 水平。在输尿管进入隧道前,将其游离 5～

6cm,并拉向外侧,充分暴露宫骶韧带,紧贴直肠壁钳夹切宫骶韧带,结扎止血,一般切除宫骶韧带不少于 2cm。

(8)打开输尿管隧道:进一步打开和下推膀胱腹膜反折,锐性分离膀胱阴道隔至相当于宫颈外口下 4～5cm 水平,将膀胱拉向耻骨联合,暴露并切断宫颈膀胱侧韧带。将子宫拉向头侧,用拉钩将膀胱轻轻压向耻骨联合,暴露输尿管隧道入口,用血管钳从隧道口向内、前方穿出。钳夹、切断膀胱宫颈韧带前叶。此时,输尿管内侧已暴露部分,依法分次剪开膀胱宫颈韧带前叶,直达输尿管进入膀胱处。锐性分离膀胱宫颈韧带后叶,使输尿管隧道段完全游离。

(9)切除主韧带:将输尿管向盆侧壁拨开,分次切除、缝扎主韧带,至阴道穹窿水平。切除主韧带长度通常应在 2.5cm 以上。

(10)切除阴道旁组织及阴道:沿阴道壁两侧切除阴道旁组织。游离阴道直至宫颈外口下 4～5cm,闭合式切断阴道。

(11)缝合阴道残端:用可吸收线连续锁边缝合阴道残端。中央留孔置 1 条引流胶管,从阴道口引出。

2. 术式的关键点和注意事项

(1)先行系统的盆腔淋巴结切除,必要时应行腹主动脉旁淋巴结切除,这不仅有利于及时诊断淋巴结是否有转移,决定是否继续完成手术,而且对此后进行的手术也可提供必要的解剖学标志。

(2)于髂内动脉内侧充分暴露并打开膀胱侧窝和直肠侧窝,这是手术能否成功、是否顺利的关键环节。

(3)子宫动脉的处理。在膀胱侧窝和直肠侧窝之间,显露和游离子宫动脉,并在子宫动脉的髂内动脉起始部予以结扎切断。这样处理子宫动脉解剖清楚,组织损伤小,出血少,能最大限度地避免误伤输尿管。

(4)先切断宫骶韧带,后处理输尿管隧道。此法优点,一是可最大限度地上提子宫,有利于暴露盆底术野和分离输尿管隧道,特别是对宫颈、子宫下段的肿瘤,盆腔有肿瘤浸润或炎症粘连时,非常有帮助;二是切开输尿管隧道时,如果损伤子宫旁或阴道旁静脉丛出血,由于宫颈旁仅剩下主韧带，在拨开输尿管后较易暴露出血点和正确止血。

（5）术中体现"无瘤操作"的原则。闭合式钳夹切阴道，锁边连续缝合阴道残端，避免了瘤细胞术中的污染和播散。

3. 术后处理的关键点

（1）保持尿管通畅，注意观察并详细记录引流情况。

（2）常规应用抗生素，积极治疗感染。

（3）鼓励尽早下床活动，预防血栓形成和肠粘连。

（4）促进膀胱功能的恢复。由于手术常较多地损伤来自骶丛的副交感神经纤维，术后膀胱排尿功能受到影响。术后留置尿管时间应延长至10～14天。尿管停留期的后3天，应定期开放导尿管，以训练膀胱收缩功能。

（5）拔除尿管后，常规检查残余尿，如果残余尿>100ml，应继续留置尿管，让膀胱充分休息，并再次进行膀胱收缩功能的训练。

（二）广泛性宫颈切除术

广泛性宫颈切除术（radical trachelectomy）（又称根治性宫颈切除术）是近年来兴起的一种治疗子宫颈癌的新的手术方式，它的最大优点是可以在治疗子宫颈癌的同时保留患者的生育功能，随着子宫颈癌的发病渐趋于年轻化，这种手术越来越受到临床的关注，被视为21世纪子宫颈癌手术的发展标志。广泛性宫颈切除术有腹腔镜联合阴式广泛性宫颈切除术和经腹广泛性宫颈切除术两种术式。手术的指征为：①渴望生育的年轻患者；②患者不存在不育的因素；③肿瘤病灶<2cm；④FIGO分期为ⅠA2～ⅠB1；⑤鳞癌或腺癌；⑥阴道镜检查未发现宫颈内口上方有浸润；⑦未发现区域淋巴结有转移。

腹腔镜联合阴式广泛性宫颈切除术是1994年由法国的Dargent首次提出，因此又称Dargent手术，该手术范围包括腹腔镜下淋巴切除术及阴式广泛宫颈切除术（laparoscopic vaginal radical trachelectomy，LVRT）。主要的手术步骤和程序如下：

1. 先在腹腔镜下行淋巴结切除术，切除的淋巴结送冷冻病理检查，如病理淋巴结转移阴性则进行阴式广泛性宫颈切除术。

2. 环形切开阴道前后壁的黏膜，并缝合形成袖套，便于向下牵拉，暴露视野。

3. 分离膀胱子宫间隙和膀胱侧窝。

4. 钳夹切膀胱支柱和宫骶韧带。

5. 于膀胱支柱之间辨认输尿管膝部，并上推输尿管。

6. 钳夹切主韧带和宫骶韧带。

7. 辨认、游离、结扎子宫动脉下行支。

8. 于子宫动脉下行支结扎水平，环形截除子宫颈，手术要切除部分阴道和穹隆、近端部分主韧带及80%宫颈。

9. 留下的宫颈术中也要进行病理检查，确定已无癌细胞残留。

10. 最后对保留的宫颈进行环扎，并将剩下的宫颈和阴道断端进行缝合衔接。

腹式广泛性宫颈切除术主要的手术步骤和程序基本与阴式相似。这两种手术对技术要求很高，必须由很好掌握了妇科肿瘤手术技术、腹腔镜和阴式手术技术以及全面妇科肿瘤知识的妇科肿瘤专家来实施。

（1）手术并发症：①术中的并发症包括膀胱损伤、输尿管损伤、髂内动脉损伤及肠损伤；②术后并发症包括盆腔内出血、一过性的阴唇水肿、尿潴留、肢体远端痛、不规律阴道出血及宫颈狭窄等。

（2）治疗效果与预后：广泛性宫颈切除术后2年的复发率为5%，与根治性全宫切除的复发率相近。术后1年内的妊娠率为37%～61%。影响患者预后的主要因素是病灶的大小和FIGO分期，>2cm的子宫颈癌术后的肿瘤治疗效果及生育结局均不理想。患者术后可能会有妊娠率低下和宫颈功能不全，甚至会导致不孕，晚期流产或早产。

（3）子宫颈癌保留生育功能治疗应注意的问题

1）子宫颈癌患者术前均应进行精确评估，对于宫颈原位癌患者，宫颈锥切即可保留患者的生育功能，不必行广泛性宫颈切除术。

2）术前应行MRI进一步诊断子宫颈癌是否有肌层浸润以及判断肿瘤与宫颈内口的关系，其准确率达96.7%。

3）术中应按常规行冰冻病理检查，并尽可能保证其准确性，盆腔淋巴结和子宫颈切缘的病理检查结果对是否行保留生育功能治疗有指导意义。保留子宫后应考虑到宫体复发的可能性。

4）对于ⅡA期以下要求生育而没有临床证据不孕的患者，如肿瘤直径小于2cm，无淋巴转移可以考虑行LVRT。

5）对于肿瘤直径大于2cm和/或累及血管的ⅠB期以上的宫颈腺癌患者保留生育功能术后易复发，影响手术效果。

6）随访保留生育治疗术后的妊娠情况。多数学者建议在术后6个月后妊娠。如自然受孕失败，可以采用助孕技术。但妊娠后早产及流产发生率较高，可能与宫颈缝合环扎失败有关。因此，建议孕18~28周时每2周检查1次，决定是否再次环扎。分娩方式也多选择剖宫产。

7）对于肿瘤直径大于2cm和ⅡA期或累及血管的ⅠB期的子宫颈癌患者，能否术前进行先期化疗，以提高手术的彻底性，减少复发，还有待探讨。

8）术后随诊方法：术后半年内应每月对患者进行随诊，随诊内容包括妇科检查、B超检查和血清鳞状上皮细胞癌抗原（SCC-Ag）水平检测，必要时可行CT、MRI和PET/CT检查。若无异常，此后每2个月随诊1次；1年后每3个月随诊1次；3年后每半年随诊1次。每3个月进行1次子宫颈细胞学检查，若两次细胞学检查阴性，可建议患者妊娠。

二、放射治疗

主要应用于：①Ⅱb~Ⅳ期的中晚期患者；②因全身情况不宜手术的早期患者；③子宫颈癌灶>4cm的手术前放疗，其目的使肿瘤缩小，便于手术切除、减少手术时引起癌细胞播散；④手术治疗后病理检查发现，盆腔或腹主动脉旁淋巴结转移者，盆腔脏器受累；术前诊断镜下早期浸润癌而术后病理证实浸润癌未做根治术；血管、淋巴管有癌栓及手术切缘有残存癌；原发肿瘤大，间质浸润深达肌层外1/3和/或淋巴管间隙受侵（LVS）；主要是针对手术后的残留肿瘤或亚临床病灶，借以提高疗效，减少复发；⑤肺，锁骨上等远处转移灶的姑息治疗。放疗包括腔内照射及体外照射。腔内照射采用后装治疗机，放射源为

^{137}铯（Cs），^{192}铱（Ir）等；体外照射多用直线加速器、^{60}Co等。腔内照射用以控制局部原发病灶；腔外照射则以治疗宫颈旁及盆腔淋巴结转移灶。早期病例以局部腔内照射为主，体外照射为辅；晚期则体外照射为主。另外，三维适形调强放疗的应用有利用于提高局部病灶控制率，减少邻近正常组织放射损伤。

三、化疗

主要用于：①子宫颈癌灶>4cm的手术前化疗，目的是使肿瘤缩小，便于手术切除；②与放疗同步化疗，现有的临床试验结果表明，以铂类为基础的同步放化疗较单纯放疗能明显改善Ⅰb~Ⅳa期患者的生存期，使子宫颈癌复发危险度下降了40%~60%，死亡危险度下降了30%~50%；③不能耐受放疗的晚期或复发转移的患者姑息治疗。常用的一线抗癌药物有顺铂、卡铂、紫杉醇、吉西他滨、托泊替康。常用联合化疗方案有顺铂+紫杉醇、卡铂+紫杉醇、顺铂+托泊替康和顺铂+吉西他滨。用药途径可采用静脉或动脉灌注化疗。

第六节 子宫颈癌预后及随访

子宫颈癌患者的预后与临床期别，病理类型及治疗方法密切相关。Ⅰb与Ⅱa期手术与放疗效果相近。有淋巴结转移者预后差。子宫颈腺癌放疗疗效不如鳞癌，早期易有淋巴转移，预后差。晚期死亡主要原因有尿毒症、出血、感染及全身恶病质。子宫颈癌治疗后复发50%在1年内，75%~80%在2年内；复发部位盆腔内局部复发约占70%，远处约为30%。故治疗后2年内每3个月复查1次；3~5年内每6个月1次；第6年开始每年复查1次。随访复查内容应包括盆腔检查、阴道涂片细胞学检查、胸片、血常规和鳞状细胞癌抗原（SCCA）等检查。若有复发征象可根据情况选择CT，MRI，PET等影像学检查。

第七节 子宫颈癌筛查和预防

1. 普及防癌知识，开展性卫生教育，提倡晚婚少育。

2. 注意及重视高危因素及高危人群，有异常症状者应及时就医。

3. 积极治疗性传播疾病；早期发现及诊治 CIN 患者，阻断浸润性子宫颈癌发生。

4. 健全及发挥妇女防癌保健网的作用，开展子宫颈癌普查普治，做到早期发现，早期诊断，早期治疗。30 岁以上妇女初诊均应常规作宫颈刮片检查和 HPV 检测，异常者应进一步处理。

5. HPV 疫苗目前已用于 HPV 感染及癌前病变的预防，是目前世界上第 1 个用于肿瘤预防的疫苗，但其效果和安全性有待进一步评价确定。

第八节　子宫颈癌合并妊娠

较少见，在妊娠期出现阴道流血，在排除产科因素引起出血后，妇科检查对宫颈有可疑病变时应作宫颈刮片、阴道镜检查，必要时在阴道镜指导下行宫颈活检明确诊断。诊断时应注意：①妊娠时宫颈鳞-柱交接部受高雌激素影响外移，基底细胞增生活跃，可出现类似 CINⅢ的病变，产后 6 周可恢复正常，不需处理；②宫颈上皮基底细胞增生活跃，其脱落细胞可有核增大、深染等表现，易导致细胞学检查误诊。

子宫颈癌合并妊娠的处理应根据子宫颈癌临床期别，妊娠时限以及患者及家庭的选择等因素制定治疗方案个体化处理。其治疗原则与非妊娠子宫颈癌相同，仍为早期病例采用手术治疗，中晚期病例采用放射治疗：①妊娠 20 周前，经宫颈锥切病理学确诊切缘阴性的 ⅠA1 期患者，若迫切要求继续妊娠者可考虑追踪至妊娠晚分娩，剖宫产同时或产后行子宫全切或改良的子宫根治性切除术；ⅠA2～ⅡA 期的患者应立即连同胎儿一并行根治性子宫切除术及盆腔淋巴结清扫术和/或腹主动脉旁淋巴清扫或取样；更晚期别的患者应采用放化疗同步治疗；②在妊娠 20 周以后，ⅠA2 或 ⅠB1 的患者，可延迟至胎儿成熟后再治疗；③在妊娠 28 周以后才确诊的病例可延缓治疗于孕 32～34 周行剖宫产后，再治疗子宫颈癌。

第九节　争议与共识及未来发展方向

全球范围内，子宫颈癌是女性生殖系统发病率最高的恶性肿瘤。而 HPV 感染是诱发子宫颈癌的最主要危险因素。我国每年新发病例约 14 万，近 8 万患者死亡。面对如此高发且后果严重的疾病，我国正从初级预防和二级预防两个层面积极应对。一方面引进了 HPV 疫苗，多种媒体渠道予以宣传科普，使得接种 HPV 疫苗预防子宫颈癌已成为一种趋势，步伐逐步向欧洲美国发达国家靠拢。另一方面，随着筛查手段的进步，越来越多的子宫颈癌患者能够在早期就被发现并明确诊断。或许有筛查率提高的部分因素在，近年来，年轻子宫颈癌患者的发病率以每年 2%～3%的速度增长。

（一）高级别宫颈上皮内瘤变精准诊断和人性化治疗

目前，大家关注的是：高级别宫颈上皮内瘤变精准诊断和人性化治疗。

在中国，高级别宫颈上皮内瘤变精准诊断和人性化治疗，也是一个重要的临床研究目标，目前还没有大家公认的临床处理策略。期待着通过临床和基础研究，探索和发现适合中国国情的，体现中国特色的高级别宫颈上皮内瘤变的精准诊断和人性化治疗的临床使用方案。

过去 30 年间，由于子宫颈癌筛查的广泛开展，美国子宫颈癌的发病率下降了 50% 以上，死亡率也随之同步下降。然而，在世界范围内，子宫颈癌仍很常见，特别是在没有设立规范化子宫颈癌筛查程序的国家。2016 年 1 月美国妇产科医师学会（American College of Obstetricians and Gynecologists，ACOG）发布了最新的子宫颈癌筛查和预防实践指南，主要包括人类乳头状瘤病毒（human papilloma virus infection，HPV）检测及细胞学筛查。全世界每年约有 53 万新发病例，27 万死亡病例，其中 85% 以上的病例发生在缺乏有效的子宫颈癌筛查及治疗的发展中国家。我国每年约有 10 万新发病例，约占世界新发病例总数的 1/5，并且发病的年龄呈现出逐年降低的趋势。尽管我国已经建设肿瘤临床研究中心，但鉴于多数患者趋利避害的就诊特点，到肿瘤医院的子宫颈癌患者多为晚期病例，而筛查和早期诊断的任务仍为综合医院的妇产科。因此为了更早发现和治疗子宫颈癌，必须完善子宫颈癌的筛查和早期诊断体系，并开发适合我国国情的经济高效的新型筛查方法,将其阻断于癌前病变阶段。

国内外研究已表明进行宫颈细胞学筛查可以明显降低子宫颈癌的发病率和死亡率。细胞学筛查过程,液基细胞和传统的宫颈细胞学样本采集方法都可用于筛查。目前一般普遍采用 Bethesda(TBS)系统报告宫颈细胞学的检查结果。然而,临床读片中会遇到一些标本,其细胞学特征介于低级别鳞状上皮内病变(LSIL)和高级别鳞状上皮内病变(HSIL)之间,但形态特征支持 LSIL 或 HSIL 分类。对于不能明确 HSIL 的标本,有观点认为应对这些中间形态制定一个更确切的诊断术语,如"LSIL 不能排除 HSIL"或"LSIL-H"等。但新的不确定的细胞学术语重复性差,过度使用会导致临床医生混乱的处理和不恰当的治疗。由于目前的管理指南均使用 LSIL 和 HSIL 分类,而没有一个中间类别,组织病理报告意见也鼓励使用二级分类,因此 TBS-2014 更新准备期间,公开征集关于这个提议的看法并达成了共识,正式的 TBS 命名维持原来的 LSIL 和 HSIL 分类,对于不能进行分类为 LSIL 或 HSIL 的偶然情况,可附加一个性质不确定的解释说明。除此之外目前不典型鳞状上皮细胞(ASC-US)的处理非常混乱。ASC-US 习惯性地被认为是一个诊断,实际上它仅代表诊断的不确定性,包括一类可能有鳞状上皮内瘤病变或也可能没有的混淆患者。随着高危型 HPV 感染被证明是导致子宫颈癌的最重要的原因之后,HPV 检测开始被用于子宫颈癌筛查。HPV 检测是一个对 ASC-US 结果分流的有效方法。因此我们也期望通过对"LSIL-H"及 ASCUS 的患者进行 HPV 的测定从而对患者病情进行预测。

HPV 感染是子宫颈癌发病的主要原因。大多数 HPV 感染是暂时的,且引起疾病进展的风险很小,只有很少一部分感染具有持续性。任何年龄患者,如初次感染后仍持续感染 1~2 年,则预示有进展为 CIN3 或子宫颈癌的风险。HPV 基因型似乎是感染持续及进展最重要的决定因素。其中 HPV16 亚型致癌风险最高,占全球子宫颈癌病例的 55%~60%。其次是 HPV18 亚型,占 10%~15%。有研究证实持续 HPV16 及 18 型感染 10 年后罹患子宫颈癌前病变或子宫颈癌的风险是其他高危型 HPV 的 17~20 倍。HPV 感染最常见于青少年和 20 多岁女性,随着妇女年龄增加,HPV 感染率呈下降趋势。大多数年轻女性,尤其是 21 岁以下女性,机体具有良好和有效的免疫反应,平均能在 8 个月内清除相关的 HPV 病毒感染,或在 8~24 个月降低 HPV 病毒数量至无法检测的水平。随着 HPV 感染消退,大多数宫颈病变也会自行消退。30~65 岁妇女中,新获得的 HPV 感染持续存在的机会均很低。然而,30 岁以上女性发现的 HPV 感染更可能代表 HPV 的持续感染,随着年龄增加,HSIL 发生率呈上升趋势。然而如何将 HISIL 患者从其他一过性 HPV 感染,或病变进展风险尚低的 HPV 阳性患者中优先筛查出来是目前子宫颈癌筛查策略研究的重点。

目前,国际认可的是以 HC2 检测为代表的 HPV DNA 检测法,有研究显示其在中国人群针对 CIN2 的灵敏度和特异度分别为 94.4% 和 63.2%,提高了子宫颈癌筛查的水平。另外,罗氏诊断 cobas 4800 HPV 检测系统于 2011 年获得了美国 FDA 认证,并且大量的研究表明,两种检测方式对于 CIN2 及以上的患者的检出准确率非常相似,其针对 CIN2 的灵敏度和特异度分别为 94.4% 和 63.9%,均具有较高的准确性。与目前国际认可的 HC2 检测相比,cobas 4800 检测不仅能够检测出更多的高危型,还能鉴别两种风险度最高的 HPV16 和 HPV18 型,从而优先筛查出高危患者。2012 年美国癌症协会(ACS)、美国阴道镜宫颈病理协会(ASCCP)、美国临床病理协会(ASCP)联合推出子宫颈癌筛查指南。他们比较了联合筛查和细胞学单筛,得出联合筛查检出率较高,可降低癌症发生率。比较了 HPV 和细胞学,发现 HPV 筛查敏感性高,漏诊率低,阴道镜转诊率高。最终建议联合筛查作为子宫颈癌筛查策略。2014 年美国 FDA 允许 cobas HPV 用于 25 岁以上女性子宫颈癌初筛,继而出现许多学者对此进行研究。2015 年,妇科肿瘤杂志报道了一项针对 42 209 名 25 岁及以上女性的前瞻性随机对照研究,通过比较不同策略对 CIN2[+] 检出率,得出结论:细胞学特异性高,HPV 检测敏感性高,联合筛查介于两者之间。同年,另一篇涉及 256 648 女性的回顾性队列研究文章指出:联合筛查灵敏度最高,特异度最低,最终它能识别出更多有 CIN3 的女性。他们同时发现大约 19%

的活检证实为子宫颈癌的患者的 HPV 检测呈阴性。另一篇文章也进行了各种筛查策略对 CIN2⁺ 检出的比较，得出结论：HPV 筛查不优于 PAP 筛查，联合筛查漏诊率最低。鉴于 HPV 单独筛查的频率、诊疗流程不明确等原因，筛查的效益成本效率低下。并且，虽然联合筛查成本更高，但健康方面的收益也相对较高。因此，美国癌症协会 2018 年子宫颈癌筛查指南仍建议联合筛查作为首选。而欧洲则对单独 HPV 初筛态度更积极。一份对 4 个欧洲 RCTs 的跟进报告称，HPV 检测的安全性比单纯的细胞学检测要高 60% 到 70%。欧洲的一些前瞻性的 RCTs 和队列研究显示 HPV 检测对 CIN2⁺ 的敏感性高于细胞学，降低了子宫颈癌的发病率。目前除德国外，大部分欧洲国家以单独 HPV 检测作为初步筛查。然而，HC2、罗氏诊断 cobas 4800 HPV 两种检测方式对样本处理较为繁琐，检测周期长且设备成本高。

中国人口基数大，各地区发展不均衡，在全面开展 HPV 普筛的过程中，寻找一种处理简单，成本效果比更高的筛查检测方式势在必行。因此，为适应中国 HPV 筛查现状，中国自主开发出恒温 HPV 检测，能够采用特异性引物，采用核酸恒温扩增方法，结合多重荧光探针技术，在同一反应管中经由检测仪器 4 种荧光检测通道（FAM、CY5、ROX、VIC），分别检测 13 种高危 HPV、HPV16、HPV18 及内标，快速识别单一或多重感染，样本处理简单，只需要在样本中加入裂解液经过高温裂解即可用于检测。另外，检测过程为 60℃恒温，无须热循环，设备成本低，检测时间更短，从样本处理到获得检测结果仅需 1.5 小时，极大提高了检测效率，节省人力物力。前期研究过程中，同时应用恒温 HPV 检测试剂及 cobas4800 对 3 049 例样本进行检测，恒温 HPV 检测试剂检出 HPV 阳性样本 616 份，阴性样本 2 430 份，阳性率：20.20%；罗氏 cobas4800 检出 HPV 阳性样本 519 份，阴性样本 2 527 份；阳性率：17.02%；两者总符合率 94.65%。其中高危亚型总符合率：93.77%；16 亚型阳性总符合率：99.61%；18 亚型阳性总符合率：99.70%。并且在前期试验结果恒温 HPV 检出结果中 HPV16/18 阳性检出 CIN2⁺ 的灵敏度估计为 86.96%，特异度估计为 81.82%，与 HC2 及 cobas4800 相比具有较高的灵敏度和特异

度。开展全国高级别宫颈上皮内瘤变精准诊断和人性化治疗的多中心研究，对比应用恒温 HPV 检测试剂及 cobas4800HPV 检测。从而获得较为准确的 HPV 及 CIN2⁺ 病变的检出率、灵敏度及特异性指标，并进行两种筛查方式的成本效果比，从而找到更适用于中国国情的 HPV 检测试剂。我国地域辽阔，自然环境和社会经济发展的区域差异显著。因此，急需在中国建立一个常态化、可持续发展、规范化的子宫颈癌防治体系模型，充分发挥不同级别、不同类型医疗机构的作用，建立全国统一的网络化信息管理平台，同时深入开展大规模的多中心临床研究，探寻中国妇女宫颈病变的发生规律，了解各地区妇女的 HPV 基因型的感染状况和各种亚型的分布差异。在此基础上开发和推广新型的子宫颈癌快速筛查方法（Care-HPV），研究不同的筛查方案及筛查间隔的经济性和有效性，实现宫颈高级别上皮内瘤变的精准诊断及人性化治疗，为政府在未来制定适合我国国情的子宫颈癌防治策略提供依据。

（二）宫颈微小型浸润癌的诊断和人性化治疗

宫颈微小型浸润癌（microinvasive cervical cancer，MIC）这一概念最早由 Mestwerdt 于 1947 年提出。此后，对于这个概念具体的定义一直处于争论当中。最常用的两种定义分别来自美国妇科肿瘤学会（Society of Gynecologic Oncology，SGO）和国际妇产科联盟（International Federation of Gynecology and Obstetrics，FIGO）：

1. SGO（1974） 指间质浸润深度不超过 3mm，宽度无限制，但要排除淋巴脉管浸润。

2. FIGO 分期的ⅠA 期，仅指镜下病变，以锥切或全子宫切除后的镜下病理检测来诊断，具体定义仍在不断更新中。根据 FIGO 2009，ⅠA1 期，基质浸润深度不超过 3mm，宽度不超过 7mm；ⅠA2 期，浸润深度超过 3mm 但不超过 5mm，宽度不超过 7mm。而 FIGO 在 2018 年 10 月又发布了新的分期系统，将 2009 年分期中的宽度限制删除，并将浸润深度为界值的浸润癌分期靠后，即浸润深度为 3mm 归为ⅠA2 期，浸润深度 5mm 的归为ⅠB1 期，浸润宽度超过 7mm 但浸润深度不足 5mm 的仍为ⅠA 期而不再诊断为ⅠB1 期。另外，锥切切缘有浸润癌者即诊断为ⅠB1

期。不难看出,这对于宫颈微小型浸润癌的诊断将产生重大影响。本文将对原 FIGO ⅠA 期子宫颈癌患者进行重新分期,以进行分析。

对于 MIC 的治疗同样没有形成统一的标准,目前对患者的治疗从锥切到子宫全切的都有,淋巴结是否清扫也没有定论。ⅠA1 期 MIC 传统的治疗方式是单纯子宫切除(simple hysterectomy,SH),而对于有强烈生育要求的年轻患者,可行锥切。对ⅠA2 期 MIC 的处理一般而言更为激进,通常采用子宫根治术(radical hysterectomy,RH)或改良根治性子宫全切(modified radical hysterectomy,MRH)。对于部分患者,我们并未切除子宫,而选择了锥切后密切随访,或再次锥切后随访的方式。这是一种新的尝试,也是保留生育功能的选择之一。

MIC 患者结局良好,宫旁组织受累及卵巢转移十分罕见。Baalbergen 等总结的Ⅰ期腺癌保守治疗后复发率为 1.5%(3/193),根治手术后复发率为 3.5%(9/254)。清扫淋巴结并不能减少复发。宫颈锥切切缘阳性、脉管浸润、停经状态、宫颈诊刮阳性、四象限受累、锥切前高 HPV 滴度(≥300)为锥切后有残留病灶的阳性预测因子。

怎样处理脉管浸润和ⅠA2 期子宫颈癌存在颇多争议。部分妇产科医师认为对于有脉管浸润的患者应清扫淋巴结,而另一些人则认为脉管浸润与否与淋巴结状态无关。事实上,ⅠA2 期子宫颈癌的淋巴受累率比较低,所以并不能把淋巴结清扫作为其治疗的常规。若已充分评估肿瘤大小及锥切切缘,采取保守治疗也是很安全的。

宫颈微小型浸润癌(MIC)分析锥切阳性切缘与手术标本残余病灶的相关性,探讨切缘阳性患者的诊断、治疗及预后。探讨保留生育功能治疗宫颈微小型浸润癌的策略及预后。中国医学科学院北京协和医院医学系回顾性分析 2014—2018 年的宫颈微小型浸润癌患者的临床资料,对其临床特点、诊断、治疗等进行总结,2014—2018 年北京协和医院共收治了 491 例宫颈微小型浸润癌患者,ⅠA1 期 431 例(87.8%),ⅠA2 期 60 例(12.2%),中位诊断年龄 42(37～48)岁。所有 MIC 的诊断都通过宫颈锥切获得诊断。

选择保留生育功能治疗的患者 37 例,31 例为ⅠA1 期 MIC,6 例为ⅠA2 期 MIC。在随访 21.8(15.9～41.7)个月的时间内,15 例有生育计划的ⅠA1 期 MIC 患者中,3 例已顺利生产。

所有患者平均随访时长 27.2 个月的时间内,共 2 例复发,PFS 分别为 9.9 个月和 10.4 个月,复发率 0.4%。

近年来 MIC 患者的锥切切缘阳性率升高,以癌前病变为主,浸润癌累及切缘的发生率并没有升高,但已经对手术方式的选择产生了一定影响。LVSI(淋巴血管浸润)并不能很好地对淋巴结的情况进行预测。但是锥切切缘情况则能较好地反应手术标本中是否存在残余病灶,以及是否残留浸润癌。FIGO 2018 分期对 MIC 患者的诊断有重大影响。

(沈 铿 崔 恒 李 艺)

参 考 文 献

[1] Cao DY,Yang JX,Wu XH,et al. Comparisons of vaginal and abdominal radical trachelectomy for early stage cervical cancer: preliminary results of a multi-center research in China. BJC,2013,108: 1957-1963

[2] Liu Q,Ding XL,Yang JX,et al. The significance of comprehensive staging surgery in malignant ovarian germ cell tumors. Gynecologic Oncology,2013(3),131: 551-554

[3] Loren AW,Mangu PB,Beck LN,et al. Fertility Preservation for Patients With Cancer: American Society of Clinical Oncology Clinical Practice Guideline Update. J Clin Oncol, 2013, 31(19): 2500-2510

[4] Pecorelli S,Zigliani L,Odicino F.Revised FIGO staging for carcinoma of the cervix.Int J Gynaecol Obstet, 2009, 105(2): 107-108

[5] Van Calsteren K,Heyns L,De Smet F,et al.Cancer during pregnancy: an analysis of 215 patients emphasizing the obstetrical and the neonatal outcomes.J Clin Oncol, 2010, 28(4): 683-689

[6] Patel S,Liyanage SH,Sahdev A,et al.Imaging of endometrial and cervical cancer.Insights Imaging, 2010, 1(5-6): 309-328

[7] Piver MS, Rutledge F, Smith JP.Five classes of extended hysterectomy for women with cervical cancer. Obstet Gynecol, 1974, 44(2): 265-272

[8] Querleu D, Morrow CP.Classification of radical hyster-ectomy.Lancet Oncol, 2008, 9(3): 297-303

[9] Abu-Rustum NR, Sonoda Y.Fertility-sparing surgery in early-stage cervical cancer: indications and applica-tions.J Natl Compr Canc Netw, 2010, 8(12): 1435-1438

[10] Landoni F, Maneo A, Colombo A, et al.Randomised study of radical surgery versus radiotherapy for stage Ⅰb-Ⅱa cervical cancer.Lancet, 1997, 350(9077): 535-540

[11] Keys HM, Bundy BN, Stehman FB, et al.Radiation therapy with and without extrafascial hysterectomy for bulky stage IB cervical carcinoma: a randomized trial of the Gynecologic Oncology Group.Gynecol Oncol, 2003, 89(3): 343-353

[12] Monk BJ, Tian C, Rose PG, et al.Which clinical/pathologic factors matter in the era of chemoradiation as treatment for locally advanced cervical carcinoma? Analysis of two Gynecologic Oncology Group(GOG) trials.Gynecol Oncol, 2007, 105(2): 427-433

[13] Wright JD, Herzog TJ, Neugut AI, et al.Comparative effectiveness of minimally invasive and abdominal radi-cal hysterectomy for cervical cancer.Gynecol Oncol, 2012, 127(1): 11-17

第四十一章　卵巢恶性肿瘤

卵巢恶性肿瘤（ovarian malignant tumor）是女性生殖器常见的三大恶性肿瘤之一。卵巢位于盆腔深部，早期病变不易发现，一旦出现症状多属晚期，应高度警惕。近20年来，由于有效化疗方案的应用，使卵巢恶性生殖细胞肿瘤的治疗效果有了明显的提高，死亡率从90%降至10%；但卵巢恶性上皮性肿瘤（卵巢癌）的治疗效果却一直未能改善，其主要原因是70%的卵巢上皮癌患者在就诊时已为晚期，治疗后70%的患者将会复发，难以治愈。5年生存率徘徊于30%～40%，死亡率居妇科恶性肿瘤首位。卵巢癌已成为严重威胁妇女生命和健康的主要恶性肿瘤。

第一节　概　　述

一、组织学分类

分类方法多，最常用和最实用的分类是建立在卵巢组织发生学基础上的卵巢肿瘤组织学分类法（世界卫生组织 WHO，1973 制定，见表41-1）。

1. 上皮性肿瘤　占原发性卵巢肿瘤 50%～70%，其恶性类型占卵巢恶性肿瘤的 85%～90%。来源于卵巢表面的生发上皮，而生发上皮来自原始的体腔上皮，具有分化为各种苗勒上皮的潜能。若向输卵管上皮分化，形成浆液性肿瘤；向宫颈黏膜分化，形成黏液性肿瘤；向子宫内膜分化，形成子宫内膜样肿瘤。

2. 生殖细胞肿瘤　占卵巢肿瘤的 20%～40%。生殖细胞来源于生殖腺以外的内胚叶组织，在其发生、移行及发育过程中，均可发生变异，形成肿瘤。生殖细胞有发生多种组织的功能。未分化者为无性细胞瘤，胚胎多能者为胚胎癌，向胚胎结构分化为畸胎瘤，向胚外结构分化为内胚窦瘤、绒毛膜癌。

3. 性索间质肿瘤　约占卵巢肿瘤的 5%。性索间质来源于原始体腔的间叶组织，可向男女两性分化。性索向上皮分化形成颗粒细胞瘤或支持细胞瘤；向间质分化形成卵泡膜细胞瘤或间质细胞瘤。此类肿瘤常有内分泌功能，故又称功能性卵巢肿瘤。

4. 转移性肿瘤　占卵巢肿瘤的 5%～10%，其原发部位多为胃肠道、乳腺及生殖器官。

二、卵巢恶性肿瘤的转移途径

卵巢恶性肿瘤的转移特点是外观局限的肿瘤，可在腹膜、大网膜、腹膜后淋巴结、横膈等部位有亚临床转移。主要通过直接蔓延及腹腔种植，瘤细胞可直接侵犯包膜，累及邻近器官，并广泛种植于盆腹膜及大网膜、横膈、肝表面。淋巴结也是重要的转移途径，有 3 种方式：①沿卵巢血管经卵巢淋巴管向上到腹主动脉旁淋巴结；②沿卵巢门淋巴管达髂内、髂外淋巴结，经髂总至腹主动脉旁淋巴结；③偶有沿圆韧带入髂外及腹股沟淋巴结。横膈为转移的好发部位，尤其右膈下淋巴丛密集，故最易受侵犯。血行转移少见，晚期可转移到肺、胸膜及肝。

三、临床表现

卵巢恶性肿瘤早期常无症状，可在妇科检查发现。主要症状为腹胀、腹部肿块及腹水，症状的轻重决定于：①肿瘤的大小、位置、侵犯邻近器官的程度；②肿瘤的组织学类型；③有无并发症。

1. 压迫症状　由于肿瘤生长较大或浸润邻近组织所致。肿瘤若向周围组织浸润或压迫神经，可引起腹痛、腰痛或下肢疼痛；若压迫盆腔静脉，出现下肢水肿；若为功能性肿瘤，产生相应的雌激素或雄激素过多症状。

表 41-1 卵巢肿瘤组织学分类（WHO，1973）

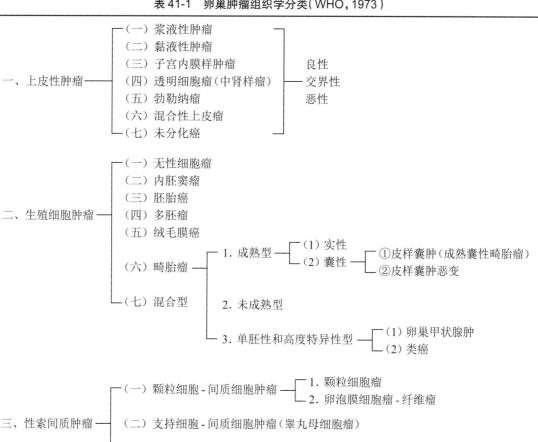

注：* 包括妊娠黄体瘤、卵巢间质增生和卵泡膜细胞增生、卵巢重度水肿、单发性滤泡囊肿和黄体囊肿、多发性滤泡囊肿（多囊卵巢）、多发性黄素化滤泡囊肿和 / 或多发性黄体、子宫内膜异位症、表面上皮包含囊肿（生发上皮包涵囊肿）、单纯囊肿、炎性病变、卵巢冠囊肿等

2. 播散及转移症状 由于腹膜种植引起的腹水，肠道转移引起的消化道症状等。三合诊检查在阴道后穹隆触及盆腔内硬结节，肿块多为双侧，实性或半实性，表面凹凸不平，不活动，常伴有腹水。有时在腹股沟、腋下或锁骨上可触及肿大淋巴结。

3. 内分泌症状 由于某些卵巢肿瘤所分泌的雌激素、睾酮的刺激，可发生性早熟、男性化、闭经、月经紊乱及绝经后出血等。

4. 急腹痛症状 由于肿瘤破裂、扭转等所致。

晚期可表现消瘦、严重贫血等恶病质征象。
一些特殊的病史对诊断很有帮助，如：

（1）患者长期不育不孕，有促排卵药物的应用，以及乳腺癌、结肠癌或子宫内膜癌的个人史及卵巢癌家族史，被视为危险因素。

（2）遗传卵巢癌综合征（HOCS）：尤其是 *BRCA-1* 或 *BRCA-2* 基因表达阳性者，其患病的危险率高达 50%，并随年龄增长，危险增加。

（3）注重"卵巢癌三联症"，即年龄 40～60 岁、卵巢功能障碍、胃肠道症状，可提高对卵巢癌诊断的警戒。

四、辅助检查

卵巢恶性肿瘤虽无特异性症状，常于体检时发现，但根据患者的年龄、病史及局部体征等特点可初步确定是否为卵巢肿瘤，并对良、恶性做出估计。卵巢恶性肿瘤的体格检查的特点是，双侧、实性、不规则的盆腹腔包块、活动度差，常伴有腹水和子宫直肠窝结节。诊断困难时可进行以下辅助检查。

1. 影像学检查

（1）B 型超声：检测肿块部位、大小、形态，提示肿瘤性状囊性或实性，囊内有无乳头）以及鉴别卵巢肿瘤、腹水和结核性包裹性积液。B 型超声检查的临床诊断符合率 >90%，但直径 <1cm 的实性肿瘤不易测出。通过彩色多普勒超声扫描，能测定卵巢及其新生组织血流变化，有助于诊断。

（2）腹部平片：若为卵巢畸胎瘤，可显示牙齿及骨质，囊壁为密度增高的钙化层，囊腔呈放射透明阴影。

（3）CT 检查：可清晰显示肿块，良性肿瘤多呈均匀性吸收，囊壁薄、光滑；恶性肿瘤轮廓不规则，向周围浸润或伴腹水；CT 还可显示有无肝、肺结节及腹膜后淋巴结转移。

2. 肿瘤标志物 目前尚无任何一种肿瘤标志物为某一独特肿瘤专有，各种类型卵巢肿瘤可具有相对较特殊标志物，可用于辅助诊断及病情监测。

（1）CA125：80% 的卵巢上皮性癌患者CA125 水平高于 35kIU/L，90% 以上的晚期卵巢癌患者 CA125 水平的消长与病情缓解或恶化相一致，尤其对浆液性腺癌更有特异性。

（2）HE4：人附睾蛋白 4 是一种新的卵巢癌肿瘤标志物。正常生理情况下，HE4 在人体中有非常低水平的表达，但在卵巢癌组织和患者血清中均高度表达，可用于卵巢癌的早期检测、鉴别诊断、治疗监测及预后评估。88% 的卵巢癌患者都会出现 HE4 升高的现象。与 CA125 相比，HE4 的敏感度更高、特异性更强，尤其是在疾病初期无症状表现的阶段。疾病早期 HE4 诊断的敏感度是 82.7%，而 CA125 却仅有 45.9%。与 CA125 仅 20% 的特异性相比，HE4 的特异性高达 99%。

HE4 与 CA125 两者联合应用，诊断卵巢癌的敏感性可增加到 92%，并将假阴性结果减少 30%，大大增加了卵巢癌诊断的准确性。

（3）CA19-9 和 CEA 等肿瘤标记物在卵巢上皮癌患者中也会升高，尤其对卵巢黏液性癌的诊断价值较高。

（4）AFP：对卵巢内胚窦瘤有特异性价值，或者未成熟畸胎瘤、混合性无性细胞瘤中含卵黄囊成分者均有诊断意义。其正常值为 <25μg/L。

（5）hCG：对于原发性卵巢绒癌有特异性。

（6）性激素：颗粒细胞瘤、泡膜细胞瘤可产生较高水平的雌激素。黄素化时，亦可有睾酮分泌。浆液性、黏液性或纤维上皮瘤有时也可分泌一定的雌激素。

3. 细胞学检查 阴道脱落细胞涂片找癌细胞诊断卵巢恶性肿瘤的阳性率不高，价值不大。腹水或腹腔冲洗液找癌细胞对 I 期患者进一步确定分期及选择治疗方法有意义，若有胸腔积液应做细胞学检查确定有无胸腔转移。

4. 必要时选择以下检查

（1）纤维结肠镜、胃镜检查：提供是否有卵巢癌转移或胃肠道原发性癌瘤的证据。

（2）肾图、肾血流图、静脉肾盂造影或 CT 泌尿系统重建：观察肾脏的分泌及排泄功能、了解泌尿系压迫或梗阻情况。

（3）PET/CT 检查：有助于对卵巢肿瘤进行定性和定位诊断。

（4）腹腔镜检查 可直接观察肿块状况，对盆腔、腹腔及横膈部位进行窥视，并在可疑部位进行多点活检，抽吸腹腔液进行细胞学检查。对可疑卵巢恶性肿瘤的患者行腹腔镜检查可明确诊断。同时通过腹腔镜的观察，可以对于疾病的严重程度进行评估，决定手术的可行性，如果经过腹腔镜评估认为经过手术很难达到满意的肿瘤细胞减灭，应该选择先期化疗，然后再进行间歇性肿瘤细胞减灭术。若肿块过大或达脐耻中点以上、腹膜炎及肿块粘连于腹壁，则不宜进行此检查。腹腔镜检查的作用：①明确诊断，进行初步临床分期；②取得腹水或腹腔冲洗液进行细胞学检查；③取得活体组织，进行组织学诊断；④术前放腹水或腹腔化疗，进行术前准备。

5. 确诊卵巢癌的依据 明确卵巢癌诊断的

依据是肿瘤的组织病理学，而腹水细胞学、影像学和肿瘤标志物检查结果均不能作为卵巢癌的确诊依据。

五、鉴别诊断

1. 卵巢良性肿瘤与恶性肿瘤的鉴别　因 50 岁以下患者常有盆腔炎、子宫内膜异位症等可使 CA125 升高的疾病，故参考价值不大。大于 50 岁患者中，若卵巢包块伴 CA125 升高，则恶性者可能性大，有鉴别诊断意义（表 41-2）。

表 41-2　卵巢良性肿瘤与恶性肿瘤鉴别

鉴别内容	良性肿瘤	恶性肿瘤
病史	病程长，生长缓慢	病程短，迅速增大
包块部位及性质	单侧多、囊性、光滑、活动	双侧多，实性或囊实性，不规则、固定，后穹隆实性结节或包块
腹水征	多无	常有腹水，可能查到恶性细胞
一般情况	良好	可有消瘦、恶病质
B 型超声	为液性暗区，边界清晰，有间隔光带	液性暗区内有杂乱光团、光点，界限不清
CA125（>50 岁）	<35U/ml	>35U/ml

2. 卵巢恶性肿瘤的鉴别诊断

（1）子宫内膜异位症：异位症形成的粘连性肿块及直肠子宫陷凹结节与卵巢恶性肿瘤很难鉴别。前者常有进行性痛经、月经多，经前不规则阴道流血等。B 型超声检查、腹腔镜检查是有效的辅助诊断方法，必要时应剖腹探查确诊。

（2）结核性腹膜炎：常合并腹水，盆腹腔内粘连性块物形成。但多发生于年轻、不孕妇女，伴月经稀少或闭经。多有肺结核史；有消瘦、乏力、低热、盗汗、食欲缺乏等全身症状。妇科检查肿块位置较高，形状不规则，界限不清，不活动。叩诊时鼓音和浊音分界不清。X 线胸片检查、B 型超声检查、胃肠检查多可协助诊断，必要时行剖腹探查取材行活体组织检查确诊。

（3）生殖道以外的肿瘤：需与腹膜后肿瘤、直肠癌、乙状结肠癌等鉴别。腹膜后肿瘤固定不动，位置低者使子宫、直肠或输尿管移位。大肠癌多有相应的消化道症状。B 型超声检查、钡剂灌肠、乙状结肠镜检等有助于鉴别。

（4）转移性卵巢肿瘤：与卵巢原发恶性肿瘤不易鉴别。对于双侧性、中等大、肾形、活动的实性肿块，应疑为转移性卵巢肿瘤。若患者有消化道症状应作胃镜检查，有消化道癌、乳癌病史者，更要考虑转移性卵巢肿瘤诊断。但多数病例无原发性肿瘤病史，应作剖腹探查。

（5）慢性盆腔炎：有流产或产褥感染病史，有发热、下腹痛，妇科检查附件区有包块及组织增厚、压痛、片状块物达盆壁。用抗生素治疗症状缓解，块物缩小。若治疗后症状、体征无改善，或块物增大，应考虑为盆腔或卵巢恶性肿瘤可能。B 型超声检查有助于鉴别。

六、卵巢恶性肿瘤分期

现多采用 FIGO 2000 年手术 - 病理分期（表 41-3），用以估计预后和比较疗效。

表 41-3　原发性卵巢恶性肿瘤的手术 - 病理分期（FIGO，2000）

Ⅰ 期肿瘤局限于卵巢

　Ⅰa 肿瘤局限于一侧卵巢，包膜完整，表面无肿瘤，腹水或腹腔冲洗液中未见恶性细胞

　Ⅰb 肿瘤局限于两侧卵巢，包膜完整，表面无肿瘤，腹水或腹腔冲洗液中未见恶性细胞

　Ⅰc 肿瘤局限于一侧或双侧卵巢，伴有以下任何一项者：包膜破裂、卵巢表面有肿瘤、腹水或冲洗液中含恶性细胞

Ⅱ 期肿瘤累及一侧或双侧卵巢，伴盆腔内扩散

　Ⅱa 肿瘤蔓延和 / 或转移到子宫和 / 或输卵管，腹水或冲洗液中无恶性细胞

　Ⅱb 肿瘤蔓延到其他盆腔组织，腹水或冲洗液中无恶性细胞

　Ⅱc Ⅱa 或 Ⅱb 病变，但腹水或冲洗液中查见恶性细胞

Ⅲ 期一侧或双侧卵巢肿瘤，镜检证实有盆腔外的腹腔转移和 / 或区域淋巴结转移，肝表面转移为 Ⅲ 期

　Ⅲa 淋巴结阴性，组织学证实盆腔外腹膜表面有镜下转移

　Ⅲb 淋巴结阴性，腹腔转移灶直径≤2cm

　Ⅲc 腹腔转移灶直径 >2cm 和 / 或腹膜后区域淋巴结阳性

Ⅳ 期远处转移（胸腔积液有癌细胞，肝实质转移）

　　注：Ⅰc 及 Ⅱc 如细胞学阳性，应注明是腹水还是腹腔冲洗液；如包膜破裂，应注明是自然破裂或手术操作时破裂

七、治疗原则

一经发现卵巢肿瘤，应行手术。手术目的：①明确诊断；②切除肿瘤；③恶性肿瘤进行手术 - 病理分期。术中不能明确诊断者，应将切下的卵巢肿瘤送快速冷冻组织病理学检查，进行确诊。

手术可通过腹腔镜和 / 或剖腹进行，卵巢良性肿瘤常采用腹腔镜手术，卵巢恶性肿瘤则多使用剖腹手术。

2015 年版 NCCN 指南推荐了针对与遗传性乳腺癌有关的基因（BRCA）或遗传性乳腺癌 - 卵巢癌综合征[hereditary breast-ovarian cancer (HBOC) syndrome]患者做降低卵巢癌风险的附件切除术。儿童或年轻患者的手术原则与成人有所不同，保留生育功能者需进行全面的分期手术，但儿童期和青春期的早期生殖细胞肿瘤可不切除淋巴结。要强调治疗医师的资格论证，最好是由经过正规训练的妇科肿瘤专科医师实施卵巢癌的治疗。

术后应根据卵巢肿瘤的性质，组织学类型，手术 - 病理分期等因素来决定是否进行辅助治疗。对复发和耐药患者采取个体化治疗，可用的治疗方案有：二线化疗、姑息性治疗、免疫治疗、靶向治疗和放射治疗等。

八、随访与监测

卵巢癌易于复发，应长期予以随访和监测。

1. **随访时间** 术后 1 年内每月 1 次；术后 2 年每 3 个月 1 次；术后 3～5 年视病情 4～6 个月 1 次；5 年以后每年 1 次。

2. **监测内容** 临床症状、体征、全身及盆腔检查（包括三合诊检查），B 型超声检查。必要时作 CT 或 MRI 检查。肿瘤标志物测定，如 CA125、AFP、HCG、雌激素和雄激素等可根据病情选用。

第二节 卵巢上皮性癌

上皮性卵巢癌是最常见的卵巢癌，占卵巢恶性肿瘤的 80%～90%。卵巢上皮癌多见于中老年妇女，在 50 岁以上妇女的卵巢恶性肿瘤中，卵巢上皮癌约占 90%。由于卵巢位于盆腔深部，给卵巢癌的早期诊断造成很多困难，在临床诊断时，约 70% 的卵巢癌已是晚期。卵巢上皮癌也是死亡率最高的妇科恶性肿瘤，死亡率高达 70%。因此，卵巢上皮癌的诊断和治疗是妇科肿瘤学家面临的最严峻挑战。

一、发病高危因素

卵巢上皮癌的发病原因仍不明了，相关的高危因素如下：

1. **遗传因素** 5%～10% 的卵巢上皮癌具有遗传异常。上皮性卵巢癌的发生与 3 个遗传性癌综合征有关，即：遗传性乳腺癌 - 卵巢癌综合征（HBOC）、遗传性位点特异性卵巢癌综合征（HSSOC），和遗传性非息肉性结直肠癌综合征（HNPCC），最常见的是 HBOC。真正的遗传性卵巢癌和乳腺癌一样，主要是由于 BRCA-1 和 BRCA-2 基因突变所致，属于常染色体显性遗传。

2. **持续排卵** 持续排卵使卵巢表面上皮不断损伤与修复，其结果一方面在修复过程中卵巢表面上皮细胞突变的可能性增加；另一方面增加卵巢上皮包涵囊肿形成的机会。减少或抑制排卵可减少卵巢上皮由排卵引起的损伤，可能降低卵巢癌发病危险。流行病学调查发现卵巢癌危险因素有未产、不孕，而多次妊娠、哺乳和口服避孕药有保护作用。应用促排卵药物可增加发生卵巢肿瘤的危险性。

3. **环境及其他因素** 流行病学证据表明，环境因素是人类卵巢癌主要的病因学决定因素。工业发达国家卵巢癌发病率高，提示工业的各种物理或化学产物可能与卵巢癌的发病相关。卵巢癌的发病是否与饮食习惯或成分（胆固醇含量高）相关，目前还无定论。

二、卵巢癌的手术治疗

手术是卵巢恶性肿瘤最主要的治疗手段之一。卵巢恶性肿瘤的手术目的有三大类：

1. **诊断性手术**
（1）术中取活检获得病理诊断。
（2）明确肿瘤分期。
（3）评价治疗的效果。

2. **治疗性手术** 首次肿瘤细胞减灭术和再次肿瘤细胞减灭术，尽量彻底切除肿瘤。

3. 姑息性手术　解除患者症状,改善生活质量。卵巢恶性肿瘤的手术目的、范围和操作应根据肿瘤的组织学类型、临床分期以及患者之具体情况而有所不同。近年来,有关卵巢恶性肿瘤的手术治疗研究主要集中在早期卵巢癌的手术、肿瘤细胞减灭术的意义、间隙性肿瘤细胞减灭术、腹腔镜手术、保留生育功能手术和二次探查术等方面。出现了一些新观点、新概念,使卵巢恶性肿瘤的手术更加具体,更加明确。

(一)全面分期探查术

全面分期探查术(comprehensive staging laparotomy)是早期卵巢癌的基本术式。

1. 手术步骤

(1)腹部纵切口(从耻骨联合至脐上4横指),应保证腹腔内有足够显露和视野,上腹部器官和腹膜后淋巴结能仔细探查。

(2)全面盆腹腔探查。

(3)腹腔细胞学(腹水,或盆腔、结肠侧沟、上腹部之冲洗液)。

(4)大网膜切除。

(5)全子宫和双附件切除(卵巢动静脉高位结扎)。

(6)仔细探查及活检(粘连、结扎及可疑部位,特别是结肠侧沟、膈肌和肠系膜等)。

(7)盆腔及腹主动脉旁淋巴结清除(肠系膜下动脉水平)。

全面分期探查术是近年来提出的新的手术名称,适合于早期(临床Ⅰ、Ⅱ期)卵巢癌,主要的目的是准确分期。众所周知,卵巢癌的FIGO分期是建立在手术探查和病理诊断基础上的手术分期,是全世界统一的判断病期早晚和估价预后的指标。分期不同,治疗效果和预后有极大的差别。FIGO Ⅰ期卵巢癌患者5年存活率为60%~90%,而Ⅲ、Ⅳ期患者5年存活率为2.4%~23%。另外,在寻找有效治疗方法和方案时,其治疗对象必须是同一FIGO期别治疗效果才有可比性。否则,将严重影响对卵巢癌有效治疗方案的探索。由此可见,获得准确的FIGO分期是治疗卵巢癌最关键的一环。然而,卵巢癌准确分期的重要意义,并未得到普遍的重视,往往只是根据开腹后粗略的探查结果进行分期,这样就可能会遗留一些亚临床的转移。近20年来的大量临床资料表明,一些术中大体检查肿瘤局限在卵巢的卵巢恶性肿瘤,已有卵巢外的隐性转移。McGowan等分析了291例卵巢原发癌,发现46%的分期是不准确的,常偏低。美国妇科肿瘤协作组(GOG)曾对100例第1次手术诊断为Ⅰ期和Ⅱ期早期卵巢癌的患者再行第2次分期探查术,发现需要期别提高者竟达31%,在这些患者中,约75%实际上是Ⅲ期卵巢癌。北京协和医院沈铿等人的研究也表明,对术中大体检查肿瘤局限在卵巢的卵巢上皮癌患者施行全面分期探查术,腹膜后淋巴结转移为13.5%,这些患者也属FIGO Ⅲ期。由此可见,对早期卵巢癌患者,应按照FIGO的分期标准,进行手术及病理的全面细致检查,才能得到准确的分期结果。全面分期探查术的另一个重要意义是指导术后的治疗。这不仅对需要化疗的患者有利,而且对不需要化疗的患者更是重要。美国GOG对称81例FIGO ⅠA或ⅠB高/中分化的卵巢癌进行前瞻性随机对照研究,结果表明:化疗组5年生存率为94%,观察组5年生存率为98%,两组间无统计学意义($p<0.05$)。结论为:对于预后好的早期卵巢癌患者,全面分期的手术已是较为充分的治疗,术后不必再用化疗。早期卵巢癌的术后化疗仅用于具有高危因素,预后不良的患者。

2. 全面分期探查术应注意的问题

(1)腹膜后淋巴结的探查和切除:腹膜后淋巴结是卵巢癌的主要转移途径,即使探查时发现肿瘤局限在卵巢,也可有10.7%~18%的腹膜后淋巴结转移,其中盆腔淋巴结转移率为9%,腹主动脉旁淋巴结转移率为9.8%。此外,仅靠徒手触诊或选择性的淋巴结活检都可能会有遗漏,系统的淋巴结切除术更为准确、可靠。所以,包括腹主动脉旁淋巴结在内的腹膜后淋巴结的探查和切除应作为全面分期探查术的重要内容。

(2)横膈部位的探查:横膈也是卵巢癌常见的转移部位,临床Ⅰ期的卵巢癌也可有11%的横膈转移。由于早期卵巢癌横膈转移灶较小,大多为亚临床状态,加上横膈位于腹腔的较深部位,探查很困难,只能靠徒手触诊,常不够完全,准确。如能补充细胞学刮片检查,或术中使用腹腔镜放大检查,可能会提高横膈探查的准确性。

(3)腹腔液细胞学检查:术中留取腹水或腹

腔冲洗液进行细胞学检查是进行全面分期探查术的重要内容之一。Ⅰ期卵巢癌可有20%~30%的腹腔冲洗液细胞学检查阳性。但是，也有一些研究的阳性率较低。充分冲洗腹腔后，尽量收集较多的标本，先加抗凝剂，再用固定液固定，离心后收集沉渣进行检查，有可能会提高阳性率。

（4）卵巢上皮癌保留生育功能：对于上皮性卵巢癌施行保留生育功能（保留子宫和对侧附件）的手术仍有一些争论，但是，对未生育的年轻妇女发生卵巢癌后，尤其是早期卵巢癌，确实应该考虑保留生育功能。一般认为，对于上皮性卵巢癌施行保留生育功能（保留子宫和对侧附件）的手术应是谨慎和严格选择的，必须具备以下条件方可施行：

1）患者年轻，渴望生育。

2）Ⅰa期。

3）细胞分化好（G1）或交界性瘤。

4）对侧卵巢外观正常、活检阴性。

5）腹腔细胞学阴性。

6）"高危区域"（直肠子宫陷凹、结肠侧沟、肠系膜、大网膜和腹膜后淋巴结探查及活检均阴性）。

7）有随诊条件。

8）完成生育后视情况再行手术切除子宫及对侧附件。

但对卵巢生殖细胞肿瘤，不论期别早晚，均应施行保留生育功能的手术。对低度恶性肿瘤和交界性肿瘤，可根据情况施行保留生育功能的手术。

（二）再分期手术

再分期手术（restaging laparotomy）是在充分理解全面分期探查术的意义后提出的一个新的手术名称，是指首次手术未进行确定分期，未做肿瘤细胞减灭术，亦未用药，而施行的全面探查和完成准确分期的手术。通常是在急诊手术（如卵巢肿瘤扭转），或由于认识和技术原因，只做了肿瘤切除或附件切除之后，再次进行的手术。手术的内容和步骤与全面分期探查术完全一样。如已经给予了化疗，则不能称为再分期，而属于第二次剖腹手术。

（三）肿瘤细胞减灭术

尽管几十年来，妇科肿瘤学家坚持不懈的努

力寻找早期诊断卵巢癌的方法，但是大部分患者在诊断时已是FIGO Ⅲ期或Ⅳ期卵巢癌。这些患者常伴有大量腹水和盆腹腔包块，在剖腹探查时，要想完全切除肉眼所见的肿瘤常常相当困难。对于这样的患者，分期是显而易见的，已不再是重要的问题，外科医生面临的问题是，我能将肿瘤切除多少？手术的彻底性会怎样？肿瘤细胞减灭术（cytoreductive surgery，CRS）是指尽最大努力切除原发灶及一切转移灶，使残余癌灶<2cm。主要适合于晚期卵巢上皮性癌，晚期性索间质肿瘤等。其手术方法和/或范围是：

1. 足够大的直切口。

2. 腹水或腹腔冲洗液细胞学检查。

3. 全子宫双附件或盆腔肿物切除，卵巢动静脉高位结扎。

4. 从横结肠下缘切除大网膜，注意肝、脾区转移并切除。

5. 膈肌、结肠侧沟、盆壁腹膜、肠系膜及直肠子宫陷凹转移灶切除及多点活检。

6. 肝、脾转移处理。

7. 腹主动脉旁及盆腔淋巴结切除。

8. 阑尾切除及肠道转移处理。

对于绝大多数人类实体瘤来说，只有将所有的肿瘤彻底切尽，手术才有意义。但是对卵巢癌来说，即使肿瘤不能被彻底切除，只要将肿瘤体积尽可能缩减，手术就有意义。这点已被理论和实践充分证明。肿瘤细胞减灭术在理论上的意义Griffiths等人已做了很好的解释，主要是对细胞生长动力学和细胞毒性化疗药物对肿瘤细胞杀伤的影响。目前认为，人类实体性肿瘤的生长和退化是遵循冈伯兹（Gompertzian）的模型进行的，也就是说，肿瘤细胞的生长速率随着肿瘤本身体积的增大而下降，这主要是由于血供和营养的相对缺乏所致。此外，大块状的肿瘤中含有较多的静止期或非增殖期的细胞，这对化疗很不利。肿瘤细胞减灭术在理论上最重要的意义直接反映在残余肿瘤结节对化疗的敏感性上。大块的肿瘤切除去除了血供差的肿瘤，这些肿瘤对化疗是不敏感的。另外，根据冈伯兹的模型，肿瘤细胞减灭术可导致大量的静止期细胞转向活跃的分裂期，以此来增加化疗的敏感性。Griffiths等人的研究还表明，体积在0.1~5mg的小肿瘤种植结节中

100% 的肿瘤细胞处在活跃的分裂期。近期的研究发现，化疗耐受的产生是由于肿瘤细胞自发突变转向药物耐受型细胞所导致。随着肿瘤体积和细胞数量的增加，突变和药物耐受细胞集落形成的概率也随之增加。因此，肿瘤细胞减灭术在理论上的另一个重要意义是它可去除已经形成的耐药细胞集落，同时还可以减少新的耐药细胞产生。一些研究还揭示，肿瘤细胞减灭术主要的意义在于手术切除了大块肿瘤，剩下较小的肿瘤依靠术后化疗来消灭。如果手术能将 1kg 的肿瘤缩减为 1g，这就代表着将肿瘤细胞数从 10^9 减至 10^6。当然，这样彻底的肿瘤细胞减灭术常常很难达到。即使能做到，肿瘤细胞在化疗期间也还会再次生长。从这一点来看，肿瘤细胞减灭术仅对手术将肉眼所见的肿瘤全部切尽，残余瘤小于 1g 的患者才有意义。

在临床上，卵巢癌肿瘤细胞减灭术的意义是不言而喻的。但是，迄今为止还未见与此相关的前瞻性临床随机研究报道。美国的 GOG 曾经想做这项工作，但后来因为对照组的病例较少未能实现。这从另一方面也反映了肿瘤细胞减灭术对于卵巢癌来说是多么重要。卵巢癌肿瘤细胞减灭术的临床意义主要表现在以下几个方面：①解除患者的症状，改善生活质量。对于晚期卵巢癌患者，肿瘤细胞减灭术切除了大块肿瘤，解除了大量腹水的产生来源，不仅改善了患者的症状，而且还去除了肠梗阻的潜在危险，同时也减少了肿瘤生长对代谢造成的影响，有助于患者维持较好的营养状态。②增强术后化疗的效果，在理论上，肿瘤细胞减灭术对术后化疗的影响已得到很好的阐述。临床上 Matthew 等人的研究也对此进行了很好的论证，他们分析了近 10 年来的 12 篇相关文章，发现满意的肿瘤细胞减灭术后患者对化疗的完全缓解率达 43%，而不满意的肿瘤细胞减灭术后患者对化疗的完全缓解率仅为 24%，肿瘤细胞减灭术的彻底性直接影响术后化疗的效果。③改善患者的预后，这是卵巢癌肿瘤细胞减灭术最重要的临床意义。有关这方面的研究很多，Matthew 等人分析了近 10 年来的有关文章，得出的结论是，经过满意的肿瘤细胞减灭术后，患者的疾病缓解期（progression-free interval）平均可达 31 个月，生存期可达 36 个月。而不满意

的肿瘤细胞减灭术后，患者的疾病缓解期仅平均为 13 个月，生存期也仅为 16 个月。最有说服力的研究是最近 Hoskins 等人报道的 GOG 两项研究，结果显示对于 FIGO Ⅲ期卵巢癌，在肿瘤细胞减灭术后，无肉眼可见残余瘤者，4 年生存率为 60%；残余瘤 <2cm，4 年生存率为 35%；残余瘤 >2cm，4 年生存率小于 20%。结论是：满意的肿瘤细胞减灭术（残余瘤 <2cm）可明显改善患者的预后，然而，一旦残余瘤 >2cm，无论手术多大，均不能改善患者的预后。在这个研究的基础上，美国国立健康研究院（NIH）发表了有关卵巢癌合理治疗的声明，文中指出最大限度的肿瘤细胞减灭是非常重要的，因为微小的残余瘤与改善患者的预后密切相关。

（四）中间性（或间隔性）肿瘤细胞减灭术

对于绝大部分卵巢癌患者，要想进行满意的肿瘤细胞减灭术，将残余瘤缩减为 <2cm 是相当困难的，根据文献报道仅 35% 的患者能够达到满意的肿瘤细胞减灭术（残余瘤缩减为 <2cm）。由于残余瘤 >2cm 的患者预后差，怎样对他们进行合理的治疗是妇科肿瘤医生面临的又一个严峻挑战。为了解决这一问题，对于某些估计难以切净或基本切净的晚期卵巢癌病例，先用 3～5 个疗程化疗，然后再行肿瘤细胞减灭术，这就是所谓的"中间性"（或间隔性）肿瘤细胞减灭术。这种手术能否促使减灭术之成功？能否对治疗有利？能否改善患者的预后？这些都是近年来大家比较关心，而且引起很多争议的问题。欧洲癌症治疗研究协作组（EORTC）最近对中间性（或间隔性）肿瘤细胞减灭术在晚期卵巢癌中的治疗价值进行了大规模的前瞻性临床随机化对照研究。他们对晚期卵巢癌先用 3 个疗程的顺铂 + 环磷酰胺联合化疗，然后一组患者进行中间性（或间隔性）肿瘤细胞减灭术，另一组患者不做手术，然后再继续完成另外 3 个疗程的顺铂 + 环磷酰胺联合化疗。结果显示，与对照组相比，做过中间性（或间隔性）肿瘤细胞减灭术的患者预后较好，疾病缓解期为 18 个月（对照组为 13 个月）总生存期为 26 个月（对照组为 20 个月）。北京协和医院也对中间性（或间隔性）肿瘤细胞减灭术进行了初步研究，结果提示这种手术可促使减灭术的成功，提高肿瘤细胞减灭术的质量，但并不改善患者的预后。也

有一些研究显示中间性（或间隔性）肿瘤细胞减灭术对日后化疗不利，患者容易产生耐药，仍应力争尽早完成肿瘤细胞减灭术。总之，中间性（或间隔性）肿瘤细胞减灭术对卵巢癌的治疗价值目前还不十分清楚，还需要进行更深入的研究。

（五）二次探查术

二次探查术（second look operation, secondary exploration）是指经过满意的、成功的肿瘤细胞减灭术1年内，又施行了至少6个疗程的化疗，通过临床物理学检查及辅助或实验室检测（包括CA125等肿瘤标记物检测）均无肿瘤复发迹象，而施行的再次剖腹探查术。其目的在于了解盆腹腔有无复发癌灶，作为进一步监测和治疗之依据：①切除所见癌灶；②阴性发现，巩固化疗或停止化疗；③阳性发现，改变化疗或治疗方案。二次探查的内容包括全面细致的探查与活检、腹腔冲洗液细胞学、多点活检。这适于原来晚期的卵巢上皮癌病例，对于交界性瘤、Ⅰ期上皮性癌、恶性生殖细胞肿瘤、性索间质肿瘤等可不作二次探查，这些肿瘤如在监测下有复发可再行手术切除。

对二次探查的临床价值，近年来也有较多的争论。尽管普遍认为，对晚期卵巢癌，二次探查的结果可用来指导今后的治疗。但是，至今还没有有关二次探查术本身是否具有治疗价值的前瞻性研究。回顾性研究结果支持二次探查和再次肿瘤细胞减灭术可改善卵巢癌患者总的生存率。虽然早先的资料提示二次探查并不提高卵巢癌患者的生存率，但是这些研究并没有使用新的二线化疗药物，例如 topotecan、liposomal doxorubicin、taxotere 等。最近美国GOG的研究表明，对二次探查发现微小残余瘤的患者给予腹腔紫杉醇化疗，可获得65%的手术完全缓解。尽管缓解期还没有最后确定，但这些研究提示对于某些患者，二次探查可能会有治疗作用。尤其对于二次探查阴性随后巩固治疗和二次探查发现微小残余瘤随后腹腔化疗的患者，二次探查术的意义可能会更大些。另外，毫无疑问二次探查是评价化疗效果最精确、最有效的方法。二次探查的结果可有助于研究者在较短时间内制定出新的有效化疗方案，不需要等待到研究后的5~7年才能做出决策。

获得二次探查阴性的概率与首次肿瘤细胞减灭术的彻底性有关。不满意的细胞减灭术后，二次探查阴性率为23%，而满意的细胞减灭术后，二次探查阴性率可达50%。Ⅲ期卵巢癌患者首次肿瘤细胞减灭术如能切除所有肉眼可见的肿瘤，二次探查阴性率可达70%以上。然而，二次探查阴性并不意味着治愈了卵巢癌。因为即使再仔细的二次探查也会遗漏隐形的微小病变，有时卵巢癌也会转移到腹腔以外的部位，这些部位二次探查术是无法发现的。大量的研究已证实，二次探查阴性的卵巢癌还会有50%的复发。与复发有关的因素是分期，组织学分级，首次肿瘤细胞减灭术后残余瘤的大小等。一旦肿瘤复发，预后都很差，很少患者能够治愈。在二次探查术中发现较大的残余瘤，约80%的患者在术后36个月内死亡。而二次探查为镜下阳性者，预后都很好，5年生存可达70%。对于这一组患者，应该格外重视，应给予积极的治疗。

（六）再次肿瘤细胞减灭术

再次肿瘤细胞减灭术（secondary cytoreductive surgery, SCRS）是指对复发卵巢癌的病灶进行再次肿瘤切除的手术。复发性卵巢癌的手术治疗价值尚有争议，主要用于以下几方面：①解除肠梗阻；②对二线化疗敏感的复发灶的减灭；③切除孤立的复发灶。对于复发癌的治疗多数只能缓解症状，而不是为了治愈，生存质量是最应该考虑的因素。

（七）保留生育功能手术

希望保留生育功能的极早期患者或者低风险恶性肿瘤（早期上皮性卵巢癌、低度恶性潜能肿瘤、生殖细胞肿瘤或恶性性索间质细胞瘤）可行保留生育功能手术，即行单侧附件切除术，保留子宫和对侧卵巢。但需进行全面的手术分期以排除更晚期疾病，明确的儿童或青春期早期生殖细胞肿瘤可以不切除淋巴结。

1. 卵巢上皮癌　对于卵巢上皮癌患者施行保留生育功能治疗应持谨慎的态度，必须经过严格选择，向患者和家属交代保留生育功能治疗的利弊和风险，争得其理解和同意，并签署治疗同意书。卵巢上皮癌保留生育功能的手术必须具备以下条件方可施行：①患者年龄<35岁，渴望生育；②手术病理分期为Ⅰa期；③病理分化程度为

高分化；④对侧卵巢外观正常，活检后病理检查阴性；⑤腹腔细胞学检查阴性；⑥"高危区域"（包括直肠子宫陷凹、结肠侧沟、肠系膜、大网膜和腹膜后淋巴结）探查及多点活检均阴性；⑦有随诊条件；⑧完成生育后视情况再行子宫及对侧附件切除术。

2. 卵巢恶性生殖细胞肿瘤 ①保留生育功能治疗应作为卵巢恶性生殖细胞肿瘤治疗的一个基本原则，不受期别的限制。理由：A.多数卵巢恶性生殖细胞肿瘤为单侧；B.复发也很少在对侧卵巢和子宫；C.对顺铂＋依托泊苷＋博来霉素（PEB）、顺铂＋长春新碱＋博来霉素（PVB）方案化疗很敏感；D.切除对侧卵巢和子宫并不改善患者预后。②手术范围：患侧附件切除术，保留对侧正常的卵巢和未受侵犯的子宫，尽可能将转移病灶切除干净，术后辅以化疗，但需注意化疗对卵巢的毒性作用，进行卵巢保护。对早期的卵巢无性细胞瘤和Ⅰ级未成熟畸胎瘤，除了行患侧附件切除术外，还应同时进行包括大网膜切除和腹膜后淋巴结切除在内的全面分期手术，如证实其手术病理分期为Ⅰa1期，术后可不予化疗。

3. 卵巢交界性肿瘤 ①单侧卵巢交界性肿瘤：对于<40岁年轻患者，通常行患侧附件切除术，保留生育功能。早期患者多不主张进行分期手术，因为过大手术会造成盆腔粘连，导致术后不育；而且早期患者术后几乎不需要进行化疗。②双侧卵巢交界性肿瘤：其发生率为38%，只要有正常卵巢组织存在，也可仅行肿瘤剔除术，保留生育功能。③期别较晚的卵巢交界性肿瘤：只要对侧卵巢和子宫未受累，无外生型乳头结构及浸润性种植，也可考虑进行保留生育功能治疗。病理诊断是临床处理的指导和依据，必须根据最终的石蜡标本切片，由多名病理科医生共同做出诊断。由于卵巢交界性肿瘤患者大多年轻，手术后容易复发，处理比较棘手。因此，治疗前必须向患者和家属交代保留生育功能治疗的利弊和风险，争得其理解和同意，并签署治疗同意书。

（八）辅助性姑息手术

对接受姑息治疗的晚期卵巢癌患者，如有可能需要行以下辅助性手术：腹腔穿刺术或留置腹膜透析导管，胸腔穿刺术或胸膜融合术或胸腔镜下留置胸腔导管，放置输尿管支架或肾造瘘术，

胃造瘘术或放置肠道支架或手术缓解肠梗阻。

（九）腹腔镜技术在卵巢癌治疗中的应用

腹腔镜下的卵巢癌手术，是难度较大的一类手术，也是最受争议的手术。2015年版NCCN指南指出微创手术仅用于经高度选择的患者，主要进行手术分期和诊断，评估病灶。一般不用腹腔镜进行传统的卵巢癌肿瘤细胞减瘤术。

1. 病情监测 卵巢癌易于复发，应长期予以随访和监测。随访和监测内容如下：

（1）临床症状、体征、全身及盆腔检查，强调每次随诊盆腔检查的重要性。

（2）肿瘤标志物：CA125、AFP、hCG等。

（3）影像检查：B超、CT及MRI。

（4）正电子发射计算机体层成像（PET/CT）。

（5）类固醇激素测定：雌激素、孕激素及雄激素（对某些肿瘤）。

（6）术后随访：术后1～2年内每2～4个月1次，术后3～5年内每3～6个月1次，5年后每年1次。

2. 疗效评定

（1）复发标准：①盆腔检查发现肿物；②腹部检查发现肿物；③腹水出现；④腹水出现，找到瘤细胞或肺部阴影；⑤淋巴转移；⑥影像检查（X线、CT、MRI、B超）及核素显像有阳性发现；⑦腹腔镜检查发现复发灶，并经病理学检查证实，腹腔冲洗液瘤细胞阳性；⑧CA125、hCG、AFP等肿瘤标记物转阳性。

（2）评价标准

1）手术切净肿物，临床已无可测量的观察指标。①缓解：临床上未发现上述复发标准；②复发：符合上述标准中任何1项。

2）手术未切净肿块：临床仍有可测量观察指标。①缓解：肿瘤完全消失，标志物恢复正常达3个月以上；②进展：残留肿瘤生长超过原来肿瘤体积的50%。

三、卵巢癌的化疗

近年来，卵巢癌的化疗发展很快，有很多新药问世，不少治疗方案也在改进，一些观点也逐步更新。但是，正规、足量、及时仍是最基本的原则。全面分期探查术是早期卵巢癌首选的基本治疗，以此来确定哪些患者需要化疗，哪些患者不

需要化疗。紫杉醇 + 卡铂疗法为晚期卵巢癌主要的一线方案。腹腔化疗的价值有待进一步探讨。先期化疗的价值主要是在于它可大大地改善卵巢癌肿瘤细胞减灭术的手术质量，但没有证据表明它可延长患者的生存时间。应重视化疗毒副作用的防治。一线化疗是指首次肿瘤细胞减灭术后的化疗。常用化疗药物有顺铂、卡铂、紫杉醇、环磷酰胺、异环磷酰胺、氟尿嘧啶、博来霉素、长春新碱、依托泊苷（VP16）等。近年来多以铂类药物和紫杉醇为主要的化疗药物，常用联合化疗方案见表 41-4。根据病情可采用静脉化疗或静脉腹腔联合化疗。腹腔内化疗不仅能控制腹水，又能使小的腹腔内残存癌灶缩小或消失。其优点在于药物直接作用于肿瘤，局部浓度明显高于血浆浓度，副反应较全身用药轻。应用顺铂进行腹腔内化疗时要同时静脉水化，并静脉滴注硫代硫酸钠，以减轻肾毒性反应。化疗疗程数一般为 6～9 个疗程。

　　术后辅助化疗是晚期卵巢癌的重要治疗措施，一定要及时、足量、规范。对于进行了最大限度的肿瘤细胞减灭术，或瘤体很小的患者更为有效。卵巢上皮性癌的一线化疗方案主要包括 TP（紫杉醇 + 顺铂）腹腔静脉联合化疗、TC（紫杉醇、卡铂）静脉化疗、DC（多西紫杉醇、卡铂）静脉化疗、剂量密集型 TC 静脉化疗（dd-TC）、TC 静脉化疗联合贝伐珠单抗等，最早应用的 PC 对于某些经济困难的患者仍有价值（表 41-4）。二线化疗药物较多，但并没有首选的化疗方案。脂质体多柔比星、吉西他滨、拓扑替康联合铂类获得较好的循证医学证据。恶性生殖细胞肿瘤及性索间质肿瘤可用 PEB（顺铂、依托泊苷、平阳霉素）、PVB（顺铂、长春新碱、平阳霉素）、VAC（长春新碱、放线菌素 D、环磷酰胺）方案作一线方案。

　　紫杉醇的问世，无疑给卵巢癌的治疗尤其是卵巢上皮癌的治疗带来了曙光，将其与治疗卵巢癌最有效的铂类药物结合起来无疑是当前最有价值的选择。GOG-111 和 OV-10 均证明了将紫杉醇与顺铂联合应用（TP）明显优于治疗卵巢癌的传统方案 PC，随后 GOG-158 进一步证实了 TC 和 TP 在临床近期疗效上相似，但是毒副反应更加可控，因此 TC 取代了 TP，成为当前卵巢上皮性癌的首选化疗方案。多西他赛单药应用治疗卵巢癌尤其是复发性卵巢癌的疗效与紫杉醇相似，但是其毒性反应和紫杉醇却不同，SCOTROC 的试验证实了 DC 的临床疗效与 TC 完全相同（ORR 均为 59%），但是副反应却各不相同，DC 表现更严重的骨髓抑制，而 TC 则会发生更严重的神经损害。

表 41-4　卵巢上皮性癌常用联合化疗方案

方案	药物	剂量及方法	疗程间隔
TP	紫杉醇（T）	d1：135mg/m^2，静脉滴注，超过 3 小时或 24 小时	3 周
		d8：60mg/m^2，腹腔注射	
	顺铂（P）	d2：75～100mg/m^2，腹腔注射	
TC	紫杉醇（T）	d1：175mg/m^2，静脉滴注，超过 3 小时	3 周
	卡铂（C）	d1：AUC 5～7.5（我国一般选择 5），静脉滴注，超过 1 小时	
DC	多西他赛（D）	d1：60～75mg/m^2，静脉滴注，超过 1 小时	3 周
	卡铂（C）	d1：AUC 5～6（我国一般选择 5），静脉滴注，超过 1 小时	
dd-TC	紫杉醇（T）	d1、d8、d15：80mg/m^2，静脉滴注，超过 1 小时	3 周
	卡铂（C）	d1：AUC 5～7.5（我国一般选择 5），静脉滴注，超过 1 小时	
TC-BEV	紫杉醇（T）	d1：175mg/m^2，静脉滴注，超过 3 小时	3 周
	卡铂（C）	d1：AUC 6（我国一般选择 5），静脉滴注，超过 1 小时	
	贝伐珠单抗（BEV）	d1：7.5mg/kg，静脉滴注，30～90 分钟，化疗完成后再进行 12 个疗程	
		或	
		d1：15mg/kg，静脉滴注，30～90 分钟，从化疗的第 2 程开始，化疗完成后再继续应用至 22 个疗程	
PC	顺铂（P）	d1：70mg/m^2，静脉滴注	3～4 周
	环磷酰胺（C）	d1：700mg/m^2，静脉滴注	

虽然 TC 在治疗卵巢上皮性癌方面已经取得了很好的疗效，但是针对其改进的探索从来没有停止过。腹腔化疗对卵巢癌的治疗价值近来受到重视。最近，美国 GOG 一项Ⅲ期临床研究（GOG-172）结果表明，与静脉化疗相比，腹腔与静脉联合化疗降低了卵巢癌患者 20% 的复发风险和 25% 的死亡风险。平均中位生存时间为 65.6 个月，这是迄今为止在一系列晚期卵巢癌临床随机对照试验中报道最长的中位生存时间。但是腹腔与静脉联合化疗组比静脉化疗组的患者更容易出现严重的药物副反应，特别是白细胞减少、血小板减少和感染等化疗药物毒性反应。因此，腹腔化疗组中只有 42% 的患者完成了规定 6 个疗程的原方案腹腔化疗。基于 GOG-172 研究的结果，美国国家综合癌症网络（the National Comprehensive Cancer Network，NCCN）已将该腹腔化疗方案写入卵巢癌临床指南中。该研究使用的腹腔与静脉联合化疗方案为：紫杉醇 135mg/m² 静脉注射（d1）+ 顺铂 100mg/m² 静脉注射（d2）+ 紫杉醇 60mg/m² 腹腔注射（d8）。研究中腹腔化疗药物除顺铂外还增加了紫杉醇。共 429 例患者参与研究（415 例符合纳入标准），腹腔注射组给予紫杉醇 135mg/m² 腹腔注射（d1）+ 顺铂 75mg/m² 腹腔注射。另外一方面，这可能与腹腔注射组比静脉注射组增加了化疗药物剂量和次数有关。而胃肠道反应、神经毒性、乏力、代谢异常和疼痛等非血液学毒性反应的发生率也是腹腔注射组高。腹腔注射组和静脉注射组的中位无疾病进展时间分别为 23.8 个月和 18.3 个月（p=0.05），其 RR=0.80，95% CI 为 0.64%～1.00%；分别为 65.6 个月和 49.7 个月（p=0.03）。其 RR=0.75，95% CI 为 0.58%～0.97%。在 GOG-172 研究中化疗前、第 4 疗程前、6 个疗程完成后的 3～6 周以及 1 年后 4 个时间段，对卵巢癌患者生命质量（qualityoflife，QoL）进行了评价。结果腹腔注射组与脉注射组相比，其生活质量明显下降，特别是在第 4 疗程前以及 6 个疗程完成后的 3～6 周，IP 组的 QoL 均比Ⅳ组低。但是在治疗 1 年后的 QoL 两组并无差异。由于 GOG-172 在生存数据上获得了很好的结论，NCI 发布的了临床公告，对于已经接受了满意的肿瘤细胞减灭术的患者应该建议其进行腹腔化疗，至少要和患者说明这个

实验的结果。但是由于此方案的毒副反应较强，也需要患者充分知情。

日本的学者进行了一项非常有意义的 RCT 研究（JGOG3016），对晚期的卵巢上皮性癌、输卵管癌、原发性腹膜癌患者采用剂量密集型 TC 周疗（dd-TC），可使患者获益。经过 6.4 年的随访，中位 PFS 分别为 17.5 个月和 28.2 个月（p=0.003 7），HR=0.76（95% CI 为 0.62～0.91），5 年生存率分别为 51.1 个月和 58.7 个月（p=0.039），HR=0.79（95% CI 为 0.63～0.99）。GOG-218 和 ICON7 是两个类似的临床试验，均是将卵巢上皮癌的一线化疗 TC 方案与新近问世的贝伐珠单抗进行联合，并于化疗结束一定时间内使用贝伐珠单抗进行维持治疗。两个实验均证实了 TC 联合贝伐珠单抗对于预后有不同程度的改善，但所需的治疗费用很高。

（一）早期卵巢癌的化疗

早期卵巢癌是指 FIGOⅠ、Ⅱ期卵巢癌。大量的临床资料表明，"预后好"的早期卵巢癌患者，90% 以上可长期无瘤存活，而且不需要术后辅助化疗。但是有高危因素的患者，30%～40% 有复发的危险，25%～30% 在首次手术后 5 年内死亡。这些患者术后应该进行辅助化疗。因此，目前将早期卵巢癌分为两大类，一类为低度危险的早期卵巢癌（ⅠA、ⅠB 期，高、中度分化），另一类高度危险的早期卵巢癌：（ⅠA2、ⅠB2、ⅠC 和Ⅱ期，低度分化透明细胞癌）。目前认为，全面分期探查术是早期卵巢癌首选的基本治疗，以此来确定哪些患者需要化疗，哪些患者不需要化疗。

早期卵巢上皮性癌的术后化疗指征：①无精确手术分期，即未行大网膜切除和 / 或腹膜后淋巴结清除术。②透明细胞癌。③中分化或低分化肿瘤（G_2、G_3）。④卵巢表面有肿瘤生长（ⅠC）。⑤肿瘤破裂或包膜不完整。⑥肿瘤与盆腔粘连。⑦腹水或腹腔冲洗液阳性（ⅠC）。⑧化疗方案及疗程：应以紫杉醇和铂类药物为主，优先采用较为简便的化疗方案，如紫杉醇和卡铂（TC）。以 3～6 个疗程为宜。

尽管放疗、腹腔灌注，烷化剂等均可用于早期卵巢癌术后化疗，但以铂类为主的联合化疗是首选的辅助治疗。美国 GOG 的多中心研究表明：紫杉醇（175MG/M2）与卡铂（AUC7.5）（TC）

联合化疗与传统的 PC 方案相比,治疗早期卵巢癌更有优势。推荐 3～6 个疗程的 TC 方案是早期卵巢癌术后辅助化疗方案。

(二)晚期卵巢癌的化疗

晚期卵巢上皮癌标准治疗模式是,患者一开始就应该进行满意的肿瘤细胞减灭术,尽最大可能使残余肿瘤直径<1cm。对于满意的肿瘤细胞减灭术后的患者,应该和其讨论腹腔化疗的问题,应该积极使用 TP 腹腔静脉联合化疗,当然其他化疗方案也是好的选择(如 TC、DC、dd-TC),如果经济条件好,TC 与贝伐珠单抗联合也是好的治疗措施。对于未能行满意的肿瘤细胞减灭术的患者,建议使用静脉化疗(如 TC、DC、dd-TC)。另外,如果患者在首次肿瘤细胞减灭术后残余肿瘤数量相当多,可以给予 2～3 个疗程的新辅助化疗,紧接着行间歇性肿瘤细胞减灭术,术后再予 6 个疗程的化疗(总疗程 8～9 个)。

晚期卵巢上皮癌影响预后或危险因素如下:①年龄,年轻者(<50 岁)预后较好。②期别,是主要因素,期别越晚,预后越差。③病理分级,高、中、低分化的 5 年生存率分别为 59%、25%、7%。④初次手术肿瘤切除的彻底性,或残留肿瘤体积大小。残留越大,预后越差。⑤肿瘤组织类型,浆液性癌、透明细胞癌较黏液性癌及子宫内膜样癌预后差。⑥腹膜后淋巴结转移阳性预后差。⑦肿瘤细胞减灭术后 4 周的血清 CA125 水平下降不满意(不及术前的 50%)或术后 2 个月未降至正常,预后差。

卵巢癌对化疗属中度敏感,对铂类药物联合化疗有 70%～80% 的反应率。但大部分肿瘤都会产生耐药,20%～30% 的患者对化疗无反应。30 年来卵巢癌的化疗经历了三个里程碑时代,即 20 世纪 70 年代的烷化剂,80 年代的顺铂类药物和 90 年代的紫杉醇。卵巢癌的一线治疗:目前国内仍以顺铂 + 环磷酰胺(PC)和顺铂 + 多柔比星 + 环磷酰胺(PAC)为主要的一线方案。但在国外,则以紫杉醇 + 顺铂,紫杉醇 + 卡铂或紫杉醇每周疗法为主要的一线方案。美国 GOG 又进行了 158# 研究表明:①卡铂 / 紫杉醇与顺铂 / 紫杉醇具有相同的疗效;②紫杉醇 3 小时滴注与 24 小时滴注具有相同的效果;③对手术满意的Ⅲ期卵巢癌二次探查手术(SLS)不影响无瘤生存(RFS);

④卡铂 / 紫杉醇优于顺铂 / 紫杉醇,因为它易于给药,毒副作用轻,患者易接受。在 GOG158# 研究的基础上,卡铂的应用得到广泛的支持。美国国立卫生研究院(NIH)及 Advanced Ovarian Cancer Trial Group 都支持卡铂用于卵巢癌。卡铂副反应低,可用于门诊化疗,提高患者的生活质量。紫杉醇加卡铂已成为卵巢癌化疗的基础方案。新近的研究还表明,紫杉醇每周疗法毒副反应较低,患者有较好的生活质量,是较为理想的化疗方案。

(三)腹腔化疗

腹腔化疗对卵巢癌的治疗价值近来受到重视。最近,美国 GOG 一项Ⅲ期临床研究(GOG-172)结果表明,与静脉化疗相比,腹腔与静脉联合化疗降低了卵巢癌患者 20% 的复发风险和 25% 的死亡风险。平均中位生存时间为 65.6 个月,这是迄今为止在一系列晚期卵巢癌临床随机对照试验中报道最长的中位生存时间。但是腹腔与静脉联合化疗组比静脉化疗组的患者更容易出现严重的药物副反应,特别在白细胞减少、血小板减少和感染等化疗药物毒性反应。因此,腹腔化疗组中只有 42% 的患者完成了规定 6 个疗程的原方案腹腔化疗。基于 GOG-172 研究的结果,美国国家综合癌症网络(NCCN)已将该腹腔化疗方案写入卵巢癌临床指南中。该研究使用的腹腔与静脉联合化疗方案为:紫杉醇 $135mg/m^2$ 静脉注射(d1)+ 顺铂 $100mg/m^2$ 静脉注射(d2)+ 紫杉醇 $60mg/m^2$ 腹腔注射(d8)。此外,在卵巢癌的治疗中腹腔化疗还可用于:

1. 首次手术后较小的残留灶(微小残留灶,最大直径≤1～0.5cm)。

2. 具有高危因素的早期患者(Ⅰ期 G2、G3,Ⅱ期),以治疗上腹部可能的微小病灶。

3. 对具有高危险复发因素的患者(Ⅲ期,低分化 G3),在获病理完全缓解后的巩固治疗。

4. 二次探查阳性的补救治疗。

5. 术前控制大量腹水。

(四)卵巢癌的先期化疗

即新辅助化疗(neoadjuvant chemotherapy),是指在明确诊断卵巢癌后,选择相应有效的化疗方案给予患者有限疗程的化疗,然后再行肿瘤细胞减灭术。新辅助化疗一般 2～3 个疗程。

1. **新辅助化疗目的** ①减少肿瘤负荷;②提

高手术质量；③改善患者预后。

2. 新辅助化疗的先决条件 ①明确的病理诊断；②明确病变程度和范围。

3. 新辅助化疗的方法 ①腹腔化疗；②动脉化疗；③静脉化疗。

4. 新辅助化疗的临床意义主要是可以明显改善手术质量，提高手术彻底性。目前还没有极具说服力的前瞻性研究报告表明先期化疗能提高卵巢癌患者的生存率，值得进一步研究。

（五）卵巢癌的巩固化疗

目的在于加强初治效果，延缓复发，提高患者的生存率。但考虑到普通巩固化疗疗效的非限定性及毒副作用，在缺乏循证医学证据的情况下，目前尚不作为临床的常规治疗。

（六）复发卵巢癌的化疗

二线化疗主要用于复发和难治性卵巢癌。选择化疗方案前应了解一线化疗用什么药物及药物累积量；一线化疗疗效如何，毒性如何，反应持续时间及停药时间。患者一线治疗中对铂类的敏感性对选择二线化疗具重要参考价值。了解上述问题后，按下列原则用药：①以往未用铂类者可选用含铂类的联合化疗；②在铂类药物化疗后6个月以上出现复发用以铂类为基础的二线化疗通常有效；③难治性患者不应再选用以铂类为主的化疗，而应选用与铂类无交叉耐药的药物，如紫杉醇、拓扑替康、异环磷酰胺、六甲蜜胺、吉西他滨、脂质体多柔比星等。

四、卵巢癌的放射治疗

由于卵巢癌对放疗不敏感，外照射对于卵巢上皮癌的治疗价值有限，仅仅用于锁骨上和腹股沟淋巴结转移灶和部分紧靠盆壁的局限性病灶的局部治疗。对上皮性癌也不主张以放疗作为主要辅助治疗手段，但在Ic期，或伴有大量腹水者经手术后仅有细小粟粒样转移病灶或肉眼看不到有残留病灶的可辅以放射性核素 ^{32}P 腹腔内注射以提高疗效，减少复发，腹腔内有粘连时禁用。

五、卵巢癌的免疫治疗

免疫治疗为综合治疗之一。目前临床应用较多的是细胞因子治疗，如白介素-2，干扰素，胸腺肽等，均作为辅助治疗。为了治疗化学药物引起

的严重骨髓抑制，临床上使用各种基因重组集落刺激因子（CSF）如 G-CSF、GM-CSF 等，这些药物能刺激骨髓增殖，显著提高外周血中粒细胞水平。近年来，以肿瘤浸润淋巴细胞（TIL）和树突状细胞（DC）为代表的细胞免疫治疗及各种抗体治疗的研究取得很大进展，但仍处于临床实验阶段，要明确其临床价值还需要循证医学的证据。

六、卵巢癌的靶向治疗

近年来，肿瘤的靶向治疗成为国内外学者的关注焦点。卵巢癌的靶向治疗药物包括酪氨酸激酶抑制剂、抗血管生成剂、单克隆抗体、耐药修饰剂等，尤其是表皮生长因子受体（EGFR）抑制剂，血管内皮生长因子（VEGF）抑制剂的研究显示出很好的应用前景，随着基础医学和临床医学进一步的发展和完善，靶向治疗将成为卵巢癌治疗的重要方法。

七、卵巢交界性肿瘤

卵巢交界性瘤占卵巢上皮性瘤的 9.2%～16.3%，I 期为主。患者发病年龄较轻，平均 34～44 岁，合并妊娠者占 9%。具有下列特点：①易发生于生育年龄的妇女；②常为早期，I～II 期患者占 80%；③在临床上有一定的恶性上皮卵巢癌的组织学特征，但缺少可确认的间质浸润，恶性程度较低；④对化疗不敏感；⑤多为晚期复发；⑥复发多为卵巢交界瘤。

1. 处理原则 手术为交界性肿瘤的最重要、最基本的治疗，手术范围视患者年龄、生育状况及临床分期而定。①早期、年轻、有生育要求者：可在全面分期手术时仅行单侧附件切除术（保留子宫和健侧卵巢）；②晚期、年龄大或无生育要求者：行全子宫及双侧附件切除，大网膜、阑尾切除或施行肿瘤细胞减灭术。目前尚无证据显示淋巴结切除术会提高患者的生存率。有浸润性种植提示预后相对较差，对这些患者可以考虑采用与上皮性卵巢癌相同的治疗方式。手术是交界性瘤的主要治疗手段。

对卵巢交界性瘤手术治疗的目标，不能仅满足于使残留肿瘤直径 <2cm，而应力求将肿瘤完全切除。交界性卵巢上皮肿瘤可晚期复发，但其交界性瘤性质不变。所以，对复发病例也应采取手术治疗，可以获得很好的治疗效果。交界性肿

瘤术后辅助治疗（化疗、放疗）有争议。美国国家健康研究院（NIH）主张交界性肿瘤即使是晚期病例也不需要术后治疗。

2. 原则上不给予术后辅助化疗。但亦有资料表明，对期别较晚、有浸润性种植和 DNA 为非整倍体的卵巢交界性肿瘤，术后也可施行 3～6 个疗程正规化疗（方案同卵巢上皮癌）。低度恶性潜能的肿瘤复发或者持续性手术后残留，以前推荐考虑化疗或观察，2015 年 NCCN 指南推荐以铂类为主的化疗（2A 类）。辅助治疗不能提高存活率，相反增加了毒性反应。

3. **预后与复发** 交界性瘤恶性程度低、预后好、复发晚，复发率随时间推移而增加。交界性瘤复发，绝大多数病理形态仍为交界性，再次手术仍可达到较好结果。

八、预后

卵巢癌的预后与分期、组织学分类及分级、患者年龄及治疗方式有关。以分期最重要，期别越早预后越好。据文献报道 I 期卵巢癌，病变局限于包膜内，5 年生存率达 90%。若囊外有赘生物、腹腔冲洗液找到癌细胞降至 68%，Ⅲ 期卵巢癌，5 年生存率为 30%～40%，Ⅳ 期卵巢癌仅为 10%。低度恶性肿瘤疗效较恶性程度高者为佳，细胞分化良好者疗效较分化不良者好。对化疗药物敏感者，疗效较好。术后残余癌灶直径 <1cm 者，化疗效果较明显，预后良好。

九、卵巢癌的筛查和早期诊断

卵巢上皮癌的病因不清，难以预防。但若能积极采取措施对高危人群严密监测随访，早期诊治可改善预后。20 多年来，随着影像学诊断和肿瘤标记物检测技术的发展，人们希望在人群中进行卵巢癌的筛查，以期减少卵巢癌对妇女生命的威胁，但是效果并不显著。存在的主要问题和研究难点是：①目前还没有一种十分有效的卵巢癌筛查方法；②没有建立行之有效的合理筛查计划和方案；③在人群中进行筛查费用很高，不适合中国国情。进入 21 世纪，许多学者开始转变研究思路，从以普通人群为筛查对象，转向筛查高危人群，从使用单一的一种筛查手段，到多种模式相结合，以期提高卵巢癌的早期诊断率。卵巢癌早期诊断研究的主要内容和发展趋势将集中在以下三个方面：

1. **高危人群的筛查** 众所周知，遗传因素在卵巢癌的发生中具有重要意义。近来有很多研究表明，卵巢癌家族史，尤其是遗传性卵巢癌综合征（HOCS）与卵巢癌的发病有密切的关系。在妇女的一生中发生卵巢癌的危险概率约为 1.4%，但是如果有 1 个一级亲属患有卵巢癌，那么发生卵巢癌的危险概率将增加至 5%，如果有 2 个一级亲属患有卵巢癌，发生卵巢癌的危险概率将增加至 7%，如果是遗传性卵巢癌综合征（HOCS）家族中的成员，那么发生卵巢癌的危险概率将增加至 20%～59%。最近的研究还发现 *BRCA-1* 基因突变与遗传性卵巢癌综合征（HOCS）有密切的相关性，*BRCA-1* 基因检测已用于卵巢癌高危人群的筛查。通过风险评估（risk assessment）、遗传咨询（genetic counseling）和 *BRCA* 基因检测（genetic testing）3 个步骤来确定卵巢癌发生的高危人群，并有的放矢对高危人群进行卵巢癌筛查是提高早期诊断率最有效的方法。

2. **新的肿瘤标记物的发现及应用** 目前用于诊断卵巢癌的主要肿瘤标记物是 CA125，在临床症状明显的卵巢癌患者中，85% 以上会有血清 CA125 的升高（>35U/ml），在 FIGO Ⅱ～Ⅳ 期的卵巢癌患者中 90% 以上会有血清 CA125 升高并且与分期呈相关性，但是在早期卵巢癌 CA125 升高仅占 50%。如果将血清 CA125 作为初筛手段，一部分早期患者势必会漏诊，对于早期卵巢癌诊断敏感性较低一直是制约 CA125 作为一线筛查手段的主要因素。近年来，新发现的一些肿瘤标记物中在卵巢癌的早期诊断中显示出较好的前景期，如血浆溶血磷脂酸（lysophosphatidic acid，LPA）、肿瘤相关的半乳糖转移酶、免疫反应性抑制素 C、CEA、HE4 以及 CA72-4 等。新近的研究发现，CA125、HE4、CEA 和 VCAM1 多种标记物联合检测可明显提高卵巢癌的早期诊断率，敏感性为 86%，特异性达 93%。随着基础医学的发展和转化医学的渗入，基因组学、蛋白质组学和 microRNA 等技术不断用于卵巢癌的肿瘤标记物研究，血浆中游离 DNA 等位基因失衡和 CA125 联合检测，外周血中的游离细胞核和线粒体 DNA 的水平等方法用于卵巢癌的筛查和早期诊断等研究也在进行中。我们期待着能发现更为敏感，更特异的卵巢癌肿瘤标记物并用于临床。

3. 有效影像诊断技术的研发与应用 随着影像诊断技术的发展，分子影像诊断，代谢影像诊断等技术将不断用于临床。与传统的影像学诊断方法如超声，与 CT 和 MRI 相比，正电子发射体层成像(positron emission tomography, PET)对恶性肿瘤的诊断更为准确。PET 检查除了能显示组织器官的形态外，还能够反映组织的糖摄取和利用率，被称为"活体生化显像"。目前临床上，PET 检查是诊断复发卵巢癌最为有效的方法，但由于 PET 检查价格昂贵，目前还不能用于卵巢癌的常规检查。若能对卵巢癌高危人群和不明原因 CA125 升高的妇女进行 PET 检查，有可能会提高卵巢癌的早期诊断。PET/CT 和 PET-MRI 联合检查前景看好，PET 显示组织代谢活性，CT、MRI 提示解剖信息，因而 PET/CT、PET-MRI 对于肿瘤鉴别和定位诊断有更加明显的优势，假阳性率和假阴性率均较低。PET/CT、PET-MRI 检查促进了临床 PET 的发展，弥补了形态学影像技术及单独 PET 的不足，在腹腔、盆腔恶性病变诊断中优越性更为明显。希望这些新的影像诊断技术为卵巢癌的早期诊断带来突破性进展。

十、复发卵巢上皮癌的诊断与治疗

1. 复发卵巢癌的定义 ①复发(recurrence, relapse)：经过满意的肿瘤细胞减灭术和正规足量的化疗达到临床完全缓解，停药半年后临床上再次出现肿瘤复发的证据，视为复发；②未控(failure of the treatment)：虽然经过肿瘤细胞减灭术和正规足量的化疗，但肿瘤仍进展或稳定，二探手术发现残余灶，或停化疗半年之内发现复发证据，均视为未控。

2. 卵巢癌复发的迹象和证据 ①CA125 升高；②出现胸腹水；③体检发现肿块；④影像学检查发现肿块；⑤不明原因肠梗阻。

只要存在上述中的两项就要考虑肿瘤复发。复发的诊断最好有病理的支持。

3. 复发卵巢癌的分型

(1) 化疗敏感型：定义为对初期以铂类药物为基础的治疗有明确反应，且已经达到临床缓解，停用化疗 6 个月以上病灶复发。

(2) 化疗耐药型：定义为患者对初期的化疗有反应，但在完成化疗相对短的时间内证实复发，一般认为完成化疗后 6 个月内的复发应考虑为铂类药物耐药。

(3) 生化复发：仅有血清 CA125 水平升高而无临床表现及影像学证据。

(4) 难治型：经过连续两种化疗方案，没有持续性临床获益。包括在初始化疗期间肿瘤稳定或肿瘤进展者。

4. 卵巢癌复发的治疗

(1) 治疗前的准备：详细复习病史，包括①手术分期；②组织学类型和分级；③手术的彻底性；④残余瘤的大小及部位；⑤术后化疗的方案、途径、疗程、疗效；⑥停用化疗的时间；⑦出现复发的时间等。

(2) 对复发性卵巢癌进行分型，对复发灶进行定位分析。

(3) 对患者的生活状态(PS)进行评分，对患者重要器官的功能进行评估。

5. 治疗基本原则 目前观点认为对于复发性卵巢癌的治疗目的一般是趋于保守性的，因此在选择复发性卵巢癌治疗方案时，对所选择方案的预期毒性作用及其对整个生活质量的影响都应该加以重点考虑。在制定二线化疗方案时，常把耐药型和难治型卵巢癌考虑为一组，而对铂类药物敏感的复发癌常被分开考虑。

对复发性卵巢癌的治疗应该个体化，分层进行治疗。耐药和难治型卵巢癌对再次治疗的反应率很低，仅为 10%～15%。多发部位的复发灶和复发瘤>5cm 也提示对再次治疗反应差。敏感型卵巢癌，尤其是有较长无瘤缓解的患者，对再次治疗有很好的疗效。对这一部分复发患者应该积极进行治疗。根据患者的不同情况选择适当的治疗时机。对复发性卵巢癌的治疗是姑息性的，在制定治疗方案时要充分考虑到患者的生存质量和各种治疗方案的毒副作用。

6. 复发性卵巢癌的化疗 NCCN 专家组认为目前没有任何一种单药方案可以被推荐用于复发性卵巢癌的化疗。铂类敏感的复发病例仍推荐使用以铂类为基础的联合化疗(1 类)。化疗方案包括：卡铂／紫杉醇(1 类)、卡铂／紫杉醇周疗、卡铂／多西他赛、卡铂／吉西他滨(已证明可延长无进展生存期)、卡铂和多柔比星脂质体(1 类)，或顺铂/吉西他滨。对于铂类耐药的病例，首选非铂类单药（多西他赛、口服依托泊苷、吉西他滨、多柔比星脂质体、紫杉醇周疗、拓扑替康）。其他可能有效的药物包括六甲蜜胺、卡培他滨、环磷酰胺、异环磷酰胺、伊立替康、美法仑、奥沙利铂、紫杉醇、纳米紫杉醇（即白蛋白结合型紫杉醇）、培美曲塞和长春瑞滨。纳米紫杉醇的总缓解率为64%。六甲蜜胺和异环磷酰胺的缓解率分别为14%和12%，尽管贝伐珠单抗可能引起动脉栓塞和肠穿孔，但其对于铂类敏感和铂类耐药患者均有效（有效率21%）。卡培他滨对于紫杉类和铂类耐药患者有一定疗效。此外，对于无法耐受细胞毒性药物或使用这些药物后效果不佳的患者，使用他莫昔芬或其他药物（包括阿那曲唑、来曲唑、醋酸亮丙瑞林或醋酸甲地孕酮）进行内分泌治疗也是一种选择。

每2～4个疗程化疗后（取决于所用的药物）均应行临床评估，以判断患者是否从化疗中获益。曾接受连续2种以上不同化疗方案而无临床获益的患者，再次治疗时获益的可能性很小。应该根据患者的个体情况选择支持治疗、继续治疗还是参与临床试验。

7. 复发性卵巢癌的手术治疗 手术对复发性卵巢癌的治疗价值尚未确定，手术的指征和时机还存在一些争论。

（1）复发性卵巢癌的手术治疗主要用于3个方面：①解除肠梗阻；②>12个月复发灶的减灭；③切除孤立的复发灶。

（2）二次减灭术适应证：初次化疗结束后复发间隔时间大于12个月；病灶孤立可以完整切除；无腹水。鼓励患者参加临床试验评估二次减瘤术是否能真正获益。术前进行PET/CT检查，评估复发病灶切净程度，选择性进行再次肿瘤细胞减灭术，可使患者获益。

8. 化疗敏感型复发的治疗 停用化疗时间越长，再次治疗缓解的可能性越大，对这类患者的治疗应该采取积极的态度。对于>12个月复发的孤立可切除病灶，可考虑先行手术切除，然后再化疗。对于敏感型复发的化疗主要选用TC方案，吉西他滨与卡铂的联合以及脂质体阿霉素与卡铂的联合也是不错的选择，还有拓扑替康与卡铂的联合效果也是很好的。

9. 生化复发的治疗 生化复发是否立即处理仍有争议。原来从未接受过化疗的患者，应作为新诊断病例处理，进行必要的影像学检查和细胞减灭术，然后根据前文中推荐的方案进行处理。对于原来已接受过化疗的生化复发患者，立即开始治疗并不能使患者获益，建议患者参与临床试验或暂时推迟治疗时间（观察）直到出现临床症状。

10. 耐药和难治型复发的治疗 大约发生于20%的患者，这类患者对二线化疗的有效反应率最低，治疗效果很不理想，除了为解除肠梗阻外，一般不考虑手术治疗。对于耐药型复发的患者治疗原则应该是改善生活质量、控制肿瘤的进展，最大限度地延长无铂间期，最好采用无铂单药治疗。改善患者的生活质量应为主要的治疗目标。

11. 卵巢癌复发合并肠梗阻的治疗 肠梗阻是复发性卵巢癌患者最常见和最难处理的问题。化疗对大部分肠梗阻患者的疗效不佳，姑息性的保守治疗是较为合适的选择（激素、止痛药、止吐药、胃肠减压和TPN等）。选择手术治疗应该谨慎，多处梗阻和多个复发灶手术很难奏效，而且并发症很多（10%～15%的患者将会在手术后8周内死亡，约40%的患者手术没有任何效果）。对孤立的复发灶，仅一个部位的梗阻和对化疗敏感的患者手术可能会有一定的疗效，对肠梗阻患者进行评分有助于临床医师决定是否进行手术。

12. 开始治疗的时机和指征 临床上有下列情况可考虑开始进行复发性卵巢癌的治疗：①临床上有症状，临床或影像学检查有复发的证据，伴有/或不伴有CA125的升高；②临床上没有症状，但CA125升高，临床或影像学检查发现>2～3cm的复发灶；③虽然没有临床和影像学检查的复发证据，但有症状和CA125的明显升高。

第三节 卵巢恶性生殖细胞肿瘤

卵巢生殖细胞肿瘤（ovarian germ cell tumor）是指来源于胚胎性腺的原始生殖细胞而具有不同组织学特征的一组肿瘤，其发病率仅次于上皮性肿瘤，多发生于年轻的妇女及幼女，青春期前的患者占60%～90%，绝经后仅占4%。卵巢恶性生殖细胞肿瘤（ovarian malignant germ cell tumor）恶性程度大，死亡率高。近年来，由于找到了有效的化疗方案，其预后大为改观。卵巢恶性生殖细胞肿瘤的存活率分别由过去的 10% 提高到目前的 90%。大部分患者可行保留生育功能的治疗。

一、病理分类

基于对卵巢肿瘤的进一步认识，1994 年世界卫生组织制定的卵巢肿瘤的组织学分类对组织学类型的命名有所变更，并增加了一些新的亚型。例如，在生殖细胞肿瘤中用卵黄囊瘤取代了原来的内胚窦瘤。并包含了多泡性卵黄囊、肝细胞样和腺样三个亚型；此外，还在单胚层高度特异发育的畸胎瘤中增加了一些新的亚型。

1. **畸胎瘤(teratoma)** 由多胚层组织结构组成的肿瘤，偶见含一个胚层成分。肿瘤组织多数成熟，少数未成熟；多数为囊性，少数为实性。肿瘤的良、恶性及恶性程度取决于组织分化程度，而不决定于肿瘤质地。

（1）成熟畸胎瘤（mature teratoma）：又称皮样囊肿（dermoid cyst），属良性肿瘤，占卵巢肿瘤的 10%～20%，占生殖细胞肿瘤的 85%～97%，占畸胎瘤的 95% 以上。可发生于任何年龄，以 20～40 岁居多。多为单侧，双侧占 10%～17%。中等大小，呈圆形或卵圆形，壁光滑、质韧。多为单房，腔内充满油脂和毛发，有时可见牙齿或骨质。囊壁内层为复层鳞状上皮，壁上常见小丘样隆起向腔内突出称"头节"。肿瘤可含外、中、内胚层组织。偶见向单一胚层分化，形成高度特异性畸胎瘤，如卵巢甲状腺肿（struma ovarii），分泌甲状腺激素，甚至引起甲亢。成熟囊性畸胎瘤恶变率为 2%～4%，多见于绝经后妇女；"头节"的上皮易恶变，形成鳞状细胞癌，预后较差。

（2）未成熟畸胎瘤（immature teratoma）：属恶性肿瘤，含 2～3 胚层，占卵巢畸胎瘤 1%～3%。肿瘤由分化程度不同的未成熟胚胎组织构成，主要为原始神经组织。多见于年轻患者，平均年龄 11～19 岁。肿瘤多为实性，可有囊性区域。肿瘤的恶性程度根据未成熟组织所占比例、分化程度及神经上皮含量而定。Norris 等（1976）提出未成熟畸胎瘤的分级方法（表 41-5）。这种分级对治疗和预后判断均有重要的意义。

该肿瘤的复发及转移率均高，但复发后再次手术可见未成熟肿瘤组织具有向成熟转化的特点，即恶性程度的逆转现象。

表 41-5 未成熟畸胎瘤的分级方法

0 级全部为成熟组织
Ⅰ级有少量不成熟组织（主要是胶质和原始间充质），可见核分裂。神经上皮少，每一切片中仅限于 1 个每 40 倍视野
Ⅱ级有较多未成熟组织，但神经上皮在每一切片中不超过 3 个每 40 倍视野
Ⅲ级有多量不成熟组织，每一切片中神经上皮的量占 4 个或更多每 40 倍视野，并常与肉瘤样的间质融合

2. **无性细胞瘤(dysgerminoma)** 为中度恶性的实性肿瘤，占卵巢恶性肿瘤的 5%。好发于青春期及生育期妇女，单侧居多，右侧多于左侧。肿瘤为圆形或椭圆形，中等大，实性，触之如橡皮样。表面光滑或呈分叶状。切面淡棕色，镜下见圆形或多角形大细胞，细胞核大，胞质丰富，瘤细胞呈片状或条索状排列，有少量纤维组织相隔，间质中常有淋巴细胞浸润。对放疗特别敏感，纯无性细胞瘤的 5 年存活率可达 90%。混合型（含绒癌、内胚窦成分）预后差。

3. **卵巢卵黄囊瘤(ovarian yolk sac tumor)** 来源于胚外结构卵黄囊，其组织结构与大鼠胎盘的内胚窦特殊血管周围结构（schiller-dural 小体）相似，又名卵巢内胚窦瘤（endodermal sinus tumor of the ovary）。较罕见，约占卵巢恶性肿瘤的 1%，恶性程度高，常见于儿童及年轻妇女。多为单侧，肿瘤较大，圆形或卵圆形。切面部分囊性，组织质脆，多有出血坏死区，呈灰红或灰黄色，易破裂。镜下见疏松网状和内皮窦样结构。瘤细胞扁平、立方、柱状或多角形，产生甲胎蛋白（AFP），故患者血清 AFP 浓度很高，其浓度与肿瘤消长相关，是诊断及治疗监测时的重要标志物。肿瘤生长迅速，易早期转移，预后差，既往平均生存期仅 1 年，现经手术及联合化疗后，生存期明显延长。

4. **胚胎癌(embryonal carcinoma)** 是一种未分化并具有多种分化潜能的恶性生殖细胞肿瘤。极少见，发生率占卵巢恶性生殖细胞瘤的 5% 以下。胚胎癌具有向胚体方向分化的潜能，可形成不同程度分化的畸胎瘤；向胚外方向分化则形成卵黄囊结构或滋养细胞结构。形态上与睾丸的胚胎癌相似，但发生在卵巢的单纯型胚胎癌远较在睾丸少见，其原因尚不明。肿瘤体积较大，有包膜，质软，常伴出血、梗死和包膜破裂。

切面为实性，灰白色，略呈颗粒状；与其他生殖细胞瘤合并存在时，则依所含的成分和占的比例不同呈现出杂色多彩状，囊性变和出血坏死多见。瘤组织由较原始的多角形细胞聚集形成的实性上皮样片块和细胞巢与原始幼稚的黏液样间质构成。肿瘤细胞和细胞核的异型性突出，可见瘤巨细胞。在稍许分化的区域，瘤细胞有形成裂隙和乳头的倾向，细胞略呈立方或柱状上皮样，但不形成明确的腺管。胚胎癌具有局部侵袭性强、播散广泛及早期转移的特性；转移的途径早期经淋巴管，晚期合并血行播散。

5. 绒癌（choriocarcinoma） 原发性卵巢绒癌也称为卵巢非妊娠性绒癌，是由卵巢生殖细胞中的多潜能细胞向胚外结构（滋养细胞或卵黄囊等）发展而来的一种恶性程度极高的卵巢肿瘤，它可分为单纯型或混合型。混合型，即除绒癌成分外，还同时合并存在其他恶性生殖细胞肿瘤，如未成熟畸胎瘤、卵黄囊瘤、胚胎癌及无性细胞瘤等。原发卵巢绒癌多见的是混合型，单纯型极为少见。妊娠性绒癌一般不合并其他恶性生殖细胞肿瘤。典型的肿瘤体积较大、单侧、实性、质软、出血坏死明显。镜下形态如同子宫绒癌，由细胞滋养细胞和合体滋养细胞构成。因其他生殖细胞肿瘤特别是胚胎性癌常有不等量的合体细胞，诊断必须同时具备两种滋养细胞。非妊娠性绒癌预后较妊娠性绒癌差，治疗效果不好，病情发展快，短期内即死亡。

二、诊断

卵巢恶性生殖细胞肿瘤在临床表现方面具有一些特点。如发病年龄轻，肿瘤较大，肿瘤标记物异常，很易产生腹水，病程发展快等。若能注意到这些肿瘤的特点，诊断并不难。特别是血清甲胎蛋白（AFP）和人绒毛膜促性腺激素（HCG）的检测可以起到明确诊断的作用。卵黄囊瘤可以合成 AFP，卵巢绒癌可分泌 HCG，这些都是很特异的肿瘤标志物。血清 AFP 和 HCG 的动态变化与癌瘤病情的好转和恶化是一致的，临床完全缓解的患者其血清 AFP 或 HCG 值轻度升高也预示癌瘤的残存或复发。虽然血清 AFP 和 HCG 的检测对卵巢内胚窦瘤和卵巢绒癌有明确诊断的意义，但卵巢恶性生殖细胞肿瘤的最后确诊还是依靠组织病理学的诊断。

三、治疗

卵巢恶性生殖细胞肿瘤治疗的模式是手术加化疗，以化疗为主。

1. 手术治疗 由于绝大部分恶性生殖细胞肿瘤患者是希望生育的年轻女性，常为单侧卵巢发病，即使复发也很少累及对侧卵巢和子宫，更为重要的是卵巢恶性生殖细胞肿瘤对化疗十分敏感。因此，手术的基本原则是无论期别早晚，只要对侧卵巢和子宫未受肿瘤累及，均应行保留生育功能的手术，仅切除患侧附件。是否同时行包括腹膜后淋巴结切除在内全面分期探查术，目前存有争议。对于复发的卵巢生殖细胞仍主张积极手术。

2. 化疗 恶性生殖细胞肿瘤对化疗十分敏感。根据肿瘤分期、类型和肿瘤标记物的水平，术后可采用 3～6 个疗程的联合化疗。常用化疗方案见表 41-6。

表 41-6 卵巢恶性生殖细胞肿瘤的常用化疗方案

方案	药物	剂量及方法	疗程间隔
BEP	博来霉素（B）	15mg/m² 第 2 天，每周 1 次，深部肌注	3 周
	依托泊苷（E）	100mg/（m²·d）×3 天，静脉滴注	
	顺铂（P）	30～35mg/（m²·d）×3 天，静脉滴注	
BVP	博来霉素（B）	15mg/m² 第 2 天，每周 1 次，深部肌注	3 周
	长春新碱（V）	1～1.5mg/m²×2 天，静脉注射	
	顺铂（P）	20mg/（m²·d）×5 天，静脉滴注	
VAC	长春新碱（V）	1.5mg/m²，静脉注射	4 周
	放线菌素 D（A）	300μg/（m²·d）×5 天，静脉滴注	
	环磷酰胺（C）	150～250mg/（m²·d）×5 天，静脉注射	

注：博来霉素终生剂量 250mg/m²，单次剂量不可超过 30mg

3. 放疗　为手术和化疗的辅助治疗。无性细胞瘤对放疗最敏感，但由于无性细胞瘤的患者多年轻，要求保留生育功能，目前放疗已较少应用。对复发的无性细胞瘤，放疗仍能取得较好疗效。颗粒细胞瘤对放疗中度敏感。

第四节　卵巢性索间质肿瘤

卵巢性索间质肿瘤（ovarian sex cord stromal tumor）来源于原始性腺中的性索及间质组织，占卵巢肿瘤的 4.3%～6%。在胚胎正常发育过程中，原始性腺中的性索组织，在男性将演变成睾丸精曲小管的支持细胞，在女性将演变成卵巢的颗粒细胞；而原始性腺中的特殊间叶组织将演化为男性睾丸的间质细胞（interstitial cell，Leydig cell）及女性卵巢的卵泡膜细胞。卵巢性索间质肿瘤即是由上述性索组织或特殊的间叶组织演化而形成的肿瘤，它们仍保留了原来各自的分化特性。肿瘤可由单一细胞构成，如颗粒细胞瘤、泡膜细胞瘤、支持细胞瘤、间质细胞瘤；肿瘤亦可由不同细胞组合形成，当含两种细胞成分时，可以形成颗粒 - 泡膜细胞瘤，支持 - 间质细胞瘤；而当肿瘤含有上述 4 种细胞成分时，此种性索间质肿瘤称为两性母细胞瘤。许多类型的性索间质肿瘤能分泌类固醇激素，临床出现内分泌失调症状，但是肿瘤的诊断依据是肿瘤特有的病理形态，临床内分泌紊乱和激素水平异常仅能做参考。

一、病理分类和临床表现

1. 颗粒细胞 - 间质细胞瘤（granulose stromal cell tumor）　由性索的颗粒细胞及间质的衍生成分如成纤维细胞及卵泡膜细胞组成。

（1）颗粒细胞瘤（granulosa cell tumor）：在病理上颗粒细胞瘤分为成人型和幼年型两种。95%的颗粒细胞瘤为成人型，属低度恶性的肿瘤，可发生于任何年龄，高峰为 45～55 岁。肿瘤能分泌雌激素，故有女性化作用。青春期前患者可出现假性性早熟，生育年龄患者出现月经紊乱，绝经后患者则有不规则阴道流血，常合并子宫内膜增生，甚至发生腺癌。肿瘤多为单侧，圆形或椭圆形，呈分叶状，表面光滑，实性或部分囊性；切面

组织脆而软，伴出血坏死灶。镜下见颗粒细胞环绕成小圆形囊腔，菊花样排列、中心含嗜伊红物质及核碎片（Call-Exner 小体）。瘤细胞呈小多边形，偶呈圆形或圆柱形，胞质嗜淡伊红或中性，细胞膜界限不清，核圆，核膜清楚。预后较好，5 年生存率达 80% 以上，但有远期复发倾向。幼年型颗粒细胞瘤罕见，仅占 5%，是一种恶性程度极高的卵巢肿瘤。主要发生在青少年，98% 为单侧。镜下呈卵泡样，缺乏核纵沟，胞质丰富，核分裂更活跃，极少含 Call-Exner 小体，10%～15% 呈重度异型性。

（2）卵泡膜细胞瘤（thecoma）：为有内分泌功能的卵巢实性肿瘤，因能分泌雌激素，故有女性化作用。常与颗粒细胞瘤合并存在，但也有纯卵泡膜细胞瘤。为良性肿瘤，多为单侧，圆形、卵圆形或分叶状，表面被覆薄的有光泽的纤维包膜。切面为实性，灰白色。镜下见瘤细胞短梭形，胞质富含脂质，细胞交错排列呈旋涡状。瘤细胞团为结缔组织分隔。常合并子宫内膜增生，甚至子宫内膜癌。恶性卵泡膜细胞瘤较少见，可直接浸润邻近组织，并发生远处转移。其预后较一般卵巢癌为佳。

（3）纤维瘤（fibroma）：为较常见的良性肿瘤，占卵巢肿瘤的 2%～5%，多见于中年妇女，单侧居多，中等大小，表面光滑或结节状，切面灰白色，实性、坚硬。镜下见由梭形瘤细胞组成，排列呈编织状。偶见患者伴有腹水或胸腔积液，称梅格斯综合征（Meigs syndrome），腹水经淋巴或横膈至胸腔，右侧横膈淋巴丰富，故多见右侧胸腔积液。手术切除肿瘤后，胸腔积液、腹水自行消失。

2. 睾丸支持细胞 - 间质细胞瘤（Sertoli-leydig cell tumor of testis）　又称男性母细胞瘤（androblastoma），罕见，多发生在 40 岁以下妇女。单侧居多，通常较小，可局限在卵巢门区或皮质区，实性，表面光滑而滑润，有时呈分叶状，切面灰白色伴囊性变，囊内壁光滑，含血性浆液或黏液。镜下见不同分化程度的支持细胞及间质细胞。高分化者属良性，中低分化为恶性，具有男性化作用；少数无内分泌功能呈现女性化，雌激素可由瘤细胞直接分泌或由雄激素转化而来。10%～30% 呈恶性行为，5 年生存率为 70%～90%。

二、治疗

恶性的性索间质肿瘤如颗粒细胞瘤、间质细胞瘤、环管状性索间质瘤是低度或潜在恶性的。Ⅰ期的卵巢性索间质肿瘤希望生育的年轻患者，可考虑行患侧附件切除术，保留生育功能，但应进行全面细致的手术病理分期；不希望生育者应行全子宫双附件切除术和确定分期手术。晚期肿瘤应采用肿瘤细胞减灭术。与上皮性卵巢癌不同，对于复发的性索间质肿瘤仍主张积极手术。以铂类为基础的多药联合化疗作为术后的一线治疗能有效改善恶性性索间质肿瘤患者，尤其是晚期患者的治疗结局。术后常用方案为 PAC、PEB、PVB，一般化疗 6 个疗程。本瘤有晚期复发的特点，应长期随诊。

第五节　卵巢转移性肿瘤

体内任何部位原发性癌均可能转移到卵巢，乳腺、肠、胃、生殖道、泌尿道等是常见的原发肿瘤器官。Krukenberg 瘤即印戒细胞癌（singnet ring cell carcinoma）是一种特殊的转移性腺癌，原发部位在胃肠道，肿瘤为双侧性，中等大，多保持卵巢原状或呈肾形。一般无粘连，切面实性，胶质样。镜下见典型的印戒细胞，能产生黏液，周围是结缔组织或黏液瘤性间质。

卵巢转移瘤的处理取决于原发灶的部位和治疗情况，需要多学科协作，共同诊治。治疗的原则是有效地缓解和控制症状。如原发瘤已经切除且无其他转移和复发迹象，卵巢转移瘤仅局限于盆腔，可采用原发性卵巢恶性肿瘤的手术方法，即行全子宫双附件切除和大网膜切除，尽可能切除盆腔转移瘤。术后配合化疗或放疗。大部分卵巢转移性肿瘤的治疗效果不好，预后很差。

第六节　存在问题与未来研究发展方向

（一）卵巢癌复发的诊断与合理的治疗

卵巢癌是死亡率最高的妇科恶性肿瘤。近 30 年来，尽管在诊断和治疗的方法上已有很多改进，但其 5 年生存率却没有明显提高，仍徘徊在 30%～40%。早期诊断困难，容易转移、复发和耐药是导致卵巢癌生存率无法提高的主要原因。复发性卵巢癌治疗方案的选择是卵巢癌治疗中的一个难题。由于卵巢癌诊断时，通常 70% 已属于晚期，尽管进行了肿瘤细胞减灭术（cytoreductive surgery，CRS）和辅助化疗，晚期卵巢癌仍有 70% 的复发倾向。在标准的一线方案治疗后，60%～70% 的晚期卵巢癌患者最终仍将复发或表现为持续性疾病，即使是二探手术阴性者复发率仍高达 30%～50%。复发性卵巢癌患者几乎难以彻底治愈，但通过选择合适的治疗方法，可以达到姑息治疗的目的，延长患者生存时间，改善生活质量。

目前复发性卵巢癌尚无标准治疗方案，可供选择的治疗手段包括化疗、再次肿瘤细胞减灭术（secondary cytoreductive surgery，SCRS）、放疗和靶向治疗等。对于复发性卵巢癌的患者，再次肿瘤细胞减灭术的临床意义尚不清楚，存在一定的争议。最新的研究认为，对于经过严格选择的复发性卵巢癌患者，若再次肿瘤细胞减灭术可以将复发肿瘤彻底切除干净，使患者获益，并且有助于提高患者的生存率。评价再次肿瘤细胞减灭术应以是否能将肿瘤彻底切除干净为主要目的，而不是所谓的肿瘤"满意"切除（残余肿瘤直径 <10mm）。因此，对复发性卵巢癌患者进行再次肿瘤细胞减灭术之前，必须考虑下列因素：①手术达到肿瘤切除干净的可能性；②手术相关病率和死亡率；③手术是否能够延长患者生存期。

如何权衡利弊，判断肿瘤病灶的可切净性，筛选出通过进行再次肿瘤细胞减灭术能够获益的卵巢癌患者是妇科肿瘤临床亟待解决的问题。尽管超声、计算机体层成像（CT）、磁共振成像（MRI）等多种影像学检查均可应用于复发性卵巢癌患者的术前评估，但实际工作中上述这些方法均存在各自的局限性，很难达到术前准确评估肿瘤切除干净的可能性，指导 SCRS 的目的。近年来，利用 ^{18}F- 氟代脱氧葡萄糖（FDG）进行的正电子发射体层成像（PET），实现了以细胞代谢为基础的"功能显像"。而 PET/CT 是"功能显像"与"解剖显像"的联合，将细胞代谢与组织结构有机地结合了起来，对包括卵巢癌在内的各种肿瘤的诊治产生了深远的影响。病灶的标准摄取值（SUV）反映其代谢活性。PET/CT 在卵巢癌的诊断和预测分期、判断预后、评估疗效以及监测复发等中都有应用。特别是在复发性卵巢癌的诊断和复发灶定位等方面有较大的意义。

然而，PET/CT 在评估复发性卵巢癌患者的同时是否适合进行引导卵巢癌再次肿瘤细胞减灭术，使用 PET/CT 引导的再次肿瘤细胞减灭术能否使患者获益等尚无充分的资料，缺少必要的临床研究。如果能利用 PET/CT 确定复发肿瘤的位置、大小及代谢活性，预测复发肿瘤的可切净性，筛选出适合再次肿瘤细胞减灭术的复发性卵巢癌患者，则会对患者的预后产生积极的影响。北京协和医院通过病例对照研究，科学系统的评价 PET/CT 对复发性卵巢癌患者再次肿瘤细胞减灭术的指导作用。研究结果提示：PET/CT 引导的 SRCS 手术可以提高 SRCS 的彻底性；减少手术的并发症；延长患者的 PFS 和 OS，让患者获益。

（二）正确认识妇科恶性肿瘤治疗的价值，注重人性化

在人们的传统观念中，谈癌色变，因为癌症就等于死亡。因此，在癌症的临床治疗中，治疗的目的是以瘤为主，认为只要能彻底的治疗肿瘤，手术范围越广，化疗剂量越大，放疗剂量越高，治疗就会越彻底，效果就会越好。随着医学模式由生物医学模式向社会-心理医学模式的转变，肿瘤治疗的人性化问题越来越受到重视。任何恶性肿瘤的治疗都是把双刃剑，在治疗肿瘤的同时，治疗方法本身也会带来很多副作用，从而影响到患者的器官功能和生活质量。21 世纪妇科肿瘤的治疗要以人为本。在制定治疗方案时，首先要明确治疗的目的，其次要衡量治疗的利弊。在选择治疗方法时，不但要考虑治疗效果，而且还要注意治疗的毒副作用。尽量选择治疗效果明显，毒副作用较小的方法。在治疗妇科肿瘤的同时要充分考虑到患者的生活质量，及时处理各种并发症，尽可能保留组织器官的功能。另外还要格外注意妇科肿瘤给患者和其家人在心理上带来的影响和压力，及时给予解释和疏导。这是妇科肿瘤治疗人性化的具体体现。随着医学技术日新月异的发展，使妇科恶性肿瘤患者保留生育功能的治疗成为可能，而且治疗的指征亦随之拓宽，治疗的方法也不断更新。因此，在治疗年轻的妇科恶性肿瘤患者的同时，要考虑到患者的生育情况，若有可能应采取保留生育功能的治疗。另外，在治疗前要向患者和家属交代保留生育功能治疗的利弊，争得他们的理解，支持和配合。要正确掌握妇科恶性肿瘤保留生育功能治疗的适应证、治疗方法、注意事项，及时处理治疗过程中出现的各种问题。由于生殖医学、分子生物学、组织工程学、药代动力学和遗传学的渗入和交叉，妇科肿瘤保留生育功能的研究内容将会有很大的拓展。卵巢的冻存和移植，卵巢的组织工程学研究，化疗中卵巢功能的监测，GnRH-a 防止化疗药物对卵巢的损害及化疗对子代生长发育和遗传的影响等内容将会成为这一领域的主要研究方向。目前妇科肿瘤治疗的理念发生了很大转变，从过去以瘤为主，到现在以人为本，花去了我们大约 100 多年的时间。过去只是强调治疗肿瘤，现在更是注重救治患者，在治疗肿瘤的同时，还要给患者生存的尊严。改变和创新，难的不是技术，而是人们的观念。要想改进或修订一种传统的治疗方法，必需要进行科学的临床研究，提供强有力的循证医学证据。

（三）关注妇科肿瘤的过度诊断和治疗，避免不必要的治疗，节约医疗成本

近年来，随着高度敏感筛查技术的应用，提高了发现癌前病变，癌症高危人群，癌症高危因素或偶发瘤"的可能性。所谓癌前病变（precancerous lesion）是指一类具有不典型增生和分化异常的细胞异常增生性病变，但没有浸润，也有称之为浸润前病变（preinvasive disease）。尽管癌前病变的细胞通常具有和恶性肿瘤细胞相类似的分子生物学特点，但是，癌前病变不是癌症，因为它没有浸润，不发生转移，并且可以停止发展、甚至逆转，这些均与癌症有显著的本质区别。近 20 年来，临床上普遍采用上皮内瘤变（intraepithelial neoplasia）的名词代替沿用已久的癌前病变（上皮不典型增生）。这种名词的改变体现了近年来对于癌前病变概念的进一步理解和认识的提高，避免"癌"的名词，减少了患者的恐慌和不必要的治疗。因此，在临床治疗和处理上不应将癌前病变与浸润癌等同起来，不能把癌前病变的治疗扩大化。另外，大多数癌前病变是不会演变成癌症的，发展成癌症仅仅是其中极少部分重度病变。因此，对癌前病变的处理不应该采

取统一的模式，要根据患者具体情况，按级分层，采用不同的治疗策略。"偶发瘤"是指医学扫描检查时意外发现的肿瘤，这些肿瘤几乎永远不会出现任何问题。2013 年七月以 Laura JEsserman 等为首的来自美国国家癌症研究所的一个顾问专家工作组在《美国医学会杂志》(JAMA) 上发表建议，应当对癌症的诊断和治疗方法进行彻底改革，其中包括改变癌症的定义本身，并把这个词从一些常见的诊断中彻底去除。美国癌症学会 (American Cancer Society) 首席医疗官奥蒂斯•W•布劳利博士 (Otis WBrawley) 也呼吁"我们需要一个 21 世纪的癌症定义，而不是 19 世纪的癌症定义，而我们一直都在使用后者"。虽然布劳利并未直接参与上述报告的撰写，但是他呼吁转变癌症定义的原动力是来自医生、科学家和患者权益倡导人士越来越强烈的担忧。他们害怕，几十万名男男女女正在接受不必要的、有时可能会有损外貌且有害健康的疗法，来治疗癌前和癌性病变，而这些病变的发展如此缓慢，很有可能永远都不会产生癌症的损害。然而，一旦医生和患者得知了这样一个病变的存在，他们通常会觉得应该要进行活检诊断和及时治疗，这往往会为患者的生理和心理带来巨大的痛苦和风险。这种问题通常被称为过度诊断，而患者因此而承受的不必要的治疗则被称为过度治疗。对癌症的过度诊断和过度治疗是一个公共卫生领域的重大问题，应该给予重视和深入研究。

(四) 不断理解妇科恶性肿瘤的异质性特点，有针对性进行个体化治疗

传统的观点认为癌症的起因是单个细胞的突变，随着时间推移，这个突变的细胞经过数百次的细胞分裂而发展成一个具有相同性质的恶性细胞"克隆群"，它能够阻止或逃逸人体免疫和癌症监视系统，最终形成肿瘤。如果任其发展，这一单克隆肿瘤会逐渐扩散到全身，形成转移和复发，从而威胁患者的生命。这种肿瘤进化的概念主要是围绕肿瘤细胞的生长，以及可增加肿瘤侵袭性的额外突变而获得。但是，近年来的研究对癌症是相同性质的恶性细胞"克隆群"的传统概念提出质疑和挑战。近年来，值得关注和研究较为深入的是肿瘤内异质性 (intratumor heterogeneity)，即同一肿瘤内部的肿瘤细胞，为了对抗相关的压力，经过不同进化发生了有利于自身生长和繁殖的适应性改变，从而造成的肿瘤细胞的差异。这种肿瘤内异质性可以表现在肿瘤分化水平及肿瘤功能水平上，出现异质性的抗原表达或出现不同生物特性细胞亚群。肿瘤内异质性特性往往给肿瘤的研究和治疗带来极大的困难。肿瘤内异质性的发现对传统的肿瘤治疗观念提出了挑战，用不变的治疗模式去治疗不断变化的肿瘤，显然不能达到彻底治愈的效果。如何正确理解肿瘤内异质性，如何针对具有异质性且不断进化的处于活动状态的肿瘤细胞制定个性化的治疗方案，是我们必须面对、必须解决的问题。这意味着，检测出的突变多数并非所有肿瘤标本所共有，区域差异在肿瘤中相当普遍。肿瘤内部存在异质性和"达尔文式致癌"的进化模式提示，恶性肿瘤细胞在达尔文式选择过程中发生有利于自身生长和繁殖的适应性改变。肿瘤在发展过程中的异质性及其所导致的蛋白功能的多样性会增强肿瘤的适应能力，并通过自然选择作用导致肿瘤治疗的失败。这很可能就是恶性肿瘤发生转移，复发和耐药的遗传基础和重要机制，需要我们认真对待，并进行针对性的个体化深入研究。

(沈　铿)

参 考 文 献

[1] Lynch HT，Snyder CL，Lynch JF，et al.Hereditary breast-ovarian cancer at the bedside：role of the medical oncologist.J Clin Oncol, 2003, 21 (4)：740-753

[2] Roukos DH，Briasoulis E.Individualized preventive and therapeutic management of hereditary breast ovarian cancer syndrome.Nature Clinical Practice Oncology，2007, 4 (10)：578-590

[3] McLaughlin JR，Risch HA，Lubinski J，et al.Reproductive risk factors for ovarian cancer in carriers of BRCA1 or BRCA2 mutations：a case-control study.Lancet Oncol，

2007，8（1）：26-34

[4] American College of Obstetricians and Gynecologists. ACOG Committee Opinion：Number 280：The role of the generalist obstetrician-gynecologist in the early detection of ovarian cancer.Obstet Gynecol，2002，100（6）：1413-1416

[5] Yurkovebtsky Z，Skates S，Lomakin A，et al.Development of a multimarker assay for early detection of ovarian cancer.JCO，2010，28（13）：2159-2167

[6] Bristow RE，Simpkins F，Pannu HK，et al.Positron emission tomography for detecting clinically occult surgically resectable metastatic ovarian cancer.Gynecol Oncol，2002，85（1）：196-200

[7] 沈铿，郎景和.卵巢上皮癌诊断和治疗中应注意的问题.中华妇产科杂志，2003，38：65-58

[8] 丁西来，沈铿，郎景和，等.正电子发射体层显像在诊断复发性卵巢恶性肿瘤中的价值.中华妇产科杂志，2003，38（11）：667-669

[9] Ozols RF，Bundy BN，Greer BE，et al.Phase Ⅲ trial of carboplatin and paclitaxel compared with cisplatin and paclitaxel in patients with optimally resected stage Ⅲ ovarian cancer: a Gynecologic Oncology Group study.J Clin Oncol，2003，21（17）：3194-3200

[10] Bois A du，Luck HJ，Meier W，et al.A randomized clinical trial of cisplatin/paclitaxel versus carboplatin/paclitaxel as first-line treatment of ovarian cancer. J Natl Cancer Inst，2003，95（17）：1320-1330

[11] 沈铿.重视卵巢癌的病情监测，正确处理复发性卵巢癌.中华妇产科杂志，2003，38：657-658

[12] McGuire WP，Hoskins WJ，Brady MF，et al.Cyclophosphamide and cisplatin compared with paclitaxel and cisplatin in patients with stage Ⅲ and stage Ⅳ ovarian cancer.N Engl J Med，1996，334（1）：1-6

[13] Nelson HD，Huffman LH，Fu R，et al.Genetic risk assessment and BRCA mutation testing for breast and ovarian cancer susceptibility: systematic evidence review for the US Preventive Services Task Force.Ann Intern Med，2005，143（5）：362-379

[14] Berliner JL，Fay AM.Practice Issues Subcommittee of the National Society of Genetic Counselors' Familial Cancer Risk Counseling Special Interest Group.Risk assessment and genetic counseling for hereditary breast and ovarian cancer: recommendations of the National Society of Genetic Counselors.J Genet Couns，2007，16（3）：241-260

第四十二章 中枢神经系统肿瘤

中枢神经系统（central nervous system，CNS）肿瘤是发生于脑与脊髓组织、脑（脊）膜、脑（脊）神经、血管、垂体和胚胎组织的原发或继发性肿瘤的总称，包括颅内肿瘤和椎管内肿瘤两大部分。原发性脑肿瘤是十大常见致死肿瘤之一，其发病率比肺癌、乳腺癌、前列腺癌及大肠癌等常见恶性肿瘤低，约占所有肿瘤死因的 2.4%，但在 20～39 岁的癌症患者死亡率排位当中，男性原发性脑肿瘤居第一位，女性居第五位；在儿童，脑肿瘤是仅次于白血病的第二大常见恶性肿瘤。胶质瘤（glioma）是颅内最常见的原发性肿瘤，占 35%～60%；而脑转移瘤则是最常见的颅内肿瘤，其发病率为原发性颅内肿瘤的 4～10 倍。椎管内肿瘤的发病率约为颅内肿瘤的 1/10。

第一节　中枢神经系统肿瘤分类

CNS 肿瘤一般根据发生部位和组织学来源进行分类，同一部位肿瘤有相似的临床表现和手术方式；同一来源肿瘤有相似的综合治疗方案和预后。

根据具体发生部位，颅内肿瘤分为大脑半球肿瘤、鞍区肿瘤、松果体区肿瘤、颅后窝肿瘤、颅底肿瘤等；根据肿瘤与脑实质的关系，颅内肿瘤又分脑内（轴内）肿瘤和脑外（轴外）肿瘤，前者绝大多数为恶性肿瘤，如恶性胶质瘤、脑转移瘤、淋巴瘤等；后者几乎都是良性肿瘤，如脑膜瘤（meningioma）、垂体瘤（pituitary tumor）、神经鞘瘤（neurilemmoma）等。椎管内肿瘤又称为脊髓肿瘤（spinal tumors），通常分 3 类：①硬脊膜外肿瘤（extradural tumors）肿瘤位于椎管内硬脊膜外，约占椎管内肿瘤的 25%。大多数为恶性肿瘤，如转移瘤、淋巴瘤和多发性骨髓瘤；少数为良性肿瘤如海绵状血管瘤和肉芽肿。②髓外硬脊膜内肿瘤（intradural extramedullary tumors）肿瘤位于

脊髓外硬脊膜内。此类肿瘤最多，占椎管内肿瘤的 65%～70%，大多数为良性肿瘤，如神经鞘瘤、脊膜瘤；少数为恶性肿瘤，如颅内室管膜瘤或髓母细胞瘤沿着蛛网膜下腔播散转移。③髓内肿瘤（intramedullary tumors）肿瘤起源于脊髓实质部分，占椎管内肿瘤的 5%～10%，其中胶质瘤最常见，如室管膜瘤、星形细胞瘤，其次为血管网状细胞瘤、表皮样囊肿、皮样囊肿、畸胎瘤以及转移瘤。

根据组织学来源，CNS 肿瘤分为神经胶质瘤、脑膜瘤、垂体腺瘤、转移瘤等，详见"组织学分类"。

第二节　病　　因

CNS 肿瘤的病因尚不完全清楚。目前认为诱发 CNS 肿瘤的因素有：遗传因素、物理因素、化学因素和致瘤病毒。

一、遗传因素

CNS 肿瘤中，神经纤维瘤病、血管网状细胞瘤和视网膜母细胞瘤等有明显的家族发病倾向，这些肿瘤常在一个家族的几代人中出现。胚胎原始细胞在颅内残留和异位生长也是 CNS 肿瘤形成的重要原因，如颅咽管瘤发生于颅内胚胎颅咽管残余的上皮组织，脊索瘤来自脊索组织残余，皮样囊肿和表皮样囊肿来自皮肤组织，而畸胎瘤则来自多种胚胎残余组织。

二、物理因素

现已肯定电离辐射能增加肿瘤发病率。颅内肿瘤接受放射治疗，多年后在照射区可发生纤维肉瘤和脑膜瘤，有垂体腺瘤术后行放射治疗而出现鞍区脑膜肉瘤的个案报道。儿童头癣行放射治疗与日后发生脑瘤之间有肯定关系。虽有外伤后发生脑膜瘤的个别报道，但外伤与颅内肿瘤发生

的关系尚难确定。

三、化学因素

多环芳香烃类化合物和亚硝胺类化合物均可诱发实验动物产生 CNS 肿瘤。将多环芳香烃类化合物种植到脑的不同部位，可以诱发不同类型的脑肿瘤。亚硝胺类化合物口服和静脉注射都容易使神经系统产生肿瘤，其诱发的肿瘤好发于大脑半球的脑室周围及皮层下白质内，三叉神经和脊神经根；怀孕后半期，单次用亚硝胺类化合物，可使其后代产生 CNS 肿瘤；成年鼠静脉内反复注射亚硝胺类化合物可诱发脑、脊髓及三叉神经形成恶性肿瘤。

四、致瘤病毒

将腺病毒接种到动物脑内，可诱发多种肿瘤。乳头状瘤多瘤空泡病毒种植于动物脑室内可诱发髓母细胞瘤、胶质母细胞瘤、乳头状室管膜瘤、脑膜瘤和脉络丛乳头状瘤。鸟的肉毒病毒接种到鼠脑内，可诱发出合乎实验要求的动物脑瘤模型。

第三节　病理类型

一、组织学分类

CNS 肿瘤组织学分类相当繁杂，从 Bailey 和

Cushing 于 1926 年首次提出比较系统的 CNS 肿瘤的命名和分类以来，国内外学者根据自己的研究和实践不断提出各自的分类，但有些观点从未统一过。1999 年 WHO 组织专家吸收各种分类的特点和长处，规范了 CNS 肿瘤的分类，并于 2000 年又做了修订。此后，WHO 国际神经病理学家委员会通过 1990 年瑞士苏黎世会议、1999 年法国里昂会议及 2006 年德国海德堡会议，先后 3 次对该分类做了调整和补充修改，每次都以"蓝皮书"形式公布修改后的新分类及详细说明。WHO CNS 肿瘤分类在全世界范围的广泛应用，对推动现代神经肿瘤病理学的发展起了决定性作用。以组织学为基础的 WHO 分类与分级系统作为"金标准"，在 CNS 肿瘤的诊断和治疗中起到重要作用，但根据组织学标准诊断的同一肿瘤病种也存在生物学行为和临床特点、治疗反应及结局的不同。2016 年 5 月新版的 WHO 分类标准仍然以组织学形态为基础，但首次将 CNS 肿瘤分类中肿瘤组织学表型和基因特征进行整合，建立了基于联合组织学表型和基因表型的诊断标准，将神经肿瘤的病理诊断带入了"整合诊断"时代。没有进行相关基因检测或进行了基因检测但未发现与诊断相关的基因型改变的肿瘤暂时归类为无特殊指定（not otherwise specified，NOS）亚类。2016 年 WHO CNS 肿瘤最新分类见表 42-1。

表 42-1　2016 年 WHO CNS 肿瘤最新分类简表

肿瘤分类	亚型
1. 弥漫性星形细胞和少突胶质细胞肿瘤	弥漫性星形细胞瘤，IDH 突变型 / 野生型，NOS
	肥胖细胞型星形细胞瘤，IDH 突变型
	间变性星形细胞瘤，IDH 突变型 / 野生型，NOS
	胶质母细胞瘤，IDH 野生型 / 突变型，NOS
	巨细胞型胶质母细胞瘤
	胶质肉瘤
	上皮样胶质母细胞瘤
	弥漫性中线胶质瘤，H3K27M 突变型
	少突胶质细胞瘤，IDH 突变和 1p/19q 共缺失型，NOS
	间变性少突胶质细胞瘤，IDH 突变和 1p/19q 共缺失型，NOS
2. 其他星形细胞瘤	毛细胞型星形细胞瘤
	毛细胞黏液型星形细胞瘤
	室管膜下巨细胞型星形细胞瘤
	多形性黄色瘤型星形细胞瘤
	间变性多形性黄色瘤型星形细胞瘤

续表

肿瘤分类	亚型
3. 室管膜肿瘤	室管膜下室管膜瘤
	黏液乳头状型室管膜瘤
	室管膜瘤（乳头状型 / 透明细胞型 / 伸长细胞型）
	室管膜瘤，RELA 融合阳性型
	间变性室管膜瘤
4. 其他胶质瘤	第三脑室的脊索瘤样胶质瘤
	血管中心型胶质瘤
	星形母细胞瘤
5. 脉络丛肿瘤	脉络丛乳头状瘤
	非典型性脉络丛乳头状瘤
	脉络丛癌
6. 神经元及混合性神经元 - 胶质肿瘤	胚胎发育不良性神经上皮肿瘤
	神经节细胞瘤
	神经节细胞胶质瘤
	间变性神经节细胞胶质瘤
	小脑发育不良性神经节细胞瘤
	促纤维增生性婴儿星形细胞瘤和神经节胶质细胞瘤
	乳头状型胶质神经元肿瘤
	菊形团形成型胶质神经元肿瘤
	弥漫性软脑脊膜胶质神经元肿瘤
	中枢神经细胞瘤
	脑室外神经细胞瘤
	小脑脂肪神经细胞瘤
	副神经节瘤
7. 松果体区肿瘤	松果体细胞瘤
	中等分化的松果体实质肿瘤
	松果体母细胞瘤
	松果体区乳头状肿瘤
8. 胚胎性肿瘤	
髓母细胞瘤（分子分型）	（1）WNT 激活型
	（2）SHH 激活和 TP53 突变型
	（3）SHH 激活和 TP53 野生型
	（4）Group3 型
	（5）Group3 型
髓母细胞瘤（组织学分型）	（1）髓母细胞瘤，经典型
	（2）促纤维增生 / 结节型髓母细胞瘤
	（3）髓母细胞瘤伴广泛结节
	（4）大细胞型 / 间变性髓母细胞瘤
	（5）髓母细胞瘤，NOS
胚胎性肿瘤伴多层菊形团，C19MC 型，NOS	
其他中枢神经系统胚胎性肿瘤	（1）髓上皮瘤
	（2）中枢神经系统神经母细胞瘤
	（3）中枢神经系统神经节神经母细胞瘤
	（4）中枢神经系统胚胎性肿瘤，NOS
	（5）非典型性畸胎瘤 / 横纹肌样肿瘤
	（6）中枢神经系统胚胎性肿瘤伴横纹肌样特点

续表

肿瘤分类	亚型
9. 脑神经和脊旁神经肿瘤	雪旺细胞瘤
	神经纤维瘤
	神经束膜瘤
	混合性神经鞘肿瘤
	恶性外周神经鞘膜瘤
	上皮样恶性外周神经鞘膜瘤
	恶性外周神经鞘膜瘤伴神经束膜分化
10. 脑膜瘤	脑膜瘤
	非典型性脑膜瘤
	间变性(恶性)脑膜瘤
11. 间叶肿瘤,非脑膜皮型肿瘤	
12. 黑色素细胞性肿瘤	脑膜黑色素细胞增生病
	脑膜黑色素细胞瘤
	脑膜黑色素瘤
	脑膜黑色素瘤病
13. 淋巴瘤	中枢神经系统弥漫大 B 细胞淋巴瘤
	免疫缺陷相关性中枢神经系统淋巴瘤
	艾滋病相关性弥漫大 B 细胞淋巴瘤
	EB 病毒阳性的弥漫大 B 细胞淋巴瘤, NOS
	淋巴瘤样肉芽肿病
	血管内大 B 细胞淋巴瘤
	低级别 B 细胞淋巴瘤
	T 细胞和 NK/T 细胞淋巴瘤
	间变性大细胞淋巴瘤,ALK 阳性 / 阴性
	硬脑膜 MALT 淋巴瘤
14. 组织细胞肿瘤	朗格汉斯细胞组织细胞增生症
	Erdheim-Chester 病
	窦组织细胞增生伴巨大淋巴结病
	青少年黄色肉芽肿
	组织细胞肉瘤
15. 生殖细胞肿瘤	生殖细胞瘤
	胚胎性癌
	卵黄囊瘤
	绒毛膜癌
	畸胎瘤
	(1)成熟性畸胎瘤
	(2)未成熟性畸胎瘤
	(3)畸胎瘤伴有恶性转化
	混合性生殖细胞肿瘤
16. 蝶鞍区肿瘤	颅咽管瘤
	造釉细胞瘤型颅咽管瘤
	乳头状型颅咽管瘤
	蝶鞍区颗粒细胞瘤
	垂体细胞瘤
	梭形细胞嗜酸细胞瘤
17. 转移性肿瘤	

二、组织学分级

组织学分级是评估肿瘤生物学行为的主要手段，也是临床确定最佳治疗方案，尤其是选择适当放疗剂量和特定化疗方案的关键参考指标。在1979 年 WHO CNS 肿瘤分类中，已制定了能反映肿瘤生物学行为和临床预后的组织学分级标准，并涵盖了绝大多数 CNS 肿瘤。该标准的制定主要参考了 Kernohan 和 Zülch 的 CNS 肿瘤组织学分级法，并采纳了以往其他分级系统的合理部分。WHO CNS 肿瘤分级标准的广泛应用，统一了 CNS 肿瘤（尤其是胶质瘤和脑膜瘤）的诊断和治疗标准。然而，随着对 CNS 肿瘤认识的不断深入，该标准已不能满足实际工作的需要，故在 1993 年，WHO 又参考Ringertz 和 St.Anna/Mayo 的 CNS 肿瘤组织学分级法对其进行了修订。2000 年和 2007 年 WHO CNS 肿瘤分类中，CNS 肿瘤的组织学分级标准基本沿用了1993 年 WHO 分级的标准，仅对个别内容稍作修改（表 42-2）。WHO CNS 肿瘤分级是用罗马数字表示的四级分级法，最低为 I 级，最高为 IV 级。

椎管内肿瘤的组织学分类和分级与颅内肿瘤一致，但良性肿瘤如神经鞘瘤、脊膜瘤等发生率高，约占椎管内肿瘤的 3/4；同样是胶质瘤如髓内室管膜瘤、星形细胞瘤，级别比颅内胶质瘤低，预后较好。

第四节 临床表现

一、一般症状和体征

颅内肿瘤患者 90% 以上有颅内压增高，症状通常呈慢性进行性加重，少数有中间缓解期。颅内压增高三主症"头痛、呕吐和视盘水肿"在脑肿瘤患者并不一定会都出现。颅内肿瘤囊性变或瘤内出血时，可出现急性颅内压增高，严重者常有脑疝形成。颅内肿瘤的部位、性质和患病年龄不同，颅内压增高症状的进展速度和严重程度亦不同：①中线部位或脑室系统肿瘤的颅内压增高症状出现较早，且程度比较严重。肿瘤部位邻近室间孔、导水管和正中孔等生理狭窄时，颅内压增高症状出现更早，这些部位的肿瘤还可在脑室系统生理狭窄区造成活瓣性梗阻，进而引起阵发性急性颅内压增高，表现为发作性剧烈头痛或眩晕，喷射性呕吐，发作常随体位改变加重或缓解，有的患者被迫使头部维持一种不自然的姿势，称强迫头位。②位于脑实质的恶性肿瘤体积增长较快，脑组织水肿较严重，常出现头痛、呕吐和精神异常症状。眼底检查可有明显的视盘水肿或眼底出血。颅内良性肿瘤体积增长较慢，脑组织水肿反应轻，头痛、呕吐症状轻，视盘水肿早期难被察觉，一部分患者于视力明显减退时方来就诊。③婴幼儿颅缝尚未闭合，患颅内肿瘤早期可出现代偿性颅腔容积扩大，晚期肿瘤体积较大时多出现脑积水。老年人多有脑萎缩，颅内空间可代偿肿瘤体积的增长，患颅内肿瘤较长时间内可无颅内压增高表现，待有颅内压增高症状时，肿瘤体积已经较大，病情已严重；此外，老年人因有动脉硬化，脑血流量减少以及脑血管通透性降低等因素，肿瘤周围脑水肿反应较轻，颅内压增高也不易出现视盘水肿，加之老年人头痛、呕吐反应较迟钝，因而不易早期发现。

表 42-2 WHO CNS 肿瘤生物学行为和预后的分级标准

WHO 分级	分级标准
I 级（良性）	核无异型性、细胞增生不活跃、无核分裂、无血管内皮细胞增生、无坏死。境界清楚易分离全切，单纯外科手术切除后有被治愈的可能性
II 级（交界性）	核异型性较明显、细胞增生较活跃、偶见核分裂、无血管内皮细胞增生、无坏死。呈浸润性生长、境界不清、不易全切，单纯外科手术切除后易复发，部分病例有向更高级别恶性进展的倾向
III 级（低度恶性）	核异型性明显、细胞增生活跃、可见较多核分裂、无血管内皮细胞增生、无坏死。呈浸润性生长、可侵犯邻近脑组织、无法全切，单纯外科手术切除后复发间隔期比 II 级者更短，部分病例有向更高级别恶性进展的倾向，一旦确诊需接受适当的放疗和 / 或化疗，并常死于所患肿瘤
IV 级（高度恶性）	核异型性比 III 级者更突出、细胞增生极度活跃、可见较多核分裂和病理性核分裂，有明确的血管内皮细胞增生和 / 或伴周边肿瘤细胞假栅栏样排列的灶性坏死。浸润性生长能力强、常侵犯邻近脑组织、无法全切。术前病史短，病程进展迅速。外科手术切除后即使辅以放疗和化疗，复发间隔期也很少超过 1 年，易在 CNS 中播散，所有病例均死于所患肿瘤

椎管内肿瘤的一般症状和体征系肿瘤压迫神经根和脊髓所致,主要表现为神经根痛和脊髓功能障碍。随着肿瘤生长,可以分为 3 期:①刺激期,最常见的症状是神经根痛,沿神经根分布区扩展;②脊髓部分受压期,即脊髓传导束受压症状,典型体征为脊髓半切综合征(Brown-Sequard syndrome),表现为肿瘤节段以下同侧上运动神经元性瘫痪及触觉、深感觉减退,对侧肿瘤平面 2~3 个节段以下的痛温觉丧失;③脊髓瘫痪期,肿瘤平面以下深、浅感觉丧失,肢体完全瘫痪,自主神经功能障碍如大小便障碍,并出现皮肤营养不良征象。

二、局部症状与体征

颅内肿瘤可对周围脑组织造成压迫或破坏,从而表现出特有的神经系统症状和体征,根据脑局部受压表现的发展顺序,特别是首发症状和体征的特点,可做出肿瘤的定位诊断。典型部位颅内肿瘤的局部和特异症状常对诊断有启示价值。

1. **大脑半球肿瘤** 大脑半球功能区附近的肿瘤可表现有神经系统定位体征,发病早期可出现局部刺激症状;晚期或肿瘤位于功能区则出现破坏症状。大脑半球肿瘤常见临床表现主要有:

(1)精神症状:主要表现为记忆力减退,最常见于额叶肿瘤,特别是双侧额叶肿瘤,精神症状更为明显。患者多表现为反应迟钝,生活懒散,近记忆力减退甚至丧失,严重者丧失定向力及判断力,可表现为欣快、脾气暴躁或易激动,很少见的有幻觉和妄想。

(2)癫痫发作:可表现为全身大发作和局限性发作,后者对脑肿瘤的诊断更有意义,局限发作可由一侧肢体开始,甚至局限在单个手指或足趾,或者一侧口角。额叶肿瘤诱发的癫痫最常见,颞叶次之,顶叶又次之,枕叶最少见。癫痫发作前可有感觉先兆,如颞叶肿瘤所致癫痫发作前常有幻嗅、眩晕等,顶叶肿瘤所致癫痫发作前可有肢体麻木等。

(3)感觉障碍:脑皮层感觉障碍表现为肿瘤对侧肢体的位置觉、两点分辨觉、图形觉、质地觉、实体觉的障碍。顶叶肿瘤所致痛觉和温觉障碍多不明显,多发生于肢体远端,并且非常轻微。

(4)锥体束损害症状:可因肿瘤对运动区损害程度不同而异,表现为肿瘤对侧单一或半身肢体瘫痪或力弱,最早可发现一侧腹壁反射减弱或消失,继而该侧腱反射亢进,肌张力增加,病理反射阳性。

(5)失语:可表现为运动性和感觉性失语两种基本类型,偶尔可表现为混合性失语,见于优势大脑半球肿瘤。优势大脑半球额下回后部的 Broca 区受侵犯时,患者丧失语言表达能力,保留语言理解能力,称运动性失语。优势大脑半球颞上回后部受侵犯时,患者保留语言表达能力,但不能理解语言,无法和别人交谈,称感觉性失语。

(6)视野改变:枕叶和颞叶深部肿瘤影响视放射神经纤维,可出现视野缺损,最初可表现为同向性视野缺损,随肿瘤体积增大,视野缺损的范围也增大,最后可形成同向偏盲。

2. **蝶鞍区肿瘤** 蝶鞍区肿瘤常较早出现内分泌功能紊乱,易于引起患者注意,故可及早就诊,而颅内压增高症状相对少见,只有在肿瘤晚期导致脑积水时,才有颅内压增高表现。但鞍内肿瘤早期可由于蝶鞍内压升高而出现头痛,一旦肿瘤穿破鞍膈,蝶鞍内压下降,头痛又会缓解。蝶鞍区肿瘤症状和体征与肿瘤病理性质关系密切,主要包括两类:

(1)内分泌功能紊乱:可有垂体功能低下,男性表现为阳痿、性欲减退,女性表现为经期延长或闭经;生长激素分泌过盛在发育成熟前可导致巨人症,在发育成熟后表现为肢端肥大症。

(2)视觉障碍:蝶鞍区肿瘤向鞍上发展压迫视交叉引起视力减退和视野缺损,眼底检查可发现原发性视神经萎缩。视力减退多呈进行性加重,两眼视力可有较大差异,可导致两眼相继失明。视野缺损的典型表现为双颞侧偏盲,因肿瘤压迫视神经和视交叉的部位不同,视野缺损可不对称,可出现一眼失明,另一眼颞侧偏盲或正常;肿瘤压迫视束时,表现为同向偏盲。

3. **松果体区肿瘤** 松果体区肿瘤因位于中脑导水管附近,早期可引起脑脊液循环障碍,故颅内压增高常为首发症状,有时是唯一的临床表现。松果体区肿瘤可向周围扩张压迫四叠体、中脑、下丘脑结构以及小脑而引起相应的局部症状。

（1）四叠体受压症状：可表现为上视障碍和瞳孔对光反应和调节反应障碍。上视障碍有时合并下视障碍，但双眼侧视障碍少见。瞳孔变化表现为对光反应迟钝或消失，调节反应障碍及阿罗瞳孔。肿瘤压迫四叠体下丘和内侧膝状体可发生耳鸣、耳聋。此外，还可能出现滑车神经不全麻痹，眼睑下垂等。

（2）中脑受压表现：肿瘤累及脑干皮质脊髓束时可出现肢体不全麻痹，锥体束、中脑网状结构受侵犯时，患者可有意识障碍。

（3）下丘脑损害症状：可出现尿崩症、嗜睡、肥胖及全身发育停滞，也可有性早熟表现。

（4）小脑体征：肿瘤可压迫小脑上蚓部或中脑的皮质脑桥束，表现为持物不稳，步态蹒跚和水平眼球震颤。

4. 颅后窝肿瘤 颅后窝肿瘤较大时可有颅内压增高表现。肿瘤位置不同，引起的局部症状也不同，可分为小脑半球、小脑蚓部、脑干和小脑脑桥角四组症状。

（1）小脑半球症状：主要表现为患侧肢体共济失调，做指鼻试验和跟膝胫试验不准确，轮替试验幅度增大、缓慢笨拙，步行时手足运动不协调，常向患侧倾斜。可有患侧肌张力减退或无张力，腱反射迟钝或出现钟摆样膝反射。小脑性眼球震颤多以水平性震颤为主，也可出现垂直或旋转性眼颤。有时可有小脑性爆破式语言。

（2）小脑蚓部症状：主要表现为躯干性核下肢体远端的共济失调，行走时两足分离过远，步态蹒跚或左右摇晃，闭目难立征（Romberg 征）多为阳性。

（3）脑干症状：典型表现为交叉性麻痹，即病变节段同侧的核及核下性脑神经损害及节段下对侧的锥体束征。中脑病变多表现为患侧动眼神经麻痹，脑桥病变可表现为患侧眼球外展及面肌麻痹，同侧面部感觉障碍以及听觉障碍，延髓病变可出现病变侧舌肌麻痹，咽喉麻痹，舌后 1/3 味觉消失等。

（4）小脑脑桥角症状：表现为病变同侧中后组脑神经症状及小脑症状。脑神经损害可出现耳鸣、听力下降、眩晕、颜面麻木、面肌抽搐、面肌麻痹、声音嘶哑以及食水呛咳等；小脑损害可见病变同侧共济失调及水平性眼颤。

5. 椎管内肿瘤 不同类型椎管内肿瘤的局灶症状和体征不同。如硬脊膜外肿瘤常引起椎体和椎板结构破坏时，可导致病理性骨折，压迫脊髓或神经根，引起相应的临床表现。最早症状常为椎旁疼痛或根性放射性肢体疼痛，最终出现脊髓半切综合征和脊髓瘫痪。髓外硬脊膜内肿瘤生长缓慢，典型表现为脊髓压迫或神经根压迫症状。脊髓受压后，肿瘤平面以下运动、感觉等功能障碍一般从肢体远端向近端发展。脊髓半切综合征（Brown-Sequard syndrome）是最为典型的脊髓压迫症状。静息性根性疼痛是神经根受压表现。髓内肿瘤以缓慢进展的阶段性、非根性疼痛最为常见。肿瘤平面以下运动、感觉等功能障碍发展顺序与髓外肿瘤不同，它是由肿瘤平面向肢体远端发展。

不同节段肿瘤的症状和体征也不同。如颈部椎管内肿瘤表现为胸锁乳突肌、斜方肌萎缩，转头无力；上肢弛缓性瘫痪，下肢痉挛性瘫痪；严重者有呼吸困难。胸段椎管内肿瘤表现为胸壁和腹部有神经根痛和束带感，上下肢均为痉挛性瘫痪。腰骶段表现为下肢弛缓性瘫痪，膝腱和跟腱反射消失，15%～40% 的患者在晚期可发生括约肌功能障碍。脊髓圆锥部位或以下水平的肿瘤，通常会引起马鞍区感觉障碍，即会阴部及肛门区皮肤呈马鞍状感觉减退或消失、括约肌功能障碍和性功能减退或消失、双下肢下运动神经元性瘫痪及感觉障碍以及马尾神经综合征，后者早期即出现顽固性腰骶部疼痛或下肢疼痛，先为一侧，逐渐累及双侧。

第五节　检查和诊断及分期

一、检查

1. 全身和神经系统检查 当患者出现进行性颅内压增高并伴有局灶性神经系统体征者，应该怀疑颅内肿瘤；当患者出现神经根痛和脊髓功能障碍应该考虑到椎管内肿瘤的可能。为此，应详细了解病史，进行仔细的全身和神经系统检查，必要时有针对性地进行神经眼科检查或神经耳科检查，并选择一种或几种辅助性检查方法来确定诊断。慢性进行性颅内压增高者，可能并没有定位体征，也应通过辅助检查确定有无颅内肿瘤。此外，为早期发现颅内肿瘤，应特别注意患者有无某些神经系统症状，如晚发癫痫（即成年后才开始出现的癫痫发作），特别是局限性发作，育龄妇女非妊娠性闭经、泌乳、单眼突出及视野缺损，成人一侧听力逐渐减退等，以便及时检查，尽早确诊或排除颅内肿瘤。

2. **影像学检查**　颅内肿瘤的影像学检查包括头颅 X 线平片、脑血管造影、CT、MR 及 PET 等。这些影像学方法具有直观的特点，故在 CNS 肿瘤诊断中具有重要意义，甚至常起决定性作用。

（1）头颅 X 线平片：对颅内肿瘤的诊断大多可由 CT 取代，但头颅 X 线平片经济简单，特别是在基层医院还有一定应用价值。它可显示某些颅内压增高征象以及肿瘤的定位和定性征象。颅内生理性钙化（主要是松果体钙化斑）移位对定位诊断有帮助；病灶钙化对肿瘤定位和定性诊断都有意义。局限性颅骨改变多见于生长在脑外或接近脑表的肿瘤，对确定颅内肿瘤有很大价值，如垂体腺瘤患者蝶鞍可呈球形扩大，颅咽管瘤除蝶鞍骨质破坏外还可有鞍区钙化斑，一侧内听道扩大是诊断听神经瘤的可靠证据。

（2）脑血管造影：近年多行 DSA 检查，包括颈动脉造影和椎动脉造影，其病理征象可分为两类：一类是正常血管移位或曲度改变；另一类是可见新生血管网，即病理性血液循环。

（3）CT 扫描：由于 CT 可以分辨颅内不同组织对 X 线吸收的细微差别，可清晰显示脑室和脑池系统，灰质和白质结构以及病变组织，还可以显示颅骨改变和颅内钙化斑，这是磁共振成像不能替代的，对颅内肿瘤的诊断很有价值。CT 诊断颅内肿瘤的主要依据是肿瘤的异常密度区和肿瘤的占位效应，如肿瘤对脑室和脑池系统或脑中线的压迫、移位等改变。

（4）磁共振成像（MRI）：MRI 对不同神经组织和结构的细微分辨能力远胜于 CT，具有良好的对比度，无射线辐射，可同时进行多方向多层面扫描；磁共振血管成像（magnetic resonance angiogram，MRA）技术可不向血管内注射对比剂而清楚地显示血管状况。此外，功能磁共振成像（fMRI）和磁共振波谱分析（MRS）对明确颅内肿瘤的定性诊断很有帮助。因此，MRI 是十分重要

的神经影像检查手段，在颅内肿瘤诊断中具有不可替代的重要作用。

（5）正电子发射体层成像：简称 PET，与 CT 和 MRI 的原理及临床应用显著不同。PET 能提供组织代谢变化的生理信息，是关于组织和细胞功能的成像。肿瘤细胞的糖酵解作用较正常细胞增高，PET 通过测定组织的糖酵解程度，以鉴别肿瘤组织和正常组织。此外，PET 还可以帮助医师了解脑肿瘤的恶性程度，有利于制定治疗方案和评估治疗效果，并可动态监测肿瘤恶变或复发。

对于椎管内肿瘤，X 线平片和 CT 扫描检查可见椎间孔扩大、椎体破坏或塌陷征象。MRI 检查可以从轴位，矢状位和冠状位更清楚地显示肿瘤起始部位、范围及其与硬脊膜、脊髓的关系，矢状位能明确评估肿瘤所波及的脊柱水平。静脉注入增强剂可以了解肿瘤血供情况，有助于鉴别病变和周围组织。在 CT、MRI 出现以前常用的椎管造影已经很少使用。

3. **实验室检查**

（1）酶学检查：乳酸脱氢酶（LDH）在恶性胶质瘤脑脊液（CSF）中活性明显增高；胶质瘤患者血清中碱性磷酸酶（ALP）、γ- 谷氨酰转移酶（γ-GT）活性增高，而 CSF 中 ALP 和 γ-GT 活性降低；CSF 中 AFP、HCG 异常增高提示颅内胚胎性肿瘤的存在。

（2）激素检查：人绒毛膜促性腺激素（HCG）通常见于妊娠妇女。如果非妊娠妇女或男子血清或 CSF 中 HCG 增高，在除外生殖腺肿瘤的情况下，应考虑颅内绒毛膜上皮癌或生殖细胞肿瘤。垂体激素如血清中泌乳激素（PRL），生长激素（GH）、促肾上腺皮质激素（ACTH）、促甲状腺激素（TSH）、促性腺激素（GTH），包括促卵泡激素（FSH）和黄体生成素（LH）分泌的异常，提示可能存在分泌相应激素的垂体瘤。

（3）细胞免疫功能检查：胶质瘤患者外周血淋巴细胞对植物凝集素（PHA）刺激的增殖率明显降低，$CD2^+$、$CD3^+$、$CD4^+$ 亚群所占比例均下降，尤以 $CD4^+$ 下降最为明显，同时 $CD4^+/CD8^+$ 比例下降。实验证明 $CD4^+/CD8^+$ 比例变化与胶质瘤恶性程度呈明显负相关。

（4）腰椎穿刺细胞学检查：当怀疑 CNS 有

肿瘤播散、癌性脑膜病变时，可以行腰穿细胞学检查。

4. 病理学检查　明确的组织病理学诊断对于指导 CNS 肿瘤的治疗至关重要。通过外科手术切除肿瘤或立体定向活检等技术获得肿瘤组织标本，或通过脑脊液细胞学检查，明确肿瘤性质，以指导下一步治疗。颅内肿瘤的病理学诊断分类详见表 42-1。常规石蜡切片病理检查，确定肿瘤的组织类型、分级及恶性程度外，还需要一些特殊的检查，如各种免疫组化检测 Ki-67、P53、EGFR、MGMT 等表达；检测染色体杂合子丢失（如 1p 19q LOH），IDH1/2 突变等，以及不断发展的其他分子生物学技术，分析肿瘤的分子特征，进一步提示肿瘤的生物学特征和对治疗的反应。此外，随着分子生物学的发展和对肿瘤内在的分子遗传特性的认识和理解的深入，近年来颅内肿瘤的分子病理分型也渐成为研究热点。例如，2010 年 TCGA 通过微点阵数据分析，将胶质母细胞瘤分为 4 种不同的分子亚型，包括：前神经型（proneural）、神经型（neural）、经典型（classical）和间质型（mesenchymal）。根据肿瘤的分子生物学特性采取个体化的治疗，对于避免无效及过度治疗、筛选靶向治疗优势人群、提高治疗效果，均具有重大意义。基于肿瘤基因表达特性的分子分型可能最终取代传统的以形态学为基础的组织病理学分型。

二、诊断与鉴别诊断

1. 诊断

（1）颅内肿瘤：首先，根据颅内压增高和局灶性神经功能障碍的症状、体征以及神经影像学检查结果来明确颅内有无肿瘤；在排除颅内其他疾病、确定颅内存在肿瘤后再进一步明确肿瘤的定位诊断，如肿瘤发生具体部位，是脑内还是脑外；最后根据病程、病史特点以及特殊部位好发特定肿瘤等规律作出初步定性诊断，如脑内常见转移瘤、胶质瘤，鞍区常见垂体瘤、颅咽管瘤，内听道扩大常见于听神经瘤等。当然，最终的定性诊断依靠病理学检查。

（2）椎管内肿瘤：椎管内肿瘤的诊断主要依据神经根痛病史、脊髓功能障碍的症状和体征以及神经影像学检查结果。椎管内肿瘤的诊断应包括定位诊断和定性诊断两部分。定位诊断包括：①横向定位诊断，如硬脊膜外肿瘤、髓外硬脊膜内肿瘤和髓内肿瘤；②纵向定位诊断即节段性定位，如颈髓、胸髓、腰骶髓、圆锥部和马尾部肿瘤。定性诊断即组织学诊断，如神经鞘瘤、脊膜瘤、神经胶质瘤等。

2. 鉴别诊断　颅内肿瘤通常应与以下几种疾病进行鉴别：①脑脓肿；②脑结核瘤；③慢性硬膜下血肿；④良性颅内压增高；⑤脑寄生虫病，如脑囊虫病、脑包虫病、脑型肺吸虫病、脑型血吸虫病等；⑥高血压脑出血；⑦脑血栓形成和脑栓塞；⑧脑血管畸形等。

椎管内肿瘤常要与非肿瘤性脊髓疾病鉴别，包括：脊髓蛛网膜炎、椎管内结核、横贯性脊髓炎、硬脊膜外脓肿、椎间盘突出和颈椎病等。

三、分期

肿瘤分期对于判定患者的预后有一定的帮助，分期越高，患者的预后越差。由于血脑屏障的存在，原发 CNS 肿瘤较少转移到颅外，TNM 分期系统不适用于原发 CNS 肿瘤的分期。但 CNS 恶性肿瘤（特别是高度恶性的生殖细胞肿瘤和髓母细胞瘤）常常沿脑室、脑脊髓通道播散转移至大脑、脑室和脊髓。目前较常用的是 Chang 分期系统（表 42-3），主要用于发生于颅后窝的髓母细胞瘤的分期。

表 42-3　Chang 分期

	肿瘤位于原位的分期
T_1	肿瘤直径<3cm；局限于蚓部、第四脑室顶或部分侵入小脑半球
T_2	肿瘤直径≥3cm；进一步侵犯邻近结构或者部分填塞第四脑室
T_3	肿瘤侵入两个以上邻近结构或者完全填塞第四脑室（延伸至导水管、第四脑室后正中孔或两侧孔）并伴随明显的脑积水
T_4	肿瘤进一步通过导水管延伸至第三脑室或向下延伸至上段颈髓
	肿瘤播散转移的分期
M_0	无蛛网膜下腔转移证据
M_1	脑脊液细胞学检查发现肿瘤细胞
M_2	在脑部蛛网膜下腔或侧脑室、第三脑室发现结节性转移灶
M_3	在脊髓蛛网膜下腔发现结节性转移灶
M_4	中枢神经系统外转移

第六节 治 疗

CNS良性肿瘤，主要是手术治疗；恶性肿瘤则需要手术、放疗和化疗等的综合治疗。

一、外科治疗

1. 颅内肿瘤的外科治疗 目前，随着诊断水平的提高，外科和麻醉技术的进步，外科治疗在颅内肿瘤的治疗中起着越来越重要的作用。恰当的手术治疗不但可以提高患者的生活质量，还可以延长生存期。手术是治疗颅内肿瘤最常用也是最有效的方法，良性肿瘤经手术大多可治愈；恶性肿瘤通过手术治疗，可以缓解症状，并为术后放化疗提供病理学甚至分子病理学依据。

（1）手术原则：凡生长于可以用手术摘除部位的有症状或有潜在症状的颅内肿瘤，均应考虑手术治疗。手术应在保留神经功能的前提下，最大限度地切除肿瘤。遵循这一原则，是改善患者预后的重要因素。

（2）手术目标

1）治愈肿瘤，神经系统良性肿瘤可以通过手术切除达到根治目的，如脑膜瘤、垂体瘤、神经鞘瘤等。虽然多数胶质瘤需要手术后辅助放疗和/或化疗等综合治疗，但像毛细胞性星形细胞瘤也可以手术治愈。

2）明确诊断，为选择合适的后续治疗提供组织学依据。术中快速冷冻病理检查可以对手术方式、切除范围等提供重要的参考，如原发性中枢神经系统淋巴瘤，手术只需要活检；而对于胶质瘤，切除范围应遵循"两个最大"的原则：最大限度地切除肿瘤和最大限度地保护正常组织。手术切除的标本可以提供进行包括分子病理检测在内的各项检查。新鲜的肿瘤组织标本还可以进行体外药敏、放射敏感性试验，对确定术后辅助治疗方案及术后随访有重要的指导作用。同时，获取的肿瘤组织还为实验研究提供了珍贵的标本。

3）快速缓解颅内压增高和占位效应，改善神经功能。颅内压增高是颅内肿瘤致残致死的重要病理生理环节。手术是降低颅内压的根本方法。对于肿瘤占位效应明显、瘤周水肿严重、单用甘露醇脱水效果欠佳者尤其如此。此外，对于生存期较短的恶性肿瘤患者如脑转移瘤，手术延长患者的生存时间，为患者接受后续治疗争取时机。

4）减少肿瘤负荷，增加辅助治疗如放疗、化疗的疗效和安全性。手术本身是减少肿瘤细胞继续生长最快最有效的方法，手术即使没有能够达到根治的目的，但切除肿瘤本身可以减少体内肿瘤负荷，切除肿瘤中心的肿瘤细胞（大多是对放疗耐受的缺氧细胞及对化疗耐药的细胞），从而可以增强术后辅助放、化疗的效果。

（3）手术类型

1）肿瘤切除手术：肿瘤切除手术按切除的范围可分为肿瘤全切除手术和部分切除手术或姑息手术。肿瘤全切除手术除切除肿瘤外，还应切除肿瘤周围一切可能受侵犯的组织，在非功能区，可以行脑叶切除。但为防止出现严重神经功能缺损，有时很难达到对肿瘤及受侵犯脑组织的彻底切除，如果肿瘤呈浸润性弥漫性生长而无明确界限、肿瘤部位深在而影响重要脑功能区时，则不宜行全切手术。

2）内减压手术：当颅内肿瘤不能全切除时，可将肿瘤周围非重要脑组织切除，以达到降低颅内压的目的；有时为暴露脑深部肿瘤，手术中需要切除一些非重要脑组织，切除的脑组织应限于无重要功能的额极、颞极和枕极以及小脑半球外1/3。

3）外减压手术：是指切除颅骨并剪开硬膜，使颅腔容积扩大，以达到降低颅内压的目的。常用的手术有颞肌下减压、枕肌下减压及大骨瓣减压。颞肌下减压手术多在大脑半球肿瘤不能手术切除或仅行活检时采用；枕肌下减压手术在颅后窝胶质瘤手术时采用；大骨瓣减压可影响患者容貌，并且手术后头皮与表浅部肿瘤接触易增加肿瘤血运，促使肿瘤生长或浸润，故除非术前患者已形成脑疝，该手术应尽量少用。

4）短路手术：即脑脊液分流手术，目的是为解除脑脊液梗阻，缓解颅内高压和神经功能障碍。第三脑室后部肿瘤常致中脑导水管堵塞，可行侧脑室-枕大池分流术；也可以行第三脑室底部造瘘（Stookey-Scarff手术）。有室间孔梗阻时，应同时行两侧侧脑室分流术。颅内肿瘤造成的脑脊液循环障碍也可行侧脑室-腹腔分流手术，但有增加恶性肿瘤颅外转移的危险，应慎重选用。

2. 椎管内肿瘤的外科治疗 不同类型的椎

管内肿瘤的治疗原则不同。硬脊膜外肿瘤大多数为恶性肿瘤，无癌症病史者应尽早行活检和系统检查明确诊断，然后积极手术切除病变并辅以全身治疗；有癌症病史者，如果肿瘤比较局限，患者一般情况良好手术切除并辅助放疗可以提高生活质量，如果肿瘤波及多个节段，或神经功能受累较轻微，则可单纯行放疗。髓外硬脊膜内肿瘤大多数为良性，外科手术全切除是最佳治疗选择。髓内肿瘤边界清楚的室管膜瘤、血管网织细胞瘤等力求全切除；边界不清楚的星形细胞瘤则可行部分切除和/或椎板减压，术后辅助放化疗。

二、放射治疗

主要用于恶性肿瘤，尤其是手术不能彻底切除的肿瘤，术后辅以放射治疗可推迟肿瘤复发，延长患者生命。另外，一些肿瘤或因其部位深而不宜手术，或因肿瘤浸润重要功能区手术会带来严重的神经系统功能缺损，或因患者全身状况不允许手术，且肿瘤对放射线敏感者，放射治疗可作为首选治疗方法。有的学者主张，个别对放射治疗和化疗极敏感的肿瘤如生殖细胞瘤，不必考虑手术减压，经活检证实即可完全依赖放射治疗和/或化疗。

1. 放射治疗适应证

（1）手术未能彻底切除者（实际上大多数胶质瘤不能完全切除）。

（2）肿瘤位于极重要的部位，手术切除危及患者生命，如中脑、脑桥、皮质运动区，外科单纯取活组织检查者。

（3）有明确的临床症状和体征，虽无组织学证据但影像学诊断明确（如脑干胶质瘤）。

（4）手术完全切除后复发，无再次手术指征。

2. 放射治疗禁忌证

（1）放射治疗后短期内复发，不宜再次放射治疗。

（2）顽固性颅内高压，不能解除者。

3. 放射治疗的注意事项

（1）详细地询问病史、体格检查、明确病理类型及分级、病变范围、手术切除范围等，然后决定照射部位、范围及剂量。

（2）尽量保护正常脑组织、眼球、脑干等。

（3）最好在颅内压控制的情况下开始照射。

（4）一般在术后2～3周后开始放射治疗。

三、化学治疗

在颅内恶性肿瘤的综合治疗中，化学药物治疗已成为重要的治疗手段，逐渐受到重视并取得了一定的疗效。

1. 颅内肿瘤化疗药物的选用原则　中枢神经系统肿瘤在生物学行为和生长环境等方面与颅外其他部位的肿瘤有着很大的差异。因此，在化疗药物的选择方面，有自己的特点。其原则为：

（1）选择脂溶性高、分子量小、非离子化、对正常脑组织毒性较小的药物。

（2）对于不能通过血脑屏障的药物，应选择适用于瘤腔内放置或鞘内给药。

（3）根据肿瘤细胞动力学原理，选择作用于不同周期的药物联合应用。可先选用对增殖期细胞和非增殖期细胞均有杀伤作用的非细胞周期特异性药物，行大剂量短期冲击疗法，然后再改用细胞周期特异性药物，交替使用，以提高疗效。

（4）对脑转移癌患者，可参考原发肿瘤的病理类型，选择合适的化疗药物。

2. 几种常用的化疗药物　化疗药物按其作用机制分为细胞周期特异性和细胞周期非特异性药物。脑瘤常用的化疗药物有亚硝脲类、抗代谢类、抗生素类、植物类等。主要有：①卡莫司汀（BCNU）；②洛莫司汀（CCNU）；③司莫司汀（Me-CCNU）；④尼莫司汀（ACNU）；⑤甲氨蝶呤（MTX）；⑥多柔比星（ADM）；⑦长春新碱（VCR）；⑧顺铂（DDP）；⑨卡铂（CBP）；⑩替尼泊苷（VM-26）；依托泊苷（VP-16）；丙卡巴肼（PCB或PCZ）；伊立替康（CPT-11）；替莫唑胺（TMZ）等。

3. 化疗药物的联合应用　脑肿瘤的化疗大多采用亚硝脲类为主的单一和/或联合用药，并多倾向于联合用药。目前，在胶质瘤中临床效果较为肯定的联合化疗方案主要是PCV方案，即PCB（丙卡巴肼）、CCNU（洛莫司汀）、VCR（长春新碱）联合应用。替莫唑胺是目前胶质瘤化疗的一线用药。铂类（顺铂或卡铂）为基础的联合化疗方案是原发脑生殖细胞肿瘤和髓母细胞瘤的一线辅助化疗方案。

四、其他治疗

颅内肿瘤的治疗以手术治疗为主，辅以放射

治疗、化学治疗等综合治疗措施。此外，降低颅内压等一般对症支持治疗也十分重要。

1. 降低颅内压治疗　颅内压增高是产生临床症状并危及患者生命的直接原因，因此降低颅内压在颅内肿瘤治疗过程中始终是个中心问题。降低颅内压的临床措施有：

（1）合理体位：除合并休克者外，采取体位治疗时应将床头抬高 15°～30°，避免颈部扭曲及胸部受挤压，以利于颅腔静脉回流。

（2）限制水入量：对于需要强烈脱水的患者应严格限制入量，不能进食者每天输液量应限制在 1 500～2 000ml（小儿按 60～80ml/kg 计算）之间。钠盐的供给应限制在体内需要的最低限度，以防由于水、钠潴留而加重脑水肿。

（3）保持呼吸道通畅：对于昏迷患者是至关重要的，因为缺氧可使脑水肿加重。气管切开同时吸氧通常是必要的。对严重的患者有条件时还可用高压氧治疗，一般在 3 个大气压下吸氧，每次 45 分钟，每天 2～3 次，可预防和治疗脑水肿。

（4）冬眠降温：可以降低脑组织的代谢率，从而提高脑神经细胞对缺氧的耐受力，改善脑血管及神经细胞膜的通透性，减少脑水肿的发生。通常体温每降 1℃，脑组织基础代谢率降低 6%～7%，颅内压下降 5%～6%。当冬眠体温下降到 32℃时，脑组织代谢率可降低至正常时的 50%。冬眠降温多用于高热、躁动及有去大脑强直的患者，持续时间不宜过长，一般为 3～5 天。

（5）脱水药物的应用：常用脱水药物按其药理作用可分为两类：即渗透性脱水药物和利尿性脱水药物。脱水药物的作用时间有一定限度，一般不超过 6 小时，以后颅压还可能回升，甚至达到比用药前更高的水平，因此必须重复使用。一次性脱水用于脑疝的急救，应采用静脉快速滴注或推注 20% 甘露醇 250～500ml。持续性强烈脱水也应以静脉给药为好，如使用 20% 甘露醇或 50% 葡萄糖溶液，每隔 4～6 小时重复 1 次；亦可使用呋塞米静脉注射。一般性脱水治疗应以口服药物为主，必要时辅以肌肉或静脉注射药物。强烈脱水时应特别注意防止水、电解质平衡的紊乱。对于老弱患者及小儿应注意勿因脱水导致休克、虚脱。休克及严重脱水患者未得到纠正前不能应用脱水药物。肾功能不全者忌用尿素，慎用甘露醇。

（6）引流脑脊液：对于因梗阻性脑积水引起的颅内压增高，脑室穿刺排放脑脊液能够收到迅速降低颅内压的作用，此外脑脊液持续外引流还可以起到监测颅内压的作用，故常用于脑疝急救及开颅手术前后监护期。

1）侧脑室穿刺：为急救或持续引流脑脊液的目的，通常穿刺侧脑室额角。进皮点选择在额部发际内中线旁 2～2.5cm 处。颅骨钻孔后以脑针向假想之两侧外耳孔连线中点方向穿刺，直到有脑脊液流出。一般只需在一侧穿刺，如有室间孔梗阻，则应分别穿刺两侧侧脑室。排放脑脊液的速度不可过快，防止因颅内压骤然下降造成脑室塌陷或桥静脉撕裂引起颅内出血。

2）脑脊液持续外引流：多用开颅手术前、后暂时缓解症状及监测颅内压。在此期间由于脑室系统对外界开放，应特别注意预防感染，如采取隔离、更换引流器皿时严格无菌操作等。持续脑脊液外引流还应注意避免颅内压过低的问题，尤其是颅后窝肿瘤，急剧或过度引流脑脊液有可能诱发小脑幕切迹上疝，或使局部脑压迫症状明显加重，因此引流期间脑脊液压力应维持在不低于正常的水平。

（7）其他：如预防术后高热、感染（尤其肺炎）、癫痫等，对预防脑水肿都有重要意义。

2. 激素应用　肾上腺皮质激素可调节血脑屏障、改善脑血管通透性、抑制垂体后叶抗利尿激素、减少钠潴留和排钾以及促进细胞代谢、增强机体对伤病的应激能力，因而对防治脑水肿起作用。在脑转移瘤患者可以常规使用。恶性脑肿瘤多伴有脑水肿，故常需要使用。常用的肾上腺皮质激素为地塞米松。应用肾上腺皮质激素治疗应注意预防感染，大剂量用药还应注意水、电解质平衡失调问题。一般大剂量用药时间不可持续过久，以 3～5 天为宜。

3. 抗癫痫药物治疗　脑肿瘤患者大多会有癫痫，故常需要使用抗癫痫药物。常用的有苯妥英钠、丙戊酸，近年开普兰也常被应用。

第七节　常见中枢神经系统恶性肿瘤的综合治疗原则

原发性脑肿瘤是十大常见致死肿瘤之一。根据美国资料，与肿瘤相关的死亡原因中，脑肿瘤在20～39岁男性居第一位,女性为第五位。胶质瘤是CNS最常见的原发肿瘤,其临床预后相差甚远,虽然一些低级别胶质瘤可以治愈,但多数胶质瘤,特别是高级别胶质瘤患者预后不佳。而一些高度恶性的CNS肿瘤,如原发中枢神经系统淋巴瘤、原发中枢神经系统生殖细胞瘤,通过合理的治疗,疗效颇好,甚至可以治愈。脑转移瘤是颅内最常见的恶性病变,发生率远超过原发恶性脑肿瘤。在全身恶性肿瘤中有20%～40%的患者会出现脑转移,这些晚期肿瘤患者通过积极的治疗,也能获得延长生存时间、提高生存质量的效果。然而,要获得良好的临床治疗结果,特别是恶性脑肿瘤,多学科合作的综合治疗是前提,而规范化治疗则是基本保障。中国抗癌协会神经肿瘤专业委员会参考欧美发达国家的临床指南,结合中国特点,对中枢神经系统常见(恶性)肿瘤制定了相应的治疗指引,供神经肿瘤相关临床工作者参考,希望有助于规范治疗和提高我国神经系统肿瘤的治疗效果。

一、高级别胶质瘤

高级别胶质瘤(high-grade glioma,HGG)主要包括WHOⅢ级(间变性星形细胞瘤,anaplastic astrocytoma,AA;间变性少突胶质细胞瘤,anaplasticoligodendroglioma,AO)及WHOⅣ级(多形性胶质母细胞瘤,glioblastoma multiforme,GBM)的胶质细胞肿瘤,是成人中最常见的原发脑肿瘤。在美国,多形性胶质母细胞瘤占所有胶质瘤半数以上,发病高峰年龄为45～55岁。高级别侵袭性星形细胞肿瘤常弥漫浸润至周围组织,甚至穿过中线侵犯对侧脑组织。

临床表现包括颅内压增高症状、癫痫发作、神经系统定位症状以及瘤周水肿相关症状等。在影像学上,常表现为肿块及其周围的大范围水肿,占位效应明显,MRI增强后可见不均匀明显强化。而且在肿瘤周围水肿区可有肿瘤细胞,因此这个区域常被认定为肿瘤靶区。

影响患者预后的重要因素有组织学类型、年龄、卡诺夫斯凯计分(Karnofsky Performance score,KPS)、症状类型及持续时间和手术切除范围等。近年来随着分子生物学的发展,发现肿瘤的基因特征也影响患者预后,例如MGMT启动子甲基化状态、IDH1/IDH2突变、1p/19q联合缺失、ATRX突变及TERT启动子突变等。

治疗应是包括手术、放疗、化疗等方法的综合手段。手术的目的是在保护神经功能的前提下最大范围地切除肿瘤,获取病理诊断,减轻因颅内高压及局部压迫所引起的症状,以利于放、化疗等辅助治疗手段的实施。研究显示,在高级别胶质瘤中,切除超过98%的肿瘤患者有明显的生存获益。

不管是在全切除术后还是活检术后,高级别胶质瘤都需要行术后放射治疗,常规分割外照射放疗是高级别胶质瘤的标准治疗。推荐放疗剂量为54～60Gy(1.8～2Gy/次)。对于老年患者可考虑适当缩短疗程。治疗区域应包括瘤床及周围水肿带外放2～3cm区域,或对比增强的肿瘤体积外放2.5cm边界。

对高级别胶质瘤,化疗有助于提高患者的无进展生存时间及总生存时间。近年的研究提示,化疗与放疗联合使用治疗高级别胶质瘤,能提高患者中位生存期。术后放疗联合替莫唑胺同步化疗以及替莫唑胺辅助化疗是新诊断的GBM的标准治疗方案,5年生存率可提高至9.8%。标准治疗方案联合肿瘤电场治疗(tumortreating fields,TTF)也作为一线治疗方案进行推荐,在延长患者总生存期方面值得期待。目前化疗用药方案主要有替莫唑胺(temozolomide,TMZ)、亚硝脲类(如BCNU、ACNU等)、铂类、鬼臼毒素类(如VM-26)及PCV方案(CCNU、PDD、VCR)等。分子靶向药物贝伐珠单抗(bevacizumab)单用或联合化疗可用于复发患者的挽救治疗。此外,针对新诊断或复发性GBM的临床试验正在开展,如新型靶向药物、免疫检查点抑制剂等。

二、低级别侵袭性星形细胞瘤

低级别星形细胞瘤(low grade astrocytoma,LGA)是一种分化较好的肿瘤,但多数呈浸润性生长。低级别星形细胞瘤通常在病理形态极为相似的情况下,其生物学行为和预后相差很大。其中弥漫性星形细胞瘤(纤维、原浆和肥胖细胞形星形细胞瘤)占70%,多呈侵袭性生长,可逐步转变为高级别星形细胞瘤。毛细胞状星形细胞瘤是最常见的非浸润性星形细胞瘤,通常呈局限性生长,可通过单纯手术达到治愈,且一般不转变为高级别星形细胞瘤。其他比较少见的低级别星形细胞瘤还包括多形性黄色瘤型星形细胞瘤、室管膜下巨细胞型星形细胞瘤。

低级别星形细胞瘤通常表现有癫痫发作（约66%）、头痛和/或乏力。从出现症状到诊断的中位时间为6～17个月。发病中位年龄为37岁。年龄是影响预后的最重要因素。儿童的10年总生存率达83%，而>40岁患者的中位生存时间仅为5年。其他预后因素包括症状持续时间长、术后良好的神经系统状态及增殖标志指数（labeling index，LI）低的二倍体肿瘤。在CT、MRI中常表现为不强化或低强化病灶。然而影像诊断低级别星形细胞瘤有约25%的误诊率。

虽然低级别星形细胞瘤在组织学类型上通常被认为是良性肿瘤，但其中有许多肿瘤尽管采用手术和分次外照射放疗后仍有侵袭性生长。经过5～10年后可能转变为恶性胶质瘤。近年来随着分子生物学的发展，认为基因分型对判断肿瘤的预后和复发进展起到重要作用。MGMT启动子甲基化阳性、IDH1/IDH2突变、1p/19q联合缺失认为是低级别星形细胞瘤的有利预后因素。对于伴有癫痫发作的低级别星形细胞瘤患者的最佳治疗策略目前尚无定论。一般认为，应尽可能切除肿瘤，因其与患者的生存及复发时间相关。此外，全切除肿瘤有可能延迟或阻止其向恶性肿瘤转变。当然有些浸润性肿瘤及侵及功能区的肿瘤是无法达到完全切除的。

手术仍是低级别星形细胞瘤诊断及治疗最重要的手段。手术的基本目的是全切除肿瘤，获取足够的组织标本进行病理诊断及分级。当肿瘤位于较深部位或关键区域时，可使用立体定向活检。由于肿瘤组织内细胞的构成、细胞的有丝分裂情况及坏死在各个区域不是一致的，因此活检也可能导致不准确的诊断。

术后放疗的时机目前暂无统一认识。有些专家提倡术后可立即行分次外照射，然而也有些专家认为术后可先观察，待肿瘤进展再予以放疗。此外，有数据显示，接受放疗患者并不能延长其生存期。放疗范围一般于肿瘤外扩一定的边界，因其常导致较重的治疗相关神经损害。放疗剂量多为45～54Gy，分割剂量为1.8～2Gy/次。

目前，替莫唑胺也是低级别星形细胞瘤治疗中可考虑的选择药物。对复发患者，仍可选择化疗，包括替莫唑胺和其他细胞毒药物。对于初治患者是否选择化疗，要根据患者是否具有复发高危因素综合考虑。临床的高危因素主要包括年龄大于40岁，肿瘤有残留；基因分型的高危因素有IDH1/IDH2野生型、1p/19q非联合缺失、MGMT启动子非甲基化等。对于IDH1/IDH2野生型的低级别星形细胞瘤，由于其恶性侵袭性的生物学行为类似于高级别胶质瘤，可以考虑在一线治疗时即采用更侵袭性的治疗，例如放疗联合化疗或者新药临床试验。

三、室管膜瘤和间变性室管膜瘤

室管膜瘤（ependymoma）可发生于成人和儿童。约33%的成人室管膜瘤发生于幕下，约66%发生于幕上，儿童正好相反。肿瘤可引起脑积水、颅内高压、脑干受压，引起多组脑神经麻痹、局灶性小脑神经功能缺失等症状，如果侵犯颈髓上部，常可导致颈部僵硬和倾斜。

室管膜瘤的预后与手术切除程度密切相关，肿瘤全切的患者预后好，即使是良性或低级别的室管膜瘤，如果手术切除不完全，其预后也差。放疗可以明显提高肿瘤控制率和延长生存时间，术后加放疗，患者的5年生存率为33%～80%。因为大部分幕上肿瘤为高级别，且不容易手术完整切除，术后常有病灶残留，所以幕上室管膜瘤患者的预后比幕下患者差。

儿童室管膜瘤神经轴侵犯相对较少，有临床研究比较局部和全中枢放疗的疗效显示两者预后相当，因此目前有关放疗范围的争议在于是否仅做颅后窝放疗。对于间变室管膜瘤，也有资料显示局部放疗一样可行。室管膜瘤常规放疗剂量为总量54～60Gy，1.8～2.0Gy/次。

间变室管膜瘤伴脑脊膜播散者推荐全中枢放疗，加幕上局部病灶追加剂量放疗。值得注意的是，研究证实：①室管膜瘤治疗失败的主要原因为局部复发；②局部未复发的患者较少出现脊髓播散；③无论采取局部放疗或全中枢放疗，高级别肿瘤治疗失败的原因相似；④预防性治疗也许不能防止脊髓播散转移。因此，常规采用"预防性"全中枢或全脑放疗不一定能提高生存率。Ⅱ级和Ⅲ级的室管膜瘤患者采用手术、放疗综合治疗的5年生存率约为70%。

化疗在室管膜瘤治疗中的作用还不确定。目前研究显示，室管膜瘤对化疗并不十分敏感，对于儿童或成人新诊断的室管膜瘤，无临床研究证实化疗联合放疗与单纯放疗比较对生存率有改善。但对于复发进展型患者，化疗可作为挽救治疗，化疗药物包括 VP-16、替莫唑胺、亚硝脲类、铂类等。

成人室管膜瘤的治疗策略需根据组织病理学类型、手术切除程度、肿瘤播散程度等综合考虑。为避免术后人为干扰和假阳性结果，脊髓 MRI 复查应于术后 2~3 周，腰椎穿刺脑脊液检查应在术后 2 周。肿瘤全切除、分化良好、脊髓 MRI 检查阴性的患者，推荐局部放疗或观察（仅幕上肿瘤）。幕下肿瘤也可考虑放疗或观察，但如果脊髓 MRI 增强扫描或脑脊液检查阳性，建议行全中枢放疗。

间变性室管膜瘤（anaplastic ependymoma）患者在活检或次全切除后应行脑和脊髓 MRI 增强扫描和脑脊液检查。如果 MRI 阴性，推荐局部放疗：临床放疗靶区为肿瘤体积加上边缘 1~2cm，总剂量 54.0~59.4Gy，1.8~2.0Gy/ 次。如果 MRI 或脑脊液检查阳性，推荐全中枢放疗：全脑全脊髓剂量 36Gy，1.8Gy/ 次，脊髓局部病灶剂量 45Gy，脑原发病灶剂量 54~59.4Gy，1.8~2.0Gy/次。室管膜瘤患者的随访间隔根据肿瘤的部位和范围而定：局限者于术后 2~3 周复查脑和脊髓 MRI 增强扫描（如果术前为阳性），术后第 1 年每 3~4 个月复查 1 次，第 2 年每 4~6 个月复查 1 次，以后每半年至 1 年复查 1 次，具体根据医生针对肿瘤的病理类型和其他有关因素的判断而定。影像学检查提示复发者，如果适合手术，尽量以手术切除之，手术后再加局部放疗（如果以前未放疗过）；如果不适合手术，以前未放疗过，则应考虑行放疗（包括合适部位的立体定向放疗）；也可考虑化疗（但无随机对照临床研究证实）或最佳支持疗法，取决于肿瘤的病理类型、肿瘤范围、患者年龄和 KPS 状态。放疗（包括合适部位的立体定向放疗）对于手术后复发患者也可予以考虑。

四、髓母细胞瘤 / 中枢神经系统原始神经外胚叶肿瘤

髓母细胞瘤（medulloblastoma）是一种胚胎源性肿瘤，多起源于小脑的下蚓部，发生于幕上者又称为原始神经外胚叶肿瘤（primitive neuroectodermaltumour, PNET）。根据组织病理学髓母细胞瘤分为经典型（classic medulloblastoma）、促结缔组织增生型（desmoplasticmedulloblastoma）、广泛结节型（medulloblastoma with extensive nodularity, MBEN）、大细胞型（large cell medulloblastoma）和间变型（anaplastic medulloblastoma）5 个亚型。随着分子生物学表型的检测，目前公认将髓母细胞瘤分为 4 组分子亚型：即 WNT 型（WNT subtype），SHH 型（SHH subtype），3 型（group 3）和 4 型（group 4）。

85% 的髓母细胞瘤在 15 岁以前发病，约占所有儿童脑和脊髓肿瘤的 20%。临床表现为颅内高压和小脑症状，肿瘤压迫第四脑室所致的颅内高压症状比小脑的症状更常见。手术切除肿瘤是基本治疗方法，力求全切肿瘤，解除脑脊液循环受阻。颅内高压紧急情况下往往需要先行脑室外引流术。

小脑蚓部髓母细胞瘤可向第四脑室生长，并沿脑脊液播散到脊髓和天幕上颅腔内。初诊时脑脊液肿瘤种植的发生率为 10%~40%。治疗前需要做全身检查和脑与脊髓 MRI 扫描，情况允许下应做腰椎穿刺并行脑脊液细胞学检查，明确肿瘤侵犯范围。如果颅内高压不容许术前进行腰椎穿刺脑脊液检查，则术后 14 天左右必须做此检查。

术前进行分期诊断的目的是根据肿瘤有无转移、播散来制定个体化的治疗策略。目前较常用的是 Chang Stage System 术前分期：M_0，肿瘤局限，无转移证据；M_1，脑脊液检查镜下找到瘤细胞；M_2，颅内结节状种植；M_3，脊髓结节状种植；M_4，颅外转移。

髓母细胞瘤的治疗常根据术前分期和手术后肿瘤残留情况综合考虑。术后需要进行头颅 MRI 检查，将患者分为中危和高危两组进行不同的治疗。对于中危：肿瘤全切除或者近全切除，残留病灶小于 1.5cm，无扩散转移；有关高危：年龄 <3 岁，或肿瘤次全切除，残留病灶大于 1.5cm 和 / 或非颅后窝肿瘤，即幕上原始神经外胚叶肿瘤。目前探索的治疗方案是对中危患者降低治疗的强度，高危患者则增加治疗强度。

中危髓母细胞瘤患者手术后全中枢放疗 36Gy，颅后窝追加 18~20Gy，5 年无进展生存为 50%~65%。然而，生存患者存在放疗所致的智力下降，生长迟缓、内分泌功能失常和听力下降，

继发肿瘤发生率大约 12%。这些放疗所致的后遗症促使人们探索减少中危髓母细胞瘤放射剂量的放疗研究。手术后全中枢降低剂量放疗后联合化疗,是目前 3 岁以上中危髓母细胞瘤患者标准治疗的方案。具体是术后 28 天内行放疗,全中枢 23.4Gy,颅后窝追加 31.8Gy,放疗结束后 6 周,进行辅助化疗,药物为长春新碱、顺铂和洛莫司汀,每 6 周 1 疗程,共 8 个疗程。此方案的 5 年无进展生存率约为 79%。也有推荐放疗期间每周静脉注射长春新碱 1.5mg/m²(最大剂量 2mg)。

高危髓母细胞瘤如按中危髓母细胞瘤的治疗策略,其 5 年生存率低于 55%,但是松果体区 PNET 的预后比其他幕上 PNET 要好,5 年生存率可达 70%。高危髓母细胞瘤在手术、放疗基础上需增加化疗剂量强度,有条件者推荐自体造血干细胞支持下行超大剂量化疗,5 年生存率获得改善可达 70%。目前推荐对大于 3 岁高危髓母细胞瘤患者治疗方法为:手术联合标准剂量放疗,即全中枢放疗剂量 36～39Gy,瘤床总剂量为 55.8Gy;放疗结束后 6 周,进行辅助化疗,有条件者可联合自体造血干细胞支持下超大剂量化疗。

对患儿小于 3 岁的髓母细胞瘤无论术后有无肿瘤残留,均定义为高危。一般不主张术后马上放疗,放疗对 <3 岁的儿童生长发育影响较大。手术联合化疗仍能使部分患者获得较好的疗效。如果手术能完全切除或化疗获得完全缓解的患儿,可考虑推迟放疗或调整放疗剂量或取消放疗,若肿瘤复发则再行放疗。有效的化疗药物包括环磷酰胺、长春新碱、依托泊苷、顺铂和洛莫司汀等。

五、原发中枢神经系统淋巴瘤

原发中枢神经系统淋巴瘤(primary central nervous system lymphoma,PCNSL)是一种侵袭性非霍奇金淋巴瘤,可发生于脑、脊髓、眼及软脑膜。在所有脑肿瘤中 PCNSL 占 0.5%～2%。近 20 年,无论是免疫抑制性还是非免疫抑制性中枢神经系统淋巴瘤的发病率都有明显的升高。在非免疫抑制性患者中,平均诊断年龄是 55 岁;免疫抑制性患者则较为年轻,在艾滋病患者中平均诊断年龄为 31 岁。

肿瘤好发于幕上、脑室旁,小脑和脑干也可见到,软脑膜和脊髓较少发生。临床表现:超过 50% 患者表现为局部神经系统功能障碍(如轻偏瘫、言语困难);33% 患者出现智力下降(记忆力下降或紊乱)及颅内高压症状(头痛、呕吐);癫痫发作较少见,约为 10%;眼部受侵可出现视物模糊或视物成漂浮状;脊髓受侵患者常有颈部或肩背部疼痛。

虽然 PCNSL 的治疗不是主要依靠手术切除,但手术是获取病理诊断的重要措施。立体定向活检是明确病理诊断的最佳选择。此病以多病灶为特点,广泛的切除不但可能降低生存率,且有加大术后神经功能障碍的风险。

化疗方面,以大剂量甲氨蝶呤(HD-MTX)为基础的化疗方案优于其他方案。该方案可使 PCNSL 患者无进展生存率及总生存率均得到明显提高。行单纯放疗者的中位生存期仅为 12 个月,联合化疗后可提高到 30～51 个月。

放疗在 PCNSL 治疗中的地位不断提升。目前推荐的在高剂量 MTX 方案化疗基础上,放疗剂量为全脑 24～36Gy,1.8～2Gy/次,不需要缩野加量。为了避免放疗毒性反应,超过 60 岁的患者如果化疗后肿瘤消退不推荐行放疗,复发后再行局部放疗,剂量为 46～50Gy。单纯放疗可行全脑照射 36～40Gy,然后缩野肿瘤病灶总剂量为 46～56Gy。眼部淋巴瘤患者可考虑选择放疗。对脊髓 MRI 阳性、且 CSF 也阳性的患者,脊髓播散诊断明确,均应行全中枢轴放疗。

六、原发中枢神经系统生殖细胞肿瘤

原发中枢神经系统生殖细胞肿瘤(primary central nervous system germ cell tumor,CNS GCT)占所有颅内肿瘤的 2%～3%。亚洲国家发生率比西方国家高。好发于年轻人群,约 70% 发生在 10～24 岁。病理主要分为两大类型:①生殖细胞瘤(germinoma),相当于颅外睾丸精原细胞瘤或卵巢的无性细胞瘤,无甲胎蛋白(AFP)或绒毛膜促性腺激素(β-HCG)升高;②非生殖细胞瘤性生殖细胞肿瘤(nongerminoma germ cell tumor,NGGCT),相当于颅外的非精原细胞瘤,包括畸胎瘤(teratoma)、胚胎性癌(embryonal carcinoma)、内胚窦瘤(endodermal sinus tumor)或卵黄囊瘤(yolk sac tumor)、绒毛膜上皮癌(choriocarcinoma)和混合型(mixed germ cell tumors),常伴有 AFP 或 β-HCG 升高。

检测血清和脑脊液 AFP、β-HCG 和胎盘碱性磷酸酶（PLAP）水平对 CNS GCT 的诊断具有重要临床意义。绒毛膜上皮细胞癌和胚胎性癌肿瘤细胞分泌 β-HCG；AFP 则由胚胎性癌肿瘤细胞和内胚窦瘤细胞分泌；生殖细胞瘤细胞分泌 PLAP。这些肿瘤标记物已成为生殖细胞肿瘤患者重要的治疗前评价指标，但不能决定准确的组织亚型。未成熟畸胎瘤或胚胎癌有时也分泌 β-HCG 和 AFP。血清和脑脊液 PLAP 的升高提示肿瘤含有生殖细胞瘤成分。肿瘤标记物还可作为疗效观察和随访的指标。

CNS GCT 好发蝶鞍区和松果体部位，位于脑的中央，手术切除难度较大。临床上常根据血清和脑脊液肿瘤标记物升高或细胞学阳性、典型影像学和临床表现作出 CNS GCT 的临床诊断。但是，如果脑脊液和血清肿瘤标记物正常，细胞学检查结果阴性，则应尽可能获得组织学诊断。由于 CNS GCT 的异质性，准确的诊断对治疗选择具有重要意义，外科手术在获得组织学诊断方面起着非常重要的作用。内镜活检或立体定位穿刺活检是获得组织学诊断的方法之一。

生殖细胞瘤对放疗很敏感，单纯放疗的治愈率 >90%，对儿童患者可通过联合化疗减少放疗的剂量和范围。NGGCT 对放疗敏感性较差，单纯放疗治愈率仅 30%~40%，需要化疗、放疗或手术等综合治疗改善生存率。放疗包括局部放疗和全中枢放疗。头颅放射治疗对青少年影响较大，长期副作用包括智力下降，生长迟缓、内分泌功能失调和听力下降，继发肿瘤发生率大约 12%。全中枢放疗（全脑脊髓）还可引起生长阻滞、骨髓抑制和生殖器官损伤。原发颅内的生殖细胞瘤与颅外生殖细胞瘤相似，对化疗较敏感。然而，采用单纯化疗治疗颅内的生殖细胞瘤复发率较高，5 年复发率达 48%。目前探索联合化疗减少纯生殖细胞瘤的放疗剂量和范围，在不影响疗效的基础上，减少放疗所致的远期副作用。

纯生殖细胞瘤约占 CNS GCT 的 50%，对放疗和化疗也很敏感。标准的治疗方法为局部原发肿瘤放疗 45~50Gy 联合全中枢放疗，5 年生存率可达 90%~100%。为了减少全中枢放疗所致的长期副作用，国外不少研究者进行减少放疗剂量和范围或联合化疗的探索：①减少放疗剂量或范围，局限型颅内生殖细胞瘤行低剂量全中枢放疗 21Gy，局部追加脑室 9Gy 和原发肿瘤部位 19.5Gy，7 年无病存活 94%；②化疗联合单纯局部瘤床放疗，对局限型生殖细胞瘤患者先化疗 2 个疗程（VP-16、卡铂、异环磷酰胺），随后仅行局部瘤床放疗 40Gy，不做全中枢放疗，4 年总生存率达 100%，无病存活率为 93.3%；③国际儿童肿瘤协会中枢神经系统生殖细胞瘤 96 方案，局限型生殖细胞瘤采用单纯放疗（全中枢 24Gy+ 瘤床追加 16Gy）或化疗联合局部放疗（化疗 2 疗程，随后局部放疗 40Gy）。结果，单纯放疗 5 年无病存活率为 91%，总生存率 94%。化疗联合局部放疗 5 年无病存活率为 85%，总生存率 92%，脑室部位复发危险增加，新的方案则增加脑室部位放疗。对播散型生殖细胞瘤推荐行全中枢 + 局部放疗（瘤床和转移灶）。回顾性分析显示，化疗 + 局部放疗虽减少了放疗的范围，但颅内和脊髓转移的危险性明显高于全中枢放疗的患者。

NGGCT 与纯生殖细胞瘤相比预后较差，单纯放疗 5 年生存率为 10%~38%，需要手术、化疗和放疗等综合治疗来改善生存率。有研究显示：先行 3~4 个疗程化疗，然后接受全中枢及瘤床放疗，放疗后再化疗 4 个疗程，4 年无进展生存率达 67%~75%。国际儿童肿瘤协会中枢神经系统生殖细胞瘤 96 方案：先行 4 个疗程铂类为主化疗，随后施行肿瘤切除和放疗。放疗范围根据分期决定：局限型 NGGCT 化疗后局部放疗 54Gy，播散型患者行全中枢放疗 30Gy，瘤床追加 24Gy，约有三分之二的患者获得长期生存。NGGCT 对化疗和放疗的敏感性均低于纯生殖细胞瘤，特别是恶性畸胎瘤，对于这一类型的肿瘤，尽可能首先手术切除，未能接受手术而行放化疗后的残留病灶最好能手术切除，有助于改善生存率。

立体定向伽马射线可精确定位杀灭肿瘤减少对周围正常组织的损伤，从而减少对下丘脑 - 垂体轴的影响，对青少年患者意义较大。然而，脑的恶性生殖细胞肿瘤具有侵袭性和转移性的行为，常沿脑室、脑脊髓通道转移至大脑、脑室和脊髓。单纯伽玛刀治疗脑恶性生殖细胞瘤，其复发、转移率高。伽玛刀治疗后复发和转移的患者，再次治疗难度较大，难以接受进一步放射治疗，特别是多次伽玛刀治疗的患者。如果这些患者首次治疗采用标准的治疗方案，则其生存率将会比单纯伽玛刀治疗要高。因此，伽玛刀治疗脑生殖细胞肿瘤应该联合其他治疗方法，作为综合治疗的一部分。

第八节　预后因素分析

年龄及病理类型是原发性脑肿瘤患者预后最直接的相关因素。青壮年患者预后较中老年患者好。Grovas 等的研究显示，0～14 岁脑肿瘤患儿的 5 年生存率为 72%，年龄小于 3 岁的患儿较年龄大于 3 岁患儿的预后差。其他预后相关因素尚包括肿瘤的部位及切除程度。近年来随着分子生物学的发展，基于肿瘤组织学表型和基因特征进行整合的分子亚型，再结合患者临床特点，能更好地判断患者预后。

脑膜瘤患者（包括良性、间变型及恶性）的 2 年及 5 年生存率分别约为 81% 及 69%，而恶性脑膜瘤患者的 5 年生存率为约 54.6%。良性脑膜瘤全切除患者的 5 年复发率为约 20.5%。在脑胶质瘤中，毛细胞星形细胞瘤预后最佳，大多手术可以治愈，10 年生存率超过 90%。少突胶质细胞瘤患者预后也较佳，5 年生存率达 80%。20 世纪 70～80 年代，髓母细胞瘤患者 5 年生存率提高了 20%，而生存率近年来保持稳定在 60% 左右。胶质母细胞瘤患者不管年龄如何，预后都最差，1 年生存率约为 30%，近 20 年来亦无明显改善。虽然，新型化疗药物替莫唑胺能够在一定程度上提高胶质母细胞瘤患者的生存期，但作用亦相当有限，目前 5 年生存率最佳的还不到 10%。

椎管内良性肿瘤全切除后可以治愈，预后良好；胶质瘤类，除髓内室管膜瘤外，通常较弥散且易浸润生长，很少能获得全切除，即使术后辅以放射治疗，总的预后还是较差；室管膜瘤通常边界清楚，如果能全切除肿瘤，可望达到治愈。

第九节　争议与共识及未来研究方向

目前，CNS 肿瘤的治疗多数已有共识。总体来讲，良性肿瘤以手术切除为主，而恶性肿瘤，通常是手术切除，加手术后的包括放疗、化疗、中药、生物免疫疗法在内的综合治疗，可以延长 CSN 恶性肿瘤患者的生存时间，部分患者甚至也可以治愈，但多数 CSN 恶性肿瘤的预后仍不容乐观。手术治疗的原则是在最大限度的保护神经功能的前提下最大程度切除肿瘤。

由于 CNS 肿瘤复杂多样，治疗方面还是有许多争议，比较多的是：低级别胶质瘤手术后的辅助治疗是否也需要与高级别胶质瘤一样进行放疗和化疗？一些手术风险极大的区域（如脑干、松果体区）肿瘤是否也都需要有病理诊断才能进行放疗和化疗？老年和小儿高级别胶质瘤（如 GBM）的治疗模式是否可以与成人方案一样？脊髓室管膜瘤术后有残留者是否进行放疗？

不断改进手术和放疗技术、研发新的抗肿瘤药物、寻找神经系统肿瘤特异的分子及遗传标记物用于指导临床治疗，从而改善患者预后，是未来研究的方向。

（陈忠平　杨群英　万经海）

参 考 文 献

[1] 王忠诚. 神经外科手术学. 北京：科学出版社，2000
[2] 陈忠平. 神经系统肿瘤. 北京：北京大学医学出版社，2009
[3] 曾益新. 肿瘤学. 2 版. 北京：人民卫生出版社，2006
[4] 万德森. 临床肿瘤学. 3 版. 北京：科学出版社，2010
[5] 陈忠平，杨群英. 神经系统肿瘤化疗手册. 北京：北京大学医学出版社，2012
[6] 中国抗癌协会神经肿瘤专业委员会. 中枢神经系统常见肿瘤诊疗纲要（第 2 版）. 北京：北京大学医学出版社，2012
[7] 黄强，陈忠平，兰青. 胶质瘤. 北京：中国科技出版社，2000
[8] 王忠诚，张俊廷，杨少华，等. 脊髓髓内肿瘤的手术治疗. 中华神经外科杂志，1997，13（3）：128-134
[9] 万经海，李长元. 髓内肿瘤显微手术治疗. 中国微侵袭神经外科杂志，2004，9（4）：148-150
[10] 赵继宗. 神经外科学. 北京，人民卫生出版社，2007
[11] 何密斯，李昱，唐俐. 髓母细胞瘤的研究新视角. 中

国神经肿瘤杂志，2013；11（1）：47-52

[12] Stewart LA.Chemotherapy in adult high-grade glioma：a systematic review and meta-analysis of individual patient data from 12 randomised trials.Lancet，2002，359（9311）：1011-1018

[13] Stupp R，Mason WP，van den Bent MJ，et al.Radiotherapy plus concomitant and adjuvant temozolomide for glioblastoma.NEngl J Med，2005，352（10）：987-996

[14] Stupp R，Hegi ME，Mason WP，et al.Effects of radiotherapy with concomitant and adjuvant temozolomide versus radiotherapy alone on survival in glioblastoma in a randomised phase Ⅲ study：5-year analysis of the EORTC-NCIC trial.Lancet Oncol，2009，10（5）：459-466

[15] Yeh SA，Lee TC，Chen HJ，et al.Treatment outcomes and prognostic factors of patients with supratentorial low-grade oligodendroglioma.Int J RadiatOncol Biol Phys，2002，54（5）：1405-1409

[16] Verhaak RG，Hoadley KA，Purdom E，et al.Integrated genomic analysis identifies clinically relevant subtypes of glioblastoma characterized by abnormalities in PDGFRA，IDH1，EGFR，and NF1.Cancer Cell，2010，17（1）：98-110

[17] Kortmann RD，Kuhl J，Timmermann LA，et al.Post-operative neoadjuvant chemotherapy before radiotherapy as compared to immediate radiotherapy followed by maintenance chemotherapy in the treatment of medulloblastoma in childhood：Results of the German prospective randomized trial HIT 91.Int J Radiat Oncol Biol Phys，2000，46（2）：269-279

[18] Packer RJ，Gajjar A，Vezina G，et al.Phase Ⅲ study of craniospinal radiation therapy followed by adjuvant chemotherapy for newly diagnosed average-risk medulloblastoma.J Clin Oncol，2006，24（25）：4202-4208

[19] Packer RJ，Goldwein J，Nicholson HS，et al.Treatment of children with medulloblastomas with reduced dose craniospinal radiation therapy and adjuvant chemotherapy：A Children's Cancer Group study.J Clin Oncol，1999，17（7）：2127-2136

[20] Abrey LE，Batchelor TT，FerreriAJ，et al.International Primary CNS Lymphoma Collaborative Group.Report of an international workshop to standardize baseline evaluation and response criteria for primary CNS lymphoma.J Clin Oncol，2005，23（22）：5034-5043

[21] Batchelor T，Carson K，O'Neill A，et al.Treatment of primary CNS lymphoma with methotrexate and deferred radiotherapy：a report of NABTT 96-07.J Clin Oncol，

2003，21（6）：1044-1049

[22] DeAngelis LM，Seiferheld W，Schold SC，et al.Combination chemotherapy and radiotherapy for primary central nervous system lymphoma：Radiation Therapy Oncology Group Study 93-10.J Clin Oncol，2002，20（24）：4643-4648

[23] Schoenfeld GO，Amdur RJ，Schmalfuss IM，et al.Low-dose prophylactic craniospinal radiotherapy for intracranial germinoma.Int J Radiat Oncol Biol Phys，2006，65（2）：481-485

[24] Henson JW.Spinal cord gliomas.Neurology，2001，14（6）：679-682

[25] John K，Houten，Paul RC.Spinal Cord Astrocytomas：Presentation，Management and Outcome.Journal of Neuro-Oncology，2000，47（3）：219-224

[26] Lin YH，Huang CI，Wong TT，et al.Treatment of spinal cord ependymomas by surgery with or without postoperative radiotherapy.J Neurooncol，2005，71（2）：205-210

[27] Lonser RR，Weil RJ，Wanebo JE，et al.Surgical management of spinal cord hemangioblastomas in patients with von Hippel Lindau disease.J Neurosurg，2003，98（1）：106-116

[28] Peker S，Ozgen S，Ozek MM，et al.Surgical Treatment of Intramedullary Spinal Cord Ependymomas：Can Outcome Be Predicted by Tumor Parameters？ Journal of Spinal Disorders & Techniques，2004，17（6）：516-521

[29] Dodd RL，Ryu MR，Kamnerdsupaphon P，et al.Cyberknife radiosurgery for benign intradural extramedullary spinal tumors. Neurosurgery，2006，58（4）：674-685

[30] Roonprapunt G，Silvera VM，Setton A，et al.Surgical management of isolated hemangioblastomas of the spinal cord.Neurosurgery，2001，49（3）：321-328

[31] Sandalcioglu IE，Gasser T，Asgari S，et al.Functional outcome after surgical treatment of intramedullary spinal cord tumors：experience with 78 patients.Spinal Cord，2005，43（1）：34-41

[32] Louis DN，Perry A，Reifenberger G，et al. The 2016 World Health Organization Classification of Tumors of the Central Nervous System：a summary. Acta Neuropathol，2016，131（6）：803-820

[33] Stupp R，Taillibert S，Kanner A，et al. Effect of Tumor-Treating Fields Plus Maintenance Temozolomide vs Maintenance Temozolomide Alone on Survival in Patients With Glioblastoma：A Randomized Clinical Trial. JAMA，2017，318（23）：2306-2316

中英文名词对照索引

E

F

G

H

J

K

L

登录中华临床影像库步骤

公众号登录 >>

扫描二维码
关注"临床影像库"公众号

点击"影像库"菜单
进入中华临床影像库首页

临床影像库
中华临床影像库内容涵盖国内近百家大
型三甲医院临床影像诊断中所能见... ∨
7位朋友关注

关注公众号

影像库

网站登录 >>

输入网址 medbooks.ipmph.com/yx
进入中华临床影像库首页

进入中华临床影像库首页
注册或登录

PC 端点击首页"兑换"按钮
移动端在首页菜单中选择"兑换"按钮

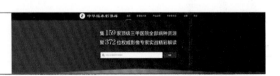

输入兑换码,点击"激活"按钮
开通中华临床影像库的使用权限

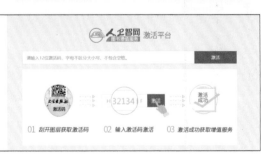

814

52检